上 册

现代医院
护理人员
卓越绩效考评与管理

任真年 万华军 王 旸 主编

中国科学技术出版社
·北京·

图书在版编目（CIP）数据

现代医院护理人员卓越绩效考评与管理 / 任真年等
主编. — 北京：中国科学技术出版社，2020.10
　ISBN 978-7-5046-8804-0

Ⅰ.①现⋯ Ⅱ.①任⋯ Ⅲ.①医院－人事管理
Ⅳ.①R197.322

中国版本图书馆CIP数据核字（2020）第185629号

策划编辑	张建平
责任编辑	张建平　陈　娟
封面设计	佳木水轩
责任印制	马宇晨

出　　版	中国科学技术出版社
发　　行	中国科学技术出版社有限公司发行部
地　　址	北京市海淀区中关村南大街16号
邮　　编	100081
发行电话	010-62173865
传　　真	010-62173081
网　　址	http://www.cspbooks.com.cn

开　　本	210 mm×285 mm
字　　数	3100千字
印　　张	99.25
版　　次	2020年10月第1版
印　　次	2020年10月第1次印刷
印　　刷	河北鑫兆源印刷有限公司
书　　号	ISBN 978-7-5046-8804-0 / R·2630
定　　价	398.00元

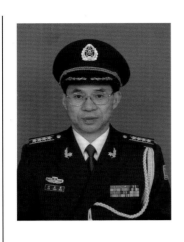

任真年 大校军衔，主任医师，博士（英国温布尔大学工商管理学博士）。河南林州人。解放军第一五五中心医院原院长，中国医院协会医疗质量管理委员会原副主任委员。现任中国现代医院质量与绩效管理研究中心主任，北京卓越医院管理研究院院长，北京卓越医院管理咨询有限公司首席研究员，国家卫健委医院管理研究所高级顾问，《中国医院院长》杂志特邀主编。

从事医院管理工作近 40 年，现代医院职业化管理培训专职授课近 20 年。在国内率先提出"现代医院卓越质量与绩效考核与管理价值创新模式"。2003 年获"华夏医魂"全国百名医院优秀院长奖。曾获国家科技进步二等奖 1 项（现代医院资源利用评价与合理配置研究），国家科技进步三等奖 3 项（现代医院医疗质量管理研究；现代医院急诊急救工作的理论与实践研究；现代医院质量管理与传统质量管理的区别）；获加拿大国际医学管理成就金奖、第二届香港中华名医论坛组委会国际华人医学成就奖；荣立三等功 3 次。发表现代医院管理学术论文 200 多篇，出版《临床医师必读》《现代医院医疗质量管理》《英汉现代医院质量管理词汇》《急诊急救医学常用方法图解》《现代医院质量管理流程图解》《现代医院卓越服务管理》《现代医院流程再造》《现代医院卓越绩效考评与管理》《现代医院卓越绩效管理与评价标准大全》《现代医院护理人员卓越绩效考评与管理》等现代医院管理著作。

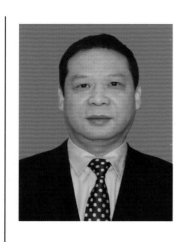

万华军 社会医学与卫生事业管理专业博士（华中科技大学），副主任医师，硕士生导师。现任武昌首义学院（原华中科技大学武昌分校）副校长兼附属医院院长、湖北军威医院院长，华中科技大学同济医学院兼职教授，中国现代医院质量与管理研究中心及北京卓越医院管理研究院特聘高级授课教授和高级顾问，国家卫生健康委医院管理研究所外聘专家，中国非公立医疗机构协会全科医学分会副会长，华中科技大学同济医学院医药卫生管理学院校友总会副秘书长、湖北校友会常务副会长兼秘书长，湖北省医院协会高校医院管理专业分会副会长，湖北省高等教育学会医疗保健分会副会长，武汉市基层卫生协会高等院校分会副会长，湖北省预防医学会卫生事业管理分会常委，武汉市健康管理学会常委，《医学与社会》等杂志编委。

先后在省级医院中担任外科医师、科主任、医院办公室主任、项目办主任、医院院长。曾在省级卫生行政主管部门从事卫生管理工作2年多，先后创办了约40余家医疗机构，指导带教研究生多名，主持、承担、参与各类研究课题多项。近年来，在国内率先开展高校医疗机构社会化托管模式、三级医院等级评审、互联网＋深度健康管理等方面的研究、创新运营实践，其创新成果在国内医疗机构得到转化和推广使用，取得了较好的社会效应和经济效益，是国内基本医疗服务领域内有一定影响的青年技术与管理专家。曾获省部级科技进步二等奖1项，在权威专业学术期刊发表医院管理相关论文多篇，编著研究生教材和医院等级评审等专著多部。

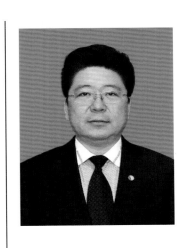

王　旸　主任医师，硕士研究生导师。现任宝石花医疗集团副总裁，宝石花医疗集团院长委员会主任委员，宝石花（辽宁）医疗健康管理有限公司总经理，宝石花盘锦辽油宝石花医院院长，中华医院管理协会副理事长，中国现代医院质量与管理研究中心及北京卓越医院管理研究院特聘高级授课教授和高级顾问，辽宁省抗癌协会大肠癌专业委员会常务委员，辽宁省化疗专业委员会常务委员，辽宁省抗癌协会第五届理事会常务理事，辽宁省医院协会第三届理事会理事，中国研究型医院学会放射肿瘤学专业委员会委员，南京医科大学校友会理事，宝石花医疗集团肿瘤专业委员会常务副主任委员。

曾获辽河石油勘探局"劳动模范"称号，获中共辽河石油勘探局委员会"优秀共产党员"称号，获辽河石油勘探局"劳动模范"称号，获中共辽河石油勘探局委员会"优秀共产党员"称号，并被选为中国共产党辽宁省第十二次代表大会代表。近年参与省级自然科学基金项目1项、辽河油田公司二等奖3项、辽宁省盘锦市科技进步奖一等奖1项，发表SCI、国家及核心期刊论文10余篇。

作者名单

主　编　任真年　万华军　王　旸

副主编　任　浩　王久胜　孟晓琳　赵焕东　李成存　汪　平

编　者（以姓氏笔画为序）

马恒洁　万华军　王　旸　王久胜　王晋玲　韦志君

巴　明　包冬梅　孙廷强　李　进　李成存　任　浩

任红亮　任真年　任鑫浩　师富贵　刘　一　刘文平

刘　颖　刘先锋　刘章锁　刘　蕊　刘贵祥　安桂敏

李　进　李　檬　李红霞　杜　平　杜　莹　苏晓光

汪　平　陈圆圆　张　锦　张方方　张平安　张利恒

张　岩　张海燕　张嫚嫚　张淑莲　武明立　郝艳菲

孟晓琳　林叶青　胡达来　贺永春　赵焕东　段敏敏

春增科　郭　英　郭春艳　陶巧珍　徐喜燕　贾　茜

常宇峰　黄　丹　黄　娟　程芳娜　蒋　华　韩怀忠

蔡俊雅　樊菁菁　薛巧珍　魏婷婷

前 言/PREFACE

目前，我国医院面临内部管理不断强化、外部竞争空前加剧、医改政策不断变动、病人需求多元化和经营环境不确定性增加等诸多问题，医院管理者越来越感受到医院经营与管理方面的巨大压力。随着药品和耗材零差率及单病种收付费的实施，患者异地看病结算的逐步实现，人力资源成本越来越高，很多医院采取了战略调整、科室业务重组、人力资源结构优化、业务技术流程再造等措施，使得医院领导越来越忙，而身处医院中、低层的员工却压力不大，从而使这些变革措施难以达到预期的效果。那么，现代医院应该通过什么方式来传达这种从上而下的经营压力、转型和变革，促进医院不断发展，使医院各个层级人员都能行动起来，感受到医院经营和自身工作的关系，积极投入到实际工作中去，而不是事不关己呢？核心问题就是医院必须实施全面的绩效考评与管理。我们知道，目前多数医院的绩效管理与考评注重于员工层面的绩效计划、实施、辅导和考核，而较少与医院的总绩效进行关联，以致可能产生科室、部门员工绩效不错，而医院经营利润明显减少、目标没有达成，或者科室、部门业务已经调整了，而员工的工作目标、方式还在按照老流程进行。即便是有的医院和组织绩效相关联，也缺少对医院战略目标的一致性理解和有效分解，在执行过程中未进行有效测量和监控，也难以根据医院运营绩效和环境变化进行适当修正或调整，实际效果也差强人意，很难真正做到多劳多得、优绩优酬。

现代医院理想的绩效管理应该是能有效落实医院战略目标，增强医院战略规划执行力，让员工清楚感受到自身工作与医院发展的关系，在战略和员工之间建立起明确的绩效目标等级链。一方面要通过员工绩效的执行和辅导来增强科室、部门目标绩效的实现，另一方面通过监测重要绩效指标的变化，及时修正和调整经营目标或采取相应的经营管理措施，使医院的经营管理处于有效的控制状态，确保医院战略经营目标的实现。而"全面卓越绩效管理"就是基于上述思路而提出的，旨在有效地从上至下传递医院经营目标，使医院各层级员工清楚个人业绩与医院、科室、部门绩效目标实现的必然关系，对经营过程进行有效监测与控制，实时地进行相关改进和调整，从而确保医院经营目标和可持续发展的实现。

卓越绩效管理是国际上成熟的管理模式。实践已经证明，卓越绩效管理模式适合任何企业、公司，同样也适于中国的医院管理。把卓越绩效管理的理念引入到现代医院管理中，可以促使和激励医院管理者不断改进完善其不适应现代医院发展的思想、理念、观点、方法，不适应病人需求的服务模式，不适应职工实现自我价值增值的机制，从而主动适应不断变化的医疗卫生服务市场的新环境、病人需求的新变化以及医院发展的新趋势。这既是当前我国医院管理者面临的崭新课题，也是一个重要的发展机遇。

本书聚焦现代医院护理人员卓越绩效考评与管理，提供了医院各个临床科室、各个医技科室、相关职能部门和后勤科室岗位上的护理人员的岗位说明书和卓越绩效考核考评标准。全书共16章，提供了现代医院各个临床科室、医技科室、相关职能部门、后勤科室的各个职务、职称岗位上的护理人员730人次份的岗位说明书模板，266人次份护理人员的卓越绩效考评标准模板（798张考核考评表格）。可以讲，现代医院只要有护理人员的岗位，本书就有其岗位说明书和卓越绩效考核标准模板。

本书在编写过程中，参阅了大量国内外的专著、杂志、汇编、案例、论文、网上信息及有关文献资料，在此向这些作者表示诚挚的感谢。还要特别感谢中国科学技术出版社的张建平编审，正是他严格的编审和指导，才使这部著作得以面世！

本书可供各级各类医疗卫生机构的领导、管理者、医务人员、员工、医学院校师生及有关学会人员参考，也可供各级各类医疗培训机构、卫生服务研究部门人员参考。

（主编电子邮箱：798556169@qq.com；中国医院卓越管理网：www.zyg718.com）

任真年　万华军　王　旸

2020年9月

目录

上 册

下　册

第一章　现代医院卓越绩效考评与管理概述

第一节　卓越绩效考评与管理的背景与由来

随着经济全球化和信息技术的迅猛发展,国家之间、行业之间、企业之间、医院之间竞争日益加剧。为了引导和帮助企业提高竞争力,更好地满足市场与顾客的需求,许多国家设立了质量与绩效管理奖。目前,世界上已有100多个国家或地区或组织设立了质量与绩效管理奖。如,日本在1951年就设立了著名的"戴明奖"(日本质量奖),2018年又对"戴明奖"进行了修订;加拿大1984年设立了"加拿大优秀经营奖";美国在1987年按照《马尔科姆·波多里奇国家质量提高法》设立了"国家质量奖",同时规定以卓越绩效标准模式作为"美国国家质量奖"的评价依据,每两年修订一次,现行美国质量奖是以2019～2020年新修订的《卓越绩效准则》为依据;澳大利亚1988年设立了"澳大利亚质量奖";欧洲1991年设立了"欧洲企业质量奖",并于2013年修订为新的"欧洲质量奖";英国1994年设立了"英国质量奖";俄罗斯1996年设立了"俄罗斯联邦政府质量奖"。特别是"美国的波多里奇国家质量奖标准"在提高组织业绩,改进组织整体效率,促进美国所有组织相互交流、分享最佳经营管理实践,并为组织带来市场成功等方面发挥了重要作用。紧随美国、欧洲、加拿大、日本等国家的质量奖后,不少国家和地区也先后设立了质量奖、经营奖、企业优秀奖等,如印度、韩国、芬兰、丹麦等国家均在20世纪末或21世纪初设立了质量奖,我国的台湾、香港地区也设立了质量奖。质量与卓越绩效奖的设立为这些国家和地区提高质量水平,增强竞争能力起到了非常重要的作用。我国作为最大的发展中国家,提高整体质量水平、增强国家竞争实力的任务更加紧迫,更加艰巨。中国质量协会根据

《中华人民共和国产品质量法》的有关精神,于2001年启动了全国质量治理奖评审工作,并在质量、效益和社会责任等方面都取得显著成绩的企业或组织授予"全国质量治理奖"。从2006年起,"全国质量治理奖"更名为"全国质量奖"。

我国于2004年1月公布了《卓越绩效评价准则》评奖标准。中华人民共和国国家标准GB/T 19580—2012《卓越绩效评价准则》(Criteria for performance excellence)也于2012年3月9日发布,2012年8月1日开始实施,这标志着卓越绩效标准在我国的推广进入了一个新的发展阶段,即卓越绩效考评与管理的实施阶段。这个标准必将成为我国企业、组织在质量管理与绩效管理发展史上的里程碑。

什么是卓越绩效管理? 绩效管理或绩效考核(Performance Management,PM)是当代一种先进的管理思想和方法。所谓绩效管理,是管理者和员工就既定目标及如何实现目标达成共识的全部活动过程,以及增强员工成功地达到目标的最佳管理方法。绩效管理贯穿整个管理系统。绩效管理定义分4个步骤:①绩效管理首先是管理;②绩效管理特别强调持续不断地改进;③绩效管理是一个不断进行沟通的过程;④绩效管理不仅强调工作过程,更重视达成绩效目标的结果。

绩效管理是一种系统的思想管理方法,绩效就是业绩和效果的总和。可以这样理解:绩效,用在经济管理活动方面,是指社会经济管理活动的结果和成效;用在人力资源管理方面,是指主体行为或者结果中的投入产出比;用在公共部门中,则用来衡量政府活动的效果,可以说是一个包含多元目标

的概念。

绩效管理与绩效考核之间存在着很大差异，绩效考核是管理者与员工之间在目标与如何实现目标上所达成共识的过程，是促进员工进行改善，帮助员工成功达到目标取得优异业绩的管理方法。绩效考核是衡量和评价员工在一定时期内工作完成情况的手段，是绩效管理的一部分。在绩效管理中，管理者应协助员工制定绩效计划，注重观察，与员工进行持续沟通，协助员工解决问题，帮助员工发展。绩效考核作为绩效管理的评估环节，应首先确定工作目标及绩效标准，在考核阶段要坚持员工自评与上级测评相结合的原则，同时对发现的问题予以解决，帮助员工成长、提高，使员工能依据考核结果制定出自己的职业生涯规划。

绩效管理是按照一定的标准，采用科学的方法，检查和评定组织员工对职务所规定的职责的履行程度，以确定其工作业绩的一种有效的管理办法。从内涵上讲绩效考核管理就是对人和事的评价，有两层含义：一是对人及其工作状况进行管理评价；二是对人的工作结果进行管理，即对人在组织中的相对价值或贡献程度进行评价管理。绩效管理作为人力资源管理的重要组成部分，有利于对员工的薪资管理和人事决策提供基本指标，提升组织的核心竞争力，有利于促进员工职业生涯规划并且良性地发展。

从理论上看，现代人力资源管理的绩效管理应该是在注重数量的同时更注重工作质量，在注重个人成就的同时更注重团队合作，在注重工作过程的同时更注重工作结果。但是在现实中，虽然很多组织已制定了完备的绩效管理标准，但主要是停留在过程管理考核的层次，绩效管理仅限于"常规检查"，忽视结果管理、特别是绩效结果后的持续改进，即当员工完成工作以后，再对员工的工作业绩进行简单的评价和衡量管理，并根据结果给予物质或精神的奖励或惩罚，缺乏科学的绩效管理系统。现代卓越绩效管理则以过程和结果论英雄的绩效考核管理，看问题是看"点"，也要看"线"，更要看"面"，绩效考核是过程，卓越绩效管理是全部，卓越绩效结果最重要。

绩效管理对组织管理来说是一柄"双刃剑"，用得好，能最大限度地激发员工的热情，挖掘员工的潜力；反之，则内部员工容易产生不公平感和冲突，甚至影响组织的长远发展。目前的绩效考核管理只是在工作结束后对工作效果进行的评估，属于重

点不突出的管理，过于注重过程管理。虽然，这种过程管理可以评价出工作项目的效果，有助于在今后的管理中完善考核项目，或预测管理项目的前景，但由于效果管理是在管理结束后才对绩效进行评估，没有将绩效管理贯穿于考核的整个过程，即没有完整的工作分析、考核设计、实施的环节就对管理进行即时评估，因而无法立即发现当前管理中所存在的不足，当然也就不能根据管理中的不足，立即采取有效措施对当前管理中的问题进行修正。因此，现行绩效管理改革的任务应该是，将绩效管理应贯穿于绩效的始终的理念引入到我国绩效管理建设中，即既重视绩效过程管理，更重视绩效结果管理，构建新型卓越绩效管理制度和机制。

绩效管理不是简单的任务管理，不是简单的一张评价表，不是简单地寻找员工的错处，不是简单地记员工的黑账，不是简单的人力资源部的工作，不是简单的领导对员工做某事的讲评，不是简单的迫使员工更好或更努力工作的棍棒，不是简单的只在绩效好时的经济奖励，不是简单的一年一次的填表工作，不是简单的对某人的绩效考核与管理。绩效管理是在目标与如何达到目标而达成共识的过程，以及增强员工成功地达到目标的管理方法。该过程是由员工和他的直接主管之间达成的承诺来保证完成，并在工作中对下面有关的问题有明确的要求和规定：一是期望员工完成的工作目标是什么；二是员工工作对医院、科室实现目标的数量是多少；三是员工工作质量标准是什么；四是员工和主管之间应如何共同努力以维持、完善和提高员工绩效；五是领导为员工绩效的完成提供的资源是否有效；六是领导是否为员工绩效的完成创造了条件；七是员工完成绩效的时间限定是什么；八是指明影响绩效的障碍并提前排除或寻求排除的办法是哪些，等等。

实际上，绩效管理是一个完整的系统，这个系统包括几个重要的构件：目标/计划、辅导/教练、评价/检查、回报/反馈，单一因素的努力是不能很好地发挥作用的。

绩效管理不是一个什么特别的事物，更不是人力资源部的专利，它首先就是管理，管理的所有职能它都涵盖：计划、组织、领导、协调、控制，因此，绩效管理本身就是管理者日常管理的一部分，想躲都躲不开；绩效管理的最大益处就在于为了完成绩效目标，不排除任何一个有效的管理方法、手段和办法。

绩效管理是一个持续不断的交流沟通过程,该过程是由员工和他的直接主管之间达成的协议来保证完成。绩效管理是一个循环过程,在这个循环过程中,它不仅强调达成绩效结果,更通过目标、辅导、评价、反馈,重视达成结果的过程。通过上述两大循环,不难发现,绩效考核只是现代绩效管理的一个核心环节,我们应该在绩效管理中投入更大的精力。也就是说,我们不能简单地将绩效管理理解为绩效评价,更不能将绩效管理看作是一件孤立的工作,认为它只是反映过去的绩效,而不是未来的绩效;认为它与管理者日常的业务和管理工作毫不相干,与员工发展、绩效改进、组织目标、薪酬管理等工作没有联系。

一、绩效考核

绩效考核(performance appraisal,PA)又称绩效考评、绩效评估或绩效评价,是采用科学的方法,按照预定的标准,考查和审核组织和员工对岗位职务所规定的职责、任务履行的程度,以确立其工作绩效的一种系统性管理方法,是绩效管理循环中的一个环节。绩效考核主要实现三个目的:一是考核员工个人岗位业绩,二是考核组织在一定时间内的总业绩,三是绩效管理的持续改进。

二、绩效评估

绩效评估(performance appraisal)也称绩效考评、绩效评价、员工考核,是一种员工评估制度,也是人力资源管理中一项重要的基础性工作,旨在通过科学的方法、原理来评定和测量员工在岗位上的工作行为和工作效果。绩效评估是一种正式的员工评估制度,是针对单位中每个职工所承担的工作,应用各种科学的定性和定量的方法,对职工行为的实际效果及其对单位的贡献或价值进行考核和评价,是一种周期性回顾与评估员工工作表现的

管理系统,是领导、主管或相关人员对员工的工作做系统的评价。现代医院绩效评估就是对医院绩效管理的全面评价。

绩效管理过程中的绩效考核,不仅针对员工,同时也针对各层级的管理者,包括最高层管理者。绩效考核的结果不仅仅是职级升降、奖惩的依据,更重要的是作为绩效改进的重要依据。通过绩效评估、绩效诊断,可找出影响绩效的根本性问题,形成绩效改进措施,通过绩效沟通辅导和绩效激励等手段,提高管理者和员工的系统思考能力和系统执行能力,从而推动医院整体绩效的迅速提高。

2018年9月1日,中共中央发布了《中共中央国务院关于全面实施预算绩效管理的意见》,在全国全面实施预算绩效管理,这是推进国家治理体系和治理能力现代化的内在要求,是深化财税体制改革、建立现代财政制度的重要内容,是优化财政资源配置、提升公共服务质量的关键举措。为解决当前预算绩效管理存在的突出问题,加快建成科学的预算绩效管理体系,建立全面规范透明、标准科学、约束有力的预算制度,以全面实施预算绩效管理为关键点和突破口,力争用3～5年时间基本建成全方位、全过程、全覆盖的预算绩效管理体系,实现预算和绩效管理一体化。

2018年11月,国家卫健委发文提出:2019年在全国启动三级公立医院绩效考核工作,2020年前,全面开展各级各类公立医疗卫生机构绩效考核工作。到2020年,基本建立较为完善的三级公立医院绩效考核政策体系。之前,2015年国家卫计委发布的《关于加强公立医疗卫生机构绩效评价的指导意见》也提出:卫生医疗机构实施绩效评价应当涵盖社会效益、服务提供、综合管理、可持续发展等内容。随着各地卫健委、医保局相继成立,我国医院绩效考核已全面铺开,医改攻坚克难总攻已打响,各个医院只有与时俱进,未雨绸缪,练好内功,顺应时代潮流,才能保证医院的可持续发展。

第二节　卓越绩效考评与管理的主要内容

21世纪的管理是以人为本的时代,是卓越绩效考核与管理的时代。在我国医院中,无论是公立医院还是民营医院,在薪酬设计和管理上普遍存在

着亟待解决的问题,具体表现为部分医院的薪酬设计对内缺乏公平性,对外缺乏竞争力,这些不利因素直接导致了医院员工忠诚度的降低和医院整体

绩效的下降。员工往往由于感觉受到不公平待遇而心生不满,并在日常工作中表现出来,如员工与患者沟通不畅,服务不到位,质量标准低,致使医患纠纷不断。之所以造成这种矛盾,主要原因是由薪酬制度设计不合理引发的。薪酬的设计与管理已不是简单地将薪酬发给员工或增加薪酬的过程,而是最困难、最复杂、充满矛盾的管理过程,需要系统、全面、科学地进行薪酬设计与绩效管理。

一、绩效薪酬设计

薪酬制度设计与管理是一项最困难的人力资源管理任务。合适的薪酬制度可以巩固单位的向心力,促使员工更加努力,从而提升医院运营绩效。美国一个民意调查机构在研究过去 20 年的数据后发现,在所有的工作分类中,员工们都将工资与收益视为最重要或次重要的指标,工资能极大地影响着员工的行为和工作绩效。此外,对薪资和其他外在报酬的抱怨,可能掩盖员工和所属组织间关系上存在的问题,如监督管理的状况、职业发展的机会、员工对工作的影响力和参与等。

二、绩效薪酬的 3P 理论

薪酬是医院给予员工劳动的各种酬劳。薪酬离不开绩效,绩效薪酬常用来将业绩和薪酬联系起来,目的在于激励员工更好地工作。薪酬包括经济性薪酬和非经济性薪酬。绩效薪酬从广义上理解是个人、团队的业绩结果的回报。薪酬分为基本薪酬、可变绩效薪酬和其他福利待遇薪酬(间接薪酬)。薪酬＝基本薪酬＋可变绩效薪酬＋间接薪酬。员工完成规定任务即享有基本薪酬,绩效卓越会得到更加丰厚的报酬。薪酬战略的有效实施是增强医院竞争力的最重要因素。有的学者把薪酬体系分为 5 个系统,即工资系统、奖励系统、股份、期权系统、绩效激励系统。在薪酬体系中,有一个著名的"3P 理论",是指不同单位有三种不同的支付薪酬方法:第一个"P"叫岗位(position)定薪,为设定的岗位付薪酬,目前我国大多数医院采取这种方法付薪酬;第二个"P"叫业绩(performance)定薪,为员工取得的绩效付薪酬,适用于目标管理、定额管理、承包经营的科室或组织;第三个"P"以能力(person)来定薪付薪酬。从薪酬制度设计总的趋势来看,传统的薪酬方式在逐渐淡化,"业绩为王"的激励性工资正成为流行的薪酬方式,即将浮动部分工资(绩效工资)与岗位工作、个人绩效、医院绩效挂钩。绩效管理必须有配套的绩效薪酬体系,才能保证绩效考评与管理工作的顺利进行。

第三节　卓越绩效考评与管理的原则与应用

一、绩效管理的原则

绩效管理应遵从以下原则:
(1)体现组织和个人的绩效价值。
(2)双向沟通。
(3)激励性。
(4)行政管理人员承担义务并积极参与绩效考核与管理工作。
(5)注重制定"正确的"绩效管理措施。
(6)领导对绩效反馈和区分负起责任。
(7)建立互补式角色和职责。
(8)绩效标准方案实施的落地、执行和可持续性。

(9)业务程序和人力资源流程相结合。
(10)绩效检查、考核阶段性的及时反馈。
(11)尽量减轻行政管理成本。
(12)绩效管理动态持续改进性。

二、绩效管理的标准

团队的绩效在很大程度上由个人绩效组成,但是团队绩效标准更强调团队任务的整体协作情况,团队与团队之间的沟通情况,团队内部之间的学习氛围,团队成员间的关系与和谐度,团队的整体持续学习力,团队最终的综合绩效等。当今世界最著名的绩效标准是美国的国家质量奖标准,即《卓越绩效准则》,其标准每 2 年修订一次,目前全世界有

100多个国家采用、参考美国的这个绩效管理标准。我国从2005年1月采用、参考美国的质量评奖标准制定了我国的质量管理奖,即2012年我国的《卓越绩效评价准则》。美国卓越绩效评价标准共7项:①领导能力;②战略策划;③以顾客和市场为中心;④测量、分析和知识管理;⑤人力资源管理;⑥过程管理;⑦经营结果。

绩效管理作为一种当前国际上先进的管理理念和方法,已为越来越多的中国企业所关注。实施全面企业绩效管理,提升企业绩效管理水平,对于企业战略目标的实现和未来的发展有着重大的价值和意义。组织与员工绩效评估是按照一定的标准,采用科学的方法,检查和评定企业员工对岗位所规定职责的履行程度,以确定其工作成绩的管理方法,其目的主要在于通过对员工全面综合的评估,判断他们是否称职,并以此作为企业人力资源管理的基本依据。通过绩效管理切实保证员工的报酬、晋升、调动、职业技能开发、激励、辞退等工作的科学性。同时,也可以检查企业管理各项政策,如人员配置、员工培训等方面是否有失误。由于绩效评估的对象、目的和范围复杂多样,因此绩效评估的内容也比较复杂,但基本方面而言,传统的主要包括德、能、勤、绩4个方面的内容。

(1)"德"是人的精神境界、道德品质和思想追求的综合体现。德决定一个人的行为方向——为什么而做;行为的强弱——做的努力程度;行为的方式——采取何种手段达到目的。德的标准不是抽象、一成不变的,不同时代、行业、层次对德有不同的标准。

(2)"能"是指人的能力素质,即认识世界和改造世界的能力。能力不是静态、孤立存在的,对员工能力的评估应在素质考察的基础上,结合其实际工作中的具体表现来判断,一般包括动手操作、认识、思维、表达、研究、组织指挥、协调和决策能力等。对不同的职位,在评估过程中应各有侧重,区别对待。

(3)"勤"是指一种工作态度,它主要体现在员工日常工作表现上,如工作的积极性、主动性、创造性、努力程度以及出勤率上。对勤的评估不仅要有对量的衡量,如出勤率,也要有质的评估,即是否以满腔的热情,积极、主动地投入工作。

(4)"绩"是指员工的工作业绩,包括完成工作的数量、质量和经济效益。在医院中的岗位、责任不同的人,其工作业绩的评估重点也有侧重。对绩的考评是对员工绩效评估的核心。

三、绩效管理的要素

1. 岗位分析　通过对员工职务、职称、任务等的分析,确定每个员工的职务和职责内容,形成绩效管理的基础性文件,作为未来绩效管理实施的有效工具。

2. 岗位评价　通过对员工职务、职称的评价,对岗位价值进行有效排序,确定每个岗位的价值,为以后的薪酬变动提供可衡量的价值参考。

3. 岗位变动　员工的职务、职称晋升、降职、轮岗等管理活动要通过员工的绩效评价获得,是绩效管理的目的之一。

4. 培训发展　要应用到员工的职业生涯设计中。

5. 薪酬管理　用于薪酬的设计与兑现。

6. 目标管理　绩效管理必须整合医院的战略规划、远景目标与员工的绩效目标,并使之统一起来。目标管理是绩效管理的最重要管理手段。

7. 员工关系管理　包括员工之间沟通,员工与患者的沟通等。

8. 管理者的管理方式　绩效管理所倡导的管理方式与以往的管理方式有着很大的不同,它更多地强调沟通,强调合作,这种管理方式在不断地改变着管理者的行为,不断地引导管理向科学化、规范化发展。

9. 员工的工作方式　在卓越绩效管理中,员工是绩效管理的主人,它赋予员工更大的工作自主权,不断激励员工就自己的绩效问题需求寻求他人的帮助,以尽可能地达到自己的绩效目标。团队或个人绩效考核实施的前提是责权明晰、流程细化、成本合理、鼓舞士气、持续发展。医院绩效管理是一个完整的系统,在这个系统中,组织、中层管理者和员工全部参与进来,中层管理者和员工通过沟通的方式,将医院的战略、中层管理者的职责、管理的方式和手段以及员工的绩效目标等管理基本内容确定下来,通过持续地沟通,中层管理者帮助和辅导员工清除工作过程中的障碍,并与员工共同完成绩效目标,从而实现组织的总体规划和战略。医院绩效管理是对医院绩效实现过程各要素的管理,它是基于医院战略基础之上的一种有效的卓越管理活动。

四、绩效管理的实施流程

1.学习与培训 学习和培训有关绩效管理的理论、知识、手段、方法和实践技巧。

2.管理沟通 取得各方支持,形成共识。

3.制定绩效管理标准和方案 包括前期的准备(做职务分析、岗位评价),实施中的流程和后期的过程结果等。

4.动态绩效控制 按照绩效管理的流程实施绩效动态控制。

5.持续沟通改进 戴明的PDCA循环管理是绩效管理实施的重点。

五、卓越绩效考评与管理的应用

绩效管理的应用目的如下:

(1)实现医院的战略规划和远景目标。

(2)提高员工的绩效水平,增加薪酬待遇。

(3)增强医院的核心竞争力。

(4)提高医院的服务、技术和服务质量。

(5)提高管理者的素质,持续提升病人的满意度。

(6)为员工职务变动、薪酬管理、培训、职业发展等管理活动提供依据。

我国医院目前绩效薪酬制度存在的问题是,技术服务工资与岗位定价工资不明确;资历与非能力和绩效导向偏移;结构性非公平性问题突出,几乎没有完整的绩效工资体系制度;绩效工资不突出;人浮于事、大锅饭现象依然存在;薪酬与绩效福利不科学、不匹配。

在美国,衡量一家医院管理绩效如何,不单纯看经济指标,更看综合指标,一般包含财务指标、运作指标和临床指标。财务指标包括人均病人出院费用、流动资金利润率、总资产与产出比;运作指标包括病人平均住院天数、门诊就诊病人收入占医院总收入比例;临床指标包括诊断符合率、治愈率、死亡率、并发症率。英国卫生部制定的医院绩效管理评价方法则是采用关键绩效指标法,通过对组织内部流程的输入端、输出端的关键参数进行设置、取样、计算、分析,来衡量卓越绩效的一种目标式的量化管理指标,把医院的战略目标分解为可操作的工作目标,采用预约等待住院病人的数量多少、门诊等待的时间长短、无预约等待住院18个月以上的病人数、理想的收支状况、在推车上候诊12小时以上的病人数、当天取消手术的数量等9项关键指标来进行管理。

第四节　卓越绩效考评与管理的评价

一、卓越绩效评价指标的筛选

目前常见的指标筛选方法包括:

1.专家咨询法 采取匿名方式通过几轮函询,征求专家们的意见,然后将他们的意见综合、整理、归纳,再反馈给各个专家,供他们分析判断,提出新的论证。

2.基本统计量法 通过对医院各个科室各指标一些基本的统计量来确定指标是否有评价意义及区分的能力。

3.聚类分析法 在指标分类的基础上,从每一类具有相近性质的多个指标中选择典型指标,以典型指标来替代原来的多个指标。这种方法可以减少评价指标间重复信息对评价结果的影响。

4.主成分分析法 从代表性指标的角度来挑选,将原来众多且相关的指标转化为少数且相互独立的因子(合成主成分),并保留大部分信息的方法。如优质服务病房占比法。

5.变异系数法 从指标的敏感性角度挑选指标。

二、卓越绩效指标权重的确定

绩效考核指标权重的确定方法分主、客观两个方面。主观权重充分反映专家对绩效评估对象在长期工作中总结出来的经验。主要有:①经验定权法;②德尔斐法;③定性、定量排序法;④定量转化法;⑤对比排序定权法;⑥灰色定权法;⑦模糊定权法;⑧层次分析法。目前采用较多的是赋权法,这种方法既考虑了人们主观上对各项指标的重视程度，又考虑了各项指标原始数据之间的相互联系及它们对总体评价指标的影响。也有学者采用专家咨询法并结合研究者主观上认为每项指标在体系中的重要程度来确定权重。

三、卓越绩效管理体系的实践

目前，国内不少医院在卓越绩效评价方面有部分尝试，较具有代表性的有以下几种评价方法：

1. 业务指标体系　包括科室的业务收支(与上年度的同期水平为比较标准)，如科室门诊急诊病人数量、出院病人数量、手术数量、病床使用率、病床周转率、三四级手术占比、日期手术占比、药品收入在科室总收入中所占的比例等业务指标，其目的是评价科室的技术业务效益情况、服务情况、工作量的完成情况、合理用药情况等。

2. 医疗护理质量指标体系　包括查房质量、病历书写质量、处方用药质量、开写病人检查申请单质量、护理质量、医疗纠纷及事故处理等，其目的是评价科室医疗护理质量水平。

3. 服务质量指标体系　包括病人满意度、职工满意度、是否有服务态度投诉、是否有乱收费等，其目的是评价科室的服务质量水平。

4. 科室管理指标体系　包括科室行政管理、成本支出管理、物资管理、设备管理、团队精神等，其目的是评价科室的总体完成任务情况。

5. 科研教学指标体系　包括教学质量指标、科研质量指标等，其目的是评价科室的团队效力和管理人员的管理水平以及科研管理水平。

值得关注的是，我国不少单位已在研究应用并参考美国的《卓越绩效准则》、我国的《卓越绩效评价准则》、我国卫健委制定的《医院管理评审指南(试行)》、美国联合委员会国际部(JCI)标准、ISO标准的有关内容，结合我国医院传统评价指标体系，制定适合我国现代医院的卓越绩效管理评价标准体系。

卓越绩效管理的科学性、原则性适合于任何一个组织和个人，关键是应结合自己医院的实际情况，包括医院价值观、医院文化等来进行实施。绩效管理对于我国医院已经不是一个陌生的话题，从过去以年终分配为目的的绩效考核到以全面提升医院管理水平为主的绩效管理，很多经营者都希望通过绩效考核来提高医院整体绩效管理水平。而

如何真正将绩效管理运用到医院的经营中，并起到战略牵引的作用，也是让很多医院管理者头痛的问题。在绩效考核实施和操作过程中，不同医院之间或相同医院在不同阶段，医院具体的战略目标是大不一样的，这就决定了推进和实施绩效考核的切入点和侧重点也不相同。如果仅仅根据绩效考核理论生搬硬套，多数情况是半途而废的，有时还会造成不同程度的负面影响。

绩效考核评估必须建立完整的绩效考核体系，包括绩效考核组织、考核标准、绩效检查周期、考核内容、考核手段、考核时间、考核者、被考核者。其中，绩效考核标准依据不同的医院规模、性质、专科业务、区域经济整体水平，其标准是有区别的；绩效考核周期有定期和不定期，定期分月度、季度、半年度、年度；绩效考核内容有领导考核、战略考核、人力资源管理考核、测量与知识考核、过程考核、能力考核、态度考核、关键绩效指标考核、绩效结果考核等；卓越绩效考核者有上级考核、跨级考核、同级考核、下级考核、客户考核等；绩效考核者有团队服务对象和个人服务对象考核；医院绩效考核有医院绩效考核办公室组织考核、科室考核、班组考核，等等。

四、卓越绩效评价的注意事项

当前卓越绩效管理存在的主要问题是：绩效考核只见树木，不见森林；形式主义，照抄照搬，盲目模仿；绩效主义，唯绩效论，重绩效考核，轻绩效管理；重员工个人绩效管理，忽视医院整体绩效管理；把绩效考核简单化；片面追求考核指标量化；绩效系统建立后一劳永逸；忽略绩效反馈；工具力求最新颖；认为绩效管理只是人力资源部门的工作；考核过于频繁；考核工具的不当使用；照顾人情关系；绩效考核后的面谈等反馈太简单；考核不透明及兑现绩效奖金不公开、不公正等。

五、卓越绩效管理的发展趋势

据调查，在美国《财富》排出的全球1000家大公司中，超过70%的企业直接应用了美国的《卓越绩效准则》标准，可以肯定，医院卓越绩效考核与管理也是现代医院管理的总趋势。

卓越绩效管理的发展趋势如下：

(1)卓越绩效管理从企业开始逐渐延续到各行

各业,既适合于组织、团队,又适合于个人。

(2)从目标管理到过程管理的导向。传统的管理评价多强调目标的设置与分解,尤其是以经济效益为核心,现在的卓越绩效管理趋势不仅强调目标设置和分解,更强调从绩效计划、辅导到评价和激励的全过程管理和监控。

(3)强调沟通、反馈在绩效管理中的作用,沟通贯穿于绩效管理的全过程。

(4)以评价结果为主的发展导向。传统的管理考核仅仅关注工作任务和结果的完成情况,或是更多强调管理目标完成与薪酬激励之间的关系。现在的绩效管理除关注上述方面之外,更加关注员工的行为表现和投入程度,更加强调员工的个人成长、发展和绩效结果。

(5)从单向管理评价到综合绩效管理体系评价的导向。传统的管理评价主要是人力资源部门或员工顶头上司的单一评价,忽视了员工工作生活的生态系统性特征。现在强调要从上级、下级、同事、自我、客户、供应商及合作伙伴等多个侧面来评价员工和管理者的绩效和行为。

(6)由只关注医院内部环境向内外环境兼顾发展,除原有综合绩效考核标准外,还必须把保护维持环境和社会责任感的内容包括在其中,以构建和谐团队并使其稳步持续健康地发展。

六、医院年度卓越绩效管理的计划

年度绩效计划最少有 4 个要素:①确定卓越绩效目标体系;②卓越绩效策略手段与描述;③医院外部因素的变化;④卓越绩效管理风险分析。年度绩效计划是每一个组织所进行的必需工作。如现代医院、科室甚至个人都必须落实年度绩效计划,只有制定好年度绩效计划,才能进行绩效管理工作,才能进行绩效评价,才能持续改进工作。

七、医院卓越绩效考核管理的协议

组织年度绩效计划的最后结果是"绩效协议"。绩效协议要明确谁对什么事情负责、它的自主权有多大、工作所要达到的目标是什么、履行职责和实现目标需要哪些资源、用什么样的评价机制来确定是不是实现了绩效目标、做得好坏等。现代医院卓越绩效考核管理协议强调两点:

1. 以绩效目标共识为基础 即卓越绩效协议

是平等协商的结果,可以讨价还价,不是上级领导单方面强加给下级的,也不是下级对上级的单向承诺。卓越绩效协议是医院上、下级协商达成的共识文件。

2. 绩效协议是契约 应该体现契约精神,具有双向约束力。下级没有实现绩效目标当然要承担责任,受到处罚。但如果因为上级随意干预,或没有按协议协调资源造成绩效目标没有达到,上级也应该承担责任。

八、卓越绩效管理考评与信息利用

绩效管理的主要内容有 3 部分:一是绩效状况的监测和反馈;二是年度绩效报告;三是绩效信息的利用。年度绩效报告内容比较多,核心有两点:一是绩效水平的展示;二是未尽目标的原因解释。绩效水平的展示方式可以概括为 3 种比较:①实际绩效状况与年度绩效目标的比较;②部门绩效的纵向比较;③履行相同职责的部门之间的横向比较,只适用于医院职能部门之间的比较。

绩效信息数据的利用有以下几种方式:

(1)绩效奖惩:根据绩效表现对单位和个人实施奖惩。绩效目标结果最后的物质奖励依然是绩效信息利用的一个重要方面。

(2)"责任与灵活性交易":或者说以责任来换取灵活性。如果组织绩效好,它在管理过程中享受的自主权就大,受到的监测、控制就少。这是目前绩效信息利用中比较多的做法。以美国财务制度为例,如果地方政府或者某部门绩效优异,连续一两年被评价为 A 类(绩效评价最高分值),那上级给的是"一揽子拨款",资金使用具有很大的灵活性。

(3)"诊断与指导":西方早期也实施绩效评价后搞排行榜,即排序表,期望以此形成社会压力,迫使部门改进工作,后来发现存在很多问题。现在主要是"建设性策略",即帮助诊断问题、提供建议、解决问题。

我国现代医院要实施绩效管理,应该注意以下几点,第一,要充分认识绩效管理的重要性。第二,绩效管理要关注制度细节。俗话说,魔鬼存在于细节之中,小的疏忽会导致大的损失。比如医院职能部门绩效考评标准制定后,谁去实施?谁负什么责任?怎样持久考评?绩效考评结果兑现的日期能不能规定死?绩效考评后的信息怎样兑现?这些都必须认真研究,认真执行落实。

第五节　现代医院全面卓越绩效管理的认识与实施

一、全面卓越绩效管理概述

在谈医院全面绩效管理之前,我们先看看现有绩效管理的状况。现有绩效管理注重于临床科室、护理、医技科室的科室和员工层面的绩效计划、实施、辅导和考核,这本身没有错误,但是缺少医院绩效管理目标与医院职能部门、机关、后勤科室和人员的绩效考核与管理,即大部分医院没有对医院职能部门、机关、后勤人员进行绩效考核与管理,以致产生临床科室、医技科室员工绩效不错,而医院经营总目标没有达成;或者医院业务已经调整了,而员工的工作目标、方式还在按照老程序进行。

全面绩效管理(Total performance management)就是"三全",即医院全员参与绩效考核与管理,全过程绩效考核与管理,全部门参与绩效考核与管理。对传统科室、部门的管理不是全面的绩效考核与管理,只有实施了整个医院的每一个部门、每一个科室、每一个人的绩效管理,才是全面的绩效管理。

1. 全面卓越绩效管理体系　理想的卓越绩效管理应该是能有效落实医院绩效战略目标,增加战略执行力,让员工清楚感受到自身工作与医院发展的关系,在战略和员工之间建立起明确的目标等级链,并且绩效考核与管理能够覆盖医院的整个工作,不再是单纯的临床绩效考核与管理。一方面通过员工绩效的执行和辅导来增强组织的绩效实现,同时通过监测重要绩效指标的变化,及时修正和调整经营目标或采取相应的经营管理措施,使医院的经营管理处于有计划的控制状态,确保经营目标的实现。而全面绩效管理就是基于上述思路提出的,旨在有效地从上至下传递医院经营管理目标,使医院内部各层级员工清楚个人业绩与医院目标实现的关系,对经营过程进行有效监测与控制,实时地进行相关改进和调整,确保医院经营目标的实现。为了对全面绩效管理的理解,必须建立一套完整的卓越绩效考核与管理标准方案,提供一种有利于思考的范式,帮助医院全面绩效管理体系的建立。建

立员工绩效和医院战略成功的联系,有利于将高不可攀的医院绩效战略目标落实到每一个科室、每一个部门、每一个员工日常的工作与绩效管理之中,定期评价,强化医院员工绩效改进理念。

2. 全面卓越绩效管理的特点　全面绩效管理不是单纯地制订绩效计划、实施和考核,更在于通过绩效执行的监控,使医院战略有效落实和为医院提供经营风险预警。这主要由 3 个管理特点来实现,首先是通过医院目标和关键成功因素的理解,建立以科室为单元或部门的组织绩效管理循环;其次是通过将以科室为单元或部门目标的进一步分解落实,建立员工绩效目标、计划、辅导和考核循环;最后是连接以科室为单元或部门、员工的绩效计测和监控循环,通过对绩效实施过程的关键指标数据建立数据库,并进行比较分析,从而进行经营风险预警和提示。

全面绩效管理就是以提升医院的经济绩效为目标,将战略规划与实施、组织管理、人力资源管理、生产运营等系统重新设计和整合,从而构建现代医院的核心竞争能力,从根本上提升医院的卓越绩效水平。

全面绩效管理是一项系统工程,各部门互相依赖,通过共同运作才能达到目标。管理者的职责就在于指导所有部门朝向系统的目标努力。全面绩效管理的着眼点在于医院的整个管理系统,"在医院出现的各种问题中,员工只需对 15% 的问题负责,另外 85% 的问题归咎于系统(管理阶层的责任)"(管理大师戴明)。可以说,全面绩效管理系统的好坏直接影响员工的行为,进而导致绩效的优劣和绩效的结果。

3. 卓越绩效管理的目的　绩效管理的目的是达到最佳绩效,这样就必须有员工的参与,员工通过参与设定自己的工作目标而具有自我实现的感觉。同时,组织目标必须统一,通过自上而下的分解目标,可以避免团队与员工目标偏离组织目标。一年中要及时多次地评估与奖惩员工绩效,实现组织对目标的监控实施,保证工作目标的按时、按标准完成。

4. 全国卓越绩效管理的意义

（1）卓越绩效管理提供了一个规范而简洁的沟通平台。绩效管理改变了纯粹的自上而下发布命令和检查成果的做法，要求管理者与被管理者双方定期就其工作行为与结果进行沟通、评判、反馈、辅导，管理者要对被管理者的职业能力进行培训、开发，对其职业发展进行辅导与激励，客观上为管理者与被管理者之间提供了一个十分实用的平台，这个平台是获取卓越绩效的基础。

（2）卓越绩效管理为人力资源管理与开发提供了依据。通过绩效管理，实施绩效考核，为医院员工的管理决策，如辞退、晋升、转岗、降职等提供了必要的依据，同时也解决了员工的培训、薪酬、职业规划等问题，使之行之有据。这也是绩效管理成为人力资源管理各个环节中最重要环节的主要原因。

二、全面卓越绩效考评与管理的实施

一个医院绩效管理的好坏直接决定了该医院在市场中的存亡与发展，因此，在某种意义上说，医院管理就等于绩效管理，绩效管理是现代医院经营管理的指挥棒。在医院绩效管理体系设计中，常用的绩效体系设计工具有 MBO、KPI、BSC 等。那么这几种绩效设计工具之间到底有什么关系？在运用它们设计绩效体系时应该如何选择呢？我们结合多年为医院提供绩效管理咨询的经验，进行详细阐述。

1. 卓越绩效目标管理（MBO） MBO 被管理学界喻为具有划时代意义的管理工具，与学习型组织和企业流程再造（BPR）并称为 20 世纪最伟大的三大管理思想。目标管理（MBO）是由管理学大师彼得·德鲁克在 1954 年首先提出来的，并率先在通用电气公司（GE）实行，取得了巨大的成功。

MBO 的特点在于以人为本，强调员工参与管理，能有效调动员工的积极性。它基于员工所完成工作来评价员工的工作表现。我国很多医院在运用 MBO 时都陷入了一个误区：一般都是医院领导制定年度目标，然后将工作任务强行分摊给各部门、科室，部门、科室再分摊到每个员工。在这个过程中，始终没有员工的参与，因而目标难以得到认同，执行起来自然大打折扣。

在实施 MBO 上，我们在长期的管理实践中，提出了"五共"的思想，即共识、共担、共参、共享和

共赢。共识就是上级和下属通过共同协商，就制定工作的目标达成共识，并签订契约，全力以赴地去实现目标。共担是指未达成目标或者出现失误时，一起承担责任，并相互检讨。共参就是组织内人员共同参与目标的制定参与实施目标工作。共享是指团队成员间的信息、知识、技能和资源等完全共享，各自发挥自己所长，共同向着既定的目标前进。共赢是指组织内人员共享目标工作取得的成果。通过共识、共担、共参、共享和共赢，最终实现卓越绩效目标，形成个人与团队、团队与医院共赢的局面。

虽然 MBO 对于管理学界具有划时代的意义，但在实际操作中也存在许多明显的缺点，主要表现在：

（1）目标难以制定：随着社会的发展，医院内外环境变化越来越快，导致医院面临的外部可变因素越来越多，医院的内部活动日益复杂，医院活动的不确定性也越来越大，这使得医院原来的许多目标难以定量化、具体化，很多科室工作在技术上联系非常紧密，甚至可以说是不可分解的，这些都使得医院的许多活动制定数量化目标是非常困难的。

（2）目标管理难以分解：目标管理的思想是基于人性假设 Y 理论，而 Y 理论（认为人生来就是勤快的，主动的，有责任心的）对于人的动机作了过分乐观的假设，在现实中，许多医院对员工行为都存在监督不力的现象，而同时很多员工是具有"投机主义"心理的，因此，许多情况下，目标管理所要求的承诺、自觉、自治气氛难以形成。特别是医院各个科室专业不同，统计指标差异性大，医院总体目标很难分解到各个科室，分解到每个人几乎不可能。

（3）目标值的权重确定困难：由于市场环境的复杂性和多变性，医院往往难以确定目标值之间的权重，常常出现顾此失彼的现象，如经济核算中的奖金分配、目标的具体分解、岗位考核标准的权重等。

（4）目标管理的协调难度大：目标管理要求上下级之间充分沟通，达成共识，而这个过程很浪费时间。另外，每个部门、每一科室、每个人都关注自身目标的完成，很可能忽略了相互协作和组织目标的实现，滋长本位主义、临时观点和急功近利倾向，特别以科室为单位的本位主义比较突出。

（5）目标管理对管理者的素质要求比较高：在许多医院中，很多管理者难以充分征求下属的意

见,独断专行的现象非常普遍。

2. 关键卓越绩效指标(KPI) 关键绩效指标被称为第二代目标管理,它是用来衡量某岗位任职者工作绩效表现的具体量化指标,是对目标完成效果最直接的衡量依据。关键绩效指标的制定是在医院高层领导对医院战略达成共识之后,通过价值树或者任务树或者鱼骨图分析来分解成关键成功因素,再分解为关键业绩指标,再把关键业绩指标按部门、科室和岗位向下分解,是自上而下的。制定KPI的主要目的是明确引导经营管理者将精力集中在能对绩效产生最大驱动力的经营行为上,及时了解判断医院营运过程中产生的问题,及时采取提高绩效水平的改进措施。通常,绩效考核标准中的一级指标就是关键绩效指标。

确定关键绩效指标要遵循 SMART 原则,即具体化、可度量、可实现、现实性以及时限性。在遵循 SMART 原则进行 KPI 指标设计应用过程中,由于对 SMART 原则的理解偏差,可能导致指标过分细化、关键指标遗漏以及考核目标偏离和考核周期过短等问题。同时,KPI 虽然能够良好地突出医院发展的要点,并且实施成果导向的考核,但在部门、科室之间的平衡作用上效果并不明显,忽视了部门、科室间的关系与权重。而且,KPI 的要素基本是相互独立的,没有体现彼此的联系,在时间的维度上也没有超前与滞后之分。它的分解与落实都是以既定目标为核心的,因而不能突出部门、科室或个人的特色及职能。

3. 平衡计分卡(BSC) 平衡计分卡是由哈佛大学商学院罗伯特·卡普兰和大卫·P.诺顿在总结多家绩效测评处于领先地位公司经验的基础上,于 1992 年发明并推广的一种战略绩效管理工具。它与 KPI 最大的不同在于,BSC 是以总体战略为核心,分层次、分部门不同设置的,更具有战略管理意义。

平衡计分卡包括以下 6 种要素:维度、战略目标、绩效指标、目标值、行动方案和具体任务,并且把对医院业绩的评价划分为 4 个维度:财务角度、客户角度、内部流程、学习与成长。它反映了财务与非财务衡量方法之间的平衡,长期目标与短期目标之间的平衡,外部和内部的平衡,结果和过程的平衡,管理业绩和经营业绩的平衡等多个方面,所以能反映医院综合经营状况,使医院业绩评价趋于平衡和完善,利于医院长期发展。

但是,BSC 在我国医院的实施也有着一定的困难和局限性。首先,BSC 的实施难度大。它要求医院有明确的组织战略,高层管理者具备分解和沟通战略的能力和意愿,中高层管理者具有指标创新的能力和意愿。其次,BSC 的工作量极大。除了对战略的深刻理解外,需要消耗大量精力和时间把它分解到部门,并找出恰当的指标。再次,BSC 不适用于个人。相比较于成本和收益,没有必要把平衡计分卡分解到个人层面。对于个人而言,要求绩效考核易于理解、易于操作、易于管理,而 BSC 并不具备这些特点。平衡计分卡作为医院的一种战略和绩效管理模式,它是欧美最先进企业的管理经验的高度概括和总结,但却不可能解决我国医院在现代医院绩效管理中遇到的所有问题。目前,平衡计分卡在我国医院的实施不足 1%。

从以上的分析中可以看出,无论是目标管理(MBO)、关键绩效指标(KPI)还是平衡计分卡(BSC),都有其本身的特点、缺点和局限性,它们所适用的医院类型和规模也是不同的。另外,不同的文化背景下对其有效性也有所影响。在实践中,目标管理(MBO)、关键绩效指标(KPI)、平衡计分卡(BSC)实际上代表了不同的管理水平,这三者之间实际存在一个层层递进的发展关系。例如,医院要成功实施平衡计分卡,必须首先引入目标管理,将员工的工作方向统一到为达成医院总目标而展开,并且控制关键点,因为目标管理和关键绩效指标是实施平衡计分卡的两大基石。对于医院而言,没有必要刻意去追求或刻意模仿那些世界先进企业的不太适合中国医院的绩效工具,关键是吃透医院自身的管理实际,选择最适合自己的绩效管理工具。适合中国医院的管理方法才是最有效的管理方法。

在长期的医院管理实践中,我们发现,很多小医院开始时发展迅速,但在规模达到一定数量以后发展就停滞不前,原因很多,或许是缺乏系统的战略规划,或许是组织效率低下等,但最根本的原因是医院的规模壮大了,医院的管理系统没有进行相应的转变。随着竞争的加剧,单靠当初偶然抓住的市场机遇和创业时的激情是远远不够的,医院要做到基业长青,必须打造出自己独特的与众不同的核心竞争能力,而核心竞争能力则来源于卓越的绩效管理模式。

第六节　我国医院卓越绩效考评与管理应用的现状和存在的问题

一、现状

我国目前医院的绩效管理还是很局限的。主要表现为：就整个绩效管理系统而言，医院现行绩效管理是不系统不完整的。一是只有形式，而且是不规范的。完整规范的绩效管理应当是包含了临床、护理、医技、药剂、职能部门、后勤等医院全部员工的绩效管理，具体要有绩效计划、绩效实施、绩效考核、绩效反馈等相连接的运作系统，是一个系统的管理过程。从绩效计划开始，到下一个绩效再计划，形成一个循环接一个循环的周期，上一循环是下一循环的基础。而医院现行的绩效管理可以说是已经有了这样的形式，且已初步具备以上4个环节，但是无论是绩效计划、绩效实施还是绩效反馈都是很薄弱的。二是重结果而轻过程。医院现行绩效管理往往表现为过程控制不足，缺乏系统的管理过程或管理力度不够。相比较而言，绩效考核表现得较为突出，这也许是现实中许多医院将绩效考核等同于绩效管理的原因吧。

就我国医院目前绩效管理系统中各个环节来分析，几乎每个环节都存在着根本性弊端。表现在绩效计划环节上短期目标和长期战略的不协调，绩效实施环节上管理实质与管理形式的失衡，绩效考核环节上考核指标和考核结果的无差异，绩效反馈环节上沟通形式与面谈技巧的缺乏，绩效应用环节有待进一步探讨和研究。绩效标准方案的检查考核的执行与落地始终是医院、科室、部门绩效管理的重中之重。

我国医院的绩效管理工作是随着国家经济体制改革的深入，医疗卫生的改革以及医院管理理论和实践不断创新发展应运而生的。绩效这一概念在医院管理之中是自发形成，并伴随着医院改革的进程而被重视和应用的。从20世纪80年代中期开始，中国经济体制改革在城市开始向纵深发展，医疗单位体制改革也相应推进，国务院和卫生部先后出台了几个重要文件，提出了一系列深入卫生改革的政策措施。1992年9月，卫生部下发了《关于深化卫生改革的几点意见》，提出进一步扩大医疗卫生单位的自主权，使单位真正拥有劳动人事权、业务建设决策权和工资奖金分配权；继续坚持并完善各种形式的责、权、利相结合的目标管理责任制；实行干部聘任制、专业技术职务聘任制或全员劳动合同制，试行评聘分开，逐步建立起干部能上能下、职工能进能出，收入能升能降的劳动人事制度；鼓励公开竞争，实行双向选择，优化组合，促进卫生人才合理流动，打破平均主义的分配方式，根据不同单位或条件，可分别实行结构工资、职务工资，或绩效工资制，拉开分配档次。1997年1月，中共中央、国务院下发了《中共中央国务院关于卫生改革与发展的决定》，提出了改革卫生机构运行机制，建立起有责任、有激励、有约束、有竞争、有活力的运行机制。进一步扩大卫生机构的经营管理自主权，实行并完善院长责任制；继续深化人事制度与分配制度改革，打破平均主义，调动广大卫生人员积极性等政策措施。这一时期，医院改革步入了深化、拓展和社会主义市场经济体制的探索期，按照国务院、卫生部等文件精神，各地医院开始了院长负责制、综合目标责任制、干部聘用制、劳动认识制度和分配制度各种形式的管理体制和经营机制改革的探索，通过以责权利相结合的多种形式的责任制，逐步建立起了自主管理、自主经营、自主分配的经营管理体制。临床、医技科室实行技术经济责任制，后勤科室实行承包责任制，行政职能科室实行岗位责任制等。近几年，中共中央、国务院及卫生部就绩效管理出台了一系列有关文件。2009年4月6日，中共中央国务院发布了关于深化医药卫生改革的意见，卫生部就做好医改工作新闻发布会，明确规定：改革运行机制，全面推行人员聘用、岗位管理、绩效工资制度，有效调动医务人员的积极性。同时，改善内部管理，加强监管，优化结构，推进医院标准化建设。另外国家有关部、局出台了有关绩效管理的有关文件。

由于医院间竞争日趋激烈，医院普遍开始注重管理和运行的绩效，政府对公立医疗机构的放权让利等改革措施，增强了医院的自主化程度，提高了医院的微观运行效率。然后,早先实行承包责任制等形式也带来了一些问题,如出现了片面追求经济利益倾向,重视经济指标和服务数量,忽视了服务质量和社会效果等,因此,后来发展为综合目标责任制,把医疗质量、服务态度、社会效益等方面的指标纳入为绩效评价的内容。医院绩效评价的内容和重点也由注重经济指标,以财务方式进行衡量,逐步转变为注重对医院经济效益和社会效益的综合绩效考核与管理评价。

2018年9月1日,中共中央、国务院发布了《关于全面实施预算绩效管理的意见》,文件指出,力争用3～5年时间基本建成全方位、全过程、全覆盖的预算绩效管理体系,实现预算和绩效管理一体化。2018年11月,国家卫健委发文:2019年在全国启动三级公立医院绩效考核工作,到2020年,基本建立较为完善的三级公立医院绩效考核政策体系。可见,我国医院绩效考核已是大趋势,医院卓越绩效考核与管理已正式开始实施。

目前,在新医改政策的指引下,日趋激烈的竞争环境对医院的经营管理不断提出新的更高的要求。另外,人力资源在医院发展中的重要作用越来越凸显。这些特点必然引发医院院长和医院管理者对医院绩效的重视和思考。为了提高医院的可持续发展能力和竞争能力,医院院长和医院管理者必然越来越重视提高医院的整体绩效和员工的绩效,不断增加员工薪酬与福利。绩效管理已成为现代医院管理者的必然选择。

当前,我国绝大多数医院已开始了绩效考核与管理,并发生了以下变化:一是医院逐渐承认并认识到医疗市场的客观存在,开始注重经营管理,使医院在管理体制和经营模式上能够逐步适应市场经济的变化和发展。二是医院逐步加深了对人力资源的认识,认识到现代医院管理应当是以人力资源为核心的管理,尤其是加深了对绩效考核与管理的认识。三是医院改革取得了重大进展,国家对人民群众的健康越来越重视,对人民群众的医保的投入越来越多,这样,病人的增加、收入的增加,间接地弥补了医院的经费不足问题。四是医院的自我绩效管理意识越来越强,医院全面绩效管理已成趋势。五是医院开始进行绩效考核的探索并不断深入,不少医院成立了专职的绩效考核办公室、改革办公室、经营管理科等专门机构进行绩效考核与管理工作。

绩效管理是一个系统的管理工作,严格来说,我国绝大部分医院还没有实施科学的岗位绩效考核与绩效管理,至少不是完整意义上的绩效管理,只是有了绩效管理的形式或只做了绩效考核罢了。可喜的是,越来越多的医院院长和医院管理者正在关注医院的绩效管理问题,一些医院已经开展绩效管理的尝试和探索,随着医院内外环境的变化,管理实践的不断深入,很多医院高层领导对绩效管理的理解会越来越深刻,这无疑会推动医院绩效管理的实施与完善,这是我们所追求的目标。医院绩效管理的意义不仅仅限于人力资源开发,更是医院管理发展的一个新阶段、新高度。绩效管理是现代医院科学发展的必然结果,是现代医院管理的重要方法和科学管理工具,是现代医院管理进步的表现。作为对一种新生事物的探索,绩效管理在医院管理过程中的发展将十分艰辛,它要面对旧的管理方式的冲突与融合。

二、存在的问题

1. 考核者和被考核者的抵触　在这里有三种比较常见的情况:第一种是认为绩效考核没有用,持这种观点的既有部门管理人员又有科室员工,他们认为考核对他们的工作和职业发展没有多大好处。尤其是在临床科室,一些科室领导和管理人员认为绩效考核应该是人力资源部门的事情,与自己没有太多的关系,而且自己的工作本身已经很忙了,人力资源部却要求填那么多的考核表、评价表,影响了自己的工作效率;第二种情况是认为绩效考核不公平,要么现行的考核指标和标准不能真实地反映自己的工作业绩,要么考核者没有依据事实对被考核者做出客观的评价;第三种情况是无所谓,你怎么考核都是这样,你考核你的,我干我的,反正我不能少拿。考核者不认真,怕得罪人,被考核者无所谓。

2. 科室与职能部门考核不配合　一是指医院的各个科室绩效考核结果都很好,但医院整体的业绩并不好。之所以会这样,是因为部门在制定绩效指标时,只按照本部门的想法,只是向内看,关心的是今年应该完成哪几项指标,而没有向上看,关心医院整体的经营绩效。二是指对员工的考核内容与员工的实际工作内容不完全一致。这一问题的出现主要是因为在制定员工的绩效指标时,没有对具体的岗位所承担的业务目标和工作责任进行深入的分析,而只是简单地依靠想当然或上级指示精神、追求目标指标或者理论上的完美性造成的。

3. 绩效考核与管理流于形式 绩效考核与管理流于形式现象指的是管理者和员工对绩效考核都没有真正重视起来,考核好坏都无所谓。因为考核对员工自身利益没有很大影响,因此考核对各级管理者和员工而言没有很大触动,所以管理人员对考核不认真,凭感觉打分,敷衍了事,而员工对考核结果并不看重,分多分少都不在意,考核也就起不到推动医院发展的作用。这种现象在我国公立医院中尤其普遍,问题的关键是没有实施岗位考核。

那么,导致上述问题的原因究竟是什么?管理学的系统理论告诉我们,组织不能孤立地存在,管理如果不考虑环境要素,就不能很好地发挥其功能。绩效考核与管理流于形式现象的真正原因告诉我们,医院绩效考核与管理必须紧密结合医院实际情况,考核指标必须由了解医院实际情况的人员来参与制定,这样才能最大限度地发挥绩效考核与管理的作用。当一般变量间接地影响组织和组织功能的时候,特殊的因素会对组织产生直接影响。医疗市场竞争的增强、医疗技术的发展以及社会经济和政治等因素都会迫使组织和管理者在决策或采取行动时采用系统的观点。组织依赖其存在的环境来决定各种投入、安排产出,这使组织与其存在的环境相互影响和作用。系统理论也强调这样的观点,组织中某一部分的变化同时影响组织中的其他部分,管理者在做任何决策时都要认识到这种相互依赖性。按系统观点组织医院管理,不但不会消除医院的各项基本职能,而且它还使各个科室和有关部门的关系网络看得更清楚,使那些基本管理职能能围绕着系统及其目标而发挥作用。所以绩效管理也不仅仅是人力资源管理的问题,它涉及医院各级管理者、员工对绩效管理的认识和医院的战略方向、经营目标、医院文化、业务流程和绩效管理的技术等诸多方面。举例来说,如果医院的业务流程不合理,业务流程目标没有很好地反映医院战略的需要,那么我们绩效管理体系的设计结果就是建立在错误的基础上的,绩效管理结果可能使员工更加积极地完成不合理的任务。

现代医院绩效考核与管理存在问题的原因可以归总为以下7个方面:一是绩效考核与管理定位问题,即对绩效管理的认识存在偏差,医院绩效管理定位不准,管理理念落后;二是部门绩效管理监督无力;三是科室绩效管理执行无力;四是员工绩

效管理投入不够;五是应用绩效考核与管理的环境不好,即没有营造一个适合推行绩效管理的医院内部环境;六是绩效管理技术问题,即没有很好地掌握、运用现代绩效管理的必要技术;七是针对具体情况具体分析不够。前几个问题更容易为医院所忽视。一些医院对绩效管理的认识严重不足,一些医院甚至没有什么战略、业务流程、全面预算管理的概念,还有一些医院的医院文化对绩效管理的推行设置了无形的障碍。因此在推动绩效管理变革时,一定要跳出系统本身,才能够对该系统施加影响,使医院这个整体系统发生质的变化。

三、全面卓越绩效管理与考评是现代医院发展的必然

在现代医院中,"绩效"有着多维含义。从组织层次上看,医院绩效划分为员工个人绩效、科室团队绩效和医院总体绩效三个层次。从一般意义来讲,又可理解为一定时期员工个人工作成绩表现、团队运作效率或医院总体业绩效益。可以看出,无论从哪个角度来讲,绩效都包括了员工个人绩效、团队(科室)绩效、医院总体绩效。那么,它们之间究竟有什么样的关系?如何将它们更加有机地联系在一起,发挥最大的作用?

1. 绩效管理必须贯穿整个工作流程 医院全面绩效管理是用于监控和管理医院绩效的方法、准则、过程和系统的整体组合,是将医院运营看作一个整体,为了达到提高医院卓越绩效的目的,进行一系列规范管理、政策制定和医院业绩的管理。医院绩效考核是一个过程,是将问题放在一个系统中进行全局考虑,它涉及医院战略规划、运营管理、财务管理和卓越绩效管理,由平衡计分卡、管理分析、财务预算和财务报告、竞争优势分析、医院内部流程等组成,以整体一致的形式表现出来,是一项复杂的工作。医院绩效管理贯穿了医院经营的全部活动,总体来说包括6个过程:建立绩效目标、绩效建模、医院规划、绩效检查监控、风险管理、结果报告。

2. 确立医院全面绩效与科室绩效、个人绩效之间的合理关系 医院的使命、愿景、战略目标和发展方向确定之后,就需要研究目标实现的可行性,并将目标分解到各个科室和部门,确定科室是否能够实现以及如何实现,这就涉及了科室绩效管理。随后,再将科室、部门的任务分解给每一位员工,确定员工个人的绩效指标和绩效考核办法。所以,医

院全面绩效管理是一个从上至下分解的过程。特别要强调的是,要实现组织的目标、切实提高医院全面绩效管理水平,很关键的一点是,医院绩效、科室和部门绩效、个人绩效必须保持一致。那么,绩效任务分配前的沟通就特别重要。当医院绩效战略目标下达给部门、科室之后,每个部门、科室都要根据自己的现状进行调整,并提出完成任务所需要的资源,包括人力、物力、财力、时间,也可以提出无法完成任务的理由等,反馈给上级,上级接到反馈的信息之后,要全面考虑所需的资源、增加的成本以及产生的利润等问题,进行合理的调整,或是对如何完成任务提出方法和建议,返回部门或科室,部门再进行规划和调整。周而复始的几轮调整之后,才能形成一个全体员工共同认可的绩效目标,这样,绩效考核与管理就可以顺利执行了。

3. 建立与医院全面绩效管理相匹配的人力资源管理体系　人力资源管理体系设计的第一个步骤是根据医院的目标制定医院的组织架构,并且确定和分配部门的职能、职责。在一个医院中,组织结构非常重要,是实现医院全面绩效战略目标的必要步骤。构建组织架构首先要求设置合理的部门、科室,清楚地划分各个部门、各个科室的责任和权利,制定各个部门、科室的沟通流程,下达各个部门、科室的任务,再根据任务要求来确定部门、科室内部的编制、每个人的角色定位,同时还要计算整个部门、科室的预算、绩效和成本。

在现代医院卓越绩效管理的实践中,我们体会到,既要有完美的绩效管理项目,更要有持续不断改进的绩效管理体系,任何医院的绩效管理都会存在这样那样的问题,都需要不断地完善和提高。因此,绩效管理没有结束,没有最好,只有不断地超越和发展,只有持续地改进和提高。唯有如此,现代医院全面绩效管理才能真正发挥其作用,才能持续不断地推动医院的全面绩效管理向高水平、更高效率的方向发展。

第二章 现代医院卓越绩效考评与管理的实施方法

第一节 现代医院卓越绩效考评与管理实施的基本原则和目的

一、指导思想

现代医院实施卓越绩效考评与管理工作,必须坚持医院的公益性质,以病人健康为中心,重视成本核算与绩效考评相结合,突出绩效优先、兼顾公平、优劳优得的思想。卓越绩效考核标准的制定、岗位系数的设置,应尽可能向临床一线、岗位风险大和创造价值高的岗位人员倾斜。坚持以"医疗核心制度18条"为管理基础,坚持卓越质量与卓越绩效为核心,重视过程管理,以综合绩效结果为评价导向,紧紧抓住绩效管理的四个要素开展工作,挖掘存在问题,公平分配利益,促进职工成长。卓越绩效管理的最终目的并不是单纯地进行医院、科室人员的考核和利益分配,而是促进医院与员工的共同成长,建立和完善现代医院管理制度,促进医院全面、协调、可持续发展。

二、基本原则

1.公正、公平、公开的原则 现代医院卓越绩效考评与管理工作,要坚持客观、公正、公开、公平、科学、规范的原则,严格做到有计划、有监督、有检查、有总结、有表彰、有惩罚,坚持奖惩结合,使绩效考评结果透明公开。

2.不搞平均主义的原则 医院在保证职工基本工资的前提下,打破平均主义,杜绝"大锅饭",最大限度激发科室工作活力,挖掘科室工作潜力,调动全院人员的积极性、主动性和创造性,用卓越绩效考评体现出优秀科室和平庸科室之间的差距,体现出职工工作之间的差别。

3.全员参与和层级考评的原则 在卓越绩效考评过程中,要坚持上级考评下级、上级对下级负责的原则。动员全院人员参与绩效考核工作,通过个人绩效的提高,进而提升整个科室、部门和医院的卓越绩效。

4.指标设置以量化为主的原则 卓越绩效考评指标要尽可能量化,用度量值来描述,如数量多少、占比大小、频率快慢高低、满意度的具体数值等。其次,要坚持能量化的量化、不能量化的细化、不能细化的流程化,实施卓越绩效考核与管理以度量为主的考评办法。

5.考评内容以岗位职责为主的原则 卓越绩效考评内容要以人员具体工作岗位职责为主,同时兼顾综合业绩考核,以此反映出人员工作能力和岗位胜任情况,考核要采用定性与定量相结合的方法。

6.绩效考评标准首选共用的原则 在卓越绩效考评过程中,无论是考核科室还是考核个人,首先要选择共有的绩效考评标准,尽可能不使用单独的标准。当遇到考评标准可用可不用时,要先确定可用的共有标准,只有共有的卓越绩效考评标准才有可比性,才有权威性,才有公平性。

7.考评后信息反馈的原则 科室和个人在卓越绩效考评与管理的全过程和任何环节,都要及时与上级进行沟通反馈,第一时间解决考评实施过程中出现的问题。信息反馈要坚持制度化、经常性、事实第一、着眼将来、正面引导。绩效考核的信息正确及时反馈,是绩效管理的重要原则。

8.坚持绩效考评结果一月一兑现的原则　只有坚持卓越绩效考评结果每月一考评,才能真正改进和提高工作效率,同时兑现奖金每月随工资发放的原则。绩效考核结果每月一兑现,才能够落实绩效管理持续改进的原则。

三、目的

以卓越绩效考评为管理工具,促使医院和科室管理者对医疗卫生资源进行再分配,提高计划、组织、协调、执行能力,提升医院、科室人员的领导管理能力,尤其是医院管理者"带科室团队"的能力。

在开展卓越绩效考评过程中,增强员工对医院的认同感和归属感,有效地调动员工争取最佳绩效的热情,打造员工的自律意识、自觉意识、主动意识和卓越绩效意识,养成员工良好的争取卓越绩效的习惯。医院实施卓越绩效考评,能够不断促进组织的自我学习能力,进而引导组织追求卓越绩效,为员工薪酬福利增加、培训等激励政策的实施提供有力、可靠的依据,进一步调动医院各类各级人员的积极性、主动性和创造性,充分发挥每个人的工作热情和工作能力,进而提升科室、部门的工作效率和工作业绩,使医院可持续发展与员工成长同步,形成发展的合力,最终实现医院的战略目标。

第二节　现代医院卓越绩效考评与管理实施的组织

一、成立医院卓越绩效考评与管理委员会

现代医院卓越绩效考评与管理委员会主任委员一般由院长兼任,办公室主任一般是业务副院长兼任。办公室具体人员(绝大部分人员为兼职)包括医院院级领导、医务部主任、人力资源部部长、医院院办主任、党办主任、财务科科长、医教科科长、护理部主任、质控科科长、医保科科长、信息科科长、院感科科长、后勤总务科科长、设备科科长、医患沟通办公室主任、经营办公室主任等相关部门领导,其他还有门诊部主任、急诊科、2个内科主任、2个外科主任、2个内科护士长、2个外科护士长以及财务核算人员、精通计算机的相关人员。

二、成立医院卓越绩效考评与管理办公室

现代医院卓越绩效考评与管理办公室主要任务如下:

(1)在医院卓越绩效考评与管理委员会的领导下,负责设计医院部门、科室的全面卓越绩效管理与考评的总体性工作,制定具体考核标准并组织实施,包括卓越绩效管理年度、半年、季度、月度、周卓越绩效考评管理的计划、实施、检查、总结和持续改进等工作。

(2)设计、编写医院各临床科室、医技科室、职能部门、后勤科室人员的岗位说明书,及时修改和完善人员岗位职责、科室和人员岗位卓越绩效考评标准。

(3)负责全院员工卓越绩效考评工作信息的收集、整理、分析、汇总。

(4)负责协调各有关科室、部门的绩效考核、检查、督促和管理等工作。督促部门、科室或相关个人每日、每周、每月的常规性绩效检查、督查与考评工作。

(5)负责组织院级相关副职领导,各个科室主任、护士长、高级职称人员每周绩效检查、督查、考核、评价的分组工作和检查实施,负责分组后的绩效检查小组人员检查后的资料、信息的记录、收集、整合及分类信息的管理与分类储存等工作。

(6)负责医院、科室卓越绩效考评中的问题收集、分析与解决,遇有重要问题及时汇报给医院相关领导,及时调查,及时解决,针对医院绩效管理存在的问题和缺陷持续改进。

(7)组织协调全院各个科室、部门的主任、副主任、副科长、正副主任医师、正副高级职称护师、正副高药师、正副高技师等相关人员,每月参加半天的卓越绩效检查与考核工作项目与内容,具体组织、工作日的下午分组实施检查与考核工作。

(8)负责全院科室、部门、后勤科室的每月、每

季、每半年、全年的卓越绩效管理与考评文字资料的汇总工作,督促绩效考评科室、部门和绩效考核人员必须在每月5日前把上个月绩效检查、督查、考核结果传送到医院绩效考评办公室指定的QQ内或邮箱内。

三、成立科室卓越绩效考评与奖金分配管理工作小组

1.科室、部门卓越绩效考评与奖金分配管理小组的组成

(1)以行政职务为主的卓越绩效考核管理工作小组:主要指医院的中、小科室,一般是50张床位左右的科室。通常科室的医生、护士和高、中、初职称人员不齐全。职能部门、后勤科室参照执行。

组长:科室、部门的行政主任或行政科长

副组长:科室、部门的行政护士长或者副科长或者副主任

成员:科室主任,副主任,护士长,医生代表,护士代表。一般由5人左右不同职称层次的人员组成。

(2)以技术职称为主的卓越绩效考核管理工作小组:主要指医院大、中科室,一般是100张床位及以上的科室。通常科室的医生、护士和高、中、初职称人员齐全。职能部门、后勤科室参照执行。

组长:科室、部门的行政主任或行政科长

副组长:科室、部门的行政护士长或者副科长或者副主任

成员:科室行政主任,行政副主任,行政护士长,副护士长,主任医师和副主任医师代表,主治医师和医师代表,医士代表,主任护师和副主任护师代表,主管护师代表,护士代表。一般由10个左右

不同职称层级的人员组成。

科室、部门成立的绩效管理工作小组的成员必须上报医院备案。医院实行科室、部门卓越绩效考评与奖金分配管理小组成员备案制,科室上报的卓越绩效考评与奖金分配管理小组成员,必须经过医院卓越绩效考评委员会审查备案(主要是保证科室各级职称人员能参与绩效考核与管理工作),并由医院卓越绩效考评办公室专人负责管理,不定期审查各科室、部门小组人员在位及履职的情况。

2.科室卓越绩效考评奖金分配的原则和操作流程

(1)科室行政主任(科室主任)对科室卓越绩效奖金分配管理负全责。

(2)科室行政主任(科室主任)对科室卓越绩效奖金分配原则是"管宏观,不管分配细节",不参与科室具体人员的绩效考核后的分数合计、奖金计算、测算、细节分配,最大限度地减少卓越绩效考核、奖金管理对科室主任的思想压力和负担,最大限度地减少科室人员在奖金分配中对科室主任的意见,最大限度地把科室行政主任的精力用在科室业务、技术、质量、安全、管理、服务、科研、学术和学科建设上。

(3)由副组长负责与科室其他绩效奖金分配小组人员具体分配绩效奖金。

(4)科室行政主任签字后才能够发放本科室人员的绩效奖金。护士长与科室其他绩效奖金分配小组人员按照科室对每一个人的绩效考评的结果分配好绩效奖金后,制定成"科室人员卓越绩效奖金分配明细表",科室行政主任不在"科室人员卓越绩效奖金分配明细表"上签字,任何人都不能够发放科室人员上月卓越绩效奖金。

第三节　现代医院卓越绩效考评与管理实施的依据与考评标准

一、医院卓越绩效考评标准制定的依据

(1)党中央、国务院、国家卫健委、国家中医药管理局以及相关政府部门对医院建设发展的相关管理规定;医院、科室必须落实和执行的各项规章

制度、指标、标准、规范、操作常规等,特别是"医院质量管理18项核心制度"是医院科室和人员绩效考评的重要标准。

(2)医院所在的省、市、自治区卫健委、中医药管理局以及相关部门对医院建设发展的指标、标准、要求及相关管理规定;医院、科室必须落实和执行的各种规章制度、指标、标准、规范、操作常规等,特别

是省、直辖市、自治区属地管理的相关制度、标准。

（3）医院所在的市和区卫健委及相关部门对医院建设发展的要求及相关管理规定；医院、科室必须落实和执行的各种制度、指标、标准、规范、操作常规等。

（4）本医院长期实行的行之有效的业务管理、技术管理、质量管理、卓越绩效考核与相关管理的各种检查、督查、考核项目、条款、表格以及本医院的各种规章制度等。

（5）医院授权相关科室、相关部门、相关后勤科室的有选择性、代表性的管理细节、办法、方法、手段、纪律、规定、管理方法、操作常规等。

（6）借鉴其他医院、科室的卓越绩效管理办法和考核办法，也应纳入卓越绩效检查、考核、考评标准的范围。

卓越绩效考评的指标设置应紧紧围绕医院内涵建设，目的是促进医疗技术水平、医疗质量、服务质量的提高，加强人才培养和学科建设，如医院质量方面，卓越绩效考评应突出"质量管理18项核心制度"的检查力度，及时检查执行和落实到位情况；学科建设方面，应突出科研课题、科室成本、患者满意、教学带教等指标，使医院、科室的服务功能得到具体体现，专科特色技术得到妥善应用。

二、卓越绩效考评的指标及标准

我国目前医院采用的是国际通用的、国家卫健委制定的卓越绩效考评、管理与考评模式，即7项一级考评指标、20项左右二级考评指标、60项左右三级考评指标。

1. 卓越绩效管理与考评的标准模式

（1）领导能力，管理水平：①领导能力、执行能力；②管理水平、工作流程。

（2）过程控制，质量管理：①过程控制、工作数量；②工作质量、工作效率。

（3）教学带教，论文科研：①教学带教、职工培训；②学术论文、科研成果。

（4）职业道德，社会责任：①职业素质、职责履行；②公益活动、环境管理。

（5）团队精神，协调沟通：①团队精神、团队管理；②应急预案、内外沟通。

（6）满意测评，持续改进：①门诊病人满意、住院病人满意；②职工满意、持续改进。

（7）任务完成，绩效结果：①门诊病人就诊数量结果、急诊病人结果、手术病人结果、检查病人结果、出院病人结果；②质量结果、安全结果；③成本管理、财务利润结果。

2. 卓越绩效考评的扣分规定 相同类扣分项目的幅度扣低不扣高，大部分指标扣分扣完为止，原则上不倒扣分（职业道德、纠纷事故、乱收费等可以倒扣分）；相同类奖励项目的幅度奖高不奖低。

特殊卓越绩效考评项目的扣分规定如下：

项目：①医疗纠纷；②成本管理控制，药占比，耗材占比；③论文、科研成果；④患者平均住院天数；⑤医德医风、职业道德；⑥私自检查收费；⑦经济利润；⑧三四级手术占比、日间手术占比、微创手术占比。

这8项指标在卓越绩效考核标准中的地位特殊，如果达不到要求，可以扣完该项目分值后再倒扣分，比如个人岗位绩效考核结果，有医德医风问题可以一票否决。

特殊绩效考评标准的某些项目可以采取年度考评，如学术论文、科研成果、医疗纠纷经济赔偿等特殊考核项目，可另行规定每年度考评一次，另外制定奖励扣罚办法，因为这些项目过程周期长，适合年度考核。

3. 卓越绩效考评的标准分值 卓越绩效考评与管理指标分值采用国际通用、国家卫健委规定的满分1000分分值进行检查、考核与考评。医院、科室和个人卓越绩效考核与评价满分是1000分。

4. 卓越绩效考评的定性与定量指标 卓越绩效考核方式有定性指标考核和定量指标考核两种。定性指标是以满意、效率指标结果为主的卓越绩效考核方式，根据具体测评情况、完成效率指标任务扣分。标准设定的某项满意度打分的规定如下：优秀是满分，也是该项分值的全部分数；良好是满分分值的80%分数；一般是满分分值的60%分数，考评者只能在给定的这三个数据上打钩。定量指标是根据完成的具体任务的数量多少来打分。

5. 卓越绩效考评的标准表格 每个科室、部门或者个人的卓越绩效考评可用3张表格表达：一是卓越绩效综合考评的一级、二级、三级考评内容和指标；二是卓越绩效考评定性指标的各个项目细节的汇集；三是卓越绩效考评定量指标的各个项目细节的汇集。

三、制定卓越绩效考评指标的发展趋势

1. 月度卓越绩效指标考评结果与上年度同月指标相比较 比如，医院内一科2019年6月出院

患者数是 100 个,2020 年 6 月份出院患者也是 100 个,那么如果该项指标是 100 分,能不能给这个内一科满分 100 分呢? 回答是否定的。内一科只是完成了上年度的基本指标,因为医院、科室要发展,每年应有适度的数量增长幅度。如果医院规定,2020 年各项数量指标在 2019 年的基础上增长 20%,那么这个内一科 2020 年 6 月应该出院患者数是 120 人,达到 120 人了,就给这个科室满分 50 分,如果 2020 年 6 月份这个科室出院患者少于 120 个,少几个出院患者就按照规定扣多少分。如果 2020 年 6 月份这个科室出院患者多于 120 个,多几个出院患者就按照规定奖励多少分。

2. 卓越绩效考核指标的增长或平衡或减少趋势

(1)每年度、月度的数量指标增长幅度趋势:比如,门诊病人数、急诊病人数、出院病人数、医疗业务毛收入、医疗利润收入、手术病人数、微创手术占比、日间手术占比、护理危重病人人数、危重患者抢救人数、医技科室检查病人数量、特殊诊疗病人数量、论文发表数量等,这些指标都是经过医院认真调查、慎重研究后确定的每年度合适的、经过科室努力后可以实现的增长幅度。医院确定的最合适的年度、月度指标增长幅度的标准是什么? 应是每一项确定后的数量指标的增长幅度必须是经过科室努力后能够达到的当年度月指标高度。医院、科室每年度、每月度指标的增长幅度必须经过医院班子认真研究后决定,并且把每月指标、标准增长幅度公布到各个科室、部门和全院。

(2)每年度、月度的质量指标平衡稳定趋势:比如,甲级病案率、治愈率、好转率、危重病人抢救成功率、甲级伤口愈合率、护理文书书写合格率、医嘱书写合格率、处方书写合格率、检查申请单书写合

格率、静脉穿刺合格率、输血病人合格率、"三查七对"落实率等,这些质量指标必须最大限度地保持稳定,不能够要求科室每年度、每月都增长,大部分质量指标甚至每年平均增长 1 个百分点也是困难的,绝大部分质量指标是不可能每年增长的,或者说增长幅度非常微小,这些质量指标每个月只要达到上级、医院本年度规定的完成质量管理指标要求就可以了,就应该给满分;科室每个月达不到上级、医院、本年度规定指标要求的,要按照规定扣分。医疗质量指标核心是平稳的指标,就是与上年度上月度相同或者是有平稳增长趋势即可。

(3)每年度、月度的数量指标减少幅度趋势:比如,医院药品收入占毛收入比、医院耗材占毛收入比、患者平均住院日、医疗成本支出、科室的每月水电成本支出、公用办公费用、安全费用等,这些指标都必须经过医院认真调查、慎重研究后,确定每年合适的减少幅度。医院确定的最合适数量指标年度减少幅度,是每一项数量指标的减少幅度经过科室努力后能够达到的当月指标下降的幅度,不能无限减少。医院、科室、个人成本不是越少越好,成本支出合理、合适就好。核心是成本支出增长必须低于利润增长幅度。

(4)每年度、月度的指标百分百执行的趋势:百分百执行趋势的指标必须达到国家、省市、医院规定的标准,达不到就必须按照最严格的标准扣罚。如国家规定的医生、护士的执业资质必须达到规定标准;医院引进购买的医疗设备、购进的耗材、药品、一次性材料、建筑材料、污物处理等必须达到国家规定标准和指标;任何人不能够收取病人的红包和商家的红包;医院所有人员都不能够私自收费;任何人也不能够免费为他人做检查;值班时在职在位,等等。

第四节 现代医院卓越绩效考评的具体安排

一、医院科室部门与各级各类人员岗位系数和奖金分配办法

1. 卓越绩效考评结果要与卓越绩效奖金兑现

医院卓越绩效考评与管理是医院运营管理的一项系统性工程,牵一发而动全身,对维护医院稳

定、促进医院战略目标实现具有重要作用,必须认真谋划、严格实施、接受监督、公平公正、公开透明。实施卓越绩效考评就是根据考评分值,换算成卓越绩效奖金对科室、部门和各级各类人员进行兑现,奖励优秀,处罚慵懒。通过每日督查、周调查、月度检查、考核、考评得到卓越绩效考评分值结果后,根据人员岗位和职务(职称)系数,确定每一科室、每

一部门人员的卓越绩效奖金；在获得科室、部门卓越绩效奖金后，科室、部门、后勤科室要进行内部二次奖金分配，兑现每一位员工的上月的卓越绩效考核后的奖金。

2. 医院科室部门与各级各类人员之间岗位系数的制定

（1）岗位系数不同的原因：科室之间、科室与部门之间工作强度不一，风险程度不一，工作性质有别；人员职称不同、学历不同、资历有差异、贡献不同，后勤人员工作年限不同，其岗位系数就不同。这些情况分得越细越公平，分得越粗越不公平。

（2）制定卓越绩效奖金系数的原则：一是向临床一线岗位人员倾斜；二是向创造价值高的岗位人员倾斜；三是向工作风险大的岗位人员倾斜；四是向关键岗位人员倾斜；五是向特殊工作岗位人员倾斜。因为临床科室人员工作接触病人时间最长，值班时最辛苦，工作最繁重，风险系数最大，所以，临床科室相应的系数也越高。满足临床科室岗位系数的三个条件，一是完整的护理单元，二是直接为病人提供诊断、治疗、护理服务，三是24小时365天不间断地为病人服务。

科室与部门和人员岗位	系数
（1）临床科室人员	系数1.0
（2）医技科室人员	系数0.9
（3）行政职能部门、机关人员	系数0.8
（4）后勤工勤勤杂人员工作10年或10年以上	系数0.8
（5）后勤工勤勤杂人员工作5～9年	系数0.7
（6）后勤工勤勤杂人员工作3～4年	系数0.6
（7）后勤工勤勤杂人员工作1～2年	系数0.5

（3）卓越绩效奖金分配系数的具体应用：医院在设计各科室成本核算利润提成比例时，就有提成比例的区别，如在设计科室利润提成比例时按照科室之间规定系数，临床科室成本核算利润提成比例高于医技科室成本核算利润提成比例。

3. 卓越绩效奖金分配中科室部门和各级各类人员岗位系数的制定

（1）医院科室部门行政人员岗位系数：适应对象是医院院级领导行政人员、各个临床科室行政主任、行政副主任、护士长、医技科室行政主任、行政副主任、护士长、机关职能部门科长、主任等有行政职务人员。

岗位与职务类别	系数
院长、书记	岗位系数：3.0
副院长、副书记及医院领导副行政职务人员	岗位系数：2.2
大临床科室行政主任（最少管理两个病区或兼职一个病区主任）	岗位系数：1.9
大临床科室行政副主任（最少管理两个病区或兼一个病区主任）	岗位系数：1.8
临床科室行政主任	岗位系数：1.7
医技科室行政主任，行政职能部门科长、机关科长	岗位系数：1.7
临床科室行政副主任	岗位系数：1.4
医技科室行政副主任，行政职能部门副科长、机关副科长	岗位系数：1.4
科室大护士长（最少管理两个护理单元）	岗位系数：1.4
大科室副护士长（最少管理两个护理单元）、普通病区护士长	岗位系数：1.2
临床医生诊疗组组长，医技科室检查组组长、诊断组组长	岗位系数：1.1
小单位负责人、普通病区副护士长	岗位系数：1.0
班、组长班、组长（临时负责者0.7）	岗位系数：0.8

说明：①医院院级正职领导、院级副职领导岗位规定系数×1.0；机关、行政职能部门所有人员岗位规定系数×0.8；②在医技科室、职能部门护理人员拿护理岗位津贴的岗位规定系数×0.8；③机关行政职能部门如护理部人员岗位规定系数×0.8。

（2）医院技术职称岗位系数：适应对象是医院院级领导、各个临床科室、各个医技科室、各个机关、各个职能部门和各个后勤科室的管理职级系列中有技术职称的所有在职的工作人员。

技术职称与岗位类别	系数
院士级别	岗位系数：3.5
主任医师（正高级职称或者相当于正高级职称人员）	岗位系数：1.4
副主任医师（副高级职称或者相当于副高级职称人员）	岗位系数：1.3
主治医师（中级职称或者相当于中级职称人员）	岗位系数：1.1
临床科室住院医师	岗位系数：1.0
住院医士或者助理医师（不能独立值班者0.7）	岗位系数：0.9
初级住院医士第一年（不能独立值班者0.6）	岗位系数：0.8
需要有技术岗位而无考取资质者、但是能够独立值班者	岗位系数：0.7
需要有技术岗位而无考取资质者、不能够独立值班者	岗位系数：0.5

（3）医院护理人员技术职称岗位系数：适应对象是医院相关院级领导护理管理人员、各个临床科室、各个医技科室、各个机关职能部门、各个后勤部门科室的管理职级系列和技术系列、各个后勤科室等岗位护理系列及全院护理岗位人员。医院、科室、部门、后勤的级别不同、档次不同、规模不同，可以选择合适的护理岗位系数相对应。医院所有护理人员在医院工作，无论在哪个科室，无论在哪个岗位工作，只要拿国家规定的护理岗位津贴的护理人员（不拿护理津贴的人员不在本系列岗位系数内），一律在原有系数上乘以0.8。护理人员无论在哪个科室、哪个部门工作，岗位系数只乘一次0.8。

护理人员技术职称与岗位类别	系数
科室大护士长（最少管理两个护理单元）	岗位系数：1.4×0.8
正主任护师（正高级职称，不能值夜、晚班者1.2×0.8）	岗位系数：1.2×0.8
大科副护士长（管理两个护理单元）、普通病区护士长	岗位系数：1.2×0.8
副主任护师（副高级职称，不能值夜、晚班者1.1×0.8）	岗位系数：1.2×0.8
主管护师（中级职称人员，不能值夜、晚班者0.9×0.8）	岗位系数：1.1×0.8
护师（不能值夜、晚班者0.8×0.8）	岗位系数：1.0×0.8
护士及工作五年以上（不能值夜、晚班者0.7×0.8）	岗位系数：0.9×0.8
护士工作第二到四年（不能值夜、晚班者0.6×0.8）	岗位系数：0.8×0.8
护士工作第一年（不能独立值班者0.5×0.8）	岗位系数：0.7×0.8

（4）医院各级各类人员的学历岗位系数：适应对象是医院各临床科室人员、各个医技科室人员、各个机关职能部门人员、各个后勤部门、相关科室人员。只要没有行政职务人员、没有技术职称人员都可以参照执行。国家卫健委规定，在职或者不在职的工作人员、在岗工作人员取得国家承认的正规学历、正规学位证书，无论是在职学习、函授学习，还是全脱产学习，同等学力、同等岗位、同等工作、同等资历、同等年限，其岗位系数都应该相同，其待遇都应该是一样的。

学历层次	系数
博士后（不能够独立值班者1.2）	岗位系数：1.4
博士（不能够独立值班者1.1）	岗位系数：1.3
硕士（不能够独立值班者0.9）	岗位系数：1.1
本科（不能够独立值班者0.8）	岗位系数：1.0
大专（不能够独立值班者0.7）	岗位系数：0.9
中专（不能够独立值班者0.6）	岗位系数：0.8
初中（不能够独立值班者0.5）	岗位系数：0.7
小学	岗位系数：0.5
无学历	岗位系数：0.4

（5）护理人员学历岗位系数：适应对象是国家承认的护理学历的所有在岗的岗位护理人员。

学历层次	系数
博士后（不能够独立值班者1.2×0.8）	岗位系数：1.4×0.8
博士（不能够独立值班者1.1×0.8）	岗位系数：1.3×0.8
硕士（不能够独立值班者0.9×0.8）	岗位系数：1.1×0.8
本科（不能够独立值班者0.8×0.8）	岗位系数：1.0×0.8
大专（不能够独立值班者0.7×0.8）	岗位系数：0.9×0.8
中专（不能够独立值班者0.6×0.8）	岗位系数：0.8×0.8

（6）医院各级各类在职人员岗位资历系数：适应对象是在医院工作的所有在职的岗位人员。

岗位与资历类别	系数
在一个职务岗位连续工作每增加1年	岗位系数增加：0.01
在一个职称岗位连续工作每增加1年	岗位系数增加：0.01
在一个学历岗位连续工作每增加1年	岗位系数增加：0.01
在一个岗位工作无论有无职称职务连续工作时间每增加1年	岗位系数增加：0.01
在一个岗位工作无论有无学历连续工作时间每增加1年	岗位系数增加：0.01

4. 卓越绩效考评中岗位资历系数计算的原则

（1）岗位系数涵盖医院所有人员：在医院工作的无论哪一类管理岗位、技术岗位、学历岗位、业务岗位以及工勤人员岗位的工作人员，参考以上岗位系数进行匹配，就高不就低。

（2）岗位资历系数起算时间：卓越绩效管理人员岗位资历系数原则上在同一个岗位连续工作、同一个岗位同一职称连续工作、同一岗位同一职务连续工作,每工作 1 年增加 0.01 岗位系数。主要是指各级各类人员所在医院工作岗位具有的技术职称、行政职务、学历等,在岗位工作开始的时间连续算起。医院工作人员在一个岗位工作,无论有无职称、职务,连续工作时间每增加 1 年岗位系数都增加 0.01。医院工作人员在一个岗位工作,无论有无学历,连续工作时间每增加 1 年岗位系数都增加 0.01。每一个人在同一职称岗位、同一行政职务岗位、同一学历岗位、同一工作岗位工作资历系数可以连续累加。

(3)重叠岗位不累加岗位资历系数:一人在同一岗位有重叠的管理行政职务、技术职称、学历岗位现象的,可以选择最高系数,不累加岗位系数。岗位系数允许选择一个最高系数,但是不能够累加岗位系数。

(4)平级调整到其他科室岗位工作时资历系数可累加:平级调整到不同科室、部门或岗位担任相同职务、不同职务、不同职称工作或者相同职称工作,累计年度、年限工龄资历岗位系数可以累加。如人事科长调整到医院办公室当主任,内科主治医师调整到外科当主治医师等,可以累加岗位资历系数。

(5)降级降职调整到不同科室、部门担任下一级职务或职称岗位资历系数可以累加:累计年度、年限工龄资历岗位系数。如院办主任到后勤科当副科长,可以累加医院办主任任职时间的岗位工作资历系数;内一科副主任到内二科担任副主任医师工作,可以累加岗位系数;外科主任医师到内科科室担任主任医师,岗位资历系数可以累加;内科护士到外科担任护士,岗位资历系数可以累加。

(6)计算岗位资历系数的奖金扣罚原则:计算岗位系数总体原则是就高不就低、取高不取低、有高不取低,绩效考核分值扣罚就低不就高。比如一位医师,在医院工作 5 年没有考取执业资格证书,计算系数时按照工作年限岗位资历系数就高一些,就按照工作时间后的年限计算岗位系数;又如一位主治医师工作 30 年,一直没有晋升副高,行政职务也没有提升,从事主治医师工作开始,每年增加资历岗位系数 0.01,岗位系数在原规定基础上增加 0.3;又如一位主管护师从事护理工作 40 年,一直没有提升行政职务,也没有晋升副主任护师,工作资历系数可以每年累加 0.01,累计 40 年,岗位系数在原规定基础上增加 0.4。

5.医院和科室领导兼职的卓越绩效奖金分配原则 凡是医院相关领导兼职科室主任、部门科长工作(一份工作或者多份工作),或者科室主任兼职多个科室病区领导工作,原则上一个月只能够拿一份奖金,不能够重复拿多份奖金,不能在一个月内拿多份科室或者多个病区的奖金或者多个职能部门的奖金。各级领导兼职可以选择一个兼职科室(单位)的最高奖金计算。如一名副院长兼职一个科室主任或者几个科室、病区的领导,在某一个月医院奖金与科室奖金不同,这名副院长就可以选择拿最高的一个科室的一份奖金,或者是医院的,或者是科室的(哪一份奖金高可选择拿哪一份奖金),但只能够拿一份奖金,不能够同时同月拿两份或者两个科室、病区(单位)的奖金。

6.将成本核算的利润转换为科室卓越绩效奖金的方法 医院的成本核算办法是收入减去支出后的利润,利润乘以规定的提成比例才能够提成,然后再乘以卓越绩效考核得分后,才能够兑现。

(1)第一步,成本核算公式:毛收入-支出=利润×提成比例的百分数

如某一个临床科室当月毛收入 1000 万元,成本合计支出 800 万元,利润就是 200 万元。如果提成比例是 10%,实际该科室成本核算利润的奖金提成就是 20 万元。即,该科室利润奖金提成:1000 万元-800 万元=200 万元×提成比例 10%=20 万元。

(2)第二步,转化为卓越绩效考核分值后的卓越绩效奖金

如上例,20 万元×卓越绩效考核得分 950‰(假设该科室上月绩效考核最后得分是 950 分)=19 万元,该科室实际卓越绩效奖金 19 万元。如果该科室共 30 人,人均卓越绩效奖金是 6333 元。

7.将科室卓越绩效奖金转换为每个人绩效奖金(奖金二次分配)的方法 确定科室卓越绩效考评利润提成后转换为每个人的卓越绩效奖金,分 4 步算法:第一步,确定科室卓越绩效考评后奖金总数量;第二步,确定科室所有在岗人员岗位合计总系数;第三步,确定每个岗位人员卓越绩效考评后的实际得分的分数;第四步,确定科室每一个人员的实际岗位系数。

每个人岗位卓越绩效奖金公式:科室卓越绩效奖金总数÷科室岗位总系数=科室每一岗位平均系数奖金×该岗位人员自己的岗位系数×该岗位人员卓越绩效考核后实际得分=该岗位人员当月实际卓越绩效奖金数额。

如某一个临床科室当月卓越绩效考评后绩效总奖金是 20 万元，科室人员共 30 个人，30 人的岗位系数累加合计是 36。那么，20 万元÷36＝每一系数卓越绩效奖金是 5555 元。

单个人的岗位绩效奖金：科室每岗位系数是 5555 元，乘以单个人的实际岗位系数，再乘以卓越绩效考评后实际得分，就是单个人当月实际卓越绩效奖金。

如某一个临床科室张大夫岗位系数 1.2，卓越绩效考核扣罚后实际得分 970 分（当月卓越绩效考核满分 1000 分，假如上月扣除 30 分后是 970 分），张大夫当月卓越绩效奖金 ＝ 因为该科室每岗位系数 5555 元×1.2 系数 ＝ 6666 元×卓越绩效考核得分 970‰＝6467 元。

8. 将职能部门卓越绩效奖金转换为每个人当月卓越绩效奖金的方法 需先确定：①全院有收入的科室和全院在岗人员当月发放总奖金总数额；②全院所有在岗人员奖金分配的总人数。

如某个月全院有收入科室（临床和医技科室以及相关科室）和全院在岗人员当月共发放卓越绩效奖金总数 1000 万元，全院当月发放的卓越绩效奖金总人数 2000 人，每人平均卓越绩效奖金是 5000 元。

如人事科副科长当月卓越绩效奖金：因为职能部门、机关科室在全院科室中的系数是 0.8，所以职能部门每人平均卓越绩效奖金为：医院人均平均奖 5000 元×0.8 系数＝4000 元。

如果人事科一位副科长的卓越绩效奖金岗位系数是 1.3，若上月卓越绩效考核后实际得分是 980 分，那么他的当月实际卓越绩效奖金为：平均奖金 4000 元×副科长自己的岗位系数 1.3×卓越绩效考评得分 980‰＝5096 元。所以，人事科副科长的上个月实际卓越绩效奖金是 5096 元。

以此类推，只要是没有直接经济收入的医院领导、科室、部门、后勤等人员，都是按照上述步骤流程操作。

二、卓越绩效考评检查的时间安排

1. 日积月累检查考评法与周检查卓越绩效考评制度

（1）医院卓越绩效考评办公室人员，部门、科室的主任、护士长，全院科室的副主任、副科长、正高职称、副高职称人员以及相关考核人员，每月、每周、每日必须记录卓越绩效检查、考核、督查、督导、考评的资料和信息，以备跟踪、溯源查找。

（2）医院卓越绩效考评办公室人员、各个临床科室、各个医技科室、各个机关职能部门、各个后勤科室的行政主任、副主任、正高职称、副高级职称人员、护士长及相关人员，每月最少要参加检查或者抽查 1～2 次绩效考评科室、部门、后勤科室以及相关人员的相关业绩、绩效工作的过程与结果。问题较多的少数科室、部门、后勤科室与人员，可能每周都要被检查、抽查、考核、考评。全员参与卓越绩效检查考核工作是绩效管理的最基础性工作。

2. 卓越绩效考评标准的考评单位与考评人 如下表。

序列	被考核考评的单位或个人	考评单位或考评者	考评负责人
1	院长或其他院级领导	医院绩效考评办公室	院考评办负责
2	临床科室与医技科室和科室主任	医院绩效考评办公室	院考评办负责
3	临床科室医技科室副主任、正副主任医师	科室绩效考评小组	科室主任负责
4	临床科室医技科室与科室的医生和护士	科室绩效考评小组	科室主任负责
5	临床科室医技科室的护士长、副护士长	护理部及院考评办	护理部主任负责
6	职能部门、机关、后勤科室和科长、主任	医院绩效考评办公室	院考评办负责
7	职能部门后勤科室副主任、正副高职称人员	职能部门绩效考评小组	部门科长负责
8	职能部门、后勤科室科员和干事及其他人员	职能部门绩效考评小组	部门科长负责

3. 教学带教、学术论文、科研成果、医学继续教育的卓越绩效考评办法 教学带教、学术论文、科研成果、医学继续教育的考核是医院卓越绩效考核重要的考评项目与内容。教学带教、学术论文、科研成果、医学继续教育考核应该是年度考核的指标，但是每月必须检查、督导一次，半年兑现一次，主要是为了促进大家平时的学习积极性。比如，平时每月检查一次，没有达到指标要求的都是满分，只有在每年的 6 月份、12 月份检查、考核两次、奖

励扣罚兑现两次。每年6月份卓越绩效检查考核一次教学带教、学术论文、科研成果、医学继续教育，没有达到要求的按照指标规定扣分一次；12月份再检查、考核一次，前半年6月份已经完成指标要求的，12月份检查考核时不扣分；前半年6月份卓越绩效检查考核时没有完成指标要求的，12月份卓越绩效检查考核又没有完成全年规定指标，按照标准扣分一次。教学带教、学术论文、科研成果、医学继续教育卓越绩效考核标准，每年6月份、12月份检查、考核两次，没有按规定完成任务指标的只扣罚一次。前半年6月份卓越绩效检查、考核没有完成指标的扣罚了分数的，12月份卓越绩效检查、考核时已经完成了指标要求的，再补回前半年6月份扣罚的分数。

4. 发表论文的卓越绩效检查与考核方法

（1）高级职称人员：医院所有高级职称人员（包括副高人员），临床科室医疗类高级职称人员、医技科室高级职称人员、药学药剂类高级职称人员、行政职能部门高级职称人员、后勤高级职称人员、工程类高级职称人员、护理类高级职称人员（或者相当于高级职称人员）每年发表国家级杂志或者国际级杂志论文1篇，或者在全国本专业学术会议上交流论文1篇，或者撰写本科室、本部门、本专业、本岗位工作的国内外发展动态综述≥4000字的文章1篇。护理人员撰写综述文章在4000字数的基础上减少20％，医技人员撰写综述文章字数减少10％，机关职能部门撰写综述文章字数减少20％，后勤人员撰写综述文章字数减少30％。

（2）中级职称人员：医院所有中级职称人员，临床科室医疗类中级职称人员、医技科室中级职称人员、药学药剂类中级职称人员、行政职能部门中级职称人员、后勤中级职称人员、工程类中级职称人员、护理类中级职称人员（或者相当于中级职称人员）每年发表省级杂志或者以上杂志论文1篇，或者在省级本专业学术会议上交流论文1篇，或者撰写本科室、本部门、本专业、本岗位工作的国内外发展动态综述≥3500字的文章1篇。护理人员撰写综述文章在3500字数的基础上减少20％，医技人员撰写综述文章字数减少10％，机关职能部门撰写综述文章字数减少20％，后勤人员撰写综述文章字数减少30％。

高级职称、中级职称者教学、带教、学术会议、继续医学教育卓越绩效考核项目完成规定的指标、任务得满分，完不成规定指标任务的按照规定

扣分。

（3）初级职称人员：医院所有初级职称人员，临床科室医疗类初级职称人员、医技科室初级职称人员、药学药剂类初级职称人员、行政职能部门初级职称人员、后勤初级职称人员、工程类初级职称人员、护理类初级职称人员（或者相当于初级职称人员）每年发表地、市级杂志或者以上杂志论文1篇，或者在地、市级学术会议上交流论文1篇，或者撰写本科室、本部门、本专业、本岗位工作的国内外发展动态综述≥3000字的文章1篇。护理人员撰写综述文章在3000字数的基础上减少20％，医技人员撰写综述文章字数减少10％，机关职能部门撰写综述文章字数减少20％，后勤人员撰写综述文章字数减少30％。

（4）初级职称及以下人员：在医院按照每月连续领取工资者（包括财务、工程、技工、信息、政工以及后勤勤杂人员），半年、年度没有完成论文发表、学术会议文章交流、本专业本岗位国内外发展动态综述文章的人员，需要半年、年度写出个人岗位工作总结，科室、部门、后勤科室卓越绩效考核小组每年7月份卓越绩效检查考核年度个人岗位工作总结持续改进文章1篇，半年检查考核一次兑现一次；一月份卓越绩效检查考核年度个人岗位工作总结持续改进文章1篇，年度绩效检查考核一次兑现一次。个人半年、年度岗位工作总结文章≥2000字，没有完成者每次从卓越绩效考核的1000分数内扣除30分。个人半年与年度岗位工作总结文章内容包括个人岗位工作职责履行情况、工作任务完成情况，工作中存在的问题与缺陷，问题与缺陷原因分析，下一步岗位工作持续改进计划，执行好下一步岗位工作计划的措施，达到岗位工作的标准、效果和结果。科室、部门个人岗位工作总结在一定场合展示给本科室本部门全体人员。

5. 医院各级领导兼职参加卓越绩效检查、督导、指导、考核工作的方法

（1）参加人员：①院级副职领导；②职能部门、机关、后勤的行政正科长、正主任；③职能部门副科长、副主任、科员、干事；④临床科室、医技科室的行政主任和行政副主任；⑤临床科室、医技科室的正高级职称人员，副高级职称人员。

卓越绩效检查、督查、指导、考核时间：①临床科室、医技科室一般在工作日的下午进行检查、考核，上午一律不到这些科室进行绩效检查工作；②行政职能部门、机关、后勤科室可以每个工作日

的全天安排检查、督导、督查、抽查、指导、考核业绩和绩效工作。

每月、每次到科室、部门检查、督查、指导、绩效考评组长与组员	院级副职领导、职能部门科长、主任
院级副职领导并兼任组长	每月最少1次 半天
机关、职能部门科长、主任并兼任组长	每周最少1~2次
机关、职能部门科员、干事、助理员	每周最少3~5次
临床、医技科室行政主任、副主任	每月最少1次 半天
临床、医技科室正高级职称人员	每月最少1次 半天
临床、医技科室副高级职称人员	每月最少1次 半天
主任护师、副主任护师	每月最少1次 半天
护士长、副护士长	每周最少1次

（2）医院、科室卓越绩效检查、督导、考核具体安排临床科室、医技科室的时间：原则上，医院绩效考核办公室人员上午工作时间一律不组织、不安排临床科室、医技科室主任、护士长及相关人员参加检查、抽查、督导、考核卓越绩效考核工作，检查时间一律安排在工作日的下午，由参加卓越绩效检查、督导、考核人员自己选择一个月内4周工作日内任何一个下午的具体时间。全院相关院级领导、中层领导干部每月、每周确定的时间参加卓越绩效检查、考核、考评的时间必须公布给全院科室、部门和人员，相互监督执行。

（3）卓越绩效检查、督导、考核具体安排机关、职能部门、后勤的时间：原则上，机关、职能部门、后勤科室与相关人员工作日的上午、下午都可以参加检查、考核卓越绩效工作，检查时间一律根据被检查科室的具体情况，安排在每周工作日的上午或者下午，由参加卓越绩效检查、督导、考核人员自己选择一个月内4周工作日内任何一个上午或者下午的具体时间，并且把参加绩效检查、考核的人员和时间公布给全院人员，相互监督执行。

（4）卓越绩效检查、督导、考核的组织者：医院卓越绩效考核办公室组织相关领导、中层领导干部参加的每月、每周的卓越绩效检查、督导、指导、考核，由医院卓越绩效考评与管理办公室人员总负责，医院卓越绩效考评与管理办公室是唯一的组织者，相关职能部门，如医务处、护理部、质控科、感染科、院办、人事科、经营办及相关科室应积极主动配合。

（5）卓越绩效检查、督导、指导、考核分组的方

法：医院卓越绩效考评与管理办公室负责每次卓越绩效检查、考核人员的分组工作。每次参加卓越绩效检查、考核人员分成若干组，每组2~5人，或者3~5个人，卓越绩效检查每组检查人员最佳是3人，指定一名院级副职领导或者职能部门机关正、副科长，或者主任、科员，或者科室正副主任、正副高级职称人员带头检查、督导、考核、考评并负责，医院卓越绩效考核办公室人员随同检查考核。医院组织的卓越绩效检查考核小组每周3~5次，科室的卓越绩效检查每日检查考核并记录。

（6）卓越绩效检查、督查、指导、考核表格的设计及回收：参加卓越绩效检查、考核、督查、指导分组人员的检查、考核表格，由医院卓越绩效考评与管理办公室设计，并且负责跟踪、收回各个小组的实际检查和卓越绩效考核有记录签字的结果。负责检查、卓越绩效考核小组负责人员必须在检查、绩效考核结果的表格上签字。

（7）做好沟通与协调工作：医院卓越绩效考评与管理办公室主任负责制定并执行医院卓越绩效检查、督导、指导、考核人员工作的好坏和奖惩评价制度，及时向医院卓越绩效考评委员会汇报医院每日、每周、每月参加卓越绩效检查、督导、指导、考核人员的工作情况，汇报参加卓越绩效检查督导考核细节问题，发现问题持续改进并及时解决。

6. 医院对科室部门和人员卓越绩效检查、督促的频率 医院卓越绩效考核与管理办公室是医院卓越绩效检查、督促、督查、抽查、考核的主要组织部门。医院卓越绩效考核办公室的第一功能是组织医院相关科室、部门、后勤的科室主任、护士长、相关中层领导干部、高级职称人员对医院相关科室、部门、后勤科室绩效检查、督导、抽查、考核；第二功能是与相关科室、部门的科室主任、护士长、相关中层领导干部一起检查、督导、考核、抽查科室的当月业绩与卓越绩效。

医院卓越绩效考核办公室组织的中层领导干部对科室、机关部门、后勤科室的卓越绩效进行检查、督导、抽查、考核，每月最少进行1次，每周最好1次，每周最多1次；对管理好、人员之间团结、矛盾少、医疗纠纷少、医疗病历质量高、病人满意度高的科室、部门、后勤科室和人员可以每2周检查、抽查1次。但是，对极少数科室、机关部门、后勤科室，人员之间不团结、问题多、缺陷多、医疗纠纷多、病历质量差、科室管理差、病人满意度低的科室、部门机关、后勤科室和人员，每周应最少检查、抽查1

次,或者每周检查、抽查 2 次,甚至每周检查、抽查、考核 3～4 次。应根据科室、部门问题多少决定绩效检查次数。

科室、部门、后勤科室自己的卓越绩效考核小组对本科室人员进行检查、督导、抽查、考核,每周最少 1 次,每周最好 2 次,提倡每天常态化检查、督查、考核并记录。

7. 卓越绩效检查和考评后资料的收集时间　各个机关部门科长、科室主任、护士长、相关负责卓越绩效考评的单个人员每月 5 日前必须把上月卓越绩效检查、绩效督查、绩效考核的资料和检查考评结果报医院卓越绩效考核办公室。有经济收入科室的当月各种指标和标准,必须与上年度同月进行比较,并且达到医院规定的本年度、月度指标增长幅度或者减少幅度后,再进行核算、结算。

8. 医院部门科室和人员上报卓越绩效检查、考评资料的时间　医院统计科、财会科、核算办公室、医务部、医院办公室、护理部、病案室、信息科、质量管理办公室、感染管理科、医保科、人事科、经营办公室以及相关部门、科室每月 8 日(节假日顺延)前

把上月本部门、科室负责的相关医疗检查、医技检查、工作统计资料、检查资料结果及相关卓越绩效考评信息汇总后报送至医院卓越绩效考评办公室,并签名。

9. 医院卓越绩效考评办公室上报资料的时间安排　医院卓越绩效考评办公室每月 15 日前把全院上月卓越绩效考评资料、信息汇总后,交院长、相关领导审阅并签字,听从院领导的指示和安排。

10. 全院人员发放卓越绩效奖金的时间安排　院长或者委托相关院级领导每月主持一次卓越绩效考核结果会议,15～20 日之间召开卓越绩效管理委员会会议,决定上个月依据卓越绩效考核分配方法的规定,决定全院上个月卓越绩效奖金分配办法的实施、绩效检查结果的奖罚、具体卓越绩效奖金数额的发放与卓越绩效奖金发放时间。医院卓越绩效管理委员会每月 20 日前必须兑现全院各个科室、各个机关、各个部门、各个后勤科室和全院人员的上月卓越绩效考核考评后结果的奖金。

第五节　现代医院卓越绩效考评管理的分工合作

行政职能部门与相关科室在卓越绩效检查与考评中的分工合作非常重要。

一、医院卓越绩效考评与管理办公室

按照医院卓越绩效考评办公室的职责与任务,负责全院各个科室和部门每个月、每周的各个部门、科室相关人员的卓越绩效考评的督查、检查;主动或配合相关职能部门检查卓越绩效考评工作;收集整理科室、部门每月卓越绩效考核结果资料;组织、协调、安排临床科室、医技科室的行政主任、行政副主任、正副高级职称人员每月最少有半天时间参与医院各个科室、部门的卓越绩效考评、检查工作;每月 10 日将上月全院检查绩效检查、考核、考评结果全部整合完毕后,报给院长及医院卓越绩效管理委员会相关领导或人员。根据本部门与人员职责、任务和分工,通过数据和记录能够证实部门

与人员指导科室完善绩效检查、考核的制度、流程、操作规范的案例;检查督导科室的执行能力的事例;每周、每月检查督查绩效的结果记录;针对科室存在的问题与缺陷指导科室持续改进的事实。

二、医务部(处、科)

负责制定本部门管理的业务范围内的绩效检查、抽查、考核的具体细节工作,协助医院绩效考核办公室进行全院性的医疗卓越绩效考核人员的分组工作,并指导有关绩效考核小组绩效考评的具体内容。按照医务处(科)的职责、任务和分工,负责监督、检查全院各个临床科室、各个医技科室的医疗规章制度管理落实、医务人员岗位职责履行、医疗、医技科室技术的操作常规的执行情况,医疗质量管理督查,医疗纠纷管理与处理,认真落实“医疗核心制度 18 条”,特别是督查临床科室诊断制度、治疗制度、三级查房制度、病历讨论制度、病历医嘱

书写制度、患者检查申请单书写制度、处方书写制度的落实和围手术期各项制度的落实。按照医院卓越绩效考评标准要求,每周最少抽查或检查1次相关科室制度执行和落实工作情况。按照要求指导各个科室、相关职能部门医疗质量管理小组的组织与人员职责落实。每月6日前将上月医疗工作检查结果报医院卓越绩效考核办公室。根据本部门与人员职责、任务和分工,通过数据和记录能够证实本部门与人员指导科室完善制度、岗位职责、流程、操作规范的案例;检查督导科室的执行能力的事例;每周、每月检查督查科室执行相关制度的结果;针对科室问题与缺陷指导科室持续改进的事实。

三、护理部

负责制定本部门管理的业务范围内的绩效检查、抽查、考核的具体细节工作,协助医院绩效考核办公室进行全院性的护理卓越绩效考核人员的分组工作,并指导有关绩效考核小组绩效考评的具体内容。按照护理部的职责与任务,负责全院临床科室、医技科室以及相关科室护理工作的规章制度落实管理、护理人员岗位职责履行、护理技术操作常规的执行与检查情况,护理质量管理与督查,护理纠纷管理与处理,认真落实"医疗核心制度18条",特别是基础护理、专科护理、责任护理、整体护理、特殊护理、护理质量管理的落实,15项护理技术操作、心肺复苏培训的管理与考核。按照医院卓越绩效考评标准要求,每周最少抽查或检查1次相关科室或者多个科室护理工作情况。按照要求指导各个科室、相关职能部门医疗质量管理小组的组织与人员职责履行与落实。每月6日前将上月护理部护理工作检查情况结果报医院卓越绩效考评办公室。根据本部门与人员职责、任务和分工,通过数据和记录能够证实本部门与人员指导科室完善相关制度、岗位职责、流程、操作规范的案例;检查督导科室的执行能力的事例;每周、每月检查与督查科室的结果记录;针对科室存在的问题与缺陷,指导科室持续改进的事实。

四、医疗质量控制办公室

负责制定本部门管理的业务范围内的绩效检查、抽查、考核的具体细节工作,协助医院绩效考核办公室进行全院性的医疗质量卓越绩效考核人员的分组工作,并指导有关绩效考核小组绩效考评的具体内容。按照医疗质量管理科的职责与任务,负责全院临床科室、医技科室的医疗质量工作、管理工作以及相关规章制度管理、医务人员岗位职责履行、医疗操作常规的执行与检查,医疗质量管理与督查,医疗纠纷管理与处理,认真落实"医疗质量与安全核心制度18条"。按照职责要求指导各个临床科室、医技科室、相关职能部门建立健全必须的科室级别的质量管理组织,检查、督查医疗质量管理小组的组织与人员职责履行与落实情况,按照医院卓越绩效考评标准要求,每周最少检查1次相关科室质量与管理工作情况。每月6日前将上月医疗质量检查结果报医院卓越绩效考评办公室。根据本部门与人员职责、任务和分工,通过数据和记录能够证实本部门与人员指导科室完善"18项核心制度"、质量管理小组岗位职责履行、质量管理流程、技术操作规范的案例;能够提供每周、每月检查督导科室的制度执行能力的事例;每周、每月检查与督查科室的结果记录;针对科室存在质量与管理问题与缺陷指导科室持续改进的事实。

五、医院感染管理办公室

按照医院感染办公室的职责与任务,负责全院临床科室、医技科室的医院感染管理工作的规章制度建设与管理、特别是医院感染的控制与管理、抗生素管理、耐菌药的调查、疫情上报等,协助相关部门督查医疗质量,认真落实医疗核心制度18条。按照要求指导各个临床科室、医技科室、相关职能部门医院感染管理小组的组织与人员职责落实,按照医院卓越绩效考评标准要求,每周最少检查1次或者多次相关科室医院感染工作情况。每月6日前将上月医院感染检查情况结果报医院卓越绩效考评办公室。根据本部门与人员职责、任务和分工,通过数据和记录能够证实本部门与人员指导科室完善"18项核心制度"和医院感染管理制度、医院感染管理小组岗位职责履行、感染管理流程、技术操作规范的案例;能够提供每周、每月检查督导科室的制度执行能力的事例;每周、每月检查督查科室的结果记录;针对科室存在感染管理问题与缺陷指导科室持续改进的事实。

六、党委办公室

按照党委办公室的职责与任务,负责全院相关科室、部门的卓越绩效考评工作,包括医院党团工作、医院党员组织工作及党团规章制度管理的检查与执行,相关人员岗位职责履行、医德医风与督查,党员履行的义务与责任。按照医院卓越绩效考评标准要求,每周最少检查1次相关科室或者部门执行党务、党的纪律工作情况。每月6日前将上月把本公室检查情况结果报医院卓越绩效考评办公室。根据本部门与人员职责、任务和分工,通过数据和记录能够证实本部门与人员指导科室党建工作的制度完善、岗位职责、执行流程、操作规范的案例;检查督导科室的执行的事例;每周、每月检查督查科室的结果记录;针对科室存在政治思想、党团工作问题与缺陷指导科室持续改进的事实。

七、医院办公室

按照医院办公室的职责与任务和分工,负责全院相关科室的卓越绩效考评工作,包括医院规章制度管理、医务人员岗位职责履行、医德医风与督查,院内投诉、纠纷管理与处理。按照医院卓越绩效考评标准要求,每周最少检查1次相关科室执行相关规章制度工作情况。每月6日前将上月院办检查情况结果报医院卓越绩效考评办公室。根据本部门与人员职责、任务和分工,通过数据和记录能够证实本部门与人员指导科室完善制度、岗位职责、流程、技术操作规范的案例;检查督导科室的执行能力的事例;每周、每月检查督查科室的结果;针对科室存在的问题与缺陷指导科室持续改进的事实。

八、财务部

按照财务部的职责与任务,负责本科室、全院收费室等相关科室的绩效考核考评工作,特别是收费室绩效考评与管理工作,包括相关科室规章制度管理、财务科收费室人员岗位职责履行、医德医风与督查,尤其是医院财务管理、收费室管理、物价与价格管理、资产管理,等等。按照医院绩效考评标准要求,在适当合适的位置公布医院收费价格,每周最少检查1次本科室、收费室及相关科室执行收费价格工作情况。督查临床科室、相关医技科室病

人住院费用一日清单打印执行情况,每月6日前将上月本科室检查情况结果报医院卓越绩效考评办公室。根据本部门与人员职责、任务和分工,通过数据和记录能够证实本部门与人员指导科室完善收费和执行制度、收费室人员岗位职责履行情况、收费流程、操作规范的案例;检查督导收费室、相关科室的执行能力的事例;每周、每月检查与督查科室执行收费情况的结果;针对相关科室、收费室、财务科存在收费、票据审核检查签字、全院人员报销票据费用、统计核算存在的问题与缺陷指导持续改进的事实。

九、人力资源部(人事科)

按照人力资源部的职责与任务,负责全院的人事管理工作,及相关人员岗位职责履行、岗位纪律与督查,领导干部履行的义务与责任。特别是干部的晋升、晋职、招聘、退休等刚性工作情况,按照医院卓越绩效考评标准要求每周最少检查1次相关科室、相关部门人事工作制度执行情况。按照规定完成阶段性人事管理工作。每月6日前将上月本部门检查情况结果报医院卓越绩效考评办公室。根据本部门与人员职责、任务和分工,通过数据和记录能够证实本部门与人员指导相关科室完善制度、岗位职责、流程、操作规范的案例;检查督导科室的执行能力的事例;每周、每月检查与督查相关科室的结果记录;针对相关科室存在的问题与缺陷指导科室持续改进的事实。

十、监察审计科

按照监察审计科的职责与任务,负责全院的监察审计工作及相关科室人员岗位职责履行、案件的查处与处理工作,领导干部履行职责的义务与责任。按照医院卓越绩效考评标准,要求每周最少检查1次相关科室工作环节与情况。每月6日前将上月本科室检查情况的结果报医院卓越绩效考评办公室。根据本部门与人员职责、任务和分工,通过数据和记录能够证实本部门与人员指导科室完善相关制度、岗位职责、执行流程、操作规范的案例;检查督导科室的执行能力的事例;每周、每月检查与督查科室监察审计的结果记录;针对相关科室存在的问题与缺陷指导科室持续改进的事实。

十一、病案统计科

按照病案统计科的职责与任务,负责全院的医疗信息统计工作,认真核查统计数据的真实性、准确性,发现问题及时纠正。按照医院卓越绩效考评标准要求,每周最少检查1次相关科室医疗数据收集与管理工作的真实情况,对临床科室病人出院病历做好统计登记工作,没有按照时间规定上缴出院病历的科室和医师个人,有督查制度,力争建立好医院符合医院实际的基本数据库。每月7日前将上月全院所有科室的医疗任务、指标、标准完成情况、经济收入数据及相关信息数据、统计正确的结果报医院卓越绩效考核办公室。每月6日前将上月本部门检查情况结果报医院卓越绩效考评办公室。根据本部门与人员职责、任务和分工,通过数据和记录能够证实本部门与人员指导科室完善上报数据的制度、岗位职责、流程、操作规范的案例;检查督导科室的执行能力的事例;每周、每月检查与督查科室的结果记录;针对科室存在的问题与缺陷指导科室持续改进的事实。

十二、信息科

按照信息科的职责与任务,负责全院的信息管理工作,认真核查统计数据的真实性、准确性,发现问题及时纠正。保证医院局域网的正常使用与网络安全,没有医院主要领导的同意,医院任何数据不得提供给第三方。按照医院卓越绩效考评标准要求,坚持24小时值班制度,保证医院网络信息的安全,每周最少检查1次或者多次相关科室网络、安全信息工作情况,力争建立好医院的信息基本数据库。临床科室、医技科室网络故障不超过15分钟。每月6日前将上月医院检查情况结果报医院卓越绩效考评办公室。根据本部门与人员职责、任务和分工,通过数据和记录能够证实本部门与人员指导科室完善制度、岗位职责、流程、操作规范的案例;检查督导科室的执行能力的事例;每周每月检查督查科室的结果记录;针对科室存在的问题与缺陷指导科室持续改进的事实。

十三、科研科(部)

按照科研科的职责与任务,负责全院的学术、论文、培训、带教、教学、科研、成果的管理等工作,认真核查统计论文发表的真实性、准确性,发现问题及时纠正。保证医院教学、培训、科研工作正常进行,按照医院卓越绩效考评标准要求,每周最少检查1次相关科室、相关科研项目工作进度和落实情况,力争建立好医院的科研资料的基本数据库。按照医院规定,正确统计上报医院、编辑简报、局域网公开各个科室月度、季度、半年、年度科室培训、带教、学术活动、论文发表、科研工作实际开展和结果情况。每月6日前将上月本部门检查情况结果报医院卓越绩效考评办公室。根据本部门与人员职责、任务和分工,通过数据和记录能够证实本部门与人员指导科室完善科研制度、履行岗位职责、科研工作流程、操作规范的案例;检查督导科室的执行能力的事例;每周、每月检查督查科室的结果记录;针对科室存在的科研问题与缺陷指导科室持续改进的事实。

十四、继续教育管理科

按照继教科的职责与任务,负责全院的医学继续教育工作。按照医院卓越绩效考评标准要求,每周最少检查1次相关科室落实医学继续教育工作情况,力争建立好医院的医学继续教育资料的基本数据库。按照规定,每月6日前将上月本部门检查科室情况结果报医院卓越绩效考评办公室。根据本部门与人员职责、任务和分工,通过数据和记录能够证实本部门与人员指导科室完善继续教育制度、岗位职责、学习培训流程、操作规范的案例;检查督导科室的继续教育执行能力的事例;每周、每月检查与督查科室继续教育的结果记录;针对科室继续教育存在的问题与缺陷指导科室持续改进的事实。

十五、后勤保障科(总务科)

按照后勤保障科的职责与任务,负责全院的后勤保障工作。按照医院卓越绩效考评标准要求每日、每周最少检查1次相关科室相关后勤工作情况,如科室水电、电话网络畅通保障情况,各个科室、部门安全防护情况。每月6日前将上月本科室检查情况结果报医院卓越绩效考评办公室。根据本部门与人员职责、任务和分工,通过数据和记录能够证实本科室与人员指导科室完善后勤保障管理制度、岗位职责、管理流程、操作规范的案例;检查督导科室的执行能力的事例;每周、每月检查与督查科室水电使用的结果记录;针对科室存在的问题与缺陷指导科室持续改进的事实。

十六、保卫科

负责全院的安全保卫工作。按照医院卓越绩效考评标准要求,每日巡视医院主要部位、科室、营院安全工作、每周最少检查 1 次相关科室安全、消防等工作落实情况。按照规定,每月 6 日前将上月相关临床、医技科室检查安全情况结果报医院卓越绩效考评办公室。通过数据和记录能够证实本部门指导科室完善安全消防制度、安全消防专职兼职人员岗位职责、执行流程、使用消防器材操作规范的案例;检查督导科室安全的执行能力的事例;每周、每月检查督查科室安全的结果记录;针对科室存在的问题与缺陷指导科室持续改进的事实。

十七、药剂科和设备科

按照药学、药剂、设备科的职责与任务,负责全院的药品、耗材、设备、一次性医疗护理用品发放等工作。按照医院绩效考评标准要求每周最少检查 1 次相关科室药品、耗材、仪器请领、使用、维护、使用记录、存放等情况。特别要重视中、西药房的规范管理,按照规定存储、摆放药品,每周最少检查 1 次药房、药库及相关科室药品安全等工作落实情况。医院、科室确定的临床药师是医师处方审核的第一责任人,凡是没有经过药师审核签字的处方,

药房药师一律不能够调配,没有药师审核签字的处方医院科室拒绝收款,病人拒绝付款,每月对全院医师处方情况进行点评并且记录。每月 6 日前将上月全院所有科室药品、耗材、一次性医疗药品等物资使用正确的数据结果报医院卓越绩效考核办公室。根据本部门与人员职责、任务和分工,通过数据和记录能够证实本部门与人员指导科室完善药品、耗材、仪器请领、使用、维护、使用记录、存放的制度、岗位职责、工作流程、操作规范的案例;检查督导科室的执行能力的事例;每周、每月检查与督查科室的结果记录;针对科室存在药品、器械、耗材等问题与缺陷指导科室持续改进的事实。

十八、相关临床、医技科室及后勤科室

按照相关临床科室、医技科室、职能部门、后勤科室的任务、分工、制度、标准、指标、职责,特别是阶段性工作任务,确定卓越绩效考评工作的检查流程、细节。按照规定,每月 6 日前将上月本部门检查考核相关临床、医技科室、职能部门、后勤科室的情况结果报医院卓越绩效考评办公室。根据本部门与人员职责、任务和检查、督导、绩效考核分工,通过数据和记录能够证实本部门与人员指导相关科室、部门、后勤完善制度、岗位职责、工作流程、操作规范的案例;检查督导相关科室的执行能力的事例;每周每月检查与督查科室的结果记录;针对科室存在业务、技术、质量、安全等问题与缺陷指导相关科室持续改进的事实。

第六节　现代医院卓越绩效考评结果的管理

一、个人卓越绩效考评结果医德医风问题"一票否决"制度

以下 5 条,只要符合其中一条就否决当月个人的全部绩效考核考评结果:

(1)医德医风问题一票否决。①医务人员收患者和家属的红包;②私自收费;③接受商业旅游、商业吃请或者商业回扣。

(2)患者或家属投诉被当地新闻媒体公开曝光。

(3)医疗纠纷医院或科室赔偿或者减免患者医疗费用≥5 万元。

(4)临床科室医师一份丙级病历,或者 3 份乙级病历。

(5)没有正当理由延迟患者诊断、治疗、手术、护理、检查、用药、出院,引起的医疗纠纷,而且反映到医院行政职能部门,并且由医院或者行政职能部

门出面解决这些问题。

二、卓越绩效管理必须突出"三全"的特点

医院卓越绩效考评结果应用是加强对各个科室、部门和后勤科室与人员的指导、检查、督导、管理和医院加强内部管理的有效手段,是完善医院对人力资源管理机制的重要举措。现代医院实施卓越绩效考核考评与管理工作,必须体现"三全"的特点,即全员参与卓越绩效考核与管理工作,全过程实施卓越绩效考核与管理,全部门实施卓越绩效考核与管理。

三、卓越绩效考评结果公示制度

医院月度、季度、半年、年度卓越绩效考评结果必须在中层干部会议上公示,并作为医院对各级、各类人员晋升、晋职、表扬、奖金与惩罚的主要科学依据。

四、卓越绩效考评结果兑现制度

医院每月定时公布全院科室、部门和全院人员上个月的卓越绩效考核考评结果。各个科室、各个部门和各级各类人员卓越绩效考评结果经公示后无异议的,每月都要兑现一次。

五、妥善保管卓越绩效考评结果

医院卓越绩效考评办公室随时、按时、定时、定期做好医院卓越绩效考评的资料统计和考评跟踪工作,并整理部门、科室主任和相关员工的卓越绩效考评表,建立部门、科室和员工卓越绩效考评档案,以备查、检索、追溯。原则上全院卓越绩效考评结果资料、信息保存最少 5 年,没有医院主要领导的同意,任何人、任何时候都不得随意销毁医院各个科室、部门、后勤与人员每月绩效考评检查的过程、细节资料和卓越绩效考评结果资料。

六、卓越绩效考评结果为医院建设服务

医院卓越绩效考评办公室保管的全院绩效核考评资料,经过一定程序和领导批准后,为医院随时提供全院部门、科室和员工平时、月度、季度、年度卓越绩效考评的结果,为医疗、教学、科研、保健、康复等提供相关信息,为医院的发展、科室科研提供方便。

七、卓越绩效考评结果的资料归档管理和保存

(1)没有本医院卓越绩效考评与管理委员会主任委员院长的批准同意,任何人无权把本医院的卓越绩效考评与管理实施方案资料复制、网络传递、纸质材料给本医院以外的任何第三方的组织或者个人。

(2)没有本医院卓越绩效考评与管理委员会主任委员(院长)的批准同意,任何人无权把本医院的全院人员的岗位说明书、各个科室、各个部门、各个后勤科室和人员的卓越绩效考核标准复制、网络传递、纸质材料给本医院以外的任何第三方的组织或者个人。

(3)没有本医院卓越绩效考评与管理委员会主任委员(院长)的批准同意,任何人无权把本医院各个科室、各个部门、各个后勤科室和个人卓越绩效考核的检查考核考评过程、奖惩扣罚细节和分数结果的资料和信息资料复制、网络传递、纸质材料给本医院以外的任何第三方的组织或者个人。

第三章 临床科室内科系统科室护理人员岗位说明书

一、心脏内科护理人员岗位说明书

1.心脏内科护士长岗位说明书

<table>
<tr><td rowspan="3">岗位工作
基本信息</td><td>岗位名称</td><td>护士长</td><td>所在部门</td><td>心脏内科</td><td>岗位编号</td><td></td></tr>
<tr><td>从属部门</td><td>医务部、护理部</td><td>岗位定员</td><td></td><td>所辖人数</td><td></td></tr>
<tr><td>直接上级</td><td>科主任、护理部</td><td>直接下级</td><td colspan="3">护理人员,实习、进修护士</td></tr>
<tr><td>岗位使命
工作概述</td><td colspan="6">在科主任与护理部领导下,全面负责本科室护理工作、业务技术、病房管理、护士思想工作、护理学科建设等工作。是科室护士思想、业务、行政管理的第一责任人。</td></tr>
<tr><td>岗位工作
主要职责
与任务</td><td colspan="6">领导职责。1.在护理部主任的领导和科主任业务指导下,负责所管科室的护理业务及行政管理工作,完成各项护理数量、质量与绩效指标。2.重视思想政治工作,经常对护士进行职业道德教育工作。3.根据护理部的安排,结合本科具体情况制订本科的护理工作计划和科研计划,督促护士认真落实并经常检查执行情况。4.负责制订本科室的护理发展规划、学科建设及年度、月度、周工作计划,并组织实施。5.组织护理查房和随同科主任查房,了解护理工作中存在的问题,并加强医护联系与医患沟通。6.确定本科护士排班和轮转。7.协调与其他科室的关系,搞好科内、外团结,以保证护理工作的正常进行。8.督促医护人员文明行医,树立良好的医德医风。
管理职责。1.参加晨交班,坚持危重病人、新入院病人床头交班,对复杂护理技术或新开展护理业务,要亲自参加并具体指导。2.教育全科护理人员加强工作责任心,改善服务态度,认真履行岗位职责,严格执行各项规章制度和技术操作规程,严防差错事故的发生。3.落实护理交接班并记录完善。4.加强设备管理,提高设备使用效率。5.加强病房管理,实施现场"7S管理"。6.注重护理质量,有持续改进计划。
教学与科研职责。1.组织本科护理人员学习护理业务技术,加强业务训练,并注意护士素质的培养。2.落实护理教学、科研任务。3.检查实习护士、进修护士的工作。</td></tr>
<tr><td>岗位工作
主要绩效
考核要点</td><td colspan="6">1.规章制度落实。2.完成护理、学术、科研等工作数量指标、质量指标、效率指标、经济指标。3.处理病人投诉。4.医德医风、社会责任。5.医患纠纷处理、顾客沟通。6.健康宣教、培训带教等。7.护理工作流程规范。8.病房管理。9.病人满意度。</td></tr>
<tr><td rowspan="2">岗位工
作关系</td><td>院内联系部门</td><td colspan="5">院内各个科室、职能部门、后勤部门的相关领导和人员。</td></tr>
<tr><td>院外联系部门</td><td colspan="5">在医院、科室、护理部授权范围内与外界有关部门和机构沟通联系。</td></tr>
<tr><td>岗位工
作权限</td><td colspan="6">1.科室管理、协调权。对本科室日常工作的计划、实施、检查和指导权,对本科室内护理人员任免的建议权。2.有监督、检查、督查、帮助护理人员的日常工作权。</td></tr>
<tr><td>岗位工
作环境</td><td colspan="6">1.在医院内工作,温度、湿度适宜。2.工作现场会接触到轻微粉尘及医疗中的刺激性气味,照明条件良好,一般无相关职业病发生。3.满足医疗工作的相关条件。</td></tr>
<tr><td colspan="2">在现在的岗位已工作时间</td><td colspan="5">自　　年　　月　　日开始,　共计:　　年</td></tr>
<tr><td>学历培训
经历经验</td><td colspan="6">1.大科室护士长具有研究生护理专业学历,有10年以上本科室专业系统护理工作经验。2.有专科业务进修最少1次、医院管理培训经历。3.学术、教学、科研经历。4.每年度内最少有1篇公开杂志刊物论文发表。5.副主任护师及以上职称。</td></tr>
<tr><td>岗位工作
技能要求</td><td colspan="6">1.称职的学科带头人。2.下属公认的领导、决策、管理和协调能力。3.较好的口才和文字表达能力。4.良好的职业道德素质和团队合作精神。5.持续学习能力强。</td></tr>
<tr><td rowspan="2">岗位工作
其他要求</td><td>性别要求</td><td></td><td>年龄要求</td><td></td><td>婚姻</td><td>婚否不限</td></tr>
<tr><td>身体要求</td><td></td><td>政治要求</td><td>事业性、组织观念强</td><td>业务要求</td><td>精通本专业</td></tr>
<tr><td colspan="3">岗位分析时间</td><td colspan="2">填写人</td><td colspan="2"></td></tr>
</table>

2.心脏内科副护士长岗位说明书

岗位工作基本信息	岗位名称	副护士长	所在部门	心脏内科	岗位编号	
	从属部门	医务部、护理部	岗位定员		所辖人数	
	直接上级	科主任、护士长	直接下级	护理人员,实习、进修护士		

岗位使命工作概述	在护士长和科室主任的领导下,授权负责科室护理业务、病房管理、护理技术、护理学术、教学、学科建设、设备维护等工作。是科室分管护理工作的第一责任人。

岗位工作主要职责与任务	**领导职责。**1.在护士长和科室主任的领导下,授权负责所管科室的护理业务及行政管理工作,完成各项数量、质量与绩效指标。2.重视护士思想政治工作,经常对护士进行职业道德教育工作。3.根据护士长的安排,结合本科具体情况制订本科的护理工作计划和科研计划,督促护士认真落实并经常督促检查。4.授权制订本科室的护理发展规划、学科建设及年度、月度、周工作计划,并组织实施。5.掌握本科室护理工作的特点与规律,掌握护理工作中存在的问题,并加强医、护联系与医患沟通。6.协助护士长并履行部分职责。7.协调与其他科室的关系,搞好科内、外团结,以保证护理工作的正常进行。8.督促医护人员文明行医,树立良好的医德医风。9.遵循 PDCA 管理、追踪问题管理、熟悉可靠性管理、持续护理工作质量改进。10.督促护士工作现场"7S 管理":①整理、②整顿、③清扫、④清洁、⑤安全、⑥节约、⑦素养。 **管理职责。**1.参加晨交班,参加危重抢救病人的护理情况,对复杂的护理技术或新开展的护理业务,要亲自参加并具体指导。2.教育全科护理人员加强工作责任心,改善服务态度,认真履行岗位职责、严格执行各项规章制度和技术操作规程,严防差错事故的发生。3.落实护理交接班并记录完善。4.加强设备管理,提高设备使用效率。5.加强病房管理,实施现场"7S 管理"。6.注重护理质量,有持续改进计划。 **教学与科研职责。**1.授权组织本科护理人员学习护理业务技术,加强业务训练,并注意护士素质的培养。2.组织安排并检查实习护士、进修护士在本科各病室的临床教学和实习情况。3.参加一定的护理教学、设计科室护理科研课题,并组织实施。

岗位工作主要绩效考核要点	1.规章制度落实。2.完成护理、学术、科研等工作数量指标、质量指标、效率指标、经济指标。3.处理病人投诉。4.医德医风、社会责任。5.医患纠纷处理、顾客沟通。6.健康宣教、培训帮带等。7.护理工作流程规范。8.病房管理。9.本科室护理人员技术操作。10.静脉穿刺成功率。11.基础护理。12.护理文书。13.服务病人满意度。

岗位工作关系	院内联系部门	院内各个科室、职能部门、后勤部门的相关领导和人员。
	院外联系部门	在医院、科室、护理部授权范围内与外界有关部门和机构沟通联系。

岗位工作权限	1.科室管理、协调权。对本科室日常工作的计划、实施、检查和指导权,对本科室内护理人员任免的建议权。2.有监督护理人员的日常工作权。3.有向主任、护理部主任或者上级领导提出改进科室工作、薪酬分配、制度改进建议权等。

岗位工作环境	1.在医院内工作,温度、湿度适宜。2.工作现场会接触到轻微粉尘及医疗中的刺激性气味,照明条件良好,一般无相关职业病发生。3.满足医疗工作护理的相关条件。

在现在的岗位已工作时间	自 年 月 日开始, 共计: 年

学历培训经历经验	1.本科以上学历,有 10 年以上本科室护理工作经验。2.有专科业务进修最少 1 次、医院管理培训经历。3.学术、教学、科研经历。4.每年内最少有 1 篇公开杂志论文发表。5.主管护师及以上职称。6.岗位工作中同事之间的协调与沟通能力。

岗位工作技能要求	1.称职的学科带头人。2.下属公认的领导、决策、管理和协调能力。3.较好的口才和文字表达能力。4.良好的职业道德素质和团队合作精神。5.持续学习能力强。

岗位工作其他要求	性别要求		年龄要求		婚姻	婚否不限
	身体要求		政治要求	事业性、组织观念强	业务要求	精通本专业

岗位分析时间		填写人	

3.心脏内科病区护士长岗位说明书

岗位工作 基本信息	岗位名称	病区护士长	所在部门	心脏内科	岗位编号	
	从属部门	医务部、护理部	岗位定员		所辖人数	
	直接上级	科主任科护士长	直接下级	护理人员,实习、进修护士		

岗位使命 工作概述	在科主任与科室护士长领导下,全面负责病区护理工作、病房管理、护士思想工作、学科建设,物资管理等工作。是病区护士的思想、业务、行政管理的第一责任人。

岗位工作 主要职责 与任务	**领导职责。**1.在护士长领导和上级护师指导下,负责所管病区的护理业务及行政管理工作,完成各项数量、质量与绩效指标。2.重视思想政治工作,经常对护士进行职业道德教育工作。3.根据护理部的安排,结合本病区具体情况制订本科的护理工作计划和科研计划。4.负责制订本病区的护理发展规划、学科建设及年度、月度、周工作计划,并组织实施。5.组织护理查房和随同科主任查房,了解护理工作中存在的问题,并加强医护联系与医患沟通。6.确定病区护士的轮转和临时调配。7.负责全科护理质量的监督,对照标准,组织定期检查,及时发现问题,确保护理质量。 **管理职责。**1.参加晨会,带领上班护士对急、危重症、新入院患者床旁交接班,检查危重抢救病人的护理情况,对复杂的护理技术或新开展的护理业务,要亲自参加并具体指导。2.改善服务态度,认真履行岗位职责、严格执行各项规章制度和技术操作规程,严防差错事故的发生。3.落实护理交接班并记录完善。4.提高设备使用效率。5.加强病房管理。6.加强病区物资管理,账物相符。7.落实患者治疗饮食。8.护理文书书写符合要求。9.落实基础和专科护理工作,按护理流程操作。10.协调与相关科室的关系。11.掌管CCU室情况。12.遵循PDCA管理、追踪问题管理、熟悉可靠性管理、持续护理工作质量改进。13.工作现场"7S管理":①整理、②整顿、③清扫、④清洁、⑤安全、⑥节约、⑦素养。14.完成领导交代的临时性工作任务。 **教学与科研职责。**1.组织护理人员学习业务技术,加强业务训练,提高护士素质。2.检查实习、进修护士在病区的临床教学和实习情况。3.参加护理教学、设计科室护理科研课题,并组织实施。4.掌握本病区护理工作的特点和规律。5.持续改进。

岗位工作 主要绩效 考核要点	1.规章制度落实。2.完成护理、学术、科研等工作数量、质量、效率、经济指标。3.顾客沟通,处理病人投诉,医患纠纷处理。4.医德医风、社会责任。5.持续改进计划。6.健康宣教、培训帮带。7.工作流程规范。8.病房管理。9.服务病人满意度。

岗位工 作关系	院内联系部门	院内各个科室、职能部门、后勤部门的相关领导和人员。
	院外联系部门	在医院、科室、护理部授权范围内与外界有关部门和机构沟通联系。

岗位工作 权限	1.护理管理、协调权。对本病区日常工作的计划、实施、检查和指导权,对本病区内护理人员任免的建议权。2.有监督护理人员的日常工作权。3.有向主任、护理部主任、科护士长或者上级领导建议提出改进科室工作的权力,薪酬分配建议权,等等。

岗位工 作环境	1.在医院内工作,温度、湿度适宜。2.工作现场会接触到轻微粉尘及医疗中的刺激性气味,照明条件良好,一般无相关职业病发生。3.满足医疗工作的相关条件。

在现在的岗位已工作时间	自 年 月 日开始, 共计: 年

学历培训 经历经验	1.本科以上学历,有5年以上本科室护理工作经验。2.有专科护理业务进修经历、医院管理培训经历。3.学术、教学、科研经历。4.每年内最少有1篇公开杂志论文发表。5.中级护理专业技术职称。6.工作中同事之间的协调与沟通能力。

岗位工作 技能要求	1.称职的病区护理带头人。2.领导、决策、管理和协调能力。3.较好的口才和文字表达能力。4.良好的职业道德素质和团队合作精神。5.持续学习能力强。

岗位工作 其他要求	性别要求		年龄要求		婚姻	婚否不限
	身体要求		政治要求	事业性、组织观念强	业务要求	精通本专业
岗位分析时间				填写人		

4.心脏内科主任护师岗位说明书

<table>
<tr><td rowspan="3">岗位工作
基本信息</td><td>岗位名称</td><td>主任护师</td><td>所在部门</td><td>心脏内科</td><td>岗位编号</td><td></td></tr>
<tr><td>从属部门</td><td>医务部、护理部</td><td>岗位定员</td><td></td><td>所辖人数</td><td></td></tr>
<tr><td>直接上级</td><td>护士长</td><td>直接下级</td><td colspan="3">护理人员,实习、进修护士</td></tr>
<tr><td>岗位使命
工作概述</td><td colspan="6">在护理部、科室主任和护士长领导下,授权分管科室护理、业务、技术、教学、科研、服务等工作,重视患者投诉,医疗护理纠纷处理,健康教育,质量管理等工作。</td></tr>
<tr><td>岗位工作
主要职责
与任务</td><td colspan="6">岗位职责。1.在护理部主任和科护士长领导下,指导本科护理业务技术、科研和教学工作。要有年度计划,并付诸实施。2.重视思想政治工作,经常对护士进行职业道德教育工作。3.根据护理部的安排,结合本科具体情况制订本科的护理工作计划和科研计划,督促护士认真落实并经常督促检查。4.检查指导本科急、重、疑难患者的计划护理、护理会诊及抢救危重患者的护理。5.主持本科的护理大查房,指导主管护师的查房。6.对本科护理差错、事故提出技术鉴定意见。7.组织在职主管护师、护师及进修护师的业务学习,拟定教学计划,编写教材,并负责讲授。8.参加晨交班,检查危重抢救病人的护理情况,对复杂的护理技术或新开展的护理业务,要亲自参加并具体指导。9.教育全科护理人员加强工作责任心,改善服务态度,认真履行岗位职责,严格执行各项规章制度和技术操作规程,严防差错事故的发生。10.落实护理交接班并记录完善。11.加强设备管理,提高设备使用效率。12.加强病房管理,实施现场"7S管理"。13.注重护理质量,有持续改进计划。14.担任护理实习教学,并指导主管护师教学实践。15.协助护理部做好主管护师、护师晋级的业务考核工作,承担对高级护理人员的培养工作。16.制定本科护理科研、技术革新计划,并负责指导实施。参与审定、评价护理论文和科研、技术革新成果。17.负责组织本科护理学习讲座和护理病案讨论。18.对全院的护理队伍建设、业务技术管理和组织管理提出意见,协助护理部加强对全院护理工作的业务领导。19.发现解决问题能力。</td></tr>
<tr><td>岗位工作
主要绩效
考核要点</td><td colspan="6">1.规章制度落实。2.完成护理、教学、科研以及相关工作数量指标、质量指标、效率指标。3.综合绩效管理指标。4.医德医风、社会责任。5.医患纠纷处理、顾客沟通。6.病区环境管理、健康宣教、培训帮带等。7.科室工作流程规范。8.危重病人全程护理落实。9.与科室医护人员沟通、协调。10.学习、创新能力。11.满意度。</td></tr>
<tr><td rowspan="2">岗位工
作关系</td><td>院内联系部门</td><td colspan="5">院内各个科室、职能部门、后勤部门的相关领导和人员。</td></tr>
<tr><td>院外联系部门</td><td colspan="5">在医院、科室、护理部授权范围内与外界有关部门和机构沟通联系。</td></tr>
<tr><td>岗位工
作权限</td><td colspan="6">1.科室护理管理、指导权。对本科室日常工作的计划、实施、检查和建议权,对本科室内护理人员任免的建议权。2.有监督分管人员的日常工作权。3.有向护理部、护士长或者上级领导建议提出改进科室护理工作的权力,绩效薪酬分配建议权,等等。</td></tr>
<tr><td>岗位工
作环境</td><td colspan="6">1.在医院内工作,温度、湿度适宜。2.工作现场会接触到轻微粉尘及医疗中的刺激性气味,照明条件良好,一般无相关职业病发生。3.满足医疗工作的相关条件。</td></tr>
<tr><td colspan="2">在现在的岗位已工作时间</td><td colspan="5">自　　年　　月　　日开始,　　共计:　　年</td></tr>
<tr><td>学历培训
经历经验</td><td colspan="6">1.本科以上学历,有15年以上本科室护理工作经验。2.有专科护理经历、医院管理培训经历。3.有抢救危重病人经历,指导下级护理人员经历。4.年内最少有1篇全国级杂志论文发表或者每年有1篇本专业发展动态综述文章。5.高级专业技术职称。</td></tr>
<tr><td>岗位工作
技能要求</td><td colspan="6">1.称职的学科带头人。2.下属公认的护理业务、技术、科研与管理能力。3.较好的口才和文字表达能力。4.良好的职业道德和团队合作精神。5.持续学习能力强。</td></tr>
<tr><td rowspan="2">岗位工作
其他要求</td><td>性别要求</td><td></td><td>年龄要求</td><td></td><td>婚姻</td><td>婚否不限</td></tr>
<tr><td>身体要求</td><td></td><td>政治要求</td><td>事业性、组织观念强</td><td>业务要求</td><td>精通本专业</td></tr>
<tr><td colspan="2">岗位分析时间</td><td colspan="2"></td><td>填写人</td><td></td></tr>
<tr><td colspan="2">直接上级审核签字</td><td colspan="2"></td><td>审核时间</td><td></td></tr>
</table>

5.心脏内科副主任护师岗位说明书

岗位工作基本信息	岗位名称	副主任护师	所在部门	心脏内科	岗位编号	
	从属部门	医务部、护理部	岗位定员		所辖人数	
	直接上级	护士长	直接下级	护理人员,实习、进修护士		

岗位使命工作概述	在护理部、科室主任和护士长领导下,授权分管科室护理、业务、技术、教学、科研、服务等工作,重视患者投诉,护理纠纷处理,健康教育,质量管理等工作。

岗位工作主要职责与任务	岗位职责。1.在护理部主任和科护士长领导下,指导本科护理业务技术、科研和教学工作。参与指导急、重、疑难病人的护理和专科特别护理及病人抢救。2.指导护理查房,解决专科护理复杂疑难问题,参与科主任查房,检查危重、疑难病人护理计划执行情况,指导下级护理人员文书书写。3.根据护理部的安排,结合本科具体情况制订本科的护理工作计划和科研计划,督促护士认真落实并经常督促检查。4.对本科护理差错、事故提出技术鉴定意见。5.组织在职主管护师、护师及进修护师的业务学习,拟定教学计划,编写教材,并负责讲授。6.参加晨交班,检查危重抢救病人的护理情况,对复杂的护理技术或新开展的护理业务,要亲自参加并具体指导。7.教育全科护理人员加强工作责任心,改善服务态度,认真履行岗位职责,严格执行各项规章制度和技术操作规程,严防差错事故的发生。8.落实护理交接班并记录完善。9.加强设备管理,提高设备使用效率。10.加强病房管理,实施现场"5S管理"。11.注重护理质量,有持续改进计划。12.担任护理实习教学,并指导主管护师教学实践。13.协助护理部做好主管护师、护师晋级的业务考核工作,承担对高级护理人员的部分培养工作。14.制订本科护理技术革新计划,并负责指导实施。参与审定、评价护理论文和科研、技术革新成果。15.负责组织本科护理学习讲座和护理病案讨论。16.对全院的护理队伍建设、业务技术管理和组织管理提出意见,协助护理部加强对全院护理工作的业务领导。17.完成领导交代的其他临时性工作任务。

岗位工作主要绩效考核要点	1.规章制度落实。2.完成护理、教学、科研以及相关工作数量指标、质量指标、效率指标。3.综合绩效管理指标。4.医德医风、社会责任。5.医患纠纷处理、顾客沟通。6.病区环境管理、健康宣教、培训帮带等。7.科室工作流程规范。8.危重病人全程护理落实。9.与科室医护人员沟通、协调。10.学习、创新能力。11.满意度。

岗位工作关系	院内联系部门	院内各个科室、职能部门、后勤部门的相关领导和人员。
	院外联系部门	在医院、科室、护理部授权范围内与外界有关部门和机构沟通联系。

岗位工作权限	1.科室护理管理、指导权。对本科室日常护理工作的计划、实施、检查和建议权,对科内护理人员任免的建议权。2.有监督分管人员的日常工作权。3.有向护理部、护士长或者上级领导建议提出改进科室护理工作的权力,薪酬分配建议权,等等。

岗位工作环境	1.在医院内工作,温度、湿度适宜。2.工作现场会接触到轻微粉尘及医疗中的刺激性气味,照明条件良好,一般无相关职业病发生。3.满足医疗工作的相关条件。

在现在的岗位已工作时间	自　　　年　　月　　　日开始,　共计:　　　年

学历培训经历经验	1.本科以上学历,有10年以上本科室护理工作经验。2.有专科护理经历、医院管理培训经历。3.有抢救危重病人经历,指导下级护理人员经历。4.年内最少有1篇杂志论文发表或者每年有1篇本专业发展动态综述文章。5.副高护理技术职称。

岗位工作技能要求	1.称职的学科带头人。2.下属公认的领导、决策、管理和协调能力。3.较好的口才和文字表达能力。4.良好的职业道德素质和团队合作精神。5.持续学习能力强。

岗位工作其他要求	性别要求		年龄要求		婚姻	婚否不限
	身体要求		政治要求	事业性、组织观念强	业务要求	精通本专业

岗位分析时间		填写人	
直接上级审核签字		审核时间	

6.心脏内科主管护师岗位说明书

<table>
<tr><td rowspan="3">岗位工作
基本信息</td><td>岗位名称</td><td>主管护师</td><td>所在部门</td><td>心脏内科</td><td>岗位编号</td><td></td></tr>
<tr><td>从属部门</td><td>医务部、护理部</td><td>岗位定员</td><td></td><td>所辖人数</td><td></td></tr>
<tr><td>直接上级</td><td>护士长</td><td>直接下级</td><td colspan="3">护士,实习、进修护士</td></tr>
<tr><td>岗位使命
工作概述</td><td colspan="6">在护士长领导和上级护师指导下负责上班时的治疗、护理质量、服务工作,医患沟通、健康教育及职责工作。按照时间、按照质量、按照数量标准完成本职工作。</td></tr>
<tr><td>岗位工作
主要职责
与任务</td><td colspan="6">岗位职责。1.取得护士执业资格并经过注册。按照护士长安排负责本科护理质量检查与技术指导。协助护士长做好质量控制工作,把好护理质量关。不断提高护理质量,努力完成工作任务。完成本班绩效指标。2.掌握护理理论基础,参与和指导护师运用护理程序。制订具有护理特色的护理计划,对患者实施整体护理。3.解决本科护理业务上的疑难问题。指导并参与制定危重、疑难患者的护理计划,组织实施。4.协助拟定本科业务培训计划,参与教材的编写和讲授、协助组织本科护理人员学习护理知识,修订本科护理常规,加强护理基本功的训练。5.学习、应用国内外护理先进经验,开展新技术、新方法及科研工作,及时总结经验,不断提高科室的护理技术水平。6.认真执行各项规章制度和技术操作常规,按照规范的流程工作。7.参与组织护理查房,护理会诊等业务活动。医学教育网搜集整理对本科发生的护理差错、事故进行分析、鉴定,并提出防范措施。8.做好护理系学生、中专生、进修护师的临床带教组织工作,并负责讲课和评定成绩。9.制订本科护理科研、新业务、新技术的开展计划,并组织实施。不断总结经验,撰写辨证施护论文。10.协助本科护士长做好行政管理和护理队伍的建设工作。11.加强医疗设备、信息、物资的管理,组织好设备、信息和物资的维护工作,提高仪器设备的效率。12.加强病房管理,重视基础护理工作,深入病房与患者开展有效沟通,经常进行健康宣传。13.遵循 PDCA 管理、追踪问题管理、熟悉可靠性管理、持续护理质量改进。14.工作现场"7S 管理":①整理、②整顿、③清扫、④清洁、⑤安全、⑥节约、⑦素养。15.病人满意度。</td></tr>
<tr><td>岗位工作
主要绩效
考核要点</td><td colspan="6">1.规章制度落实。2.完成规定的护理、教学、科研及临床护理工作数量指标、质量指标、效率指标、经济指标。3.综合护理绩效管理指标。4.医德医风、社会责任。5.医患纠纷处理、顾客沟通。6.病区环境管理、健康宣教、培训帮带等。7.科室工作流程规范。8.危重病人护理与救治。9.学习与创新能力。10.核心制度执行。</td></tr>
<tr><td rowspan="2">岗位工
作关系</td><td>院内联系部门</td><td colspan="5">院内各个科室、职能部门、后勤部门的相关领导和人员。</td></tr>
<tr><td>院外联系部门</td><td colspan="5">在医院、科室、护理部授权范围内与外界有关部门和机构沟通联系。</td></tr>
<tr><td>岗位工
作权限</td><td colspan="6">1.对本科室日常工作计划、实施、检查的参与权,对本科室内护理人员任免的建议权。2.有监督分管人员的日常工作权。3.有向护士长、主任、主任护师或者上级领导建议提出改进科室工作的权力,绩效薪酬分配建议权,等等。4.制度改进建议权。</td></tr>
<tr><td>岗位工
作环境</td><td colspan="6">1.在医院内工作,温度、湿度适宜。2.工作现场会接触到轻微粉尘及医疗中的刺激性气味,照明条件良好,一般无相关职业病发生。3.满足医疗护理工作的相关条件。</td></tr>
<tr><td>在现在的岗位已工作时间</td><td colspan="6">自　　年　　月　　日开始,　　共计:　　年</td></tr>
<tr><td>学历培训
经历经验</td><td colspan="6">1.本科以上学历,有 5 年以上本科室护理工作经验。2.有专科护理经历、医院管理培训经历。3.有抢救危重病人经历。4.年内最少有 1 篇习作论文,每年积极参加继续医学教育。5."三基"考试符合要求。6.中级专业技术职称。7.同事之间协调与沟通能力。</td></tr>
<tr><td>岗位工作
技能要求</td><td colspan="6">1.称职的中级专业技术职称。2.公认的科室护理骨干。3.较好的口才和文字表达能力。4.良好的职业道德素质和团队合作精神。5.持续学习本岗位业务技术知识的能力强。</td></tr>
<tr><td rowspan="2">岗位工作
其他要求</td><td>性别要求</td><td></td><td>年龄要求</td><td></td><td>婚姻</td><td>婚否不限</td></tr>
<tr><td>身体要求</td><td></td><td>政治要求</td><td>事业性、组织观念强</td><td>业务要求</td><td>掌握本专业</td></tr>
<tr><td colspan="3" align="center">岗位分析时间</td><td></td><td>填写人</td><td></td></tr>
</table>

7.心脏内科护师岗位说明书

岗位工作 基本信息	岗位名称	护师	所在部门	心脏内科	岗位编号	
	从属部门	医务部、护理部	岗位定员		所辖人数	
	直接上级	护士长	直接下级	护士、实习、进修护士		

岗位使命 工作概述	在护士长领导和上级护师指导下按照自己的职责独立做好护理工作、重视护理质量、提高病人满意度。按照时间、按照质量、按照数量标准完成自己的本职岗位工作。

岗位工作 主要职责 与任务	**岗位职责。**1.取得护士执业资格并经过注册。遵循医院护理部和所在病房的护理哲理,树立以病人为中心的理念,尊重病人权利,体现人性化护理,注意沟通技巧,保持良好的护患关系。不断提高护理质量,努力完成护理任务。2.具备整体护理知识,熟悉专科护理业务,运用护理程序对病人实施整体护理,包括熟练评估病人,制订护理计划,完成健康教育、心理护理,落实并修订病人的护理计划,书写护理记录。3.协助、指导和检查护士执行医嘱、护嘱,实施护理措施及评价护理效果。4.能够独立参加危重病人的抢救工作,按危重病人护理常规进行护理,预防并发症的发生。5.认真执行各项规章制度和技术操作常规,按照规范的流程工作。6.精细化工作,严防差错事故发生。7.严格执行消毒隔离、无菌技术操作,预防医院感染。8.负责分管一组病人的护理,告知病人的相关事项,落实分级护理,随时巡视病房,了解病人病情及心态的变化,满足其身心需要。9.参加护理查房、护理病例讨论,发现问题,及时解决,把好护理质量关、安全关。10.指导实习生、进修生的临床带教,完成教学计划,并进行考核和评价。11.协助护士长做好病室管理工作,病房实施精细化管理。12.积极参加继续教育学习,不断更新专业知识和技能,结合临床实践开展科研总结经验,撰写论文护理论文,完成继续教育规定学分。13.加强设备管理,提高设备的使用效率。14.按规定着装,文明服务,主动、积极工作,责任心强。15.持续学习与工作创新能力。16.遵循 PDCA 管理、追踪问题管理、熟悉可靠性管理、持续护理质量改进。17.工作现场"7S 管理":①整理、②整顿、③清扫、④清洁、⑤安全、⑥节约、⑦素养。18.按规定处理医疗垃圾和废物。19.病人满意度。

岗位工作 主要绩效 考核要点	1.规章制度落实。2.完成规定的护理数量指标、质量指标、效率指标、服务指标。3.医德医风、社会责任。4.顾客沟通、医患纠纷处理。5.病区环境管理、健康宣教。6.护理工作流程规范。7.交接班及记录完整。8.服务态度、工作主动热情、责任心。

岗位工 作关系	院内联系部门	院内各个科室、职能部门、后勤部门的相关领导和人员。
	院外联系部门	在医院、科室、护理部授权范围内与外界有关部门和机构沟通联系。

岗位工 作权限	1.对本科室日常工作计划、实施、检查的参与权,对本科室内护理人员奖励的建议权。2.有监督实习人员的日常工作权。3.有向护士长、主任、主任护师或者上级领导提出改进科室工作、绩效薪酬分配、制度改进建议权等。

岗位工 作环境	1.在医院内工作,温度、湿度适宜。2.工作现场会接触到轻微粉尘及医疗中的刺激性气味,照明条件良好,一般无相关职业病发生。3.满足医疗工作的相关条件。

在现在的岗位已工作时间	自　　年　　月　　日开始,　　共计:　　年

学历培训 经历经验	1.本科以上学历,有 2 年以上本科室护理工作经验。2.有临床护理专科经历、积极参加院内医院管理培训经历。3.有独立抢救危重病人经历。4.年内最少有 1 篇习作论文,每年积极参加继续医学教育。5."三基"考试符合要求。6.初级职业技术职称。

岗位工作 技能要求	1.称职的初级专业技术职称。2.科室护理骨干。3.较好的口才和文字表达能力。4.良好的职业道德素质和团队合作精神。5.持续学习能力强。6.同事间协调与沟通能力。

岗位工作 其他要求	性别要求		年龄要求		婚姻	婚否不限
	身体要求		政治要求	事业性、组织观念强	业务要求	掌握本专业
岗位分析时间				填写人		

8.心脏内科护士岗位说明书

岗位工作 基本信息	岗位名称	护士	所在部门	心脏内科	岗位编号	
	从属部门	医务部、护理部	岗位定员		所辖人数	
	直接上级	护士长	直接下级	实习、进修护士		

岗位使命 工作概述	在护士长领导和上级护师指导下按照自己的职责独立做好护理工作、重视护理质量、提高病人满意度。按照时间、按照质量、按照数量标准完成自己的本职岗位工作。

岗位工作 主要职责 与任务	岗位职责。1.取得护士执业资格并经过注册。树立以病人为中心的服务理念,尊重病人权利,体现人性化护理,注意沟通技巧,保持良好的护患关系。2.具备整体护理知识,熟悉专科护理业务,运用护理程序对病人实施整体护理,包括熟练评估病人,制定护理计划,完成健康教育、心理护理,落实并修订病人的护理计划,书写护理记录。3.上班时提前10~15分钟到病房,阅读交班报告及危重患者护理记录单。参加晨会,掌握夜班交班内容。4.随同夜班护士、护士长进行床旁交班,了解新入院病人、危重病人、特殊病人情况,并检查抢救药品及抢救仪器的运转状态。5.查对夜班医嘱。处理医嘱,并执行,需要时亲自执行。6.认真执行各项规章制度和技术操作常规,按照规范的流程工作。7.负责接待新入院病人并做好入院处置、入院评估、健康指导等护理工作,签署健康教育记录单。8.严格执行消毒隔离、无菌技术操作,预防医院感染。9.对新入院病人告知其相关事项,落实分级护理,随时巡视病房,了解病人病情及心态的变化,满足其身心需要。10.负责办理出、入院、转科、转院等相关手续。11.巡视患者,掌握病区患者病情动态变化,参加急危重患者的抢救,完成交班报告及各种病情记录。12.与副班护士、总务护士查对本班医嘱。做好病历保管、清查工作,防止丢失。13.保持护士站清洁、整齐。14.在班时及时巡视病房,适时对有关病人开展健康宣教。15.持续学习与工作创新能力。16.遵循PDCA管理、追踪问题管理、熟悉可靠性管理、持续护理质量改进。17.工作现场"7S管理":①整理、②整顿、③清扫、④清洁、⑤安全、⑥节约、⑦素养。18.按照规定处理医疗垃圾和废物。19.完成相关领导交办的其他临时性工作任务。20.病人满意度。

岗位工作 主要绩效 考核要点	1.规章制度落实。2.完成规定的护理工作、数量指标、质量指标、效率指标、服务指标。3.医德医风、社会责任。4.顾客沟通、医患纠纷处理。5.病区与病房环境管理、健康宣教、培训帮带等。6.科室工作流程规范。7.交接班及相关工作记录完整。

岗位工 作关系	院内联系部门	本医院院内各个科室、职能部门、后勤部门的相关领导和人员。
	院外联系部门	在医院、科室、护理部授权范围内与外界有关部门和机构沟通联系。

岗位工 作权限	1.对本科室日常护理工作计划、实施、检查的参与权,对本科室内护理人员奖励的建议权。2.有监督实习护士的日常工作权。3.有向护士长、主任、主任护师或者上级领导提出改进科室工作、薪酬分配、制度改进建议权等。

岗位工 作环境	1.在医院内工作,温度、湿度适宜。2.工作现场会接触到轻微粉尘及医疗中的刺激性气味,照明条件良好,一般无相关职业病发生。3.满足医疗工作的相关条件。

在现在的岗位已工作时间	自　　年　　月　　日开始,　共计:　　年

学历培训 经历经验	1.大专以上学历,有1年以上本科室护理工作经验。2.有临床完整的护理实习记录、院内医院管理培训经历。3.有护理、抢救危重病人经历。4.年内最少有1篇习作论文,每年积极参加继续医学教育。5."三基"考试符合要求。6.初级职业技术职称。

岗位工作 技能要求	1.称职的初级专业技术职称。2.科室护理潜在骨干。3.较好的口才和文字表达能力。4.良好的职业道德素质和团队合作精神。5.持续学习能力强。6.同事间协调沟通能力。

岗位工作 其他要求	性别要求		年龄要求		婚姻	婚否不限
	身体要求		政治要求	事业性、组织观念强	业务要求	掌握本专业
岗位分析时间				填写人		

9.心脏内科 CCU 护师岗位说明书

<table>
<tr><td rowspan="3">岗位工作
基本信息</td><td>岗位名称</td><td>CCU 护师</td><td>所在部门</td><td>心脏内科</td><td>岗位编号</td><td></td></tr>
<tr><td>从属部门</td><td>医务部、护理部</td><td>岗位定员</td><td></td><td>所辖人数</td><td></td></tr>
<tr><td>直接上级</td><td>护士长</td><td>直接下级</td><td colspan="3">实习护士、进修护士</td></tr>
<tr><td>岗位使命
工作概述</td><td colspan="6">在护士长领导和上级护师指导下按照自己的职责独立做好 CCU 工作、重视护理质量、提高病人满意度。按照时间、按照质量、按照数量标准完成自己的本职岗位工作。</td></tr>
<tr><td>岗位工作
主要职责
与任务</td><td colspan="6">岗位职责。1.取得护士执业资格并经过注册。树立以病人为中心的服务理念,尊重病人权利,体现人性化护理,注意沟通技巧,保持良好的护患关系。2.具备整体护理知识,熟悉专科护理业务,运用护理程序对病人实施整体护理,制订护理计划,落实并修订病人的护理计划,书写护理记录。3.上班时提前 10～15 分钟到病房,交接班前要认真阅读病室报告本、医嘱本、治疗本,详细了解科室内病人诊断、治疗和病情,认真做好护理记录(如病情、用药、24 小时出入量、介入导管情况、治疗方案等),并按要求进行护理。4.认真进行床头交接班(检查皮肤、卧位,了解各种管道用途,检查是否通畅,明确输液的用药、剂量、浓度、速度等)。5.认真执行各项规章制度和技术操作常规,按照规范的流程工作。全面掌握病人的 T、P、R、BP、PR、RR、EKG、CVP 及血液动力学监测、呼吸监测等情况,检查各种仪器(呼吸机、心输出量仪、输液泵等)的运转情况。6.严格执行消毒隔离、无菌技术操作,预防医院感染。7.每日消毒更换创伤部位敷料(如气管切开、静脉插管等)。8.全面掌握患者病情动态变化,遇有情况及时报告值班医生,参加急危重患者的抢救,完成交班报告及各种病情记录。9.保持 CCU 病人连续诊疗、记录,严格交接班制度。做好病人各种记录和签字、并妥善保管,防止丢失。10.保持 CCU 清洁、整齐。11.根据病人病情,适时对病人开展健康宣教。12.持续学习与工作创新能力。13.遵循 PDCA 管理、追踪问题管理、熟悉可靠性管理、持续护理质量改进。14.工作现场"7S 管理":①整理、②整顿、③清扫、④清洁、⑤安全、⑥节约、⑦素养。15.按照规定处理医疗垃圾和废物。16.完成相关领导交办的其他临时性工作任务。17.满意度。</td></tr>
<tr><td>岗位工作
主要绩效
考核要点</td><td colspan="6">1.规章制度落实。2.完成规定的护理工作、数量指标、质量指标、效率指标、服务指标。3.医德医风、社会责任。4.顾客沟通、医患纠纷处理。5.CCU 规范管理、健康宣教等。6.护理工作流程规范。7.交接班及相关工作记录完整。8.服务病人态度。</td></tr>
<tr><td rowspan="2">岗位工
作关系</td><td>院内联系部门</td><td colspan="5">院内各个科室、职能部门、后勤部门的相关领导和人员。</td></tr>
<tr><td>院外联系部门</td><td colspan="5">在医院、科室、护理部授权范围内与外界有关部门和机构沟通联系。</td></tr>
<tr><td>岗位工
作权限</td><td colspan="6">1.对本科室日常护理工作计划、实施、检查的参与权,对本科室内护理人员奖励的建议权。2.CCU 病人变化的报告权。3.有向护士长、主任、主任护师或者上级领导提出改进科室工作、绩效薪酬分配、规章制度改进建议权等。</td></tr>
<tr><td>岗位工
作环境</td><td colspan="6">1.在医院内工作,温度、湿度适宜。2.工作现场会接触到轻微粉尘及医疗中的刺激性气味,照明条件良好,一般无相关职业病发生。3.满足医疗工作的相关条件。</td></tr>
<tr><td>在现在的岗位已工作时间</td><td colspan="6">自　　　年　　月　　　日开始,　　　共计:　　　年</td></tr>
<tr><td>学历培训
经历经验</td><td colspan="6">1.本科以上学历,有 5 年以上本科室护理工作经验。2.有临床完整的大内科工作经历、院内医院管理培训经历。3.有护理、抢救危重病人经历。4.年内最少有 1 篇论文发表,每年积极参加继续医学教育。5."三基"考试符合要求。6.具备中级专业技术职称。</td></tr>
<tr><td>岗位工作
技能要求</td><td colspan="6">1.中级专业技术职称。2.科室护理骨干,有丰富的危急重症病人抢救经验。3.较好的口才和文字表达能力。4.良好的职业道德素质和团队合作精神。5.持续学习能力强。</td></tr>
<tr><td rowspan="2">岗位工作
其他要求</td><td>性别要求</td><td></td><td>年龄要求</td><td></td><td>婚姻</td><td>婚否不限</td></tr>
<tr><td>身体要求</td><td></td><td>政治要求</td><td>事业性、组织观念强</td><td>业务要求</td><td>掌握本专业</td></tr>
<tr><td colspan="2">岗位分析时间</td><td></td><td colspan="2">填写人</td><td colspan="2"></td></tr>
</table>

10.心脏内科办公室护师岗位说明书

<table>
<tr><td rowspan="3">岗位工作
基本信息</td><td>岗位名称</td><td>办公室护师</td><td>所在部门</td><td colspan="2">心脏内科</td><td>岗位编号</td><td></td></tr>
<tr><td>从属部门</td><td>医务部、护理部</td><td>岗位定员</td><td colspan="2"></td><td>所辖人数</td><td></td></tr>
<tr><td>直接上级</td><td>护士长</td><td>直接下级</td><td colspan="4">实习护士、进修护士</td></tr>
<tr><td>岗位使命
工作概述</td><td colspan="7">在护士长领导和上级护师指导下按照自己的职责独立做好办公室工作、重视护理质量、提高顾客满意度。按照时间、按质量、按数量标准完成自己的本职岗位工作。</td></tr>
<tr><td>岗位工作
主要职责
与任务</td><td colspan="7">岗位职责。1.上班时提前10～15分钟到病房,参加晨会,查看夜间医嘱,阅读交班报告及危重患者护理记录单。热情接待病人,文明用语,礼貌待人。根据病人病情合理安排床位,填写诊断卡和床尾卡及时通知主管医师和主管护士。2.填写空床报告,在病室一览表上填写病人总数、新入、危重、手术、转科、出院、特殊治疗事项及当日值班医师、护士姓名。3.严格执行查对制度,正确执行医嘱,临时医嘱及时通知病人的主管护士。4.每日查对医嘱,每周大查对医嘱一次,有记录。根据护理级别、药物的阳性标志及时在诊断卡和床头卡上注明。5.认真执行各项规章制度和技术操作常规,按照规范的流程工作。严格按收费标准记账,负责掌握病人费用的动态情况,并及时与病人或家属、主管医师联系,负责对病人有关收费问题的解释工作。6.按医嘱饮食种类和病人需要,与营养科联系安排病人的饮食。按需要安排工人推送病人检查及相关后勤工作。7.负责办理出入院、转科、转院、饮食、手术、死亡的通知工作。8.正确绘制体温单,转抄长期医嘱执行单和记账。9.做好病历保管、清查工作,防止丢失。负责使用病历的管理。负责出院病人病历的质量检查及整理。10.保持办公室清洁、整齐。11.了解病房病人动态情况,书写病房动态交班报告。12.协助护士长做好病房管理工作。13.负责办公室的电脑、电话的管理。14.各种纸张、表格、电脑耗材清理、补充。15.书写字迹清楚正确,四级电脑操作水平,必要的人文知识。16.主动、积极,责任心强。17.遵循PDCA管理、追踪问题管理、熟悉可靠性管理、持续护理质量改进。18.工作现场"7S管理":①整理、②整顿、③清扫、④清洁、⑤安全、⑥节约、⑦素养。19.按照规定处理医疗垃圾和废物。</td></tr>
<tr><td>岗位工作
主要绩效
考核要点</td><td colspan="7">1.规章制度落实。2.完成规定的岗位工作、数量指标、质量指标、效率指标、服务指标。3.医德医风、社会责任。4.顾客沟通。5.办公室环境管理、人员秩序等。6.办公室工作流程规范。7.交接班及相关工作记录完整。8.服务态度。9.病人满意度。</td></tr>
<tr><td rowspan="2">岗位工
作关系</td><td>院内联系部门</td><td colspan="6">院内各个科室、职能部门、后勤部门的相关领导和人员。</td></tr>
<tr><td>院外联系部门</td><td colspan="6">在医院、科室、护理部授权范围内与外界有关部门和机构沟通联系。</td></tr>
<tr><td>岗位工
作权限</td><td colspan="7">1.对本科室日常护理工作计划、实施、检查的参与权,对本科室内护理人员奖励的建议权。2.有监督实习护士的日常工作权。3.有向护士长、主任、主任护师或者上级领导建议提出改进科室工作的权力,薪酬分配建议权,制度改进建议权,等等。</td></tr>
<tr><td>岗位工
作环境</td><td colspan="7">1.在医院内工作,温度、湿度适宜。2.工作现场会接触到轻微粉尘及医疗中的刺激性气味,照明条件良好,一般无相关职业病发生。3.满足医疗工作的相关条件。</td></tr>
<tr><td>在现在的岗位已工作时间</td><td colspan="7">自　　　年　　月　　　日开始,　　共计:　　　年</td></tr>
<tr><td>学历培训
经历经验</td><td colspan="7">1.本科以上学历,有5年以上本科室护理工作经验。2.有较丰富的协调、沟通能力。3.有护理、抢救危重病人经历。4.年内最少有1篇论文发表,每年积极参加继续医学教育。5."三基"考试符合要求。6.具备中级专业技术职称。7.同事之间协调与沟通能力。</td></tr>
<tr><td>岗位工作
技能要求</td><td colspan="7">1.称职的办公室护士工作能力。2.科室护理工作骨干。3.较好的口才和文字表达能力。4.良好的职业道德素质和团队合作精神。5.持续学习专业知识的能力强。</td></tr>
<tr><td rowspan="2">岗位工作
其他要求</td><td>性别要求</td><td></td><td>年龄要求</td><td colspan="2"></td><td>婚姻</td><td>婚否不限</td></tr>
<tr><td>身体要求</td><td></td><td>政治要求</td><td colspan="2">事业性、组织观念强</td><td>业务要求</td><td>掌握本专业</td></tr>
<tr><td colspan="3">岗位分析时间</td><td colspan="2">填写人</td><td colspan="3"></td></tr>
</table>

11.心脏内科总务护师岗位说明书

<table>
<tr><td rowspan="3">岗位工作
基本信息</td><td>岗位名称</td><td>总务护师</td><td>所在部门</td><td>心脏内科</td><td>岗位编号</td><td></td></tr>
<tr><td>从属部门</td><td>医务部、护理部</td><td>岗位定员</td><td></td><td>所辖人数</td><td></td></tr>
<tr><td>直接上级</td><td>护士长</td><td>直接下级</td><td colspan="3">实习护士、进修护士</td></tr>
<tr><td>岗位使命
工作概述</td><td colspan="6">在护士长领导和上级护师指导下按照自己的职责独立做好总务护士工作,重视护理工作质量、管理质量,提高顾客满意度。按时、按质、按量完成自己的本职工作。</td></tr>
<tr><td>岗位工作
主要职责
与任务</td><td colspan="6">岗位职责。1.树立以病人为中心的服务理念,尊重病人权利,体现人性化护理,注意沟通技巧,保持良好的护患关系。2.具备整体护理知识,熟悉专科护理业务,运用护理程序对病人实施整体护理,制订护理计划,落实并修订病人的护理计划,书写护理记录。3.严格执行查对制度,正确执行医嘱。4.负责相关抢救仪器、急救器材、药品的管理,保证急救器材、药品完好率100%。严格交接班,并有记录。5.认真执行各项规章制度和技术操作常规。6.负责病区氧气、治疗物品、一次性物品的清理、交换及补充,无过期物品。7.负责各类药品的领取和保管,分类分柜储存口服药、静脉药、肌注药、外用药、剧毒药,标识清楚。定期清理药品批号,无过期药品。麻醉药上锁,每班交接并签字。8.严格执行消毒隔离制度、医院感染管理制度和无菌技术规程,定期做环境卫生学监测和消毒溶液浓度的测定及更换。9.负责与供应室、洗浆房交换物品,保证供应室医疗用品及时更换、请领。10.负责治疗室、换药室、处置室及检查室管理、清洁、消毒工作。11.病房用后的物品按《医疗废物管理条例》处理。12.协助护士长做好病房管理工作。负责病房物资的请领、保管和报损。协助办公室护士相关的工作。13.各种纸张、表格、电脑耗材清理、补充及时。注重成本管理。14.必要的人文知识,沟通能力强,管理能力较强。15.科室物品无损坏、丢失,账物相符。16.主动性、积极性、责任心强。17.遵循PDCA管理、追踪问题管理、熟悉可靠性管理、持续护理质量改进。18.岗位工作现场"7S管理":①整理、②整顿、③清扫、④清洁、⑤安全、⑥节约、⑦素养。</td></tr>
<tr><td>岗位工作
主要绩效
考核要点</td><td colspan="6">1.规章制度落实。2.完成规定的岗位工作、数量指标、质量指标、效率指标、服务指标。3.医德医风、社会责任。4.顾客沟通。5.病房环境管理、人员秩序等。6.岗位工作流程规范。7.物品交接班及相关工作记录完整。8.服务态度。9.敬业奉献,遵守纪律,任劳任怨。10.岗位工作积极性、主动性、责任心。11.核心制度执行力。</td></tr>
<tr><td rowspan="2">岗位工
作关系</td><td>院内联系部门</td><td colspan="5">院内各个科室、职能部门、后勤部门的相关领导和人员。</td></tr>
<tr><td>院外联系部门</td><td colspan="5">在医院、科室、护理部授权范围内与外界有关部门和机构沟通联系。</td></tr>
<tr><td>岗位工
作权限</td><td colspan="6">1.对本科室日常护理工作计划、实施、检查的参与权,对本科室内护理人员奖励的建议权。2.有监督科室物品的使用情况权。3.有向护士长、主任、主任护师或者上级领导建议提出改进科室工作的权力,绩效薪酬分配建议权,制度改进建议权,等等。</td></tr>
<tr><td>岗位工
作环境</td><td colspan="6">1.在医院内工作,温度、湿度适宜。2.工作现场会接触到轻微粉尘及医疗中的刺激性气味,照明条件良好,一般无相关职业病发生。3.满足医疗工作的相关条件。</td></tr>
<tr><td>在现在的岗位已工作时间</td><td colspan="6">自 年 月 日开始, 共计: 年</td></tr>
<tr><td>学历培训
经历经验</td><td colspan="6">1.本科以上学历,有5年以上本科室护理工作经验。2.有较丰富的协调、沟通能力。3.有护理、抢救危重病人经历。4.年内最少有1篇论文发表,每年积极参加继续医学教育。5."三基"考试符合要求。6.具备中级专业技术职称。7.同事之间协调与沟通能力。</td></tr>
<tr><td>岗位工作
技能要求</td><td colspan="6">1.称职的总务护士。2.科室护理骨干。3.较好的口才和文字表达能力。4.良好的职业道德素质和团队合作精神。5.持续学习本岗位专业技术与知识的能力强。</td></tr>
<tr><td rowspan="2">岗位工作
其他要求</td><td>性别要求</td><td></td><td>年龄要求</td><td></td><td>婚姻</td><td>婚否不限</td></tr>
<tr><td>身体要求</td><td></td><td>政治要求</td><td>事业性、组织观念强</td><td>业务要求</td><td>掌握本专业</td></tr>
<tr><td colspan="3" style="text-align:center">岗位分析时间</td><td></td><td>填写人</td><td colspan="2"></td></tr>
</table>

12.心脏内科辅助、帮班护士岗位说明书

<table>
<tr><td rowspan="3">岗位工作
基本信息</td><td>岗位名称</td><td>副班护士</td><td>所在部门</td><td>心脏内科</td><td>岗位编号</td><td></td></tr>
<tr><td>从属部门</td><td>医务部、护理部</td><td>岗位定员</td><td></td><td>所辖人数</td><td></td></tr>
<tr><td>直接上级</td><td>护士长</td><td>直接下级</td><td colspan="3">实习、进修护士</td></tr>
<tr><td>岗位使命
工作概述</td><td colspan="6">在护士长领导和上级护师指导下,依据主班护理工作做好自己的护理工作、重视护理质量、提高病人满意度。按照时间、质量、数量标准完成自己的本职岗位工作。</td></tr>
<tr><td>岗位工作
主要职责
与任务</td><td colspan="6">岗位职责。1.取得护士执业资格并经过注册。树立以病人为中心的服务理念,尊重病人权利,保持良好的护患关系。2.上班时提前10～15分钟到病房,阅读交班报告及危重患者护理记录单。参加晨会,掌握夜班交班内容。3.在主班护士的指导下执行医嘱和护嘱,并落实分管病人的护理计划。落实分级护理,基础护理和晨晚间护理,病人的卧位和各种导管符合要求。4.随同夜班护士、护士长进行床旁交班,了解新入院病人、危重病人、特殊病人情况,并检查抢救药品及抢救仪器的运转状态。5.根据安排负责病区药品的请领、保管,负责毒、麻、剧、限及精神药品的补充、检查及保管,保证各种药品无过期。6.认真执行各项规章制度和技术操作常规,按照流程工作。7.负责输液用药的配置工作。了解常用药物性质、作用、用法、剂量、不良反应等,熟悉各种药物的配伍禁忌。严格执行"三查七对"制度。8.严格执行消毒隔离、无菌技术操作,预防医院感染。9.对新入院病人告知其相关事项,随时巡视病房,了解病人病情及心态的变化,满足其身心需要。10.负责一次性医疗用品及无菌物品的对换、保管、使用及处理,严格按要求存放,定期检查。11.巡视患者,全面掌握病区患者病情动态变化,参加急危重患者的抢救,完成交班报告及各种病情记录。12.与主班护士、总务护士查对本班医嘱。13.协助主班护士完成教学、科研任务和病房管理工作。14.保持护士站清洁整齐。15.持续学习与创新能力。16.注重职业素质提升,遵守劳动纪律,按照规定着装。17.遵循 PDCA 管理、追踪问题管理、熟悉可靠性管理、持续护理工作质量改进。18.工作现场"7S 管理":①整理、②整顿、③清扫、④清洁、⑤安全、⑥节约、⑦素养。19.按照规定处理医疗垃圾和废物。</td></tr>
<tr><td>岗位工作
主要绩效
考核要点</td><td colspan="6">1.规章制度落实。2.完成规定的岗位工作、数量指标、质量指标、效率指标、服务指标。3.医德医风、社会责任。4.顾客沟通。5.病房环境管理、人员秩序等。6.岗位工作流程规范。7.物品交接班及相关工作记录完整。8.为病人的服务满意度。</td></tr>
<tr><td rowspan="2">岗位工
作关系</td><td>院内联系部门</td><td colspan="5">院内各个科室、职能部门、后勤部门的相关领导和人员。</td></tr>
<tr><td>院外联系部门</td><td colspan="5">在医院、科室、护理部授权范围内与外界有关部门和机构沟通联系。</td></tr>
<tr><td>岗位工
作权限</td><td colspan="6">1.对本科室日常护理工作计划、实施、检查的参与权,对本科室内患者的优质服务的建议权。2.有积极参加继续医学教育权。3.有向护士长、主任、主任护师或者上级领导提出改进科室工作,医院、科室、部门制度改进建议权等。</td></tr>
<tr><td>岗位工
作环境</td><td colspan="6">1.在医院内工作,温度、湿度适宜。2.工作现场会接触到轻微粉尘及医疗中的刺激性气味,照明条件良好,一般无相关职业病发生。3.满足医疗工作的相关条件。</td></tr>
<tr><td>在现在的岗位已工作时间</td><td colspan="6">自　　年　　月　　日开始,　共计:　　年</td></tr>
<tr><td>学历培训
经历经验</td><td colspan="6">1.本科以上学历,有 1 年以上本科室护理工作经验。2.有临床完整的护理实习记录、院内继续医学教育经历。3.有护理、抢救危重病人经历。4.年内最少有 1 篇习作论文。5."三基"考试符合要求。6.初级专业技术职称。7.岗位工作中同事之间协调与沟通能力。</td></tr>
<tr><td>岗位工作
技能要求</td><td colspan="6">1.称职的初级专业技术职称。2.科室护理的培养骨干。3.较好的口才和文字表达能力。4.良好的职业道德素质和团队合作精神。5.持续学习本岗位专业知识的能力强。</td></tr>
<tr><td rowspan="2">岗位工作
其他要求</td><td>性别要求</td><td></td><td>年龄要求</td><td></td><td>婚姻</td><td>婚否不限</td></tr>
<tr><td>身体要求</td><td></td><td>政治要求</td><td>事业性、组织观念强</td><td>业务要求</td><td>熟悉本专业</td></tr>
<tr><td colspan="3" align="center">岗位分析时间</td><td colspan="2" align="center">填写人</td><td colspan="2"></td></tr>
</table>

13.心脏内科治疗班护师岗位说明书

岗位工作 基本信息	岗位名称	护师	所在部门	心脏内科	岗位编号	
	从属部门	医务部、护理部	岗位定员		所辖人数	
	直接上级	护士长	直接下级		实习、进修护士	

岗位使命 工作概述	在护士长领导和上级护师指导下按照自己的职责独立做好护理工作、重视护理质量、提高病人满意度。按照时间、按照质量、按照数量标准完成自己的本职岗位工作。

岗位工作 主要职责 与任务	**岗位职责。**1.上班提前10～15分钟到病房,阅读交班报告及危重患者护理记录单,掌握夜班交班内容。树立以病人为中心的服务理念。2.晨会结束后,交接治疗室常备药品、医疗器械、体温表、输液器、血压计、听诊器、剪刀、急救药盘和保护带的使用情况及数量并签字。完成交接班中待执行事项。3.常规治疗。处理当天医嘱。做到及时给药,口头医嘱不予处理。做到给药时间、途径、药物剂量和浓度的准确。4.送取药盘,查对药品,遵医嘱加入临时给药。发放中午口服药品,核对病人身份,做到送药入手,倒温水,看药入口。5.检查备用药品、急救药品,如有沉淀、絮状物等质量问题,及时调整。如日期临近,做好明显标识或及时更换。检查医疗器械使用情况,及时更换和消毒,并写明消毒日期和更换日期。6.及时巡视病房,如有异常,及时报告医生,妥善处理。7.每天下午划体温,有异常报告医生,及时处理。查对当天医嘱。做好体温计消毒及治疗室紫外线消毒,及时按规定处理医疗废物,填写消毒记录和医疗用品使用记录,整理治疗室卫生。送取药盘,查对药品,准备夜班治疗用品,做好交接准备。8.转抄服药本、输液卡,每日下午进行查对。每周日下午测量病人血压,如有异常上报医生,妥善处理,记录并交班。每周一换班,交接清楚,并填写交接记录。9.执行各项规章制度和技术操作常规,严格"三查七对"。10.执行消毒隔离、无菌技术操作,预防医院感染。11.保持治疗室清洁、整齐。12.及时巡视病房,适时对有关病人开展健康宣教。13.善于与其他班同事协作,一切为了病人。14.持续学习与工作创新能力。15.完成有关领导交代的其他临时性诊疗、护理工作。16.填写各种护理和处置后事项的记录单,书写交班报告。17.遵循PDCA管理、追踪问题管理、熟悉可靠性管理、持续护理质量改进。18.岗位工作现场"7S管理":①整理、②整顿、③清扫、④清洁、⑤安全、⑥节约、⑦素养。

岗位工作 主要绩效 考核要点	1.规章制度。2.完成规定的护理工作。3.医德医风、社会责任。4.顾客沟通、医患纠纷处理。5.病区环境管理、健康宣教。6.护理工作流程。7.交接班及相关工作记录完整。8.服务态度。9.敬业奉献,遵守纪律,任劳任怨。10.工作主动、责任心。

岗位工 作关系	院内联系部门	院内各个科室、职能部门、后勤部门的相关领导和人员。
	院外联系部门	在医院、科室、护理部授权范围内与外界有关部门和机构沟通联系。

岗位工 作权限	1.对护理工作计划、实施、检查的参与权。2.有权监督实习护士的工作程序。

岗位工 作环境	1.在医院内工作,温度、湿度适宜。2.工作现场会接触到轻微粉尘及医疗中的刺激性气味,照明条件良好,一般无相关职业病发生。3.满足医疗工作的相关条件。

在现在的岗位已工作时间	自 年 月 日开始, 共计: 年

学历培训 经历经验	1.本科以上学历,有5年以上本科室护理工作经验。2.有临床医患、医务人员之间沟通经历、院内医院管理培训经历。3.有护理、抢救危重病人经历。4.年内最少有1篇论文发表,每年积极参加继续医学教育。5."三基"考试符合要求。6.中级专业技术职称。

岗位工作 技能要求	1.称职的中级专业技术职称。2.科室护理骨干。3.较好的口才和文字表达能力。4.良好的职业道德素质和团队合作精神。5.持续学习能力强。6.同事间协调与沟通能力。

岗位工作 其他要求	性别要求		年龄要求		婚姻	婚否不限
	身体要求		政治要求	事业性、组织观念强	业务要求	掌握本专业

岗位分析时间			填写人		

14.心脏内科晚班(小夜班)护士岗位说明书

岗位工作基本信息	岗位名称	晚班护士	所在部门	心脏内科	岗位编号	
	从属部门	医务部、护理部	岗位定员		所辖人数	
	直接上级	护士长	直接下级	实习护士、进修护士		

岗位使命工作概述	在护士长领导和上级护师指导下按照自己的职责独立做好护理工作、重视护理质量、提高病人满意度。按照时间、按照质量、按照数量标准完成自己的本职岗位工作。

岗位工作主要职责与任务	岗位职责。1.上班提前10分钟到病房,阅读交班报告及危重患者护理记录单,掌握上一班交班内容。树立以病人为中心,一切为了病人安全和健康的服务理念。2.交清病人总数、出入院、转科、病危、死亡人数及病室管理中应注意的问题。负责全病区病员的一切治疗、护理工作。完成交接班中待执行事项。3.新入院、急诊、抢救、危重、特殊病人、特殊检查、特殊治疗、输血及情绪异常的病人必须床旁交接,了解诊疗情况和护理完成情况。有无病人伤口出血、渗血情况。有无压疮、各种导管固定和引流通畅情况,并做好记录。4.按照护理等级规定时间或病人具体情况测量病人生命体征。5.急救器材、药品是否齐备完好,贵重、毒麻、限剧药品交接清楚并签名。6.检查备用药品、急救药品,如有沉淀、絮状物等质量问题,及时调整。如日期临近,做好明显标识或及时更换。检查医疗器械使用情况,及时更换和消毒,并写明消毒日期和更换日期。7.按时间发放口服药品,核对病人姓名,做到送药入手,倒温水,看药入口。8.按时间巡视病房。督促协助护理员进行晚间护理,照顾病人就寝,做好陪人管理,保持病室安静。9.各种治疗、护理、检查标本采集及各种处置完成后须签字,对尚未完成的工作,应向接班者交代清楚。10.认真执行各项规章制度和技术操作常规,严格"三查七对"。11.执行消毒隔离、无菌技术操作,预防医院感染。12.保持治疗室清洁、物品摆放整齐有序。13.适时对病人开展健康宣教,掌握病区病人动态情况。14.在办公室、治疗室、病房时应开门,以便了解情况。15.按规定准备白班治疗药品。16.负责病房安全与秩序,及时关、锁闭走廊大门,关注人员往来,对病人的陪护人员做到清楚明白。按时或根据气候变化关闭门窗、关闭电源开关。17.填写各种护理记录单,书写交班报告。18.工作现场"7S管理":①整理、②整顿、③清扫、④清洁、⑤安全、⑥节约、⑦素养。19.满意度。

岗位工作主要绩效考核要点	1.规章制度。2.完成规定的护理工作。3.医德医风、社会责任。4.顾客沟通、医患纠纷处理。5.病区环境管理、健康宣教。6.护理工作流程。7.交接班及相关工作记录。8.服务态度。9.敬业奉献,遵守纪律,任劳任怨。10.岗位工作主动性、责任心。

岗位工作关系	院内联系部门	院内各个科室、职能部门、后勤部门的相关领导和人员。
	院外联系部门	在医院、科室、护理部授权范围内与外界有关部门和机构沟通联系。

岗位工作权限	1.对科室护理工作计划、实施、检查的参与权。2.有监督实习护士、护理员的工作权。3.有向护士长、主任建议提出改进科室工作的权力,绩效薪酬分配建议权,等等。

岗位工作环境	1.在医院内工作,温度、湿度适宜。2.工作现场会接触到轻微粉尘及医疗中的刺激性气味,照明条件良好,一般无相关职业病发生。3.满足医疗工作的相关条件。

在现在的岗位已工作时间	自　　年　　月　　日开始,共计:　　年

学历培训经历经验	1.本科以上学历,有1年以上本科室护理工作经验。2.有临床医患、医务人员之间沟通经历、院内或者院外医院管理培训的经历。3.有护理、抢救危重病人经历。

岗位工作技能要求	1.称职的中级专业技术职称。2.科室护理骨干。3.较好的口才和文字表达能力。4.良好的职业道德素质和团队合作精神。5.持续学习能力强。6.同事间协调与沟通能力。

岗位工作其他要求	性别要求		年龄要求		婚姻	婚否不限
	身体要求		政治要求	事业性、组织观念强	业务要求	掌握本专业
岗位分析时间				填写人		

15.心脏内科夜班(大夜班)护士岗位说明书

岗位工作基本信息	岗位名称	夜班护士	所在部门	心脏内科	岗位编号	
	从属部门	医务部、护理部	岗位定员		所辖人数	
	直接上级	护士长	直接下级	实习护士、进修护士		
岗位使命工作概述	在护士长领导和上级护师指导下按照自己的职责独立做好护理工作、重视护理质量、提高病人满意度。按照时间、按照质量、按照数量标准完成自己的本职岗位工作。					
岗位工作主要职责与任务	**岗位职责。** 1.上班提前10分钟到病房,阅读交班报告及危重患者护理记录单,掌握上一班交班内容。树立以病人为中心,一切为了病人安全和健康服务理念。2.交清病人总数、出入院、转科、病危、死亡人数及病室管理中应注意的问题。3.新入院、急诊、抢救、危重、特殊病人、特殊检查、特殊治疗、输血及情绪异常的病人必须床旁交接,了解诊疗情况和护理完成情况。有无病人伤口出血、渗血情况,有无压疮,各种导管固定和引流通畅情况,并做好记录。4.按照护理等级规定时间或病人具体情况测量病人生命体征。5.急救器材、药品是否齐备完好,贵重、毒麻、限剧药品交接清楚并签名。6.检查备用药品、急救药品,如有沉淀、絮状物等质量问题,及时调整。如日期临近,做好明显标识或及时更换。检查医疗器械使用情况,及时更换和消毒,并写明消毒日期和更换日期。7.送取药盘,查对药品,按时发放口服药品,核对病人姓名,做到送药入手,倒温水,看药入口。8.按照规定时间巡视病房,如有异常,及时报告医生,妥善处理。9.各种治疗、护理、检查标本采集及各种处置完成情况须签字,对尚未完成的工作,应向接班者交代清楚。10.执行各项规章制度和技术操作常规,严格"三查七对"。11.执行消毒隔离、无菌技术操作,预防感染。12.保持治疗室清洁、物品摆放整齐有序。13.适时对有关病人开展健康宣教,病区病人动态情况。14.在办公室、治疗室、病房时应开门,以便了解情况。15.按规定准备白班治疗药品。16.负责病房安全与秩序,及时关、锁闭走廊大门,关注人员往来,对病人的陪护人员做到清楚明白。按时或根据气候变化关闭门窗、开关。17.遵循PDCA管理、追踪问题管理、熟悉可靠性管理、持续护理质量改进。18.岗位工作现场"7S管理":①整理、②整顿、③清扫、④清洁、⑤安全、⑥节约、⑦素养。					
岗位工作主要绩效考核要点	1.规章制度。2.完成规定的护理工作。3.医德医风、社会责任。4.顾客沟通、医患纠纷处理。5.病区环境管理、健康宣教。6.护理工作流程。7.交接班及相关工作记录完整。8.服务态度。9.敬业奉献,遵守纪律,任劳任怨。10.工作主动、责任心。					
岗位工作关系	院内联系部门	院内各个科室、职能部门、后勤部门的相关领导和人员。				
	院外联系部门	在医院、科室、护理部授权范围内与外界有关部门和机构沟通联系。				
岗位工作权限	1.对护理工作计划、实施、检查的参与权。2.有监督实习护士的工作权。3.有向护士长、主任建议提出改进科室工作的权力,绩效薪酬分配、制度改进建议权,等等。					
岗位工作环境	1.在医院内工作,温度、湿度适宜。2.工作现场会接触到轻微粉尘及医疗中的刺激性气味,照明条件良好,一般无相关职业病发生。3.满足医疗护理工作的相关条件。					
在现在的岗位已工作时间	自　　年　　月　　日开始,　　共计:　　年					
学历培训经历经验	1.本科以上学历,有5年以上本科室护理工作经验。2.有临床医患、医务人员之间沟通经历、院内医院管理培训经历。3.有护理、抢救危重病人经历。4.年内最少有1篇论文发表,每年积极参加继续医学教育。5."三基"考试符合要求。6.中级专业技术职称。					
岗位工作技能要求	1.称职的中级专业技术职称。2.科室护理骨干。3.较好的口才和文字表达能力。4.良好的职业道德素质和团队合作精神。5.持续学习能力强。6.同事间协调与沟通能力。					
岗位工作其他要求	性别要求		年龄要求		婚姻	婚否不限
	身体要求		政治要求	事业性、组织观念强	业务要求	掌握本专业
岗位分析时间			填写人			

16.心脏内科介入导管室护师岗位说明书

岗位工作基本信息	岗位名称	介入导管室护师	所在部门	心脏内科	岗位编号	
	从属部门	临床心脏内科	岗位定员		所辖人数	
	直接上级	护士长	直接下级	实习、进修护士		

岗位使命工作概述	在导管室负责人和护士长领导下,按照自己的职责独立做好病人导管检查护理工作、重视病人检查质量、提高病人满意度。按时、按质、按量完成自己的本职工作。

岗位工作主要职责与任务	岗位职责。1.上班提前10分钟到导管室,物品交接并签字。介入治疗前铺好床单、枕头,准备好手术包、手术器械,术后及时清理房间,物归原处,做好房间消毒。2.接诊介入治疗病人,校对病人姓名、性别、年龄、床号、手术名称、各种药物试验结果、皮肤准备情况。重危病人和特殊治疗经测心率、呼吸、血压和心电监护。正确完整记录生命体征。3.负责各种导管病人检查、治疗的预约登记,安排病人受检次序和导管报告的发放。术前引导病人卧于检查床,术后协助搬送病人。4.负责各种技术资料、摄像资料的保管、整理,及时领取各种表格、办公用品及各种药品、物品及抢救物品。5.按月、季、年进行各种工作量、收入等项目的统计工作。6.协助医生作好病人导管检查诊断及特殊治疗工作。7.检查医疗器械使用情况,及时更换和消毒,并写明消毒日期和更换日期。8.严格收费标准,做好门诊、住院病人导管检查和治疗费用记账工作。9.负责导管及附件的保养、清洗、消毒工作。10.认真对所有器材及时清洗、消毒,确保各种物品处于能用最佳状态。定期对导管及附件进行细菌培养工作,确保导管及附件符合消毒使用要求。11.认真执行各项规章制度和技术操作常规,严格"三查七对"。12.严格执行消毒隔离、无菌技术操作,预防交叉感染。13.保持导管室清洁、物品整齐、使用物品标识明确。14.报废器材认真登记及时补充,以保证检查治疗工作的正常运转。15.维持导管室病人检查秩序,帮助需要帮助的病人。16.重视导管检查资料积累,结合实际开展科研工作。17.下班前对各部位检查一遍,该上锁部位上锁,确保安全后方可离去。18.遵循PDCA管理、追踪问题、熟悉可靠性管理、持续护理质量改进。19.工作现场"7S管理":①整理、②整顿、③清扫、④清洁、⑤安全、⑥节约、⑦素养。20.持续学习与工作创新能力。

岗位工作主要绩效考核要点	1.规章制度。2.完成规定的护理工作。3.医德医风、社会责任。4.顾客沟通、医患纠纷处理。5.导管室环境管理、健康宣教。6.工作流程。7.交接班及相关工作记录完整。8.服务态度。9.敬业奉献,遵守纪律,任劳任怨。10.工作主动性、责任心。

岗位工作关系	院内联系部门	院内各个科室、职能部门、后勤部门的相关领导和人员。
	院外联系部门	在医院、科室、护理部授权范围内与外界有关部门和机构沟通联系。

岗位工作权限	1.对导管室工作计划、实施、检查的参与权。2.有监督实习护士的工作权。3.有向护士长、主任建议提出改进科室工作的权力。绩效薪酬分配、制度改进建议权,等等。

岗位工作环境	1.在医院内工作,温度、湿度适宜。2.工作现场会接触到轻微粉尘及医疗中的刺激性气味,照明条件良好,一般无相关职业病发生。3.满足医疗工作的相关条件。

在现在的岗位已工作时间	自 年 月 日开始, 共计: 年

学历培训经历经验	1.大专以上学历,有5年以上本科室护理工作经验。2.有临床医患、医务人员之间沟通经验、院内医院管理培训经历。3.有护理、抢救危重病人经历。4.年内最少有1篇论文发表,积极参加继续医学教育。5."三基"考试符合要求。6.中级专业技术职称。

岗位工作技能要求	1.称职的中级专业技术职称。2.科室护理骨干。3.较好的口才和文字表达能力。4.良好的职业道德素质和团队合作精神。5.工作协调、沟通能力。6.持续学习能力。

岗位工作其他要求	性别要求		年龄要求		婚姻	婚否不限
	身体要求		政治要求	事业性、组织观念强	业务要求	掌握本专业
岗位分析时间				填写人		

17.心脏内科护理组长岗位说明书

岗位工作 基本信息	岗位名称	护理组长	所在部门	心脏内科	岗位编号	
	从属部门	医务部、护理部	岗位定员		所辖人数	
	直接上级	护士长	直接下级	护士、进修、实习护士		

岗位使命 工作概述	在护士长领导和上级护师指导下按照自己的职责独立负责护理组工作、重视护理质量、提高病人满意度。按照时间、按质量、按数量标准完成自己的本职岗位工作。

岗位工作 主要职责 与任务	岗位职责。1.在护士长的领导下,负责护理小组的日常工作(包括治疗和护理分工,负责当日护理组员的床位分配)。2.参加医护大交班,参与 N 班做好床头交接,组织护理查房,按护士形象要求温馨巡视。做好分管病人晨晚间护理。3.动态管理及质量监控。4.督促责任护士严格执行各项规章制度和技术操作规程。5.指导、检查责任护士落实基础护理,同时完成危重病人、特殊病人的护理,提出潜在护理问题,制定有预见性的护理措施和薄弱环节的防范措施,确保护理工作质量。6.带领责任护士对分管病人进行临床护理评估,运用整体护理程序开展工作,落实分管病人的各项检查与化验,做好外出检查病人的评估。7.协助组内的注射、输液与治疗、疑难技术和抢救工作,随时检查、指导医嘱、护理措施落实情况,及时与责任护士沟通。8.按照护理级别要求巡视病房,多与病人沟通,了解病情及病人需要,有针对性做好术前、术后、特殊治疗与新入院病人的宣教工作及健康指导,按护理程序实施优质护理服务。9.及时与办公班沟通,了解分管病人更改饮食情况并通知病人,对次日外出检查病人进行首次评估与健康指导。负责所有护理记录单的书写质量控制,检查医嘱执行情况。10.与各种人群沟通协调,接待患者及家属咨询。协助做好病区护理管理工作,护士长请假外出时行使护士长行政管理权,进行团队沟通,协助并处理相关事宜。11.执行各种上报制度(不良事件、突发事件、纠纷、针刺伤等的上报)。12.积极参加各种护理培训,以掌握最新技术发展动态。13.组织或主持护理查房,护理会诊和个案讨论,负责对责任护士业务指导及技术训练。14.每月负责护理工作量统计,参与绩效考核分配落实。15.遵循 PDCA 管理、追踪问题管理、熟悉可靠性管理、持续护理质量改进。16.工作现场"7S 管理":①整理、②整顿、③清扫、④清洁、⑤安全、⑥节约、⑦素养。17.完成临时性工作任务。18.满意度。

岗位工作 主要绩效 考核要点	1.规章制度落实。2.完成规定的护理工作、数量指标、质量指标、效率指标、服务指标。3.医德医风、社会责任。4.顾客、病人沟通、医患纠纷处理。5.病区环境管理、健康宣教、培训帮带等。6.科室工作流程规范。7.交接班及相关工作记录完整。

岗位工 作关系	院内联系部门	院内各个科室、职能部门、后勤部门的相关领导和人员。
	院外联系部门	在医院、科室、护理部授权范围内与外界有关部门和机构沟通联系。

岗位工 作权限	1.对本科室日常护理工作计划、实施、检查的参与权,对本科室内护理人员奖励的建议权。2.有监督实习护士的日常工作权。3.薪酬分配规章制度持续改进建议权。

岗位工 作环境	1.在医院内工作,温度、湿度适宜。2.工作现场会接触到轻微粉尘及医疗中的刺激性气味,照明条件良好,一般无相关职业病发生。3.满足医疗工作的相关条件。

在现在的岗位已工作时间	自　　年　　月　　日开始,　　共计:　　年

学历培训 经历经验	1.本科以上学历,有 5 年以上本科室护理工作经验。2.有临床完整的护理实习记录、院内医院管理或者院外医院管理培训经历。3.有护理工作、抢救危重病人的经历。

岗位工作 技能要求	1.称职的中级专业技术职称。2.科室护理培养骨干。3.较好的口才和文字表达能力。4.良好的职业道德素质和团队合作精神。5.持续学习能力强。6.同事间协调沟通能力。

岗位工作 其他要求	性别要求		年龄要求		婚姻	婚否不限
	身体要求		政治要求	事业性、组织观念强	业务要求	掌握本专业
岗位分析时间				填写人		

18.心脏内科一级责任护士岗位说明书

岗位工作基本信息	岗位名称	一级责任护士	所在部门	心脏内科	岗位编号	
	从属部门	医务部、护理部	岗位定员		所辖人数	
	直接上级	护士长	直接下级	实习、进修护士		

岗位使命工作概述	在护士长领导和上级职称护师指导下按照自己的职责独立做好护理工作、重视护理质量、提高病人满意度。按照时间、按质量、按数量标准完成自己的本职岗位工作。

岗位工作主要职责与任务	**岗位职责。**1.取得护士执业资格并经过注册。树立以病人为中心的服务理念,尊重病人权利,体现人性化护理,注意沟通技巧,保持良好的护患关系。2.具备整体护理知识,熟悉专科护理业务,运用护理程序对病人实施整体护理,包括熟练评估病人,制订护理计划,完成健康教育、心理护理,落实并修订病人的护理计划,书写护理记录。3.上班时提前10～15分钟到病房,阅读交班报告及危重患者护理记录单,掌握夜班交班内容。4.随同夜班护士、护士长进行床旁交班,了解新入院病人、危重病人、特殊病人情况,并检查抢救药品及抢救仪器的运转状态。5.查对夜班医嘱。处理医嘱并执行。在护士长领导和二、三级护士指导下进行工作。6.负责管理区域、物品、仪器交接、保管、完善、清洁。7.负责病人基础护理,在上级护士指导下参与病人观察、治疗、护理、健康教育的工作。8.参与主治医师、住院医师查房。参加疑难病例、死亡病例的讨论。9.参加护理查房、护理会诊、护理病案讨论、业务学习和技术训练。10.工作现场"7S管理":①整理、②整顿、③清扫、④清洁、⑤安全、⑥节约、⑦素养。11.完成领导交代的临时性工作任务。12.满意度。 **执行职责。**1.严格执行医疗护理技术操作常规及各项管理及医院制度。2.落实"三查七对",消毒隔离制度。3.落实各种学习、会议制度。4.按照规定处理医疗废物。 **职业道德。**1.遵纪守法。2.尊重患者权利,保守病人秘密。3.廉洁行医,文明礼貌,卓越服务。4.发扬团队精神,和谐共事。5.工作积极性、主动性、创新性,责任心。 **教学与科研。**1.持续学习与创新能力。2.不断总结经验,结合临床实际撰写论文。

岗位工作主要绩效考核要点	1.规章制度落实。2.完成规定的护理工作、数量指标、质量指标、效率指标、服务指标。3.医德医风、社会责任。4.顾客通、医患纠纷处理。5.病区环境管理、健康宣教、培训帮带等。6.科室工作流程规范。7.交接班及相关工作记录完整。8.服务态度。9.敬业奉献,遵守纪律,任劳任怨。10.岗位工作积极、主动性,责任心。

岗位工作关系	院内联系部门	院内各个科室、职能部门、后勤部门的相关领导和人员。
	院外联系部门	在医院、科室、护理部授权范围内与外界有关部门和机构沟通联系。

岗位工作权限	1.对本科室日常护理工作计划、实施、检查的参与权,对本科室内护理人员奖励的建议权。2.有监督实习护士的日常工作权。3.有向护士长、主任、主任护师或者上级领导建议提出改进科室工作的权力,薪酬分配建议权,制度持续改进权,等等。

岗位工作环境	1.在医院内工作,温度、湿度适宜。2.工作现场会接触到轻微粉尘及医疗中的刺激性气味,照明条件良好,一般无相关职业病发生。3.满足医疗工作的相关条件。

在现在的岗位已工作时间	自　　年　　月　　日开始,　共计:　　年

学历培训经历经验	1.本科以上学历,有1年以上本科室护理工作经验。2.有临床完整的护理实习记录、院内医院管理培训经历。3.有护理、抢救危重病人经历。4.年内最少有1篇习作论文,每年积极参加继续医学教育。5."三基"考试符合要求。6.初级专业技术职称。

岗位工作技能要求	1.称职的初级专业技术职称。2.科室护理潜在骨干。3.较好的口才和文字表达能力。4.良好的职业道德素质和团队合作精神。5.持续学习能力强。6.同事间协调沟通能力。

岗位工作其他要求	性别要求		年龄要求		婚姻	婚否不限
	身体要求		政治要求	事业性、组织观念强	业务要求	掌握本专业
岗位分析时间				填写人		

19.心脏内科二级责任护师岗位说明书

岗位工作 基本信息	岗位名称	二级责任护师		所在部门		心脏内科		岗位编号	
	从属部门	医务部、护理部		岗位定员				所辖人数	
	直接上级	护士长		直接下级			实习、进修护士		
岗位使命 工作概述	在护士长领导和上级职称护师指导下按照自己的职责独立做好护理工作、重视护理质量、提高病人满意度。按照时间、按质量、按数量标准完成自己的本职岗位工作。								
岗位工作 主要职责 与任务	**岗位职责。** 1.取得护士执业资格并经过注册。树立以病人为中心的服务理念,尊重病人权利,体现人性化护理,注意沟通技巧,保持良好的护患关系。2.负责管理病房区域、物品、仪器交接、保管、完善、清洁。3.负责二、三级护理病人的病情观察、治疗、护理、健康教育等工作,在三级护士指导下参与一级护理、危重病人病情观察、治疗、护理、健康教育等工作。4.参与主治医师、住院医师查房。参加特殊检查病人或新开展手术、疑难病例、死亡病例的讨论。5.参加科室临床带教任务、护理查房、护理会诊、护理病案讨论、业务学习和技术训练。6.参加护理差错、事故的讨论、护理质量控制。7.指导一级护士和卫生员的工作。8.能指导一级责任护士工作。自己负责区域管理符合要求,物品、药品等交接、保管、完善、清洁达标。9.工作相关的规章制度、操作规程,质量标准等落实。10.熟悉管理病人的病情、观察到位、治疗和护理措施准确及时、健康教育工作落实,沟通有效,病人满意度高。11.掌握 PDCA 循环管理,追踪问题管理,风险危机管理,持续改进等各类工具。12.参加护理查房、护理会诊、护理病案讨论、护理差错、事故的讨论、护理质量控制,能提出意见。13.工作现场"7S 管理":①整理、②整顿、③清扫、④清洁、⑤安全、⑥节约、⑦素养。14.完成领导交代的临时性工作任务。15.满意度。 **执行职责。** 1.严格执行医疗护理技术操作常规及各项管理及医院制度。2.落实"三查七对",消毒隔离制度。3.落实各种学习、会议制度。4.按照规定处理医疗废物。 **职业道德。** 1.遵纪守法。2.尊重患者权利,保守病人秘密。3.廉洁行医,文明礼貌,卓越服务。4.发扬团队精神,和谐共事。5.工作积极性、主动性、创新性、责任心。 **教学与科研。** 1.持续学习与创新能力。2.不断总结经验,结合临床实际撰写论文。								
岗位工作 主要绩效 考核要点	1.规章制度落实。2.完成规定的护理工作、数量指标、质量指标、效率指标、服务指标。3.医德医风、社会责任。4.顾客通、医患纠纷处理。5.病区环境管理、健康宣教、培训帮带等。6.科室工作流程规范。7.交接班及相关工作记录完整。8.服务态度。9.敬业奉献,遵守纪律,任劳任怨。10.岗位工作积极、主动性,责任心。								
岗位工 作关系	院内联系部门	院内各个科室、职能部门、后勤部门的相关领导和人员。							
	院外联系部门	在医院、科室、护理部授权范围内与外界有关部门和机构沟通联系。							
岗位工 作权限	1.对本科室日常护理工作计划、实施、检查的参与权,对本科室内护理人员奖励的建议权。2.有监督实习护士的日常工作权。3.薪酬分配、规章制度持续改进建议权。								
岗位工 作环境	1.在医院内工作,温度、湿度适宜。2.工作现场会接触到轻微粉尘及医疗中的刺激性气味,照明条件良好,一般无相关职业病发生。3.满足医疗工作的相关条件。								
在现在的岗位已工作时间	自 年 月 日开始, 共计: 年								
学历培训 经历经验	1.本科及以上学历,有 5 年以上本科室护理工作经验。2.有临床完整的护理实习记录、院内或者院外医院管理培训经历。3.有岗位护理工作、抢救危重病人经历。								
岗位工作 技能要求	1.称职的中级专业技术职称。2.科室护理潜在骨干。3.较好的口才和文字表达能力。4.良好的职业道德素质和团队合作精神。5.持续学习本岗位专业知识的能力强。								
岗位工作 其他要求	性别要求		年龄要求			婚姻		婚否不限	
	身体要求		政治要求	事业性、组织观念强		业务要求		掌握本专业	
岗位分析时间				填写人					

20.心脏内科三级责任护师岗位说明书

岗位工作 基本信息	岗位名称	三级责任护师	所在部门	心脏内科	岗位编号	
	从属部门	医务部、护理部	岗位定员		所辖人数	
	直接上级	护士长	直接下级	实习、进修护士		

岗位使命 工作概述	在护士长领导和上级职称护师指导下按照自己的职责独立做好护理工作、重视护理质量、提高病人满意度。按照时间、按质量、按数量标准完成自己的本职岗位工作。

岗位工作 主要职责 与任务	**岗位职责。**1.取得护士执业资格并经过注册。树立以病人为中心的服务理念。2.负责一级护理、危重病人的病情观察、治疗、护理、健康教育等工作。3.参与主治医师、住院医师查房。参加特殊病人检查或新开展业务、疑难病例、死亡病例的讨论。4.主持护理查房、护理会诊、护理病案讨论及业务学习和技术训练,承担科外护理会诊任务。5.参加护理差错、事故的讨论、护理质量控制。6.指导一、二级护士和卫生员的工作。能指导一、二级责任护士工作。7.自己负责病房区域管理符合要求,物品、药品等交接、保管、完善、清洁达标。8.熟悉管理病人的病情,观察到位、治疗和护理措施准确及时,健康教育工作落实,沟通有效,病人满意度高。9.危重病人管理质量达标,医生满意度高。10.与医生和其他人员沟通流畅,病人需求满足及时。11.临床带教计划及时落实、有效,带教对象满意度高。12.主持的业务学习和培训计划及时、有效,个人各级考核达标。13.参加护理查房、护理会诊、护理病案讨论、护理差错、事故的讨论、护理质量控制,能提出正确意见。14.护士长不在岗时,统筹科室工作效果好。15.掌握PDCA循环管理,追踪问题管理,风险危机管理,持续改进等各类工具。16.按照规定处理医疗垃圾与废物。17.工作现场"7S管理":①整理、②整顿、③清扫、④清洁、⑤安全、⑥节约、⑦素养。18.满意度。 **执行职责。**1.严格执行医疗护理技术操作常规及各项管理及医院制度。2.落实"三查七对",消毒隔离制度。3.落实各种学习、会议制度。4.按照规定处理医疗废物。 **职业道德。**1.遵纪守法。2.尊重患者权利,保守病人秘密。3.廉洁行医,文明礼貌,卓越服务。4.发扬团队精神,和谐共事。5.工作积极性、主动性、创新性、责任心。 **教学与科研。**1.持续学习与创新能力。2.不断总结经验,结合临床实际撰写论文。

岗位工作 主要绩效 考核要点	1.规章制度落实。2.完成规定的护理工作、数量指标、质量指标、效率指标、服务指标。3.医德医风、社会责任。4.顾客通、医患纠纷处理。5.病区环境管理、健康宣教、培训帮带等。6.科室工作流程规范。7.交接班及相关工作记录完整。8.服务态度。9.敬业奉献,遵守纪律,任劳任怨。10.岗位工作积极、主动性,责任心。

岗位工 作关系	院内联系部门	院内各个科室、职能部门、后勤部门的相关领导和人员。
	院外联系部门	在医院、科室、护理部授权范围内与外界有关部门和机构沟通联系。

岗位工作 权限	1.对本科室日常护理工作计划、实施、检查的参与权,对本科室内护理人员奖励的建议权。2.有监督实习护士的日常工作权。3.薪酬分配、规章制度持续改进建议权。

岗位工 作环境	1.在医院内工作,温度、湿度适宜。2.工作现场会接触到轻微粉尘及医疗中的刺激性气味,照明条件良好,一般无相关职业病发生。3.满足医疗工作的相关条件。

在现在的岗位已工作时间	自　　年　　月　　日开始,　　共计:　　年

学历培训 经历经验	1.本科以上学历,有10年以上本科室护理工作经验。2.有临床完整的护理实习记录、院内医院管理培训经历。3.有岗位责任护理工作经历、抢救危重病人经历。

岗位工作 技能要求	1.称职的高级专业技术职称。2.科室护理潜在骨干。3.较好的口才和文字表达能力。4.良好的职业道德素质和团队合作精神。5.持续学习能力强。6.同事间协调与沟通能力。

岗位工作 其他要求	性别要求		年龄要求		婚姻	婚否不限
	身体要求		政治要求	事业性、组织观念强	业务要求	掌握本专业

岗位分析时间			填写人	

21.心脏内科责任护师岗位说明书

岗位工作基本信息	岗位名称	责任护师	所在部门	心脏内科	岗位编号	
	从属部门	医务部、护理部	岗位定员		所辖人数	
	直接上级	护士长	直接下级	进修、实习护士		

岗位使命工作概述	在护士长领导和上级护师指导下按照自己的职责独立完成自己的工作、重视护理质量、提高病人满意度。按照时间、按照质量、按照数量标准完成本职工作。

岗位工作主要职责与任务	岗位职责。1.参加医护早交班,参加床头交接班及护理查房,按护士形象要求温馨巡视,重点交接分管病人,清点病人数,督促请假病人返回。2.完成分管病人晨晚间护理。3.在护士长、护理组长的领导下,负责分管病人的各项护理工作,保证分管病人的护理质量。4.按级别护理、要求巡视病人,密切观察病人的病情动态,了解病情及病人的需要,做好术前、术后及新入院病人的宣传工作及健康指导,运用护理程序开展工作。5.做好分管病人各项治疗,落实基础护理和专科护理以及特殊护理,确保操作规程符合规范,发现异常及时报告组长及值班医生及时处理。6.完成新入院病人处置,负责分管病人的各项治疗、护理及危重病人的抢救,在组长的指导下完成危重病人的治疗与护理,对所分管病人了如指掌。7.按时绘制普测体温单填写大小便,每周填写病人体重及时书写护理记录,做好分管病人的出院护理。8.负责回收并检查治疗单、注射单执行签名并确认。9.倾倒所管病人引流液并记录。在组长带领下与相关班次进行床头交接班。10.执行各种上报制度。11.积极参加各种护理培训,以掌握最新技术发展动态。12.工作现场"7S管理":①整理、②整顿、③清扫、④清洁、⑤安全、⑥节约、⑦素养。13.按照规定处理医疗废物与垃圾。 制度执行。1.执行规章制度和技术操作常规,按流程操作。2.执行岗位职责,查对制度及相关管理规定。3.严格执行消毒隔离、无菌技术操作流程,预防医院感染。 职业道德。1.卓越服务。2.尊重患者权利,保守医疗秘密。3.勤奋工作,文明礼貌,视病人为亲人。4.团队精神,和谐共事。5.工作积极性、主动性、创新性、责任心。 学习与创新。1.持续学习、具备PDCA、持续改进、沟通技巧、追踪问题理念。2.不断总结经验,结合临床实际撰写论文。3.积极参加医学继续教育。4.服务病人创新。

岗位工作主要绩效考核要点	1.规章制度落实。2.完成规定的护理工作、数量指标、质量指标、效率指标、服务指标。3.医德医风、社会责任。4.顾客通、医患纠纷处理。5.病区环境管理、健康宣教、培训帮带等。6.科室工作流程规范。7.交接班及相关工作记录完整。8.服务态度。9.敬业奉献,遵守纪律,任劳任怨。10.岗位工作积极、主动性、责任心。

岗位工作关系	院内联系部门	院内各个科室、职能部门、后勤部门的相关领导和人员。
	院外联系部门	在医院、科室、护理部授权范围内与外界有关部门和机构沟通联系。

岗位工作权限	1.对本科室日常护理工作计划、实施、检查的参与权,对本科室内护理人员奖励的建议权。2.有监督实习护士日常工作权。3.薪酬分配、规章制度持续改进建议权。

岗位工作环境	1.在医院内工作,温度、湿度适宜。2.工作现场会接触到轻微粉尘及医疗中的刺激性气味,照明条件良好,一般无相关职业病发生。3.满足医疗工作的相关条件。

在现在的岗位已工作时间	自 年 月 日开始, 共计: 年

学历培训经历经验	1.本科以上学历,有5年以上本科室护理工作经验。2.有临床完整的护理实习记录、院内医院管理培训经历。3.有岗位护理工作经验、抢救危重病人经历。

岗位工作技能要求	1.称职的中级专业技术职称。2.科室护理培养骨干。3.较好的口才和文字表达能力。4.良好的职业道德素质和团队合作精神。5.持续学习本岗位专业知识的能力强。

岗位工作其他要求	性别要求		年龄要求		婚姻	婚否不限
	身体要求		政治要求	事业性、组织观念强	业务要求	掌握本专业
岗位分析时间				填写人		

22.心脏内科护理员岗位说明书

<table>
<tr><td rowspan="3">岗位工作
基本信息</td><td>岗位名称</td><td>护理员</td><td>所在部门</td><td colspan="2">心脏内科</td><td>岗位编号</td><td></td></tr>
<tr><td>从属部门</td><td>护理部、科室</td><td>岗位定员</td><td colspan="2"></td><td>所辖人数</td><td></td></tr>
<tr><td>直接上级</td><td>护士长、相关人员</td><td>直接下级</td><td colspan="4">授权相关人员</td></tr>
<tr><td>岗位使命
工作概述</td><td colspan="7">在护士长领导和上级护师、护士的指导下按照自己的职责独立做好护理员工作、重视危重病人护理质量、提高病人满意度。按时、按质、按量完成自己的本职工作。</td></tr>
<tr><td rowspan="1">岗位工作
主要职责
与任务</td><td colspan="7">岗位职责。1.在护士长领导和护士指导下工作。2.上班遵守劳动纪律,尽职尽责。3.执行护理员的工作制度与流程。4.按规定参加医院、科室相关会议。5.担任病人生活护理工作,如帮助重病人、不能够自理的病人洗漱、喂饭、洗脚、大小便、整理床铺、帮助病人购买生活用品,并且随时清理病人生活废物,联系病人家庭人员,跟随护士查房、了解危重病人、特殊病人、手术前后病人护理重点。6.保持科室物品的清洁与卫生,仪器与设备卫生清洁工作。7.履行护理员岗位职责与任务,保持洗漱间卫生清洁无臭味。8.随时巡视病房,应接病人呼唤,保持病房楼梯卫生清洁无臭味。9.执行预防患者跌倒坠床压疮制度。10.做好病人入院前的准备工作和出院后床单位整理和清洁工作,及时收集病人,并按照需要送出病人临时化验标本和其他外送病人物品工作。11.护理员独立工作能力,护理员独立解决主管范围内的卫生工作能力。12.处理护理病人的问题考虑全面遵循伦理原则。13.科室整体卫生与清洁,保持重病人床单位卫生与整洁,保持病房空床的卫生与整洁。14.处理患者和家属的相关问题,上班时干卫生符合要求,负责收回出院患者规定的科室用品。15.住院患者的服务满意度不断提升。16.病人饮食与开水落实到每位患者。17.岗位工作现场"7S管理":①整理、②整顿、③清扫、④清洁、⑤安全、⑥节约、⑦素养。

执行职责。1.执行国家相关法律法规,行业规章制度、标准、职责、操作规范与流程,严格执行医院和科室的各项管理制度。2.参加医院举办的相关工作会议。

职业道德。1.本职职业素质持续提升,热爱护理员。2.廉洁工作,文明礼貌,卓越服务。3.发扬团队精神,和谐共事。4.工作积极性、主动性、责任心。5.满意度。

持续学习。1.持续学习与工作改进能力。2.掌握、了解院内外本专业发展动态。3.对工作中存在的问题与缺陷有持续改进计划并实施。4.发现问题解决问题能力。

工作创新。善于发现工作中的问题、缺陷,分析问题缺陷与解决问题缺陷的能力。</td></tr>
<tr><td>岗位工作
主要绩效
考核要点</td><td colspan="7">1.规章制度落实。2.完成规定的护理工作、数量指标、质量指标、效率指标、服务指标。3.医德医风、社会责任。4.顾客沟通、医患护理生活问题处理。5.病区环境管理、健康宣教、培训帮带等。6.科室护理、清洁工作流程规范性程度。7.满意度。</td></tr>
<tr><td rowspan="2">岗位工作关系</td><td>院内联系部门</td><td colspan="6">院内各个科室、职能部门、后勤部门的相关领导和人员。</td></tr>
<tr><td>院外联系部门</td><td colspan="6">在医院、科室、护理部授权范围内与外界有关部门和机构沟通联系。</td></tr>
<tr><td>岗位工
作权限</td><td colspan="7">1.对本科室日常护理病人生活工作计划、实施、检查的参与权,对本科室内护理人员考评的参与权。2.针对问题、缺陷有持续改进计划,薪酬分配、制度改进建议权。</td></tr>
<tr><td>岗位工
作环境</td><td colspan="7">1.在医院内工作,温度、湿度适宜。2.工作现场会接触到轻微粉尘及医疗中的刺激性气味,照明条件良好,一般无相关职业病发生。3.满足医疗工作的相关条件。</td></tr>
<tr><td>在现在的岗位已工作时间</td><td colspan="7">自　　年　　月　　日开始,　共计:　　年</td></tr>
<tr><td>学历经验</td><td colspan="7">1.小学以上学历。2.有1年以上本科室护理工作经验。3.学习本岗位专业知识能力。</td></tr>
<tr><td>岗位工作
技能要求</td><td colspan="7">1.上班不接收快递包裹、不带熟人检查看病、不干私活不吃零食。2.护理病人关手机,上班不上网、不玩手机微信查资料打游戏。3.上班时不相互聊天、闲谈。</td></tr>
<tr><td rowspan="2">岗位工作
其他要求</td><td>性别要求</td><td></td><td>年龄要求</td><td></td><td>婚姻</td><td colspan="2">婚否不限</td></tr>
<tr><td>身体要求</td><td></td><td>政治要求</td><td>事业性、组织观念强</td><td>业务要求</td><td colspan="2">掌握本专业</td></tr>
<tr><td colspan="3" align="center">岗位分析时间</td><td colspan="2"></td><td colspan="2" align="center">填写人</td><td></td></tr>
</table>

23.心脏内科卫生员岗位说明书

岗位工作基本信息	岗位名称	卫生员	所在部门	心脏内科	岗位编号	
	从属部门	护理部、科室	岗位定员		所辖人数	
	直接上级	护士长、相关人员	直接下级	授权相关人员		

岗位使命工作概述	在护士长领导和上级护师、护士的指导下按照自己的职责独立做好卫生员工作、重视病房卫生质量、提高病人满意度。按时、按质、按量完成自己的本职工作。

岗位工作主要职责与任务	**岗位职责。**1.在护士长领导和护士指导下做病房卫生工作。2.上班遵守劳动纪律,尽职尽责。3.执行卫生员的工作制度与流程。4.按规定参加医院、科室相关会议。5.担任病房、病人生活卫生工作,如帮助重病人、不能够自理的病人洗漱、喂饭、洗脚、大小便、整理床铺、帮助病人购买生活用品,并且随时清理病人生活废物,联系病人家庭人员,跟随护士查房,了解危重病人、特殊病人、手术前后病人护理重点。6.保持科室物品的清洁与卫生,仪器与设备卫生清洁工作。7.履行护理员岗位职责与任务,保持洗漱卫生清洁无臭味。8.随时巡视病房,应接病人呼唤,保持病房楼梯卫生清洁无臭味。9.执行预防患者跌倒坠床压疮制度。10.担任病房的门、窗、地面、床头桌椅及厕所、浴室的清洁工。11.按照规定或者根据病人需要及时做好病房病员饮用水供应。12.消毒病人脸盆茶具痰盂便器用具。13.卫生员独立工作能力,护送病人、领送物品及外勤工作。14.工作责任心,工作积极认真、细心。病房管理,病室清洁、整齐、无异味,水壶清洁,给水壶及时加水。15.卫生间物品摆放整齐等。被服、床头桌、病室、卫生间及水壶、楼道清洁符合要求。16.物品管理,病室或科室管理,节约用水,按时关灯,空调管理,消毒洗手液管理符合要求。17.工作现场"7S管理":①整理、②整顿、③清扫、④清洁、⑤安全、⑥节约、⑦素养。 **执行职责。**1.执行国家相关法律法规,行业规章制度、标准、职责、操作规范与流程,严格执行医院和科室的各项管理制度。2.参加医院举办的相关工作会议。 **职业道德。**1.本职职业素质持续提升,热爱护理员。2.廉洁工作,文明礼貌,卓越服务。3.发扬团队精神,和谐共事。4.工作积极性、主动性、责任心。5.满意度。 **持续学习。**1.持续学习与针对工作缺陷问题持续改进能力。2.掌握、了解院内外本护理专业发展动态。3.对工作中存在的问题与缺陷有持续改进计划并实施。 **工作创新。**善于发现工作中的问题、缺陷,分析问题缺陷与解决问题缺陷的能力。

岗位工作主要绩效考核要点	1.规章制度落实。2.完成规定的护理卫生工作、数量指标、质量指标、效率指标、服务指标。3.医德医风、社会责任。4.顾客沟通、医患生活问题处理。5.病区环境管理、健康宣教等。6.科室护理清洁工作流程规范。7.医疗护理核心制度执行情况。

岗位工作关系	院内联系部门	院内各个科室、职能部门、后勤部门的相关领导和人员。
	院外联系部门	在医院、科室、护理部授权范围内与外界有关部门和机构沟通联系。

岗位工作权限	1.对本科室日常护理病人生活工作计划、实施、检查的参与权,对本科室内护理人员考评的参与权。2.针对问题、缺陷有持续改进计划,制度改进建议权,等等。

岗位工作环境	1.在医院内工作,温度、湿度适宜。2.工作现场会接触到轻微粉尘及医疗中的刺激性气味,照明条件良好,一般无相关职业病发生。3.满足医疗工作的相关条件。

在现在的岗位已工作时间	自　　年　　月　　日开始,　　共计:　　年

学历经验	1.小学以上学历。2.有1年以上本科室护理工作经验。3.本岗位专业知识的能力强。

岗位工作技能要求	1.上班不接收快递包裹、不带熟人检查看病、不干私活不吃零食。2.护理病人关手机,上班不上网、不玩手机微信查资料打游戏。3.上班时不相互聊天、闲谈。

岗位工作其他要求	性别要求		年龄要求		婚姻	婚否不限
	身体要求		政治要求	事业性、组织观念强	业务要求	掌握本专业

岗位分析时间		填写人	

二、消化内科护理人员岗位说明书

1.消化内科护士长岗位说明书

<table>
<tr><td rowspan="3">岗位工作
基本信息</td><td>岗位名称</td><td>护士长</td><td>所在部门</td><td colspan="2">消化内科</td><td>岗位编号</td><td></td></tr>
<tr><td>从属部门</td><td>医务部、护理部</td><td>岗位定员</td><td colspan="2"></td><td>所辖人数</td><td></td></tr>
<tr><td>直接上级</td><td>科主任、护理部</td><td>直接下级</td><td colspan="4">护理人员,实习、进修护士</td></tr>
<tr><td>岗位使命
工作概述</td><td colspan="7">在科主任与护理部领导下,全面负责科室护理工作、业务、技术、病房管理、护士思想工作,物资管理等工作。
是科室护士的思想、业务、行政管理的第一责任人。</td></tr>
<tr><td rowspan="1">岗位工作
主要职责
与任务</td><td colspan="7">领导职责。1.在科主任和护理部主任领导下,负责科室的护理、业务及行政管理工作,完成各项数量、质量与绩效指标。2.重视思想政治工作,经常对护士进行职业道德教育工作。3.根据护理部的安排,结合本科具体情况制订本科的护理工作计划和科研计划并落实。4.负责制订本科室的护理发展规划,年度、月度、周工作计划并组织实施。5.护理查房和随同科主任查房,了解工作中存在问题,加强医护联系与医患沟通。6.确定护士的轮转和临时调配。7.协调与其他科室关系,搞好科内、外沟通,以保证护理工作正常进行。8.医护人员文明行医,树立良好的医德医风。
管理职责。1.早上班带领护士对急、危重症、新入院患者床旁交班,检查危重抢救病人的情况,对复杂的护理技术或新开展的业务,要具体指导。2.改善服务态度,认真履行岗位职责,严格执行各项规章制度和操作规程,严防差错事故的发生。3.落实交接班内容并记录完善。4.提高设备使用效率。5.加强病房管理。6.加强物资管理,账物相符。7.落实患者治疗饮食。8.护理文书符合要求。9.落实基础和专科护理工作,按流程操作。10.协调与胃镜室的关系。11.掌控急救室情况。12.落实岗位责任制护理工作。13.重视科室护理绩效考核与管理及积极分配合理性和科学性。
教学与科研职责。1.加强业务训练,并注意护士业务素质的培养。2.组织安排并检查实习护士、进修护士在本科各病室的临床教学和实习情况。3.参加护理教学、设计科室护理科研课题,并组织实施。4.完成有关领导安排的其他临时性工作任务。
工作创新。善于发现工作中的问题、缺陷,分析问题与解决问题的能力,持续改进。</td></tr>
<tr><td>岗位工作
主要绩效
考核要点</td><td colspan="7">1.规章制度落实。2.护理、学术、科研等工作数量指标、质量指标、效率指标、经济指标。3.顾客沟通,处理病人投诉与纠纷。4.医德医风、社会责任。5.健康宣教、培训帮带等。6.护理工作流程规范。7.病房管理。8.本科室护理人员技术操作。9.静脉穿刺成功率。10.基础护理、专科护理、特殊护理病人合格率。11.病人满意。</td></tr>
<tr><td rowspan="2">岗位工
作关系</td><td>院内联系部门</td><td colspan="6">院内各个科室、职能部门、后勤部门的相关领导和人员。</td></tr>
<tr><td>院外联系部门</td><td colspan="6">在医院、科室、护理部授权范围内与外界有关部门和机构沟通联系。</td></tr>
<tr><td>岗位工
作权限</td><td colspan="7">1.科室管理、协调权。对本科室日常工作的计划、实施、检查和指导权,对本科室内护理人员任免的建议权。2.监督护理人员的日常工作权,规章制度建议权,等等。</td></tr>
<tr><td>岗位工
作环境</td><td colspan="7">1.在医院内工作,温度、湿度适宜。2.工作现场会接触到轻微粉尘及医疗中的刺激性气味,照明条件良好,一般无相关职业病发生。3.满足医疗工作的相关条件。</td></tr>
<tr><td>在现在的岗位已工作时间</td><td colspan="7">自　　　年　　月　　　日开始,　　　共计:　　　　年</td></tr>
<tr><td>学历培训
经历经验</td><td colspan="7">1.本科以上学历,有5年以上本科室护理工作经验。2.有专科业务进修最少1次经历、医院管理培训经历。3.学术、教学、科研经历。4.中级或者高级专业技术职称。</td></tr>
<tr><td>岗位工作
技能要求</td><td colspan="7">1.称职的学科带头人。2.下属公认的领导、决策、管理和协调能力。3.较好的口才和文字表达能力。4.良好的职业道德素质和团队合作精神。5.持续学习能力。</td></tr>
<tr><td rowspan="2">岗位工作
其他要求</td><td>性别要求</td><td></td><td>年龄要求</td><td colspan="2"></td><td>婚姻</td><td>婚否不限</td></tr>
<tr><td>身体要求</td><td></td><td>政治要求</td><td colspan="2">事业性、组织观念强</td><td>业务要求</td><td>精通本专业</td></tr>
<tr><td colspan="2">岗位分析时间</td><td colspan="3"></td><td>填写人</td><td colspan="2"></td></tr>
<tr><td colspan="2">直接上级审核签字</td><td colspan="3"></td><td>审核时间</td><td colspan="2"></td></tr>
</table>

2.消化内科副护士长岗位说明书

<table>
<tr><td rowspan="3">岗位工作
基本信息</td><td>岗位名称</td><td>副护士长</td><td>所在部门</td><td>消化内科</td><td>岗位编号</td><td></td></tr>
<tr><td>从属部门</td><td>医务部、护理部</td><td>岗位定员</td><td></td><td>所辖人数</td><td></td></tr>
<tr><td>直接上级</td><td>科主任、护士长</td><td>直接下级</td><td colspan="3">护理人员,实习、进修护士</td></tr>
<tr><td>岗位使命
工作概述</td><td colspan="6">在护士长和科室主任的领导下,授权负责科室护理业务、病房管理、护理技术、护理学术、教学、学科建设、设备维护等工作。是科室分管护理工作的第一责任人。</td></tr>
<tr><td rowspan="3">岗位工作
主要职责
与任务</td><td colspan="6">领导职责。1.在护士长和科室主任的领导下,授权负责所管科室的护理业务及行政管理工作,完成各项数量、质量与绩效指标。2.重视护士思想政治工作,经常对护士进行职业道德教育工作。3.根据护士长的安排,结合本科具体情况制订本科的护理工作计划和科研计划,督促护士认真落实并经常督促检查。4.授权制订本科室的护理发展规划,学科建设,年度、月度、周工作计划,并组织实施。5.掌握本科室护理工作的特点与规律,掌握护理工作中存在的问题,并加强医、护联系与医患沟通。6.协助护士长并履行部分职责。7.协调与其他科室的关系,搞好科内、外团结,以保证护理工作的正常进行。8.督促医护人员文明行医,树立良好的医德医风。9.满意度。</td></tr>
<tr><td colspan="6">管理职责。1.参加晨交班,参加危重抢救病人的护理情况,对复杂的护理技术或新开展的护理业务,要亲自参加并具体指导。2.教育全科护理人员加强工作责任心,改善服务态度,认真履行岗位职责,严格执行各项规章制度和技术操作规程,严防差错事故的发生。3.落实护理交接班并记录完善。4.加强设备管理,提高设备使用效率。5.加强病房管理,实施现场"7S管理"。6.注重护理质量,有持续改进计划。7.督促各个岗位护士工作现场"7S管理":①整理、②整顿、③清扫、④清洁、⑤安全、⑥节约、⑦素养。8.按照规定处理医疗护理垃圾和废物。9.完成临时性工作任务。</td></tr>
<tr><td colspan="6">教学与科研职责。1.授权组织本科护理人员学习护理业务技术,加强业务训练,并注意护士素质的培养。2.组织安排并检查实习护士、进修护士在本科各病室的临床教学和实习情况。3.参加一定的护理教学、设计科室护理科研课题,并组织实施。</td></tr>
<tr><td>岗位工作
主要绩效
考核要点</td><td colspan="6">1.规章制度落实。2.完成护理、学术、科研等工作数量指标、质量指标、效率指标、经济指标。3.处理病人投诉。4.医德医风、社会责任。5.医患纠纷处理、顾客沟通。6.健康宣教、培训帮带等。7.护理工作流程规范。8.病房管理。9.本科室护理人员技术操作。10.静脉穿刺成功率。11.基础护理。12.护理文书。13.病人满意度。</td></tr>
<tr><td rowspan="2">岗位工
作关系</td><td colspan="2">院内联系部门</td><td colspan="4">院内各个科室、职能部门、后勤部门的相关领导和人员。</td></tr>
<tr><td colspan="2">院外联系部门</td><td colspan="4">在医院、科室、护理部授权范围内与外界有关部门和机构沟通联系。</td></tr>
<tr><td>岗位工
作权限</td><td colspan="6">1.科室管理、协调权。对本科室日常工作的计划、实施、检查和指导权,对本科室内护理人员任免的建议权。2.有监督护理人员的日常工作权。3.有向主任、护理部主任或者上级领导提出改进科室工作、薪酬分配、制度改进建议权。</td></tr>
<tr><td>岗位工
作环境</td><td colspan="6">1.在医院内工作,温度、湿度适宜。2.工作现场会接触到轻微粉尘及医疗中的刺激性气味,照明条件良好,一般无相关职业病发生。3.满足医疗工作的相关条件。</td></tr>
<tr><td>在现在的岗位已工作时间</td><td colspan="6">自　　年　　月　　日开始,　　共计:　　年</td></tr>
<tr><td>学历培训
经历经验</td><td colspan="6">1.本科以上学历,有5年以上本科室护理工作经验。2.有专科业务进修最少1次、医院管理培训经历。3.学术、教学、科研经历。4.每年内最少有1篇公开杂志论文发表。5.主管护师及以上职称。6.岗位工作同事之间、患者的协调与沟通能力。</td></tr>
<tr><td>岗位工作
技能要求</td><td colspan="6">1.称职的学科带头人。2.下属公认的领导、决策、管理和协调能力。3.较好的口才和文字表达能力。4.良好的职业道德素质和团队合作精神。5.持续学习能力强。</td></tr>
<tr><td rowspan="2">岗位工作
其他要求</td><td colspan="2">性别要求</td><td>年龄要求</td><td></td><td>婚姻</td><td>婚否不限</td></tr>
<tr><td colspan="2">身体要求</td><td>政治要求</td><td>事业性、组织观念强</td><td>业务要求</td><td>精通本专业</td></tr>
<tr><td colspan="3" align="center">岗位分析时间</td><td></td><td>填写人</td><td colspan="2"></td></tr>
</table>

3.消化内科病区护士长岗位说明书

<table>
<tr><td rowspan="3">岗位工作
基本信息</td><td>岗位名称</td><td>病区护士长</td><td>所在部门</td><td>消化内科</td><td>岗位编号</td><td></td></tr>
<tr><td>从属部门</td><td>医务部、护理部</td><td>岗位定员</td><td></td><td>所辖人数</td><td></td></tr>
<tr><td>直接上级</td><td>科主任、科护士长</td><td>直接下级</td><td colspan="3">护理人员,实习、进修护士</td></tr>
<tr><td>岗位使命
工作概述</td><td colspan="6">在科主任与护士长领导下,全面负责病区护理工作、病房管理、护士思想工作、学科建设,物资管理等工作。是病区护士的思想、业务、行政管理的第一责任人。</td></tr>
<tr><td rowspan="3">岗位工作
主要职责
与任务</td><td colspan="6">**领导职责。**1.在护士长领导和上级护师指导下,负责所管病区的护理业务及行政管理工作,完成各项数量、质量与绩效指标。2.重视思想政治工作,经常对护士进行职业道德教育工作。3.根据护理部的安排,结合本病区具体情况制订本科的护理工作计划和科研计划。4.负责制订本病区的护理发展规划,学科建设,年度、月度、周工作计划,并组织实施。5.组织护理查房和随同科主任查房,了解护理工作中存在的问题,并加强医护联系与医患沟通。6.确定病区护士的轮转和临时调配。7.负责全科护理质量的监督,对照标准,组织定期检查,及时发现问题,确保护理质量。</td></tr>
<tr><td colspan="6">**管理职责。**1.参加晨会,带领上班护士对急、危重症、新入院患者床旁交接班,检查危重抢救病人的护理情况,对复杂的护理技术或新开展的护理业务,要亲自参加并具体指导。2.改善服务态度,认真履行岗位职责、严格执行各项规章制度和技术操作规程,严防差错事故的发生。3.落实护理交接班并记录完善。4.提高设备使用效率。5.加强病房管理,实施现场精细管理。6.加强病区物资管理,账物相符。7.落实患者治疗饮食。8.护理文书书写符合要求。9.落实基础和专科护理工作,按护理流程操作。10.协调与胃镜室的关系。11.掌管急救室情况。12.督促护士工作现场"7S管理":①整理、②整顿、③清扫、④清洁、⑤安全、⑥节约、⑦素养。13.按照规定处理医疗垃圾废物。14.18项核心制度执行力。15.完成领导交代临时性工作任务。</td></tr>
<tr><td colspan="6">**教学与科研职责。**1.组织护理人员学习业务技术,加强业务训练,提高护士素质。2.检查实习护士、进修护士在病区的临床教学和实习情况。3.参加护理教学与科研。</td></tr>
<tr><td>岗位工作
主要绩效
考核要点</td><td colspan="6">1.规章制度落实。2.完成护理、学术、科研等工作数量、质量、效率、经济指标。3.顾客沟通,处理病人投诉,医患纠纷处理。4.医德医风、社会责任。5.持续改进计划。6.健康宣教、培训帮带。7.工作流程规范。8.病房管理。9.本病区护理人员技术操作。10.静脉穿刺成功率。11.基础护理。12.护理文书。13.病人满意度。</td></tr>
<tr><td rowspan="2">岗位工
作关系</td><td>院内联系部门</td><td colspan="5">院内各个科室、职能部门、后勤部门的相关领导和人员。</td></tr>
<tr><td>院外联系部门</td><td colspan="5">在医院、科室、护理部授权范围内与外界有关部门和机构沟通联系。</td></tr>
<tr><td>岗位工
作权限</td><td colspan="6">1.护理管理、协调权。对本病区日常工作的计划、实施、检查和指导权,对本病区内护理人员任免的建议权。2.有监督护理人员的日常工作权。3.有向主任、护理部主任、科护士长或者上级领导建议提出改进科室工作的权力,薪酬分配建议权,等等。</td></tr>
<tr><td>岗位工
作环境</td><td colspan="6">1.在医院内工作,温度、湿度适宜。2.工作现场会接触到轻微粉尘及医疗中的刺激性气味,照明条件良好,一般无相关职业病发生。3.满足医疗工作的相关条件。</td></tr>
<tr><td>在现在的岗位已工作时间</td><td colspan="6">自　　年　　月　　日开始,　共计:　　年</td></tr>
<tr><td>学历培训
经历经验</td><td colspan="6">1.本科以上学历,有5年以上本病区护理工作经验。2.有专科护理业务进修经历、医院管理培训经历。3.学术、教学、科研参与的经历。4.每年内最少有1篇杂志论文发表。5.医患沟通,患者投诉、护理纠纷处理经历。6.具有中级专业技术职称。</td></tr>
<tr><td>岗位工作
技能要求</td><td colspan="6">1.称职的病区护理带头人。2.护理工作决策、管理和协调能力。3.较好的口才和文字表达能力。4.良好的职业道德素质和团队合作精神。5.持续学习能力强。</td></tr>
<tr><td rowspan="2">岗位工作
其他要求</td><td>性别要求</td><td></td><td>年龄要求</td><td></td><td>婚姻</td><td>婚否不限</td></tr>
<tr><td>身体要求</td><td></td><td>政治要求</td><td>事业性、组织观念强</td><td>业务要求</td><td>熟悉本专业</td></tr>
<tr><td colspan="2" align="center">岗位分析时间</td><td colspan="2"></td><td>填写人</td><td></td></tr>
</table>

4.消化内科主任护师岗位说明书

<table>
<tr><td rowspan="3">岗位工作
基本信息</td><td>岗位名称</td><td>主任护师</td><td>所在部门</td><td colspan="2">消化内科</td><td>岗位编号</td><td></td></tr>
<tr><td>从属部门</td><td>医务部、护理部</td><td>岗位定员</td><td colspan="2"></td><td>所辖人数</td><td></td></tr>
<tr><td>直接上级</td><td>护士长</td><td>直接下级</td><td colspan="4">护理人员,实习、进修护士</td></tr>
<tr><td>岗位使命
工作概述</td><td colspan="7">在护理部、科室主任和护士长领导下,授权分管科室护理、业务、技术、教学、科研、服务等工作,患者投诉,护理纠纷处理,健康教育,质量管理等工作。</td></tr>
<tr><td>岗位工作
主要职责
与任务</td><td colspan="7">岗位职责。1.在护理部主任和科护士长领导下,指导本科护理业务技术、科研和教学工作。参加晨交班,协助护士长制订年度计划,并付诸实施。2.重视思想政治工作,经常对护士进行职业道德教育工作。3.根据护理部的安排,结合本科具体情况制订本科的基础和专科护理计划和科研计划,督促护士认真落实并经常检查。4.检查指导本科急、重、疑难患者的计划护理、护理会诊及抢救危重患者的护理。5.主持本科的护理大查房,指导主管护师的查房。6.对本科护理差错、事故提出技术鉴定意见。7.组织在职主管护师、护师及进修护师的业务学习,拟定教学计划,编写教材,并负责讲授。8.检查危重抢救病人的护理情况,对复杂的护理技术或新开展的护理业务,亲自参加并具体指导。9.教育护理人员加强工作责任心,改善服务态度,认真履行岗位职责、严格执行各项规章制度和技术操作规程。10.协助护士长加强病房管理,落实责任护理并督促检查。11.落实病人治疗饮食。12.加强设备管理,提高设备使用效率。13.加强病房管理,实施现场精细管理。14.重视护理质量,有持续改进计划。15.担任护理教学,指导主管护师教学实践。16.协助护理部做好主管护师、护师晋级的业务考核工作,承担对高级护理人员的培养工作。17.制定本科护理科研、技术革新计划,负责指导实施。参与审定、评价护理论文和科研、技术革新成果。18.组织本科护理学习讲座和护理病案讨论。19.对全院的护理队伍建设,业务技术管理和组织管理提出意见,协助护理部加强对全院护理工作的业务指导。20.遵循 PDCA 管理、追踪问题管理、熟悉可靠性管理、持续护理质量改进。21.岗位工作现场"7S 管理":①整理、②整顿、③清扫、④清洁、⑤安全、⑥节约、⑦素养。</td></tr>
<tr><td>岗位工作
主要绩效
考核要点</td><td colspan="7">1.规章制度落实。2.护理教学、科研,护理工作数量、质量、效率及综合绩效管理指标。3.医德医风、社会责任。4.顾客沟通、医患纠纷处理。5.病区环境管理、健康宣教、培训帮带等。6.工作流程规范。7.危重病人全程护理落实。8.病人满意度。</td></tr>
<tr><td rowspan="2">岗位工
作关系</td><td>院内联系部门</td><td colspan="6">院内各个科室、职能部门、后勤部门的相关领导和人员。</td></tr>
<tr><td>院外联系部门</td><td colspan="6">在医院、科室、护理部授权范围内与外界有关部门和机构沟通联系。</td></tr>
<tr><td>岗位工
作权限</td><td colspan="7">1.科室护理管理、指导权。对本科室日常工作计划、实施、检查的建议权,对本科室内护理人员任免的建议权。2.有监督分管人员的日常工作权。3.有向护理部、护士长或者上级领导建议提出改进科室护理工作权力,薪酬分配、制度改进建议权,等等。</td></tr>
<tr><td>岗位工
作环境</td><td colspan="7">1.在医院内工作,温度、湿度适宜。2.工作现场会接触到轻微粉尘及医疗中的刺激性气味,照明条件良好,一般无相关职业病发生。3.满足医疗护理工作的相关条件。</td></tr>
<tr><td>在现在的岗位已工作时间</td><td colspan="7">自　　年　　月　　日开始,　　共计:　　年</td></tr>
<tr><td>学历培训
经历经验</td><td colspan="7">1.本科以上学历,有 10 年以上本科室护理工作经验。2.有基础、专科护理经历,医院管理培训经历。3.有抢救危重病人,指导下级护理人员经历。4.年内最少有 1 篇全国级杂志论文发表,每年有 1 篇本专业发展动态综述文章。5.高级专业技术职称。</td></tr>
<tr><td>岗位工作
技能要求</td><td colspan="7">1.称职的业务学科带头人。2.公认的业务、技术、协调和管理能力。3.较好的口才和文字表达能力。4.良好的职业道德和团队合作精神。5.持续学习专业知识能力强。</td></tr>
<tr><td rowspan="2">岗位工作
其他要求</td><td>性别要求</td><td></td><td>年龄要求</td><td></td><td>婚姻</td><td colspan="2">婚否不限</td></tr>
<tr><td>身体要求</td><td></td><td>政治要求</td><td>事业性、组织观念强</td><td>业务要求</td><td colspan="2">精通本专业</td></tr>
<tr><td colspan="3">岗位分析时间</td><td colspan="2">填写人</td><td colspan="3"></td></tr>
</table>

5.消化内科副主任护师岗位说明书

<table>
<tr><td rowspan="3">岗位工作
基本信息</td><td>岗位名称</td><td>副主任护师</td><td>所在部门</td><td colspan="2">消化内科</td><td>岗位编号</td><td></td></tr>
<tr><td>从属部门</td><td>医务部、护理部</td><td>岗位定员</td><td colspan="2"></td><td>所辖人数</td><td></td></tr>
<tr><td>直接上级</td><td>护士长</td><td>直接下级</td><td colspan="4">护理人员,实习、进修护士</td></tr>
<tr><td>岗位使命
工作概述</td><td colspan="7">在护理部和护士长领导、上级医师指导下分管科室护理业务、教学、培训、科研、服务,纠纷处理、质量管理等工作。护理业务、技术、科研、管理的行家里手。</td></tr>
<tr><td>岗位工作
主要职责
与任务</td><td colspan="7">岗位职责。1.参加晨交班。根据护士长分工负责本科护理业务、技术、科研和教学工作。参与指导急、重、疑难病人的基础护理、专科特别护理及病人抢救工作。2.指导护理查房,解决专科护理复杂疑难问题,参与科主任查房,检查危重、疑难病人护理计划执行情况,指导下级护理人员文书书写。3.根据护理部的安排,结合本科具体情况制订本科的护理工作计划和科研计划,督促护士认真落实并经常督促检查。4.对本科护理差错、事故提出技术鉴定意见。5.组织在职主管护师、护师及进修护师的业务学习,拟订教学计划,编写教材,并负责讲授。6.对复杂的护理技术或新开展的护理业务,要亲自参加并具体指导。7.教育全科护理人员加强工作主动性、积极性和责任心,改善服务态度,认真履行岗位职责、严格执行各项规章制度和技术操作规程,严防差错事故的发生。8.落实护理交接班并记录完善。9.加强设备管理,提高设备使用效率。10.协助护士长加强病房管理,实施现场"7S管理"。11.注重护理质量,有持续改进计划。12.担任护理实习教学,并指导主管护师教学实践。13.协助护理部做好主管护师、护师晋级的业务考核工作,承担对高级护理人员的部分培养工作。14.参与审定、评价护理论文和科研、技术革新成果。15.负责组织本科护理学习讲座和护理病案讨论。16.指导护士护理文书书写达到要求。17.具体落实责任制护理并督促检查。18.对全院护理队伍建设,业务技术管理和组织管理提出意见,协助护理部加强对全院护理工作的业务领导。19.遵循PDCA管理、追踪问题管理、熟悉可靠性管理、持续护理质量改进。20.工作现场"7S管理":①整理、②整顿、③清扫、④清洁、⑤安全、⑥节约、⑦素养。21.核心制度执行力。22.满意度。</td></tr>
<tr><td>岗位工作
主要绩效
考核要点</td><td colspan="7">1.规章制度落实。2.护理教学、科研,护理工作数量、质量、效率及综合绩效管理指标。3.医德医风、社会责任。4.顾客沟通、医患纠纷处理。5.病区环境管理、健康宣教、培训帮带等。6.工作流程规范。7.危重病人全程护理落实。8.与护士长配合、医护人员沟通、协调。9.基础、专科护理,责任制护理。10.学习与创新能力。</td></tr>
<tr><td rowspan="2">岗位工
作关系</td><td>院内联系部门</td><td colspan="6">院内各个科室、职能部门、后勤部门的相关领导和人员。</td></tr>
<tr><td>院外联系部门</td><td colspan="6">在医院、科室、护理部授权范围内与外界有关部门和机构沟通联系。</td></tr>
<tr><td>岗位工
作权限</td><td colspan="7">1.科室护理管理、指导权。对本科室日常工作计划、实施、检查的建议权,对本科室内护理人员任免的建议权。2.有监督分管人员的日常工作权。3.规章制度改进建议权。</td></tr>
<tr><td>岗位工
作环境</td><td colspan="7">1.在医院内工作,温度、湿度适宜。2.工作现场会接触到轻微粉尘及医疗中的刺激性气味,照明条件良好,一般无相关职业病发生。3.满足医疗工作的相关条件。</td></tr>
<tr><td>在现在的岗位已工作时间</td><td colspan="7">自　　年　　月　　日开始,　　共计:　　年</td></tr>
<tr><td>学历培训
经历经验</td><td colspan="7">1.本科以上学历,有10年以上本科室护理工作经验。2.有基础、专科护理经历,医院管理培训经历。3.有抢救危重病人、指导下级护理人员经历。4.年内最少有1篇全国级杂志论文发表,每年有1篇本专业发展动态综述文章。5.高级专业技术职称。</td></tr>
<tr><td>岗位工作
技能要求</td><td colspan="7">1.称职的学科带头人。2.下属公认的业务、技术、管理和协调能力。3.较好的口才和文字表达能力。4.良好的职业道德素质和团队合作精神。5.持续学习能力强。</td></tr>
<tr><td rowspan="2">岗位工作
其他要求</td><td>性别要求</td><td></td><td>年龄要求</td><td></td><td>婚姻</td><td colspan="2">婚否不限</td></tr>
<tr><td>身体要求</td><td></td><td>政治要求</td><td colspan="2">事业性、组织观念强</td><td>业务要求</td><td>精通本专业</td></tr>
<tr><td colspan="2">岗位分析时间</td><td colspan="3"></td><td>填写人</td><td colspan="2"></td></tr>
</table>

6. 消化内科主管护师岗位说明书

<table>
<tr><td rowspan="3">岗位工作
基本信息</td><td>岗位名称</td><td>主管护师</td><td>所在部门</td><td>消化内科</td><td>岗位编号</td><td></td></tr>
<tr><td>从属部门</td><td>医务部、护理部</td><td>岗位定员</td><td></td><td>所辖人数</td><td></td></tr>
<tr><td>直接上级</td><td>护士长</td><td>直接下级</td><td colspan="3">下级护士</td></tr>
<tr><td>岗位使命
工作概述</td><td colspan="6">在护士长领导和上级护师指导下,负责上班时病人的治疗、护理质量、服务工作,医患沟通、健康教育及职责工作。按时间、按质量、按数量标准完成本职工作。</td></tr>
<tr><td>岗位工作
主要职责
与任务</td><td colspan="6">岗位职责。1.按照护士长安排负责本科护理质量检查与技术指导。协助护士长做好护理质量控制工作,把好护理质量关。不断提高护理质量,努力完成岗位职责工作任务。完成本班绩效指标。2.掌握护理理论基础,参与和指导护师运用护理程序。制订具有护理特色的护理计划,对患者实施整体护理。3.解决本科护理业务上的疑难问题。指导并参与制定重危、疑难患者的护理计划并组织实施。4.带头落实本科基础护理、专科护理、责任制护理。落实病人治疗饮食。5.总结病人疼痛诊疗、护理经验,最大限度地解除病人疼痛。6.协助护士长拟定本科业务培训计划。学习、应用国内外护理先进经验,开展新技术、新方法及科研工作,及时总结经验,不断提高科室的护理技术水平。7.执行各项规章制度和技术操作常规,按照规范的流程工作。8.参与组织护理查房,护理会诊等业务活动。经常分析、整理对本科发生的护理差错、事故进行总结,并提出防范措施。9.做好护理系学生、中专生、进修护师的临床带教组织工作,并负责讲课和评定成绩。10.制订本科护理科研、新业务、新技术的开展计划,并组织实施。不断总结经验,结合临床实际撰写论文。11.协助护士长做好行政管理和护理队伍的建设工作。12.加强医疗设备、信息、物资的管理,组织好设备、信息和物资的维护工作,提高仪器设备的使用效率。13.加强病房管理,重视优质服务工作,深入病房与患者开展有效沟通,经常进行健康宣传。14.协调好与胃镜室人员关系。15.工作现场"7S管理":①整理、②整顿、③清扫、④清洁、⑤安全、⑥节约、⑦素养。16.按照规定处理医疗垃圾和废物。17.核心制度执行力。</td></tr>
<tr><td>岗位工作
主要绩效
考核要点</td><td colspan="6">1.规章制度落实。2.完成规定的护理、教学、科研及临床护理工作数量、质量、效率、效益和绩效管理指标。3.医德医风、社会责任。4.顾客沟通、医患纠纷处理。5.病区环境管理、健康宣教、培训帮带等。6.护理工作流程规范。7.危重病人护理与救治。8.工作主动、积极和责任性。9.服务态度。10.学习创新能力。11.满意度。</td></tr>
<tr><td rowspan="2">岗位工
作关系</td><td>院内联系部门</td><td colspan="5">院内各个科室、职能部门、后勤部门的相关领导和人员。</td></tr>
<tr><td>院外联系部门</td><td colspan="5">在医院、科室、护理部授权范围内与外界有关部门和机构沟通联系。</td></tr>
<tr><td>岗位工
作权限</td><td colspan="6">1.对本科室日常工作计划、实施、检查的参与权,对本科室内护理人员奖励的建议权。2.有监督分管人员的日常工作权。3.有向护士长、主任、主任护师或者上级领导建议提出改进科室工作的权力,薪酬分配建议权,医院规章制度改进建议权,等等。</td></tr>
<tr><td>岗位工
作环境</td><td colspan="6">1.在医院内工作,温度、湿度适宜。2.工作现场会接触到轻微粉尘及医疗中的刺激性气味,照明条件良好,一般无相关职业病发生。3.满足医疗工作的相关条件。</td></tr>
<tr><td>在现在的岗位已工作时间</td><td colspan="6">自　　年　　月　　日开始,　　共计:　　年</td></tr>
<tr><td>学历培训
经历经验</td><td colspan="6">1.本科以上学历,有5年以上本科室护理工作经验。2.有专科护理经历、医院管理培训经历。3.有抢救危重病人经历。4.年内最少有1篇习作论文,每年积极参加继续医学教育。5."三基"考试符合要求。6.中级专业技术职称。7.同事之间协调与沟通能力。</td></tr>
<tr><td>岗位工作
技能要求</td><td colspan="6">1.称职的中级专业技术职称。2.公认的科室护理骨干。3.较好的口才和文字表达能力。4.良好的职业道德素质和团队合作精神。5.持续学习本专业技术与知识的能力强。</td></tr>
<tr><td rowspan="2">岗位工作
其他要求</td><td>性别要求</td><td></td><td>年龄要求</td><td></td><td>婚姻</td><td>婚否不限</td></tr>
<tr><td>身体要求</td><td></td><td>政治要求</td><td>事业性、组织观念强</td><td>业务要求</td><td>掌握本专业</td></tr>
<tr><td colspan="3">岗位分析时间</td><td colspan="2">填写人</td><td colspan="2"></td></tr>
</table>

7.消化内科护师岗位说明书

<table>
<tr><td rowspan="3">岗位工作
基本信息</td><td>岗位名称</td><td>护师</td><td>所在部门</td><td>消化内科</td><td>岗位编号</td><td></td></tr>
<tr><td>从属部门</td><td>医务部、护理部</td><td>岗位定员</td><td></td><td>所辖人数</td><td></td></tr>
<tr><td>直接上级</td><td>护士长</td><td>直接下级</td><td colspan="3">护士,实习、进修护士</td></tr>
<tr><td>岗位使命
工作概述</td><td colspan="6">在护士长领导和上级护师指导下按照自己的职责独立做好护理工作、重视护理质量、提高病人满意度。按照时间、按照质量、按照数量标准要求完成自己的本职工作。</td></tr>
<tr><td>岗位工作
主要职责
与任务</td><td colspan="6">岗位职责:1.取得护师执业资格并经过注册。具备整体护理知识,熟悉基础护理、专科护理业务,运用护理程序对病人实施责任护理,熟练并评估病人,制订护理计划,完成健康教育、心理护理、书写护理记录。2.查点交接科室规定的物品,并双方签字。3.查看夜班交班报告内容,明确治疗本、医嘱本、护嘱本、记录本等内容完成情况、结果,完成交班期间待完成的治疗项目。特别要清楚危重病人抢救情况,疼痛病人止痛后的效果。4.参加晨会。在护士长带领下参加病人床旁交接班,重点是危重,抢救、特殊检查、新入院病人,询问相关情况。5.交接班重点是病人静脉输液管、胃管、肠管、造瘘管、吸引管、导尿管等管道是否畅通。静脉输液管内加药成分、滴速、数量,吸引管引出的液体颜色、性质、数量,各类管道消毒更换日期、标示等。6.病人治疗饮食种类、饮食时间,有无特殊情况不能进食的病人。7.指导护士执行医嘱、护嘱,实施护理措施及评价护理效果。8.能独立参加危重病人的抢救工作,按危重病人护理常规进行护理,预防并发症的发生。9.执行各项规章制度和技术操作常规,按照规范的流程操作。10.严格执行消毒隔离、无菌技术操作流程,预防医院感染。11.参加护理查房、护理病例讨论,发现问题,及时解决,把好护理质量关、安全关。12.指导实习、进修生临床带教,完成教学计划,并进行考核和评价。13.协助护士长做好病室管理工作。14.积极参加继续教育学习,不断更新专业知识和技能,结合临床实践开展科研总结经验,撰写护理论文。15.注重维护设备,提高设备使用效率。16.按规定着装,文明服务,优质服务,工作主动、积极,责任心强。17.学习与工作创新能力。18.工作现场"7S管理":①整理、②整顿、③清扫、④清洁、⑤安全、⑥节约、⑦素养。19.按照规定处理医疗与护理垃圾和废物。</td></tr>
<tr><td>岗位工作
主要绩效
考核要点</td><td colspan="6">1.规章制度落实。2.完成规定的责任护理以及工作数量、质量、效率和综合绩效指标。3.医德医风、社会责任。4.顾客沟通。5.病区管理、健康宣教。6.护理工作流程。7.危重病人护理与救治。8.岗位工作主动、积极和责任心。9.为病人服务态度。</td></tr>
<tr><td rowspan="2">岗位工
作关系</td><td>院内联系部门</td><td colspan="5">院内各个科室、职能部门、后勤部门的相关领导和人员。</td></tr>
<tr><td>院外联系部门</td><td colspan="5">在医院、科室、护理部授权范围内与外界有关部门和机构沟通联系。</td></tr>
<tr><td>岗位工
作权限</td><td colspan="6">1.对本科护理工作计划、实施、检查的参与权。2.有向护士长、主任、主任护师或者上级领导建议提出改进科室工作的权力,薪酬分配、规章制度改进建议权,等等。</td></tr>
<tr><td>岗位工
作环境</td><td colspan="6">1.在医院内工作,温度、湿度适宜。2.工作现场会接触到轻微粉尘及医疗中的刺激性气味,照明条件良好,一般无相关职业病发生。3.满足医疗工作的相关条件。</td></tr>
<tr><td colspan="2">在现在的岗位已工作时间</td><td colspan="5">自　　年　　月　　日开始,　共计:　　年</td></tr>
<tr><td>学历培训
经历经验</td><td colspan="6">1.本科以上学历,有2年以上本科室护理工作经验。2.有基础、专科、责任护理经历,医院管理培训经历。3.有抢救危重病人经历。4.年内最少有1篇习作论文,每年积极参加继续医学教育。5."三基"考试符合要求。6.初级专业技术职称。7.有服务病人经历。</td></tr>
<tr><td>岗位工作
技能要求</td><td colspan="6">1.相当于中级专业技术职称。2.公认的科室护理骨干。3.较好的口才和文字表达能力。4.良好的职业道德素质和团队合作精神。5.持续学习本职业技术与知识的能力强。</td></tr>
<tr><td rowspan="2">岗位工作
其他要求</td><td>性别要求</td><td></td><td>年龄要求</td><td></td><td>婚姻</td><td>婚否不限</td></tr>
<tr><td>身体要求</td><td></td><td>政治要求</td><td>事业性、组织观念强</td><td>业务要求</td><td>掌握本专业</td></tr>
<tr><td colspan="2">岗位分析时间</td><td colspan="3"></td><td>填写人</td><td></td></tr>
</table>

8.消化内科护士岗位说明书

<table>
<tr><td rowspan="3">岗位工作
基本信息</td><td>岗位名称</td><td>护士</td><td>所在部门</td><td colspan="2">消化内科</td><td>岗位编号</td><td></td></tr>
<tr><td>从属部门</td><td>医务部、护理部</td><td>岗位定员</td><td colspan="2"></td><td>所辖人数</td><td></td></tr>
<tr><td>直接上级</td><td>护士长</td><td>直接下级</td><td colspan="4">实习、进修护士</td></tr>
<tr><td>岗位使命
工作概述</td><td colspan="7">在护士长领导和上级护师指导下按照自己的职责独立做好护理工作、重视护理质量、提高病人满意度。按照时间、按照质量、按照数量标准完成专家的本职工作。</td></tr>
<tr><td>岗位工作
主要职责
与任务</td><td colspan="7">岗位职责。1.取得护师执业资格并经过注册。具备整体护理知识,熟悉基础护理、专科护理业务,运用护理程序对病人实施责任护理,熟练并评估病人,制订护理计划,完成健康教育、心理护理,书写护理记录。2.查点交接科室规定的物品,并双方签字。3.查看夜班交班报告内容,明确治疗本、医嘱本、护嘱本、记录本等内容完成情况、结果,完成交接期间待完成的治疗项目。特别要清楚危重病人抢救情况,疼痛病人止痛后的效果。4.参加晨会。在护士长带领下参加病人床旁交接班,重点是危重,抢救、特殊检查、新入院病人,询问相关情况。5.床旁交接班重点是病人静脉输液管道、胃管、肠管、造瘘管、吸引管、导尿管等管道是否畅通。静脉输液瓶内加药成分、滴速、数量,吸引管引出的液体颜色、性质、数量,各类管道消毒更换日期、标示等。6.病人治疗饮食种类、饮食时间,有无特殊情况不能进食的病人。7.独立完成执行医嘱、护嘱,实施护理措施及评价护理效果。8.能够独立参加危重病人的抢救工作。9.按规定时间巡视病房,掌握病房病人动态情况。10.认真执行各项规章制度和技术操作常规,按照规范的流程操作。11.执行消毒隔离、无菌技术操作流程,预防医院感染。12.参加护理查房、护理病例讨论,发现问题,及时解决,把好护理质量关、安全关。13.指导实习生、进修生的临床带教,并进行考核和评价。14.协助护士长做好病室管理工作。15.积极参加继续教育学习,不断更新专业知识和技能,结合临床实践开展科研总结经验,撰写护理论文。16.注重维护设备,提高设备的使用效率。17.按规定着装,文明服务,优质服务,有爱心,对病人似亲人。工作主动、积极、责任心强。协作精神好。18.有学习与工作创新能力意识。19.工作现场"7S管理":①整理、②整顿、③清扫、④清洁、⑤安全、⑥节约、⑦素养。</td></tr>
<tr><td>岗位工作
主要绩效
考核要点</td><td colspan="7">1.规章制度落实。2.完成规定的责任护理以及工作数量、质量、效率和综合绩效指标。3.医德医风、社会责任。4.顾客沟通。5.病区管理、健康宣教。6.护理工作流程。7.危重病人护理与救治。8.工作主动、积极和责任心。9.服务态度。10.满意度。</td></tr>
<tr><td rowspan="2">岗位工
作关系</td><td>院内联系部门</td><td colspan="6">院内各个科室、职能部门、后勤部门的相关领导和人员。</td></tr>
<tr><td>院外联系部门</td><td colspan="6">在医院、科室、护理部授权范围内与外界有关部门和机构沟通联系。</td></tr>
<tr><td>岗位工
作权限</td><td colspan="7">1.对本科护理工作计划、实施、检查的参与权。2.有向护士长、主任、主任护师或者上级领导建议提出改进科室工作的权力,薪酬分配建议权,规章制度改进权,等等。</td></tr>
<tr><td>岗位工
作环境</td><td colspan="7">1.在医院内工作,温度、湿度适宜。2.工作现场会接触到轻微粉尘及医疗中的刺激性气味,照明条件良好,一般无相关职业病发生。3.满足医疗护理工作的相关条件。</td></tr>
<tr><td>在现在的岗位已工作时间</td><td colspan="7">自 年 月 日开始, 共计: 年</td></tr>
<tr><td>学历培训
经历经验</td><td colspan="7">1.本科以上学历,有1年以上本科室护理工作经验。2.有基础、专科、责任护理经历、医院管理培训经历。3.有抢救危重病人经历。4.有科研意识,每年积极参加继续医学教育。5."三基"考试符合要求。6.初级专业技术职称。7.有服务病人经历。</td></tr>
<tr><td>岗位工作
技能要求</td><td colspan="7">1.医德、品质好。2.护理骨干。3.较好的口才和文字表达能力。4.良好的职业道德素质和团队合作精神。5.有上进心,持续学习本岗位专业知识的能力强。</td></tr>
<tr><td rowspan="2">岗位工作
其他要求</td><td>性别要求</td><td></td><td>年龄要求</td><td></td><td>婚姻</td><td colspan="2">婚否不限</td></tr>
<tr><td>身体要求</td><td></td><td>政治要求</td><td>事业性、组织观念强</td><td>业务要求</td><td colspan="2">掌握本专业</td></tr>
<tr><td colspan="2" align="center">岗位分析时间</td><td></td><td colspan="2" align="center">填写人</td><td colspan="2"></td></tr>
</table>

9.消化内科办公室护师岗位说明书

<table>
<tr><td rowspan="3">岗位工作
基本信息</td><td>岗位名称</td><td>办公室护师</td><td>所在部门</td><td>消化内科</td><td>岗位编号</td><td></td></tr>
<tr><td>从属部门</td><td>医务部、护理部</td><td>岗位定员</td><td></td><td>所辖人数</td><td></td></tr>
<tr><td>直接上级</td><td>护士长</td><td>直接下级</td><td colspan="3">实习护士、进修护士</td></tr>
<tr><td>岗位使命
工作概述</td><td colspan="6">在护士长领导和上级护师指导下按照自己的职责独立做好办公室工作、重视护理质量、提高顾客满意度。按照时间、按照质量、按照数量标准完成自己的本职工作。</td></tr>
<tr><td>岗位工作
主要职责
与任务</td><td colspan="6">岗位职责。1.上班时提前10分钟到病房,参加晨会,查看夜间医嘱,阅读交班报告及危重患者护理记录单。热情接待病人,文明用语。依病人病情合理安排床位,填写诊断卡和床尾卡及时通知主管医师和主管护士。2.填写空床报告,在病室一览表上填写病人总数、新入、危重、手术、转科、出院、特殊治疗事项及当日值班医师、护士姓名。3.执行查对制度,正确执行医嘱,临时医嘱及时通知病人的主管护士。4.每日查对医嘱,每周大查对医嘱一次,有记录。根据护理级别、药物的阳性标志及时在诊断卡和床头卡上注明。5.执行各项规章制度和技术操作常规,按照流程工作。严格按收费标准记账,负责病人费用的动态情况及催交费用,并及时与病人或家属、经治医师联系,负责对病人有关收费问题的解释工作。6.按医嘱饮食种类和病人需要,与营养科联系安排病人的饮食,重视治疗饮食的落实。安排工人推送病人检查及相关后勤工作。7.负责办理出入院、转科、转院、饮食、手术、死亡的通知工作。8.正确绘制体温单,转抄长期医嘱执行单(分别为输液、注射、口服等)和记账。9.做好病历保管、清查工作,防止丢失。负责使用病历的管理、出院病人病历的质量检查及整理工作。10.保持办公室清洁、整齐。11.了解病房病人动态情况,书写病房动态交班报告。12.协助护士长做好病房管理工作。13.负责办公室的电脑、电话的管理。14.各种纸张、表格、电脑耗材清理、补充。15.书写字迹清楚正确,四级电脑操作水平,必要的人文知识。16.工作主动、积极,责任心强。17.工作现场"7S管理":①整理、②整顿、③清扫、④清洁、⑤安全、⑥节约、⑦素养。18.按照规定处理医疗护理垃圾和废物。19.领导交代的临时性工作任务完成情况。</td></tr>
<tr><td>岗位工作
主要绩效
考核要点</td><td colspan="6">1.规章制度落实。2.完成规定的岗位工作、数量、质量、效标、服务和综合绩效指标。3.医德医风、社会责任。4.顾客沟通。5.办公室环境管理、人员秩序等。6.办公室工作流程规范。7.交接班及相关工作记录完整。8.服务态度。9.敬业奉献。</td></tr>
<tr><td rowspan="2">岗位工
作关系</td><td>院内联系部门</td><td colspan="5">院内各个科室、职能部门、后勤部门的相关领导和人员。</td></tr>
<tr><td>院外联系部门</td><td colspan="5">在医院、科室、护理部授权范围内与外界有关部门和机构沟通联系。</td></tr>
<tr><td>岗位工
作权限</td><td colspan="6">1.对本科室日常护理工作计划、实施、检查的参与权,对本科室内护理人员奖励的建议权。2.有监督实习护士的日常工作权。3.有向护士长、主任、主任护师或者上级领导建议提出改进科室工作的权力,绩效薪酬分配建议权,制度改进建议权,等等。</td></tr>
<tr><td>岗位工
作环境</td><td colspan="6">1.在医院内工作,温度、湿度适宜。2.工作现场会接触到轻微粉尘及医疗中的刺激性气味,照明条件良好,一般无相关职业病发生。3.满足医疗工作的相关条件。</td></tr>
<tr><td>在现在的岗位已工作时间</td><td colspan="6">自　　年　　月　　日开始,　　共计:　　年</td></tr>
<tr><td>学历培训
经历经验</td><td colspan="6">1.本科以上学历,有5年以上本科室护理工作经验。2.有较丰富的协调、沟通能力。3.有护理、抢救危重病人经历。4.年内最少有1篇论文发表,每年积极参加继续医学教育。5."三基"考试符合要求。6.具备中级专业技术职称。7.同事之间协调与沟通能力。</td></tr>
<tr><td>岗位工作
技能要求</td><td colspan="6">1.称职的办公室护士工作。2.科室护理骨干。3.较好的口才和文字表达能力。4.良好的职业道德素质和团队合作精神。5.持续学习本岗位专业知识的能力强。</td></tr>
<tr><td rowspan="2">岗位工作
其他要求</td><td>性别要求</td><td></td><td>年龄要求</td><td></td><td>婚姻</td><td>婚否不限</td></tr>
<tr><td>身体要求</td><td></td><td>政治要求</td><td>事业性、组织观念强</td><td>业务要求</td><td>掌握本专业</td></tr>
<tr><td colspan="2">岗位分析时间</td><td colspan="2"></td><td>填写人</td><td></td></tr>
</table>

10.消化内科总务护师岗位说明书

<table>
<tr><td rowspan="3">岗位工作
基本信息</td><td>岗位名称</td><td>总务护师</td><td>所在部门</td><td>消化内科</td><td>岗位编号</td><td></td></tr>
<tr><td>从属部门</td><td>医务部、护理部</td><td>岗位定员</td><td></td><td>所辖人数</td><td></td></tr>
<tr><td>直接上级</td><td>护士长</td><td>直接下级</td><td colspan="3">实习护士、进修护士</td></tr>
<tr><td>岗位使命
工作概述</td><td colspan="6">在护士长领导和上级护师指导下按照自己的职责独立做好总务护士工作,重视护理工作质量、管理质量,提高顾客满意度。按时、按质、按量完成自己的本职工作。</td></tr>
<tr><td>岗位工作
主要职责
与任务</td><td colspan="6">岗位职责。1.树立以病人为中心服务理念,保持良好护患关系。2.具备消化专科整体护理知识,熟悉基础、专科、责任护理业务。3.严格执行查对制度,正确执行医嘱。4.负责抢救仪器、急救器材、药品的管理,保证急救器材、药品完好率100%。严格交接班,并有记录。5.认真执行规章制度和技术操作常规。保持病房内物品干净、整齐、卫生。6.负责病区氧气、治疗物品、一次性物品的清理、交换及补充,无过期物品。7.由于诊疗消化疾病的原因,确保病人饮食,特别是治疗饮食落实。8.负责各类药品的领取和保管,分类分柜储存口服药、静脉药、肌注药、外用药、剧毒药,标识清楚。定期清理药品批号,无过期药品。麻醉药上锁,每班交接并签字。9.执行消毒隔离制度、医院感染管理制度和无菌技术规程,定期做环境卫生学监测和消毒溶液浓度的测定及更换。10.负责与供应室、洗浆房交换物品,保证供应室医疗用品及时更换、请领。11.负责治疗室、换药室、处置室及检查室管理、清洁、消毒工作。12.病房用后的物品按《医疗废物管理条例》处理。13.协助护士长做好病房管理工作。负责病房物资的请领、保管和报损。物资管理做到账物相符,接收物资管理的监督。14.各种纸张、表格、电脑耗材清理、补充及时。注重成本管理。15.必要的人文知识,沟通能力强,管理能力较强。16.科室物品无损坏、丢失,有保质期用物,做到标示清楚。17.工作主动性、积极性,责任心强。18.工作现场"7S管理":①整理、②整顿、③清扫、④清洁、⑤安全、⑥节约、⑦素养。19.按照规定处理医疗垃圾和废物。20.完成领导交代其他临时性工作任务。</td></tr>
<tr><td>岗位工作
主要绩效
考核要点</td><td colspan="6">1.规章制度落实。2.完成规定的岗位工作、数量、质量、效标、服务和综合绩效指标。3.医德医风、社会责任。4.顾客沟通。5.病房环境管理、人员秩序等。6.岗位工作流程规范。7.物品交接班及相关工作记录完整,物品无丢失,无无故损坏。8.服务态度。9.敬业奉献,遵守纪律,任劳任怨。10.工作主动,责任心。11.满意度。</td></tr>
<tr><td rowspan="2">岗位工
作关系</td><td>院内联系部门</td><td colspan="5">院内各个科室、职能部门、后勤部门的相关领导和人员。</td></tr>
<tr><td>院外联系部门</td><td colspan="5">在医院、科室、护理部授权范围内与外界有关部门和机构沟通联系。</td></tr>
<tr><td>岗位工
作权限</td><td colspan="6">1.对本科室日常护理工作计划、实施、检查的参与权,对本科室物品管理、检查权。2.有监督科室物品的使用情况权。3.有向护士长、主任、主任护师或者上级领导建议提出改进科室工作的权力,工资绩效薪酬分配建议权,规章制度改进建议权,等等。</td></tr>
<tr><td>岗位工
作环境</td><td colspan="6">1.在医院内工作,温度、湿度适宜。2.工作现场会接触到轻微粉尘及医疗中的刺激性气味,照明条件良好,一般无相关职业病发生。3.满足医疗工作的相关条件。</td></tr>
<tr><td>在现在的岗位已工作时间</td><td colspan="6">自 年 月 日开始, 共计: 年</td></tr>
<tr><td>学历培训
经历经验</td><td colspan="6">1.本科以上学历,有5年以上本科室护理工作经验。2.有较丰富的协调、沟通能力。3.有护理、抢救危重病人经历。4.年内最少有1篇论文发表,每年积极参加继续医学教育。5."三基"考试符合要求。6.具备中级专业技术职称。7.同事之间协调与沟通能力。</td></tr>
<tr><td>岗位工作
技能要求</td><td colspan="6">1.称职的总务护士。2.科室护理骨干。3.较好的口才和文字表达能力。4.良好的职业道德素质和团队合作精神。5.持续学习本岗位专业知识的能力强。</td></tr>
<tr><td rowspan="2">岗位工作
其他要求</td><td>性别要求</td><td></td><td>年龄要求</td><td></td><td>婚姻</td><td>婚否不限</td></tr>
<tr><td>身体要求</td><td></td><td>政治要求</td><td>事业性、组织观念强</td><td>业务要求</td><td>掌握本专业</td></tr>
<tr><td colspan="2" align="center">岗位分析时间</td><td colspan="2"></td><td colspan="2">填写人</td></tr>
</table>

11.消化内科辅助、帮班护士岗位说明书

岗位工作基本信息	岗位名称	辅助、帮班护士	所在部门	消化内科	岗位编号	
	从属部门	医务部、护理部	岗位定员		所辖人数	
	直接上级	护士长	直接下级	实习、进修护士		

岗位使命工作概述	在护士长领导和上级护师指导下依据主班护理工作做好自己的辅助护理工作、重视护理质量、提高病人满意度。按照时间、按照质量、按照数量标准完成本职工作。

岗位工作主要职责与任务	**岗位职责。**1.取得护师执业资格并经过注册。具备整体护理知识,熟悉基础护理、专科护理业务,运用护理程序对分管病人实施责任护理,熟练并评估病人,制订护理计划,完成健康教育、心理护理,书写护理记录。2.查点交接科室规定的物品,并双方签字。3.查看夜班交班报告内容,明确治疗本、医嘱本、护嘱本、记录本等内容完成情况、结果,完成交接期间待完成的治疗事项。特别要清楚危重病人抢救情况,疼痛病人止痛后的效果。4.参加晨会。在护士长带领下参加病人床旁交接班,重点是危重、抢救、特殊检查、新入院病人,了解、询问相关情况。5.床旁交接班重点是病人静脉输液管道、胃管、肠管、造瘘管、吸引管、导尿管等管道是否畅通。静脉输液瓶内加药成分、滴速、数量,吸引管引出的液体颜色、性质、数量,各类管道消毒更换日期、标示等。6.病人治疗饮食种类、饮食时间,有无特殊情况不能进食的病人。7.协助主班执行医嘱、护嘱,实施护理措施及评价护理效果。8.参加危重病人的抢救工作。9.按规定时间巡视病房,掌握病房病人动态情况,按照规定时间测量病人生命体征,并正确完整记录。10.执行各项规章制度和技术操作常规,按照流程操作。11.严格执行消毒隔离、无菌技术操作流程,预防医院感染。12.参加护理查房、护理病例讨论,发现问题,及时解决,把好护理质量、安全关。13.协助护士长做好病室管理工作。14.积极参加继续教育学习,不断更新专业知识和技能,结合临床实践开展科研总结经验,撰写护理论文。15.注重维护设备,提高设备的使用效率。16.按规定着装,文明服务,优质服务,有爱心,对病人似亲人。工作主动、积极,责任心强。协作精神好。17.有学习与工作创新能力意识。18.工作现场"7S管理":①整理、②整顿、③清扫、④清洁、⑤安全、⑥节约、⑦素养。19.按照规定处理医疗垃圾和废物。20.完成相关领导交办的其他临时性工作任务。21.病人满意度。

岗位工作主要绩效考核要点	1.规章制度落实。2.完成规定的责任护理以及工作数量、质量、效率和综合绩效指标。3.医德医风、社会责任。4.顾客沟通。5.病区管理、健康宣教。6.病人满意度。

岗位工作关系	院内联系部门	院内各个科室、职能部门、后勤部门的相关领导和人员。
	院外联系部门	在医院、科室、护理部授权范围内与外界有关部门和机构沟通联系。

岗位工作权限	1.对本科室日常护理工作计划、实施、检查的参与权,对本科室内患者的优质服务的建议权。2.向护士长、主任或者上级领导建议提出改进科室工作的权利等。

岗位工作环境	1.在医院内工作,温度、湿度适宜。2.工作现场会接触到轻微粉尘及医疗中的刺激性气味,照明条件良好,一般无相关职业病发生。3.满足医疗工作的相关条件。

在现在的岗位已工作时间	自　　年　　月　　日开始,　　共计:　　年

学历培训经历经验	1.本科以上学历,有1年以上本科室护理工作经验。2.有临床完整的护理实习记录、院内继续医学教育经历。3.有护理、抢救危重病人参与经历。4.必要的人文知识、四级计算机操作水平。5."三基"考试符合要求。6.初级专业技术职称。7.同事间协调沟通能力。

岗位工作技能要求	1.能够胜任一般护理工作。2.科室护理的培养骨干。3.较好的口才和文字表达能力。4.良好的职业道德素质和团队合作精神。5.持续学习本岗专业知识的能力强。

岗位工作其他要求	性别要求		年龄要求		婚姻	婚否不限
	身体要求		政治要求	事业性、组织观念强	业务要求	熟悉本专业

岗位分析时间		填写人	

12.消化内科治疗班护师岗位说明书

<table>
<tr><td rowspan="3">岗位工作
基本信息</td><td>岗位名称</td><td>护师</td><td>所在部门</td><td>消化内科</td><td>岗位编号</td><td></td></tr>
<tr><td>从属部门</td><td>医务部、护理部</td><td>岗位定员</td><td></td><td>所辖人数</td><td></td></tr>
<tr><td>直接上级</td><td>护士长</td><td>直接下级</td><td colspan="3">实习、进修护士</td></tr>
<tr><td>岗位使命
工作概述</td><td colspan="6">在护士长领导和上级护师指导下按照自己的职责独立做好治疗班护理工作、重视护理质量、提高病人满意度。按照时间、按照质量、按照数量标准完成本职工作。</td></tr>
<tr><td>岗位工作
主要职责
与任务</td><td colspan="6">岗位职责。1.上班提前10分钟到病房,阅读交班报告及危重患者护理记录单,掌握夜班交班内容。树立以病人为中心的服务理念。2.晨会结束后,交接治疗室常备药品、医疗器械、体温表、输液器、血压计、听诊器、剪刀、急救药盘和保护带的使用情况及数量并签字。掌握病人静脉输液管道、胃管、氧气管、肠管、造瘘管、吸引管、导尿管等管道是否畅通。静脉输液瓶内加药成分、滴速、数量,吸引管引出的液体颜色、性质、数量,各类管道消毒更换日期、标示等。完成交接班中待执行事项。3.处理当天医嘱。及时给药,口头医嘱不予处理。做到给药时间、途径、药物剂量和浓度的准确。4.发放中午口服药品,核对病人身份,做到送药入手,倒温水,看药入口。5.检查备用药品、急救药品,如有沉淀、絮状物等质量问题,及时调整。如日期临近,做好明显标识或及时更换。6.及时巡视病房,如有异常,及时报告医生,妥善处理。7.每天下午划体温,有异常报告医生,及时处理。查对当天医嘱。做好体温计消毒及治疗室紫外线消毒,按规定处理医疗废物,填写消毒记录和医疗用品使用记录,整理治疗室卫生。送取药盘,查对药品,准备夜班治疗用品,做好交接准备。8.转抄服药本、输液卡,每日下午进行查对。每周日下午测量病人血压。每周一换班,交接清楚,并填写交接记录。9.认真执行各项规章制度和技术操作常规,严格"三查七对"。10.严格执行消毒隔离、无菌技术操作,预防医院感染。11.保持治疗室清洁、整齐。12.巡视病房,适时对有关病人开展健康宣教。13.善于与其他班同事协作。14.持续学习与工作创新能力。15.填写各种护理和处置事项后记录,书写交班报告。16.工作现场"7S管理":①整理、②整顿、③清扫、④清洁、⑤安全、⑥节约、⑦素养。17.按照规定处理医疗垃圾和废物。18.服务病人满意度。</td></tr>
<tr><td>岗位工作
主要绩效
考核要点</td><td colspan="6">1.规章制度。2.完成规岗位护理工作。3.医德医风、社会责任。4.顾客沟通。5.病区环境管理、健康宣教。6.护理工作流程。7.交接班及相关工作记录完整。8.服务态度,按规定着装。9.敬业奉献,遵守纪律,任劳任怨。10.工作主动性、责任心。</td></tr>
<tr><td rowspan="2">岗位工
作关系</td><td>院内联系部门</td><td colspan="5">院内各个科室、职能部门、后勤部门的相关领导和人员。</td></tr>
<tr><td>院外联系部门</td><td colspan="5">在医院科室或护理部授权范围内与外界有关部门和机构沟通联系。</td></tr>
<tr><td>岗位工
作权限</td><td colspan="6">1.对护理工作计划、实施、检查的参与权。2.有监督实习护士的工作权。3.有向护士长、主任建议提出改进科室工作的权力,薪酬分配建议权,制度改进建议权,等等。</td></tr>
<tr><td>岗位工
作环境</td><td colspan="6">1.在医院内工作,温度、湿度适宜。2.工作现场会接触到轻微粉尘及医疗中的刺激性气味,照明条件良好,一般无相关职业病发生。3.满足医疗工作的相关条件。</td></tr>
<tr><td colspan="2">在现在的岗位已工作时间</td><td colspan="5">自 年 月 日开始, 共计: 年</td></tr>
<tr><td>学历培训
经历经验</td><td colspan="6">1.本科以上学历,有5年以上本科室护理工作经验。2.有临床医患、医务人员之间沟通经历、院内医院管理培训经历。3.有护理、抢救危重病人经历。4.年内最少有1篇论文发表,每年积极参加继续医学教育。5."三基"考试符合要求。6.中级专业技术职称。</td></tr>
<tr><td>岗位工作
技能要求</td><td colspan="6">1.胜任本职工作。2.科室护理骨干。3.较好的口才和文字表达能力。4.良好的职业道德素质和团队合作精神。5.持续学习能力强。6.同事之间协调与沟通能力。</td></tr>
<tr><td rowspan="2">岗位工作
其他要求</td><td>性别要求</td><td></td><td>年龄要求</td><td></td><td>婚姻</td><td>婚否不限</td></tr>
<tr><td>身体要求</td><td></td><td>政治要求</td><td>事业性、组织观念强</td><td>业务要求</td><td>掌握本专业</td></tr>
<tr><td colspan="3">岗位分析时间</td><td></td><td>填写人</td><td colspan="2"></td></tr>
</table>

13. 消化内科晚班(小夜班)护师岗位说明书

岗位工作基本信息	岗位名称	晚班护师	所在部门	消化内科	岗位编号	
	从属部门	医务部、护理部	岗位定员		所辖人数	
	直接上级	护士长	直接下级	实习护士、进修护士		

岗位使命工作概述	在护士长领导和上级护师指导下按照自己的职责和任务独立做好护理工作、重视护理质量、提高病人满意度。按照时间、按照质量、按照数量标准完成本职工作。

岗位工作主要职责与任务	岗位职责。1.上班提前10分钟到病房,阅读交班报告及危重患者护理记录单,掌握上一班交班内容。2.明确病人总数、出入院、转科、病危、死亡人数及病室管理中应注意的问题。负责全病区病员的一切治疗、护理工作。完成交接班待执行事项。3.新入院、急诊、抢救、危重、特殊病人、特殊检查、特殊治疗、输血及情绪异常的病人必须床旁交接,了解诊疗情况和护理完成情况。有无病人伤口出血、渗血情况。重点掌握病人有无压疮,静脉输液管道、胃管、氧气管、肠管、造瘘管、吸引管、导尿管等管道是否畅通。静脉输液瓶内加药成分、滴速、数量,吸引管引出的液体颜色、性质、数量,各类管道消毒更换日期、标示并做好记录。4.按照护理等级规定时间或病人具体情况测量病人生命体征。5.急救器材、药品是否齐备完好,贵重、毒麻、限剧药品交接清楚并签名。6.检查备用药品、急救药品,如有沉淀、絮状物等质量问题,及时调整。如日期临近,做好明显标识或及时更换。检查医疗器械使用情况,及时更换和消毒,并写明消毒日期和更换日期。7.按时间发放口服药品,核对病人姓名,做到送药入手,倒温水,看药入口。8.督促协助护理员进行晚间护理,照顾病人就寝,做好陪人管理,保持病室安静。9.各种治疗、护理、检查标本采集及各种处置完成后须签字。10.认真执行各项规章制度和技术操作常规,严格"三查七对"。11.严格执行消毒隔离、无菌技术操作,预防医院感染。12.保持治疗室清洁、物品摆放整齐有序。13.掌握病区病人动态情况及健康宣教。14.在办公室、治疗室、病房时应开门,以便了解情况。15.准备白班治疗药品。16.负责病房安全与秩序,及时关、锁闭走廊大门,关注人员往来。按时或根据气候变化关闭门窗、关闭电源开关。17.填写各种护理和处置后事项的记录单,书写交班报告。18.工作现场"7S管理":①整理、②整顿、③清扫、④清洁、⑤安全、⑥节约、⑦素养。19.按照规定处理医疗垃圾和废物。20.完成相关领导交办的其他临时性工作任务。

岗位工作主要绩效考核要点	1.规章制度。2.护理工作绩效。3.医德医风、社会责任。4.顾客沟通、纠纷处理。5.病区管理、健康宣教。6.护理工作流程。7.交接班及相关工作记录。8.服务态度。

岗位工作关系	院内联系部门	院内的各个科室、职能部门、后勤部门的相关领导和人员。
	院外联系部门	在医院科室或护理部授权范围内与外界有关部门和机构沟通联系。

岗位工作权限	1.对科室护理工作计划、实施、检查的参与权。2.有监督实习护士、护理员的工作权。3.有向护士长、主任建议提出改进科室工作的权力,薪酬分配、制度改进建议权。

岗位工作环境	1.在医院内工作,温度、湿度适宜。2.工作现场会接触到轻微粉尘及医疗中的刺激性气味,照明条件良好,一般无相关职业病发生。3.满足医疗工作的相关条件。

在现在的岗位已工作时间	自　　年　　月　　日开始,　　共计:　　年

学历培训经历经验	1.本科以上学历,5年以上本科护理工作经验。2.有临床医患、医务人员之间沟通经历、院内医院管理培训经历。3.有基础、专科和责任护理、抢救危重病人经历。

岗位工作技能要求	1.相当于中级专业技术职称。2.科室护理骨干。3.较好的口才和文字表达能力。4.良好的职业道德素质和团队合作精神。5.持续学习专业能力强。6.良好的职业素质。

岗位工作其他要求	性别要求	无	年龄要求		婚姻	婚否不限
	身体要求	健康	政治要求	事业性、组织观念强	业务要求	掌握本专业

岗位分析时间		填写人	

14.消化内科夜班(大夜班)护士岗位说明书

岗位工作基本信息	岗位名称	后夜班护士	所在部门	消化内科	岗位编号	
	从属部门	医务部、护理部	岗位定员		所辖人数	
	直接上级	护士长	直接下级	实习护士、进修护士		

岗位使命工作概述	在护士长领导和上级护师指导下按照自己的职责和任务独立做好护理工作,重视护理质量,提高病人满意度。按照时间、按照质量、按照数量标准完成本职工作。

岗位工作主要职责与任务	岗位职责。1.上班提前10分钟到病房,阅读交班报告及危重患者护理记录单,掌握上一班交班内容。2.明确病人总数、出入院、转科、病危、死亡人数及病室管理中应注意的问题。负责全病区病员的一切治疗、护理工作。完成交接班中待执行事项。3.新入院、急诊、抢救、危重,特殊病人、特殊检查、特殊治疗、输血及情绪异常的病人必须床旁交接,掌握诊疗情况和护理完成情况。有无病人伤口出血、渗血情况。重点掌握病人有无压疮,静脉输液管道、胃管、氧气管、肠管、造瘘管、吸引管、导尿管等管道是否畅通。静脉输液瓶内加药成分、滴速、数量,吸引管引出物颜色、性质、数量,各类管道消毒更换日期标示并做好记录。4.按照护理等级规定时间或病人具体情况测量病人生命体征。5.急救器材,贵重、毒麻、限剧药品交接清楚并签名。6.备用药品、急救药品,如有沉淀、絮状物等质量问题,及时调整。如日期临近,做好标识或及时更换。7.医疗器械使用要及时更换和消毒,写明消毒日期和更换日期。8.按时间发放口服药品,核对病人姓名,做到送药入手,倒温水,看药入口。9.各种治疗、护理、检查标本采集及各种处置完成后须签字。10.认真执行各项规章制度和技术操作常规,严格"三查七对"。11.严格执行消毒隔离、无菌技术操作,预防医院感染。12.负责晨间各种标本的核对采集工作。13.执行并核对夜间医嘱,做好特殊检查及术前准备工作。14.保持治疗室、办公室清洁、物品摆放整齐有序。15.掌握病区病人动态情况及必要的健康宣教。16.在办公室、治疗室、病房时应开门,以便了解情况。17.负责病房安全与秩序,及时关、锁闭走廊大门,关注人员往来。按时或根据气候变化关闭门窗、关闭电源开关。18.填写各种护理和处置后事项的记录单,书写交班报告。19.工作现场"7S管理":①整理、②整顿、③清扫、④清洁、⑤安全、⑥节约、⑦素养。20.按规定处理医疗垃圾和废物。21.满意度。

岗位工作主要绩效考核要点	1.规章制度。2.岗位工作绩效。3.医德医风、社会责任。4.顾客沟通、纠纷处理。5.病区管理、健康宣教。6.护理工作流程。7.交接班及相关工作记录完整。8.服务态度。9.敬业奉献,遵守纪律,任劳任怨。10.工作主动,责任心。11.职业素质。

岗位工作关系	院内联系部门	院内的各个科室、职能部门、后勤部门的相关领导和人员。
	院外联系部门	在医院科室或护理部授权范围内与外界有关部门和机构沟通联系。

岗位工作权限	1.对科室护理工作计划、实施、检查的参与权。2.有监督实习护士、护理员的工作权。3.有向护士长、主任建议提出改进科室工作的权力,绩效薪酬分配、制度改进建议权。

岗位工作环境	1.在医院内工作,温度、湿度适宜。2.工作现场会接触到轻微粉尘及医疗中的刺激性气味,照明条件良好,一般无相关职业病发生。3.满足医疗工作的相关条件。

在现在的岗位已工作时间	自　　年　　月　　日开始,　共计:　　年

学历培训经历经验	1.本科以上学历,1年以上本科护理工作经验。2.有临床医患、医务人员之间沟通经历、院内医院管理培训经历。3.有基础、专科和责任护理、抢救危重病人经历。

岗位工作技能要求	1.相当于初级专业技术职称。2.科室护理骨干。3.较好的口才和文字表达能力。4.良好的职业道德素质和团队合作精神。5.持续学习专业能力强。6.良好的职业操守。

岗位工作其他要求	性别要求		年龄要求		婚姻	婚否不限
	身体要求		政治要求	事业性、组织观念强	业务要求	掌握本专业
岗位分析时间				填写人		

15.消化内科胃镜室负责人岗位说明书

<table>
<tr><td rowspan="3">岗位工作
基本信息</td><td>岗位名称</td><td>胃镜室负责人</td><td>所在部门</td><td colspan="2">消化内科</td><td>岗位编号</td><td></td></tr>
<tr><td>从属部门</td><td>消化内科</td><td>岗位定员</td><td colspan="2"></td><td>所辖人数</td><td></td></tr>
<tr><td>直接上级</td><td>科主任</td><td>直接下级</td><td colspan="4">消化内科胃镜室人员</td></tr>
<tr><td>岗位使命
工作概述</td><td colspan="7">在科主任领导下,负责科室的内镜检查、治疗、科研带教、新项目开展或推广工作。是分工胃镜室人员工作的思想、业务、管理、医德医风、经济效益的责任人。</td></tr>
<tr><td rowspan="4">岗位工作
主要职责
与任务</td><td colspan="7">**管理职责**。1.按照科主任安排督促人员对病人胃镜检查、护理、药品、教学、科研、管理、经济管理、满意服务等工作。2.重视思想工作,经常对人员进行职业道德教育。3.做好胃镜室的纠纷处理工作。按照分工负责制订胃镜室发展规划,学科建设,年度、月度、周工作计划,并组织实施。4.根据工作需要,提出胃镜室器械的购置、维修与报废申请,督查仪器的保养与维护,最大限度地提高仪器设备的使用效率。</td></tr>
<tr><td colspan="7">**业务职责**。1.把好内镜诊疗质量关、安全关、服务关,解决内镜诊疗、检查上的疑难问题,带领内镜室人员不断学习新技术,提高诊疗水平。2.督查内镜室人员认真执行各项诊疗规程。3.检查医生、护士、轮转医生、研究生、进修医生和实习医生的培养工作,并定期考核。4.定期组织胃镜室人员学习、应用国内外医学先进经验,开展新技术、新疗法。重视疑难疾病、内镜检查新技术研究。5.协调好病人胃镜检查后需要住院、治疗等相关工作。6.开展消化道大出血、胃内、肠内疾病内镜诊疗以及胃肠动力、消化道肿瘤等疾病诊疗检查研究。7.督促科室人员工作现场"7S管理":①整理、②整顿、③清扫、④清洁、⑤安全、⑥节约、⑦素养。8.按照规定处理医疗垃圾和废物。9.完成相关领导交办的其他临时性工作任务。10.服务病人满意度。</td></tr>
<tr><td colspan="7">**教学科研职责**。1.根据教学工作的需要,利用各种机会如病人胃镜检查时的现场视频、病检确诊、上课和各类技术操作对下级医师和进修、实习人员进行示范教学和培训。2.不断学习新知识、掌握新技术,把握国内外本护理专业的发展动态,切实可行地制定并组织实施日常工作及胃镜学科的发展计划。3.论文发表、科研成果。</td></tr>
<tr><td colspan="7">**持续学习**。1.持续学习与工作改进和能力。2.掌握、了解国内外本专业发展动态。3.积极参加科室、医院的各种讨论、研讨会议。4.针对问题缺陷工作持续改进能力。</td></tr>
<tr><td>岗位工作
主要绩效
考核要点</td><td colspan="7">1.严格规章制度落实。2.完成分管的医、教、研、护理、工作数量指标、质量指标、效率指标、经济指标。3.综合绩效管理指标。4.医德医风、社会责任。5.顾客沟通、医患纠纷处理。6.胃镜室内环境管理、健康宣教、培训帮带等。7.胃镜室工作流程。8.按时完成学科建设的相关工作。9.胃镜室人员和谐、团队精神。10.服务满意度。</td></tr>
<tr><td rowspan="2">岗位工
作关系</td><td>院内联系部门</td><td colspan="6">院内的各个科室、职能部门、后勤部门的相关领导和人员。</td></tr>
<tr><td>院外联系部门</td><td colspan="6">在医院科室或护理部授权范围内与外界有关部门和机构沟通联系。</td></tr>
<tr><td>岗位工
作权限</td><td colspan="7">1.对胃镜室人员业务管理及领导权。对胃镜室日常工作的计划、实施、检查和管理权,对导管室人员任免的建议权。2.有监督分管人员的日常工作权。3.向主任或者上级领导建议提出改进胃镜室工作的权力,绩效薪酬分配、规章制度改进建议权,等等。</td></tr>
<tr><td>岗位工
作环境</td><td colspan="7">1.在医院内工作,温度、湿度适宜。2.工作现场会接触到轻微粉尘及医疗中的刺激性气味,照明条件良好,一般无相关职业病发生。3.满足医疗护理工作的相关条件。</td></tr>
<tr><td colspan="2">在现在的岗位已工作时间</td><td colspan="6">自　　年　　月　　日开始,　共计:　　年</td></tr>
<tr><td>学历培训
经历经验</td><td colspan="7">1.专科学历,有10年以上消化内科工作经验,2年胃镜室工作经验。2.专科业务进修最少1次、医院管理院内培训经历或院外培训。3.同事之间协调与沟通的能力。</td></tr>
<tr><td>岗位工作
技能要求</td><td colspan="7">1.称职的胃镜室负责人。2.业务与技术能力。3.口才和文字表达能力。4.良好的职业道德素质和团队合作精神。5.高级专业技术职称。6.持续学习本岗位专业知识能力强。</td></tr>
<tr><td rowspan="2">岗位工作
其他要求</td><td>性别要求</td><td></td><td>年龄要求</td><td></td><td></td><td>婚姻</td><td>婚否不限</td></tr>
<tr><td>身体要求</td><td></td><td>政治要求</td><td colspan="2">事业性、组织观念强</td><td>业务要求</td><td>精通本专业</td></tr>
<tr><td colspan="4">岗位分析时间</td><td colspan="2">填写人</td><td colspan="2"></td></tr>
</table>

16.消化内科胃镜室护师岗位说明书

岗位工作基本信息	岗位名称	胃镜室护师	所在部门	胃镜室	岗位编号	
	从属部门	消化内科	岗位定员		所辖人数	
	直接上级	护士长	直接下级	消化内科胃镜室实习、进修护士		

岗位使命工作概述	在胃镜室负责人和科室护士长领导下,按照自己的职责独立做好病人胃镜检查护理工作、重视护理质量、提高病人满意度。按时、按质、按量完成自己的本职工作。

岗位工作主要职责与任务	岗位职责。1.树立以病人为中心的服务理念,上班提前10分钟到胃镜室。2.与相关同事交接胃镜室常备医疗器械、管道、药品、输液器、血压计、听诊器、剪刀、急救药盘和保护带的使用情况及数量并签字。3.负责内镜室各种内镜病人检查、治疗的预约登记,安排病人受检次序和内镜报告的发放。4.负责各种技术资料、摄像资料的保管、整理,及时领取各种表格、办公用品及各种药品、物品及抢救物品。5.按月、季、年进行各种工作量、收入等项目的统计工作。6.协助医生作好病人胃镜检查诊断及特殊治疗工作,配合医生做好取活检组织标本及特殊治疗术中配合等工作。7.检查医疗器械使用情况,及时更换和消毒,并写明消毒日期和更换日期。8.严格收费标准,做好门诊、住院病人胃镜检查和治疗费用记账工作。9.负责内镜及附件的保养、清洗、消毒工作。10.应以高度工作责任感,认真对所有器材及时清洗、消毒,确保各种物品处于能用最佳状态。定期对内镜及附件进行细菌培养工作,确保内镜及附件符合消毒要求。11.每日须登记进入洗消室的器材和送出洗消室器材数目一致。12.认真执行各项规章制度和技术操作常规,严格"三查七对"。13.严格执行消毒隔离、无菌技术操作,预防交叉感染。14.保持胃镜室清洁、物品整齐、使用物品标识明确。15.报废器材认真登记及时补充,以保证检查治疗工作的正常运转。16.善于与其他同事协作,一切为了病人检查、安全。17.维持病人检查秩序,帮助需要帮助的病人。18.重视胃镜检查资料积累,结合实际开展科研工作。19.下班前对各部位检查一遍,该上锁部位上锁,确保安全后方可离去。20.工作现场"7S管理":①整理、②整顿、③清扫、④清洁、⑤安全、⑥节约、⑦素养。21.按照规定处理医疗垃圾和废物。22.完成领导交代临时性工作任务。23.持续学习与工作创新的能力。

岗位工作主要绩效考核要点	1.规章制度。2.完成规定的护理工作。3.医德医风、社会责任。4.顾客沟通、医患纠纷处理。5.胃镜室环境管理、健康宣教。6.工作流程。7.交接班及相关工作记录完整。8.服务态度。9.敬业奉献,遵守纪律,任劳任怨。10.工作主动,责任心。

岗位工作关系	院内联系部门	院内的各个科室、职能部门、后勤部门的相关领导和人员。
	院外联系部门	在医院科室或护理部授权范围内与外界有关部门和机构沟通联系。

岗位工作权限	1.对胃镜室工作计划、实施、检查的参与权。2.有权监督实习护士的工作。3.有向护士长、主任建议提出改进科室工作的权力,薪酬分配、规章制度改进建议权,等等。

岗位工作环境	1.在医院内工作,温度、湿度适宜。2.工作现场会接触到轻微粉尘及医疗中的刺激性气味,照明条件良好,一般无相关职业病发生。3.满足医疗工作的相关条件。

在现在的岗位已工作时间	自　　年　　月　　日开始,　　共计:　　年

学历培训经历经验	1.大专以上学历,有5年以上本科室护理工作经验。2.有临床医患、医务人员之间沟通经历、院内医院管理培训经历。3.有护理、抢救危重病人经历。4.年内最少有1篇论文发表,每年积极参加继续医学教育。5."三基"考试符合要求。6.中级专业技术职称。

岗位工作技能要求	1.称职的中级专业技术职称。2.科室护理骨干。3.较好的口才和文字表达能力。4.良好的职业道德素质和团队合作精神。5.工作协调、沟通能力。6.持续学习能力。

岗位工作其他要求	性别要求		年龄要求		婚姻	婚否不限
	身体要求		政治要求	事业性、组织观念强	业务要求	掌握本专业

岗位分析时间		填写人	

17.消化内科胃镜室护士岗位说明书

<table>
<tr><td rowspan="3">岗位工作
基本信息</td><td>岗位名称</td><td>胃镜室护士</td><td>所在部门</td><td colspan="2">消化内科胃镜室</td><td>岗位编号</td><td></td></tr>
<tr><td>从属部门</td><td>护理部</td><td>岗位定员</td><td colspan="2"></td><td>所辖人数</td><td></td></tr>
<tr><td>直接上级</td><td>科室主任</td><td>直接下级</td><td colspan="4">消化内科胃镜室相关人员</td></tr>
<tr><td>岗位使命
工作概述</td><td colspan="7">1.在科室主任和护士长领导下工作。2.负责患者的相关治疗工作。3.保证病人治疗工作的正常运行。4.服务热情,工作积极,工作主动,工作认真,服务病人满意。</td></tr>
<tr><td rowspan="1">岗位工作
主要职责
与任务</td><td colspan="7">**岗位职责。**1.在科主任和护士长领导下工作,协助护士长做好内镜室管理,及时发现存在的问题并提出解决办法,把好护理质量关。2.指导内镜室护士配合医生完成各种内镜检查和治疗工作,承担难度较大的护理技术操作、治疗配台、抢救配合工作,掌握本专业基础护理、专科护理理论及技术操作,具有较系统的护理专业知识。3.了解国内外护理技术发展动态,掌握本专业先进护理技术,并能应用于实际工作。4.协助护士长制定本专业新业务、新技术护理常规和操作规程。5.协助护士长组织内镜室护士的"三基"培训、考核。6.指导实习生、进修生的临床带教,完成教学计划,并进行考核和评价。7.负责各种设备检查、维修登记,每周抽查抢救药品、物品、设备,保证仪器、设备完好,处于备用状态。8.负责各种耗材及器械、药品、物品的请领、补充、保管、保养工作,放置定点、定位、有序,出入账目清楚。9.指导、监督内镜清洗、消毒、贮藏,按《内镜清洗、消毒技术规范》进行,防止交叉感染。10.负责医保病人费用的沟通、解释工作及科室内外的沟通联络工作。11.积极参加继续教育学习,不断更新专业知识和技能,不断总结经验,撰写论文。12.工作现场"7S管理":①整理、②整顿、③清扫、④清洁、⑤安全、⑥节约、⑦素养。13.按照医院相关规定处理医疗垃圾和废物。14.完成相关领导交办的其他临时性工作任务。15.满意度。
执行职责。1.严格执行技术操作常规及各项管理及医院制度。2.落实"三查七对",消毒隔离制度。3.落实各种学习、会议制度。4.按照规定处理医疗与护理垃圾与废物。
职业道德。1.遵纪守法。2.尊重患者权利,保守病人秘密。3.廉洁行医,文明礼貌,卓越服务。4.发扬团队精神,和谐共事。5.工作积极性、主动性、创新性、责任心。
教学科研。1.精确掌握科室护理工作。承担对护理人员业务学习、参加科室的绩效考核与管理工作。2.对科室学科队伍建设,护理业务技术管理和组织管理提出意见,按照规定参与护理部组织的全院性工作检查。3.掌握国内外本科护理工作发展动态。</td></tr>
<tr><td>主要绩效
考核要点</td><td colspan="7">1.掌握并执行有关规章制度,岗位工作违反病人治疗的次数。2.工作质量、数量完成情况。3.工作差错率。4.服务满意度。5.上班时间按照规定着装。6.病人满意度。</td></tr>
<tr><td rowspan="2">岗位工
作关系</td><td colspan="2">院内联系部门</td><td colspan="5">院内的各个科室、职能部门、后勤部门的相关领导和人员。</td></tr>
<tr><td colspan="2">院外联系部门</td><td colspan="5">在医院科室或护理部授权范围内与外界有关部门和机构沟通联系。</td></tr>
<tr><td>岗位工
作权限</td><td colspan="7">1.病人治疗、服务工作改进建议权。2.向主管领导报告工作权和对医院有关工作建议权。3.对相关人员的督查、绩效考核和奖惩、评价建议权。4.日常工作事务处置权。</td></tr>
<tr><td>岗位工
作环境</td><td colspan="7">1.大部分时间在医院内工作,温度、湿度适宜。2.工作现场会接触到轻微粉尘及医疗中的刺激性气味,照明条件良好,一般无相关职业病发生。3.适宜医疗护理工作。</td></tr>
<tr><td>在现在的岗位已工作时间</td><td colspan="7">自　　年　　月　　日开始,　共计:　　年</td></tr>
<tr><td>学历经验</td><td colspan="7">1.本科以上学历,中级专业技术职称。2.本科室护士资质上岗证,3年以上相关工作经验。</td></tr>
<tr><td>岗位工作
技能要求</td><td colspan="7">1.熟悉本专业业务,掌握内镜检查及治疗相关理论知识。2.熟悉消化内科疾病的临床表现、护理常规。3.熟悉相关人文学科知识及法律法规,了解内镜检查及治疗发展的动态。4.熟悉医院感染管理条例、要求。5.指导带教低层级护士的能力。</td></tr>
<tr><td rowspan="2">岗位工作
其他要求</td><td colspan="2">性别要求</td><td colspan="2">年龄要求</td><td></td><td>婚姻</td><td>婚否不限</td></tr>
<tr><td colspan="2">身体要求</td><td colspan="2">政治要求</td><td>组织观念强</td><td>业务要求</td><td>独立工作</td></tr>
<tr><td colspan="3">岗位分析时间</td><td colspan="3" align="center">填写人</td><td colspan="2"></td></tr>
</table>

18.消化内科胃镜室配台护士岗位说明书

<table>
<tr><td rowspan="3">岗位工作
基本信息</td><td>岗位名称</td><td>胃镜室配台护士</td><td>所在部门</td><td>消化内科胃镜室</td><td>岗位编号</td><td></td></tr>
<tr><td>从属部门</td><td>护理部</td><td>岗位定员</td><td></td><td>所辖人数</td><td></td></tr>
<tr><td>直接上级</td><td>科室主任</td><td>直接下级</td><td colspan="3">消化内科胃镜室相关人员</td></tr>
<tr><td>岗位使命
工作概述</td><td colspan="6">1.在科室主任和护士长领导下工作。2.负责患者的相关治疗工作。3.保证病人治疗工作的正常运行。4.服务热情,工作积极,工作主动,工作认真,病人满意。</td></tr>
<tr><td>岗位工作
主要职责
与任务</td><td colspan="6">岗位职责。1.遵循医院护理部和所在科室的护理哲理,树立以病人为中心的理念,尊重病人权利。2.每日检查抢救药品、物品、设备,保证完好、充分,处于备用状态。3.做好检查室,检查、治疗中所需物品、耗材准备,内镜及附件使用前的检查、准备工作,保证内镜检查和治疗的顺利进行。4.做好患者的术前准备工作,包括核对姓名、检查或治疗项目、解释检查目的解除患者紧张情绪、术前用药等。5.在医师指导下配合医师完成各种内镜的检查和治疗工作,术中协助插镜,检查治疗术中随时注意观察患者情况,及时发现异常情况并报告医师,协助医生处理病人。6.配合医师取活检和刷取细胞、息肉摘除等,收集病理检查标本,并及时做好交接、送检。7.检查或治疗完毕,向患者或家属嘱咐术后注意事项,整理床单位。8.保持检查室内整齐、清洁、有序,用后物品按《医疗废物管理条例》处理,每日工作结束后做好终末处理。9.积极参加继续教育学习,完成医院及科室的"三基"培训计划,并通过考核。10.工作现场"7S管理":①整理、②整顿、③清扫、④清洁、⑤安全、⑥节约、⑦素养。
执行职责。1.严格执行技术操作常规及各项管理及医院制度。2.落实"三查七对",消毒隔离制度。3.落实各种学习、会议制度。4.按照规定处理医疗、护理垃圾与废物。
职业道德。1.遵纪守法。2.尊重患者权利,保守病人秘密。3.廉洁行医,文明礼貌,卓越服务。4.发扬团队精神,和谐共事。5.工作积极性、主动性、创新性;责任心。
教学科研。1.精确掌握科室护理工作。承担对护理人员业务学习、参加科室的绩效考核与管理工作。2.对科室学科队伍建设,业务技术管理和组织管理提出意见,按照规定参与护理部组织的全院性工作检查。3.掌握国内外本科护理发展动态,努力引进先进技术,提高护理质量,发展护理科学。4.完成其他临时性工作任务。5.满意度。</td></tr>
<tr><td>主要绩效
考核要点</td><td colspan="6">1.掌握并执行有关规章制度,岗位工作违反病人治疗的次数。2.工作质量、数量完成情况。3.工作差错率。4.服务满意度。5.上班时间按照规定着装。6.病人满意度。</td></tr>
<tr><td rowspan="2">岗位工
作关系</td><td>院内联系部门</td><td colspan="5">院内的各个科室、职能部门、后勤部门的相关领导和人员。</td></tr>
<tr><td>院外联系部门</td><td colspan="5">在医院科室或护理部授权范围内与外界有关部门和机构沟通联系。</td></tr>
<tr><td>岗位工
作权限</td><td colspan="6">1.病人治疗工作改进建议权。2.向主管领导报告工作权和对医院有关工作建议权。3.对相关人员的督查、考核和奖惩建议权。4.日常工作事务处置权。5.分配建议权。</td></tr>
<tr><td>岗位工
作环境</td><td colspan="6">1.大部分时间在医院内工作,温度、湿度适宜。2.工作现场会接触到轻微粉尘及医疗中的刺激性气味,照明条件良好,一般无相关职业病发生。3.适宜医疗护理工作。</td></tr>
<tr><td colspan="2">在现在的岗位已工作时间</td><td colspan="5">自　　年　　月　　日开始,　　共计:　　年</td></tr>
<tr><td>学历经验</td><td colspan="6">1.本科以上学历,初级专业技术职称。2.本科室护士资质上岗证,1年以上相关工作经验。</td></tr>
<tr><td>岗位工作
技能要求</td><td colspan="6">1.熟悉本专业业务,掌握内镜检查及治疗相关理论知识。2.熟悉消化内科疾病的临床表现、护理常规。3.熟悉相关人文学科知识及法律法规,了解内镜检查及治疗发展的动态。4.熟悉医院感染管理条例、要求。5.指导带教低层级护士的能力。6.有病情观察、治疗处置的能力;能在内镜室医师的指导下完成危重患者的检查和治疗的能力。7.良好的沟通协调能力。8.良好语言、文字表达能力。9.同事间协调与沟通能力。</td></tr>
<tr><td rowspan="2">岗位工作
其他要求</td><td>性别要求</td><td></td><td>年龄要求</td><td></td><td>婚姻</td><td>婚否不限</td></tr>
<tr><td>身体要求</td><td></td><td>政治要求</td><td>组织观念强</td><td>业务要求</td><td>独立工作</td></tr>
<tr><td colspan="3">岗位分析时间</td><td colspan="2">填写人</td><td colspan="2"></td></tr>
</table>

19. 消化内科胃镜室预约台护士岗位说明书

岗位工作基本信息	岗位名称	胃镜室预约台护士	所在部门	消化内科胃镜室	岗位编号	
	从属部门	护理部	岗位定员		所辖人数	
	直接上级	科室主任	直接下级	消化内科胃镜室相关人员		

岗位使命工作概述	1.在科室主任和护士长领导下工作。2.负责患者的相关治疗工作。3.保证病人治疗工作的正常运行。4.服务热情,工作积极,工作主动,工作认真,病人满意。

岗位工作主要职责与任务	**岗位职责。**1.遵循医院护理部和所在科室的护理哲理,树立以病人为中心的理念,尊重病人权利。2.提前到岗,做好准备工作,保持预约台整齐、清洁、有序。3.负责内镜室各种内镜检查治疗的预约登记,检查各种申请单、报告单填写是否正确,与业务科室及相关职能科室做好交接工作。4.接待受检患者,正确评估病人情况,编写检查号,安排病人有序排队、检查、治疗,维持等候区的秩序。5.告知患者检查前后的注意事项,解释普通胃肠镜或无痛胃肠镜检查的有关事项。6.发放病人的内镜报告单,告知患者或家属报告中医师的建议,解答患者的咨询。7.严格按收费标准收费,负责病人费用的清理、核查工作。8.负责各种办公用品、物品的领取、保管,技术资料、档案的整理保管工作。9.每日工作结束后做好环境清洁、消毒,完成各种登记本的登记工作。10.按月、季、年完成各种工作量、收入、支出等项目的统计工作。11.岗位工作现场"7S管理":①整理、②整顿、③清扫、④清洁、⑤安全、⑥节约、⑦素养。12.认真执行医疗护理核心制度。13.完成相关领导交办的其他临时性工作任务。 **执行职责。**1.严格执行技术操作常规及各项管理及医院制度。2.落实"三查七对",消毒隔离制度。3.落实各种学习、会议制度。4.按照规定处理医疗与护理垃圾与废物。 **职业道德。**1.遵纪守法。2.尊重患者权利,保守病人秘密。3.廉洁行医,文明礼貌,卓越服务。4.发扬团队精神,和谐共事。5.工作积极性、主动性、创新性,责任心。 **教学科研。**1.精确掌握科室护理工作。承担对护理人员业务学习、参加科室的绩效考核与管理工作。2.对科室护理学科队伍建设、业务技术管理和组织管理提出意见。

主要绩效考核要点	1.服从工作安排,预约登记台清洁、整齐、有序。2.安排预约病人有序符合检查治疗要求,等候区病人秩序良好。3.认真执行查对制度,无差错事故。4.严格按照医保、物价部门收费标准收取费用,无违规收费现象。5.物资申领、保管有序,无积压、过期现象。6.各种数据统计正确、完整,及时上报,各种登记本记录规范,内容完整,技术资料、档案保管妥当无丢失。7.认真履行岗位职责,护理服务满足患者需要。

岗位工作关系	院内联系部门	院内的各个科室、职能部门、后勤部门的相关领导和人员。
	院外联系部门	在医院科室或护理部授权范围内与外界有关部门和机构沟通联系。

岗位工作权限	1.病人治疗工作改进建议权。2.向主管领导报告工作权和对医院有关工作建议权。3.对相关人员的督查、考核建议权。4.日常工作事务处置权。5.薪酬分配建议权。

岗位工作环境	1.大部分时间在医院内工作,温度、湿度适宜。2.工作现场会接触到轻微粉尘及医疗中的刺激性气味,照明条件良好,一般无相关职业病发生。3.适宜医疗护理工作。

在现在的岗位已工作时间	自　　年　　月　　日开始,　　共计:　　年

学历经验	1.本科以上学历,初级专业技术职称。2.本科室护士资质上岗证,1年以上相关工作经验。

岗位工作技能要求	1.熟悉本专业业务,掌握内镜检查及治疗相关理论知识。2.熟悉消化内科疾病的临床表现、护理常规。3.熟悉相关人文学科知识及法律法规,了解内镜检查及治疗发展的动态。4.熟悉医院感染管理条例、要求。5.指导带教低层级护士的能力。6.有病情观察、治疗处置的能力;能在内镜室医师的指导下完成危重患者的检查和治疗的能力。

岗位工作其他要求	性别要求		年龄要求		婚姻	婚否不限
	身体要求		政治要求	组织观念强	业务要求	独立工作

岗位分析时间		填写人	

20.消化内科胃镜室清洗护士岗位说明书

岗位工作基本信息	岗位名称	胃镜室清洗护士	所在部门	消化内科胃镜室	岗位编号	
	从属部门	护理部	岗位定员		所辖人数	
	直接上级	科室主任内镜室主任	直接下级	消化内科胃镜室相关人员		

岗位使命工作概述	1.在科室主任和护士长领导下工作。2.负责患者的相关治疗工作。3.保证病人治疗工作的正常运行。4.服务热情,工作积极,工作主动,工作认真,病人满意。

岗位工作主要职责与任务	**岗位职责**。1.保持内镜清洗消毒室、内镜库环境清洁、整齐,物品放置有序。2.配制消毒液,按《内镜清洗消毒技术规范》执行,并做好浓度的监测、记录。3.负责内镜和附件使用前的检查,准备工作,保证内镜检查和治疗的顺利进行。4.负责内镜和附件使用后的检查、清洗、消毒、灭菌及登记工作。5.做好个人防护,如佩戴护目镜、手套、口罩、帽子、穿防水服、防水鞋。6.配合医院感染管理科做好环境卫生学监测和内窥镜生物学监测、登记工作。7.建立仪器、设备、内窥镜登记卡,并负责其保管与维护,维修登记及报废。8.用后物品按《医疗废物管理条例》处理,每日工作结束后做好终末消毒处理,准备好次日物品、器械。9.积极参加继续教育学习,完成医院及科室的"三基"培训计划,并通过考核。10.工作现场"7S管理":①整理、②整顿、③清扫、④清洁、⑤安全、⑥节约、⑦素养。11.完成临时性工作任务。 **执行职责**。1.严格执行技术操作常规及各项管理及医院制度。2.落实"三查七对",消毒隔离制度。3.落实各种学习、会议制度。4.按照规定处理医疗有护理垃圾与废物。 **职业道德**。1.遵纪守法。2.尊重患者权利,保守病人秘密。3.廉洁行医,文明礼貌,卓越服务。4.发扬团队精神,和谐共事。5.工作积极性、主动性、创新性,责任心。 **教学科研**。1.精确掌握科室护理工作。承担对护理人员业务学习、参加科室的绩效考核与管理工作。2.对科室学科队伍建设,业务技术管理和组织管理提出意见,按照规定参与护理部组织的全院性工作检查、督导、考核。3.掌握国内外本科护理发展动态。

主要绩效考核要点	1.规章制度落实。2.执行落实《医院感染管理办法》和《内窥镜清洗消毒技术规范》,环境卫生学监测和消毒、灭菌后的内窥镜生物学监测符合要求,无交叉感染。3.贵重、精密仪器、设备无损坏、无丢失。4.护士有自我防护意识,个人防护用品穿戴符合要求。5.各种登记本记录规范,内容完整。6.医疗废物按《医疗废物管理条例》实施。7.满意度。

岗位工作关系	院内联系部门	院内的各个科室、职能部门、后勤部门的相关领导和人员。
	院外联系部门	在医院科室或护理部授权范围内与外界有关部门和机构沟通联系。

岗位工作权限	1.病人治疗工作改进建议权。2.向主管领导报告工作权和对医院有关工作建议权。3.对相关人员的督查、考核和奖惩建议权。4.日常工作处置权。5.制度改进建议权。

岗位工作环境	1.大部分时间在医院内工作,温度、湿度适宜。2.工作现场会接触到轻微粉尘及医疗中的刺激性气味,照明条件良好,一般无相关职业病发生。3.适宜医疗护理工作。

在现在的岗位已工作时间	自 年 月 日开始, 共计: 年

学历经验	1.本科以上学历,初级专业技术职称。2.本科室护士资质上岗证,2年以上相关工作经验。

岗位工作技能要求	1.熟悉本专业业务,掌握内镜检查及治疗相关理论知识。2.熟悉消化内科疾病的临床表现、护理常规。3.熟悉相关人文学科知识及法律法规,了解内镜检查及治疗发展的动态。4.熟悉医院感染管理条例、要求。5.指导带教低层级护士的能力。6.有病情观察、治疗处置的能力;能在内镜室医师的指导下完成危重患者的检查和治疗的能力。7.良好的沟通协调能力。8.良好的语言、文字表达、指导患者预防健康的表达能力。

岗位工作其他要求	性别要求		年龄要求		婚姻	婚否不限
	身体要求		政治要求	组织观念强	业务要求	独立工作

岗位分析时间		填写人	
直接上级审核签字		审核时间	

21. 消化内科护理员岗位说明书

<table>
<tr><td rowspan="3">岗位工作
基本信息</td><td>岗位名称</td><td>护理员</td><td>所在部门</td><td>消化内科</td><td>岗位编号</td><td></td></tr>
<tr><td>从属部门</td><td>护理部、科室</td><td>岗位定员</td><td></td><td>所辖人数</td><td></td></tr>
<tr><td>直接上级</td><td>护士长、相关人员</td><td>直接下级</td><td colspan="3">消化内科相关人员</td></tr>
<tr><td>岗位使命
工作概述</td><td colspan="6">在护士长领导和上级护师、护士的指导下按照自己的职责独立做好护理员工作、重视危重病人护理质量、提高病人满意度。按时、按质、按量完成自己的本职工作。</td></tr>
<tr><td>岗位工作
主要职责
与任务</td><td colspan="6">**岗位职责。** 1.在护士长领导和护士指导下工作。2.上班遵守劳动纪律,尽职尽责。3.执行护理员的工作制度与流程。4.按规定参加医院、科室相关会议。5.担任病人生活护理工作,如帮助重病人、不能够自理的病人洗漱、喂饭、洗脚、大小便、整理床铺、帮助病人购买生活用品、并且随时清理病人生活废物,联系病人家庭人员,跟随护士查房、了解危重病人、特殊病人、手术前后病人护理重点。6.保持科室物品的清洁与卫生,仪器与设备卫生清洁工作。7.履行护理员岗位职责与任务,保持洗漱间卫生清洁无臭味。8.随时巡视病房,应接病人呼唤,保持病房楼梯卫生清洁无臭味。9.执行预防患者跌倒坠床压疮制度。10.做好病人入院前的准备工作和出院后床单位整理和清洁工作,及时收集病人、并按照需要送出病人临时化验标本和其他外送病人物品工作。11.护理员独立工作能力,护理员独立解决主管范围内的卫生工作能力。12.处理护理病人的问题考虑全面遵循伦理原则。13.科室整体卫生与清洁,保持重病人床单位卫生与整洁,保持病房空床的卫生与整洁。14.处理患者和家属的相关问题,上班时手卫生符合要求,负责收回出院患者规定的科室用品。15.住院患者的满意度不断提升。16.饮食与开水落实到每位患者。17.岗位工作现场"7S管理":①整理、②整顿、③清扫、④清洁、⑤安全、⑥节约、⑦素养。18.按照规定处理医疗与护理垃圾和废物。19.完成相关领导交办的其他临时性工作任务。
执行职责。 1.执行国家相关法律法规,行业规章制度、标准、职责、操作规范与流程,严格执行医院和科室的各项管理制度。2.参加医院举办的护理相关工作会议。
职业道德。 1.本职职业素质持续提升,热爱护理员。2.廉洁工作,文明礼貌,卓越服务。3.发扬团队精神、和谐共事。4.工作积极性、主动性、责任心。5.满意度。
持续学习。 1.持续学习与工作改进能力。2.掌握、了解院内外本专业发展动态。3.对工作中存在的问题与缺陷有持续改进计划并实施。4.发现问题解决问题的能力。</td></tr>
<tr><td>岗位工作
主要绩效
考核要点</td><td colspan="6">1.规章制度落实。2.完成规定的护理工作、数量指标、质量指标、效率指标、服务指标。3.医德医风、社会责任。4.顾客沟通、医患护理生活问题处理。5.病区环境管理、健康宣教、培训帮带等。6.科室护理清洁工作流程规范。7.工作责任心。</td></tr>
<tr><td rowspan="2">岗位工
作关系</td><td>院内联系部门</td><td colspan="5">院内的各个科室、职能部门、后勤部门的相关领导和人员。</td></tr>
<tr><td>院外联系部门</td><td colspan="5">在医院科室或护理部授权范围内与外界有关部门和机构沟通联系。</td></tr>
<tr><td>岗位工
作权限</td><td colspan="6">1.对本科室日常护理病人生活工作计划、实施、检查的参与权,对本科室内护理人员考评的参与权。2.针对问题缺陷有持续改进计划,规章制度改进建议权,等等。</td></tr>
<tr><td>岗位工
作环境</td><td colspan="6">1.在医院内工作,温度、湿度适宜。2.工作现场会接触到轻微粉尘及医疗中的刺激性气味,照明条件良好,一般无相关职业病发生。3.满足医疗工作的相关条件。</td></tr>
<tr><td colspan="2">在现在的岗位已工作时间</td><td colspan="5">自　　年　　月　　日开始,　共计:　　年</td></tr>
<tr><td>学历经验</td><td colspan="6">1.小学以上学历。2.有1年以上本科室护理工作经验。3.持续学习专业知识能力强。</td></tr>
<tr><td>岗位工作
技能要求</td><td colspan="6">1.上班不接收快递包裹、不带熟人检查看病、不干私活不吃零食。2.护理病人关手机,上班不上网、不玩手机微信查资料打游戏。3.上班时不相互聊天、闲谈。</td></tr>
<tr><td rowspan="2">岗位工作
其他要求</td><td>性别要求</td><td></td><td>年龄要求</td><td></td><td>婚姻</td><td>婚否不限</td></tr>
<tr><td>身体要求</td><td></td><td>政治要求</td><td>事业性、组织观念强</td><td>业务要求</td><td>掌握本专业</td></tr>
<tr><td colspan="3">岗位分析时间</td><td colspan="2">填写人</td><td colspan="2"></td></tr>
</table>

22.消化内科卫生员岗位说明书

<table>
<tr><td rowspan="3">岗位工作
基本信息</td><td>岗位名称</td><td>卫生员</td><td>所在部门</td><td>消化内科</td><td>岗位编号</td><td></td></tr>
<tr><td>从属部门</td><td>护理部、科室</td><td>岗位定员</td><td></td><td>所辖人数</td><td></td></tr>
<tr><td>直接上级</td><td>护士长、相关人员</td><td>直接下级</td><td colspan="3">消化内科胃镜室相关人员</td></tr>
<tr><td>岗位使命
工作概述</td><td colspan="6">在护士长领导和上级护师、护士的指导下按照自己的职责独立做好卫生员工作、重视病房卫生质量、提高病人满意度。按时、按质、按量完成自己的本职工作。</td></tr>
<tr><td rowspan="4">岗位工作
主要职责
与任务</td><td colspan="6">岗位职责。1.在护士长领导和护士指导下做病房卫生工作。2.上班遵守劳动纪律,尽职尽责。3.执行卫生员的工作制度与流程。4.按规定参加医院、科室相关会议。5.担任病房、病人生活卫生工作,如帮助重病人、不能够自理的病人洗漱、喂饭、洗脚、大小便、整理床铺、帮助病人购买生活用品,并且随时清理病人生活废物,联系病人家庭人员,跟随护士查房、了解危重病人、特殊病人、手术前后病人护理重点。6.保持科室物品的清洁与卫生,仪器与设备卫生清洁工作。7.履行护理员岗位职责与任务,保持洗漱间卫生清洁无臭味。8.随时巡视病房,应接病人呼唤,保持病房楼梯卫生清洁无臭味。9.执行预防患者跌倒坠床压疮制度。10.担任病房的门、窗、地面、床头桌椅及厕所、浴室的清洁工。11.按照规定或者根据病人需要及时做好病房病员饮用水供应。12.消毒病人脸盆茶具痰盂便器用具。13.卫生员独立工作能力,护送病人、领送物品及外勤工作。14.工作责任心,工作积极认真、细心。病房管理,病室清洁、整齐、无异味,水壶清洁,给水壶及时加水。15.卫生间物品摆放整齐等。被服、床头桌、病室、卫生间及水壶、楼道清洁符合要求。16.物品管理,病室或科室管理,节约用水,按时关灯,空调管理,消毒洗手液管理符合要求。17.工作现场"7S管理":①整理、②整顿、③清扫、④清洁、⑤安全、⑥节约、⑦素养。18.按照规定处理医疗垃圾和废物。19.完成相关领导交办的其他临时性工作任务。</td></tr>
<tr><td colspan="6">执行职责。1.执行国家相关法律法规,行业规章制度、标准、职责、操作规范与流程,严格执行医院和科室的各项管理制度。2.参加医院举办的护理相关工作会议。</td></tr>
<tr><td colspan="6">职业道德。1.本职职业素质持续提升,热爱护理员。2.廉洁工作,文明礼貌,卓越服务。3.发扬团队精神,和谐共事。4.工作积极性、主动性、责任心。5.满意度。</td></tr>
<tr><td colspan="6">持续学习。1.持续学习与工作改进能力。2.掌握、了解院内外本专业发展动态。3.对工作中存在的问题与缺陷有持续改进计划并实施。4.发现解决问题缺陷的能力。</td></tr>
<tr><td>岗位工作
主要绩效
考核要点</td><td colspan="6">1.规章制度落实。2.完成规定的护理卫生工作、数量指标、质量指标、效率指标、服务指标。3.医德医风、社会责任。4.顾客沟通、医患生活问题处理。5.病区环境管理、健康宣教等。6.科室护理清洁工作流程规范。7.遵守劳动纪律。8.工作责任。</td></tr>
<tr><td rowspan="2">岗位工
作关系</td><td>院内联系部门</td><td colspan="5">院内的各个科室、职能部门、后勤部门的相关领导和人员。</td></tr>
<tr><td>院外联系部门</td><td colspan="5">在医院科室或护理部授权范围内与外界有关部门和机构沟通联系。</td></tr>
<tr><td>岗位工
作权限</td><td colspan="6">1.对本科室日常护理病人生活工作计划、实施、检查的参与权,对本科室内护理人员考评的参与权。2.针对问题缺陷有持续改进计划权,等等。3.适宜医疗护理工作。</td></tr>
<tr><td>岗位工
作环境</td><td colspan="6">1.在医院内工作,温度、湿度适宜。2.工作现场会接触到轻微粉尘及医疗中的刺激性气味,照明条件良好,一般无相关职业病发生。3.满足医疗护理工作的相关条件。</td></tr>
<tr><td>在现在的岗位已工作时间</td><td colspan="6">自 年 月 日开始, 共计: 年</td></tr>
<tr><td>学历经验</td><td colspan="6">1.小学以上学历。2.有1年以上本科室护理工作经验。3.持续学习专业知识能力强。</td></tr>
<tr><td>岗位工作
技能要求</td><td colspan="6">1.上班不接收快递包裹、不带熟人检查看病、不干私活不吃零食。2.护理病人关手机,上班不上网、不玩手机微信查资料打游戏。3.上班时不相互聊天、闲谈。</td></tr>
<tr><td rowspan="2">岗位工作
其他要求</td><td>性别要求</td><td></td><td>年龄要求</td><td></td><td>婚姻</td><td>婚否不限</td></tr>
<tr><td>身体要求</td><td></td><td>政治要求</td><td>事业性、组织观念强</td><td>业务要求</td><td>掌握本专业</td></tr>
<tr><td colspan="3" align="center">岗位分析时间</td><td></td><td>填写人</td><td colspan="2"></td></tr>
</table>

三、呼吸内科护理人员岗位说明书

1.呼吸内科护士长岗位说明书

<table>
<tr><td rowspan="3">岗位工作
基本信息</td><td>岗位名称</td><td>护士长</td><td>所在部门</td><td>呼吸内科</td><td>岗位编号</td><td></td></tr>
<tr><td>从属部门</td><td>医务部、护理部</td><td>岗位定员</td><td></td><td>所辖人数</td><td></td></tr>
<tr><td>直接上级</td><td>科主任、护理部</td><td>直接下级</td><td colspan="3">护理人员,实习、进修护士</td></tr>
<tr><td>岗位使命
工作概述</td><td colspan="6">在科主任与护理部领导下,全面负责科护理工作、业务、技术、病房管理、护士思想工作,物资管理等工作。是科室护士的思想、业务、行政管理的第一责任人。</td></tr>
<tr><td rowspan="5">岗位工作
主要职责
与任务</td><td colspan="6">领导职责。1.岗位职责。在科主任和护理部主任领导下,负责科室的护理、业务及行政管理工作,完成各项数量、质量与绩效指标。2.重视思想政治工作,经常对护士进行职业道德教育工作。3.协调各病区、呼吸内镜室、肺功能室及相关部门科室工作关系。4.负责制订本科室的护理发展规划,年度、月度、周工作计划并组织实施。5.制度落实,严格执行各项规章制度和操作规程。6.确定护士的轮转和临时调配。7.设计与落实基础护理、专科护理、特殊护理与责任护理。8.病人满意度。</td></tr>
<tr><td colspan="6">管理职责。1.早上班带领护士对急、危重症、新入院患者床旁交班,检查危重抢救病人的情况,对复杂的护理技术或新开展的业务,要具体指导。2.落实护理查房和随同科主任查房,了解工作中存在的问题,加强医护联系与医患沟通。3.完成工作任务,改善服务态度、严防差错事故的发生。4.落实"三查七对"制度并记录完善。5.提高设备使用效率。6.加强病房管理。7.加强物资管理,账物相符。8.落实患者治疗饮食。9.护理文书书写符合要求。10.重视工作流程,按流程操作。11.掌控急救室情况。12.重视科室与人员岗位绩效考核与管理工作,达到绩效考核预期的目的。</td></tr>
<tr><td colspan="6">教学与科研职责。1.加强业务训练,并注意护士业务素质的培养。2.组织检查实习护士、进修护士在本科各病室的临床教学和实习工作。3.参加护理教学、设计科室护理科研课题项目,并组织实施。4.完成有关领导安排的其他临时性工作任务。</td></tr>
<tr><td colspan="6">工作创新。善于发现工作中的问题、缺陷,分析问题缺陷与解决问题缺陷的能力。</td></tr>
<tr><td rowspan="1"></td></tr>
<tr><td>岗位工作
主要绩效
考核要点</td><td colspan="6">1.规章制度落实。2.护理、学术、科研等工作及完成数量、质量、效率、经济指标。3.顾客沟通,处理病人投诉与纠纷。4.医德医风、社会责任。5.健康宣教、培训帮带等。6.护理工作流程规范。7.病房管理。8.本科室护理人员技术操作。9.基础护理、专科护理、危重病人护理合格率。10.护理文书。11.服务病人满意度测评。</td></tr>
<tr><td rowspan="2">岗位工
作关系</td><td>院内联系部门</td><td colspan="5">院内的各个科室、职能部门、后勤部门的相关领导和人员。</td></tr>
<tr><td>院外联系部门</td><td colspan="5">在医院科室或护理部授权范围内与外界有关部门和机构沟通联系。</td></tr>
<tr><td>岗位工
作权限</td><td colspan="6">1.科室管理、协调权。对本科室日常工作的计划、实施、检查和指导权,对本科室内护理人员任免的建议权。2.有监督护理人员的日常工作权。3.绩效考核建议权。</td></tr>
<tr><td>岗位工
作环境</td><td colspan="6">1.在医院内工作,温度、湿度适宜。2.工作现场会接触到轻微粉尘及医疗中的刺激性气味,照明条件良好,一般无相关职业病发生。3.满足医疗工作的相关条件。</td></tr>
<tr><td>在现在的岗位已工作时间</td><td colspan="6">自　　年　　月　　日开始,　共计:　　年</td></tr>
<tr><td>学历培训
经历经验</td><td colspan="6">1.本科以上学历,10年以上本科室护理工作经验。2.有专科护理进修最少1次经历、医院管理培训经历。3.学术、教学、科研经历。4.每年内最少有1篇国家级以上杂志论文发表。5.高级职称。6.较丰富的协调、沟通经验。7.管理创新能力。</td></tr>
<tr><td>岗位工作
技能要求</td><td colspan="6">1.称职的护理学科带头人。2.公认的领导、决策、管理和协调能力。3.较好的口才和文字表达能力。4.良好的职业道德素质和团队合作精神。5.持续学习能力。</td></tr>
<tr><td rowspan="2">岗位工作
其他要求</td><td>性别要求</td><td></td><td>年龄要求</td><td></td><td>婚姻</td><td>婚否不限</td></tr>
<tr><td>身体要求</td><td></td><td>政治要求</td><td>事业性、组织观念强</td><td>业务要求</td><td>精通本专业</td></tr>
<tr><td colspan="3">岗位分析时间</td><td></td><td>填写人</td><td colspan="2"></td></tr>
<tr><td colspan="3">直接上级审核签字</td><td></td><td>审核时间</td><td colspan="2"></td></tr>
</table>

2.呼吸内科副护士长岗位说明书

岗位工作 基本信息	岗位名称	副护士长	所在部门	呼吸内科	岗位编号	
	从属部门	医务部、护理部	岗位定员		所辖人数	
	直接上级	科主任、护士长	直接下级	护理人员,实习、进修护士		
岗位使命 工作概述	在护士长和科室主任的领导下,授权负责科室护理业务、病房管理、护理技术、护理学术、教学、学科建设、设备维护等工作。是科室分管护理工作的第一责任人。					
岗位工作 主要职责 与任务	**领导职责。** 1.在护士长和科室主任的领导下,授权负责所管科室的护理业务及行政管理工作,完成各项数量、质量与绩效指标。2.重视护士思想政治工作,经常对护士进行职业道德教育工作。3.根据护士长的安排,结合本科具体情况制订本科的护理工作计划和科研计划,督促护士认真落实并经常督促检查。4.授权制订本科室的护理发展规划,学科建设,年度、月度、周工作计划,并组织实施。5.掌握本科室护理工作的特点与规律,掌握护理工作中存在的问题,并加强医、护联系与医患沟通。6.协助护士长并履行部分职责。7.协调与其他科室的关系,搞好科内、外团结,以保证护理工作的正常进行。8.医护人员文明行医,热情服务,树立良好的医德医风。 **管理职责。** 1.参加晨交班,参加危重抢救病人的护理情况,对复杂的护理技术或新开展的护理业务,要亲自参加并具体指导。2.教育全科护理人员加强工作责任心,改善服务态度,认真履行岗位职责、严格执行各项规章制度和技术操作规程,严防差错事故的发生。3.落实护理交接班并记录完善。4.加强设备管理,提高设备使用效率。5.加强病房管理,实施现场"7S管理"。6.注重护理质量,有持续改进计划。 **教学与科研职责。** 1.授权组织本科护理人员学习护理业务技术,加强业务训练,并注意护士素质的培养。2.组织安排并检查实习护士、进修护士在本科各病室的临床教学和实习情况。3.参加一定的护理教学、设计科室护理科研课题,并组织实施。4.在完成本岗位工作的同时,完成领导安排的临时性工作任务。5.解决问题的能力。					
岗位工作 主要绩效 考核要点	1.规章制度落实。2.完成护理、学术、科研等工作数量指标、质量指标、效率指标、经济指标。3.处理病人投诉。4.医德医风、社会责任。5.医患纠纷处理、顾客沟通。6.健康宣教、培训帮带等。7.护理工作流程规范。8.病房管理。9.本科室护理人员技术操作。10.静脉穿刺成功率。11.基础护理。12.护理文书。13.病人满意度。					
岗位工 作关系	院内联系部门	院内的各个科室、职能部门、后勤部门的相关领导和人员。				
	院外联系部门	在医院科室或护理部授权范围内与外界有关部门和机构沟通联系。				
岗位工 作权限	1.科室管理、协调权。对本科室日常工作的计划、实施、检查和指导权,对本科室内护理人员任免的建议权。2.有监督护理人员的日常工作权。3.有向主任、护理部主任或者上级领导建议提出改进科室工作的权力,绩效薪酬分配、制度改进建议权。					
岗位工 作环境	1.在医院内工作,温度、湿度适宜。2.工作现场会接触到轻微粉尘及医疗中的刺激性气味,照明条件良好,一般无相关职业病发生。3.满足医疗护理工作的相关条件。					
在现在的岗位已工作时间	自 年 月 日开始, 共计: 年					
学历培训 经历经验	1.本科以上学历,有10年以上本科室护理工作经验。2.有专科业务进修最少1次、医院管理培训经历。3.学术、教学、科研经历。4.每年内最少有1篇公开杂志论文发表。5.主管护师及以上护理专业技术职称。6.岗位工作同事之间协调与沟通能力。					
岗位工作 技能要求	1.称职的学科带头人。2.下属公认的领导、决策、管理和协调能力。3.较好的口才和文字表达能力。4.良好的职业道德素质和团队合作精神。5.持续学习能力强。					
岗位工作 其他要求	性别要求		年龄要求		婚姻	婚否不限
	身体要求		政治要求	事业性、组织观念强	业务要求	精通本专业
岗位分析时间			填写人			
直接上级审核签字			审核时间			

3.呼吸内科病区护士长岗位说明书

岗位工作 基本信息	岗位名称	病区护士长	所在部门	呼吸内科	岗位编号	
	从属部门	医务部、护理部	岗位定员		所辖人数	
	直接上级	科主任科护士长	直接下级	护理人员,实习、进修护士		

岗位使命 工作概述	在科主任与护士长领导下,全面负责病区护理工作、病房管理、护士思想、学科建设,物资管理等工作。是病区护士的思想、业务、行政管理的第一责任人。

岗位工作 主要职责 与任务	**领导职责。**1.在科主任和护士长领导及上级护师指导下,负责所管病区的护理业务及行政管理工作,完成各项数量、质量与绩效指标。2.重视思想政治工作,经常对护士进行职业道德教育工作。3.协调各病区、呼吸内镜室、肺功能室及相关部门科室工作关系。4.负责制订本病区的护理发展规划,护理学科建设,年度、月度、周工作计划并组织实施。5.负责全科护理质量的监督与检查,及时发现问题,确保护理质量。6.落实基础护理、专科护理、特殊护理与责任护理,形成专科护理特色。 **管理职责。**1.参加晨会,带领上班护士对急、危重症、新入院患者床旁交接班,检查危重抢救病人的护理情况,对复杂的护理技术或新开展的护理业务,要亲自参加并具体指导。2.组织护理查房和随同科主任查房,了解护理工作中存在的问题,并加强医护联系与医患沟通。3.确定病区护士的轮转和临时调配。4.认真履行岗位职责,改善服务态度,严格执行各项规章制度和技术操作规程,严防差错事故的发生。5.落实"三查七对"制度并记录完善。6.提高设备使用效率。7.加强病房管理,实施现场"7S管理"。8.加强病区物资管理,账物相符。9.落实患者治疗饮食。10.护理文书书写符合要求。11.重视信息工作,按要求做好统计工作。12.掌管急救室情况。 **教学与科研职责。**1.组织护理人员学习业务技术,加强业务训练,提高护士素质。2.检查实习、进修护士在病区的临床教学和实习情况。3.参加护理教学、设计科室护理科研课题并组织实施。4.完成医院和有关领导安排的其他临时性工作任务。

岗位工作 主要绩效 考核要点	1.规章制度落实。2.完成护理、学术、科研等工作数量、质量、效率、效益指标。3.顾客沟通,护患纠纷处理。4.医德医风、社会责任。5.持续改进计划。6.健康宣教、培训帮带。7.工作流程规范。8.病房管理。9.护理人员技术操作。10.静脉穿刺成功率。11.基础护理、专科护理、责任护理。12.护理文书。13.服务病人满意度。

岗位工 作关系	院内联系部门	院内的各个科室、职能部门、后勤部门的相关领导和人员。
	院外联系部门	在医院科室或护理部授权范围内与外界有关部门和机构沟通联系。

岗位工 作权限	1.护理管理、协调权。对本病区日常工作的计划、实施、检查和指导权,对本病区内护理人员任免的建议权。2.有监督护理人员的日常工作权。3.有向主任、护理部主任、科护士长或者上级领导建议提出改进科室工作的权力,绩效薪酬分配建议权,等等。

岗位工 作环境	1.在医院内工作,温度、湿度适宜。2.工作现场会接触到轻微粉尘及医疗中的刺激性气味,照明条件良好,一般无相关职业病发生。3.满足医疗护理工作的相关条件。

在现在的岗位已工作时间	自　　　年　　月　　日开始,　　共计:　　　年

学历培训 经历经验	1.本科以上学历,有5年以上本病区护理工作经验。2.专科护理业务进修经历、医院管理培训经历。3.学术、教学、科研经历。4.每年有1篇杂志论文发表。5.医患沟通,患者投诉、护理纠纷处理经历与经验。6.中级专业技术职称。

岗位工作 技能要求	1.称职的病区护理带头人。2.护理工作决策、管理和协调能力。3.较好的口才和文字表达能力。4.良好的职业道德素质和团队合作精神。5.持续学习能力强。

岗位工作 其他要求	性别要求		年龄要求		婚姻	婚否不限
	身体要求		政治要求	事业性、组织观念强	业务要求	精通本专业

岗位分析时间		填写人	
直接上级审核签字		审核时间	

4.呼吸内科主任护师岗位说明书

岗位工作基本信息	岗位名称	主任护师	所在部门	呼吸内科	岗位编号	
	从属部门	医务部、护理部	岗位定员		所辖人数	
	直接上级	护士长	直接下级	护理人员,实习、进修护士		
岗位使命工作概述	在护理部和护士长领导下,分管科室护理业务、教学、培训、科研、服务,纠纷处理、护理质量管理等工作。是本科室护理业务、技术、科研、管理的行家里手。					
岗位工作主要职责与任务	**岗位职责。**1.认真履行高级职称岗位职责。在护理部主任和护士长领导下,指导本科护理业务技术、服务、教学与科研工作。2.参加晨会床旁交接班,协助护士长制订年度、月度计划并付诸实施。3.协调科室医护人员、呼吸内镜、肺功能室及相关部门科室业务关系。4.协助护士长制订本科的基础、专科、责任护理计划并落实。 **制度执行。**1.严格执行各项规章制度与护理技术操作常规。2.落实"三查七对"制度并完善护理业务与管理制度。3.根据年度、月度和周护理工作计划安排,检查护理工作的细节落实情况并记录完整。4.重视护理质量,有护理持续改进计划并落实。 **业务管理。**1.主持护理大查房,解决护理业务与技术疑难问题。2.定期检查急、危、重、疑难患者护理计划和会诊落实情况,对复杂技术或新开展护理业务,要亲自参加并具体指导。3.处理护理纠纷,对护理差错事故提出技术鉴定意见。4.协助护士长病房管理。5.落实病人基础与专科护理。6.加强设备管理,提高设备使用率。 **职业道德。**1.处处事事起模范带头作用,经常对护士进行职业道德教育。加强工作责任心、主动性和创造性。2.改善服务态度,提高服务水平,为病人提供卓越服务。 **教学与科研。**1.协助护理部组织护理人员的业务学习、培养及护士晋级的考核工作。2.拟定教学计划,编写教材并负责讲授。3.制定专科护理科研、技术革新计划并实施。4.参与审定、评价护理论文和科研、技术革新成果。5.负责组织本科护理学习讲座和护理病案讨论。6.对医院护理队伍建设,业务技术管理和组织管理提出改进意见,参与护理部组织的全院性工作检查。7.掌握国内外护理发展动态,努力引进先进技术,提高护理质量,发展护理科学。8.完成领导交代其他临时性工作任务。					
岗位工作主要绩效考核要点	1.规章制度落实。2.护理教学、科研,护理工作数量、质量、效率及综合绩效管理指标。3.医德医风、社会责任。4.顾客沟通、护患纠纷处理。5.病区管理、健康宣教、培训帮带等。6.工作流程规范。7.危重病人全程护理落实。8.与护士长配合、医护人员沟通、协调。9.基础、专科护理,责任制护理。10.岗位学习与创新能力。					
岗位工作关系	院内联系部门	院内的各个科室、职能部门、后勤部门的相关领导和人员。				
	院外联系部门	在医院科室或护理部授权范围内与外界有关部门和机构沟通联系。				
岗位工作权限	1.科室护理业务、科研和管理指导权。2.日常工作计划、实施、检查的建议权。3.本科护理人员任免建议权。4.分管人员的工作监督权。5.提出改进护理工作建议权。					
岗位工作环境	1.在医院内工作,温度、湿度适宜。2.工作现场会接触到轻微粉尘及医疗中的刺激性气味,照明条件良好,一般无相关职业病发生。3.满足医疗工作的相关条件。					
在现在的岗位已工作时间	自 年 月 日开始, 共计: 年					
学历培训经历经验	1.本科以上学历,10年以上护理工作经验。2.有基础、专科、责任护理、管理培训经历。3.有高层次护理科研成果。4.年内最少有1篇国家级杂志论文发表。					
岗位工作技能要求	1.称职的护理学科带头人。2.公认的业务、技术、管理和协调能力。3.较好的口才和文字表达能力。4.良好的职业道德素质和团队合作精神。5.高级专业技术职称。					
岗位工作其他要求	性别要求		年龄要求		婚姻	婚否不限
	身体要求		政治要求	事业性、组织观念强	业务要求	精通本专业
岗位分析时间			填写人			
直接上级审核签字			审核时间			

5.呼吸内科副主任护师岗位说明书

<table>
<tr><td rowspan="3">岗位工作
基本信息</td><td>岗位名称</td><td>副主任护师</td><td>所在部门</td><td colspan="2">呼吸内科</td><td>岗位编号</td><td></td></tr>
<tr><td>从属部门</td><td>医务部、护理部</td><td>岗位定员</td><td colspan="2"></td><td>所辖人数</td><td></td></tr>
<tr><td>直接上级</td><td>护士长</td><td>直接下级</td><td colspan="4">护理相关人员</td></tr>
<tr><td>岗位使命
工作概述</td><td colspan="7">在护士长和护理部领导下,分管科护理业务、技术、服务、教学、培训、科研、服务、纠纷处理、护理质量管理等工作。是护理业务技术、科研、管理的行家里手。</td></tr>
<tr><td rowspan="6">岗位工作
主要职责
与任务</td><td colspan="7">岗位职责。1.认真履行高级职称岗位职责。在科护士长和护理部主任领导下,指导本科护理业务技术、服务、教学与科研工作。2.参加晨会交接班,协助护士长制订年度、月度计划并付诸实施。3.协调科室医护人员、呼吸内镜室、肺功能室及相关部门科室业务关系。4.协助护士长制订本科的基础、专科、责任护理计划并落实。</td></tr>
<tr><td colspan="7">制度执行。1.严格执行各项规章制度与护理技术操作常规。2.落实"三查七对"及相关医疗、护理业务与管理制度。3.根据年度、月度和周护理工作计划安排,检查护理工作的细节落实情况并记录完整。4.重视护理质量,有护理持续改进计划并落实。</td></tr>
<tr><td colspan="7">业务管理。1.按照规定主持护理大查房,解决护理技术疑难问题。2.检查急、危、重、疑难患者护理计划和会诊落实情况,对复杂技术或新开展的护理业务,要亲自参加并具体指导。3.处理护理纠纷,对护理差错、事故提出技术鉴定意见。4.协助护士长病房管理。5.落实病人治疗饮食。6.加强设备管理,提高设备使用率。</td></tr>
<tr><td colspan="7">职业道德。1.处处事事起模范带头作用,经常对护士进行职业道德教育。加强工作责任心、主动性和创造性。2.改善服务态度,提高服务水平,为病人提供卓越服务。</td></tr>
<tr><td colspan="7">教学与科研。1.协助护理部并承担对护理人员业务学习、培养及护士晋级的考核工作。2.拟定教学计划,编写教材并负责讲授。3.制定专科护理科研、技术革新计划并实施。4.参与审定、评价护理论文和科研、技术革新成果。5.负责组织本科护理学习讲座和护理病案讨论。6.对医院护理队伍建设、业务技术管理和组织管理提出意见,参与护理部组织的全院性工作检查。7.掌握国内外本科护理发展动态,努力引进先进技术,提高护理质量,发展护理科学。8.完成领导交代临时性工作任务。</td></tr>
<tr><td></td></tr>
<tr><td>岗位工作
主要绩效
考核要点</td><td colspan="7">1.规章制度落实。2.护理教学、科研,护理工作数量、质量、效率及综合绩效管理指标。3.医德医风、社会责任。4.顾客沟通、护患纠纷处理。5.病区管理、健康宣教、培训帮带等。6.工作流程规范。7.危重病人全程护理落实。8.与护士长配合、医护人员沟通、协调。9.基础、专科护理,责任制护理。10.岗位学习与创新能力。</td></tr>
<tr><td rowspan="2">岗位工
作关系</td><td>院内联系部门</td><td colspan="6">院内的各个科室、职能部门、后勤部门的相关领导和人员。</td></tr>
<tr><td>院外联系部门</td><td colspan="6">在医院科室或护理部授权范围内与外界有关部门和机构沟通联系。</td></tr>
<tr><td>岗位工
作权限</td><td colspan="7">1.科室护理业务、科研和管理指导权。2.日常工作计划、实施、检查的建议权。3.本科护理人员任免建议权。4.分管人员的工作监督权。5.提出改进护理工作建议权。</td></tr>
<tr><td>岗位工
作环境</td><td colspan="7">1.在医院内工作,温度、湿度适宜。2.工作现场会接触到轻微粉尘及医疗中的刺激性气味,照明条件良好,一般无相关职业病发生。3.满足医疗工作的相关条件。</td></tr>
<tr><td>在现在的岗位已工作时间</td><td colspan="7">自　　年　　月　　日开始,　共计:　　年</td></tr>
<tr><td>学历培训
经历经验</td><td colspan="7">1.本科以上学历,10年以上护理工作经验。2.有基础、专科、责任护理、管理培训经历。3.有高层次护理科研成果。4.年内最少有1篇国家级杂志论文发表。</td></tr>
<tr><td>岗位工作
技能要求</td><td colspan="7">1.称职的护理学科带头人。2.公认的业务、技术、管理和协调能力。3.较好的口才和文字表达能力。4.良好的职业道德素质和团队合作精神。5.副高级专业技术职称。</td></tr>
<tr><td rowspan="2">岗位工作
其他要求</td><td>性别要求</td><td></td><td>年龄要求</td><td colspan="2"></td><td>婚姻</td><td>婚否不限</td></tr>
<tr><td>身体要求</td><td></td><td>政治要求</td><td colspan="2">事业性、组织观念强</td><td>业务要求</td><td>精通本专业</td></tr>
<tr><td colspan="3" align="center">岗位分析时间</td><td colspan="2"></td><td>填写人</td><td></td></tr>
<tr><td colspan="3" align="center">直接上级审核签字</td><td colspan="2"></td><td>审核时间</td><td></td></tr>
</table>

6.呼吸内科主管护师岗位说明书

岗位工作基本信息	岗位名称	主管护师	所在部门	呼吸内科	岗位编号	
	从属部门	医务部、护理部	岗位定员		所辖人数	
	直接上级	护士长	直接下级	相关护理人员,实习、进修护士		
岗位使命工作概述	在护士长领导和上级护师指导下,负责上班时病人的治疗、护理、服务工作,护患沟通、健康教育及相关工作。是专科护理业务、技术、服务工作全能核心力量。					
岗位工作主要职责与任务	**岗位职责。**1.按量按质按时完成自己岗位独立工作。2.协助护士长做好护理质量控制工作,把好本班护理质量关,不断提高护理质量。3.熟悉现代医院护理理念和管理工具。制订具有专科特色的护理计划,对患者实施整体护理。4.掌握基础护理、专科护理与责任护理流程。协助本科护士长做好行政管理和护理队伍的建设工作。 **工作任务。**1.参与组织护理查房,护理会诊等业务活动。2.担当危、急、重症病人抢救工作。3.能够解决本科护理业务上的大多数疑难问题。4.指导护师、护士、实习、进修护士工作。5.带头落实本科基础护理、专科护理、责任制护理计划。6.落实病人治疗饮食。7.解除病人疼痛,评价病人疼痛。8.对本科的护理差错、事故进行分析、鉴定并提出防范措施。9.学习应用国内外护理先进经验,不断提高科室的护理技术水平。10.协助护士长病房管理。11.提高仪器设备的使用效率。12.遵循PDCA管理、追踪问题管理、熟悉可靠性管理、持续护理质量改进。13.工作现场"7S管理":①整理、②整顿、③清扫、④清洁、⑤安全、⑥节约、⑦素养。14.按照规定处理医疗垃圾和废物。15.完成相关领导交办的其他临时性工作任务。16.病人满意度。 **制度执行。**1.严格执行各项规章制度与护理技术操作常规。2.落实"三查七对"及相关医疗、护理业务与管理制度。3.执行年度、月度和周护理工作计划,细化自己的本职工作并记录完整。4.各项护理文书书写达到要求,有护理工作持续改进计划。 **职业道德。**1.以病人为中心,尊重患者权利,保守医疗秘密。2.遵纪守法,廉洁工作,文明礼貌,卓越服务。3.团队精神,注重沟通,和谐共事。4.工作积极、主动、责任与创新性。5.奉献精神,任劳任怨,和谐共事。6.对患者适宜的健康教育。					
岗位工作主要绩效考核要点	1.规章制度。2.规定的护理、教学、科研以及工作数量、质量、效率和绩效指标。3.医德医风、社会责任。4.护患纠纷处理。5.病区管理、健康宣教、培训帮带。6.工作流程。7.工作主动、积极性与责任心。8.服务态度。9.持续学习与创新能力。					
岗位工作关系	院内联系部门	院内的各个科室、职能部门、后勤部门的相关领导和人员。				
	院外联系部门	在医院科室或护理部授权范围内与外界有关部门和机构沟通联系。				
岗位工作权限	1.对本科室日常工作计划、实施、检查的参与权,对本科室内护理人员奖励的建议权。2.有监督分管人员的日常工作权。3.有向护士长、主任、主任护师或者上级领导建议提出改进科室工作的权力,绩效薪酬分配建议权,制度改进建议权,等等。					
岗位工作环境	1.在医院内工作,温度、湿度适宜。2.工作现场会接触到轻微粉尘及医疗中的刺激性气味,照明条件良好,一般无相关职业病发生。3.满足医疗工作的相关条件。					
在现在的岗位已工作时间	自　　年　　月　　日开始,　　共计:　　年					
学历培训经历经验	1.本科以上学历,有5年以上本科室护理工作经验。2.有专科护理经历、医院管理培训经历。3.有抢救危重病人经历。4.年内最少有1篇习作论文,每年积极参加继续医学教育。5."三基"考试符合要求。6.中级专业技术职称。7.同事之间协调与沟通能力。					
岗位工作技能要求	1.称职的中级专业技术职称。2.公认的科室护理骨干。3.较好的口才和文字表达能力。4.良好的职业道德素质和团队合作精神。5.持续学习本岗专业知识的能力强。					
岗位工作其他要求	性别要求		年龄要求		婚姻	婚否不限
	身体要求		政治要求	事业性、组织观念强	业务要求	掌握本专业
岗位分析时间			填写人			

7.呼吸内科护师岗位说明书

岗位工作基本信息	岗位名称	护师	所在部门	呼吸内科	岗位编号	
	从属部门	医务部、护理部	岗位定员		所辖人数	
	直接上级	护士长	直接下级	护士、实习、进修护士		

岗位使命工作概述	在护士长领导和上级护师指导下按照自己的职责独立做好护理工作、重视护理质量、提高病人满意度。按时、按质、按量完成自己的本职工作。是科室护理骨干力量。

岗位工作主要职责与任务	**岗位职责**。1.取得护师执业资格。独立完成岗位工作。具备整体护理知识,熟悉基础、专科、责任护理业务,对病人实施整体护理,制定和评估病人护理计划,完成健康教育、心理护理,护理文书书写达到要求。2.交接科室规定物品并双方签字。3.遵循 PDCA 管理、追踪问题管理、熟悉可靠性管理、持续护理质量改进。4.岗位工作现场"7S 管理":①整理、②整顿、③清扫、④清洁、⑤安全、⑥节约、⑦素养。 **制度执行**。1.严格执行各项规章制度和技术操作常规,按照规范的流程操作。2.严格执行消毒隔离、无菌技术操作流程,预防医院感染。3.执行医院各项管理规定。 **工作任务**。1.参加晨会。查看夜班交班报告内容,明确治疗本、医嘱本、护嘱本、记录本等内容与结果,完成交班期间待完成的治疗项目。2.在护士长带领下参加病人床旁交接班,明确危重、抢救、特殊检查、新入院病人情况。3.交接班重点明白病人静脉输液管等各种管道是否畅通。静脉输液管内加药成分、滴速、数量。吸引管引出的液体颜色、性质、数量,各类管道消毒更换日期等。4.清楚疼痛病人止痛后的效果。5.能够与医生一道独立完成危重病人抢救工作。6.参加护理查房、护理病例讨论。7.熟悉科室各个护理班次的工作内容,按照规定参加夜、晚值班。8.协助护士长做好病室管理工作。9.注重维护设备维护,提高科室设备仪器的使用效率。 **职业道德**。1.遵纪守法。2.以病人为中心,尊重患者权利,保守医疗秘密。3.廉洁工作,文明礼貌,服务态度好,卓越服务。4.团队精神,注重沟通,和谐共事。5.岗位工作积极、主动、责任与创新性。6.奉献精神,任劳任怨。7.健康宣教落实。 **学习与创新**。1.朝气蓬勃,精神面貌好,持续学习与创新能力。2.结合临床实际不断总结经验,撰写本专业论文。3.积极参加院内外举办的医学护理继续教育项目。

岗位工作主要绩效考核要点	1.规章制度落实。2.完成规定的护理任务以及工作数量、质量、效率和综合绩效指标。3.医德医风、社会责任。4.顾客沟通。5.病区管理、健康宣教。6.护理工作流程。7.危重病人护理与救治。8.工作主动性、积极和责任心。9.服务态度与责任性。

岗位工作关系	院内联系部门	院内的各个科室、职能部门、后勤部门的相关领导和人员。
	院外联系部门	在医院科室或护理部授权范围内与外界有关部门和机构沟通联系。

岗位工作权限	1.对本科护理工作计划、实施、检查的参与权。2.有向护士长、主任、主任护师或者上级领导建议提出改进科室工作的权力,绩效薪酬分配建议权、制度改进建议权。

岗位工作环境	1.在医院内工作,温度、湿度适宜。2.工作现场会接触到轻微粉尘及医疗中的刺激性气味,照明条件良好,一般无相关职业病发生。3.满足医疗护理工作的相关条件。

在现在的岗位已工作时间	自　　年　　月　　日开始,　　共计:　　年

学历培训经历经验	1.本科以上学历,有 1 年以上本科室护理工作经验。2.有基础、专科、责任护理经历、医院管理培训经历。3.有独立抢救危重病人经历。4.年内有 1 篇写作论文,每年积极参加继续医学教育。5."三基"考试合格。6.初级专业技术职称。7.有服务病人经历。

岗位工作技能要求	1.称职的初级专业技术职称。2.科室护理培养骨干。3.较好的口才和文字表达能力。4.良好的职业道德素质和团队合作精神。5.持续学习能力强。6.同事间协调沟通能力。

岗位工作其他要求	性别要求		年龄要求		婚姻	婚否不限
	身体要求		政治要求	事业性、组织观念强	业务要求	熟悉本专业

岗位分析时间		填写人	

8.呼吸内科护士岗位说明书

岗位工作基本信息	岗位名称	护士	所在部门	呼吸内科	岗位编号	
	从属部门	医务部、护理部	岗位定员		所辖人数	
	直接上级	护士长	直接下级	实习、进修护士		

岗位使命工作概述	在护士长领导和上级护师指导下按照自己的职责独立做好护理工作、重视护理质量、提高病人满意度。按照时间、按照质量、按照数量标准仪器完成自己的本职工作。

岗位工作主要职责与任务	**岗位职责。**1.取得护师执业资格。独立完成岗位工作。具备整体护理知识,熟悉基础、专科、责任护理业务,对病人实施整体护理,制订和评估病人护理计划,完成健康教育、心理护理,护理文书书写达到要求。2.交接科室规定物品并双方签字。 **制度执行。**1.认真执行各项规章制度和技术操作常规,按照规范的流程操作。2.严格执行消毒隔离、无菌技术操作流程,预防医院感染。3.病人治疗饮食落实。 **工作任务。**1.参加晨会。查看夜班交班报告内容,明确治疗本、医嘱本、护嘱本、记录本等内容与结果,完成交班期间待完成的治疗项目。2.在护士长带领下参加病人床旁交接班,明确危重、抢救、特殊检查、新入院病人情况。3.交接班重点明白病人静脉输液管等各种管道是否畅通。静脉输液管内加药成分、滴速、数量。吸引管引出的液体颜色、性质、数量,各类管道消毒更换日期等。4.清楚疼痛病人止痛后的效果。5.能够独立参加危重病人的抢救工作,预防并发症的发生。6.参加护理查房、护理病例讨论。7.熟悉并掌握科室各个护理班次的工作内容。8.协助护士长做好病室管理工作。9.注重维护设备维护,提高设备的使用效率。10.遵循PDCA管理、追踪问题管理、熟悉可靠性管理、持续护理质量改进。11.工作现场"7S管理":①整理、②整顿、③清扫、④清洁、⑤安全、⑥节约、⑦素养。12.按照规定处理医疗垃圾和废物。13.完成有关领导安排的其他临时性工作任务。14.服务病人满意度。 **职业道德。**1.遵纪守法。2.以病人为中心,尊重患者权利,保守医疗秘密。3.廉洁工作,文明礼貌,卓越服务。4.团队精神,热情服务,注重沟通协调,和谐共事。 **学习与创新。**1.持续学习与创新能力。2.不断总结经验,结合临床实际撰写论文。3.积极参加医学继续教育。4.指导实习护士、进修护士临床带教,完成教学计划。

岗位工作主要绩效考核要点	1.规章制度落实。2.完成规定的护理任务以及工作数量、质量、效率和综合绩效指标。3.医德医风、社会责任。4.顾客沟通。5.病区管理、健康宣教。6.护理工作流程。7.危重病人护理与救治。8.工作主动性、积极性。9.服务态度与责任心。

岗位工作关系	院内联系部门	院内的各个科室、职能部门、后勤部门的相关领导和人员。
	院外联系部门	在医院科室或护理部授权范围内与外界有关部门和机构沟通联系。

岗位工作权限	1.对本科护理工作计划、实施、检查的参与权。2.有向护士长、主任、主任护师或者上级领导建议提出改进科室工作的权力,薪酬分配建议权,规章制度建议改进权。

岗位工作环境	1.在医院内工作,温度、湿度适宜。2.工作现场会接触到轻微粉尘及医疗中的刺激性气味,照明条件良好,一般无相关职业病发生。3.满足医疗工作的相关条件。

在现在的岗位已工作时间	自 年 月 日开始, 共计: 年

学历培训经历经验	1.本科以上学历,有1年以上本科室护理工作经验。2.有基础、专科、责任护理经历、医院管理培训经历。3.有抢救危重病人经历。4.有科研意识,每年积极参加继续医学教育。5."三基"考试符合要求。6.初级专业技术职称。7.有服务病人经历。

岗位工作技能要求	1.医德、品质好。2.护理骨干。3.较好的口才和文字表达能力。4.良好的职业道德素质和团队合作精神。5.有上进心,持续学习能力强。6.同事间协调沟通能力。

岗位工作其他要求	性别要求		年龄要求		婚姻	婚否不限
	身体要求		政治要求	事业性、组织观念强	业务要求	掌握本专业

岗位分析时间		填写人	

9.呼吸内科办公室护士岗位说明书

<table>
<tr><td rowspan="3">岗位工作
基本信息</td><td>岗位名称</td><td>办公室护士</td><td>所在部门</td><td colspan="2">呼吸内科</td><td>岗位编号</td><td></td></tr>
<tr><td>从属部门</td><td>医务部、护理部</td><td>岗位定员</td><td colspan="2"></td><td>所辖人数</td><td></td></tr>
<tr><td>直接上级</td><td>护士长</td><td>直接下级</td><td colspan="4">实习护士、进修护士</td></tr>
<tr><td>岗位使命
工作概述</td><td colspan="7">在护士长领导和上级护师指导下按照自己的职责独立做好办公室工作、重视护理质量、提高顾客满意度。按照时间、按照质量、按照数量标准完成自己的本职工作。</td></tr>
<tr><td rowspan="1">岗位工作
主要职责
与任务</td><td colspan="7">岗位职责。1.提前10分钟到病房,参加晨会,查看夜间医嘱,阅读交班报告和了解医嘱执行情况。2.热情接待病人,文明用语。合理安排床位,填写诊断卡和床尾卡及时通知主管医师和主管护士。3.填写空床报告,在病室一览表上填写病人总数、新入、危重、手术、转科、出院、特殊治疗事项及当日值班医师和护士姓名。4.办理出入院、转科、转院、饮食、手术、死亡通知工作。5.正确绘制体温单,转抄长期医嘱执行单(输液、注射、口服等)和记账。6.每日查对医嘱,每周大查对医嘱一次,有记录。根据护理级别、药物阳性标志及时在诊断卡和床头卡上注明。

制度执行。1.认真执行各项规章制度和技术操作常规,按照流程操作。2.严格执行"三查七对"查对制度,正确执行医嘱,临时医嘱及时通知病人责任护士。监督检查医嘱执行情况。3.严格执行消毒隔离、无菌技术操作流程,预防医院感染。4.严格执行收费标准并记账,负责掌握病人费用的动态情况并与相关人员一起催交费用。

工作任务。1.按医嘱饮食种类和病人需要,与营养科联系安排病人的饮食,重视治疗饮食的落实。安排工人推送病人检查及相关后勤工作。2.负责使用病历的管理、出院病人病历的质量检查及整理工作,防止丢失。3.负责办公室的电脑、电话的管理。4.各种纸张、表格、电脑耗材清理并及时补充。5.保持办公室清洁、整齐。6.遵循PDCA管理、追踪问题管理、熟悉可靠性管理、持续护理工作质量改进。7.岗位工作现场"7S管理":①整理、②整顿、③清扫、④清洁、⑤安全、⑥节约、⑦素养。

职业道德。1.遵纪守法。2.尊重患者权利,保守医疗秘密。3.廉洁工作,文明礼貌,卓越服务。4.团队精神,和谐共事。5.工作积极性、主动性、责任心与创新性。

学习与创新。1.持续学习与工作改进和创新能力。2.不断总结经验,结合临床实际撰写论文。3.积极参加医学继续教育。4.完成领导交代的临时性工作任务。</td></tr>
<tr><td>岗位工作
主要绩效
考核要点</td><td colspan="7">1.规章制度。2.工作数量、质量、服务和综合绩效。3.医德医风、社会责任。4.顾客沟通。5.办公室管理、人员秩序。6.交接班及相关工作记录完整。7.服务态度。8.遵守纪律,任劳任怨。9.工作主动性、责任心。10.必要的人文知识和电脑操作。</td></tr>
<tr><td rowspan="2">岗位工
作关系</td><td colspan="2">院内联系部门</td><td colspan="5">院内的各个科室、职能部门、后勤部门的相关领导和人员。</td></tr>
<tr><td colspan="2">院外联系部门</td><td colspan="5">在医院科室或护理部授权范围内与外界有关部门和机构沟通联系。</td></tr>
<tr><td>岗位工
作权限</td><td colspan="7">1.日常护理工作计划、实施、检查的参与权,护理人员奖励的建议权。2.有监督实习护士的工作权。3.有向上级领导建议提出改进科室工作的权力,薪酬分配建议权,等等。</td></tr>
<tr><td>岗位工
作环境</td><td colspan="7">1.在医院内工作,温度、湿度适宜。2.工作现场会接触到轻微粉尘及医疗中的刺激性气味,照明条件良好,一般无相关职业病发生。3.满足医疗工作的相关条件。</td></tr>
<tr><td>在现在的岗位已工作时间</td><td colspan="7">自　　年　　月　　日开始,　　共计:　　年</td></tr>
<tr><td>学历培训
经历经验</td><td colspan="7">1.本科以上学历,有5年以上本科护理工作经验。2.丰富的协调、沟通能力。3.有护理、抢救危重病人经历。4.年内有1篇论文发表。5."三基"考试符合规定合格要求。</td></tr>
<tr><td>岗位工作
技能要求</td><td colspan="7">1.称职的办公室护士工作。2.科室护理骨干。3.较好的口才和文字表达能力。4.良好的职业道德素质和团队合作精神。5.持续学习能力强。6.中级专业技术职称。</td></tr>
<tr><td rowspan="2">岗位工作
其他要求</td><td colspan="2">性别要求</td><td colspan="2">年龄要求</td><td>婚姻</td><td colspan="2">婚否不限</td></tr>
<tr><td colspan="2">身体要求</td><td colspan="2">政治要求</td><td>事业性、组织观念强</td><td>业务要求</td><td>精通本专业</td></tr>
<tr><td colspan="3">岗位分析时间</td><td colspan="3"></td><td>填写人</td><td></td></tr>
</table>

10.呼吸内科总务护士岗位说明书

<table>
<tr><td rowspan="3">岗位工作
基本信息</td><td>岗位名称</td><td>总务护士</td><td>所在部门</td><td>呼吸内科</td><td>岗位编号</td><td></td></tr>
<tr><td>从属部门</td><td>医务部、护理部</td><td>岗位定员</td><td></td><td>所辖人数</td><td></td></tr>
<tr><td>直接上级</td><td>护士长</td><td>直接下级</td><td colspan="3">实习护士、进修护士</td></tr>
<tr><td>岗位使命
工作概述</td><td colspan="6">在护士长领导和上级护师指导下按照自己的职责独立做好总务护士工作,重视护理工作质量、管理质量,提高顾客满意度。按时、按质、按量完成自己的本职工作。</td></tr>
<tr><td rowspan="1">岗位工作
主要职责
与任务</td><td colspan="6">岗位职责。1.树立以病人为中心服务理念,保持良好护患关系。2.具备呼吸专科整体护理知识,熟悉基础、专科、责任护理业务。3.负责抢救仪器、急救器材、药品的管理,保证急救器材、药品完好率100%。保持病房内物品干净、整齐、卫生。4.负责病区氧气、治疗物品、一次性物品的清理、交换及补充,无过期物品。5.负责各类药品的领取和保管,分类分柜储存口服药、静脉药、肌注药、外用药、剧毒药,标识清楚。6.定期清理药品批号,无过期药品。麻醉药上锁,每班交接并签字。7.负责与供应室、洗衣房交换物品,保证科室与病人用品及时更换、请领。8.负责治疗、换药、处置及检查室管理、清洁、消毒工作。9.病房用后的物品按规定处理。10.协助护士长做好病房管理工作。负责病房物资的请领、保管和报损。物资管理做到账物相符,接收物资管理的监督。11.各种纸张、表格、电脑耗材清理、补充及时。注重成本管理。12.科室物品无损坏、丢失,有保质期的用物,做到标示清楚。13.遵循 PDCA 管理、追踪问题管理、熟悉可靠性管理、持续护理质量改进。14.工作现场"7S 管理":①整理、②整顿、③清扫、④清洁、⑤安全、⑥节约、⑦素养。15.按照规定处理医疗与护理垃圾和废物。16.完成有关领导安排的其他临时性工作任务。
制度执行。1.认真执行各项规章制度和技术操作常规,按照规范的流程操作。2.严格执行消毒隔离制度、医院感染管理制度和无菌技术规程,定期做环境卫生学监测和消毒溶液浓度的测定及更换。预防医院感染。3.执行规定的物资丢失赔偿制度。
职业道德。1.遵纪守法。2.尊重患者权利,保守医疗秘密。3.廉洁工作,文明礼貌,卓越服务。4.团队精神,和谐共事。5.岗位工作积极性、主动性、创新性与责任心。
学习与创新。1.持续学习与工作改进和创新能力。2.不断总结临床护理工作经验。</td></tr>
<tr><td>岗位工作
主要绩效
考核要点</td><td colspan="6">1.规章制度落实。2.完成规定的护理任务以及工作数量、质量、效率和综合绩效指标。3.医德医风、社会责任。4.顾客沟通。5.病区管理、健康宣教。6.护理工作流程。7.危重病人护理与救治。8.工作主动、积极性与责任心。9.服务病人态度满意。</td></tr>
<tr><td rowspan="2">岗位工
作关系</td><td>院内联系部门</td><td colspan="5">院内的各个科室、职能部门、后勤部门的相关领导和人员。</td></tr>
<tr><td>院外联系部门</td><td colspan="5">在医院科室或护理部授权范围内与外界有关部门和机构沟通联系。</td></tr>
<tr><td>岗位工
作权限</td><td colspan="6">1.对本科护理工作计划、实施、检查的参与权。2.有向护士长、主任、主任护师或者上级领导建议提出改进科室工作的权力,薪酬分配建议权、制度改进建议权,等等。</td></tr>
<tr><td>岗位工
作环境</td><td colspan="6">1.在医院内工作,温度、湿度适宜。2.工作现场会接触到轻微粉尘及医疗中的刺激性气味,照明条件良好,一般无相关职业病发生。3.满足医疗护理工作的相关条件。</td></tr>
<tr><td colspan="2">在现在的岗位已工作时间</td><td colspan="5">自　　年　　月　　日开始,　　共计:　　年</td></tr>
<tr><td>学历培训
经历经验</td><td colspan="6">1.本科以上学历,有 5 年以上本科室护理工作经验。2.有较丰富的协调、沟通能力。3.有护理、抢救危重病人经历。4.年内最少有 1 篇论文发表,每年积极参加继续医学教育。5."三基"考试合格。6.具备中级专业技术职称。7.岗位工作同事之间协调与沟通能力。</td></tr>
<tr><td>岗位工作
技能要求</td><td colspan="6">1.称职的总务护士。2.科室护理骨干。3.较好的口才和文字表达能力。4.良好的职业道德素质和团队合作精神。5.持续学习本岗位专业知识技能的能力强。</td></tr>
<tr><td rowspan="2">岗位工作
其他要求</td><td>性别要求</td><td></td><td>年龄要求</td><td></td><td>婚姻</td><td>婚否不限</td></tr>
<tr><td>身体要求</td><td></td><td>政治要求</td><td>事业性、组织观念强</td><td>业务要求</td><td>精通本专业</td></tr>
<tr><td colspan="2">岗位分析时间</td><td colspan="2"></td><td>填写人</td><td colspan="2"></td></tr>
</table>

11.呼吸内科辅助、帮班护士岗位说明书

岗位工作基本信息	岗位名称	副班护士	所在部门	呼吸内科	岗位编号	
	从属部门	医务部、护理部	岗位定员		所辖人数	
	直接上级	护士长	直接下级	实习护士、进修护士		

岗位使命工作概述	在护士长领导和上级护师指导下依据主班护士工作做好自己的辅助护理工作、重视护理质量、提高病人满意度。按照时间、按照质量、按照数量标准完成本职工作。

岗位工作主要职责与任务	**岗位职责。**1.取得护师执业资格。2.晨会后在护士长带领下病人床旁交接班,重点是危重、抢救、特殊检查、新入院病人,了解、询问相关情况。一切以主班护士工作为中心。3.床旁交接班重点是病人静脉输液管道等各种管道是否畅通。静脉输液瓶内加药成分、滴速、数量,吸引管引出的液体颜色、性质、数量,各类管道消毒更换日期、标示等。4.查点交接规定的物品并双方签字。5.查看夜班交班报告内容,明确治疗、医嘱、护嘱、记录本内容完成情况与结果,完成交班期间待完成事项。6.具备整体护理知识,熟悉基础、专科、整体、责任护理业务,并熟练评估病人。 **制度执行。**1.执行各项规章制度和技术操作常规,按照流程操作。2.严格执行医院、科室相关管理规定。3.严格执行消毒隔离、无菌技术操作流程,预防医院感染。 **工作任务。**1.协助护士长做好病室管理工作。2.维护设备提高设备的使用率。3.病人饮食落实。4.协助主班护士执行医嘱、护嘱,实施护理计划及评价护理效果。5.参加危重病人抢救工作。6.巡视病房,掌握病房病人动态情况,测量病人生命体征,并正确完整记录。7.参加护理查房、护理病例讨论,发现问题,及时解决。8.遵循 PDCA 管理、追踪问题管理、熟悉可靠性管理、持续护理质量改进。9.工作现场"7S 管理":①整理、②整顿、③清扫、④清洁、⑤安全、⑥节约、⑦素养。10.按照规定处理医疗垃圾和废物。11.完成有关领导安排的其他临时性工作任务。12.病人满意度。 **职业道德。**1.遵纪守法,遵守劳动纪律,按规定着装。2.尊重患者权利,保守医疗秘密。3.廉洁工作,文明礼貌,卓越服务。4.团队精神,和谐共事。5.工作积极主动、创新性与责任心。6.热爱专业,热情服务,和谐共事,任劳任怨,忠于职守。 **学习与创新。**1.持续学习与护理工作改进和创新能力。2.不断总结护理工作经验。

岗位工作主要绩效考核要点	1.规章制度落实。2.完成规定的护理任务以及工作数量、质量、效率和综合绩效指标。3.医德医风、社会责任。4.顾客沟通。5.病区管理、健康宣教。6.护理工作流程。7.危重病人护理与救治。8.工作主动、积极性与责任心。9.服务病人态度满意。

岗位工作关系	院内联系部门	院内的各个科室、职能部门、后勤部门的相关领导和人员。
	院外联系部门	在医院科室或护理部授权范围内与外界有关部门和机构沟通联系。

岗位工作权限	1.对本科室日常护理工作计划、实施、检查的参与权,对本科室内患者的优质服务的建议权。2.向护士长、主任或者上级领导建议提出改进科室工作流程的权力,等等。

岗位工作环境	1.在医院内工作,温度、湿度适宜。2.工作现场会接触到轻微粉尘及医疗中的刺激性气味,照明条件良好,一般无相关职业病发生。3.满足医疗护理工作的相关条件。

在现在的岗位已工作时间	自　　年　　月　　日开始,　共计:　　年

学历培训经历经验	1.本科以上学历,有 1 年以上本科室护理工作经验。2.有临床完整的护理实习记录、院内继续医学教育经历。3.有护理、抢救危重病人参与经历。4.必要的人文知识、四级计算机操作水平。5."三基"考试合格。6.初级专业技术职称。7.同事之间协调与沟通能力。

岗位工作技能要求	1.能够胜任一般护理工作。2.科室护理的培养骨干。3.较好的口才和文字表达能力。4.良好的职业道德素质和团队合作精神。5.持续学习本岗位专业知识的能力强。

岗位工作其他要求	性别要求		年龄要求		婚姻	婚否不限
	身体要求		政治要求	事业性、组织观念强	业务要求	熟悉本专业
岗位分析时间				填写人		

12.呼吸内科治疗班护师岗位说明书

岗位工作 基本信息	岗位名称	治疗班护师	所在部门		呼吸内科	岗位编号	
	从属部门	医务部、护理部	岗位定员			所辖人数	
	直接上级	护士长	直接下级		实习护士、进修护士		

岗位使命 工作概述	在护士长领导和上级护师指导下按照自己的职责独立做好治疗班工作、重视治疗班工作质量、提高病人满意度。按照时间、按照质量、按照数量标准完成本职工作。

岗位工作 主要职责 与任务	**岗位职责**。1.提前10分钟上班到病房,阅读交班报告及危重患者处置记录单,明确夜班交班内容。2.交接治疗室规定使用物品并签字,完成交接班中待执行事项。3.晨会后随护士长床头交接班。明确病人静脉输液管等各种管道是否畅通。静脉输液瓶内加药成分、滴速、数量。吸引管引出的液体颜色、性质、数量。各类管道消毒更换日期、标示等。4.做到给药时间、途径、剂量和浓度准确。转抄服药本、输液卡,每日下午进行查对。5.具备整体护理知识,熟悉基础、专科、责任护理业务。 **制度执行**。1.执行各项规章制度和技术操作常规,按照流程操作。2.严格执行医院、科室相关管理规定。3.严格执行消毒隔离、无菌技术操作流程,预防医院感染。 **工作任务**。1.发放中午口服药品,"三查七对",做到送药入手,倒温水,看药入口。2.检查备用药品,如有过期、沉淀、絮状物等质量问题,及时调整。3.及时巡视病房,如有异常报告医生后妥善处理。开展健康宣教。4.按时测量病人生命体征,如有异常遵医嘱及时处置。做好体温计消毒及治疗室紫外线消毒,填写消毒记录。5.掌握病人动态情况。填写各种治疗和处置事项后记录,写交班报告。6.送取药盘,查对药品,准备下班治疗药品,做好交班准备。7.保持治疗室清洁、整齐。8.遵循PDCA管理、追踪问题管理、熟悉可靠性管理、持续护理工作质量改进。9.工作现场"7S管理":①整理、②整顿、③清扫、④清洁、⑤安全、⑥节约、⑦素养。10.按照规定处理医疗与护理垃圾和废物。11.完成有关领导安排的其他临时性工作任务。 **职业道德**。1.遵纪守法,遵守劳动纪律,按规定着装。2.尊重患者权利,保守医疗秘密。3.廉洁工作,文明礼貌,卓越服务。4.团队精神,和谐共事。5.工作积极性、主动性、责任性与创新性。6.热爱护理专业,热情服务,任劳任怨,忠于职守。 **学习与创新**。1.持续学习与工作改进和创新能力。2.不断总结岗位护理工作经验。

岗位工作 主要绩效 考核要点	1.规章制度落实。2.完成规定的护理任务以及工作数量、质量、效率和综合绩效指标。3.医德医风、社会责任。4.顾客沟通。5.病区管理、健康宣教。6.护理工作流程。7.危重病人护理与救治。8.工作主动、积极性与责任心。9.服务病人态度满意。

岗位工 作关系	院内联系部门	院内的各个科室、职能部门、后勤部门的相关领导和人员。
	院外联系部门	在医院科室或护理部授权范围内与外界有关部门和机构沟通联系。

岗位工 作权限	1.对护理工作计划、实施、检查参与权。2.有监督实习护士的工作权。3.有向护士长、主任建议提出改进科室工作的权力。绩效薪酬分配建议权、制度改进建议权,等等。

岗位工 作环境	1.在医院内工作,温度、湿度适宜。2.工作现场会接触到轻微粉尘及医疗中的刺激性气味,照明条件良好,一般无相关职业病发生。3.满足医疗护理工作的相关条件。

在现在的岗位已工作时间	自 年 月 日开始, 共计: 年

学历培训 经历经验	1.本科以上学历,5年以上护理工作经验。2.院内医院管理培训经历。3.抢救危重病人经历。4.年内有1篇论文发表,每年参加继续医学教育。5."三基"考试合格。

岗位工作 技能要求	1.胜任本职工作。2.科室护理骨干。3.较好的口才和文字表达能力。4.良好的职业道德素质和团队合作精神。5.持续专业知识学习能力强。6.中级专业技术职称。

岗位工作 其他要求	性别要求		年龄要求			婚姻	婚否不限
	身体要求		政治要求	事业性、组织观念强		业务要求	掌握本专业

岗位分析时间		填写人	

13.呼吸内科肺功能室护士岗位说明书

岗位工作 基本信息	岗位名称	肺功能室护士	所在部门	呼吸内科	岗位编号	
	从属部门	呼吸内科	岗位定员		所辖人数	
	直接上级	护士长	直接下级	实习护士、进修护士		

岗位使命 工作概述	在肺功能室负责人和科护士长领导下,独立做好肺功能室病人检查护理工作,重视护理质量、提高病人满意度。按照时间、按照质量、按照数量标准完成本职工作。

岗位工作 主要职责 与任务	**岗位职责。**1.上班提前10分钟到工作岗位。2.与相关同事交接肺功能室常备医疗器械、管道、药品、输液器、血压计、听诊器、剪刀、急救药盘和特殊仪器的使用情况及数量并签字。3.负责肺功能室病人检查、治疗的预约登记,安排病人受检次序和肺功能室报告发放。4.负责各种技术资料、摄像资料的保管、整理,及时领取各种表格、办公用品及各种药品、物品和抢救物品。5.重视资料积累,按月、季、年进行各种工作量的统计工作。6.协助医生做好病人肺功能室检查诊疗及相关工作。 **制度执行。**1.执行各项规章制度和技术操作常规,按照流程操作。2.严格执行医院、科室相关管理规定。3.严格执行消毒隔离、无菌技术操作流程,预防医院感染。 **工作任务。**1.检查医疗器械使用情况,及时保养、清洗、消毒或者更换效果器械并标明日期。2.定期对器械及附件进行细菌培养工作,确保器械及附件符合消毒要求。3.每日须认真登记进入肺功能室的器材和送出肺功能室器材数目相一致。4.保持肺功能室清洁、物品整齐,使用物品标识明确。5.按照规定处理废物。6.维持肺功能室病人检查秩序,帮助需要帮助的病人。7.加强设备维护,提高设备使用效率。8.下班前对各部位检查一遍,该上锁的部位上锁,确保安全后方可离去。9.遵循PDCA管理、追踪问题管理、熟悉可靠性管理、持续护理质量改进。10.工作现场"7S管理":①整理、②整顿、③清扫、④清洁、⑤安全、⑥节约、⑦素养。11.按照规定处理医疗垃圾和废物。12.完成有关领导安排的其他临时性工作任务。13.服务病人满意度。 **职业道德。**1.遵纪守法,遵守劳动纪律,按规定着装。2.尊重患者权利,保守医疗秘密。3.廉洁工作,文明礼貌,卓越服务。4.团队精神,和谐共事。5.工作积极性、主动性与责任心。6.热爱护理专业,热情服务,和谐共事,任劳任怨,忠于职守。 **学习与创新。**1.持续学习与工作改进和创新能力。2.不断总结岗位护理工作经验。

岗位工作 主要绩效 考核要点	1.规章制度落实。2.完成规定的护理任务以及工作数量、质量、效率和综合绩效指标。3.医德医风、社会责任。4.顾客沟通。5.病区管理、健康宣教。6.护理工作流程。7.危重病人护理与救治。8.工作主动、积极性与责任心。9.服务病人态度满意。

岗位工 作关系	院内联系部门	院内的各个科室、职能部门、后勤部门的相关领导和人员。
	院外联系部门	在医院科室或护理部授权范围内与外界有关部门和机构沟通联系。

岗位工 作权限	1.对呼吸内科、肺功能室工作计划、实施、检查的参与权。2.有监督实习护士的工作权。3.有向护士长、主任建议提出改进科室工作的权力,薪酬分配建议权,等等。

岗位工 作环境	1.在医院内工作,温度、湿度适宜。2.工作现场会接触到轻微粉尘及医疗中的刺激性气味,照明条件良好,一般无相关职业病发生。3.满足医疗工作的相关条件。

在现在的岗位已工作时间	自　　年　　月　　日开始,　　共计:　　年

学历培训 经历经验	1.本科以上学历,1年以上护理工作经验。2.院内医院管理培训经历。3.抢救危重病人经历。4.年内有1篇论文发表,每年参加继续医学教育。5."三基"考试合格。

岗位工作 技能要求	1.胜任岗位工作。2.科室护理骨干。3.较好的口才和文字表达能力。4.良好的职业道德素质和团队合作精神。5.工作协调、沟通能力。6.初级专业技术职称。

岗位工作 其他要求	性别要求		年龄要求		婚姻	婚否不限
	身体要求		政治要求	事业性、组织观念强	业务要求	掌握本专业

岗位分析时间		填写人	

14.呼吸内科支气管镜室护师岗位说明书

岗位工作基本信息	岗位名称	呼吸内镜室护师	所在部门	呼吸内科	岗位编号	
	从属部门	呼吸内科	岗位定员		所辖人数	
	直接上级	护士长	直接下级	实习护士、进修护士		

岗位使命工作概述	在肺内镜室负责人和科室护士长领导下,按自己职责独立做好肺内镜室检查护理工作、重视护理质量、提高病人满意度。按时、按质、按量完成自己的岗位工作。

岗位工作主要职责与任务	**岗位职责。**1.上班提前10分钟到工作岗位。2.与相关同事交接肺内镜室常备医疗器械、管道、药品、输液器、血压计、听诊器、剪刀、急救药盘和特殊仪器的使用情况及数量并签字。3.负责肺内镜室病人检查、治疗的预约登记,安排病人受检次序和肺内镜室报告发放。4.负责各种技术资料、摄像资料的保管、整理与存放。领取各种表格、办公用品、药品、物品和抢救物品。5.重视资料积累,按月、季、年进行各种工作量的统计工作。6.协助医生做好病人肺内镜室检查诊疗及相关工作。 **制度执行。**1.执行各项规章制度和技术操作常规,按照流程操作。2.严格执行医院、科室相关管理规定。3.严格执行消毒隔离、无菌技术操作流程,预防医院感染。 **工作任务。**1.检查医疗器械使用情况,及时保养、清洗、消毒或者更换器械并标明日期。2.定期对器械及附件进行细菌学培养工作,确保器械及附件符合消毒要求。3.每日须认真登记进入肺内镜室的器材和送出肺内镜室器材数目相一致。4.保持肺功能室清洁、物品整齐,使用物品标识明确。5.按照规定处理废物。6.维持肺内镜室病人检查、诊疗秩序,帮助需要帮助的病人。7.加强设备维护,提高设备使用效率。8.下班前对各部位检查一遍,该上锁的部位上锁,确保安全后方可离去。9.遵循PDCA管理、追踪问题管理、熟悉可靠性管理、持续护理质量改进。10.工作现场"7S管理":①整理、②整顿、③清扫、④清洁、⑤安全、⑥节约、⑦素养。11.按照规定处理医疗与护理垃圾和废物。12.完成有关领导安排的其他临时性工作任务。 **职业道德。**1.遵纪守法,遵守劳动纪律,按规定着装。2.尊重患者权利,保守医疗秘密。3.廉洁工作,文明礼貌,卓越服务。4.团队精神,和谐共事。5.工作积极性、主动性与责任心。6.热爱专业,服务热情,任劳任怨,忠于职守。7.病人满意度。 **学习与创新。**1.持续学习与工作改进和创新能力。2.不断总结护理工作的经验。

岗位工作主要绩效考核要点	1.规章制度。2.完成规定的护理工作。3.医德医风、社会责任。4.顾客沟通、医患纠纷处理。5.肺内镜室环境管理、健康宣教。6.工作流程。7.交接班及相关工作记录完整。8.服务态度。9.敬业奉献,遵守纪律,任劳任怨。10.工作主动、责任心。

岗位工作关系	院内联系部门	院内的各个科室、职能部门、后勤部门的相关领导和人员。
	院外联系部门	在医院科室或护理部授权范围内与外界有关部门和机构沟通联系。

岗位工作权限	1.对肺内镜室工作计划、实施、检查的参与权。2.有监督实习护士的工作权。3.有向护士长、主任建议提出改进科室工作的权力,薪酬分配建议权、制度改进建议权。

岗位工作环境	1.在医院内工作,温度、湿度适宜。2.工作现场会接触到轻微粉尘及医疗中的刺激性气味,照明条件良好,一般无相关职业病发生。3.满足医疗护理工作的相关条件。

在现在的岗位已工作时间	自 年 月 日开始, 共计: 年

学历培训经历经验	1.本科以上学历,1年以上护理工作经验。2.院内医院管理培训经历。3.抢救危重病人经历。4.年内有1篇论文发表,每年参加继续医学教育。5."三基"考试合格。

岗位工作技能要求	1.称职的中级专业技术职称。2.科室护理骨干。3.较好的口才和文字表达能力。4.良好的职业道德素质和团队合作精神。5.工作协调、沟通能力。6.持续问题改进能力。

岗位工作其他要求	性别要求		年龄要求		婚姻	婚否不限
	身体要求		政治要求	事业性、组织观念强	业务要求	掌握本专业

岗位分析时间		填写人	

15.呼吸内科晚班(小夜班)护师岗位说明书

<table>
<tr><td rowspan="3">岗位工作基本信息</td><td>岗位名称</td><td>晚班护师</td><td>所在部门</td><td colspan="2">呼吸内科</td><td>岗位编号</td><td></td></tr>
<tr><td>从属部门</td><td>医务部、护理部</td><td>岗位定员</td><td colspan="2"></td><td>所辖人数</td><td></td></tr>
<tr><td>直接上级</td><td>护士长</td><td>直接下级</td><td colspan="4">实习护士、进修护士</td></tr>
<tr><td>岗位使命工作概述</td><td colspan="7">在护士长领导和上级护师指导下按照自己的职责和任务独立做好晚班护理工作、重视护理质量、提高病人满意度。按照时间、按照质量、按照数量标准完成本职工作。</td></tr>
<tr><td rowspan="6">岗位工作主要职责与任务</td><td colspan="7">岗位职责。1.上班提前10分钟到病房,阅读交班报告及危重患者护理记录单,掌握上一班交班内容。2.明确病人总数与相关信息及病室管理中应注意的问题。负责晚间病区病员的一切治疗、护理工作。完成交接班中待执行事项。3.检查备用、急救、贵重、毒麻、限剧药品情况。4.新入院、急诊、抢救、危重、特殊诊疗、输血及情绪异常的病人必须床旁交接。5.病人有无压疮,静脉输液管等各种管道是否畅通。静脉输液瓶内加药成分、滴速、数量。吸引管引出的液体颜色、性质、数量,各类管道消毒更换日期标示清楚。6.病人有无伤口出血与渗血情况。按时测量病人生命体征。7.按时发放病人口服药品,核对姓名,做到送药入手,倒温水,看药入口。</td></tr>
<tr><td colspan="7">制度执行。1.执行各项规章制度和技术操作常规,按照流程操作。2.严格执行医院、科室相关管理规定。3.严格执行消毒隔离、无菌技术操作流程,预防医院感染。</td></tr>
<tr><td colspan="7">工作任务。1.督促协助护理员进行晚间护理,照顾病人就寝,做好陪人管理,保持病室安静。2.掌握病区病人动态情况及健康宣教。3.在办公室、治疗室、病房时应开门,以便了解情况。4.负责病区安全,关注人员往来。按时或根据气候变化关闭门窗、电源开关。5.填写各种护理和处置后事项的记录单,书写交班报告。6.遵循PDCA管理、追踪问题管理、熟悉可靠性管理、持续护理质量改进。7.工作现场"7S管理":①整理、②整顿、③清扫、④清洁、⑤安全、⑥节约、⑦素养。8.按照规定处理医疗垃圾和废物。9.完成有关领导安排的其他临时性工作任务。10.病人满意度。</td></tr>
<tr><td colspan="7">职业道德。1.遵纪守法,遵守劳动纪律,按规定着装。2.尊重患者权利,保守医疗秘密。3.廉洁工作,文明礼貌,卓越服务。4.团队精神,和谐共事。5.岗位工作积极性、主动性与责任心。6.热爱专业,热情服务,任劳任怨,和谐共事,忠于职守。</td></tr>
<tr><td colspan="7">学习与创新。1.持续学习与工作改进和创新能力。2.不断总结岗位护理工作经验。</td></tr>
<tr><td colspan="7"></td></tr>
<tr><td>岗位工作主要绩效考核要点</td><td colspan="7">1.规章制度。2.工作绩效。3.医德医风、社会责任。4.顾客沟通。5.病区管理、健康宣教。6.工作流程。7.交接班记录。8.服务态度。9.敬业奉献,遵守纪律,任劳任怨。10.工作积极性、主动性、责任心。11.职业素质。12.18项核心制度的执行。</td></tr>
<tr><td rowspan="2">岗位工作关系</td><td>院内联系部门</td><td colspan="6">院内的各个科室、职能部门、后勤部门的相关领导和人员。</td></tr>
<tr><td>院外联系部门</td><td colspan="6">在医院科室或护理部授权范围内与外界有关部门和机构沟通联系。</td></tr>
<tr><td>岗位工作权限</td><td colspan="7">1.对科室护理工作计划、实施、检查的参与权。2.有监督实习护士、护理员的工作权。3.有向护士长、主任建议提出改进科室工作的权力,薪酬分配、制度改进建议权等。</td></tr>
<tr><td>岗位工作环境</td><td colspan="7">1.在医院内工作,温度、湿度适宜。2.工作现场会接触到轻微粉尘及医疗中的刺激性气味,照明条件良好,一般无相关职业病发生。3.满足医疗工作的相关条件。</td></tr>
<tr><td>在现在的岗位已工作时间</td><td colspan="7">自　　年　　月　　日开始,　共计:　　年</td></tr>
<tr><td>学历培训经历经验</td><td colspan="7">1.本科以上学历,1年以上本科护理工作经验。2.有临床护患、医务人员之间沟通经历、院内医院管理培训经历。3.有基础、专科和责任护理、抢救危重病人经历。</td></tr>
<tr><td>岗位工作技能要求</td><td colspan="7">1.相当于中级专业技术职称。2.科室护理骨干。3.较好的口才和文字表达能力。4.良好的职业道德素质和团队合作精神。5.持续学习专业知识能力强。6.良好的职业素质。</td></tr>
<tr><td rowspan="2">岗位工作其他要求</td><td>性别要求</td><td></td><td>年龄要求</td><td colspan="2"></td><td>婚姻</td><td>婚否不限</td></tr>
<tr><td>身体要求</td><td></td><td>政治要求</td><td colspan="2">事业性、组织观念强</td><td>业务要求</td><td>掌握本专业</td></tr>
<tr><td colspan="3" align="center">岗位分析时间</td><td colspan="2"></td><td>填写人</td><td></td><td></td></tr>
</table>

16.呼吸内科夜班(大夜班)护师岗位说明书

岗位工作基本信息	岗位名称	后夜班护师	所在部门	呼吸内科	岗位编号	
	从属部门	医务部、护理部	岗位定员		所辖人数	
	直接上级	护士长	直接下级	实习护士、进修护士		

岗位使命工作概述	在护士长领导和上级护师指导下按照自己的职责和任务独立做好护理工作、重视护理质量、提高病人满意度。按照时间、按照质量、按照数量标准完成本职工作。

岗位工作主要职责与任务	**岗位职责。**1.上班提前10分钟到病房,阅读交班报告和危重患者护理记录单,明确上一班交班内容。2.明确病人总数与相关信息及病室管理中应注意的问题。负责夜间病区病员的一切治疗、护理工作。完成交接班班中待执行事项。3.检查备用急救、贵重、毒麻、限剧药品情况。4.新入院、急诊、抢救、危重,特殊诊疗、输血及情绪异常的病人必须床旁交接。5.病人有无压疮,静脉输液管等各种管道是否畅通。静脉输液瓶内加药成分、滴速、数量。吸引管引出的液体颜色、性质、数量,各类管道消毒更换日期标示清楚。6.病人有无伤口出血与渗血情况。按时测量病人生命体征。7.按时发放病人口服药品,核对姓名,做到送药入手,倒温水,看药入口。 **制度执行。**1.执行各项规章制度和技术操作常规,按照流程操作。2.严格执行医院、科室相关管理规定。3.严格执行消毒隔离、无菌技术操作流程,预防医院感染。 **工作任务。**1.督促协助护理员进行晚间护理,照顾病人就寝,做好陪人管理,保持病室安静。2.掌握病人动态情况及健康宣教。3.对昏迷、躁动、老年、小儿病人注意安全防护,防止坠床。4.负责病区安全,关注人员往来。根据气候变化关闭门窗、电源开关。5.填写各种护理和处置后事项的记录单,书写交班报告。6.遵循PDCA管理、追踪问题管理、熟悉可靠性管理、持续护理质量改进。7.工作现场"7S管理":①整理、②整顿、③清扫、④清洁、⑤安全、⑥节约、⑦素养。8.按照规定处理医疗垃圾和废物。9.完成有关领导安排的其他临时性工作任务。10.服务病人满意度。 **职业道德。**1.遵纪守法,遵守劳动纪律,按规定着装。2.尊重患者权利,保守医疗秘密。3.廉洁工作,文明礼貌,卓越服务。4.团队精神,和谐共事。5.工作积极性、主动性与责任心。6.热爱护理专业,热情服务,任劳任怨,和谐共事,忠于职守。 **学习与创新。**1.持续学习与工作改进和创新能力。2.不断总结岗位护理工作经验。

岗位工作主要绩效考核要点	1.规章制度落实。2.完成规定的护理任务以及工作数量、质量、效率和综合绩效指标。3.医德医风、社会责任。4.顾客沟通。5.病区管理、健康宣教。6.护理工作流程。7.危重病人护理与救治。8.工作主动、积极性与责任心。9.为病人服务态度。

岗位工作关系	院内联系部门	院内的各个科室、职能部门、后勤部门的相关领导和人员。
	院外联系部门	在医院科室或护理部授权范围内与外界有关部门和机构沟通联系。

岗位工作权限	1.对科室护理工作计划、实施、检查的参与权。2.有监督实习护士、护理员的工作权。3.有向护士长、主任建议提出改进科室工作的权力、薪酬分配、制度改进建议权。

岗位工作环境	1.在医院内工作,温度、湿度适宜。2.工作现场会接触到轻微粉尘及医疗中的刺激性气味,照明条件良好,一般无相关职业病发生。3.满足医疗工作的相关条件。

在现在的岗位已工作时间	自　　年　　月　　日开始,　共计:　　年

学历培训经历经验	1.本科以上学历,1年以上本科护理工作经验。2.有临床医患、医务人员之间沟通经历、院内医院管理培训经历。3.有基础、专科和责任护理、抢救危重病人经历。

岗位工作技能要求	1.相当于中级专业技术职称。2.科室护理骨干。3.较好的口才和文字表达能力。4.良好的职业道德素质和团队合作精神。5.持续学习能力强。6.良好的职业操守。

岗位工作其他要求	性别要求		年龄要求		婚姻	婚否不限
	身体要求		政治要求	事业性、组织观念强	业务要求	掌握本专业
岗位分析时间				填写人		

17. 呼吸内科护理员岗位说明书

岗位工作 基本信息	岗位名称	护理员	所在部门	呼吸内科	岗位编号	
	从属部门	护理部、科室	岗位定员		所辖人数	
	直接上级	护士长、相关人员	直接下级			

岗位使命 工作概述	在护士长领导和上级护师、护士的指导下按照自己的职责独立做好护理员工作，重视危重病人护理质量、提高病人满意度。按时、按质、按量完成自己的本职工作。

岗位工作 主要职责 与任务	**岗位职责。** 1.在护士长领导和护士指导下工作。2.上班遵守劳动纪律,尽职尽责。3.执行护理员的工作制度与流程。4.按规定参加医院、科室相关会议。5.担任病人生活护理工作,如帮助重病人、不能够自理的病人洗涮、喂饭、洗脚、大小便、整理床铺、帮助病人购买生活用品、并且随时清理病人生活废物,联系病人家庭人员,跟随护士查房、了解危重病人、特殊病人、手术前后病人护理重点。6.保持科室物品的清洁与卫生,仪器与设备卫生清洁工作。7.履行护理员岗位职责与任务,保持洗漱间卫生清洁无臭味。8.随时巡视病房,应接病人呼唤,保持病房楼梯卫生清洁无臭味。9.执行预防患者跌倒坠床压疮制度。10.做好病人入院前的准备工作和出院后床单位整理和清洁工作,及时收集病人、并按照需要送出病人临时化验标本和其他外送病人物品工作。11.护理员独立工作能力,护理员独立解决主管范围内的卫生工作能力。12.处理护理病人的问题考虑全面遵循伦理原则。13.科室整体卫生与清洁,保持重病人床单位卫生与整洁,保持病房空床的卫生与整洁。14.处理患者和家属的相关问题,上班时手卫生符合要求,负责收回出院患者规定的科室用品。15.住院患者的满意度不断提升。16.饮食与开水落实到每位患者。17.工作现场"7S管理":①整理、②整顿、③清扫、④清洁、⑤安全、⑥节约、⑦素养。18.按照规定处理医疗垃圾和废物。19.完成领导安排其他临时性工作任务。20.服务病人满意度。 **执行职责。** 1.执行国家相关法律法规,行业规章制度、标准、职责、操作规范与流程,严格执行医院和科室的各项管理制度。2.参加医院举办的相关护理工作会议。 **职业道德。** 1.本职职业素质持续提升,热爱护理专业。2.廉洁工作,文明礼貌,卓越服务。3.发扬团队精神,热情服务,和谐共事。4.工作积极性、主动性、责任心。 **持续学习。** 1.持续学习与工作改进能力。2.掌握、了解院内外本专业发展动态。 **工作创新。** 善于发现工作中的问题、缺陷,分析问题缺陷与解决问题的能力。

岗位工作 主要绩效 考核要点	1.规章制度落实。2.完成规定的护理工作、数量指标、质量指标、效率指标、服务指标。3.医德医风社会责任。4.顾客沟通、医患护理生活问题处理。5.病区环境管理、健康宣教、培训帮带。6.科室护理清洁工作流程规范。7.18项核心制度的执行。

岗位工 作关系	院内联系部门	院内的各个科室、职能部门、后勤部门的相关领导和人员。
	院外联系部门	在医院科室或护理部授权范围内与外界有关部门和机构沟通联系。

岗位工 作权限	1.对本科室日常护理病人生活工作计划、实施、检查的参与权,对本科室内护理人员考评的参与权。2.针对问题、缺陷有持续改进计划,绩效薪酬、规章制度改进权,等等。

岗位工 作环境	1.在医院内工作,温度、湿度适宜。2.工作现场会接触到轻微粉尘及医疗中的刺激性气味,照明条件良好,一般无相关职业病发生。3.满足医疗护理工作的相关条件。

在现在的岗位已工作时间	自　　年　　月　　日开始,　　共计:　　年

学历经验	1.小学以上学历。2.有1年以上本科室护理工作经验。3.同事之间协调与沟通能力。

岗位工作 技能要求	1.上班不接收快递包裹、不带熟人检查看病、不干私活不吃零食。2.护理病人关手机,上班不上网、不玩手机微信查资料打游戏。3.上班时不相互聊天、闲谈。

岗位工作 其他要求	性别要求		年龄要求		婚姻	婚否不限
	身体要求		政治要求	事业性、组织观念强	业务要求	掌握本专业

岗位分析时间		填写人	

18.呼吸内科卫生员岗位说明书

岗位工作基本信息	岗位名称	卫生员	所在部门	心内科	岗位编号	
	从属部门	护理部、科室	岗位定员		所辖人数	
	直接上级	护士长、相关人员	直接下级			

岗位使命工作概述	在护士长领导和上级护师、护士的指导下按照自己的职责独立做好卫生员工作、重视病房卫生质量、提高病人满意度。按时、按质、按量完成自己的本职工作。

岗位工作主要职责与任务	**岗位职责。**1.在护士长领导和护士指导下做病房卫生工作。2.上班遵守劳动纪律,尽职尽责。3.执行卫生员的工作制度与流程。4.按规定参加医院、科室相关会议。5.担任病房、病人生活卫生工作,如帮助重病人,不能够自理的病人洗漱、喂饭、洗脚、大小便、整理床铺、帮助病人购买生活用品,并且随时清理病人生活废物,联系病人家庭人员,跟随护士查房、了解危重病人、特殊病人、手术前后病人护理重点。6.保持科室物品的清洁与卫生,仪器与设备卫生清洁工作。7.履行护理员岗位职责与任务,保持洗漱间卫生清洁无臭味。8.随时巡视病房,应接病人呼唤,保持病房楼梯卫生清洁无臭味。9.执行预防患者跌倒坠床压疮制度。10.担任病房的门、窗、地面、床头桌椅及厕所、浴室的清洁工。11.按照规定或者根据病人需要及时做好病房病员饮用水供应。12.消毒病人脸盆茶具痰盂便器用具。13.卫生员独立工作能力,护送病人,领送物品及外勤工作。14.工作责任心,工作积极认真、细心。病房管理,病室清洁、整齐、无异味,水壶清洁,给水壶及时加水。15.卫生间物品摆放整齐等。被服、床头桌、病室、卫生间及水壶、楼道清洁符合要求。16.物品管理,病室或科室管理,节约用水,按时关灯,空调管理,消毒洗手液管理符合要求。17.工作现场"7S管理":①整理、②整顿、③清扫、④清洁、⑤安全、⑥节约、⑦素养。18.按照规定处理医疗垃圾和废物。19.完成有关领导安排的其他临时性工作任务。 **执行职责。**1.执行国家相关法律法规,行业规章制度、标准、职责、操作规范与流程,严格执行医院和科室的各项管理制度。2.参加医院举办的相关护理工作会议。 **职业道德。**1.本职职业素质持续提升,热爱护理员。2.廉洁工作,文明礼貌,卓越服务。3.发扬团队精神,和谐共事。4.岗位工作积极性、主动性、创新性,责任心。 **持续学习。**1.持续学习与工作改进能力。2.掌握、了解院内外本专业发展动态。 **工作创新。**善于发现工作中的问题、缺陷,分析问题缺陷与解决问题缺陷的能力。

岗位工作主要绩效考核要点	1.规章制度落实。2.完成规定的护理卫生工作、数量指标、质量指标、效率指标、服务指标。3.医德医风、社会责任。4.顾客沟通、医患生活问题处理。5.病区环境管理、健康宣教等。6.科室护理清洁工作流程规范。7.18项核心制度的执行情况。

岗位工作关系	院内联系部门	院内的各个科室、职能部门、后勤部门的相关领导和人员。
	院外联系部门	在医院科室或护理部授权范围内与外界有关部门和机构沟通联系。

岗位工作权限	1.对本科室日常护理病人生活工作计划、实施、检查的参与权,对本科室内护理人员考评的参与权。2.针对问题、缺陷有持续改进计划,规章制度建议改进权,等等。

岗位工作环境	1.在医院内工作,温度、湿度适宜。2.工作现场会接触到轻微粉尘及医疗中的刺激性气味,照明条件良好,一般无相关职业病发生。3.满足医疗工作的相关条件。

在现在的岗位已工作时间	自　　年　　月　　日开始,　　共计:　　年

学历经验	1.小学以上学历。2.有1年以上本科室护理工作经验。3.同事之间协调与沟通能力。

岗位工作技能要求	1.上班不接收快递包裹、不带熟人检查看病、不干私活不吃零食。2.护理病人关手机,上班不上网、不玩手机微信查资料打游戏。3.上班时不相互聊天、闲谈。

岗位工作其他要求	性别要求		年龄要求		婚姻	婚否不限
	身体要求		政治要求	事业性、组织观念强	业务要求	掌握本专业

岗位分析时间		填写人	

四、肾脏内科护理人员岗位说明书

1.肾脏内科护士长岗位说明书

岗位工作 基本信息	岗位名称	护士长	所在部门	肾脏内科	岗位编号	
	从属部门	医务部、护理部	岗位定员		所辖人数	
	直接上级	科主任、护理部	直接下级	护理人员,实习、进修护士		
岗位使命 工作概述	在科主任与护理部领导下,全面负责科室护理工作、业务、技术、病房管理、护士思想工作,物资管理等工作。是科室护士思想、业务、行政管理的第一责任人。					
岗位工作 主要职责 与任务	**领导职责。**1.在科主任和护理部主任领导下,负责科室的护理、业务、技术及行政管理工作,完成各项数量、质量与综合绩效指标。2.协调所属病区、血液透析室及相关部门和科室工作关系。3.负责制订本科的护理发展规划,年度、月度、周工作计划并组织实施。4.确定护士的轮转和临时调配。5.设计与落实基础护理、专科护理、特殊护理与责任护理工作。6.负责科室绩效考核与管理工作,达到预期目的。 **管理职责。**1.早上班带领护士对急、危重症、新入院患者床旁交班,检查危重抢救病人的情况,对复杂的护理技术或新开展的业务,要具体指导。2.实施护理查房和随同科主任查房,加强医护联系与医患沟通。指导下级护士、实习、进修护士工作。3.完成护理工作任务,改善服务态度、严防差错事故的发生。4.提高设备使用效率。5.加强病房管理。6.加强物资管理,账物相符。7.落实患者饮食和治疗饮食。8.护理文书书写符合要求。9.掌控血液透析室和急救室工作情况。10.病人满意度。 **制度执行。**1.执行各项规章制度和技术操作常规,按照流程操作。2.执行查对制度及相关管理规定。3.严格执行消毒隔离、无菌技术操作流程,预防医院感染。 **职业道德。**1.遵纪守法。2.尊重患者权利,保守医疗秘密。3.廉洁工作,文明礼貌,卓越服务。4.团队精神,和谐共事。5.岗位工作积极性、主动性、创新性,责任心。 **教学与科研。**1.持续学习与创新能力。2.结合工作撰写论文。3.参加医学继续教育。4.参与临床部分教学、承担科研课题相关护理工作。5.完成领导交代的临时性工作。 **工作创新。**善于发现岗位工作中的问题、缺陷,分析问题与解决问题缺陷的能力。					
岗位工作 主要绩效 考核要点	1.规章制度落实。2.护理、学术、科研等工作及完成数量、质量、效率、绩效指标。3.顾客沟通,处理病人投诉与纠纷。4.医德医风、社会责任。5.健康宣教、培训帮带等。6.护理工作流程规范。7.病房管理。8.本科室护理人员技术操作。9.基础、专科、主体、责任护理、危重病人护理、护理文书书写合格率。10.服务病人满意度。					
岗位工 作关系	院内联系部门	院内的各个科室、职能部门、后勤部门的相关领导和人员。				
	院外联系部门	在医院科室或护理部授权范围内与外界有关部门和机构沟通联系。				
岗位工 作权限	1.科室管理、协调权。对本科室护理日常工作计划、实施、检查的制定权,对本科室内护理人员任免的建议权。2.有监督护理人员的日常工作权。3.有向科主任、护理部主任或者上级领导建议提出改进科室工作的权力,薪酬分配、制度改进建议权。					
工作环境	1.在医院内工作,温度、湿度适宜。2.满足岗位医疗与护理工作的相关条件。					
在现在的岗位已工作时间	自　　年　　月　　日开始,　　共计:　　年					
学历培训 经历经验	1.本科以上学历,10年以上本科室护理工作经验。2.有专科护理进修最少1次经历、医院管理培训经历。3.学术教学科研经历。4.管理创新能力。5.中级或高级专业技术职称。					
岗位工作 技能要求	1.称职的护理学科带头人。2.公认的领导、决策、管理和协调能力。3.较好的口才和文字表达能力。4.良好的职业道德素质和团队合作精神。5.持续学习能力。					
岗位工作 其他要求	性别要求		年龄要求		婚姻	婚否不限
	身体要求		政治要求	事业性、组织观念强	业务要求	精通本专业
岗位分析时间			填写人			
直接上级审核签字			审核时间			

2.肾脏内科病区护士长岗位说明书

<table>
<tr><td rowspan="3">岗位工作基本信息</td><td>岗位名称</td><td>病区护士长</td><td>所在部门</td><td>肾脏内科</td><td>岗位编号</td><td></td></tr>
<tr><td>从属部门</td><td>医务部、护理部</td><td>岗位定员</td><td></td><td>所辖人数</td><td></td></tr>
<tr><td>直接上级</td><td>科主任科护士长</td><td>直接下级</td><td colspan="3">护理人员,实习、进修护士</td></tr>
<tr><td>岗位使命工作概述</td><td colspan="6">在科主任与护士长领导下,全面负责病区护理工作、病房管理、护士思想、学科建设,物资管理等工作。是病区护士的思想、业务、技术、行政管理的第一责任人。</td></tr>
<tr><td>岗位工作主要职责与任务</td><td colspan="6">**领导职责。**1.在科主任和护士长领导下,负责病区的护理业务及行政管理工作,完成各项数量、质量与综合绩效指标。2.负责制订本病区的护理发展规划、护理学科建设及年度、月度、周工作计划并实施。3.负责护理质量的监督与检查,确保护理质量。4.落实基础护理、专科护理、特殊护理与责任护理。形成专科护理特色。
管理职责。1.参加晨会,组织上班护士对急危重症、新入院患者床旁交接班,检查危重抢救病人的情况,对复杂护理技术或新开展的护理业务,要亲自参加并具体指导。2.组织护理查房和随同科主任查房,了解护理工作中存在的问题,并及时解决。3.指导下级护士、实习、进修护士工作。4.确定护士的轮转和临时调配。5.提高设备使用效率。6.加强病房管理,实施病区"7S管理"。7.加强物资管理,账物相符。8.重视信息工作,按要求做好指标统计工作。9.落实患者饮食和治疗饮食。10.护理文书书写符合要求。11.沟通血液透析室和掌控急救室工作情况。12.病人满意度。
制度执行。1.执行各项规章制度和技术操作常规,按照流程操作。2.执行查对制度及相关管理规定。3.严格执行规定消毒隔离、无菌技术操作流程,预防医院感染。
职业道德。1.遵纪守法。2.尊重患者权利,保守医疗秘密。3.廉洁工作,文明礼貌,卓越服务。4.团队精神,和谐共事。5.岗位工作积极性、主动性、创新性,责任心。
教学与科研。1.持续学习与创新能力。2.结合工作撰写论文。3.参加医学继续教育。4.参与临床部分教学、承担科研课题相关工作。5.完成领导交代的临时性工作任务。</td></tr>
<tr><td>岗位工作主要绩效考核要点</td><td colspan="6">1.规章制度落实。2.护理、学术、科研等工作及完成数量、质量、效率、绩效指标。3.顾客沟通,处理病人投诉与纠纷。4.医德医风、社会责任。5.健康宣教、培训帮带等。6.护理工作流程规范。7.病房管理。8.本科室护理人员技术操作。9.静脉穿刺成功率。10.基础、专科、责任护理和护理文书书写合格率。11.服务病人满意度。</td></tr>
<tr><td rowspan="2">岗位工作关系</td><td>院内联系部门</td><td colspan="5">院内的各个科室、职能部门、后勤部门的相关领导和人员。</td></tr>
<tr><td>院外联系部门</td><td colspan="5">在医院科室或护理部授权范围内与外界有关部门和机构沟通联系。</td></tr>
<tr><td>岗位工作权限</td><td colspan="6">1.科室管理、协调权。对本科室护理日常工作的计划、实施、检查和指导权,对本科室内护理人员任免的建议权。2.有监督护理人员的日常工作权。3.有向科主任、护理部主任或者上级领导建议提出改进科室工作的权力,薪酬分配、制度改进建议权。</td></tr>
<tr><td>岗位工作环境</td><td colspan="6">1.在医院内工作,温度、湿度适宜。2.工作现场会接触到轻微粉尘及医疗中的刺激性气味,照明条件良好,一般无相关职业病发生。3.满足医疗护理工作的相关条件。</td></tr>
<tr><td>在现在的岗位已工作时间</td><td colspan="6">自　　年　　月　　日开始,共计:　　年</td></tr>
<tr><td>学历培训经历经验</td><td colspan="6">1.本科以上学历,有5年以上本病区护理工作经验。2.有专科护理业务进修经历、医院管理院内或者院外培训经历。3.学术、教学、科研参与的经历。4.每年有1篇杂志论文发表。5.医患沟通,患者投诉、护理纠纷处理经历。6.具备中级专业技术职称。</td></tr>
<tr><td>岗位工作技能要求</td><td colspan="6">1.称职的病区护理带头人。2.护理工作决策、管理和协调能力。3.较好的口才和文字表达能力。4.良好的职业道德素质和团队合作精神。5.持续学习能力强。</td></tr>
<tr><td rowspan="2">岗位工作其他要求</td><td>性别要求</td><td></td><td>年龄要求</td><td></td><td>婚姻</td><td>婚否不限</td></tr>
<tr><td>身体要求</td><td></td><td>政治要求</td><td>事业性、组织观念强</td><td>业务要求</td><td>精通本专业</td></tr>
<tr><td>岗位分析时间</td><td colspan="2"></td><td>填写人</td><td colspan="2"></td></tr>
<tr><td>直接上级审核签字</td><td colspan="2"></td><td>审核时间</td><td colspan="2"></td></tr>
</table>

3.肾脏内科主任护师岗位说明书

<table>
<tr><td rowspan="3">岗位工作
基本信息</td><td>岗位名称</td><td>主任护师</td><td>所在部门</td><td>肾脏内科</td><td>岗位编号</td><td></td></tr>
<tr><td>从属部门</td><td>医务部、护理部</td><td>岗位定员</td><td></td><td>所辖人数</td><td></td></tr>
<tr><td>直接上级</td><td>护士长</td><td>直接下级</td><td colspan="3">护理人员,实习、进修护士</td></tr>
<tr><td>岗位使命
工作概述</td><td colspan="6">在护理部和护士长领导下,分管科室护理业务、教学、培训、科研、服务,纠纷处理、护理质量管理等工作。是科室的护理业务、技术、科研、管理的行家里手。</td></tr>
<tr><td rowspan="1">岗位工作
主要职责
与任务</td><td colspan="6">**岗位职责。**1.履行高级职称岗位职责。在护理部主任和护士长领导下,指导本科护理业务技术、服务、教学与科研工作。2.参加晨会床旁交接班,协助护士长制订年度、月度、周工作计划并付诸监督实施。3.协调科室医护人员、血液透析室及相关部门科室业务关系。4.协助护士长制订本科的基础、专科、责任护理计划并落实。
业务管理。1.主持护理大查房,解决护理业务与技术疑难问题。2.定期检查急、危、重、疑难患者护理计划和会诊落实情况,对复杂技术或新开展护理业务,要亲自参加并具体指导。3.处理护理纠纷,对护理差错事故提出技术鉴定意见。4.协助护士长病房管理。5.督促、检查护理人员落实病人基础、专科与责任制护理,并起带头作用。6.加强设备管理,维护设备正常运行,提高设备使用率。7.实施护理查房和随同科主任查房,加强医护联系与护患沟通。指导下级护士、实习、进修护士工作。8.完成护理工作任务,改善服务态度、严防差错事故发生。9.加强病房管理,维护病房秩序。10.协助护士长加强物资管理,账物相符。11.落实患者饮食和治疗饮食。12.护理文书书写合格。13.沟通血液透析室和相关科室工作情况。14.持续改进。
制度执行。1.执行各项规章制度和技术操作常规,按照流程操作。2.执行查对制度及相关管理规定。3.严格执行消毒隔离、无菌技术操作流程,预防医院感染。
教学与科研。1.协助护理部并承担对护理人员业务学习、培养及护士晋级的考核工作。2.拟定教学计划,编写教材并负责讲授。3.制订专科护理科研、技术革新计划并实施。4.参与审定、评价护理论文和科研、技术革新成果。5.负责组织本科护理学习讲座和护理病案讨论。6.对医院护理队伍建设,业务技术管理和组织管理提出意见,参与护理部组织的全院性工作检查考核工作。7.掌握国内外本科护理专业发展动态。</td></tr>
<tr><td>岗位工作
主要绩效
考核要点</td><td colspan="6">1.规章制度落实。2.护理教学、科研,护理工作数量、质量、效率及综合绩效管理指标。3.医德医风、社会责任。4.顾客沟通、护患纠纷处理。5.病区管理、健康宣教、培训帮带等。6.工作流程规范。7.危重病人全程护理落实。8.与护士长配合、医护人员沟通、协调。9.基础、专科护理,责任制护理。10.18项核心制度的执行。</td></tr>
<tr><td rowspan="2">岗位工
作关系</td><td>院内联系部门</td><td colspan="5">院内的各个科室、职能部门、后勤部门的相关领导和人员。</td></tr>
<tr><td>院外联系部门</td><td colspan="5">在医院科室或护理部授权范围内与外界有关部门和机构沟通联系。</td></tr>
<tr><td>岗位工
作权限</td><td colspan="6">1.科室护理业务、科研和管理指导权。2.日常工作计划、实施、检查的建议权。3.本科护理人员任免建议权。4.有分管人员的工作监督权。5.提出改进护理工作建议权。</td></tr>
<tr><td>岗位工
作环境</td><td colspan="6">1.在医院内工作,温度、湿度适宜。2.工作现场会接触到轻微粉尘及医疗中的刺激性气味,照明条件良好,一般无相关职业病发生。3.满足医疗护理工作的相关条件。</td></tr>
<tr><td>在现在的岗位已工作时间</td><td colspan="6">自　　年　　月　　日开始,　共计:　　年</td></tr>
<tr><td>学历培训
经历经验</td><td colspan="6">1.本科以上学历,10年以上护理工作经验。2.有基础、专科、责任护理、管理培训经历。3.有高档次护理科研成果。4.年内最少有1篇国家级杂志论文发表。</td></tr>
<tr><td>岗位工作
技能要求</td><td colspan="6">1.称职的护理学科技术带头人。2.过硬的业务、技术和协调能力。3.较好的口才和文字表达能力。4.良好的职业道德素质和团队合作精神。5.高级专业技术职称。</td></tr>
<tr><td rowspan="2">岗位工作
其他要求</td><td>性别要求</td><td></td><td>年龄要求</td><td></td><td>婚姻</td><td>婚否不限</td></tr>
<tr><td>身体要求</td><td></td><td>政治要求</td><td>事业性、组织观念强</td><td>业务要求</td><td>精通本专业</td></tr>
<tr><td colspan="3" style="text-align:center">岗位分析时间</td><td></td><td>填写人</td><td colspan="2"></td></tr>
</table>

4.肾脏内科副主任护师岗位说明书

岗位工作 基本信息	岗位名称	副主任护师	所在部门	肾脏内科	岗位编号	
	从属部门	医务部、护理部	岗位定员		所辖人数	
	直接上级	护士长	直接下级		护理相关人员	

岗位使命 工作概述	在护士长领导和上级护师指导下,分管科室护理业务、技术、服务、教学、培训、科研、护理质量管理工作。是科室护理业务、技术、质量、科研、管理的行家里手。

岗位工作 主要职责 与任务	**岗位职责**。1.履行高级职称岗位职责。在科护士长和上级护师指导下,指导本科护理业务技术、服务、教学与科研工作。2.参加晨会交接班,协助护士长制订年度、月度、周工作计划并付诸实施。3.协调科室医护人员、血液透析室及相关部门科室业务关系。4.协助护士长制订本科的基础、专科、责任护理计划并督促落实。 **制度执行**。1.执行各项规章制度和技术操作常规,按照流程操作。2.执行查对制度及相关管理规定。3.严格执行消毒隔离、无菌技术操作流程,预防医院感染。4.重视护理质量,有针对护理缺陷与问题持续改进计划并落实。5.服务病人满意度。 **业务管理**。1.按照规定主持护理大查房,解决护理技术疑难问题。2.检查急、危、重、疑难患者护理计划和会诊落实情况,对复杂技术或新开展的护理业务,要亲自参加并具体指导。3.处理护理纠纷,对护理差错、事故提出技术鉴定意见。4.协助护士长病房管理。5.落实病人治疗饮食。6.加强设备维护,提高设备使用率。 **职业道德**。1.遵纪守法。2.尊重患者权利,保守医疗秘密。3.廉洁工作,文明礼貌,卓越服务。4.团队精神,和谐共事。5.岗位工作积极性、主动性、创新性、责任心。 **教学与科研**。1.协助护理部并承担对护理人员业务学习、培养及护士晋级的考核工作。2.拟定教学计划,编写教材并负责讲授。3.制订专科护理科研、技术革新计划并实施。4.参与审定、评价护理论文和科研、技术革新成果。5.负责组织本科护理学习讲座和护理病案讨论。6.对医院护理队伍建设,业务技术管理和组织管理提出意见,参与护理部组织的全院性工作检查。7.掌握国内外本科护理发展动态,努力引进先进技术,提高护理质量,发展护理科学。8.完成领导交代的其他临时性工作任务。

岗位工作 主要绩效 考核要点	1.规章制度落实。2.护理教学、科研,护理工作数量、质量、效率及综合绩效管理指标。3.医德医风、社会责任。4.顾客沟通、护患纠纷处理。5.病区管理、健康宣教、培训帮带等。6.工作流程规范。7.危重病人全程护理落实。8.与护士长配合、医护人员沟通、协调。9.基础、专科护理,责任制护理。10.岗位学习与创新能力。

岗位工 作关系	院内联系部门	院内的各个科室、职能部门、后勤部门的相关领导和人员。
	院外联系部门	在医院科室或护理部授权范围内与外界有关部门和机构沟通联系。

岗位工 作权限	1.科室护理业务、科研和管理指导权。2.日常工作计划、实施、检查的建议权。3.本科护理人员任免建议权。4.有分管人员的工作监督权。5.提出改进护理工作建议权。

岗位工 作环境	1.在医院内工作,温度、湿度适宜。2.工作现场会接触到轻微粉尘及医疗中的刺激性气味,照明条件良好,一般无相关职业病发生。3.满足医疗护理工作的相关条件。

在现在的岗位已工作时间	自　　年　　月　　日开始,　　共计:　　年

学历培训 经历经验	1.本科以上学历,10年以上护理工作经验。2.有基础、专科、责任护理、管理培训经历。3.有高档次护理论文、科研成果。4.年内最少有1篇全国级杂志论文发表。

岗位工作 技能要求	1.称职的护理学科带头人。2.公认的业务、技术、管理和协调能力。3.较好的口才和文字表达能力。4.良好的职业道德素质和团队合作精神。5.持续学习能力强。

岗位工作 其他要求	性别要求		年龄要求		婚姻	婚否不限
	身体要求		政治要求	事业性、组织观念强	业务要求	精通本专业

岗位分析时间		填写人	
直接上级审核签字		审核时间	

5.肾脏内科主管护师岗位说明书

<table>
<tr><td rowspan="3">岗位工作
基本信息</td><td>岗位名称</td><td>主管护师</td><td>所在部门</td><td>肾脏内科</td><td>岗位编号</td><td></td></tr>
<tr><td>从属部门</td><td>医务部、护理部</td><td>岗位定员</td><td></td><td>所辖人数</td><td></td></tr>
<tr><td>直接上级</td><td>护士长</td><td>直接下级</td><td colspan="3">护士,实习、进修护士</td></tr>
<tr><td>岗位使命
工作概述</td><td colspan="6">在护士长领导和上级护师指导下,负责上班时病人的治疗、护理、服务工作,护患沟通、健康教育及相关工作。是专科护理业务、技术、服务工作全能核心力量。</td></tr>
<tr><td rowspan="6">岗位工作
主要职责
与任务</td><td colspan="6">岗位职责。1.参加护士各种班次值班。按量按质按时完成自己岗位独立工作。2.协助护士长做好护理质量控制工作,把好护理质量关,不断提高护理质量。3.熟悉现代医院护理理念和管理工具。制订具有专科特色的护理计划,对患者实施整体护理。4.掌握基础、专科与责任护理流程。协助护士长做好行政管理和护理队伍的建设工作。5.督促检查本科各病房护理、治疗工作落实。6.解决本科护理业务上的疑难问题,指导危重、疑难病人护理计划的制订及实施。7.受护士长委托指导护理查房和护理会诊。对发生的护理差错、事故进行分析、鉴定,并提出防范措施。8.遵循 PDCA 管理、追踪问题管理、熟悉可靠性管理、持续护理质量改进。9.工作现场"7S 管理":①整理、②整顿、③清扫、④清洁、⑤安全、⑥节约、⑦素养。10.按照规定处理医疗垃圾和废物。11.完成相关领导交办的其他临时性工作任务。12.病人满意度。</td></tr>
<tr><td colspan="6">制度执行。1.严格执行各项规章制度与护理技术操作常规。2.落实"三查七对"及相关医疗、护理业务与管理制度。3.执行年度、月度和周护理工作计划,细化自己的本职工作并记录完整。4.各项护理文书书写达到要求,有护理持续改进计划并实施。</td></tr>
<tr><td colspan="6">工作任务。1.担当危、急、重症病人抢救工作。2.指导护师、护士、实习、进修护士工作。3.落实病人饮食和治疗饮食。4.解除病人疼痛,评价病人疼痛。5.学习应用国内外护理先进经验,不断提高科室的护理技术水平。6.协助护士长病房管理。7.组织护理系、护理专修科学生护校学生的临床实习,负责讲课和评定成绩。8.制订本科护理科研和技术革新计划,并组织实施,指导护师、护士开展科研工作。</td></tr>
<tr><td colspan="6">职业道德。1.以病人为中心,尊重患者权利,保守医疗秘密。2.遵纪守法,廉洁工作,文明礼貌,卓越服务。3.团队精神,注重沟通,和谐共事。4.工作积极、主动、责任与创新性。5.奉献精神,和谐共事,任劳任怨。6.对患者适宜的健康教育。</td></tr>
<tr><td rowspan="2">岗位工作
主要绩效
考核要点</td><td colspan="6">1.规章制度。2.规定的护理、教学、科研以及工作数量、质量、效率和绩效指标。3.医德医风、社会责任。4.护患纠纷处理。5.病区管理、健康宣教、培训帮带。6.工作流程。7.工作主动性、积极性和责任心。8.服务态度。9.持续学习与创新能力。</td></tr>
<tr><td rowspan="2">岗位工
作关系</td><td>院内联系部门</td><td colspan="5">院内的各个科室、职能部门、后勤部门的相关领导和人员。</td></tr>
<tr><td>院外联系部门</td><td colspan="5">在医院科室或护理部授权范围内与外界有关部门和机构沟通联系。</td></tr>
<tr><td>岗位工
作权限</td><td colspan="6">1.科室护理业务、科研和管理的建议权。2.日常工作计划、实施、检查的建议权。3.本科护理人员任免建议权。4.有分管人员工作监督权。5.提出改进护理工作建议权。</td></tr>
<tr><td>岗位工
作环境</td><td colspan="6">1.在医院内工作,温度、湿度适宜。2.工作现场会接触到轻微粉尘及医疗中的刺激性气味,照明条件良好,一般无相关职业病发生。3.满足医疗护理工作的相关条件。</td></tr>
<tr><td colspan="2">在现在的岗位已工作时间</td><td colspan="5">自　　年　　月　　日开始,　共计:　　年</td></tr>
<tr><td>学历培训
经历经验</td><td colspan="6">1.本科以上学历,5 年以上护理工作经验。2.有基础、专科、责任护理、管理培训经历。3.有高档次护理科研课题或者年度本专业综述。4.年内有 1 篇杂志论文发表。</td></tr>
<tr><td>岗位工作
技能要求</td><td colspan="6">1.称职的中级专业技术职称。2.业务、技术、管理和协调能力。3.较好的口才和文字表达能力。4.良好的职业道德素质和团队合作精神。5.持续学习专业知识的能力强。</td></tr>
<tr><td rowspan="2">岗位工作
其他要求</td><td>性别要求</td><td></td><td>年龄要求</td><td></td><td>婚姻</td><td>婚否不限</td></tr>
<tr><td>身体要求</td><td></td><td>政治要求</td><td>事业性、组织观念强</td><td>业务要求</td><td>掌握专科护理</td></tr>
<tr><td colspan="2">岗位分析时间</td><td colspan="3"></td><td>填写人</td><td></td></tr>
</table>

6.肾脏内科护师岗位说明书

岗位工作 基本信息	岗位名称	护师	所在部门	肾脏内科	岗位编号	
	从属部门	医务部、护理部	岗位定员		所辖人数	
	直接上级	护士长	直接下级	护士、实习、进修护士		

岗位使命 工作概述	在护士长领导和上级护师指导下按照自己的职责独立做好护理工作、重视护理质量、提高病人满意度。按时、按质、按量完成自己的本职工作。是科室护理骨干力量。

岗位工作 主要职责 与任务	**岗位职责。**1.取得护师执业资格。参加护士各种班次值班。独立完成岗位工作。2.具备整体护理知识,熟悉基础、专科、责任护理业务,对病人实施整体护理,制订和评估病人护理计划。3.交接科室规定物品并双方签字。4.参与病房危重、疑难病人的护理工作及难度较大的护理操作。5.协助护士长拟订病房护理工作计划,参与病房管理工作。6.参加本科上级护师组织的护理查房、会诊和病例讨论等相关会议。 **工作任务。**1.参加晨会。查看夜班交班报告内容,明确治疗、医嘱、护嘱、记录本内容与结果,完成交班期间待完成的治疗项目。2.在护士长带领下参加病人床旁交接班,明确危重、抢救、特殊检查、新入院病人情况。3.交接班重点明白病人静脉输液管等各种管道是否畅通。静脉输液管内加药成分、滴速、数量。吸引管引出的液体颜色、性质、数量,各类管道消毒更换日期等。4.清楚疼痛病人止痛后的效果。5.能够与医生一道独立完成危重病人抢救工作。6.注重维护设备维护,提高设备的使用效率。7.参加护校部分临床教学,带教护士临床实习。8.遵循 PDCA 管理、追踪问题管理、熟悉可靠性管理、持续护理质量改进。9.工作现场"7S 管理":①整理、②整顿、③清扫、④清洁、⑤安全、⑥节约、⑦素养。10.按照规定处理医疗护理垃圾和废物。11.完成相关领导交办的其他临时性工作任务。12.为病人服务的满意度。 **制度执行。**1.严格执行各项规章制度和技术操作常规,按照规范流程操作。2.执行规定消毒隔离、无菌技术操作流程,预防医院感染。3.执行医院各项管理规定制度。 **职业道德。**1.遵纪守法。2.以病人为中心,尊重患者权利,保守医疗秘密。3.廉洁工作,文明礼貌,服务态度好,卓越服务。4.团队精神,注重沟通,和谐共事。 **学习与创新。**1.朝气蓬勃,团队精神面貌好,持续学习与创新能力。2.结合临床护理实际不断总结经验,撰写论文。3.积极参加院内外规定的医学继续教育项目。

岗位工作 主要绩效 考核要点	1.规章制度落实。2.完成规定的护理任务以及工作数量、质量、效率和综合绩效指标。3.医德医风、社会责任。4.顾客沟通。5.病房管理、健康宣教。6.护理工作流程。7.危重病人护理与救治。8.工作主动、积极和责任性。9.服务态度与责任心。

岗位工 作关系	院内联系部门	院内的各个科室、职能部门、后勤部门的相关领导和人员。
	院外联系部门	在医院科室或护理部授权范围内与外界有关部门和机构沟通联系。

岗位工 作权限	1.对本科护理工作计划、实施、检查的参与权。2.有向护士长、主任、主任护师或者上级领导建议提出改进科室工作的权力,绩效薪酬分配、制度改进建议权,等等。

岗位工 作环境	1.在医院内工作,温度、湿度适宜。2.工作现场会接触到轻微粉尘及医疗中的刺激性气味,照明条件良好,一般无相关职业病发生。3.满足医疗护理工作的相关条件。

在现在的岗位已工作时间	自　　年　　月　　日开始,　共计:　　年

学历培训 经历经验	1.本科以上学历,5年以上护理工作经验。2.有基础、专科、责任护理、管理培训经历。3.有高档次护理科研课题。4.年内撰写1篇论文。5.同事之间协调与沟通能力。

岗位工作 技能要求	1.称职的中级专业技术职称。2.科室护理培养骨干。3.较好的口才和文字表达能力。4.良好的职业道德素质和团队合作精神。5.持续学习本岗位专业知识的能力强。

岗位工作 其他要求	性别要求		年龄要求		婚姻	婚否不限
	身体要求		政治要求	事业性、组织观念强	业务要求	熟悉本专业

岗位分析时间		填写人	

7.肾脏内科护士岗位说明书

<table>
<tr><td rowspan="3">岗位工作
基本信息</td><td>岗位名称</td><td>护士</td><td>所在部门</td><td colspan="2">肾脏内科</td><td>岗位编号</td><td></td></tr>
<tr><td>从属部门</td><td>医务部、护理部</td><td>岗位定员</td><td colspan="2"></td><td>所辖人数</td><td></td></tr>
<tr><td>直接上级</td><td>护士长</td><td>直接下级</td><td colspan="4">实习、进修护士</td></tr>
<tr><td>岗位使命
工作概述</td><td colspan="7">在护士长领导和上级护师指导下按照自己的职责独立做好护理工作、重视护理质量、提高病人满意度。按照时间、按照质量、按照数量标准完成自己的本职岗位工作。</td></tr>
<tr><td rowspan="1">岗位工作
主要职责
与任务</td><td colspan="7">岗位职责。1.取得护士执业资格。参加护士各种班次值班。独立完成岗位工作。2.具备整体护理知识,熟悉基础、专科、责任护理业务,对病人实施整体护理,制订和评估病人护理计划。3.交接科室规定物品并双方签字。4.参与病房危重、疑难病人的护理工作及抢救工作。5.参与病区、病房管理工作。6.参加本科上级护师组织的护理查房、检查和病例讨论。7.参与护校部分临床教学,带教护士临床实习。
工作任务。1.参加晨会。查看夜班交班报告内容,明确治疗、医嘱、护嘱、记录本内容与结果,完成交班期间待完成的治疗项目。2.在护士长带领下参加病人床旁交接班,明确危重、抢救、特殊检查、新入院病人情况。3.交接班重点明白病人静脉输液管等各种管道是否畅通。静脉输液管内加药成分、滴速、数量。吸引管引出的液体颜色、性质、数量,各类管道消毒更换日期等。4.清楚疼痛病人止痛后的效果。5.注重维护设备维护,提高设备的使用效率。6.熟悉国内护理专业发展动态。7.遵循 PDCA 管理、追踪问题管理、熟悉可靠性管理、持续护理质量改进。8.工作现场"7S 管理":①整理、②整顿、③清扫、④清洁、⑤安全、⑥节约、⑦素养。9.按照规定处理医疗垃圾和废物。10.完成领导交办的其他临时性工作任务。11.病人满意度。
制度执行。1.严格执行各项规章制度和技术操作常规,按照规范流程操作。2.执行消毒隔离、无菌技术操作流程,预防医院感染。3.执行医院各项管理规定与制度。
职业道德。1.遵纪守法。2.以病人为中心,尊重患者权利,保守医疗秘密。3.廉洁工作,文明礼貌,服务态度好,卓越服务。4.团队精神,注重沟通,和谐共事。5.工作积极、主动、责任与创新性。6.奉献精神,任劳任怨。7.病人健康宣教落实。
学习与创新。1.不断总结经验,结合临床实际撰写论文。2.积极参加医学继续教育。</td></tr>
<tr><td>岗位工作
主要绩效
考核要点</td><td colspan="7">1.规章制度落实。2.完成规定的护理任务以及工作数量、质量、效率和综合绩效指标。3.医德医风、社会责任。4.顾客沟通。5.病区管理、健康宣教。6.护理工作流程。7.危重病人护理与救治。8.工作主动、积极。9.服务态度与责任心。</td></tr>
<tr><td rowspan="2">岗位工
作关系</td><td>院内联系部门</td><td colspan="6">院内的各个科室、职能部门、后勤部门的相关领导和人员。</td></tr>
<tr><td>院外联系部门</td><td colspan="6">在医院科室或护理部授权范围内与外界有关部门和机构沟通联系。</td></tr>
<tr><td>岗位工
作权限</td><td colspan="7">1.对本科护理工作计划、实施、检查的参与权。2.有向护士长、主任、主任护师或者上级领导建议提出改进科室工作的权力,薪酬分配、制度改进建议权,等等。</td></tr>
<tr><td>岗位工
作环境</td><td colspan="7">1.在医院内工作,温度、湿度适宜。2.工作现场会接触到轻微粉尘及医疗中的刺激性气味,照明条件良好,一般无相关职业病发生。3.满足医疗护理工作的相关条件。</td></tr>
<tr><td colspan="2">在现在的岗位已工作时间</td><td colspan="6">自　　年　　月　　日开始,共计:　　年</td></tr>
<tr><td>学历培训
经历经验</td><td colspan="7">1.本科以上学历,有 1 年以上本科室护理工作经验。2.有基础、专科、责任护理经历、医院管理培训经历。3.有抢救危重病人经历。4.有科研意识,每年积极参加继续医学教育。5."三基"考试符合要求。6.初级专业技术职称。7.服务病人态度好。</td></tr>
<tr><td>岗位工作
技能要求</td><td colspan="7">1.医德、品质好。2.护理骨干。3.较好的口才和文字表达能力。4.良好的职业道德素质和团队合作精神。5.持续学习本岗位专业知识技能的能力强。</td></tr>
<tr><td rowspan="2">岗位工作
其他要求</td><td>性别要求</td><td></td><td>年龄要求</td><td colspan="2"></td><td>婚姻</td><td>婚否不限</td></tr>
<tr><td>身体要求</td><td></td><td>政治要求</td><td colspan="2">事业性、组织观念强</td><td>业务要求</td><td>掌握本专业</td></tr>
<tr><td colspan="2">岗位分析时间</td><td colspan="4"></td><td>填写人</td><td></td></tr>
</table>

8.肾脏内科办公室护师岗位说明书

岗位工作 基本信息	岗位名称	办公室护师	所在部门	肾脏内科	岗位编号	
	从属部门	医务部、护理部	岗位定员		所辖人数	
	直接上级	护士长	直接下级	实习护士、进修护士		

岗位使命 工作概述	在护士长领导和上级护师指导下按照自己的职责独立做好办公室工作、重视护理质量、提高顾客满意度。按照时间、按照质量、按照数量标准完成自己的本职工作。

岗位工作 主要职责 与任务	**岗位职责。**1.提前10分钟到病房,参加晨会,查看夜间医嘱,阅读交班报告和了解医嘱执行情况。2.热情接待病人,文明用语。合理安排床位,填写诊断卡和床尾卡及时通知主管医师和主管护士。3.填写空床报告,在病室一览表上填写病人总数、新入、危重、手术、转科、出院、特殊治疗事项及当日值班医师和护士姓名。4.办理出入院、转科、转院、饮食、手术、死亡通知工作。5.正确绘制体温单,转抄长期医嘱执行单(输液、注射、口服等)和记账。6.每日查对医嘱,每周大查对医嘱一次,有记录。根据护理级别、药物阳性标志及时在诊断卡和床头卡上注明。 **制度执行。**1.认真执行各项规章制度和技术操作常规,按照流程操作。2.严格执行"三查七对"制度,正确执行医嘱,临时医嘱及时通知病人责任护士。随时检查医嘱执行情况。3.严格执行消毒隔离、无菌技术操作流程,预防医院感染。4.严格执行收费标准并记账,负责掌握病人费用的动态情况并与相关人员一起催交费用。 **工作任务。**1.按医嘱饮食种类和病人需要,与营养科联系安排病人的饮食,治疗饮食的落实。安排工人推送病人检查及相关后勤工作。2.负责使用中的病历管理、出院病人病历的质量检查及整理工作,防止丢失。3.负责办公室的电脑、电话的管理。4.各种纸张、表格、电脑耗材清理并及时补充。5.保持办公室清洁、整齐。6.工作现场"7S管理":①整理、②整顿、③清扫、④清洁、⑤安全、⑥节约、⑦素养。7.按照规定处理医疗与护理垃圾和废物。8.完成相关领导交办的其他临时性工作任务。 **职业道德。**1.遵纪守法。2.尊重患者权利,保守医疗秘密。3.廉洁工作,文明礼貌,卓越服务。4.团队精神,和谐共事。5.岗位工作积极性、主动性、责任心与创新性。 **学习与创新。**1.持续学习,具备PDCA、持续改进、沟通技巧、追踪问题管理理念。2.不断总结经验,结合临床实际撰写论文。3.积极参加院内外医学继续教育项目。

岗位工作 主要绩效 考核要点	1.规章制度。2.工作数量、质量、服务和综合绩效。3.医德医风、社会责任。4.顾客沟通。5.办公室管理、人员秩序。6.交接班工作记录完整。7.服务态度。8.遵守劳动纪律,任劳任怨。9.工作主动性、责任心。10.必要的人文知识和电脑操作能力。

岗位工 作关系	院内联系部门	院内的各个科室、职能部门、后勤部门的相关领导和人员。
	院外联系部门	在医院科室或护理部授权范围内与外界有关部门和机构沟通联系。

岗位工 作权限	1.日常护理工作计划、实施、检查的参与权,护理人员奖励的建议权。2.有监督实习护士的工作权。3.向上级领导建议提出改进科室工作的权力,薪酬分配制度改进建议权。

岗位工 作环境	1.在医院内工作,温度、湿度适宜。2.工作现场会接触到轻微粉尘及医疗中的刺激性气味,照明条件良好,一般无相关职业病发生。3.满足医疗工作的相关条件。

在现在的岗位已工作时间	自　　年　　月　　日开始,　　共计:　　年

学历培训 经历经验	1.本科以上学历,有5年以上本科护理工作经验。2.丰富的协调、沟通能力。3.有护理、抢救危重病人经历。4.年内有1篇论文发表。5."三基"考试合格。6.中级专业技术职称。

岗位工作 技能要求	1.称职的办公室护士。2.科室护理骨干。3.较好的口才和文字表达能力。4.良好的职业道德素质和团队合作精神。5.有持续改进计划。6.持续学习知识能力强。

岗位工作 其他要求	性别要求		年龄要求		婚姻	婚否不限
	身体要求		政治要求	事业性、组织观念强	业务要求	精通本专业

岗位分析时间		填写人	

9.肾脏内科总务护师岗位说明书

岗位工作 基本信息	岗位名称	总务护师	所在部门	肾脏内科	岗位编号	
	从属部门	医务部、护理部	岗位定员		所辖人数	
	直接上级	护士长	直接下级	实习护士、进修护士		

岗位使命 工作概述	在护士长领导和上级护师指导下按照自己的职责独立做好总务护士工作,重视护理工作质量、管理质量,提高顾客满意度。按时、按质、按量完成自己的本职工作。

岗位工作 主要职责 与任务	**岗位职责。**1.树立以病人为中心服务理念,应用 PDCA 管理。2.具备肾脏专科整体护理知识,熟悉基础、专科、责任护理业务。3.负责抢救仪器、急救器材、药品管理,保证急救器材、药品完好率 100%。保持病房内物品干净、整齐、卫生。4.负责病区氧气、治疗物品、一次性物品清理、交换及补充,无过期物品。5.负责药品领取和保管,分类分柜储存口服药、静脉药、肌注药、外用药、剧毒药,标识清楚。6.定期清理药品批号,无过期药品。麻醉药上锁,每班交接并签字。7.负责与供应室、洗衣房交换物品,保证科室与病人用品及时更换、请领。8.负责治疗、换药、处置及检查室管理、清洁、消毒工作。9.病房用后的物品按规定处理。10.协助护士长做好病房管理工作。追踪管理,发现问题,及时处理。物资管理做到账物相符。11.各种纸张、表格、电脑耗材清理、补充及时。12.注重成本控制与管理。13.科室物品无损坏、丢失,有保质期的用物,做到标示清楚。14.协调血液透析室物资。15.工作现场"7S 管理":①整理、②整顿、③清扫、④清洁、⑤安全、⑥节约、⑦素养。16.按照规定处理医疗垃圾和废物。17.完成相关领导交办的其他临时性工作任务。 **制度执行。**1.认真执行各项规章制度和技术操作常规,按照规范的流程操作。2.严格执行消毒隔离制度、医院感染管理制度和无菌技术规程,预防医院感染。3.执行查对制度,负责科室所有物品管理,无丢失无损坏。4.执行物资丢失赔偿制度。 **职业道德。**1.遵纪守法。2.尊重患者权利,保守医疗秘密。3.廉洁工作,文明礼貌,卓越服务。4.团队精神,和谐共事。5.岗位工作积极性、主动性、责任心与创新性。 **学习与创新。**1.持续学习、具备 PDCA、持续改进、沟通技巧、追踪问题理念。2.不断总结经验,结合临床实际撰写论文。3.积极参加院内外规定医学继续教育项目。

岗位工作 主要绩效 考核要点	1.规章制度落实。2.完成规定的护理任务以及工作数量、质量、效率和综合绩效指标。3.医德医风、社会责任。4.顾客沟通。5.病区管理、健康宣教。6.护理工作流程。7.危重病人护理与救治。8.工作主动、积极性和责任心。9.服务病人态度满意度。

岗位工 作关系	院内联系部门	院内的各个科室、职能部门、后勤部门的相关领导和人员。
	院外联系部门	在医院科室或护理部授权范围内与外界有关部门和机构沟通联系。

岗位工 作权限	1.对本科护理工作计划、实施、检查参与权。2.有向护士长、主任、主任护师或者上级领导建议提出改进科室工作的权力,绩效薪酬分配、制度改进建议权,等等。

岗位工 作环境	1.在医院内工作,温度、湿度适宜。2.工作现场会接触到轻微粉尘及医疗中的刺激性气味,照明条件良好,一般无相关职业病发生。3.满足医疗护理工作的相关条件。

在现在的岗位已工作时间	自　　年　　月　　日开始,　　共计:　　年

学历培训 经历经验	1.本科以上学历,有 5 年以上本科室护理工作经验。2.有较丰富的协调、沟通能力。3.有护理、抢救危重病人经历。4.年内最少有 1 篇论文发表,每年积极参加继续医学教育。5."三基"考试合格。6.具备中级专业技术职称。7.同事之间协调与沟通能力。

岗位工作 技能要求	1.称职的总务护士。2.科室护理骨干。3.较好的口才和文字表达能力。4.良好的职业道德素质和团队合作精神。5.持续学习本岗位专业知识和技能的能力强。

岗位工作 其他要求	性别要求		年龄要求		婚姻	婚否不限
	身体要求		政治要求	事业性、组织观念强	业务要求	精通本专业

岗位分析时间		填写人	

10.肾脏内科辅助、帮班护士岗位说明书

岗位工作 基本信息	岗位名称	副班护士	所在部门	肾脏内科	岗位编号	
	从属部门	医务部、护理部	岗位定员		所辖人数	
	直接上级	护士长	直接下级	实习、进修护士		

岗位使命 工作概述	在护士长领导和上级护师指导下依据主班护理工作做好自己的辅助护理工作,重视护理质量、提高病人满意度。按时、按质、按量完成自己岗位工作。

岗位工作 主要职责 与任务	**岗位职责。**1.取得护师执业资格。2.查点交接规定的物品并双方签字。3.查看夜班交班报告内容,明确治疗、医嘱、护嘱、记录本内容完成情况和结果,完成交班期间待完成事项。4.晨会后在护士长带领下对病人床旁交接班,重点是危重、抢救、特殊检查、新入院病人情况。一切以主班护士工作为中心。5.接班重点是病人静脉输液管道等各种管道是否畅通。静脉输液瓶内加药成分、滴速、数量,吸引管引出的液体颜色、性质、数量,各类管道消毒更换日期、标示等。6.具备整体护理知识,熟悉基础、专科、责任护理业务,熟悉透析病人工作流程。7.工作现场"7S管理":①整理、②整顿、③清扫、④清洁、⑤安全、⑥节约、⑦素养。8.按照规定处理医疗垃圾和废物。9.完成相关领导交办的其他临时性工作任务。10.病人满意度。 **制度执行。**1.执行各项规章制度和技术操作常规,按流程操作。2.严格执行"三查七对"及相关管理规定。3.严格执行消毒隔离、无菌技术操作流程,预防医院感染。 **工作任务。**1.协助主班护士及时执行医嘱、护嘱,实施护理计划及评价护理效果。2.参加危重病人抢救工作。3.巡视病房,掌握病人动态情况,测量病人生命体征,并正确完整记录。4.参加护理查房、护理病例讨论,落实持续改进计划。5.落实病人饮食。6.协助护士长做好病室与不去管理工作。7.维护设备提高设备的使用率。 **职业道德。**1.遵纪守法,遵守劳动纪律,按规定着装。2.尊重患者权利,保守医疗秘密。3.廉洁工作,文明礼貌,卓越服务。4.团队精神,和谐共事。5.工作积极性、主动性、责任心与创新性。6.热爱本专业,热爱护理服务,任劳任怨,忠于职守。 **学习与创新。**1.持续学习、具备PDCA、持续改进、沟通技巧、追踪问题理念。2.不断总结经验,结合临床实际撰写论文。3.积极参加院内外规定的医学继续教育项目。

岗位工作 主要绩效 考核要点	1.规章制度落实。2.完成规定的责任护理以及工作数量、质量、效率和综合绩效指标。3.医德医风、社会责任。4.顾客沟通。5.病区管理、健康宣教。6.护理工作流程。7.危重病人护理与救治。8.工作主动积极性和责任心。9.服务态度与病人满意度。

岗位工 作关系	院内联系部门	院内的各个科室、职能部门、后勤部门的相关领导和人员。
	院外联系部门	在医院科室或护理部授权范围内与外界有关部门和机构沟通联系。

岗位工 作权限	1.对本科室日常护理工作计划、实施、检查的参与权,对本科室内患者的优质服务的建议权。2.向护士长、主任或者上级领导建议提出改进科室工作、制度的权力,等等。

岗位工 作环境	1.在医院内工作,温度、湿度适宜。2.工作现场会接触到轻微粉尘及医疗中的刺激性气味,照明条件良好,一般无相关职业病发生。3.满足医疗护理工作的相关条件。

在现在的岗位已工作时间	自　　　年　　月　　　日开始,　　共计:　　　年

学历培训 经历经验	1.本科以上学历,有1年以上本科室护理工作经验。2.有临床完整的护理实习记录、院内继续医学教育经历。3.有护理、抢救危重病人参与经历。4.必要的人文知识、四级计算机操作水平。5."三基"考试合格。6.初级专业技术职称。7.同事之间协调与沟通能力。

岗位工作 技能要求	1.胜任本职工作。2.科室护理骨干。3.较好的口才和文字表达能力。4.良好的职业道德素质和团队合作精神。5.任劳任怨,忠于职守。6.持续学习技能能力强。

岗位工作 其他要求	性别要求		年龄要求		婚姻	婚否不限
	身体要求		政治要求	事业性、组织观念强	业务要求	熟悉本专业

岗位分析时间		填写人	

11. 肾脏内科治疗班护士岗位说明书

岗位工作基本信息	岗位名称	治疗班护士	所在部门	肾脏内科	岗位编号	
	从属部门	医务部、护理部	岗位定员		所辖人数	
	直接上级	护士长	直接下级		实习、进修护士	

岗位使命工作概述	在护士长领导和上级护师指导下按照自己的职责独立做好治疗班工作、重视治疗班工作质量、提高病人满意度。按照时间、按照质量、按照数量标准完成本职工作。

岗位工作主要职责与任务	**岗位职责。**1.提前10分钟上班,阅读交班报告及危重患者处置记录单,明确夜班交班内容。2.交接治疗室规定使用物品并签字,完成交接班中待执行事项。3.晨会后随护士长床头交接班。明确病人静脉输液管等各种管道是否畅通。静脉输液瓶内加药成分、滴速、数量。吸引管引出的液体颜色、性质、数量。各类管道消毒更换日期、标示等。4.做到给药时间、途径、方法、剂量和浓度准确。转抄服药本、输液卡,每日下午进行查对。5.具备整体护理知识,熟悉基础、专科、责任护理业务。6.工作现场"7S管理":①整理、②整顿、③清扫、④清洁、⑤安全、⑥节约、⑦素养。7.按照规定处理医疗垃圾和废物。8.完成相关领导交办的其他临时性工作任务。 **制度执行。**1.执行各项规章制度和技术操作常规,按照流程操作。2.严格执行"三查七对"及相关管理规定。3.严格执行消毒隔离、无菌技术操作流程,预防医院感染。 **工作任务。**1.发放口服药品,做到送药入手,倒温水,看药入口。2.检查备用药品,如有过期、沉淀、絮状物等问题,及时调整。3.及时巡视病房,如有异常报告医生后妥善处理。开展健康宣教。4.按时测量病人生命体征,如有异常遵医嘱及时处置。做好体温计及治疗室紫外线消毒,填写消毒记录。5.掌握病人动态情况。填写各种治疗和处置事项后记录,写交班报告。6.送取药盘,查对药品,准备下班治疗药品,做好交班准备。7.熟悉血液透析病人工作流程。8.保持治疗室卫生的清洁、整齐。 **职业道德。**1.遵纪守法,遵守劳动纪律,按规定着装。2.尊重患者权利,保守医疗秘密。3.廉洁工作,文明礼貌,卓越服务。4.团队精神,和谐共事。5.工作积极性、主动性、责任性与创新性。6.热爱专业,任劳任怨,忠于职守。7.服务病人满意度。 **学习与创新。**1.持续学习、具备PDCA、持续改进、沟通技巧、追踪问题理念。2.不断总结经验,结合临床实际撰写论文。3.积极参加院内外规定的医学继续教育。

岗位工作主要绩效考核要点	1.规章制度。2.岗位职责工作。3.医德医风、社会责任。4.顾客沟通。5.病区环境管理、健康宣教。6.工作流程。7.交接班及相关工作记录。8.服务态度,按规定着装。9.敬业奉献,遵守纪律,任劳任怨。10.岗位工作积极性、主动性与责任心。

岗位工作关系	院内联系部门	院内的各个科室、职能部门、后勤部门的相关领导和人员。
	院外联系部门	在医院科室或护理部授权范围内与外界有关部门和机构沟通联系。

岗位工作权限	1.对护理工作计划、实施、检查的参与权。2.有监督实习护士的工作权。3.有向护士长、主任建议提出改进科室工作的权力,绩效薪酬分配、制度改进建议权,等等。

岗位工作环境	1.在医院内工作,温度、湿度适宜。2.工作现场会接触到轻微粉尘及医疗中的刺激性气味,照明条件良好,一般无相关职业病发生。3.满足医疗护理工作的相关条件。

在现在的岗位已工作时间	自 年 月 日开始, 共计: 年

学历培训经历经验	1.本科以上学历,2年以上本科室护理工作经验。2.院内医院管理培训经历。3.抢救危重病人经历。4.年内撰写1篇论文,每年参加继续医学教育。5."三基"考试合格。

岗位工作技能要求	1.胜任本职工作。2.科室护理骨干。3.较好的口才和文字表达能力。4.良好的职业道德素质和团队合作精神。5.任劳任怨,忠于职守。6.初级专业技术职称。

岗位工作其他要求	性别要求		年龄要求		婚姻	婚否不限
	身体要求		政治要求	事业性、组织观念强	业务要求	掌握本专业

岗位分析时间		填写人	

12.肾脏内科晚班(小夜班)护师岗位说明书

岗位工作基本信息	岗位名称	晚班护师	所在部门	肾脏内科	岗位编号	
	从属部门	医务部、护理部	岗位定员		所辖人数	
	直接上级	护士长	直接下级	实习护士、进修护士		

岗位使命工作概述	在护士长领导和上级护师指导下按照自己的职责和任务独立做好晚班护理工作,重视护理质量、提高病人满意度。按照时间、按照质量、按照数量标准完成本职工作。

岗位工作主要职责与任务	**岗位职责。**1.上班提前10分钟到病房,阅读白班交班报告及危重患者护理记录单,掌握上一班交班内容。2.明确病人总数与相关信息及病室管理中应注意的问题。负责晚间病区病员的一切治疗、护理工作。完成交接班中待执行事项。3.检查备用、急救、贵重、毒麻、限剧药品情况。4.新入院、急诊、抢救、危重,特殊诊疗、输血及情绪异常的病人必须床旁交接。5.病人有无压疮,静脉输液管等各种管道是否畅通。静脉输液瓶内加药成分、滴速、数量。吸引管引出的液体颜色、性质、数量,各类管道消毒更换日期标示清楚。6.病人有无伤口出血渗血情况。按时测量病人生命体征。7.发放病人口服药品,核对姓名,做到送药入手,倒温水,看药入口。8.工作现场"7S管理":①整理、②整顿、③清扫、④清洁、⑤安全、⑥节约、⑦素养。9.按照规定处理医疗垃圾和废物。10.完成相关领导交办的其他临时性工作任务。 **制度执行。**1.执行各项规章制度和技术操作常规,按照流程操作。2.执行"三查七对"及相关管理规定。3.严格执行规定消毒隔离、无菌技术操作流程,预防医院感染。 **工作任务。**1.督促协助护理员进行晚间护理,照顾病人就寝,保持病室安静。2.掌握病区病人动态情况及健康宣教。3.在办公室、治疗室、病房时应开门,以便了解情况。4.巡视病房,关注人员往来,关闭门窗,保证安全。5.填写各种护理和处置后事项的记录单,书写交班报告。6.熟悉血液透析室工作流程。7.病人满意度。 **职业道德。**1.遵纪守法,遵守劳动纪律,按规定着装。2.尊重患者权利,保守医疗秘密。3.廉洁工作,文明礼貌,卓越服务。4.团队精神,和谐共事。5.工作积极性、主动性、责任心与创新性。6.热爱专业,热爱护理服务工作,任劳任怨,忠于职守。 **学习与创新。**1.持续学习,具备PDCA、持续改进、沟通技巧、追踪问题管理理念。2.不断总结经验,结合临床实际撰写论文。3.积极参加护理医学继续教育工作。

岗位工作主要绩效考核要点	1.规章制度与流程。2.工作绩效。3.医德医风、社会责任。4.顾客沟通。5.病区管理、健康宣教。6.交接班记录。7.服务态度。8.敬业奉献,遵守纪律,任劳任怨。9.工作主动性、责任心。10.职业素质。11.PDCA、持续改进、追踪问题了解程度。

岗位工作关系	院内联系部门	院内的各个科室、职能部门、后勤部门的相关领导和人员。
	院外联系部门	在医院科室或护理部授权范围内与外界有关部门和机构沟通联系。

岗位工作权限	1.对科室护理工作计划、实施、检查的参与权。2.有监督实习护士、护理员的工作权。3.有向护士长、主任建议提出改进科室工作的权力,绩效薪酬分配、制度改进建议权。

岗位工作环境	1.在医院内工作,温度、湿度适宜。2.工作现场会接触到轻微粉尘及医疗中的刺激性气味,照明条件良好,一般无相关职业病发生。3.满足医疗护理工作的相关条件。

在现在的岗位已工作时间	自 年 月 日开始, 共计: 年

学历培训经历经验	1.本科以上学历,1年以上本科室护理工作经验。2.有临床护患、医务人员之间沟通经历、院内医院管理培训经历。3.有基础、专科和责任护理、抢救危重病人经历。

岗位工作技能要求	1.相当于中级专业技术职称。2.科室护理骨干。3.较好的口才和文字表达能力。4.良好的职业道德素质和团队合作精神。5.持续学习能力强。6.良好的职业道德素质。

岗位工作其他要求	性别要求		年龄要求		婚姻	婚否不限
	身体要求		政治要求	事业性、组织观念强	业务要求	掌握本专业

岗位分析时间		填写人	

13.肾脏内科夜班(大夜班)护师岗位说明书

岗位工作 基本信息	岗位名称	后夜班护师	所在部门	肾脏内科	岗位编号	
	从属部门	医务部、护理部	岗位定员		所辖人数	
	直接上级	护士长	直接下级	实习、进修护士		

岗位使命 工作概述	在护士长领导和上级护师指导下按照自己的职责和任务独立做好后夜班护理工作,重视护理质量、提高病人满意度。按照时间、按质量、按数量标准完成本职工作。

岗位工作 主要职责 与任务	**岗位职责。**1.上班提前10分钟到病房,阅读交班报告和危重患者护理记录单,明确前夜交班内容。2.明确病人总数与相关信息及病室管理中应注意的问题。负责夜间病区病员的一切治疗、护理工作。完成交接班班中待执行事项。3.检查备用急救、贵重、毒麻、限剧药品情况。4.新入院、急诊、抢救、危重,特殊诊疗、输血及情绪异常的病人必须床旁交接。5.病人有无压疮,静脉输液管等各种管道是否畅通。静脉输液瓶内加药成分、滴速、数量。吸引管引出的液体颜色、性质、数量,各类管道消毒更换日期标示清楚。6.病人有无伤口出血与渗血情况。按时测量病人生命体征。7.按时发放病人口服药品,核对姓名,做到送药入手,倒温水,看药入口。8.工作现场"7S管理":①整理、②整顿、③清扫、④清洁、⑤安全、⑥节约、⑦素养。9.按照规定处理医疗垃圾和废物。10.完成相关领导交办的其他临时性工作任务。 **工作任务。**1.保持病室夜间安静,巡视病房,掌握病人动态情况。2.对昏迷、躁动、老年、小儿、特殊检查后病人注意安全防护,防止坠床。3.负责病区安全,关注人员往来。根据气候变化关闭门窗、电源开关。4.了解血液透析室病人透析流程,做好下班相关准备工作。5.填写各种护理和处置后事项的记录单,书写交班报告。 **制度执行。**1.执行各项规章制度和技术操作常规,按照流程操作。2.执行"三查七对"及相关管理规定。3.严格执行规定的消毒隔离、无菌技术操作流程,预防医院感染。 **职业道德。**1.遵纪守法,遵守劳动纪律,按规定着装。2.尊重患者权利,保守医疗秘密。3.廉洁工作,文明礼貌,卓越服务。4.团队精神,和谐共事。5.岗位工作积极、主动、责任心与创新性。6.热爱护理专业,热情服务,任劳任怨,忠于职守。 **学习与创新。**1.持续学习,具备PDCA、持续改进、沟通技巧、追踪问题理念。2.不断总结经验,结合临床实际撰写论文。3.积极参加院内外规定的医学继续教育项目。

岗位工作 主要绩效 考核要点	1.规章制度与流程。2.工作绩效。3.医德医风、社会责任。4.顾客沟通。5.病区管理、健康宣教。6.交接班记录。7.服务态度。8.敬业奉献,遵守纪律,任劳任怨。9.工作主动性、责任心。10.职业素质。11.PDCA、持续改进、追踪问题了解程度。

岗位工作 作关系	院内联系部门	院内的各个科室、职能部门、后勤部门的相关领导和人员。
	院外联系部门	在医院科室或护理部授权范围内与外界有关部门和机构沟通联系。

岗位工作 权限	1.对科室护理工作计划、实施、检查的参与权。2.有监督实习护士、护理员的工作权。3.有向护士长、主任建议提出改进科室工作的权力,绩效薪酬分配、制度改进建议权。

岗位工 作环境	1.在医院内工作,温度、湿度适宜。2.工作现场会接触到轻微粉尘及医疗中的刺激性气味,照明条件良好,一般无相关职业病发生。3.满足医疗护理工作的相关条件。

在现在的岗位已工作时间	自　年　月　日开始,　共计:　年

学历培训 经历经验	1.本科以上学历,2年以上本科室护理工作经验。2.有临床护患、医务人员之间沟通经历、院内医院管理培训经历。3.有基础、专科和责任护理、抢救危重病人经历。

岗位工作 技能要求	1.相当于中级专业技术职称。2.科室护理骨干。3.较好的口才和文字表达能力。4.良好的职业道德素质和团队合作精神。5.持续学习能力强。6.良好的职业道德素质。

岗位工作 其他要求	性别要求		年龄要求		婚姻	婚否不限
	身体要求		政治要求	事业性、组织观念强	业务要求	掌握本专业

岗位分析时间		填写人	

14.肾脏内科血液透析室护士长岗位说明书

岗位工作基本信息	岗位名称	透析室护士长	所在部门	血液透析室	岗位编号	
	从属部门	医务部、护理部	岗位定员		所辖人数	
	直接上级	科主任	直接下级	血液透析室护师、护士		
岗位使命工作概述	在血液透析室主任领导下,协助血液透析室主任开展日常管理工作。负责护士思想、学科建设,物资管理等工作。是本室护士的思想、业务、行政管理的第一责任人。					
岗位工作主要职责与任务	**领导职责。**1.在科主任领导下,负责病区的护理业务及行政管理工作,完成各项数量、质量与综合绩效指标。2.负责制订透析室的护理发展规划,护理学科建设,年度、月度、周工作计划并实施。3.负责护理质量的监督与检查,确保患者透析质量。4.负责各项透析护理操作规程的制订、完善和技术培训工作,按照规定的流程工作。 **管理职责。**1.参加晨会,组织上班护士交接班,检查总结昨天透析病人的情况,对复杂透析护理技术或新开展的透析护理业务,要亲自参加并具体指导。2.负责透析医疗用品的请领、登记和管理工作。按照规定处理废物和一次性用品。3.指导护士做好病人透析时的登记以及维护透析室患者秩序工作。4.指导下级护士、实习、进修护士的工作。5.确定护士的轮转和临时调配。6.维护仪器设备,提高设备使用效率。7.加强透析室管理,实施"7S管理"。8.加强物资管理,账物相符。9.重视信息工作。10.按要求做好指标统计工作。11.沟通肾脏内科以及相关科室工作关系。 **制度执行。**1.执行各项规章制度和技术操作常规,按照流程操作。2.执行查对制度及相关管理规定。3.严格执行消毒隔离、无菌技术操作程序流程,预防医院感染。 **职业道德。**1.遵纪守法。2.尊重患者权利,保守医疗秘密。3.廉洁工作,文明礼貌,卓越服务。4.团队精神,和谐共事。5.工作积极主动性、责任心。6.病人满意度。 **教学与科研。**1.持续学习与创新能力。2.结合工作撰写论文。3.参加医学继续教育。4.参与临床部分教学、承担科研课题相关工作。5.完成领导交代的其他临时性工作任务。					
岗位工作主要绩效考核要点	1.规章制度落实。2.护理、学术、科研等工作及完成数量、质量、效率、绩效指标。3.顾客沟通,处理病人投诉与纠纷。4.医德医风、社会责任。5.健康宣教、培训帮带等。6.护理工作流程规范。7.病房管理。8.本科室护理人员技术操作。9.静脉穿刺成功率。10.基础、专科、责任护理和护理文书书写合格率。11.服务病人满意度。					
岗位工作关系	院内联系部门	院内的各个科室、职能部门、后勤部门的相关领导和人员。				
	院外联系部门	在医院科室或护理部授权范围内与外界有关部门和机构沟通联系。				
岗位工作权限	1.科室管理、协调权。对本科室护理日常工作的计划、实施、检查和指导权,对本科室内护理人员任免的建议权。2.有监督护理人员的日常工作权。3.有向科主任、护理部主任或者上级领导建议提出改进科室工作的权力,薪酬分配、制度改进建议权。					
岗位工作环境	1.在医院内工作,温度、湿度适宜。2.工作现场会接触到轻微粉尘及医疗中的刺激性气味,照明条件良好,一般无相关职业病发生。3.满足医疗护理工作的相关条件。					
在现在的岗位已工作时间	自　　年　　月　　日开始,　　共计:　　年					
学历培训经历经验	1.本科以上学历,有2年以上本病区护理工作经验。2.有专科护理业务进修经历、医院管理培训经历。3.学术、教学、科研参与的经历。4.每年撰写1篇杂志论文。5.医患沟通,患者投诉、护理纠纷处理经历。6.具备中级及以上专业技术职称。					
岗位工作技能要求	1.称职的病区护理带头人。2.护理工作决策、管理和协调能力。3.较好的口才和文字表达能力。4.具有良好的职业道德素质和团队合作精神。5.持续学习能力强。					
岗位工作其他要求	性别要求		年龄要求		婚姻	婚否不限
	身体要求		政治要求	事业性、组织观念强	业务要求	掌握本专业
岗位分析时间			填写人			
直接上级审核签字			审核时间			

15.肾脏内科血液透析室主管护师岗位说明书

<table>
<tr>
<td rowspan="3">岗位工作
基本信息</td>
<td>岗位名称</td>
<td>主管护师</td>
<td>所在部门</td>
<td>血液透析室</td>
<td>岗位编号</td>
<td></td>
</tr>
<tr>
<td>从属部门</td>
<td>医务部、护理部</td>
<td>岗位定员</td>
<td></td>
<td>所辖人数</td>
<td></td>
</tr>
<tr>
<td>直接上级</td>
<td>科主任、护士长</td>
<td>直接下级</td>
<td colspan="3">护士,实习、进修护士</td>
</tr>
<tr>
<td>岗位使命
工作概述</td>
<td colspan="6">在透析室护士长领导下,协助血液透析室护士长开展日常管理工作。负责病人思想,学科建设,物资管理等工作。是本室病人的思想,分管工作的第一责任人。</td>
</tr>
<tr>
<td>岗位工作
主要职责
与任务</td>
<td colspan="6">岗位职责:1.参加病房的护理临床实践,指导护士正确执行医嘱及各项护理技术操作规程,发现问题及时解决。2.治疗前应对透析机报警装置、透析管道和消毒液的有效浓度及残余量等进行测试。监测并保证血液净化机的正常运行。3.评估患者一般情况、生命体征、体重、穿刺部位状况等,并记录。4.透析治疗时,准备血液净化所需用物,开放静脉通路。根据治疗需要设定各项参数并记录。5.严密监护,准确、完整地记录机器运转和患者状况,密切观察病情,有变化及时通知医生。6.治疗结束回输液体时,检测患者的生命体征;患者离开血液净化室前做好评估并作记录。对有并发症或其他症状的患者须处理平稳后才能离开。7.完整、准确地记录小结单和下次治疗单。8.协助技术员清洁各种机器,严格检查急救设备和药品,使之保持完好状态。9.指导护理员、卫生员的工作,做好患者及家属的健康教育。10.加强透析室管理,实施"7S管理"。11.加强物资管理,账物相符。12.重视信息工作。
制度执行:1.执行各项规章制度和技术操作常规,按照流程操作。2.执行查对制度及相关管理规定。3.严格执行消毒隔离、无菌技术操作流程,预防医院感染。
职业道德:1.遵纪守法。2.尊重患者权利,保守医疗秘密。3.廉洁工作,文明礼貌,卓越服务。4.团队精神,和谐共事。5.工作积极、主动、责任心。6.病人满意度。
教学与科研:1.持续学习与创新能力。2.结合工作撰写论文。3.参加医学继续教育。4.参与临床部分教学、承担科研课题相关工作。5.完成领导交代的其他临时性工作任务。</td>
</tr>
<tr>
<td>岗位工作
主要绩效
考核要点</td>
<td colspan="6">1.协助护士长负责本病房护士和进修护士的业务培训,制订学习计划。2.负责护士临床实习的带教,对护士进行技术考核。3.协助护士长制订本科室的科研、技术革新计划,提出科研课题,并组织实施。4.18项核心制度的执行。5.服务病人满意度。</td>
</tr>
<tr>
<td rowspan="2">岗位工
作关系</td>
<td>院内联系部门</td>
<td colspan="5">院内的各个科室、职能部门、后勤部门的相关领导和人员。</td>
</tr>
<tr>
<td>院外联系部门</td>
<td colspan="5">在医院科室或护理部授权范围内与外界有关部门和机构沟通联系。</td>
</tr>
<tr>
<td>岗位工
作权限</td>
<td colspan="6">1.科室管理、协调权。对本科室护理日常工作的计划、实施、检查和指导权,对本科室内护理人员任免的建议权。2.监督下级护理人员的日常工作权,薪酬分配权。</td>
</tr>
<tr>
<td>岗位工
作环境</td>
<td colspan="6">1.在医院内工作,温度、湿度适宜。2.工作现场会接触到轻微粉尘及医疗中的刺激性气味,照明条件良好,一般无相关职业病发生。3.满足医疗工作的相关条件。</td>
</tr>
<tr>
<td>在现在的岗位已工作时间</td>
<td colspan="6">自　　年　　月　　日开始,　　共计:　　年</td>
</tr>
<tr>
<td>学历培训
经历经验</td>
<td colspan="6">1.执业资格:执业护士,并获护师职称。2.护理工作经验:本科学历具备1年以上的实习经历。3.具备2年以上的临床护理工作经验。4.中级专业技术护理职称。</td>
</tr>
<tr>
<td>岗位工作
技能要求</td>
<td colspan="6">基础技能:1.掌握基础护理学理论。2.熟悉血液净化室常见疾病的临床表现,主要护理诊断和相关护理措施。3.熟悉整体护理和护理程序理论。
专业技能:1.熟悉各种透析方式的原理,熟练掌握各种机型透析机的操作常规、报警识别、透析并发症识别和紧急处理方法。2.熟练掌握急性心力衰竭、透析低血压、高血压、透析失衡综合征、首次透析器使用综合征等并发症的护理。3.同事之间协调与沟通能力。</td>
</tr>
<tr>
<td rowspan="2">岗位工作
其他要求</td>
<td>性别要求</td>
<td></td>
<td>年龄要求</td>
<td></td>
<td>婚姻</td>
<td>婚否不限</td>
</tr>
<tr>
<td>身体要求</td>
<td></td>
<td>政治要求</td>
<td>事业性、组织观念强</td>
<td>业务要求</td>
<td>熟悉本专业</td>
</tr>
<tr>
<td colspan="2" align="center">岗位分析时间</td>
<td colspan="2"></td>
<td>填写人</td>
<td></td>
</tr>
<tr>
<td colspan="2" align="center">直接上级审核签字</td>
<td colspan="2"></td>
<td>审核时间</td>
<td></td>
</tr>
</table>

16.肾脏内科血液透析室护师岗位说明书

<table>
<tr><td rowspan="3">岗位工作
基本信息</td><td>岗位名称</td><td>护师</td><td>所在部门</td><td>血液透析室</td><td>岗位编号</td><td></td></tr>
<tr><td>从属部门</td><td>医务部、护理部</td><td>岗位定员</td><td></td><td>所辖人数</td><td></td></tr>
<tr><td>直接上级</td><td>科主任、护士长</td><td>直接下级</td><td colspan="3">护士,实习、进修护士</td></tr>
<tr><td>岗位使命
工作概述</td><td colspan="6">在透析室护士长领导下,协助血液透析室护士长开展日常管理工作。负责病人思想,学科建设,物资管理等工作。是本室病人的思想、业务,分管工作的第一责任人。</td></tr>
<tr><td rowspan="1">岗位工作
主要职责
与任务</td><td colspan="6">**岗位职责。**1.参加病房的护理临床实践,指导护士正确执行医嘱及各项护理技术操作规程,发现问题及时解决。2.治疗前应对透析机报警装置、透析管道和消毒液的有效浓度及残余量等进行测试。监测并保证血液净化机的正常运行。3.评估患者一般情况、生命体征、体重、穿刺部位状况等,并记录。4.透析治疗时,准备血液净化所需用物,开放静脉通路。根据治疗需要设定各项参数并记录。5.严密监护,准确、完整地记录机器运转和患者状况,密切观察病情,有变化及时通知医生。6.治疗结束回输液体时,检测患者的生命体征;患者离开血液净化室前做好评估并作记录。对有并发症或其他症状的患者须处理平稳后才能离开。7.完整、准确地记录小结单和下次治疗单。8.协助技术员清洁各种机器,严格检查急救设备和药品,使之保持完好状态。9.指导护理员、卫生员的工作,做好患者及家属的健康教育。10.加强透析室管理,实施"7S管理"。11.加强物资管理,账物相符。12.重视信息工作。
制度执行。1.执行各项规章制度和技术操作常规,按照流程操作。2.执行查对制度及相关管理规定。3.严格执行消毒隔离、无菌技术操作流程,预防医院内的感染。
职业道德。1.遵纪守法。2.尊重患者权利,保守医疗秘密。3.廉洁工作,文明礼貌,卓越服务。4.团队精神,和谐共事。5.工作积极、主动、责任心。6.病人满意度。
教学与科研。1.持续学习与创新能力。2.结合工作撰写论文。3.参加医学继续教育。4.参与临床部分教学、承担科研课题相关工作。5.完成领导交代的其他临时性工作任务。</td></tr>
<tr><td>岗位工作
主要绩效
考核要点</td><td colspan="6">1.协助护士长负责本病房护士和进修护士的业务培训,制订学习计划。2.负责护士临床实习的带教,对护士进行技术考核。3.协助护士长制订本科室的科研、技术革新计划,提出科研课题,并组织实施。4.18项核心制度的执行。5.服务病人满意度。</td></tr>
<tr><td rowspan="2">岗位工
作关系</td><td>院内联系部门</td><td colspan="5">院内的各个科室、职能部门、后勤部门的相关领导和人员。</td></tr>
<tr><td>院外联系部门</td><td colspan="5">在医院科室或护理部授权范围内与外界有关部门和机构沟通联系。</td></tr>
<tr><td>岗位工
作权限</td><td colspan="6">1.科室管理、协调权。对本科室护理日常工作的计划、实施、检查和指导权,对本科室内护理人员任免的建议权。2.监督下级护理人员日常工作、制度改进建议权。</td></tr>
<tr><td>岗位工
作环境</td><td colspan="6">1.在医院内工作,温度、湿度适宜。2.工作现场会接触到轻微粉尘及医疗中的刺激性气味,照明条件良好,一般无相关职业病发生。3.满足医疗护理工作的相关条件。</td></tr>
<tr><td>在现在的岗位已工作时间</td><td colspan="6">自　　年　　月　　日开始,　　共计:　　年</td></tr>
<tr><td>学历培训
经历经验</td><td colspan="6">1.执业资格:执业护士,并获护师职称。2.工作经验:本科学历具备1年以上的实习护理工作经历。3.具备2年以上的临床护理工作经验。4.初级专业技术职称。</td></tr>
<tr><td>岗位工作
技能要求</td><td colspan="6">**基础技能:**1.掌握基础护理学理论。2.熟悉血液净化室常见疾病的临床表现,主要护理诊断和相关护理措施。3.熟悉整体护理和护理程序理论。
专业技能:1.熟悉各种透析方式的原理,熟练掌握各种机型透析机的操作常规、报警识别、透析并发症识别和紧急处理方法。2.熟练掌握急性心力衰竭、透析低血压、高血压、透析失衡综合征、首次透析器使用综合征等并发症的护理。3.同事之间协调与沟通能力。</td></tr>
<tr><td rowspan="2">岗位工作
其他要求</td><td>性别要求</td><td></td><td>年龄要求</td><td></td><td>婚姻</td><td>婚否不限</td></tr>
<tr><td>身体要求</td><td></td><td>政治要求</td><td>事业性、组织观念强</td><td>业务要求</td><td>熟悉本专业</td></tr>
<tr><td colspan="2">岗位分析时间</td><td colspan="2"></td><td>填写人</td><td></td><td></td></tr>
<tr><td colspan="2">直接上级审核签字</td><td colspan="2"></td><td>审核时间</td><td></td><td></td></tr>
</table>

17.肾脏内科血液透析室护士岗位说明书

<table>
<tr><td rowspan="3">岗位工作
基本信息</td><td>岗位名称</td><td>护士</td><td>所在部门</td><td colspan="2">血液透析室</td><td>岗位编号</td><td></td></tr>
<tr><td>从属部门</td><td>护理部</td><td>岗位定员</td><td colspan="2"></td><td>所辖人数</td><td></td></tr>
<tr><td>直接上级</td><td>护士长</td><td>直接下级</td><td colspan="4">进修、实习护士</td></tr>
<tr><td>岗位使命
工作概述</td><td colspan="7">在护士长和上级职称指导下工作,协助护士长开展日常管理工作。负责病人思想,参与学科建设,物资管理等工作。是本室病人的思想,分管工作的第一责任人。</td></tr>
<tr><td rowspan="1">岗位工作
主要职责
与任务</td><td colspan="7">岗位职责。1.参加病房的护理临床实践,指导护士正确执行医嘱及各项护理技术操作规程,发现问题及时解决。2.治疗前应对透析机报警装置、透析管道和消毒液的有效浓度及残余量等进行测试。监测并保证血液净化机的正常运行。3.评估患者一般情况、生命体征、体重、穿刺部位状况等,并记录。4.透析治疗时,准备血液净化所需用物,开放静脉通路。根据治疗需要设定各项参数并记录。5.严密监护,准确、完整地记录机器运转和患者状况,密切观察病情,有变化及时通知医生。6.治疗结束回输液体时,检测患者的生命体征;患者离开血液净化室前做好评估并记录。对有并发症或其他症状的患者须处理平稳后才能离开。7.完整、准确地记录小结单和下次治疗单。8.协助技术员清洁各种机器,严格检查急救设备和药品,使之保持完好状态。9.指导护理员、卫生员的工作,做好患者及家属的健康教育。10.加强透析室管理,实施"5S管理"。11.加强物资管理,账物相符。12.重视信息工作。
制度执行。1.执行各项规章制度和技术操作常规,按照流程操作。2.执行查对制度及相关管理规定。3.严格规定的执行消毒隔离、无菌技术操作流程,预防医院感染。
职业道德。1.遵纪守法。2.尊重患者权利,保守医疗秘密。3.廉洁工作,文明礼貌,卓越服务。4.团队精神,和谐共事。5.工作积极、主动、责任心。6.病人满意度。
教学与科研。1.持续学习与创新能力。2.结合工作撰写论文。3.参加医学继续教育。4.参与临床部分教学、承担科研课题相关工作。5.完成领导交代的其他临时性工作任务。</td></tr>
<tr><td>岗位工作
主要绩效
考核要点</td><td colspan="7">1.协助护士长负责本病房实习护士和进修护士的业务培训,制订学习计划。2.负责临床护士实习的带教,对实习护士进行技术考核。3.协助上级护师制订本科室的科研、技术革新计划,提出科研课题,并组织实施。4.18项核心制度的执行情况。</td></tr>
<tr><td rowspan="2">岗位工
作关系</td><td colspan="2">院内联系部门</td><td colspan="5">院内的各个科室、职能部门、后勤部门的相关领导和人员。</td></tr>
<tr><td colspan="2">院外联系部门</td><td colspan="5">在医院科室或护理部授权范围内与外界有关部门和机构沟通联系。</td></tr>
<tr><td>岗位工
作权限</td><td colspan="7">1.科室管理、协调权。对本科室护理日常工作计划、实施、检查的建议权,对本科室内护理人员任免的建议权。2.监督下级护理人员的日常工作权,制度改进建议权。</td></tr>
<tr><td>岗位工
作环境</td><td colspan="7">1.在医院内工作,温度、湿度适宜。2.工作现场会接触到轻微粉尘及医疗中的刺激性气味,照明条件良好,一般无相关职业病发生。3.满足医疗护理工作的相关条件。</td></tr>
<tr><td>在现在的岗位已工作时间</td><td colspan="7">自 年 月 日开始, 共计: 年</td></tr>
<tr><td>学历培训
经历经验</td><td colspan="7">1.执业资格:执业护士,并获护士职称。2.工作经验:本科学历具备1年以上的实习经历。3.具备2年以上的临床护理工作经验。4.初级专业技术职称。</td></tr>
<tr><td>岗位工作
技能要求</td><td colspan="7">基础技能:1.掌握基础护理学理论。2.熟悉血液净化室常见疾病的临床表现,主要护理诊断和相关护理措施。3.熟悉整体护理和护理程序理论。
专业技能:1.熟悉各种透析方式的原理,熟练掌握各种机型透析机的操作常规、报警识别、透析并发症识别和紧急处理方法。2.熟练掌握急性心力衰竭、透析低血压、高血压、透析失衡综合征、首次透析器使用综合征等并发症的护理。3.同事之间协调与沟通能力。</td></tr>
<tr><td rowspan="2">岗位工作
其他要求</td><td colspan="2">性别要求</td><td colspan="2">年龄要求</td><td>婚姻</td><td colspan="2">婚否不限</td></tr>
<tr><td colspan="2">身体要求</td><td colspan="2">政治要求</td><td>事业性、组织观念强</td><td>业务要求</td><td>熟悉本专业</td></tr>
<tr><td colspan="3">岗位分析时间</td><td colspan="3"></td><td>填写人</td><td></td></tr>
<tr><td colspan="3">直接上级审核签字</td><td colspan="3"></td><td>审核时间</td><td></td></tr>
</table>

五、神经内科护理人员岗位说明书

1.神经内科护士长岗位说明书

<table>
<tr><td rowspan="3">岗位工作
基本信息</td><td>岗位名称</td><td>护士长</td><td>所在部门</td><td>神经内科</td><td>岗位编号</td><td></td></tr>
<tr><td>从属部门</td><td>医务部、护理部</td><td>岗位定员</td><td></td><td>所辖人数</td><td></td></tr>
<tr><td>直接上级</td><td>科主任、护理部</td><td>直接下级</td><td colspan="3">护理人员,实习、进修护士</td></tr>
<tr><td>岗位使命
工作概述</td><td colspan="6">在科主任与护理部领导下,全面负责科室护理工作、业务、技术、病房管理、护士思想工作,物资管理等工作。是科室护士思想、业务、行政管理的第一责任人。</td></tr>
<tr><td rowspan="7">岗位工作
主要职责
与任务</td><td colspan="6">领导职责。1.在科主任和护理部主任领导下,负责科室的护理、业务、技术及行政管理工作,完成各项数量、质量与综合绩效指标。2.协调所属病区、ICU及相关部门和科室工作关系。3.负责制订本科的护理发展规划、年度、月度、周工作计划并组织实施。4.确定护士排班、轮转和临时调配。5.设计与落实基础护理、专科护理、特殊护理与责任护理工作。6.负责科室绩效考核、检查与管理工作,达到预期目的。</td></tr>
<tr><td colspan="6">管理职责。1.上午上班带领护士对急、危重症、新入院患者床旁交班,检查危重抢救病人的情况,对复杂的护理技术或新开展的业务,要具体指导。2.实施护理查房和随同科主任查房,加强医护联系与医患沟通。指导下级护士、实习、进修护士工作。3.完成护理工作任务,改善服务态度、严防差错事故的发生。4.提高设备使用效率。5.加强病房管理。6.加强物资管理,账物相符。7.落实患者饮食和治疗饮食。8.护理文书书写符合要求。9.掌控ICU和急救室病人护理情况。10.病人满意度。</td></tr>
<tr><td colspan="6">制度执行。1.执行各项规章制度和技术操作常规,按照流程操作。2.执行查对制度及相关管理规定。3.严格执行消毒隔离、无菌技术操作流程,预防医院内感染。</td></tr>
<tr><td colspan="6">职业道德。1.遵纪守法。2.尊重患者权利,保守医疗秘密。3.廉洁工作,文明礼貌,卓越服务。4.团队精神,和谐共事。5.岗位工作积极性、主动性、创新性,责任心。</td></tr>
<tr><td colspan="6">教学与科研。1.持续学习与创新能力。2.结合工作撰写论文。3.参加医学继续教育。4.参与临床部分教学、承担科研课题相关工作。5.完成领导交代的其他临时性工作任务。</td></tr>
<tr><td colspan="6">工作创新。善于发现工作中的问题、缺陷,分析、解决问题、缺陷的能力。</td></tr>
<tr><td colspan="6"></td></tr>
<tr><td>岗位工作
主要绩效
考核要点</td><td colspan="6">1.规章制度落实。2.护理、学术、科研等工作及完成数量、质量、效率、绩效指标。3.顾客沟通,处理病人投诉与纠纷。4.医德医风、社会责任。5.健康宣教、培训帮带等。6.护理工作流程规范。7.病房管理。8.护理人员技术操作。9.病人满意度。</td></tr>
<tr><td rowspan="2">岗位工
作关系</td><td>院内联系部门</td><td colspan="5">院内的各个科室、职能部门、后勤部门的相关领导和人员。</td></tr>
<tr><td>院外联系部门</td><td colspan="5">在医院科室或护理部授权范围内与外界有关部门和机构沟通联系。</td></tr>
<tr><td>岗位工
作权限</td><td colspan="6">1.科室管理、协调权。对本科室护理日常工作的计划、实施、检查和指导权,对本科室内护理人员任免的建议权。2.有监督护理人员的日常工作权。3.有向科主任、护理部主任或者上级领导建议提出改进科室护理工作的权力,薪酬分配制度改进建议权。</td></tr>
<tr><td>工作环境</td><td colspan="6">1.在医院内工作,温度、湿度适宜。2.满足岗位工作、医疗、护理工作的相关条件。</td></tr>
<tr><td>在现在的岗位已工作时间</td><td colspan="6">自　　年　　月　　日开始,　　共计:　　年</td></tr>
<tr><td>学历培训
经历经验</td><td colspan="6">1.本科以上学历,10年以上本科室护理工作经验。2.有专科护理进修最少1次经历、医院管理培训经历。3.学术、教学、科研经历。4.每年最少有1篇国家级以上杂志论文发表。5.副高级以上专业技术职称。6.较丰富的协调、沟通经验。7.管理创新能力。</td></tr>
<tr><td>岗位工作
技能要求</td><td colspan="6">1.称职的护理学科带头人。2.公认的领导、决策、管理和协调能力。3.较好的口才和文字表达能力。4.良好的职业道德素质和团队合作精神。5.持续学习能力。</td></tr>
<tr><td rowspan="2">岗位工作
其他要求</td><td>性别要求</td><td></td><td>年龄要求</td><td></td><td>婚姻</td><td>婚否不限</td></tr>
<tr><td>身体要求</td><td></td><td>政治要求</td><td>事业性、组织观念强</td><td>业务要求</td><td>精通本专业</td></tr>
<tr><td colspan="2">岗位分析时间</td><td colspan="3">填写人</td><td colspan="2"></td></tr>
<tr><td colspan="2">直接上级审核签字</td><td colspan="3">审核时间</td><td colspan="2"></td></tr>
</table>

2.神经内科病区护士长岗位说明书

<table>
<tr><td rowspan="3">岗位工作
基本信息</td><td>岗位名称</td><td>病区护士长</td><td>所在部门</td><td>神经内科</td><td>岗位编号</td><td></td></tr>
<tr><td>从属部门</td><td>医务部、护理部</td><td>岗位定员</td><td></td><td>所辖人数</td><td></td></tr>
<tr><td>直接上级</td><td>科主任科护士长</td><td>直接下级</td><td colspan="3">护理人员,实习、进修护士</td></tr>
<tr><td>岗位使命
工作概述</td><td colspan="6">在科主任与护士长领导下,全面负责病区护理工作、病房管理、护士思想、学科建设,物资管理等工作。是病区护士的思想、业务、行政管理的第一责任人。</td></tr>
<tr><td>岗位工作
主要职责
与任务</td><td colspan="6">领导职责。1.在科主任和护士长领导下,负责病区的护理业务及行政管理工作,完成各项数量、质量与综合绩效指标。2.负责制订本病区的护理发展规划,护理学科建设,年度、月度、周工作计划并实施。3.负责护理质量的监督与检查,确保护理质量。4.落实基础护理、专科护理、特殊护理与责任护理。形成专科护理特色。
管理职责。1.参加晨会,组织护士对急危重症、新入院患者床旁交接班,检查危重抢救病人的情况,对复杂护理或新开展的护理业务要亲自参加并具体指导。2.组织护理查房和随同科主任查房,了解护理工作中存在的问题,并及时解决。3.指导下级护士、实习进修护士工作。4.确定护士轮转和临时调配。5.提高设备使用效率。6.实施病区"7S管理"。7.加强物资管理,账物相符。8.重视信息工作,按要求做好指标统计工作。9.落实患者饮食。10.护理文书书写符合要求。11.精确掌握脑血栓、脑血管造影、重症肌无力、脑室引流病人护理常规以及癫痫大发作护理处理方法。
制度执行。1.执行各项规章制度和技术操作常规,按照流程操作。2.执行查对制度及相关管理规定。3.严格执行消毒隔离、无菌技术操作流程,预防医院感染。
职业道德。1.遵纪守法。2.尊重患者权利,保守医疗秘密。3.廉洁工作,文明礼貌,卓越服务。4.团队精神,和谐共事。5.工作积极性、主动性、创新性,责任心。
教学与科研。1.持续学习与创新能力。2.结合工作撰写论文。3.参加医学继续教育。4.参与临床部分教学、承担科研课题相关工作。5.完成领导交代的临时性工作任务。</td></tr>
<tr><td>岗位工作
主要绩效
考核要点</td><td colspan="6">1.规章制度落实。2.护理、学术、科研等工作及完成数量、质量、效率、绩效指标。3.顾客沟通,处理病人投诉与纠纷。4.医德医风、社会责任。5.健康宣教、培训帮带等。6.护理工作流程规范。7.病房管理。8.本科室护理人员技术操作。9.静脉穿刺成功率。10.基础、专科、责任护理和护理文书书写合格率。11.病人满意度。</td></tr>
<tr><td rowspan="2">岗位工
作关系</td><td>院内联系部门</td><td colspan="5">院内的各个科室、职能部门、后勤部门的相关领导和人员。</td></tr>
<tr><td>院外联系部门</td><td colspan="5">在医院科室或护理部授权范围内与外界有关部门和机构沟通联系。</td></tr>
<tr><td>岗位工
作权限</td><td colspan="6">1.科室管理、协调权。对本科室护理日常工作的计划、实施、检查和指导权,对本科室内护理人员任免的建议权。2.有监督护理人员的日常工作权。3.有向科主任、护理部主任或者上级领导建议提出改进科室工作的权力,绩效薪酬分配建议权,等等。</td></tr>
<tr><td>岗位工
作环境</td><td colspan="6">1.在医院内工作,温度、湿度适宜。2.工作现场会接触到轻微粉尘及医疗中的刺激性气味,照明条件良好,一般无相关职业病发生。3.满足医疗护理工作的相关条件。</td></tr>
<tr><td>在现在的岗位已工作时间</td><td colspan="6">自　　年　　月　　日开始,　　共计:　　年</td></tr>
<tr><td>学历培训
经历经验</td><td colspan="6">1.本科以上学历,有5年以上本病区护理工作经验。2.有专科护理业务进修经历、医院管理培训经历。3.学术、教学、科研经历。4.每年有1篇杂志论文发表。5.医患沟通,患者投诉、护理纠纷处理经历。6.具备中级专业护理技术职称。</td></tr>
<tr><td>岗位工作
技能要求</td><td colspan="6">1.称职的病区护理学科带头人。2.护理工作决策、管理和协调能力。3.较好的口才和文字表达能力。4.良好的职业道德素质和团队合作精神。5.持续学习能力强。</td></tr>
<tr><td rowspan="2">岗位工作
其他要求</td><td>性别要求</td><td></td><td>年龄要求</td><td></td><td>婚姻</td><td>婚否不限</td></tr>
<tr><td>身体要求</td><td></td><td>政治要求</td><td>事业性、组织观念强</td><td>业务要求</td><td>精通本专业</td></tr>
<tr><td colspan="2">岗位分析时间</td><td colspan="2"></td><td>填写人</td><td></td></tr>
<tr><td colspan="2">直接上级审核签字</td><td colspan="2"></td><td>审核时间</td><td></td></tr>
</table>

3.神经内科主任护师岗位说明书

<table>
<tr><td rowspan="3">岗位工作
基本信息</td><td>岗位名称</td><td>主任护师</td><td>所在部门</td><td>主任护师</td><td>岗位编号</td><td></td></tr>
<tr><td>从属部门</td><td>医务部、护理部</td><td>岗位定员</td><td></td><td>所辖人数</td><td></td></tr>
<tr><td>直接上级</td><td>护士长</td><td>直接下级</td><td colspan="3">相关护理人员,实习、进修护士</td></tr>
<tr><td>岗位使命
工作概述</td><td colspan="6">在护理部和护士长领导下,分管科室护理业务、教学、培训、科研、服务,纠纷处理、护理质量管理等工作。是科室的护理业务、技术、科研、管理的行家里手。</td></tr>
<tr><td rowspan="5">岗位工作
主要职责
与任务</td><td colspan="6">岗位职责。1.履行高级职称岗位职责。在护理部主任和护士长领导下,指导本科护理业务技术、服务、教学与科研工作。2.参加晨会床旁交接班,协助护士长制订年度、月度、周工作计划并付诸监督实施。3.协调科室护理人员、监护室及相关部门科室业务关系。4.协助护士长制订本科的基础、专科、整体、责任护理计划并落实。</td></tr>
<tr><td colspan="6">业务管理。1.主持护理大查房,解决护理业务与技术疑难问题。2.定期检查急、危、重、疑难患者护理计划和会诊落实情况,对复杂技术或新开展护理业务,要亲自参加并具体指导。3.处理护理纠纷,对护理差错事故提出技术鉴定意见。4.协助护士长病房管理。5.督促、检查护理人员落实病人基础、专科与责任制护理,并起带头作用。6.加强科室设备管理,维护设备正常运行,提高设备使用率。7.实施护理查房和随同科主任查房,加强医护联系与护患沟通。指导下级护士、实习、进修护士工作。8.完成护理工作任务,改善服务态度、严防差错事故的发生。9.加强病房管理,维护病房秩序。10.落实患者治疗饮食。11.精确掌握脑血栓、脑出血、脑血管造影、重症肌无力、脑室引流病人护理常规。12.掌握癫痫大发作护理处理方法。</td></tr>
<tr><td colspan="6">制度执行。1.执行各项规章制度和技术操作常规,按照流程操作。2.执行查对制度及相关管理规定。3.严格执行规定消毒隔离、无菌技术操作流程,预防医院感染。</td></tr>
<tr><td colspan="6">职业道德。1.遵守劳动纪律。2.尊重患者权利,保守医疗秘密。3.勤奋工作,文明礼貌,卓越服务。4.团队精神,和谐共事。5.岗位工作积极性、主动性、责任心。</td></tr>
<tr><td colspan="6">教学与科研。1.持续学习与创新能力。2.结合工作撰写论文。3.参加医学继续教育。4.承担临床教学和护理科研课题相关工作。5.完成领导交代的其他临时性工作任务。</td></tr>
<tr><td>岗位工作
主要绩效
考核要点</td><td colspan="6">1.规章制度落实。2.护理教学、科研,护理工作数量、质量、效率及综合绩效管理指标。3.医德医风、社会责任。4.顾客沟通、护患纠纷处理。5.病区管理、健康宣教、培训帮带等。6.工作流程规范。7.危重病人全程护理落实。8.与护士长配合、医护人员沟通、协调。9.基础、专科护理,责任制护理。10.岗位学习与创新能力。</td></tr>
<tr><td rowspan="2">岗位工
作关系</td><td>院内联系部门</td><td colspan="5">院内的各个科室、职能部门、后勤部门的相关领导和人员。</td></tr>
<tr><td>院外联系部门</td><td colspan="5">在医院科室或护理部授权范围内与外界有关部门和机构沟通联系。</td></tr>
<tr><td>岗位工
作权限</td><td colspan="6">1.科室护理业务、科研和管理指导权。2.日常工作计划、实施、检查的建议权。3.本科护理人员任免建议权。4.有分管人员的工作监督权。5.提出改进护理工作建议权。</td></tr>
<tr><td>岗位工
作环境</td><td colspan="6">1.在医院内工作,温度、湿度适宜。2.工作现场会接触到轻微粉尘及医疗中的刺激性气味,照明条件良好,一般无相关职业病发生。3.满足医疗护理工作的相关条件。</td></tr>
<tr><td>在现在的岗位已工作时间</td><td colspan="6">自 年 月 日开始, 共计: 年</td></tr>
<tr><td>学历培训
经历经验</td><td colspan="6">1.本科以上学历,10年以上专科护理工作经验。2.有基础、专科、责任护理、管理培训经历。3.有高层次护理科研成果。4.年内最少有1篇全国级杂志论文发表。</td></tr>
<tr><td>岗位工作
技能要求</td><td colspan="6">1.称职的护理学科技术带头人。2.过硬的业务、技术和协调能力。3.较好的口才和文字表达能力。4.良好的职业道德素质和团队合作精神。5.高级专业技术职称。</td></tr>
<tr><td rowspan="2">岗位工作
其他要求</td><td>性别要求</td><td></td><td>年龄要求</td><td></td><td>婚姻</td><td>婚否不限</td></tr>
<tr><td>身体要求</td><td></td><td>政治要求</td><td>事业性、组织观念强</td><td>业务要求</td><td>精通本专业</td></tr>
<tr><td colspan="2">岗位分析时间</td><td colspan="2"></td><td>填写人</td><td></td></tr>
<tr><td colspan="2">直接上级审核签字</td><td colspan="2"></td><td>审核时间</td><td></td></tr>
</table>

4.神经内科副主任护师岗位说明书

<table>
<tr><td rowspan="3">岗位工作
基本信息</td><td>岗位名称</td><td>副主任护师</td><td>所在部门</td><td>神经内科</td><td>岗位编号</td><td></td></tr>
<tr><td>从属部门</td><td>医务部、护理部</td><td>岗位定员</td><td></td><td>所辖人数</td><td></td></tr>
<tr><td>直接上级</td><td>护士长</td><td>直接下级</td><td colspan="3">护理相关人员</td></tr>
<tr><td>岗位使命
工作概述</td><td colspan="6">在护士长领导和上级护师指导下,分管科室护理业务、技术、服务、教学、培训、科研、护理质量管理工作。是科室的护理业务、技术、科研、管理的行家里手。</td></tr>
<tr><td rowspan="5">岗位工作
主要职责
与任务</td><td colspan="6">岗位职责。1.履行高级职称岗位职责。在科护士长和上级护师指导下,指导本科护理业务技术、服务、教学与科研工作。2.参加晨会交接班,协助护士长制订年度、月度、周工作计划并付诸实施。3.协调科室护理人员、监护室及相关部门科室业务关系。4.协助护士长制订本科的基础、专科、责任护理计划并落实。5.持续改进。</td></tr>
<tr><td colspan="6">制度执行。1.执行各项规章制度和技术操作常规,按照流程操作。2.执行查对制度及相关管理规定。3.严格执行消毒隔离、无菌技术操作流程,预防医院感染。4.重视护理质量,按照PDCA工作,对护理问题能够追踪,有护理持续改进计划并落实。</td></tr>
<tr><td colspan="6">业务管理。1.经常解决护理技术疑难问题。2.检查患者护理计划落实情况,对复杂技术或新开展的护理业务,要亲自参加并具体指导。3.处理护理纠纷,对护理差错、事故提出技术鉴定意见。4.协助护士长病房管理。5.精确掌握脑血栓、脑出血、脑血管造影、重症肌无力、脑室引流病人护理常规。6.掌握癫痫大发作护理处理方法。</td></tr>
<tr><td colspan="6">职业道德。1.遵纪守法。2.尊重患者权利,保守医疗秘密。3.勤奋工作,文明礼貌,卓越服务。4.团队精神,和谐共事。5.工作积极性、主动性、创新性、责任心。</td></tr>
<tr><td colspan="6">教学与科研。1.协助护理部并承担对护理人员业务学习、培养及护士晋级的考核工作。2.拟定教学计划,编写教材并负责讲授。3.制订专科护理科研、技术革新计划并实施。4.参与审定、评价护理论文和科研、技术革新成果。5.负责组织本科护理学习讲座和护理病案讨论。6.对医院护理队伍建设,业务技术管理和组织管理提出意见,参与护理部组织的全院性工作检查。7.掌握国内外本科护理发展动态,努力引进先进技术,提高护理质量,发展护理科学。8.完成领导交代的临时性工作任务。</td></tr>
<tr><td>岗位工作
主要绩效
考核要点</td><td colspan="6">1.规章制度落实。2.护理教学、科研,护理工作数量、质量、效率及综合绩效管理指标。3.医德医风、社会责任。4.顾客沟通、护患纠纷处理。5.病区管理、健康宣教、培训帮带等。6.工作流程规范。7.危重病人全程护理落实。8.与护士长配合、医护人员沟通、协调。9.基础、专科护理,责任制护理。10.岗位学习与创新能力。</td></tr>
<tr><td rowspan="2">岗位工
作关系</td><td>院内联系部门</td><td colspan="5">院内的各个科室、职能部门、后勤部门的相关领导和人员。</td></tr>
<tr><td>院外联系部门</td><td colspan="5">在医院科室或护理部授权范围内与外界有关部门和机构沟通联系。</td></tr>
<tr><td>岗位工
作权限</td><td colspan="6">1.科室护理业务、科研和管理指导权。2.日常工作计划、实施、检查的建议权。3.本科护理人员任免建议权。4.有分管人员的工作监督权。5.提出改进护理工作建议权。</td></tr>
<tr><td>岗位工
作环境</td><td colspan="6">1.在医院内工作,温度、湿度适宜。2.工作现场会接触到轻微粉尘及医疗中的刺激性气味,照明条件良好,一般无相关职业病发生。3.满足医疗护理工作的相关条件。</td></tr>
<tr><td>在现在的岗位已工作时间</td><td colspan="6">自 年 月 日开始, 共计: 年</td></tr>
<tr><td>学历培训
经历经验</td><td colspan="6">1.本科以上学历,10年以上护理工作经验。2.有基础、专科、责任护理、管理培训经历。3.有高层次护理科研成果。4.年内最少有1篇全国级杂志护理论文发表。</td></tr>
<tr><td>岗位工作
技能要求</td><td colspan="6">1.称职的护理业务技术带头人。2.公认的业务、技术工作能力。3.较好的口才和文字表达能力。4.良好的职业道德素质和团队合作精神。5.高级专业技术职称。</td></tr>
<tr><td rowspan="2">岗位工作
其他要求</td><td>性别要求</td><td></td><td>年龄要求</td><td></td><td>婚姻</td><td>婚否不限</td></tr>
<tr><td>身体要求</td><td></td><td>政治要求</td><td>事业性、组织观念强</td><td>业务要求</td><td>精通本专业</td></tr>
<tr><td colspan="2" style="text-align:center">岗位分析时间</td><td></td><td>填写人</td><td colspan="3"></td></tr>
<tr><td colspan="2" style="text-align:center">直接上级审核签字</td><td></td><td>审核时间</td><td colspan="3"></td></tr>
</table>

5.神经内科主管护师岗位说明书

岗位工作基本信息	岗位名称	主管护师	所在部门	神经内科	岗位编号	
	从属部门	医务部、护理部	岗位定员		所辖人数	
	直接上级	护士长	直接下级	护理相关成员		

岗位使命工作概述	在护士长领导和上级护师指导下,负责上班时病人的治疗、护理、服务工作,护患沟通、健康教育及相关工作。是科室专科护理业务、技术、质量、服务工作全能者。

岗位工作主要职责与任务	**岗位职责。**1.参加护士各种班次值班。按量按质按时完成自己岗位独立工作。2.协助护士长做好护理质量控制工作,把好护理质量关,不断提高护理质量。3.熟悉现代医院护理理念和管理工具。制订具有专科特色的护理计划,对患者实施整体护理。4.掌握基础、专科与责任护理流程。协助护士长做好行政管理和护理队伍的建设工作。5.督促检查本科各病房护理、治疗工作落实。6.解决本科护理业务上的疑难问题,指导危重、疑难病人护理计划的制订及实施。7.受护士长委托指导护理查房和护理会诊。对发生的护理差错、事故进行分析、鉴定,并提出防范措施。8.工作现场"7S管理":①整理、②整顿、③清扫、④清洁、⑤安全、⑥节约、⑦素养。9.按照规定处理医疗与护理垃圾和废物。10.完成有关领导安排的其他临时性工作任务。 **制度执行。**1.严格执行各项规章制度与护理技术操作常规。2.落实"三查七对"及相关医疗、护理业务与管理制度。3.执行年度、月度和周护理工作计划,细化自己的本职工作并记录完整。4.各项护理文书书写达到要求,有护理持续改进计划。 **工作任务。**1.担当危、急、重症病人抢救工作。2.指导护师、护士、实习、进修护士工作。3.落实病人饮食和治疗饮食。4.解除病人疼痛,评价病人疼痛。5.学习应用国内外护理先进经验,不断提高科室的护理技术水平。6.掌握脑血栓、脑出血、脑血管造影、重症肌无力、脑室引流病人护理常规。7.掌握癫痫大发作处理。8.协助护士长制订本科护理科研并组织实施,指导护师、护士开展护理科研的工作。 **职业道德。**1.以病人为中心,尊重患者权利,保守医疗秘密。2.遵纪守法,勤奋工作,文明礼貌,卓越服务。团队精神,注重沟通,和谐共事。3.工作积极、主动、责任与创新性。4.奉献精神,热爱本专业,任劳任怨。5.对患者的健康指导与教育。 **学习与创新。**1.持续学习与创新能力。2.不断总结经验,结合临床实际撰写论文。

岗位工作主要绩效考核要点	1.规章制度。2.规定的护理、教学、科研以及工作数量、质量、效率和绩效指标。3.医德医风、社会责任。4.护患纠纷处理。5.病区管理、健康宣教、培训帮带。6.工作流程。7.工作主动、积极性和责任心。8.服务态度。9.持续学习与创新能力。

岗位工作关系	院内联系部门	院内的各个科室、职能部门、后勤部门的相关领导和人员。
	院外联系部门	在医院科室或护理部授权范围内与外界有关部门和机构沟通联系。

岗位工作权限	1.科室护理业务、科研和管理建议权。2.日常工作计划、实施、检查的建议权。3.本科护理人员任免建议权。4.有分管人员的工作监督权。5.提出改进护理工作建议权。

岗位工作环境	1.在医院内工作,温度、湿度适宜。2.工作现场会接触到轻微粉尘及医疗中的刺激性气味,照明条件良好,一般无相关职业病发生。3.满足医疗护理工作的相关条件。

在现在的岗位已工作时间	自　　年　　月　　日开始,　共计:　　年

学历培训经历经验	1.本科以上学历,5年以上护理工作经验。2.有基础、专科、责任护理、管理培训经历。3.有高层次护理科研课题。4.年内有1篇杂志论文发表或者年度本专业综述。

岗位工作技能要求	1.称职的中级专业技术职称。2.业务、技术、管理和协调能力。3.较好的口才和文字表达能力。4.良好的职业道德素质和团队合作精神。5.持续学习专业技术知识能力强。

岗位工作其他要求	性别要求		年龄要求		婚姻	婚否不限
	身体要求		政治要求	事业性、组织观念强	业务要求	掌握专科护理
岗位分析时间				填写人		

6. 神经内科监护室护师岗位说明书

岗位工作基本信息	岗位名称	监护室护师	所在部门	神经内科	岗位编号	
	从属部门	神经内科	岗位定员		所辖人数	
	直接上级	监护室负责人	直接下级	实习、进修护士		

岗位使命工作概述	在监护室负责人和护士长领导下负责监护室日常各种工作。完成监护室设备与仪器正常运行与绩效管理工作。注重监护室病人护理质量,提高顾客满意度。

岗位工作主要职责与任务	**岗位职责**。1.取得护士执业资格并经过注册。2.具备神经内科整体护理知识,熟悉专科护理业务,运用护理程序对病人实施整体护理,制订护理计划并落实。3.提前10～15分钟到病房,交接班前要认真阅读监护室报告本、医嘱本、治疗本,详细了解监护室病人诊断、治疗和病情变化记录,如现在病情、用药、24小时出入量、抢救记录重点等。4.认真进行监护室病人交接班(检查皮肤、卧位,了解各种管道用途,检查是否通畅,明确输液的用药、剂量、浓度、速度等)。5.全面掌握病人的T、P、R、BP、PR、RR、EKG、CVP及血液动力学监测、呼吸监测等情况。6.检查各种仪器(呼吸机、心输出量仪、输液泵等)的运转情况。7.每日按照消毒更换创伤部位敷料(如气管切开、静脉插管)。8.全面掌握患者病情动态变化,遇有情况及时报告值班医生,参加急危重症患者的抢救,完成交班报告及各种病情记录。9.保持监护室病人连续诊疗、记录,严格交接班制度。做好病人各种记录和签字,并妥善保管监护室用物,防止丢失。10.掌握脑血栓、脑血管造影、重症肌无力、脑室引流病人护理常规。11.掌握癫痫大发作处理。12.注重监护室病人护理质量,有持续改进计划。13.保持监护室清洁、整齐。14.担任护理实习的相应教学工作。15.工作现场"7S管理":①整理、②整顿、③清扫、④清洁、⑤安全、⑥节约、⑦素养。16.按照规定处理医疗垃圾和废物。17.完成领导交代的临时性工作任务。18.持续改进。 **制度执行**。1.执行各项规章制度和技术操作常规,按照流程操作。2.执行查对制度及相关管理规定。3.严格执行规定的消毒隔离、无菌技术操作流程,预防医院感染。 **职业道德**。1.遵纪守法。2.尊重患者权利,保守医疗秘密。3.勤奋工作,文明礼貌,卓越服务。4.团队精神,和谐共事。5.岗位工作积极性、主动性、创新性,责任心。 **学习与创新**。1.持续学习与创新能力。2.不断总结经验,结合工作撰写护理论文。

岗位工作主要绩效考核要点	1.规章制度,出勤纪律。2.岗位职责,监护室病人监护工作、数量、质量、效率、效益指标。3.医德医风、社会责任。4.顾客沟通、医患纠纷处理。5.监护室管理、健康宣教。6.参与教学、科研、培训等工作。7.岗位学习与创新能力。8.其他任务。

岗位工作关系	院内联系部门	院内的各个科室、职能部门、后勤部门的相关领导和人员。
	院外联系部门	在医院科室或护理部授权范围内与外界有关部门和机构沟通联系。

岗位工作权限	1.监护室工作权。2.对本室日常工作计划、实施、检查的参与权。3.顾客沟通权。4.仪器设备维护工作权。5.有向上级领导提出改进监护室工作、薪酬的建议权。

岗位工作环境	1.在医院内工作,温度、湿度适宜。2.工作现场会接触到轻微粉尘及医疗中的刺激性气味,照明条件良好,一般无相关职业病发生。3.满足医疗工作的相关条件。

在现在的岗位已工作时间	自　　年　　月　　日开始,　共计:　　年

学历培训经历经验	1.本科以上学历,5年以上神经内科工作经验。2.很强的独立工作经历和能力。3.熟悉监护室常用仪器设备。4.每年有1篇杂志论文发表。5.具备中级专业技术职称技术。

岗位工作技能要求	1.科室人员公认的监护室工作能力。2.较好的口才和文字表达能力。3.良好的职业道德素质和团队合作精神。4.持续学习能力和创新能力强。5.同事间协调沟通能力。

岗位工作其他要求	性别要求		年龄要求		婚姻	婚否不限
	身体要求		政治要求	事业性、组织观念强	业务要求	掌握本专业

岗位分析时间			填写人	

7.神经内科护师岗位说明书

岗位工作基本信息	岗位名称	护师	所在部门	神经内科	岗位编号	
	从属部门	医务部、护理部	岗位定员		所辖人数	
	直接上级	护士长	直接下级	护士、实习、进修护士		

岗位使命工作概述	在护士长领导和上级护师指导下按照自己的职责独立做好护理工作、重视护理质量、提高病人满意度。按时、按质、按量完成自己的本职工作。是科室护理骨干力量。

岗位工作主要职责与任务	**岗位职责。** 1.取得护师执业资格。参加护士各种班次值班。独立完成岗位工作。2.具备整体护理知识,熟悉基础、专科、责任护理业务,对病人实施整体护理,制订和评估病人护理计划。3.交接科室规定物品并双方签字。4.参与病房危重、疑难病人的护理工作及难度较大的护理操作。5.需要时协助护士长拟订病房护理工作计划,参与病房管理工作。6.参加本科上级护师组织的护理查房、检查、会诊和病例讨论。 **工作任务。** 1.参加晨会。查看夜班交班报告内容,明确治疗、医嘱、护嘱、记录本内容与结果,完成交班期间待完成的治疗项目。2.在护士长带领下参加病人床旁交接班,明确危重、抢救、特殊检查、新入院病人情况。3.交接班重点明白病人静脉输液管等各种管道是否畅通。静脉输液管内加药成分、滴速、数量。吸引管引出的液体颜色、性质、数量,各类管道消毒更换日期等。4.清楚疼痛病人止痛后的效果。5.能够与医生一道独立完成危重病人抢救工作。6.逐步掌握脑血栓、脑出血、脑血管造影、重症肌无力、脑室引流病人护理常规。7.掌握癫痫大发作处理方法。8.工作现场"7S管理":①整理、②整顿、③清扫、④清洁、⑤安全、⑥节约、⑦素养。9.按照规定处理医疗垃圾和废物。10.完成有关领导安排的其他临时性工作任务。 **制度执行。** 1.严格执行各项规章制度和技术操作常规,按照规范流程操作。2.执行规定消毒隔离、无菌技术操作流程,预防医院感染。3.执行医院各项管理规定制度。 **职业道德。** 1.遵纪守法。2.以病人健康为中心,尊重患者权利,保守医疗秘密。3.努力工作,文明礼貌,服务态度好,卓越服务。4.团队精神,注重沟通,和谐共事。5.工作积极、主动、责任与创新性。6.奉献精神,任劳任怨。7.健康宣教落实。 **学习与创新。** 1.朝气蓬勃,精神面貌好,持续学习与创新能力。2.结合临床实际不断总结经验,撰写护理论文。3.积极参加院内、外规定的医学继续教育护理项目。

岗位工作主要绩效考核要点	1.规章制度落实。2.完成规定的护理任务以及工作数量、质量、效率和综合绩效指标。3.医德医风、社会责任。4.顾客沟通。5.病房管理、健康宣教。6.护理工作流程。7.危重病人护理与救治。8.工作主动、积极和责任性。9.服务态度与责任心。

岗位工作关系	院内联系部门	院内的各个科室、职能部门、后勤部门的相关领导和人员。
	院外联系部门	在医院科室或护理部授权范围内与外界有关部门和机构沟通联系。

岗位工作权限	1.对本科护理工作计划、实施、检查的参与权。2.有向护士长、主任、主任护师或者上级领导建议提出改进科室工作的权力,薪酬分配建议权,制度改进建议权,等等。

岗位工作环境	1.在医院内工作,温度、湿度适宜。2.工作现场会接触到轻微粉尘及医疗中的刺激性气味,照明条件良好,一般无相关职业病发生。3.满足医疗护理工作的相关条件。

在现在的岗位已工作时间	自 年 月 日开始, 共计: 年

学历培训经历经验	1.本科以上学历,2年以上护理工作经验。2.有基础、专科、责任护理、管理培训经历。3.有高层次护理科研课题。4.年内撰写1篇论文。5.同事之间协调与沟通能力。

岗位工作技能要求	1.称职的初级专业技术职称。2.科室护理培养骨干。3.较好的口才和文字表达能力。4.良好的职业道德素质和团队合作精神。5.持续学习本岗位专业知识的能力强。

岗位工作其他要求	性别要求		年龄要求		婚姻	婚否不限
	身体要求		政治要求	事业性、组织观念强	业务要求	熟悉本专业

岗位分析时间		填写人	

8.神经内科护士岗位说明书

岗位工作 基本信息	岗位名称	护士	所在部门	神经内科	岗位编号	
	从属部门	医务部、护理部	岗位定员		所辖人数	
	直接上级	护士长	直接下级	实习、进修护士		

岗位使命 工作概述	在护士长领导和上级护师指导下按照自己的职责独立做好护理工作、重视护理质量、提高病人满意度。按照时间、按照质量、按照数量标准完成自己岗位的本职工作。

岗位工作 主要职责 与任务	**岗位职责。**1.取得护士执业资格。参加护士各种班次值班。能够独立完成岗位工作。2.具备整体护理知识,熟悉基础、专科、责任护理业务,对病人实施整体护理,制订和评估病人护理计划。3.交接科室规定物品并双方签字。4.参与病房危重、疑难病人的护理工作及抢救工作。5.参与病房管理工作。6.参加本科上级护师组织的护理查房、会诊和病例讨论。7.带教护士临床实习工作。8.发现问题解决问题的能力。 **工作任务。**1.参加晨会。查看夜班交班报告内容,明确治疗、医嘱、护嘱、记录本内容与结果,完成交班期间待完成的治疗项目。2.在护士长带领下参加病人床旁交接班,明确危重、抢救、特殊检查、新入院病人情况。3.交接班重点明白病人静脉输液管等各种管道是否畅通。静脉输液管内加药成分、滴速、数量。吸引管引出的液体颜色、性质、数量,各类管道消毒更换日期等。4.清楚疼痛病人止痛后的效果。5.尽快努力熟悉并掌握脑血栓、脑出血、脑血管造影、重症肌无力、脑室引流病人护理常规。6.熟悉癫痫大发作处理方法。7.工作现场"7S管理":①整理、②整顿、③清扫、④清洁、⑤安全、⑥节约、⑦素养。8.按照规定处理医疗护理垃圾和废物。 **制度执行。**1.严格执行各项规章制度和技术操作常规,按照规范流程操作。2.执行消毒隔离、无菌技术操作流程,预防医院感染。3.执行医院各项管理规定制度。 **职业道德。**1.遵纪守法。2.以病人为中心,尊重患者权利,保守医疗秘密。3.努力工作,文明礼貌,服务态度好,卓越服务。4.团队精神,注重沟通,和谐共事。5.工作积极性、主动性、创新性与责任心。6.奉献精神,任劳任怨。7.健康宣教落实。 **学习与创新。**1.持续学习、具备PDCA、持续改进、沟通技巧、追踪问题管理理念。2.结合临床实际学写护理论文。3.积极参加院内外规定的医学继续教育护理项目。

岗位工作 主要绩效 考核要点	1.规章制度落实。2.完成规定的护理任务以及工作数量、质量、效率和综合绩效指标。3.医德医风、社会责任。4.顾客沟通。5.病区管理、健康宣教。6.护理工作流程。7.危重病人护理与救治。8.工作主动、积极和责任性。9.服务态度与责任心。

岗位工 作关系	院内联系部门	院内的各个科室、职能部门、后勤部门的相关领导和人员。
	院外联系部门	在医院科室或护理部授权范围内与外界有关部门和机构沟通联系。

岗位工 作权限	1.对本科护理工作计划、实施、检查的参与权。2.有向护士长、主任、主任护师或者上级领导建议提出改进科室工作的权力,薪酬分配建议权,制度改进建议权,等等。

岗位工 作环境	1.在医院内工作,温度、湿度适宜。2.工作现场会接触到轻微粉尘及医疗中的刺激性气味,照明条件良好,一般无相关职业病发生。3.满足医疗护理工作的相关条件。

在现在的岗位已工作时间	自　　年　　月　　日开始,　　共计:　　年

学历培训 经历经验	1.本科以上学历,有1年以上本科室护理工作经验。2.有基础、专科、责任护理经历、医院管理培训经历。3.有抢救危重病人经历。4.初级专业技术职称。5.服务病人的态度。

岗位工作 技能要求	1.医德、品质好。2.护理骨干。3.较好的口才和文字表达能力。4.良好的职业道德素质和团队合作精神。5.有上进心,持续学习能力强。6.同事间协调沟通能力。

岗位工作 其他要求	性别要求		年龄要求		婚姻	婚否不限
	身体要求		政治要求	事业性、组织观念强	业务要求	掌握本专业

岗位分析时间		填写人	
直接上级审核签字		审核时间	

9.神经内科办公室护师岗位说明书

<table>
<tr><td rowspan="3">岗位工作
基本信息</td><td>岗位名称</td><td>办公室护师</td><td>所在部门</td><td>神经内科</td><td>岗位编号</td><td></td></tr>
<tr><td>从属部门</td><td>医务部、护理部</td><td>岗位定员</td><td></td><td>所辖人数</td><td></td></tr>
<tr><td>直接上级</td><td>护士长</td><td>直接下级</td><td colspan="3">实习、进修护士</td></tr>
<tr><td>岗位使命
工作概述</td><td colspan="6">在护士长领导和上级护师指导下按照自己的职责独立做好办公室工作、重视护理质量、提高顾客满意度。按照时间、按照质量、按照数量标准完成自己的本职工作。</td></tr>
<tr><td>岗位工作
主要职责
与任务</td><td colspan="6">岗位职责。1.提前10分钟上班,参加晨会,查看夜间医嘱,阅读交班报告和了解医嘱执行情况。2.热情接待病人,文明用语。合理安排床位,填写诊断卡和床尾卡及时通知主管医师和主管护士。3.填写空床报告,在病室一览表上填写病人总数、新入、危重、手术、转科、出院、特殊治疗事项及当日值班医师和护士姓名。4.办理出入院、转科、转院、饮食、手术、死亡通知工作。5.正确绘制体温单,转抄长期医嘱执行单(输液、注射、口服等)和记账。6.每日查对医嘱,每周大查对医嘱一次,有完整的记录。根据护理级别、药物阳性标志及时在诊断卡和床头卡上注明。
制度执行。1.认真执行各项规章制度和技术操作常规,按照流程操作。2.严格执行"三查七对"制度,正确执行医嘱,临时医嘱及时通知病人责任护士。随时检查医嘱执行情况。3.严格执行消毒隔离、无菌技术操作流程,预防医院内感染。4.严格执行收费标准并记账,负责掌握病人费用的动态情况并与相关人员一起催交费用。
工作任务。1.按医嘱饮食种类和病人需要,与营养科联系安排病人的饮食,治疗饮食的落实。安排工人推送病人检查及相关后勤工作。2.负责使用中的病历管理、出院病人病历的质量检查及整理工作,防止丢失。3.负责办公室的电脑、电话的管理。4.各种纸张、表格、电脑耗材清理并及时补充。5.保持办公室清洁、整齐。6.工作现场"7S管理":①整理、②整顿、③清扫、④清洁、⑤安全、⑥节约、⑦素养。7.按照规定处理医疗与护理垃圾和废物。8.完成有关领导安排的其他临时性工作任务。
职业道德。1.遵纪守法。2.尊重患者权利,保守医疗秘密。3.勤奋工作,文明礼貌,卓越服务。4.团队精神,和谐共事。5.工作积极性、主动性、创新性,责任心。
学习与创新。1.持续学习,具备PDCA,持续改进、沟通技巧,追踪问题理念。2.不断总结经验,结合临床实际撰写论文。3.积极参加与院内外的医学继续教育项目。</td></tr>
<tr><td>岗位工作
主要绩效
考核要点</td><td colspan="6">1.规章制度。2.工作数量、质量、服务和综合绩效。3.医德医风、社会责任。4.顾客沟通。5.办公室管理、人员秩序。6.交接班工作记录完整。7.服务态度。8.遵守纪律,任劳任怨。9.工作积极主动性、责任心。10.必要的人文知识和电脑操作能力。</td></tr>
<tr><td rowspan="2">岗位工
作关系</td><td>院内联系部门</td><td colspan="5">院内的各个科室、职能部门、后勤部门的相关领导和人员。</td></tr>
<tr><td>院外联系部门</td><td colspan="5">在医院科室或护理部授权范围内与外界有关部门和机构沟通联系。</td></tr>
<tr><td>岗位工
作权限</td><td colspan="6">1.日常护理工作计划、实施、检查的参与权,护理人员奖励的建议权。2.有监督实习护士的工作权。3.向上级领导建议提出改进科室工作的权力,薪酬分配建议权,等等。</td></tr>
<tr><td>岗位工
作环境</td><td colspan="6">1.在医院内工作,温度、湿度适宜。2.工作现场会接触到轻微粉尘及医疗中的刺激性气味,照明条件良好,一般无相关职业病发生。3.满足医疗护理工作的相关条件。</td></tr>
<tr><td>在现在的岗位已工作时间</td><td colspan="6">自　　年　　月　　日开始,　　共计:　　年</td></tr>
<tr><td>学历培训
经历经验</td><td colspan="6">1.本科以上学历,有5年以上本科护理工作经验。2.丰富的协调、沟通能力。3.有护理、抢救危重病人经历。4.年内有1篇论文发表。5."三基"考试合格。6.中级专业技术职称。</td></tr>
<tr><td>岗位工作
技能要求</td><td colspan="6">1.称职的办公室护士。2.科室护理骨干。3.较好的口才和文字表达能力。4.良好的职业道德素质和团队合作精神。5.有持续改进计划。6.持续学习知识能力强。</td></tr>
<tr><td rowspan="2">岗位工作
其他要求</td><td>性别要求</td><td></td><td>年龄要求</td><td></td><td>婚姻</td><td>婚否不限</td></tr>
<tr><td>身体要求</td><td></td><td>政治要求</td><td>事业性、组织观念强</td><td>业务要求</td><td>精通本专业</td></tr>
<tr><td colspan="3">岗位分析时间</td><td></td><td>填写人</td><td></td><td></td></tr>
</table>

10.神经内科总务护师岗位说明书

<table>
<tr><td rowspan="3">岗位工作
基本信息</td><td>岗位名称</td><td>总务护师</td><td>所在部门</td><td colspan="2">神经内科</td><td>岗位编号</td><td></td></tr>
<tr><td>从属部门</td><td>医务部、护理部</td><td>岗位定员</td><td colspan="2"></td><td>所辖人数</td><td></td></tr>
<tr><td>直接上级</td><td>护士长</td><td>直接下级</td><td colspan="4">实习、进修护士</td></tr>
<tr><td>岗位使命
工作概述</td><td colspan="7">在护士长领导和上级护师指导下按照自己职责独立做好总务护士工作,重视护理工作质量、物资管理质量,提高顾客满意度。按时、按质、按量完成自己本职工作。</td></tr>
<tr><td rowspan="1">岗位工作
主要职责
与任务</td><td colspan="7">**岗位职责**。1.树立以病人为中心服务理念,应用 PDCA 管理。2.具备神经内科专科整体护理知识,熟悉基础、专科、责任护理业务。3.负责抢救仪器、急救器材、药品管理,保证急救器材、药品完好率 100%。保持病房内物品干净、整齐、卫生。4.负责病区氧气、治疗物品、一次性物品清理、交换及补充,无过期物品。5.负责药品领取和保管,分类分柜储存口服药、静脉药、肌注药、外用药、剧毒药,标识清楚。6.定期清理药品批号,无过期药品。麻醉药上锁,每班交接并签字。7.负责与供应室、洗衣房交换物品,保证科室与病人用品及时更换、请领。8.负责治疗、换药、处置及检查室管理、清洁、消毒工作。9.病房用后的物品按规定处理。10.协助护士长做好病房管理工作。追踪管理,发现问题,及时处理。物资管理做到账物相符。11.各种纸张、表格、电脑耗材补充及时。12.注重成本控制与管理。13.科室物品无损坏、丢失,有保质期的用物,做到标示清楚。14.有持续改进计划。15.遵循 PDCA 管理、追踪问题管理、熟悉可靠性管理、持续护理质量改进。16.科室、库房、工作现场"7S 管理":①整理、②整顿、③清扫、④清洁、⑤安全、⑥节约、⑦素养。17.按照规定处理医疗垃圾和废物。18.完成领导交办的其他临时性工作任务。
制度执行。1.执行各项规章制度和技术操作常规。2.执行消毒隔离制度、医院感染管理制度和无菌技术规程,预防医院感染。执行查对制度,负责科室所有物品管理,无丢失无损坏。3.及时更换危重病人床单位物品。4.执行规定的物资丢失赔偿制度。
职业道德。1.遵纪守法。2.尊重患者权利,保守医疗秘密。3.廉洁工作,文明礼貌,卓越服务。4.团队精神,和谐共事。5.岗位工作积极性、主动性、创新性与责任心。
学习与创新。1.不断总结经验,结合临床实际撰写论文。2.积极参加医学继续教育。</td></tr>
<tr><td>岗位工作
主要绩效
考核要点</td><td colspan="7">1.规章制度落实。2.规定的护理任务以及工作数量、质量、效率和综合绩效指标。3.医德医风、社会责任。4.顾客沟通。5.病区管理、健康宣教。6.护理工作流程。7.危重病人护理与救治。8.工作主动性、积极性、责任心。9.服务态度与敬业性。</td></tr>
<tr><td rowspan="2">岗位工
作关系</td><td colspan="2">院内联系部门</td><td colspan="5">院内的各个科室、职能部门、后勤部门的相关领导和人员。</td></tr>
<tr><td colspan="2">院外联系部门</td><td colspan="5">在医院科室或护理部授权范围内与外界有关部门和机构沟通联系。</td></tr>
<tr><td>岗位工
作权限</td><td colspan="7">1.对本科护理工作计划、实施、检查的参与权。2.有向护士长、主任、主任护师或者上级领导建议提出改进科室工作的权力。3.薪酬分配建议权,制度改进建议权,等等。</td></tr>
<tr><td>岗位工
作环境</td><td colspan="7">1.在医院内工作,温度、湿度适宜。2.工作现场会接触到轻微粉尘及医疗中的刺激性气味,照明条件良好,一般无相关职业病发生。3.满足医疗护理工作的相关条件。</td></tr>
<tr><td>**在现在的岗位已工作时间**</td><td colspan="7">自　　　年　　　月　　　日开始,　共计:　　　年</td></tr>
<tr><td>学历培训
经历经验</td><td colspan="7">1.本科以上学历,有 5 年以上本科室护理工作经验。2.有较丰富的协调、沟通能力。3.有护理、抢救危重病人经历。4.年内最少有 1 篇论文发表,每年积极参加继续医学教育。5."三基"考试合格。6.具备中级专业职称。7.岗位工作之间协调与沟通能力。</td></tr>
<tr><td>岗位工作
技能要求</td><td colspan="7">1.称职的总务护士。2.科室护理骨干。3.较好的口才和文字表达能力。4.良好的职业道德素质和团队合作精神。5.较高的护理管理能力。6.岗位持续学习能力强。</td></tr>
<tr><td rowspan="2">岗位工作
其他要求</td><td>**性别要求**</td><td></td><td>**年龄要求**</td><td></td><td></td><td>**婚姻**</td><td>婚否不限</td></tr>
<tr><td>**身体要求**</td><td></td><td>**政治要求**</td><td colspan="2">事业性、组织观念强</td><td>**业务要求**</td><td>精通本专业</td></tr>
<tr><td colspan="3">**岗位分析时间**</td><td colspan="2"></td><td>**填写人**</td><td colspan="2"></td></tr>
</table>

11.神经内科辅助、帮班护士岗位说明书

岗位工作基本信息	岗位名称	副班护士	所在部门	神经内科		岗位编号	
	从属部门	医务部、护理部	岗位定员			所辖人数	
	直接上级	护士长	直接下级		实习护士		

岗位使命工作概述	在护士长领导和上级护师指导下依据主班护理工作做好自己的辅助护理工作,重视护理质量、提高病人满意度。按照时间、按照质量、按照数量标准完成本职工作。

岗位工作主要职责与任务	**岗位职责。**1.取得护师执业资格。2.查点交接规定的物品并双方签字。3.查看夜班交班报告内容,明确治疗、医嘱、护嘱、记录本内容完成情况和结果,完成交班期间待完成事项。4.晨会后在护士长带领下到病人床旁交接班,重点是危重、抢救、特殊检查、新入院病人情况。一切以主班护士工作为中心。5.接班重点是病人静脉输液管道等各种管道是否畅通。静脉输液瓶内加药成分、滴速、数量,吸引管引出的液体颜色、性质、数量,各类管道消毒更换日期、标示等。6.具备整体护理知识,熟悉基础、专科、责任护理业务,熟悉危重病人护理工作流程。7.遵循 PDCA 管理、追踪问题管理、熟悉可靠性管理、持续护理质量改进。8.工作现场"7S 管理":①整理、②整顿、③清扫、④清洁、⑤安全、⑥节约、⑦素养。9.按照规定处理医疗垃圾和废物。10.发现问题解决问题能力。11.完成相关领导交办的其他临时性工作任务。 **制度执行。**1.执行各项规章制度和技术操作常规,按流程操作。2.严格执行"三查七对"及相关管理规定。3.严格执行消毒隔离、无菌技术操作流程,预防医院感染。 **工作任务。**1.协助主班护士及时执行医嘱、护嘱,实施护理计划及评价护理效果。2.参加危重病人抢救工作。3.巡视病房,掌握病人动态情况,测量病人生命体征,并正确完整记录。4.参加护理查房、护理病例讨论,落实持续改进计划。5.落实病人饮食。6.协助护士长做好病室管理工作。7.维护科室设备提高设备的使用率。 **职业道德。**1.遵纪守法,遵守劳动纪律,按规定着装。2.尊重患者权利,保守医疗秘密。3.勤奋工作,文明礼貌,卓越服务。4.团队精神,和谐共事。5.岗位工作积极性、主动性、创新性与责任心。6.热爱本专业,热情服务,任劳任怨,忠于职守。 **学习与创新。**1.不断总结经验,结合临床实际撰写论文。2.积极参加医学继续教育。

岗位工作主要绩效考核要点	1.规章制度落实。2.完成规定的责任护理以及工作数量、质量、效率和综合绩效指标。3.医德医风、社会责任。4.顾客沟通。5.病区管理、健康宣教。6.护理工作流程。7.危重病人护理与救治。8.工作主动、积极性与责任心。9.服务病人态度满意。

岗位工作关系	院内联系部门	院内的各个科室、职能部门、后勤部门的相关领导和人员。
	院外联系部门	在医院科室或护理部授权范围内与外界有关部门和机构沟通联系。

岗位工作权限	1.对本科室日常护理工作计划、实施、检查的参与权,对本科室内患者的优质服务的建议权。2.向护士长、主任或者上级领导建议提出改进科室工作、薪酬的权力,等等。

岗位工作环境	1.在医院内工作,温度、湿度适宜。2.工作现场会接触到轻微粉尘及医疗中的刺激性气味,照明条件良好,一般无相关职业病发生。3.满足医疗护理工作的相关条件。

在现在的岗位已工作时间	自　　年　　月　　日开始,　　共计:　　年

学历培训经历经验	1.本科以上学历,有 1 年以上本科室护理工作经验。2.有临床完整的护理实习记录、院内继续医学教育经历。3.有护理、抢救危重病人参与经历。4.必要的人文知识、四级计算机操作水平。5."三基"考试合格。6.初级职称。7.同事间协调与沟通能力。

岗位工作技能要求	1.胜任本职工作。2.科室护理培训骨干对象。3.较好的口才和文字表达能力。4.良好的职业道德素质和团队合作精神。5.任劳任怨,忠于职守。6.持续学习能力强。

岗位工作其他要求	性别要求		年龄要求			婚姻	婚否不限
	身体要求		政治要求	事业性、组织观念强	业务要求		熟悉本专业

岗位分析时间		填写人	

12.神经内科治疗班护士岗位说明书

岗位工作基本信息	岗位名称	治疗班护士	所在部门	神经内科	岗位编号	
	从属部门	医务部、护理部	岗位定员		所辖人数	
	直接上级	护士长	直接下级	进修、实习护士		

岗位使命工作概述	在护士长领导和上级护师指导下按照自己的职责独立做好治疗班工作、重视治疗班工作质量、提高病人满意度。按照时间、按照质量、按照数量标准完成本职工作。

岗位工作主要职责与任务	**岗位职责。**1.提前10分钟上班,阅读交班报告及危重患者处置记录单,明确夜班交班内容。2.交接治疗室规定使用物品并签字,完成交接班中待执行事项。3.晨会后随护士长床头交接班。明确病人静脉输液管等各种管道是否畅通。静脉输液瓶内加药成分、滴速、数量。吸引管引出的液体颜色、性质、数量。各类管道消毒更换日期、标示等。4.做到给药时间、途径、方法、剂量和浓度准确。转抄服药本、输液卡,每日下午进行查对。5.具备整体护理知识,熟悉基础、专科、责任护理业务。 **制度执行。**1.执行各项规章制度和技术操作常规,按照流程操作。2.严格执行"三查七对"及相关管理规定。3.严格执行消毒隔离、无菌技术操作流程,预防医院感染。 **工作任务。**1.发放口服药品,做到送药入手,倒温水,看药入口。2.检查备用药品,如有过期、沉淀、絮状物等问题,及时调整。3.及时巡视病房,如有异常报告医生后妥善处理。4.按时测量病人生命体征,如有异常遵医嘱及时处置。做好体温计及治疗室紫外线消毒,填写消毒记录。5.掌握病人动态情况。填写各种治疗和处置事项后记录,写交班报告。6.掌握脑血栓、脑出血、脑血管造影、重症肌无力、脑室引流病人护理常规。7.掌握癫痫大发作处理方法。8.保持治疗室清洁、整齐。9.遵循 PDCA 管理、追踪问题管理、熟悉可靠性管理、持续护理质量改进。10.工作现场"7S管理":①整理、②整顿、③清扫、④清洁、⑤安全、⑥节约、⑦素养。11.按照规定处理医疗与护理垃圾和废物。12.完成相关领导交办的其他临时性工作任务。 **职业道德。**1.遵守劳动纪律,按规定着装。2.尊重患者权利,保守医疗秘密。3.岗位工作勤奋工作,文明礼貌,卓越服务。4.团队精神,和谐共事。5.岗位工作积极性、主动性、创新性与责任心。6.热爱护理专业,热情服务,任劳任怨,恪尽职守。 **学习与创新。**1.不断总结经验,结合临床实际撰写论文。2.积极参加医学继续教育。

岗位工作主要绩效考核要点	1.规章制度。2.岗位职责工作。3.医德医风、社会责任。4.顾客沟通。5.病区环境管理、健康宣教。6.工作流程。7.交接班及相关工作记录。8.服务态度,按规定着装。9.敬业奉献,遵守纪律,任劳任怨。10.岗位工作主动性、积极性、责任心。

岗位工作关系	院内联系部门	院内的各个科室、职能部门、后勤部门的相关领导和人员。
	院外联系部门	在医院科室或护理部授权范围内与外界有关部门和机构沟通联系。

岗位工作权限	1.对护理工作计划、实施、检查的参与权。2.有监督实习护士的工作权。3.有向护士长、主任建议提出改进科室工作的权力。4.薪酬分配建议权,制度改进建议权,等等。

岗位工作环境	1.在医院内工作,温度、湿度适宜。2.工作现场会接触到轻微粉尘及医疗中的刺激性气味,照明条件良好,一般无相关职业病发生。3.满足医疗护理工作的相关条件。

在现在的岗位已工作时间	自　　年　　月　　日开始,　　共计:　　年

学历培训经历经验	1.本科以上学历,5年以上本科室护理工作经验。2.院内医院管理培训经历。3.抢救危重病人经历。4.年内撰写1篇论文,每年参加继续医学教育。5."三基"考试合格。

岗位工作技能要求	1.胜任本职工作。2.很强的护理技术能力。3.较好的口才和文字表达能力。4.良好的职业道德素质和团队合作精神。5.任劳任怨,忠于职守。6.中级专业技术职称。

岗位工作其他要求	性别要求		年龄要求		婚姻	婚否不限
	身体要求		政治要求	事业性、组织观念强	业务要求	掌握本专业

岗位分析时间		填写人	

13. 神经内科晚班(小夜班)护师岗位说明书

岗位工作基本信息	岗位名称	晚班护师	所在部门	神经内科	岗位编号	
	从属部门	医务部、护理部	岗位定员		所辖人数	
	直接上级	护士长	直接下级	实习、进修护士		
岗位使命工作概述	在护士长领导和上级护师指导下按照自己的职责和任务独立做好晚班护理工作,重视护理质量、提高病人满意度。按照时间、按照质量、按照数量标准完成本职工作。					
岗位工作主要职责与任务	**岗位职责。**1.上班提前10分钟到病房,阅读白班交班报告及危重患者护理记录单,掌握上一班交班内容。2.明确病人总数与相关信息及病室管理中应注意的问题。负责晚间病区病员的一切治疗、护理工作。完成交接班中待执行事项。3.检查备用、急救、贵重、毒麻、限剧药品情况。4.新入院、急诊、抢救、危重,特殊诊疗、输血及情绪异常的病人必须床旁交接。5.病人有无压疮,静脉输液管等各种管道是否畅通。静脉输液瓶内加药成分、滴速、数量。吸引管引出的液体颜色、性质、数量,各类管道消毒更换日期标示清楚。6.病人有无伤口出血渗血情况。按时测量病人生命体征。7.发放病人口服药品,核对姓名,做到送药入手,倒温水,看药入口。8.遵循PDCA管理、追踪问题管理、熟悉可靠性管理、持续护理质量改进。9.工作现场"7S管理":①整理、②整顿、③清扫、④清洁、⑤安全、⑥节约、⑦素养。10.按照规定处理医疗与护理垃圾和废物。11.完成相关领导交办的其他临时性工作任务。 **制度执行。**1.执行各项规章制度和技术操作常规,按照流程操作。2.执行"三查七对"及相关管理规定。3.严格执行消毒隔离、无菌技术操作流程,预防医院内感染。 **工作任务。**1.督促协助护理员进行晚间护理,照顾病人就寝,保持病室安静。2.掌握病区病人动态情况及健康宣教。3.在办公室、治疗室、病房时应开门,以便了解情况。4.关注人员往来,关闭门窗,保证安全。5.掌握脑血栓、脑出血、脑血管造影、重症肌无力、脑室引流病人护理常规。6.掌握病人癫痫大发作护理处理方法。 **职业道德。**1.遵守劳动纪律,按规定着装。2.尊重患者权利,保守医疗秘密。3.廉洁工作,文明礼貌,卓越服务。4.科室团队精神,和谐共事。5.岗位工作积极性、主动性、责任心与创新性。6.热爱护理专业,热情服务,任劳任怨,忠于职守。 **学习与创新。**1.不断总结经验,结合临床实际撰写论文。2.积极参加医学继续教育。					
岗位工作主要绩效考核要点	1.规章制度与流程。2.工作绩效。3.医德医风、社会责任。4.顾客沟通。5.病区管理、健康宣教。6.交接班记录。7.服务态度。8.敬业奉献,遵守纪律,任劳任怨。9.工作主动性、责任心。10.职业素质。11.PDCA、持续改进、追踪问题了解程度。					
岗位工作关系	院内联系部门	院内的各个科室、职能部门、后勤部门的相关领导和人员。				
	院外联系部门	在医院科室或护理部授权范围内与外界有关部门和机构沟通联系。				
岗位工作权限	1.对科室护理工作计划、实施、检查的参与权。2.有监督实习护士、护理员的工作权。3.有向护士长、主任建议提出改进科室工作的权力。4.绩效薪酬分配建议权,等等。					
岗位工作环境	1.在医院内工作,温度、湿度适宜。2.工作现场会接触到轻微粉尘及医疗中的刺激性气味,照明条件良好,一般无相关职业病发生。3.满足医疗护理工作的相关条件。					
在现在的岗位已工作时间	自 年 月 日开始, 共计: 年					
学历培训经历经验	1.本科以上学历,1年以上本科室护理工作经验。2.有临床护患、医务人员之间沟通经历、院内医院管理培训经历。3.有基础、专科和责任护理、抢救危重病人经历。					
岗位工作技能要求	1.中级专业技术职称。2.科室护理骨干。3.较好的口才和文字表达能力。4.良好的职业道德素质和团队合作精神。5.持续学习专业知识的能力强。6.良好的协调能力。					
岗位工作其他要求	性别要求		年龄要求		婚姻	婚否不限
	身体要求		政治要求	事业性、组织观念强	业务要求	掌握本专业
岗位分析时间			填写人			

14.神经内科夜班(大夜班)护师岗位说明书

<table>
<tr><td rowspan="3">岗位工作
基本信息</td><td>岗位名称</td><td>后夜班护师</td><td>所在部门</td><td>神经内科</td><td>岗位编号</td><td></td></tr>
<tr><td>从属部门</td><td>医务部、护理部</td><td>岗位定员</td><td></td><td>所辖人数</td><td></td></tr>
<tr><td>直接上级</td><td>护士长</td><td>直接下级</td><td colspan="3">实习、进修护士</td></tr>
<tr><td>岗位使命
工作概述</td><td colspan="6">在护士长领导和上级护师指导下按照自己的职责和任务独立做好后夜班护理工作,重视护理质量、提高病人满意度。按照时间、按质量、按数量标准完成本职工作。</td></tr>
<tr><td rowspan="6">岗位工作
主要职责
与任务</td><td colspan="6">**岗位职责。**1.上班提前10分钟到病房,阅读交班报告和危重患者护理记录单,明确前夜交班内容。2.明确病人总数与相关信息及病室管理中应注意的问题。负责夜间病区病员的一切治疗、护理工作。完成交接班中待执行事项。3.检查备用急救、贵重、毒麻、限剧药品情况。4.新入院、急诊、抢救、危重,特殊诊疗、输血及情绪异常的病人必须床旁交接。5.病人有无压疮,静脉输液管等各种管道是否畅通。静脉输液瓶内加药成分、滴速、数量。吸引管引出的液体颜色、性质、数量,各类管道消毒更换日期标示清楚。6.病人有无伤口出血与渗血情况。按时测量病人生命体征。7.按时发放病人口服药品,核对姓名,做到送药入手,倒温水,看药入口。</td></tr>
<tr><td colspan="6">**工作任务。**1.保持病室夜间安静,巡视病房,掌握病人动态情况。2.对昏迷、躁动、老年、小儿、特殊检查后的病人注意安全防护,防止坠床。3.负责病区安全,关注人员往来。根据气候变化关闭门窗、电源开关。4.掌握脑血栓、脑出血、脑血管造影、重症肌无力、脑室引流病人护理常规。5.掌握癫痫大发作处理方法。6.遵循PDCA管理、追踪问题管理、熟悉可靠性管理、持续护理质量改进。7.工作现场"7S管理":①整理、②整顿、③清扫、④清洁、⑤安全、⑥节约、⑦素养。8.按照规定处理医疗垃圾和废物。9.核心制度执行力。10.完成相关领导交办其他临时性工作任务。</td></tr>
<tr><td colspan="6">**制度执行。**1.执行各项规章制度和技术操作常规,按照流程操作。2.执行"三查七对"及相关管理规定。3.严格执行消毒隔离、无菌技术操作流程,预防医院内感染。</td></tr>
<tr><td colspan="6">**职业道德。**1.遵守劳动纪律,按规定着装。2.尊重患者权利,保守医疗秘密。3.勤奋工作,文明礼貌,卓越服务。4.团队精神,和谐共事。5.工作积极性、主动性、责任心与创新性。6.努力工作,热爱护理专业,热情服务,任劳任怨,忠于职守。</td></tr>
<tr><td colspan="6">**学习与创新。**1.不断总结经验,结合临床实际撰写论文。2.积极参加医学继续教育。</td></tr>
<tr><td rowspan="0"></td></tr>
<tr><td>岗位工作
主要绩效
考核要点</td><td colspan="6">1.规章制度与流程。2.工作绩效。3.医德医风、社会责任。4.顾客沟通。5.病区管理、健康宣教。6.交接班记录。7.服务态度。8.敬业奉献,遵守纪律,任劳任怨。9.工作主动性、责任心。10.职业素质。11.PDCA、持续改进、追踪问题了解程度。</td></tr>
<tr><td rowspan="2">岗位工
作关系</td><td>院内联系部门</td><td colspan="5">院内的各个科室、职能部门、后勤部门的相关领导和人员。</td></tr>
<tr><td>院外联系部门</td><td colspan="5">在医院科室或护理部授权范围内与外界有关部门和机构沟通联系。</td></tr>
<tr><td>岗位工
作权限</td><td colspan="6">1.对科室护理工作计划、实施、检查的参与权。2.有监督实习护士、护理员的工作权。3.有向护士长、主任建议提出改进科室工作的权力。4.薪酬分配、制度改进建议权。</td></tr>
<tr><td>岗位工
作环境</td><td colspan="6">1.在医院内工作,温度、湿度适宜。2.工作现场会接触到轻微粉尘及医疗中的刺激性气味,照明条件良好,一般无相关职业病发生。3.满足医疗护理工作的相关条件。</td></tr>
<tr><td>在现在的岗位已工作时间</td><td colspan="6">自　　　年　　　月　　　日开始,　　　共计:　　　年</td></tr>
<tr><td>学历培训
经历经验</td><td colspan="6">1.本科以上学历,2年以上本科室护理工作经验。2.有临床护患、医务人员之间沟通经历、院内医院管理培训经历。3.有基础、专科和责任护理、抢救危重病人经历。</td></tr>
<tr><td>岗位工作
技能要求</td><td colspan="6">1.相当于中级专业技术职称。2.科室护理骨干。3.较好的口才和文字表达能力。4.良好的职业道德素质和团队合作精神。5.持续学习专业知识的能力强。6.良好的职业素质。</td></tr>
<tr><td rowspan="2">岗位工作
其他要求</td><td>性别要求</td><td></td><td>年龄要求</td><td></td><td>婚姻</td><td>婚否不限</td></tr>
<tr><td>身体要求</td><td></td><td>政治要求</td><td>事业性、组织观念强</td><td>业务要求</td><td>掌握本专业</td></tr>
<tr><td colspan="2" style="text-align:center">岗位分析时间</td><td colspan="2"></td><td>填写人</td><td colspan="2"></td></tr>
</table>

六、小儿内科护理人员岗位说明书

1. 小儿内科总护士长岗位说明书

岗位工作 基本信息	岗位名称	总护士长	所在部门	小儿内科	岗位编号	
	从属部门	医务部、护理部	岗位定员		所辖人数	
	直接上级	科主任、护理部	直接下级	护理人员,实习、进修护士		
岗位使命 工作概述	在科主任与护理部领导下,全面负责科室护理工作、业务、技术、病房管理、护士思想工作,物资管理等工作。是科室护士思想、业务、行政管理的第一责任人。					
岗位工作 主要职责 与任务	**领导职责。**1.在科主任和护理部主任领导下,负责科室的护理、业务、技术及行政管理工作,完成各项数量、质量与综合绩效指标。2.协调所属病区、ICU及相关部门和科室工作关系。3.负责制订本科的护理发展规划,年度、月度、周工作计划并组织实施。4.确定护士排班、轮转和临时调配。5.设计与落实基础护理、专科护理、特殊护理与责任护理工作。6.负责科室绩效考核与管理工作,达到预期目的。 **管理与技术职责。**1.上午上班带领护士对急、危重症、新入院患儿床旁交班,检查危重抢救患儿的情况,对复杂的护理技术或新开展的业务,要具体指导。2.实施护理查房和随同科主任查房,加强医护联系与医患沟通。指导下级护士、实习、进修护士工作。3.完成护理工作任务,改善服务态度、严防差错事故的发生。4.提高设备使用效率。5.加强病房管理。6.加强物资管理,账物相符。7.落实患者饮食和治疗饮食。8.护理文书书写符合要求。9.掌控ICU和急救室患儿护理工作情况。 **制度执行。**1.执行各项规章制度和技术操作常规,按照流程操作。2.执行查对制度及相关管理规定。3.严格执行消毒隔离、无菌技术操作流程,预防医院感染。 **职业道德。**1.遵纪守法。2.尊重患者权利,保守医疗秘密。3.廉洁工作,文明礼貌,卓越服务。4.团队精神,和谐共事。5.岗位工作积极性、主动性、创新性、责任心。 **教学与科研。**1.持续学习与创新能力。2.结合工作撰写论文。3.参加医学继续教育。4.参与临床部分教学、承担科研课题相关工作。5.完成领导交代的其他临时性工作任务。 **持续学习。**善于发现工作中的问题、缺陷,分析、解决问题、缺陷的能力。					
岗位工作 主要绩效 考核要点	1.科室管理、协调权。对本科室护理日常工作计划、实施、检查的制定权,对本科室内护理人员任免的建议权。2.监督护理人员的日常工作权。3.有向科主任、护理部主任或者上级领导建议提出改进科室工作的权力,绩效薪酬分配建议权,等等。					
岗位工 作关系	院内联系部门	院内的各个科室、职能部门、后勤部门的相关领导和人员。				
	院外联系部门	在医院科室或护理部授权范围内与外界有关部门和机构沟通联系。				
岗位工 作权限	1.科室管理、协调权。对本科室护理日常工作的计划、实施、检查和指导权,对本科室内护理人员任免的建议权。2.有监督护理人员的日常工作权。3.有向科主任、护理部主任或者上级领导建议提出改进科室护理工作的权力,薪酬分配制度改进建议权。					
工作环境	1.在医院内工作,温度、湿度适宜。2.满足医疗与护理工作的相关条件。					
在现在的岗位已工作时间	自　　　年　　月　　　日开始,　　共计:　　　年					
学历培训 经历经验	1.本科以上学历,10年以上本科室护理工作经验。2.有专科护理进修最少1次经历、医院管理培训经历。3.学术、教学、科研经历。4.每年最少有1篇国家级以上杂志论文发表。5.副高级以上专业技术职称。6.较丰富的协调、沟通经验。7.管理创新能力。					
岗位工作 技能要求	1.称职的护理学科带头人。2.公认的领导、决策、管理和协调能力。3.较好的口才和文字表达能力。4.良好的职业道德素质和团队合作精神。5.持续学习能力。					
岗位工作 其他要求	性别要求		年龄要求		婚姻	婚否不限
	身体要求		政治要求	事业性、组织观念强	业务要求	精通本专业
岗位分析时间			填写人			
直接上级审核签字			审核时间			

2.小儿内科病区护士长岗位说明书

<table>
<tr><td rowspan="3">岗位工作
基本信息</td><td>岗位名称</td><td>病区护士长</td><td>所在部门</td><td>小儿内科</td><td>岗位编号</td><td></td></tr>
<tr><td>从属部门</td><td>医务部、护理部</td><td>岗位定员</td><td></td><td>所辖人数</td><td></td></tr>
<tr><td>直接上级</td><td>科主任科护士长</td><td>直接下级</td><td colspan="3">护理人员,实习、进修护士</td></tr>
<tr><td>岗位使命
工作概述</td><td colspan="6">在科主任与护士长领导下,全面负责病区护理工作、病房管理、护士思想、护理学科建设,物资管理等工作。是病区护士的思想、业务技术、行政管理的第一责任人。</td></tr>
<tr><td rowspan="1">岗位工作
主要职责
与任务</td><td colspan="6">领导职责。1.在科主任和总护士长领导下,负责病区的护理业务及行政管理工作,完成各项数量、质量与综合绩效指标。2.负责制订本病区的护理发展规划,护理学科建设,年度、月度、周工作计划并实施。3.负责护理质量的监督与检查,确保护理质量持续提高。4.落实基础、专科、特殊与责任护理。形成儿科专科护理特色。
管理与技术职责。1.每日早上班组织护士床旁交接班,检查危重抢救患儿的情况,对复杂或新开展护理业务要亲自参加并具体指导。2.组织护理查房和随同科主任查房。3.指导下级护士、实习进修护士工作。4.确定护士轮转和临时调配。5.实施病区"7S管理"。6.加强物资管理,账物相符。7.落实患儿饮食。8.护理文书书写符合要求。9.掌握患儿护理技能,如烧伤、腹股沟斜疝、急性阑尾炎、肠套叠、肠梗阻、先天性心脏病、癫痫、颅内出血、病毒性和结核性脑膜炎、营养性缺铁性贫血、肾病综合征、急性肾小球肾炎、病毒性心肌炎、支气管喘、肺炎、急性扁桃体炎、腹泻、高热惊厥、过敏性紫癜、风湿热、肥胖症、佝偻病、营养不良等。10.服务热情,以微笑、耐心、爱心和责任心赢得患儿的信赖。11.掌握岗位专科护理特殊性,患儿的特殊性、病情观察的特殊性,护理操作的特殊性,静脉穿刺的特殊性。
制度执行。1.执行规章制度和技术操作常规。2.执行查对制度。3.执行消毒隔离,预防医院感染。4.能够按照PDCA工作,追踪问题解决,有持续改进计划并实施。
职业道德。1.遵纪守法。2.尊重患儿权利,保守医疗秘密。3.廉洁工作,文明礼貌,卓越服务。4.团队精神,和谐共事。5.工作积极性、主动性、创新性,责任心。
教学与科研。1.持续学习与创新能力。2.结合工作撰写论文。3.参加医学继续教育。4.参与临床部分教学、承担科研课题相关工作。5.完成领导交代的临时性工作任务。</td></tr>
<tr><td>岗位工作
主要绩效
考核要点</td><td colspan="6">1.规章制度落实。2.护理学术科研等工作及完成数量、质量、效率、绩效指标。3.顾客沟通,处理投诉与纠纷。4.医德医风、社会责任。5.健康宣教、培训帮带。6.病房管理。7.技术操作、静脉穿刺成功率。8.护理文书书写合格率。9.病人满意度。</td></tr>
<tr><td rowspan="2">岗位工
作关系</td><td>院内联系部门</td><td colspan="5">院内的各个科室、职能部门、后勤部门的相关领导和人员。</td></tr>
<tr><td>院外联系部门</td><td colspan="5">在医院科室或护理部授权范围内与外界有关部门和机构沟通联系。</td></tr>
<tr><td>岗位工
作权限</td><td colspan="6">1.科室管理、协调权。对护理日常工作的计划、实施、检查和指导权,对本科护理人员任免建议权。2.向科主任、护理部主任或上级领导建议提出改进科室工作的权力。</td></tr>
<tr><td>岗位工
作环境</td><td colspan="6">1.在医院内工作,温度、湿度适宜。2.工作现场会接触到轻微粉尘及医疗中的刺激性气味,照明条件良好,一般无相关职业病发生。3.满足医疗护理工作的相关条件。</td></tr>
<tr><td>在现在的岗位已工作时间</td><td colspan="6">自　　年　　月　　日开始,　共计:　　年</td></tr>
<tr><td>学历培训
经历经验</td><td colspan="6">1.本科以上学历,5年以上本病区护理工作经验。2.专科护理业务进修经历、医院管理培训经历。3.学术、教学、科研参与的经历。4.每年有1篇杂志护理论文发表。</td></tr>
<tr><td>岗位工作
技能要求</td><td colspan="6">1.称职的病区护理学科带头人。2.护理工作决策、管理和协调能力。3.较好的口才和文字表达能力。4.良好的职业道德素质和团队合作精神。5.中级专业技术职称。</td></tr>
<tr><td rowspan="2">岗位工作
其他要求</td><td>性别要求</td><td></td><td>年龄要求</td><td></td><td>婚姻</td><td>婚否不限</td></tr>
<tr><td>身体要求</td><td></td><td>政治要求</td><td>事业性、组织观念强</td><td>业务要求</td><td>精通本专业</td></tr>
<tr><td colspan="2">岗位分析时间</td><td colspan="2"></td><td colspan="1">填写人</td><td></td></tr>
<tr><td colspan="2">直接上级审核签字</td><td colspan="2"></td><td colspan="1">审核时间</td><td></td></tr>
</table>

3.小儿内科主任护师岗位说明书

岗位工作基本信息	岗位名称	主任护师	所在部门	小儿内科	岗位编号	
	从属部门	医务部、护理部	岗位定员		所辖人数	
	直接上级	护士长	直接下级	护理相关人员		

岗位使命工作概述	在护理部和护士长领导下,分管科室护理业务、教学、培训、科研、服务,纠纷处理、护理质量管理等工作。本科室的护理业务、技术、科研、管理的高技术人员。

岗位工作主要职责与任务	**岗位职责。**1.履行高级职称岗位职责。指导本科护理业务、技术、服务、教学与科研工作。2.参加晨会床旁交接班,协助护士长制订年度、月度、周工作计划并付诸监督实施。3.协调科室护理人员、监护室及相关部门科室业务关系。4.协助护士长制定基础、专科、责任护理计划并落实。5.PDCA管理,追踪解决问题,持续改进。 **业务管理。**1.主持护理大查房,解决护理业务与技术疑难问题。2.随时检查急、危、重、疑难患者护理计划和会诊落实情况,对复杂技术或新开展护理业务,要亲自参加并具体指导。3.处理护理纠纷,对护理差错事故提出技术鉴定意见。4.协助护士长病房管理。5.督促检查护理人员落实患儿基础、专科与责任制护理。6.实施护理查房和随同科主任查房。指导下级护士、实习、进修护士工作。7.掌握儿科开展护理业务的全部护理服务与技能。8.承担全院护理新业务、新技术、新知识的推广、应用任务,结合本专业实际有所创新。9.协助护理部做好护理技术人员晋级的培养和业务考核工作。参加医院护理安全委员会工作,对护理缺陷、事故提出鉴定意见。10.参加院内、外护理会诊、护理病例讨论及重大抢救工作。11.总结护理改革经验,完善医院护理服务体系及服务项目。12.协助护理部对全院护理人员进行业务技术训练和绩效考核工作。13.不断持续学习进取,寻求自身在护理专业上的持续发展。 **制度执行。**1.执行各项规章制度和技术操作常规,按照流程操作。2.执行查对制度及相关管理规定。3.严格执行规定消毒隔离、无菌技术操作流程,预防医院感染。 **职业道德。**1.遵守劳动纪律。2.尊重患者权利,保守医疗秘密。3.勤奋工作,文明礼貌,卓越服务。4.团队精神,和谐共事。5.工作积极、主动与创造性,责任心。 **教学与科研。**1.持续学习与创新能力。2.结合工作撰写论文。3.参加医学继续教育。4.承担临床教学和护理科研课题相关工作。5.完成领导交代的其他临时性工作任务。

主要绩效考核要点	1.规章制度,出勤纪律。2.岗位职责,监护室患儿监护工作、数量、质量、效率、效益指标。3.顾客沟通、医患纠纷处理。4.监护室管理。5.持续学习与创新能力。

岗位工作工作关系	院内联系部门	院内的各个科室、职能部门、后勤部门的相关领导和人员。
	院外联系部门	在医院科室或护理部授权范围内与外界有关部门和机构沟通联系。

岗位工作权限	1.科室护理业务、科研和管理指导权。2.日常工作计划、实施、检查的建议权。3.本科护理人员任免建议权。4.有分管人员的工作监督权。5.提出改进护理工作建议权。

岗位工作环境	1.在医院内工作,温度、湿度适宜。2.工作现场会接触到轻微粉尘及医疗中的刺激性气味,照明条件良好,一般无相关职业病发生。3.满足医疗工作的相关条件。

在现在的岗位已工作时间	自　　　年　　月　　　日开始,　　共计:　　　年

学历培训经历经验	1.本科以上学历,10年以上专科护理工作经验。2.有基础、专科、责任护理、管理培训经历。3.有高层次护理科研成果。4.年内最少有1篇全国级杂志论文发表。

岗位工作技能要求	1.称职的护理学科技术带头人。2.过硬的业务、技术和协调能力。3.较好的口才和文字表达能力。4.良好的职业道德素质和团队合作精神。5.高级专业技术职称。

岗位工作其他要求	性别要求		年龄要求		婚姻	婚否不限
	身体要求		政治要求	事业性、组织观念强	业务要求	精通本专业

岗位分析时间		填写人	
直接上级审核签字		审核时间	

4.小儿内科副主任护师岗位说明书

岗位工作 基本信息	岗位名称	副主任护师	所在部门	小儿内科	岗位编号	
	从属部门	医务部、护理部	岗位定员		所辖人数	
	直接上级	护士长	直接下级		护理相关人员	

岗位使命 工作概述	在护士长领导和上级护师指导下,分管科室护理业务、技术、服务、教学、培训、科研、护理质量管理工作。是本科室护理业务、技术、科研、管理的行家里手。

岗位工作 主要职责 与任务	**岗位职责。**1.履行高级职称岗位职责。指导本科护理业务、技术、服务、教学与科研工作。2.参加晨会床旁交接班,协助护士长制订年度、月度、周工作计划并付诸监督实施。3.协调科室护理人员、监护室及相关部门科室业务关系。4.协助护士长制定基础、专科、责任护理计划并落实。5.PDCA管理,追踪解决问题,持续改进。 **业务管理。**1.主持护理大查房,解决护理业务与技术疑难问题。2.掌握国内外护理学科的发展动态,结合本专科护理重点、难点问题开展护理研究,提出科学的护理对策,提高专科护理水平,努力成为本专业的学科带头人。3.处理护理投诉和纠纷。4.协助护士长病房管理。5.督促检查护理人员落实患儿基础、专科与责任制护理。6.必要时随同科主任查房。指导下级护士、实习、进修护士工作。7.掌握儿科开展护理业务的全部护理服务与技能。8.承担全院护理新业务、新技术、新知识的推广、应用任务,结合本专业实际有所创新。9.协助护理部做好护理技术人员晋级的培养和业务考核工作。参加医院护理安全委员会工作,对护理缺陷、事故提出鉴定意见。10.参加院内、外护理会诊、护理病例讨论及重大抢救工作。11.总结护理改革经验,完善医院护理服务体系及服务项目。12.协助护理部对全院护理人员进行业务技术训练和考核工作。13.不断持续学习进取,寻求自身在岗位护理专业上的持续发展。 **制度执行。**1.执行各项规章制度和技术操作常规,按照流程操作。2.执行查对制度及相关管理规定。3.严格执行规定的消毒隔离、无菌技术操作流程,预防医院感染。 **职业道德。**1.遵守劳动纪律。2.尊重患者权利,保守医疗秘密。3.勤奋工作,文明礼貌,卓越服务。4.团队精神,和谐共事。5.工作积极、主动、创造性,责任心。 **教学与科研。**1.持续学习与创新能力。2.结合工作撰写论文。3.参加医学继续教育。4.承担临床教学和护理科研课题相关工作。5.完成领导交代的其他临时性工作任务。

主要绩效 考核要点	1.规章制度,出勤纪律。2.岗位职责,监护室患儿监护工作、数量、质量、效率、效益指标。3.顾客沟通、医患纠纷处理。4.监护室管理。5.岗位学习与创新能力。

岗位工 作关系	院内联系部门	院内的各个科室、职能部门、后勤部门的相关领导和人员。
	院外联系部门	在医院科室或护理部授权范围内与外界有关部门和机构沟通联系。

岗位工 作权限	1.科室护理业务、科研和管理指导权。2.日常工作计划、实施、检查的建议权。3.本科护理人员任免建议权。4.有分管人员的工作监督权。5.提出改进护理工作建议权。

岗位工 作环境	1.在医院内工作,温度、湿度适宜。2.工作现场会接触到轻微粉尘及医疗中的刺激性气味,照明条件良好,一般无相关职业病发生。3.满足医疗工作的相关工作条件。

在现在的岗位已工作时间	自　　年　　月　　日开始,　　共计:　　年

学历培训 经历经验	1.本科以上学历,10年以上护理工作经验。2.有基础、专科、责任护理、管理培训经历。3.有高层次护理科研成果。4.年内最少有1篇全国级杂志论文发表。

岗位工作 技能要求	1.称职的护理业务技术带头人。2.公认的业务、技术工作能力。3.较好的口才和文字表达能力。4.良好的职业道德素质和团队合作精神。5.高级专业技术职称。

岗位工作 其他要求	性别要求		年龄要求		婚姻	婚否不限
	身体要求		政治要求	事业性、组织观念强	业务要求	精通本专业

岗位分析时间		填写人	
直接上级审核签字		审核时间	

5.小儿内科主管护师岗位说明书

<table>
<tr><td rowspan="3">岗位工作
基本信息</td><td>岗位名称</td><td>主管护师</td><td>所在部门</td><td>小儿内科</td><td>岗位编号</td><td></td></tr>
<tr><td>从属部门</td><td>医务部、护理部</td><td>岗位定员</td><td></td><td>所辖人数</td><td></td></tr>
<tr><td>直接上级</td><td>护士长</td><td>直接下级</td><td colspan="3">护理相关人员</td></tr>
<tr><td>岗位使命
工作概述</td><td colspan="6">在护士长领导和上级护师指导下,负责上班时患儿的治疗、护理、服务工作,护患沟通、健康教育及相关工作。是专科护理业务、技术、服务工作全能者。</td></tr>
<tr><td>岗位工作
主要职责
与任务</td><td colspan="6">岗位职责。1.参加护士各种班次值班。按量按质按时完成自己岗位工作。2.协助护士长做好护理质量控制工作,把好护理质量关,不断提高护理质量。3.熟悉现代医院护理理念和管理工具。制订具有专科特色的护理计划,对患者实施整体护理。4.掌握基础、专科与责任护理流程。5.熟悉解决本科护理业务上的问题方法,实施危重、疑难患儿护理计划的制订及实施。6.受护士长委托指导护理查房和护理会诊。对发生的护理投诉、差错、事故进行分析总结经验,并提出防范措施。7.工作现场"7S管理":①整理、②整顿、③清扫、④清洁、⑤安全、⑥节约、⑦素养。8.按照规定处理医疗垃圾和废物。9.完成相关领导交代的临时性工作任务。10.病人满意度。
工作任务。1.担当危、急、重症患儿抢救工作。2.指导护师、护士、实习、进修护士工作。3.落实病人饮食和治疗饮食。4.解除患儿疼痛,评价患儿疼痛。5.掌握儿科护理技能,如烧伤、腹股沟斜疝、急性阑尾炎、肠套叠、肠梗阻、先天性心脏病、癫痫、颅内出血、病毒性和结核性脑膜炎、营养性缺铁性贫血、肾病综合征、急性肾小球肾炎、病毒性心肌炎、支气管喘、肺炎、急性扁桃体炎、腹泻、高热惊厥、过敏性紫癜、风湿热、肥胖症、佝偻病、营养不良等。6.服务热情,以微笑、耐心、爱心和责任心赢得患儿和家长的信赖。7.掌握儿科护理特殊性,如患儿的特殊性,病情观察的特殊性,护理操作的特殊性,静脉穿刺的特殊性。8.持续学习。
制度执行。1.严格执行各项规章制度与护理技术操作常规。2.落实"三查七对"及相关医疗、护理业务与管理制度。3.执行年度、月度和周护理工作计划,细化自己的本职工作并记录完整。4.各项护理文书书写达到要求,有护理持续改进计划并实施。
职业道德。1.尊重患儿权利,保守医疗秘密。2.勤奋工作,文明礼貌,卓越服务。3.团队精神,和谐共事。4.工作积极、主动、责任性。5.奉献精神,任劳任怨。
学习与创新。1.持续学习与创新能力。2.不断总结经验,结合临床实际撰写论文。</td></tr>
<tr><td>主要绩效
考核要点</td><td colspan="6">1.规章制度。2.工作数量、质量、效率和绩效。3.医德医风。4.病区管理、健康宣教、培训帮带。5.工作主动、积极性和责任心。6.服务态度。7.持续学习与创新能力。</td></tr>
<tr><td rowspan="2">岗位工
作关系</td><td>院内联系部门</td><td colspan="5">院内的各个科室、职能部门、后勤部门的相关领导和人员。</td></tr>
<tr><td>院外联系部门</td><td colspan="5">在医院科室或护理部授权范围内与外界有关部门和机构沟通联系。</td></tr>
<tr><td>岗位工
作权限</td><td colspan="6">1.科室护理业务、科研和管理的建议权。2.日常工作计划、实施、检查的建议权。3.本科护理人员任免建议权。4.有分管人员的工作监督权。5.提出改进护理工作建议权。</td></tr>
<tr><td>岗位工
作环境</td><td colspan="6">1.在医院内工作,温度、湿度适宜。2.工作现场会接触到轻微粉尘及医疗中的刺激性气味,照明条件良好,一般无相关职业病发生。3.满足医疗工作的相关条件。</td></tr>
<tr><td>在现在的岗位已工作时间</td><td colspan="6">自　　　年　　　月　　　日开始,　　共计:　　　年</td></tr>
<tr><td>学历培训
经历经验</td><td colspan="6">1.本科以上学历,5年以上护理工作经验。2.有基础、专科、责任护理、管理培训经历。3.有高层次护理科研课题。4.年内有1篇杂志论文发表或者年度本专业综述。</td></tr>
<tr><td>岗位工作
技能要求</td><td colspan="6">1.称职的中级专业技术职称。2.业务、技术、管理和协调能力。3.较好的口才和文字表达能力。4.良好的职业道德素质和团队合作精神。5.持续学习本专业技术的能力强。</td></tr>
<tr><td rowspan="2">岗位工作
其他要求</td><td>性别要求</td><td></td><td>年龄要求</td><td></td><td>婚姻</td><td>婚否不限</td></tr>
<tr><td>身体要求</td><td></td><td>政治要求</td><td>事业性、组织观念强</td><td>业务要求</td><td>掌握儿科护理</td></tr>
<tr><td colspan="3">岗位分析时间</td><td></td><td>填写人</td><td colspan="2"></td></tr>
</table>

6.小儿内科监护室护士岗位说明书

岗位工作基本信息	岗位名称	监护室护士	所在部门	小儿内科	岗位编号	
	从属部门	小儿内科	岗位定员		所辖人数	
	直接上级	监护室负责人	直接下级	实习、进修护士		

岗位使命工作概述	在监护室负责人和护士长领导下负责监护室日常各种工作。完成监护室设备与仪器正常运行与绩效管理工作。注重监护室患儿护理质量,提高顾客满意度。

岗位工作主要职责与任务	**岗位职责**。1.取得护士执业资格并经过注册。2.具备儿科整体护理知识,熟悉专科护理业务,运用护理程序对患儿实施整体护理,制订护理计划并落实。3.提前10分钟到病房,交接班前要认真阅读监护室报告本、医嘱本、治疗本,详细了解监护室患儿诊断、治疗和病情变化记录,如现在病情、用药、24小时出入量、抢救记录重点等。4.认真进行监护室患儿交接班(检查皮肤、卧位,了解各种管道用途,检查是否通畅,明确输液的用药、剂量、浓度、速度等)。5.全面掌握患儿的T、P、R、BP、PR、RR、EKG、CVP及血液动力学监测、呼吸监测等情况。6.检查各种仪器(呼吸机、心输出量仪、输液泵等)的运转情况。7.每日按照消毒更换创伤部位敷料(如:气管切开、静脉插管等)。8.全面掌握患儿病情动态变化,遇有情况及时报告值班医生,参加急危重患儿的抢救,完成交班报告及各种病情记录。9.保持监护室患儿连续诊疗、记录,严格交接班制度。10.做好患儿各种记录和签字,并妥善保管监护室用物,防止丢失。11.服务热情,以微笑、耐心、爱心和责任心赢得患儿信赖。12.掌握专科儿科护理特殊性,患儿的特殊性,病情观察的特殊性,护理操作的特殊性,静脉穿刺的特殊性。13.注重监护室患儿护理质量,有持续改进计划。14.保持监护室清洁、整齐。15.加强监护室仪器设备管理,提高设备使用效率。16.病人满意度。 **制度执行**。1.执行规章制度和技术操作常规。2.执行查对制度。3.执行消毒隔离,预防医院感染。4.能够按照PDCA工作,追踪问题解决,有持续改进计划并实施。 **职业道德**。1.遵纪守法。尊重患者权利,保守医疗秘密。2.勤奋工作,文明礼貌,卓越服务。3.团队精神,和谐共事。4.工作积极性、主动性、创新性,责任心。 **教学与科研**。1.持续学习与创新能力。2.结合工作撰写论文。3.参加医学继续教育。4.参与临床部分教学、承担科研护理课题相关工作。5.教学科研工作的持续改进。

主要绩效考核要点	1.规章制度,出勤纪律。2.岗位职责,监护室患儿监护工作、数量、质量、效率、效益指标。3.顾客沟通、医患纠纷处理。4.监护室管理。5.岗位学习与创新能力。

岗位工作关系	院内联系部门	院内的各个科室、职能部门、后勤部门的相关领导和人员。
	院外联系部门	在医院科室或护理部授权范围内与外界有关部门和机构沟通联系。

岗位工作权限	1.监护室工作权。2.对本室日常工作计划、实施、检查的参与权。3.顾客沟通权。4.仪器设备维护工作权。5.有向上级领导建议提出改进监护室工作、薪酬的权力。

岗位工作环境	1.在医院内工作,温度、湿度适宜。2.工作现场会接触到轻微粉尘及医疗中的刺激性气味,照明条件良好,一般无相关职业病发生。3.满足医疗工作的相关条件。

在现在的岗位已工作时间	自　　年　　月　　日开始,　　共计:　　年

学历培训经历经验	1.本科以上学历,1年以上神经内科工作经验。2.很强的独立工作经历和能力。3.熟悉监护室常用仪器设备。4.每年有1篇杂志论文发表。5.中级专业职称技术。

岗位工作技能要求	1.科室人员公认的监护室工作能力。2.较好的口才和文字表达能力。3.良好的职业道德素质和团队合作精神。4.持续学习能力和创新能力强。5.同事间协调沟通能力。

岗位工作其他要求	性别要求		年龄要求		婚姻	婚否不限
	身体要求		政治要求	事业性、组织观念强	业务要求	掌握本专业

岗位分析时间		填写人	
直接上级审核签字		审核时间	

7.小儿内科护师岗位说明书

岗位工作基本信息	岗位名称	护师	所在部门	小儿内科	岗位编号	
	从属部门	医务部、护理部	岗位定员		所辖人数	
	直接上级	护士长	直接下级	护士、实习、进修护士		

岗位使命工作概述	在护士长领导和上级护师指导下按照自己的职责独立做好护理工作、重视护理质量、提高患儿满意度。按时、按质、按量完成自己的本职工作。是科室护理骨干力量。

岗位工作主要职责与任务	**岗位职责。** 1.取得护师执业资格。2.参加晨会。查看夜班交班报告内容,明确治疗、医嘱、护嘱、记录本内容与结果,完成交班期间待完成的治疗项目。3.承担护士各种班次值班。独立完成岗位工作。4.熟练掌握本专业的相关知识,了解国内外护理专业发展动态。5.熟练应用护理程序的方法,全面评估,制订护理计划,对病人实施身心全面护理,负责危重、大手术、特殊病人护理工作。6.为患儿及家属提供健康教育,帮助患儿应用所接受的知识和技能提高维持健康的自理能力。7.协助护士长病房管理。8.参加本科上级护师组织护理查房、会诊和病例讨论。9.持续学习。 **工作任务。** 1.落实分级护理及上级护士制定的护理措施,认真观察患儿病情、情绪变化。2.在护士长带领下参加患儿床旁交接班,明确危重、抢救、特殊检查、新入院患儿情况。3.交接班重点明白患儿静脉输液管等各种管道是否畅通。静脉输液管内加药成分、滴速、数量。吸引管引出的液体颜色、性质、数量,各类管道消毒更换日期等。4.确认疼痛患儿止痛后的效果。5.能够与医生一道独立完成危重病人抢救工作。6.服务热情,以微笑、耐心、爱心和责任心赢得患儿和家长的信赖。7.掌握患儿的特殊性,病情观察的特殊性,护理操作的特殊性,静脉穿刺的特殊性。8.工作现场"7S管理":①整理、②整顿、③清扫、④清洁、⑤安全、⑥节约、⑦素养。9.按照规定处理医疗垃圾和废物。10.完成临时性工作任务。11.病人服务满意度。 **制度执行。** 1.严格执行各项规章制度和技术操作常规,按照规范流程操作。2.执行消毒隔离、无菌技术操作流程,预防医院感染。3.有针对问题、缺陷持续改进计划。 **职业道德。** 1.遵纪守法。2.尊重患者权利,保守患儿秘密。3.文明礼貌,卓越服务。4.团队精神,和谐共事。5.工作积极、主动性,责任心。6.奉献精神,任劳任怨。 **学习与创新。** 1.朝气蓬勃,精神面貌好,持续学习与创新能力。2.结合临床实际不断总结经验,撰写论文。3.积极参加医学继续教育。指导护士、实习、进修生临床带教工作,并进行考核和评价。4.熟悉PDCA、追踪问题管理理念、持续改进工作。

主要绩效考核要点	1.规章制度。2.工作数量、质量、效率和绩效。3.医德医风。4.病区管理、健康宣教、培训帮带。5.工作主动、积极和责任性。6.服务态度。7.持续学习与创新能力。

岗位工作关系	院内联系部门	院内的各个科室、职能部门、后勤部门的相关领导和人员。
	院外联系部门	在医院科室或护理部授权范围内与外界有关部门和机构沟通联系。

岗位工作权限	1.对本科护理工作计划、实施、检查参与权。2.有向护士长、主任、主任护师或者上级领导提出改进科室工作的建议权。3.卓越绩效薪酬分配、制度改进建议权。

岗位工作环境	1.在医院内工作,温度、湿度适宜。2.工作现场会接触到轻微粉尘及医疗中的刺激性气味,照明条件良好,一般无相关职业病发生。3.满足医疗护理工作的相关条件。

在现在的岗位已工作时间	自 年 月 日开始, 共计: 年

学历培训经历经验	1.本科以上学历,1年以上护理工作经验。2.有基础、专科、责任护理、管理培训经历。3.有高层次护理科研课题。4.年内撰写1篇论文。5.同事之间协调与沟通能力。

技能要求	1.称职的初级专业技术职称。2.良好的职业道德素质和团队合作精神。3.持续学习能力强。

岗位工作其他要求	性别要求		年龄要求		婚姻	婚否不限
	身体要求		政治要求	事业性、组织观念强	业务要求	熟悉本专业

岗位分析时间		填写人	

8.小儿内科护士岗位说明书

<table>
<tr><td rowspan="3">岗位工作
基本信息</td><td>岗位名称</td><td>护士</td><td>所在部门</td><td>小儿内科</td><td>岗位编号</td><td></td></tr>
<tr><td>从属部门</td><td>医务部、护理部</td><td>岗位定员</td><td></td><td>所辖人数</td><td></td></tr>
<tr><td>直接上级</td><td>护士长</td><td>直接下级</td><td colspan="3">实习、进修护士</td></tr>
<tr><td>岗位使命
工作概述</td><td colspan="6">在护士长领导和上级护师指导下独立做好护理工作,重视护理质量、提高病人满意度。按照时间、按照质量、按照数量标准完成自己的本职岗位工作。解决问题能力。</td></tr>
<tr><td>岗位工作
主要职责
与任务</td><td colspan="6">岗位职责。1.取得护师执业资格。2.参加晨会。查看交班报告内容,明确治疗、医嘱、护嘱、记录本内容与结果,完成交班期间待完成的治疗项目。3.在护士长带领下参加患儿床旁交接班,明确危重、抢救、特殊检查、新入院患儿情况。4.交接班重点明白患儿静脉输液管等各种管道是否畅通。静脉输液管内加药成分、滴速、数量。吸引管引出的液体颜色、性质、数量,各类管道消毒更换日期。5.刻苦学习专业知识,熟练掌握基本理论、基本知识、基本技能。6.在上级护士指导下分管一定床位的患儿护理,应用护理程序的方法,落实分级护理,完成患儿的基础护理、常规诊疗计划执行、专科护理工作,各项护理技术操作熟练。7.认真做好危重、抢救和特殊患儿的护理工作。8.为患儿及家属提供健康教育,帮助患儿应用所接受的知识和技能提高维持健康的自理能力。9.协助护士长病房管理,提高护理质量。10.工作现场"7S管理":①整理、②整顿、③清扫、④清洁、⑤安全、⑥节约、⑦素养。11.按照规定处理医疗与护理垃圾和废物。12.完成领导交代的临时性工作任务。
工作任务。1.及时、准确、完整的记录患儿的情况,掌握患儿的动态变化。认真观察患儿病情、情绪变化。2.确认疼痛患儿止痛后的效果。3.能够与医生一道独立完成危重患儿抢救工作。4.服务热情,以微笑、耐心、爱心和责任心赢得患儿和家长的信赖。5.掌握患儿的特殊性,病情观察的特殊性,护理操作的特殊性,静脉穿刺的特殊性。6.主动向上级护士汇报患儿的情况变化和工作完成情况。7.病人满意度。
制度执行。1.严格执行各项规章制度和技术操作常规,按照规范流程操作。2.执行消毒隔离、无菌技术操作流程,预防医院内部感染。3.制订持续改进计划并落实。
职业道德。1.遵纪守法。2.尊重患者权利,保守患儿秘密。3.文明礼貌,卓越服务。4.团队精神,和谐共事。5.岗位工作积极主动责任性。6.奉献精神,任劳任怨。
学习与创新。1.持续学习能力。2.积极参加医学继续教育。3.熟悉PDCA、追踪问题管理、持续改进工作理念。4.每年自我评价一次,努力寻求自身发展与成熟。</td></tr>
<tr><td>主要绩效
考核要点</td><td colspan="6">1.规章制度。2.工作数量、质量、效率和绩效。3.医德医风。4.病区管理、健康宣教。5.工作主动、积极性与责任心。6.服务病人态度。7.岗位持续学习与创新能力。</td></tr>
<tr><td rowspan="2">岗位工
作关系</td><td>院内联系部门</td><td colspan="5">院内的各个科室、职能部门、后勤部门的相关领导和人员。</td></tr>
<tr><td>院外联系部门</td><td colspan="5">在医院科室或护理部授权范围内与外界有关部门和机构沟通联系。</td></tr>
<tr><td>岗位工
作权限</td><td colspan="6">1.对本科护理工作计划、实施、检查的参与权。2.有向护士长、主任、主任护师或者上级领导提出改进科室工作的建议权。3.绩效薪酬分配、制度改进的建议权。</td></tr>
<tr><td>岗位工
作环境</td><td colspan="6">1.在医院内工作,温度、湿度适宜。2.工作现场会接触到轻微粉尘及医疗中的刺激性气味,照明条件良好,一般无相关职业病发生。3.满足医疗护理工作的相关条件。</td></tr>
<tr><td colspan="2">在现在的岗位已工作时间</td><td colspan="5">自　　年　　月　　日开始,　共计:　　年</td></tr>
<tr><td>学历培训
经历经验</td><td colspan="6">1.本科以上学历,有1年以上本科室护理工作经验。2.有基础、专科、责任护理经历、医院管理培训经历。3.有抢救危重病人经历。4.服务态度、职业经历经验。</td></tr>
<tr><td>技能要求</td><td colspan="6">1.称职的初级专业技术职称。2.良好的职业道德素质和团队合作精神。3.持续学习能力强。</td></tr>
<tr><td rowspan="2">岗位工作
其他要求</td><td>性别要求</td><td></td><td>年龄要求</td><td></td><td>婚姻</td><td>婚否不限</td></tr>
<tr><td>身体要求</td><td></td><td>政治要求</td><td>事业性、组织观念强</td><td>业务要求</td><td>掌握本专业</td></tr>
<tr><td colspan="2">岗位分析时间</td><td colspan="3">填写人</td><td colspan="2"></td></tr>
</table>

9.小儿内科办公室护士岗位说明书

岗位工作基本信息	岗位名称	办公室护士	所在部门	小儿内科	岗位编号	
	从属部门	医务部、护理部	岗位定员		所辖人数	
	直接上级	护士长	直接下级	实习护士、进修护士		
岗位使命工作概述	在护士长领导和上级护师指导下按照自己的职责独立做好办公室工作、重视护理质量、提高顾客满意度。按照时间、按照质量、按照数量标准完成自己的本职工作。					
岗位工作主要职责与任务	**岗位职责。**1.提前10分钟上班,参加晨会,查看夜间医嘱,阅读交班报告和了解医嘱执行情况。2.热情接待患儿,文明用语。合理安排床位,填写诊断卡和床尾卡及时通知主管医师和主管护士。3.填写空床报告,在病室一览表上填写患儿总数、新入、危重、转科、出院、特殊治疗事项及当日值班医师和护士姓名。4.办理出入院、转科、转院、饮食、死亡通知工作。5.正确绘制体温单,转抄长期医嘱执行单(输液、注射、口服等)和记账。6.每日查对医嘱,每周大查对医嘱一次,有记录。根据护理级别、药物阳性标志及时在诊断卡和床头卡上注明。7.工作现场"7S管理":①整理、②整顿、③清扫、④清洁、⑤安全、⑥节约、⑦素养。8.按照规定处理医疗垃圾和废物。9.发现问题解决问题的能力。10.完成领导交代的临时性工作任务。 **制度执行。**1.认真执行各项规章制度和技术操作常规,按照流程操作。2.严格执行"三查七对"制度,正确执行医嘱,临时医嘱及时通知患儿责任护士。随时检查医嘱执行情况。3.严格执行消毒隔离、无菌技术操作流程,预防医院感染。4.严格执行收费标准并记账,负责掌握患儿费用的动态情况并与相关人员一起催交费用。 **工作任务。**1.按医嘱饮食种类和患儿需要,与营养科联系安排患儿的饮食,治疗饮食的落实。安排工人推送患儿检查及相关后勤工作。2.负责使用中的病历管理、出院患儿病历的质量检查及整理工作,防止丢失。3.负责办公室的电脑、电话的管理。4.各种纸张、表格、电脑耗材清理并及时补充。5.保持办公室清洁整齐,符合要求。 **职业道德。**1.遵纪守法。2.尊重患儿与家长权利,保守医疗秘密。3.勤奋工作,文明礼貌,卓越服务。4.团队精神,和谐共事。5.岗位工作积极、主动、责任心与创新性。 **学习与创新。**1.持续学习,具备PDCA、持续改进、沟通技巧、追踪问题理念。2.不断总结经验,结合临床实际撰写论文。3.积极参加医学继续教育。4.病人满意度。					
岗位工作主要绩效考核要点	1.规章制度。2.工作数量、质量、服务和综合绩效。3.医德医风、社会责任。4.顾客沟通。5.办公室管理、人员秩序。6.工作记录完整。7.服务态度。8.遵守纪律,任劳任怨。9.工作积极性、主动性、责任心。10.必要的人文知识和电脑操作能力。					
岗位工作关系	院内联系部门	院内的各个科室、职能部门、后勤部门的相关领导和人员。				
	院外联系部门	在医院科室或护理部授权范围内与外界有关部门和机构沟通联系。				
岗位工作权限	1.日常护理工作计划、实施、检查的参与权,护理人员奖励的建议权。2.有监督实习护士的工作权。3.向上级领导建议提出改进科室工作的权力,薪酬分配建议权,等等。					
岗位工作环境	1.在医院内工作,温度、湿度适宜。2.工作现场会接触到轻微粉尘及医疗中的刺激性气味,照明条件良好,一般无相关职业病发生。3.满足医疗护理工作的相关条件。					
在现在的岗位已工作时间	自 年 月 日开始, 共计: 年					
学历培训经历经验	1.本科以上学历,有5年以上本科护理工作经验。2.丰富的协调、沟通能力。3.有护理、抢救危重病人经历。4.年内有1篇论文发表。5."三基"考试合格。6.中级专业技术职称。					
岗位工作技能要求	1.称职的办公室护士。2.科室护理骨干。3.较好的口才和文字表达能力。4.良好的职业道德素质和团队合作精神。5.有持续改进计划。6.持续学习能力强。					
岗位工作其他要求	性别要求		年龄要求		婚姻	婚否不限
	身体要求		政治要求	事业性、组织观念强	业务要求	掌握本专业
岗位分析时间			填写人			

10.小儿内科总务护师岗位说明书

岗位工作 基本信息	岗位名称	总务护师	所在部门	小儿内科	岗位编号	
	从属部门	医务部、护理部	岗位定员		所辖人数	
	直接上级	护士长	直接下级	实习护士、进修护士		

岗位使命 工作概述	在护士长领导和上级护师指导下按照自己职责独立做好总务护士工作,重视护理工作质量、物资管理质量,提高顾客满意度。按时、按质、按量完成自己本职工作。

岗位工作 主要职责 与任务	**岗位职责。**1.树立以病人为中心服务理念,应用 PDCA 管理。2.具备小儿内科专科整体护理知识,熟悉基础、专科、责任护理业务。3.负责抢救仪器、急救器材、药品管理,保证急救器材、药品完好率 100％。保持病房内物品干净、整齐、卫生。4.负责病区氧气、治疗物品、一次性物品清理、交换及补充,无过期物品。5.负责药品领取和保管,分类分柜储存口服药、静脉药、肌注药、外用药、剧毒药,标识清楚。6.定期清理药品批号,无过期药品。麻醉药上锁,每班交接并签字。7.负责与供应室、洗衣房交换物品,保证科室与患儿床上用品及时更换。8.负责治疗、换药、处置及检查室管理、清洁、消毒工作。9.病房用后的废旧物品按规定处理。10.协助护士长做好病房管理工作,追踪问题管理并及时处理,物资管理做到账物相符。11.各种纸张、表格、电脑耗材补充及时。12.注重成本控制与精细化管理。13.科室物品无损坏、丢失,有保质期的用物,做到标示清楚。14.有持续改进计划。15.遵循 PDCA 管理、追踪问题管理、熟悉可靠性管理、持续护理质量改进。16.科室、库房、工作现场"7S管理":①整理、②整顿、③清扫、④清洁、⑤安全、⑥节约、⑦素养。17.按照规定处理医疗垃圾和废物。18.完成领导交办的其他临时性工作任务。 **制度执行。**1.执行各项规章制度和技术操作常规。2.执行消毒隔离制度、医院感染管理制度和无菌技术规程,预防医院感染。3.执行查对制度,负责科室所有物品管理,无丢失无损坏。4.执行规定的物资丢失赔偿制度。5.患者服务满意度与测评。 **职业道德。**1.遵纪守法。2.尊重患儿权利,保守医疗秘密。3.廉洁工作,文明礼貌,卓越服务。4.团队精神,和谐共事。5.工作积极性、主动性、责任心与创新性。

岗位工作 主要绩效 考核要点	1.规章制度落实。2.规定的护理任务以及工作数量、质量、效率和综合绩效指标。3.医德医风、社会责任。4.顾客沟通。5.病区管理、健康宣教。6.护理工作流程。7.危重病人护理与救治。8.工作主动性、积极性和责任心。9.服务态度与敬业性。

岗位工 作关系	院内联系部门	院内的各个科室、职能部门、后勤部门的相关领导和人员。
	院外联系部门	在医院科室或护理部授权范围内与外界有关部门和机构沟通联系。

岗位工 作权限	1.对本科护理工作计划、实施、检查的参与权。2.有向护士长、主任、主任护师或者上级领导建议提出改进科室工作的权力。3.卓越绩效薪酬分配、制度改进建议权。

岗位工 作环境	1.在医院内工作,温度、湿度适宜。2.工作现场会接触到轻微粉尘及医疗中的刺激性气味,照明条件良好,一般无相关职业病发生。3.满足医疗护理工作的相关条件。

在现在的岗位已工作时间	自　　年　　月　　日开始,　共计:　　　年

学历培训 经历经验	1.本科以上学历,有 5 年以上本科室护理工作经验。2.有较丰富的协调、沟通能力。3.有护理、抢救危重病人经历。4.年内最少有 1 篇论文发表,每年积极参加继续医学教育。5."三基"考试合格。6.具备中级专业技术职称。7.同事之间协调与沟通能力。

岗位工作 技能要求	1.称职的总务护士。2.科室护理骨干。3.较好的口才和文字表达能力。4.良好的职业道德素质和团队合作精神。5.较高的护理管理能力。6.岗位持续学习能力强。

岗位工作 其他要求	性别要求		年龄要求		婚姻	婚否不限
	身体要求		政治要求	事业性、组织观念强	业务要求	精通本专业

岗位分析时间		填写人	
直接上级审核签字		审核时间	

11. 小儿内科主班护师岗位说明书

<table>
<tr><td rowspan="3">岗位工作
基本信息</td><td>岗位名称</td><td>治疗班主班护师</td><td>所在部门</td><td colspan="2">小儿内科</td><td>岗位编号</td><td></td></tr>
<tr><td>从属部门</td><td>医务部、护理部</td><td>岗位定员</td><td colspan="2"></td><td>所辖人数</td><td></td></tr>
<tr><td>直接上级</td><td>护士长</td><td>直接下级</td><td colspan="4">实习护士</td></tr>
<tr><td>岗位使命
工作概述</td><td colspan="7">在护士长领导和上级护师指导下按照自己的职责独立做好主班工作、重视主班工作质量、提高病人满意度。按照时间、按照质量、按照数量标准完成自己的本职工作。</td></tr>
<tr><td rowspan="4">岗位工作
主要职责
与任务</td><td colspan="7">岗位职责。1.提前上班交接治疗室常备药品、器械、体温表、输液器、血压计、听诊器、剪刀、急救药盘和保护带的使用情况及数量并双方签字。2.查看前班交班报告内容,明确治疗、医嘱、护嘱、记录本内容完成情况和结果,完成交班期间待完成事项。3.跟随护士长到患儿床旁交接班,重点是危重、抢救、特殊检查、新入院患儿情况。4.接班重点是患儿静脉输液管道等各种管道是否畅通。静脉输液瓶内加药成分、滴速、数量,吸引管引出的液体颜色、性质、数量,各类管道消毒更换日期、标示等。5.每天下午划体温,有异常报告医生,及时处理。查对当天医嘱。做好体温计消毒及治疗室紫外线消毒,填写消毒记录和医疗用品使用记录并正确完整记录。6.熟悉并尽快掌握儿内科所开展业务与技术的护理技能。7.服务热情,以微笑、耐心、爱心和责任心赢得患儿和家长的信赖。8.掌握儿科护理的特殊性,如患儿的特殊性,病情观察的特殊性,护理操作的特殊性,静脉穿刺的特殊性。9.协助主班护士及时执行医嘱、护嘱,实施护理计划及评价护理效果。10.参加危重患儿抢救工作。11.巡视病房,掌握患儿动态情况。12.参加护理查房、护理病例讨论,落实持续改进计划。13.协助护士长做好病室管理工作。14.工作现场"7S管理":①整理、②整顿、③清扫、④清洁、⑤安全、⑥节约、⑦素养。15.发现问题解决问题能力。</td></tr>
<tr><td colspan="7">制度执行。1.执行规章制度和技术操作常规,按流程操作。2.严格执行"三查七对"及相关管理规定。3.严格执行规定的消毒隔离、无菌技术操作流程,预防医院感染。</td></tr>
<tr><td colspan="7">职业道德。1.遵纪守法,遵守劳动纪律,按规定着装。2.尊重患者权利,保守医疗秘密。3.勤奋工作,文明礼貌,卓越服务。4.团队精神,和谐共事。5.工作积极性、主动性、责任心与创新性。6.热爱本专业,任劳任怨,忠于职守。7.病人满意度。</td></tr>
<tr><td colspan="7">学习与创新。1.持续学习,具备PDCA、持续改进、沟通技巧、追踪问题理念。2.不断总结经验,结合临床实际撰写论文。3.积极参加医学继续教育。指导实习、进修护士临床带教。4.每年自我评价一次,努力寻求自身发展与成熟。5.病人满意度。</td></tr>
<tr><td>主要绩效
考核要点</td><td colspan="7">1.规章制度。2.工作数量、质量、效率和绩效。3.医德医风。4.病区管理、健康宣教、培训帮带。5.工作主动、积极性和责任心。6.服务态度。7.持续学习与创新能力。</td></tr>
<tr><td rowspan="2">岗位工
作关系</td><td>院内联系部门</td><td colspan="6">院内的各个科室、职能部门、后勤部门的相关领导和人员。</td></tr>
<tr><td>院外联系部门</td><td colspan="6">在医院科室或护理部授权范围内与外界有关部门和机构沟通联系。</td></tr>
<tr><td>岗位工
作权限</td><td colspan="7">1.对护理工作计划、实施、检查的参与权。2.有监督实习护士的工作权。3.有向护士长、主任提出改进科室工作的建议权。4.绩效薪酬分配、规章制度改进的建议权。</td></tr>
<tr><td>岗位工
作环境</td><td colspan="7">1.在医院内工作,温度、湿度适宜。2.工作现场会接触到轻微粉尘及医疗中的刺激性气味,照明条件良好,一般无相关职业病发生。3.满足医疗工护理作的相关条件。</td></tr>
<tr><td>在现在的岗位已工作时间</td><td colspan="7">自 年 月 日开始, 共计: 年</td></tr>
<tr><td>学历培训
经历经验</td><td colspan="7">1.专科以上学历,5年以上本科室护理工作经验。2.院内医院管理培训经历。3.抢救危重病人经历。4.年内撰写1篇论文,每年参加继续医学教育。5."三基"考试合格。</td></tr>
<tr><td>技能要求</td><td colspan="7">1.胜任本职工作。2.良好的职业道德素质和团队合作精神。3.中级专业技术职称。</td></tr>
<tr><td rowspan="2">岗位工作
其他要求</td><td>性别要求</td><td></td><td>年龄要求</td><td colspan="2"></td><td>婚姻</td><td>婚否不限</td></tr>
<tr><td>身体要求</td><td></td><td>政治要求</td><td colspan="2">事业性、组织观念强</td><td>业务要求</td><td>掌握本专业</td></tr>
<tr><td colspan="3" align="center">岗位分析时间</td><td colspan="2" align="center">填写人</td><td colspan="3"></td></tr>
</table>

12.小儿内科辅助、帮班护士岗位说明书

岗位工作基本信息	岗位名称	副班护士	所在部门	小儿内科	岗位编号	
	从属部门	医务部、护理部	岗位定员		所辖人数	
	直接上级	护士长	直接下级	实习护士		

岗位使命工作概述	在护士长领导和上级护师指导下依据主班护工作做好自己的辅助护理工作,重视护理质量、提高病人满意度。按时、按质、按量、按绩效完成辅助、帮班工作。

岗位工作主要职责与任务	**岗位职责与任务。**1.取得护师执业资格。2.查点交接规定的物品并双方签字。3.查看前班交班报告内容,明确治疗、医嘱、护嘱、记录本内容完成情况和结果,完成交班期间待完成事项。4.晨会后在护士长带领下病人床旁交班,重点是危重、抢救、特殊检查、新入院患儿情况。一切以主班护士工作为中心。5.接班重点是患儿静脉输液管道等各种管道是否畅通。静脉输液瓶内加药成分、滴速、数量,吸引管引出的液体颜色、性质、数量,各类管道消毒更换日期、标示等。6.具备整体护理知识,熟悉基础、专科、责任护理业务,熟悉危重患儿护理工作流程。7.熟悉并尽快掌握儿内科所开展业务与技术的护理技能。8.服务热情,以微笑、耐心、爱心和责任心赢得患儿和家长的信赖。9.掌握儿科护理的特殊性,如患儿的特殊性,病情观察的特殊性,护理操作的特殊性,静脉穿刺的特殊性。10.有护理工作持续改进计划。11.协助主班护士及时执行医嘱、护嘱,实施护理计划及评价护理效果。12.参加危重患儿抢救工作。13.巡视病房,掌握患儿动态情况,测量患儿生命体征,并正确完整记录。14.参加护理查房、护理病例讨论,落实持续改进计划。15.落实患儿饮食。16.协助护士长做好病室管理工作。17.维护设备、提高设备的使用率。18.遵循 PDCA 管理、追踪问题管理、熟悉可靠性管理、持续护理质量改进。19.工作现场"7S 管理":①整理、②整顿、③清扫、④清洁、⑤安全、⑥节约、⑦素养。20.按照规定处理医疗与护理垃圾和废物。21.完成相关领导交办的其他临时性工作任务。 **制度执行。**1.执行规章制度和技术操作常规,按流程操作。2.严格执行"三查七对"及相关管理规定。3.严格执行规定的消毒隔离、无菌技术操作流程,预防医院感染。 **职业道德。**1.遵纪守法,遵守劳动纪律,按规定着装。2.尊重患者权利,保守医疗秘密。3.勤奋工作,文明礼貌,卓越服务。4.团队精神,和谐共事。5.工作积极性、主动性、责任心与创新性。6.热爱本专业,任劳任怨,忠于职守。7.病人满意度。 **学习与创新。**1.不断总结经验,结合临床实际撰写论文。2.积极参加医学继续教育。

岗位工作主要绩效考核要点	1.规章制度。2.工作数量、质量、效率和绩效。3.医德医风。4.病区管理、健康宣教。5.工作主动、积极性与责任心。6.服务病人的态度。7.持续学习与创新能力。

岗位工作关系	院内联系部门	院内的各个科室、职能部门、后勤部门的相关领导和人员。
	院外联系部门	在医院科室或护理部授权范围内与外界有关部门和机构沟通联系。

岗位工作权限	1.对本科室日常护理工作计划、实施、检查的参与权,对本科室内患者的优质服务的建议权。2.向护士长、主任或者上级领导提出改进科室工作、薪酬的建议权等。

岗位工作环境	1.在医院内工作,温度、湿度适宜。2.工作现场会接触到轻微粉尘及医疗中的刺激性气味,照明条件良好,一般无相关职业病发生。3.满足医疗护理工作的相关条件。

在现在的岗位已工作时间	自 年 月 日开始, 共计: 年

学历培训经历经验	1.本科以上学历,1 年以上本科室护理工作经验。2.有临床完整的护理实习记录、继续医学教育经历。3.抢救危重病人经历。4.必要的人文知识、四级计算机操作水平。

技能要求	1.称职的初级专业技术职称。2.良好的职业道德素质和团队合作精神。3.持续学习能力强。

岗位工作其他要求	性别要求		年龄要求		婚姻	婚否不限
	身体要求		政治要求	事业性、组织观念强	业务要求	熟悉本专业

岗位分析时间		填写人	

13.小儿内科治疗班护士岗位说明书

<table>
<tr><td rowspan="3">岗位工作
基本信息</td><td>岗位名称</td><td>治疗班护士</td><td>所在部门</td><td>小儿内科</td><td>岗位编号</td><td></td></tr>
<tr><td>从属部门</td><td>医务部、护理部</td><td>岗位定员</td><td></td><td>所辖人数</td><td></td></tr>
<tr><td>直接上级</td><td>护士长</td><td>直接下级</td><td colspan="3">实习护士</td></tr>
<tr><td>岗位使命
工作概述</td><td colspan="6">在护士长领导和上级护师指导下按照自己的职责独立做好治疗班工作、重视治疗班工作质量、提高病人满意度。按照时间、按照质量、按照数量标准完成本职工作。</td></tr>
<tr><td rowspan="1">岗位工作
主要职责
与任务</td><td colspan="6">**岗位职责与任务。**1.提前上班交接治疗室常备药品、器械、体温表、输液器、血压计、听诊器、剪刀、急救药盘和保护带的使用情况及数量并双方签字。2.查看前班交班报告内容,明确治疗、医嘱、护嘱、记录本内容完成情况和结果,完成交班期间待完成事项。3.跟随护士长到患儿床旁交接班,重点是危重、抢救、特殊检查、新入院患儿情况。4.接班重点是患儿静脉输液管道等各种管道是否畅通。静脉输液瓶内加药成分、滴速、数量,吸引管引出的液体颜色、性质、数量,各类管道消毒更换日期、标示等。5.每天下午划体温,有异常报告医生,及时处理。查对当天医嘱。做好体温计消毒及治疗室紫外线消毒,填写消毒记录和医疗用品使用记录并正确完整记录。6.熟悉并尽快掌握儿内科所开展业务与技术的护理技能。7.服务热情,以微笑、耐心、爱心和责任心赢得患儿和家长的信赖。8.掌握儿科护理的特殊性,如患儿的特殊性,病情观察的特殊性,护理操作的特殊性,静脉穿刺的特殊性。9.协助主班护士及时执行医嘱、护嘱,实施护理计划及评价护理效果。10.参加危重患儿抢救工作。11.巡视病房,掌握患儿动态情况。12.参加护理查房、护理病例讨论,落实持续改进计划。13.协助护士长做好病室管理工作。14.工作现场"7S管理":①整理、②整顿、③清扫、④清洁、⑤安全、⑥节约、⑦素养。15.按照规定处理医疗垃圾和废物。16.完成相关领导交办的其他临时性工作任务。17.患者满意度测评。
制度执行。1.执行规章制度和技术操作常规,按流程操作。2.严格执行"三查七对"及相关管理规定。3.严格执行规定的消毒隔离、无菌技术操作流程,预防医院感染。
职业道德。1.遵守劳动纪律,按规定着装。2.尊重患者权利,保守医疗秘密。3.勤奋工作,文明礼貌,卓越服务。4.团队精神,和谐共事。5.工作积极性、主动性、责任性与创新性。6.热爱本专业,任劳任怨,忠于职守。7.病人满意度。
学习与创新。1.不断总结经验,结合临床实际撰写论文。2.积极参加医学继续教育。3.追踪问题管理、持续改进理念。4.每年自我评价一次,努力寻求自身发展与成熟。</td></tr>
<tr><td>主要绩效
考核要点</td><td colspan="6">1.规章制度。2.工作数量、质量、效率和绩效。3.医德医风。4.病区管理、健康宣教。5.工作主动、积极性,责任心。6.服务病人态度。7.岗位持续学习与创新能力。</td></tr>
<tr><td rowspan="2">岗位工
作关系</td><td>院内联系部门</td><td colspan="5">院内的各个科室、职能部门、后勤部门的相关领导和人员。</td></tr>
<tr><td>院外联系部门</td><td colspan="5">在医院科室或护理部授权范围内与外界有关部门和机构沟通联系。</td></tr>
<tr><td>岗位工
作权限</td><td colspan="6">1.对护理工作计划、实施、检查的参与权。2.有监督实习护士的工作权。3.有向护士长、主任建议提出改进科室工作的权力。4.薪酬分配建议权,制度改进建议权,等等。</td></tr>
<tr><td>岗位工
作环境</td><td colspan="6">1.在医院内工作,温度、湿度适宜。2.工作现场会接触到轻微粉尘及医疗中的刺激性气味,照明条件良好,一般无相关职业病发生。3.满足医疗护理工作的相关条件。</td></tr>
<tr><td>在现在的岗位已工作时间</td><td colspan="6">自　　　年　　　月　　　日开始,　　　共计:　　　年</td></tr>
<tr><td>学历培训
经历经验</td><td colspan="6">1.本科以上学历,2年以上本科室护理工作经验。2.院内医院管理培训经历。3.抢救危重病人经历。4.年内撰写1篇论文,每年参加继续医学教育。5."三基"考试合格。</td></tr>
<tr><td>技能要求</td><td colspan="6">1.胜任本职工作。2.良好的职业道德素质和团队合作精神。3.初级专业技术职称。</td></tr>
<tr><td rowspan="2">岗位工作
其他要求</td><td>性别要求</td><td></td><td>年龄要求</td><td></td><td>婚姻</td><td>婚否不限</td></tr>
<tr><td>身体要求</td><td></td><td>政治要求</td><td>事业性、组织观念强</td><td>业务要求</td><td>掌握本专业</td></tr>
<tr><td colspan="3" align="center">岗位分析时间</td><td colspan="4">填写人</td></tr>
</table>

14. 小儿内科晚班(小夜班)护士岗位说明书

<table>
<tr><td rowspan="3">岗位工作
基本信息</td><td>岗位名称</td><td>晚班护士</td><td>所在部门</td><td colspan="2">小儿内科</td><td>岗位编号</td><td></td></tr>
<tr><td>从属部门</td><td>医务部、护理部</td><td>岗位定员</td><td colspan="2"></td><td>所辖人数</td><td></td></tr>
<tr><td>直接上级</td><td>护士长</td><td>直接下级</td><td colspan="4">实习护士、进修护士</td></tr>
<tr><td>岗位使命
工作概述</td><td colspan="7">在护士长领导和上级护师指导下按照自己的职责和任务独立做好晚班护理工作,重视护理质量、提高病人满意度。按时、按质、按量、按绩效完成自己的岗位工作。</td></tr>
<tr><td rowspan="1">岗位工作
主要职责
与任务</td><td colspan="7">

岗位职责与任务。1.上班提前10分钟到病房,阅读白班交班报告及危重患儿护理记录单,掌握上一班交班内容。2.明确患儿总数与相关信息及病室管理中应注意的问题。负责晚间病区病员的一切治疗、护理工作。完成交接班中待执行事项。3.检查备用、急救、贵重、毒麻、限剧药品情况。4.新入院、急诊、抢救、危重,特殊诊疗、输血及情绪异常的患儿必须床旁交接。5.患儿有无压疮,静脉输液管等各种管道是否畅通。静脉输液瓶内加药成分、滴速、数量,吸引管引出的液体颜色、性质、数量,各类管道消毒更换日期标示清楚。6.患儿有无伤口出血渗血情况。按时测量病人生命体征。7.发放患儿口服药品,核对姓名,做到送药入手,倒温水,看药入口。8.督促协助护理员进行晚间护理,照顾患儿就寝,保持病室安静。9.掌握病区患儿动态情况及健康宣教。10.在办公室、治疗室、病房时应开门,以便了解情况。11.关注人员往来,关闭门窗,保证安全。12.熟悉并掌握儿内科所开展业务与技术的护理技能。13.服务热情,以微笑、耐心、爱心和责任心赢得患儿和家长的信赖。14.掌握儿科护理的特殊性,如患儿的特殊性,病情观察的特殊性,护理操作的特殊性,静脉穿刺的特殊性。15.参加护理查房、护理病例讨论,落实持续改进计划。16.工作现场"7S管理":①整理、②整顿、③清扫、④清洁、⑤安全、⑥节约、⑦素养。17.按照规定处理医疗垃圾和废物。18.完成相关领导交办的其他临时性工作任务。

制度执行。1.执行各项规章制度和技术操作常规,按照流程操作。2.执行"三查七对"及相关管理规定。3.严格执行规定消毒隔离、无菌技术操作流程,预防医院感染。

职业道德。1.遵守劳动纪律,按规定着装。2.尊重患者权利,保守医疗秘密。3.勤奋工作,文明礼貌,卓越服务。4.团队精神,和谐共事。5.工作积极性、主动性、责任性与创新性。6.热爱专业,任劳任怨,忠于职守。7.针对医德医风持续改进。

学习与创新。1.不断总结经验,结合临床实际撰写论文。2.积极参加医学继续教育。指导实习、进修护士临床带教。3.每年自我评价一次,努力寻求自身发展与成熟。
</td></tr>
<tr><td>主要绩效
考核要点</td><td colspan="7">1.规章制度。2.工作数量、质量、效率和绩效。3.医德医风。4.病区管理、健康宣教。5.工作主动、积极性、责任心。6.服务病人态度。7.岗位持续学习与创新能力。</td></tr>
<tr><td rowspan="2">岗位工
作关系</td><td>院内联系部门</td><td colspan="6">院内的各个科室、职能部门、后勤部门的相关领导和人员。</td></tr>
<tr><td>院外联系部门</td><td colspan="6">在医院科室或护理部授权范围内与外界有关部门和机构沟通联系。</td></tr>
<tr><td>岗位工
作权限</td><td colspan="7">1.对科室护理工作计划、实施、检查的参与权。2.有监督实习护士、护理员的工作权。3.有向护士长、主任提出改进科室工作的建议权。4.薪酬分配、制度改进建议权。</td></tr>
<tr><td>岗位工
作环境</td><td colspan="7">1.在医院内工作,温度、湿度适宜。2.工作现场会接触到轻微粉尘及医疗中的刺激性气味,照明条件良好,一般无相关职业病发生。3.满足医疗护理工作的相关条件。</td></tr>
<tr><td>在现在的岗位已工作时间</td><td colspan="7">自　　年　　月　　日开始,　　共计:　　年</td></tr>
<tr><td>学历培训
经历经验</td><td colspan="7">1.本科以上学历,1年以上本科室护理工作经验。2.有临床护患、医务人员之间沟通经历、院内医院管理培训经历。3.有基础、专科和责任护理、抢救危重病人经历。</td></tr>
<tr><td>技能要求</td><td colspan="7">1.胜任本职工作。2.良好的职业道德素质和团队合作精神。3.初级专业技术职称。</td></tr>
<tr><td rowspan="2">岗位工作
其他要求</td><td>性别要求</td><td></td><td>年龄要求</td><td colspan="2"></td><td>婚姻</td><td>婚否不限</td></tr>
<tr><td>身体要求</td><td></td><td>政治要求</td><td colspan="2">事业性、组织观念强</td><td>业务要求</td><td>掌握本专业</td></tr>
<tr><td colspan="2" align="center">岗位分析时间</td><td></td><td colspan="2" align="center">填写人</td><td colspan="2"></td></tr>
</table>

15.小儿内科夜班(大夜班)护师岗位说明书

岗位工作 基本信息	岗位名称	后夜班护师	所在部门	小儿内科	岗位编号	
	从属部门	医务部、护理部	岗位定员		所辖人数	
	直接上级	护士长	直接下级	实习、进修护士		

岗位使命 工作概述	在护士长领导和上级护师指导下按照自己的职责和任务独立做好后夜班护理工作,重视护理质量、提高病人满意度。按时、按质、按量完成自己的本职工作。

岗位工作 主要职责 与任务	**岗位职责与任务。**1.上班提前10分钟到病房,阅读交班报告和危重患儿护理记录单,明确前夜交班内容。2.明确患儿总数与相关信息及病室管理中应注意的问题。负责夜间病区病员的一切治疗、护理工作。完成交接班班中待执行事项。3.检查备用急救、贵重、毒麻、限剧药品情况。4.新入院、急诊、抢救、危重、特殊诊疗、输血及情绪异常的患儿必须床旁交接。5.患儿有无压疮,静脉输液管等各种管道是否畅通。静脉输液瓶内加药成分、滴速、数量。吸引管引出的液体颜色、性质、数量,各类管道消毒更换日期标示清楚。6.患儿有无伤口出血与渗血情况。按时测量病人生命体征。7.按时发放病人口服药品,核对姓名,做到送药入手,倒温水,看药入口。8.保持病室夜间安静,巡视病房,掌握患儿动态情况。9.对昏迷、躁动、特殊检查后的患儿注意安全防护,防止坠床。10.负责病区安全,关注人员往来。根据气候变化关闭门窗、电源开关。11.熟悉并掌握儿内科所开展业务与技术的护理技能。12.服务热情,以微笑、耐心、爱心和责任心赢得患儿和家长的信赖。13.掌握儿科护理的特殊性,如患儿的特殊性,病情观察的特殊性,护理操作的特殊性,静脉穿刺的特殊性。14.参加护理查房、护理病例讨论,落实护理工作持续改进计划。15.工作现场"7S管理":①整理、②整顿、③清扫、④清洁、⑤安全、⑥节约、⑦素养。16.按照规定处理医疗垃圾和废物。17.完成相关领导交办的其他临时性工作任务。 **制度执行。**1.执行各项规章制度和技术操作常规,按照流程操作。2.执行"三查七对"及相关管理规定。3.严格执行规定消毒隔离、无菌技术操作流程,预防医院感染。 **职业道德。**1.遵守劳动纪律,按规定着装。2.尊重患者权利,保守医疗秘密。3.勤奋工作,文明礼貌,卓越服务。4.团队精神,和谐共事。5.工作积极性、主动性、责任性与创新性。6.热爱专业,任劳任怨,忠于职守。7.针对医德问题持续改进。 **学习与创新。**1.持续学习,具备PDCA、持续改进、沟通技巧、追踪问题理念。2.不断总结经验,结合临床实际撰写论文。3.积极参加医学继续教育。4.病人满意度。

主要绩效 考核要点	1.规章制度。2.工作数量、质量、效率和绩效。3.医德医风。4.病区管理、健康宣教。5.工作主动、积极性,责任心。6.服务病人态度。7.岗位持续学习与创新能力。

岗位工 作关系	院内联系部门	院内的各个科室、职能部门、后勤部门相关领导和人员。
	院外联系部门	在医院、科室或护理部授权范围内与外界有关部门沟通、联系。

岗位工 作权限	1.对科室护理工作计划、实施、检查的参与权。2.有监督实习护士、护理员的工作权。3.有向护士长、主任提出改进科室工作的建议权。4.绩效薪酬分配制度改进建议权。

岗位工 作环境	1.在医院内工作,温度、湿度适宜。2.工作现场会接触到轻微粉尘及医疗中的刺激性气味,照明条件良好,一般无相关职业病发生。3.满足医疗护理工作的相关条件。

在现在的岗位已工作时间	自 年 月 日开始, 共计: 年

学历培训 经历经验	1.本科以上学历,5年以上本科室护理工作经验。2.有临床护患、医务人员之间沟通经历、院内医院管理培训经历。3.有基础、专科和责任护理、抢救危重病人经历。

技能要求	1.胜任本职工作。2.良好的职业道德素质和团队合作精神。3.中级专业技术职称。

岗位工作 其他要求	性别要求		年龄要求		婚姻	婚否不限
	身体要求		政治要求	事业性、组织观念强	业务要求	掌握本专业

岗位分析时间		填写人	

七、感染性疾病科(传染科)护理人员岗位说明书

1.感染性疾病科护士长岗位说明书

岗位工作基本信息	岗位名称	护士长	所在部门	感染性疾病科	岗位编号	
	从属部门	医务部、护理部	岗位定员		所辖人数	
	直接上级	科主任、护理部	直接下级	护理人员,实习、进修护士		
岗位使命工作概述	在科主任与护理部领导下,全面负责科室护理工作、业务、技术、病房管理、护士思想工作,物资管理等工作。是科室护士思想、业务、行政管理的第一责任人。					
岗位工作主要职责与任务	**领导职责。**1.在科主任和护理部主任领导下,负责科室的护理、业务、技术及行政管理工作,完成各项数量、质量与综合绩效指标。2.协调所属病区、ICU及相关部门工作关系。3.负责制订本科的护理发展规划、年度、月度、周工作计划并组织实施。4.确定护士排班、轮转和临时调配。5.设计与落实基础护理、感染性疾病科护理、特殊护理与责任护理工作。6.负责科室绩效考核与管理工作,达到预期目的。 **管理与技术职责。**1.上午上班带领护士对急、危重症、新入院患者床旁交班,检查危重抢救病人的情况,对复杂的护理技术或新开展的业务,要具体指导。2.实施护理查房和随同科主任查房,加强医护联系与医患沟通。指导下级护士、实习、进修护士工作。3.完成护理工作任务,改善服务态度、严防差错事故的发生。4.提高设备使用效率。5.加强病房管理。6.加强物资管理,账物相符。7.落实患者饮食和治疗饮食。8.护理文书书写符合要求。9.精确掌握本科室病人疾病护理技能,随时征求病员对护理工作意见,做好病员的思想工作。10.按照规定处理医疗护理废物。 **制度执行。**1.执行各项规章制度和技术操作常规,按照护理流程操作。2.执行查对制度及相关管理规定。3.严格执行消毒隔离制度。4.严格探视和陪护制度管理。 **职业道德。**1.遵纪守法。2.尊重患者权利,保守医疗秘密。3.廉洁工作,文明礼貌,卓越服务。4.团队精神,和谐共事。5.本职岗位工作积极性、主动性与创新性。 **教学与科研。**1.持续学习与创新能力。2.结合工作撰写论文。3.参加医学继续教育。4.参与临床部分教学、承担科研课题相关工作。5.完成领导交代的临时性工作任务。 **工作创新。**善于发现工作中的问题、缺陷,分析问题缺陷与解决问题缺陷的能力。					
主要绩效考核要点	1.规章制度落实。2.护理、学术、科研等工作及完成数量、质量、效率、绩效指标。3.顾客沟通,处理病人投诉与纠纷。4.医德医风、社会责任。5.健康宣教、培训帮带等。6.护理工作流程规范。7.病房管理。8.本科室护理人员技术操作。9.基础、专科、整体、责任护理、危重病人护理和护理文书书写合格率。10.服务病人的满意度。					
岗位工作关系	院内联系部门	院内的各个科室、职能部门、后勤部门相关领导和人员。				
	院外联系部门	在医院、科室或护理部授权范围内与外界有关部门沟通、联系。				
岗位工作权限	1.护理日常工作计划、实施、检查和指导权,护理人员任免建议权。2.有监督护理人员的工作权。3.向上级领导提出改进护理工作权。4.护理人员薪酬分配建议权,等等。					
工作环境	1.在医院内工作,温度、湿度适宜。2.满足岗位医疗工作的相关条件。					
在现在的岗位已工作时间	自　　　年　　月　　　日开始,　　　共计:　　　　年					
学历培训经历经验	1.本科以上学历,5年以上本科室护理工作经验。2.有专科护理进修最少1次经历、医院管理培训经历。3.学术、教学、科研经历。4.协调、沟通经验。5.中级专业技术职称。					
岗位工作技能要求	1.称职的护理学科带头人。2.公认的领导、决策、管理和协调能力。3.较好的口才和文字表达能力。4.良好的职业道德素质和团队合作精神。5.持续学习能力。					
岗位工作其他要求	性别要求		年龄要求		婚姻	婚否不限
	身体要求		政治要求	事业性、组织观念强	业务要求	精通本专业
岗位分析时间			填写人			
直接上级审核签字			审核时间			

2.感染性疾病科主任护师岗位说明书

岗位工作基本信息	岗位名称	主任护师	所在部门	感染性疾病科	岗位编号	
	从属部门	医务部、护理部	岗位定员		所辖人数	
	直接上级	护士长	直接下级	护理人员,实习、进修护士		

岗位使命工作概述	在护理部和护士长领导下,分管科室护理业务、教学、培训、科研、服务,纠纷处理、护理质量管理等工作。是本科室的护理业务、技术、科研、管理的高级专家。

岗位工作主要职责与任务	**岗位职责。**1.履行高级职称岗位职责。在护理部主任和护士长领导下,指导本科护理业务技术、服务、教学与科研工作。2.参加晨会床旁交接班,协助护士长制订年度、月度、周工作计划并付诸监督实施。3.协调科室护理人员、监护室及相关部门科室业务关系。4.协助护士长制订本科的基础、专科、责任护理计划并落实。5.主持护理大查房,解决护理业务与技术疑难问题。6.定期检查急、危、重、疑难患者护理计划和会诊落实情况,对复杂技术或新开展护理业务,要亲自参加并具体指导。7.处理护理纠纷,对护理差错事故提出技术鉴定意见。8.协助护士长病房管理。9.完成护理部的人才培养、技术操作考核、临床检查以及相关医院护理活动工作。10.按照PDCA工作,做好追踪问题的解决、有持续护理质量改进计划并实施。11.护理技术精益求精,努力改善服务态度、追求卓越护理质量。12.加强病房管理,维护病房秩序。13.按照规定处理医疗废物。14.精确掌握感染性疾病科病人护理技能。15.工作现场"7S管理":①整理、②整顿、③清扫、④清洁、⑤安全、⑥节约、⑦素养。 **制度执行。**1.执行各项规章制度和技术操作常规,按照流程操作。2.执行查对制度及相关管理规定。3.严格执行消毒隔离制度。4.按照规定严格探视和陪护制度。 **职业道德。**1.遵守劳动纪律。2.尊重患者权利,保守医疗秘密。3.勤奋工作,文明礼貌,卓越服务。4.团队精神,和谐共事。5.岗位工作积极性、主动性与创新性。 **教学与科研。**1.协助护理部并承担对护理人员业务学习、培养及护士晋级的考核工作。2.拟定教学计划,编写教材并负责讲授。3.制订专科护理科研、技术革新计划并实施。4.参与审定、评价护理论文和科研、技术革新成果。5.负责组织本科护理学习讲座和护理病案讨论。6.对医院护理队伍建设,业务技术管理和组织管理提出意见,参与护理部组织的全院性工作检查。7.针对教学科研存在的问题持续改进。

主要绩效考核要点	1.规章制度落实。2.护理教学、科研,护理工作数量质量及综合绩效。3.医德医风、社会责任。4.顾客沟通。5.病区管理、健康宣教、培训帮带。6.与护士长配合与协调工作及团队精神。7.基础、专科护理,责任制护理。8.岗位持续学习与创新能力。

岗位工作关系	院内联系部门	院内的各个科室、职能部门、后勤部门相关领导和人员。
	院外联系部门	在医院、科室或护理部授权范围内与外界有关部门沟通、联系。

岗位工作权限	1.科室护理业务、科研和管理指导权。2.日常工作计划、实施、检查的建议权。3.本科护理人员任免建议权。4.有分管人员的工作监督权。5.提出改进护理工作建议权。

岗位工作环境	1.在医院内工作,温度、湿度适宜。2.工作现场会接触到轻微粉尘及医疗中的刺激性气味,照明条件良好,一般无相关职业病发生。3.满足医疗护理工作的相关条件。

在现在的岗位已工作时间	自　　年　　月　　日开始,　共计:　　年

学历培训经历经验	1.本科以上学历,10年以上专科护理工作经验。2.有基础、专科、责任护理、管理培训经历。3.有高层次护理科研成果。4.年内最少有1篇全国级杂志护理论文发表。

岗位工作技能要求	1.称职的护理学科技术带头人。2.过硬的业务、技术和协调能力。3.较好的口才和文字表达能力。4.良好的职业道德素质和团队合作精神。5.高级专业技术职称。

岗位工作其他要求	性别要求		年龄要求		婚姻	婚否不限
	身体要求		政治要求	事业性、组织观念强	业务要求	精通本专业

岗位分析时间		填写人	

3.感染性疾病科副主任护师岗位说明书

<table>
<tr><td rowspan="3">岗位工作
基本信息</td><td>岗位名称</td><td>副主任护师</td><td>所在部门</td><td colspan="2">感染性疾病科</td><td>岗位编号</td><td></td></tr>
<tr><td>从属部门</td><td>医务部、护理部</td><td>岗位定员</td><td colspan="2"></td><td>所辖人数</td><td></td></tr>
<tr><td>直接上级</td><td>护士长</td><td>直接下级</td><td colspan="4">护理人员,实习、进修护士</td></tr>
<tr><td>岗位使命
工作概述</td><td colspan="7">在护士长领导和上级护师指导下,分管科室护理业务、技术、服务、教学、培训、科研、护理质量管理工作。是本科室的护理业务、技术、科研、管理的行家里手。</td></tr>
<tr><td rowspan="4">岗位工作
主要职责
与任务</td><td colspan="7">岗位职责。1.履行高级职称岗位职责。在科护士长和上级护师指导下,指导本科护理业务技术、服务、教学与科研工作。2.参加晨会交接班,协助护士长制订年度、月度、周工作计划并付诸实施。3.注重沟通及相关部门科室业务关系。4.协助护士长制订本科的基础、专科、责任护理计划并落实。5.经常解决护理技术疑难问题。6.检查患者护理计划落实情况,对复杂技术或新开展的护理业务,要亲自参加并具体指导。7.处理护理纠纷,对护理差错、事故提出技术鉴定意见。8.协助护士长病房管理。9.精确掌握感染性疾病科病人疾病护理技能。10.随时了解病员思想、生活情况,征求病员对护理工作的意见,做好病员的思想工作。11.必要时参加科室值班。</td></tr>
<tr><td colspan="7">制度执行。1.执行规章制度和技术操作常规。2.执行查对制度及相关管理规定。3.严格执行消毒隔离制度。4.重视护理质量,按照PDCA工作,对护理问题能够追踪解决,有护理持续改进计划并落实。5.按照规定严格探视和陪护制度。6.病人满意度。</td></tr>
<tr><td colspan="7">职业道德。1.遵纪守法。2.尊重患者权利,保守医疗秘密。3.勤奋工作,文明礼貌,卓越服务。4.团队精神,和谐共事。5.本职岗位工作积极性、主动性与创新性。</td></tr>
<tr><td colspan="7">教学科研。1.协助护理部并承担对护理人员业务学习、培养及护士晋级的考核工作。2.拟定教学计划,编写教材并负责讲授。3.制定专科护理科研、技术革新计划并实施。4.参与审定、评价护理论文和科研、技术革新成果。5.负责组织本科护理学习讲座和护理病案讨论。6.对医院护理队伍建设,业务技术管理和组织管理提出意见,参与护理部组织的全院性工作检查。7.掌握国内外本科护理发展动态,努力引进先进技术,提高护理质量,发展护理科学。8.完成领导交代的其他临时性工作任务。</td></tr>
<tr><td>岗位工作
主要绩效
考核要点</td><td colspan="7">1.规章制度落实。2.护理教学、科研,护理工作数量、质量、效率及综合绩效管理指标。3.医德医风、社会责任。4.顾客沟通、护患纠纷处理。5.病区环境管理、健康宣教、培训帮带等。6.护理工作流程。7.危重病人全程护理。8.与护士长配合、医护人员沟通、协调。9.基础、专科护理,责任制护理。10.持续学习与创新能力。</td></tr>
<tr><td rowspan="2">岗位工
作关系</td><td>院内联系部门</td><td colspan="6">院内的各个科室、职能部门、后勤部门相关领导和人员。</td></tr>
<tr><td>院外联系部门</td><td colspan="6">在医院、科室或护理部授权范围内与外界有关部门沟通、联系。</td></tr>
<tr><td>岗位工
作权限</td><td colspan="7">1.科室护理业务、科研和管理指导权。2.日常工作计划、实施、检查的建议权。3.本科护理人员任免建议权。4.有分管人员的工作监督权。5.提出改进护理工作建议权。</td></tr>
<tr><td>岗位工
作环境</td><td colspan="7">1.在医院内工作,温度、湿度适宜。2.工作现场会接触到轻微粉尘及医疗中的刺激性气味,照明条件良好,一般无相关职业病发生。3.满足医疗护理工作的相关条件。</td></tr>
<tr><td>在现在的岗位已工作时间</td><td colspan="7">自   年   月   日开始,共计: 年</td></tr>
<tr><td>学历培训
经历经验</td><td colspan="7">1.本科以上学历,10年以上护理工作经验。2.有基础、专科、责任护理、管理培训经历。3.有高层次护理科研成果。4.年内最少有1篇全国级杂志论文发表。</td></tr>
<tr><td>岗位工作
技能要求</td><td colspan="7">1.称职的护理业务技术带头人。2.公认的业务、技术工作能力。3.较好的口才和文字表达能力。4.良好的职业道德素质和团队合作精神。5.高级专业技术职称。</td></tr>
<tr><td rowspan="2">岗位工作
其他要求</td><td>性别要求</td><td></td><td>年龄要求</td><td colspan="2"></td><td>婚姻</td><td>婚否不限</td></tr>
<tr><td>身体要求</td><td></td><td>政治要求</td><td colspan="2">事业性、组织观念强</td><td>业务要求</td><td>精通本专业</td></tr>
<tr><td colspan="3">岗位分析时间</td><td colspan="2"></td><td colspan="2">填写人</td><td></td></tr>
<tr><td colspan="3">直接上级审核签字</td><td colspan="2"></td><td colspan="2">审核时间</td><td></td></tr>
</table>

4.感染性疾病科主管护师岗位说明书

<table>
<tr><td rowspan="3">岗位工作
基本信息</td><td>岗位名称</td><td>主管护师</td><td>所在部门</td><td colspan="2">感染性疾病科</td><td>岗位编号</td><td></td></tr>
<tr><td>从属部门</td><td>医务部、护理部</td><td>岗位定员</td><td colspan="2"></td><td>所辖人数</td><td></td></tr>
<tr><td>直接上级</td><td>护士长</td><td>直接下级</td><td colspan="4">相关护理人员</td></tr>
<tr><td>岗位使命
工作概述</td><td colspan="7">在护士长领导和上级护师指导下,负责上班时病人的治疗、护理、服务工作,护患沟通、健康教育及相关工作。是本科室专科护理业务、技术、服务工作全能者。</td></tr>
<tr><td rowspan="4">岗位工作
主要职责
与任务</td><td colspan="7">**岗位职责。**1.参加护士各种班次值班。按量按质按时完成自己岗位独立工作。2.协助护士长做好护理质量控制工作,把好护理质量关,不断提高护理质量。3.熟悉现代医院护理理念和管理工具。制定本科特色的护理计划,对患者实施整体护理。4.掌握基础、专科与责任护理流程。协助护士长做好行政管理和护理队伍的建设工作。5.督促检查本科各病房护理、治疗工作落实。6.力争解决本科护理业务上的疑难问题,指导危重、疑难病人护理计划的制订及实施。7.受护士长委托指导护理查房和护理会诊。8.承担危、急、重症病人抢救工作。9.指导护师、护士、实习、进修护士工作。10.落实病人饮食和治疗饮食。11.解除病人疼痛,评价病人疼痛。12.掌握本科室病人疾病护理技能,随时了解病员思想、生活情况,征求病员和家属对护理工作意见,做好病员的思想工作。13.树立质量意识,注重病人护理质量的提高。14.保持工作室清洁、整齐。15.加强仪器管理,提高设备使用效率。16.按照 PDCA 工作,做好追踪问题的解决、有持续护理质量改进计划并实施。按照规定处理医疗废物。</td></tr>
<tr><td colspan="7">**制度执行。**1.严格执行各项规章制度与护理技术操作常规。2.落实"三查七对"及相关医疗、护理业务与管理制度。3.执行年度、月度和周护理工作计划,细化自己的本职工作并记录完整。4.各项护理文书书写达到要求。严格探视和陪护制度。5.岗位工作现场"7S 管理":①整理、②整顿、③清扫、④清洁、⑤安全、⑥节约、⑦素养。</td></tr>
<tr><td colspan="7">**职业道德。**1.以病人为中心,尊重患者权利,保守医疗秘密。2.遵纪守法,勤奋工作,文明礼貌,卓越服务。3.团队精神,注重沟通,和谐共事。4.工作积极、主动与创新性。5.奉献精神,任劳任怨。6.患者健康教育。7.针对医德问题持续改进。</td></tr>
<tr><td colspan="7">**学习与创新。**1.持续学习与创新能力。2.不断总结经验,结合临床实际撰写护理论文。3.积极参加医学继续教育项目。4.完成有关领导安排的其他临时性工作任务。</td></tr>
<tr><td>岗位工作
主要绩效
考核要点</td><td colspan="7">1.规章制度。2.规定的护理、教学、科研以及工作数量、质量、效率和绩效指标。3.医德医风、社会责任。4.护患纠纷处理。5.病区管理、健康宣教、培训帮带。6.工作流程。7.工作主动、积极和责任性。8.服务病人态度。9.持续学习与创新能力。</td></tr>
<tr><td rowspan="2">岗位工
作关系</td><td>院内联系部门</td><td colspan="6">院内的各个科室、职能部门、后勤部门相关领导和人员。</td></tr>
<tr><td>院外联系部门</td><td colspan="6">在医院、科室或护理部授权范围内与外界有关部门沟通、联系。</td></tr>
<tr><td>岗位工
作权限</td><td colspan="7">1.科室护理业务、科研和管理的建议权。2.日常工作计划、实施、检查的建议权。3.本科护理人员任免建议权。4.有分管人员的工作监督权。5.提出改进护理工作建议权。</td></tr>
<tr><td>岗位工
作环境</td><td colspan="7">1.在医院内工作,温度、湿度适宜。2.工作现场会接触到轻微粉尘及医疗中的刺激性气味,照明条件良好,一般无相关职业病发生。3.满足医疗工作的相关条件。</td></tr>
<tr><td>在现在的岗位已工作时间</td><td colspan="7">自   年   月   日开始,   共计: 年</td></tr>
<tr><td>学历培训
经历经验</td><td colspan="7">1.本科以上学历,5 年以上护理工作经验。2.有基础、专科、责任护理、管理培训经历。3.有高层次护理科研课题。4.年内有 1 篇杂志论文发表或年度综述文章。</td></tr>
<tr><td>岗位工作
技能要求</td><td colspan="7">1.称职的中级专业技术职称。2.业务、技术、管理和协调能力。3.较好的口才和文字表达能力。4.良好的职业道德素质和团队合作精神。5.持续学习专业知识的能力强。</td></tr>
<tr><td rowspan="2">岗位工作
其他要求</td><td>性别要求</td><td></td><td>年龄要求</td><td colspan="2"></td><td>婚姻</td><td>婚否不限</td></tr>
<tr><td>身体要求</td><td></td><td>政治要求</td><td colspan="2">事业性、组织观念强</td><td>业务要求</td><td>掌握专科护理</td></tr>
<tr><td>岗位分析时间</td><td colspan="4"></td><td>填写人</td><td colspan="2"></td></tr>
</table>

5.感染性疾病科监护室护师岗位说明书

岗位工作 基本信息	岗位名称	监护室护师	所在部门	感染性疾病科	岗位编号	
	从属部门	神经内科	岗位定员		所辖人数	
	直接上级	监护室负责人	直接下级		科室相关护理人员	

岗位使命 工作概述	在监护室负责人和护士长领导下负责监护室日常各种工作。完成监护室设备与仪器正常运行与绩效管理工作。注重监护室病人监护与护理质量,提高顾客满意度。

岗位工作 主要职责 与任务	**岗位职责。**1.取得护士执业资格并经过注册。2.具备感染性疾病科整体护理知识,熟悉专科护理业务,运用护理程序对病人实施整体护理,制订护理计划并落实。3.提前10分钟到监护室,交接班前要认真阅读监护室报告本、医嘱本、治疗本,详细了解监护室病人诊断、治疗和病情变化记录,如现在病情、用药、24小时出入量、抢救记录重点等。4.认真进行监护室病人交接班(检查皮肤、卧位、了解各种管道用途,检查是否通畅,明确输液的用药、剂量、浓度、速度等)。5.全面掌握病人的 T、P、R、BP、PR、RR、EKG、CVP 及血液动力学监测、呼吸监测等情况。6.检查各种仪器(呼吸机、心输出量仪、输液泵等)的运转情况。7.每日按照消毒更换创伤部位敷料(如气管切开、静脉插管等)。8.全面掌握患者病情动态变化,遇有情况及时报告值班医生,参加急危重患者的抢救,完成交班报告及各种病情记录。9.保持监护室病人连续生命体征监护、诊疗、记录,严格交接班制度。做好病人各种记录和签字,并妥善保管监护室用物,防止丢失。10.精确掌握本科室病人疾病护理技能,随时了解病员思想、生活情况,征求病员和家属对护理工作意见,做好病员的思想工作。11.注重监护室病人护理质量,有持续改进计划。12.保持监护室清洁、整齐。13.按照规定处理医疗废物。14.加强仪器管理,提高设备使用效率。15.岗位工作现场"7S管理":①整理、②整顿、③清扫、④清洁、⑤安全、⑥节约、⑦素养。 **制度执行。**1.执行各项规章制度和技术操作常规,按照流程操作。2.执行查对制度及相关管理规定。3.执行消毒隔离制度。4.严格探视和陪护制度。5.病人满意度。 **职业道德。**1.遵纪守法。2.尊重患者权利,保守医疗秘密。3.勤奋工作,文明礼貌,卓越服务。4.团队精神,和谐共事。5.本职岗位工作积极性、主动性与创新性。 **教学与科研。**1.持续学习与创新能力。2.结合工作撰写论文。3.参加医学继续教育。

主要绩效 考核要点	1.规章制度,出勤纪律。2.岗位职责,工作数量质量效益指标。3.医德医风、社会责任。4.技术操作。5.顾客沟通。6.病人服务态度、健康宣教。7.持续学习能力。

岗位工 作关系	院内联系部门	院内的各个科室、职能部门、后勤部门相关领导和人员。
	院外联系部门	在医院、科室或护理部授权范围内与外界有关部门沟通、联系。

岗位工 作权限	1.监护室工作权。2.对监护室日常工作计划、实施、检查的参与权。3.顾客沟通权。4.仪器设备维护工作权。5.有向上级领导建议提出改进监护室工作、薪酬的权力。

岗位工 作环境	1.在医院内工作,温度、湿度适宜。2.工作现场会接触到轻微粉尘及医疗中的刺激性气味,照明条件良好,一般无相关职业病发生。3.满足医疗护理工作的相关条件。

在现在的岗位已工作时间	自　　年　　月　　日开始,　　共计:　　年

学历培训 经历经验	1.本科以上学历,1年以上本科室工作经验。2.很强的独立工作经历和能力。3.熟悉监护室常用仪器设备。4.每年有1篇杂志护理论文发表。5.中级专业职称技术。

岗位工作 技能要求	1.科室人员公认的监护室工作能力。2.较好的口才和文字表达能力。3.良好的职业道德素质和团队合作精神。4.持续学习能力和创新能力强。5.同事间协调沟通能力。

岗位工作 其他要求	性别要求		年龄要求		婚姻	婚否不限
	身体要求		政治要求	事业性、组织观念强	业务要求	掌握本专业

岗位分析时间		填写人	
直接上级审核签字		审核时间	

6.感染性疾病科护师岗位说明书

<table>
<tr><td rowspan="3">岗位工作
基本信息</td><td>岗位名称</td><td>护师</td><td>所在部门</td><td colspan="2">感染性疾病科</td><td>岗位编号</td><td></td></tr>
<tr><td>从属部门</td><td>医务部、护理部</td><td>岗位定员</td><td colspan="2"></td><td>所辖人数</td><td></td></tr>
<tr><td>直接上级</td><td>护士长</td><td>直接下级</td><td colspan="4">护士、实习、进修护士</td></tr>
<tr><td>岗位使命
工作概述</td><td colspan="7">在护士长领导和上级护师指导下按照自己的职责独立做好护理工作、重视护理质量、提高病人满意度。按时、按质、按量完成自己的本职工作。是科室护理骨干力量。</td></tr>
<tr><td>岗位工作
主要职责
与任务</td><td colspan="7">岗位职责。1.取得护师执业资格。参加护士各种班次值班。独立完成岗位工作。2.参加晨会。查看上一班交班报告内容，明确治疗、医嘱、护嘱、记录本内容与结果，完成交班期间待完成的治疗项目。3.交接科室规定物品并双方签字。4.在护士长带领下参加病人床旁交接班，明确危重、抢救、特殊检查、新入院病人情况。5.交接班重点明白病人静脉输液管等各种管道是否畅通。静脉输液管内加药成分、滴速、数量。吸引管引出的液体颜色、性质、数量，各类管道消毒更换日期等。6.具备整体护理知识，熟悉基础、本专科、责任护理业务，对病人实施整体护理，制定和评估病人护理计划。7.参与病房危重、疑难病人的护理工作及护理操作。8.需要时协助护士长拟订病房护理工作计划，参与病房管理工作。9.按照《医疗废物管理条例》做好医疗废物管理工作。10.对就诊病人进行感染性疾病、传染病防治有关的卫生宣传教育。11.参加本科上级护师组织的护理查房、会诊和病例讨论。12.清楚疼痛病人止痛后的效果。13.能够与医生一道独立完成危重病人抢救工作。14.精确掌握感染性疾病科病人疾病护理各种技能。15.随时了解病员思想、生活情况，征求病员对护理工作意见，做好病员的思想工作。16.按PDCA工作，持续改进计划并实施。17.工作现场"7S管理"：①整理、②整顿、③清扫、④清洁、⑤安全、⑥节约、⑦素养。
制度执行。1.严格执行各项规章制度和技术操作常规，按照规范流程操作。2.执行消毒隔离制度。严格探视和陪护制度。3.上班时清楚清洁区、污染区、半污染区。
职业道德。1.遵纪守法。2.以病人为中心，尊重患者权利，保守医疗秘密。3.努力工作，文明礼貌，卓越服务。4.团队精神，注重沟通，和谐共事。5.工作积极、主动与创新性。6.奉献精神，任劳任怨。7.爱心同情心。8.针对医德问题持续改进。
学习与创新。1.朝气蓬勃，精神面貌好，持续学习与创新能力。2.结合临床实际不断总结经验，撰写论文。3.积极参加医学继续教育。指导护士、实习、进修生临床带教工作。4.完成有关领导安排的其他临时性工作任务。5.为病人服务创新。</td></tr>
<tr><td>主要绩效
考核要点</td><td colspan="7">1.规章制度，出勤纪律。2.岗位职责，岗位工作数量质量效益。3.医德医风、社会责任。4.顾客沟通、感染管理。5.病人服务、健康宣教。6.持续学习。</td></tr>
<tr><td rowspan="2">岗位工
作关系</td><td>院内联系部门</td><td colspan="6">院内的各个科室、职能部门、后勤部门相关领导和人员。</td></tr>
<tr><td>院外联系部门</td><td colspan="6">在医院、科室或护理部授权范围内与外界有关部门沟通、联系。</td></tr>
<tr><td>岗位工
作权限</td><td colspan="7">1.对本科护理工作计划、实施、检查参与权。2.有向护士长、主任、主任护师或者上级领导建议提出改进科室工作的权力，薪酬分配、制度改进建议权。</td></tr>
<tr><td>岗位工
作环境</td><td colspan="7">1.在医院内工作，温度、湿度适宜。2.工作现场会接触到轻微粉尘及医疗中的刺激性气味，照明条件良好，一般无相关职业病发生。3.满足医疗工作的相关条件。</td></tr>
<tr><td>在现在的岗位已工作时间</td><td colspan="7">自　　　年　　月　　　日开始，　共计：　　　年</td></tr>
<tr><td>学历培训
经历经验</td><td colspan="7">1.本科以上学历，3年以上护理工作经验。2.有基础、专科、责任护理、管理培训经历。3.有高层次护理科研课题。4.年内撰写1篇论文。5.同事之间协调与沟通能力。</td></tr>
<tr><td>技能要求</td><td colspan="7">1.称职的初级专业技术职称。2.良好的职业道德素质和团队合作精神。3.持续学习能力强。</td></tr>
<tr><td rowspan="2">岗位工作
其他要求</td><td>性别要求</td><td></td><td>年龄要求</td><td colspan="2"></td><td>婚姻</td><td>婚否不限</td></tr>
<tr><td>身体要求</td><td></td><td>政治要求</td><td colspan="2">事业性、组织观念强</td><td>业务要求</td><td>熟悉本专业</td></tr>
<tr><td colspan="2" align="center">岗位分析时间</td><td colspan="2"></td><td colspan="2">填写人</td><td colspan="2"></td></tr>
</table>

7.感染性疾病科护士岗位说明书

<table>
<tr><td rowspan="3">岗位工作
基本信息</td><td>岗位名称</td><td>护士</td><td>所在部门</td><td>感染性疾病科</td><td>岗位编号</td><td></td></tr>
<tr><td>从属部门</td><td>医务部、护理部</td><td>岗位定员</td><td></td><td>所辖人数</td><td></td></tr>
<tr><td>直接上级</td><td>护士长</td><td>直接下级</td><td colspan="3">实习、进修护士</td></tr>
<tr><td>岗位使命
工作概述</td><td colspan="6">在护士长领导和上级护师指导下按照自己的职责独立做好护理工作、重视护理质量、提高病人满意度。按照时间、按照质量、按照数量标准完成自己的本职工作。</td></tr>
<tr><td rowspan="1">岗位工作
主要职责
与任务</td><td colspan="6">**岗位职责。**1.取得护士执业资格。2.参加晨会。查看上班交班报告内容,明确治疗、医嘱、护嘱、记录本内容与结果,完成交班期间待完成的治疗项目。3.在护士长带领下参加病人床旁交接班,明确危重、抢救、特殊检查、新入院病人情况。4.交接班重点明白病人静脉输液管等各种管道是否畅通。静脉输液管内加药成分、滴速、数量。吸引管引出的液体颜色、性质、数量,各类管道消毒更换日期等。5.掌握感染性疾病、传染病有关的护理知识、技能和传染病防治有关的法律、法规。6.负责传染病病人的登记工作,登记内容包括病人姓名、性别、年龄、家庭住址、联系电话、身份证号码等。7.帮助和指导呼吸道发热病人戴口罩,并引导病人到指定地点候诊。8.认真做好隔离消毒工作,熟悉常用消毒液的配制、使用方法和注意事项,并监督隔离消毒措施落实到位。9.按照《医疗废物管理条例》做好医疗废物管理工作。10.对就诊病人进行感染性疾病、传染病防治有关的卫生宣传教育。11.具备整体护理知识,熟悉基础、本专科、责任护理业务,对病人实施整体护理。12.岗位工作现场"7S管理":①整理、②整顿、③清扫、④清洁、⑤安全、⑥节约、⑦素养。
制度执行。1.严格按防护规定着装。2.穿脱防护用品程序:(1)进入半污染区:洗手→戴帽子→戴医用外科口罩→穿工作衣裤→换工作鞋袜。(2)进入污染区:换医用防护口罩→穿联体防护服→穿鞋套→戴手套→戴防护镜。(3)为病人进行吸痰、气管切开、气管插管等操作,可能被病人的分泌物及体内物质喷溅或飞溅的诊疗护理工作前,应戴面罩或全面型呼吸防护器。(4)医务人员离开污染区进入半污染区前:脱鞋套→手套消毒(使用消毒凝胶作用30秒以上)→摘防护镜→解开防护服拉链→脱手套→手消毒→脱防护服→摘医用防护口罩→洗手和/或手消毒→换医用外科口罩→进入半污染区,用后物品分别放置于专用污物容器内。(5)从半污染区进入清洁区前:洗手和/或手消毒→摘医用外科口罩→摘帽子→脱工作服→换清洁鞋袜→洗手和/或手消毒后,进入清洁区。(6)离开清洁区前:沐浴、更衣。3.满意度测评与执行力。
职业道德。1.遵纪守法。2.以病人为中心,尊重患者权利,保守医疗秘密。3.文明礼貌,服务态度好,卓越服务。4.团队精神,注重沟通,和谐共事。5.病人满意度。
学习与创新。1.持续学习。2.结合临床实际学写论文。3.积极参加医学继续教育。指导实习护士、进修护士临床带教。4.完成有关领导安排的其他临时性工作任务。</td></tr>
<tr><td>考核要点</td><td colspan="6">1.规章制度,出勤纪律。2.岗位职责。3.医德医风。4.病人服务。5.持续学习。</td></tr>
<tr><td rowspan="2">岗位工
作关系</td><td colspan="2">院内联系部门</td><td colspan="4">院内的各个科室、职能部门、后勤部门相关领导和人员。</td></tr>
<tr><td colspan="2">院外联系部门</td><td colspan="4">在医院、科室或护理部授权范围内与外界有关部门沟通、联系。</td></tr>
<tr><td>工作权限</td><td colspan="6">1.对本科护理工作计划、实施、检查的参与权。2.有向护士长提出工作、薪酬改进权。</td></tr>
<tr><td>工作环境</td><td colspan="6">1.在医院内工作,温度、湿度适宜。2.满足医疗、护理工作的相关条件。</td></tr>
<tr><td>在现在的岗位已工作时间</td><td colspan="6">自　　年　　月　　日开始,　　共计:　　年</td></tr>
<tr><td>学历培训</td><td colspan="6">1.本科以上学历,1年以上本科室护理工作经验。2.初级专业技术职称。3.服务态度热情。</td></tr>
<tr><td>技能要求</td><td colspan="6">1.称职的初级专业技术职称。2.良好的职业道德素质和团队合作精神。3.持续学习能力强。</td></tr>
<tr><td rowspan="2">岗位工作
其他要求</td><td>性别要求</td><td></td><td>年龄要求</td><td></td><td>婚姻</td><td>婚否不限</td></tr>
<tr><td>身体要求</td><td></td><td>政治要求</td><td>事业性、组织观念强</td><td>业务要求</td><td>掌握本专业</td></tr>
<tr><td colspan="4">岗位分析时间</td><td colspan="3">填写人</td></tr>
</table>

8.感染性疾病科办公室护师岗位说明书

岗位工作 基本信息	岗位名称	办公室护师	所在部门	感染性疾病科	岗位编号	
	从属部门	医务部、护理部	岗位定员		所辖人数	
	直接上级	护士长	直接下级	实习、进修护士		

岗位使命 工作概述	在护士长领导和上级护师指导下按照自己的职责独立做好办公室工作、重视护理质量、提高顾客满意度。按照时间、按照质量、按照数量标准完成自己的本职工作。

岗位工作 主要职责 与任务	**岗位职责。**1.提前10分钟上班,参加晨会,查看夜间医嘱,阅读交班报告和了解医嘱执行情况。2.热情接待病人,文明用语。合理安排床位,填写诊断卡和床尾卡及时通知主管医师和主管护士。3.填写空床报告,在病室一览表上填写病人总数、新入、危重、转科、出院、特殊治疗事项及当日值班医师和护士姓名。4.办理出入院、转科、转院、饮食、死亡通知工作。5.正确绘制体温单,转抄长期医嘱执行单(输液、注射、口服等)和记账。6.每日查对医嘱,每周大查对医嘱一次,有记录。根据护理级别、药物阳性标志及时在诊断卡和床头卡上注明。7.安排好病人饮食。8.负责使用中的病历管理、出院病人病历的质量检查及整理工作,防止丢失。9.负责办公室的电脑、电话的管理。10.各种纸张、表格、电脑耗材清理并及时补充。11.对就诊病人进行感染性疾病、传染病防治有关的卫生宣传教育。12.按PDCA工作,持续改进计划并实施。13.按照《医疗废物管理条例》做好医疗废物管理工作。14.具备整体护理知识对病人实施整体护理。15.保持办公室清洁、整齐。16.岗位工作现场"7S管理":①整理、②整顿、③清扫、④清洁、⑤安全、⑥节约、⑦素养。 **制度执行。**1.认真执行各项规章制度和技术操作常规,按照流程操作。2.严格执行"三查七对"制度,正确执行医嘱,临时医嘱及时通知病人责任护士。随时检查医嘱执行情况。3.严格执行消毒隔离制度。4.严格执行收费标准并记账,负责掌握病人费用的动态情况并与相关人员一起催交费用。5.严格执行探视和陪护制度管理。 **职业道德。**1.遵纪守法。2.尊重患者权利,保守医疗秘密。3.勤奋工作,文明礼貌,卓越服务。4.团队精神,和谐共事。5.本职岗位工作积极性、主动性与创新性。 **学习与创新。**1.持续学习、具备PDCA,持续改进、沟通技巧、追踪问题理念。2.不断总结经验,结合临床实际撰写论文。3.积极参加医学继续教育。4.指导实习、进修护士临床带教。5.完成有关领导安排的其他临时性工作任务。6.服务病人满意度。

主要绩效 考核要点	1.规章制度,出勤纪律。2.岗位职责,岗位工作数量、质量与绩效。3.医德医风,社会责任。4.顾客沟通、感染管理。5.病人服务满意度、健康宣教。6.持续学习。

岗位工 作关系	院内联系部门	院内的各个科室、职能部门、后勤部门相关领导和人员。
	院外联系部门	在医院、科室或护理部授权范围内与外界有关部门沟通、联系。

岗位工 作权限	1.日常护理工作计划、实施、检查的参与权,护理人员奖励的建议权。2.监督实习护士工作权。3.向上级领导建议提出改进科室工作权力。4.薪酬分配制度改进建议权。

岗位工 作环境	1.在医院内工作,温度、湿度适宜。2.工作现场会接触到轻微粉尘及医疗中的刺激性气味,照明条件良好,一般无相关职业病发生。3.满足医疗护理工作的相关条件。

在现在的岗位已工作时间	自 年 月 日开始, 共计: 年

学历培训 经历经验	1.本科以上学历,有5年以上本科护理工作经验。2.丰富的协调、沟通能力。3.有护理、抢救危重病人经历。4.年内有1篇论文发表。5."三基"考试合格。6.中级专业技术职称。

岗位工作 技能要求	1.称职的办公室护士。2.科室护理骨干。3.较好的口才和文字表达能力。4.良好的职业道德素质和团队合作精神。5.有持续改进计划。6.同事间协调与沟通能力。

岗位工作 其他要求	性别要求		年龄要求		婚姻	婚否不限
	身体要求		政治要求	事业性、组织观念强	业务要求	精通本专业

岗位分析时间		填写人	

9.感染性疾病科总务护士岗位说明书

岗位工作 基本信息	岗位名称	总务护士	所在部门	感染性疾病科	岗位编号	
	从属部门	医务部、护理部	岗位定员		所辖人数	
	直接上级	护士长	直接下级	实习、进修护士		

岗位使命 工作概述	在护士长领导和上级护师指导下按照自己职责独立做好总务护士工作,重视护理工作质量、物资管理质量,提高顾客满意度。按时、按质、按量完成自己本职工作。

岗位工作 主要职责 与任务	**岗位职责。**1.树立以病人为中心服务理念,应用 PDCA 管理。2.具备感染性疾病科专科整体护理知识,熟悉基础、专科、责任护理业务。3.负责抢救仪器、急救器材、药品管理,保证急救器材、药品完好率100%。4.保持病房内物品干净、整齐、卫生。5.负责病区氧气、治疗物品、一次性物品清理、交换及补充,无过期物品。6.负责药品领取和保管,分类分柜储存口服药、静脉药、肌注药、外用药、剧毒药,标识清楚。7.定期清理药品批号,无过期药品。麻醉药上锁,每班交接并签字。8.负责与供应室、洗衣房交换物品,保证科室与病人用品及时更换、请领。9.负责治疗、换药、处置及检查室管理、清洁、消毒工作。10.病房用后的物品按规定处理。11.协助护士长做好病房管理工作。追踪管理,发现问题,及时处理。物资管理做到账物相符。12.各种纸张、表格、电脑耗材补充及时。13.注重成本控制与管理。14.科室物品无损坏、丢失,有保质期的用物,做到标示清楚。15.按照《医疗废物管理条例》做好医疗废物管理工作。16.具备整体护理知识对病人实施整体护理。严格区分并清除清洁区、污染区、半污染区。17.保持被服库房和相关房间清洁、整齐。18.工作现场"7S 管理":①整理、②整顿、③清扫、④清洁、⑤安全、⑥节约、⑦素养。 **制度执行。**1.执行各项规章制度和技术操作常规。2.执行消毒隔离、医院感染管理和无菌技术规程,预防医院感染。执行查对制度,负责科室物品管理,无丢失无损坏。3.及时更换病人床单位被服用品。4.执行物资丢失赔偿制度。5.病人满意度。 **职业道德。**1.遵纪守法。2.尊重患者权利,保守医疗秘密。3.廉洁工作,文明礼貌,卓越服务。4.团队精神,和谐共事。5.本职岗位工作积极性、主动性与创新性。 **学习与创新。**1.持续学习、具备 PDCA、持续改进、沟通技巧、追踪问题理念。2.不断总结经验,结合临床实际撰写论文。3.积极参加医学继续教育。4.指导实习护士、进修护士临床带教,参与临床护理教学。5.完成有关领导安排的其他临时性工作任务。

主要绩效 考核要点	1.规章制度,出勤纪律。2.岗位职责,岗位工作数量、质量与绩效。3.医德医风、社会责任。4.顾客沟通、感染管理。5.病人服务满意度、健康宣教。6.持续学习。

岗位工 作关系	院内联系部门	院内的各个科室、职能部门、后勤部门相关领导和人员。
	院外联系部门	在医院、科室或护理部授权范围内与外界有关部门沟通、联系。

岗位工 作权限	1.对本科护理工作计划、实施、检查的参与权。2.有向护士长、主任、主任护师或者上级领导建议提出改进科室工作的权力。3.绩效薪酬分配、制度改进建议权。

岗位工 作环境	1.在医院内工作,温度、湿度适宜。2.工作现场会接触到轻微粉尘及医疗中的刺激性气味,照明条件良好,一般无相关职业病发生。3.满足医疗护理工作的相关条件。

在现在的岗位已工作时间	自　　年　　月　　日开始,　共计:　　年

学历培训 经历经验	1.本科以上学历,有5年以上本科护理工作经验。2.丰富的协调、沟通能力。3.有护理、抢救危重病人经历。4.年内有1篇论文发表。5."三基"考试合格。6.中级专业技术职称。

岗位工作 技能要求	1.称职的总务护士。2.科室护理骨干。3.较好的口才和文字表达能力。4.良好的职业道德素质和团队合作精神。5.较高水平的管理能力。6.持续学习能力强。

岗位工作 其他要求	性别要求		年龄要求			婚姻	婚否不限
	身体要求		政治要求	事业性、组织观念强		业务要求	精通本专业

岗位分析时间			填写人	

10.感染性疾病科辅助、帮班护士岗位说明书

岗位工作基本信息	岗位名称	副班护士	所在部门	感染性疾病科	岗位编号	
	从属部门	医务部、护理部	岗位定员		所辖人数	
	直接上级	护士长	直接下级	实习护士		

岗位使命工作概述	在护士长领导和上级护师指导下依据主班护理工作做好自己的辅助护理工作,重视护理质量、提高病人满意度。按照时间、按照质量、按照数量标准完成本职工作。

岗位工作主要职责与任务	**岗位职责。**1.取得护师执业资格。2.查点交接规定的物品并双方签字。3.查看上班交班报告内容,明确治疗、医嘱、护嘱、记录本内容完成情况和结果,完成交班期间待完成事项。4.晨会后在护士长带领下病人床旁交接班,重点是危重、抢救、特殊检查、新入院病人情况。一切以主班护士工作为中心。5.接班重点是病人静脉输液管道等各种管道是否畅通,静脉输液瓶内加药成分、滴速、数量,吸引管引出的液体颜色、性质、数量,各类管道消毒更换日期、标示等。6.具备整体护理知识,熟悉基础、专科、责任护理业务,熟悉危重病人护理工作流程。应用 PDCA 工作。7.协助主班护士及时执行医嘱、护嘱,实施护理计划及评价护理效果。8.参加危重病人抢救工作。9.巡视病房,掌握病人动态情况,测量病人生命体征,并正确完整记录。10.参加护理查房、护理病例讨论,落实持续改进计划。11.按规定处理废物。 **制度执行。**1.严格按防护规定着装。2.穿脱防护用品程序:(1)进入半污染区:洗手→戴帽子→戴医用外科口罩→穿工作衣裤→换工作鞋袜。(2)进入污染区:换医用防护口罩→穿连体防护服→穿鞋套→戴手套→戴防护镜。(3)为病人进行吸痰、气管切开、气管插管等操作,可能被病人的分泌物及体内物质喷溅或飞溅的诊疗护理工作前,应戴面罩或全面型呼吸防护器。(4)医务人员离开污染区进入半污染区前:脱鞋套→手套消毒(使用消毒凝胶作用 30 秒以上)→摘防护镜→解开防护服拉链→脱手套→手消毒→脱防护服→摘医用防护口罩→洗手和/或手消毒→换医用外科口罩→进入半污染区,用后物品分别放置于专用污物容器内。(5)从半污染区进入清洁区前:洗手和/或手消毒→摘医用外科口罩→摘帽子→脱工作服→换清洁鞋袜→洗手和/或手消毒后,进入清洁区。(6)离开清洁区前:沐浴、更衣。3.工作现场"7S管理":①整理、②整顿、③清扫、④清洁、⑤安全、⑥节约、⑦素养。4.满意度测评执行力。 **职业道德。**1.遵纪守法。2.尊重患者权利,保守医疗秘密。3.勤奋工作,文明礼貌,卓越服务。4.团队精神,和谐共事。5.本职岗位工作积极性、主动性与创新性。 **学习与创新。**1.持续学习、沟通技巧。2.不断总结经验。3.积极参加医学继续教育。指导实习进修护士临床带教工作。4.完成有关领导安排的其他临时性工作任务。

主要绩效考核要点	1.规章制度,出勤纪律。2.岗位职责,岗位工作数量、质量与绩效。3.医德医风、社会责任。4.顾客沟通、感染管理。5.病人服务、健康宣教。6.持续学习的能力。

岗位工作关系	院内联系部门	院内的各个科室、职能部门、后勤部门相关领导和人员。
	院外联系部门	在医院、科室或护理部授权范围内与外界有关部门沟通、联系。

工作权限	1.对本科护理工作计划、实施、检查的参与权。2.有向护士长提出工作改进权。

岗位工作环境	1.在医院内工作,温度、湿度适宜。2.工作现场会接触到轻微粉尘及医疗中的刺激性气味,照明条件良好,一般无相关职业病发生。3.满足医疗工作的相关条件。

在现在的岗位已工作时间	自 年 月 日开始, 共计: 年

学历培训	1.本科以上学历,1 年以上本科室护理工作经验。2.初级专业技术职称。3.服务态度热情。

技能要求	1.称职的初级专业技术职称。2.良好的职业道德素质和团队合作精神。3.持续学习能力强。

岗位工作其他要求	性别要求		年龄要求		婚姻	婚否不限
	身体要求		政治要求	事业性、组织观念强	业务要求	熟悉本专业

岗位分析时间		填写人	

11. 感染性疾病科治疗班护士岗位说明书

岗位工作基本信息	岗位名称	治疗班护士	所在部门	感染性疾病科	岗位编号	
	从属部门	医务部、护理部	岗位定员		所辖人数	
	直接上级	护士长	直接下级	实习护士		

岗位使命工作概述	在护士长领导和上级护师指导下按照自己的职责独立做好治疗班工作、重视治疗班工作质量、提高病人满意度。按照时间、按照质量、按照数量标准完成本职工作。

岗位工作主要职责与任务	**岗位职责。**1.提前10分钟上班,阅读交班报告及危重患者处置记录单,明确上班交班内容。2.交接治疗室规定使用物品并签字,完成交接班中待执行事项。3.晨会后随护士长床头交接班。明确病人静脉输液管等各种管道是否畅通。静脉输液瓶内加药成分、滴速、数量。吸引管引出的液体颜色、性质、数量。各类管道消毒更换日期、标示等。4.做到给药时间、途径、方法、剂量和浓度准确。转抄服药本、输液卡,每日下午进行查对。5.发放口服药品,做到送药入手,倒温水,看药入口。6.具备整体护理知识,熟悉基础、专科、责任护理业务。7.检查备用药品,如有过期、沉淀、絮状物等问题,及时调整。8.及时巡视病房,如有异常报告医生后妥善处理。9.按时测量病人生命体征,如有异常遵医嘱及时处置。做好体温计及治疗室紫外线消毒,填写消毒记录。10.掌握病人动态情况。填写各种治疗和处置事项后记录,写交班报告。11.按照《医疗废物管理条例》做好医疗废物管理工作。12.对就诊病人进行感染性疾病、传染病防治有关的卫生宣传教育。13.保持治疗室清洁、整齐。 **制度执行。**1.严格按防护规定着装。2.穿脱防护用品程序:(1)进入半污染区:洗手→戴帽子→戴医用外科口罩→穿工作衣裤→换工作鞋袜。(2)进入污染区:换医用防护口罩→穿连体防护服→穿鞋套→戴手套→戴防护镜。(3)为病人进行吸痰、气管切开、气管插管等操作,可能被病人的分泌物及体内物质喷溅或飞溅的诊疗护理工作前,应戴面罩或全面型呼吸防护器。(4)医务人员离开污染区进入半污染区前:脱鞋套→手套消毒(使用消毒凝胶作用30秒以上)→摘防护镜→解开防护服拉链→脱手套、手消毒→脱防护服→摘医用防护口罩→洗手和/或手消毒→换医用外科口罩→进入半污染区,用后物品分别放置于专用污物容器内。(5)从半污染区进入清洁区前:洗手和/或手消毒→摘医用外科口罩→摘帽子→脱工作服→换清洁鞋袜→洗手和/或手消毒后,进入清洁区。(6)离开清洁区前:沐浴、更衣。3.工作现场"7S管理":①整理、②整顿、③清扫、④清洁、⑤安全、⑥节约、⑦素养。4.满意度测评执行力。 **职业道德。**1.遵纪守法。2.尊重患者权利,保守医疗秘密。3.勤奋工作,文明礼貌,卓越服务。4.团队精神,和谐共事。5.本职岗位工作积极性、主动性与创新性。 **学习与创新。**1.持续学习、沟通技巧。2.不断总结经验。3.积极参加医学继续教育项目,指导实习进修护士临床带教。4.完成有关领导安排的其他临时性工作任务。

考核要点	1.规章制度,出勤纪律。2.岗位职责,岗位工作数量、质量与绩效。3.持续学习。

岗位工作关系	院内联系部门	院内的各个科室、职能部门、后勤部门相关领导和人员。
	院外联系部门	在医院、科室或护理部授权范围内与外界有关部门沟通、联系。

工作权限	1.对本科护理工作计划、实施、检查的参与权。2.有向护士长提出工作、薪酬的改进权。

工作环境	1.在医院内工作,温度、湿度适宜。2.满足医疗、护理工作的相关条件。

在现在的岗位已工作时间	自　　年　　月　　日开始,　共计:　　年

学历培训	1.本科以上学历,2年以上本科室护理工作经验。2.初级专业技术职称。3.服务态度热情。

技能要求	1.称职的初级专业技术职称。2.良好的职业道德素质和团队合作精神。3.持续学习能力强。

岗位工作其他要求	性别要求		年龄要求		婚姻	婚否不限
	身体要求		政治要求	事业性、组织观念强	业务要求	掌握本专业

岗位分析时间			填写人	

12.感染性疾病科晚班(小夜班)护士岗位说明书

<table>
<tr><td rowspan="3">岗位工作
基本信息</td><td>岗位名称</td><td>晚班护士</td><td>所在部门</td><td>感染性疾病科</td><td>岗位编号</td><td></td></tr>
<tr><td>从属部门</td><td>医务部、护理部</td><td>岗位定员</td><td></td><td>所辖人数</td><td></td></tr>
<tr><td>直接上级</td><td>护士长</td><td>直接下级</td><td colspan="3">实习、进修护士</td></tr>
<tr><td>岗位使命
工作概述</td><td colspan="6">在护士长领导和上级护师指导下按照自己的职责和任务独立做好晚班护理工作,重视护理质量、提高病人满意度。按照时间、按照质量、按照数量标准完成本职工作。</td></tr>
<tr><td rowspan="1">岗位工作
主要职责
与任务</td><td colspan="6">岗位职责。1.上班提前10分钟到病房,阅读白班交班报告及危重患者护理记录单,掌握上一班交班内容。2.明确病人总数与相关信息及病室管理中应注意的问题。负责晚间病区病员的一切治疗、护理工作。3.检查备用、急救、贵重、毒麻、限剧药品情况。4.新入院、急诊、抢救、危重,特殊诊疗、输血及情绪异常的病人必须床旁交接。5.病人有无压疮,静脉输液管等各种管道是否畅通。静脉输液瓶内加药成分、滴速、数量。吸引管引出的液体颜色、性质、数量,各类管道消毒更换日期标示清楚。6.按时测量病人生命体征。7.发放病人口服药品,核对姓名,做到送药入手,倒温水,看药入口。8.督促协助护理员进行晚间护理,照顾病人就寝,保持病室安静。9.掌握病区病人动态情况及健康宣教。10.在办公室治疗室病房时应开门,以便了解情况。11.关注人员往来,关闭门窗,保证安全。12.填写各种治疗和处置事项后记录,写交班报告。13.按《医疗废物管理条例》做好废物管理工作。14.对就诊病人进行感染性疾病、传染病防治卫生宣传教育。15.保持治疗室清洁、整齐。
制度执行。1.严格按防护规定着装。2.穿脱防护用品程序:(1)进入半污染区:洗手→戴帽子→戴医用外科口罩→穿工作衣裤→换工作鞋袜。(2)进入污染区:换医用防护口罩→穿连体防护服→穿鞋套→戴手套→戴防护镜。(3)为病人进行吸痰、气管切开、气管插管等操作,可能被病人的分泌物及体内物质喷溅或飞溅的诊疗护理工作前,应戴面罩或全面型呼吸防护器。(4)医务人员离开污染区进入半污染区前:脱鞋套→手套消毒(使用消毒凝胶作用30秒以上)→摘防护镜→解开防护服拉链→脱手套→手消毒→脱防护服→摘医用防护口罩→洗手和/或手消毒→换医用外科口罩→进入半污染区,用后物品分别放置于专用污物容器内。(5)从半污染区进入清洁区前:洗手和/或手消毒→摘医用外科口罩→摘帽子→脱工作服→换清洁鞋袜→洗手和/或手消毒后,进入清洁区。(6)离开清洁区前:沐浴、更衣。3.工作现场"7S管理":①整理、②整顿、③清扫、④清洁、⑤安全、⑥节约、⑦素养。4.满意度测评执行力。
职业道德。1.遵纪守法。2.尊重患者权利,保守医疗秘密。3.勤奋工作,文明礼貌,卓越服务。4.团队精神,和谐共事。5.本职岗位工作积极性、主动性与创新性。
学习与创新。1.持续学习、沟通技巧。2.不断总结经验。3.积极参加医学继续教育,指导实习护士、进修护士临床带教。4.完成有关领导安排的其他临时性工作任务。</td></tr>
<tr><td>考核要点</td><td colspan="6">1.规章制度,出勤纪律。2.岗位职责,岗位工作数量、质量与绩效。3.持续学习。</td></tr>
<tr><td rowspan="2">岗位工
作关系</td><td>院内联系部门</td><td colspan="5">院内的各个科室、职能部门、后勤部门相关领导和人员。</td></tr>
<tr><td>院外联系部门</td><td colspan="5">在医院、科室或护理部授权范围内与外界有关部门沟通、联系。</td></tr>
<tr><td>工作权限</td><td colspan="6">1.对本科护理工作计划、实施、检查的参与权。2.有向护士长提出工作、薪酬改进权。</td></tr>
<tr><td>工作环境</td><td colspan="6">1.在医院内工作,温度、湿度适宜。2.满足医疗、护理工作的相关条件。</td></tr>
<tr><td>在现在的岗位已工作时间</td><td colspan="6">自　　年　　月　　日开始,　　共计:　　年</td></tr>
<tr><td>学历培训</td><td colspan="6">1.本科以上学历,2年以上本科室护理工作经验。2.初级专业技术职称。3.服务态度热情。</td></tr>
<tr><td>技能要求</td><td colspan="6">1.称职的初级专业技术职称。2.良好的职业道德素质和团队合作精神。3.持续学习能力强。</td></tr>
<tr><td rowspan="2">岗位工作
其他要求</td><td>性别要求</td><td></td><td>年龄要求</td><td></td><td>婚姻</td><td>婚否不限</td></tr>
<tr><td>身体要求</td><td></td><td>政治要求</td><td>事业性、组织观念强</td><td>业务要求</td><td>掌握本专业</td></tr>
<tr><td colspan="3">岗位分析时间</td><td></td><td>填写人</td><td colspan="2"></td></tr>
</table>

13.感染性疾病科夜班(大夜班)护士岗位说明书

岗位工作 基本信息	岗位名称	后夜班护士	所在部门	感染性疾病科	岗位编号	
	从属部门	医务部、护理部	岗位定员		所辖人数	
	直接上级	护士长	直接下级	实习、进修护士		

岗位使命 工作概述	在护士长领导和上级护师指导下按照自己的职责和任务独立做好后夜班护理工作,重视护理质量、提高病人满意度。按照时间、按质量、按数量标准完成本职工作。

岗位工作 主要职责 与任务	**岗位职责。**1.上班提前10分钟到病房,阅读交班报告和危重患者护理记录单,明确前夜交班内容。2.明确病人总数与相关信息及病室管理中应注意的问题。负责夜间病区病员的一切治疗、护理工作。完成交接班班中待执行事项。3.检查备用急救、贵重、毒麻、限剧药品情况。4.新入院、急诊、抢救、危重,特殊诊疗、输血及情绪异常的病人必须床旁交接。5.明确静脉输液管等各种管道是否畅通。静脉输液瓶内加药成分、滴速、数量。吸引引出的液体颜色、性质、数量,各类管道消毒更换日期标示清楚。6.按时测量病人生命体征。7.按时发放病人口服药品,核对姓名,做到送药入手,倒温水,看药入口。8.保持病室夜间安静,巡视病房。9.负责病区安全,关注人员往来。根据气候变化关闭门窗、电源开关。10.在办公室治疗室病房时应开门,以便了解情况。11.关注人员往来,关闭门窗,保证安全。12.按《医疗废物管理条例》做好废物管理工作。13.对就诊病人进行感染性疾病、传染病防治卫生宣传教育。14.保持治疗室清洁、整齐。15.按照PDCA循环工作,持续改进工作。 **制度执行。**1.严格按防护规定着装。2.穿脱防护用品程序:(1)进入半污染区:洗手→戴帽子→戴医用外科口罩→穿工作衣裤→换工作鞋袜。(2)进入污染区:换医用防护口罩→穿连体防护服→穿鞋套→戴手套→戴防护镜。(3)为病人进行吸痰、气管切开、气管插管等操作,可能被病人的分泌物及体内物质喷溅或飞溅的诊疗护理工作前,应戴面罩或全面型呼吸防护器。(4)医务人员离开污染区进入半污染区前:脱鞋套→手套消毒(使用消毒凝胶作用30秒以上)→摘防护镜→解开防护服拉链→脱手套、手消毒→脱防护服→摘医用防护口罩→洗手和/或手消毒→换医用外科口罩→进入半污染区,用后物品分别放置于专用污物容器内。(5)从半污染区进入清洁区前:洗手和/或手消毒→摘医用外科口罩→摘帽子→脱工作服→换清洁鞋袜→洗手和/或手消毒后,进入清洁区。(6)离开清洁区前:沐浴、更衣。3.工作现场"7S管理":①整理、②整顿、③清扫、④清洁、⑤安全、⑥节约、⑦素养。4.满意度测评执行力。 **职业道德。**1.遵纪守法。2.尊重患者权利,保守医疗秘密。3.勤奋工作,文明礼貌,卓越服务。4.团队精神,和谐共事。5.本职岗位工作积极性、主动性与创新性。 **学习与创新。**1.持续学习、沟通技巧。2.不断总结经验。3.积极参加医学继续教育,指导实习护士、进修护士临床带教。4.完成有关领导安排的其他临时性工作任务。

考核要点	1.规章制度,出勤纪律。2.岗位职责,岗位工作数量、质量与绩效。3.持续学习。

工作关系	院内联系部门	院内的各个科室、职能部门、后勤部门相关领导和人员。
	院外联系部门	在医院、科室或护理部授权范围内与外界有关部门沟通、联系。

工作权限	1.对本科护理工作计划、实施、检查的参与权。2.有向护士长提出工作、薪酬改进权。

工作环境	1.在医院内工作,温度、湿度适宜。2.满足岗位工作医疗与护理工作的相关条件。

在现在的岗位已工作时间	自　　年　　月　　日开始,　共计:　　年

学历培训	1.本科以上学历,1年以上本科室护理工作经验。2.初级专业技术职称。3.服务态度热情。

技能要求	1.称职的初级专业技术职称。2.良好的职业道德素质和团队合作精神。3.持续学习能力强。

岗位工作 其他要求	性别要求		年龄要求		婚姻	婚否不限
	身体要求		政治要求	事业性、组织观念强	业务要求	掌握本专业

岗位分析时间		填写人	

八、老年病内科护理人员岗位说明书

1.老年病内科护士长岗位说明书

岗位工作 基本信息	岗位名称	护士长	所在部门	老年病科	岗位编号	
	从属部门	医务部、护理部	岗位定员		所辖人数	
	直接上级	科主任、护理部	直接下级	护理人员,实习、进修护士		
岗位使命 工作概述	在科主任与护理部领导下,全面负责科室护理工作、业务、技术、病房管理、护士思想工作,物资管理等工作。 是科室护士思想、业务、行政管理的第一责任人。					
岗位工作 主要职责 与任务	**领导职责。**1.在科主任和护理部主任领导下,负责科室的护理、业务、技术及行政管理工作,完成各项数量、质量与综合绩效指标。2.协调所属病区、ICU及相关部门和科室工作关系。3.负责制订本科的护理发展规划,年度、月度、周工作计划并组织实施。4.确定护士排班、轮转和临时调配。5.设计与落实基础护理、专科护理、特殊护理与责任护理工作。6.负责科室卓越绩效考核与管理工作,达到预期目的。 **业务与管理职责。**1.上午上班带领护士对急、危重症、新入院患者床旁交班,检查危重抢救病人的情况,对复杂的护理技术或新开展的业务,要具体指导。2.实施护理查房和随同科主任查房,加强医护联系与医患沟通。指导下级护士、实习、进修护士工作。3.完成护理工作任务,改善服务态度,严防差错事故的发生。4.提高设备使用效率。5.加强病房管理。6.加强物资管理,账物相符。7.落实患者饮食和治疗饮食。8.护理文书书写符合要求。9.掌控ICU和急救室病人护理工作情况。10.精确掌握以下疾病的护理特点:脑卒中、缺血缺氧性脑病、老年性痴呆、帕金森病、老年性睡眠障碍、高血压、低血压、神经性耳聋、慢性阻塞性肺部疾病、冠心病、高脂血症、颈腰腿疼痛、轻度白内障、腰肌劳损、老年人肺炎、水、电解质和酸碱平衡紊乱、多脏器功能衰竭、感染、糖尿病、康复护理特点等。11.精确掌握老年病得病特点、治疗特点、用药特点、检查特点、沟通特点、护理特点、生活特点、习俗特点和康复的特点。12.随时了解老年病人的思想、生活情况,征求病员的意见。 **制度执行。**1.执行各项规章制度和技术操作常规,按照流程操作。2.执行查对制度及相关管理规定。3.严格执行规定消毒隔离、无菌技术操作流程,预防医院感染。 **职业道德。**1.遵纪守法。2.尊重患者权利,保守医疗秘密。3.廉洁工作,文明礼貌,卓越服务。4.团队精神,和谐共事。5.工作积极、主动、责任心。6.病人满意度。 **教学与科研。**1.持续学习与创新能力。2.结合工作撰写论文。3.解决问题的能力。 **工作创新。**善于发现工作中的问题、缺陷,分析、解决问题、缺陷的能力。					
岗位工作 主要绩效 考核要点	1.制度落实。2.护理学术科研工作及完成数量、质量和绩效。3.顾客沟通,处理投诉与纠纷。4.医德医风、社会责任。5.健康宣教、培训帮带等。6.病房管理。7.技术操作。8.基础专科、专科护理、责任护理、护理文书书写合格率。9.病人满意度。					
岗位工 作关系	院内联系部门	院内的各个科室、职能部门、后勤部门相关领导和人员。				
	院外联系部门	在医院、科室或护理部授权范围内与外界有关部门沟通、联系。				
工作权限	1.对科室病人护理工作的计划、实施、检查和指导权。2.有向领导提出工作改进权。					
工作环境	1.在医院内工作,温度、湿度适宜。2.满足岗位工作的医疗与护理工作的相关条件。					
在现在的岗位已工作时间	自 年 月 日开始, 共计: 年					
学历经历	1.本科以上学历,5年以上本科室护理工作经验。2.中级专业技术职称。3.服务态度热情。					
技能要求	1.称职的中级专业技术职称。2.良好的职业道德素质和团队合作精神。3.持续学习能力强。					
岗位工作 其他要求	性别要求		年龄要求		婚姻	婚否不限
	身体要求		政治要求	事业性、组织观念强	业务要求	精通本专业
岗位分析时间			填写人			
直接上级审核签字			审核时间			

2. 老年病内科副护士长岗位说明书

岗位工作基本信息	岗位名称	副护士长	所在部门	老年病内科	岗位编号	
	从属部门	医务部、护理部	岗位定员		所辖人数	
	直接上级	科主任、护士长	直接下级	护理人员,实习、进修护士		

岗位使命工作概述	在护士长和科室主任的领导下,授权负责科室护理业务、病房管理、护理技术、护理学术、教学、学科建设、设备维护等工作。是科室分管护理工作的第一责任人。

岗位工作主要职责与任务	**领导职责。**1. 在护士长和科室主任的领导下,授权负责所管科室的护理业务及行政管理工作,完成各项数量、质量与绩效指标。2.重视护士思想政治工作,经常对护士进行职业道德教育工作。3.根据护士长的安排,结合本科具体情况制订本科的护理工作计划和科研计划,督促护士认真落实并经常督促检查。4.授权制订本科室的护理发展规划,学科建设,年度、月度、周工作计划,并组织实施。5.掌握本科室护理工作的特点与规律,掌握护理工作中存在的问题,并加强医、护联系与医患沟通。6.协助护士长并履行部分职责。7.协调与其他科室的关系,搞好科内、外团结,以保证护理工作的正常进行。8.医护人员文明行医,树立良好的职业道德医德医风。 **管理职责。**1.参加晨交班,参加危重抢救病人的护理情况,对复杂的护理技术或新开展的护理业务,要亲自参加并具体指导。2.教育全科护理人员加强工作责任心,改善服务态度,认真履行岗位职责、严格执行各项规章制度和技术操作规程,严防差错事故的发生。3.落实护理交接班和记录完善。4.加强设备管理,提高设备使用效率。5.加强病房管理,实施现场"7S管理"。6.注重护理质量,有持续改进计划。 **教学与科研职责。**1.授权组织本科护理人员学习护理业务技术,加强业务训练,并注意护士素质的培养。2.组织安排并检查实习护士、进修护士在本科各病室的临床教学和实习情况。3.参加一定的护理教学项目、设计科室护理科研课题,并组织实施。4.在完成本岗位护理工作的同时,完成有关领导安排的其他临时性工作任务。

岗位工作主要绩效考核要点	1.规章制度落实。2.完成护理、学术、科研等工作数量指标、质量指标、效率指标、经济指标。3.处理病人投诉。4.医德医风、社会责任。5.医患纠纷处理、顾客沟通。6.健康宣教、培训帮带等。7.护理工作流程规范。8.病房管理。9.本科室护理人员技术操作。10.静脉穿刺成功率。11.基础护理。12.护理文书。13.病人的满意度。

岗位工作关系	院内联系部门	院内的各个科室、职能部门、后勤部门相关领导和人员。
	院外联系部门	在医院、科室或护理部授权范围内与外界有关部门沟通、联系。

岗位工作权限	1.科室管理、协调权。对本科室日常工作的计划、实施、检查和指导权,对本科室内护理人员任免的建议权。2.有监督护理人员的日常工作权。3.有向主任、护理部主任或者上级领导建议提出改进科室工作的权力,绩效薪酬的分配建议权,等等。

岗位工作环境	1.在医院内工作,温度、湿度适宜。2.工作现场会接触到轻微粉尘及医疗中的刺激性气味,照明条件良好,一般无相关职业病发生。3.满足医疗护理工作的相关条件。

在现在的岗位已工作时间	自　　年　　月　　日开始,　　共计:　　年

学历培训经历经验	1.本科以上学历,有10年以上本科室护理工作经验。2.有专科业务进修最少1次,医院管理培训经历。3.学术、教学、科研经历。4.每年内最少有1篇公开杂志论文发表。5.主管护师及以上专业技术职称。6.岗位工作与同事之间协调与沟通能力。

岗位工作技能要求	1.称职的学科带头人。2.下属公认的领导、决策、管理和协调能力。3.较好的口才和文字表达能力。4.良好的职业道德素质和团队合作精神。5.持续学习能力强。

岗位工作其他要求	性别要求		年龄要求		婚姻	婚否不限
	身体要求		政治要求	事业性、组织观念强	业务要求	精通本专业

岗位分析时间		填写人	
直接上级审核签字		审核时间	

3.老年病内科病区护士长岗位说明书

<table>
<tr><td rowspan="3">岗位工作
基本信息</td><td>岗位名称</td><td>病区护士长</td><td>所在部门</td><td colspan="2">老年病科</td><td>岗位编号</td><td></td></tr>
<tr><td>从属部门</td><td>医务部、护理部</td><td>岗位定员</td><td colspan="2"></td><td>所辖人数</td><td></td></tr>
<tr><td>直接上级</td><td>科主任科护士长</td><td>直接下级</td><td colspan="4">护理人员,实习、进修护士</td></tr>
<tr><td>岗位使命
工作概述</td><td colspan="7">在科主任与护士长领导下,全面负责病区护理工作、病房管理、护士思想、学科建设,物资管理等工作。是病区护士的思想、业务、技术、行政管理的第一责任人。</td></tr>
<tr><td rowspan="7">岗位工作
主要职责
与任务</td><td colspan="7">领导职责。1.在科主任和护士长领导下,负责病区的护理业务及行政管理工作,完成各项数量、质量与综合绩效指标。2.负责制订本病区的护理发展规划,护理学科建设,年度、月度、周工作计划并实施。3.负责护理质量的监督与检查,确保护理质量。4.落实基础护理、专科护理、特殊护理与责任护理。形成专科护理特色。</td></tr>
<tr><td colspan="7">业务与管理职责。1.参加晨会,组织护士对急危重症、新入院患者床旁交接班,检查危重抢救病人的情况,对复杂护理或新开展的护理业务要亲自参加并具体指导。2.组织护理查房和随同科主任查房,了解护理工作中存在的问题,并及时解决。3.指导下级护士、实习进修护士工作。4.确定护士轮转和临时调配。5.提高设备使用效率。6.实施病区"7S管理"。7.加强病房管理。8.加强物资管理,账物相符。9.落实患者饮食和治疗饮食。10.护理文书书写符合要求。11.重视信息工作,按要求做好指标统计工作。12.掌握以下疾病的护理特点:脑卒中、缺血缺氧性脑病、老年性痴呆、帕金森病、老年性睡眠障碍、高血压、低血压、神经性耳聋、慢性阻塞性肺部疾病、冠心病、高脂血症、颈腰腿疼痛、轻度白内障、腰肌劳损、老年人肺炎、水电和酸碱平衡紊乱、多脏器功能衰竭、感染、糖尿病、康复护理特点等。13.掌握老年病得病特点、治疗特点、用药特点、检查特点、沟通特点、护理特点、生活特点、习俗特点和康复特点。14.随时了解老年病人的思想、生活情况,征求病员对医疗护理工作意见,做好病员的思想工作。15.按照规定处理医疗废物。16.按照PDCA工作,按流程工作,追踪问题解决,有护理工作持续改进计划。17.病人满意度。</td></tr>
<tr><td colspan="7">制度执行。1.执行各项规章制度和技术操作常规。2.按照规定执行查对制度及相关管理规定。3.严格执行规定的消毒隔离、无菌技术操作流程,预防医院内感染。</td></tr>
<tr><td colspan="7">职业道德。1.遵纪守法。2.尊重患者权利,保守医疗秘密。3.廉洁工作,文明礼貌,卓越服务。4.团队精神,和谐共事。5.工作积极性、主动性、创新性,责任心。</td></tr>
<tr><td colspan="7">教学与科研。1.持续学习与创新能力。2.结合工作撰写论文。3.参加医学继续教育。4.参与临床部分教学项目、承担科研课题相关工作。5.完成领导交代的临时性工作任务。</td></tr>
<tr><td rowspan="2">岗位工作
主要绩效
考核要点</td><td colspan="7" rowspan="2">1.制度落实。2.护理学术科研工作及完成数量、质量和绩效。3.顾客沟通,处理投诉与纠纷。4.医德医风、社会责任。5.健康宣教、培训帮带等。6.病房管理。7.技术操作。8.静脉穿刺成功率。9.基础专科责任和护理文书书写。10.服务病人满意度。</td></tr>
<tr></tr>
<tr><td rowspan="2">岗位工
作关系</td><td>院内联系部门</td><td colspan="6">院内的各个科室、职能部门、后勤部门相关领导和人员。</td></tr>
<tr><td>院外联系部门</td><td colspan="6">在医院、科室或护理部授权范围内与外界有关部门沟通、联系。</td></tr>
<tr><td>工作权限</td><td colspan="7">1.对科室病人护理工作计划、实施、检查的参与权。2.有向领导提出工作改进建议权。</td></tr>
<tr><td>岗位环境</td><td colspan="7">1.在医院内工作,温度、湿度适宜。2.满足岗位医疗与护理工作的相关条件。</td></tr>
<tr><td>在现在的岗位已工作时间</td><td colspan="7">自 年 月 日开始, 共计: 年</td></tr>
<tr><td>学历经历</td><td colspan="7">1.本科以上学历,5年以上本科室护理工作经验。2.中级专业技术职称。3.服务态度热情。</td></tr>
<tr><td>技能要求</td><td colspan="7">1.称职的中级专业技术职称。2.良好的职业道德素质和团队合作精神。3.持续学习能力强。</td></tr>
<tr><td rowspan="2">岗位工作
其他要求</td><td>性别要求</td><td></td><td>年龄要求</td><td></td><td></td><td>婚姻</td><td>婚否不限</td></tr>
<tr><td>身体要求</td><td></td><td>政治要求</td><td colspan="2">事业性、组织观念强</td><td>业务要求</td><td>精通本专业</td></tr>
<tr><td colspan="2">岗位分析时间</td><td></td><td colspan="2">填写人</td><td colspan="2"></td></tr>
<tr><td colspan="2">直接上级审核签字</td><td></td><td colspan="2">审核时间</td><td colspan="2"></td></tr>
</table>

4.老年病内科主任护师岗位说明书

<table>
<tr><td rowspan="3">岗位工作
基本信息</td><td>岗位名称</td><td>主任护师</td><td>所在部门</td><td colspan="2">老年病科</td><td>岗位编号</td><td></td></tr>
<tr><td>从属部门</td><td>医务部、护理部</td><td>岗位定员</td><td colspan="2"></td><td>所辖人数</td><td></td></tr>
<tr><td>直接上级</td><td>护士长</td><td>直接下级</td><td colspan="4">科室护理相关人员</td></tr>
<tr><td>岗位使命
工作概述</td><td colspan="7">在护理部和护士长领导下,分管科室护理业务、教学、培训、科研、服务,纠纷处理、护理质量管理等工作。是科室护理的业务、技术、科研、管理的高级专家。</td></tr>
<tr><td rowspan="6">岗位工作
主要职责
与任务</td><td colspan="7">岗位职责。1.履行高级职称岗位职责。在护理部主任和护士长领导下,指导本科护理业务技术、服务、教学与科研工作。2.参加晨会床旁交接班,协助护士长制订年度、月度、周工作计划并付诸监督实施。3.协调科室护理人员、监护室及相关部门科室业务关系。4.协助护士长制定本科的基础、专科、责任护理计划并落实。</td></tr>
<tr><td colspan="7">业务管理。1.主持护理大查房,解决护理业务与技术疑难问题。2.定期检查急、危、重、疑难患者护理计划和会诊落实情况,对复杂技术或新开展护理业务,要亲自参加并具体指导。3.处理护理纠纷,对护理差错事故提出技术鉴定意见。4.协助护士长病房管理。5.督促、检查护理人员落实病人基础、专科与责任制护理,并起带头作用。6.加强病房管理,维护病房秩序。参加危重病人抢救成功。7.落实患者治疗饮食。8.精确掌握以下疾病的护理特点:脑卒中、缺血缺氧性脑病、老年性痴呆、帕金森病、老年性睡眠障碍、高血压、低血压、神经性耳聋、慢性阻塞性肺部疾病、冠心病、高脂血症、颈腰腿疼痛、轻度白内障、腰肌劳损、老年人肺炎、水电和酸碱平衡紊乱、多脏器功能衰竭、感染、糖尿病、康复护理特点等。9.精确掌握老年病得病特点、治疗特点、用药特点、检查特点、沟通特点、护理特点、生活特点、习俗特点和康复特点。10.随时了解老年病人的思想、生活情况,征求病员对医疗护理工作意见,做好病员的思想工作。11.按照 PDCA 工作,追踪问题解决方法,有个人和科室护理工作持续改进计划。12.照规定处理科室和现场医疗废物。</td></tr>
<tr><td colspan="7">制度执行。1.执行各项规章制度和技术操作常规,按照流程操作。2.执行查对制度及相关管理规定。3.严格执行规定消毒隔离、无菌技术操作流程,预防医院感染。</td></tr>
<tr><td colspan="7">职业道德。1.遵守劳动纪律。2.尊重患者权利,保守医疗秘密。3.勤奋工作,文明礼貌,卓越服务。4.团队精神,和谐共事。5.工作积极、主动、创新性,责任心。</td></tr>
<tr><td colspan="7">教学与科研。1.协助护理部并承担对护理人员业务学习、培养及护士晋级的考核工作。2.拟定教学计划,编写教材并负责讲授。3.制定专科护理科研、技术革新计划并实施。4.参与审定、评价护理论文和科研、技术革新成果。5.积极撰写高层次护理论文,承担临床教学和护理科研课题相关工作。6.完成领导交代的临时性工作。</td></tr>
<tr><td></td></tr>
<tr><td>主要绩效
考核要点</td><td colspan="7">1.规章制度,出勤纪律。2.岗位职责,工作数量、质量、效率绩效。3.医德医风。4.顾客沟通。5.健康宣教。6.学习与创新能力。7.护理业务、技术、论文、科研。</td></tr>
<tr><td rowspan="2">岗位工
作关系</td><td>院内联系部门</td><td colspan="6">院内的各个科室、职能部门、后勤部门相关领导和人员。</td></tr>
<tr><td>院外联系部门</td><td colspan="6">在医院、科室或护理部授权范围内与外界有关部门沟通、联系。</td></tr>
<tr><td>工作权限</td><td colspan="7">1.对科室病人护理工作、计划、实施、检查的参与权。2.有向领导提出工作改进权。</td></tr>
<tr><td>工作环境</td><td colspan="7">1.在医院内工作,温度、湿度适宜。2.满足医疗与护理工作的相关条件。</td></tr>
<tr><td>在现在的岗位已工作时间</td><td colspan="7">自　　年　　月　　日开始,　　共计:　　年</td></tr>
<tr><td>学历经历</td><td colspan="7">1.本科以上学历,10年以上本科室护理工作经验。2.服务态度热情、工作细致。</td></tr>
<tr><td>技能要求</td><td colspan="7">1.高级专业技术职称。2.良好的职业道德素质和团队合作精神。3.持续学习技能能力强。</td></tr>
<tr><td rowspan="2">岗位工作
其他要求</td><td>性别要求</td><td></td><td>年龄要求</td><td colspan="2"></td><td>婚姻</td><td>婚否不限</td></tr>
<tr><td>身体要求</td><td></td><td>政治要求</td><td colspan="2">事业性、组织观念强</td><td>业务要求</td><td>精通本专业</td></tr>
<tr><td colspan="2">岗位分析时间</td><td colspan="3"></td><td>填写人</td><td></td></tr>
<tr><td colspan="2">直接上级审核签字</td><td colspan="3"></td><td>审核时间</td><td></td></tr>
</table>

5.老年病内科副主任护师岗位说明书

岗位工作 基本信息	岗位名称	副主任护师	所在部门	老年病科	岗位编号	
	从属部门	医务部、护理部	岗位定员		所辖人数	
	直接上级	护士长	直接下级	科室护理相关人员		

岗位使命 工作概述	在护士长领导和上级护师指导下,分管科室护理业务、技术、服务、教学、培训、科研、护理质量管理工作。是护理业务、技术、科研、管理的高级护理专家。

岗位工作 主要职责 与任务	**岗位职责。**1.履行高级职称岗位职责。在科护士长和上级护师的指导下,指导本科护理业务技术、服务、教学与科研工作。2.参加晨会交接班,协助护士长制订年度、月度、周工作计划并付诸实施。3.协调科室护理人员、监护室及相关部门科室业务关系。4.协助护士长制定本科的基础、专科、责任护理计划并落实。5.经常解决护理技术疑难问题。6.检查患者护理计划落实情况,对复杂技术或新开展的护理业务,要亲自参加并具体指导。7.处理护理纠纷,对护理差错、事故提出技术鉴定意见。8.协助护士长病房管理。9.精确掌握以下疾病的护理特点:脑卒中、缺血缺氧性脑病、老年性痴呆、帕金森病、老年性睡眠障碍、高血压、低血压、神经性耳聋、慢性阻塞性肺部疾病、冠心病、高脂血症、颈腰腿疼痛、轻度白内障、腰肌劳损,老年人肺炎、水电和酸碱平衡紊乱、多脏器功能衰竭、感染、糖尿病、康复护理特点等。10.精确掌握老年病得病特点、治疗特点、用药特点、检查特点、沟通特点、护理特点、生活特点、习俗特点和康复特点。11.随时了解老年病人的思想、生活情况,征求病员对医疗护理工作意见,做好病员的思想工作。12.按照 PDCA 工作,追踪问题解决方法,有个人护理工作持续改进计划。13.按规定处理医疗与护理废物。 **制度执行。**1.执行各项规章制度和技术操作常规,按照流程操作。2.执行查对制度及相关管理规定。3.严格执行规定消毒隔离、无菌技术操作流程,预防医院感染。 **职业道德。**1.遵纪守法。2.尊重患者权利,保守医疗秘密。3.勤奋工作,文明礼貌,卓越服务。4.团队精神,和谐共事。5.岗位工作积极性、主动性、创新性、责任心。 **教学科研。**1.协助护理部并承担对护理人员业务学习、培养及护士晋级的考核工作。2.拟定教学计划,编写教材并负责讲授。3.制订专科护理科研、技术革新计划并实施。4.参与审定、评价护理论文和科研、技术革新成果。5.负责组织本科护理学习讲座和护理病案讨论。6.对医院护理队伍建设,业务技术管理和组织管理提出意见,参与护理部组织的全院性工作检查。7.掌握国内外本科护理发展动态,努力引进先进技术,提高护理质量,发展护理科学。8.完成领导交代的其他临时性工作任务。

岗位工作 主要绩效 考核要点	1.规章制度落实。2.护理教科研,工作数量、质量、绩效。3.医德医风、社会责任。4.顾客沟通、护患纠纷处理。5.健康宣教、培训帮带等。6.与护士长配合、医护人员沟通、协调。7.基础、专科护理,责任制护理。8.学习与创新能力。9.满意度。

岗位工 作关系	院内联系部门	院内的各个科室、职能部门、后勤部门相关领导和人员。
	院外联系部门	在医院、科室或护理部授权范围内与外界有关部门沟通、联系。

工作权限	1.对科室病人的护理工作计划、实施、检查的参与权。2.有向领导提出工作、薪酬改进权。

工作环境	1.在医院内工作,温度、湿度适宜。2.满足医疗与护理工作的相关条件。

在现在的岗位已工作时间	自　　　年　　月　　日开始,　　共计:　　　年

学历经历	1.本科以上学历,10 年以上本科室护理工作经验。2.服务态度热情、工作细致。

技能要求	1.高级专业技术职称。2.良好的职业道德素质和团队合作精神。3.持续学习技能能力强。

岗位工作 其他要求	性别要求		年龄要求		婚姻	婚否不限
	身体要求		政治要求	事业性、组织观念强	业务要求	精通本专业

岗位分析时间		填写人	
直接上级审核签字		审核时间	

6.老年病内科主管护师岗位说明书

岗位工作 基本信息	岗位名称	主管护师	所在部门	老年病科	岗位编号	
	从属部门	医务部、护理部	岗位定员		所辖人数	
	直接上级	护士长	直接下级	护士,实习、进修护士		

岗位使命 工作概述	在护士长领导和上级护师指导下,负责上班时病人的治疗、护理、服务工作,护患沟通、健康教育及相关工作。按照时间、按照质量、按照数量标准完成本职工作。

岗位工作 主要职责 与任务	**岗位职责。**1.参加护士各种班次值班。按量按质按时完成自己岗位并独立工作。2.协助护士长做好护理质量控制工作,把好护理质量关,不断提高护理质量。3.熟悉现代医院护理理念和管理工具。制订具有专科特色的护理计划,对患者实施整体护理。4.掌握基础、专科与责任护理流程。5.实施并落实本科各病房护理、治疗工作。6.解决本科护理业务上的一般问题,承担危重、疑难病人护理计划的实施。7.受护士长委托指导护理查房和护理会诊。8.能够独立担当危、急、重症病人的抢救工作。9.指导护师、护士、实习、进修护士工作。10.落实病人饮食和治疗饮食。适时进行健康宣教。11.解除病人疼痛,评价病人疼痛。12.掌握以下疾病的护理特点:脑卒中、缺血缺氧性脑病、老年性痴呆、帕金森病、老年性睡眠障碍、高血压、低血压、神经性耳聋、慢性阻塞性肺部疾病、冠心病、高脂血症、颈腰腿疼痛、轻度白内障、腰肌劳损、老年人肺炎、水电和酸碱平衡紊乱、多脏器功能衰竭、感染、糖尿病、康复护理特点等。13.掌握老年病得病特点、治疗特点、用药特点、检查特点、沟通特点、护理特点、生活特点、习俗特点和康复特点。14.随时了解老年病人的思想、生活情况,征求病员对医疗护理工作意见,做好病员的思想工作。15.按照规定处理医疗废物。16.协助护士长制订本科护理科研并组织实施,指导护师、护士开展科研工作。17.维护医疗仪器设备,提高仪器设备使用效率。18.工作现场"7S管理":①整理、②整顿、③清扫、④清洁、⑤安全、⑥节约、⑦素养。19.按照规定处理医疗垃圾和废物。20.病人满意度。21.完成有关领导安排其他临时性工作任务。 **制度执行。**1.严格执行各项规章制度与护理技术操作常规。2.落实"三查七对"及相关医疗、护理业务与管理制度。3.执行年度、月度和周护理工作计划,细化自己的本职工作并记录完整。4.各项护理文书书写达到要求,有护理持续改进计划并实施。 **职业道德。**1.以病人为中心,尊重患者权利,保守医疗秘密。2.遵纪守法,勤奋工作,文明礼貌,卓越服务。3.团队精神,注重沟通,和谐共事。4.工作积极性、主动性、责任心与创新性。5.奉献精神,任劳任怨。6.值班、交接班责任和谐共事的能力。 **学习与创新。**1.持续学习与创新能力。2.不断总结经验,结合临床实际撰写论文。

主要绩效 考核要点	1.规章制度。2.规定的护理、教学、科研以及工作数量、质量、效率和绩效。3.医德医风、社会责任。4.护患纠纷处理。5.病区管理、健康宣教、培训帮带。6.工作流程。7.工作主动、积极性和责任心。8.服务态度。9.岗位持续学习与创新能力。

岗位工 作关系	院内联系部门	院内的各个科室、职能部门、后勤部门相关领导和人员。
	院外联系部门	在医院、科室或护理部授权范围内与外界有关部门沟通、联系。

工作权限	1.对科室病人的护理工作计划、实施、检查的参与权。2.有向领导提出工作改进权。

工作环境	1.在医院内工作,温度、湿度适宜。2.满足医疗与护理工作的相关条件。

在现在的岗位已工作时间	自　　年　　月　　日开始,　　共计:　　年

学历经历	1.本科以上学历,5年以上本科室护理工作经验。2.服务态度热情、工作细致。

技能要求	1.中级专业技术职称。2.良好的职业道德素质和团队合作精神。3.持续学习技能能力强。

岗位工作 其他要求	性别要求		年龄要求		婚姻	婚否不限
	身体要求		政治要求	事业性、组织观念强	业务要求	掌握专科护理
岗位分析时间				填写人		

7.老年病内科监护室护士岗位说明书

岗位工作 基本信息	岗位名称	监护室护士	所在部门	老年病科	岗位编号	
	从属部门	老年病科	岗位定员		所辖人数	
	直接上级	监护室负责人	直接下级		实习、进修护士	

岗位使命 工作概述	在监护室负责人和护士长领导下负责监护室日常各种工作。完成监护室设备与仪器正常运行与绩效管理工作。注重监护室病人护理工作质量,提高顾客的满意度。

岗位工作 主要职责 与任务	**岗位职责。**1.取得护士执业资格并经过注册。2.具备神经内科整体护理知识,熟悉专科护理业务,运用护理程序对病人实施整体护理,制定护理计划并落实。3.提前10～15分钟到病房,交接班前要认真阅读监护室报告本、医嘱本、治疗本,详细了解监护室病人诊断、治疗和病情变化记录,如现在病情、用药、24 小时出入量、抢救记录重点等。4.认真进行监护室病人交接班(检查皮肤、卧位、了解各种管道用途,检查是否通畅,明确输液的用药、剂量、浓度、速度等)。5.全面掌握病人的 T、P、R、BP、PR、RR、EKG、CVP 及血液动力学监测、呼吸监测等情况。6.检查各种仪器(呼吸机、心输出量仪、输液泵等)的运转情况。7.每日按照消毒更换创伤部位敷料(如:气管切开、静脉插管等)。8.全面掌握患者病情动态变化,遇有情况及时报告值班医生,参加急危重患者的抢救,完成交班报告及各种病情记录。9.保持监护室病人连续诊疗、记录,严格交接班制度。做好病人各种记录和签字、并妥善保管监护室用物,防止丢失。10.掌握以下疾病的监护特点:脑卒中、缺血缺氧性脑病、老年性痴呆、帕金森病、老年性睡眠障碍、高血压、低血压、神经性耳聋、慢性阻塞性肺部疾病、冠心病、高脂血症、颈腰腿疼痛、轻度白内障、腰肌劳损,老年人肺炎、水电和酸碱平衡紊乱、多脏器功能衰竭、感染、糖尿病、康复护理特点等。11.掌握老年病得病特点、治疗特点、用药特点、检查特点、沟通特点、护理特点、生活特点、习俗特点和康复特点。12.随时了解老年病人的思想、生活情况,征求病员对医疗护理工作意见,做好病员的思想工作。13.注重监护室病人护理质量,有持续改进计划。14.保持监护室清洁、整齐。15.按照规定处理医疗废物。 **制度执行。**1.执行各项规章制度和技术操作常规,按照流程操作。2.执行查对制度及相关管理规定。3.严格执行规定消毒隔离、无菌技术操作流程,预防医院感染。 **职业道德。**1.遵纪守法。2.尊重患者权利,保守医疗秘密。3.勤奋工作,文明礼貌,卓越服务。4.团队精神,和谐共事。5.岗位工作积极性、主动性、创新性、责任心。 **教学与科研。**1.持续学习与创新能力。2.结合工作撰写论文。3.参加医学继续教育。4.参与护理实习生带教工作。5.完成领导交代的其他临时性工作任务。6.顾客满意度。

主要绩效 考核要点	1.规章制度,出勤纪律。2.岗位职责,工作数量、质量、效率绩效。3.医德医风。4.顾客沟通。5.健康宣教。6.岗位学习与创新能力。7.值班、交接班责任与和谐。

岗位工 作关系	院内联系部门	院内的各个科室、职能部门、后勤部门相关领导和人员。
	院外联系部门	在医院、科室或护理部授权范围内与外界有关部门沟通、联系。

工作权限	1.对科室病人的护理工作计划、实施、检查的参与权。2.有向领导提出工作改进权。

工作环境	1.在医院内工作,温度、湿度适宜。2.满足医疗与护理工作的相关条件。

在现在的岗位已工作时间	自　　年　　月　　日开始,　　共计:　　年

学历经历	1.本科以上学历,2 年以上本科室护理工作经验。2.服务态度热情、工作细致。

技能要求	1.初级专业技术职称。2.良好的职业道德素质和团队合作精神。3.持续学习技能能力强。

岗位工作 其他要求	性别要求		年龄要求		婚姻	婚否不限
	身体要求		政治要求	事业性、组织观念强	业务要求	掌握本专业

岗位分析时间		填写人	
直接上级审核签字		审核时间	

8.老年病内科护师岗位说明书

岗位工作 基本信息	岗位名称	护师	所在部门	老年病科	岗位编号	
	从属部门	医务部、护理部	岗位定员		所辖人数	
	直接上级	护士长	直接下级	护士、实习、进修护士		

岗位使命 工作概述	在护士长领导和上级护师指导下按照自己的职责独立做好护理工作、重视护理质量、提高病人满意度。按时、按质、按量完成自己的本职工作。是科室护理骨干力量。

岗位工作 主要职责 与任务	**岗位职责与任务。**1.取得护师执业资格。参加护士各种班次值班。独立完成岗位工作。2.参加晨会。查看夜班交班报告内容,明确治疗、医嘱、护嘱、记录本内容与结果,完成交班期间待完成的治疗项目。3.在护士长带领下参加病人床旁交接班,明确危重、抢救、特殊检查、新入院病人情况。4.交接班重点明白病人静脉输液管等各种管道是否畅通。静脉输液管内加药成分、滴速、数量。吸引管引出的液体颜色、性质、数量、各类管道消毒更换日期等。5.具备整体护理知识,熟悉基础、专科、责任护理业务,对病人实施整体护理,制定和评估病人护理计划。6.交接科室规定物品并双方签字。7.参与病房危重、疑难病人的护理工作及难度较大的护理操作。8.需要时协助护士长拟订病房护理工作计划,参与病房管理工作。9.参加本科上级护师组织的护理查房、会诊和病例讨论。10.清楚疼痛病人止痛后的效果。11.能够与医生一道独立完成危重病人抢救工作。12.掌握以下疾病的护理特点:脑卒中、缺血缺氧性脑病、老年性痴呆、帕金森病、老年性睡眠障碍、高血压、低血压、神经性耳聋、慢性阻塞性肺部疾病、冠心病、高脂血症、颈腰腿疼痛、轻度白内障、腰肌劳损、老年人肺炎、水电和酸碱平衡紊乱、多脏器功能衰竭、感染、糖尿病、康复护理特点等。13.掌握老年病得病特点、治疗特点、用药特点、检查特点、沟通特点、护理特点、生活特点、习俗特点和康复特点。14.随时了解老年病人的思想、生活情况,征求病员对医疗护理工作意见,做好病员的思想工作。15.工作现场"7S管理":①整理、②整顿、③清扫、④清洁、⑤安全、⑥节约、⑦素养。16.按照规定处理医疗与护理垃圾和废物。17.完成有关领导安排的其他临时性工作任务。 **制度执行。**1.严格执行各项规章制度和技术操作常规,按照规范流程操作。2.执行消毒隔离、无菌技术操作流程,预防医院感染。3.执行医院各项管理规定制度。 **职业道德。**1.遵纪守法。2.以病人为中心,尊重患者权利,保守医疗秘密。3.努力工作,文明礼貌,服务态度好,卓越服务。4.团队精神,注重沟通,和谐共事。5.工作积极性、主动性、责任心与创新性。6.爱岗敬业,热爱护理,任劳任怨。7.健康宣教落实。 **学习与创新。**1.朝气蓬勃,精神面貌好,持续学习与创新能力。2.结合临床实际不断总结经验,撰写论文。3.积极参加医学继续教育项目。4.科室为病人服务创新。

主要绩效 考核要点	1.规章制度,出勤纪律。2.岗位职责,岗位工作数量、质量与绩效。3.医德医风、社会责任。4.顾客沟通、感染管理。5.病人服务、健康宣教。6.岗位持续学习能力。

岗位工 作关系	院内联系部门	院内的各个科室、职能部门、后勤部门相关领导和人员。
	院外联系部门	在医院、科室或护理部授权范围内与外界有关部门沟通、联系。

工作权限	1.对科室病人的护理工作计划、实施、检查的参与权。2.有向领导提出工作、薪酬改进权。

工作环境	1.在医院内工作,温度、湿度适宜。2.满足医疗与护理工作的相关条件。

在现在的岗位已工作时间	自 年 月 日开始, 共计: 年

学历经历	1.本科以上学历,5年以上本科室护理工作经验。2.服务态度热情、工作细致。

技能要求	1.中级专业技术职称。2.良好的职业道德素质和团队合作精神。3.持续学习技能能力强。

岗位工作 其他要求	性别要求		年龄要求		婚姻	婚否不限
	身体要求		政治要求	事业性、组织观念强	业务要求	熟悉本专业

岗位分析时间		填写人	

9.老年病内科护士岗位说明书

岗位工作 基本信息	岗位名称	护士		所在部门	老年病科		岗位编号	
	从属部门	医务部、护理部		岗位定员			所辖人数	
	直接上级	护士长		直接下级		实习、进修护士		

岗位使命 工作概述	在护士长领导和上级护师指导下按照自己的职责独立做好护理工作、重视护理质量、提高病人满意度。按照时间、按照质量、按照数量标准完成自己的本职岗位工作。

岗位工作 主要职责 与任务	**岗位职责。**1.取得护士执业资格。参加护士各种班次值班。能够独立完成岗位工作。2.参加晨会。查看夜班交班报告内容,明确治疗、医嘱、护嘱、记录本内容与结果,完成交班期间待完成的治疗项目。3.在护士长带领下参加病人床旁交接班,明确危重、抢救、特殊检查、新入院病人情况。4.交接班重点明白病人静脉输液管等各种管道是否畅通。静脉输液管内加药成分、滴速、数量。吸引管引出的液体颜色、性质、数量,各类管道消毒更换日期等。5.具备整体护理知识,熟悉基础、专科、责任护理业务,对病人实施整体护理,制订和评估病人护理计划。6.交接科室规定物品并双方签字。7.参与病房危重、疑难病人的护理工作及抢救工作。8.参与病房管理工作。9.参加本科上级护师组织的护理查房、会诊和病例讨论。10.参与带教护士临床实习工作。11.清楚疼痛病人止痛后的效果。12.能够与医生一道独立完成危重病人抢救工作。13.熟悉以下疾病的护理特点:脑卒中、缺血缺氧性脑病、老年性痴呆、帕金森病、老年性睡眠障碍、高血压、低血压、神经性耳聋、慢性阻塞性肺疾病、冠心病、高脂血症、颈腰腿疼痛、轻度白内障、腰肌劳损、老年人肺炎、水电和酸碱平衡紊乱、多脏器功能衰竭、感染、糖尿病、康复护理特点等。14.熟悉老年病得病特点、治疗特点、用药特点、检查特点、沟通特点、护理特点、生活特点、习俗特点和康复特点。15.随时了解老年病人的思想、生活情况,征求病员对医疗护理工作意见,做好病员的思想工作。16.工作现场"7S管理":①整理、②整顿、③清扫、④清洁、⑤安全、⑥节约、⑦素养。17.按照规定处理医疗垃圾和废物。 **制度执行。**1.严格执行各项规章制度和技术操作常规,按照规范流程操作。2.执行消毒隔离、无菌技术操作流程,预防医院感染。3.执行医院各项管理规定与制度。 **职业道德。**1.遵纪守法。2.以病人为中心,尊重患者权利,保守医疗秘密。3.努力工作,文明礼貌,服务态度好,卓越服务。4.团队精神,注重沟通,和谐共事。5.工作积极性、主动性、责任心与创新性。6.奉献精神,任劳任怨。7.健康宣教落实。 **持续学习。**1.持续学习、具备PDCA、持续改进、沟通技巧、追踪问题理念,具备学习人文知识的能力。2.结合临床实际撰写护理论文。3.积极参加医学继续教育。

主要绩效 考核要点	1.规章制度,出勤纪律。2.岗位职责,工作数量、质量与绩效。3.医德医风、爱岗敬业、社会责任。4.顾客沟通、感染管理。5.病人服务、健康宣教。6.持续学习。

岗位工 作关系	院内联系部门	院内的各个科室、职能部门、后勤部门相关领导和人员。
	院外联系部门	在医院、科室或护理部授权范围内与外界有关部门沟通、联系。

工作权限	1.对科室病人的护理工作计划、实施、检查的参与权。2.有向领导提出工作改进权。

工作环境	1.在医院内工作,温度、湿度适宜。2.满足医疗与护理工作的相关条件。

在现在的岗位已工作时间	自 年 月 日开始, 共计: 年

学历经历	1.本科以上学历,2年以上本科室护理工作经验。2.服务态度热情、工作细致。

技能要求	1.初级专业技术职称。2.良好的职业道德素质和团队合作精神。3.持续学习技能能力强。

岗位工作 其他要求	性别要求		年龄要求		婚姻	婚否不限
	身体要求		政治要求	事业性、组织观念强	业务要求	熟悉本专业

岗位分析时间		填写人	
直接上级审核签字		审核时间	

10.老年病内科办公室护士岗位说明书

岗位工作 基本信息	岗位名称	办公室护士	所在部门	老年病科	岗位编号	
	从属部门	医务部、护理部	岗位定员		所辖人数	
	直接上级	护士长	直接下级	实习、进修护士		

岗位使命 工作概述	在护士长领导和上级护师指导下按照自己的职责独立做好办公室工作、重视护理质量、提高顾客满意度。按照时间、按照质量、按照数量标准完成自己的本职工作。

岗位工作 主要职责 与任务	**岗位职责。**1.提前10分钟上班,参加晨会,查看夜间医嘱,阅读交班报告和了解医嘱执行情况。2.热情接待病人,文明用语。合理安排床位,填写诊断卡和床尾卡及时通知主管医师和主管护士。3.填写空床报告,在病室一览表上填写病人总数、新入、危重、手术、转科、出院、特殊治疗事项及当日值班医师和护士姓名。4.办理出入院、转科、转院、饮食、手术、死亡通知工作。5.正确绘制体温单,转抄长期医嘱执行单(输液、注射、口服等)和记账。6.每日查对医嘱,每周大查对医嘱一次,有记录。根据护理级别、药物阳性标志及时在诊断卡和床头卡上注明。7.按医嘱饮食种类和病人需要,与营养科联系安排病人的饮食,治疗饮食的落实。安排工人推送病人检查及相关后勤工作。8.负责使用中的病历管理、出院病人病历的质量检查及整理工作,防止丢失。9.负责办公室的电脑、电话的管理。10.各种纸张、表格、电脑耗材清理并及时补充。11.掌握以下疾病的护理特点:脑卒中、缺血缺氧性脑病、老年性痴呆、帕金森病、老年性睡眠障碍、高血压、低血压、神经性耳聋、冠心病、高脂血症、颈腰腿疼痛、轻度白内障、腰肌劳损、老年人肺炎、多脏器功能衰竭、感染、糖尿病、康复护理特点等。12.掌握老年病得病特点、治疗特点、用药特点、检查特点、沟通特点、护理特点、生活特点、习俗特点和康复特点。13.按照PDCA工作,追踪问题解决方法,有持续改进计划。14.保持办公室清洁、整齐。15.工作现场"7S管理":①整理、②整顿、③清扫、④清洁、⑤安全、⑥节约、⑦素养。16.按照规定处理医疗垃圾和废物。17.完成有关领导安排的其他临时性工作任务。 **制度执行。**1.认真执行规章制度和技术操作常规,按照流程操作。2.严格执行"三查七对"制度,正确执行医嘱,临时医嘱及时通知病人责任护士。随时检查医嘱执行情况。3.严格执行消毒隔离、无菌技术操作流程,预防医院感染。4.严格执行医院的收费标准并记账,负责掌握病人费用的动态情况并与相关人员一起催交费用。 **职业道德。**1.遵纪守法。2.尊重患者权利,保守医疗秘密。3.勤奋工作,文明礼貌,卓越服务。4.团队精神,和谐共事。5.岗位工作积极性、主动性、创新性、责任心。 **学习与创新。**1.持续学习、具备PDCA、持续改进、沟通技巧、追踪问题理念。2.不断总结经验,结合临床撰写论文。3.积极参加医学继续教育。4.为病人服务创新。

主要绩效 考核要点	1.规章制度,出勤纪律。2.岗位职责,工作数量、质量与绩效。3.医德医风、爱岗敬业、社会责任。4.顾客沟通、感染管理。5.病人服务、健康宣教。6.持续学习。

岗位工 作关系	院内联系部门	院内的各个科室、职能部门、后勤部门相关领导和人员。
	院外联系部门	在医院、科室或护理部授权范围内与外界有关部门沟通、联系。

工作权限	1.对科室病人的护理工作计划、实施、检查的参与权。2.有向领导提出工作、薪酬改进权。

工作环境	1.在医院内工作,温度、湿度适宜。2.满足医疗与护理工作的相关条件。

在现在的岗位已工作时间	自 年 月 日开始, 共计: 年

学历经历	1.本科以上学历,5年以上本科室护理工作经验。2.服务态度热情、工作细致。

技能要求	1.中级专业技术职称。2.良好的职业道德素质和团队合作精神。3.持续学习技能能力强。

岗位工作 其他要求	性别要求		年龄要求		婚姻	婚否不限
	身体要求		政治要求	事业性、组织观念强	业务要求	掌握本专业

岗位分析时间		填写人	

11.老年病内科总务护士岗位说明书

岗位工作基本信息	岗位名称	总务护士	所在部门	老年病科	岗位编号	
	从属部门	医务部、护理部	岗位定员		所辖人数	
	直接上级	护士长	直接下级	实习、进修护士		

岗位使命工作概述	在护士长领导和上级护师指导下按照自己职责独立做好总务护士工作,重视护理工作质量、物资管理质量,提高顾客满意度。按时、按质、按量完成自己本职工作。

岗位工作主要职责与任务	**岗位职责。**1.树立以病人为中心服务理念,应用 PDCA 管理。2.具备神经内科专科整体护理知识,熟悉基础、专科、责任护理业务。3.负责抢救仪器、急救器材、药品管理,保证急救器材、药品完好率100%。保持病房内物品干净、整齐、卫生。4.负责病区氧气、治疗物品、一次性物品清理、交换及补充,无过期物品。5.负责药品领取和保管,分类分柜储存口服药、静脉药、肌注药、外用药、剧毒药,标识清楚。6.定期清理药品批号,无过期药品。麻醉药上锁,每班交接并签字。7.负责与供应室、洗衣房交换物品,保证科室与病人用品及时更换、请领。8.负责治疗、换药、处置及检查室管理、清洁、消毒工作。9.病房用后的物品按规定处理。10.协助护士长做好病房管理工作。追踪管理,发现问题,及时处理。物资管理做到账物相符。11.各种纸张、表格、电脑耗材补充及时。12.注重成本控制与管理。13.掌握以下疾病的护理特点:脑卒中、缺血缺氧性脑病、老年性痴呆、帕金森病、老年性睡眠障碍、高血压、低血压、神经性耳聋、慢性阻塞性肺部疾病、冠心病、高脂血症、颈腰腿疼痛、轻度白内障、腰肌劳损,老年人肺炎、水电和酸碱平衡紊乱、多脏器功能衰竭、感染、糖尿病、康复护理特点等。14.掌握老年病得病特点、治疗特点、用药特点、检查特点、沟通特点、护理特点、生活特点、习俗特点和康复特点。15.随时了解老年病人的思想、生活情况,征求病员对医疗护理工作意见,做好病员的思想工作。16.按照相关规定处理医疗废物。17.工作现场"7S 管理":①整理、②整顿、③清扫、④清洁、⑤安全、⑥节约、⑦素养。18.为病人服务满意测评。 **制度执行。**1.执行各项规章制度和技术操作常规。2.执行消毒隔离制度、医院感染管理制度和无菌技术规程,预防医院感染。执行查对制度,负责科室所有物品管理,无丢失无损坏。3.及时更换危重病人床单位物品。4.执行规定的物资丢失赔偿制度。 **职业道德。**1.遵纪守法。2.尊重患者权利,保守医疗秘密。3.廉洁工作,文明礼貌,卓越服务。4.团队精神,和谐共事。5.岗位工作积极性、主动性、创新性、责任心。 **学习与创新。**1.持续学习与创新能力。2.不断总结经验,结合临床实际撰写论文。

岗位工作主要绩效考核要点	1.规章制度落实。2.规定的护理任务以及工作数量、质量、效率和综合绩效指标。3.医德医风、社会责任。4.顾客沟通。5.病区管理、健康宣教。6.护理工作流程。7.危重病人护理与救治。8.岗位工作主动性、积极性和责任心。9.物资供给保障。

岗位工作关系	院内联系部门	院内的各个科室、职能部门、后勤部门相关领导和人员。
	院外联系部门	在医院、科室或护理部授权范围内与外界有关部门沟通、联系。

工作权限	1.对科室病人的护理工作计划、实施、检查的参与权。2.有向领导提出工作、薪酬改进权。

工作环境	1.在医院内工作,温度、湿度适宜。2.满足医疗与护理工作的相关条件。

在现在的岗位已工作时间	自 年 月 日开始 共计: 年

学历经历	1.本科以上学历,5年以上本科室护理工作经验。2.服务态度热情、工作细致。

技能要求	1.中级专业技术职称。2.良好的职业道德素质和团队合作精神。3.持续学习技能能力强。

岗位工作其他要求	性别要求		年龄要求		婚姻	婚否不限
	身体要求		政治要求	事业性、组织观念强	业务要求	精通本专业

岗位分析时间		填写人	
直接上级审核签字		审核时间	

12.老年病内科辅助、帮班护士岗位说明书

岗位工作基本信息	岗位名称	副班护士	所在部门	老年病科	岗位编号	
	从属部门	医务部、护理部	岗位定员		所辖人数	
	直接上级	护士长	直接下级	实习、进修护士		

岗位使命工作概述	在护士长领导和上级护师指导下依据主班护理工作做好自己的辅助护理工作,重视护理质量、提高病人满意度。按照时间、按照质量、按照数量标准完成本职工作。

岗位工作主要职责与任务	**岗位职责。**1.取得护师执业资格。2.查点交接规定的物品并双方签字。3.查看夜班交班报告内容,明确治疗、医嘱、护理、记录本内容完成情况和结果,完成交班期间待完成事项。4.晨会后在护士长带领下病人床旁交接班,重点是危重、抢救、特殊检查、新入院病人情况。一切以主班护士工作为中心。5.接班重点是病人静脉输液管道等各种管道是否畅通。静脉输液瓶内加药成分、滴速、数量,吸引管引出的液体颜色、性质、数量,各类管道消毒更换日期、标示等。6.具备整体护理知识,熟悉基础专科责任护理业务,熟悉危重病人护理工作流程。7.协助主班护士及时执行医嘱、护嘱。8.参加危重病人抢救工作。9.巡视病房,掌握病人动态情况,测量病人生命体征,并正确完整记录。10.参加护理查房、护理病例讨论,落实持续改进计划。11.熟悉以下疾病的护理特点:脑卒中、缺血缺氧性脑病、老年性痴呆、帕金森病、老年性睡眠障碍、高血压、低血压、神经性耳聋、慢性阻塞性肺部疾病、冠心病、高脂血症、颈腰腿疼痛、轻度白内障、腰肌劳损,老年人肺炎、水电和酸碱平衡紊乱、多脏器功能衰竭、感染、糖尿病、康复护理特点等。12.熟悉老年病得病特点、治疗特点、用药特点、检查特点、沟通特点、护理特点、生活特点、习俗特点和康复特点。13.随时了解老年病人的思想、生活情况,征求病员对医疗护理工作意见,做好病员的思想工作。14.按照规定处理医疗废物。15.工作现场"7S管理":①整理、②整顿、③清扫、④清洁、⑤安全、⑥节约、⑦素养。16.病人满意度。 **制度执行。**1.执行各项规章制度和技术操作常规,按流程操作。2.严格执行"三查七对"及相关管理规定。3.严格执行消毒隔离、无菌技术操作流程,预防医院感染。 **职业道德。**1.遵纪守法,遵守劳动纪律,按规定着装。2.尊重患者权利,保守医疗秘密。3.勤奋工作,文明礼貌,卓越服务。4.团队精神,和谐共事。5.工作积极性、主动性、责任性与创新性。6.热爱护理专业,热情服务,任劳任怨,恪尽职守。 **学习与创新。**1.持续学习、具备PDCA、持续改进、沟通技巧、追踪问题理念。2.不断总结经验,结合临床实际撰写论文。3.积极参加医学继续教育。4.解决问题能力。

岗位工作主要绩效考核要点	1.规章制度落实。2.完成规定的责任护理以及工作数量、质量、效率和综合绩效指标。3.医德医风、社会责任。4.顾客沟通。5.病区管理、健康宣教。6.护理工作流程。7.危重病人护理与救治。8.工作主动性、积极性和责任心。9.服务病人态度。

岗位工作作关系	院内联系部门	院内的各个科室、职能部门、后勤部门相关领导和人员。
	院外联系部门	在医院、科室或护理部授权范围内与外界有关部门沟通、联系。

工作权限	1.对科室病人的护理工作计划、实施、检查的参与权。2.有向领导提出工作、薪酬改进权。

工作环境	1.在医院内工作,温度、湿度适宜。2.满足医疗与护理工作的相关条件。

在现在的岗位已工作时间	自 年 月 日开始, 共计: 年

学历经历	1.本科以上学历,2年以上本科室护理工作经验。2.服务态度热情、工作细致。

技能要求	1.初级专业技术职称。2.良好的职业道德素质和团队合作精神。3.持续学习技能能力强。

岗位工作其他要求	性别要求		年龄要求		婚姻	婚否不限
	身体要求		政治要求	事业性、组织观念强	业务要求	熟悉本专业

岗位分析时间		填写人	
直接上级审核签字		审核时间	

13.老年病内科治疗班护士岗位说明书

岗位工作基本信息	岗位名称	治疗班护士	所在部门	老年病科	岗位编号	
	从属部门	医务部、护理部	岗位定员		所辖人数	
	直接上级	护士长	直接下级	实习、进修护士		

岗位使命工作概述	在护士长领导和上级护师指导下按照自己的职责独立做好治疗班工作,重视治疗班工作质量,提高病人满意度。按照时间、按照质量、按照数量标准完成本职工作。

岗位工作主要职责与任务	**岗位职责：**1.提前10分钟上班,阅读交班报告及危重患者处置记录单,明确夜班交班内容。2.交接治疗室规定使用物品并签字,完成交接班中待执行事项。3.晨会后随护士长床头交接班。明确病人静脉输液管等各种管道是否畅通。静脉输液瓶内加药成分、滴速、数量。吸引管引出的液体颜色、性质、数量。各类管道消毒更换日期、标示等。4.做到给药时间、途径、方法、剂量和浓度准确。转抄服药本、输液卡,每日下午进行查对。5.具备整体护理知识,熟悉基础、专科、责任护理业务。6.发放口服药品,做到送药入手,倒温水,看药入口。7.检查备用药品,如有过期、沉淀、絮状物等问题,及时调整。8.及时巡视病房,如有异常报告医生后妥善处理。9.按时测量病人生命体征,如有异常遵医嘱及时处置。做好体温计及治疗室紫外线消毒,填写消毒记录。10.掌握病人动态情况。填写各种治疗和处置事项后记录,写交班报告。11.熟悉以下疾病的护理特点:脑卒中、缺血缺氧性脑病、老年性痴呆、帕金森病、老年性睡眠障碍、高血压、低血压、神经性耳聋、慢性阻塞性肺部疾病、冠心病、高脂血症、颈腰腿疼痛、轻度白内障、腰肌劳损、老年人肺炎、水、电解质和酸碱平衡紊乱、多脏器功能衰竭、感染、糖尿病、康复护理特点等。12.熟悉老年病得病特点、治疗特点、用药特点、检查特点、沟通特点、护理特点、生活特点、习俗特点和康复特点。13.随时了解老年病人的思想、生活情况,征求病员对医疗护理工作意见,做好病员的思想工作。14.保持治疗室清洁、整齐。15.工作现场"7S管理":①整理、②整顿、③清扫、④清洁、⑤安全、⑥节约、⑦素养。16.按照规定处理医疗与护理垃圾和废物。17.完成有关领导安排的其他临时性工作任务。 **制度执行：**1.执行规章制度和技术操作常规,按照流程操作。2.严格执行"三查七对"及相关管理规定。3.严格执行消毒隔离、无菌技术操作流程,预防医院内的感染。 **职业道德：**1.遵守劳动纪律,按规定着装。2.尊重患者权利,保守医疗秘密。3.勤奋工作,文明礼貌,卓越服务。4.团队精神,和谐共事。5.工作积极性、主动性、责任性与创新性。6.热爱护理专业,热情服务,努力工作,任劳任怨,恪尽职守。 **学习与创新：**1.持续学习,具备PDCA、持续改进、沟通技巧、追踪问题理念。2.不断总结经验,结合临床实际撰写论文。3.积极参加医学继续教育。4.解决问题能力

主要绩效考核要点	1.规章制度,出勤纪律。2.岗位职责,工作数量、质量与绩效。3.医德医风、爱岗敬业、社会责任。4.顾客沟通、感染管理。5.病人服务、健康宣教。6.持续学习。

岗位工作关系	院内联系部门	院内的各个科室、职能部门、后勤部门相关领导和人员。
	院外联系部门	在医院、科室或护理部授权范围内与外界有关部门沟通、联系。

工作权限	1.对科室病人的护理工作计划、实施、检查的参与权。2.有向领导提出工作、薪酬改进权。

工作环境	1.在医院内工作,温度、湿度适宜。2.满足医疗与护理工作的相关条件。

在现在的岗位已工作时间	自　　年　　月　　日开始,　共计:　　年

学历经历	1.本科以上学历,5年以上本科室护理工作经验。2.服务态度热情、工作细致。

技能要求	1.中级专业技术职称。2.良好的职业道德素质和团队合作精神。3.持续学习技能能力强。

岗位工作其他要求	性别要求		年龄要求		婚姻	婚否不限
	身体要求		政治要求	事业性、组织观念强	业务要求	掌握本专业

岗位分析时间		填写人	

14.老年病内科晚班(小夜班)护士岗位说明书

岗位工作基本信息	岗位名称	晚班护士	所在部门	老年病科	岗位编号	
	从属部门	医务部、护理部	岗位定员		所辖人数	
	直接上级	护士长	直接下级	实习、进修护士		

岗位使命工作概述	在护士长领导和上级护师指导下按照自己的职责和任务独立做好晚班护理工作,重视护理质量、提高病人满意度。按照时间、按照质量、按照数量标准完成本职工作。

岗位工作主要职责与任务	**岗位职责。**1.上班提前10分钟到病房,阅读白班交班报告及危重患者护理记录单,掌握上一班交班内容。2.明确病人总数与相关信息及病室管理中应注意的问题。负责晚间病区病员的一切治疗、护理工作。完成交接班中待执行事项。3.检查备用、急救、贵重、毒麻、限剧药品情况。4.新入院、急诊、抢救、危重,特殊诊疗、输血及情绪异常的病人必须床旁交接。5.病人有无压疮,静脉输液管等各种管道是否畅通。静脉输液瓶内加药成分、滴速、数量。吸引管引出的液体颜色、性质、数量,各类管道消毒更换日期标示清楚。6.病人有无伤口出血渗血情况。按时测量病人生命体征。7.发放病人口服药品,核对姓名,做到送药入手,倒温水,看药入口。8.督促协助护理员进行晚间护理,照顾病人就寝,保持病室安静。9.掌握病区病人动态情况及健康宣教。10.在办公室、治疗室、病房时应开门,以便了解情况。11.关注人员往来,关闭门窗,保证安全。12.熟悉以下疾病的护理特点:脑卒中、缺血缺氧性脑病、老年性痴呆、帕金森病、老年性睡眠障碍、高血压、低血压、神经性耳聋、慢性阻塞性肺部疾病、冠心病、高脂血症、颈腰腿疼痛、轻度白内障、腰肌劳损、老年人肺炎、水电和酸碱平衡紊乱、多脏器功能衰竭、感染、糖尿病、康复护理特点等。13.熟悉老年病得病特点、治疗特点、用药特点、检查特点、沟通特点、护理特点、生活特点、习俗特点和康复特点。14.随时了解老年病人的思想、生活情况,征求病员对医疗护理工作意见。15.保持治疗室清洁、整齐。16.工作现场"7S管理":①整理、②整顿、③清扫、④清洁、⑤安全、⑥节约、⑦素养。17.按照规定处理医疗与护理垃圾和废物。18.完成有关领导安排的其他临时性工作任务。 **制度执行。**1.执行各项规章制度和技术操作常规,按照流程操作。2.执行"三查七对"及相关管理规定。3.严格执行规定的消毒隔离、无菌技术操作流程,预防医院感染。 **职业道德。**1.遵守劳动纪律,按规定着装。2.尊重患者权利,保守医疗秘密。3.廉洁工作,文明礼貌,卓越服务。4.团队精神,和谐共事。5.工作积极性、主动性、责任心与创新性。6.热爱护理专业,热情服务,努力工作,任劳任怨,恪尽职守。 **学习与创新。**1.持续学习、具备PDCA、持续改进、沟通技巧、追踪问题理念。2.不断总结经验,结合临床实际撰写论文。3.积极参加医学继续教育。4.解决问题能力。

主要绩效考核要点	1.规章制度,出勤纪律。2.岗位职责,工作数量、质量与绩效。3.医德医风、爱岗敬业、社会责任。4.顾客沟通、感染管理。5.病人服务、健康宣教。6.持续学习。

岗位工作关系	院内联系部门	院内的各个科室、职能部门、后勤部门相关领导和人员。
	院外联系部门	在医院、科室或护理部授权范围内与外界有关部门沟通、联系。

工作权限	1.对科室病人的护理工作计划、实施、检查的参与权。2.有向领导提出工作、薪酬改进权。

工作环境	1.在医院内工作,温度、湿度适宜。2.满足医疗与护理工作的相关条件。

在现在的岗位已工作时间	自　　年　　月　　日开始,　　共计:　　年

学历经历	1.本科以上学历,5年以上本科室护理工作经验。2.服务态度热情、工作细致。

技能要求	1.中级专业技术职称。2.良好的职业道德素质和团队合作精神。3.持续学习技能能力强。

岗位工作其他要求	性别要求		年龄要求		婚姻	婚否不限
	身体要求		政治要求	事业性、组织观念强	业务要求	掌握本专业

岗位分析时间		填写人	

15.老年病内科夜班(大夜班)护士岗位说明书

岗位工作基本信息	岗位名称	后夜班护士	所在部门	老年病科	岗位编号	
	从属部门	医务部、护理部	岗位定员		所辖人数	
	直接上级	护士长	直接下级	实习护士、进修护士		

岗位使命工作概述	在护士长领导和上级护师指导下按照自己的职责和任务独立做好后夜班护理工作,重视护理质量、提高病人满意度。按照时间、按质量、按照数量标准完成本职工作。

岗位工作主要职责与任务	**岗位职责。**1.上班提前10分钟到病房,阅读交班报告和危重患者护理记录单,明确前夜交班内容。2.明确病人总数与相关信息及病室管理中应注意的问题。负责夜间病区病员的一切治疗、护理工作。完成交接班中待执行事项。3.检查备用急救、贵重、毒麻、限剧药品情况。4.新入院、急诊、抢救、危重,特殊诊疗、输血及情绪异常的病人必须床旁交接。5.病人有无压疮,静脉输液管等各种管道是否畅通。静脉输液瓶内加药成分、滴速、数量。吸引管引出的液体颜色、性质、数量,各类管道消毒更换日期标示清楚。6.病人有无伤口出血与渗血情况。按时测量病人生命体征。7.按时发放病人口服药品,核对姓名,做到送药入手,倒温水,看药入口。8.保持病室夜间安静,巡视病房,掌握病人动态情况。9.对昏迷、躁动、老年、小儿、特殊检查后的病人注意安全防护,防止坠床。10.负责病区安全,关注人员往来。根据气候变化关闭门窗、电源开关。11.熟悉以下疾病的护理特点:脑卒中、缺血缺氧性脑病、老年性痴呆、帕金森病、老年性睡眠障碍、高血压、低血压、神经性耳聋、慢性阻塞性肺部疾病、冠心病、高脂血症、颈腰腿疼痛、轻度白内障、腰肌劳损,老年人肺炎、水电和酸碱平衡紊乱、多脏器功能衰竭、感染、糖尿病、康复护理特点等。12.熟悉老年病得病特点、治疗特点、用药特点、检查特点、沟通特点、护理特点、生活特点、习俗特点和康复特点。13.随时了解老年病人的思想、生活情况,征求病员对医疗护理工作意见。14.保持治疗室清洁、整齐。15.工作现场"7S管理":①整理、②整顿、③清扫、④清洁、⑤安全、⑥节约、⑦素养。16.按照规定处理医疗与护理垃圾和废物。17.完成有关领导安排的其他临时性工作任务。 **制度执行。**1.执行各项规章制度和技术操作常规,按照流程操作。2.执行"三查七对"及相关管理规定。3.严格执行规定消毒隔离、无菌技术操作流程,预防医院感染。 **职业道德。**1.遵守劳动纪律,按规定着装。2.尊重患者权利,保守医疗秘密。3.勤奋工作,文明礼貌,卓越服务。4.团队精神,和谐共事。5.工作积极性、主动性、责任心与创新性。6.热爱护理专业,热情服务,努力工作,任劳任怨,恪尽职守。 **学习与创新。**1.持续学习,具备PDCA、持续改进、沟通技巧、追踪问题理念。2.不断总结经验,结合临床实际撰写论文。3.积极参加医学继续教育。4.解决问题能力。

主要绩效考核要点	1.规章制度,出勤纪律。2.岗位职责,工作数量、质量与绩效。3.医德医风、爱岗敬业、社会责任。4.顾客沟通、感染管理。5.病人服务、健康宣教。6.持续学习。

岗位工作关系	院内联系部门	院内的各个科室、职能部门、后勤部门相关领导和人员。
	院外联系部门	在医院、科室或护理部授权范围内与外界有关部门沟通、联系。

工作权限	1.对科室病人的护理工作计划、实施、检查的参与权。2.有向领导提出工作改进权。

工作环境	1.在医院内工作,温度、湿度适宜。2.满足医疗与护理工作的相关条件。

在现在的岗位已工作时间	自 年 月 日开始, 共计: 年

学历经历	1.本科以上学历,5年以上本科室护理工作经验。2.服务态度热情、工作细致。

技能要求	1.中级专业技术职称。2.良好的职业道德素质和团队合作精神。3.持续学习技能能力强。

岗位工作其他要求	性别要求		年龄要求		婚姻	婚否不限
	身体要求		政治要求	事业性、组织观念强	业务要求	掌握本专业
岗位分析时间			填写人			

16.老年病内科护理员岗位说明书

岗位工作 基本信息	岗位名称	护理员	所在部门	老年病内科	岗位编号	
	从属部门	护理部、科室	岗位定员		所辖人数	
	直接上级	护士长、相关人员	直接下级		授权相关人员	

岗位使命 工作概述	在护士长领导和上级护师、护士的指导下按照自己的职责独立做好护理员工作、重视危重病人护理质量、提高病人满意度。按时、按质、按量完成自己的本职工作。

岗位工作 主要职责 与任务	**岗位职责。**1.在护士长领导和护士指导下工作。2.上班遵守劳动纪律,尽职尽责。3.执行护理员的工作制度与流程。4.按规定参加医院、科室相关会议。5.担任病人生活护理工作,如帮助重病人、不能够自理的病人洗漱、喂饭、洗脚、大小便、整理床铺,帮助病人购买生活用品,并且随时清理病人生活废物,联系病人家庭人员,跟随护士查房、了解危重病人、特殊病人、手术前后病人护理重点。6.保持科室物品的清洁与卫生,仪器与设备卫生清洁工作。7.履行护理员岗位职责与任务,保持洗漱间卫生清洁无臭味。8.随时巡视病房,应接病人呼唤,保持病房楼梯卫生清洁无臭味。9.执行预防患者跌倒坠床压疮制度。10.做好病人入院前的准备工作和出院后床单位整理和清洁工作,及时收集病人,并按照需要送出病人临时化验标本和其他外送病人物品工作。11.护理员独立工作能力,护理员独立解决主管范围内的卫生工作能力。12.处理护理人的问题考虑全面遵循伦理原则。13.科室整体卫生与清洁,保持重病人床单位卫生与整洁,保持病房空床的卫生与整洁。14.处理患者和家属的相关问题,上班时手卫生符合要求,负责收回出院患者规定的科室用品。15.住院患者的满意度不断提升。16.治疗饮食与开水落实到每位患者。17.岗位工作现场"7S管理":①整理、②整顿、③清扫、④清洁、⑤安全、⑥节约、⑦素养。18.按照规定处理医疗护理垃圾和废物。19.完成有关领导安排的其他临时性工作任务。 **执行职责。**1.执行国家相关法律法规,行业规章制度、标准、职责、操作规范与流程,严格执行医院和科室的各项管理制度。2.参加医院举办的相关护理工作会议。 **职业道德。**1.本职职业素质持续提升,热爱护理员。2.廉洁工作,文明礼貌,卓越服务。3.发扬团队精神,和谐共事。4.岗位工作积极性、主动性、创新性、责任心。 **持续学习。**1.持续学习与工作改进能力。2.掌握、了解院内外外本专业发展动态。3.对工作中存在的问题与缺陷有持续改进计划并实施。4.发现问题解决问题能力。

岗位工作 主要绩效 考核要点	1.规章制度落实。2.完成规定的护理工作、数量指标、质量指标、效率指标、服务指标。3.医德医风、社会责任。4.顾客沟通、医患护理生活问题处理。5.病区环境管理、健康宣教、培训帮带等。6.科室护理清洁工作流程规范。7.服务病人满意度。

岗位工 作关系	院内联系部门	院内的各个科室、职能部门、后勤部门相关领导和人员。
	院外联系部门	在医院、科室或护理部授权范围内与外界有关部门沟通、联系。

岗位工 作权限	1.对本科室日常护理病人生活工作计划、实施、检查的参与权,对本科室内护理人员考评的参与权。2.针对问题缺陷有持续改进计划,制度改进建议权,等等。

岗位工 作环境	1.在医院内工作,温度、湿度适宜。2.工作现场会接触到轻微粉尘及医疗中的刺激性气味,照明条件良好,一般无相关职业病发生。3.满足医疗工作的相关条件。

在现在的岗位已工作时间	自　　年　　月　　日开始,　　共计:　　年

学历经历	1.小学以上学历。2.有1年以上本科室护理工作经验。3.同事之间协调与沟通能力。

岗位工作 技能要求	1.上班不接收快递包裹,不带熟人检查看病,不干私活不吃零食。2.护理病人关手机,上班不上网、不玩手机微信查资料打游戏。3.上班时不相互聊天、闲谈。

岗位工作 其他要求	性别要求		年龄要求		婚姻	婚否不限
	身体要求		政治要求	事业性、组织观念强	业务要求	掌握本专业

岗位分析时间			填写人	

九、血液病内科护理人员岗位说明书

1.血液病内科护士长岗位说明书

岗位工作基本信息	岗位名称	护士长	所在部门	血液病内科	岗位编号	
	从属部门	医务部、护理部	岗位定员		所辖人数	
	直接上级	科主任、护理部	直接下级	护理人员,实习、进修护士		

岗位使命工作概述	在科主任与护理部领导下,全面负责科室护理工作、业务、技术、病房管理、护士思想工作,物资管理等工作。是科室护士思想、业务、行政管理的第一责任人。

岗位工作主要职责与任务	**领导职责。**1.在科主任和护理部主任领导下,负责科室的护理、业务、技术及行政管理工作,完成各项数量、质量与综合绩效指标。2.协调所属病区、ICU、实验室及相关部门和科室关系。3.负责制订本科的护理发展规划,年度、月度、周工作计划并组织实施。4.确定护士排班、轮转和临时调配。5.设计与落实基础护理、专科护理、特殊护理与责任护理工作。6.负责科室绩效考核与管理工作,达到预期目的。 **管理职责。**1.上午上班带领护士对急、危重症、新入院患者床旁交班,检查危重抢救病人的情况,对复杂的护理技术或新开展的业务,要具体指导。2.实施护理查房和随同科主任查房,加强医护联系与医患沟通。指导下级护士、实习、进修护士工作。3.完成护理工作任务,改善服务态度、严防差错事故的发生。4.提高设备使用效率。5.加强病房管理。6.加强物资管理,账物相符。7.落实患者饮食和治疗饮食。8.护理文书书写符合要求。9.精确掌握以下疾病护理技能:常见血液病、多发病病人护理技能,各种疑难血液病和危重病人救治与护理技能。造血干细胞移植治疗血液系统疾病、干细胞移植的疾病病人护理技能。10.精确掌握红细胞疾病、血液肿瘤、血栓与止血性疾病和造血干细胞移植的护理特点与技能并形成特色。11.随时了解病员思想、生活情况,征求病员对科室工作、本人的意见,做好病员的思想工作。 **制度执行。**1.执行各项规章制度和技术操作常规,按照程序流程操作。2.执行查对制度及相关管理规定。3.严格执行消毒隔离、无菌技术操作流程,预防医院感染。 **职业道德。**1.遵纪守法。2.尊重患者权利,保守医疗秘密。3.敬业奉献,文明礼貌,卓越服务。4.团队精神,和谐共事。5.热爱专业,热情服务,任劳任怨,恪尽职守。 **教学与科研。**1.持续学习与创新能力。2.结合工作撰写论文。3.参加医学继续教育。4.参与临床部分教学、承担科研课题相关工作。5.完成领导交代的其他临时性工作任务。 **工作创新。**善于发现工作中的问题、缺陷,分析问题缺陷与解决问题缺陷的能力。

岗位工作主要绩效考核要点	1.规章制度落实。2.护理、学术、科研等工作及完成数量、质量、效率、绩效指标。3.顾客沟通,处理病人投诉。4.医德医风、社会责任。5.健康宣教、培训帮带等。6.工作流程规范。7.病房管理。8.本科室护理人员技术操作。9.服务病人的满意度。

岗位工作关系	院内联系部门	院内的各个科室、职能部门、后勤部门相关领导和人员。
	院外联系部门	在医院、科室或护理部授权范围内与外界有关部门沟通、联系。

岗位工作权限	1.科室管理、协调权。对本科室护理日常工作的计划、实施、检查和指导权,对本科室内护理人员任免的建议权。2.有监督护理人员的日常工作权,规章制度改进建议权。

工作环境	1.在医院内工作,温度、湿度适宜。2.满足医疗与护理工作的相关条件。

在现在的岗位已工作时间	自　　年　　月　　日开始,　　共计:　　年

学历经历	1.本科学历,5年以上本科室护理工作经验。2.服务态度热情、工作细致。

技能要求	1.中级或高级专业技术职称。2.良好的职业道德素质和团队合作精神。3.持续学习能力强。

岗位工作其他要求	性别要求		年龄要求		婚姻	婚否不限
	身体要求		政治要求	事业性、组织观念强	业务要求	精通本专业

岗位分析时间		填写人	
直接上级审核签字		审核时间	

2.血液病内科副护士长岗位说明书

<table>
<tr><td rowspan="3">岗位工作
基本信息</td><td>岗位名称</td><td>副护士长</td><td>所在部门</td><td>血液病内科</td><td>岗位编号</td><td></td></tr>
<tr><td>从属部门</td><td>医务部、护理部</td><td>岗位定员</td><td></td><td>所辖人数</td><td></td></tr>
<tr><td>直接上级</td><td>科主任、护士长</td><td>直接下级</td><td colspan="3">护理人员，实习、进修护士</td></tr>
<tr><td>岗位使命
工作概述</td><td colspan="6">在护士长和科室主任的领导下，授权负责科室护理业务、病房管理、护理技术、护理学术、教学、学科建设、设备维护等工作。是科室分管护理工作的第一责任人。</td></tr>
<tr><td>岗位工作
主要职责
与任务</td><td colspan="6">领导职责。1.在护士长和科室主任的领导下，授权负责所管科室的护理业务及行政管理工作，完成各项数量、质量与绩效指标。2.重视护士思想政治工作，经常对护士进行职业道德教育工作。3.根据护士长的安排，结合本科具体情况制订本科的护理工作计划和科研计划，督促护士认真落实并经常督促检查。4.授权制订本科室的护理发展规划、学科建设、年度、月度、周工作计划，并组织实施。5.掌握本科室护理工作的特点与规律，掌握护理工作中存在的问题，并加强医、护联系与医患沟通。6.协助护士长并履行部分职责。7.协调与其他科室的关系，搞好科内、外团结，以保证护理工作的正常进行。8.医护人员文明行医，树立良好的医德医风。9.遵循 PDCA 管理、追踪问题管理、熟悉可靠性管理方法、持续护理工作质量改进。10.督促护士工作现场"7S 管理"：①整理、②整顿、③清扫、④清洁、⑤安全、⑥节约、⑦素养。
管理职责。1.参加晨交班，参加危重抢救病人的护理情况，对复杂的护理技术或新开展的护理业务，要亲自参加并具体指导。2.教育全科护理人员加强工作责任心，改善服务态度，认真履行岗位职责、严格执行各项规章制度和技术操作规程，严防差错事故的发生。3.落实护理交接班并记录完善。4.加强设备管理，提高设备使用效率。5.加强病房管理，实施现场"7S 管理"。6.注重护理质量，有持续改进计划。
教学与科研职责。1.授权组织本科护理人员学习护理业务技术，加强业务训练，并注意护士素质的培养。2.组织安排并检查实习护士、进修护士在本科各病室的临床教学和实习情况。3.参加一定的护理教学、设计科室护理科研课题，并组织实施。</td></tr>
<tr><td>岗位工作
主要绩效
考核要点</td><td colspan="6">1.规章制度落实。2.完成护理、学术、科研等工作数量指标、质量指标、效率指标、经济指标。3.处理病人投诉。4.医德医风、社会责任。5.医患纠纷处理、顾客沟通。6.健康宣教、培训帮带等。7.护理工作流程规范。8.病房管理。9.本科室护理人员技术操作。10.静脉穿刺成功率。11.基础护理。12.护理文书。13.服务病人满意度。</td></tr>
<tr><td rowspan="2">岗位工
作关系</td><td>院内联系部门</td><td colspan="5">院内的各个科室、职能部门、后勤部门相关领导和人员。</td></tr>
<tr><td>院外联系部门</td><td colspan="5">在医院、科室或护理部授权范围内与外界有关部门沟通、联系。</td></tr>
<tr><td>岗位工
作权限</td><td colspan="6">1.科室管理、协调权。对本科室日常工作的计划、实施、检查和指导权，对本科室内护理人员任免的建议权。2.有监督护理人员的日常工作权。3.有向主任、护理部主任或者上级领导建议提出改进科室工作的权利，绩效薪酬的分配建议权，等等。</td></tr>
<tr><td>岗位工
作环境</td><td colspan="6">1.在医院内工作，温度、湿度适宜。2.工作现场会接触到轻微粉尘及医疗中的刺激性气味，照明条件良好，一般无相关职业病发生。3.满足医疗护理工作的相关条件。</td></tr>
<tr><td>在现在的岗位已工作时间</td><td colspan="6">自　　年　　月　　日开始，　　共计：　　年</td></tr>
<tr><td>学历培训
经历经验</td><td colspan="6">1.本科以上学历，有 10 年以上本科室护理工作经验。2.有专科业务进修最少 1 次、医院管理培训经历。3.学术、教学、科研经历。4.每年内最少有 1 篇公开杂志论文发表。5.主管护师及以上专业技术职称。6.岗位工作与同事之间协调与沟通能力。</td></tr>
<tr><td>岗位工作
技能要求</td><td colspan="6">1.称职的学科带头人。2.下属公认的领导、决策、管理和协调能力。3.较好的口才和文字表达能力。4.良好的职业道德素质和团队合作精神。5.持续学习能力强。</td></tr>
<tr><td rowspan="2">岗位工作
其他要求</td><td>性别要求</td><td></td><td>年龄要求</td><td></td><td>婚姻</td><td>婚否不限</td></tr>
<tr><td>身体要求</td><td></td><td>政治要求</td><td>事业性、组织观念强</td><td>业务要求</td><td>精通本专业</td></tr>
<tr><td colspan="3">岗位分析时间</td><td colspan="2"></td><td>填写人</td><td></td></tr>
</table>

3.血液病内科病区护士长岗位说明书

<table>
<tr><td rowspan="3">岗位工作
基本信息</td><td>岗位名称</td><td>病区护士长</td><td>所在部门</td><td colspan="2">血液病内科</td><td>岗位编号</td><td></td></tr>
<tr><td>从属部门</td><td>医务部、护理部</td><td>岗位定员</td><td colspan="2"></td><td>所辖人数</td><td></td></tr>
<tr><td>直接上级</td><td>科主任科护士长</td><td>直接下级</td><td colspan="4">护理人员,实习、进修护士</td></tr>
<tr><td>岗位使命
工作概述</td><td colspan="7">在科主任与护士长领导下,全面负责病区护理工作、病房管理、护士思想、学科建设,物资管理等工作。是病区护士的思想、业务、技术、行政管理的第一责任人。</td></tr>
<tr><td>岗位工作
主要职责
与任务</td><td colspan="7">
领导职责。1.在科主任和护士长领导下,负责病区的护理业务及行政管理工作,完成各项数量、质量与综合绩效指标。2.负责制订本病区的护理发展规划,护理学科建设、年度、月度、周工作计划并实施。3.负责护理质量的监督与检查,确保护理质量。4.落实基础护理、专科护理、特殊护理与责任护理。形成专科护理特色。
管理职责。1.参加晨会,组织护士对危重症、新入院患者床旁交接班,检查危重抢救病人的情况,对复杂护理或新开展的护理业务要亲自参加并具体指导。2.遵循 PDCA 管理、追踪问题管理、持续质量改进、掌握可靠性系统管理方法。3.组织护理查房和随同科主任查房,了解护理工作中存在的问题,并及时解决。4.指导下级护士、实习进修护士工作。5.确定护士轮转和临时调配。6.提高设备使用效率。7.实施病区5S 管理,加强物资管理,账物相符。8.重视信息工作,按要求做好指标统计工作。9.护理文书书写符合要求。10.落实患者饮食和治疗饮食。11.护理文书书写符合要求。12.掌握以下疾病护理技能:常见血液病、多发病病人护理技能,各种疑难血液病和危重病人救治与护理技能。造血干细胞移植治疗血液系统疾病、干细胞移植的疾病病人护理技能。13.掌握红细胞疾病、血液肿瘤、血栓与止血性疾病和造血干细胞移植的护理特点与技能并形成特色。14.随时了解病员思想、生活情况,征求病员对科室工作意见,做好病员的思想工作。15.经常进行重点病人谈心,注重病人健康宣教。16.工作场所"7S 管理"。17.按照规定处理科室、现场的医疗护理废物。
制度执行。1.执行各项规章制度和技术操作常规,按照流程操作。2.执行查对制度及相关管理规定。3.严格执行规定消毒隔离、无菌技术操作流程,预防医院感染。
职业道德。1.遵纪守法。2.尊重患者权利,保守医疗秘密。3.勤奋工作,文明礼貌,卓越服务。4.团队精神,和谐共事。5.工作积极、主动性、责任心。6.病人满意度。
教学与科研。1.持续学习与创新能力。2.结合工作撰写论文。3.参加医学继续教育。4.参与临床部分教学、承担科研课题相关工作。5.完成领导交代的其他临时性工作任务。
</td></tr>
<tr><td>岗位工作
主要绩效
考核要点</td><td colspan="7">1.规章制度落实。2.护理、学术、科研等工作及完成数量、质量、效率、绩效指标。3.顾客沟通,处理病人投诉与纠纷。4.医德医风、社会责任。5.健康宣教、培训帮带等。6.护理工作流程规范。7.病房管理。8.本科室护理人员技术操作。9.静脉穿刺成功率。10.基础、专科、责任护理和护理文书书写合格率。11.服务病人满意度。</td></tr>
<tr><td rowspan="2">岗位工
作关系</td><td>院内联系部门</td><td colspan="6">院内的各个科室、职能部门、后勤部门相关领导和人员。</td></tr>
<tr><td>院外联系部门</td><td colspan="6">在医院、科室或护理部授权范围内与外界有关部门沟通、联系。</td></tr>
<tr><td>工作权限</td><td colspan="7">1.科室管理、协调权。日常工作计划、实施、检查权,护理人员任免建议权。</td></tr>
<tr><td>工作环境</td><td colspan="7">1.在医院内工作,温度、湿度适宜。2.满足医疗与护理工作的相关条件。</td></tr>
<tr><td>在现在的岗位已工作时间</td><td colspan="7">自　　　年　　月　　　日开始,　　共计:　　　年</td></tr>
<tr><td>学历经历</td><td colspan="7">1.本科学历,5 年以上本科室护理工作经验。2.服务态度热情、工作细致。</td></tr>
<tr><td>技能要求</td><td colspan="7">1.中级专业技术职称。2.良好的职业道德素质和团队合作精神。3.持续学习技能能力强。</td></tr>
<tr><td rowspan="2">岗位工作
其他要求</td><td>性别要求</td><td></td><td>年龄要求</td><td></td><td></td><td>婚姻</td><td>婚否不限</td></tr>
<tr><td>身体要求</td><td></td><td>政治要求</td><td colspan="2">事业性、组织观念强</td><td>业务要求</td><td>精通本专业</td></tr>
<tr><td colspan="3">岗位分析时间</td><td colspan="2">填写人</td><td colspan="3"></td></tr>
<tr><td colspan="3">直接上级审核签字</td><td colspan="2">审核时间</td><td colspan="3"></td></tr>
</table>

4.血液病内科主任护师岗位说明书

<table>
<tr><td rowspan="3">岗位工作
基本信息</td><td>岗位名称</td><td>主任护师</td><td>所在部门</td><td>血液病内科</td><td>岗位编号</td><td></td></tr>
<tr><td>从属部门</td><td>医务部、护理部</td><td>岗位定员</td><td></td><td>所辖人数</td><td></td></tr>
<tr><td>直接上级</td><td>护士长</td><td>直接下级</td><td colspan="3">护理相关人员</td></tr>
<tr><td>岗位使命
工作概述</td><td colspan="6">在护士长和护理部的领导下,授权分管科室护理业务、技术、教学、培训、科研、服务,纠纷处理、护理质量管理等工作。护理业务、技术、科研、管理的行家里手。</td></tr>
<tr><td rowspan="1">岗位工作
主要职责
与任务</td><td colspan="6">**岗位职责。**1.履行高级职称岗位职责。在护士长和护理部领导下,指导本科护理业务技术、服务、教学与科研工作。2.参加晨会床旁交接班,协助护士长制订年度、月度、周工作计划并付诸监督实施。3.协调科室医护人员、相关科室及相关部门科室业务关系。4.协助护士长制定本科的基础、专科、责任、整体护理计划并落实。
业务管理。1.主持护理大查房,解决护理业务与技术疑难问题。2.定期检查急、危、重、疑难患者护理计划和会诊落实情况,对复杂技术或新开展护理业务,要亲自参加并具体指导。3.处理护理纠纷,对护理差错事故提出技术鉴定意见。4.协助护士长病房管理。5.督促、检查护理人员落实病人基础、专科与责任制护理,并起带头作用。6.加强设备管理,维护设备正常运行,提高设备使用率。7.实施护理查房和随同科主任查房,落实18项核心制度。指导下级护士、实习、进修护士工作。8.完成护理工作任务,改善服务态度、严防差错事故的发生。9.加强病房管理,维护病房秩序。10.协助护士长加强物资管理,账、物相符。11.落实规定患者饮食和治疗饮食。12.护理文书书写合格率符合要求。13.掌握专科危重病人护理的特点和规律。
职业道德。1.遵纪守法。2.尊重患者权利,保守医疗秘密。3.廉洁工作,文明礼貌,卓越服务。4.团队精神,和谐共事。5.工作积极性、主动性、创新性,责任心。
教学科研。1.协助护理部并承担对护理人员业务学习、培养及护士晋级的考核工作。2.拟订教学计划,编写教材并负责讲授。3.制订专科护理科研、技术革新计划并实施。4.参与审定、评价护理论文和科研、技术革新成果。5.负责组织本科护理学习讲座和护理病案讨论。6.对医院护理队伍建设,业务技术管理和组织管理提出意见,参与护理部组织的全院性工作检查。7.掌握国内外本科护理发展动态,努力引进先进技术,提高护理质量,发展护理科学。8.完成领导交代的其他临时性工作任务。</td></tr>
<tr><td>岗位工作
主要绩效
考核要点</td><td colspan="6">1.规章制度落实。2.护理教学、科研,护理工作数量、质量、效率及综合绩效管理指标。3.医德医风、社会责任。4.顾客沟通、护患纠纷处理。5.病区管理、健康宣教、培训帮带等。6.工作流程规范。7.危重病人全程护理落实。8.服务病人满意度。</td></tr>
<tr><td rowspan="2">岗位工
作关系</td><td>院内联系部门</td><td colspan="5">院内的各个科室、职能部门、后勤部门相关领导和人员。</td></tr>
<tr><td>院外联系部门</td><td colspan="5">在医院、科室或护理部授权范围内与外界有关部门沟通、联系。</td></tr>
<tr><td>岗位工
作权限</td><td colspan="6">1.科室护理业务、科研和管理指导权。2.日常工作计划、实施、检查的建议权。3.本科护理人员任免建议权。4.分管人员的工作监督权。5.提出改进护理工作建议权。</td></tr>
<tr><td>岗位工
作环境</td><td colspan="6">1.在医院内工作,温度、湿度适宜。2.工作现场会接触到轻微粉尘及医疗中的刺激性气味,照明条件良好,一般无相关职业病发生。3.满足医疗工作的相关条件。</td></tr>
<tr><td>在现在的岗位已工作时间</td><td colspan="6">自　　年　　月　　日开始,　　共计:　　年</td></tr>
<tr><td>学历培训
经历经验</td><td colspan="6">1.本科以上学历,10年以上护理工作经验。2.有基础、专科、责任护理、管理培训经历。3.有高层次护理科研成果。4.年内最少有1篇全国级杂志护理论文发表。</td></tr>
<tr><td>岗位工作
技能要求</td><td colspan="6">1.称职的护理学科技术带头人。2.过硬的业务、技术和协调能力。3.较好的口才和文字表达能力。4.良好的职业道德素质和团队合作精神。5.高级专业技术职称。</td></tr>
<tr><td rowspan="2">岗位工作
其他要求</td><td>性别要求</td><td></td><td>年龄要求</td><td></td><td>婚姻</td><td>婚否不限</td></tr>
<tr><td>身体要求</td><td></td><td>政治要求</td><td>事业性、组织观念强</td><td>业务要求</td><td>精通本专业</td></tr>
<tr><td colspan="2" align="center">岗位分析时间</td><td colspan="2"></td><td align="center">填写人</td><td></td></tr>
</table>

5.血液病内科副主任护师岗位说明书

岗位工作 基本信息	岗位名称	副主任护师	所在部门	血液病内科	岗位编号	
	从属部门	医务部、护理部	岗位定员		所辖人数	
	直接上级	护士长	直接下级	科室护理相关人员		

岗位使命 工作概述	在护士长领导和上级护师指导下,授权分管科室护理业务、技术、服务、教学、培训、科研、护理质量管理等工作。是护理业务、技术、科研、管理的行家里手。

岗位工作 主要职责 与任务	**岗位职责。**1.履行高级职称岗位职责。在科护士长和上级护师指导下,指导本科护理业务技术、服务、教学与科研工作。2.参加晨会交接班,协助护士长制订年度、月度、周工作计划并组织实施。3.协调科室医护人员,相关部门、相关科室的业务沟通关系。4.协助护士长制订本科的基础、专科、责任护理计划并督促检查落实。 **制度执行。**1.执行各项规章制度和技术操作常规,按照流程操作。2.执行"18项核心制度"、查对制度及相关管理规定。3.严格执行消毒隔离、无菌技术操作流程,预防医院感染。4.重视护理质量,有护理持续改进计划并落实。5.服务病人满意度。 **业务管理。**1.按照规定主持护理大查房,解决护理技术疑难问题。2.检查急、危、重、疑难患者护理计划和会诊落实情况,对复杂技术或新开展的护理业务,要亲自参加并具体指导。3.处理护理纠纷,对护理差错、事故提出技术鉴定意见。4.协助护士长病房管理。5.落实病人治疗饮食。6.加强科室设备维护,提高设备使用率。 **职业道德。**1.遵纪守法。2.尊重患者权利,保守医疗秘密。3.廉洁工作,文明礼貌,卓越服务。4.团队精神,和谐共事。5.工作积极性、主动性、创新性,责任心。 **教学科研。**1.协助护理部并承担对护理人员业务学习、培养及护士晋级的考核工作。2.拟订教学计划,编写教材并负责讲授。3.制订专科护理科研、技术革新计划并实施。4.参与审定、评价护理论文和科研、技术革新成果。5.负责组织本科护理学习讲座和护理病案讨论。6.对医院护理队伍建设,业务技术管理和组织管理提出意见,参与护理部组织的全院性工作检查。7.掌握国内外本科护理发展动态,努力引进先进技术,提高护理质量,发展护理科学。8.完成领导交代的其他临时性工作任务。

岗位工作 主要绩效 考核要点	1.规章制度落实。2.护理教学、科研,护理工作数量、质量、效率及综合绩效管理指标。3.医德医风、社会责任。4.顾客沟通、护患纠纷处理。5.病区管理、健康宣教、培训帮带等。6.工作流程规范。7.危重病人全程护理落实。8.与护士长配合、医护人员沟通、协调。9.基础、专科护理,责任制护理。10.岗位学习与创新能力。

岗位工 作关系	院内联系部门	院内的各个科室、职能部门、后勤部门相关领导和人员。
	院外联系部门	在医院、科室或护理部授权范围内与外界有关部门沟通、联系。

岗位工 作权限	1.科室护理业务、科研和管理指导权。2.日常工作计划、实施、检查的建议权。3.本科护理人员任免建议权。4.有分管人员的工作监督权。5.提出改进护理工作建议权。

岗位工 作环境	1.在医院内工作,温度、湿度适宜。2.工作现场会接触到轻微粉尘及医疗中的刺激性气味,照明条件良好,一般无相关职业病发生。3.满足医疗护理工作的相关条件。

在现在的岗位已工作时间	自　　年　　月　　日开始,　　共计:　　年

学历培训 经历经验	1.本科以上学历,10年以上护理工作经验。2.有基础、专科、责任护理、管理培训经历。3.有高层次护理科研成果。4.年内最少有1篇全国级杂志论文发表。

岗位工作 技能要求	1.称职的护理学科带头人。2.公认的业务、技术、管理和协调能力。3.较好的口才和文字表达能力。4.良好的职业道德素质和团队合作精神。5.高级专业技术职称。

岗位工作 其他要求	性别要求		年龄要求			婚姻	婚否不限
	身体要求		政治要求	事业性、组织观念强		业务要求	精通本专业

岗位分析时间		填写人	
直接上级审核签字		审核时间	

6.血液病内科主管护师岗位说明书

岗位工作 基本信息	岗位名称	主管护师	所在部门	血液病内科	岗位编号	
	从属部门	医务部、护理部	岗位定员		所辖人数	
	直接上级	护士长	直接下级	护士,实习、进修护士		

岗位使命 工作概述	在护士长领导和上级护师指导下,负责上班时病人的治疗、护理、服务工作,护患沟通、健康教育及相关工作。是专科护理业务、技术、护理服务工作的全能者。

岗位工作 主要职责 与任务	**岗位职责。**1.参加护士各种班次值班。按量按质按时完成自己岗位独立工作。2.协助护士长做好护理质量控制工作,把好护理质量关,不断提高护理质量。3.熟悉现代医院护理理念和管理工具。制订具有专科特色的护理计划,对患者实施整体护理。4.掌握基础、专科与责任护理流程。协助护士长做好行政管理和护理队伍的建设工作。5.督促检查本科各病房护理、治疗工作落实。6.解决本科护理业务上的疑难问题,指导危重、疑难病人护理计划的制订及实施。7.受护士长委托指导护理查房和护理会诊。对发生的护理差错、事故进行分析、持续改进。8.承担当危、急、重症病人抢救工作。9.指导护师、护士、实习、进修护士工作。10.落实病人饮食和治疗饮食。11.解除病人疼痛,评价病人疼痛。12.学习应用国内外护理先进经验,不断提高科室的护理技术水平。13.掌握以下疾病护理技能:常见血液病、多发病病人护理技能,各种疑难血液病和危重病人救治与护理技能。造血干细胞移植治疗血液系统疾病、干细胞移植的疾病病人护理技能。14.掌握红细胞疾病、血液肿瘤、血栓与止血性疾病和造血干细胞移植的护理特点与技能并形成特色。15.随时了解病员思想、生活情况,征求病员对科室工作意见,做好病员的思想工作。16.常对重点病人谈心,注重病人健康宣教。17.解决参加本科护理科研工作,是护理科研的骨干力量。18.关心科室护理技术,经常提出合理化建议,提高护理质量。19.按照规定处理医疗废物。20.熟练落实病人基础、专科与责任制护理工作。21.工作现场"7S管理":①整理、②整顿、③清扫、④清洁、⑤安全、⑥节约、⑦素养。22.病人满意度测评。 **制度执行。**1.严格执行各项规章制度与护理技术操作常规。2.落实"三查七对"及相关医疗、护理业务与管理制度。3.执行年度、月度和周护理工作计划,细化自己的本职工作并记录完整。4.各项护理文书书写达到要求,有护理持续改进计划并实施。 **职业道德。**1.以病人为中心,尊重患者权利,保守医疗秘密。2.遵纪守法,勤奋工作,文明礼貌,卓越服务。3.团队精神,注重沟通,和谐共事。4.工作积极性、主动性、责任心与创新性。5.奉献精神,任劳任怨。6.对患者的健康教育。7.医德问题改进。 **学习与创新。**1.持续学习与创新能力。2.不断总结经验,结合临床实际撰写论文。3.积极参加医学继续教育护理项目。4.完成有关领导安排的其他临时性工作任务。

主要绩效 考核要点	1.规章制度,出勤纪律。2.岗位职责,岗位工作数量、质量与绩效。3.医德医风、社会责任。4.顾客沟通、敬业奉献。5.病人服务、健康宣教。6.交接班责任与和谐。

岗位工 作关系	院内联系部门	院内的各个科室、职能部门、后勤部门相关领导和人员。
	院外联系部门	在医院、科室或护理部授权范围内与外界有关部门沟通、联系。

工作权限	1.对本科护理工作计划、实施、检查的参与权。2.有向护士长提出工作改进权。

工作环境	1.在医院内工作,温度、湿度适宜。2.满足医疗与护理工作的相关条件。

在现在的岗位已工作时间	自　　　年　　月　　日开始,　共计:　　　年

学历经历	1.本科生以上学历,5年以上本科室护理工作经验。2.服务态度热情、工作细致。

技能要求	1.中级专业技术职称。2.良好的职业道德素质和团队合作精神。3.持续学习技能能力强。

岗位工作 其他要求	性别要求		年龄要求		婚姻	婚否不限
	身体要求		政治要求	事业性、组织观念强	业务要求	掌握专科护理

岗位分析时间		填写人	

7.血液病内科护师岗位说明书

岗位工作 基本信息	岗位名称	护师	所在部门	血液病内科	岗位编号	
	从属部门	医务部、护理部	岗位定员		所辖人数	
	直接上级	护士长	直接下级	护士、实习、进修护士		

岗位使命 工作概述	在护士长领导和上级护师指导下按照自己的职责独立做好护理工作、重视护理质量、提高病人满意度。按时、按质、按量完成自己的本职工作。是科室护理骨干力量。

岗位工作 主要职责 与任务	**岗位职责。**1.取得护师执业资格。参加护士各种班次值班。独立完成岗位工作。2.具备整体护理知识,熟悉基础、专科、责任护理业务,对病人实施整体护理,制订和评估病人护理计划。3.交接科室规定物品并双方签字。4.参加晨会。查看夜班交班报告内容,明确治疗、医嘱、护嘱、记录本内容与结果,完成交班期间待完成的治疗项目。5.在护士长带领下参加病人床旁交接班,明确危重、抢救、特殊检查、新入院病人情况。6.交接班重点明白病人静脉输液管等各种管道是否畅通。静脉输液管内加药成分、滴速、数量。吸引管引出的液体颜色、性质、数量,各类管道消毒更换日期等。7.参与病房危重、疑难病人的护理工作及难度较大的护理操作。8.需要时协助护士长拟订病房护理工作计划,参与病房管理工作。9.参加本科上级护师组织的护理查房、会诊和病例讨论。10.清楚疼痛病人止痛后的效果。11.能够与医生一道独立完成危重病人抢救工作。12.熟悉以下疾病护理技能:常见血液病、多发病病人护理技能,各种疑难血液病和危重病人救治与护理技能。造血干细胞移植治疗血液系统疾病、干细胞移植的疾病病人护理技能。13.熟悉红细胞疾病、血液肿瘤、血栓与止血性疾病和造血干细胞移植的护理特点与技能并形成特色。14.随时了解病员思想、生活情况,征求病员对科室工作意见,做好病员的思想工作。15.关心爱护病人,经常对重点病人谈心,注重病人健康宣教。16.积极参加本科护理学术活动和科研工作,是护理科研的骨干力量。17.工作现场"7S管理":①整理、②整顿、③清扫、④清洁、⑤安全、⑥节约、⑦素养。18.按照规定处理医疗与护理废物。 **制度执行。**1.严格执行各项规章制度和技术操作常规,按照规范流程操作。2.执行消毒隔离、无菌技术操作流程,预防医院感染。3.执行医院各项管理规定制度。 **职业道德。**1.遵纪守法。2.以病人为中心,尊重患者权利,保守医疗秘密。3.努力工作,文明礼貌,服务态度好,卓越服务。4.团队精神,注重沟通,和谐共事。5.岗位工作积极性、主动性、责任心与创新性。6.奉献精神,任劳任怨。7.健康宣教落实。 **学习与创新。**1.朝气蓬勃,精神面貌好,持续学习与创新能力。2.结合临床实际不断总结经验,撰写论文。3.积极参加医学继续教育。指导护士、实习、进修生临床带教工作,并进行绩效考核和评价。4.完成有关领导安排的其他临时性工作任务。

主要绩效 考核要点	1.规章制度,出勤纪律。2.岗位职责,岗位工作数量、质量与绩效。3.医德医风、社会责任。4.顾客沟通、敬业奉献。5.病人服务、健康宣教。6.交接班责任与和谐。

岗位工 作关系	院内联系部门	院内的各个科室、职能部门、后勤部门相关领导和人员。
	院外联系部门	在医院、科室或护理部授权范围内与外界有关部门沟通、联系。

工作权限	1.对本科护理工作计划、实施、检查的参与权。2.有向护士长提出工作、薪酬的改进权。

工作环境	1.在医院内工作,温度、湿度适宜。2.满足医疗与护理工作的相关条件。

在现在的岗位已工作时间	自 年 月 日开始, 共计: 年

学历经历	1.本科生以上学历,2年以上本科室护理工作经验。2.服务态度热情、工作细致。

技能要求	1.初级专业技术职称。2.良好的职业道德素质和团队合作精神。3.持续学习技能能力强。

岗位工作 其他要求	性别要求		年龄要求		婚姻	婚否不限
	身体要求		政治要求	事业性、组织观念强	业务要求	熟悉本专业
岗位分析时间				填写人		

8.血液病内科监护室中级职称护师岗位说明书

岗位工作基本信息	岗位名称	中级职称护师	所在部门	血液病内科	岗位编号	
	从属部门	血液病内科	岗位定员		所辖人数	
	直接上级	监护室负责人	直接下级	实习、进修护士		
岗位使命工作概述	在监护室负责人和护士长领导下负责监护室日常各种工作。完成监护室设备与仪器正常运行与绩效管理工作。按照时间、按照质量、按照数量标准完成本职工作。					

岗位工作主要职责与任务	岗位职责。1.取得护士执业资格并经过注册。2.具备神经内科整体护理知识,熟悉专科护理业务,运用护理程序对病人实施整体护理,制定护理计划并落实。3.提前10～15分钟到病房,交接班前要认真阅读监护室报告本、医嘱本、治疗本,详细了解监护室病人诊断、治疗和病情变化记录,如现在病情、用药、24 小时出入量、抢救记录重点等。4.认真进行监护室病人交接班(检查皮肤、卧位,了解各种管道用途,检查是否通畅,明确输液的用药、剂量、浓度、速度等)。5.全面掌握病人的 T、P、R、BP、PR、RR、EKG、CVP 及血液动力学监测、呼吸监测等情况。6.检查各种仪器(呼吸机、心输出量仪、输液泵等)的运转情况。7.每日按照消毒更换创伤部位敷料(如气管切开、静脉插管等)。8.全面掌握患者病情动态变化,遇有情况及时报告值班医生,参加急危重患者的抢救,完成交班报告及各种病情记录。9.保持监护室病人连续诊疗、记录,严格交接班制度。做好病人各种记录和签字,并妥善保管监护室用物,防止丢失。10.熟悉并尽快掌握以下疾病护理与监护技能:常见血液病、多发病病人护理、抢救与监护技能,熟悉各种疑难血液病和危重病人救治与护理、抢救、监护技能。了解造血干细胞移植治疗血液系统疾病、干细胞移植的疾病病人护理技能。11.熟悉并尽快掌握红细胞疾病、血液肿瘤、血栓与止血性疾病和造血干细胞移植的护理特点、抢救流程、护理、监护技能。12.随时了解病员思想、生活情况,征求病员对监护室工作意见,做好病员的思想工作。13.经常进行重点病人谈心,注重病人健康宣教。14.注重监护室病人护理质量,有改进计划。15.担任护理实习的相应教学工作。16.工作现场"7S 管理":①整理、②整顿、③清扫、④清洁、⑤安全、⑥节约、⑦素养。17.按照规定处理医疗与护理废物。18.按规定处理医疗废物。19.保持监护室清洁、整齐。20.完成相关领导交代的临时性工作任务。 制度执行。1.执行各项规章制度和技术操作常规,按照流程操作。2.执行查对制度及相关管理规定。3.严格执行规定消毒隔离、无菌技术操作流程,预防医院感染。 职业道德。1.遵纪守法。2.尊重患者权利,保守医疗秘密。3.勤奋工作,文明礼貌,卓越服务。4.团队精神,和谐共事。5.工作积极、主动,有责任心。6.病人满意度。 教学与科研。1.持续学习与创新能力。2.结合工作撰写论文。3.教学科研持续改进。

主要绩效考核要点	1.规章制度,出勤纪律。2.岗位职责,监护工作数量质量绩效指标。3.医德医风、社会责任。4.顾客沟通。5.病人服务满意、健康宣教。6.值班、交接班责任与和谐。	
岗位工作关系	院内联系部门	院内的各个科室、职能部门、后勤部门相关领导和人员。
	院外联系部门	在医院、科室或护理部授权范围内与外界有关部门沟通、联系。
工作权限	1.对本科护理工作计划、实施、检查的参与权。2.有向护士长提出工作、薪酬的改进权。	
工作环境	1.在医院内工作,温度、湿度适宜。2.满足医疗与护理工作的相关条件。	

在现在的岗位已工作时间	自 年 月 日开始, 共计: 年				
学历经历	1.本科生学历,5年以上本科室护理工作经验。2.服务态度热情、工作细致。				
技能要求	1.中级专业技术职称。2.良好的职业道德素质和团队合作精神。3.持续学习技能能力强。				
岗位工作其他要求	性别要求	年龄要求		婚姻	婚否不限
	身体要求	政治要求	事业性、组织观念强	业务要求	熟悉本专业
岗位分析时间		填写人			

9.血液病内科监护室初级职称护士岗位说明书

<table>
<tr><td rowspan="3">岗位工作
基本信息</td><td>岗位名称</td><td>初级职称护士</td><td>所在部门</td><td>血液病内科</td><td>岗位编号</td><td></td></tr>
<tr><td>从属部门</td><td>血液病内科</td><td>岗位定员</td><td></td><td>所辖人数</td><td></td></tr>
<tr><td>直接上级</td><td>监护室负责人</td><td>直接下级</td><td colspan="3">实习、进修护士</td></tr>
<tr><td>岗位使命
工作概述</td><td colspan="6">在监护室负责人和护士长领导下负责监护室日常各种工作。完成监护室设备与仪器正常运行与绩效管理工作。按照时间、按照质量、按照数量标准完成本职工作。</td></tr>
<tr><td rowspan="1">岗位工作
主要职责
与任务</td><td colspan="6">岗位职责。1.取得护士执业资格并经过注册。2.具备神经内科整体护理知识,熟悉专科护理业务,运用护理程序对病人实施整体护理,制订护理计划并落实。3.提前10～15分钟到病房,交接班前要认真阅读监护室报告本、医嘱本、治疗本,详细了解监护室病人诊断、治疗和病情变化记录,如现在病情、用药、24小时出入量、抢救记录重点等。4.认真进行监护室病人交接班(检查皮肤、卧位,了解各种管道用途,检查是否通畅,明确输液的用药、剂量、浓度、速度等)。5.全面掌握病人的T、P、R、BP、PR、RR、EKG、CVP及血液动力学监测、呼吸监测等情况。6.检查各种仪器(呼吸机、心输出量仪、输液泵等)的运转情况。7.每日按照消毒更换创伤部位敷料(如气管切开、静脉插管等)。8.全面掌握患者病情动态变化,遇到情况及时报告值班医生,参加急危重患者的抢救,完成交班报告及各种病情记录。9.保持监护室病人连续诊疗、记录,严格交接班制度。做好病人各种记录和签字、并妥善保管监护室用物,防止丢失。10.熟悉并尽快掌握以下疾病护理与监护技能:常见血液病、多发病病人护理、抢救与监护技能,熟悉各种疑难血液病和危重病人救治与护理、抢救、监护技能。了解造血干细胞移植治疗血液系统疾病、干细胞移植的疾病病人护理技能。11.熟悉并尽快掌握红细胞疾病、血液肿瘤、血栓与止血性疾病和造血干细胞移植的护理特点、抢救流程、护理、监护技能。12.随时了解病员思想、生活情况,征求病员对监护室工作意见,做好病员的思想工作。13.经常进行重点病人谈心,注重病人健康宣教。14.注重监护室病人护理质量,有改进计划。15.担任护理实习的相应教学工作。16.工作现场"7S管理":①整理、②整顿、③清扫、④清洁、⑤安全、⑥节约、⑦素养。17.按照规定处理医疗废物。18.按规定处理医疗废物。19.保持监护室清洁、整齐。20.完成临时性工作任务。21.病人满意度测评。
制度执行。1.执行各项规章制度和技术操作常规,按照流程操作。2.执行查对制度及相关管理规定。3.严格执行规定消毒隔离、无菌技术操作流程,预防医院感染。
职业道德。1.遵纪守法。2.尊重患者权利,保守病人秘密。3.廉洁工作,服务态度好。4.团队精神,和谐共事。5.工作积极、主动、责任心。6.奉献精神,任劳任怨。
持续学习。1.持续学习与工作改进能力。2.掌握、了解国内外本科室专业发展动态。</td></tr>
<tr><td>主要绩效
考核要点</td><td colspan="6">1.规章制度,出勤纪律。2.岗位职责,监护工作数量质量绩效指标。3.医德医风、社会责任。4.顾客沟通。5.病人服务满意、健康宣教。6.值班、交接班责任与和谐。</td></tr>
<tr><td rowspan="2">岗位工
作关系</td><td>院内联系部门</td><td colspan="5">院内的各个科室、职能部门、后勤部门相关领导和人员。</td></tr>
<tr><td>院外联系部门</td><td colspan="5">在医院、科室或护理部授权范围内与外界有关部门沟通、联系。</td></tr>
<tr><td>工作权限</td><td colspan="6">1.对本科护理工作计划、实施、检查的参与权。2.有向护士长提出工作、薪酬的改进权。</td></tr>
<tr><td>工作环境</td><td colspan="6">1.在医院内工作,温度、湿度适宜。2.满足医疗与护理工作的相关条件。</td></tr>
<tr><td>在现在的岗位已工作时间</td><td colspan="6">自　　年　　月　　日开始,　　共计:　　年</td></tr>
<tr><td>学历经历</td><td colspan="6">1.本科生学历,5年以上本科室护理工作经验。2.服务态度热情、工作细致。</td></tr>
<tr><td>技能要求</td><td colspan="6">1.中级专业技术职称。2.良好的职业道德素质和团队合作精神。3.持续学习技能能力强。</td></tr>
<tr><td rowspan="2">岗位工作
其他要求</td><td>性别要求</td><td></td><td>年龄要求</td><td></td><td>婚姻</td><td>婚否不限</td></tr>
<tr><td>身体要求</td><td></td><td>政治要求</td><td>事业性、组织观念强</td><td>业务要求</td><td>熟悉本专业</td></tr>
<tr><td colspan="2">岗位分析时间</td><td colspan="2"></td><td>填写人</td><td></td></tr>
</table>

10.血液病内科护士岗位说明书

岗位工作 基本信息	岗位名称	护士	所在部门	血液病内科	岗位编号	
	从属部门	医务部、护理部	岗位定员		所辖人数	
	直接上级	护士长	直接下级	实习、进修护士		

岗位使命 工作概述	在护士长领导和上级护师指导下按照自己的职责独立做好护理工作、重视护理质量、提高病人满意度。按照时间、按照质量、按照数量标准完成自己的本职岗位工作。

岗位工作 主要职责 与任务	**岗位职责。**1.取得护士执业资格。参加护士各种班次值班。能够独立完成岗位工作。2.具备整体护理知识,熟悉基础、专科、责任护理业务,对病人实施整体护理,制订和评估病人护理计划。3.交接科室规定物品并双方签字。4.参加晨会。查看夜班交班报告内容,明确治疗、医嘱、护嘱、记录本内容与结果,完成交班期间待完成的治疗项目。5.在护士长带领下参加病人床旁交接班,明确危重、抢救、特殊检查、新入院病人情况。6.交接班重点明白病人静脉输液管等各种管道是否畅通。静脉输液管内加药成分、滴速、数量。吸引管引出的液体颜色、性质、数量,各类管道消毒更换日期等。7.参与病房危重、疑难病人的护理工作及抢救工作。8.参与病房管理工作。9.参加本科上级护师组织的护理查房、会诊和病例讨论。10.参与带教护士临床实习工作。11.清楚疼痛病人止痛后的效果。12.能够与医生一道独立完成危重病人抢救工作。13.尽快熟悉以下疾病护理技能:常见血液病、多发病病人护理技能,各种疑难血液病和危重病人救治与护理技能。造血干细胞移植治疗血液系统疾病、干细胞移植的疾病病人的护理技能。14.尽快熟悉红细胞疾病、血液肿瘤、血栓与止血性疾病和造血干细胞移植的护理特点与技能。15.随时了解病员思想、生活情况,征求病员对科室工作意见,做好病员的思想工作。落实病人治疗饮食。16.关心爱护病人,经常对重点病人谈心,注重病人健康宣教。17.积极参加本科护理学术活动和科研工作,是护理科研的培养骨干力量。18.工作现场"7S管理":①整理、②整顿、③清扫、④清洁、⑤安全、⑥节约、⑦素养。19.按照规定处理医疗与护理废物。 **制度执行。**1.严格执行各项规章制度和技术操作常规,按照规范流程操作。2.执行消毒隔离、无菌技术操作流程,预防医院感染。3.执行医院各项管理规定制度。 **职业道德。**1.遵纪守法。2.以病人为中心,尊重患者权利,保守医疗秘密。3.努力工作,文明礼貌,服务态度好,卓越服务。4.团队精神,注重沟通,和谐共事。5.工作积极性、主动性、责任心与创新性。6.奉献精神,任劳任怨。健康宣教落实。 **学习与创新。**1.持续学习,具备PDCA、持续改进、沟通技巧、追踪问题理念。2.结合临床实际学写习作论文。3.积极参加医学继续教育。参与指导实习、进修护士临床带教工作。4.为病人服务创新。5.完成有关领导安排的其他临时性工作任务。

主要绩效 考核要点	1.规章制度,出勤纪律。2.岗位职责,岗位工作数量、质量与绩效。3.医德医风、社会责任。4.顾客沟通、敬业奉献。5.病人服务、健康宣教。6.交接班责任与和谐。

岗位工 作关系	院内联系部门	院内的各个科室、职能部门、后勤部门相关领导和人员。
	院外联系部门	在医院、科室或护理部授权范围内与外界有关部门沟通、联系。

工作权限	1.对本科护理工作计划、实施、检查的参与权。2.有向护士长提出工作、薪酬的改进权。

工作环境	1.在医院内工作,温度、湿度适宜。2.满足医疗与护理工作的相关条件。

在现在的岗位已工作时间	自 年 月 日开始, 共计: 年

学历经历	1.本科生以上学历,1年以上本科室护理工作经验。2.服务态度热情、工作细致。

技能要求	1.初级专业技术职称。2.良好的职业道德素质和团队合作精神。3.持续学习技能能力强。

岗位工作 其他要求	性别要求		年龄要求		婚姻	婚否不限
	身体要求		政治要求	事业性、组织观念强	业务要求	熟悉本专业

岗位分析时间		填写人	

11.血液病内科办公室护师岗位说明书

岗位工作基本信息	岗位名称	办公室护师	所在部门	血液病内科	岗位编号	
	从属部门	医务部、护理部	岗位定员		所辖人数	
	直接上级	护士长	直接下级	实习护士、进修护士		

岗位使命工作概述	在护士长领导和上级护师指导下按照自己的职责独立做好办公室工作、重视护理质量、提高顾客满意度。按照时间、按照质量、按照数量标准完成自己本职工作。

岗位工作主要职责与任务	**岗位职责。** 1.提前10分钟上班,参加晨会,查看夜间医嘱,阅读交班报告和了解医嘱执行情况。2.热情接待病人,文明用语。合理安排床位,填写诊断卡和床尾卡及时通知主管医师和主管护士。3.填写空床报告,在病室一览表上填写病人总数、新入、危重、转科、出院、特殊治疗事项及当日值班医师和护士姓名。4.办理出入院、转科、转院、饮食、死亡通知等内容。5.正确绘制体温单,转抄长期医嘱执行单(输液、注射、口服等)和记账。6.每日查对医嘱,每周大查对医嘱一次,有记录。根据护理级别、药物阳性标识及时在诊断卡和床头卡上注明。7.按医嘱饮食种类和病人需要,与营养科联系安排病人的饮食,治疗饮食的落实。安排工人推送病人检查及相关后勤工作。8.负责使用中的病历管理、出院病人病历的质量检查及整理工作,防止丢失。9.负责办公室的电脑、电话的管理。10.各种纸张、表格、电脑耗材清理并及时补充。11.掌握以下疾病护理技能:常见血液病、多发病人护理技能,各种疑难血液病和危重病人救治与护理技能。造血干细胞移植治疗血液系统疾病、干细胞移植的疾病病人的护理技能。12.掌握红细胞疾病、血液肿瘤、血栓与止血性疾病和造血干细胞移植的护理特点与技能。13.随时了解病员思想、生活情况,征求病员对科室工作意见,做好病员的思想工作。14.关心爱护病人,经常对重点病人谈心,注重病人健康宣教。15.保持办公室物品有序、清洁卫生。16.工作现场"7S管理":①整理、②整顿、③清扫、④清洁、⑤安全、⑥节约、⑦素养。17.满意度测评。 **制度执行。** 1.认真执行各项规章制度和技术操作常规。2.严格执行"三查七对"制度,正确执行医嘱,临时医嘱及时通知病人责任护士。随时检查医嘱执行情况。3.严格执行消毒隔离、无菌技术操作流程,预防医院感染。4.严格执行收费标准并记账,负责掌握病人费用的动态情况并与相关人员一起催交费用。5.病人满意度。 **职业道德。** 1.遵纪守法。2.尊重患者权利,保守医疗秘密。3.勤奋工作,文明礼貌,卓越服务。4.团队精神,和谐共事。5.工作积极性、主动性、责任心与创新性。 **学习与创新。** 1.持续学习、具备PDCA、持续改进、沟通技巧、追踪问题管理。2.不断总结经验,结合临床实际撰写论文。3.积极参加医学继续教育。指导实习、进修护士临床带教。4.完成有关领导安排的其他临时性工作任务。5.解决问题情绪能力。

主要绩效考核要点	1.规章制度,出勤纪律。2.岗位职责,岗位工作数量、质量与绩效。3.医德医风、社会责任。4.敬业奉献、医嘱执行时间。5.查对制度。6.交接班责任与和谐工作。

岗位工作关系	院内联系部门	院内的各个科室、职能部门、后勤部门相关领导和人员。
	院外联系部门	在医院、科室或护理部授权范围内与外界有关部门沟通、联系。

工作权限	1.对本科护理工作计划、实施、检查的参与权。2.有向护士长提出工作、薪酬的改进权。

工作环境	1.在医院内工作,温度、湿度适宜。2.满足医疗与护理工作的相关条件。

在现在的岗位已工作时间	自　　年　　月　　日开始,　　共计:　　年

学历经历	1.本科生以上学历,5年以上本科室护理工作经验。2.服务态度热情、工作细致。

技能要求	1.中级专业技术职称。2.良好的职业道德素质和团队合作精神。3.持续学习技能能力强。

岗位工作其他要求	性别要求		年龄要求		婚姻	婚否不限
	身体要求		政治要求	事业性、组织观念强	业务要求	掌握本专业

岗位分析时间		填写人	

12.血液病内科总务护士岗位说明书

岗位工作基本信息	岗位名称	总务护士	所在部门	血液病内科	岗位编号	
	从属部门	医务部、护理部	岗位定员		所辖人数	
	直接上级	护士长	直接下级	实习护士、进修护士		

岗位使命工作概述	在护士长领导和上级护师指导下按照自己职责独立做好总务护士工作,重视护理工作质量、物资管理质量,提高顾客满意度。按时、按质、按量完成自己本职工作。

岗位工作主要职责与任务	**岗位职责**。1.树立以病人为中心服务理念,应用 PDCA 管理。2.具备血液内科整体护理知识,熟悉基础、专科、责任护理业务。3.负责抢救仪器、急救器材、药品管理,保证急救器材、药品完好率 100%。保持病房内物品干净、整齐、卫生。4.负责病区氧气、治疗物品、一次性物品清理、交换及补充,无过期物品。5.负责药品领取和保管,分类分柜储存口服药、静脉药、肌注药、外用药、剧毒药,标识清楚。6.定期清理药品批号,无过期药品。麻醉药上锁,每班交接并签字。7.负责与供应室、洗衣房交换物品,保证科室与病人用品及时更换、请领。8.负责治疗、换药、处置及检查室管理、清洁、消毒工作。9.病房用后的物品按规定处理。10.协助护士长做好病房管理工作。追踪管理,发现问题,及时处理。物资管理做到账物相符。11.各种纸张、表格、电脑耗材补充及时。12.注重成本控制与管理。13.科室物品无损坏、丢失,有保质期的用物,做到标示清楚。14.有持续改进计划。15.掌握以下疾病护理技能:常见血液病、多发病病人护理技能,各种疑难血液病和危重病人救治与护理技能。造血干细胞移植治疗血液系统疾病、干细胞移植的疾病病人的护理技能。16.掌握红细胞疾病、血液肿瘤、血栓与止血性疾病和造血干细胞移植的护理特点与技能。17.随时了解病员思想、生活情况,征求病员对科室工作意见,做好病员的思想工作。18.关心爱护病人,经常对重点病人谈心,注重病人健康宣教。19.保持库房、病房、办公场所物品有序、清洁卫生。20.协调好与相关科室关系。21.科室、库房、工作现场"7S管理":①整理、②整顿、③清扫、④清洁、⑤安全、⑥节约、⑦素养。22.按照规定处理医疗护理垃圾和废物。23.完成临时性工作任务。 **制度执行**。1.执行各项规章制度和技术操作常规。2.执行消毒隔离制度、医院感染管理制度和无菌技术规程,预防医院感染。执行查对制度,负责科室所有物品管理,无丢失无损坏。3.及时更换危重病人床单位物品。4.执行规定的物资丢失赔偿制度。 **职业道德**。1.遵纪守法。2.尊重患者权利,保守医疗秘密。3.廉洁工作,文明礼貌,卓越服务。4.团队精神,和谐共事。5.岗位工作积极性、主动性、责任心与创新性。 **学习与创新**。1.持续学习、具备 PDCA、持续改进、沟通技巧、追踪问题理念。2.不断总结经验,结合临床实际撰写论文。3.积极参加医学继续教育。4.病人满意度。

主要绩效考核要点	1.规章制度,出勤纪律。2.岗位职责,岗位工作数量、质量与绩效。3.医德医风、社会责任。4.敬业奉献、物品管理。5.消毒隔离。6.物品交接责任与和谐工作。

岗位工作关系	院内联系部门	院内的各个科室、职能部门、后勤部门相关领导和人员。
	院外联系部门	在医院、科室或护理部授权范围内与外界有关部门沟通、联系。

工作权限	1.对本科护理工作计划、实施、检查的参与权。2.有向护士长提出工作、薪酬的改进权。

工作环境	1.在医院内工作,温度、湿度适宜。2.满足医疗与护理工作的相关条件。

在现在的岗位已工作时间	自　　年　　月　　日开始,　共计:　　年

学历经历	1.本科生以上学历,5年以上本科室护理工作经验。2.服务态度热情、工作细致。

技能要求	1.中级专业技术职称。2.良好的职业道德素质和团队合作精神。3.持续学习技能能力强。

岗位工作其他要求	性别要求		年龄要求		婚姻	婚否不限
	身体要求		政治要求	事业性、组织观念强	业务要求	精通本专业

岗位分析时间		填写人	

13.血液病内科辅助、帮班护士岗位说明书

岗位工作 基本信息	岗位名称	副班护士	所在部门	血液病内科	岗位编号	
	从属部门	医务部、护理部	岗位定员		所辖人数	
	直接上级	护士长	直接下级	实习、进修护士		

岗位使命 工作概述	在护士长领导和上级护师指导下依据主班护理工作做好自己的辅助护理工作,重视护理质量、提高病人满意度。按照时间、按照质量、按照数量标准完成本职工作。

岗位工作 主要职责 与任务	**岗位职责。**1.取得护师执业资格。2.查点交接规定的物品并双方签字。3.查看夜班交班报告内容,明确治疗、医嘱、护嘱、记录本内容完成情况和结果,完成交班期间待完成事项。4.晨会后在护士长带领下病人床旁交接班,重点是危重、抢救、特殊检查、新入院病人情况。一切以主班护士工作为中心。5.接班重点是病人静脉输液管道等各种管道是否畅通。静脉输液瓶内加药成分、滴速、数量,吸引器引出的液体颜色、性质、数量,各类管道消毒更换日期、标示等。6.具备整体护理知识,熟悉基础、专科、责任护理业务,熟悉危重病人抢救与护理工作流程。应用PDCA工作。7.协助主班护士及时执行医嘱、护嘱,实施护理计划及评价护理效果。8.参加危重病人抢救工作。9.巡视病房,掌握病人动态情况,测量病人生命体征,并正确完整记录。10.参加护理查房、护理病例讨论,落实持续改进计划。11.落实病人饮食。12.协助护士长做好病室管理工作。13.维护设备,提高设备的使用率。14.熟悉以下疾病护理技能:常见血液病、多发病病人护理技能,各种疑难血液病和危重病人救治与护理技能。造血干细胞移植治疗血液系统疾病、干细胞移植的疾病病人的护理技能。15.熟悉红细胞疾病、血液肿瘤、血栓与止血性疾病和造血干细胞移植的护理特点与技能。16.随时了解病员思想、生活情况,征求病员对科室工作意见,做好病员的思想工作。17.关心爱护病人,经常对重点病人谈心,注重病人健康宣教。18.保持病房、办公场所物品有序、清洁卫生。19.工作现场"7S管理":①整理、②整顿、③清扫、④清洁、⑤安全、⑥节约、⑦素养。20.按照规定处理医疗垃圾和废物。 **制度执行。**1.执行各项规章制度和技术操作常规,按流程操作。2.严格执行"三查七对"及相关管理规定。3.严格执行消毒隔离、无菌技术操作流程,预防医院感染。 **职业道德。**1.遵纪守法,遵守劳动纪律,按规定着装。2.尊重患者权利,保守医疗秘密。3.勤奋工作,文明礼貌,卓越服务。4.团队精神,和谐共事。5.工作积极性、主动性、责任心与创新性。6.热爱本专业,任劳任怨,忠于职守。7.卓越服务病人。 **学习与创新。**1.持续学习、具备PDCA、持续改进、沟通技巧、追踪问题理念。2.不断总结经验,结合临床实际撰写论文。3.积极参加医学继续教育。4.病人服务创新。

主要绩效 考核要点	1.规章制度,出勤纪律。2.岗位职责,岗位工作数量、质量与绩效。3.医德医风、社会责任。4.顾客沟通、敬业奉献。5.病人服务、健康宣教。6.交接班责任与和谐。

岗位工 作关系	院内联系部门	院内的各个科室、职能部门、后勤部门相关领导和人员。
	院外联系部门	在医院、科室或护理部授权范围内与外界有关部门沟通、联系。

工作权限	1.对本科护理工作计划、实施、检查的参与权。2.有向护士长提出工作、薪酬的改进权。

工作环境	1.在医院内工作,温度、湿度适宜。2.满足医疗与护理工作的相关条件。

在现在的岗位已工作时间	自　　年　　月　　日开始,　共计:　　年

学历经历	1.本科生以上学历,1年以上本科室护理工作经验。2.服务态度热情、工作细致。

技能要求	1.初级专业技术职称。2.良好的职业道德素质和团队合作精神。3.持续学习技能能力强。

岗位工作 其他要求	性别要求		年龄要求			婚姻	婚否不限
	身体要求		政治要求	事业性、组织观念强		业务要求	熟悉本专业

岗位分析时间		填写人	
直接上级审核签字		审核时间	

14.血液病内科治疗班护士岗位说明书

<table>
<tr><td rowspan="3">岗位工作
基本信息</td><td>岗位名称</td><td>治疗班护士</td><td>所在部门</td><td>血液病内科</td><td>岗位编号</td><td></td></tr>
<tr><td>从属部门</td><td>医务部、护理部</td><td>岗位定员</td><td></td><td>所辖人数</td><td></td></tr>
<tr><td>直接上级</td><td>护士长</td><td>直接下级</td><td colspan="3">实习、进修护士</td></tr>
<tr><td>岗位使命
工作概述</td><td colspan="6">在护士长领导和上级护师指导下按照自己的职责独立做好治疗班工作、重视治疗班工作质量、提高病人满意度。按照时间、按照质量、按照数量标准完成本职工作。</td></tr>
<tr><td rowspan="4">岗位工作
主要职责
与任务</td><td colspan="6">岗位职责。1.提前10分钟上班,阅读交班报告及危重患者处置记录单,明确夜班交班内容。2.交接治疗室规定使用物品并签字,完成交接班中待执行事项。3.晨会后随护士长床头交接班。明确病人静脉输液管等各种管道是否畅通。静脉输液瓶内加药成分、滴速、数量。吸引管引出的液体颜色、性质、数量。各类管道消毒更换日期、标示等。4.做到给药时间、途径、方法、剂量和浓度准确。转抄服药本、输液卡,每日下午进行查对。5.具备整体护理知识,熟悉基础、专科、责任护理业务。6.发放口服药品,做到送药入手,倒温水,看药入口。7.检查备用药品,如有过期、沉淀、絮状物等问题,及时调整。8.及时巡视病房,如有异常报告医生后妥善处理。9.按时测量病人生命体征,如有异常遵医嘱及时处置。做好体温计及治疗室紫外线消毒,填写消毒记录。10.掌握病人动态情况。填写各种治疗和处置事项后记录,写交班报告。11.清楚疼痛病人止痛后的效果。12.能够与医生一道独立完成危重病人抢救工作。13.掌握以下疾病护理技能:常见血液病、多发病病人护理技能,各种疑难血液病和危重病人救治与护理技能。造血干细胞移植治疗血液系统疾病、干细胞移植的疾病病人的护理技能。14.掌握红细胞疾病、血液肿瘤、血栓与止血性疾病和造血干细胞移植的护理特点与技能。15.随时了解病员思想、生活情况,征求病员对科室工作意见,做好病员的思想工作。16.经常对重点病人谈心,注重病人健康宣教。17.积极参加本科护理学术活动和科研工作。18.工作现场"7S管理":①整理、②整顿、③清扫、④清洁、⑤安全、⑥节约、⑦素养。19.按照规定处理医疗垃圾和废物。</td></tr>
<tr><td colspan="6">制度执行。1.执行规章制度和技术操作常规,按照流程操作。2.严格执行"三查七对"及相关管理规定。3.严格执行消毒隔离、无菌技术操作流程,预防医院感染。</td></tr>
<tr><td colspan="6">职业道德。1.遵守劳动纪律,按规定着装。2.尊重患者权利,保守医疗秘密。3.勤奋工作,文明礼貌,卓越服务。4.团队精神,和谐共事。5.工作积极性、主动性、责任心与创新性。6.热爱专业,服务热情,任劳任怨,恪尽职守。7.卓越服务。</td></tr>
<tr><td colspan="6">学习与创新。1.持续学习,具备PDCA、持续改进、沟通技巧、追踪问题理念。2.不断总结经验,结合临床实际撰写论文。3.积极参加医学继续教育。4.服务病人创新。</td></tr>
<tr><td>主要绩效
考核要点</td><td colspan="6">1.规章制度,出勤纪律。2.岗位职责,岗位工作数量、质量与绩效。3.医德医风、社会责任。4.顾客沟通、敬业奉献。5.病人服务、健康宣教。6.交接班责任与和谐。</td></tr>
<tr><td rowspan="2">岗位工
作关系</td><td>院内联系部门</td><td colspan="5">院内的各个科室、职能部门、后勤部门相关领导和人员。</td></tr>
<tr><td>院外联系部门</td><td colspan="5">在医院、科室或护理部授权范围内与外界有关部门沟通、联系。</td></tr>
<tr><td>工作权限</td><td colspan="6">1.对本科护理工作计划、实施、检查的参与权。2.有向护士长提出工作、薪酬的改进权。</td></tr>
<tr><td>工作环境</td><td colspan="6">1.在医院内工作,温度、湿度适宜。2.满足医疗与护理工作的相关条件。</td></tr>
<tr><td>在现在的岗位已工作时间</td><td colspan="6">自　　年　　月　　日开始,　共计:　　年</td></tr>
<tr><td>学历经历</td><td colspan="6">1.本科生以上学历,5年以上本科室护理工作经验。2.服务态度热情、工作细致。</td></tr>
<tr><td>技能要求</td><td colspan="6">1.中级专业技术职称。2.良好的职业道德素质和团队合作精神。3.持续学习技能能力强。</td></tr>
<tr><td rowspan="2">岗位工作
其他要求</td><td>性别要求</td><td></td><td>年龄要求</td><td></td><td>婚姻</td><td>婚否不限</td></tr>
<tr><td>身体要求</td><td></td><td>政治要求</td><td>事业性、组织观念强</td><td>业务要求</td><td>掌握本专业</td></tr>
<tr><td colspan="2">岗位分析时间</td><td colspan="2"></td><td>填写人</td><td></td></tr>
<tr><td colspan="2">直接上级审核签字</td><td colspan="2"></td><td>审核时间</td><td></td></tr>
</table>

15.血液病内科晚班(小夜班)护士岗位说明书

岗位工作基本信息	岗位名称	晚班护士	所在部门	血液病内科	岗位编号	
	从属部门	医务部、护理部	岗位定员		所辖人数	
	直接上级	护士长	直接下级	实习护士、进修护士		

岗位使命工作概述	在护士长领导和上级护师指导下按照自己的职责和任务独立做好晚班护理工作,重视护理质量、提高病人满意度。按照时间、按照质量、按照数量标准完成本职工作。

岗位工作主要职责与任务	**岗位职责。**1.上班提前10分钟到病房,阅读白班交班报告及危重患者护理记录单,掌握上一班交班内容。2.明确病人总数与相关信息及病室管理中应注意的问题。负责晚间病区病员的一切治疗、护理工作。完成交接班中待执行事项。3.检查备用、急救、贵重、毒麻、剧限药品情况。4.新入院、急诊、抢救、危重,特殊诊疗、输血及情绪异常的病人必须床旁交接。5.必须交接病人有无压疮,静脉输液管等各种管道是否畅通。静脉输液瓶内加药成分、滴速、数量,吸引管引出的液体颜色、性质、数量,各类管道消毒更换日期、标示是否清楚。6.病人有无伤口出血渗血情况。按时测量病人生命体征。7.发放病人口服药品,核对姓名,做到送药入手,倒温水,看药入口。8.督促协助护理员进行晚间护理,照顾病人就寝,保持病室安静。9.掌握病区病人动态情况及相关需求。10.在办公室、治疗室、病房时应开门,以便了解情况。11.关注人员往来,关闭门窗,保证安全。12.掌握以下疾病护理技能:常见血液病、多发病病人护理技能,各种疑难血液病和危重病人救治与护理技能。造血干细胞移植治疗血液系统疾病、干细胞移植的疾病病人的护理技能。13.掌握红细胞疾病、血液肿瘤、血栓与止血性疾病和造血干细胞移植的护理特点与技能。14.随时了解病员思想、生活情况,征求病员对科室工作意见,做好病员的思想工作。15.经常对重点病人谈心,注重病人健康宣教。16.积极参加本科护理学术活动和科研工作。17.保持病房、办公场所物品有序、清洁卫生。18.工作现场"7S管理":①整理、②整顿、③清扫、④清洁、⑤安全、⑥节约、⑦素养。19.按照规定处理医疗垃圾和废物。 **制度执行。**1.执行各项规章制度和技术操作常规,按照流程操作。2.执行"三查七对"及相关管理规定。3.严格执行规定消毒隔离、无菌技术操作流程,预防医院感染。 **职业道德。**1.遵守劳动纪律,按规定着装。2.尊重患者权利,保守医疗秘密。3.勤奋工作,文明礼貌,卓越服务。4.团队精神,和谐共事。5.工作积极性、主动性、责任心与创新性。6.热爱专业,任劳任怨,忠于职守。7.追求为病人卓越的服务。 **学习与创新。**1.持续学习、具备PDCA、持续改进、沟通技巧、追踪问题理念。2.不断总结经验,结合临床实际撰写论文。3.积极参加医学继续教育。指导实习、进修护士临床带教,参与临床护理教学工作。4.完成有关领导安排的其他临时性任务。

主要绩效考核要点	1.规章制度,出勤纪律。2.岗位职责,岗位工作数量、质量与绩效。3.医德医风、社会责任。4.顾客沟通、敬业奉献。5.病人服务、健康宣教。6.交接班责任与和谐。

岗位工作关系	院内联系部门	院内的各个科室、职能部门、后勤部门相关领导和人员。
	院外联系部门	在医院、科室或护理部授权范围内与外界有关部门沟通、联系。

工作权限	1.对本科护理工作计划、实施、检查的参与权。2.有向护士长提出工作、薪酬的改进权。

工作环境	1.在医院内工作,温度、湿度适宜。2.满足医疗与护理工作的相关条件。

在现在的岗位已工作时间	自　　年　　月　　日开始,　　共计:　　年

学历经历	1.本科生以上学历,5年以上本科室护理工作经验。2.服务态度热情、工作细致。

技能要求	1.中级专业技术职称。2.良好的职业道德素质和团队合作精神。3.持续学习技能能力强。

岗位工作其他要求	性别要求		年龄要求		婚姻	婚否不限
	身体要求		政治要求	事业性、组织观念强	业务要求	掌握本专业

岗位分析时间		填写人	

16.血液病内科夜班(大夜班)护士岗位说明书

岗位工作 基本信息	岗位名称	后夜班护士	所在部门	血液病内科	岗位编号	
	从属部门	医务部、护理部	岗位定员		所辖人数	
	直接上级	护士长	直接下级	实习、进修护士		

岗位使命 工作概述	在护士长领导和上级护师指导下按照自己的职责和任务独立做好后夜班护理工作,重视护理质量、提高病人满意度。按照时间、按质量、按数量标准完成本职工作。

岗位工作 主要职责 与任务	**岗位职责。**1.上班提前10分钟到病房,阅读交班报告和危重患者护理记录单,明确前夜交班内容。2.明确病人总数与相关信息及病室管理中应注意的问题。负责夜间病区病员的一切治疗、护理工作。完成交接班中待执行事项。3.检查备用急救、贵重、毒麻、限剧药品情况。4.新入院、急诊、抢救、危重,特殊诊疗、输血及情绪异常的病人必须床旁交接。5.病人有无压疮,静脉输液管等各种管道是否畅通。静脉输液瓶内加药成分、滴速、数量。吸引管引出的液体颜色、性质、数量,各类管道消毒更换日期、标示是否清楚。6.病人有无伤口出血与渗血情况。按时测量病人生命体征。7.按时发放病人口服药品,核对姓名,做到送药入手,倒温水,看药入口。8.保持病室夜间安静,巡视病房,掌握病人动态情况。9.对昏迷、躁动、老年、小儿、特殊检查后的病人注意安全防护,防止坠床。10.负责病区安全,关注人员往来。根据气候变化关闭门窗、电源开关。11.尽快熟悉以下疾病护理技能:常见血液病、多发病病人护理技能,各种疑难血液病和危重病人救治与护理技能。造血干细胞移植治疗血液系统疾病、干细胞移植的疾病病人的护理技能。12.尽快熟悉红细胞疾病、血液肿瘤、血栓与止血性疾病和造血干细胞移植的护理特点与技能。13.随时了解病员思想、生活情况,征求病员对科室工作意见,做好病员的思想工作。14.经常对重点病人谈心,注重病人健康宣教。15.积极参加本科护理学术活动和科研工作。16.保持病房、办公场所物品有序、清洁卫生。17.工作现场"7S管理":①整理、②整顿、③清扫、④清洁、⑤安全、⑥节约、⑦素养。18.按照规定处理医疗垃圾和废物。 **制度执行。**1.执行各项规章制度和技术操作常规,按照流程操作。2.执行"三查七对"及相关管理规定。3.严格执行规定消毒隔离、无菌技术操作流程,预防医院感染。 **职业道德。**1.遵守劳动纪律,按规定着装。2.尊重患者权利,保守医疗秘密。3.勤奋工作,文明礼貌,卓越服务。4.团队精神,和谐共事。5.工作积极性、主动性、责任性与创新性。6.热爱专业,任劳任怨,忠于职守。7.追求为病人卓越服务。 **学习与创新。**1.持续学习,具备PDCA、持续改进、沟通技巧、追踪问题理念。2.不断总结经验,结合临床实际撰写论文。3.积极参加医学继续教育。指导实习、进修护士临床带教项目,参与临床护理教学。4.完成有关领导安排的其他临时性任务。

主要绩效 考核要点	1.规章制度,出勤纪律。2.岗位职责,岗位工作数量质量与绩效。3.医德医风、社会责任。4.顾客沟通、敬业奉献。5.病人服务、健康宣教。6.交接班责任与和谐。

岗位工 作关系	院内联系部门	院内的各个科室、职能部门、后勤部门相关领导和人员。
	院外联系部门	在医院、科室或护理部授权范围内与外界有关部门沟通、联系。

工作权限	1.对本科护理工作计划、实施、检查的参与权。2.有向护士长提出工作、薪酬的改进权。

工作环境	1.在医院内工作,温度、湿度适宜。2.满足医疗与护理工作的相关条件。

在现在的岗位已工作时间	自　　年　　月　　日开始,　　共计:　　年

学历经历	1.本科生以上学历,1年以上本科室护理工作经验。2.服务态度热情、工作细致。

技能要求	1.初级专业技术职称。2.良好的职业道德素质和团队合作精神。3.持续学习技能能力强。

岗位工作 其他要求	性别要求		年龄要求		婚姻	婚否不限
	身体要求		政治要求	事业性、组织观念强	业务要求	掌握本专业

岗位分析时间		填写人	

十、肿瘤内科护理人员岗位说明书

1.肿瘤内科护士长岗位说明书

岗位工作基本信息	岗位名称	护士长	所在部门	肿瘤内科	岗位编号	
	从属部门	医务部、护理部	岗位定员		所辖人数	
	直接上级	科主任、护理部	直接下级	护理人员,实习、进修护士		
岗位使命工作概述	在科主任与护理部领导下,全面负责科室护理工作、业务、技术、病房管理、护士思想工作,物资管理等工作。是科室护士思想、业务、行政管理的第一责任人。					
岗位工作主要职责与任务	**领导职责。**1.在科主任和护理部主任领导下,负责科室的护理、业务、技术及行政管理工作,完成各项数量、质量与综合绩效指标。2.协调所属病区、ICU及相关部门和科室工作关系。3.负责制订本科的护理发展规划,年度、月度、周工作计划并组织实施。4.确定护士排班、轮转和临时调配。5.设计与落实基础护理、专科护理、特殊护理与责任护理工作。6.负责科室绩效检查、考核与管理工作,达到预期目的。 **管理职责。**1.遵循PDCA管理、追踪问题管理、持续质量改进、掌握可靠性系统管理方法。2.上午上班带领护士对急、危重症、新入院患者床旁交班,检查危重抢救病人的情况,对复杂的护理技术或新开展的业务,要具体指导。3.实施护理查房和随同科主任查房,加强医护联系与医患沟通。指导下级护士、实习、进修护士工作。4.熟悉放疗、化疗、分子治疗、全身热疗、氩氦刀低温冷冻手术病人的常规诊疗、护理方法与技能。5.熟悉肿瘤性质和侵犯范围的确诊,患者年龄和功能状态。6.熟悉肿瘤化疗和生物治疗对老年肿瘤患者和伴有合并症肿瘤患者的个体化诊疗、护理和康复需求。7.关注病人疼痛用药的剂量、时间、次数以及疼痛用药的效果评价。8.了解肿瘤内科护理新进展、新药物和护理技术新标准。9.完成护理工作任务,改善服务态度、严防差错事故的发生。10.提高设备使用效率。11.加强病房管理。12.加强物资管理,账物相符。13.落实患者饮食和治疗饮食。14.护理文书书写符合要求。15.掌控ICU和急救室病人护理工作情况。16.按照规定处理科室医疗护理废物。 **制度执行。**1.执行各项规章制度和技术操作常规,按照流程操作。2.执行查对制度及相关管理规定。3.严格执行消毒隔离、无菌技术操作流程,预防医院感染。 **职业道德。**1.遵纪守法。2.尊重患者权利,保守医疗秘密。3.敬业奉献,文明礼貌,卓越服务。4.团队精神,和谐共事。5.岗位工作积极性、主动性、创新性,责任心。 **教学与科研。**1.持续学习与创新能力。2.结合工作撰写护理论文。3.医学继续教育。 **岗位工作创新。**善于发现工作中的问题、缺陷,分析问题缺陷与解决问题的能力。					
岗位工作主要绩效考核要点	1.规章制度落实。2.护理、学术、科研等工作及完成数量、质量、效率、绩效指标。3.顾客沟通,处理病人投诉与纠纷。4.医德医风、社会责任。5.健康宣教、培训帮带等。6.护理工作流程规范。7.病区、病房管理。8.本科室护理人员技术操作。					
岗位工作关系	院内联系部门	院内的各个科室、职能部门、后勤部门相关领导和人员。				
	院外联系部门	在医院、科室或护理部授权范围内与外界有关部门沟通、联系。				
工作权限	1.对护理工作计划、实施、检查的参与权。2.有向领导提出工作、制度、薪酬改进建议权。					
工作环境	1.在医院内工作,温度、湿度适宜。2.满足医疗与护理服务工作的相关条件。					
在现在的岗位已工作时间	自　　年　　月　　日开始,　共计:　　年					
学历经历	1.本科以上学历,5年以上本科室护理工作经验。2.服务态度热情、科研能力强。					
技能要求	1.中级或高级专业技术职称。2.良好的职业道德素质和团队合作精神。3.持续学习能力强。					
岗位工作其他要求	性别要求		年龄要求		婚姻	婚否不限
	身体要求		政治要求	事业性、组织观念强	业务要求	精通本专业
岗位分析时间			填写人			
直接上级审核签字			审核时间			

2.肿瘤内科病区护士长岗位说明书

岗位工作 基本信息	岗位名称	病区护士长	所在部门	肿瘤内科	岗位编号	
	从属部门	医务部、护理部	岗位定员		所辖人数	
	直接上级	科主任科护士长	直接下级	护理人员,实习、进修护士		

岗位使命 工作概述	在科主任与护士长领导下,全面负责病区护理工作、病房管理、护士思想、学科建设,物资管理等工作。是病区护士的思想、业务、就是、行政管理的第一责任人。

岗位工作 主要职责 与任务	**领导职责。**1.在科主任和护士长领导下,负责病区的护理业务及行政管理工作,完成各项数量、质量与综合绩效指标。2.负责制订本病区的护理发展规划,护理学科建设,年度、月度、周工作计划并实施。3.负责护理质量的监督与检查,确保护理质量。4.落实基础护理、专科护理、特殊护理与责任护理。形成专科护理特色。 **管理与技术职责。**1.遵循 PDCA 管理、追踪问题管理、持续工作改进、掌握可靠性系统管理方法。2.参加晨会,组织护士对急危重症、新入院患者床旁交接班,检查危重抢救病人的情况,对复杂护理或新开展的护理业务要亲自参加并具体指导。3.组织护理查房和随同科主任查房,了解护理工作中存在的问题,并及时解决。4.指导下级护士、实习进修护士工作。5.确定护士轮转和临时调配。6.加强设备、仪器管理,提高设备使用效率。7.实施病区、病房"5S 管理"。8.重视信息工作,按要求做好指标统计工作。9.护理文书书写符合要求。10.熟悉放疗、化疗、分子治疗、全身热疗、氩氦刀低温冷冻手术病人的常规诊疗、护理方法与技能。11.熟悉肿瘤性质和侵犯范围的确诊,患者年龄和功能状态。12.熟悉肿瘤化疗和生物治疗对老年肿瘤患者和伴有合并症肿瘤患者的个体化诊疗、护理和康复需求。13.关注病人疼痛用药的剂量、时间、次数以及疼痛用药的效果评价。14.了解肿瘤内科护理新进展、新药物和护理技术新标准。15.掌控 ICU 和急救室病人护理工作情况。16.加强物资管理,账物相符。17.注重沟通,与相关科室沟通好。18.按照规定处理科室医疗护理废物。 **制度执行。**1.执行各项规章制度和技术操作常规,按照流程操作。2.执行查对制度及相关管理规定。3.严格执行规定消毒隔离、无菌技术操作流程,预防医院感染。 **职业道德。**1.遵纪守法。2.尊重患者权利,保守医疗秘密。3.勤奋敬业,任劳任怨,文明礼貌,卓越服务。4.团队精神,和谐共事。5.工作积极性、主动性、责任心。 **教学与科研。**1.持续学习与创新能力。2.结合工作撰写论文。3.参加医学继续教育。4.参与临床部分教学项目、承担科研课题相关工作。5.完成领导交代的临时性工作任务。

岗位工作 主要绩效 考核要点	1.规章制度落实。2.护理、学术、科研等工作及完成数量、质量、效率、绩效指标。3.顾客沟通,处理病人投诉与纠纷。4.医德医风、社会责任。5.健康宣教、培训带带等。6.护理工作流程规范。7.病房管理。8.本科室护理人员技术操作。9.静脉穿刺成功率。10.基础、专科、责任护理和护理文书书写合格率。11.服务病人满意度。

岗位工 作关系	院内联系部门	院内的各个科室、职能部门、后勤部门相关领导和人员。
	院外联系部门	在医院、科室或护理部授权范围内与外界有关部门沟通、联系。

工作权限	1.对护理工作计划、实施、检查的参与权。2.有向领导提出工作、制度改进建议权。

工作环境	1.在医院内工作,温度、湿度适宜。2.满足医疗与护理服务工作的相关条件。

在现在的岗位已工作时间	自　　　年　　月　　日开始,　共计:　　　年

学历经历	1.本科以上学历,5 年以上本科室护理工作经验。2.服务态度热情、科研能力强。

技能要求	1.中级或高级专业技术职称。2.良好的职业道德素质和团队合作精神。3.持续学习能力强。

岗位工作 其他要求	性别要求		年龄要求		婚姻	婚否不限
	身体要求		政治要求	事业性、组织观念强	业务要求	精通本专业

岗位分析时间		填写人	
直接上级审核签字		审核时间	

3.肿瘤内科主任护师岗位说明书

岗位工作基本信息	岗位名称	主任护师	所在部门	肿瘤内科	岗位编号	
	从属部门	医务部、护理部	岗位定员		所辖人数	
	直接上级	护士长	直接下级	护理相关人员		

岗位使命工作概述	在护士长和护理部领导下,分管科室护理业务、教学、培训、科研、服务,纠纷处理、护理质量管理等工作。是本科室的护理业务、技术、科研、管理的行家里手。

岗位工作主要职责与任务	**岗位职责**。1.履行高级职称岗位职责。在护士长和护理部领导下,指导本科护理业务技术、服务、教学与科研工作。2.参加晨会床旁交接班,协助护士长制订年度、月度、周工作计划并付诸监督实施。3.协调科室护理人员、监护室及相关部门科室业务关系。4.协助护士长制订本科的基础、专科、整体、责任护理计划并督查落实。 **业务管理**。1.遵循PDCA工作、追踪问题解决、持续工作改进、掌握可靠性系统工作方法。2.主持护理大查房,解决护理业务与技术疑难问题。3.定期检查急、危、重、疑难患者护理计划和会诊落实情况,对复杂技术或新开展护理业务,要亲自参加并具体指导。4.处理护理纠纷,对护理差错事故提出技术鉴定意见。5.协助护士长病房管理。6.督促、检查护理人员落实病人基础、专科与责任制护理,并起带头作用。7.加强科室设备管理,维护设备正常运行,提高设备使用率。8.实施护理查房和随同科主任查房,加强医护联系与护患沟通。指导下级护士、实习、进修护士工作。9.加强病房管理,维护病房秩序。10.精确掌握放疗、化疗、分子治疗、全身热疗、氩氦刀低温冷冻手术病人的常规诊疗、护理方法与技能。11.精确掌握肿瘤性质和侵犯范围的确诊,患者的年龄和功能状态,是否伴有其他全身疾患,各种主要脏器的功能状态以及患者的意愿。12.关注晚期肿瘤治疗生存期病人、异基因干细胞移植治疗实体肿瘤病人、以免疫、基因治疗为主的生物靶向治疗肿瘤病人方法和诊疗、护理技能的预期结果。13.关注病人疼痛用药的剂量、时间、次数以及疼痛用药的效果。14.了解肿瘤内科护理新进展、新药物和护理的新标准。15.持续学习,通过创新提升肿瘤内科护理质量。16.工作场所"7S管理"。17.按照规定处理科室医疗护理废物。 **制度执行**。1.执行各项规章制度和技术操作常规,按照流程操作。2.执行查对制度及相关管理规定。3.严格规定的执行消毒隔离、无菌技术操作流程,预防医院感染。 **职业道德**。1.遵守劳动纪律。2.尊重患者权利,保守医疗秘密。3.勤奋工作,文明礼貌,卓越服务。4.团队精神,和谐共事。5.工作积极、主动、创新性,责任心。 **教学与科研**。1.持续学习与创新能力。2.结合工作撰写论文。3.参加医学继续教育。4.承担临床教学和护理科研课题相关工作。5.完成领导交代的其他临时性工作任务。

主要绩效考核要点	1.规章制度,出勤纪律。2.岗位职责,岗位工作数量质量与绩效。3.医德医风、社会责任。4.顾客沟通、敬业奉献。5.病人服务、健康宣教。6.交接班责任与和谐。

岗位工作关系	院内联系部门	院内各个科室、行政职能部门、后勤部门相关领导和人员。
	院外联系部门	医院、科室或护理部授权范围内与外界有关部门人员沟通、联系。

工作权限	1.对护理工作计划、实施、检查的参与权。2.有向领导提出工作、制度、薪酬改进建议权。

工作环境	1.在医院内工作,温度、湿度适宜。2.满足医疗与护理服务工作的相关条件。

在现在的岗位已工作时间	自　　　年　　月　　　日开始,　　　共计:　　　年

学历经历	1.本科以上学历,10年以上本科室护理工作经验。2.服务态度热情、科研能力强。

技能要求	1.高级专业技术职称。2.良好的职业道德素质和团队合作精神。3.持续学习技能能力强。

岗位工作其他要求	性别要求		年龄要求		婚姻	婚否不限
	身体要求		政治要求	事业性、组织观念强	业务要求	精通本专业

岗位分析时间		填写人	
直接上级审核签字		审核时间	

4.肿瘤内科副主任护师岗位说明书

<table>
<tr><td rowspan="3">岗位工作
基本信息</td><td>岗位名称</td><td>副主任护师</td><td>所在部门</td><td>肿瘤内科</td><td>岗位编号</td><td></td></tr>
<tr><td>从属部门</td><td>医务部、护理部</td><td>岗位定员</td><td></td><td>所辖人数</td><td></td></tr>
<tr><td>直接上级</td><td>护士长</td><td>直接下级</td><td colspan="3">护理相关人员</td></tr>
<tr><td>岗位使命
工作概述</td><td colspan="6">在护士长领导和上级护师指导下,分管科室护理业务、技术、服务、教学、培训、科研、护理质量管理工作。是本科室的护理业务、技术、科研、管理的行家里手。</td></tr>
<tr><td rowspan="1">岗位工作
主要职责
与任务</td><td colspan="6">**岗位职责。**1.履行高级职称岗位职责。在科护士长和上级护师指导下,指导本科护理业务技术、服务、教学与科研工作。2.参加晨会交接班,协助护士长制订年度、月度、周工作计划并付诸实施。3.协调科室护理人员、监护室及相关部门科室业务关系。4.协助护士长制订本科的基础、专科、责任护理计划并落实。5.病人满意度。
业务管理。1.遵循PDCA工作、追踪问题解决、持续工作改进、掌握可靠性系统工作方法。2.经常解决护理技术疑难问题。3.检查患者护理计划落实情况,对复杂技术或新开展的护理业务,要亲自参加并具体指导。4.处理护理纠纷,对护理差错、事故提出技术鉴定意见。5.协助护士长病房管理。6.掌握放疗、化疗、分子治疗、全身热疗、氩氦刀低温冷冻手术病人的常规诊疗、护理方法与技能。7.掌握肿瘤性质和侵犯范围的确诊,患者的年龄和功能状态,是否伴有其他全身疾患,各种主要脏器的功能状态以便更好地服务。8.关注病人疼痛用药的剂量、时间、次数以及疼痛用药的效果。9.了解肿瘤内科护理新进展、新药物和护理的新标准。10.持续学习,通过创新提升肿瘤内科护理质量。11.护理文书书写符合要求。12.随时了解病员思想、生活情况,征求病员对科室工作意见,做好病员的思想工作。13.关心爱护病人,注重病人健康宣教。14.工作现场"7S管理":①整理、②整顿、③清扫、④清洁、⑤安全、⑥节约、⑦素养。15.按照规定处理医疗护理废物。16.完成临时性工作任务。
制度执行。1.执行各项规章制度和技术操作常规,按照流程操作。2.执行查对制度及相关管理规定。3.严格执行规定消毒隔离、无菌技术操作流程,预防医院感染。
职业道德。1.遵纪守法。2.尊重患者权利,保守医疗秘密。3.勤奋工作,文明礼貌,卓越服务。4.团队精神,和谐共事。5.岗位工作积极性、主动性、创新性、责任心。
教学科研。1.协助护理部并承担对护理人员业务学习、培养及护士晋级的考核工作。2.拟订教学计划,编写教材并负责讲授。3.制订专科护理科研、技术革新计划并实施。4.参与审定、评价护理论文和科研、技术革新成果。5.负责组织本科护理学习讲座和护理病案讨论。6.对医院护理队伍建设,业务技术管理和组织管理提出意见,参与护理部组织的全院性工作检查、考核。7.掌握国内外本科护理专业发展的动态。</td></tr>
<tr><td>主要绩效
考核要点</td><td colspan="6">1.规章制度,出勤纪律。2.岗位职责,岗位工作数量质量与绩效。3.医德医风、社会责任。4.顾客沟通、敬业奉献。5.病人服务、健康宣教。6.交接班责任与和谐。</td></tr>
<tr><td rowspan="2">岗位工
作关系</td><td>院内联系部门</td><td colspan="5">院内各个科室、行政职能部门、后勤部门相关领导和人员。</td></tr>
<tr><td>院外联系部门</td><td colspan="5">医院、科室或护理部授权范围内与外界有关部门人员沟通、联系。</td></tr>
<tr><td>工作权限</td><td colspan="6">1.对护理工作计划、实施、检查的参与权。2.有向领导提出工作改进权,制度改进建议权。</td></tr>
<tr><td>工作环境</td><td colspan="6">1.在医院内工作,温度、湿度适宜。2.满足医疗与护理工作的相关条件。</td></tr>
<tr><td>在现在的岗位已工作时间</td><td colspan="6">自　　年　　月　　日开始,　共计:　　年</td></tr>
<tr><td>学历经历</td><td colspan="6">1.本科以上学历,10年以上本科室护理工作经验。2.服务态度热情、科研能力强。</td></tr>
<tr><td>技能要求</td><td colspan="6">1.高级专业技术职称。2.良好的职业道德素质和团队合作精神。3.持续学习技能能力强。</td></tr>
<tr><td rowspan="2">岗位工作
其他要求</td><td>性别要求</td><td></td><td>年龄要求</td><td></td><td>婚姻</td><td>婚否不限</td></tr>
<tr><td>身体要求</td><td></td><td>政治要求</td><td>事业性、组织观念强</td><td>业务要求</td><td>精通本专业</td></tr>
<tr><td colspan="2">岗位分析时间</td><td colspan="2"></td><td>填写人</td><td></td></tr>
<tr><td colspan="2">直接上级审核签字</td><td colspan="2"></td><td>审核时间</td><td></td></tr>
</table>

5.肿瘤内科主管护师岗位说明书

岗位工作基本信息	岗位名称	主管护师	所在部门	肿瘤内科	岗位编号	
	从属部门	医务部、护理部	岗位定员		所辖人数	
	直接上级	护士长	直接下级	护理人员,实习、进修护士		

岗位使命工作概述	在护士长领导和上级护师指导下,负责上班时病人的治疗、护理、服务工作,护患沟通、健康教育及相关工作。按照时间、按照质量、按照数量标准完成本职工作。

岗位工作主要职责与任务	**岗位职责。**1.参加护士各种班次值班。按量按质按时完成自己岗位独立工作。2.协助护士长做好护理质量控制工作,把好护理质量关,不断提高护理质量。3.熟悉现代医院护理理念和管理工具。制订具有专科特色的护理计划,对患者实施整体护理。4.掌握基础、专科与责任护理流程。协助护士长做好行政管理和护理队伍的建设工作。5.督促检查本科各病房护理、治疗工作落实。6.解决本科护理业务上的疑难问题,参与危重、疑难病人护理计划的制订及实施。7.受护士长委托指导护理查房和护理会诊。对发生的护理差错、事故进行分析,并提出防范措施。8.承担危、急、重症病人抢救工作。9.指导护师、护士、实习、进修护士工作。10.落实病人饮食和治疗饮食。11.经常探讨一些本科室护理的疑难问题。12.学习应用国内外护理先进经验,不断提高科室的护理技术水平。13.熟悉放疗、化疗、分子治疗、全身热疗、氩氦刀低温冷冻手术病人的常规诊疗、护理方法与技能。14.熟悉肿瘤性质和侵犯范围的确诊,患者的年龄和功能状态,是否伴有其他全身疾患,各种主要脏器的功能状态,以便更好地服务。15.关注病人疼痛用药的剂量、时间、次数以及疼痛用药的效果。16.了解肿瘤内科护理新进展、新药物和护理的新标准。17.持续学习,通过创新提升肿瘤内科护理质量。18.护理文书书写符合要求。19.随时了解病员思想、生活情况,征求病员对科室工作意见,做好病员的思想工作。20.关心爱护病人,注重病人健康宣教。21.遵循 PDCA 工作、追踪问题解决、持续工作改进、掌握可靠性系统工作方法。22.加强设备管理,提高设备使用效率。23.工作现场"7S 管理":①整理、②整顿、③清扫、④清洁、⑤安全、⑥节约、⑦素养。24.按照规定处理医疗废物。 **制度执行。**1.执行各项规章制度和技术操作常规,按照流程操作。2.执行查对制度及相关管理规定。3.严格执行规定消毒隔离、无菌技术操作流程,预防医院感染。 **职业道德。**1.以病人为中心,尊重患者权利,保守医疗秘密。2.遵纪守法,勤奋工作,文明礼貌,卓越服务。3.团队精神,注重沟通,和谐共事。4.工作积极、主动、责任与创新性。5.奉献精神,任劳任怨。6.对患者的健康教育。7.追求卓越服务。 **学习与创新。**1.持续学习创新能力。2.不断总结经验,结合临床实际撰写护理论文。3.积极参加医学护理继续教育工作。4.完成有关领导安排的其他临时性工作任务。

主要绩效考核要点	1.规章制度,出勤纪律。2.岗位职责,岗位工作数量质量与绩效。3.医德医风、社会责任。4.顾客沟通、敬业奉献。5.病人服务、健康宣教。6.交接班责任与和谐。

岗位工作关系	院内联系部门	院内各个科室、行政职能部门、后勤部门相关领导和人员。
	院外联系部门	医院、科室或护理部授权范围内与外界有关部门人员沟通、联系。

工作权限	1.对护理工作计划、实施、检查的参与权。2.有向领导提出工作改进权,制度改进建议权。

工作环境	1.在医院内工作,温度、湿度适宜。2.满足医疗与护理工作的相关条件。

在现在的岗位已工作时间	自　　年　　月　　日开始,　　共计:　　年

学历经历	1.本科以上学历,5年以上本科室护理工作经验。2.服务态度热情、科研能力强。

技能要求	1.中级专业技术职称。2.良好的职业道德素质和团队合作精神。3.持续学习技能能力强。

岗位工作其他要求	性别要求		年龄要求		婚姻	婚否不限
	身体要求		政治要求	事业性、组织观念强	业务要求	掌握专科护理

岗位分析时间		填写人	

6.肿瘤内科监护室护师岗位说明书

岗位工作基本信息	岗位名称	监护室护师	所在部门	肿瘤内科	岗位编号	
	从属部门	肿瘤内科	岗位定员		所辖人数	
	直接上级	监护室负责人	直接下级	实习、进修护士		

岗位使命工作概述	在监护室负责人和护士长领导下负责监护室日常各种工作。完成监护室设备与仪器正常运行与绩效管理工作。注重监护室危重病人的护理质量,提高顾客满意度。

岗位工作主要职责与任务	**岗位与业务职责。**1.取得护士执业资格并经过注册。2.具备神经内科整体护理知识,熟悉专科护理业务,运用护理程序对病人实施整体护理,制订护理计划并落实。3.提前10~15分钟到病房,交接班前要认真阅读监护室报告本、医嘱本、治疗本,详细了解监护室病人诊断、治疗和病情变化记录,如现在病情、用药、24小时出入量、抢救记录重点等。4.认真进行监护室病人交接班(检查皮肤、卧位,了解各种管道用途,检查是否通畅,明确输液的用药、剂量、浓度、速度等)。5.全面掌握病人的T、P、R、BP、PR、RR、EKG、CVP及血液动力学监测、呼吸监测等情况。6.检查各种仪器(呼吸机、心输出量仪、输液泵等)的运转情况。7.每日按照消毒更换创伤部位敷料(如气管切开、静脉插管等)。8.全面掌握患者病情动态变化,遇有情况及时报告值班医生,参加急危重患者的抢救,完成交班报告及各种病情记录。9.保持监护室病人连续诊疗、记录,严格交接班制度。做好病人各种记录和签字,并妥善保管监护室用物,防止丢失。10.熟悉放疗、化疗、分子治疗、全身热疗、氩氦刀低温冷冻手术病人的常规诊疗、护理、监护方法与技能。11.熟悉肿瘤化疗和生物治疗对老年肿瘤患者和伴有合并症肿瘤患者的个体化诊疗、护理、监护和康复需求。12.关注病人疼痛用药的剂量、时间、次数以及疼痛用药的效果评价。13.了解肿瘤内科护理新进展、新药物、治疗、护理技术新标准。14.注重监护室病人护理质量,有持续改进计划。15.保持监护室清洁、整齐。16.担任护理实习的相应教学工作。17.遵循PDCA工作、追踪问题解决、持续工作改进、掌握可靠性系统工作方法。18.精确仪器设备管理,提高设备使用效率。19.工作现场"7S管理":①整理、②整顿、③清扫、④清洁、⑤安全、⑥节约、⑦素养。20.按照规定处理医疗废物。 **制度执行。**1.执行各项规章制度和技术操作常规,按照流程操作。2.执行查对制度及相关管理规定。3.严格执行规定消毒隔离、无菌技术操作流程,预防医院感染。 **职业道德。**1.遵纪守法。2.尊重患者权利,保守医疗秘密。3.勤奋工作,文明礼貌,卓越服务。4.团队精神,和谐共事,任劳任怨。5.工作积极性、主动性、责任心。 **持续学习。**1.持续学习与创新能力。2.结合工作撰写护理论文。3.参加医学继续教育。4.参与护理实习生、进修生的带教工作。5.完成领导交代的其他临时性工作任务。

主要绩效考核要点	1.规章制度,出勤纪律。2.岗位职责,岗位工作数量质量与绩效。3.医德医风、社会责任。4.顾客沟通、敬业奉献。5.病人服务、健康宣教。6.交接班责任与和谐。

岗位工作关系	院内联系部门	院内各个科室、行政职能部门、后勤部门相关领导和人员。
	院外联系部门	医院、科室或护理部授权范围内与外界有关部门人员沟通、联系。

工作权限	1.对护理工作计划、实施、检查的参与权。2.有向领导提出工作改进权、制度改进建议权。

工作环境	1.在医院内工作,温度、湿度适宜。2.满足医疗与护理服务工作的相关条件。

在现在的岗位已工作时间	自　　年　　月　　日开始,　　共计:　　年

学历经历	1.本科以上学历,2年以上本科室护理工作经验。2.服务态度热情、科研能力强。

技能要求	1.中级专业技术职称。2.良好的职业道德素质和团队合作精神。3.持续学习技能能力强。

岗位工作其他要求	性别要求		年龄要求		婚姻	婚否不限
	身体要求		政治要求	事业性、组织观念强	业务要求	掌握本专业

岗位分析时间		填写人	

7.肿瘤内科护师岗位说明书

岗位工作基本信息	岗位名称	护师	所在部门	肿瘤内科	岗位编号	
	从属部门	医务部、护理部	岗位定员		所辖人数	
	直接上级	护士长	直接下级	护士,实习、进修护士		

岗位使命工作概述	在护士长领导和上级护师指导下按照自己的职责独立做好护理工作、重视护理质量、提高病人满意度。按时、按质、按量完成自己的本职工作。是科室护理骨干力量。

岗位工作主要职责与任务	**岗位职责。**1.取得护师执业资格。参加护士各种班次值班。独立完成岗位工作。2.参加晨会。查看夜班交班报告内容,明确治疗、医嘱、护嘱、记录本内容与结果,完成交班期间待完成的治疗项目。3.在护士长带领下参加病人床旁交接班,明确危重、抢救、特殊检查、新入院病人情况。4.交接班重点明白病人静脉输液管等各种管道是否畅通。静脉输液管内加药成分、滴速、数量。吸引管引出的液体颜色、性质、数量,各类管道消毒更换日期等。5.具备整体护理知识,熟悉基础、专科、责任护理业务,对病人实施整体护理,制订和评估病人护理计划。6.交接科室规定物品并双方签字。7.参与病房危重、疑难病人的护理工作及难度较大的护理操作。8.需要时协助护士长拟订病房护理工作计划,参与病房管理工作。9.参加本科上级护师组织的护理查房、会诊和病例讨论。10.熟悉放疗、化疗、分子治疗、全身热疗、氩氦刀低温冷冻手术病人的常规诊疗、护理方法与技能。11.熟悉肿瘤性质和侵犯范围的确诊,患者的年龄和功能状态,是否伴有其他全身疾患,各种主要脏器的功能状态,以便更好地服务。12.关注病人疼痛用药的剂量、时间、次数以及疼痛用药的效果。13.了解肿瘤内科护理新进展、新药物和护理的新标准。14.持续学习,通过创新提升肿瘤内科护理质量。15.护理文书书写符合要求。16.随时了解病人思想、生活情况,征求病员对科室工作意见,做好病员的思想工作。17.关心爱护病人,注重病人健康宣教。18.具备PDCA工作、追踪问题解决、持续工作改进、掌握可靠性系统工作方法的理念。19.努力提高设备使用效率。20.工作现场"7S管理":①整理、②整顿、③清扫、④清洁、⑤安全、⑥节约、⑦素养。21.按照规定处理医疗废物。 **制度执行。**1.严格执行各项规章制度和技术操作常规,按照规范流程操作。2.执行消毒隔离、无菌技术操作流程,预防医院感染。3.执行医学继续教育规定的项目。 **职业道德。**1.遵纪守法。2.尊重患者权利,保守医疗秘密。3.勤奋工作,文明礼貌,卓越服务。4.团队精神,任劳任怨,和谐共事。5.工作积极性、主动性、责任心。 **学习与创新。**1.朝气蓬勃,精神面貌好,持续学习与创新能力。2.结合临床实际不断总结经验,撰写论文。3.积极参加医学继续教育。指导护士、实习、进修生临床带教工作,并进行绩效考核和评价。4.完成有关领导安排的其他临时性工作任务。

主要绩效考核要点	1.规章制度,出勤纪律。2.岗位职责,岗位工作数量质量与绩效。3.医德医风、社会责任。4.顾客沟通、敬业奉献。5.病人服务、健康宣教。6.交接班责任与和谐。

岗位工作关系	院内联系部门	院内各个科室、行政职能部门、后勤部门相关领导和人员。
	院外联系部门	医院、科室或护理部授权范围内与外界有关部门人员沟通、联系。

工作权限	1.对护理工作计划、实施、检查的参与权。2.有向领导提出工作改进权、制度改进建议权。

工作环境	1.在医院内工作,温度、湿度适宜。2.满足医疗与护理服务工作的相关条件。

在现在的岗位已工作时间	自 年 月 日开始, 共计: 年

学历经历	1.本科以上学历,5年以上本科室护理工作经验。2.服务态度热情、科研能力强。

技能要求	1.中级专业技术职称。2.良好的职业道德素质和团队合作精神。3.持续学习技能能力强。

岗位工作其他要求	性别要求		年龄要求		婚姻	婚否不限
	身体要求		政治要求	事业性、组织观念强	业务要求	熟悉本专业
岗位分析时间				填写人		

8.肿瘤内科护士岗位说明书

岗位工作 基本信息	岗位名称	护士	所在部门	肿瘤内科	岗位编号	
	从属部门	医务部、护理部	岗位定员		所辖人数	
	直接上级	护士长	直接下级	实习、进修护士		

岗位使命 工作概述	在护士长领导和上级护师指导下按照自己的职责独立做好护理工作、重视护理质量、提高病人满意度。按照时间、按照质量、按照数量标准完成自己的本职岗位工作。

岗位工作 主要职责 与任务	**岗位职责。**1.取得护士执业资格。参加护士各种班次值班。能够独立完成岗位工作。2.参加晨会。查看夜班交班报告内容,明确治疗、医嘱、护嘱、记录本内容与结果,完成交班期间待完成的治疗项目。3.在护士长带领下参加病人床旁交接班,明确危重、抢救、特殊检查、新入院病人情况。4.交接班重点明白病人静脉输液管等各种管道是否畅通。静脉输液管内加药成分、滴速、数量。吸引管引出的液体颜色、性质、数量,各类管道消毒更换日期等。5.具备整体护理知识,熟悉基础、专科、责任护理业务,对病人实施整体护理,制订和评估病人护理计划。6.交接科室规定物品并双方签字。7.参与病房危重、疑难病人的护理工作及抢救工作。8.参与病房管理工作。9.参加本科上级护师组织的护理查房、会诊和病例讨论。10.参与带教护士临床实习工作。11.熟悉放疗、化疗、分子治疗、全身热疗、氩氦刀低温冷冻手术病人的常规诊疗、护理方法与技能。12.关注病人疼痛用药的剂量、时间、次数以及疼痛用药的效果。13.了解肿瘤内科护理新进展、新药物和护理的新标准。14.持续学习,通过创新提升肿瘤内科护理质量。15.护理文书书写符合要求。16.随时了解病员思想、生活情况,征求病员对科室工作意见,做好病员的思想工作。17.关心爱护病人,注重病人健康宣教。18.逐步实施 PDCA 工作、追踪问题解决、持续工作改进、掌握可靠性系统工作方法。19.按照规定处理科室医疗护理废物。20.病人满意度。 **制度执行。**1.严格执行各项规章制度和技术操作常规,按照规范流程操作。2.执行消毒隔离、无菌技术操作流程,预防医院感染。3.执行医学继续教育规定的项目。 **职业道德。**1.遵纪守法。2.以病人为中心,尊重患者权利,保守医疗秘密。3.努力工作,文明礼貌,服务态度好,卓越服务。4.团队精神,注重沟通,和谐共事。5.工作积极性、主动性、责任心与创新性。6.奉献精神,任劳任怨。7.健康宣教落实。 **持续学习。**1.持续学习、具备 PDCA、持续改进、沟通技巧、追踪问题理念与管理能力。2.结合临床护理工作实际学写论文。3.积极参加医学继续教育。指导实习、进修护士工作和护理临床带教工作。4.完成有关领导安排的其他临时性工作任务。

主要绩效 考核要点	1.规章制度落实。2.完成规定的护理任务以及工作数量、质量、效率和综合绩效指标。3.医德医风、社会责任。4.顾客沟通。5.病区管理、健康宣教。6.护理工作流程。7.危重病人护理与救治。8.工作主动性、积极性和责任心。9.服务病人态度。

岗位工 作关系	院内联系部门	院内各个科室、行政职能部门、后勤部门相关领导和人员。
	院外联系部门	医院、科室或护理部授权范围内与外界有关部门人员沟通、联系。

工作权限	1.对护理工作计划、实施、检查的参与权。2.有向领导提出工作改进权,制度改进建议权。

工作环境	1.在医院内工作,温度、湿度适宜。2.满足医疗与护理服务工作的相关条件。

在现在的岗位已工作时间	自　　年　　月　　日开始,　共计:　　年

学历经历	1.本科以上学历,5年以上本科室护理工作经验。2.服务态度热情、科研能力强。

技能要求	1.中级专业技术职称。2.良好的职业道德素质和团队合作精神。3.持续学习技能能力强。

岗位工作 其他要求	性别要求		年龄要求		婚姻	婚否不限
	身体要求		政治要求	事业性、组织观念强	业务要求	掌握本专业

岗位分析时间		填写人	
直接上级审核签字		审核时间	

9.肿瘤内科中班护师岗位说明书

<table>
<tr><td rowspan="3">岗位工作
基本信息</td><td>岗位名称</td><td>中班护师</td><td>所在部门</td><td>肿瘤内科</td><td>岗位编号</td><td></td></tr>
<tr><td>从属部门</td><td>医务部、护理部</td><td>岗位定员</td><td></td><td>所辖人数</td><td></td></tr>
<tr><td>直接上级</td><td>护士长</td><td>直接下级</td><td colspan="3">实习、进修护士</td></tr>
<tr><td>岗位使命
工作概述</td><td colspan="6">在护士长领导和上级护师指导下按照自己的职责独立做好护理工作、重视护理质量、提高病人满意度。按照时间、按照质量、按照数量标准完成自己的本职岗位工作。</td></tr>
<tr><td rowspan="1">岗位工作
主要职责
与任务</td><td colspan="6">岗位职责。1.取得护士执业资格。能够参加护士各种班次值班。2.参加晨会。查看夜班交班报告内容,明确治疗、医嘱、护嘱、记录本内容与结果。3.在护士长带领下参加病人床旁交接班,明确危重、抢救、特殊检查、新入院病人情况。4.负责物品清点交接,清点,补充,更换冰箱常备药、无菌包、体温计、抢救物品、仪器等。5.发现问题及时向护士长汇报,负责与供应室更换领取物品。6.全科病人床头交接,新、急、危重病人重点交接。7.特殊情况,包括输液、特殊检查、特殊治疗、时间性治疗、护理、新病人等做好记录防错漏。8.病房安全管理交接。9.协助治疗班工作。10.协助全科输液配制、核对工作。11.负责全科挂输液瓶。及时巡视病房,做好液体的续接工作。12.负责执行临时性医嘱。13.负责每日消毒剂的配制、测试、更换,负责更换体温计消毒液,将浸泡的止血带、网套、输液牌等用物冲洗、晾干备用,并在消毒登记本上登记。14.负责特殊治疗室、换药室、门诊小手术室的空气消毒。15.每周二、周五更换消毒酒精瓶。16.协助责任班、主班护士工作,协助新入、手术、急、危重病人的处理。17.负责备血、取血、护送危重病人外出检查。18.负责执行11:30～14:30全科各项治疗、护理工作。19.注意巡视、观察病情及输液情况,发现异常及时报告值班医生。20.逐步实施 PDCA 工作、追踪问题解决、持续工作改进、掌握可靠性工作方法。21.工作现场"7S 管理":①整理、②整顿、③清扫、④清洁、⑤安全、⑥节约、⑦素养。22.按照规定处理科室医疗与护理废物。

制度执行。1.严格执行各项规章制度和技术操作常规,按照规范流程操作。2.执行消毒隔离、无菌技术操作流程,预防医院感染。3.执行医学继续教育规定护理项目。

职业道德。1.遵纪守法。2.以病人为中心,尊重患者权利,保守医疗秘密。3.努力工作,文明礼貌,服务态度好,卓越服务。4.团队精神,注重沟通,和谐共事。5.工作积极性、主动性、责任心与创新性。6.奉献精神,任劳任怨。7.健康宣教落实。

持续学习。1.持续学习、具备 PDCA、持续改进、沟通技巧、追踪问题理念。2.结合临床实际学写论文。3.积极参加医学继续教育项目。指导实习、进修护士临床带教。</td></tr>
<tr><td>主要绩效
考核要点</td><td colspan="6">1.规章制度落实。2.完成规定的护理任务以及工作数量、质量、效率和综合绩效指标。3.医德医风、社会责任。4.顾客沟通。5.病区管理、健康宣教。6.护理工作流程。7.危重病人护理与救治。8.工作主动性、积极性和责任心。9.服务病人态度。</td></tr>
<tr><td rowspan="2">岗位工
作关系</td><td>院内联系部门</td><td colspan="5">院内各个科室、行政职能部门、后勤部门相关领导和人员。</td></tr>
<tr><td>院外联系部门</td><td colspan="5">医院、科室或护理部授权范围内与外界有关部门人员沟通、联系。</td></tr>
<tr><td>工作权限</td><td colspan="6">1.对护理工作计划、实施、检查的参与权。2.有向领导提出工作改进权,制度改进建议权。</td></tr>
<tr><td>工作环境</td><td colspan="6">1.在医院内工作,温度、湿度适宜。2.满足医疗与护理服务工作的相关条件。</td></tr>
<tr><td>在现在的岗位已工作时间</td><td colspan="6">自　　　年　　月　　日开始,　　共计:　　　年</td></tr>
<tr><td>学历经历</td><td colspan="6">1.本科以上学历,5 年以上本科室护理工作经验。2.服务态度热情、科研能力强。</td></tr>
<tr><td>技能要求</td><td colspan="6">1.中级专业技术职称。2.良好的职业道德素质和团队合作精神。3.持续学习技能能力强。</td></tr>
<tr><td rowspan="2">岗位工作
其他要求</td><td>性别要求</td><td></td><td>年龄要求</td><td></td><td>婚姻</td><td>婚否不限</td></tr>
<tr><td>身体要求</td><td></td><td>政治要求</td><td>事业性、组织观念强</td><td>业务要求</td><td>掌握本专业</td></tr>
<tr><td colspan="2">岗位分析时间</td><td></td><td colspan="2">填写人</td><td></td></tr>
<tr><td colspan="2">直接上级审核签字</td><td></td><td colspan="2">审核时间</td><td></td></tr>
</table>

10.肿瘤内科办公室护士岗位说明书

岗位工作 基本信息	岗位名称	办公室护士	所在部门	肿瘤内科	岗位编号	
	从属部门	医务部、护理部	岗位定员		所辖人数	
	直接上级	护士长	直接下级	实习、进修护士		

岗位使命 工作概述	在护士长领导和上级护师指导下按照自己的职责独立做好办公室工作、重视护理质量、提高顾客满意度。按照时间、按照质量、按照数量标准完成自己的本职工作。

岗位工作 主要职责 与任务	**岗位职责。**1.提前10分钟上班,参加晨会,查看夜间医嘱,阅读交班报告和了解医嘱执行情况。2.热情接待病人,文明用语。合理安排床位,填写诊断卡和床尾卡及时通知主管医师和主管护士。3.填写空床报告,在病室一览表上填写病人总数、新入、危重、手术、转科、出院、特殊治疗事项及当日值班医师和护士姓名。4.办理出入院、转科、转院、饮食、手术、死亡通知工作。5.正确绘制体温单,转抄长期医嘱执行单(输液、注射、口服等)和记账。6.每日查对医嘱,每周大查对医嘱一次,有记录。根据护理级别、药物阳性标识及时在诊断卡和床头卡上注明。7.按医嘱饮食种类和病人需要,与营养科联系安排病人的饮食,治疗饮食的落实。安排工人推送病人检查及相关后勤工作。8.负责使用中的病历管理、出院病人病历的质量检查及整理工作,防止丢失。9.负责办公室的电脑、电话的管理。10.各种纸张、表格、电脑耗材清理并及时补充。11.熟悉放疗、化疗、分子治疗、全身热疗、氩氦刀低温冷冻手术病人的常规诊疗、护理方法与技能。12.关注病人疼痛用药的剂量、时间、次数以及疼痛用药的效果。13.了解肿瘤内科护理新进展、新药物和护理的新标准。14.持续学习,通过创新提升肿瘤内科护理质量。15.护理文书书写符合要求。16.随时了解病员思想、生活情况,征求病员对科室工作意见,做好病员的思想工作。17.关心爱护病人,注重病人健康宣教。18.逐步实施PDCA工作,追踪问题解决、持续工作改进、掌握可靠性系统工作方法。19.保持办公室工作现场清洁、整齐。20.工作现场"7S管理":①整理、②整顿、③清扫、④清洁、⑤安全、⑥节约、⑦素养。 **制度执行。**1.严格执行各项规章制度和技术操作常规,按照规范流程操作。2.执行消毒隔离、无菌技术操作流程,预防医院感染。3.执行医学继续教育规定护理项目。 **职业道德。**1.遵纪守法。2.尊重患者权利,保守医疗秘密。3.勤奋工作,文明礼貌,卓越服务。4.团队精神,任劳任怨,和谐共事。5.工作积极性、主动性与创新性。 **学习与创新。**1.持续学习、具备PDCA、针对问题持续改进、沟通技巧、追踪问题理念。2.不断总结护理经验,结合临床实际撰写护理论文。3.积极参加医学继续教育。

岗位工作 主要绩效 考核要点	1.规章制度。2.工作数量、质量、服务和综合绩效。3.医德医风、社会责任。4.顾客沟通。5.办公室管理、人员秩序。6.交接班工作记录完整。7.服务态度。8.遵守纪律,任劳任怨。9.工作主动,有责任心。10.电脑操作能力。11.护理文书书写质量。

岗位工 作关系	院内联系部门	院内各个科室、行政职能部门、后勤部门相关领导和人员。
	院外联系部门	医院、科室或护理部授权范围内与外界有关部门人员沟通、联系。

工作权限	1.对护理工作计划、实施、检查的参与权。2.有向领导提出工作改进权,制度改进建议权。

工作环境	1.在医院内工作,温度、湿度适宜。2.满足医疗与护理服务工作的相关条件。

在现在的岗位已工作时间	自 年 月 日开始, 共计: 年

学历经历	1.本科以上学历,2年以上本科室护理工作经验。2.服务态度热情、科研能力强。

技能要求	1.初级专业技术职称。2.良好的职业道德素质和团队合作精神。3.持续学习技能能力强。

岗位工作 其他要求	性别要求		年龄要求		婚姻	婚否不限
	身体要求		政治要求	事业性、组织观念强	业务要求	精通本专业

岗位分析时间		填写人	
直接上级审核签字		审核时间	

11.肿瘤内科总务护士岗位说明书

<table>
<tr><td rowspan="3">岗位工作
基本信息</td><td>岗位名称</td><td>总务护士</td><td>所在部门</td><td colspan="2">肿瘤内科</td><td>岗位编号</td><td></td></tr>
<tr><td>从属部门</td><td>医务部、护理部</td><td>岗位定员</td><td colspan="2"></td><td>所辖人数</td><td></td></tr>
<tr><td>直接上级</td><td>护士长</td><td>直接下级</td><td colspan="4">实习、进修护士</td></tr>
<tr><td>岗位使命
工作概述</td><td colspan="7">在护士长领导和上级护师指导下按照自己职责独立做好总务护士工作,重视护理工作质量、物资管理质量,提高顾客满意度。按时、按质、按量完成自己本职工作。</td></tr>
<tr><td>岗位工作
主要职责
与任务</td><td colspan="7">岗位职责。1.树立以病人为中心服务理念,应用 PDCA 管理。2.具备神经内科专科整体护理知识,熟悉基础、专科、责任护理业务。3.负责抢救仪器、急救器材、药品管理,保证急救器材、药品完好率 100％。保持病房内物品干净、整齐、卫生。4.负责病区氧气、治疗物品、一次性物品清理、交换及补充,无过期物品。5.负责药品领取和保管,分类分柜储存口服药、静脉药、肌注药、外用药、剧毒药,标识清楚。6.定期清理药品批号,无过期药品。麻醉药上锁,每班交接并签字。7.负责与供应室、洗衣房交换物品,保证科室与病人用品及时更换、请领。8.负责治疗、换药、处置及检查室管理、清洁、消毒工作。9.病房用后的物品按规定处理。10.协助护士长做好病房管理工作。追踪管理,发现问题,及时处理。物资管理做到账物相符。11.各种纸张、表格、电脑耗材补充及时。12.注重成本控制与管理。13.科室物品无损坏、丢失,有保质期的用物,做到标识清楚。14.熟悉放疗、化疗、分子治疗、全身热疗、氩氦刀低温冷冻手术病人的常规诊疗、护理方法与技能。15.关注病人疼痛用药的剂量、时间、次数以及疼痛用药的效果。16.了解肿瘤内科护理新进展、新药物和护理的新标准。17.持续学习,通过创新提升肿瘤内科护理质量。18.护理文书书写符合要求。19.随时了解病员思想生活情况,征求病员对科室意见,做好病员的思想工作。20.保持病区、病房、工作场所整洁、卫生。21.工作现场"7S 管理":①整理、②整顿、③清扫、④清洁、⑤安全、⑥节约、⑦素养。22.病人满意度。
制度执行。1.执行各项规章制度和技术操作常规。2.执行消毒隔离制度、医院感染管理制度和无菌技术规程,预防医院感染。执行查对制度,负责科室所有物品管理,无丢失无损坏。3.及时更换危重病人床单位物品。4.执行规定的物资丢失赔偿制度。
职业道德。1.遵纪守法。2.尊重患者权利,保守医疗秘密。3.廉洁工作,文明礼貌,卓越服务。4.团队精神,任劳任怨,和谐共事。5.工作积极性、主动性与创新性。
学习与创新。1.持续学习、具备 PDCA、持续改进、沟通技巧、追踪问题理念。2.不断总结经验,结合临床实际撰写论文。3.积极参加医学继续教育。指导实习、进修护士临床带教,参与临床护理教学工作。4.完成有关领导安排的其他临时性任务。</td></tr>
<tr><td>岗位工作
主要绩效
考核要点</td><td colspan="7">1.规章制度落实。2.规定的护理任务以及工作数量、质量、效率和综合绩效指标。3.医德医风、社会责任。4.顾客沟通。5.病区管理、健康宣教。6.护理工作流程。7.危重病人护理与救治。8.岗位工作主动性、积极性和责任心。9.科室物资管理。</td></tr>
<tr><td rowspan="2">岗位工
作关系</td><td>院内联系部门</td><td colspan="6">院内各个科室、行政职能部门、后勤部门相关领导和人员。</td></tr>
<tr><td>院外联系部门</td><td colspan="6">医院、科室或护理部授权范围内与外界有关部门人员沟通、联系。</td></tr>
<tr><td>工作权限</td><td colspan="7">1.对护理工作计划、实施、检查的参与权。2.有向领导提出工作改进权,制度改进建议权。</td></tr>
<tr><td>工作环境</td><td colspan="7">1.在医院内工作,温度、湿度适宜。2.满足医疗与护理服务工作的相关条件。</td></tr>
<tr><td>在现在的岗位已工作时间</td><td colspan="7">自　　年　　月　　日开始,　　共计:　　年</td></tr>
<tr><td>学历经历</td><td colspan="7">1.本科以上学历,5 年以上本科室护理工作经验。2.服务态度热情、科研能力强。</td></tr>
<tr><td>技能要求</td><td colspan="7">1.中级专业技术职称。2.良好的职业道德素质和团队合作精神。3.持续学习技能能力强。</td></tr>
<tr><td rowspan="2">岗位工作
其他要求</td><td>性别要求</td><td></td><td>年龄要求</td><td></td><td></td><td>婚姻</td><td>婚否不限</td></tr>
<tr><td>身体要求</td><td></td><td>政治要求</td><td colspan="2">事业性、组织观念强</td><td>业务要求</td><td>精通本专业</td></tr>
<tr><td colspan="3">岗位分析时间</td><td colspan="2"></td><td>填写人</td><td colspan="2"></td></tr>
</table>

12.肿瘤内科辅助、帮班护士岗位说明书

岗位工作基本信息	岗位名称	副班护士	所在部门	肿瘤内科	岗位编号	
	从属部门	医务部、护理部	岗位定员		所辖人数	
	直接上级	护士长	直接下级	实习、进修护士		

岗位使命工作概述	在护士长领导和上级护师指导下依据主班护工作做好自己的辅助护理工作,重视护理质量、提高病人满意度。按照时间、按照质量、按照数量标准完成本职工作。

岗位工作主要职责与任务	**岗位职责**。1.取得护师执业资格。2.查点交接规定的物品并双方签字。3.查看夜班交班报告内容,明确治疗、医嘱、护嘱、记录本内容完成情况和结果,完成交班期间待完成事项。4.晨会后在护士长带领下病人床旁交接班,重点是危重、抢救、特殊检查、新入院病人情况。一切以主班护士工作为中心。5.接班重点是病人静脉输液管道等各种管道是否畅通。静脉输液瓶内加药成分、滴速、数量,吸引管引出的液体颜色、性质、数量,各类管道消毒更换日期、标示等。6.具备整体护理知识,熟悉基础、专科、责任护理业务,熟悉危重病人护理工作流程。应用PDCA工作。7.协助主班护士及时执行医嘱、护嘱,实施护理计划及评价护理效果。8.参加危重病人抢救工作。9.巡视病房,掌握病人动态情况,测量病人生命体征,并正确完整记录。10.关注病人疼痛用药的剂量、时间、次数以及疼痛用的效果。11.了解肿瘤内科护理新进展、新药物和护理的新标准。12.持续学习,通过创新提升肿瘤内科护理质量。13.护理文书书写符合要求。14.随时了解病员思想、生活情况,征求病员对科室工作意见,做好病员思想工作。15.保持病区、病房、工作场所整洁、卫生。16.工作现场"7S管理":①整理、②整顿、③清扫、④清洁、⑤安全、⑥节约、⑦素养。 **制度执行**。1.执行各项规章制度和技术操作常规,按流程操作。2.严格执行"三查七对"及相关管理规定。3.严格执行规定消毒隔离、无菌技术操作流程,预防医院感染。 **职业道德**。1.遵守劳动纪律。2.尊重患者权利,保守医疗秘密。3.勤奋工作,文明礼貌,卓越服务。4.团队精神,和谐共事。5.工作积极性、主动性、创新性,责任心。 **持续学习**。1.持续学习能力、创新能力强。2.不断总结经验,结合临床实际撰写工作总结文章。3.积极参加医学继续教育。4.完成有关领导安排其他临时性工作任务。

岗位工作主要绩效考核要点	1.规章制度落实。2.完成规定的责任护理以及工作数量、质量、效率和综合绩效指标。3.医德医风、社会责任。4.顾客沟通。5.病区管理、健康宣教。6.护理工作流程。7.危重病人护理与救治。8.岗位工作主动、积极和责任心。9.服务病人的态度。

岗位工作关系	院内联系部门	院内各个科室、行政职能部门、后勤部门相关领导和人员。
	院外联系部门	医院、科室或护理部授权范围内与外界有关部门人员沟通、联系。

岗位工作权限	1.对本科室日常护理工作计划、实施、检查的参与权,对本科室内患者的优质服务的建议权。2.有向护士长、主任或者上级领导建议提出改进科室工作的权利,等等。

岗位工作环境	1.在医院内工作,温度、湿度适宜。2.工作现场会接触到轻微粉尘及医疗中的刺激性气味,照明条件良好,一般无相关职业病发生。3.满足医疗护理工作的相关条件。

在现在的岗位已工作时间	自　　年　　月　　日开始,　共计:　　年

学历培训经历经验	1.本科以上学历,有1年以上本科室护理工作经验。2.有临床完整的护理实习记录、院内继续医学教育经历。3.有护理、抢救危重病人参与经历。4.必要的人文知识、四级计算机操作水平。5."三基"考试合格。6.初级专业技术职称。7.同事间协调与沟通能力。

岗位工作技能要求	1.胜任本职工作。2.科室护理培训骨干对象。3.较好的口才和文字表达能力。4.良好的职业道德素质和团队合作精神。5.任劳任怨,忠于职守。6.持续学习能力强。

岗位工作其他要求	性别要求		年龄要求		婚姻	婚否不限
	身体要求		政治要求	事业性、组织观念强	业务要求	熟悉本专业

岗位分析时间		填写人	

13.肿瘤内科治疗班护师岗位说明书

岗位工作基本信息	岗位名称	治疗班护师	所在部门	肿瘤内科	岗位编号	
	从属部门	医务部、护理部	岗位定员		所辖人数	
	直接上级	护士长	直接下级	实习、进修护士		

岗位使命工作概述	在护士长领导和上级护师指导下按照自己的职责独立做好治疗班工作，重视治疗班工作质量、提高病人满意度。按照时间、按照质量、按照数量标准完成本职工作。

岗位工作主要职责与任务	**岗位职责。**1.提前10分钟上班，阅读交班报告及危重患者处置记录单，明确夜班交班内容。2.交接治疗室规定使用物品并签字，完成交接班中待执行事项。3.晨会后随护士长床头交接班。明确病人静脉输液管等各种管道是否畅通。静脉输液瓶内加药成分、滴速、数量。吸引管引出的液体颜色、性质、数量。各类管道消毒更换日期、标示等。4.做到给药时间、途径、方法、剂量和浓度准确。转抄服药本、输液卡，每日下午进行查对。5.具备整体护理知识，熟悉基础、专科、责任护理业务。6.发放口服药品，做到送药入手，倒温水，看药入口。7.检查备用药品，如有过期、沉淀、絮状物等问题，及时调整。8.及时巡视病房，如有异常报告医生后妥善处理。9.按时测量病人生命体征，如有异常遵医嘱及时处置。做好体温计及治疗室紫外线消毒，填写消毒记录。10.熟悉放疗、化疗、分子治疗、全身热疗、氩氦刀低温冷冻手术病人的常规诊疗、护理方法与技能。11.熟悉肿瘤性质和侵犯范围的确诊，患者的年龄和功能状态，是否伴有其他全身疾患，各种主要脏器的功能状态，以便更好地服务。12.关注病人疼痛用药的剂量、时间、次数以及疼痛用药的效果。13.了解肿瘤内科护理新进展、新药物和护理的新标准。14.持续学习，通过创新提升肿瘤内科护理质量。15.护理文书书写符合要求。16.随时了解病员思想、生活情况，征求病员对科室工作意见，做好病员的思想工作。17.关心爱护病人，注重病人健康宣教。18.遵循PDCA工作，追踪问题解决、持续工作改进、掌握可靠性系统工作方法。19.加强设备管理，提高设备使用效率。20.岗位工作现场"7S管理"：①整理、②整顿、③清扫、④清洁、⑤安全、⑥节约、⑦素养。21.按照规定处理科室医疗护理废物。 **制度执行。**1.执行各项规章制度和技术操作常规，按照流程操作。2.严格执行"三查七对"及相关管理规定。3.严格执行消毒隔离、无菌技术操作流程，预防医院感染。 **职业道德。**1.遵守劳动纪律。2.尊重患者权利，保守医疗秘密。3.勤奋工作，文明礼貌，卓越服务。4.团队精神，和谐共事。5.工作积极性、主动性、创新性、责任心。 **学习与创新。**1.持续学习，具备PDCA，持续改进、沟通技巧、追踪问题理念。2.不断总结经验，结合临床实际撰写论文。3.积极参加医学继续教育。指导实习、进修护士临床带教，参与临床护理教学项目。4.完成有关领导安排的其他临时性工作任务。

主要绩效考核要点	1.规章制度，出勤纪律。2.岗位职责，护理工作数量质量效益指标。3.医德医风、社会责任。4.顾客沟通、医患纠纷处理。5.病人服务态度、健康宣教。6.持续学习。

岗位工作关系	院内联系部门	院内各个科室、行政职能部门、后勤部门相关领导和人员。
	院外联系部门	医院、科室或护理部授权范围内与外界有关部门人员沟通、联系。

工作权限	1.对护理工作计划、实施、检查的参与权。2.有向领导提出工作改进权、制度改进建议权。

工作环境	1.在医院内工作，温度、湿度适宜。2.满足岗位医疗工作的相关条件。

在现在的岗位已工作时间	自　　年　　月　　日开始，　　共计：　　年

学历经历	1.本科以上学历。2.5年以上本科室护理工作经验。3.服务态度热情、沟通能力较强。

技能要求	1.中级专业技术职称。2.良好的职业道德素质和团队合作精神。3.持续学习技能能力强。

岗位工作其他要求	性别要求		年龄要求		婚姻	婚否不限
	身体要求		政治要求	事业性、组织观念强	业务要求	熟悉本专业
岗位分析时间				填写人		

14.肿瘤内科晚班(小夜班)护士岗位说明书

岗位工作 基本信息	岗位名称	晚班护士	所在部门	肿瘤内科	岗位编号	
	从属部门	医务部、护理部	岗位定员		所辖人数	
	直接上级	护士长	直接下级	实习、进修护士		

岗位使命 工作概述	在护士长领导和上级护师指导下按照自己的职责和任务独立做好晚班护理工作,重视护理质量、提高病人满意度。按照时间、按照质量、按照数量标准完成本职工作。

岗位工作 主要职责 与任务	**岗位职责。**1.上班提前10分钟到病房,阅读白班交班报告及危重患者护理记录单,掌握上一班交班内容。2.明确病人总数与相关信息及病室管理中应注意的问题。负责晚间病区病员的一切治疗、护理工作。完成交接班中待执行事项。3.检查备用、急救、贵重、毒麻、限剧药品情况。4.新入院、急诊、抢救、危重,特殊诊疗、输血及情绪异常的病人必须床旁交接。5.病人有无压疮,静脉输液管等各种管道是否畅通。静脉输液瓶内加药成分、滴速、数量。吸引管引出的液体颜色、性质、数量,各类管道消毒更换日期、标示清楚。6.病人有无伤口出血渗血情况。按时测量病人生命体征。7.发放病人口服药品,核对姓名,做到送药入手,倒温水,看药入口。8.督促协助护理员进行晚间护理,照顾病人就寝,保持病室安静。9.掌握病区病人动态情况及健康宣教。10.在办公室、治疗室、病房时应开门,以便了解情况。11.关注人员往来,关闭门窗,保证安全。12.熟悉放疗、化疗、分子治疗、全身热疗、氩氦刀低温冷冻手术病人的常规诊疗、护理方法与技能。13.熟悉肿瘤性质和侵犯范围的确诊,患者的年龄和功能状态,是否伴有其他全身疾患,各种主要脏器的功能状态,以便更好地服务。14.关注病人疼痛用药的剂量、时间、次数以及疼痛用药的效果。15.了解肿瘤科护理新进展、新药物和护理的新标准。16.持续学习,通过创新提升肿瘤内科护理质量。17.护理文书书写符合要求。18.随时了解病员思想、生活情况,征求病员对科室工作意见,做好病员的思想工作。19.关心爱护病人,注重病人健康宣教。20.遵循PDCA工作、追踪问题解决、持续工作改进、掌握可靠性系统工作方法。21.加强设备管理,提高设备使用效率。22.工作现场"7S管理":①整理、②整顿、③清扫、④清洁、⑤安全、⑥节约、⑦素养。23.按照规定处理医疗废物。 **制度执行。**1.执行各项规章制度和技术操作常规,按照流程操作。2.执行查对制度及相关管理规定。3.严格执行规定消毒隔离、无菌技术操作流程,预防医院感染。 **职业道德。**1.遵纪守法。2.尊重患者权利,保守医疗秘密。3.敬业勤奋,文明礼貌,卓越服务。4.团队精神,任劳任怨,和谐共事。5.工作积极性、主动性、责任心。 **教学与科研。**1.持续学习与创新能力。2.结合工作撰写论文。3.参加医学继续教育。4.参与临床部分教学、承担科研课题相关工作。5.完成领导交代的其他临时性工作任务。

主要绩效 考核要点	1.规章制度,出勤纪律。2.岗位职责,护理工作数量质量效益指标。3.医德医风、社会责任。4.顾客沟通、医患纠纷处理。5.病人服务态度、健康宣教。6.持续学习。

岗位工 作关系	院内联系部门	院内各个科室、行政职能部门、后勤部门相关领导和人员。
	院外联系部门	医院、科室或护理部授权范围内与外界有关部门人员沟通、联系。

工作权限	1.对科室护理工作计划、实施、检查的参与权。2.有向领导提出工作、薪酬的改进权。

工作环境	1.在医院内工作,温度、湿度适宜。2.满足医疗与护理服务工作的相关条件。

在现在的岗位已工作时间	自　　年　　月　　日开始,　　共计:　　年

学历经历	1.本科以上学历。5年以上本科室护理工作经验。2.服务态度热情、沟通能力较强。

技能要求	1.中级专业技术职称。2.良好的职业道德素质和团队合作精神。3.持续学习技能能力强。

岗位工作 其他要求	性别要求		年龄要求		婚姻	婚否不限
	身体要求		政治要求	事业性、组织观念强	业务要求	熟悉本专业
岗位分析时间				填写人		

15.肿瘤内科夜班(大夜班)护士岗位说明书

岗位工作 基本信息	岗位名称	后夜班护士	所在部门	肿瘤内科	岗位编号	
	从属部门	医务部、护理部	岗位定员		所辖人数	
	直接上级	护士长	直接下级		实习、进修护士	

岗位使命 工作概述	在护士长领导和上级护师指导下按照自己的职责和任务独立做好后夜班护理工作,重视护理质量、提高病人满意度。按照时间、按质量、按数量标准完成本职工作。

岗位工作 主要职责 与任务	**岗位职责。**1.上班提前 10 分钟到病房,阅读交班报告和危重患者护理记录单,明确前夜交班内容。2.明确病人总数与相关信息及病室管理中应注意的问题。负责夜间病区病员的一切治疗、护理工作。完成交接班中待执行事项。3.检查备用急救、贵重、毒麻、限剧药品情况。4.新入院、急诊、抢救、危重,特殊诊疗、输血及情绪异常的病人必须床旁交接。5.病人有无压疮,静脉输液管等各种管道是否畅通。静脉输液瓶内加药成分、滴速、数量。吸引管引出的液体颜色、性质、数量,各类管道消毒更换日期、标示清楚。6.病人有无伤口出血与渗血情况。按时测量病人生命体征。7.按时发放病人口服药品,核对姓名,做到送药入手,倒温水,看药入口。8.保持病室夜间安静,巡视病房,掌握病人动态情况。9.对昏迷、躁动、老年、特殊检查后的病人注意安全防护,防止坠床。10.负责病区安全,关注人员往来。根据气候变化关闭门窗、电源开关。11.熟悉放疗、化疗、分子治疗、全身热疗、氩氦刀低温冷冻手术病人的常规诊疗、护理方法与技能。12.熟悉肿瘤性质和侵犯范围的确诊,患者的年龄和功能状态,是否伴有其他全身疾患,各种主要脏器的功能状态,以便更好地护理服务。13.关注病人疼痛用药的剂量、时间、次数以及疼痛用药的效果。14.了解肿瘤内科护理新进展、新药物和护理的新标准。15.持续学习,通过创新提升肿瘤内科护理质量。16.护理文书书写符合要求。17.随时了解病员思想、生活情况,征求病员对自己工作的意见,做好病员的思想工作。18.关心爱护病人,注重病人健康宣教。19.具备 PDCA 工作、追踪问题解决、持续工作改进、掌握可靠性系统工作方法的理念。20.努力提高设备使用效率。21.工作现场"7S 管理":①整理、②整顿、③清扫、④清洁、⑤安全、⑥节约、⑦素养。22.按照规定处理医疗护理废物。 **制度执行。**1.执行各项规章制度和技术操作常规,按照流程工作。2.执行查对制度及相关管理规定。3.严格执行规定消毒隔离、无菌技术操作流程,预防医院感染。 **职业道德。**1.遵纪守法。2.尊重患者权利,保守医疗秘密。3.敬业勤奋,文明礼貌,卓越服务。4.团队精神,和谐共事。5.工作积极、主动性、责任心。6.病人满意度。 **持续学习。**1.持续学习能力。2.结合工作总结工作中的经验与教训。3.参加医学继续教育。4.努力学习三基知识和相关护理的知识。5.完成领导交代的临时性工作任务。

主要绩效 考核要点	1.规章制度,出勤纪律。2.岗位职责,护理工作数量质量效益指标。3.医德医风、沟通能力。4.顾客满意度。5.病人服务态度、健康宣教。6.岗位的持续学习能力。

岗位工 作关系	院内联系部门	院内各个科室、行政职能部门、后勤部门相关领导和人员。
	院外联系部门	医院、科室或护理部授权范围内与外界有关部门人员沟通、联系。

工作权限	1.对科室护理工作计划、实施、检查的参与权。2.有向领导提出工作、制度改进建议权。

工作环境	1.在医院内工作,温度、湿度适宜。2.满足医疗与护理服务工作的相关条件。

在现在的岗位已工作时间	自 年 月 日开始 共计: 年

学历经历	1.本科以上学历。1 年以上本科室护理工作经验。2.服务态度热情、沟通能力较强。

技能要求	1.初级专业技术职称。2.良好的职业道德素质和团队合作精神。3.持续学习技能能力强。

岗位工作 其他要求	性别要求		年龄要求		婚姻	婚否不限
	身体要求		政治要求	事业性、组织观念强	业务要求	熟悉本专业

岗位分析时间		填写人	

十一、内分泌内科护理人员岗位说明书

1. 内分泌内科护士长岗位说明书

岗位工作 基本信息	岗位名称	护士长	所在部门	内分泌科	岗位编号	
	从属部门	医务部、护理部	岗位定员		所辖人数	
	直接上级	科主任、护理部	直接下级	护理人员,实习、进修护士		
岗位使命 工作概述	在科主任与护理部领导下,全面负责科室护理工作、业务、技术、病房管理、护士思想工作,物资管理等工作。是科室护士思想、业务、技术、行政管理第一责任人。					
岗位工作 主要职责 与任务	**领导职责**。1.在科主任和护理部主任领导下,负责科室的护理、业务、技术及行政管理工作,完成各项数量、质量与综合绩效指标。2.协调所属病区、ICU及相关部门和科室工作关系。3.负责制订本科的护理发展规划,年度、月度、周工作计划并组织实施。4.确定护士排班、轮转和临时调配。5.设计与落实基础护理、专科护理、特殊护理与责任护理工作。6.负责科室绩效考核与管理工作,达到预期的护理目的。 **管理与业务职责**。1.上午上班带领护士对急、危重症,新入院患者床旁交班,检查危重抢救病人的情况,掌握本科室所开展疾病的护理技能。2.实施护理查房和随同科主任查房,加强医护联系与医患沟通。指导下级护士、实习、进修护士工作。3.完成护理工作任务,改善服务态度、严防差错事故的发生。4.提高设备使用效率。5.加强病房管理。6.加强物资管理,账物相符。7.落实患者饮食和治疗饮食。8.护理文书书写符合要求。9.掌控ICU和急救室病人护理工作情况。10.满意度测评。 **制度执行**。1.执行各项规章制度和技术操作常规,按照流程操作。2.执行查对制度及相关管理规定。3.严格执行规定消毒隔离、无菌技术操作流程,预防医院感染。 **职业道德**。1.遵纪守法。2.尊重患者权利,保守医疗秘密。3.廉洁工作,文明礼貌,卓越服务。4.团队精神,和谐共事。5.工作积极、主动性,责任心。6.病人满意度。 **教学与科研**。1.持续学习与创新能力。2.结合工作撰写论文。3.参加医学继续教育。4.参与临床部分教学、承担科研课题相关工作。5.完成领导交代的临时性工作。 **工作创新**。善于发现工作中的问题、缺陷,分析问题与针对问题解决问题的能力。					
岗位工作 主要绩效 考核要点	1.规章制度落实。2.护理、学术、科研等工作及完成数量、质量、效率、绩效指标。3.顾客沟通,处理病人投诉与纠纷。4.医德医风、社会责任。5.健康宣教、培训帮带等。6.护理工作流程规范。7.病房管理。8.护理人员技术操作。9.病人满意度。					
岗位工 作关系	院内联系部门	院内各个科室、行政职能部门、后勤部门相关领导和人员。				
	院外联系部门	医院、科室或护理部授权范围内与外界有关部门人员沟通、联系。				
岗位工 作权限	1.科室管理、协调权。对本科室护理日常工作的计划、实施、检查和指导权,对本科室内护理人员任免的建议权。2.有监督护理人员的日常工作权。3.有向科主任、护理部主任或者上级领导建议提出改进科室护理工作的权利,绩效薪酬分配建议权。					
工作环境	1.在医院内工作,温度、湿度适宜。2.满足医疗与护理工作的相关条件。					
在现在的岗位已工作时间	自　　年　　月　　日开始,　共计:　　年					
学历培训 经历经验	1.本科以上学历,10年以上本科室护理工作经验。2.有专科护理进修最少1次经历、医院管理培训经历。3.学术、教学、科研经历。4.每年最少有1篇国家级以上杂志论文发表。5.副高级以上职称。6.较丰富的协调、沟通经验。7.护理管理创新能力。					
岗位工作 技能要求	1.称职的护理学科带头人。2.公认的领导、决策、管理和协调能力。3.较好的口才和文字表达能力。4.良好的职业道德素质和团队合作精神。5.中级专业技术职称。					
岗位工作 其他要求	性别要求		年龄要求		婚姻	婚否不限
	身体要求		政治要求	事业性、组织观念强	业务要求	精通本专业
岗位分析时间			填写人			
直接上级审核签字			审核时间			

2.内分泌内科病区护士长岗位说明书

<table>
<tr><td rowspan="3">岗位工作
基本信息</td><td>岗位名称</td><td>病区护士长</td><td>所在部门</td><td>内分泌科</td><td>岗位编号</td><td></td></tr>
<tr><td>从属部门</td><td>医务部、护理部</td><td>岗位定员</td><td></td><td>所辖人数</td><td></td></tr>
<tr><td>直接上级</td><td>科主任科护士长</td><td>直接下级</td><td colspan="3">护理人员,实习、进修护士</td></tr>
<tr><td>岗位使命
工作概述</td><td colspan="6">在科主任与护士长领导下,全面负责病区护理工作、病房管理、护士思想、学科建设,物资管理等工作。是本科室病区护士的思想、业务、行政管理的第一责任人。</td></tr>
<tr><td rowspan="5">岗位工作
主要职责
与任务</td><td colspan="6">领导职责。1.在科主任和护士长领导下,负责病区的护理业务及行政管理工作,完成各项数量、质量与综合绩效指标。2.负责制订本病区的护理发展规划,护理学科建设、年度、月度、周工作计划并实施。3.负责护理质量的监督与检查,确保护理质量。4.落实基础护理、专科护理、特殊护理与责任护理。5.形成专科护理特色。</td></tr>
<tr><td colspan="6">管理职责。1.参加晨会,组织护士对急危重症、新入院患者床旁交接班,检查危重抢救病人的情况,对复杂护理或新开展的护理业务要亲自参加并具体指导。2.组织护理查房和随同科主任查房,了解护理工作中存在的问题,并及时解决。3.指导下级护士、实习进修护士工作。4.确定护士轮转和临时调配。5.提高设备使用效率。6.实施病区"7S管理"。7.加强物资管理,账物相符。8.重视信息工作,按要求做好指标统计工作。9.落实患者饮食。10.护理文书书写符合要求。11.了解内分泌科所开展的医疗业务,精确掌握该科基础、专科和特殊护理技术及技能。12.满意度测评。</td></tr>
<tr><td colspan="6">制度执行。1.执行各项规章制度和技术操作常规,按照流程操作。2.执行查对制度及相关管理规定。3.严格执行规定消毒隔离、无菌技术操作流程,预防医院感染。</td></tr>
<tr><td colspan="6">职业道德。1.遵纪守法。2.尊重患者权利,保守医疗秘密。3.廉洁工作,文明礼貌,卓越服务。4.团队精神,任劳任怨,和谐共事。5.工作积极性、主动性、责任心。</td></tr>
<tr><td colspan="6">教学与科研。1.持续学习与创新能力。2.结合工作撰写论文。3.参加医学继续教育。4.参与临床部分教学、承担科研课题相关工作。5.完成领导交代的临时性工作任务。</td></tr>
<tr><td>岗位工作
主要绩效
考核要点</td><td colspan="6">1.规章制度落实。2.护理、学术、科研等工作及完成数量、质量、效率、绩效指标。3.顾客沟通,处理病人投诉与纠纷。4.医德医风、社会责任。5.健康宣教、培训帮带等。6.护理工作流程规范。7.病房管理。8.本科室护理人员技术操作。9.静脉穿刺成功率。10.基础、专科、责任护理和护理文书书写合格率。11.病人满意度。</td></tr>
<tr><td rowspan="2">岗位工
作关系</td><td>院内联系部门</td><td colspan="5">院内各个科室、行政职能部门、后勤部门相关领导和人员。</td></tr>
<tr><td>院外联系部门</td><td colspan="5">医院、科室或护理部授权范围内与外界有关部门人员沟通、联系。</td></tr>
<tr><td>岗位工
作权限</td><td colspan="6">1.科室管理、协调权。对本科室护理日常工作的计划、实施、检查和指导权,对本科室内护理人员任免的建议权。2.有监督护理人员的日常工作权。3.有向科主任、护理部主任或者上级领导建议提出改进科室工作的权力,绩效薪酬分配建议权,等等。</td></tr>
<tr><td>岗位工
作环境</td><td colspan="6">1.在医院内工作,温度、湿度适宜。2.工作现场会接触到轻微粉尘及医疗中的刺激性气味,照明条件良好,一般无相关职业病发生。3.满足医疗护理工作的相关条件。</td></tr>
<tr><td>在现在的岗位已工作时间</td><td colspan="6">自　　年　　月　　日开始,　共计:　　年</td></tr>
<tr><td>学历培训
经历经验</td><td colspan="6">1.本科以上学历,有5年以上本病区护理工作经验。2.有专科护理业务进修经历、医院管理培训经历。3.学术、教学、科研参与的经历。4.每年有1篇杂志论文发表。5.医患沟通,患者投诉、护理纠纷处理经历。6.具备中级专业技术职称。7.同事间沟通能力。</td></tr>
<tr><td>岗位工作
技能要求</td><td colspan="6">1.称职的病区护理学科带头人。2.护理工作决策、管理和协调能力。3.较好的口才和文字表达能力。4.良好的职业道德素质和团队合作精神。5.持续学习能力强。</td></tr>
<tr><td rowspan="2">岗位工作
其他要求</td><td>性别要求</td><td></td><td>年龄要求</td><td></td><td>婚姻</td><td>婚否不限</td></tr>
<tr><td>身体要求</td><td></td><td>政治要求</td><td>事业性、组织观念强</td><td>业务要求</td><td>掌握本专业</td></tr>
<tr><td colspan="2">岗位分析时间</td><td></td><td colspan="2">填写人</td><td></td></tr>
<tr><td colspan="2">直接上级审核签字</td><td></td><td colspan="2">审核时间</td><td></td></tr>
</table>

3.内分泌内科主任护师岗位说明书

岗位工作 基本信息	岗位名称	主任护师	所在部门	内分泌科	岗位编号	
	从属部门	医务部、护理部	岗位定员		所辖人数	
	直接上级	护士长	直接下级	护理相关人员		

岗位使命 工作概述	在护理部和护士长领导下,分管科室护理业务、教学、培训、科研、服务,纠纷处理、护理质量管理等工作。是本科室的护理业务、技术、科研、管理的行家里手。

岗位工作 主要职责 与任务	**岗位职责**。1.履行高级职称岗位职责。在护理部主任和护士长领导下,指导本科护理业务技术、服务、教学与科研工作。2.参加晨会床旁交接班,协助护士长制订年度、月度、周工作计划并付诸监督实施。3.协调科室护理人员、监护室及相关部门科室业务关系。4.协助护士长制订本科的基础、专科、责任护理计划并执行落实。 **业务管理**。1.主持护理大查房,解决护理业务与技术疑难问题。2.定期检查急、危、重、疑难患者护理计划和会诊落实情况,对复杂技术或新开展护理业务,要亲自参加并具体指导。3.处理护理纠纷,对护理差错事故提出技术鉴定意见。4.协助护士长病房管理。5.督促、检查护理人员落实病人基础、专科与责任制护理,并起带头作用。6.加强科室设备管理,维护设备正常运行,提高设备使用率。7.实施护理查房和随同科主任查房,加强医护联系与护患沟通。指导下级护士、实习、进修护士工作。8.完成护理工作任务,改善服务态度,严防差错事故的发生。9.加强病房管理,维护病房秩序。10.落实患者治疗饮食。11.掌握以下疾病护理技术,糖尿病、脑垂体、甲状腺、甲状旁腺、胰腺、肾上腺、性腺、骨代谢、垂体-肾上腺轴、垂体-甲状腺轴功能、糖尿病微血管并发症等内分泌代谢病等。12.积极组织并参加本科护理学术活动和科研工作,是护理科研领导力量。13.按照规定处理医疗护理废物。 **制度执行**。1.执行各项规章制度和技术操作常规,按照流程操作。2.执行查对制度及相关管理规定。3.严格执行规定消毒隔离、无菌技术操作流程,预防医院感染。 **职业道德**。1.遵守劳动纪律。2.尊重患者权利,保守医疗秘密。3.勤奋工作,文明礼貌,卓越服务。4.团队精神,和谐共事。5.岗位工作积极性、主动性、责任心。 **教学与科研**。1.持续学习与创新能力。2.结合工作撰写论文。3.参加医学继续教育。4.承担临床教学和护理科研课题相关工作。5.完成领导交代的其他临时性工作。

主要绩效 考核要点	1.高级职称岗位职责、制度落实。2.医教研、门诊、急诊、住院病人工作数量质量和绩效。护理查房数量与质量。3.医德医风、社会责任、环境。4.纠纷处理与鉴定。5.学习与业务和技术创新。6.病区、病房管理、成本管理。7.论文、成果与专著。

岗位工 作关系	院内联系部门	院内各个科室、行政职能部门、后勤部门相关领导和人员。
	院外联系部门	医院、科室或护理部授权范围内与外界有关部门人员沟通、联系。

岗位工 作权限	1.科室护理业务、科研和管理指导权。2.日常工作计划、实施、检查的建议权。3.本科护理人员任免建议权。4.有分管人员的工作监督权。5.提出改进护理工作建议权。

工作环境	1.在医院内工作,温度、湿度适宜。2.满足医疗与护理服务工作的相关条件。

在现在的岗位已工作时间	自　　年　　月　　日开始,　　共计:　　年

学历培训 经历经验	1.本科以上学历,10年以上专科护理工作经验。2.有基础、专科、责任护理、管理培训经历。3.有高层次护理科研成果。4.年内最少有1篇全国级杂志护理论文发表。

岗位工作 技能要求	1.称职的护理学科技术带头人。2.过硬的业务、技术和协调能力。3.较好的口才和文字表达能力。4.良好的职业道德素质和团队合作精神。5.高级技术职称。

岗位工作 其他要求	性别要求		年龄要求		婚姻	婚否不限
	身体要求		政治要求	事业性、组织观念强	业务要求	精通本专业

岗位分析时间			填写人	
直接上级审核签字			审核时间	

4. 内分泌内科副主任护师岗位说明书

岗位工作 基本信息	岗位名称	副主任护师	所在部门	内分泌科	岗位编号	
	从属部门	医务部、护理部	岗位定员		所辖人数	
	直接上级	护士长	直接下级	护理相关人员		

岗位使命 工作概述	在护士长领导和上级护师指导下,分管科室护理业务、技术、服务、教学、培训、科研、护理质量管理工作。是本科室的护理业务、技术、科研、管理的行家里手。

岗位工作 主要职责 与任务	**岗位职责。**1.履行高级职称岗位职责。在科护士长和上级护师指导下,指导本科护理业务技术、服务、教学与科研工作。2.参加晨会交接班,协助护士长制订年度、月度、周工作计划并付诸实施。3.协调科室护理人员、监护室及相关部门科室业务关系。4.协助护士长制订本科的基础、专科、责任护理计划并落实。5.持续学习。 **制度执行。**1.执行各项规章制度和技术操作常规,按照流程操作。2.执行查对制度及相关管理规定。3.严格执行消毒隔离、无菌技术操作流程,预防医院感染。4.重视护理质量,按照PDCA工作,对护理问题能够追踪,有护理持续改进计划并落实。 **业务管理。**1.经常解决护理技术疑难问题。2.检查患者护理计划落实情况,对复杂技术或新开展的护理业务,要亲自参加并具体指导。3.处理护理纠纷,对护理差错、事故提出技术鉴定意见。4.协助护士长病房管理。5.掌握以下疾病护理技术,糖尿病、脑垂体、甲状腺、甲状旁腺、胰腺、肾上腺、性腺、骨代谢、垂体-肾上腺轴、垂体-甲状腺轴功能、糖尿病微血管并发症等内分泌代谢病等。6.积极组织并参加本科护理学术活动和科研工作,是护理科研领导力量。7.按照规定处理医疗废物。 **职业道德。**1.遵纪守法。2.尊重患者权利,保守医疗秘密。3.勤奋工作,文明礼貌,卓越服务。4.团队精神,任劳任怨,和谐共事。5.工作积极性、主动性、责任心。 **教学科研。**1.协助护理部并承担对护理人员业务学习、培养及护士晋级的考核工作。2.拟订教学计划,编写教材并负责讲授。3.制订专科护理科研、技术革新计划并实施。4.参与审定、评价护理论文和科研、技术革新成果。5.负责组织本科护理学习讲座和护理病案讨论。6.对医院护理队伍建设、业务技术管理和组织管理提出意见,参与护理部组织的全院性工作检查。7.掌握国内外本科护理发展动态,努力引进先进技术,提高护理质量,发展护理科学。8.完成领导交代的其他临时性工作任务。

岗位工作 主要绩效 考核要点	1.规章制度落实。2.护理教学、科研,护理工作数量、质量、效率及综合绩效管理指标。3.医德医风、社会责任。4.顾客沟通、护患纠纷处理。5.病区环境管理、健康宣教、培训帮带等。6.护理工作流程。7.危重病人全程护理。8.与护士长配合、医护人员沟通、协调。9.基础、专科护理,责任制护理。10.学习与创新能力。

岗位工 作关系	院内联系部门	院内各个科室、行政职能部门、后勤部门相关领导和人员。
	院外联系部门	医院、科室或护理部授权范围内与外界有关部门人员沟通、联系。

工作权限	1.科室护理业务、科研和管理指导权。2.日常工作计划、实施、检查的建议权。

工作环境	1.在医院内工作,温度、湿度适宜。2.满足医疗与护理服务工作的相关条件。

在现在的岗位已工作时间	自　　年　　月　　日开始,　　共计:　　年

学历培训 经历经验	1.本科以上学历,10年以上护理工作经验。2.有基础、专科、责任护理、管理培训经历。3.有高层次护理科研成果。4.年内最少有1篇全国级杂志护理论文发表。

岗位工作 技能要求	1.称职的护理业务技术带头人。2.公认的业务、技术工作能力。3.较好的口才和文字表达能力。4.良好的职业道德素质和团队合作精神。5.高级专业技术职称。

岗位工作 其他要求	性别要求		年龄要求		婚姻	婚否不限
	身体要求		政治要求	事业性、组织观念强	业务要求	精通本专业

岗位分析时间		填写人	
直接上级审核签字		审核时间	

5.内分泌内科主管护师岗位说明书

<table>
<tr><td rowspan="3">岗位工作
基本信息</td><td>岗位名称</td><td>主管护师</td><td>所在部门</td><td>内分泌科</td><td>岗位编号</td><td></td></tr>
<tr><td>从属部门</td><td>医务部、护理部</td><td>岗位定员</td><td></td><td>所辖人数</td><td></td></tr>
<tr><td>直接上级</td><td>护士长</td><td>直接下级</td><td colspan="3">相关护理人员,实习、进修护士</td></tr>
<tr><td>岗位使命
工作概述</td><td colspan="6">在护士长领导和上级护师指导下,负责上班时病人的治疗、护理、服务工作,护患沟通、健康教育及相关工作。是本科室专科护理的业务、技术、服务工作全能者。</td></tr>
<tr><td rowspan="6">岗位工作
主要职责
与任务</td><td colspan="6">**岗位职责**。1.参加护士各种班次值班。按量按质按时完成自己岗位独立工作。2.协助护士长做好护理质量控制工作,把好护理质量关,不断提高护理质量。3.熟悉现代医院护理理念和管理工具。制订具有专科特色的护理计划,对患者实施整体护理。4.掌握基础、专科与责任护理流程。协助护士长做好行政管理和护理队伍的建设工作。5.督促检查本科各病房护理、治疗工作落实。6.解决本科护理业务上的疑难问题,指导危重、疑难病人护理计划的制订及实施。7.受护士长委托指导护理查房和护理会诊。对发生的护理差错、事故进行分析、鉴定,并提出防范措施。8.岗位工作现场"7S管理":①整理、②整顿、③清扫、④清洁、⑤安全、⑥节约、⑦素养。</td></tr>
<tr><td colspan="6">**制度执行**。1.严格执行各项规章制度与护理技术操作常规。2.落实"三查七对"及相关医疗、护理业务与管理制度。3.执行年度、月度和周护理工作计划,细化自己的本职工作并记录完整。4.各项护理文书书写达到要求,有护理持续改进计划并实施。</td></tr>
<tr><td colspan="6">**工作任务**。1.担当危、急、重症病人抢救工作。2.指导护师、护士、实习、进修护士工作。3.落实病人饮食和治疗饮食。4.解除病人疼痛,评价病人疼痛。5.学习应用国内外护理先进经验,不断提高科室的护理技术水平。6.掌握以下疾病护理技术:糖尿病、脑垂体、甲状腺、甲状旁腺、胰腺、肾上腺、性腺、骨代谢、垂体-肾上腺轴、糖尿病微血管并发症等内分泌代谢病等。7.协助护士长制订本科护理科研并组织实施,参与护师、护士开展科研工作。8.按照规定处理科室的医疗、护理废物。</td></tr>
<tr><td colspan="6">**职业道德**。1.以病人为中心,尊重患者权利,保守医疗秘密。2.遵纪守法,勤奋工作,文明礼貌,卓越服务。3.团队精神,注重沟通,和谐共事。4.工作积极性、主动性、责任心与创新性。5.奉献精神,和谐共事,任劳任怨。6.对患者的健康教育。</td></tr>
<tr><td colspan="6">**学习与创新**。1.持续学习与创新能力。2.不断总结经验,结合临床实际撰写论文。</td></tr>
<tr><td rowspan="1" colspan="6"></td></tr>
<tr><td>岗位工作
主要绩效
考核要点</td><td colspan="6">1.规章制度。2.规定的护理、教学、科研以及工作数量、质量、效率和绩效指标。3.医德医风、社会责任。4.护患纠纷处理。5.病区管理、健康宣教、培训帮带。6.工作流程。7.工作主动、积极性和责任心。8.服务态度。9.岗位持续学习与创新能力。</td></tr>
<tr><td rowspan="2">岗位工
作关系</td><td>院内联系部门</td><td colspan="5">院内各个科室、行政职能部门、后勤部门相关领导和人员。</td></tr>
<tr><td>院外联系部门</td><td colspan="5">医院、科室或护理部授权范围内与外界有关部门人员沟通、联系。</td></tr>
<tr><td>岗位工
作权限</td><td colspan="6">1.科室护理业务、科研和管理建议权。2.日常工作计划、实施、检查的建议权。3.本科护理人员任免建议权。4.分管人员工作监督权。5.提出改进护理工作建议权。</td></tr>
<tr><td>工作环境</td><td colspan="6">1.在医院内工作,温度、湿度适宜。2.满足岗位医疗、护理工作的相关条件。</td></tr>
<tr><td>在现在的岗位已工作时间</td><td colspan="6">自　　年　　月　　日开始,　　共计:　　年</td></tr>
<tr><td>学历培训
经历经验</td><td colspan="6">1.本科以上学历,5年以上护理工作经验。2.有基础、专科、责任护理、管理培训经历。3.有高层次护理科研课题。4.年内有1篇杂志论文发表或撰写年度综述文章。</td></tr>
<tr><td>岗位工作
技能要求</td><td colspan="6">1.称职的中级专业技术职称。2.业务、技术、管理和协调能力。3.较好的口才和文字表达能力。4.良好的职业道德素质和团队合作精神。5.持续学习专业知识的能力强。</td></tr>
<tr><td rowspan="2">岗位工作
其他要求</td><td>性别要求</td><td></td><td>年龄要求</td><td></td><td>婚姻</td><td>婚否不限</td></tr>
<tr><td>身体要求</td><td></td><td>政治要求</td><td>事业性、组织观念强</td><td>业务要求</td><td>掌握专科护理</td></tr>
<tr><td colspan="2">岗位分析时间</td><td colspan="2"></td><td>填写人</td><td></td></tr>
<tr><td colspan="2">直接上级审核签字</td><td colspan="2"></td><td>审核时间</td><td></td></tr>
</table>

6.内分泌内科监护室护师岗位说明书

岗位工作 基本信息	岗位名称	监护室护师	所在部门	内分泌科	岗位编号	
	从属部门	内分泌科	岗位定员		所辖人数	
	直接上级	科室护士长	直接下级	实习、进修护士		

岗位使命 工作概述	在监护室负责人和护士长领导下负责监护室日常各种工作。完成监护室设备与仪器正常运行与绩效管理工作。注重监护室病人护理业务技术质量,提高顾客满意度。

岗位工作 主要职责 与任务	**岗位职责。** 1.取得护士执业资格并经过注册。2.具备神经内科整体护理知识,熟悉专科护理业务,运用护理程序对病人实施整体护理,制订护理计划并落实。3.提前10~15分钟到病房,交接班前要认真阅读监护室报告本、医嘱本、治疗本,详细了解监护室病人诊断、治疗和病情变化记录,如现在病情、用药、24小时出入量、抢救记录重点等。4.认真进行监护室病人交接班(检查皮肤、卧位,了解各种管道用途,检查是否通畅,明确输液的用药、剂量、浓度、速度等)。5.全面掌握病人的T、P、R、BP、PR、RR、EKG、CVP及血液动力学监测、呼吸监测等情况。6.检查各种仪器(呼吸机、心输出量仪、输液泵等)的运转情况。7.每日按照消毒更换创伤部位敷料(如气管切开、静脉插管等)。8.全面掌握患者病情动态变化,遇有情况及时报告值班医生,参加急危重患者的抢救,完成交班报告及各种病情记录。9.保持监护室病人连续诊疗、记录,严格交接班制度。做好病人各种记录和签字,并妥善保管监护室用物,防止丢失。10.了解内分泌科所开展的医疗业务,掌握该科基础、专科和特殊护理技术及抢救技能。11.注重监护室病人护理质量,有持续改进计划。12.保持监护室清洁、整齐。13.担任护理实习生、进修生的相应教学工作。14.工作现场"7S管理":①整理、②整顿、③清扫、④清洁、⑤安全、⑥节约、⑦素养。15.按照规定处理医疗护理垃圾和废物。16.完成相关领导交办的其他临时性工作任务。 **制度执行。** 1.执行各项规章制度和技术操作常规,按照流程操作。2.执行查对制度及相关管理规定。3.严格执行规定消毒隔离、无菌技术操作流程,预防医院感染。 **职业道德。** 1.遵纪守法。2.尊重患者权利,保守医疗秘密。3.勤奋工作,文明礼貌,卓越服务。4.团队精神,任劳任怨,和谐共事。5.工作积极性、主动性、责任心。 **教学与科研。** 1.持续学习与创新能力。2.结合工作撰写论文。3.参加医学继续教育。

岗位工作 主要绩效 考核要点	1.规章制度,出勤纪律。2.岗位职责,监护室病人监护工作、数量、质量、效率、效益指标。3.医德医风、社会责任。4.顾客沟通、医患纠纷处理。5.监护室管理、健康宣教。6.参与教学、科研、培训等工作。7.学习与创新能力。8.病人满意度。

岗位工 作关系	院内联系部门	院内各个科室、行政职能部门、后勤部门相关领导和人员。
	院外联系部门	医院、科室或护理部授权范围内与外界有关部门人员沟通、联系。

岗位工 作权限	1.监护室工作权。2.对本室日常工作计划、实施、检查的参与权。3.顾客沟通权。4.仪器设备维护工作权。5.有向上级领导建议提出改进监护室工作的权利。

岗位工 作环境	1.在医院内工作,温度、湿度适宜。2.工作现场会接触到轻微粉尘及医疗中的刺激性气味,照明条件良好,一般无相关职业病发生。3.满足医疗工作的相关条件。

在现在的岗位已工作时间	自　　年　　月　　日开始,　　共计:　　年

学历培训 经历经验	1.本科以上学历,2年以上本科室护理工作经验。2.很强的独立工作经历和能力。3.熟悉监护室常用仪器设备。4.每年有1篇杂志论文发表。5.具备中级职称技术。

岗位工作 技能要求	1.科室人员公认的监护室工作能力。2.较好的口才和文字表达能力。3.良好的职业道德素质和团队合作精神。4.持续学习能力和创新能力强。5.同事间协调沟通能力。

岗位工作 其他要求	性别要求		年龄要求		婚姻	婚否不限
	身体要求		政治要求	事业性、组织观念强	业务要求	掌握本专业

岗位分析时间		填写人	

7.内分泌内科护师岗位说明书

岗位工作 基本信息	岗位名称	护师	所在部门	内分泌科	岗位编号	
	从属部门	医务部、护理部	岗位定员		所辖人数	
	直接上级	护士长	直接下级	护士,实习、进修护士		

岗位使命 工作概述	在护士长领导和上级护师指导下按照自己的职责独立做好护理工作、重视护理质量、提高病人满意度。按时、按质、按量完成自己的本职工作。是科室护理骨干力量。

岗位工作 主要职责 与任务	**岗位职责。**1.取得护师执业资格。参加护士各种班次值班。独立完成岗位工作。2.具备整体护理知识,熟悉基础、专科、责任护理业务,对病人实施整体护理,制订和评估病人护理计划。3.交接科室规定物品并双方签字。4.参与病房危重、疑难病人的护理工作及难度较大的护理操作。5.需要时协助护士长拟订病房护理工作计划,参与病房管理工作。6.参加本科上级护师组织的护理查房、会诊和病例讨论等。 **工作任务。**1.参加晨会。查看夜班交班报告内容,明确治疗、医嘱、护嘱、记录本内容与结果,完成交班期间待完成的治疗项目。2.在护士长带领下参加病人床旁交班,明确危重、抢救、特殊检查、新入院病人情况。3.交接班重点明白病人静脉输液管等各种管道是否畅通。静脉输液管内加药成分、滴速、数量。吸引引出的液体颜色、性质、数量,各类管道消毒更换日期等。4.清楚疼痛病人止痛后的效果。5.能够与医生一道独立完成危重病人抢救工作。6.掌握以下疾病护理技术:糖尿病、脑垂体、甲状腺、甲状旁腺、胰腺、肾上腺、性腺、骨代谢、垂体-肾上腺轴、糖尿病微血管并发症等内分泌代谢病等。7.岗位工作现场"7S管理":①整理、②整顿、③清扫、④清洁、⑤安全、⑥节约、⑦素养。8.按照规定处理科室的医疗与护理废物。 **制度执行。**1.严格执行各项规章制度和技术操作常规,按照规范流程操作。2.执行消毒隔离、无菌技术操作流程,预防医院感染。3.执行医院各项管理规定与制度。 **职业道德。**1.遵纪守法。2.以病人为中心,尊重患者权利,保守医疗秘密。3.努力工作,文明礼貌,服务态度好,卓越服务。4.团队精神,注重沟通,和谐共事。5.岗位工作积极、主动、责任与创新性。6.奉献精神,任劳任怨。7.健康宣教落实。 **学习与创新。**1.朝气蓬勃,精神面貌好,持续学习与创新能力。2.结合临床实际不断总结经验,撰写论文。3.积极参加医学继续教育。指导护士、实习、进修生临床带教工作,并进行绩效考核和评价。4.完成有关领导安排的其他临时性工作任务。

岗位工作 主要绩效 考核要点	1.规章制度落实。2.完成规定的护理任务以及工作数量、质量、效率和综合绩效指标。3.医德医风、社会责任。4.顾客沟通。5.病房管理、健康宣教。6.护理工作流程。7.危重病人护理与救治。8.岗位工作主动、积极和责任性。9.服务病人态度。

岗位工 作关系	院内联系部门	院内各个科室、行政职能部门、后勤部门相关领导和人员。
	院外联系部门	医院、科室或护理部授权范围内与外界有关部门人员沟通、联系。

岗位工 作权限	1.对本科护理工作计划、实施、检查的参与权。2.有向护士长、主任、主任护师或者上级领导建议提出改进科室工作的权利,薪酬分配建议权,制度改进建议权,等等。

工作环境	1.在医院内工作,温度、湿度适宜。2.满足医疗工作的相关条件。

在现在的岗位已工作时间	自　　年　　月　　日开始, 共计:　　年

学历培训 经历经验	1.本科以上学历,3年以上护理工作经验。2.有基础、专科、责任护理、管理培训经历。3.有高层次护理科研课题。4.年内撰写1篇论文。5.同事间协调与沟通能力。

岗位工作 技能要求	1.称职的初级专业技术职称。2.科室护理培养骨干。3.较好的口才和文字表达能力。4.良好的职业道德素质和团队合作精神。5.持续学习本岗位专业知识的能力强。

岗位工作 其他要求	性别要求		年龄要求		婚姻	婚否不限
	身体要求		政治要求	事业性、组织观念强	业务要求	熟悉本专业

岗位分析时间		填写人	

8.内分泌内科护士岗位说明书

<table>
<tr><td rowspan="3">岗位工作
基本信息</td><td>岗位名称</td><td>护士</td><td>所在部门</td><td>内分泌科</td><td>岗位编号</td><td></td></tr>
<tr><td>从属部门</td><td>医务部、护理部</td><td>岗位定员</td><td></td><td>所辖人数</td><td></td></tr>
<tr><td>直接上级</td><td>护士长</td><td>直接下级</td><td colspan="3">实习、进修护士</td></tr>
<tr><td>岗位使命
工作概述</td><td colspan="6">在护士长领导和上级护师指导下按照自己的职责独立做好护理工作、重视护理质量、提高病人满意度。按照时间、按照质量、按照数量标准完成自己的本职岗位工作。</td></tr>
<tr><td rowspan="1">岗位工作
主要职责
与任务</td><td colspan="6">**岗位职责。**1.取得护士执业资格。参加护士各种班次值班。能够独立完成岗位工作。2.具备整体护理知识,熟悉基础、专科、责任护理业务,对病人实施整体护理,制订和评估病人护理计划。3.交接科室规定物品并双方签字。4.参与病房危重、疑难病人的护理工作及抢救工作。5.参与病房管理工作。6.参加本科上级护师组织的护理查房、会诊和病例讨论。7.参与带教护士临床实习工作。8.工作现场"7S管理":①整理、②整顿、③清扫、④清洁、⑤安全、⑥节约、⑦素养。9.质量管理职责履行。
工作任务。1.参加晨会。查看夜班交班报告内容,明确治疗、医嘱、护嘱、记录本内容与结果,完成交班期间待完成的治疗项目。2.在护士长带领下参加病人床旁交接班,明确危重、抢救、特殊检查、新入院病人情况。3.交接班重点明白病人静脉输液管等各种管道是否畅通。静脉输液管内加药成分、滴速、数量。吸引管引出的液体颜色、性质、数量,各类管道消毒更换日期等。4.清楚疼痛病人止痛后的效果。5.掌握以下疾病护理技术:糖尿病、脑垂体、甲状腺、甲状旁腺、胰腺、肾上腺、性腺、骨代谢、垂体-肾上腺轴、糖尿病微血管并发症等内分泌代谢病等。6.按照规定处理医疗废物。7.按照卫生部护士规范化培训的要求,完成相关临床及医技科室轮转工作。8.注重维护医疗仪器设备,提高仪器设备使用效率。9.服务病人满意度。
制度执行。1.严格执行各项规章制度和技术操作常规,按照规范流程操作。2.执行消毒隔离、无菌技术操作流程,预防医院感染。3.执行医院各项管理规定制度。
职业道德。1.遵纪守法。2.以病人为中心,尊重患者权利,保守医疗秘密。3.努力工作,文明礼貌,服务态度好,卓越服务。4.团队精神,注重沟通,和谐共事。5.工作积极性、主动性、责任心与创新性。6.奉献精神,任劳任怨。7.健康宣教落实。
学习与创新。1.持续学习,具备PDCA、持续改进、沟通技巧、追踪问题理念。2.结合临床实际学写论文。3.积极参加医学继续教育。指导实习、进修护士临床带教。</td></tr>
<tr><td>岗位工作
主要绩效
考核要点</td><td colspan="6">1.规章制度落实。2.完成规定的护理任务以及工作数量、质量、效率和综合绩效指标。3.医德医风、社会责任。4.顾客沟通。5.病区管理、健康宣教。6.护理工作流程。7.危重病人护理与救治。8.工作主动性、积极性和责任心。9.服务病人态度。</td></tr>
<tr><td rowspan="2">岗位工
作关系</td><td>院内联系部门</td><td colspan="5">院内各个科室、行政职能部门、后勤部门相关领导和人员。</td></tr>
<tr><td>院外联系部门</td><td colspan="5">医院、科室或护理部授权范围内与外界有关部门人员沟通、联系。</td></tr>
<tr><td>工作权限</td><td colspan="6">1.对本科护理工作计划、实施、检查的参与权。2.有向领导提出工作建议权,等等。</td></tr>
<tr><td>工作环境</td><td colspan="6">1.在医院内工作,温度、湿度适宜。2.满足医疗与护理服务工作的相关条件。</td></tr>
<tr><td>在现在的岗位已工作时间</td><td colspan="6">自　　　年　　　月　　　日开始,　　共计:　　　年</td></tr>
<tr><td>学历培训
经历经验</td><td colspan="6">1.本科以上学历,有1年以上本科室护理工作经验。2.有基础、专科、责任护理经历、医院继续教育培训经历。3.有抢救危重病人经历。4.初级专业技术职称。5.服务态度。</td></tr>
<tr><td>岗位工作
技能要求</td><td colspan="6">1.医德、品质好。2.护理骨干。3.较好的口才和文字表达能力。4.良好的职业道德素质和团队合作精神。5.有上进心,持续学习能力强。6.同事间协调沟通能力。</td></tr>
<tr><td rowspan="2">岗位工作
其他要求</td><td>性别要求</td><td></td><td>年龄要求</td><td></td><td>婚姻</td><td>婚否不限</td></tr>
<tr><td>身体要求</td><td></td><td>政治要求</td><td>事业性、组织观念强</td><td>业务要求</td><td>掌握本专业</td></tr>
<tr><td colspan="2">岗位分析时间</td><td colspan="2"></td><td>填写人</td><td></td></tr>
<tr><td colspan="2">直接上级审核签字</td><td colspan="2"></td><td>审核时间</td><td></td></tr>
</table>

9.内分泌内科质控护士岗位说明书

岗位工作 基本信息	岗位名称	质控护士	所在部门	内分泌科	岗位编号	
	从属部门	医务部、护理部	岗位定员		所辖人数	
	直接上级	护士长	直接下级	实习、进修护士		

岗位使命 工作概述	在护士长领导和上级护师指导下按照自己的职责独立做好护理工作、重视护理质量、提高病人满意度。按照时间、按照质量、按照数量标准完成自己本职的岗位工作。

岗位工作 主要职责 与任务	**岗位职责。** 1.取得护士执业资格。参加护士各种班次值班。能够独立完成岗位工作。2.具备整体护理知识,熟悉基础、专科、责任护理业务,对病人实施整体护理,制订和评估病人护理计划。3.交接科室规定物品并双方签字。4.参与病房危重、疑难病人的护理工作及抢救工作。5.参与病区病房管理工作。6.参加本科上级护师组织的护理查房、会诊和病例讨论。7.参与带教护士临床实习工作。8.岗位工作现场"7S管理":①整理、②整顿、③清扫、④清洁、⑤安全、⑥节约、⑦素养。9.按照规定处理科室的医疗、护理垃圾和废物。10.完成相关领导交办的其他临时性工作任务。 **工作任务。** 1.参加晨会。查看夜班交班报告内容,明确治疗、医嘱、护嘱、记录本内容与结果,完成交班期间待完成的治疗项目。2.在护士长带领下参加病人床旁交接班,明确危重、抢救、特殊检查、新入院病人情况。3.协助护士长检查各班工作职责完成情况,遇忙时协调各班工作。协助护士长检查急救物品、器械保持备用完好、备用状态。4.负责运行病历及出院病历的质控,并将出院病历按时上交病室。护士长不在时负责科室管理工作。5.协助护士长检查消毒隔离工作,督促检查卫生员着装整洁,指导卫生员落实清洁卫生工作及消毒处理的落实。6.参与科室应急小组,遇重大事件及时到位参加抢救,必要时参加值夜班。7.每月进行科室质控检查,总结问题并提出整改措施,监督措施落实情况,并将结果上报科室护士长。8.熟练掌握PDCA循环管理、追踪管理、精细化管理、持续改进、风险管理方法与工具。 **制度执行。** 1.严格执行各项规章制度和技术操作常规,按照规范流程操作。2.执行消毒隔离、无菌技术操作流程,预防医院感染。3.执行医院各项管理规定制度。 **职业道德。** 1.遵纪守法。2.以病人为中心,尊重患者权利,保守医疗秘密。3.努力工作,文明礼貌,服务态度好,卓越服务。4.团队精神,注重沟通,和谐共事。5.岗位工作积极、主动、责任与创新性。6.奉献精神,任劳任怨。7.健康宣教落实。 **学习与创新。** 积极参加医学继续教育护理项目。指导实习护士、进修护士临床带教。

岗位工作 主要绩效 考核要点	1.规章制度落实。2.完成规定的护理任务以及工作数量、质量、效率和综合绩效指标。3.医德医风、社会责任。4.顾客沟通。5.病区管理、健康宣教。6.护理工作流程。7.危重病人护理与救治。8.工作主动性、积极性和责任心。9.服务病人态度。

岗位工 作关系	院内联系部门	院内各个科室、行政职能部门、后勤部门相关领导和人员。
	院外联系部门	医院、科室或护理部授权范围内与外界有关部门人员沟通、联系。

工作权限	1.对本科护理工作计划、实施、检查的参与权。2.有向领导提出工作建议权,等等。

工作环境	1.在医院内工作,温度、湿度适宜。2.满足医疗与护理服务工作的相关条件。

在现在的岗位已工作时间	自　　年　　月　　日开始,　　共计:　　年

学历培训 经历经验	1.本科以上学历,有5年以上本科室护理工作经验。2.有基础、专科、责任护理经历、医院继续教育培训经历。3.有抢救危重病人经历。4.中级专业技术职称。5.服务态度。

岗位工作 技能要求	1.医德、品质好。2.护理骨干。3.较好的口才和文字表达能力。4.良好的职业道德素质和团队合作精神。5.有上进心,持续学习能力强。6.同事间协调沟通能力。

岗位工作 其他要求	性别要求		年龄要求		婚姻	婚否不限
	身体要求		政治要求	事业性、组织观念强	业务要求	掌握本专业

岗位分析时间		填写人	

10.内分泌内科办公室护师岗位说明书

岗位工作基本信息	岗位名称	办公室护师	所在部门	内分泌科	岗位编号	
	从属部门	医务部、护理部	岗位定员		所辖人数	
	直接上级	护士长	直接下级	实习、进修护士		

岗位使命工作概述	在护士长领导和上级护师指导下按照自己的职责独立做好办公室工作、重视护理质量、提高顾客满意度。按照时间、按照质量、按照数量标准完成自己的本职工作。

岗位工作主要职责与任务	**岗位职责。**1.提前10分钟上班,参加晨会,查看夜间医嘱,阅读交班报告和了解医嘱执行情况。2.热情接待病人,文明用语。合理安排床位,填写诊断卡和床尾卡及时通知主管医师和主管护士。3.填写空床报告,在病室一览表上填写病人总数、新入、危重、手术、转科、出院、特殊治疗事项及当日值班医师和护士姓名。4.办理出入院、转科、转院、饮食、手术、死亡通知工作。5.正确绘制体温单,转抄长期医嘱执行单(输液、注射、口服等)和记账。6.每日查对医嘱,每周大查对医嘱一次,有记录。7.根据护理级别、药物阳性标识及时在诊断卡和床头卡上注明。8.遵循PDCA管理、追踪问题管理、熟悉可靠性管理、持续护理质量改进。9.工作现场"7S管理":①整理、②整顿、③清扫、④清洁、⑤安全、⑥节约、⑦素养。10.按照规定处理科室医疗、护理垃圾和废物。11.完成相关领导交办的其他临时性工作任务。 **制度执行。**1.认真执行各项规章制度和技术操作常规,按照流程操作。2.严格执行"三查七对"制度,正确执行医嘱,临时医嘱及时通知病人责任护士。随时检查医嘱执行情况。3.严格执行消毒隔离、无菌技术操作流程,预防医院感染。4.严格执行收费标准并记账,负责掌握病人费用的动态情况并与相关人员一起催交费用。 **工作任务。**1.按医嘱饮食种类和病人需要,与营养科联系安排病人的饮食,治疗饮食的落实。2.掌握本科室各种护理技术。3.负责使用中的病历管理、出院病人病历的质量检查及整理工作,防止丢失。4.负责办公室的电脑、电话的管理。5.各种纸张、表格、电脑耗材清理并及时补充。6.保持办公室、岗位工作现场清洁、整齐。 **职业道德。**1.遵纪守法。2.尊重患者权利,保守医疗秘密。3.勤奋工作,文明礼貌,卓越服务。4.团队精神,任劳任怨,和谐共事。5.工作积极性、主动性与创新性。 **学习与创新。**1.不断总结经验,结合临床实际撰写论文。2.积极参加医学继续教育。

岗位工作主要绩效考核要点	1.规章制度落实。2.完成规定的护理任务以及工作数量、质量、效率和综合绩效指标。3.医德医风、社会责任。4.顾客沟通。5.病区管理、健康宣教。6.护理工作流程。7.危重病人护理与救治。8.工作主动性、积极性和责任心。9.服务病人态度。

岗位工作关系	院内联系部门	院内各个科室、行政职能部门、后勤部门相关领导和人员。
	院外联系部门	医院、科室或护理部授权范围内与外界有关部门人员沟通、联系。

岗位工作权限	1.日常护理工作计划、实施、检查的参与权,护理人员奖励的建议权。2.监督实习护士工作权。3.有向上级领导建议提出改进科室工作的权利,薪酬分配建议权,等等。

岗位工作环境	1.在医院内工作,温度、湿度适宜。2.工作现场会接触到轻微粉尘及医疗中的刺激性气味,照明条件良好,一般无相关职业病发生。3.满足医疗护理工作的相关条件。

在现在的岗位已工作时间	自　　年　　月　　日开始,　　共计:　　年

学历培训经历经验	1.本科以上学历,有5年以上本科护理工作经验。2.丰富的协调、沟通能力。3.有护理、抢救危重病人经历。4.年内有1篇论文发表。5."三基"考试合格。6.中级专业技术职称。

岗位工作技能要求	1.称职的办公室护士。2.科室护理骨干。3.较好的口才和文字表达能力。4.良好的职业道德素质和团队合作精神。5.有持续改进计划。6.持续学习技能能力强。

岗位工作其他要求	性别要求		年龄要求		婚姻	婚否不限
	身体要求		政治要求	事业性、组织观念强	业务要求	精通本专业

岗位分析时间		填写人	

11.内分泌内科总务护士岗位说明书

<table>
<tr><td rowspan="3">岗位工作
基本信息</td><td>岗位名称</td><td>总务护士</td><td>所在部门</td><td>内分泌科</td><td>岗位编号</td><td></td></tr>
<tr><td>从属部门</td><td>医务部、护理部</td><td>岗位定员</td><td></td><td>所辖人数</td><td></td></tr>
<tr><td>直接上级</td><td>护士长</td><td>直接下级</td><td colspan="3">实习、进修护士</td></tr>
<tr><td>岗位使命
工作概述</td><td colspan="6">在护士长领导和上级护师指导下按照自己职责独立做好总务护士工作,重视护理工作质量、物资管理质量,提高顾客满意度。按时、按质、按量完成自己本职工作。</td></tr>
<tr><td>岗位工作
主要职责
与任务</td><td colspan="6">岗位职责。1.树立以病人为中心服务理念,应用 PDCA 管理。2.具备神经内科专科整体护理知识,熟悉基础、专科、责任护理业务。3.负责抢救仪器、急救器材、药品管理,保证急救器材、药品完好率100%。保持病房内物品干净、整齐、卫生。4.负责病区氧气、治疗物品、一次性物品清理、交换及补充,无过期物品。5.负责药品领取和保管,分类分柜储存口服药、静脉药、肌注药、外用药、剧毒药,标识清楚。6.定期清理药品批号,无过期药品。麻醉药上锁,每班交接并签字。7.负责与供应室、洗衣房交换物品,保证科室与病人用品及时更换、请领。8.负责治疗、换药、处置及检查室管理、清洁、消毒工作。9.病房用后的物品按规定处理。10.协助护士长做好病房管理工作。追踪管理,发现问题,及时处理。物资管理做到账物相符。11.各种纸张、表格、电脑耗材补充及时。12.注重成本控制与管理。13.科室物品无损坏、丢失,有保质期的用物,做到标示清楚。14.掌握本科室各种护理技术。15.有护理、总务工作持续改进计划。16.遵循 PDCA 管理、追踪问题管理、熟悉可靠性管理、持续护理质量改进。17.科室、库房、工作现场"7S 管理":①整理、②整顿、③清扫、④清洁、⑤安全、⑥节约、⑦素养。18.按照规定处理医疗垃圾和废物。
制度执行。1.执行各项规章制度和技术操作常规。2.执行消毒隔离制度、医院感染管理制度和无菌技术规程,预防医院感染。3.执行查对制度,负责科室所有物品管理,无丢失无损坏。4.及时更换危重病人床单位物品。执行物资丢失赔偿制度。
职业道德。1.遵纪守法。2.尊重患者权利,保守医疗秘密。3.廉洁工作,文明礼貌,卓越服务。4.团队精神,和谐共事。5.工作积极主动性与创新性。6.病人满意度。
学习与创新。1.积极参加医学继续教育。2.指导实习护士、进修护士临床带教工作。</td></tr>
<tr><td>岗位工作
主要绩效
考核要点</td><td colspan="6">1.规章制度落实。2.规定的护理任务以及工作数量、质量、效率和综合绩效指标。3.医德医风、社会责任。4.顾客沟通。5.病区管理、健康宣教。6.护理工作流程。7.危重病人护理与救治。8.岗位工作主动、积极和责任性。9.服务态度与敬业性。</td></tr>
<tr><td rowspan="2">岗位工
作关系</td><td>院内联系部门</td><td colspan="5">院内各个科室、行政职能部门、后勤部门相关领导和人员。</td></tr>
<tr><td>院外联系部门</td><td colspan="5">医院、科室或护理部授权范围内与外界有关部门人员沟通、联系。</td></tr>
<tr><td>岗位工
作权限</td><td colspan="6">1.对本科护理工作计划、实施、检查的参与权。2.有向护士长、主任、主任护师或者上级领导建议提出改进科室工作的权利。3.薪酬分配建议权,制度改进建议权,等等。</td></tr>
<tr><td>工作环境</td><td colspan="6">1.在医院内工作,温度、湿度适宜。2.满足岗位医疗与护理工作的相关条件。</td></tr>
<tr><td>在现在的岗位已工作时间</td><td colspan="6">自　　年　　月　　日开始,　　共计:　　年</td></tr>
<tr><td>学历培训
经历经验</td><td colspan="6">1.本科以上学历,有5年以上本科室护理工作经验。2.有较丰富的协调、沟通能力。3.有护理、抢救危重病人经历。4.年内最少有1篇论文发表,每年积极参加继续医学教育。5."三基"考试合格。6.具备中级专业技术职称。7.同事之间协调与沟通能力。</td></tr>
<tr><td>岗位工作
技能要求</td><td colspan="6">1.称职的总务护士。2.科室护理骨干。3.较好的口才和文字表达能力。4.良好的职业道德素质和团队合作精神。5.较高的管理能力。6.岗位持续学习技能能力强。</td></tr>
<tr><td rowspan="2">岗位工作
其他要求</td><td>性别要求</td><td></td><td>年龄要求</td><td></td><td>婚姻</td><td>婚否不限</td></tr>
<tr><td>身体要求</td><td></td><td>政治要求</td><td>事业性、组织观念强</td><td>业务要求</td><td>精通本专业</td></tr>
<tr><td colspan="2">岗位分析时间</td><td colspan="2"></td><td>填写人</td><td></td></tr>
<tr><td colspan="2">直接上级审核签字</td><td colspan="2"></td><td>审核时间</td><td></td></tr>
</table>

12.内分泌内科辅助、帮班护士岗位说明书

岗位工作 基本信息	岗位名称	副班护士	所在部门	内分泌科	岗位编号	
	从属部门	医务部、护理部	岗位定员		所辖人数	
	直接上级	护士长	直接下级	实习、进修护士		

岗位使命 工作概述	在护士长领导和上级护师指导下依据主班护理工作做好自己的辅助护理工作,重视护理质量、提高病人满意度。按照时间、按照质量、按照数量标准完成本职工作。

岗位工作 主要职责 与任务	**岗位职责。** 1.取得护师执业资格。2.查点交接规定的物品并双方签字。3.查看夜班交班报告内容,明确治疗、医嘱、护嘱、记录本内容完成情况和结果,完成交班期间待完成事项。4.晨会后在护士长带领下病人床旁交接班,重点是危重、抢救、特殊检查、新入院病人情况。一切以主班护士工作为中心。5.接班重点是病人静脉输液管道等各种管道是否畅通。静脉输液瓶内加药成分、滴速、数量,吸引管引出的液体颜色、性质、数量,各类管道消毒更换日期、标示等。6.具备整体护理知识,熟悉基础、专科、责任护理业务,熟悉危重病人护理工作流程。7.遵循 PDCA 管理、追踪问题管理、熟悉可靠性管理、持续护理质量改进。8.工作现场"7S 管理":①整理、②整顿、③清扫、④清洁、⑤安全、⑥节约、⑦素养。9.按照规定处理医疗与护理垃圾和废物。10.服务病人的满意度。11.完成相关领导交办的其他临时性工作任务。 **制度执行。** 1.执行各项规章制度和技术操作常规,按流程操作。2.严格执行"三查七对"及相关管理规定。3.严格执行消毒隔离、无菌技术操作流程,预防医院感染。 **工作任务。** 1.协助主班护士及时执行医嘱、护嘱,实施护理计划及评价护理效果。2.参加危重病人抢救工作。3.巡视病房,掌握病人动态情况,测量病人生命体征,并正确完整记录。4.参加护理查房、护理病例讨论,落实持续改进计划。5.落实病人饮食。6.协助护士长做好病室管理工作。7.了解科室各项护理技术。8.维护设备提高设备的使用率。9.按照规定处理医疗护理废物。10.有护理工作持续改进计划。 **职业道德。** 1.遵纪守法,遵守劳动纪律,按规定着装。2.尊重患者权利,保守医疗秘密。3.勤奋工作,文明礼貌,卓越服务。4.团队精神,和谐共事。5.工作积极性、主动性与创新性。6.热爱本专业,热爱护理服务工作,任劳任怨,忠于职守。 **学习与创新。** 1.不断总结经验,结合临床实际撰写论文。2.积极参加医学继续教育。

岗位工作 主要绩效 考核要点	1.规章制度落实。2.完成规定的护理任务以及工作数量、质量、效率和综合绩效指标。3.医德医风、社会责任。4.顾客沟通。5.病区管理、健康宣教。6.护理工作流程。7.危重病人护理与救治。8.工作主动性、积极性和责任心。9.服务病人态度。

岗位工 作关系	院内联系部门	院内各个科室、行政职能部门、后勤部门相关领导和人员。
	院外联系部门	医院、科室或护理部授权范围内与外界有关部门人员沟通、联系。

岗位工 作权限	1.对本科室日常护理工作计划、实施、检查的参与权,对本科室内患者的优质服务的建议权。2.有向护士长、主任或者上级领导建议提出改进科室工作的权利,等等。

工作环境	1.在医院内工作,温度、湿度适宜。2.满足岗位医疗护理服务工作的相关环境条件。

在现在的岗位已工作时间	自　　年　　月　　日开始,　　共计:　　年

学历培训 经历经验	1.本科以上学历,有 1 年以上本科室护理工作经验。2.有临床完整的护理实习记录、院内继续医学教育经历。3.有护理、抢救危重病人参与经历。4.必要的人文知识、四级计算机操作水平。5."三基"考试合格。6.初级专业技术职称。7.同事间协调与沟通能力。

岗位工作 技能要求	1.胜任本职工作。2.科室护理培训骨干对象。3.较好的口才和文字表达能力。4.良好的职业道德素质和团队合作精神。5.任劳任怨,忠于职守。6.持续学习能力强。

岗位工作 其他要求	性别要求		年龄要求		婚姻	婚否不限
	身体要求		政治要求	事业性、组织观念强	业务要求	熟悉本专业

岗位分析时间		填写人	

13.内分泌内科治疗班护士岗位说明书

<table>
<tr><td rowspan="3">岗位工作
基本信息</td><td>岗位名称</td><td>治疗班护士</td><td>所在部门</td><td colspan="2">内分泌科</td><td>岗位编号</td><td></td></tr>
<tr><td>从属部门</td><td>医务部、护理部</td><td>岗位定员</td><td colspan="2"></td><td>所辖人数</td><td></td></tr>
<tr><td>直接上级</td><td>护士长</td><td>直接下级</td><td colspan="4">实习、进修护士</td></tr>
<tr><td>岗位使命
工作概述</td><td colspan="7">在护士长领导和上级护师指导下按照自己的职责独立做好治疗班工作、重视治疗班工作质量、提高病人满意度。按照时间、按照质量、按照数量标准完成本职工作。</td></tr>
<tr><td rowspan="8">岗位工作
主要职责
与任务</td><td colspan="7">岗位职责。1.提前10分钟上班,阅读交班报告及危重患者处置记录单,明确夜班交班内容。2.交接治疗室规定使用物品并签字,完成交接班中待执行事项。3.晨会后随护士长床头交接班。明确病人静脉输液管等各种管道是否畅通。静脉输液瓶内加药成分、滴速、数量。吸引管引出的液体颜色、性质、数量。各类管道消毒更换日期、标示等。4.做到给药时间、途径、方法、剂量和浓度准确。转抄服药本、输液卡,每日下午进行查对。5.具备整体护理知识,熟悉基础、专科、责任护理业务。</td></tr>
<tr><td colspan="7">制度执行。1.执行各项规章制度和技术操作常规,按照流程操作。2.严格执行"三查七对"及相关管理规定。3.严格执行消毒隔离、无菌技术操作流程,预防医院感染。</td></tr>
<tr><td colspan="7">工作任务。1.发放口服药品,做到送药入手,倒温水,看药入口。2.检查备用药品,如有过期、沉淀、絮状物等问题,及时调整。3.及时巡视病房,如有异常报告医生后妥善处理。4.按时测量病人生命体征,如有异常遵医嘱及时处置。做好体温计及治疗室紫外线消毒,填写消毒记录。5.掌握病人动态情况。填写各种治疗和处置事项后记录,写交班报告。6.掌握以下疾病护理技能:糖尿病、脑垂体、甲状腺、甲状旁腺、胰腺、肾上腺、性腺、骨代谢、垂体-肾上腺轴、垂体-甲状腺轴功能、糖尿病微血管并发症等内分泌代谢病等。7.保持治疗室清洁、整齐。8.遵循PDCA管理、追踪问题管理、熟悉可靠性管理、持续护理质量改进。9.工作现场"7S管理":①整理、②整顿、③清扫、④清洁、⑤安全、⑥节约、⑦素养。10.按照规定处理医疗护理垃圾和废物。11.服务病人的满意度。12.完成相关领导交办的其他临时性工作任务。</td></tr>
<tr><td colspan="7">职业道德。1.遵守劳动纪律,按规定着装。2.尊重患者权利,保守医疗秘密。3.勤奋工作,文明礼貌,卓越服务。4.团队精神,和谐共事。5.工作积极性、主动性、责任心与创新性。6.热爱专业,热爱护理服务,努力工作,任劳任怨,恪尽职守。</td></tr>
<tr><td colspan="7">学习与创新。1.不断总结经验,结合临床实际撰写论文。2.积极参加医学继续教育。</td></tr>
<tr><td rowspan="3" style="display:none"></td></tr>
<tr><td rowspan="2" style="display:none"></td></tr>
<tr><td style="display:none"></td></tr>
<tr><td>岗位工作
主要绩效
考核要点</td><td colspan="7">1.规章制度落实。2.完成规定的护理任务以及工作数量、质量、效率和综合绩效指标。3.医德医风、社会责任。4.顾客沟通。5.病区管理、健康宣教。6.护理工作流程。7.危重病人护理与救治。8.工作主动性、积极性和责任心。9.服务病人态度。</td></tr>
<tr><td rowspan="2">岗位工
作关系</td><td>院内联系部门</td><td colspan="6">院内各个科室、行政职能部门、后勤部门相关领导和人员。</td></tr>
<tr><td>院外联系部门</td><td colspan="6">医院、科室或护理部授权范围内与外界有关部门人员沟通、联系。</td></tr>
<tr><td>岗位工
作权限</td><td colspan="7">1.对护理工作计划、实施、检查的参与权。2.监督实习护士的工作权。3.有向护士长、主任建议提出改进科室工作的权利。4.绩效薪酬分配建议权,制度改进建议权,等等。</td></tr>
<tr><td>工作环境</td><td colspan="7">1.在医院内工作,温度、湿度适宜。2.满足岗位工作的相关环境条件。</td></tr>
<tr><td>在现在的岗位已工作时间</td><td colspan="7">自　　年　　月　　日开始,　　共计:　　年</td></tr>
<tr><td>学历培训
经历经验</td><td colspan="7">1.本科以上学历,2年以上本科室护理工作经验。2.院内医院管理培训经历。3.抢救危重病人经历。4.年内撰写1篇论文,每年参加继续医学教育。5."三基"考试合格。</td></tr>
<tr><td>岗位工作
技能要求</td><td colspan="7">1.胜任本职工作。2.很强的护理技术能力。3.较好的口才和文字表达能力。4.良好的职业道德素质和团队合作精神。5.任劳任怨,忠于职守。6.中级专业技术职称。</td></tr>
<tr><td rowspan="2">岗位工作
其他要求</td><td>性别要求</td><td></td><td>年龄要求</td><td colspan="2"></td><td>婚姻</td><td>婚否不限</td></tr>
<tr><td>身体要求</td><td></td><td>政治要求</td><td colspan="2">事业性、组织观念强</td><td>业务要求</td><td>掌握本专业</td></tr>
<tr><td colspan="3" style="text-align:center">岗位分析时间</td><td></td><td colspan="2" style="text-align:center">填写人</td><td></td><td></td></tr>
</table>

14.内分泌内科晚班(小夜班)护士岗位说明书

岗位工作基本信息	岗位名称	晚班护士	所在部门	内分泌科	岗位编号	
	从属部门	医务部、护理部	岗位定员		所辖人数	
	直接上级	护士长	直接下级	实习、进修护士		
岗位使命工作概述	在护士长领导和上级护师指导下按照自己的职责和任务独立做好晚班护理工作,重视护理质量、提高病人满意度。按照时间、按照质量、按照数量标准完成本职工作。					
岗位工作主要职责与任务	**岗位职责。** 1.上班提前10分钟到病房,阅读白班交班报告及危重患者护理记录单,掌握上一班交班内容。2.明确病人总数与相关信息及病室管理中应注意的问题。负责晚间病区病员的一切治疗、护理工作。完成交接班中待执行事项。3.检查备用、急救、贵重、毒麻、限剧药品情况。4.新入院、急诊、抢救、危重,特殊诊疗、输血及情绪异常的病人必须床旁交接。5.病人有无压疮,静脉输液管等各种管道是否畅通。静脉输液瓶内加药成分、滴速、数量。吸引管引出的液体颜色、性质、数量,各类管道消毒更换日期、标示清楚。6.病人有无伤口出血渗血情况。按时测量病人生命体征。7.发放病人口服药品,核对姓名,做到送药入手,倒温水,看药入口。 **制度执行。** 1.执行各项规章制度和技术操作常规,按照流程操作。2.执行"三查七对"及相关管理规定。3.严格执行岗位消毒隔离、无菌技术操作流程,预防医院感染。 **工作任务。** 1.督促协助护理员进行晚间护理,照顾病人就寝,保持病室安静。2.掌握病区病人动态情况及健康宣教。3.在办公室、治疗室、病房时应开门,以便了解情况。4.关注人员往来,关闭门窗,保证安全。5.掌握以下疾病护理技能:糖尿病、脑垂体、甲状腺、甲状旁腺、胰腺、肾上腺、性腺、骨代谢、垂体-肾上腺轴、垂体-甲状腺轴功能、糖尿病微血管并发症等内分泌代谢病等。6.保持治疗室清洁、整齐。7.工作现场"7S管理":①整理、②整顿、③清扫、④清洁、⑤安全、⑥节约、⑦素养。8.按照规定处理医疗护理垃圾和废物。9.完成相关领导交办的其他临时性工作任务。 **职业道德。** 1.遵守劳动纪律,按规定着装。2.尊重患者权利,保守医疗秘密。3.廉洁工作,文明礼貌,卓越服务。4.团队精神,和谐共事。5.工作积极性、主动性、责任心与创新性。6.热爱护理专业,热爱护理服务工作,任劳任怨,忠于职守。 **学习与创新。** 1.不断总结经验,结合临床实际撰写论文。2.积极参加医学继续教育。3.指导实习、进修护士临床带教,参与临床护理教学。4.针对问题持续改进创新。					
主要绩效考核要点	1.规章制度与流程。2.工作绩效。3.医德医风、社会责任。4.顾客沟通。5.病区管理、健康宣教。6.交接班记录。7.服务态度。8.敬业奉献,遵守纪律,任劳任怨。9.工作主动性、责任心。10.职业素质。11.PDCA、持续改进、追踪问题了解程度。					
岗位工作关系	院内联系部门	院内各个科室、行政职能部门、后勤部门相关领导和人员。				
	院外联系部门	医院、科室或护理部授权范围内与外界有关部门人员沟通、联系。				
工作权限	1.对护理工作计划、实施的参与权。2.向护士长、主任建议提出改进工作权。					
工作环境	1.在医院内工作,温度、湿度适宜。2.满足岗位医疗护理服务工作的相关环境条件。					
在现在的岗位已工作时间	自　　年　　月　　日开始,　　共计:　　年					
学历培训经历经验	1.本科以上学历,1年以上本科室护理工作经验。2.有临床护患、医务人员之间沟通经历、院内医院管理培训经历。3.有基础、专科和责任护理、抢救危重病人经历。					
岗位工作技能要求	1.初级专业技术职称。2.科室护理骨干。3.较好的口才和文字表达能力。4.良好的职业道德素质和团队合作精神。5.持续学习能力强。6.良好的岗位工作的协调能力。					
岗位工作其他要求	性别要求		年龄要求		婚姻	婚否不限
	身体要求		政治要求	事业性、组织观念强	业务要求	掌握本专业
岗位分析时间			填写人			
直接上级审核签字			审核时间			

15.内分泌内科夜班(大夜班)护士岗位说明书

岗位工作 基本信息	岗位名称	后夜班护士	所在部门	内分泌科	岗位编号	
	从属部门	医务部、护理部	岗位定员		所辖人数	
	直接上级	护士长	直接下级	实习、进修护士		

岗位使命 工作概述	在护士长领导和上级护师指导下按照自己的职责和任务独立做好后夜班护理工作,重视护理质量、提高病人满意度。按照时间、按质量、按数量标准完成本职工作。

岗位工作 主要职责 与任务	**岗位职责。**1.上班提前10分钟到病房,阅读交班报告和危重患者护理记录单,明确前夜交班内容。2.明确病人总数与相关信息及病室管理中应注意的问题。负责夜间病区病员的一切治疗、护理工作。完成交接班班中待执行事项。3.检查备用急救、贵重、毒麻、限剧药品情况。4.新入院、急诊、抢救、危重,特殊诊疗、输血及情绪异常的病人必须床旁交接。5.病人有无压疮,静脉输液管等各种管道是否畅通。静脉输液瓶内加药成分、滴速、数量。吸引管引出的液体颜色、性质、数量,各类管道消毒更换日期、标示清楚。6.病人有无伤口出血与渗血情况。按时测量病人生命体征。7.按时发放病人口服药品,核对姓名,做到送药入手,倒温水,看药入口。 **工作任务。**1.保持病室夜间安静,巡视病房,掌握病人动态情况。2.对昏迷、躁动、老年、小儿、特殊检查后的病人注意安全防护,防止坠床。3.负责病区安全,关注人员往来。根据气候变化关闭门窗、电源开关。4.掌握以下疾病护理技能:糖尿病、脑垂体、甲状腺、甲状旁腺、胰腺、肾上腺、性腺、骨代谢、垂体-肾上腺轴、垂体-甲状腺轴功能、糖尿病微血管并发症等内分泌代谢病等。5.保持治疗室清洁、整齐。6.维护使用的医疗仪器设备。7.遵循PDCA管理、追踪问题管理、熟悉可靠性管理、持续护理质量改进。8.工作现场"7S管理":①整理、②整顿、③清扫、④清洁、⑤安全、⑥节约、⑦素养。9.按照规定处理医疗与护理垃圾和废物。10.病人满意度。 **制度执行。**1.执行各项规章制度和技术操作常规,按照流程操作。2.执行"三查七对"及相关管理规定。3.严格执行规定消毒隔离、无菌技术操作流程,预防医院感染。 **职业道德。**1.遵守劳动纪律,按规定着装。2.尊重患者权利,保守医疗秘密。3.勤奋工作,文明礼貌,卓越服务。4.团队精神,和谐共事。5.工作积极性、主动性、责任性与创新性。6.热爱护理专业,热爱护理服务工作,任劳任怨,忠于职守。 **学习与创新。**1.持续学习,具备PDCA、持续改进、沟通技巧、追踪问题理念。2.不断总结经验,结合临床实际撰写论文。3.积极参加医学继续教育。4.解决问题能力。

岗位工作 主要绩效 考核要点	1.规章制度与流程。2.工作绩效。3.医德医风、社会责任。4.顾客沟通。5.病区管理、健康宣教。6.交接班记录。7.服务态度。8.敬业奉献,遵守纪律,任劳任怨。9.工作主动性、责任心。10.职业素质。11.PDCA、持续改进、追踪问题了解程度。

岗位工 作关系	院内联系部门	院内各个科室、行政职能部门、后勤部门相关领导和人员。
	院外联系部门	医院、科室或护理部授权范围内与外界有关部门人员沟通、联系。

工作权限	1.对护理工作计划、实施的参与权。2.向护士长、主任建议提出改进工作权。

工作环境	1.在医院内工作,温度、湿度适宜。2.满足岗位工作的相关环境条件。

在现在的岗位已工作时间	自　　年　　月　　日开始,　　共计:　　年

学历培训 经历经验	1.本科以上学历,2年以上本科室护理工作经验。2.有临床护患、医务人员之间沟通经历、院内医院管理培训经历。3.有基础、专科和责任护理、抢救危重病人经历。

岗位工作 技能要求	1.相当于初级专业技术职称。2.科室护理骨干。3.较好的口才和文字表达能力。4.良好的职业道德素质和团队合作精神。5.持续学习能力强。6.良好的职业素质。

岗位工作 其他要求	性别要求		年龄要求		婚姻	婚否不限
	身体要求		政治要求	事业性、组织观念强	业务要求	掌握本专业

岗位分析时间		填写人	

十二、急诊科护理人员岗位说明书

1.急诊科护士长岗位说明书

岗位工作 基本信息	岗位名称	护士长	所在部门	急诊科	岗位编号	
	从属部门	科室主任、护理部	岗位定员		所辖人数	
	直接上级	科主任、护理部	直接下级	护理人员,实习、进修护士		
岗位使命 工作概述	在科主任与护理部领导下,全面负责科室护理工作、业务、技术、病房管理、护士思想工作,物资管理等工作。是科室护士的思想、业务、行政管理的第一责任人。					
岗位工作 主要职责 与任务	**领导职责。**1.履行护士长岗位职责。在科主任和护理部主任领导下,负责科室的护理、业务及行政管理工作,完成各项数量、质量与绩效指标。2.根据护理部及科内护理工作质量标准、工作计划,负责制订急诊科具体护理工作计划,组织实施、检查与总结。3.检查、指导急诊护理工作。帮助护理人员提高管理与业务能力,充分调动其主观能动性,积极支持护士履行职责。4.负责急诊护士的排班及工作分配,制定各班工作流程。5.掌握本急诊护理人员的思想动态和工作表现,关心护士的生活及学习情况,增强凝聚力,提高工作效率。6.教育护理人员树立以病人为中心的观念,及时、迅速、正确地诊断和抢救急、危病人。7.做好仪器设备、药品等物品的管理,降低成本,提高效益。8.加强窗口科学管理,改善急诊环境,简化急诊工作流程,方便病人就诊,优化急诊服务质量。9.负责管理好急诊留观病房,为病人提供整洁、安静、舒适、安全的环境,督促检查护士、卫生员工作。 **管理与业务职责。**1.掌握急诊护士的工作情况,参加留观病区危重、抢救、特殊检查及重点病人的护理。2.对本急诊复杂的技术或新开展的护理业务应亲自指导并参加实践。3.充分了解医生对护理工作的要求。4.做好患者、陪人及探视人员的管理,保持病区、治疗室、办公室的整洁、舒适、安静。5.护理文书书写符合要求。 **执行职责。**1.严格执行医疗护理技术操作常规及各项管理及医院制度。2.落实"三查七对":消毒隔离制度。3.落实各种学习、会议制度。4.按照规定处理医疗护理废物。 **职业道德。**1.遵纪守法。2.尊重患者权利,保守病人秘密。3.廉洁行医,文明礼貌,卓越服务。4.发扬团队精神,和谐共事。5.岗位工作积极、主动、创新性、责任心。 **教学与科研。**1.持续学习与创新能力。2.不断总结经验,结合临床实际撰写论文。 **工作创新。**善于发现工作中的问题、缺陷,分析问题缺陷与解决问题缺陷的能力。					
岗位工作 主要绩效 考核要点	1.规章制度。2.护理、学术、科研,工作数量、质量、效率、绩效指标。3.顾客沟通,病人投诉与纠纷。4.医德医风。5.健康教育、培训帮带。6.护理工作流程。7.病房管理。8.护理技术操作。9.基础护理和专科护理合格率。10.服务病人满意度。					
岗位工 作关系	院内联系部门	院内各个科室、行政职能部门、后勤部门相关领导和人员。				
	院外联系部门	医院、科室或护理部授权范围内与外界有关部门人员沟通、联系。				
工作权限	1.病人诊疗护理管理权。2.监督下级人员工作权。3.病房管理权,工作秩序维护权。					
工作环境	1.在医院内工作,温度、湿度适宜。2.满足医疗、护理工作的相关环境条件。					
在现在的岗位已工作时间	自 年 月 日开始, 共计: 年					
学历经历	1.本科以上学历,5年以上本科工作经验。2.抢救病人经验。3.中级或以上职称。					
技能要求	**基本技能:**1.掌握急诊科护理学专业理论。2.掌握急诊科常见疾病的临床表现,主要护理诊断和相关护理措施。3.掌握整体护理和护理程序理论,熟悉急诊科常见疾病的护理程序。 **专业技能:**掌握急诊科一切护理技术。掌握本专业疾病相关的知识。					
岗位工作 其他要求	性别要求		年龄要求		婚姻	婚否不限
	身体要求		政治要求	事业性、组织观念强	业务要求	精通本专业
岗位分析时间			填写人			
直接上级审核签字			审核时间			

2.急诊科副护士长岗位说明书

岗位工作基本信息	岗位名称	副护士长	所在部门	急诊科	岗位编号	
	从属部门	护理部	岗位定员		所辖人数	
	直接上级	科主任科护士长	直接下级	护理人员,实习、进修护士		

岗位使命工作概述	在科主任与护士长领导下,全面负责病区护理工作、病房管理、业务技术、护士思想、学科建设,物资管理等工作。是病区护士思想、业务、行政管理第一责任人。

岗位工作主要职责与任务	**管理与业务职责。**1.在科主任和护士长领导及上级护师指导下,负责所管病区的护理业务及行政管理工作,完成各项数量、质量与绩效指标。2.根据护理部及科内护理工作质量标准、工作计划,协助护士长制订急诊科具体工作计划,并组织实施。3.检查、指导急诊护理工作。帮助护理人员提高管理与业务能力,充分调动其主观能动性,积极支持护士履行职责。负责急诊护士的排班及工作分配,制定各班工作流程。4.掌握本急诊护理人员的思想动态和工作表现,关心护士的生活及学习情况,增强凝聚力,提高工作效率。5.教育护理人员树立以病人为中心的观念,及时、迅速、正确地诊断和抢救急、危病人。6.做好仪器、设备、药品等物品的管理,降低成本,提高效益。7.加强窗口科学管理,改善急诊环境,简化急诊工作流程,方便病人就诊,优化急诊服务质量。8.负责管理好急诊留观病房,为病人提供整洁、安静、舒适、安全的环境,督促检查卫生员工作。9.掌握急诊护士的工作情况,参加留观病区危重、抢救、特殊检查及重点病人的护理。10.对本急诊复杂的技术或新开展的护理业务应亲自指导并参加实践。11.岗位工作场所"7S管理"。 **执行职责。**1.严格执行医疗护理技术操作常规及各项管理及医院制度。2.落实"三查七对",消毒隔离制度。3.落实各种学习、会议制度。4.按照规定处理医疗护理废物。 **职业道德。**1.遵纪守法。2.尊重患者权利,保守病人秘密。3.廉洁行医,文明礼貌,卓越服务。4.发扬团队精神,和谐共事。5.工作积极性、主动性、创新性,责任心。 **教学与科研。**1.持续学习与创新能力。2.不断总结经验,结合临床实际撰写论文。3.参加并组织医学继续教育,完成规定的教学计划。4.按时完成科研课题任务。

岗位工作主要绩效考核要点	1.规章制度。2.护理、学术、科研,工作数量、质量、效率、绩效指标。3.顾客沟通,处理病人投诉与纠纷。4.医德医风、社会责任。5.健康教育、培训帮带。6.护理工作流程。7.病房管理。8.护理技术操作。9.基础护理和专科护理合格率。10.危重病人、特、一级病人护理数。11.护士"三基"考核符合规定标准。12.护理文书书写。

岗位工作关系	院内联系部门	院内各个科室、行政职能部门、后勤部门相关领导和人员。
	院外联系部门	医院、科室或护理部授权范围内与外界有关部门人员沟通、联系。

工作权限	1.病人诊疗护理管理权。2.监督下级人员工作权。3.向上级领导建议工作改进权。

工作环境	1.在医院内工作,温度、湿度适宜。2.满足医疗与护理工作的相关环境条件。

在现在的岗位已工作时间	自 年 月 日开始, 共计: 年

学历经历	1.本科以上学历,5年以上本科工作经验。2.抢救病人经验。3.中级专业技术职称。

技能要求	**基本技能:**1.掌握急诊科护理学专业理论。2.掌握急诊科常见疾病的临床表现,主要护理诊断和相关护理措施。3.掌握整体护理和护理程序理论,熟悉急诊科常见疾病的护理程序。 **专业技能:**1.掌握急诊科专业疾病相关的基础护理学、解剖学、病理生理学以及临床药理学的相关知识。2.熟悉与急诊科护理学密切相关学科的理论。3.熟悉诊断学相关理论知识、急诊科常用诊疗技术原理及临床应用。

岗位工作其他要求	性别要求		年龄要求		婚姻	婚否不限
	身体要求		政治要求	事业性、组织观念强	业务要求	精通本专业

岗位分析时间		填写人	
直接上级审核签字		审核时间	

3.急诊科主任护师岗位说明书

岗位工作 基本信息	岗位名称	主任护师	所在部门	急诊科	岗位编号	
	从属部门	护理部	岗位定员		所辖人数	
	直接上级	护士长	直接下级	护理相关人员		
岗位使命 工作概述	在护理部和护士长领导下,分管科室护理业务、教学、培训、科研、服务,纠纷处理、护理质量管理等工作。按照时间、按照质量、按照数量标准完成自己本职工作。					
岗位工作 主要职责 与任务	**岗位管理与业务职责。**1.履行高级职称职责。2.在护理部主任和护士长领导下,指导本科护理业务技术、服务、教学与科研工作。3.负责协助制订护理差错、事故的防范措施并对已发生的差错提出鉴定意见和持续改进措施。4.参加护理部组织的对主管护师、护师、护士的服务态度、业务技术、护理质量、教学能力等的考核工作。5.总结管理经验,协助护理部加强护理队伍的建设。6.主持全院或急诊科护理大查房。7.负责检查、指导本科危重患者的护理及护理程序的应用,组织并参加对危重患者的抢救和疑难病例的护理会诊,提出解决护理问题的建议或意见。8.了解国内外护理学科的发展动态,努力引进先进护理技术,提高护理专业水平。9.应用PDCA管理,追踪问题,有持续改进计划,熟悉可靠性管理方法。10.服务病人满意度。 **制度执行。**1.执行各项规章制度与护理技术操作常规。2.落实"三查七对"、消毒隔离制度。3.根据年度、月度和周护理工作计划,检查护理工作细节落实情况并记录完整。4.落实各种学习、会议制度。5.按照规定处理医疗废物。6.应知法规并执行。 **职业道德。**1.处处事起模范带头作用,经常对护士进行职业道德教育。加强工作责任、主动和创造性。2.改善服务态度,提高服务水平,为病人提供卓越服务。 **教学与科研。**1.协助护理部组织护理人员业务学习、培训、护士晋级考核工作。2.拟订教学计划,编写教材并负责讲授。3.制订专科护理科研、技术革新计划并实施。4.参与审定、评价护理论文和科研、技术革新成果。5.负责组织本科护理学习讲座和护理病案讨论。6.对医院护理队伍建设,业务技术管理和组织管理提出改进意见,参与护理部组织的全院性工作检查。7.掌握国内外本科护理发展动态,努力引进先进技术,提高护理质量,发展护理科学。8.完成领导交代的其他临时性工作任务。					
岗位工作 主要绩效 考核要点	1.规章制度。2.护理、学术、科研,工作数量、质量、效率、绩效指标。3.顾客沟通,处理病人投诉与纠纷。4.医德医风、社会责任。5.健康教育、培训帮带。6.护理工作流程。7.护理技术操作。8.本组危重病人、特一级病人护理数。9.病人满意。					
岗位工 作关系	院内联系部门	院内各个科室、行政职能部门、后勤部门相关领导和人员。				
	院外联系部门	医院、科室或护理部授权范围内与外界有关部门人员沟通、联系。				
工作权限	1.病人护理管理权。2.监督下级护士工作权。3.向上级领导建议工作改进权。					
工作环境	1.在医院内工作,温度、湿度适宜。2.满足医疗与护理工作的相关环境条件。					
在现在的岗位已工作时间	自　　年　　月　　日开始,　　共计:　　年					
学历经历	1.本科或以上学历,高级专业技术职称,10年以上护理工作经验。2.有科室管理培训经历。					
技能要求	**基本技能:**1.掌握急诊科护理学专业理论。2.掌握急诊科常见疾病的临床表现,主要护理诊断和相关护理措施。3.掌握整体护理和护理程序理论,熟悉急诊科常见疾病的护理程序。 **专业技能:**1.掌握急诊科专业疾病相关的基础护理学、解剖学、病理生理学以及临床药理学的相关知识。2.熟悉与急诊科护理学密切相关学科的理论。3.熟悉诊断学相关理论知识、急诊科常用诊疗技术原理及临床应用。					
岗位工作 其他要求	性别要求		年龄要求		婚姻	婚否不限
	身体要求		政治要求	事业性、组织观念强	业务要求	精通本专业
岗位分析时间			填写人			
直接上级审核签字			审核时间			

4.急诊科副主任护师岗位说明书

<table>
<tr><td rowspan="3">岗位工作
基本信息</td><td>岗位名称</td><td>副主任护师</td><td>所在部门</td><td colspan="2">急诊科</td><td>岗位编号</td><td></td></tr>
<tr><td>从属部门</td><td>护理部</td><td>岗位定员</td><td colspan="2"></td><td>所辖人数</td><td></td></tr>
<tr><td>直接上级</td><td>护士长</td><td>直接下级</td><td colspan="4">护理相关人员</td></tr>
<tr><td>岗位使命
工作概述</td><td colspan="7">在护士长和护理部领导下,分管科护理业务、技术、服务、教学、培训、科研、服务、纠纷处理、护理质量管理等工作。是护理业务技术、科研、管理的行家里手。</td></tr>
<tr><td rowspan="1">岗位工作
主要职责
与任务</td><td colspan="7">岗位职责。1.认真履行高级职称岗位职责。在科护士长和护理部主任领导下,指导本科护理业务技术、服务、教学与科研工作。2.参加晨会交接班,协助护士长制订年度、月度计划并付诸实施。3.主持全院或急诊科护理大查房。4.负责检查、指导本科危重患者的护理及护理程序的应用,组织并参加对危重患者的抢救和疑难病例的护理会诊,提出解决护理问题的建议或意见。5.高职护理岗位工作积极性责任心。
业务管理。1.遵循 PDCA 管理、追踪问题解决、持续质量改进、熟悉可靠性管理方法,不断提高管理水平。2.研究急诊科疑难病人护理技术、解决监护病人护理技术疑难问题,努力提高护理质量。3.检查急、危、重、疑难患者护理计划和会诊落实情况,对复杂技术或新开展的护理业务,要亲自参加并具体指导。4.处理护理纠纷,对护理差错、事故提出技术鉴定意见。5.按照规定处理医疗废物。6.服务病人满意度。
制度执行。1.严格执行各项规章制度与护理技术操作常规。2.落实"三查七对"、消毒隔离及相关业务与管理制度。3.应知法规与法律并执行。4.按规定处理医疗废物。
职业道德。1.处处、事事起模范带头作用,经常对护士进行职业道德教育。加强工作责任、主动和创造性。2.改善服务态度,提高服务水平,为病人提供卓越服务。
教学与科研。1.协助护理部并承担对护理人员业务学习、培训及护士晋级的考核工作。2.拟订教学计划,编写教材并负责讲授。3.制订专科护理科研、技术革新计划并实施。4.参与审定、评价护理论文和科研、技术革新成果。5.负责组织本科护理学习讲座和护理病案讨论。6.对医院护理队伍建设、业务技术管理和组织管理提出意见,参与护理部组织的全院性工作检查。7.掌握国内外本科护理发展动态,努力引进先进技术,提高护理质量,发展护理科学。8.完成领导交代的临时性工作任务。</td></tr>
<tr><td>岗位工作
主要绩效
考核要点</td><td colspan="7">1.规章制度。2.护理、学术、科研,工作数量、质量、效率、绩效指标。3.顾客沟通,处理病人投诉与纠纷。4.医德医风、社会责任。5.健康教育、培训帮带。6.护理工作流程。7.护理技术操作。8.本组危重病人、特、一级病人护理数。9.满意度。</td></tr>
<tr><td rowspan="2">岗位工
作关系</td><td>院内联系部门</td><td colspan="6">院内各个科室、行政职能部门、后勤部门相关领导和人员。</td></tr>
<tr><td>院外联系部门</td><td colspan="6">医院、科室或护理部授权范围内与外界有关部门人员沟通、联系。</td></tr>
<tr><td>工作权限</td><td colspan="7">1.病人护理管理权。2.监督下级护士工作权。3.向上级领导建议工作改进权。</td></tr>
<tr><td>工作环境</td><td colspan="7">1.在医院内工作,温度、湿度适宜。2.满足医疗与护理工作的相关环境条件。</td></tr>
<tr><td>在现在的岗位已工作时间</td><td colspan="7">自　　　年　　　月　　　日开始,　　共计:　　　年</td></tr>
<tr><td>学历经历</td><td colspan="7">1.本科或以上学历,高级专业技术职称,10 年以上护理工作经验。2.有科室管理培训经历。</td></tr>
<tr><td>技能要求</td><td colspan="7">基本技能:1.掌握急诊科护理学专业理论。2.掌握急诊科常见疾病的临床表现,主要护理诊断和相关护理措施。3.掌握整体护理和护理程序理论,熟悉急诊科常见疾病的护理程序。
专业技能:1.掌握急诊科专业疾病相关的基础护理学、解剖学、病理生理学以及临床药理学的相关知识。2.熟悉与急诊科护理学密切相关学科的理论。3.熟悉诊断学相关理论知识、急诊科常用诊疗技术原理及临床应用。</td></tr>
<tr><td rowspan="2">岗位工作
其他要求</td><td>性别要求</td><td></td><td>年龄要求</td><td></td><td></td><td>婚姻</td><td>婚否不限</td></tr>
<tr><td>身体要求</td><td></td><td>政治要求</td><td colspan="2">事业性、组织观念强</td><td>业务要求</td><td>精通本专业</td></tr>
<tr><td colspan="3">岗位分析时间</td><td colspan="2"></td><td colspan="1">填写人</td><td colspan="2"></td></tr>
<tr><td colspan="3">直接上级审核签字</td><td colspan="2"></td><td colspan="1">审核时间</td><td colspan="2"></td></tr>
</table>

5.急诊科主管护师岗位说明书

岗位工作基本信息	岗位名称	主管护师	所在部门	急诊科	岗位编号	
	从属部门	护理部	岗位定员		所辖人数	
	直接上级	护士长	直接下级	科室相关护理人员		

岗位使命工作概述	在护士长领导和上级护师指导下,负责上班时病人的治疗、护理、服务工作,护患沟通、健康教育及相关工作。是专科护理业务、技术、服务工作全能核心力量。

岗位工作主要职责与任务	**岗位职责。**1.按量、按质、按时完成自己岗位独立工作。2.协助护士长做好护理质量控制工作。3.能够制定具有急诊科特色的护理计划,对患者实施整体护理。4.掌握基础、专科与责任护理流程。协助护士长做好行政管理和护理队伍的建设工作。5.掌握急诊科常规病人护理技术。6.协助护士长检查急危重疑难患者护理计划和会诊落实情况,对复杂技术或新开展的护理业务,要亲自参加。7.处理护理纠纷,对护理差错、事故提出技术鉴定意见。8.熟悉护理理念和管理工具,遵循 PDCA 管理、追踪问题管理、熟悉可靠性管理、持续质量改进,不断提高管理水平。9.创新性。 **工作任务。**1.参与组织护理查房,护理会诊等业务活动。2.担当危、急、重症病人抢救工作。3.能够解决本科护理业务上的疑难问题。4.指导护师、护士、实习、进修护士工作。5.带头落实本科基础护理、专科护理、责任制护理计划。6.落实病人治疗饮食。7.解除病人疼痛,评价病人疼痛。8.掌握监护室病人的各种护理技术操作,不断提高监护和观察病人的能力。9.学习应用国内外护理先进经验,不断提高科室的护理技术水平。10.重视病人思想工作,随时掌握病人病情变化。11.维护医疗仪器设备,提高设备使用效率。12.护理文书书写符合要求。13.工作现场"7S 管理":①整理、②整顿、③清扫、④清洁、⑤安全、⑥节约、⑦素养。14.病人满意度。 **执行职责。**1.严格执行医疗护理技术操作常规及各项管理及医院制度。2.落实"三查七对",消毒隔离制度。3.落实各种学习、会议制度。4.按照规定处理医疗废物。 **职业道德。**1.遵纪守法。2.尊重患者权利,保守病人秘密。3.廉洁行医,文明礼貌,卓越服务。4.发扬团队精神,和谐共事。5.工作积极性、主动性、创新性、责任心。 **教学与科研。**1.持续学习与创新能力。2.不断总结经验,结合临床实际撰写论文。3.参加并组织医学继续教育,完成规定的教学计划。4.按时完成科研课题任务。

岗位工作主要绩效考核要点	1.规章制度。2.护理业务、学术、科研等工作数量、质量、绩效指标。3.顾客沟通,护患纠纷处理。4.医德医风、社会责任。5.服务态度。6.健康教育、培训帮带。7."三基"考试。8.责任护理。9.护理技术操作。10.静脉穿刺成功率。11.基础、专科、整体护理。12.特、一级护理数。13.护理文书。14.病人满意度。15.持续学习能力。

岗位工作关系	院内联系部门	院内各个科室、行政职能部门、后勤部门相关领导和人员。
	院外联系部门	医院、科室或护理部授权范围内与外界有关部门人员沟通、联系。

工作权限	1.病人护理管理权。2.监督下级护士工作权。3.向上级领导建议工作薪酬改进权。

工作环境	1.在医院内工作,温度、湿度适宜。2.满足医疗与护理工作的相关环境条件。

在现在的岗位已工作时间	自　　年　　月　　日开始,　　共计:　　年

学历经历	1.本科或以上学历,中级专业技术职称,5年以上护理工作经验。2.有科室管理培训经历。

技能要求	**基本技能:**1.掌握急诊科护理学专业理论。2.掌握急诊科常见疾病的临床表现,主要护理诊断和相关护理措施。3.掌握整体护理和护理程序理论,熟悉急诊科常见疾病的护理程序。 **专业技能:**1.掌握急诊科专业疾病相关的基础护理学、解剖学、病理生理学以及临床药理学的相关知识。2.熟悉与急诊科护理学密切相关学科理论。

岗位工作其他要求	性别要求		年龄要求		婚姻	婚否不限
	身体要求		政治要求	事业性、组织观念强	业务要求	掌握本专业
岗位分析时间				填写人		

6.急诊科护师岗位说明书

<table>
<tr><td rowspan="3">岗位工作
基本信息</td><td>岗位名称</td><td>护师</td><td>所在部门</td><td colspan="2">急诊科</td><td>岗位编号</td><td></td></tr>
<tr><td>从属部门</td><td>护理部</td><td>岗位定员</td><td colspan="2"></td><td>所辖人数</td><td></td></tr>
<tr><td>直接上级</td><td>护士长</td><td>直接下级</td><td colspan="4">护士,实习、进修护士</td></tr>
<tr><td>岗位使命
工作概述</td><td colspan="7">在护士长领导和上级护师指导下按照自己的职责独立做好护理工作、重视护理质量、提高病人满意度。按时、按质、按量完成自己的本职工作。是科室护理骨干力量。</td></tr>
<tr><td rowspan="5">岗位工作
主要职责
与任务</td><td colspan="7">岗位职责。1.在护士长领导下独立完成自己的岗位工作。2.协助护士长拟订留观病房护理工作计划,参与留观病房管理工作。3.具备整体护理知识,熟悉基础、专科、责任护理业务,对病人实施整体护理,制定和评估病人护理计划,完成健康教育、心理护理,护理文书写达到要求。4.参加留观病房的护理临床实践,指导护士正确执行医嘱及各项护理技术操作规程,发现问题,及时解决。5.参与病房危重、疑难病人的护理工作及难度较大的护理技术操作。6.按照规定带领护士完成新业务、新技术的临床实践。7.参加本科室护士长、主管护师组织的护理查房、会诊和病例讨论。8.遵循 PDCA 管理、追踪问题管理、熟悉可靠性管理方法、持续质量改进。9.工作现场"7S管理":①整理、②整顿、③清扫、④清洁、⑤安全、⑥节约、⑦素养。</td></tr>
<tr><td colspan="7">工作任务。1.参加晨会。查看夜班交班报告内容,明确治疗本、医嘱本、护嘱本、记录本等内容与结果,完成交班期间待完成的治疗项目。2.交接班重点明白病人静脉输液管等各种管道是否畅通。静脉输液管内加药成分、滴速、数量。吸引管引出的液体颜色、性质、数量,各类管道消毒更换日期等。3.清楚疼痛病人止痛后的效果。4.能够与医生一道独立完成危重病人抢救工作。5.参加护理查房、护理病例讨论。6.熟悉科室各个护理班次的工作内容,按照规定参加夜、晚值班以及其他班次。</td></tr>
<tr><td colspan="7">制度执行。1.严格执行各项规章制度和技术操作常规,按照规范的流程操作。2.严格执行消毒隔离、无菌技术操作流程,预防医院感染。3.执行医院各项管理规定。</td></tr>
<tr><td colspan="7">职业道德。1.遵纪守法。2.尊重患者权利,保守病人秘密。3.廉洁工作,卓越服务。4.团队精神,和谐共事。5.工作积极主动性,责任心。6.奉献精神。7.病人满意度。</td></tr>
<tr><td colspan="7">学习与创新。1.朝气蓬勃,精神面貌好,持续学习与创新能力。2.结合临床实际不断总结经验,撰写护理论文。3.积极参加医学继续教育护理项目。4.病人服务创新。</td></tr>
<tr><td>岗位工作
主要绩效
考核要点</td><td colspan="7">1.规章制度。2.护理业务、学术、科研等工作数量、质量、绩效指标。3.顾客沟通,护患纠纷处理。4.医德医风、社会责任。5.服务态度。6.健康教育、培训帮带。7."三基"考试。8.责任护理。9.护理技术操作。10.静脉穿刺成功率。11.基础、专科、整体护理。12.特、一级护理数。13.护理文书。14.病人满意度。15.持续学习能力。</td></tr>
<tr><td rowspan="2">岗位工
作关系</td><td colspan="2">院内联系部门</td><td colspan="5">院内各个科室、行政职能部门、后勤部门相关领导和人员。</td></tr>
<tr><td colspan="2">院外联系部门</td><td colspan="5">医院、科室或护理部授权范围内与外界有关部门人员沟通、联系。</td></tr>
<tr><td>工作权限</td><td colspan="7">1.病人护理业务与管理权。2.医患沟通权。3.向上级领导建议工作、薪酬改进权。</td></tr>
<tr><td>工作环境</td><td colspan="7">1.在医院内工作,温度、湿度适宜。2.满足医疗与护理工作的相关环境条件。</td></tr>
<tr><td>在现在的岗位已工作时间</td><td colspan="7">自　　年　　月　　日开始,　　共计:　　年</td></tr>
<tr><td>学历经历</td><td colspan="7">1.本科以上学历,5 年以上护理工作经验。2.中级专业技术职称,有临床管理工作经验。</td></tr>
<tr><td>技能要求</td><td colspan="7">基本技能:1.掌握急诊科护理学专业理论。2.掌握急诊科常见疾病的临床表现,主要护理诊断和相关护理措施。3.掌握整体护理和护理程序理论,熟悉急诊科常见疾病的护理程序。
专业技能:掌握急诊科一切护理技术。掌握本专业疾病相关的知识。</td></tr>
<tr><td rowspan="2">岗位工作
其他要求</td><td colspan="2">性别要求</td><td colspan="2">年龄要求</td><td></td><td>婚姻</td><td>婚否不限</td></tr>
<tr><td colspan="2">身体要求</td><td colspan="2">政治要求</td><td>事业性、组织观念强</td><td>业务要求</td><td>熟悉本专业</td></tr>
<tr><td colspan="3">岗位分析时间</td><td colspan="2">填写人</td><td colspan="3"></td></tr>
<tr><td colspan="3">直接上级审核签字</td><td colspan="2">审核时间</td><td colspan="3"></td></tr>
</table>

7.急诊科护士岗位说明书

<table>
<tr><td rowspan="3">岗位工作
基本信息</td><td>岗位名称</td><td>护士</td><td>所在部门</td><td>急诊科</td><td>岗位编号</td><td></td></tr>
<tr><td>从属部门</td><td>护理部</td><td>岗位定员</td><td></td><td>所辖人数</td><td></td></tr>
<tr><td>直接上级</td><td>护士长</td><td>直接下级</td><td colspan="3">实习、进修护士</td></tr>
<tr><td>岗位使命
工作概述</td><td colspan="6">在护士长领导和上级护师指导下按照自己的职责独立做好护理工作、重视护理质量、提高病人满意度。按照时间、按照质量、按照数量标准完成自己的本职岗位工作。</td></tr>
<tr><td rowspan="1">岗位工作
主要职责
与任务</td><td colspan="6">岗位职责。1.取得护师执业资格。独立完成岗位工作。2.交接科室规定物品并双方签字。3.正确执行医嘱,准确及时地完成各项急诊护理工作,做好查对和交接班工作,防止差错、事故的发生。4.热情主动接待病人,准确分诊,协助指导病人就诊。5.对传染病要隔离并报告疫情。6.做好基础护理和心理护理工作。7.经常巡视留观病房,密切观察留观病人情况,发现异常及时报告。8.对危重病人实施必要的抢救措施并参与抢救工作。9.熟练各种抢救技术和常见急性病抢救流程,迅速而准确地协助医生进行抢救。10.作好急诊手术病人术前准备并通知手术室,负责采集各种检验标本。11.办理入、出院、转科、转院手续及有关登记工作。12.病人满意度。
工作任务。1.参加晨会。查看夜班交班报告内容,明确治疗本、医嘱本、护嘱本、记录本等内容与结果,完成交班期间待完成的治疗项目。2.在护士长带领下参加病人床旁交接班,明确危重、抢救、特殊检查、新入院病人情况。3.交接班重点明白病人静脉输液管等各种管道是否畅通。静脉输液管内加药成分、滴速、数量。引流管引出的液体颜色、性质、数量,各类管道消毒更换日期等。4.清楚疼痛病人止痛后的效果。5.能够独立参加危重病人的抢救工作。6.参加护理查房、护理病例讨论。7.熟悉并掌握科室各个护理班次的工作内容。8.工作现场"7S管理":①整理、②整顿、③清扫、④清洁、⑤安全、⑥节约、⑦素养。9.按照规定处理医疗护理垃圾和废物。
制度执行。1.认真执行各项规章制度和技术操作常规,按照规范的流程操作。2.严格执行消毒隔离、无菌技术操作流程,预防医院感染。3.落实执行病人治疗饮食。
职业道德。1.遵纪守法。2.尊重患者权利,保守病人秘密。3.卓越服务。4.团队精神,注重沟通。5.工作积极、主动性、责任心、创新性。6.奉献精神,任劳任怨。
学习与创新。1.持续学习能力。2.结合临床实际撰写论文。3.参加医学继续教育。4.指导实习护士、进修护士临床带教,完成教学计划,并进行绩效考核和评价。</td></tr>
<tr><td>岗位工作
主要绩效
考核要点</td><td colspan="6">1.规章制度。2.护理业务、学术、服务等工作数量、质量、绩效指标。3.顾客沟通,护患纠纷处理。4.医德医风、社会责任。5.服务态度。6.健康教育、帮带实习生。7."三基"考试。8.责任护理。9.护理技术操作。10.静脉穿刺成功率。11.基础、专科、整体护理。12.特、一级护理数。13.护理文书。14.病人满意度。15.持续学习能力。</td></tr>
<tr><td rowspan="2">岗位工
作关系</td><td>院内联系部门</td><td colspan="5">院内各个科室、行政职能部门、后勤部门相关领导和人员。</td></tr>
<tr><td>院外联系部门</td><td colspan="5">医院、科室或护理部授权范围内与外界有关部门人员沟通、联系。</td></tr>
<tr><td>工作权限</td><td colspan="6">1.病人护理服务、沟通、管理权。2.持续学习。3.有向上级领导建议工作改进的权利。</td></tr>
<tr><td>工作环境</td><td colspan="6">1.在医院内工作,温度、湿度适宜。2.满足医疗与护理工作的相关环境条件。</td></tr>
<tr><td>在现在的岗位已工作时间</td><td colspan="6">自　　年　　月　　日开始,　　共计:　　年</td></tr>
<tr><td>学历经历</td><td colspan="6">1.本科以上学历,2年以上护理工作经验。2.初级专业技术职称,有临床管理工作经验。</td></tr>
<tr><td>技能要求</td><td colspan="6">基本技能:1.掌握急诊科护理学专业理论。2.掌握急诊科常见疾病的临床表现,主要护理诊断和相关护理措施。3.掌握整体护理和护理程序理论,熟悉急诊科常见疾病的护理程序。
专业技能:掌握急诊科一切护理技术。掌握本专业疾病相关的知识。</td></tr>
<tr><td rowspan="2">岗位工作
其他要求</td><td>性别要求</td><td></td><td>年龄要求</td><td></td><td>婚姻</td><td>婚否不限</td></tr>
<tr><td>身体要求</td><td></td><td>政治要求</td><td>事业性、组织观念强</td><td>业务要求</td><td>熟悉本专业</td></tr>
<tr><td colspan="2" style="text-align:center">岗位分析时间</td><td></td><td colspan="2" style="text-align:center">填写人</td><td></td></tr>
</table>

8.急诊科办公护师岗位说明书

岗位工作基本信息	岗位名称	办公护师	所在部门	急诊科	岗位编号	
	从属部门	护理部	岗位定员		所辖人数	
	直接上级	护士长	直接下级	实习、进修护士		

岗位使命工作概述	在护士长领导和上级护师指导下按照自己的职责独立做好办公室工作、重视护理质量、提高顾客满意度。按照时间、按照质量、按照数量标准完成自己的本职工作。

岗位工作主要职责与任务	**岗位职责。**1.提前10分钟到病房,参加晨会,查看夜间医嘱,阅读交班报告和了解医嘱执行情况。2.树立第一时间接待急诊病人理念。热情接待病人,文明用语。合理安排留观病人,填写诊断卡和床尾卡及时通知主管医师和主管护士。3.填写空床报告,在病室一览表上填写病人总数、新入、危重、手术、转科、出院、特殊治疗事项及当日值班医师和护士姓名。4.办理出入院、转科、转院、饮食、手术、死亡通知工作。5.正确绘制体温单,转抄长期医嘱执行单(输液、注射、口服等)和记账。6.每日查对医嘱,每周大查对医嘱一次。根据护理级别、药物阳性标识及时在诊断卡和床头卡上注明。7.按医嘱饮食种类和病人需要,与营养科联系安排病人的饮食。8.负责使用病历的管理、出院病人病历的质量检查及整理工作,防止丢失。9.负责办公室的电脑、电话和整洁的管理。10.各种纸张、表格、电脑耗材清理并及时补充。11.保持办公室清洁、整齐。12.遵循PDCA、追踪问题管理、了解可靠性管理、持续质量改进方法,不断提高护理水平。13.参加护理查房、护理病例讨论。14.工作现场"7S管理":①整理、②整顿、③清扫、④清洁、⑤安全、⑥节约、⑦素养。15.按照规定处理医疗垃圾和废物。16.完成相关领导交办的其他临时性工作任务。 **制度执行。**1.认真执行各项规章制度和技术操作常规,按照流程操作。2.严格执行"三查七对"制度,监督检查医嘱执行情况。3.严格执行消毒隔离、无菌技术操作流程,预防医院感染。4.严格执行收费标准并记账。5.按照规定处理医疗护理废物。 **职业道德。**1.遵纪守法。2.尊重患者权利,保守医疗秘密。3.廉洁工作,文明礼貌,卓越服务。4.团队精神,和谐共事。5.岗位工作积极性、主动性、责任心与创新性。 **学习与创新。**1.持续学习能力。2.结合临床实际撰写论文。3.参加医学继续教育。

岗位工作主要绩效考核要点	1.规章制度。2.护理业务、学术、科研等工作数量、质量、绩效指标。3.顾客沟通,护患纠纷处理。4.医德医风、社会责任。5.服务态度。6.健康教育、培训帮带。7."三基"考试。8.责任护理。9.护理技术操作。10.静脉穿刺成功率。11.留观病人数。12.急诊病人数。13.护理文书。14.病人服务与满意度测评。15.岗位持续学习能力。

岗位工作关系	院内联系部门	院内各个科室、行政职能部门、后勤部门相关领导和人员。
	院外联系部门	医院、科室或护理部授权范围内与外界有关部门人员沟通、联系。

工作权限	1.病人护理管理权。2.监督下级护士工作权。3.向上级领导建议工作薪酬改进权。

工作环境	1.在医院内工作,温度、湿度适宜。2.满足医疗与护理工作的相关环境条件。

在现在的岗位已工作时间	自　　年　　月　　日开始,　共计:　　年

学历经历	1.本科以上学历,5年以上护理工作经验。2.中级专业技术职称,有临床管理工作经验。

技能要求	**基本技能:**1.掌握急诊科护理学专业理论。2.掌握急诊科常见疾病的临床表现,主要护理诊断和相关护理措施。3.掌握整体护理和护理程序理论,熟悉急诊科常见疾病的护理程序。 **专业技能:**1.掌握急诊科专业疾病相关的基础护理学、解剖学、病理生理学以及临床药理学的相关知识。2.熟悉与急诊科护理学密切相关学科的理论。3.熟悉诊断学相关理论知识、急诊科常用诊疗技术原理及临床应用。

岗位工作其他要求	性别要求		年龄要求			婚姻	婚否不限
	身体要求		政治要求	事业性、组织观念强		业务要求	掌握本专业
岗位分析时间				填写人			

9.急诊科换药室护师岗位说明书

<table>
<tr><td rowspan="3">岗位工作
基本信息</td><td>岗位名称</td><td>护师</td><td>所在部门</td><td>急诊科</td><td>岗位编号</td><td></td></tr>
<tr><td>从属部门</td><td>护理部</td><td>岗位定员</td><td></td><td>所辖人数</td><td></td></tr>
<tr><td>直接上级</td><td>护士长</td><td>直接下级</td><td colspan="3">实习、进修护士</td></tr>
<tr><td>岗位使命
工作概述</td><td colspan="6">在护士长领导和上级护师指导下按照自己的职责独立做好护理工作、重视护理质量、提高病人满意度。按照时间、按照质量、按照数量标准完成自己的本职岗位工作。</td></tr>
<tr><td rowspan="1">岗位工作
主要职责
与任务</td><td colspan="6">**岗位职责。**1.独立完成岗位工作。2.在护士长领导下,负责换药室护理工作,按医嘱完成门诊、急诊病员的各种注射任务并作好消毒隔离,药品、物资、材料请领、保管工作。3.正确执行医嘱,准确及时地完成各项护理工作,做好查对和交接班工作,防止护理差错、护理事故的发生。4.熟练各种抢救技术和常见急性病抢救流程。
工作任务。1.各种换药按医嘱执行。2.换药室保持清洁、整齐、安静、安全、适宜,每天用紫外线消毒一次,定期做空气培养检查。3.换药室所有器械、物品、用具、敷料等排列有序,定位放置、定期检查,保养维修,保证使用,按管理制度执行。4.换药室内的各种容器每周要消毒一次,将浸泡剪刀、仪器、敷料等每日消毒一次,各种敷料定期检查,所有瓶罐、器械包、敷料包有明显的标签,字迹清楚,有灭菌日期。5.做好换药前的一切准备,检查各种消毒治疗包、用具是否齐全、合格。工作完毕,分别浸泡消毒、清洗处理,分类包装送供应室消毒。6.换药时仔细检查伤口情况,有异常情况向医师报告解决。7.对急诊抢救病人的伤口,应配合医师迅速处理,需要时进行手术,应协助护送,保证病人安全。8.对重病和不能走动病人,换药时应给予关怀和照顾。9.能够独立参加危重病人的抢救工作。10.熟悉科室各个护理班次的工作内容。11.保持换药室地面清洁、卫生,按照规定处理医疗废物。12.工作现场"7S管理":①整理、②整顿、③清扫、④清洁、⑤安全、⑥节约、⑦素养。
制度执行。1.执行各项规章制度和技术操作常规,按照流程操作。2.严格执行医院、科室相关管理规定。3.严格执行消毒隔离、无菌技术操作流程,预防医院感染。
职业道德。1.遵纪守法。2.尊重患者权利,保守病人秘密。3.廉洁工作,文明礼貌,卓越服务。4.团队精神,和谐共事。5.岗位工作积极性、主动性、创新性、责任心。
学习与创新。1.持续学习能力。2.结合临床实际撰写论文。3.参加医学继续教育。4.指导实习护士、进修护士临床带教。5.参与教学计划,并进行绩效考核和评价。</td></tr>
<tr><td>岗位工作
主要绩效
考核要点</td><td colspan="6">1.规章制度。2.护理业务、学术、服务等工作数量、质量、绩效指标。3.顾客沟通、护患纠纷处理。4.医德医风、社会责任。5.服务态度。6.健康教育、帮带实习生。7."三基"考试。8.责任护理。9.护理技术操作。10.静脉穿刺成功率。11.基础、专科、整体护理。12.特、一级护理数。13.护理文书。14.病人满意度。15.持续学习能力。</td></tr>
<tr><td rowspan="2">岗位工
作关系</td><td>院内联系部门</td><td colspan="5">院内各个科室、行政职能部门、后勤部门相关领导和人员。</td></tr>
<tr><td>院外联系部门</td><td colspan="5">医院、科室或护理部授权范围内与外界有关部门人员沟通、联系。</td></tr>
<tr><td>工作权限</td><td colspan="6">1.病人护理服务、沟通、管理权。2.持续学习。3.有向上级领导建议工作改进的权利。</td></tr>
<tr><td>工作环境</td><td colspan="6">1.在医院内工作,温度、湿度适宜。2.满足换药室工作服务的相关环境条件。</td></tr>
<tr><td>在现在的岗位已工作时间</td><td colspan="6">自 年 月 日开始, 共计: 年</td></tr>
<tr><td>学历经历</td><td colspan="6">1.本科以上学历,5年以上护理工作经验。2.中级专业技术职称,有临床管理工作经验。</td></tr>
<tr><td>技能要求</td><td colspan="6">**基本技能:**1.掌握急诊科护理学专业理论。2.掌握急诊科常见疾病的临床表现,主要护理诊断和相关护理措施。3.掌握整体护理和护理程序理论,熟悉急诊科常见疾病的护理程序。
专业技能:掌握急诊科各种病人伤口换药技术。</td></tr>
<tr><td rowspan="2">岗位工作
其他要求</td><td>性别要求</td><td></td><td>年龄要求</td><td></td><td>婚姻</td><td>婚否不限</td></tr>
<tr><td>身体要求</td><td></td><td>政治要求</td><td>事业性、组织观念强</td><td>业务要求</td><td>熟悉本专业</td></tr>
<tr><td colspan="3">岗位分析时间</td><td></td><td>填写人</td><td colspan="2"></td></tr>
</table>

10.急诊科留观室护士岗位说明书

岗位工作 基本信息	岗位名称	护士	所在部门	急诊科	岗位编号	
	从属部门	护理部	岗位定员		所辖人数	
	直接上级	护士长	直接下级	实习、进修护士		

岗位使命 工作概述	在护士长领导和上级护师指导下按照自己的职责独立做好护理工作、重视护理质量、提高病人满意度。按照时间、按照质量、按照数量标准完成自己的本职岗位工作。

岗位工作 主要职责 与任务	**岗位职责。**1.护士长领导下,负责留观室在护理、教学、科研、预防过程中的具体工作。2.交接科室规定物品并双方签字。3.正确执行医嘱,准确及时地完成各项护理工作。4.做好基础护理和心理护理工作。5.经常巡视留观病房,密切观察留观病人情况,发现异常及时报告。6.掌握各种抢救技术和常见急性病抢救流程,迅速而准确地协助医生进行抢救。7.办理入、出院、转科、转院手续及有关登记工作。 **工作任务。**1.参加晨会。查看夜班交班报告内容,明确治疗本、医嘱本、护嘱本、记录本等内容与结果,完成交班期间待完成的治疗项目。2.在护士长带领下参加病人床旁交接班,明确危重、抢救、特殊检查、新入院病人情况。3.交接班重点明白病人静脉输液管等各种管道是否畅通。静脉输液管内加药成分、滴速、数量。引流管引出的液体颜色、性质、数量,各类管道消毒更换日期等与主班、责任护士一起进行床头交接班。4.病区留观患者床头交接,新、急、危重患者重点交接,病区安全管理交接,掌握"八知道"。5.特殊情况做好记录。6.负责急诊中心所有患者的输液治疗。及时完成当日全部患者补液配制工作,急救、危重患者优先配药。抗生素现配现用。时间性药物按时准备。注意配伍禁忌、避光要求等。7.根据急诊中心医师开具的医嘱,分别按护理级别对急、重、危重患者进行护理、观察、巡视。及时将患者病情告知值班医师,以便医师尽早发现病情变化。8.负责治疗室、药品柜、器械柜、冰箱、抢救车的清洁整理,及时清理废品,补充备用物品。9.遇大批伤员患者送来急诊中心时,积极配合抢救治疗。10.工作现场"7S管理":①整理、②整顿、③清扫、④清洁、⑤安全、⑥节约、⑦素养。11.按照规定处理医疗垃圾和废物。 **制度执行。**1.执行各项规章制度和技术操作常规,按照流程操作。2.严格执行医院、科室相关管理规定。3.严格执行消毒隔离、无菌技术操作流程,预防医院感染。 **职业道德。**1.遵纪守法。2.尊重患者权利,保守病人秘密。3.廉洁工作,文明礼貌,卓越服务。4.团队精神,和谐共事。5.岗位工作积极性、主动性、创新性、责任心。 **学习与创新。**1.持续学习能力。2.结合临床实际撰写论文。3.参加医学继续教育。

主要绩效 考核要点	1.规章制度。2.护理业务、学术、服务等工作数量质量绩效指标。3.顾客沟通,护患纠纷处理。4.留观病人数。5."三基"考试符合要求。6.责任护理。7.护理技术操作。

岗位工 作关系	院内联系部门	院内各个科室、行政职能部门、后勤部门相关领导和人员。
	院外联系部门	医院、科室或护理部授权范围内与外界有关部门人员沟通、联系。

工作权限	1.病人护理服务、沟通、管理权。2.持续学习。3.向上级领导建议工作改进权。

工作环境	1.在医院内工作,温度、湿度适宜。2.满足医疗与护理工作的相关环境条件。

在现在的岗位已工作时间	自　　年　　月　　日开始,　　共计:　　年

学历经历	1.本科以上学历,1年以上护理工作经验。2.初级专业技术职称,有临床管理工作经验。

技能要求	**基本技能:**1.掌握急诊科护理学专业理论。2.掌握急诊科常见疾病的临床表现,主要护理诊断和相关护理措施。3.掌握整体护理和护理程序理论,熟悉急诊科常见疾病的护理程序。 **专业技能:**掌握急诊科一切护理技术。掌握本专业疾病相关的知识。

岗位工作 其他要求	性别要求		年龄要求		婚姻	婚否不限
	身体要求		政治要求	事业性、组织观念强	业务要求	熟悉本专业

岗位分析时间		填写人	

11.急诊科注射室护士岗位说明书

岗位工作 基本信息	岗位名称	护士	所在部门	急诊科	岗位编号	
	从属部门	护理部	岗位定员		所辖人数	
	直接上级	护士长	直接下级	实习、进修护士		
岗位使命 工作概述	在护士长领导和上级护师指导下按照自己的职责独立做好护理工作、重视护理质量、提高病人满意度。按照时间、按照质量、按照数量标准完成自己的本职岗位工作。					
岗位工作 主要职责 与任务	**岗位职责。**1.负责注射室护理工作,按医嘱完成门诊病员的各种注射任务。2.交接科室规定物品并双方签字。3.正确执行医嘱,准确及时地完成各项护理工作。4.热情主动接待病人,协助指导病人就诊。5.密切观察留观病人情况,发现异常及时报告。6.掌握各种抢救技术和常见急性病抢救流程。7.办理入、出院、转科、转院手续及有关登记工作。8.工作现场"7S 管理":①整理、②整顿、③清扫、④清洁、⑤安全、⑥节约、⑦素养。9.按照规定处理医疗垃圾和废物。10.服务病人的满意度。 **工作任务。**1.参加晨会。查看夜班交班报告内容,明确治疗本、医嘱本、护嘱本、记录本等内容与结果,完成交班期间待完成的治疗项目。2.实行"一人一针一管"制,严防差错事故的发生。3.严密观察注射后病员的反应,注射有致敏作用的药物应留病员观察十分钟,如发现注射反应或药物过敏,应立即报告医师并采取抢救措施。4.负责医疗器械、药品的请领、报销和保管。5.定期检查无菌用物和消毒药液的有效浓度。6.定时更换无菌器械和敷料,保持室内整齐清洁,定期进行房间消毒和空气细菌培养。7.做好急救药品和物品的准备,定点放置,专人管理,及时补充及更换。8.参加本室人员的政治和业务学习,加强医德教育,不断提高服务质量和业务技术水平。9.在护士长带领下参加病人床旁交接班,明确危重、抢救、特殊检查、新入院病人情况。10.交接班重点明白病人静脉输液管等各种管道是否畅通。静脉输液管内加药成分、滴速、数量。引流管引出的液体颜色、性质、数量,各类管道消毒更换日期等。11.清楚疼痛病人止痛后的效果。12.能够独立参加危重病人的抢救工作。13.参加护理查房、护理病例讨论。14.熟悉并掌握科室各个护理班次的工作内容。 **制度执行。**1.认真执行各项规章制度和技术操作常规,按照规范的流程操作。2.严格执行规定消毒隔离、无菌技术操作流程,预防医院感染。3.落实病人治疗饮食。 **职业道德。**1.遵纪守法。2.尊重患者权利,保守病人秘密。3.卓越服务。4.团队精神,注重沟通。5.工作积极、主动性、责任心、创新性。6.奉献精神,任劳任怨。 **学习与创新。**1.持续学习能力。2.结合临床实际撰写论文。3.参加医学继续教育。					
主要绩效 考核要点	1.规章制度。2.护理业务、学术、服务等工作数量、质量、绩效指标。3.顾客沟通,护患纠纷处理。4.留观病人数。5."三基"考试。6.注射病人数。7.护理技术操作。					
岗位工 作关系	院内联系部门	院内各个科室、行政职能部门、后勤部门相关领导和人员。				
	院外联系部门	医院、科室或护理部授权范围内与外界有关部门人员沟通、联系。				
工作权限	1.病人护理服务、沟通、管理权。2.持续学习。3.向上级领导建议工作改进权。					
工作环境	1.在医院内工作,温度、湿度适宜。2.满足医疗与护理工作的相关环境条件。					
在现在的岗位已工作时间	自 年 月 日开始, 共计: 年					
学历经历	1.本科以上学历,2 年以上护理工作经验。2.初级专业技术职称,有临床管理工作经验。					
技能要求	**基本技能:**1.掌握急诊科护理学专业理论。2.掌握急诊科常见疾病的临床表现,主要护理诊断和相关护理措施。3.掌握整体护理和护理程序理论,熟悉急诊科常见疾病的护理程序。 **专业技能:**掌握急诊科护理技术。掌握本专业疾病相关的知识。					
岗位工作 其他要求	性别要求		年龄要求		婚姻	婚否不限
	身体要求		政治要求	事业性、组织观念强	业务要求	熟悉本专业
岗位分析时间			填写人			

12.急诊科总务护师岗位说明书

岗位工作 基本信息	岗位名称	总务护师	所在部门	急诊科	岗位编号	
	从属部门	护理部	岗位定员		所辖人数	
	直接上级	护士长	直接下级	实习、进修护士		

岗位使命 工作概述	在护士长领导和上级护师指导下按照自己的职责独立做好总务护师工作,重视护理工作质量、管理质量,提高顾客满意度。按时、按质、按量完成自己的本职工作。

岗位工作 主要职责 与任务	**岗位职责。**1.树立以病人为中心服务理念,保持良好护患关系。2.具备整体护理知识,熟悉基础、专科、责任护理业务。3.负责抢救仪器、急救器材、药品的管理,保证急救器材、药品完好率100%。保持病房内物品干净、整齐、卫生。4.负责病区氧气、治疗物品、一次性物品的清理、交换及补充,无过期物品。5.负责各类药品的领取和保管,分类分柜储存口服药、静脉药、肌注药、外用药、剧毒药并标识清楚。6.定期清理药品批号,无过期药品。麻醉药上锁,每班交接并签字。7.负责与供应室、洗衣房交换物品,保证科室与病人用品及时更换、请领。8.病房用后的物品按规定处理。9.协助护士长做好病房管理工作。负责病房物资的请领、保管和报损。物资管理做到账物相符,接受机关物资管理的监督。10.各种纸张、表格、电脑耗材清理、补充及时。注重成本管理。11.科室物品无损坏、丢失,有保质期的用物,做到标示清楚。12.保证一切抢救设备、仪器为工作状态。13.按照规定处理医疗废物。14.遵循 PDCA 管理、追踪问题管理、了解可靠性管理、持续质量改进方法,不断提高护理技术和管理水平。15.爱护公物,大公无私,严格物资的出入登记与管理。16.能够独立参加危重病人的抢救工作。17.参加护理查房、护理病例讨论。18.熟悉并掌握科室各个护理班次的工作内容。19.工作现场"7S 管理":①整理、②整顿、③清扫、④清洁、⑤安全、⑥节约、⑦素养。20.按照规定处理医疗垃圾和废物。 **制度执行。**1.执行各项规章制度和技术操作常规,按照流程操作。2.严格执行医院、科室相关管理规定。3.严格执行消毒隔离、无菌技术操作流程,预防医院感染。 **职业道德。**1.遵纪守法。2.尊重患者权利,保守病人秘密。3.廉洁工作,文明礼貌,卓越服务。4.团队精神,和谐共事。5.岗位工作积极性、主动性、创新性、责任心。 **学习与创新。**1.持续学习能力。2.结合临床实际撰写论文。3.参加医学继续教育。4.指导实习护士、进修护士临床带教。5.参与教学计划,并进行绩效考核和评价。

岗位工作 主要绩效 考核要点	1.规章制度。2.护理业务、学术、科研等工作数量、质量、绩效指标。3.顾客沟通,护患纠纷处理。4.医德医风、社会责任。5.服务态度。6.健康教育、培训帮带。7."三基"考试。8.责任护理。9.护理技术操作。10.留观病人被服管理。11.药品、设备、仪器管理。12.物资管理。13.护理文书。14.病人服务满意度。15.持续学习能力。

岗位工 作关系	院内联系部门	院内各个科室、行政职能部门、后勤部门相关领导和人员。
	院外联系部门	医院、科室或护理部授权范围内与外界有关部门人员沟通、联系。

工作权限	1.病人护理、物资管理权。2.监督下级护士工作权。3.向上级领导建议工作改进权。

工作环境	1.在医院内工作,温度、湿度适宜。2.满足医疗与护理工作的相关环境条件。

在现在的岗位已工作时间	自　　年　　月　　日开始,　　共计:　　年

学历经历	1.本科以上学历,5年以上护理工作经验。2.中级专业技术职称,有临床管理工作经验。

技能要求	**基本技能:**1.掌握急诊科护理学专业理论。2.掌握急诊科常见疾病的临床表现,主要护理诊断和相关护理措施。3.掌握整体护理和护理程序理论,熟悉急诊科常见疾病的护理程序。 **专业技能:**掌握急诊科护理技术。掌握本专业疾病相关的知识。

岗位工作 其他要求	性别要求		年龄要求		婚姻	婚否不限
	身体要求		政治要求	事业性、组织观念强	业务要求	精通本专业

岗位分析时间		填写人	

13.急诊科辅助、帮班护士岗位说明书

<table>
<tr><td rowspan="3">岗位工作
基本信息</td><td>岗位名称</td><td>副班护士</td><td>所在部门</td><td colspan="2">急诊科</td><td>岗位编号</td><td></td></tr>
<tr><td>从属部门</td><td>护理部</td><td>岗位定员</td><td colspan="2"></td><td>所辖人数</td><td></td></tr>
<tr><td>直接上级</td><td>护士长</td><td>直接下级</td><td colspan="4">实习、进修护士</td></tr>
<tr><td>岗位使命
工作概述</td><td colspan="7">在护士长领导和上级护师指导下依据主班护理工作做好自己的辅助护理工作、重视护理质量、提高病人满意度。按照时间、按照质量、按照数量标准完成本职工作。</td></tr>
<tr><td rowspan="1">岗位工作
主要职责
与任务</td><td colspan="7">岗位职责。1.取得护师执业资格。2.晨会后在护士长带领下病人床旁交接班,重点是危重、抢救、特殊检查、新留观病人,了解、询问相关情况。一切以主班护士工作为中心。3.查点交接规定的物品并双方签字。4.查看夜班交班报告内容,明确治疗、医嘱、护嘱、记录本内容完成情况与结果,完成交班期间待完成事项。5.床旁交接班重点是病人静脉输液管道等各种管道是否畅通。静脉输液瓶内加药成分、滴速、数量,吸引管引出的液体颜色、性质、数量,各类管道消毒更换日期、标示等。6.具备整体护理知识,熟悉基础、专科、责任护理业务,并熟悉评估病人方法。
工作任务。1.在护士长指导下做好护理工作。2.维护病区与病室秩序,保证病人安全。3.病人饮食落实。4.协助主班护士执行医嘱、护嘱,实施护理计划及评价护理效果。5.参加危重病人抢救工作。6.巡视病房,掌握病房病人动态情况,测量病人生命体征,并正确完整记录。7.参加护理查房、护理病例讨论,发现问题,及时解决。8.掌握危重病人、急诊留观的病情变化。9.熟悉监护室病人情况。10.遵循PDCA管理、追踪问题管理、了解可靠性管理与持续质量改进方法。11.熟悉各个护理班次的工作内容,按照规定参加夜、晚值班。12.掌握心肺复苏技能,熟悉监护室仪器设备的正确使用方法,掌握危重病人并观察病人病情变化规律。13.工作现场"7S管理":①整理、②整顿、③清扫、④清洁、⑤安全、⑥节约、⑦素养。14.按照规定处理医疗垃圾和废物。15.病人满意度。16.完成相关领导交办的其他临时性工作任务。
制度执行。1.执行各项规章制度和技术操作常规,按照流程操作。2.严格执行医院、科室相关管理规定。3.严格执行消毒隔离、无菌技术操作流程,预防医院感染。
职业道德。1.遵纪守法。2.尊重患者权利,保守病人秘密。3.廉洁工作,文明礼貌,卓越服务。4.团队精神,和谐共事。5.工作积极性、主动性、创新性、责任心。
学习与创新。1.持续学习能力。2.结合临床实际撰写论文。3.参加医学继续教育。</td></tr>
<tr><td>岗位工作
主要绩效
考核要点</td><td colspan="7">1.规章制度。2.护理业务、学术、科研等工作数量、质量、绩效指标。3.顾客沟通,护患纠纷处理。4.医德医风、社会责任。5.服务态度。6.健康教育、培训帮带。7."三基"考试。8.责任护理。9.护理技术操作。10.静脉穿刺成功率。11.基础、专科、整体护理。12.特、一级护理数。13.护理文书。14.病人满意度。15.持续学习能力。</td></tr>
<tr><td rowspan="2">岗位工
作关系</td><td>院内联系部门</td><td colspan="6">院内各个科室、行政职能部门、后勤部门相关领导和人员。</td></tr>
<tr><td>院外联系部门</td><td colspan="6">医院、科室或护理部授权范围内与外界有关部门人员沟通、联系。</td></tr>
<tr><td>工作权限</td><td colspan="7">1.病人护理与管理权。2.患者服务与沟通权。3.向上级领导建议改进工作权。</td></tr>
<tr><td>工作环境</td><td colspan="7">1.在医院内工作,温度、湿度适宜。2.满足医疗与护理工作的相关环境条件。</td></tr>
<tr><td>在现在的岗位已工作时间</td><td colspan="7">自 年 月 日开始, 共计: 年</td></tr>
<tr><td>学历经历</td><td colspan="7">1.本科以上学历,2年以上护理工作经验。2.初级专业技术职称,有临床管理工作经验。</td></tr>
<tr><td>技能要求</td><td colspan="7">基本技能:1.掌握急诊科护理学专业理论。2.掌握急诊科常见疾病的临床表现,主要护理诊断和相关护理措施。3.掌握整体护理和护理程序理论,熟悉急诊科常见疾病的护理程序。
专业技能:掌握急诊科护理技术。掌握本专业疾病相关的知识。</td></tr>
<tr><td rowspan="2">岗位工作
其他要求</td><td>性别要求</td><td></td><td>年龄要求</td><td colspan="2"></td><td>婚姻</td><td>婚否不限</td></tr>
<tr><td>身体要求</td><td></td><td>政治要求</td><td colspan="2">事业性、组织观念强</td><td>业务要求</td><td>熟悉本专业</td></tr>
<tr><td colspan="3" align="center">岗位分析时间</td><td colspan="2" align="center">填写人</td><td colspan="3"></td></tr>
</table>

14.急诊科治疗班护师岗位说明书

岗位工作 基本信息	岗位名称	治疗班护师	所在部门	急诊科	岗位编号	
	从属部门	护理部	岗位定员		所辖人数	
	直接上级	护士长	直接下级	实习、进修护士		

岗位使命 工作概述	在护士长领导和上级护师指导下按照自己的职责独立做好治疗班工作、重视治疗班工作质量、提高病人满意度。按照时间、按照质量、按照数量标准完成本职工作。

岗位工作 主要职责 与任务	**岗位职责。**1.提前10分钟上班,阅读交班报告及危重患者处置记录单,明确夜班交班内容。2.交接治疗室规定使用的物品并签字,完成交接班中待执行事项。3.晨会后随护士长床头交接班。明确病人静脉输液管等各种管道是否畅通。静脉输液瓶内加药成分、滴速、数量。吸引管引出的液体颜色、性质、数量。各类管道消毒更换日期、标示等。4.做到给药时间、途径、剂量和浓度准确。转抄服药本、输液卡,每日下午进行查对。5.具备整体护理知识,熟悉基础、专科、责任护理业务。6.发放中午口服药品,"三查七对",做到送药到手,倒温水,看药入口。7.检查备用药品,如有过期、沉淀、絮状物等质量问题,及时调整。8.及时巡视病房,如有异常报告医生后妥善处理。适时对病人开展健康宣教。9.按时测量病人生命体征,如有异常遵医嘱及时处置。做好体温计消毒及治疗室紫外线消毒,填写消毒记录。10.掌握病人动态情况。填写各种治疗和处置事项后记录,写交班报告。11.送取药盘,查对药品,准备下班治疗药品,做好交班准备。12.保持治疗室清洁、整齐。13.基本掌握急诊科病人护理技术。14.熟悉车祸、创伤、各种急诊病人以及特殊病人的护理技能。15.掌握心肺复苏技能,熟悉监护室仪器设备的正确使用方法,掌握危重病人病情变化规律。16.熟悉急诊科各个护理班次工作内容。17.工作现场"7S管理":①整理、②整顿、③清扫、④清洁、⑤安全、⑥节约、⑦素养。18.按照规定处理医疗护理垃圾和废物。19.岗位工作现场"7S管理"。20.完成相关领导交办的其他临时性工作任务。 **制度执行。**1.执行各项规章制度和技术操作常规,按照流程操作。2.严格执行医院、科室相关管理规定。3.严格执行规定消毒隔离、无菌技术操作流程,预防医院感染。 **职业道德。**1.遵纪守法。2.尊重患者权利,保守病人秘密。3.廉洁工作,文明礼貌,卓越服务。4.团队精神,和谐共事。5.岗位工作积极性、主动性、创新性、责任心。 **学习与创新。**1.持续学习能力。2.结合临床实际撰写论文。3.参加医学继续教育。

岗位工作 主要绩效 考核要点	1.规章制度。2.护理业务、学术、科研等工作数量、质量、绩效指标。3.顾客沟通、护患纠纷处理。4.医德医风、社会责任。5.服务态度。6.健康教育、培训帮带。7."三基"考试。8.责任护理。9.护理技术操作。10.静脉穿刺成功率。11.基础、专科、整体护理。12.特、一级护理数。13.护理文书。14.病人满意度。15.持续学习能力。

岗位工 作关系	院内联系部门	院内各个科室、行政职能部门、后勤部门相关领导和人员。
	院外联系部门	医院、科室或护理部授权范围内与外界有关部门人员沟通、联系。

工作权限	1.病人护理与管理权。2.患者服务与沟通权。3.向上级领导建议改进工作权。

工作环境	1.在医院内工作,温度、湿度适宜。2.满足护理工作服务的相关环境条件。

在现在的岗位已工作时间	自　　年　　月　　日开始,　　共计:　　年

学历经历	1.本科以上学历,5年以上护理工作经验。2.中级专业技术职称,有临床管理工作经验。

技能要求	**基本技能:**1.掌握急诊科护理学专业理论。2.掌握急诊科常见疾病的临床表现,主要护理诊断和相关护理措施。3.掌握整体护理和护理程序理论,熟悉急诊科常见疾病的护理程序。 **专业技能:**掌握急诊科护理技术。掌握本专业疾病相关的知识。

岗位工作 其他要求	性别要求		年龄要求		婚姻	婚否不限
	身体要求		政治要求	事业性、组织观念强	业务要求	掌握本专业

岗位分析时间			填写人	

15.急诊科基础护理护士岗位说明书

岗位工作 基本信息	岗位名称	基础护理护士	所在部门	急诊科	岗位编号	
	从属部门	护理部	岗位定员		所辖人数	
	直接上级	护士长	直接下级	实习、进修护士		

岗位使命 工作概述	在护士长领导和上级护师指导下,独立做好病人基础护理工作,重视护理质量、提高病人满意度。按照时间、按照质量、按照数量标准完成自己的本职岗位工作。

岗位工作 主要职责 与任务	**岗位职责。**1.上班提前10分钟到工作岗位。2.与相关同事交接物品并签字。3.掌握急诊科病人基础护理项目、内容和标准。4.掌握分级护理的各级病情依据、护理要求。5.明确特级护理、一级护理、二级护理、三级护理的具体护理操作流程。6.整理床单位,清楚晨间护理的内容:对不能离床活动的,病情较轻的病人,鼓励其自行洗漱,包括刷牙,漱口,洗脸,梳头。用消毒毛巾湿式扫床。根据清洁程度,更换床单,整理好床单位。7.对于病情较重,不能离床活动的病人,如危重、外伤、高热、昏迷、瘫痪,年老体热者,协助病人排便,帮助其刷牙,漱口;病情严重者给予口腔护理,洗脸、洗手、梳头,协助翻身并检查全身皮肤有无受压变红,做皮肤护理按摩骨隆突处皮肤;按需要更换病人衣服和床单,整理床单位;与病人交谈,了解夜间睡眠情况及有无病情变化,鼓励病人增强战胜疾病的信心,并因人而异给予心理护理;根据室温适当开窗通风。8.保持病房清洁、物品整齐,使用物品标识明确。9.维持病房、病室病人秩序,帮助需要帮助的病人。10.基本掌握急诊科病人各种护理技术。11.熟悉车祸、创伤、各种急诊病人以及特殊病人的护理技能。12.掌握心肺复苏技能,熟悉监护室仪器设备的正确使用方法。13.掌握危重病人病情变化的规律。14.熟悉急诊科各个护理班次工作内容。15.工作现场"7S管理":①整理、②整顿、③清扫、④清洁、⑤安全、⑥节约、⑦素养。16.按照规定处理医疗护理垃圾和废物。17.完成相关领导交办的其他临时性工作任务。18.医疗核心制度执行力。 **制度执行。**1.执行各项规章制度和技术操作常规,按照流程操作。2.严格执行医院、科室相关管理规定。3.严格执行规定消毒隔离、无菌技术操作流程,预防医院感染。 **职业道德。**1.遵纪守法。2.尊重患者权利,保守病人秘密。3.廉洁工作,文明礼貌,卓越服务。4.团队精神,和谐共事。5.岗位工作积极性、主动性、创新性、责任心。 **学习与创新。**1.持续学习能力。2.结合临床实际撰写论文。3.参加医学继续教育。

岗位工作 主要绩效 考核要点	1.规章制度。2.护理业务、学术、科研等工作数量、质量、绩效指标。3.顾客沟通,护患纠纷处理。4.医德医风、社会责任。5.危重病人数。6.健康教育、培训帮带。7."三基"考试。8.上夜班次数。9.护理技术操作。10.静脉穿刺成功率。11.基础、专科、整体护理。12.特、一级护理数。13.护理文书。14.病人满意度。15.持续学习。

岗位工 作关系	院内联系部门	院内各个科室、行政职能部门、后勤部门相关领导和人员。
	院外联系部门	医院、科室或护理部授权范围内与外界有关部门人员沟通、联系。

工作权限	1.病人护理与管理权。2.患者服务与沟通权。3.向上级领导建议改进工作、薪酬权。

工作环境	1.在医院内工作,温度、湿度适宜。2.满足急诊科医疗、护理工作相关环境条件。

在现在的岗位已工作时间	自　　年　　月　　日开始,　　共计:　　年

学历经历	1.本科以上学历,2年以上护理工作经验。2.初级专业技术职称,有临床管理工作经验。

技能要求	**基本技能:**1.掌握急诊科护理学专业理论。2.掌握急诊科常见疾病的临床表现,主要护理诊断和相关护理措施。3.掌握整体护理和护理程序理论,熟悉急诊科常见疾病的护理程序。 **专业技能:**掌握急诊科护理技术。掌握本专业疾病相关的知识。

岗位工作 其他要求	性别要求		年龄要求		婚姻	婚否不限
	身体要求		政治要求	事业性、组织观念强	业务要求	掌握本专业

岗位分析时间		填写人	

16.急诊科责任护士岗位说明书

<table>
<tr><td rowspan="3">岗位工作
基本信息</td><td>岗位名称</td><td>急诊科护士</td><td>所在部门</td><td>急诊科</td><td>岗位编号</td><td></td></tr>
<tr><td>从属部门</td><td>护理部</td><td>岗位定员</td><td></td><td>所辖人数</td><td></td></tr>
<tr><td>直接上级</td><td>护士长</td><td>直接下级</td><td colspan="3">实习、进修护士</td></tr>
<tr><td>岗位使命
工作概述</td><td colspan="6">在护士长领导和上级护师指导下,独立做好病人基础护理工作,重视护理质量、提高病人满意度。按时、按质、按量完成自己岗位工作。以病人健康为中心的服务。</td></tr>
<tr><td rowspan="1">岗位工作
主要职责
与任务</td><td colspan="6">

岗位职责。1.上班提前10分钟到工作岗位。2.参加晨会交班,听取夜班报告,随护士长危重病人床头交接班。交接规定物品并签字。3.对自己所分管的病人,进行系统的全面的评估,制订护理计划,负责实施与评估。4.按病人的护理级别及时巡视病房,了解病人病情、饮食、卫生及心理状态。5.做好基础护理,坚持晨、晚间护理及出院护理。严密观察与记录危重病人的病情变化,发现异常及时报告,积极配合抢救治疗工作。6.正确地执行医嘱,按时完成治疗、护理工作,做好查对和交接班工作。7.随医生查房,了解病人的心理、精神、社会、文化状态并进行护理,做好病人的健康教育、咨询、病人术前、术后教育、功能锻炼、饮食管理及出院指导等。8.维持病房环境清洁、整齐、安静、工作秩序良好,做好陪人管理,鼓励病人增强对治疗的信心,及时向病人及家属介绍住院须知。9.做好手术病人的术前宣教,术后护理,做好手术病人的术前准备。10.负责病人的卫生工作,及时修剪指甲、胡须,催留大小便标本。11.按要求测 T、P、R、BP、血糖,并正确绘制,做好记录。12.病人出院后,对病人床铺严格消毒,按照规定内容整理铺好床位,负责本组病人的标本送检、治疗和各项护理工作。13.保持病人"三短六洁",按照级别护理要求,及时巡视病房,密切观察病情变化和心理状态。14.掌握急诊科病人各种护理技术。15.熟悉车祸、创伤、各种急诊病人以及特殊病人的护理技能。16.掌握心肺复苏技能,熟悉监护室仪器设备的正确使用方法。17.掌握危重病人病情变化的规律。18.熟悉急诊科各个护理班次工作内容。19.工作现场"7S管理":①整理、②整顿、③清扫、④清洁、⑤安全、⑥节约、⑦素养。20.按照规定处理医疗护理垃圾和废物。

制度执行。1.执行各项规章制度和技术操作常规,按照流程操作。2.严格执行医院、科室相关管理规定。3.严格执行消毒隔离、无菌技术操作流程,预防医院内感染。

职业道德。1.遵纪守法。2.尊重患者权利,保守病人秘密。3.廉洁工作,文明礼貌,卓越服务。4.团队精神,和谐共事。5.岗位工作积极性、主动性、创新性、责任心。

学习与创新。1.持续学习能力。2.结合临床实际撰写论文。3.参加医学继续教育。4.指导实习护士、进修护士临床带教。5.参与教学计划,并进行绩效考核和评价。

</td></tr>
<tr><td>岗位工作
主要绩效
考核要点</td><td colspan="6">1.规章制度。2.护理业务、学术、科研等工作数量、质量、绩效指标。3.顾客沟通。4.医德医风、社会责任。5.健康教育、培训帮带。6."三基"考试。7.护理技术操作。8.静脉穿刺成功率。9.特级、一级护理数量。10.护理文书。11.病人服务的满意度。</td></tr>
<tr><td rowspan="2">岗位工
作关系</td><td colspan="2">院内联系部门</td><td colspan="4">院内各个科室、行政职能部门、后勤部门相关领导和人员。</td></tr>
<tr><td colspan="2">院外联系部门</td><td colspan="4">医院、科室或护理部授权范围内与外界有关部门人员沟通、联系。</td></tr>
<tr><td>工作权限</td><td colspan="6">1.病人护理与管理权。2.患者服务与沟通权。3.向上级领导建议改进工作、薪酬权。</td></tr>
<tr><td>工作环境</td><td colspan="6">1.在医院内工作,温度、湿度适宜。2.满足医疗、护理服务工作的相关环境条件。</td></tr>
<tr><td>在现在的岗位已工作时间</td><td colspan="6">自　　年　　月　　日开始,　共计:　　年</td></tr>
<tr><td>学历经历</td><td colspan="6">1.本科以上学历,2年以上护理工作经验。2.初级专业技术职称,有临床管理工作经验。</td></tr>
<tr><td>技能要求</td><td colspan="6">1.专科护理能力。2.职业素质和团队精神。3.计算机操作能力。4.持续学习能力。</td></tr>
<tr><td rowspan="2">岗位工作
其他要求</td><td colspan="2">性别要求</td><td>年龄要求</td><td></td><td>婚姻</td><td>婚否不限</td></tr>
<tr><td colspan="2">身体要求</td><td>政治要求</td><td>事业性、组织观念强</td><td>业务要求</td><td>熟悉本专业</td></tr>
<tr><td colspan="3">岗位分析时间</td><td colspan="2">填写人</td><td colspan="2"></td></tr>
</table>

17.急诊科晚班(小夜班)护师岗位说明书

岗位工作 基本信息	岗位名称	晚班护师	所在部门	急诊科	岗位编号	
	从属部门	护理部	岗位定员		所辖人数	
	直接上级	护士长	直接下级	实习、进修护士		

岗位使命 工作概述	在护士长领导和上级护师指导下按照自己的职责和任务独立做好晚班护理工作、重视护理质量、提高病人满意度。按照时间、按质量、按数量标准完成本职岗位工作。

岗位工作 主要职责 与任务	**岗位职责。** 1.上班提前10分钟到病房,阅读交班报告及危重患者护理记录单,掌握白班交班内容。2.第一时间接诊、抢救、心肺复苏病人。3.接班明确病人总数与相关信息及病室管理中应注意的问题。负责晚间病区病员的一切抢救、治疗、护理工作。完成交接班中待执行事项。4.检查备用、急救、贵重、毒麻、限剧药品情况。5.新入院、急诊、抢救、危重,特殊诊疗、输血及情绪异常的病人必须床旁交接。6.明确病人静脉输液瓶内加药成分、滴速、数量。吸引管引出的液体颜色、性质、数量,各类管道消毒更换日期标示清楚。7.病人有无伤口出血与渗血情况。按时测量病人生命体征。8.按时发放病人口服药品,核对姓名,做到送药入手,倒温水,看药入口。9.督促协助护理员进行晚间护理,照顾病人就寝,做好陪人管理,保持病室安静。10.掌握病区病人动态情况及健康宣教。11.在急诊室、办公室、治疗室、病房时应开门,以便了解病区情况。12.负责病区安全,关注人员往来。按时或根据气候变化关闭门窗、电源开关。13.填写各种护理和处置后事项的记录单,书写交班报告。14.掌握急诊科病人各种护理技术。15.熟悉车祸、创伤、各种急诊病人以及特殊病人的护理技能。16.掌握心肺复苏技能,熟悉监护室仪器设备的正确使用方法。17.掌握危重病人病情变化的规律。18.熟悉急诊科各个护理班次工作内容。19.工作现场"7S管理":①整理、②整顿、③清扫、④清洁、⑤安全、⑥节约、⑦素养。20.按照规定处理医疗护理垃圾和废物。21.完成相关领导交办的其他临时性工作任务。 **制度执行。** 1.执行各项规章制度和技术操作常规,按照流程操作。2.严格执行医院、科室相关管理规定。3.严格执行消毒隔离、无菌技术操作流程,预防医院感染。 **职业道德。** 1.遵纪守法。2.尊重患者权利,保守病人秘密。3.廉洁工作,文明礼貌,卓越服务。4.团队精神,和谐共事。5.岗位工作积极性、主动性、创新性、责任心。 **学习与创新。** 1.持续学习能力。2.结合临床实际撰写论文。3.参加医学继续教育。

主要绩效 考核要点	1.规章制度。2.护理业务、学术、科研等工作数量、质量、绩效指标。3.顾客沟通,护患纠纷处理。4.接诊病人数。5.危重病人数。6.健康教育、培训帮带。7."三基"考试。8.上夜班次数。9.护理技术操作。10.静脉穿刺成功率。11.基础、专科、整体护理。12.危重病人数。13.护理文书。14.病人服务满意度。15.持续学习的能力。

岗位工 作关系	院内联系部门	院内各个科室、行政职能部门、后勤部门相关领导和人员。
	院外联系部门	医院、科室或护理部授权范围内与外界有关部门人员沟通、联系。

工作权限	1.病人护理与管理权。2.优质服务与沟通权。3.向上级领导建议改进工作、薪酬权。

工作环境	1.在医院内工作,温度、湿度适宜。2.满足医疗护理服务工作的相关环境条件。

在现在的岗位已工作时间	自　　年　　月　　日开始,　　共计:　　年

学历经历	1.本科以上学历,5年以上护理工作经验。2.中级专业技术职称,有临床管理工作经验。

技能要求	**基本技能:** 1.掌握急诊科护理学专业理论。2.掌握急诊科常见疾病的临床表现,主要护理诊断和相关护理措施。3.掌握整体护理和护理程序理论,熟悉急诊科常见疾病的护理程序。 **专业技能:** 掌握急诊科护理技术。掌握本专业疾病相关的知识。

岗位工作 其他要求	性别要求		年龄要求		婚姻	婚否不限
	身体要求		政治要求	事业性、组织观念强	业务要求	掌握本专业

岗位分析时间		填写人	

18.急诊科夜班(大夜班)护师岗位说明书

岗位工作基本信息	岗位名称	后夜班护师	所在部门	急诊科	岗位编号	
	从属部门	护理部	岗位定员		所辖人数	
	直接上级	护士长	直接下级	实习、进修护士		

岗位使命工作概述	在护士长领导和上级护师指导下按照自己的职责和任务独立做好岗位工作、重视护理质量、提高病人满意度。按照时间、按照质量、按照数量标准完成本职岗位工作。

岗位工作主要职责与任务	**岗位职责**。1.接班后阅读上班交班报告和危重患者护理记录单,明确上一班交班内容。2.明确病人总数与相关信息及病室管理中应注意的问题。负责夜间病区病员的一切接诊接诊、抢救、治疗、护理工作。完成交接班班中待执行事项。3.检查备用急救、贵重、毒麻、限剧药品情况。4.第一时间接诊、抢救、心肺复苏病人。5.新入院、急诊、抢救、危重,特殊诊疗、输血及情绪异常的病人必须床旁交接。6.重点交接监护室病人,静脉输液管等各种管道是否畅通。静脉输液瓶内加药成分、滴速、数量。吸引管引出的液体颜色、性质、数量,各类管道消毒更换日期标示清楚。7.病人有无伤口出血与渗血情况。按时测量病人生命体征。8.按时发放病人口服药品,核对姓名,做到送药入手,倒温水,看药入口。9.清楚疼痛病人止痛后的效果。10.掌握科室各个护理班次的工作内容。11.督促护理员进行晚间护理,照顾病人就寝,做好陪人管理,保持病室安静。12.对昏迷、躁动、老年、小儿病人注意安全防护,防止坠床。13.负责病区安全,关注人员往来。根据气候变化关闭门窗、电源开关。14.填写各种护理和处置后事项记录单,书写交班报告。15.抽空腹血及做术前或特殊检查前的各种准备,督促协助进行病员晨间护理,指导病人正确留取各种标本。16.掌握急诊科病人各种护理技术。17.熟悉车祸、创伤、各种急诊病人以及特殊病人的护理技能。18.掌握心肺复苏技能,熟悉监护室仪器设备的正确使用方法。19.工作现场"7S管理":①整理、②整顿、③清扫、④清洁、⑤安全、⑥节约、⑦素养。20.按照规定处理医疗垃圾和废物。21.完成领导交办的其他临时性工作任务。 **制度执行**。1.执行各项规章制度和技术操作常规,按照流程操作。2.严格执行医院、科室相关管理规定。3.严格执行规定消毒隔离、无菌技术操作流程,预防医院感染。 **职业道德**。1.遵纪守法。2.尊重患者权利,保守病人秘密。3.廉洁工作,文明礼貌,卓越服务。4.团队精神,任劳任怨,和谐共事。5.工作积极性、主动性与创新性。 **学习与创新**。1.持续学习能力。2.结合临床实际撰写论文。3.参加医学继续教育。

岗位工作主要绩效考核要点	1.规章制度。2.护理业务、学术、科研等工作数量、质量、绩效指标。3.顾客沟通。4.医德医风、社会责任。5.危重病人数。6."三基"考试。7.护理技术操作。8.静脉穿刺成功率。9.上夜班次数。10.护理文书。11.服务病人的满意度。12.接诊病人数。

岗位工作关系	院内联系部门	院内各个科室、行政职能部门、后勤部门相关领导和人员。
	院外联系部门	医院、科室或护理部授权范围内与外界有关部门人员沟通、联系。

工作权限	1.病人护理与管理权。2.优质服务与沟通权。3.向上级领导建议改进工作、薪酬权。

工作环境	1.在医院内工作,温度、湿度适宜。2.满足医疗护理服务工作的相关环境条件。

在现在的岗位已工作时间	自　　年　　月　　日开始,　　共计:　　年

学历经历	1.本科以上学历,5年以上护理工作经验。2.中级专业技术职称,有临床管理工作经验。

技能要求	**基本技能**:1.掌握急诊科护理学专业理论。2.掌握急诊科常见疾病的临床表现,主要护理诊断和相关护理措施。3.掌握整体护理和护理程序理论,熟悉急诊科常见疾病的护理程序。 **专业技能**:掌握急诊科护理技术。掌握本专业疾病相关的知识。

岗位工作其他要求	性别要求		年龄要求		婚姻	婚否不限
	身体要求		政治要求	事业性、组织观念强	业务要求	掌握本专业

岗位分析时间		填写人	

19.急诊科司机班班长岗位说明书

<table>
<tr><td rowspan="3">岗位工作
基本信息</td><td>岗位名称</td><td>驾驶班长</td><td>所在部门</td><td>司机班</td><td>岗位编号</td><td></td></tr>
<tr><td>从属部门</td><td>主管司机领导</td><td>岗位定员</td><td></td><td>所辖人数</td><td></td></tr>
<tr><td>直接上级</td><td>科主任与护士长</td><td>直接下级</td><td colspan="3">驾驶员</td></tr>
<tr><td>岗位使命
工作概述</td><td colspan="6">在科主任领导和相关领导指导下按照自己的职责独立做好驾驶班工作、重视行车安全、提高病人满意度。按照时间、按照质量、按照数量标准完成本职岗位工作。</td></tr>
<tr><td rowspan="1">岗位工作
主要职责
与任务</td><td colspan="6">岗位职责。1.取得驾驶资格与执照。2.独立完成自己班长岗位工作。3.遵守医院规章制度,执行部门的决议和主任的决定。4.具有较强的服务意识和责任心,有较强的组织管理能力。5.树立第一时间接诊、抢救、心肺复苏病人的理念。6.有较强的方向感和记忆力,熟悉本地区路况,能迅速完成急救出车任务。7.严格遵守《道路交通安全法》及有关交通安全管理的规章规则,遵守医院员工管理手册,安全驾车。8.了解各车在执行任务中的情况,及时纠正不良倾向。9.组织司机班全体工作人员学习时事政治和专业知识,不断提高大家政治素质、专业理论水平和实际操作技能。10.经常督促司机自觉遵守交通安全规则和各项规章制度。11.经常督促司机保养、检修车辆,保持车辆整洁,保证车辆安全行驶。12.负责车辆维修的审签工作和按行程公里核实油耗。13.负责司机的考勤评审工作,有权对司机的违章行为作出惩罚决定并报请科主任批准执行。14.模范遵守医院车辆管理使用规章制度,严禁酒后开车和超载超速行驶。15.服从管理,听从指挥,加强组织纪律性,坚守工作岗位,认真做好开车前的一切准备工作,任务下达后迅速出车,完成任务后立即返回医院。16.上传下达,把办公室、急诊科安排的工作任务贯彻下去,把司机班工作人员的合理要求及意见反映上来。17.搞好车辆的年检、换牌换照工作以及日常管理工作。18.熟悉并掌握急诊科的工作特点和工作流程。19.工作现场"7S管理":①整理、②整顿、③清扫、④清洁、⑤安全、⑥节约、⑦素养。20.病人满意度。

制度执行。1.认真执行各项规章制度和驾驶技术操作常规。2.严格执行行业规章制度。3.执行医院感染管理制度。4.落实外出急诊病人第一时间出车抢救的承诺。
职业道德。1.遵纪守法。2.尊重患者权利,保守病人秘密。3.卓越服务。4.团队精神,注重沟通。5.工作积极、主动性、责任心、创新性。6.奉献精神,任劳任怨。
学习与创新。1.持续学习技术能力。2.结合工作总结经验。3.参加知识继续教育项目。4.指导班内驾驶员行车安全,并每月进行考核和评价。5.顾客满意服务创新。</td></tr>
<tr><td>岗位工作
主要绩效
考核要点</td><td colspan="6">1.规章制度执行力。2.司机班工作数量、质量、绩效指标。3.顾客沟通,相关纠纷处理。4.各项指令的贯彻执行能力。5.患者的满意度,出车及时率。6.本班组工作效率,任务目标完成情况等。7.病人满意度。8.行车安全。9.持续学习。</td></tr>
<tr><td rowspan="2">岗位工
作关系</td><td>院内联系部门</td><td colspan="5">院内各个科室、行政职能部门、后勤部门相关领导和人员。</td></tr>
<tr><td>院外联系部门</td><td colspan="5">医院、科室或护理部授权范围内与外界有关部门人员沟通、联系。</td></tr>
<tr><td>工作权限</td><td colspan="6">1.为病人服务、沟通、协调权。2.持续学习。3.向上级领导建议工作改进权。</td></tr>
<tr><td>工作环境</td><td colspan="6">1.在医院内工作,温度、湿度适宜。2.满足停车、维修工作的相关环境条件。</td></tr>
<tr><td>在现在的岗位已工作时间</td><td colspan="6">自   年   月   日开始,   共计: 年</td></tr>
<tr><td>学历经历</td><td colspan="6">1.高中以上学历,3年以上驾驶工作经验。2.有专业驾驶培训经历。</td></tr>
<tr><td>技能要求</td><td colspan="6">基本技能:1.基础急救知识的培训。2.相关法律法规知识培训。3.掌握心肺复苏理论与基本技能,熟悉急诊科常见疾病的工作程序。
专业技能:掌握接送病人途中的一般心肺复苏救护技能。掌握急救司机抬病人担架的技巧与运行。</td></tr>
<tr><td rowspan="2">岗位工作
其他要求</td><td>性别要求</td><td></td><td>年龄要求</td><td></td><td>婚姻</td><td>婚否不限</td></tr>
<tr><td>身体要求</td><td></td><td>政治要求</td><td>事业性、组织观念强</td><td>业务要求</td><td>熟悉本专业</td></tr>
<tr><td colspan="3" style="text-align:center">岗位分析时间</td><td></td><td>填写人</td><td colspan="2"></td></tr>
</table>

20.急诊科司机岗位说明书

<table>
<tr><td rowspan="3">岗位工作
基本信息</td><td>岗位名称</td><td>驾驶员</td><td>所在部门</td><td>急诊科司机班</td><td>岗位编号</td><td></td></tr>
<tr><td>从属部门</td><td>主管司机领导</td><td>岗位定员</td><td></td><td>所辖人数</td><td></td></tr>
<tr><td>直接上级</td><td>科主任与护士长</td><td>直接下级</td><td colspan="3">授权相关人员</td></tr>
<tr><td>岗位使命
工作概述</td><td colspan="6">在科主任领导和相关领导指导下按照自己的职责独立做好驾驶班工作、重视行车安全、提高病人满意度。按照时间、按照质量、按照数量标准完成本职岗位工作。</td></tr>
<tr><td rowspan="4">岗位工作
主要职责
与任务</td><td colspan="6">**岗位职责**。1.取得驾驶资格与执照。2.独立完成自己驾驶岗位工作。3.遵守医院规章制度,执行部门的决议和主任的决定。4.具有较强的服务意识和责任心,有较强的组织管理能力。5.树立第一时间接诊、抢救、心肺复苏病人的理念。6.有较强的方向感和记忆力,熟悉本地区路况,能迅速完成急救出车任务。7.严格遵守《道路交通安全法》,遵守医院员工管理手册,安全驾车。8.了解各车在执行任务中的情况,及时纠正不良倾向。9.经常学习时事政治和专业知识,不断提高自己政治素质、专业理论水平和实际操作技能。10.经常审视自己自觉遵守交通安全规则和各项规章制度情况。11.经常保养、检修车辆,保持车辆整洁,保证车辆安全行驶。12.负责自己车辆维修的申报工作和按行程公里核实油耗数量。13.按照规定接受考勤制度的检查。14.模范遵守医院车辆管理使用规章制度,严禁酒后开车。15.服从管理,听从指挥,加强组织纪律性,坚守工作岗位,认真做好开车前的一切准备工作,任务下达后迅速出车,完成任务后立即返回医院。16.上传下达,把办公室、急诊科安排的工作任务贯彻下去。17.按照规定出车不得自行改变行车线路和绕道办理私人事情。18.搞好车辆的年检、换牌换照工作以及日常管理工作。19.熟悉并掌握急诊科的工作内容和工作流程。20.注重协调与沟通对急诊科出诊病人的相关事宜。21.按照规定处理医疗护理垃圾废物。22.协助医护人员抬病人,取回担架。23.工作现场"7S管理":①整理、②整顿、③清扫、④清洁、⑤安全、⑥节约、⑦素养。</td></tr>
<tr><td colspan="6">**制度执行**。1.认真执行各项规章制度和驾驶技术操作常规。2.严格执行行业规章制度。3.执行医院感染管理制度。4.落实外出急诊病人第一时间出车抢救的承诺。</td></tr>
<tr><td colspan="6">**职业道德**。1.遵纪守法。2.尊重患者权利,保守病人秘密。3.卓越服务。4.团队精神,注重沟通。5.工作积极、主动性、责任心、创新性。6.奉献精神,任劳任怨。</td></tr>
<tr><td colspan="6">**学习与创新**。1.持续学习技术能力。2.结合工作总结经验。3.参加医学继续教育。4.指导班内驾驶员行车安全,并每月进行绩效考核和评价。5.顾客满意服务创新。</td></tr>
<tr><td>岗位工作
主要绩效
考核要点</td><td colspan="6">1.规章制度执行力。2.司机班工作数量、质量、绩效指标。3.顾客沟通,相关纠纷处理。4.各项指令的贯彻执行能力。5.患者的满意度,出车及时率。6.本班组工作效率,任务目标完成情况等。7.病人服务满意度。8.行车安全。9.持续学习能力。</td></tr>
<tr><td rowspan="2">岗位工
作关系</td><td>院内联系部门</td><td colspan="5">院内各个科室、行政职能部门、后勤部门相关领导和人员。</td></tr>
<tr><td>院外联系部门</td><td colspan="5">医院、科室或护理部授权范围内与外界有关部门人员沟通、联系。</td></tr>
<tr><td>工作权限</td><td colspan="6">1.为病人服务、沟通、协调权。2.持续学习。3.向上级领导建议工作改进权。</td></tr>
<tr><td>工作环境</td><td colspan="6">1.在医院内工作,温度、湿度适宜。2.满足停车、维修工作的相关环境条件。</td></tr>
<tr><td>在现在的岗位已工作时间</td><td colspan="6">自　　年　　月　　日开始,　　共计:　　年</td></tr>
<tr><td>学历经历</td><td colspan="6">1.高中以上学历,3年以上驾驶工作经验。2.有专业驾驶培训经历。</td></tr>
<tr><td>技能要求</td><td colspan="6">**基本技能**:1.基础急救知识的培训。2.相关法律法规知识培训。3.掌握心肺复苏理论与基本技能,熟悉急诊科常见疾病的工作程序。
专业技能:掌握接送病人途中的一般心肺复苏救护技能。掌握急救司机抬病人担架的技巧与运行。</td></tr>
<tr><td rowspan="2">岗位工作
其他要求</td><td>性别要求</td><td></td><td>年龄要求</td><td></td><td>婚姻</td><td>婚否不限</td></tr>
<tr><td>身体要求</td><td></td><td>政治要求</td><td>事业性、组织观念强</td><td>业务要求</td><td>熟悉本专业</td></tr>
<tr><td colspan="2" align="center">岗位分析时间</td><td colspan="2"></td><td>填写人</td><td></td></tr>
</table>

21.急诊科护理员岗位说明书

岗位工作基本信息	岗位名称	护理员	所在部门	急诊科	岗位编号	
	从属部门	护理部、科室	岗位定员		所辖人数	
	直接上级	护士长、相关人员	直接下级		授权相关人员	

岗位使命工作概述	在护士长领导和上级护师、护士的指导下按照自己的职责独立做好护理员工作、重视危重病人护理质量、提高病人满意度。按时、按质、按量完成自己的本职工作。

岗位工作主要职责与任务	**岗位职责。**1.在护士长领导和护士指导下工作。2.上班遵守劳动纪律,尽职尽责。3.执行护理员的工作制度与流程。4.按规定参加医院、科室相关会议。5.担任留观病人生活护理工作,如帮助重病人、不能够自理的病人洗漱、喂饭、洗脚、大小便、整理床铺,帮助病人购买生活用品,并且随时清理病人生活废物,联系病人家庭人员,跟随护士查房,了解危重病人、特殊病人、手术前后病人护理重点。6.保持科室物品的清洁与卫生,仪器与设备卫生清洁工作。7.履行护理员岗位职责与任务,保持洗漱间卫生清洁无臭味。8.随时巡视留观病房病人,应接病人呼唤,保持病房楼梯卫生清洁无臭味。9.执行预防患者跌倒、坠床、压疮制度。10.做好病人入院前的准备工作和出院后床单位整理和清洁工作,及时收集病人并按照需要送出病人临时化验标本和其他外送病人物品工作。11.护理员独立工作能力,护理员独立解决主管范围内的卫生工作能力。12.处理护理病人的问题考虑全面遵循伦理原则。13.科室整体卫生与清洁,保持重病人床单位卫生与整洁,保持病房空床的卫生与整洁。14.处理患者和家属的相关问题,上班时手卫生符合要求,负责收回出院患者规定的科室用品。15.住院患者的满意度不断提升。16.饮食与开水落实到每位患者。17.工作现场"7S管理":①整理、②整顿、③清扫、④清洁、⑤安全、⑥节约、⑦素养。18.按照规定处理医疗垃圾和废物。19.完成相关领导交办的其他临时性工作任务。 **执行职责。**1.执行国家相关法律法规,行业规章制度、标准、职责、操作规范与流程,严格执行医院和科室的各项管理制度规定。2.参加医院举办的相关工作会议。 **职业道德。**1.本职职业素质持续提升,热爱护理员。2.廉洁工作,文明礼貌,卓越服务。3.发扬团队精神,和谐共事。4.岗位工作积极性、主动性、创新性、责任心。 **持续学习。**1.持续学习与工作改进的能力。2.掌握、了解院内外本专业发展动态。3.对工作中存在的问题缺陷与缺陷有持续改进计划并实施。4.顾客满意服务创新。

岗位工作主要绩效考核要点	1.规章制度落实。2.完成规定的护理工作、数量指标、质量指标、效率指标、服务指标。3.医德医风、社会责任。4.顾客沟通、医患护理生活问题处理。5.病区环境管理、健康宣教、培训帮带等。6.科室护理清洁工作流程规范。7.服务顾客满意。

岗位工作关系	院内联系部门	院内各个科室、行政职能部门、后勤部门相关领导和人员。
	院外联系部门	医院、科室或护理部授权范围内与外界有关部门人员沟通、联系。

岗位工作权限	1.对本科室日常护理病人生活工作计划、实施、检查参与权,对本科室内护理人员考评的参与权。2.针对问题缺陷有持续改进计划,制度改进建议权,等等。

岗位工作环境	1.在医院内工作,温度、湿度适宜。2.工作现场会接触到轻微粉尘及医疗中的刺激性气味,照明条件良好,一般无相关职业病发生。3.满足医疗工作的相关条件。

在现在的岗位已工作时间	自 年 月 日开始, 共计: 年

学历经历	1.小学以上学历。2.有1年以上本科室护理工作经验。3.同事之间协调与沟通能力。

技能要求	1.上班不接收快递包裹,不带熟人检查看病、不干私活、不吃零食。2.护理病人时关手机,上班不上网、不玩手机。3.上班时不相互聊天、闲谈。

岗位工作其他要求	性别要求		年龄要求		婚姻	婚否不限
	身体要求		政治要求	事业性、组织观念强	业务要求	掌握本专业
岗位分析时间			填写人			

22.急诊科卫生员岗位说明书

<table>
<tr><td rowspan="3">岗位工作
基本信息</td><td>岗位名称</td><td>急诊科卫生员</td><td>所在部门</td><td colspan="2">急诊科</td><td>岗位编号</td><td></td></tr>
<tr><td>从属部门</td><td>护理部</td><td>岗位定员</td><td colspan="2"></td><td>所辖人数</td><td></td></tr>
<tr><td>直接上级</td><td>护士长</td><td>直接下级</td><td colspan="4"></td></tr>
<tr><td>岗位使命
工作概述</td><td colspan="7">在护士长领导和护士人员指导下,负责岗位工作的服务、业务、管理、数量、质量等工作,专门负责急诊科区域的清洁卫生,为顾客提供一个良好的就医环境。</td></tr>
<tr><td rowspan="1">岗位工作
主要职责
与任务</td><td colspan="7">**岗位与业务职责。**1.在护士指导下进行工作。2.遵守医院急诊科规章制度,按时完成任务。3.按规定时间进行急诊科诊室清洁卫生工作。4.维护急诊科环境的清洁、识别养护及安全操作。5.负责急诊科各科室诊室的桌、椅和床的清洁消毒。6.打扫急诊科楼梯、走廊、扶手及门窗、墙面、地面的卫生。7.负责护士台的桌、椅和血压器等清洁卫生。协助护士更换床单位,一般一周一换,有脏污时及时更换。8.及时清洁急诊科公共卫生间、洗手间,并严格消毒。及时消除病人的呕吐物、分泌物等。9.及时清理诊室的污物、垃圾。10.按照消毒隔离要求处理,在下班前将医疗垃圾和生活垃圾分类打包清理,负责污物车的清洗和保管。11.为医护人员衣物清点外送清点领用,被服清洗外送清点并归放整齐,建立被服和工作服登记本,每日清点。12.下雨天协助保安负责病人雨具保管,发放包袋,负责地面整洁干爽。13.急诊科各区域卫生每天定时湿式打扫,及时清除污物。14.每周大清扫最少一次,室内无杂物,地面、水池清洁无垢,物品放置整齐有序。15.爱护科内各种物品,严禁违规使用和损坏物品。16.每日数次用消毒水擦洗抢救室、治疗室、观察室的床、桌椅及器械柜外表等。用消毒水及时清洁急诊区域的地面、墙面的血迹和呕吐液等。17.负责清洁医生办公室、护士站和值班室的桌椅、吊柜及书架等,并按照医护人员要求,及时清理无用的标本,纸张及病人遗物等。18.保持电话、电脑等医用电器和其他医疗辅助仪器的外表清洁。19.加强对桌椅、门、扶手及卫生间的重点消毒。20.及时更换急诊区域的垃圾袋。21.为医护人员衣物清点建立被服和工作服登记本,每日清点。22.按照规定处理医疗废物与垃圾。23.必要时协助护士为病人服务。24.岗位工作现场"7S管理":①整理、②整顿、③清扫、④清洁、⑤安全、⑥节约、⑦素养。
制度执行。1.执行医院、急诊科各项规章制度和常规,按照流程操作。2.执行查对制度及相关管理规定。3.严格执行消毒隔离、无菌技术操作流程,预防医院感染。4.遵守上班劳动纪律,不迟到早退,上班不干私活。5.爱护公物。6.核心制度执行。
职业道德。1.遵纪守法。2.尊重顾客,提高顾客满意度。3.工作负责,文明礼貌,卓越服务。4.团队精神,和谐共事。5.岗位工作积极性、主动性、创新性、责任心。
持续学习。1.社会责任的学习,岗位职责与规章制度的学习。2.病人满意服务创新。</td></tr>
<tr><td>主要绩效
考核要点</td><td colspan="7">1.制度落实,岗位职责。2.本岗位工作绩效。3.职业道德素质。4.医院规章制度。5.本人的服务技能与管理能力。6.责任心,主动和积极性。7.服务顾客的满意度。</td></tr>
<tr><td rowspan="2">岗位工
作关系</td><td>院内联系部门</td><td colspan="6">院内各个科室、行政职能部门、后勤部门相关领导和人员。</td></tr>
<tr><td>院外联系部门</td><td colspan="6">医院、科室或护理部授权范围内与外界有关部门人员沟通、联系。</td></tr>
<tr><td>工作权限</td><td colspan="7">1.岗位工作权。2.日常工作计划、实施、检查、改进权。3.工作建议权。</td></tr>
<tr><td>工作环境</td><td colspan="7">1.在医院内工作,温度、湿度适宜。2.满足急诊科工作、服务的相关环境条件。</td></tr>
<tr><td>在现在的岗位已工作时间</td><td colspan="7">自　　年　　月　　日开始,　　共计:　　年</td></tr>
<tr><td>学历经历</td><td colspan="7">急诊科工作经验,高中学历,具备1年医院清洁工作经验,掌握急诊科工作流程。</td></tr>
<tr><td>技能要求</td><td colspan="7">具备急诊科清洁、消毒灭菌的相关知识,熟悉急诊科的基本工作、服务流程。</td></tr>
<tr><td rowspan="2">岗位工作
其他要求</td><td>性别要求</td><td></td><td>年龄要求</td><td></td><td colspan="2">婚姻</td><td>婚否不限</td></tr>
<tr><td>身体要求</td><td></td><td>政治要求</td><td>事业性、组织观念强</td><td colspan="2">业务要求</td><td>掌握本专业</td></tr>
<tr><td colspan="2">岗位分析时间</td><td colspan="3"></td><td colspan="2">填写人</td><td></td></tr>
</table>

十三、心身医学科护理人员岗位说明书

1.心身医学科护士长岗位说明书

岗位工作 基本信息	岗位名称	病区护士长	所在部门	心身医学科	岗位编号	
	从属部门	护理部	岗位定员		所辖人数	
	直接上级	护理部主任	直接下级	护理人员,实习、进修护士		
岗位使命 工作概述	在科主任与护理部主任领导下,全面负责病区护理工作、病房管理、护士思想工作、学科建设,物资管理等工作。是病区护士的思想、业务、行政管理的第一责任人。					
岗位工作 主要职责 与任务	**领导职责。**1.在科室主任领导和护理部主任指导下,负责病区的护理业务及行政管理工作,完成各项数量、质量与绩效指标。2.重视护士思想政治工作,经常对护士进行职业道德教育工作。3.根据护理部的安排,结合本病区具体情况制订本科的护理工作和科研计划。4.负责制订本病区的护理发展规划、学科建设及年度、月度、周工作计划,并组织实施。5.组织护理查房和随同科主任查房,了解护理工作中存在的问题,并加强医护联系与医患沟通。6.确定病区护士的轮转和临时调配。7.负责全科护理质量的监督,对照标准,组织定期检查,及时发现问题,确保护理质量。 **管理职责。**1.参加晨会,带领上班护士对急、危重症、新入院患者床旁交接班,检查危重抢救病人的护理情况,对复杂的护理技术或新开展的护理业务,要亲自参加并具体指导。2.改善服务态度,认真履行岗位职责、严格执行各项规章制度和技术操作规程,严防差错事故的发生。3.落实护理交接班并记录完善。4.提高设备使用效率。5.加强病房管理,实施现场"7S管理"。6.加强病区物资管理,账、物相符。7.落实患者治疗饮食。8.护理文书书写符合要求。9.落实基础和专科护理工作,按护理流程操作。10.按照规定处理医疗废物与垃圾。11.应用心身医学方法护理病人。 **教学与科研职责。**1.组织护理人员学习业务技术,加强业务训练,提高护士素质。2.检查实习、进修护士在病区的临床教学和实习情况。3.参加护理教学、设计科室护理科研课题,并组织实施。4.完成医院和有关领导安排的其他临时性工作任务。 **工作创新。**善于发现岗位工作中的问题、缺陷,分析、解决问题、缺陷的能力。					
岗位工作 主要绩效 考核要点	1.规章制度落实。2.完成临床护理、学术、科研等工作数量、质量、效率、经济指标。3.顾客沟通,处理病人投诉、医患纠纷。4.医德医风、社会责任。5.持续改进计划。6.健康宣教、培训帮带。7.工作流程规范。8.病房管理。9.病人满意度。					
岗位工 作关系	院内联系部门	院内各个科室、行政职能部门、后勤部门相关领导和人员。				
	院外联系部门	医院、科室或护理部授权范围内与外界有关部门人员沟通、联系。				
岗位工 作权限	1.科室护理人员管理、协调权。对本病区日常工作的计划、实施、检查和指导权,对本病区内护理人员任免的建议权。2.监督护理人员的日常工作权。3.有向主任、护理部主任或者上级领导建议提出改进科室工作的权利,绩效薪酬分配建议权,等等。					
岗位工 作环境	1.在医院内工作,温度、湿度适宜。2.工作现场会接触到轻微粉尘及医疗中的刺激性气味,照明条件良好,一般无相关职业病发生。3.满足护理工作的相关条件。					
在现在的岗位已工作时间	自　　年　　月　　日开始,　　共计:　　年					
学历培训 经历经验	1.本科以上学历,有5年以上本科室护理工作经验。2.有专科护理业务进修经历、医院管理培训经历。3.护理学术、教学、科研参与的经历。4.具有中级以上职称。					
岗位工作 技能要求	1.称职的病区护理学科带头人。2.领导、决策、管理和协调能力。3.较好的口才和文字表达能力。4.良好的职业道德素质和团队合作精神。5.持续学习能力强。					
岗位工作 其他要求	性别要求		年龄要求		婚姻	婚否不限
	身体要求		政治要求	事业性、组织观念强	业务要求	精通本专业
岗位分析时间			填写人			
直接上级审核签字			审核时间			

2.心身医学科副护士长岗位说明书

岗位工作 基本信息	岗位名称	副护士长	所在部门	心身医学科	岗位编号	
	从属部门	护理部	岗位定员		所辖人数	
	直接上级	护士长	直接下级		护士,实习、进修护士	

岗位使命 工作概述	在科主任与护士长领导下,授权全面负责病区护理工作、病房管理、护士思想工作、学科建设,物资管理等工作。是分管护士的思想、业务、行政管理的第一责任人。

岗位工作 主要职责 与任务	岗位职责。1.树立以病人为中心的服务理念,尊重病人权利,体现人性化护理,注意沟通技巧,保持良好的护患关系。2.具备整体护理知识,心身医学知识,熟悉专科护理业务,运用护理程序对病人实施整体护理,包括熟练评估病人,制订护理计划,完成健康教育、心理护理,落实并修订病人的护理计划,书写护理记录。3.上班时提前 10~15 分钟到病房,阅读交班报告及危重患者护理记录单。参加晨会,掌握夜班交班内容。4.随同夜班护士、护士长进行床旁交班,了解新入院病人、危重病人、特殊病人情况,并检查抢救药品及抢救仪器的运转状态。5.查对夜班医嘱。处理医嘱,并执行,需要时亲自执行。6.认真执行各项规章制度和技术操作常规,按照规范的流程工作。7.负责接待新入院病人并做好入院处置、入院评估、健康指导等护理工作,签署健康教育记录单。8.严格执行消毒隔离、无菌技术操作,预防医院感染。9.对新入院病人告知其相关事项,落实分级护理,随时巡视病房,了解病人病情及心态的变化,满足其身心需要。10.需要时负责办理出、入院、转科、转院等相关手续。11.巡视患者,掌握病区患者病情动态变化,参加急危重患者的抢救,完成交班报告及各种病情记录。12.与相关护士、总务护士查对本班医嘱。做好病历保管、清查工作,防止丢失。13.保持护士站清洁、整齐。14.在班时及时巡视病房,适时对有关病人开展健康宣教。15.持续学习与工作创新能力。16.遵循 PDCA 管理、追踪问题管理、熟悉可靠性管理、持续护理质量改进。17.督促在班护士工作现场"7S 管理":①整理、②整顿、③清扫、④清洁、⑤安全、⑥节约、⑦素养。18.按照规定处理医疗垃圾和废物。19.完成领导交办的其他临时性工作任务。20.病人满意度。

岗位工作 主要绩效 考核要点	1.规章制度落实。2.完成规定的护理工作、数量指标、质量指标、效率指标、服务指标。3.医德医风、社会责任。4.顾客沟通、医患纠纷处理。5.病区环境管理,心、身健康宣教等。6.科室工作流程规范。7.交接班及相关工作记录完整。8.服务态度。

岗位工 作关系	院内联系部门	院内各个科室、行政职能部门、后勤部门相关领导和人员。
	院外联系部门	医院、科室或护理部授权范围内与外界有关部门人员沟通、联系。

岗位工 作权限	1.对本科室日常护理工作计划、实施、检查的参与权,对本科室内护理人员奖励的建议权。2.有监督护士、实习护士的日常工作权。3.有向护士长、主任、主任护师或者上级领导建议提出改进科室工作的权利,绩效薪酬分配建议权,等等。

岗位工 作环境	1.在医院内工作,温度、湿度适宜。2.工作现场会接触到轻微粉尘及医疗中的刺激性气味,照明条件良好,一般无相关职业病发生。3.满足医疗护理工作相关条件。

在现在的岗位已工作时间	自　　年　　月　　日开始,　　共计:　　年

学历培训 经历经验	1.本科以上学历,有 5 年以上临床科室护理工作经验。2.有临床完整的护理实习记录、院内医院管理培训经历。3.有护理、抢救危重病人经历。4.年内最少有 1 篇习作论文,每年积极参加继续医学教育。5."三基"考试符合要求。6.中级专业技术职称。

岗位工作 技能要求	1.称职的中级专业技术职称。2.科室护理潜在骨干。3.较好的口才和文字表达能力。4.良好的职业道德素质和团队合作精神。5.持续学习能力强。6.同事间协调沟通能力。

岗位工作 其他要求	性别要求		年龄要求		婚姻	婚否不限
	身体要求		政治要求	事业性、组织观念强	业务要求	掌握本专业

岗位分析时间		填写人	

3.心身医学科主任护师岗位说明书

岗位工作基本信息	岗位名称	主任护师	所在部门	心身医学科	岗位编号	
	从属部门	医务部、护理部	岗位定员		所辖人数	
	直接上级	护士长	直接下级	护理相关人员		

岗位使命工作概述	在护士长和护理部的领导下,授权分管科室护理业务、技术、教学、培训、科研、服务,纠纷处理、护理质量管理等工作。护理业务、技术、科研、管理的行家里手。

岗位工作主要职责与任务	**岗位职责。**1.履行高级职称岗位职责。在护士长和护理部领导下,指导本科护理业务技术、服务、教学与科研工作。2.参加晨会床旁交接班,协助护士长制订年度、月度、周工作计划并付诸监督实施。3.协调科室医护人员、相关科室及相关部门科室业务关系。4.协助护士长制订本科的基础、专科、责任护理计划并落实。 **业务管理。**1.主持护理大查房,解决护理业务与技术疑难问题。2.定期检查急、危、重、疑难患者护理计划和会诊落实情况,对复杂技术或新开展护理业务,要亲自参加并具体指导。3.处理护理纠纷,对护理差错事故提出技术鉴定意见。4.协助护士长病房管理。5.督促、检查护理人员落实病人基础、专科与责任制护理,并起带头作用。6.加强设备管理,维护设备正常运行,提高设备使用率。7.实施护理查房和随同科主任查房,落实"18项核心制度"。指导下级护士、实习、进修护士工作。8.完成护理工作任务,改善服务态度、严防差错事故的发生。9.加强病房管理,维护病房秩序。10.协助护士长加强物资管理,账、物相符。11.落实患者饮食和治疗饮食。12.护理文书书写合格率符合要求。13.掌握专科危重病人护理的特点和规律。 **职业道德。**1.遵纪守法。2.尊重患者权利,保守医疗秘密。3.廉洁工作,文明礼貌,卓越服务。4.团队精神,和谐共事。5.工作积极性、主动性、创新性、责任心。 **教学科研。**1.协助护理部并承担对护理人员业务学习、培养及护士晋级的考核工作。2.拟订教学计划,编写教材并负责讲授。3.制订专科护理科研、技术革新计划并实施。4.参与审定、评价护理论文和科研、技术革新成果。5.负责组织本科护理学习讲座和护理病案讨论。6.对医院护理队伍建设,业务技术管理和组织管理提出意见,参与护理部组织的全院性工作检查。7.掌握国内外本科护理发展动态,努力引进先进技术,提高护理质量,发展护理科学。8.完成领导交代的其他临时性工作任务。

岗位工作主要绩效考核要点	1.规章制度落实。2.护理教学、科研,护理工作数量、质量、效率及综合绩效管理指标。3.医德医风、社会责任。4.顾客沟通、护患纠纷处理。5.病区管理、健康宣教、培训帮带等。6.工作流程规范。7.危重病人全程护理落实。8.病人满意度。

岗位工作关系	院内联系部门	院内各个科室、行政职能部门、后勤部门相关领导和人员。
	院外联系部门	医院、科室或护理部授权范围内与外界有关部门人员沟通、联系。

岗位工作权限	1.科室护理业务、科研和管理指导权。2.日常工作计划、实施、检查的建议权。3.本科护理人员任免建议权。4.分管人员的工作监督权。5.提出改进护理工作建议权。

岗位工作环境	1.在医院内工作,温度、湿度适宜。2.工作现场会接触到轻微粉尘及医疗中的刺激性气味,照明条件良好,一般无相关职业病发生。3.满足医疗护理工作的相关条件。

在现在的岗位已工作时间	自 年 月 日开始, 共计: 年

学历培训经历经验	1.本科以上学历,10年以上护理工作经验。2.有基础、专科、责任护理、管理培训经历。3.有高层次护理科研成果。4.年内最少有1篇全国级杂志论文发表。

岗位工作技能要求	1.称职的护理学科技术带头人。2.过硬的业务、技术和协调能力。3.较好的口才和文字表达能力。4.良好的职业道德素质和团队合作精神。5.高级专业技术职称。

岗位工作其他要求	性别要求		年龄要求		婚姻	婚否不限
	身体要求		政治要求	事业性、组织观念强	业务要求	精通本专业

岗位分析时间		填写人	

4.心身医学科副主任护师岗位说明书

岗位工作 基本信息	岗位名称	副主任护师	所在部门	心身医学科	岗位编号	
	从属部门	医务部、护理部	岗位定员		所辖人数	
	直接上级	护士长	直接下级	护理相关人员		

岗位使命 工作概述	在护士长领导和上级护师指导下,授权分管科室护理业务、技术、服务、教学、培训、科研、护理质量管理等工作。是护理业务、技术、科研、管理的行家里手。

岗位工作 主要职责 与任务	**岗位职责。**1.履行高级职称岗位职责。在科护士长和上级护师指导下,指导本科护理业务技术、服务、教学与科研工作。2.参加晨会交接班,协助护士长制订年度、月度、周工作计划并组织实施。3.协调科室医护人员,相关部门、相关科室的业务关系。4.协助护士长制订本科的基础、专科、责任护理计划并督促检查落实。 **制度执行。**1.执行各项规章制度和技术操作常规,按照流程操作。2.执行"18项核心制度"、查对制度及相关管理规定。3.严格执行消毒隔离、无菌技术操作流程,预防医院感染。4.重视护理质量,有护理持续改进计划并落实。5.病人满意服务。 **业务管理。**1.按照规定主持护理大查房,解决护理技术疑难问题。2.检查急、危、重、疑难患者护理计划和会诊落实情况,对复杂技术或新开展的护理业务,要亲自参加并具体指导。3.处理护理纠纷,对护理差错、事故提出技术鉴定意见。4.协助护士长病房管理。5.落实病人治疗饮食。6.加强科室设备维护,提高设备使用率。 **职业道德。**1.遵纪守法。2.尊重患者权利,保守医疗秘密。3.廉洁工作,文明礼貌,卓越服务。4.团队精神,和谐共事。5.工作积极性、主动性、创新性,责任心。 **教学科研。**1.协助护理部并承担对护理人员业务学习、培养及护士晋级的考核工作。2.拟订教学计划,编写教材并负责讲授。3.制订专科护理科研、技术革新计划并实施。4.参与审定、评价护理论文和科研、技术革新成果。5.负责组织本科护理学习讲座和护理病案讨论。6.对医院护理队伍建设,业务技术管理和组织管理提出意见,参与护理部组织的全院性工作检查。7.掌握国内外本科护理发展动态,努力引进先进技术,提高护理质量,发展护理科学。8.完成领导交代的其他临时性工作任务。

岗位工作 主要绩效 考核要点	1.规章制度落实。2.护理教学、科研,护理工作数量、质量、效率及综合绩效管理指标。3.医德医风、社会责任。4.顾客沟通、护患纠纷处理。5.病区管理、健康宣教、培训帮带等。6.工作流程规范。7.危重病人全程护理落实。8.与护士长配合、医护人员沟通、协调。9.基础、专科护理,责任制护理。10.岗位学习与创新能力。

岗位工 作关系	院内联系部门	院内各个科室、行政职能部门、后勤部门相关领导和人员。
	院外联系部门	医院、科室或护理部授权范围内与外界有关部门人员沟通、联系。

岗位工 作权限	1.科室护理业务、科研和管理指导权。2.日常工作计划、实施、检查的建议权。3.本科护理人员任免建议权。4.分管人员的工作监督权。5.提出改进护理工作建议权。

岗位工 作环境	1.在医院内工作,温度、湿度适宜。2.工作现场会接触到轻微粉尘及医疗中的刺激性气味,照明条件良好,一般无相关职业病发生。3.满足医疗工作的相关条件。

在现在的岗位已工作时间	自　　年　　月　　日开始,　　共计:　　年

学历培训 经历经验	1.本科以上学历,10年以上护理工作经验。2.有基础、专科、责任护理、管理培训经历。3.有高层次护理科研成果。4.年内最少有1篇全国级杂志论文发表。

岗位工作 技能要求	1.称职的护理学科带头人。2.公认的业务、技术、管理和协调能力。3.较好的口才和文字表达能力。4.良好的职业道德素质和团队合作精神。5.高级技术职称。

岗位工作 其他要求	性别要求	无	年龄要求		婚姻	婚否不限
	身体要求	健康	政治要求	事业性、组织观念强	业务要求	精通本专业

岗位分析时间		填写人	
直接上级审核签字		审核时间	

5.心身医学科主管护师岗位说明书

<table>
<tr><td rowspan="3">岗位工作
基本信息</td><td>岗位名称</td><td>主管护师</td><td>所在部门</td><td colspan="2">心身医学科</td><td>岗位编号</td><td></td></tr>
<tr><td>从属部门</td><td>护理部</td><td>岗位定员</td><td colspan="2"></td><td>所辖人数</td><td></td></tr>
<tr><td>直接上级</td><td>护士长</td><td>直接下级</td><td colspan="4">护士,实习、进修护士</td></tr>
<tr><td>岗位使命
工作概述</td><td colspan="7">在护士长领导和上级职称人员指导下,负责病区护理工作、病房管理、护士思想工作、学科建设,物资管理等工作。按照时间、按质量、按照数量标准完成本职工作。</td></tr>
<tr><td>岗位工作
主要职责
与任务</td><td colspan="7">岗位职责。1.取得护士执业资格并经过注册。树立以病人为中心的服务理念,尊重病人权利,体现人性化护理,注意沟通技巧,保持良好的护患关系。2.具备整体护理知识,熟悉专科护理业务、心身医学护理方法,运用护理程序对病人实施整体护理,熟练评估病人,制订护理计划,完成健康教育、心理护理,落实并修订病人的护理计划,书写护理记录。3.参加晨会,掌握夜班交班内容。4.随同夜班护士、护士长进行床旁交班,了解新入院病人、危重病人、特殊病人情况,并检查抢救药品及抢救仪器的运转状态。5.查对夜班医嘱。6.落实分级护理,随时巡视病房,了解病人病情及心态的变化,满足其身心需要。7.巡视患者,掌握病区患者病情动态变化,参加急危重患者的抢救,完成交班报告及各种病情记录。8.按照规定查对本班医嘱。做好病历保管、防止丢失。9.保持护士站清洁、整齐。10.在班时及时巡视病房,适时对有关病人开展健康宣教。11.遵循 PDCA 管理、追踪问题管理、熟悉可靠性管理、持续护理质量改进。12.岗位工作现场"7S 管理":①整理、②整顿、③清扫、④清洁、⑤安全、⑥节约、⑦素养。13.按照规定处理医疗与护理垃圾和废物。
制度执行。1.执行各项规章制度和技术操作常规,按照流程操作。2.执行查对制度及相关管理规定。3.严格执行规定的消毒隔离、无菌技术操作流程,预防医院感染。
职业道德。1.廉洁自律。2.尊重患者权利,保守医疗秘密。3.勤奋工作,文明礼貌,卓越服务。4.团队精神,任劳任怨,和谐共事。5.工作积极性、主动性、责任心。</td></tr>
<tr><td>岗位工作
主要绩效
考核要点</td><td colspan="7">1.规章制度落实。2.完成规定的护理工作、数量指标、质量指标、效率指标、服务指标。3.医德医风、社会责任。4.顾客沟通、医患纠纷处理。5.病区环境管理、健康宣教等。6.科室护理工作流程规范。7.交接班及相关工作记录完整。8.服务态度。9.敬业奉献,遵守纪律,任劳任怨。10.工作主动性、责任心,服务病人的满意度。</td></tr>
<tr><td rowspan="2">岗位工
作关系</td><td>院内联系部门</td><td colspan="6">院内各个科室、行政职能部门、后勤部门相关领导和人员。</td></tr>
<tr><td>院外联系部门</td><td colspan="6">医院、科室或护理部授权范围内与外界有关部门人员沟通、联系。</td></tr>
<tr><td>岗位工
作权限</td><td colspan="7">1.对本科室日常护理工作计划、实施、检查的参与权,对本科室内护理人员奖励的投票权。2.有监督实习护士的日常工作权。3.有向护士长、主任、主任护师或者上级领导建议提出改进科室工作的权利,薪酬分配建议权、制度改进建议权,等等。</td></tr>
<tr><td>岗位工
作环境</td><td colspan="7">1.在医院内工作,温度、湿度适宜。2.工作现场会接触到轻微粉尘及医疗中的刺激性气味,照明条件良好,一般无相关职业病发生。3.满足护理工作的相关条件。</td></tr>
<tr><td>在现在的岗位已工作时间</td><td colspan="7">自　　　年　　月　　　日开始,　　共计:　　　年</td></tr>
<tr><td>学历培训
经历经验</td><td colspan="7">1.本科以上学历,有 5 年以上临床本科室护理工作经验。2.有临床完整的护理实习记录、院内医院管理培训经历。3.有护理、抢救危重病人经历。4.年内最少有 1 篇习作论文,每年积极参加继续医学教育。5."三基"考试符合要求。6.中级专业技术职称。</td></tr>
<tr><td>岗位工作
技能要求</td><td colspan="7">1.称职的中级专业技术职称。2.科室护理骨干。3.较好的口才和文字表达能力。4.良好的职业道德素质和团队合作精神。5.持续学习能力强。6.应知相关法规、法律。</td></tr>
<tr><td rowspan="2">岗位工作
其他要求</td><td>性别要求</td><td></td><td>年龄要求</td><td></td><td></td><td>婚姻</td><td>婚否不限</td></tr>
<tr><td>身体要求</td><td></td><td>政治要求</td><td colspan="2">事业性、组织观念强</td><td>业务要求</td><td>掌握本专业</td></tr>
<tr><td colspan="3">岗位分析时间</td><td colspan="2"></td><td>填写人</td><td colspan="2"></td></tr>
<tr><td colspan="3">直接上级审核签字</td><td colspan="2"></td><td>审核时间</td><td colspan="2"></td></tr>
</table>

6.心身医学科护师岗位说明书

岗位工作基本信息	岗位名称	护师	所在部门	心身医学科	岗位编号	
	从属部门	护理部	岗位定员		所辖人数	
	直接上级	护士长	直接下级	护士,实习、进修护士		

岗位使命工作概述	在护士长领导和上级职称人员指导下,负责病区护理、治疗工作、病房管理、护士思想工作、学科建设,物资管理等工作。按时、按质、按数量标准完成本职工作。

岗位工作主要职责与任务	岗位职责。1.取得护士执业资格并经过注册。树立以病人为中心的服务理念,尊重病人权利,体现人性化护理,注意沟通技巧,保持良好的护患关系。2.具备整体护理知识,熟悉专科护理业务,运用护理程序对病人实施整体护理,熟练评估病人,制订护理计划,完成健康教育、心理护理,落实并修订病人的护理计划,书写护理记录。3.上班时提前10~15分钟到病房,阅读交班报告及危重患者护理记录单。参加晨会,掌握夜班交班内容。4.上午上班随同夜班护士、护士长进行床旁交班,了解新入院病人、危重病人、特殊病人情况,并检查抢救药品及抢救仪器的运转状态。5.查对夜班医嘱。处理医嘱,并执行。6.负责接待新入院病人并做好入院处置、入院评估、健康指导等护理工作,签署健康教育记录单。7.对新入院病人告知其相关事项,落实分级护理,随时巡视病房,了解病人病情及心态的变化,满足其身心需要。8.负责办理出入院转科转院等相关手续。9.巡视患者,掌握病区患者病情动态变化,参加急危重患者的抢救,参加科室所有护师班次值班,完成交班报告及各种病情记录。10.保持护士站清洁、整齐。11.努力钻研专科业务,力争掌握科室全部护理技术。12.持续学习与工作创新能力。13.遵循PDCA管理、追踪问题管理、熟悉可靠性管理,持续护理质量改进。14.工作现场"7S管理":①整理、②整顿、③清扫、④清洁、⑤安全、⑥节约、⑦素养。15.按照规定处理医疗垃圾和废物。16.完成相关领导交办的其他临时性工作任务。17.病人满意服务。 制度执行。1.执行规章制度和技术操作常规,按流程操作。2.执行岗位职责,查对制度及相关管理规定。3.严格执行消毒隔离、无菌技术操作流程,预防医院感染。 职业道德。1.卓越服务。2.尊重患者权利,保守医疗秘密。3.勤奋工作,文明礼貌,视病人为亲人。4.团队精神,和谐共事。5.工作积极性、主动性、创新性,责任心。

岗位工作主要绩效考核要点	1.规章制度落实。2.完成规定的护理工作、数量指标、质量指标、效率指标、服务指标。3.医德医风、社会责任。4.顾客沟通、医患纠纷处理。5.病区环境管理、健康宣教等。6.护理工作流程。7.交接班及相关工作记录完整。8.服务病人满意度。

岗位工作关系	院内联系部门	院内各个科室、行政职能部门、后勤部门相关领导和人员。
	院外联系部门	医院、科室或护理部授权范围内与外界有关部门人员沟通、联系。

岗位工作权限	1.对本科室内护理人员奖励的投票权。2.有向护士长、主任、主任护师或者上级领导建议提出改进科室工作的权利,薪酬分配建议权,规章制度改进建议权,等等。

岗位工作环境	1.在医院内工作,温度、湿度适宜。2.工作现场会接触到轻微粉尘及医疗中的刺激性气味,照明条件良好,一般无相关职业病发生。3.满足护理工作的相关条件。

在现在的岗位已工作时间	自　　年　　月　　日开始,　　共计:　　年

学历培训经历经验	1.本科以上学历,有3年以上临床科室护理工作经验。2.有临床完整的护理实习记录、院内医院管理培训经历。3.有护理、抢救危重病人经历。4.年内最少有1篇习作论文,每年积极参加继续医学教育。5."三基"考试符合要求。6.初级专业技术职称。

技能要求	1.较好的口才和文字表达能力。2.良好的职业道德素质和团队合作精神。

岗位工作其他要求	性别要求		年龄要求		婚姻	婚否不限
	身体要求		政治要求	事业性、组织观念强	业务要求	熟悉本专业

岗位分析时间		填写人	

7.心身医学科护士岗位说明书

<table>
<tr><td rowspan="3">岗位工作
基本信息</td><td>岗位名称</td><td>护士</td><td>所在部门</td><td>心身医学科</td><td>岗位编号</td><td></td></tr>
<tr><td>从属部门</td><td>护理部</td><td>岗位定员</td><td></td><td>所辖人数</td><td></td></tr>
<tr><td>直接上级</td><td>护士长</td><td>直接下级</td><td colspan="3">实习、进修护士</td></tr>
<tr><td>岗位使命
工作概述</td><td colspan="6">在护士长领导和上级职称人员指导下,负责病区护理病人具体护理、治疗工作、病房管理、医患沟通、参与学科建设,物资管理等工作。是本职岗位工作的责任人。</td></tr>
<tr><td rowspan="1">岗位工作
主要职责
与任务</td><td colspan="6">岗位职责。1.取得护士执业资格并经过注册。树立以病人为中心的服务理念,尊重病人权利,体现人性化护理,注意沟通技巧,保持良好的护患关系。2.具备整体护理知识,熟悉专科护理业务,运用护理程序对病人实施整体护理,熟练评估病人,制订护理计划,完成健康教育、心理护理,落实并修订病人的护理计划,书写护理记录。3.上班时提前10～15分钟到病房,阅读交班报告及危重患者护理记录单。参加晨会,掌握夜班交班内容。4.上午上班随同夜班护士、护士长进行床旁交班,了解新入院病人、危重病人、特殊病人情况,并检查抢救药品及抢救仪器的运转状态。5.查对夜班医嘱。处理医嘱,并执行。6.负责接待新入院病人并做好入院处置、入院评估、健康指导等护理工作,签署健康教育记录单。7.对新入院病人告知其相关事项,落实分级护理,随时巡视病房,了解病人病情及心态的变化,满足其身心需要。8.负责办理出入院转科转院等相关手续。9.巡视患者,掌握病区患者病情动态变化,参加急危重患者的抢救,参加科室所有护师班次值班,完成交班报告及各种病情记录。10.保持护士站清洁、整齐。11.努力钻研专科业务,努力掌握科室全部护理技术。12.持续学习与工作创新能力。13.遵循 PDCA 管理、追踪问题管理、熟悉可靠性管理、持续护理质量改进。14.工作现场"7S 管理":①整理、②整顿、③清扫、④清洁、⑤安全、⑥节约、⑦素养。15.按照规定处理医疗护理垃圾和废物。
制度执行。1.执行规章制度和技术操作常规,按流程操作。2.执行岗位职责,查对制度及相关管理规定。3.严格执行消毒隔离、无菌技术操作流程,预防医院感染。
职业道德。1.卓越服务。2.尊重患者权利,保守医疗秘密。3.勤奋工作,文明礼貌,视病人为亲人。4.团队精神,和谐共事。5.工作积极性、主动性、创新性、责任心。
学习与创新。1.不断总结经验,结合临床实际撰写论文。2.积极参加医学继续教育。</td></tr>
<tr><td>岗位工作
主要绩效
考核要点</td><td colspan="6">1.规章制度。2.完成规定的护理工作数量、质量、效率、服务指标。3.医德医风。4.顾客沟通。5.健康宣教。6.护理工作流程。7.交接班记录完整。8.服务态度。9.敬业奉献,遵守纪律,任劳任怨。10.工作主动性、责任心。11.静脉穿刺成功率。</td></tr>
<tr><td rowspan="2">岗位工
作关系</td><td>院内联系部门</td><td colspan="5">院内各个科室、行政职能部门、后勤部门相关领导和人员。</td></tr>
<tr><td>院外联系部门</td><td colspan="5">医院、科室或护理部授权范围内与外界有关部门人员沟通、联系。</td></tr>
<tr><td>岗位工
作权限</td><td colspan="6">1.对本科室日常护理工作计划、实施、检查的参与权,对本科室内护理人员奖励的建议权。2.有监督实习护士的日常工作权。3.医院科室规章制度持续改进建议权。</td></tr>
<tr><td>岗位工
作环境</td><td colspan="6">1.在医院内工作,温度、湿度适宜。2.工作现场会接触到轻微粉尘及医疗中的刺激性气味,照明条件良好,一般无相关职业病发生。3.满足护理工作的相关条件。</td></tr>
<tr><td>在现在的岗位已工作时间</td><td colspan="6">自　　年　　月　　日开始,　　共计:　　年</td></tr>
<tr><td>学历培训
经历经验</td><td colspan="6">1.大专以上学历,有 1 年以上临床科室护理工作经验。2.有临床完整的护理实习记录。3.有护理、抢救危重病人经历。4."三基"考试符合要求。5.初级专业技术职称。</td></tr>
<tr><td>岗位工作
技能要求</td><td colspan="6">1.称职的初级专业技术职称。2.科室护理潜在培养骨干。3.较好的口才和文字表达能力。4.良好的职业道德素质和团队合作精神。5.持续学习能力强。</td></tr>
<tr><td rowspan="2">岗位工作
其他要求</td><td>性别要求</td><td></td><td>年龄要求</td><td></td><td>婚姻</td><td>婚否不限</td></tr>
<tr><td>身体要求</td><td></td><td>政治要求</td><td>事业性、组织观念强</td><td>业务要求</td><td>掌握本专业</td></tr>
<tr><td colspan="3" style="text-align:center">岗位分析时间</td><td></td><td>填写人</td><td></td><td></td></tr>
</table>

8.心身医学科办公班护士岗位说明书

岗位工作基本信息	岗位名称	办公班护士	所在部门	心身医学科	岗位编号	
	从属部门	护理部	岗位定员		所辖人数	
	直接上级	护士长	直接下级	实习护士、进修护士		

岗位使命工作概述	在护士长领导和上级职称人员指导下,负责病区护理当天医嘱、治疗单转抄、记账、病房管理、学科建设,物资管理等工作。按时、按质、按量标准完成本职岗位工作。

岗位工作主要职责与任务	**岗位职责。**1.取得护士执业资格并经过注册。2.树立以病人为中心的服务理念,尊重病人权利,体现人性化护理,注意沟通技巧,保持良好的护患关系。3.参加晨会及床头交接班,了解病区概况及安全管理。4.听取护理人员早交班,核对病人一览表人数、床号,整理核对留言板。5.查对医嘱,床头交接了解各班工作情况及病区患者流动概况。负责处理当日医嘱补抄欠费病人各种治疗单,办理入院、出院、转科病人的手续。处理、转抄、核对医嘱,督查执行情况。6.与值班医生良好沟通确保治疗及时正确执行。7.根据医嘱联系相关科室申请会诊、检查,计费、核对次日检查通知单。8.负责当日药物的请领,摆放次日长期医嘱液体。9.负责当日停用药物、检查单的退费处理。负责办公室接待,接待病人或家属咨询,医生会诊等,接听电话。10.负责护士站整洁卫生,负责送医保病历。11.负责出院病历的检查整理。12.负责跟进医嘱执行情况,有急诊手术及时通知手术室。核对病人一览表相关内容并及时更新。13.做好科室管理工作,负责联系设备、总务后勤人员,确保科室日常用物、水电、设备处于完好状态。14.检查院网并及时通知院网内容。15.持续学习与工作创新能力。16.遵循 PDCA 管理、追踪问题管理、熟悉可靠性管理、持续护理质量改进。17.工作现场"7S 管理":①整理、②整顿、③清扫、④清洁、⑤安全、⑥节约、⑦素养。18.按照规定处理医疗与护理垃圾和废物。19.病人服务满意度。 **制度执行。**1.执行规章制度和技术操作常规,按流程操作。2.执行岗位职责,查对制度及相关管理规定。3.严格执行消毒隔离、无菌技术操作流程,预防医院感染。 **职业道德。**1.卓越服务。2.尊重患者权利,保守医疗秘密。3.勤奋工作,文明礼貌,视病人为亲人。4.团队精神,和谐共事。5.工作积极性、主动性、创新性、责任心。 **学习与创新。**1.不断总结经验,结合临床实际撰写论文。2.积极参加医学继续教育。

岗位工作主要绩效考核要点	1.授权制订科室护理年度、月度、周工作计划。2.协调科室护理人员,保证护理人员有效配置。3.落实各项规章制度,杜绝事故发生。4.定期对科室护理工作进行绩效考核。5.了解科室护士工作能力、管理能力、沟通能力和科室护理工作状况。

岗位工作关系	院内联系部门	院内各个科室、行政职能部门、后勤部门相关领导和人员。
	院外联系部门	医院、科室或护理部授权范围内与外界有关部门人员沟通、联系。

岗位工作权限	1.对本科室日常护理工作计划、实施、检查的参与权,对本科室内护理人员奖励的建议权。2.有监督实习护士的日常工作权。3.医嘱执行的监督权。4.薪酬建议权。

岗位工作环境	1.在医院内工作,温度、湿度适宜。2.工作现场会接触到轻微粉尘及医疗中的刺激性气味,照明条件良好,一般无相关职业病发生。3.满足医疗工作的相关条件。

在现在的岗位已工作时间	自　　年　　月　　日开始,　　共计:　　年

学历培训经历经验	1.本科以上学历,有 5 年以上临床科室护理工作经验。2.有临床完整的护理实习记录。3.有护理、抢救危重病人经历。4."三基"考试符合要求。5.中级专业技术职称。

岗位工作技能要求	1.称职的中级专业技术职称。2.科室护理骨干。3.较好的口才和文字表达能力。4.良好的职业道德素质和团队合作精神。5.沟通能力。6.持续学习技术知识能力强。

岗位工作其他要求	性别要求		年龄要求		婚姻	婚否不限
	身体要求		政治要求	事业性、组织观念强	业务要求	掌握本专业
岗位分析时间				填写人		

9.心身医学科治疗班护师岗位说明书

岗位工作基本信息	岗位名称	治疗班护师	所在部门	心身医学科	岗位编号	
	从属部门	护理部	岗位定员		所辖人数	
	直接上级	护士长	直接下级	实习、进修护士		
岗位使命工作概述	在护士长领导和上级职称人员指导下,负责病区病人的各种治疗工作、病房管理、学科建设,物资管理等工作。按时、按质、按量标准完成自己的本职岗位工作。					
岗位工作主要职责与任务	**岗位职责**。1.取得护士执业资格并经过注册。树立以病人为中心的服务理念,尊重病人权利,体现人性化护理,注意沟通技巧,保持良好的护患关系。2.具备整体护理知识,熟悉专科护理业务,运用护理程序对病人实施整体护理,熟练评估病人,制订护理计划,完成健康教育、心理护理,落实并修订病人的护理计划,书写护理记录。3.上班时提前10～15分钟到病房,阅读交班报告及危重患者护理记录单。参加晨会,清点公物、填写各种表册,检查急救药品、物品是否处于完备状态,掌握夜班交班内容。4.随同夜班护士、护士长进行床旁交班,了解新入院病人、危重病人、手术病人、特殊病人情况。5.查对夜班医嘱。严格按照医嘱执行治疗项目。6.对晨间治疗所摆放的药品进行查对、加药、签字。7.更换各种消毒液,掌握病人输液情况,病人各种管道的固定与更换时间。密切观察危重病人情况。8.负责摆放二次治疗的药品。9.落实分级护理,随时巡视病房,了解病人病情及心态的变化,满足其身心需要。10.参加急危重患者的抢救,完成交班报告及各种病情记录。11.与副班护士、总务护士查对本班医嘱。做好病历保管、清查工作,防止病例丢失。12.遵循PDCA管理、追踪问题管理、熟悉可靠性管理、持续护理质量改进。13.工作现场"7S管理":①整理、②整顿、③清扫、④清洁、⑤安全、⑥节约、⑦素养。14.按照规定处理医疗垃圾和废物。15.持续学习与工作创新。16.服务病人满意度。 **制度执行**。1.执行规章制度和技术操作常规,按流程操作。2.执行岗位职责,查对制度及相关管理规定。3.严格执行消毒隔离、无菌技术操作流程,预防医院感染。 **职业道德**。1.卓越服务。2.尊重患者权利,保守医疗秘密。3.勤奋工作,文明礼貌,视病人为亲人。4.团队精神,和谐共事。5.工作积极性、主动性、创新性、责任心。 **学习与创新**。1.不断总结经验,结合临床实际撰写论文。2.积极参加医学继续教育。					
岗位工作主要绩效考核要点	1.规章制度。2.完成规定的护理工作数量、质量、效率、服务指标。3.医德医风。4.顾客沟通。5.健康宣教。6.护理工作流程。7.交接班记录完整。8.服务态度。9.敬业奉献,遵守纪律,任劳任怨。10.工作主动性、责任心。11.静脉穿刺成功率。					
岗位工作关系	院内联系部门	院内各个科室、行政职能部门、后勤部门相关领导和人员。				
	院外联系部门	医院、科室或护理部授权范围内与外界有关部门人员沟通、联系。				
岗位工作权限	1.对本科室日常护理工作计划、实施、检查的参与权,对本科室内护理人员奖励的建议权。2.有监督实习护士的日常工作权。3.护理、治疗病人权,规章制度建议权。					
岗位工作环境	1.在医院内工作,温度、湿度适宜。2.工作现场会接触到轻微粉尘及医疗中的刺激性气味,照明条件良好,一般无相关职业病发生。3.满足医疗工作的相关条件。					
在现在的岗位已工作时间	自　　　年　　月　　　日开始,　共计:　　年					
学历培训经历经验	1.本科以上学历,有3年以上临床科室护理工作经验。2.有临床完整的护理实习记录。3.有护理、抢救危重病人经历。4."三基"考试符合要求。5.中级专业技术职称。					
岗位工作技能要求	1.称职的中级专业技术职称。2.科室护理潜在骨干。3.较好的口才和文字表达能力。4.良好的职业道德素质和团队合作精神。5.持续学习能力强。6.同事间协调沟通能力。					
岗位工作其他要求	性别要求		年龄要求		婚姻	婚否不限
	身体要求		政治要求	事业性、组织观念强	业务要求	掌握本专业
岗位分析时间			填写人			

10.心身医学科质量控制护师岗位说明书

<table>
<tr><td rowspan="3">岗位工作
基本信息</td><td>岗位名称</td><td>质量控制护师</td><td>所在部门</td><td colspan="2">心身医学科</td><td>岗位编号</td><td></td></tr>
<tr><td>从属部门</td><td>护理部</td><td>岗位定员</td><td colspan="2"></td><td>所辖人数</td><td></td></tr>
<tr><td>直接上级</td><td>护士长</td><td>直接下级</td><td colspan="4">实习、进修护士</td></tr>
<tr><td>岗位使命
工作概述</td><td colspan="7">在护士长领导和上级职称人员指导下,负责病区护理质量控制及相关工作、病房管理、学科建设,物资管理等工作。按时、按质、按量标准完成自己本职岗位工作。</td></tr>
<tr><td>岗位工作
主要职责
与任务</td><td colspan="7">岗位职责。1.取得护士执业资格并经过注册。树立以病人为中心的服务理念,尊重病人权利,体现人性化护理,注意沟通技巧,保持良好的护患关系。2.具备整体护理知识,熟悉专科护理业务,运用护理程序对病人实施整体护理,熟练评估病人,制订护理计划,完成健康教育、心理护理,落实并修订病人的护理计划,书写护理记录。3.主动检查护士各班工作职责和质量完成情况,遇忙时协调各班工作。4.主动检查科室急救物品、器械保持备用完好、备用状态。5.负责运行病历及出院病历的质控,并将出院病历及时上交病案室。护士长不在时负责科室管理工作。6.协助护士长检查消毒隔离工作,督促检查卫生员着装整洁,指导卫生员落实清洁卫生工作及消毒处理的落实。7.参与科室应急小组,遇重大事件及时到位参加抢救,必要时参加值夜班。8.每月进行科室质控检查,纠纷处理,查找问题提出整改措施,监督措施落实情况,将结果上报科护士长,有每月质量管理持续改进计划。9.努力钻研专科业务,努力掌握科室全部护理技术。10.遵循PDCA管理、追踪问题管理、熟悉可靠性管理、持续护理质量改进。11.工作现场"7S管理":①整理、②整顿、③清扫、④清洁、⑤安全、⑥节约、⑦素养。12.按照规定处理医护理疗垃圾和废物。
制度执行。1.执行规章制度和技术操作常规,按流程操作。2.执行岗位职责,查对制度及相关管理规定。3.严格执行消毒隔离、无菌技术操作流程,预防医院感染。
职业道德。1.卓越服务。2.尊重患者权利,保守医疗秘密。3.勤奋工作,文明礼貌,视病人为亲人。4.团队精神,和谐共事。5.工作积极主动性、创新性,责任心。
学习与创新。1.不断总结经验,结合临床实际撰写论文。2.积极参加医学继续教育。</td></tr>
<tr><td>岗位工作
主要绩效
考核要点</td><td colspan="7">1.规章制度落实。2.完成规定的护理质量检查工作、科室数量指标、质量指标、效率指标、服务指标。3.医德医风、社会责任。4.顾客沟通、医患纠纷处理。5.病区环境管理、健康宣教等。6.科室工作流程规范。7.交接班及相关工作记录完整。8.服务态度。9.敬业奉献,遵守纪律,任劳任怨。10.工作主动性、创新性、责任心。</td></tr>
<tr><td rowspan="2">岗位工
作关系</td><td>院内联系部门</td><td colspan="6">院内各个科室、行政职能部门、后勤部门相关领导和人员。</td></tr>
<tr><td>院外联系部门</td><td colspan="6">医院、科室或护理部授权范围内与外界有关部门人员沟通、联系。</td></tr>
<tr><td>岗位工
作权限</td><td colspan="7">1.对本科室日常护理质量工作计划、实施、检查权,对本科室内护理人员奖励的建议权。2.有监督相关人员的日常工作权。3.有向护士长、主任或者上级领导建议提出改进科室工作的权利,绩效薪酬分配建议权,规章制度改进建议权,等等。</td></tr>
<tr><td>岗位工
作环境</td><td colspan="7">1.在医院内工作,温度、湿度适宜。2.工作现场会接触到轻微粉尘及医疗中的刺激性气味,照明条件良好,一般无相关职业病发生。3.满足医疗工作的相关条件。</td></tr>
<tr><td>在现在的岗位已工作时间</td><td colspan="7">自　　年　　月　　日开始,　　共计:　　年</td></tr>
<tr><td>学历培训
经历经验</td><td colspan="7">1.本科以上学历,有5年以上临床科室护理工作经验。2.有临床完整的护理实习记录。3.有护理、抢救危重病人经历。4."三基"考试符合要求。5.中级专业技术职称。</td></tr>
<tr><td>岗位工作
技能要求</td><td colspan="7">1.称职的中级专业技术职称。2.科室护理质量控制者。3.较好的口才和文字表达能力。4.良好的职业道德素质和团队合作精神。5.持续学习能力强。6.同事之间沟通能力。</td></tr>
<tr><td rowspan="2">岗位工作
其他要求</td><td>性别要求</td><td colspan="2"></td><td>年龄要求</td><td></td><td>婚姻</td><td>婚否不限</td></tr>
<tr><td>身体要求</td><td colspan="2"></td><td>政治要求</td><td>事业性、组织观念强</td><td>业务要求</td><td>掌握本专业</td></tr>
<tr><td colspan="3" align="center">岗位分析时间</td><td colspan="2">填写人</td><td colspan="3"></td></tr>
</table>

11.心身医学科基础护理班护士岗位说明书

岗位工作基本信息	岗位名称	基础护理班护士	所在部门	心身医学科	岗位编号	
	从属部门	护理部	岗位定员		所辖人数	
	直接上级	护士长	直接下级	实习、进修护士		

岗位使命工作概述	在护士长领导和上级职称人员指导下,负责病区病人基础护理工作、病房管理、病人心理疗法、学科建设,物资管理等工作。按时按质按量标准完成本职岗位工作。

岗位工作主要职责与任务	**岗位职责。**1.取得护士执业资格并经过注册。树立以病人为中心的服务理念,尊重病人权利,体现人性化护理,注意沟通技巧,保持良好的护患关系。2.具备整体护理知识,运用护理程序对病人实施整体基础护理。3.整理床单位,保持床单位清洁,增进患者舒适。4.工作规范要点,遵循标准预防、节力、安全的原则。5.告知患者,做好准备。根据患者的病情、年龄、体重、意识、活动和合作能力,有无引流管、伤口,有无大小便失禁等,采用与病情相符的整理床单位的方法。6.按需要准备用物及环境,保护患者隐私。7.护士协助活动不便的患者翻身或下床,采用湿扫法清洁并整理床单位。8.操作过程中,注意避免引流管或导管牵拉,密切观察患者病情,发现异常及时处理。与患者沟通,了解其感受及需求,保证患者安全。9.操作后对躁动、易发生坠床的患者拉好床栏或者采取其他安全措施,帮助患者采取舒适体位。10.按操作规程更换污染的床单位。11.整理病人床头柜和相关物品。12.遵循 PDCA 管理、追踪问题管理、熟悉可靠性管理、持续护理质量改进。13.工作现场"7S 管理":①整理、②整顿、③清扫、④清洁、⑤安全、⑥节约、⑦素养。14.按照规定处理医疗与护理垃圾和废物。15.完成相关领导交办的其他临时性工作任务。 **制度执行。**1.执行规章制度和技术操作常规,按流程操作。2.执行岗位职责,查对制度及相关管理规定。3.严格执行消毒隔离、无菌技术操作流程,预防医院感染。 **职业道德。**1.卓越服务。2.尊重患者权利,保守医疗秘密。3.勤奋工作,文明礼貌,视病人为亲人。4.团队精神,和谐共事。5.工作积极、主动性、创新性、责任心。

岗位工作主要绩效考核要点	1.规章制度落实。2.完成规定的基础护理工作、数量指标、质量指标、效率指标、服务指标。3.医德医风、社会责任。4.顾客沟通、医患纠纷处理。5.病区"5S 管理"、环境管理、健康宣教。6.基础护理工作流程规范。7.交接班及相关工作记录完整。8.服务态度。9.敬业奉献,遵守纪律,任劳任怨。10.工作主动性、创新性、责任心。

岗位工作关系	院内联系部门	院内各个科室、行政职能部门、后勤部门相关领导和人员。
	院外联系部门	医院、科室或护理部授权范围内与外界有关部门人员沟通、联系。

岗位工作权限	1.对本科室日常基础护理工作计划、实施、检查的参与权,对本科室内护理人员奖励的建议权。2.有监督实习护士的日常工作权。3.有向护士长、主任或者上级领导建议提出改进科室工作的权利,薪酬分配建议权,医院制度改进建议权,等等。

岗位工作环境	1.在医院内工作,温度、湿度适宜。2.工作现场会接触到轻微粉尘及医疗中的刺激性气味,照明条件良好,一般无相关职业病发生。3.满足护理工作的相关条件。

在现在的岗位已工作时间	自 年 月 日开始, 共计: 年

学历培训经历经验	1.大专以上学历,有 1 年以上临床科室护理工作经验。2.有临床完整的护理实习记录、院内医院管理培训经历。3.有护理、抢救危重病人经历。4.年内最少有 1 篇习作论文,每年积极参加继续医学教育。5."三基"考试符合要求。6.初级专业技术职称。

岗位工作技能要求	1.称职的初级专业技术职称。2.科室护理潜在骨干。3.较好的口才和文字表达能力。4.良好的职业道德素质和团队合作精神。5.持续学习能力强。6.同事之间沟通能力。

岗位工作其他要求	性别要求		年龄要求		婚姻	婚否不限
	身体要求		政治要求	事业性、组织观念强	业务要求	掌握本专业

岗位分析时间		填写人	

12.心身医学科卫生员岗位说明书

<table>
<tr><td rowspan="3">岗位工作
基本信息</td><td>岗位名称</td><td>心身医学科卫生员</td><td>所在部门</td><td>心身医学科</td><td>岗位编号</td><td></td></tr>
<tr><td>从属部门</td><td>护理部</td><td>岗位定员</td><td></td><td>所辖人数</td><td></td></tr>
<tr><td>直接上级</td><td>护士长</td><td>直接下级</td><td></td><td></td><td></td></tr>
<tr><td>岗位使命
工作概述</td><td colspan="6">在护士长领导和护士人员指导下,负责岗位工作的服务、业务、管理、数量、质量等工作,专门负责心身医学科区域的清洁卫生,为顾客提供一个良好的就医环境。</td></tr>
<tr><td rowspan="1">岗位工作
主要职责
与任务</td><td colspan="6">**岗位职责。**1.在护士长和护士指导下进行工作。打扫干净病房内床、桌、椅、柜、灯、装备带及门、窗、墙、地。2.做好"二盆一镜"(洗脸盆、坐便盆和镜子)的干净卫生。3.保持病区走廊、门、窗、墙面、地面、扶栏及楼梯、电梯门和表示牌等干净。4.保持护士站的桌、椅、吊柜、冰箱、水池及周边环境的整洁。5.认真保持办公室、值班室、换药室和治疗室的门窗、桌椅和墙面、地面和卫生间的干净。6.拖把做好红、黄、蓝、白标记,离开操纵(赤色拖卫生间、黄色拖走廊治疗室、蓝色拖病房、白色拖值班室、休息室)。7.擦床抹布一床一布,按抹布标记进行操作,完毕后一床一巾用消毒亮剂浸泡30分钟,捞起晾干。8.逐日晨病房饮用水的供给。9.对开水间、污物间及垃圾桶举行干净、消毒。10.为医护职员衣物盘点外送盘点领用,被服洗洗外送盘点并归放整洁,建立被服和工作服登记本,逐日盘点。11.每周大清扫最少1次,室内无杂物,地面、水池清洁无垢,物品放置整齐有序。12.爱护科内各种物品,严禁违规使用和损坏物品。13.每日数次用消毒水擦洗抢救室、治疗室、观察室的床、桌椅及器械柜外表等。用消毒水及时清洁心身医学科区域的地面、墙面的血迹和呕吐液等。14.负责清洁医生办公室、护士站和值班室的桌椅、吊柜及书架等,并按照医护人员要求,及时清理无用的标本,纸张及病人遗物等。15.保持电话、电脑等医用电器和其他医疗辅助仪器的外表清洁。16.加强对病房桌椅、门、扶手及卫生间的重点消毒。17.及时更换科室的垃圾袋。18.必要时协助护士管理库房、换药室相关工作。19.按照规定处理医疗废物与垃圾。20.必要时协助护士为病人服务的相关工作。21.岗位工作现场"7S管理":①整理、②整顿、③清扫、④清洁、⑤安全、⑥节约、⑦素养。22.完成相关领导交办的其他临时性工作任务。
制度执行。1.执行医院、科室各项规章制度和常规,按照流程操作。2.执行查对制度及相关管理规定。3.严格执行消毒隔离、无菌技术操作流程,预防医院感染。4.遵守上班劳动纪律,不迟到早退,上班不干私活。5.爱护公物。6.病人服务满意度。
职业道德。1.遵纪守法。2.尊重顾客,提高顾客满意度。3.工作负责,文明礼貌,卓越服务。4.团队精神,和谐共事。5.岗位工作积极性、主动性、创新性,责任心。</td></tr>
<tr><td>主要绩效
考核要点</td><td colspan="6">1.制度落实,岗位职责。2.本岗位工作绩效。3.职业道德素质。4.医院规章制度。5.本人的服务技能与管理能力。6.责任心,主动和积极性。7.服务病人的满意度。</td></tr>
<tr><td rowspan="2">岗位工
作关系</td><td>院内联系部门</td><td colspan="5">院内各个科室、行政职能部门、后勤部门相关领导和人员。</td></tr>
<tr><td>院外联系部门</td><td colspan="5">医院、科室或护理部授权范围内与外界有关部门人员沟通、联系。</td></tr>
<tr><td>工作权限</td><td colspan="6">1.岗位工作权。2.日常工作计划、实施、检查、改进权。3.工作建议权。</td></tr>
<tr><td>工作环境</td><td colspan="6">1.在医院内工作,温度、湿度适宜。2.满足科室岗位工作的相关环境条件。</td></tr>
<tr><td>在现在的岗位已工作时间</td><td colspan="6">自　　　年　　月　　日开始,　　共计:　　　年</td></tr>
<tr><td>学历经历</td><td colspan="6">心身医学科工作经验。高中学历,具备1年医院清洁工作经验,掌握科室工作流程。</td></tr>
<tr><td>技能要求</td><td colspan="6">具备科室清洁、消毒灭菌的相关知识,熟悉科室的基本工作流程,与患者沟通技巧。</td></tr>
<tr><td rowspan="2">岗位工作
其他要求</td><td>性别要求</td><td></td><td>年龄要求</td><td></td><td>婚姻</td><td>婚否不限</td></tr>
<tr><td>身体要求</td><td></td><td>政治要求</td><td>事业性、组织观念强</td><td>业务要求</td><td>掌握本专业</td></tr>
<tr><td colspan="2">岗位分析时间</td><td colspan="3"></td><td>填写人</td><td></td></tr>
<tr><td colspan="2">直接上级审核签字</td><td colspan="3"></td><td>审核时间</td><td></td></tr>
</table>

十四、精神疾病科护理人员岗位说明书

1.精神疾病科护士长岗位说明书

岗位工作 基本信息	岗位名称	护士长	所在部门	精神病专科	岗位编号	
	从属部门	医务部、护理部	岗位定员		所辖人数	
	直接上级	科主任、护理部	直接下级	护理人员,实习、进修护士		
岗位使命 工作概述	在科主任与护理部领导下,全面负责科室护理工作、病房管理、护士思想工作、学科建设,物资管理等工作。 是科室护士思想、业务、技术、行政管理的第一责任人。					
岗位工作 主要职责 与任务	**领导职责。**1.在护理部主任的领导和科主任业务指导下,负责所管科室的护理业务及行政管理工作。2.重视思想政治工作,经常对护士进行职业道德教育工作。3.根据护理部的安排,结合本科具体情况制订本科的护理工作计划和科研计划,督促护士认真落实并经常督促检查。4.负责制订本科的护理发展规划,学科建设,年度、月度、周工作计划,并组织实施。5.组织护理查房和随同科主任查房,了解护理工作中存在的问题,并加强医护联系与医患沟通。6.确定本科护士的轮转和临时调配。7.协调与其他科室的沟通关系,搞好科内、外团结,以保证护理工作的正常进行。 **管理职责。**1.检查危重抢救病人的护理情况,对复杂的护理技术或新开展的护理业务,要亲自参加并具体指导。2.教育全科护理人员加强工作责任心,改善服务态度,认真履行岗位职责,严格执行各项规章制度和技术操作规程,严防差错事故的发生。3.落实护理交接班并记录完善。4.加强设备管理,提高设备使用效率。5.加强病房管理。6.注重护理质量,有持续改进计划。7.遵循 PDCA 管理、追踪问题管理、熟悉可靠性管理、持续护理质量改进。8.督促护士工作现场"7S管理":①整理、②整顿、③清扫、④清洁、⑤安全、⑥节约、⑦素养。9.按规定处理医疗护理垃圾和废物。 **教学与科研职责。**1.组织本科护理人员学习护理业务技术,加强业务训练,并注意护士素质的培养。2.组织安排并检查实习护士、进修护士在本科各病室的临床教学和实习情况。3.参加一定的护理教学并组织实施。4.教学科研存在问题持续改进。 **持续学习。**1.持续学习与工作改进能力。2.掌握、了解国内外本专业护理发展动态。 **工作创新。**善于发现工作中的问题、缺陷,分析问题缺陷与解决问题缺陷的能力。					
岗位工作 主要绩效 考核要点	1.规章制度落实。2.完成护理质量指标指标。3.处理病人投诉。4.医德医风、社会责任。5.医患纠纷处理、顾客沟通。6.健康宣教、培训帮带等。7.护理工作流程规范。8.病房管理。9.本科护理人员技术操作。10.护理文书。11.服务病人满意度。					
岗位工 作关系	院内联系部门	院内各个科室、行政职能部门、后勤部门相关领导和人员。				
	院外联系部门	医院、科室或护理部授权范围内与外界有关部门人员沟通、联系。				
岗位工 作权限	1.科室管理、协调权。对本科室日常工作的计划、实施、检查和指导权,对本科室内护理人员任免的建议权。2.有权监督护理人员的日常工作权。3.有向主任、护理部主任或者上级领导建议提出改进科室工作的权利,绩效薪酬分配建议权,等等。					
岗位工 作环境	1.在医院内工作,温度、湿度适宜。2.工作现场会接触到轻微粉尘及医疗中的刺激性气味,照明条件良好,一般无相关职业病发生。3.满足医疗工作的相关条件。					
在现在的岗位已工作时间	自　　　年　　月　　日开始,　共计:　　年					
学历培训 经历经验	1.本科以上学历,有 5 年以上本科室工作经验。2.有专科业务进修最少1次,医院管理培训经历。3.学术、教学、科研经历。4.中级及以上职称。5.同事间沟通能力。					
岗位工作 技能要求	1.称职的学科带头人。2.下属公认的领导、决策、管理和协调能力。3.较好的口才和文字表达能力。4.良好的职业道德素质和团队合作精神。5.持续学习能力强。					
岗位工作 其他要求	性别要求	无	年龄要求		婚姻	婚否不限
	身体要求	健康	政治要求	事业性、组织观念强	业务要求	精通本专业
岗位分析时间			填写人			

2.精神疾病科主任护师岗位说明书

<table>
<tr><td rowspan="3">岗位工作
基本信息</td><td>岗位名称</td><td>主任护师</td><td>所在部门</td><td>精神科</td><td>岗位编号</td><td></td></tr>
<tr><td>从属部门</td><td>医务部、护理部</td><td>岗位定员</td><td></td><td>所辖人数</td><td></td></tr>
<tr><td>直接上级</td><td>护士长</td><td>直接下级</td><td colspan="3">护理人员,实习、进修护士</td></tr>
<tr><td>岗位使命
工作概述</td><td colspan="6">在护士长和护理部的领导下,授权分管科室护理业务、技术、教学、培训、科研、服务,纠纷处理、护理质量管理等工作。护理业务、技术、科研、管理的行家里手。</td></tr>
<tr><td rowspan="4">岗位工作
主要职责
与任务</td><td colspan="6">**岗位职责。**1.履行高级职称岗位职责。在护士长和护理部领导下,指导本科护理业务技术、服务、教学与科研工作。2.参加晨会床旁交接班,协助护士长制订年度、月度、周工作计划并付诸监督实施。3.协调科室医护人员、相关科室及相关部门科室业务关系。4.协助护士长制定本科的基础、专科、整体、责任护理计划并落实。</td></tr>
<tr><td colspan="6">**业务管理。**1.主持护理大查房,解决护理业务与技术疑难问题。2.定期检查急、危、重、疑难患者护理计划和会诊落实情况,对复杂技术或新开展护理业务,要亲自参加并具体指导。3.处理护理纠纷,对护理差错事故提出技术鉴定意见。4.协助护士长病房管理。5.督促、检查护理人员落实病人基础、专科与责任制护理,并起带头作用。6.加强设备管理,维护设备正常运行,提高设备使用率。7.实施护理查房和随同科主任查房,落实18项核心制度。指导下级护士、实习、进修护士工作。8.完成护理工作任务,改善服务态度、严防差错事故的发生。9.加强病区病房管理,维护病房秩序。10.协助护士长加强物资管理,账、物相符。11.落实患者饮食和治疗饮食。12.护理文书书写合格率符合要求。13.掌握专科危重病人护理的特点和规律。</td></tr>
<tr><td colspan="6">**职业道德。**1.遵纪守法。2.尊重患者权利,保守医疗秘密。3.廉洁工作,文明礼貌,卓越服务。4.团队精神,和谐共事。5.工作积极主动性、责任心。6.病人满意度。</td></tr>
<tr><td colspan="6">**教学科研。**1.协助护理部并承担对护理人员业务学习、培养及护士晋级的考核工作。2.拟订教学计划,编写教材并负责讲授。3.制订专科护理科研、技术革新计划并实施。4.参与审定、评价护理论文和科研、技术革新成果。5.负责组织本科护理学习讲座和护理病案讨论。6.对医院护理队伍建设、业务技术管理和组织管理提出意见,参与护理部组织的全院性工作检查。7.掌握国内外本科护理发展动态,努力引进先进技术,提高护理质量,发展护理科学。8.完成领导交代的其他临时性工作任务。</td></tr>
<tr><td>岗位工作
主要绩效
考核要点</td><td colspan="6">1.规章制度落实。2.护理教学、科研,护理工作数量、质量、效率及综合绩效管理指标。3.医德医风、社会责任。4.顾客沟通、护患纠纷处理。5.病区管理、健康宣教、培训帮带等。6.工作流程规范。7.危重病人全程护理落实。8.服务病人满意度。</td></tr>
<tr><td rowspan="2">岗位工
作关系</td><td>院内联系部门</td><td colspan="5">院内各个科室、行政职能部门、后勤部门相关领导和人员。</td></tr>
<tr><td>院外联系部门</td><td colspan="5">医院、科室或护理部授权范围内与外界有关部门人员沟通、联系。</td></tr>
<tr><td>岗位工作
权限</td><td colspan="6">1.科室护理业务、科研和管理指导权。2.日常工作计划、实施、检查的建议权。3.本科护理人员任免建议权。4.分管人员的工作监督权。5.提出改进护理工作建议权。</td></tr>
<tr><td>岗位工
作环境</td><td colspan="6">1.在医院内工作,温度、湿度适宜。2.工作现场会接触到轻微粉尘及医疗中的刺激性气味,照明条件良好,一般无相关职业病发生。3.满足医疗工作的相关条件。</td></tr>
<tr><td>在现在的岗位已工作时间</td><td colspan="6">自   年   月   日开始,   共计: 年</td></tr>
<tr><td>学历培训
经历经验</td><td colspan="6">1.本科以上学历,10年以上护理工作经验。2.有基础、专科、责任护理、管理培训经历。3.有高层次护理科研成果。4.年内最少有1篇全国级杂志论文发表。</td></tr>
<tr><td>岗位工作
技能要求</td><td colspan="6">1.称职的护理学科技术带头人。2.过硬的业务、技术和协调能力。3.较好的口才和文字表达能力。4.良好的职业道德素质和团队合作精神。5.高级专业技术职称。</td></tr>
<tr><td rowspan="2">岗位工作
其他要求</td><td>性别要求</td><td>无</td><td>年龄要求</td><td></td><td>婚姻</td><td>婚否不限</td></tr>
<tr><td>身体要求</td><td>健康</td><td>政治要求</td><td>事业性、组织观念强</td><td>业务要求</td><td>精通本专业</td></tr>
<tr><td colspan="3" align="center">岗位分析时间</td><td colspan="2" align="center">填写人</td><td colspan="2"></td></tr>
</table>

3.精神疾病科副主任护师岗位说明书

岗位工作基本信息	岗位名称	副主任护师	所在部门	精神科	岗位编号	
	从属部门	医务部、护理部	岗位定员		所辖人数	
	直接上级	护士长	直接下级	护理人员,实习、进修护士		

岗位使命工作概述	在护士长领导和上级护师指导下,授权分管科室护理业务、技术、服务、教学、培训、科研、护理质量管理等工作。是护理业务、技术、科研、管理的行家里手。

岗位工作主要职责与任务	**岗位职责。**1.履行高级职称岗位职责。在科护士长和上级护师指导下,指导本科护理业务技术、服务、教学与科研工作。2.参加晨会交接班,协助护士长制订年度、月度、周工作计划并组织实施。3.协调科室医护人员,相关部门、相关科室的业务关系。4.协助护士长制订本科的基础、专科、责任护理计划并督促检查落实。 **制度执行。**1.执行各项规章制度和技术操作常规,按照流程操作。2.执行"18项核心制度"、查对制度及相关管理规定。3.严格执行消毒隔离、无菌技术操作流程,预防医院感染。4.重视护理质量,有护理持续改进计划并落实。5.病人服务满意度。 **业务管理。**1.按照规定主持护理大查房,解决护理技术疑难问题。2.检查急、危、重、疑难患者护理计划和会诊落实情况,对复杂技术或新开展的护理业务,要亲自参加并具体指导。3.处理护理纠纷,对护理差错、事故提出技术鉴定意见。4.协助护士长病房管理。5.落实病人治疗饮食。6.加强设备维护,提高设备使用率。 **职业道德。**1.遵纪守法。2.尊重患者权利,保守医疗秘密。3.廉洁工作,文明礼貌,卓越服务病人。4.团队精神,和谐共事。5.工作积极性、主动性、创新性,责任心。 **教学科研。**1.协助护理部并承担对护理人员业务学习、培养及护士晋级的考核工作。2.拟订教学计划,编写教材并负责讲授。3.制订专科护理科研、技术革新计划并实施。4.参与审定、评价护理论文和科研、技术革新成果。5.负责组织本科护理学习讲座和护理病案讨论。6.对医院护理队伍建设,业务技术管理和组织管理提出意见,参与护理部组织的全院性工作检查。7.掌握国内外本科护理发展动态,努力引进先进技术,提高护理质量,发展护理科学。8.完成领导交代的其他临时性工作任务。

岗位工作主要绩效考核要点	1.规章制度落实。2.护理教学、科研,护理工作数量、质量、效率及综合绩效管理指标。3.医德医风、社会责任。4.顾客沟通、护患纠纷处理。5.病区管理、健康宣教、培训帮带等。6.工作流程规范。7.危重病人全程护理落实。8.与护士长配合、医护人员沟通、协调。9.基础、专科护理,责任制护理。10.岗位学习与创新能力。

岗位工作关系	院内联系部门	院内各个科室、行政职能部门、后勤部门相关领导和人员。
	院外联系部门	医院、科室或护理部授权范围内与外界有关部门人员沟通、联系。

岗位工作权限	1.科室护理业务、科研和管理指导权。2.日常工作计划、实施、检查的建议权。3.本科护理人员任免建议权。4.分管人员的工作监督权。5.提出改进护理工作建议权。

岗位工作环境	1.在医院内工作,温度、湿度适宜。2.工作现场会接触到轻微粉尘及医疗中的刺激性气味,照明条件良好,一般无相关职业病发生。3.满足医疗工作的相关条件。

在现在的岗位已工作时间	自　　年　　月　　日开始,共计:　　年

学历培训经历经验	1.本科以上学历,10年以上护理工作经验。2.有基础、专科、责任护理、管理培训经历。3.有高层次护理科研成果。4.年内最少有1篇全国级杂志论文发表。

岗位工作技能要求	1.称职的护理学科带头人。2.公认的业务、技术、管理和协调能力。3.较好的口才和文字表达能力。4.良好的职业道德素质和团队合作精神。5.高级专业技术职称。

岗位工作其他要求	性别要求	无	年龄要求	35～55 岁	婚姻	婚否不限
	身体要求	健康	政治要求	事业性、组织观念强	业务要求	精通本专业

岗位分析时间		填写人	
直接上级审核签字		审核时间	

4.精神疾病科主班护士岗位说明书

岗位工作基本信息	岗位名称	主班护士	所在部门	精神病专科	岗位编号	
	从属部门	医务部、护理部	岗位定员		所辖人数	
	直接上级	护士长	直接下级	实习、进修护士		

岗位使命工作概述	在护士长领导和上级护师指导下按照自己的职责做好办公室工作、重视护理质量、提高顾客满意度。按照时间、按照质量、按照数量标准完成自己的本职岗位工作。

岗位工作主要职责与任务	**岗位职责。**1.提前10分钟到岗,参加晨会交班,查看夜间医嘱,阅读交班报告和了解医嘱执行情况。2.热情接待病人,文明用语。合理安排床位,填写诊断卡和床尾卡及时通知主管医师和主管护士。3.填写空床报告,在病室一览表上填写病人总数、新入、危重、手术、转科、出院、特殊治疗事项及当日值班医师和护士姓名。4.办理出入院、转科、转院、饮食、手术、死亡通知工作。5.正确绘制体温单,转抄长期医嘱执行单(输液、注射、口服等)和记账。6.每日查对医嘱,每周大查对医嘱一次,有记录。根据护理级别、药物阳性标识及时在诊断卡和床头卡上注明。7.按医嘱饮食种类和病人需要,与营养科联系安排病人的饮食,治疗饮食的落实。安排病人检查及相关后勤工作。8.负责使用中的病历管理、出院病人病历及整理工作,防止丢失。9.负责办公室的电脑、电话的管理。10.各种纸张、表格、电脑耗材清理并及时补充。11.掌握以下精神科疾病的护理特点:脑卒中、缺血缺氧性脑病、老年性痴呆、帕金森病、老年性睡眠障碍、高血压、低血压、神经性耳聋、冠心病、高脂血症、颈腰腿疼痛、轻度白内障、腰肌劳损,老年人肺炎、多脏器功能衰竭、感染、糖尿病、康复护理特点等(精神科疾病的护理特点)。12.掌握老年病得病特点、治疗、用药、检查、沟通、护理、生活、习俗特点和康复特点。13.遵循 PDCA 管理、追踪问题管理、持续护理质量改进。14.工作现场"7S管理":①整理、②整顿、③清扫、④清洁、⑤安全、⑥节约、⑦素养。15.按规定处理医疗与护理垃圾和废物。 **制度执行。**1.认真执行规章制度和技术操作常规,按照流程操作。2.严格执行"三查七对"制度,正确执行医嘱,临时医嘱及时通知病人责任护士。随时检查医嘱执行情况。3.严格执行消毒隔离、无菌技术操作流程,预防医院感染。4.严格执行规定的收费标准并记账,负责掌握病人费用的动态情况并与相关人员一起催交费用。 **职业道德。**1.遵纪守法。2.尊重患者权利,保守医疗秘密。3.勤奋工作,文明礼貌,卓越服务。4.团队精神,和谐共事。5.岗位工作积极性、主动性、创新性、责任心。 **学习与创新。**1.持续学习、具备 PDCA、持续改进、沟通技巧、追踪问题理念。2.不断总结经验,结合临床实际撰写论文。3.积极参加医学继续教育。4.服务病人创新。

主要绩效考核要点	1.规章制度,出勤纪律。2.岗位职责,工作数量、质量与绩效。3.医德医风、爱岗敬业、社会责任。4.顾客沟通、感染管理。5.病人服务、健康宣教。6.持续学习。

岗位工作关系	院内联系部门	院内各个科室、行政职能部门、后勤部门相关领导和人员。
	院外联系部门	医院、科室或护理部授权范围内与外界有关部门人员沟通、联系。

工作权限	1.对科室病人护理工作计划、实施、检查的参与权。2.有向领导提出工作改进权。

工作环境	1.在医院内工作,温度、湿度适宜。2.满足医疗与护理服务工作的相关条件。

在现在的岗位已工作时间	自　　年　　月　　日开始,　　共计:　　年

学历经历	1.本科以上学历,5年以上本科室护理工作经验。2.服务态度热情、工作细致。

技能要求	1.中级专业技术职称。2.良好的职业道德素质和团队合作精神。3.持续学习技能能力强。

岗位工作其他要求	性别要求	无	年龄要求		婚姻	婚否不限
	身体要求	健康	政治要求	事业性、组织观念强	业务要求	掌握本专业

岗位分析时间		填写人	
直接上级审核签字		审核时间	

5.精神疾病科副班护士岗位说明书

岗位工作 基本信息	岗位名称	副班护士	所在部门	精神科二区	岗位编号	
	从属部门	精神科二区	岗位定员		所辖人数	
	直接上级	护士长	直接下级	实习、进修护士		

岗位使命 工作概述	在护士长领导和上级护师指导下依据主班护理工作做好自己的辅助护理工作,重视护理质量、提高病人满意度。按照时间、按照质量、按照数量标准完成本职工作。

岗位工作 主要职责 与任务	**岗位职责。**1.取得护师执业资格。2.查点交接规定的物品并双方签字。3.查看夜班交班报告内容,明确治疗、医嘱、护嘱、记录本内容完成情况和结果,完成交班期间待完成事项。4.晨会后在护士长带领下病人床旁交接班,重点是危重、抢救、特殊检查、新入院病人情况。一切以主班护士工作为中心。5.接班重点是病人静脉输液管道等各种管道是否畅通。静脉输液瓶内加药成分、滴速、数量,吸引管引出的液体颜色、性质、数量,各类管道消毒更换日期、标示等。6.具备整体护理知识,熟悉基础专科责任护理业务,熟悉危重病人护理工作流程。7.协助主班护士及时执行医嘱、护嘱。8.参加危重病人抢救工作。9.巡视病房,掌握病人动态情况,测量病人生命体征,并正确完整记录。10.参加护理查房、护理病例讨论,落实持续改进计划。11.熟悉以下疾病的护理特点:脑卒中、缺血缺氧性脑病、老年性痴呆、帕金森病、老年性睡眠障碍、高血压、低血压、神经性耳聋、慢性阻塞性肺部疾病、冠心病、高脂血症、颈腰腿疼痛、轻度白内障、腰肌劳损、老年人肺炎、水电和酸碱平衡紊乱、多脏器功能衰竭、感染、糖尿病、康复护理特点等。12.熟悉老年病得病特点、治疗特点、用药特点、检查特点、沟通特点、护理特点、生活特点、习俗特点和康复特点。13.随时了解老年病人的思想、生活情况,征求病员对医疗护理工作意见,做好病员的思想工作。14.遵循 PDCA 管理、追踪问题管理、熟悉可靠性管理、持续护理质量改进。15.工作现场"7S管理":①整理、②整顿、③清扫、④清洁、⑤安全、⑥节约、⑦素养。16.按规定处理医疗垃圾废物。17.病人满意度。 **制度执行。**1.执行各项规章制度和技术操作常规,按流程操作。2.严格执行"三查七对"及相关管理规定。3.严格执行消毒隔离、无菌技术操作流程,预防医院感染。 **职业道德。**1.遵纪守法,遵守劳动纪律,按规定着装。2.尊重患者权利,保守医疗秘密。3.勤奋工作,文明礼貌,卓越服务。4.团队精神,和谐共事。5.工作积极性、主动性、责任性与创新性。6.热爱本专业,热爱护理服务,任劳任怨,忠于职守。 **学习与创新。**1.持续学习,具备 PDCA、持续改进、沟通技巧、追踪问题理念。2.不断总结经验,结合临床实际撰写论文。3.积极参加院内外组织的医学继续教育。

岗位工作 主要绩效 考核要点	1.规章制度落实。2.完成规定的责任护理以及工作数量、质量、效率和综合绩效指标。3.医德医风、社会责任。4.顾客沟通。5.病区管理、健康宣教。6.护理工作流程。7.危重病人护理与救治。8.工作主动、积极和责任性。9.服务病人态度满意度。

岗位工 作关系	院内联系部门	院内各个科室、行政职能部门、后勤部门相关领导和人员。
	院外联系部门	医院、科室或护理部授权范围内与外界有关部门人员沟通、联系。

工作权限	1.对科室病人护理工作计划、实施、检查的参与权。2.有向领导提出工作改进权。

工作环境	1.在医院内工作,温度、湿度适宜。2.满足医疗与护理服务工作的相关条件。

在现在的岗位已工作时间	自　　年　　月　　日开始,　共计:　　年

学历经历	1.大专以上学历,2 年以上本科室护理工作经验。2.服务态度热情、工作细致。

技能要求	1.初级专业技术职称。2.良好的职业道德素质和团队合作精神。3.持续学习技能能力强。

岗位工作 其他要求	性别要求	无	年龄要求		婚姻	不限
	身体要求	健康	政治要求	事业性、组织观念强	业务要求	熟悉本专业

岗位分析时间		填写人	

6.精神疾病科治疗班护士岗位说明书

岗位工作 基本信息	岗位名称	治疗班护士	所在部门	精神病专科	岗位编号	
	从属部门	医务部、护理部	岗位定员		所辖人数	
	直接上级	护士长	直接下级	实习、进修护士		
岗位使命 工作概述	在护士长领导和上级护师指导下按照自己的职责独立做好治疗班工作、重视治疗班工作质量、提高病人满意度。按照时间、按照质量、按照数量标准完成自己的本职岗位工作。					
岗位工作 主要职责 与任务	**岗位职责。**1.提前10分钟上班,参加晨会交班,认真听取夜班交班内容。2.交接治疗室规定使用物品并签字,完成交接班中待执行事项。3.晨会后随护士长床头交接班。4.负责给病人做各项治疗护理操作,准确核对病区口服药。5.负责看护病人进食,发放口服药,做到送药入手,倒温水,看药入口。6.转抄服药本、输液卡,每日下午进行查对。7.具备整体护理知识,熟悉基础、专科、责任护理业务。8.检查备用药品,如有过期、沉淀、絮状物等问题,及时更换。9.做好体温计及治疗室紫外线消毒,填写消毒记录。10.掌握病人动态情况,填写各种治疗和处置事项后记录。11.完成每日工作重点。12.熟悉以下疾病的护理特点:脑卒中、缺血缺氧性脑病、老年性痴呆、帕金森病、老年性睡眠障碍、高血压、低血压、神经性耳聋、慢性阻塞性肺部疾病、冠心病、高脂血症、颈腰腿疼痛、轻度白内障、腰肌劳损,老年人肺炎、水电和酸碱平衡紊乱、多脏器功能衰竭、感染、糖尿病、康复护理特点等。13.熟悉精神科病人的特点、治疗特点、用药特点、检查特点、沟通特点、护理特点、生活特点和康复特点。14.随时了解精神科病人的思想、生活情况,征求病员对医疗护理工作意见,做好病员的思想工作。 **执行职责。**1.执行国家相关法律法规、行业规章制度、标准、职责、操作规范与流程,严格执行"18项核心制度",执行医院和科室的各项管理制度。2.参加医院、行政、党支部举办的各项政治理论学习、业务与管理知识培训,积极参加继续医学教育会议。3.遵循PDCA管理原则、追踪问题管理、熟悉可靠性管理方法、持续护理质量改进。4.工作现场"7S管理":①整理、②整顿、③清扫、④清洁、⑤安全、⑥节约、⑦素养。5.按规定处理医疗与护理垃圾和废物。6.病人服务满意度。7.完成领导交班的其他临时性工作任务。 **职业道德。**1.遵纪守法。2.尊重患者权利,保守医疗秘密。3.病人优质服务。4.廉洁行医,文明礼貌,卓越工作。5.发扬团队精神,和谐共事。6.工作积极、主动性、责任心。 **教学科研职责。**1.根据教学、带教、业务培训、学术会议、科研课题与管理等工作的需要,利用各种机会如医学继续教育、病例讨论、上课、护理查房和各类技术操作对下级护士和进修、实习人员进行示范教学和培训。2.本职教学科研存在的问题缺陷持续改进。 **持续学习。**1.掌握、了解国内外本专业发展动态。2.岗位持续学习与工作改进能力。3.积极参加医院的相关会议。4.对工作中存在的问题与缺陷有持续改进计划并组织实施。					
主要绩效 考核要点	1.规章制度、出勤纪律。2.岗位职责、工作数量、质量与绩效。3.医德医风、爱岗敬业、社会责任。4.病人沟通满意度、感染管理。5.病人服务、健康宣教。6.持续学习能力。					
岗位工 作关系	院内联系部门	院内各个科室、行政职能部门、后勤部门相关领导和人员。				
	院外联系部门	医院、科室或护理部授权范围内与外界有关部门人员沟通、联系。				
工作权限	1.对科室病人护理工作计划、实施、检查的参与权。2.有向领导提出工作、宣传改进权。					
工作环境	1.在医院内工作,温度、湿度适宜。2.满足医疗与护理服务工作的相关环境条件。					
在现在的岗位已工作时间	自　　年　　月　　日开始,　　共计:　　年					
学历经历	1.大专及以上学历,3年以上本科室护理工作经验。2.服务态度热情、工作细致。					
技能要求	1.具有初级护师资格证。2.良好的职业道德素质和团队合作精神。3.持续学习能力强。					
岗位工作 其他要求	性别要求	无	年龄要求		婚姻	婚否不限
	身体要求	健康	政治要求	事业性、组织观念强	业务要求	掌握本专业
岗位分析时间			填写人			

7.精神疾病科巡回班护士岗位说明书

<table>
<tr><td rowspan="3">岗位工作
基本信息</td><td>岗位名称</td><td>巡回班护士</td><td>所在部门</td><td colspan="2">精神病专科</td><td>岗位编号</td><td></td></tr>
<tr><td>从属部门</td><td>医务部、护理部</td><td>岗位定员</td><td colspan="2"></td><td>所辖人数</td><td></td></tr>
<tr><td>直接上级</td><td>护士长</td><td>直接下级</td><td colspan="4">实习护士、进修护士</td></tr>
<tr><td>岗位使命
工作概述</td><td colspan="7">在护士长领导和上级护师指导下按照自己的职责独立做好护理工作、重视护理质量、提高病人满意度。按照时间、按照质量、按照数量标准完成自己的本职岗位工作。</td></tr>
<tr><td rowspan="1">岗位工作
主要职责
与任务</td><td colspan="7">岗位职责。1.提前 10 分钟到岗,清点病人数,床头交接班,危重病人、特殊病人及新病人重点交接。2.负责班内病房秩序及病人安全,处置好病人卫生,做到病区整齐清洁。3.每日负责整理床铺,进行湿式扫床,按一床一套、一桌一布操作,扫床套与擦拭床头桌小毛巾分开使用;每月最后一周一病床及床头桌进行全面擦拭。4.每日负责所管辖区消防安全的检查。5.每 15 分钟巡视病房一次,尤其严密观察"三防"病人的动向及心理动态,维持病房秩序,防止发生意外,发现特殊情况及时报告值班护士及医生。6.随时检查危险物品(包括探视人员),严禁危险物品带入病房。7.按照规定时间组织患者工娱活动,并保持娱乐物品完好无损。8.督促病人整理个人卫生,根据周安排组织病人洗澡,理发及剪指甲,并保管好品,保证病人安全。9.协助值班护士进行各项治疗和护理工作。10.完成护士长安排的其他工作。11.遵循 PDCA 管理、追踪问题管理、熟悉可靠性管理、持续护理质量改进。12.工作现场"7S 管理":①整理、②整顿、③清扫、④清洁、⑤安全、⑥节约、⑦素养。13.按规定处理医疗垃圾和废物。14.完成领导交班的临时性工作任务。15.病人满意度。
执行职责。1.执行国家相关法律法规、行业规章制度、标准、职责、操作规范与流程,严格执行"18 项核心制度",执行医院和科室的各项管理制度。2.参加医院、行政、党支部举办的各项政治理论学习业务与管理知识培训,积极参加继续医学教育会议。
职业道德。1.遵纪守法。2.尊重患者权利,保守医疗秘密。3.病人优质服务。4.廉洁行医,文明礼貌,卓越工作。5.发扬团队精神,和谐共事。6.病人服务满意度。
持续学习。1.持续学习与工作改进能力。2.掌握、了解国内外本科室专业发展动态。</td></tr>
<tr><td>岗位工作
主要绩效
考核要点</td><td colspan="7">1.规章制度落实。2.完成规定的护理数量指标、质量指标、效率指标、服务指标。3.医德医风、社会责任。4.顾客沟通、医患纠纷处理。5.病区环境管理、健康宣教。6.护理工作流程规范。7.交接班及记录完整。8.服务态度、工作主动热情、责任性。</td></tr>
<tr><td rowspan="2">岗位工
作关系</td><td>院内联系部门</td><td colspan="6">院内各个科室、行政职能部门、后勤部门相关领导和人员。</td></tr>
<tr><td>院外联系部门</td><td colspan="6">医院、科室或护理部授权范围内与外界有关部门人员沟通、联系。</td></tr>
<tr><td>岗位工
作权限</td><td colspan="7">1.对本科室日常工作计划、实施、检查的参与权,对本科室内护理人员奖励的建议权。2.有监督实习人员的日常工作权。3.有向护士长、主任、主任护师或者上级领导建议提出改进科室工作的权利,薪酬分配建议权,医院制度改进建议权,等等。</td></tr>
<tr><td>岗位工
作环境</td><td colspan="7">1.在医院内工作,温度、湿度适宜。2.工作现场会接触到轻微粉尘及医疗中的刺激性气味,照明条件良好,一般无相关职业病发生。3.满足医疗工作的相关条件。</td></tr>
<tr><td>在现在的岗位已工作时间</td><td colspan="7">自　　年　　月　　日开始,　共计:　　　年</td></tr>
<tr><td>学历培训
经历经验</td><td colspan="7">1.中专以上学历,有 1 年以上本科室护理工作经验。2.有临床护理专科经历、积极参加院内医院管理培训经历。3.有独立抢救危重病人经历。4.每年积极参加继续医学教育。5."三基"考试符合要求。6.初级专业技术职称。7.同事之间协调与沟通能力。</td></tr>
<tr><td>岗位工作
技能要求</td><td colspan="7">1.称职的初级专业技术职称。2.科室护理骨干。3.较好的口才和文字表达能力。4.良好的职业道德素质和团队合作精神。5.持续学习本岗位专业技术与知识的能力强。</td></tr>
<tr><td rowspan="2">岗位工作
其他要求</td><td>性别要求</td><td>无</td><td>年龄要求</td><td colspan="2"></td><td>婚姻</td><td>婚否不限</td></tr>
<tr><td>身体要求</td><td>健康</td><td>政治要求</td><td colspan="2">事业性、组织观念强</td><td>业务要求</td><td>掌握本专业</td></tr>
<tr><td colspan="3">岗位分析时间</td><td colspan="2"></td><td>填写人</td><td colspan="2"></td></tr>
</table>

8.精神疾病科夜晚班护士岗位说明书

<table>
<tr><td rowspan="3">岗位工作
基本信息</td><td>岗位名称</td><td colspan="2">夜晚班护士</td><td>所在部门</td><td colspan="2">精神病科</td><td>岗位编号</td><td></td></tr>
<tr><td>从属部门</td><td colspan="2">医务部、护理部</td><td>岗位定员</td><td colspan="2"></td><td>所辖人数</td><td></td></tr>
<tr><td>直接上级</td><td colspan="2">护士长</td><td>直接下级</td><td colspan="4">实习、进修护士</td></tr>
<tr><td>岗位使命
工作概述</td><td colspan="8">在护士长领导和上级护师指导下按照自己的职责和任务独立做好晚班护理工作,重视护理质量、提高病人满意度。按照时间、按照质量、按照数量标准完成本职工作。</td></tr>
<tr><td>岗位工作
主要职责
与任务</td><td colspan="8">

岗位职责。 1.上班提前10分钟到病房,阅读白班交班报告及危重患者护理记录单,掌握上一班交班内容。2.明确病人总数与相关信息及病室管理中应注意的问题。负责晚间病区病员的一切治疗、护理工作。完成交接班中待执行事项。3.检查备用、急救、贵重、毒麻、限剧药品情况。4.新入院、急诊、抢救、危重,特殊诊疗、输血及情绪异常的病人必须床旁交接。5.病人有无压疮,静脉输液管等各种管道是否畅通。静脉输液瓶内加药成分、滴速、数量。吸引管引出的液体颜色、性质、数量,各类管道消毒更换日期、标示清楚。6.病人有无伤口出血渗血情况。按时测量病人生命体征。7.发放病人口服药品,核对姓名,做到送药入手,倒温水,看药入口。8.督促协助护理员进行晚间护理,照顾病人就寝,保持病室安静。9.掌握病区病人动态情况及健康宣教。10.在办公室、治疗室、病房时应开门,以便了解情况。11.关注人员往来,关闭门窗,保证安全。12.熟悉以下疾病的护理特点:脑卒中、缺血缺氧性脑病、老年性痴呆、帕金森病、老年性睡眠障碍、高血压、低血压、神经性耳聋、慢性阻塞性肺部疾病、冠心病、高脂血症、颈腰腿疼痛、轻度白内障、腰肌劳损,老年人肺炎、水电和酸碱平衡紊乱、多脏器功能衰竭、感染、糖尿病、康复护理特点等。13.熟悉老年病得病特点、治疗特点、用药特点、检查特点、沟通特点、护理特点、生活特点、习俗特点和康复特点。14.随时了解老年病人的思想、生活情况,征求病员对医疗护理工作意见。15.保持治疗室清洁、整齐。16.遵循PDCA管理、追踪问题管理、熟悉可靠性管理,持续护理质量改进。17.工作现场"7S管理":①整理、②整顿、③清扫、④清洁、⑤安全、⑥节约、⑦素养。18.按规定处理医疗垃圾和废物。19.完成领导交班的其他临时性工作任务。20.病人服务满意度。

制度执行。 1.执行各项规章制度和技术操作常规,按照流程操作。2.执行"三查七对"及相关管理规定。3.严格执行鼓动消毒隔离、无菌技术操作流程,预防医院感染。

职业道德。 1.遵守劳动纪律,按规定着装。2.尊重患者权利,保守医疗秘密。3.廉洁工作,文明礼貌,卓越服务。4.团队精神,和谐共事。5.岗位工作积极性、主动性、责任性与创新性。6.热爱护理专业,热爱护理服务工作,任劳任怨,忠于职守。
</td></tr>
<tr><td>主要绩效
考核要点</td><td colspan="8">1.规章制度,出勤纪律。2.岗位职责,工作数量、质量与绩效。3.医德医风、爱岗敬业、社会责任。4.顾客沟通、感染管理。5.病人服务、健康宣教。6.持续学习。</td></tr>
<tr><td rowspan="2">岗位工
作关系</td><td colspan="2">院内联系部门</td><td colspan="6">院内各个科室、行政职能部门、后勤部门相关领导和人员。</td></tr>
<tr><td colspan="2">院外联系部门</td><td colspan="6">医院、科室或护理部授权范围内与外界有关部门人员沟通、联系。</td></tr>
<tr><td>工作权限</td><td colspan="8">1.对科室病人护理工作计划、实施、检查的参与权。2.有向领导提出工作、宣传改进权。</td></tr>
<tr><td>工作环境</td><td colspan="8">1.在医院内工作,温度、湿度适宜。2.满足医疗与护理服务工作的相关条件。</td></tr>
<tr><td>在现在的岗位已工作时间</td><td colspan="8">自　　年　　月　　日开始,　共计:　　年</td></tr>
<tr><td>学历经历</td><td colspan="8">1.大专以上学历,1年以上本科室护理工作经验。2.服务态度热情、工作细致。</td></tr>
<tr><td>技能要求</td><td colspan="8">1.初级专业技术职称。2.良好的职业道德素质和团队合作精神。3.持续学习技能能力强。</td></tr>
<tr><td rowspan="2">岗位工作
其他要求</td><td colspan="2">性别要求</td><td>无</td><td>年龄要求</td><td></td><td>婚姻</td><td colspan="2">婚否不限</td></tr>
<tr><td colspan="2">身体要求</td><td>健康</td><td>政治要求</td><td>事业性、组织观念强</td><td>业务要求</td><td colspan="2">掌握本专业</td></tr>
<tr><td colspan="3">岗位分析时间</td><td colspan="3"></td><td>填写人</td><td colspan="2"></td></tr>
<tr><td colspan="3">直接上级审核签字</td><td colspan="3"></td><td>审核时间</td><td colspan="2"></td></tr>
</table>

9.精神疾病科工娱班护士岗位说明书

<table>
<tr><td rowspan="3">岗位工作
基本信息</td><td>岗位名称</td><td>工娱班护士</td><td>所在部门</td><td>精神病专科</td><td>岗位编号</td><td></td></tr>
<tr><td>从属部门</td><td>医务部、护理部</td><td>岗位定员</td><td></td><td>所辖人数</td><td></td></tr>
<tr><td>直接上级</td><td>护士长</td><td>直接下级</td><td colspan="3">实习、进修护士</td></tr>
<tr><td>岗位使命
工作概述</td><td colspan="6">在护士长领导和上级护师指导下负责上班时的治疗、护理质量、服务工作,医患沟通、健康教育及职责工作。按照时间、按照质量、按照数量标准完成自己岗位工作。</td></tr>
<tr><td>岗位工作
主要职责
与任务</td><td colspan="6">岗位职责。1.在科主任及护士长领导下,对病区患者开展各项工娱治疗活动及康复治疗活动。2.与患者本人、患者家属、主管医生及康复科共同协商制订每位患者个性化特色化的康复治疗方案。3.组织病区住院患者进行集体康复训练活动。4.组织病区患者参加个案康复项目训练。5.安排各类工娱治疗前的准备工作,清点、检查、保管、清洁各类工娱医疗器械、工具和用品,并妥善安放。6.负责对参加工娱康复治疗的患者进行安全管理、观察患者动态、加强巡回、人数清点并与病区护士进行交接,严防意外发生。7.对患者态度和蔼、亲切、关心、体贴,做好心理护理,建立良好护患关系,鼓励患者参加工娱治疗活动,及时进行健康宣教。8.负责计划和安排重大节日患者的文体活动。9.负责住院患者生活用品的购买及账目管理,负责与家属和单位沟通,及相关住院费用结账工作。10.负责整理床铺,与病区护士共同进行湿式扫床并清洗小毛巾。11.负责病区探视管理工作。12.负责病区白衣和本病区值班室被服的更换、清点。13.每日负责所管辖区消防安全的检查。14.工作现场"7S管理":①整理、②整顿、③清扫、④清洁、⑤安全、⑥节约、⑦素养。15.参与护理查房、护理会诊等业务活动。16.学习、应用国内外先进护理及康复先进知识、方法,不断提高技术水平。17.执行院内各项规章制度、技术操作,管理规定制度。
执行职责。1.执行国家相关法律法规,行业规章制度、标准、职责、操作规范与流程,严格执行"18项核心制度",执行医院和科室的各项管理制度。2.参加医院、行政、党支部举办的各项政治理论学习业务与管理知识培训,积极参加继续医学教育会议。
职业道德。1.遵纪守法。2.尊重患者权利,保守医疗秘密。3.病人服务满意度。</td></tr>
<tr><td>岗位工作
主要绩效
考核要点</td><td colspan="6">1.规章制度落实。2.完成规定的护理、教学、科研及临床护理工作数量指标、质量指标、效率指标、经济指标。3.综合护理绩效管理指标。4.医德医风、社会责任。5.医患纠纷处理、顾客沟通。6.病区环境管理、健康宣教、培训帮带等。7.科室工作流程规范。8.危重病人护理与救治。9.协作与创新能力。10.服务病人满意度。</td></tr>
<tr><td rowspan="2">岗位工
作关系</td><td>院内联系部门</td><td colspan="5">院内各个科室、行政职能部门、后勤部门相关领导和人员。</td></tr>
<tr><td>院外联系部门</td><td colspan="5">医院、科室或护理部授权范围内与外界有关部门人员沟通、联系。</td></tr>
<tr><td>岗位
工作权限</td><td colspan="6">1.对本科室日常工作计划、实施、检查的参与权,对本科室内护理人员任免的建议权。2.有监督分管人员的日常工作权。3.有向护士长、主任、主任护师或者上级领导建议提出改进科室工作的权利,绩效薪酬分配建议权,规章制度改进建议权,等等。</td></tr>
<tr><td>岗位工
作环境</td><td colspan="6">1.在医院内工作,温度、湿度适宜。2.工作现场会接触到轻微粉尘及医疗中的刺激性气味,照明条件良好,一般无相关职业病发生。3.满足医疗护理工作的相关条件。</td></tr>
<tr><td>在现在的岗位已工作时间</td><td colspan="6">自　　　年　　月　　　日开始,　　共计:　　年</td></tr>
<tr><td>学历培训
经历经验</td><td colspan="6">1.大专及以上学历,有5年以上本科室护理工作经验。2.有专科护理经历、医院管理培训经历。3.有抢救危重病人经历。4."三基"考试符合要求。5.护师及以上职称。</td></tr>
<tr><td>岗位工作
技能要求</td><td colspan="6">1.护师及以上职称。2.公认的科室护理骨干。3.较好的口才和文字表达能力。4.良好的职业道德素质和团队合作精神。5.持续学习本岗位专业知识的能力强。</td></tr>
<tr><td rowspan="2">岗位工作
其他要求</td><td>性别要求</td><td>无</td><td>年龄要求</td><td></td><td>婚姻</td><td>婚否不限</td></tr>
<tr><td>身体要求</td><td>健康</td><td>政治要求</td><td>事业性、组织观念强</td><td>业务要求</td><td>掌握本专业</td></tr>
<tr><td colspan="2" align="center">岗位分析时间</td><td colspan="2"></td><td align="center">填写人</td><td></td></tr>
</table>

10.精神疾病科专班护士岗位说明书

<table>
<tr><td rowspan="3">岗位工作
基本信息</td><td>岗位名称</td><td>专班护士</td><td>所在部门</td><td>精神病专科</td><td>岗位编号</td><td></td></tr>
<tr><td>从属部门</td><td>医务部、护理部</td><td>岗位定员</td><td></td><td>所辖人数</td><td></td></tr>
<tr><td>直接上级</td><td>护士长</td><td>直接下级</td><td colspan="3">实习、进修护士</td></tr>
<tr><td>岗位使命
工作概述</td><td colspan="6">在护士长领导和上级护师指导下按照自己的职责独立做好护理工作、重视护理质量、提高病人满意度。按照时间、按照质量、按照数量标准完成自己的本职岗位工作。</td></tr>
<tr><td rowspan="1">岗位工作
主要职责
与任务</td><td colspan="6">岗位职责。1.在护士长领导下,在主班护士的带领下,负责兴奋室病人的护理工作及清洁卫生工作。2.每日负责整理床铺,进行湿式扫床,按一床一套、一桌一布操作,扫床套与擦拭。3.床头桌小毛巾分开使用;每月最后一周一病床及床头桌进行全面擦拭。4.每日负责所管辖区消防安全的检查。5.对新入院病人、兴奋室病人的病情,特殊治疗,约束带及各种仪器设备,都应该进行床头交接班。6.同时观察和护理重症,新入院患者的个人卫生、饮食、睡眠、生命体征、精神症状、躯体状况、特殊医嘱、治疗等情况。对特殊治疗后患者按相关规定加强护理。7.对生活不能自理的患者做好基础护理,对有自杀、冲动、伤人、毁物、外走表现的患者应按相关护理常规加强护理。8.随时保持室内的清洁、安静,做好病人的晨晚间护理。观察饮食情况,保证病人安全、舒适,密切观察病情,如有异常及时报告主班护士。9.认真做好巡回护理,坚守岗位,与副班每小时轮换,每15分钟巡回一次病房,维持病房秩序,保持病房卫生,对重点病人要做到心中有数,确保患者24小时不离护士视线,防止发生意外。10.负责收集病人的检验标本,协助完成各项检查、治疗等。11.协助副班检查危险物品,与副班相互协助,共同完成当天的日常工作。12.负责给输液病人更换液体及观察病人输液情况等。13.工作现场"7S管理":①整理、②整顿、③清扫、④清洁、⑤安全、⑥节约、⑦素养。14.医疗核心制度执行情况。
持续学习。1.持续学习与工作改进能力。2.掌握、了解国内外本科室护理专业发展动态。3.积极参加科室、医院的各种讨论、研讨会议。4.病人服务满意度持续提高。
工作创新。善于发现工作中的问题、缺陷,分析、解决问题能力持续提升。</td></tr>
<tr><td>岗位工作
主要绩效
考核要点</td><td colspan="6">1.规章制度落实。2.完成规定的护理工作。3.医德医风、社会责任。4.顾客沟通、医患纠纷处理。5.病区环境管理、健康宣教、培训帮带等。6.科室工作流程规范。7.交接班及相关工作记录完整。8.服务态度。9.敬业奉献,遵守纪律,任劳任怨。</td></tr>
<tr><td rowspan="2">岗位工
作关系</td><td>院内联系部门</td><td colspan="5">院内各个科室、行政职能部门、后勤部门相关领导和人员。</td></tr>
<tr><td>院外联系部门</td><td colspan="5">医院、科室或护理部授权范围内与外界有关部门人员沟通、联系。</td></tr>
<tr><td>岗位工
作权限</td><td colspan="6">1.对本科室日常护理工作计划、实施、检查的参与权,对本科室内护理人员奖励的建议权。2.有监督实习护士的日常工作权。3.有向护士长、主任、主任护师或者上级领导建议提出改进科室工作的权利,薪酬分配建议权,规章制度改进建议权,等等。</td></tr>
<tr><td>岗位工
作环境</td><td colspan="6">1.在医院内工作,温度、湿度适宜。2.工作现场会接触到轻微粉尘及医疗中的刺激性气味,照明条件良好,一般无相关职业病发生。3.满足医疗工作的相关条件。</td></tr>
<tr><td>在现在的岗位已工作时间</td><td colspan="6">自　　年　　月　　日开始,　　共计:　　年</td></tr>
<tr><td>学历培训
经历经验</td><td colspan="6">1.大专以上学历,有1年以上本科室护理工作经验。2.有临床完整的护理实习记录、院内医院管理培训经历。3.有护理、抢救危重病人经历。4.每年积极参加继续医学教育。5."三基"考试符合要求。6.初级专业技术职称。7.同事之间协调与沟通能力。</td></tr>
<tr><td>岗位工作
技能要求</td><td colspan="6">1.称职的初级专业技术职称。2.科室护理潜在骨干。3.较好的口才和文字表达能力。4.良好的职业道德素质和团队合作精神。5.持续学习技能知识的能力强。</td></tr>
<tr><td rowspan="2">岗位工作
其他要求</td><td>性别要求</td><td>无</td><td>年龄要求</td><td></td><td>婚姻</td><td>婚否不限</td></tr>
<tr><td>身体要求</td><td>健康</td><td>政治要求</td><td>事业性、组织观念强</td><td>业务要求</td><td>掌握本专业</td></tr>
<tr><td colspan="2" style="text-align:center">岗位分析时间</td><td colspan="2"></td><td>填写人</td><td></td></tr>
</table>

11.精神疾病科护师岗位说明书

<table>
<tr><td rowspan="3">岗位工作
基本信息</td><td>岗位名称</td><td>护师</td><td>所在部门</td><td>精神病专科</td><td>岗位编号</td><td></td></tr>
<tr><td>从属部门</td><td>医务部、护理部</td><td>岗位定员</td><td></td><td>所辖人数</td><td></td></tr>
<tr><td>直接上级</td><td>护士长</td><td>直接下级</td><td colspan="3">护士,实习、进修护士</td></tr>
<tr><td>岗位使命
工作概述</td><td colspan="6">在护士长和科主任指导下按照自己的职责独立做好护理工作、重视护理质量、提高病人满意度。按照时间、按照质量、按照数量标准完成自己的本职岗位工作任务。</td></tr>
<tr><td>岗位工作
主要职责
与任务</td><td colspan="6">岗位职责。1.取得护士执业资格并经过注册。遵循医院护理部和所在病房的护理规则,树立以病人为中心的理念,尊重病人权利,体现人性化护理,注意沟通技巧,保持良好的护患关系。不断提高护理质量,努力完成护理任务。2.具备整体护理知识,熟悉专科护理业务,运用护理程序对病人实施整体护理。3.协助、指导和检查护士执行医嘱,实施护理措施及评价护理效果。4.能够独立参加危重病人的抢救工作,按危重病人护理常规进行护理,预防并发症的发生。5.认真执行各项规章制度和技术操作常规,按照规范的流程工作。6.精细化工作,严防差错事故发生。7.严格执行消毒隔离、无菌技术操作,预防医院感染。8.参加护理查房、护理病例讨论,发现问题,及时解决,把好护理质量关、安全关。9.指导实习生、进修生的临床带教,完成教学计划,并进行考核和评价。10.协助护士长做好病室管理工作。11.积极参加继续教育学习,不断更新专业知识和技能,结合临床实践开展科研总结经验,完成继续教育规定学分。12.加强设备管理,提高设备的使用效率。13.按规定着装,文明服务,主动、积极工作,责任心强。14.持续学习与工作创新能力。15.工作现场"7S管理":①整理、②整顿、③清扫、④清洁、⑤安全、⑥节约、⑦素养。16.按照规定处理医疗垃圾和废物。17.完成相关领导交办的其他临时性工作任务。
执行职责。1.执行国家相关法律法规,行业规章制度、标准、职责、操作规范与流程,严格执行"18项核心制度",执行医院和科室的各项管理制度。2.参加医院、行政、党支部举办的各项政治理论学习业务与管理知识培训,积极参加继续医学教育会议。
职业道德。1.遵纪守法。2.尊重患者权利,保守医疗秘密。3.服务病人优质服务。</td></tr>
<tr><td>岗位工作
主要绩效
考核要点</td><td colspan="6">1.规章制度落实。2.完成规定的护理数量指标、质量指标、效率指标、服务指标。3.医德医风、社会责任。4.病区环境管理、健康宣教。5.护理工作流程规范。6.交接班及记录完整。7.服务态度、工作主动热情、责任性。8.敬业奉献,遵守纪律,任劳任怨。9.持续学习与工作创新能力。10.核心制度执行情况。11.病人满意度。</td></tr>
<tr><td rowspan="2">岗位工
作关系</td><td>院内联系部门</td><td colspan="5">院内各个科室、行政职能部门、后勤部门相关领导和人员。</td></tr>
<tr><td>院外联系部门</td><td colspan="5">医院、科室或护理部授权范围内与外界有关部门人员沟通、联系。</td></tr>
<tr><td>岗位工
作权限</td><td colspan="6">1.对本科室日常工作计划、实施、检查的参与权,对本科室内护理人员奖励的建议权。2.有监督实习人员的日常工作权。3.有向护士长、主任、主任护师或者上级领导建议提出改进科室工作的权利,绩效薪酬分配建议权,规章制度改进建议权,等等。</td></tr>
<tr><td>岗位工
作环境</td><td colspan="6">1.在医院内工作,温度、湿度适宜。2.工作现场会接触到轻微粉尘及医疗中的刺激性气味,照明条件良好,一般无相关职业病发生。3.满足医疗护理工作的相关条件。</td></tr>
<tr><td>在现在的岗位已工作时间</td><td colspan="6">自 年 月 日开始, 共计: 年</td></tr>
<tr><td>学历培训
经历经验</td><td colspan="6">1.专科以上学历,有3年以上本科室护理工作经验。2.有临床护理专科经历、积极参加院内医院内部与院外医院管理培训的经历经验。3.有独立抢救危重病人经历。</td></tr>
<tr><td>岗位工作
技能要求</td><td colspan="6">1.称职的初级专业技术职称。2.科室护理骨干。3.较好的口才和文字表达能力。4.良好的职业道德素质和团队合作精神。5.持续学习能力强。6.同事之间协调与沟通能力。</td></tr>
<tr><td rowspan="2">岗位工作
其他要求</td><td>性别要求</td><td>无</td><td>年龄要求</td><td></td><td>婚姻</td><td>婚否不限</td></tr>
<tr><td>身体要求</td><td>健康</td><td>政治要求</td><td>事业性、组织观念强</td><td>业务要求</td><td>掌握本专业</td></tr>
<tr><td colspan="3" style="text-align:center">岗位分析时间</td><td></td><td>填写人</td><td></td><td></td></tr>
</table>

12.精神疾病科总务护师岗位说明书

<table>
<tr><td rowspan="3">岗位工作
基本信息</td><td>岗位名称</td><td>总务护师</td><td>所在部门</td><td>精神病专科</td><td>岗位编号</td><td></td></tr>
<tr><td>从属部门</td><td>医务部、护理部</td><td>岗位定员</td><td></td><td>所辖人数</td><td></td></tr>
<tr><td>直接上级</td><td>护士长</td><td>直接下级</td><td colspan="3">实习、进修护士</td></tr>
<tr><td>岗位使命
工作概述</td><td colspan="6">在科护士长和科主任指导下按照自己职责独立做好总务护士工作,重视护理工作质量、物资管理质量。按照时间、按照质量、按照数量标准完成自己的本职岗位工作。</td></tr>
<tr><td>岗位工作
主要职责
与任务</td><td colspan="6">**岗位职责。**1.树立以病人为中心的服务理念,应用PDCA管理。2.具备精神科专科整体护理知识,熟悉基础、专科、责任护理业务。3.负责抢救仪器、急救器材、药品管理,保证急救器材、药品完好率100％。4.负责病区治疗物品、一次性物品清理、交换及补充,无过期物品。5.负责科室消耗用物器材的领取。6.定期清理科室过期用品。7.保证科室与病人用品及时更换、请领。8.负责协助护士长工作。9.协助护士长做好病房管理工作,追踪管理,发现问题,及时处理。10.领取物品做到数目核对,双人签字。11.各种纸张、表格、电脑耗材补充及时。12.注重成本控制与管理。13.协助护士长完成各责任护士护理记录的修改与整理的工作。14.负责协助护士长完成科内质控工作。15.协助护士长完成科内各种检查监督工作。16.工作现场"7S管理"。17.协助护士长完成科内院感检查工作。18.履行岗位质量管理职责。19.持续学习。
执行职责。1.执行国家相关法律法规,行业规章制度、标准、职责、操作规范与流程,严格执行"18项核心制度",执行医院和科室的各项管理制度。2.参加医院、行政、党支部举办的各项政治理论学习业务与管理知识培训,积极参加继续医学教育会议。3.遵循PDCA管理、追踪问题管理、熟悉可靠性管理、持续护理质量改进。4.工作现场"7S管理":①整理、②整顿、③清扫、④清洁、⑤安全、⑥节约、⑦素养。5.按照规定处理医疗与护理垃圾和废物。6.完成相关领导交办的其他临时性工作任务。
职业道德。1.遵纪守法。2.尊重患者权利,保守医疗秘密。3.病人优质服务。4.廉洁行医,文明礼貌,卓越工作。5.发扬团队精神,和谐共事。6.病人服务满意度。
持续学习。1.持续学习与工作改进能力。2.掌握、了解国内外本科室专业发展动态。3.积极参加科室、医院的各种讨论、研讨会议。4.针对问题、缺陷持续改进并实施。
工作创新。1.岗位工作与创新能力。2.岗位工作业务、技术、操作、流程、服务、管理创新。3.善于发现工作中的问题、缺陷,分析问题与解决问题能力持续提升。
教学科研职责。1.根据教学、带教、业务培训、学术会议、科研课题与管理等工作的需要,利用各种机会如医学继续教育、病例讨论、上课、护理查房和各类技术操作对下级护士和进修、实习人员进行示范教学和培训。2.护理教学科研职责履行。</td></tr>
<tr><td>岗位工作
主要绩效
考核要点</td><td colspan="6">1.规章制度落实。2.规定的护理任务以及工作数量、质量、效率和综合绩效指标。3.医德医风、社会责任。4.护患沟通。5.病区管理、健康宣教。6.护理工作流程。7.危重病人护理与救治。8.岗位工作主动性、积极性和责任心。9.物资供给保障。</td></tr>
<tr><td rowspan="2">岗位工
作关系</td><td colspan="2">院内联系部门</td><td colspan="4">院内各个科室、行政职能部门、后勤部门相关领导和人员。</td></tr>
<tr><td colspan="2">院外联系部门</td><td colspan="4">医院、科室或护理部授权范围内与外界有关部门人员沟通、联系。</td></tr>
<tr><td>工作权限</td><td colspan="6">1.对科室病人的护理工作计划、实施、检查的参与权。2.有向领导提出工作、薪酬改进权。</td></tr>
<tr><td>工作环境</td><td colspan="6">1.在医院内工作,温度、湿度适宜。2.满足医疗与护理服务工作的相关条件。</td></tr>
<tr><td>在现在的岗位已工作时间</td><td colspan="6">自　　年　　月　　日开始,　共计:　　年</td></tr>
<tr><td>学历经历</td><td colspan="6">1.本科及本科以上学历,5年以上本科室护理工作经验。2.服务态度热情、工作细致。</td></tr>
<tr><td>技能要求</td><td colspan="6">1.中级及以上职称。2.良好的职业道德素质团队合作精神。3.持续学习能力强。</td></tr>
<tr><td rowspan="2">岗位工作
其他要求</td><td>性别要求</td><td>无</td><td>年龄要求</td><td></td><td>婚姻</td><td>婚否不限</td></tr>
<tr><td>身体要求</td><td>健康</td><td>政治要求</td><td>事业性、组织观念强</td><td>业务要求</td><td>精通本专业</td></tr>
<tr><td colspan="3" align="center">岗位分析时间</td><td></td><td align="center">填写人</td><td colspan="2"></td></tr>
</table>

十五、肿瘤放疗科护理人员岗位说明书

1.肿瘤放疗科护士长岗位说明书

<table>
<tr><td rowspan="3">岗位工作
基本信息</td><td>岗位名称</td><td>护士长</td><td>所在部门</td><td>肿瘤放疗科</td><td>岗位编号</td><td></td></tr>
<tr><td>从属部门</td><td>医务部、护理部</td><td>岗位定员</td><td></td><td>所辖人数</td><td></td></tr>
<tr><td>直接上级</td><td>科主任、护理部</td><td>直接下级</td><td colspan="3">护理人员,实习、进修护士</td></tr>
<tr><td>岗位使命
工作概述</td><td colspan="6">在科主任与护理部领导下,全面负责科室护理工作、病房管理、护士思想工作、学科建设,物资管理等工作。是科室护士的思想、业务、行政管理的第一责任人。</td></tr>
<tr><td rowspan="5">岗位工作
主要职责
与任务</td><td colspan="6">领导职责。1.在护理部主任的领导和科主任业务指导下,负责所管科室的护理业务及行政管理工作,完成各项数量、质量与绩效指标。2.根据护理部的安排,结合本科具体情况制订本科的护理工作计划、教学计划和科研计划,督促护士认真落实并经常督促检查。3.负责制订本科室的护理发展规划、学科建设及年度、月度工作计划,并组织实施。4.组织护理查房和随同科主任查房,了解护理工作中存在的问题,并加强医护联系与医患沟通。5.制订并完善本科室护理常规、护理技术操作规范、护理方案等,并定期进行评价与优化。6.确定本科护士的轮转和临时调配。7.协调与其他科室的关系,搞好科内、外团结,以保证护理工作的正常进行。8.负责科室护理安全,药品规范化管理。9.遵循 PDCA 管理、追踪问题管理、熟悉可靠性管理、持续护理质量改进。10.工作现场"7S 管理":①整理、②整顿、③清扫、④清洁、⑤安全、⑥节约、⑦素养。11.按照规定处理医疗护理垃圾和废物。12.完成临时性工作任务。</td></tr>
<tr><td colspan="6">管理职责。1.参加晨交班,检查危重抢救病人的护理情况,对复杂的护理技术或新开展的护理业务,要亲自参加并具体指导。2.教育全科护理人员加强工作责任心,改善服务态度,认真履行岗位职责、严格执行各项规章制度和技术操作规程,严防差错事故的发生。3.落实护理交接班并记录完善。4.加强设备管理,提高设备使用效率。5.注重护理质量,有持续改进计划。6.医疗核心制度执行力。7.病人满意度。</td></tr>
<tr><td colspan="6">教学与科研。1.组织本科理人员学习护理业务技术,加强业务训练,并注意护士素质的培养。2.积极学习,努力提升专业素养和管理能力。积极收集资料,撰写论文。</td></tr>
<tr><td colspan="6">工作创新。善于发现工作中的问题、缺陷,分析、解决问题、缺陷能力持续提升。</td></tr>
<tr><td colspan="6"></td></tr>
<tr><td>主要绩效
考核要点</td><td colspan="6">1.规章制度落实。2.各项护理质量指标达标。3.科室护理工作流程规范。4.病房管理整洁、有序、安全。5.病人满意度与测评。6.弹性排班,合理利用人力资源。</td></tr>
<tr><td rowspan="2">岗位工
作关系</td><td>院内联系部门</td><td colspan="5">院内各个科室、行政职能部门、后勤部门相关领导和人员。</td></tr>
<tr><td>院外联系部门</td><td colspan="5">医院、科室或护理部授权范围内与外界有关部门人员沟通、联系。</td></tr>
<tr><td>岗位工
作权限</td><td colspan="6">1.科室管理、协调权。对本科室日常工作的计划、实施、检查和指导权,对本科室内护理人员任免的建议权。2.有监督和考核护理人员的日常工作权。3.有向主任、护理部主任或者上级领导建议提出改进科室工作的权利,薪酬分配建议权,等等。</td></tr>
<tr><td>岗位工
作环境</td><td colspan="6">1.在医院内工作,温度、湿度适宜。2.工作现场会接触到轻微粉尘及医疗中的刺激性气味,照明条件良好,一般无相关职业病发生。3.办公设备和工作信息软件系统。</td></tr>
<tr><td>在现在的岗位已工作时间</td><td colspan="6">自　　　年　　月　　　日开始,　　共计:　　　年</td></tr>
<tr><td>学历培训
经历经验</td><td colspan="6">1.本科学历,有 12 年以上本科室工作经验。2.有专科业务进修最少 1 次,医院管理培训经历。3.中级或以上职称。4.积极参加继续医学教育。5.收集资料,撰写论文。</td></tr>
<tr><td>岗位工作
技能要求</td><td colspan="6">1.有扎实的护理专业知识、技能及护理管理理论、经验。2.熟悉医院管理理论、职能部门管理工作流程。3.较强组织协调及沟通能力。4.熟练应用计算机的能力。5.熟练应用管理工具。6.熟悉各项医疗法规和护理指南。7.同事之间协调与沟通能力。</td></tr>
<tr><td rowspan="2">岗位工作
其他要求</td><td>性别要求</td><td></td><td>年龄要求</td><td></td><td>婚姻</td><td>婚否不限</td></tr>
<tr><td>身体要求</td><td></td><td>政治要求</td><td>组织观念强</td><td>业务要求</td><td>独立工作</td></tr>
<tr><td colspan="2" style="text-align:center">岗位分析时间</td><td></td><td colspan="2">填写人</td><td></td></tr>
</table>

2.肿瘤放疗科科室副护士长岗位说明书

岗位工作 基本信息	岗位名称	科室副护士长	所在部门	肿瘤放疗科	岗位编号	
	从属部门	医务部、护理部	岗位定员		所辖人数	
	直接上级	科主任、护士长	直接下级	护理人员,实习、进修护士		

岗位使命 工作概述	在护士长和科室主任的领导下,授权负责科室护理业务、病房管理、护理技术、护理学术、教学、学科建设、设备维护等工作。是科室分管护理工作的第一责任人。

岗位工作 主要职责 与任务	**领导职责。**1.在护士长和科室主任的领导下,授权负责所管科室的护理业务及行政管理工作,完成各项数量、质量与绩效指标。2.重视护士思想政治工作,经常对护士进行职业道德教育工作。3.根据护士长的安排,结合本科具体情况制订本科的护理工作计划和科研计划,督促护士认真落实并经常督促检查。4.授权制订本科室的护理发展规划,学科建设及年度、月度、周工作计划,并组织实施。5.掌握本科室护理工作的特点与规律,掌握护理工作中存在的问题,并加强医、护联系与医患沟通。6.协助护士长并履行部分职责。7.协调与其他科室的关系,搞好科内、外团结,以保证护理工作的正常进行。8.医护人员文明行医,树立良好的医德医风。9.遵循 PDCA 管理、追踪问题管理、熟悉可靠性管理、持续护理质量改进。10.工作现场"7S 管理":①整理、②整顿、③清扫、④清洁、⑤安全、⑥节约、⑦素养。11.按照规定处理医疗护理垃圾和废物。12.完成领导交代的临时性工作任务。13.医疗核心制度执行力。 **管理职责。**1.参加晨交班,参加危重抢救病人的护理情况,对复杂的护理技术或新开展的护理业务,要亲自参加并具体指导。2.教育全科护理人员加强工作责任心,改善服务态度,认真履行岗位职责、严格执行各项规章制度和技术操作规程,严防差错事故的发生。3.落实护理交接班并记录完善。4.加强设备管理,提高设备使用效率。5.加强病房管理。6.注重护理质量,有持续改进计划。7.病人服务满意度。 **教学与科研职责。**1.授权组织本科护理人员学习护理业务技术,加强业务训练,并注意护士素质的培养。2.组织安排并检查实习护士、进修护士在本科各病室的临床教学和实习情况。3.参加一定的护理教学、设计科室护理科研课题,并组织实施。

岗位工作 主要绩效 考核要点	1.规章制度落实。2.完成护理、学术、科研等工作数量指标、质量指标、效率指标、经济指标。3.处理病人投诉。4.医德医风、社会责任。5.医患纠纷处理、顾客沟通。6.健康宣教、培训帮带等。7.护理工作流程规范。8.病房管理。9.本科室护理人员技术操作。10.静脉穿刺成功率。11.基础护理。12.护理文书。13.服务病人满意度。

岗位工 作关系	院内联系部门	院内各个科室、行政职能部门、后勤部门相关领导和人员。
	院外联系部门	医院、科室或护理部授权范围内与外界有关部门人员沟通、联系。

岗位工 作权限	1.科室管理、协调权。对本科室日常工作的计划、实施、检查和指导权,对本科室内护理人员任免的建议权。2.有监督护理人员的日常工作权,规章制度改进建议权。

岗位工 作环境	1.在医院内工作,温度、湿度适宜。2.工作现场会接触到轻微粉尘及医疗中的刺激性气味,照明条件良好,一般无相关职业病发生。3.满足医疗护理工作的相关条件。

在现在的岗位已工作时间	自　　年　　月　　日开始,　　共计:　　年

学历培训 经历经验	1.本科以上学历,有10年以上本科室护理工作经验。2.有专科业务进修最少1次、医院管理培训经历。3.学术、教学、科研经历。4.每年内最少有1篇公开杂志论文发表。5.主管护师及以上专业技术职称。6.同事之间协调与沟通能力。

岗位工作 技能要求	1.称职的学科带头人。2.下属公认的领导、决策、管理和协调能力。3.较好的口才和文字表达能力。4.良好的职业道德素质和团队合作精神。5.持续学习能力强。

岗位工作 其他要求	性别要求	无	年龄要求		婚姻	婚否不限
	身体要求	健康	政治要求	事业性、组织观念强	业务要求	精通本专业

岗位分析时间		填写人	

3.肿瘤放疗科病区护士长岗位说明书

岗位工作 基本信息	岗位名称	病区护士长	所在部门	肿瘤放疗科	岗位编号	
	从属部门	医务部、护理部	岗位定员		所辖人数	
	直接上级	科主任科护士长	直接下级	护理人员,实习、进修护士		

岗位使命 工作概述	在科主任与科室护士长领导下,全面负责病区护理工作、病房管理、护士思想工作、学科建设,物资管理等工作。是病区护士的思想、业务、行政管理的第一责任人。

岗位工作 主要职责 与任务	**领导职责。**1.在护士长领导和上级护师指导下,负责所管病区的护理业务及行政管理工作,完成各项数量、质量与绩效指标。2.重视思想政治工作,经常对护士进行职业道德教育工作。3.根据护理部的安排,结合本病区具体情况制订本科的护理工作计划和科研计划。4.负责制订本病区的护理发展规划,学科建设及年度、月度、周工作计划,并组织实施。5.组织护理查房和随同科主任查房,了解护理工作中存在的问题,并加强医护联系与医患沟通。6.确定病区护士的轮转和临时调配。7.负责全科护理质量的监督,对照标准,组织定期检查,及时发现问题,确保护理质量。 **管理职责。**1.参加晨会,带领上班护士对急、危重症、新入院患者床旁交接班,检查危重抢救病人的护理情况,对复杂的护理技术或新开展的护理业务,要亲自参加并具体指导。2.改善服务态度,认真履行岗位职责,严格执行各项规章制度和技术操作规程,严防差错事故的发生。3.落实护理交接班并记录完善。4.提高设备使用效率。5.加强病房管理,实施现场"7S管理"。6.加强病区物资管理,账物相符。7.落实患者治疗饮食。8.护理文书书写符合要求。9.落实基础和专科护理工作,按护理流程操作。10.协调与相关科室的关系。11.掌管CCU室工作情况。12.病人满意度。 **教学与科研职责。**1.组织护理人员学习业务技术,加强业务训练,提高护士素质。2.检查实习、进修护士在病区的临床教学和实习情况。3.参加护理教学、设计科室护理科研课题,并组织实施。4.掌握本病区护理工作特点和规律。5.解决问题能力。

岗位工作 主要绩效 考核要点	1.规章制度落实。2.完成护理、学术、科研等工作数量、质量、效率、经济指标。3.顾客沟通,处理病人投诉,医患纠纷处理。4.医德医风、社会责任。5.持续改进计划。6.健康宣教、培训帮带。7.工作流程规范。8.病房管理。9.本病区护理人员技术操作。10.静脉穿刺成功率。11.基础护理。12.护理文书。13.服务病人满意度。

岗位工 作关系	院内联系部门	院内各个科室、行政职能部门、后勤部门相关领导和人员。
	院外联系部门	医院、科室或护理部授权范围内与外界有关部门人员沟通、联系。

岗位工 作权限	1.护理管理、协调权。对本病区日常工作的计划、实施、检查和指导权,对本病区内护理人员任免的建议权。2.有监督护理人员的日常工作权。3.有向主任、护理部主任、科护士长或者上级领导建议提出改进科室工作的权力,绩效薪酬分配建议权,等等。

岗位工 作环境	1.在医院内工作,温度、湿度适宜。2.工作现场会接触到轻微粉尘及医疗中的刺激性气味,照明条件良好,一般无相关职业病发生。3.满足医疗护理工作的相关条件。

在现在的岗位已工作时间	自 年 月 日开始, 共计: 年

学历培训 经历经验	1.本科以上学历,有5年以上本科室护理工作经验。2.有专科护理业务进修经历、医院管理培训经历。3.学术、教学、科研参与的经历。4.每年内最少有1篇公开杂志论文发表。5.具有中级护理技术职称。6.同事之间协调与沟通能力。

岗位工作 技能要求	1.称职的病区护理带头人。2.领导、决策、管理和协调能力。3.较好的口才和文字表达能力。4.良好的职业道德素质和团队合作精神。5.持续学习技能能力强。

岗位工作 其他要求	性别要求	无	年龄要求		婚姻	婚否不限
	身体要求	健康	政治要求	事业性、组织观念强	业务要求	精通本专业

岗位分析时间		填写人	
直接上级审核签字		审核时间	

4.肿瘤放疗科主任护师岗位说明书

岗位工作 基本信息	岗位名称	主任护师	所在部门	肿瘤放疗科	岗位编号	
	从属部门	医务部、护理部	岗位定员		所辖人数	
	直接上级	护士长	直接下级	护理相关人员		

岗位使命 工作概述	在护士长和护理部的领导下,授权分管科室护理业务、技术、教学、培训、科研、服务,纠纷处理、护理质量管理等工作。护理业务、技术、科研、管理的行家里手。

岗位工作 主要职责 与任务	**岗位职责。**1.履行高级职称岗位职责。在护士长和护理部领导下,指导本科护理业务技术、服务、教学与科研工作。2.参加晨会床旁交接班,协助护士长制订年度、月度、周工作计划并付诸监督实施。3.协调科室医护人员、相关科室及相关部门科室业务关系。4.协助护士长制订本科的基础、专科、整体、责任护理计划并落实。 **业务管理。**1.主持护理大查房,解决护理业务与技术疑难问题。2.定期检查急、危、重、疑难患者护理计划和会诊落实情况,对复杂技术或新开展护理业务,要亲自参加并具体指导。3.处理护理纠纷,对护理差错事故提出技术鉴定意见。4.协助护士长病房管理。5.督促、检查护理人员落实病人基础、专科与责任制护理,并起带头作用。6.加强设备管理,维护设备正常运行,提高设备使用率。7.实施护理查房和随同科主任查房,落实"18项核心制度"。指导下级护士、实习、进修护士工作。8.完成护理工作任务,改善服务态度、严防差错事故的发生。9.加强病区病房管理,维护病房秩序。10.协助护士长加强物资管理,账、物相符。11.落实患者饮食和治疗饮食。12.护理文书书写合格率符合要求。13.掌握专科危重病人护理的特点和规律。 **职业道德。**1.遵纪守法。2.尊重患者权利,保守医疗秘密。3.廉洁工作,文明礼貌,卓越服务。4.团队精神,和谐共事。5.岗位工作积极性、主动性、创新性、责任心。 **教学科研。**1.协助护理部并承担对护理人员业务学习、培养及护士晋级的考核工作。2.拟订教学计划,编写教材并负责讲授。3.制订专科护理科研、技术革新计划并实施。4.参与审定、评价护理论文和科研、技术革新成果。5.负责组织本科护理学习讲座和护理病案讨论。6.对医院护理队伍建设,业务技术管理和组织管理提出意见,参与护理部组织的全院性工作检查。7.掌握国内外本科护理发展动态,努力引进先进技术,提高护理质量,发展护理科学。8.完成领导交代的其他临时性工作任务。

岗位工作 主要绩效 考核要点	1.规章制度落实。2.护理教学、科研,护理工作数量、质量、效率及综合绩效管理指标。3.医德医风、社会责任。4.顾客沟通、护患纠纷处理。5.病区管理、健康宣教、培训帮带等。6.工作流程规范。7.危重病人全程护理落实。8.病人服务满意度。

岗位工 作关系	院内联系部门	院内各个科室、行政职能部门、后勤部门相关领导和人员。
	院外联系部门	医院、科室或护理部授权范围内与外界有关部门人员沟通、联系。

岗位工 作权限	1.科室护理业务、科研和管理指导权。2.日常工作计划、实施、检查的建议权。3.本科护理人员任免建议权。4.分管人员的工作监督权。5.提出改进护理工作建议权。

岗位工 作环境	1.在医院内工作,温度、湿度适宜。2.工作现场会接触到轻微粉尘及医疗中的刺激性气味,照明条件良好,一般无相关职业病发生。3.满足医疗护理工作的相关条件。

在现在的岗位已工作时间	自 年 月 日开始, 共计: 年

学历培训 经历经验	1.本科以上学历,10年以上护理工作经验。2.有基础、专科、责任护理、管理培训经历。3.有高层次护理科研成果。4.年内最少有1篇全国级杂志论文发表。

岗位工作 技能要求	1.称职的护理学科技术带头人。2.过硬的业务、技术和协调能力。3.较好的口才和文字表达能力。4.良好的职业道德素质和团队合作精神。5.高级专业技术职称。

岗位工作 其他要求	性别要求		年龄要求		婚姻	婚否不限
	身体要求		政治要求	事业性、组织观念强	业务要求	精通本专业

岗位分析时间		填写人	

5.肿瘤放疗科副主任护师岗位说明书

<table>
<tr><td rowspan="3">岗位工作
基本信息</td><td>岗位名称</td><td>副主任护师</td><td>所在部门</td><td>肿瘤放疗科</td><td>岗位编号</td><td></td></tr>
<tr><td>从属部门</td><td>医务部、护理部</td><td>岗位定员</td><td></td><td>所辖人数</td><td></td></tr>
<tr><td>直接上级</td><td>护士长</td><td>直接下级</td><td colspan="3">护理相关人员</td></tr>
<tr><td>岗位使命
工作概述</td><td colspan="6">在护士长领导和上级护师指导下,授权分管科室护理业务、技术、服务、教学、培训、科研、护理质量管理等工作。是护理业务、技术、科研、管理的行家里手。</td></tr>
<tr><td rowspan="5">岗位工作
主要职责
与任务</td><td colspan="6">岗位职责。1.履行高级职称岗位职责。在科护士长和上级护师指导下,指导本科护理业务技术、服务、教学与科研工作。2.参加晨会交接班,协助护士长制订年度、季度、月度、周工作计划并组织实施。3.协调科室医护人员,相关部门、相关科室的业务关系。4.协助护士长制订本科的基础、专科、责任护理计划并督促检查落实。</td></tr>
<tr><td colspan="6">制度执行。1.执行各项规章制度和技术操作常规,按照流程操作。2.执行"18项核心制度"、查对制度及相关管理规定。3.严格执行消毒隔离、无菌技术操作流程,预防医院感染。4.重视护理质量,有护理持续改进计划并落实。5.服务病人满意度。</td></tr>
<tr><td colspan="6">业务管理。1.按照规定主持护理大查房,解决护理技术疑难问题。2.检查急、危、重、疑难患者护理计划和会诊落实情况,对复杂技术或新开展的护理业务,要亲自参加并具体指导。3.处理护理纠纷,对护理差错、事故提出技术鉴定意见。4.协助护士长病房管理。5.落实病人治疗饮食。6.加强设备维护,提高科室设备使用率。</td></tr>
<tr><td colspan="6">职业道德。1.遵纪守法。2.尊重患者权利,保守医疗秘密。3.廉洁工作,文明礼貌,卓越服务。4.团队精神,和谐共事。5.岗位工作积极性、主动性、创新性、责任心。</td></tr>
<tr><td colspan="6">教学科研。1.协助护理部并承担对护理人员业务学习、培养及护士晋级的考核工作。2.拟订教学计划,编写教材并负责讲授。3.制订专科护理科研、技术革新计划并实施。4.参与审定、评价护理论文和科研、技术革新成果。5.负责组织本科护理学习讲座和护理病案讨论。6.对医院护理队伍建设,业务技术管理和组织管理提出意见,参与护理部组织的全院性工作检查。7.掌握国内外本科护理发展动态,努力引进先进技术,提高护理质量,发展护理科学。8.完成领导交代的其他临时性工作任务。</td></tr>
<tr><td>岗位工作
主要绩效
考核要点</td><td colspan="6">1.规章制度落实。2.护理教学、科研,护理工作数量、质量、效率及综合绩效管理指标。3.医德医风、社会责任。4.顾客沟通、护患纠纷处理。5.病区管理、健康宣教、培训帮带等。6.工作流程规范。7.危重病人全程护理落实。8.与护士长配合、医护人员沟通、协调。9.基础、专科护理,责任制护理。10.岗位学习与创新能力。</td></tr>
<tr><td rowspan="2">岗位工
作关系</td><td>院内联系部门</td><td colspan="5">院内各个科室、行政职能部门、后勤部门相关领导和人员。</td></tr>
<tr><td>院外联系部门</td><td colspan="5">医院、科室或护理部授权范围内与外界有关部门人员沟通、联系。</td></tr>
<tr><td>岗位工
作权限</td><td colspan="6">1.科室护理业务、科研和管理指导权。2.日常工作计划、实施、检查的建议权。3.本科护理人员任免建议权。4.分管人员的工作监督权。5.提出改进护理工作建议权。</td></tr>
<tr><td>岗位工
作环境</td><td colspan="6">1.在医院内工作,温度、湿度适宜。2.工作现场会接触到轻微粉尘及医疗中的刺激性气味,照明条件良好,一般无相关职业病发生。3.满足医疗护理工作的相关条件。</td></tr>
<tr><td>在现在的岗位已工作时间</td><td colspan="6">自   年   月   日开始,共计: 年</td></tr>
<tr><td>学历培训
经历经验</td><td colspan="6">1.本科以上学历,10年以上护理工作经验。2.有基础、专科、责任护理、管理培训经历。3.有高层次护理科研成果。4.年内最少有1篇全国级杂志论文发表。</td></tr>
<tr><td>岗位工作
技能要求</td><td colspan="6">1.称职的护理学科带头人。2.公认的业务、技术、管理和协调能力。3.较好的口才和文字表达能力。4.良好的职业道德素质和团队合作精神。5.高级专业技术职称。</td></tr>
<tr><td rowspan="2">岗位工作
其他要求</td><td>性别要求</td><td></td><td>年龄要求</td><td></td><td>婚姻</td><td>婚否不限</td></tr>
<tr><td>身体要求</td><td></td><td>政治要求</td><td>事业性、组织观念强</td><td>业务要求</td><td>精通本专业</td></tr>
<tr><td colspan="3">岗位分析时间</td><td colspan="2">填写人</td><td colspan="2"></td></tr>
<tr><td colspan="3">直接上级审核签字</td><td colspan="2">审核时间</td><td colspan="2"></td></tr>
</table>

6.肿瘤放疗科办公室护师岗位说明书

岗位工作基本信息	岗位名称	办公室护师	所在部门	肿瘤放疗科	岗位编号	
	从属部门	医务部、护理部	岗位定员		所辖人数	
	直接上级	护士长	直接下级	实习、进修护士		

岗位使命工作概述	在护士长领导和上级护师指导下按照自己的职责独立做好办公室工作、重视护理质量、提高顾客满意度。按照时间、按照质量、按照数量标准完成自己的本职岗位工作。

岗位工作主要职责与任务	**岗位职责。**1.上班时提前10～15分钟到病房,参加晨会,查看夜间医嘱,阅读交班报告及危重患者护理记录单。热情接待病人,文明用语,礼貌待人。根据病人病情合理安排床位,及时通知主管医师和主管护士。2.填写空床报告,核对在病室一览表,填写当日出院病人、特殊事项。3.严格执行查对制度,正确执行医嘱,临时医嘱及时通知病人的主管护士。4.每日查对医嘱,每周大查对医嘱一次,有记录、核对护理级别、药物的阳性标志。5.认真执行各项规章制度和技术操作常规,按照规范的流程工作。严格按收费标准记账,负责掌握病人费用的动态情况,并及时与病人或家属、主管医师联系,负责对病人有关收费问题的解释工作。6.按需要安排工人推送病人检查及相关后勤工作。7.负责办理出入院、转科、转院、手术、死亡的通知工作。8.做好病历保管、清查工作,防止丢失。负责使用病历的管理。负责出院病人病历的质量检查及整理。9.保持办公室清洁、整齐。10.负责相关抢救仪器、急救器材、药品的管理,保证急救器材、药品完好率100％。严格交接班,并有记录。11.负责病区氧气、治疗物品、一次性物品的清理、交换及补充,无过期物品。12.负责各类药品的领取和保管,分类分柜储存口服药、静脉药、肌注药、外用药、剧毒药,标识清楚。定期清理药品批号,无过期药品。13.负责与供应室交换物品,保证供应室医疗用品及时更换、请领。14.协助护士长做好病房管理工作。负责病房物资的请领、保管和报损。15.各种纸张、表格、电脑耗材清理、补充及时。注重成本管理。16.科室物品无损坏、丢失,账物相符。17.书写字迹清楚正确,必要的人文知识。18.主动、积极,责任心强。19.掌握PDCA管理循环、追踪问题管理、风险预防管理。20.办公室工作现场"7S管理":①整理、②整顿、③清扫、④清洁、⑤安全、⑥节约、⑦素养。21.按照规定处理医疗与护理垃圾和废物。22.完成相关领导交办的其他临时性工作任务。 **工作创新。**1.岗位工作与创新能力。2.岗位工作业务、技术、操作、流程、服务。

岗位工作主要绩效考核要点	1.规章制度落实。2.完成规定的岗位工作、数量指标、质量指标、效率指标、服务指标。3.正确执行医嘱,记账准确。4.办公室环境整洁。5.交接班及相关工作记录完整。6.服务态度。7.敬业奉献,遵守纪律,任劳任怨。8.岗位工作主动性、责任性。

岗位工作关系	院内联系部门	院内各个科室、行政职能部门、后勤部门相关领导和人员。
	院外联系部门	医院、科室或护理部授权范围内与外界有关部门人员沟通、联系。

岗位工作权限	1.有监督低年资护士、实习护士的日常工作权。2.有向护士长、主任、主任护师或者上级领导建议提出改进科室工作流程的权利,薪酬分配建议权,制度改进建议权。

岗位工作环境	1.在医院内工作,温度、湿度适宜。2.工作现场会接触到轻微粉尘及医疗中的刺激性气味,照明条件良好,一般无相关职业病发生。3.满足医疗与护理工作的相关条件。

在现在的岗位已工作时间	自　　年　　月　　日开始,　　共计:　　年

学历培训经历经验	1.大专及以上学历,有3年以上本科室护理工作经验。2.有较丰富的协调、沟通能力。3.有护理、抢救危重病人经历。4.每年积极参加继续医学教育。5."三基"考试符合要求。

岗位工作技能要求	1.称职的办公室护士工作,熟练应用计算机的能力。2.较好的沟通协调能力和团队合作精神。3.持续学习能力。4.熟悉各项医疗法规和护理指南。5.中级专业技术职称。

岗位工作其他要求	性别要求		年龄要求		婚姻	婚否不限
	身体要求		政治要求	组织观念强	业务要求	掌握本专业

岗位分析时间		填写人	

7.肿瘤放疗科处置班护士岗位说明书

岗位工作基本信息	岗位名称	处置班护士	所在部门	肿瘤放疗科	岗位编号	
	从属部门	医务部、护理部	岗位定员		所辖人数	
	直接上级	护士长	直接下级	实习护士、进修护士		

岗位使命工作概述	在护士长领导和上级护师指导下,依据主班护理工作做好自己的护理工作、重视护理质量、提高病人满意度。按照时间、按照质量、按照数量标准完成自己的工作。

岗位工作主要职责与任务	**岗位职责。**1.上班时提前10～15分钟到病房,参加晨会,查看夜间医嘱,阅读交班报告及危重患者护理记录单。热情接待病人,文明用语,礼貌待人。2.根据病人病情合理安排床位,及时通知主管医师和主管护士。3.严格执行查对制度,正确执行医嘱,临时医嘱及时通知病人的主管护士。4.每日查对医嘱,每周大查对医嘱一次,有记录、核对护理级别、药物的阳性标识。5.认真执行各项规章制度和技术操作常规,按照规范的流程工作。严格按收费标准记账,负责掌握病人费用的动态情况,并及时与病人或家属、主管医师联系,负责对病人有关收费问题的解释工作。6.按需要安排工人推送病人检查及相关后勤工作。7.负责办理出入院、转科、转院、手术、死亡的通知工作。8.做好病历保管、清查工作,防止丢失。负责使用病历的管理。负责出院病人病历的质量检查及整理。9.保持办公室清洁、整齐。10.负责相关抢救仪器、急救器材、药品的管理,保证急救器材、药品完好率100%。严格交接班,并有记录。11.负责病区氧气、治疗物品、一次性物品的清理、交换及补充,无过期物品。12.负责各类药品的保管,分类分柜储存口服药、静脉药、肌注药、外用药、剧毒药,标识清楚。定期清理药品批号,无过期药品。麻醉药上锁,每班交接并签字。13.负责与供应室交换物品,保证供应室医疗用品及时更换、请领。14.协助护士长做好病房管理工作。负责病房物资的请领、保管和报损。15.各种纸张、表格、电脑耗材清理、补充及时。注重成本管理。16.科室物品无损坏、丢失,账物相符。17.书写字迹清楚正确,必要的人文知识。18.主动、积极、责任心强。19.掌握PDCA管理循环、追踪问题管理、风险预防管理、可靠性管理和持续改进方法。20.负责输液用药的配置工作。21.工作现场"7S管理":①整理、②整顿、③清扫、④清洁、⑤安全、⑥节约、⑦素养。22.按照规定处理医疗垃圾和废物。 **工作创新。**善于发现工作中的问题、缺陷,分析、解决问题、缺陷能力持续提升。

主要绩效考核要点	1.规章制度落实。2、良好职业道德和慎独精神。3.病区环境管理、健康宣教等。4.护理工作流程规范。5.服务病人态度满意。6.敬业奉献,遵守各项纪律,任劳任怨。

岗位工作关系	院内联系部门	院内各个科室、行政职能部门、后勤部门相关领导和人员。
	院外联系部门	医院、科室或护理部授权范围内与外界有关部门人员沟通、联系。

岗位工作权限	1.对本科室日常护理工作计划、实施、检查的参与权,对本科室内患者的优质服务的建议权。2.有积极参加继续医学教育权。3.有向领导提出改进科室工作的权利,等等。

岗位工作环境	1.在医院内工作,温度、湿度适宜。2.工作现场会接触到轻微粉尘及医疗中的刺激性气味,照明条件良好,一般无相关职业病发生。3.满足医疗工作的相关条件。

在现在的岗位已工作时间	自 年 月 日开始, 共计: 年

学历培训经历经验	1.大专以上学历。2.有临床完整的护理实习记录、院内继续医学教育经历。3.有护理、抢救危重病人经历。4."三基"考试符合要求。5.称职的初级专业技术职称。

岗位工作技能要求	1.称职的初级专业技术职称。2.科室护理的培养骨干。3.良好的职业道德素质和团队合作精神。4.持续学习能力强。5.熟悉各项医疗法规和护理指南和"18项核心制度"。

岗位工作其他要求	性别要求	无	年龄要求		婚姻	婚否不限
	身体要求	健康	政治要求	组织观念强	业务要求	熟悉本专业

岗位分析时间		填写人	

8.肿瘤放疗科夜班护士岗位说明书

<table>
<tr><td rowspan="3">岗位工作
基本信息</td><td>岗位名称</td><td>夜班护士</td><td>所在部门</td><td>肿瘤放疗科</td><td>岗位编号</td><td></td></tr>
<tr><td>从属部门</td><td>医务部、护理部</td><td>岗位定员</td><td></td><td>所辖人数</td><td></td></tr>
<tr><td>直接上级</td><td>护士长</td><td>直接下级</td><td colspan="3">实习、进修护士</td></tr>
<tr><td>岗位使命
工作概述</td><td colspan="6">在护士长领导和上级护师指导下按照自己的职责独立做好护理工作、重视护理质量、提高病人满意度。按照时间、按照质量、按照数量标准完成自己的本职岗位工作。</td></tr>
<tr><td>岗位工作
主要职责
与任务</td><td colspan="6">岗位职责。1.上班提前10分钟到病房,阅读交班报告及危重患者护理记录单,掌握上一班交班内容。树立以病人为中心,一切为了病人安全和健康的服务理念。2.交清病人总数、出入院、转科、病危、死亡人数及病室管理中应注意的问题。3.新入院、急诊、抢救、危重、特殊病人、特殊检查、特殊治疗、输血及情绪异常的病人必须床旁交接,了解诊疗情况和护理完成情况。有无病人伤口出血、渗血情况,有无压疮、各种导管固定和引流通畅情况,并做好记录。4.按照护理等级规定时间或病人具体情况测量病人生命体征。5.急救器材、药品是否齐备完好,贵重、毒麻、限剧药品交接清楚并签名。6.检查备用药品、急救药品,如有沉淀、絮状物等质量问题,及时调整。如日期临近,做好明显标识或及时更换。检查医疗器械使用情况,及时更换和消毒,并写明消毒日期和更换日期。7.查对药品,遵医嘱发放口服药品,核对病人姓名,做到送药入手看药入口。8.按照规定时间巡视病房,如有异常,及时报告医生,妥善处理。9.各种治疗、护理、检查标本采集及各种处置完成情况须签字,对尚未完成的工作,应向接班者交代清楚。10.执行各项规章制度和技术操作常规,严格"三查七对"。11.执行消毒隔离、无菌技术操作,预防感染。12.保持治疗室清洁、物品摆放整齐有序。13.适时对有关病人开展健康宣教,病区病人动态情况。14.在办公室、治疗室、病房时应开门,以便了解情况。15.按规定准备白班治疗药品。16.负责病房安全与秩序,及时关、锁闭走廊大门,关注人员往来,对病人的陪护人员做到清楚明白。17.按时或根据气候变化关闭门窗、开关。18.遵循PDCA管理、追踪问题解决,熟悉可靠性管理方法,持续工作质量改进和后勤工作风险管理。19.按照规定处理旧物、废物和污物垃圾。20.认真执行"18项医疗安全核心制度"。21.工作现场"7S管理":①整理、②整顿、③清扫、④清洁、⑤安全、⑥节约、⑦素养。</td></tr>
<tr><td>岗位工作
主要绩效
考核要点</td><td colspan="6">1.规章制度。2.完成规定的护理工作。3.医德医风、社会责任。4.顾客沟通、医患纠纷处理。5.病区环境管理、健康宣教。6.护理工作流程。7.交接班及相关工作记录完整。8.服务态度。9.敬业奉献,遵守纪律,任劳任怨。10.工作主动、责任性。</td></tr>
<tr><td rowspan="2">岗位工
作关系</td><td>院内联系部门</td><td colspan="5">院内各个科室、行政职能部门、后勤部门相关领导和人员。</td></tr>
<tr><td>院外联系部门</td><td colspan="5">医院、科室或护理部授权范围内与外界有关部门人员沟通、联系。</td></tr>
<tr><td>岗位工
作权限</td><td colspan="6">1.对护理工作计划、实施、检查的参与权。2.有权监督实习护士的工作。3.有向护士长、主任建议提出改进科室工作的权力,薪酬分配建议权,制度改进建议权,等等。</td></tr>
<tr><td>岗位工
作环境</td><td colspan="6">1.在医院内工作,温度、湿度适宜。2.工作现场会接触到轻微粉尘及医疗中的刺激性气味,照明条件良好,一般无相关职业病发生。3.满足医疗护理工作的相关条件。</td></tr>
<tr><td>在现在的岗位已工作时间</td><td colspan="6">自   年   月   日开始,   共计: 年</td></tr>
<tr><td>学历培训
经历经验</td><td colspan="6">1.专科以上学历,经岗前培训具备独立上岗能力。2.有护理、抢救危重病人经历。3.每年积极参加继续医学教育。4."三基"考试符合要求。5.同事之间协调与沟通能力。</td></tr>
<tr><td>岗位工作
技能要求</td><td colspan="6">1.称职的初级及以上职称。2.较好的沟通和文字表达能力。3.良好的职业道德素质和团队合作精神。4.持续学习能力强。5.熟悉各项医疗法规和护理指南。</td></tr>
<tr><td rowspan="2">岗位工作
其他要求</td><td>性别要求</td><td></td><td>年龄要求</td><td></td><td>婚姻</td><td>婚否不限</td></tr>
<tr><td>身体要求</td><td></td><td>政治要求</td><td>事业性、组织观念强</td><td>业务要求</td><td>掌握本专业</td></tr>
<tr><td colspan="2">岗位分析时间</td><td colspan="2"></td><td>填写人</td><td></td></tr>
</table>

9.肿瘤放疗科责任护士岗位说明书

<table>
<tr><td rowspan="3">岗位工作
基本信息</td><td>岗位名称</td><td>责任护士</td><td>所在部门</td><td>肿瘤放疗科</td><td>岗位编号</td><td></td></tr>
<tr><td>从属部门</td><td>医务部、护理部</td><td>岗位定员</td><td></td><td>所辖人数</td><td></td></tr>
<tr><td>直接上级</td><td>护士长</td><td>直接下级</td><td colspan="3">实习、进修护士</td></tr>
<tr><td>岗位使命
工作概述</td><td colspan="6">在护士长领导和上级护师指导下按照自己的职责独立做好护理工作、重视护理质量、提高病人满意度。按照时间、按照质量、按照数量标准完成自己的本职岗位工作。</td></tr>
<tr><td>岗位工作
主要职责
与任务</td><td colspan="6">岗位职责。1.上班提前10分钟到病房,阅读交班报告及危重患者护理记录单,掌握所管患者夜间情况和上一班交班内容。树立以病人为中心,一切为了病人安全和健康的服务理念。2.负责所管片区病员的一切治疗、护理工作。完成交接班中待执行事项。3.接收新入院的本片区病人、抢救、危重、特殊病人、特殊检查、特殊治疗、输血及情绪异常的病人必须床旁交接,了解诊疗情况和护理完成情况。有无病人伤口出血、渗血情况。有无压疮、各种导管固定和引流通畅情况,并做好记录。4.按照护理等级规定时间或病人具体情况测量病人生命体征。5.急救器材、药品是否齐备完好,贵重、毒麻、限剧药品交接清楚并签名。6.检查备用药品、急救药品,如有沉淀、絮状物等质量问题,及时调整。如日期临近,做好明显标识或及时更换。7.按医嘱发放口服药品,核对病人姓名,做到送药入手,看药入口。8.按时间巡视病房。及时加取液体,了解患者需求。9.各种治疗、护理、检查标本采集及各种处置完成后须签字,对尚未完成的工作,应向接班者交代清楚。10.认真执行各项规章制度和技术操作常规,严格"三查七对"。11.执行消毒隔离、无菌技术操作,预防医院感染。12.保持治疗室清洁、物品摆放整齐有序。13.适时对病人开展健康宣教和心理护理。14.填写各种护理和处置后事项的记录单,书写交班报告。15.遵循 PDCA 管理、追踪问题解决、熟悉可靠性管理方法、持续工作质量改进和后勤工作风险管理。16.按照规定处理医疗护理旧物、废物和污物垃圾。17.完成上级交办的其他临时性任务。18.认真执行"18项医疗安全核心制度"。19.工作现场"7S 管理":①整理、②整顿、③清扫、④清洁、⑤安全、⑥节约、⑦素养。20.病人服务满意度与测评。
职业道德。1.廉洁行医。2.团队精神,和谐共事。3.工作积极性、主动性、责任心。
教学科研。1.持续学习与创新能力。2.不断总结护理经验。3.教学科研持续改进。</td></tr>
<tr><td>岗位工作
主要绩效
考核要点</td><td colspan="6">1.规章制度。2.完成规定的护理工作。3.医德医风、社会责任。4.顾客沟通、医患纠纷处理。5.病区环境管理、健康宣教。6.护理工作流程。7.交接班及相关工作记录。8.服务态度。9.敬业奉献,遵守纪律,任劳任怨。10.岗位工作主动、责任心。</td></tr>
<tr><td rowspan="2">岗位工
作关系</td><td>院内联系部门</td><td colspan="5">院内各个科室、行政职能部门、后勤部门相关领导和人员。</td></tr>
<tr><td>院外联系部门</td><td colspan="5">医院、科室或护理部授权范围内与外界有关部门人员沟通、联系。</td></tr>
<tr><td>岗位工
作权限</td><td colspan="6">1.对科室护理工作计划、实施、检查的参与权。2.有监督实习护士、护理员的工作权。3.有向护士长、主任建议提出改进科室工作的权力,教学薪酬分配建议权,等等。</td></tr>
<tr><td>岗位工
作环境</td><td colspan="6">1.在医院内工作,温度、湿度适宜。2.工作现场会接触到轻微粉尘及医疗中的刺激性气味,照明条件良好,一般无相关职业病发生。3.满足医疗工作的相关条件。</td></tr>
<tr><td>在现在的岗位已工作时间</td><td colspan="6">自　　年　　月　　日开始,　　共计:　　年</td></tr>
<tr><td>学历培训
经历经验</td><td colspan="6">1.大专以上学历,经岗前培训具备独立上岗能力。2.有护理、抢救危重病人经历。3.每年积极参加继续医学教育。4."三基"考试符合要求。5.同事之间协调与沟通能力。</td></tr>
<tr><td>岗位工作
技能要求</td><td colspan="6">1.称职的初级及以上专业技术职称。2.较好的沟通和文字表达能力。3.具有良好的职业道德素质和团队合作精神。4.持续学习能力强。5.熟悉各项医疗法规和护理指南。</td></tr>
<tr><td rowspan="2">岗位工作
其他要求</td><td>性别要求</td><td></td><td>年龄要求</td><td></td><td>婚姻</td><td>婚否不限</td></tr>
<tr><td>身体要求</td><td></td><td>政治要求</td><td>事业性、组织观念强</td><td>业务要求</td><td>掌握本专业</td></tr>
<tr><td colspan="3" align="center">岗位分析时间</td><td colspan="2" align="center">填写人</td><td colspan="2"></td></tr>
</table>

10.肿瘤放疗科主管护师岗位说明书

<table>
<tr><td rowspan="3">岗位工作
基本信息</td><td>岗位名称</td><td>主管护师</td><td>所在部门</td><td>肿瘤放疗科</td><td>岗位编号</td><td></td></tr>
<tr><td>从属部门</td><td>医务部、护理部</td><td>岗位定员</td><td></td><td>所辖人数</td><td></td></tr>
<tr><td>直接上级</td><td>护士长</td><td>直接下级</td><td colspan="3">护士,实习、进修护士</td></tr>
<tr><td>岗位使命
工作概述</td><td colspan="6">在护士长领导和上级护师指导下,负责上班时患儿的治疗、护理、服务工作,护患沟通、健康教育及相关工作。是本科室专科护理业务、技术、服务工作全能者。</td></tr>
<tr><td rowspan="6">岗位工作
主要职责
与任务</td><td colspan="6">**岗位职责。**1.参加护士各种班次值班。按量按质按时完成自己岗位工作。2.协助护士长做好护理质量控制工作,把好护理质量关,不断提高护理质量。3.熟悉现代医院护理理念和管理工具。制订具有特色的护理计划,对患者实施整体护理。4.掌握基础、专科与责任护理流程。5.熟悉解决本科护理业务上的问题方法,实施危重、疑难患者护理计划的制订及实施。6.受护士长委托指导护理查房和护理会诊。对发生的护理投诉、差错、事故进行分析总结经验,并提出防范措施。7.病人满意度。</td></tr>
<tr><td colspan="6">**制度执行。**1.严格执行各项规章制度与护理技术操作常规。2.落实"三查七对"及相关医疗、护理业务与管理制度。3.执行年度、季度、月度和周护理工作计划,细化自己的本职工作并记录完整。4.各项护理文书书写达到要求,有护理持续改进计划。</td></tr>
<tr><td colspan="6">**工作任务。**1.担当危、急、重症患者抢救工作。2.指导护师、护士、实习、进修护士工作。3.落实病人饮食和治疗饮食。4.解除患者疼痛,评价患者疼痛。5.掌握肿瘤科护理技能和护理常规、护理技术操作规范、护理方案,专科护理技术如 PICC 维护管理、化疗护理等。6.服务热情,以微笑、耐心、爱心和责任心赢得患者的信赖。7.遵循 PDCA 管理、追踪问题解决、熟悉可靠性管理方法、持续工作质量改进和工作风险管理。8.按规定处理医疗护理废物。9.工作现场"7S 管理":①整理、②整顿、③清扫、④清洁、⑤安全、⑥节约、⑦素养。10.认真执行"18 项医疗安全核心制度"。</td></tr>
<tr><td colspan="6">**职业道德。**1.尊重患者权利,保守医疗秘密,根据需要实施保护性医疗护理。2.勤奋工作,文明礼貌,卓越服务。3.团队精神,和谐共事。4.工作积极、主动性、责任心。5.热情服务病人,坚守岗位,奉献精神,任劳任怨。6.病人服务满意度与测评。</td></tr>
<tr><td colspan="6">**学习与创新。**1.持续学习与创新能力。2.不断总结护理经验。3.积极参加医学继续教育。4.完成有关领导安排的其他临时性工作任务。5.持续学习的能力不断提高。</td></tr>
<tr><td colspan="6">**职业道德。**1.遵纪守法。2.尊重患者权利,保守医疗秘密。3.廉洁行医,文明礼貌,卓越服务。4.发扬团队精神,和谐共事。5.工作积极性、主动性、创新性、责任心。</td></tr>
<tr><td>主要绩效
考核要点</td><td colspan="6">1.规章制度。2.工作数量、质量、效率和绩效。3.医德医风。4.病区管理、健康宣教、培训帮带。5.工作主动、积极和责任性。6.服务态度。7.持续学习与创新能力。</td></tr>
<tr><td rowspan="2">岗位工
作关系</td><td>院内联系部门</td><td colspan="5">院内各个科室、行政职能部门、后勤部门相关领导和人员。</td></tr>
<tr><td>院外联系部门</td><td colspan="5">医院、科室或护理部授权范围内与外界有关部门人员沟通、联系。</td></tr>
<tr><td>岗位工
作权限</td><td colspan="6">1.科室护理业务、科研和管理建议权。2.日常工作计划、实施、检查的建议权。3.本科护理人员任免建议权。4.分管人员工作监督权。5.提出改进护理工作建议权。</td></tr>
<tr><td>岗位工
作环境</td><td colspan="6">1.在医院内工作,温度、湿度适宜。2.工作现场会接触到轻微粉尘及医疗中的刺激性气味,照明条件良好,一般无相关职业病发生。3.满足医疗工作的相关条件。</td></tr>
<tr><td>在现在的岗位已工作时间</td><td colspan="6">自　　年　　月　　日开始,　　共计:　　年</td></tr>
<tr><td>学历经历</td><td colspan="6">1.专科以上学历,5 年以上护理工作经验。2.有基础培训经历。</td></tr>
<tr><td>岗位工作
技能要求</td><td colspan="6">1.称职的中级专业技术职称。2.业务、技术、管理和协调能力。3.较好的口才和文字表达能力。4.良好的职业道德素质和团队合作精神。5.持续学习技能的能力强。</td></tr>
<tr><td rowspan="2">岗位工作
其他要求</td><td>性别要求</td><td>无</td><td>年龄要求</td><td></td><td>婚姻</td><td>婚否不限</td></tr>
<tr><td>身体要求</td><td>健康</td><td>政治要求</td><td>事业性、组织观念强</td><td>业务要求</td><td>掌握儿科护理</td></tr>
<tr><td colspan="2" align="center">岗位分析时间</td><td colspan="3"></td><td>填写人</td><td></td></tr>
</table>

11.肿瘤放疗科护师岗位说明书

<table>
<tr><td rowspan="3">岗位工作
基本信息</td><td>岗位名称</td><td>护师</td><td>所在部门</td><td>肿瘤放疗科</td><td>岗位编号</td><td></td></tr>
<tr><td>从属部门</td><td>医务部、护理部</td><td>岗位定员</td><td></td><td>所辖人数</td><td></td></tr>
<tr><td>直接上级</td><td>护士长</td><td>直接下级</td><td colspan="3">护士、实习、进修护士</td></tr>
<tr><td>岗位使命
工作概述</td><td colspan="6">在护士长领导和上级护师指导下按照自己的职责独立做好护理工作、重视护理质量、提高患儿满意度。按时、按质、按量完成自己的本职工作。是科室护理骨干力量。</td></tr>
<tr><td rowspan="6">岗位工作
主要职责
与任务</td><td colspan="6">**岗位职责。**1.取得护师执业资格。2.参加晨会。查看夜班交班报告内容,明确治疗、医嘱、护嘱、记录本内容与结果,完成交班期间待完成的治疗项目。3.承担护士各种班次值班。独立完成岗位工作。4.熟练掌握本专业的相关知识,护理常规、护理技术操作规范、护理方案,了解国内外护理专业发展动态。5.熟练应用护理程序流程的方法,全面评估,制定护理计划并实施,对病人实施身心全面护理,负责危重、大手术、特殊病人护理工作。6.为患者及家属提供健康教育,帮助患者应用所接受的知识和技能提高维持健康的自理能力。7.协助护士长病房管理。8.参加本科上级护师组织的护理查房、会诊和病例讨论。9.工作现场"7S管理":①整理、②整顿、③清扫、④清洁、⑤安全、⑥节约、⑦素养。10.认真执行18项医疗安全核心制度。</td></tr>
<tr><td colspan="6">**工作任务。**1.落实分级护理及上级护士制定的护理措施,认真观察患者病情、情绪变化。2.在护士长带领下参加床旁交接班,明确危重、抢救、特殊检查、新入院患者情况。3.交接班重点明白患者各种管道数量、是否畅通在位。4.确认癌痛患者止痛后的效果。5.能够与医生一道独立完成危重病人抢救工作。6.服务热情,以微笑、耐心、爱心和责任心赢得患者的信赖。7.掌握PDCA管理循环、追踪问题管理理念、风险预防管理、可靠性管理和持续改进方法。8.病人服务满意度。</td></tr>
<tr><td colspan="6">**教学科研职责。**1.根据教学、带教、业务培训、学术会议、科研课题与管理等工作的需要,利用各种机会如医学继续教育、病例讨论、上课、护理查房和各类技术操作对下级护士和进修、实习人员进行示范教学和培训。2.指导相关人员结合本专业开展科学研究工作。3.是护理学科建设的重要人员。4.针对问题缺陷持续改进能力。</td></tr>
<tr><td colspan="6">**执行职责。**1.执行国家相关法律法规、行业规章制度、标准、职责、操作规范与流程,严格执行18项核心制度,执行医院和科室各项管理制度。2.参加医院、行政、党支部举办的各项政治理论学习业务与管理知识培训,积极参加继续医学教育会议。</td></tr>
<tr><td colspan="6">**职业道德。**1.遵纪守法。2.尊重患者权利,保守医疗秘密。3.廉洁行医,文明礼貌。</td></tr>
<tr><td colspan="6">**持续学习。**1.持续学习与工作改进和能力。2.掌握、了解国内外本专业发展动态。</td></tr>
<tr><td>主要绩效
考核要点</td><td colspan="6">1.规章制度。2.工作数量、质量、效率和绩效。3.医德医风。4.病区管理、健康宣教、培训帮带。5.工作主动、积极和责任性。6.服务态度。7.持续学习与创新能力。</td></tr>
<tr><td rowspan="2">岗位工
作关系</td><td>院内联系部门</td><td colspan="5">院内各个科室、行政职能部门、后勤部门相关领导和人员。</td></tr>
<tr><td>院外联系部门</td><td colspan="5">医院、科室或护理部授权范围内与外界有关部门人员沟通、联系。</td></tr>
<tr><td>岗位工
作权限</td><td colspan="6">1.对本科护理工作计划、实施、检查的参与权。2.有向护士长、主任、主任护师或者上级领导建议提出改进科室工作的权力。3.薪酬分配建议权,制度改进建议权,等等。</td></tr>
<tr><td>岗位工
作环境</td><td colspan="6">1.在医院内工作,温度、湿度适宜。2.工作现场会接触到轻微粉尘及医疗中的刺激性气味,照明条件良好,一般无相关职业病发生。3.满足医疗工作的相关条件。</td></tr>
<tr><td>在现在的岗位已工作时间</td><td colspan="6">自　　年　　月　　日开始,　　共计:　　年</td></tr>
<tr><td>学历经历</td><td colspan="6">1.专科以上学历,3年以上护理工作经验。2.基础培训经历。3.医院管理培训经历。</td></tr>
<tr><td>技能要求</td><td colspan="6">1.称职的初级专业技术职称。2.良好的职业道德素质和团队合作精神。3.持续学习能力强。</td></tr>
<tr><td rowspan="2">岗位工作
其他要求</td><td>性别要求</td><td>无</td><td>年龄要求</td><td></td><td>婚姻</td><td>婚否不限</td></tr>
<tr><td>身体要求</td><td>健康</td><td>政治要求</td><td>事业性、组织观念强</td><td>业务要求</td><td>熟悉本专业</td></tr>
<tr><td colspan="3" align="center">岗位分析时间</td><td></td><td>填写人</td><td></td><td></td></tr>
</table>

12.肿瘤放疗科护士岗位说明书

岗位工作基本信息	岗位名称	护士	所在部门	肿瘤放疗科	岗位编号	
	从属部门	医务部、护理部	岗位定员		所辖人数	
	直接上级	护士长	直接下级	实习、进修护士		

岗位使命工作概述	在护士长领导和上级护师指导下独立做好护理工作,重视护理质量、提高病人满意度。按时、按质、按量完成自己的岗位工作。使病人在医院有一个愉快的经历。

岗位工作主要职责与任务	**岗位职责。**1.取得护士执业资格。2.参加晨会。查看交班报告内容,明确治疗、医嘱、护嘱、记录本内容与结果,完成交班期间待完成的治疗项目。3.在护士长带领下参加患儿床旁交接班,明确危重、抢救、特殊检查、新入院患者情况。4.交接班重点明白患者各种管道数量、是否畅通。5.刻苦学习专业知识,熟练掌握基本理论、基本知识、基本技能。6.在上级护士指导下分管一定床位的患者护理,应用护理程序的方法,落实分级护理,完成患者的基础护理、常规诊疗计划执行、专科护理工作,护理技术操作熟练。7.认真做好危重、抢救和特殊患者的护理工作。8.为患者及家属提供健康教育,帮助患者应用所接受的知识和技能提高维持健康的自理能力。9.协助护士长病房管理,提高护理质量。10.遵循 PDCA 管理、追踪问题解决、熟悉可靠性管理方法、持续工作质量改进和工作风险管理。11.工作现场"7S 管理":①整理、②整顿、③清扫、④清洁、⑤安全、⑥节约、⑦素养。12.认真执行"18 项医疗安全核心制度"。13.按照规定处理医疗与护理垃圾和废物。14.病人服务满意度。 **工作任务。**1.及时、准确、完整地记录患者的情况,掌握患者的动态变化。认真观察患者病情、情绪变化。2.确认癌痛止痛后的效果。3.能够与医生一道独立完成危重患者抢救工作。4.服务热情,以微笑、耐心、爱心和责任心赢得患者的信赖。5.主动向上级护士汇报患者的情况变化和工作完成情况,遇疑难问题随时向护师和护士长汇报,获得支持、指导。6.指导实习护士、进修护士工作以及病区护工工作。 **制度执行。**1.严格执行各项规章制度和技术操作常规,按照科室规范流程操作。2.执行消毒隔离、无菌技术操作流程,预防医院感染。3.制订持续改进计划并落实。 **职业道德。**1.遵纪守法。2.尊重患者权利,保守患者秘密。3.文明礼貌,卓越服务。4.团队精神,和谐共事。5.工作积极、主动性、责任心。6.奉献精神,任劳任怨。 **学习与创新。**1.持续学习能力。2.积极参加医学继续教育。3.针对问题缺陷改进。 **持续学习。**1.持续学习与工作改进能力。2.掌握、了解国内外本科室专业发展动态。

主要绩效考核要点	1.规章制度。2.工作数量、质量、效率和绩效。3.医德医风。4.病区管理、健康宣教、培训帮带。5.工作主动、积极和责任性。6.服务态度。7.持续学习与创新能力。

岗位工作关系	院内联系部门	院内各个科室、行政职能部门、后勤部门相关领导和人员。
	院外联系部门	医院、科室或护理部授权范围内与外界有关部门人员沟通、联系。

岗位工作权限	1.对本科护理工作计划、实施、检查的参与权。2.有向护士长、主任、主任护师或者上级领导建议提出改进科室工作的权力。3.薪酬分配建议权,制度改进建议权,等等。

岗位工作环境	1.在医院内工作,温度、湿度适宜。2.工作现场会接触到轻微粉尘及医疗中的刺激性气味,照明条件良好,一般无相关职业病发生。3.满足医疗工作的相关条件。

在现在的岗位已工作时间	自 年 月 日开始, 共计: 年

学历培训经历经验	1.大专以上学历,具备独立工作能力。2.有基础培训经历。3.有抢救危重病人经历。4.初级专业技术职称。5.服务态度。6.同事之间协调与沟通能力。

技能要求	1.称职的初级专业技术职称。2.良好的职业道德素质和团队合作精神。3.持续学习能力强。

岗位工作其他要求	性别要求	无	年龄要求		婚姻	婚否不限
	身体要求	健康	政治要求	组织观念强	业务要求	熟悉本专业

岗位分析时间		填写人	

13.肿瘤放疗科护理员岗位说明书

岗位工作 基本信息	岗位名称	护理员	所在部门	肿瘤放疗科	岗位编号	
	从属部门	护理部、科室	岗位定员		所辖人数	
	直接上级	护士长、相关人员	直接下级	授权相关人员		

岗位使命 工作概述	在护士长领导和上级护师、护士的指导下按照自己的职责独立做好护理员工作、重视危重病人护理质量、提高病人满意度。按时、按质、按量完成自己的本职工作。

岗位工作 主要职责 与任务	**岗位职责。**1.在护士长领导和护士指导下工作。2.上班遵守劳动纪律,尽职尽责。3.执行护理员的工作制度与流程。4.按规定参加医院、科室相关会议。5.担任病人生活护理工作,如帮助重病人、不能够自理的病人洗涮、喂饭、洗脚、大小便、整理床铺、帮助病人购买生活用品,并且随时清理病人生活废物,联系病人家庭人员、跟随护士查房、了解危重病人、特殊病人、手术前后病人护理重点。6.保持科室物品的清洁与卫生,仪器与设备卫生清洁工作。7.履行护理员岗位职责与任务,保持洗漱间卫生清洁无臭味。8.随时巡视病房,应接病人呼唤,保持病房楼梯卫生清洁无臭味。9.执行预防患者跌倒坠床压疮制度。10.做好病人入院前的准备工作和出院后床单位整理和清洁工作,及时收集病人,并按照需要送出病人临时化验标本和其他外送病人物品工作。11.护理员独立工作能力,护理员独立解决主管范围内的卫生工作能力。12.处理护理病人的问题考虑全面遵循伦理原则。13.科室整体卫生与清洁,保持重病人床单位卫生与整洁,保持病房空床的卫生与整洁。14.处理患者和家属的相关问题,上班时手卫生符合要求,负责收回出院患者规定的科室用品。15.住院患者的满意度不断提升。16.饮食与开水落实到每位患者。17.工作现场"7S管理":①整理、②整顿、③清扫、④清洁、⑤安全、⑥节约、⑦素养。18.按照规定处理医疗垃圾和废物。19.完成领导交办的其他临时性工作任务。20.病人满意度。 **执行职责。**1.执行国家相关法律法规,行业规章制度、标准、职责、操作规范与流程,严格执行医院和科室的各项管理制度。2.参加医院举办的相关护理工作会议。 **职业道德。**1.本职职业素质持续提升,热爱护理员。2.廉洁工作,文明礼貌,卓越服务。3.发扬团队精神,和谐共事。4.岗位工作积极性、主动性、创新性,责任心。 **持续学习。**1.持续学习与工作改进能力。2.掌握、了解院内外本护理专业发展动态。3.对工作中存在的问题与缺陷有持续改进计划并实施。4.病人服务满意度。

岗位工作 主要绩效 考核要点	1.规章制度落实。2.完成规定的护理工作、数量指标、质量指标、效率指标、服务指标。3.医德医风、社会责任。4.顾客沟通、医患护理生活问题处理。5.病区环境管理、健康宣教、培训帮带等。6.科室护理清洁工作流程规范。7.服务病人满意度。

岗位工 作关系	院内联系部门	院内各个科室、行政职能部门、后勤部门相关领导和人员。
	院外联系部门	医院、科室或护理部授权范围内与外界有关部门人员沟通、联系。

岗位工 作权限	1.对本科室日常护理病人生活工作计划、实施、检查的参与权,对本科室内护理人员考评的参与权。2.针对问题、缺陷有持续改进计划,制度改进建议权,等等。

岗位工 作环境	1.在医院内工作,温度、湿度适宜。2.工作现场会接触到轻微粉尘及医疗中的刺激性气味,照明条件良好,一般无相关职业病发生。3.满足医疗工作的相关条件。

在现在的岗位已工作时间	自 年 月 日开始, 共计: 年

学历经历	1.小学以上学。2.有1年以上本科室护理工作经验。3.同事之间协调与沟通能力。

岗位工作 技能要求	1.上班不接收快递包裹、不带熟人检查看病、不干私活不吃零食。2.护理病人关手机,上班不上网、不玩手机微信查资料打游戏。3.上班时不相互聊天、闲谈。

岗位工作 其他要求	性别要求	无	年龄要求		婚姻	婚否不限
	身体要求	健康	政治要求	事业性、组织观念强	业务要求	掌握本专业

岗位分析时间		填写人	

14.肿瘤放疗科卫生员岗位说明书

<table>
<tr><td rowspan="3">岗位工作
基本信息</td><td>岗位名称</td><td>卫生员</td><td>所在部门</td><td colspan="2">肿瘤放疗科</td><td>岗位编号</td><td></td></tr>
<tr><td>从属部门</td><td>护理部、科室</td><td>岗位定员</td><td colspan="2"></td><td>所辖人数</td><td></td></tr>
<tr><td>直接上级</td><td>护士长、相关人员</td><td>直接下级</td><td colspan="4"></td></tr>
<tr><td>岗位使命
工作概述</td><td colspan="7">在护士长领导和上级护师、护士的指导下按照自己的职责独立做好卫生员工作、重视病房卫生质量、提高病人满意度。按时、按质、按量完成自己的本职岗位工作。</td></tr>
<tr><td rowspan="1">岗位工作
主要职责
与任务</td><td colspan="7">**岗位职责。**1.在护士长领导和护士指导下做病房卫生工作。2.上班遵守劳动纪律,尽职尽责。3.执行卫生员的工作制度与流程。4.按规定参加医院、科室相关会议。5.担任病房、病人生活卫生工作,如帮助重病人、不能够自理的病人洗漱、喂饭、洗脚、大小便、整理床铺、帮助病人购买生活用品,并且随时清理病人生活废物,联系病人家庭人员,跟随护士查房、了解危重病人、特殊病人、手术前后病人护理重点。6.保持科室物品的清洁与卫生,仪器与设备卫生清洁工作。7.履行护理员岗位职责与任务,保持洗漱间卫生清洁无臭味。8.随时巡视病房,应接病人呼唤,保持病房楼梯卫生清洁无臭味。9.执行预防患者跌倒坠床压疮制度。10.担任病房的门、窗、地面、床头桌椅和厕所、浴室的清洁工。11.按照规定或者根据病人需要及时做好病房病员饮用水供应。12.消毒病人脸盆茶具痰盂便器用具。13.卫生员独立工作能力,护送病人、领送物品及外勤工作。14.工作责任心,工作积极认真、细心。病房管理,病室清洁、整齐、无异味,水壶清洁,给水壶及时加水。15.卫生间物品摆放整齐等。被服、床头桌、病室、卫生间及水壶、楼道清洁符合要求。16.物品管理,病室或科室管理,节约用水,按时关灯,空调管理,消毒洗手液管理符合要求。17.工作现场"7S管理":①整理、②整顿、③清扫、④清洁、⑤安全、⑥节约、⑦素养。18.按照规定处理医疗垃圾和废物。19.完成相关领导交办的其他临时性工作任务。
执行职责。1.执行国家相关法律法规,行业规章制度、标准、职责、操作规范与流程,严格执行医院和科室的各项管理制度。2.参加医院举办的相关工作会议。
职业道德。1.本职职业素质持续提升,热爱护理员。2.廉洁工作,文明礼貌,卓越服务。3.发扬团队精神,任劳任怨,和谐共事。4.工作积极性、主动性、责任心。
持续学习。1.持续学习与工作改进能力。2.掌握、了解院内外外本专业发展动态。3.对工作中存在的问题与缺陷有持续改进计划并实施。4.病人满意度持续提高。</td></tr>
<tr><td>岗位工作
主要绩效
考核要点</td><td colspan="7">1.规章制度落实。2.完成规定的护理卫生工作、数量指标、质量指标、效率指标、服务指标。3.医德医风、社会责任。4.顾客沟通、医患生活问题处理。5.病区环境管理、健康宣教。6.科室护理清洁工作流程规范。7.核心制度执行情况。8.满意度。</td></tr>
<tr><td rowspan="2">岗位工
作关系</td><td colspan="2">院内联系部门</td><td colspan="5">院内各个科室、行政职能部门、后勤部门相关领导和人员。</td></tr>
<tr><td colspan="2">院外联系部门</td><td colspan="5">医院、科室或护理部授权范围内与外界有关部门人员沟通、联系。</td></tr>
<tr><td>岗位工
作权限</td><td colspan="7">1.对本科室日常护理病人生活工作计划、实施、检查的参与权,对本科室内护理人员考评的参与权。2.针对问题、缺陷有持续改进计划,制度改进建议权,等等。</td></tr>
<tr><td>岗位工
作环境</td><td colspan="7">1.在医院内工作,温度、湿度适宜。2.工作现场会接触到轻微粉尘及医疗中的刺激性气味,照明条件良好,一般无相关职业病发生。3.满足医疗工作的相关条件。</td></tr>
<tr><td>在现在的岗位已工作时间</td><td colspan="7">自　　年　　月　　日开始,　　共计:　　年</td></tr>
<tr><td>学历经历</td><td colspan="7">1.小学以上学历。2.有1年以上本科室护理工作经验。3.同事之间协调与沟通能力。</td></tr>
<tr><td>岗位工作
技能要求</td><td colspan="7">1.上班不接收快递包裹、不带熟人检查看病、不干私活不吃零食。2.护理病人关手机,上班不上网、不玩手机微信查资料打游戏。3.上班时不相互聊天、闲谈。</td></tr>
<tr><td rowspan="2">岗位工作
其他要求</td><td>性别要求</td><td>无</td><td>年龄要求</td><td colspan="2"></td><td>婚姻</td><td>婚否不限</td></tr>
<tr><td>身体要求</td><td>健康</td><td>政治要求</td><td colspan="2">事业性、组织观念强</td><td>业务要求</td><td>掌握本专业</td></tr>
<tr><td colspan="3">岗位分析时间</td><td colspan="2"></td><td>填写人</td><td colspan="2"></td></tr>
</table>

十六、重症医学科护理人员岗位说明书

1.重症医学科护士长岗位说明书

岗位工作基本信息	岗位名称	护士长	所在部门	重症医学科	岗位编号	
	从属部门	护理部	岗位定员		所辖人数	
	直接上级	科主任 护理部	直接下级	护理人员,实习、进修护士		
岗位使命工作概述	在科主任领导下,全面负责病区护理工作、病房管理、护士思想工作、学科建设,物资管理等工作。是本科室病区护士的思想、业务、技术、行政管理的第一责任人。					
岗位工作主要职责与任务	**领导与管理职责。**1.在护理部与科主任领导和指导下,是本科护理质量与安全管理和持续改进第一责任人,应对护理部、科主任负责。负责本病房的护理行政管理和业务工作。完成护理工作各项数量、质量与绩效指标。2.重视思想政治工作,经常对护士进行职业道德教育工作。3.根据护理部的安排,结合本病区具体情况制订本科的护理工作和科研计划。4.负责制订本科的护理发展规划、学科建设及年度、月度、周工作计划,并组织实施。5.组织护理查房和随同科主任查房,了解护理工作中存在问题,并加强医护联系与医患沟通。6.确定病区护士轮转和临时调配。7.按照 PDCA 工作、追踪问题管理、持续改进、强化可靠性质量管理。8.组织危重症患者的抢救。 **管理职责。**1.参加晨会,带领上班护士对急、危重症、新入院患者床旁交接班,检查危重抢救病人的护理情况,对复杂的护理技术或新开展的护理业务,要亲自参加并具体指导。2.改善服务态度,认真履行岗位职责,严格执行各项规章制度和技术操作规程,严防差错事故的发生。3.落实护理交接班并记录完善。4.提高设备使用效率。5.加强病房管理,实施现场"7S 管理"。6.加强病区物资管理,账物相符。7.落实患者治疗饮食。8.护理文书写符合要求。9.落实基础和专科护理工作,按护理流程操作。10.能够随时可在病房从事 ICU 临床护理及管理工作,或是授权一名具有同样资格的主管护师承担上述工作。11.严格无菌技术与消毒隔离工作。12.术后加强监测,精确掌握本科室危重病人的各种抢救流程。13.定期检查仪器、急救物品、贵重药品,保证仪器性能良好,药品齐全并记录。14.定期检查各项表格记录,保证其完整性与准确性。15.定期检查各种消毒与灭菌物品情况及记录。16.参与检查、评价 ICU 护理质量管理情况。17.检查废物处理情况。18.核心制度执行能力。 **教学与科研职责。**1.组织护理人员学习业务技术,加强业务训练,提高护士素质。2.检查实习、进修护士在病区的临床教学和实习情况。3.参加护理教学、设计科室护理科研课题,并组织实施。4.完成医院和有关领导安排的其他临时性工作任务。					
岗位工作主要绩效考核要点	1.规章制度。2.完成护理、学术、科研等工作数量、质量、效率、经济指标。3.处理病人投诉,医患纠纷处理。4.医德医风、社会责任。5.护理工作持续改进计划。6.健康宣教、培训带教。7.工作流程规范。8.病房管理。9.本病区护理人员技术操作。10.静脉穿刺成功率。11.基础护理。12.护理文书。13.服务病人的满意度。					
岗位工作关系	院内联系部门	院内各个科室、行政职能部门、后勤部门相关领导和人员。				
	院外联系部门	医院、科室或护理部授权范围内与外界有关部门人员沟通、联系。				
工作权限	1.科室管理、协调权。2.按照 PDCA 工作,对本科室内护理人员任免的建议权。					
工作环境	1.在医院内工作,温度、湿度适宜。2.满足医疗工作的相关环境条件。					
在现在的岗位已工作时间	自 年 月 日开始, 共计: 年					
学历经历	1.本科生以上学历,2 年以上本科室工作经验。2.经过 ICU 专业培训及医院管理培训。					
技能要求	1.称职的 ICU 科护士长。2.良好的职业道德素质和团队合作精神。3.中级或高级专业技术职称。					
岗位工作其他要求	性别要求	无	年龄要求		婚姻	婚否不限
	身体要求	健康	政治要求	事业性、组织观念强	业务要求	精通本专业
岗位分析时间				填写人		

2.重症医学科主任护师岗位说明书

<table>
<tr><td rowspan="3">岗位工作
基本信息</td><td>岗位名称</td><td>主任护师</td><td>所在部门</td><td>重症医学科</td><td>岗位编号</td><td></td></tr>
<tr><td>从属部门</td><td>医务部、护理部</td><td>岗位定员</td><td></td><td>所辖人数</td><td></td></tr>
<tr><td>直接上级</td><td>护士长</td><td>直接下级</td><td colspan="3">护理相关人员</td></tr>
<tr><td>岗位使命
工作概述</td><td colspan="6">在护士长和护理部的领导下,授权分管科室护理业务、技术、教学、培训、科研、服务,纠纷处理、护理质量管理等工作。护理业务、技术、科研、管理的行家里手。</td></tr>
<tr><td>岗位工作
主要职责
与任务</td><td colspan="6">岗位职责。1.履行高级职称岗位职责。在护士长和护理部领导下,指导本科护理业务技术、服务、教学与科研工作。2.参加晨会床旁交接班,协助护士长制定年度、月度、周工作计划并付诸监督实施。3.协调科室医护人员、相关科室及相关部门科室业务关系。4协助护士长制订本科的基础、专科、整体、责任护理计划并落实。
业务管理。1.主持护理大查房,解决护理业务与技术疑难问题。2.定期检查急、危、重、疑难患者护理计划和会诊落实情况,对复杂技术或新开展护理业务,要亲自参加并具体指导。3.处理护理纠纷,对护理差错事故提出技术鉴定意见。4.协助护士长病房管理。5.督促、检查护理人员落实病人基础、专科与责任制护理,并起带头作用。6.加强设备管理,维护设备正常运行,提高设备使用率。7.实施护理查房和随同科主任查房,落实"18项核心制度"。指导下级护士、实习、进修护士工作。8.完成护理工作任务,改善服务态度、严防差错事故的发生。9.加强病房管理,维护病房秩序。10.协助护士长加强物资管理,账物相符。11.落实患者饮食和治疗饮食。12.护理文书书写合格率符合要求。13.掌握专科危重病人护理的特点和规律。
职业道德。1.遵纪守法。2.尊重患者权利,保守医疗秘密。3.廉洁工作,文明礼貌,卓越服务。4.团队精神,和谐共事。5.岗位工作积极性、主动性、责任心。
教学科研。1.协助护理部并承担对护理人员业务学习、培养及护士晋级的考核工作。2.拟订教学计划,编写教材并负责讲授。3.制订专科护理科研、技术革新计划并实施。4.参与审定、评价护理论文和科研、技术革新成果。5.负责组织本科护理学习讲座和护理病案讨论。6.对医院护理队伍建设,业务技术管理和组织管理提出意见,参与护理部组织的全院性工作检查。7.掌握国内外本科护理发展动态,努力引进先进护理技术,提高护理质量,发展护理科学。8.完成其他临时性工作任务。</td></tr>
<tr><td>岗位工作
主要绩效
考核要点</td><td colspan="6">1.规章制度落实。2.护理教学、科研,护理工作数量、质量、效率及综合绩效管理指标。3.医德医风、社会责任。4.顾客沟通、护患纠纷处理。5.病区管理、健康宣教、培训帮带等。6.工作流程规范。7.危重病人全程护理落实。8.病人服务满意度。</td></tr>
<tr><td rowspan="2">岗位工
作关系</td><td>院内联系部门</td><td colspan="5">院内各个科室、行政职能部门、后勤部门相关领导和人员。</td></tr>
<tr><td>院外联系部门</td><td colspan="5">医院、科室或护理部授权范围内与外界有关部门人员沟通、联系。</td></tr>
<tr><td>岗位工作
作权限</td><td colspan="6">1.科室护理业务、科研和管理指导权。2.日常工作计划、实施、检查的建议权。3.本科护理人员任免建议权。4.分管人员的工作监督权。5.提出改进护理工作建议权。</td></tr>
<tr><td>岗位工
作环境</td><td colspan="6">1.在医院内工作,温度、湿度适宜。2.工作现场会接触到轻微粉尘及医疗中的刺激性气味,照明条件良好,一般无相关职业病发生。3.满足医疗护理工作的相关条件。</td></tr>
<tr><td>在现在的岗位已工作时间</td><td colspan="6">自　　　年　　　月　　　日开始,　　共计:　　　年</td></tr>
<tr><td>学历培训
经历经验</td><td colspan="6">1.本科以上学历,10年以上护理工作经验。2.有基础、专科、责任护理、管理培训经历。3.有高层次护理科研成果。4.年内最少有1篇全国级杂志论文发表。</td></tr>
<tr><td>岗位工作
技能要求</td><td colspan="6">1.称职的护理学科技术带头人。2.过硬的业务、技术和协调能力。3.较好的口才和文字表达能力。4.良好的职业道德素质和团队合作精神。5.高级专业技术职称。</td></tr>
<tr><td rowspan="2">岗位工作
其他要求</td><td>性别要求</td><td>无</td><td>年龄要求</td><td></td><td>婚姻</td><td>婚否不限</td></tr>
<tr><td>身体要求</td><td>健康</td><td>政治要求</td><td>事业性、组织观念强</td><td>业务要求</td><td>精通本专业</td></tr>
<tr><td colspan="2" align="center">岗位分析时间</td><td colspan="2"></td><td>填写人</td><td></td></tr>
</table>

3.重症医学科副主任护师岗位说明书

岗位工作 基本信息	岗位名称	副主任护师	所在部门	重症医学科	岗位编号	
	从属部门	护理部	岗位定员		所辖人数	
	直接上级	护士长	直接下级		护理相关人员	
岗位使命 工作概述	在护士长领导下,分管科室护理、教学、科研、服务等相关业务,纠纷处理、健康教育、质量管理等工作。是科室分管护理业务、技术、科研、管理工作的责任人。					
岗位工作 主要职责 与任务	**岗位职责。**1.在护理部主任和科护士长领导下,指导本科护理业务技术、科研和教学工作。2.参与指导急、重、疑难病人的护理和专科特别护理及病人抢救。3.遵循 PDCA 管理、追踪问题管理、持续质量改进、掌握可靠性系统管理方法。4.指导护理查房,解决专科护理复杂疑难问题,按规定参与科主任查房,检查危重、疑难病人护理计划执行情况,指导下级护理人员文书书写。5.根据护理部安排,结合本科具体情况制订本科护理工作计划和科研计划,督促护士认真落实并经常督促检查。6.对本科护理差错、事故提出技术鉴定意见。7.组织在职主管护师、护师及进修护师的业务学习,拟订教学计划,并负责讲授。8.参加晨交班,检查危重抢救病人的护理情况,对复杂的护理技术或新开展的护理业务,要亲自参加并具体指导。9.教育全科护理人员加强工作责任心,改善服务态度,认真履行岗位职责、严格执行各项规章制度和技术操作规程,严防差错事故的发生。10.落实护理交接班并记录完善。11.精确掌握 ICU 护理技能,掌握吸痰术、动脉置管术等。12.掌握 ICU 室监护抢救病人技能。13.注重护理质量,有持续改进计划。14.担任护理实习教学,并指导主管护师教学实践。15.协助护理部做好主管护师、护师晋级的业务考核工作,承担对高级护理人员的部分培养工作。16.制订本科护理技术革新计划,并负责指导实施。参与审定、评价护理论文和科研、技术革新成果。17.负责组织本科护理学习讲座和护理病案讨论。18.协助护理部加强对全院护理工作的业务领导。19.卓越服务病人。 **持续学习。**1.持续学习与工作改进能力。2.掌握、了解国内外本护理专业发展动态。					
岗位工作 主要绩效 考核要点	1.规章制度落实。2.完成护理、教学、科研以及相关工作数量指标、质量指标、效率指标。3.综合绩效管理指标。4.医德医风、社会责任。5.医患纠纷处理、顾客沟通。6.病区环境管理、健康宣教、培训帮带等。7.科室工作流程规范。8.危重病人全程护理落实。9.与科室医护人员沟通、协调。10.学习创新能力。11.病人满意度。					
岗位工 作关系	院内联系部门	院内各个科室、行政职能部门、后勤部门相关领导和人员。				
	院外联系部门	医院、科室或护理部授权范围内与外界有关部门人员沟通、联系。				
岗位工 作权限	1.科室护理管理、指导权。对本科室日常护理工作计划、实施、检查的建议权,对科内护理人员任免的建议权。2.有权指导、监督分管人员的日常工作。3.有向护理部、护士长或者上级领导建议提出改进科室护理工作权力,绩效薪酬分配建议权。					
工作环境	1.在医院内工作,温度、湿度适宜。2.满足医疗与护理工作的相关环境条件。					
在现在的岗位已工作时间	自　　年　　月　　日开始,　　共计:　　年					
学历培训 经历经验	1.本科以上学历,有 2 年以上本科室护理工作经验。2.有专科护理经历、医院管理培训经历。3.有抢救危重病人经历,指导下级护理人员经历。4.每年有 1 篇本专业发展综述文章。5.副高级专业技术职称。6.同事之间、医患之间协调与沟通能力。					
岗位工作 技能要求	1.称职的学科带头人。2.下属公认的领导、决策、管理和协调能力。3.较好的口才和文字表达能力。4.良好的职业道德素质和团队合作精神。5.持续学习能力强。					
岗位工作 其他要求	性别要求	无	年龄要求		婚姻	婚否不限
	身体要求	健康	政治要求	事业性、组织观念强	业务要求	精通本专业
岗位分析时间			填写人			
直接上级审核签字			审核时间			

4.重症医学科主管护师岗位说明书

岗位工作 基本信息	岗位名称	主管护师	所在部门	重症医学科	岗位编号	
	从属部门	护理部	岗位定员		所辖人数	
	直接上级	护士长	直接下级	相关护理人员,实习、进修护士		

岗位使命 工作概述	在护士长领导和上级护师指导下负责上班时的治疗、护理质量、服务工作,医患沟通、健康教育及职责工作。按照时间、按照质量、按照数量标准完成自己本职工作。

岗位工作 主要职责 与任务	**岗位职责。**1.取得护士执业资格并经过注册。按照护士长安排做好岗位工作。协助护士长做好质量控制工作,把好护理质量关。不断提高护理质量,努力完成工作任务。完成本班绩效指标。2.掌握护理理论基础,参与和指导护师运用护理程序。制订具有护理特色的护理计划,掌握基础护理、专科护理特殊护理技能,对患者实施整体护理。3.指导并参与制订重危、疑难患者的护理计划,并亲自实施。4.协助拟订本科业务培训计划,协助组织本科护理人员学习护理知识,修订本科护理计划,加强护理基本功的训练。5.学习、应用国内外护理先进经验,开展新技术、新方法及科研工作,及时总结经验,不断提高自己的护理技术水平。6.认真执行各项规章制度和技术操作常规,按照规范的流程工作。7.熟悉ICU护理技能,掌握吸痰术、鼻空肠管置入等各种护理技术。8.熟悉ICU室监护抢救病人技能。9.做好护理系学生、中专生、进修护师的临床带教组织工作,并负责讲课和评定成绩。10.协助护士长制订本科护理科研、新业务、新技术的开展计划。不断总结经验,撰写辨证施护论文。11.协助本科护士长做好行政管理和护理队伍的建设工作。12.加强医疗仪器、信息、物资的管理,组织好仪器、信息和物资的维护工作,提高仪器使用效率。13.加强病房管理,重视危重病人护理工作,深入病房与患者开展有效沟通,经常进行健康宣传。14.在完成本岗位工作的同时,按照规定完成医院和有关领导安排的其他临时性工作任务。15.按照规定处理医疗废物。16.有护理技术持续改进、创新能力。 **持续学习。**1.持续学习与工作改进能力。2.掌握、了解国内外本专业发展动态。

岗位工作 主要绩效 考核要点	1.规章制度落实。2.完成规定的护理、教学、科研以及临床护理工作数量指标、质量指标、效率指标及相关指标。3.综合护理绩效管理指标。4.医德医风、社会责任。5.医患纠纷处理、顾客沟通。6.病区环境管理、健康宣教、培训帮带等。7.执行科室工作流程规范。8.危重病人护理与救治。9.岗位学习与工作建议和创新能力。

岗位工 作关系	院内联系部门	院内各个科室、行政职能部门、后勤部门相关领导和人员。
	院外联系部门	医院、科室或护理部授权范围内与外界有关部门人员沟通、联系。

岗位工 作权限	1.对本科室日常工作计划、实施、检查的参与权,对本科室内护理人员沟通权。2.有权指导实习护士的日常工作权。3.有向护士长、主任、主任护师或者上级领导建议提出改进科室工作流程的权力。4.绩效薪酬分配建议权,制度改进建议权,等等。

工作环境	1.在医院内工作,温度、湿度适宜。2.满足医疗与护理工作的相关环境条件。

在现在的岗位已工作时间	自　　　年　　月　　　日开始,　　共计:　　　年

学历培训 经历经验	1.本科以上学历,有2年以上本科室护理工作经验。2.有专科护理经历。3.有抢救危重病人经历。4.年内最少有1篇习作论文,每年积极参加继续医学教育。5."三基"考试符合要求。6.中级专业技术职称。7.同事之间、医患之间协调与沟通能力。

岗位工作 技能要求	1.称职的中级专业技术职称骨干力量。2.公认的科室护理骨干。3.较好的口才和文字表达能力。4.良好的业务能力、职业道德素质和团队合作精神。5.持续学习能力强。

岗位工作 其他要求	性别要求	无	年龄要求		婚姻	婚否不限
	身体要求	健康	政治要求	事业性、组织观念强	业务要求	掌握本专业

岗位分析时间		填写人	
直接上级审核签字		审核时间	

5.重症医学科护师岗位说明书

<table>
<tr><td rowspan="3">岗位工作
基本信息</td><td>岗位名称</td><td>护师</td><td>所在部门</td><td colspan="2">重症医学科</td><td>岗位编号</td><td></td></tr>
<tr><td>从属部门</td><td>护理部</td><td>岗位定员</td><td colspan="2"></td><td>所辖人数</td><td></td></tr>
<tr><td>直接上级</td><td>护士长</td><td>直接下级</td><td colspan="4">护士,实习、进修护士</td></tr>
<tr><td>岗位使命
工作概述</td><td colspan="7">在护士长领导和上级护师指导下按照自己的职责独立做好护理工作、重视护理质量、提高病人满意度。按照时间、按照质量、按照数量标准完成自己本职岗位工作。</td></tr>
<tr><td rowspan="1">岗位工作
主要职责
与任务</td><td colspan="7">岗位职责。1.取得护士执业资格并经过注册。遵循医院护理部和所在病房的护理哲理,树立以病人为中心的理念,尊重病人权利,体现人性化护理,注意沟通技巧,保持良好的护患关系。不断提高护理质量,努力完成护理任务。2.具备整体护理知识,熟悉专科护理业务,运用护理程序对病人实施整体护理,包括熟练评估病人,制订护理计划,完成健康教育、心理护理,落实并修订病人的护理计划,书写护理记录。3.协助护士长、指导和检查护士执行医嘱、护嘱,实施护理措施及评价护理效果。4.能够独立参加危重病人的抢救工作,按危重病人护理常规进行护理,预防并发症的发生。5.认真执行各项规章制度和技术操作常规,按照规范的流程工作。6.精细化工作,严防差错事故发生。7.严格执行消毒隔离、无菌技术操作,预防医院感染。8.负责分管一组病人的护理,告知病人的相关事项,落实分级护理,随时巡视病房,了解病人病情及心态的变化,满足其健康需要。9.参加护理查房、护理病例讨论,发现问题,及时解决,把好自己岗位护理质量关、安全关。10.熟悉ICU护理技能,掌握吸痰术、留置尿管、留置胃管等。11.了解并熟悉ICU室监护抢救病人技能。12.指导实习生、进修生的临床带教,完成教学计划,并进行考核和评价。13.协助护士长做好病室管理工作。14.积极参加继续教育学习,不断更新专业知识和技能,结合临床实践开展科研总结经验,撰写论文护理论文,完成继续教育规定学分。15.维护科室仪器设备,提高仪器的使用效率。16.按规定着装,文明服务,主动、积极工作,责任心强。17.岗位工作现场"7S管理":①整理、②整顿、③清扫、④清洁、⑤安全、⑥节约、⑦素养。18.按照规定处理医疗与护理垃圾和废物。

持续学习。1.持续学习与工作改进能力。2.掌握、了解国内外本护理专业发展动态。</td></tr>
<tr><td>岗位工作
主要绩效
考核要点</td><td colspan="7">1.规章制度落实。2.完成规定的护理数量指标、质量指标、效率指标、服务指标。3.医德医风、社会责任。4.顾客沟通、医患纠纷处理。5.病区环境管理、健康宣教。6.护理工作流程规范。7.交接班及记录完整。8.服务态度、工作主动热情、责任心。9.敬业奉献,遵守纪律,任劳任怨。10.持续学习与工作改进能力。11.病人满意度。</td></tr>
<tr><td rowspan="2">岗位工
作关系</td><td colspan="2">院内联系部门</td><td colspan="5">院内各个科室、行政职能部门、后勤部门相关领导和人员。</td></tr>
<tr><td colspan="2">院外联系部门</td><td colspan="5">医院、科室或护理部授权范围内与外界有关部门人员沟通、联系。</td></tr>
<tr><td>岗位工
作权限</td><td colspan="7">1.对本科室日常工作计划、实施、检查的参与权。2.有指导实习人员的日常工作权。3.有向护士长、主任、主任护师或者上级领导建议提出改进科室工作流程的权利。</td></tr>
<tr><td>工作环境</td><td colspan="7">1.在医院内工作,温度、湿度适宜。2.满足护理工作的相关环境条件。</td></tr>
<tr><td>在现在的岗位已工作时间</td><td colspan="7">自　　　年　　月　　　日开始,　　共计:　　　年</td></tr>
<tr><td>学历培训
经历经验</td><td colspan="7">1.大专以上学历,有2年以上本科室护理工作经验。2.有临床护理专科经历、积极参加院内培训。3.有独立抢救危重病人经历。4."三基"考试符合要求。5.初级专业技术职称。</td></tr>
<tr><td>岗位工作
技能要求</td><td colspan="7">1.称职的初级专业技术职称。科室护理骨干。2.较好的口才和文字表达能力。3.良好的职业道德素质和团队合作精神。4.持续学习能力强。5.同事之间协调与沟通能力。</td></tr>
<tr><td rowspan="2">岗位工作
其他要求</td><td>性别要求</td><td>无</td><td>年龄要求</td><td colspan="2"></td><td>婚姻</td><td>婚否不限</td></tr>
<tr><td>身体要求</td><td>健康</td><td>政治要求</td><td colspan="2">事业性、组织观念强</td><td>业务要求</td><td>掌握本专业</td></tr>
<tr><td colspan="3">岗位分析时间</td><td colspan="2"></td><td>填写人</td><td colspan="2"></td></tr>
<tr><td colspan="3">直接上级审核签字</td><td colspan="2"></td><td>审核时间</td><td colspan="2"></td></tr>
</table>

6. 重症医学科护士岗位说明书

岗位工作基本信息	岗位名称	护士		所在部门	重症医学科		岗位编号	
	从属部门	护理部		岗位定员			所辖人数	
	直接上级	护士长		直接下级		实习、进修护士		

岗位使命工作概述	在护士长领导和上级护师指导下按照自己的职责独立做好 ICU 工作、重视护理质量、提高病人满意度。按照时间、按照质量、按照数量标准完成自己本职岗位工作。

岗位工作主要职责与任务	岗位职责。1. 符合 ICU 护士准入条件的注册护士。树立以病人为中心的服务理念,尊重病人权利,体现人性化护理,注意沟通技巧,保持良好的护患关系。2. 上班时提前 15～20 分钟到病房,交接班前要认真阅读病室报告本、医嘱本、治疗本,详细了解科室内病人诊断、治疗和病情,认真做好护理记录(如病情、用药、24 小时出入量、介入导管情况、治疗方案等),并按要求进行护理。3. 认真进行床头交接班(检查皮肤、卧位、了解各种管道用途,检查是否通畅,明确输液的用药、剂量、浓度、速度等)。4. 具备整体护理知识,熟悉 ICU 专科护理业务,运用护理程序对病人实施整体护理,制订护理计划,落实并修订病人的护理计划,书写护理记录。5. 抢救病人技术熟练,能够配合医生完成各项抢救工作。6. 执行各项规章制度和技术操作常规,按流程工作。全面掌握病人的 T、P、R、BP、PR、RR、EKG、CVP 及血液动力学监测、呼吸监测等情况,检查各种仪器(呼吸机、心输出量仪、输液泵等)的运转情况。7. 严格执行消毒隔离、无菌技术操作,预防医院感染。8. 每日消毒更换创伤部位敷料(如气管切开、静脉插管等)。9. 全面掌握患者病情动态变化,遇有情况及时报告值班医生,参加急危重患者的抢救,完成交班报告及各种病情记录。10. 保持 ICU 病人连续诊疗、记录,严格交接班制度。做好病人各种记录和签字,并妥善保管,防止丢失。11. 护理工作中有预见性,积极采取各种措施,减少护理并发症的发生。12. 参加所管患者的 ICU 医生查房,及时了解患者的治疗护理重点。13. 掌握常规监测手段,熟练使用各种仪器设备,密切观察病情变化并及时通知医生采取相应措施,护理记录翔实、准确。14. 保持 ICU 清洁、整齐。15. 根据病人病情,适时对病人开展健康宣教。16. 持续学习与工作创新能力。17. 工作现场"7S 管理":①整理、②整顿、③清扫、④清洁、⑤安全、⑥节约、⑦素养。18. 按照规定处理医疗垃圾和废物。19. 按照规定完成医院和有关领导安排的其他临时性工作任务。

岗位工作主要绩效考核要点	1. 规章制度落实。2. 完成规定的护理工作、数量指标、质量指标、效率指标、服务指标。3. 医德医风、社会责任。4. 患者沟通、医患纠纷处理。5. ICU 规范管理、健康宣教等。6. 护理工作流程规范。7. 交接班及相关工作记录完整。8. 服务态度。9. 敬业奉献,遵守纪律,任劳任怨。10. 工作积极主动性、责任心。11. 持续学习能力。

岗位工作关系	院内联系部门	院内各个科室、行政职能部门、后勤部门相关领导和人员。
	院外联系部门	医院、科室或护理部授权范围内与外界有关部门人员沟通、联系。

工作权限	1. 科室护理工作,与病人沟通权。2. 按照 PDCA 循环工作,护理工作有预见性。

工作环境	1. 在医院内工作,温度、湿度适宜。2. 满足医疗与护理工作的相关环境条件。

在现在的岗位已工作时间	自 年 月 日开始, 共计: 年

学历培训经历经验	1. 大专以上学历。2. 有临床完整的相关科室实习轮转经历。3. 有护理、抢救危重病人经历。4. "三基"考试符合要求。5. 同事之间、医患之间协调与沟通能力。

岗位工作技能要求	1. 初级专业技术职称。2. 科室护理骨干,有丰富的危急重症病人抢救经验。3. 较好的口才和文字表达能力。4. 良好的职业道德素质和团队合作精神。5. 持续学习能力强。

岗位工作其他要求	性别要求	无	年龄要求			婚姻	婚否不限
	身体要求	健康	政治要求	事业性、组织观念强	业务要求		掌握本专业

岗位分析时间		填写人	

7.重症医学科办公室护士岗位说明书

<table>
<tr><td rowspan="3">岗位工作
基本信息</td><td>岗位名称</td><td>办公室护士</td><td>所在部门</td><td colspan="2">重症医学科</td><td>岗位编号</td><td></td></tr>
<tr><td>从属部门</td><td>护理部</td><td>岗位定员</td><td colspan="2"></td><td>所辖人数</td><td></td></tr>
<tr><td>直接上级</td><td>护士长</td><td>直接下级</td><td colspan="4">实习、进修护士</td></tr>
<tr><td>岗位使命
工作概述</td><td colspan="7">在护士长领导和上级护师指导下按照自己的职责独立做好办公室工作、重视护理质量、提高顾客满意度。
按照时间、按照质量、按照数量标准完成自己本职岗位工作。</td></tr>
<tr><td>岗位工作
主要职责
与任务</td><td colspan="7">岗位职责。1.上班时提前20分钟到病房。2.在病室一览表上填写新入、转入病人姓名、诊断、转入科室及主管医师。3.严格执行查对制度,正确执行医嘱,临时医嘱及时通知病人的主管护士。4.每日查对医嘱,每周大查对医嘱一次,有记录。根据护理级别、药物的阳性标志及时在诊断卡和床头卡上注明。5.认真执行各项规章制度和技术操作常规,按照规范的流程工作。严格按收费标准记账,负责掌握病人费用的动态情况,并及时与病人或家属、主管医师联系,负责对病人有关收费问题的解释工作。6.科室物品无损坏、丢失,有保质期的用物,做到标示清楚。7.负责办理出入院、转科、转院收费和核费工作。8.正确绘制体温单,转抄长期医嘱执行单和记账。9.做好病历保管、清查工作,防止丢失。负责出院病人病历的质量检查及整理。10.保持办公室物品摆放有序、清洁、整齐。11.负责抢救仪器、急救器材、急救药品的管理,保证急救器材、药品完好率100%。12.协助护士长做好病房管理工作。13.负责办公室的电脑、电话的管理。14.各种纸张、表格、电脑耗材清理、补充。15.爱护公物,大公无私,严格物资的出入登记与管理。16.掌握ICU护理技能。17.工作主动、积极,责任心强。18.工作现场"7S管理":①整理、②整顿、③清扫、④清洁、⑤安全、⑥节约、⑦素养。19.按照规定处理医疗垃圾和废物。20.完成领导交代的临时性工作任务。
制度执行。1.执行各项规章制度和技术操作常规。2.执行消毒隔离制度、医院感染管理制度,定期做环境卫生学监测和消毒溶液浓度的测定及更换。3.预防医院感染。
职业道德。1.遵纪守法。2.尊重患者权利,保守病人秘密。3.廉洁工作,文明礼貌,卓越服务。4.团队精神,和谐共事。5.岗位工作积极性、主动性、责任心与创新性。
学习与创新。1.持续学习能力。2.结合临床实际撰写论文。3.参加医学继续教育。4.指导实习、进修护士临床带教,完成教学计划,并进行考核和评价。5.服务创新。</td></tr>
<tr><td>岗位工作
主要绩效
考核要点</td><td colspan="7">1.规章制度落实。2.完成规定的岗位工作、完成护理业务、学术、科研等工作数量、质量、效率、绩效指标。3.医德医风。4.患者沟通。5.办公室环境管理。6.办公室工作流程规范。7.严格执行收费标准。8.技术操作。9."三基"考试。10.病人满意度。</td></tr>
<tr><td rowspan="2">岗位工
作关系</td><td colspan="2">院内联系部门</td><td colspan="5">院内各个科室、行政职能部门、后勤部门相关领导和人员。</td></tr>
<tr><td colspan="2">院外联系部门</td><td colspan="5">医院、科室或护理部授权范围内与外界有关部门人员沟通、联系。</td></tr>
<tr><td>岗位工
作权限</td><td colspan="7">1.对本科室日常工作计划、实施、检查的参与权。2.有权指导实习人员的日常工作。3.有向护士长、主任或者上级领导建议提出改进科室工作的权力,薪酬建议权,等等。</td></tr>
<tr><td>工作环境</td><td colspan="7">1.在医院内工作,温度、湿度适宜。2.满足医疗护理工作服务的相关环境条件。</td></tr>
<tr><td>在现在的岗位已工作时间</td><td colspan="7">自 年 月 日开始, 共计: 年</td></tr>
<tr><td>学历培训
经历经验</td><td colspan="7">1.大专以上学历,有2年以上本科室护理工作经验。2.有较丰富的协调、沟通能力。3.有护理、抢救危重病人经历。4.每年积极参加继续医学教育。5."三基"考试符合要求。</td></tr>
<tr><td>岗位工作
技能要求</td><td colspan="7">1.称职的办公室护士工作。2.科室护理骨干。3.较好的口才和文字表达能力。4.良好的职业道德素质和团队合作精神。5.持续学习能力强。6.同事间协调沟通能力。</td></tr>
<tr><td rowspan="2">岗位工作
其他要求</td><td colspan="2">性别要求</td><td>无</td><td>年龄要求</td><td></td><td>婚姻</td><td>婚否不限</td></tr>
<tr><td colspan="2">身体要求</td><td>健康</td><td>政治要求</td><td>事业性、组织观念强</td><td>业务要求</td><td>掌握本专业</td></tr>
<tr><td colspan="3">岗位分析时间</td><td colspan="3"></td><td>填写人</td><td></td></tr>
</table>

8.重症医学科基础护理班护士岗位说明书

岗位工作基本信息	岗位名称	基础护理班护士	所在部门	重症医学科	岗位编号	
	从属部门	护理部	岗位定员		所辖人数	
	直接上级	护士长	直接下级	实习、进修护士		
岗位使命工作概述	在护士长领导和上级护师指导下,依据主班护理工作做好自己的护理工作、重视护理工作质量、提高病人满意度。按照时间、按照质量、按照数量标准完成本职工作。					
岗位工作主要职责与任务	**岗位职责。**1.上班提前20分钟到工作岗位。2.精确掌握病区危重病人基础护理项目、内容和标准。3.掌握分级护理的各级病情依据、护理要求。4.负责危重病人口腔护理、会阴护理、气管切开护理、气管插管护理、深静脉置管护理。5.负责危重病人外出检查,准备抢救药品及仪器,保证病人转运途中安全。6.负责危重病人机械辅助排痰。7.参加护理查房、护理病例讨论,发现问题,及时解决。8.掌握ICU常见疾病护理技术。9.熟悉ICU护理技能,掌握吸痰术、留置尿管、留置胃管等。10.了解并熟悉ICU室监护抢救病人技能。11.保持病房清洁、物品整齐,使用物品标识明确。12.维持病房、病室病人秩序,帮助需要帮助的病人。13.加强设备维护,提高设备使用效率。14.遵循PDCA管理、追踪问题管理、了解可靠性管理与持续质量改进方法。15.熟悉科室各个护理班次的工作内容,工作流程。16.服务态度好,对待病人热情。17.工作主动、积极,责任心强。18.工作现场"7S管理":①整理、②整顿、③清扫、④清洁、⑤安全、⑥节约、⑦素养。19.按照规定处理医疗垃圾和废物。 **制度执行。**1.执行各项规章制度和技术操作常规。2.执行消毒隔离制度、医院感染管理制度,定期做环境卫生学监测和消毒溶液浓度的测定及更换。3.预防医院感染。 **职业道德。**1.遵纪守法。2.尊重患者权利,保守病人秘密。3.廉洁工作,文明礼貌,卓越服务。4.团队精神,和谐共事。5.岗位工作积极性、主动性、责任心与创新性。 **学习与创新。**1.持续学习能力。2.结合临床实际撰写论文。3.参加医学继续教育。4.指导实习护士、进修护士临床带教,完成教学计划,并进行卓越绩效考核和评价。 **持续学习。**1.持续学习与工作改进能力。2.掌握、了解国内外本专业发展动态。3.积极参加医院的相关会议。4.对工作中存在的问题与缺陷有持续改进计划并实施。					
岗位工作主要绩效考核要点	1.规章制度落实。2.完成规定的护理工作、数量指标、质量指标、效率指标、服务指标。3.医德医风、社会责任。4.顾客沟通、医患纠纷处理。5.病区环境管理、健康宣教等。6.护理工作流程规范。7.交接班及相关工作记录完整。8.服务态度。9.敬业奉献,遵守纪律,任劳任怨。10.工作积极性、主动性、责任心。11.劳动纪律。					
岗位工作关系	院内联系部门	院内各个科室、行政职能部门、后勤部门相关领导和人员。				
	院外联系部门	医院、科室或护理部授权范围内与外界有关部门人员沟通、联系。				
工作权限	1.对本科室日常工作计划、实施、检查的参与权。2.有权指导实习人员的日常工作。3.有向护士长、主任或者上级领导建议提出改进科室工作的权力,绩效薪酬建议权。					
工作环境	1.在医院内工作,温度、湿度适宜。2.满足医疗护理工作服务的相关环境条件。					
在现在的岗位已工作时间	自 年 月 日开始, 共计: 年					
学历培训经历经验	1.专科以上学历,有1年以上本科室护理工作经验。2.有临床完整的护理实习记录、院内继续医学教育经历。3.有观察危重病人的病情、护理、抢救危重病人经历。4."三基"考试符合要求。5.初级专业技术职称。6.同事之间协调与沟通能力。					
岗位工作技能要求	1.称职的初级专业技术职称。2.科室护理的培养骨干。3.较好的口才和文字表达能力。4.良好的职业道德素质和团队合作精神。5.持续学习本岗位专业知识的能力强。					
岗位工作其他要求	性别要求	无	年龄要求		婚姻	婚否不限
	身体要求	健康	政治要求	事业性、组织观念强	业务要求	熟悉本专业
岗位分析时间				填写人		

9.重症医学科治疗班护士岗位说明书

岗位工作 基本信息	岗位名称	治疗班护士	所在部门	重症医学科	岗位编号	
	从属部门	护理部	岗位定员		所辖人数	
	直接上级	护士长	直接下级	实习、进修护士		

岗位使命 工作概述	在护士长领导和上级护师指导下按照自己的职责独立做好护理工作、重视护理质量、提高病人满意度。按照时间、按照质量、按照数量标准完成自己本职岗位工作。

岗位工作 主要职责 与任务	**岗位职责。** 1.上班提前20分钟到病房。2.负责病区治疗物品、一次性物品的清理及补充,无过期物品。3.负责各类药品的领取和保管,分类分柜放置,标识清楚。4.定期清理药品批号,无过期药品。麻醉药上锁,每班交接并签字。5.负责与供应室交换物品,保证科室与病人用品及时更换、请领。6.负责治疗室管理、清洁、消毒工作。7.检查备用药品、急救药品,如有沉淀、絮状物等质量问题,及时调整。如日期临近,做好明显标识或及时更换。8.每天下午与办公室班护士共同查对当天医嘱。做好治疗室紫外线消毒,及时按规定处理医疗废物,填写消毒记录,整理治疗室卫生。查对药品,准备夜班治疗用品,做好交接准备。9.执行各项规章制度和技术操作常规,严格"三查七对"。10.执行消毒隔离、无菌技术操作,预防医院感染。11.保持治疗室清洁、整齐。12.负责病区药品的请领、保管,负责毒、麻、剧、限及精神药品的补充、检查及保管,保证各种药品无过期。13.负责输液用药的核对发放工作。了解常用药物性质、作用、用法、剂量、不良反应等,严格执行"三查七对"制度。14.每个月底对护士长库房进行整理,账目相符,清点耗材防止发生过期。15.工作现场"7S管理":①整理、②整顿、③清扫、④清洁、⑤安全、⑥节约、⑦素养。16.按照规定处理医疗护理垃圾和废物。17.完成相关领导交代的临时性工作任务。 **制度执行。** 1.执行各项规章制度和技术操作常规,按照流程操作。2.严格执行医院、科室相关管理规定。3.严格执行消毒隔离、无菌技术操作流程,预防医院感染。 **职业道德。** 1.遵纪守法,遵守劳动纪律,按规定着装。2.尊重患者权利,保守医疗秘密。3.廉洁工作,文明礼貌,卓越服务。4.团队精神,和谐共事。5.工作积极性、主动性、责任性与创新性。6.热爱专业,任劳任怨,忠于职守。7.服务病人满意度。 **学习与创新。** 1.持续学习与工作改进和创新能力。2.不断总结经验,结合临床实际撰写论文。3.积极参加医学继续教育项目。指导实习护士、进修护士临床带教工作。

主要绩效 考核要点	1.规章制度落实。2.完成规定的护理工作、数量指标、质量指标、效率指标、服务指标。3.医德医风、社会责任。4.患者沟通、医患纠纷处理。5.ICU规范管理、健康宣教等。6.护理工作流程规范。7.服务态度。8.敬业奉献,遵守纪律,任劳任怨。9.工作主动、责任心。10.持续学习能力。11.18项核心制度执行力。12.病人满意度。

岗位工 作关系	院内联系部门	院内各个科室、行政职能部门、后勤部门相关领导和人员。
	院外联系部门	医院、科室或护理部授权范围内与外界有关部门人员沟通、联系。

工作权限	1.对护理工作计划、实施、检查的参与权。2.有权指导实习护士工作,薪酬建议权。

工作环境	1.在医院内工作,温度、湿度适宜。2.满足医疗与护理工作的相关环境条件。

在现在的岗位已工作时间	自 年 月 日开始, 共计: 年

学历培训 经历经验	1.大专以上学历。2.有临床完整的相关科室实习轮转经历。3.有护理、抢救危重病人经历。4."三基"考试符合要求。5.同事之间、医患协调与沟通能力。

岗位工作 技能要求	1.初级专业技术职称。2.科室护理骨干,有丰富的危急重症病人抢救经验。3.较好的口才和文字表达能力。4.良好的职业道德素质和团队合作精神。5.持续学习能力强。

岗位工作 其他要求	性别要求	无	年龄要求		婚姻	婚否不限
	身体要求	健康	政治要求	事业性、组织观念强	业务要求	掌握本专业

岗位分析时间		填写人	

10.重症医学科夜班护士岗位说明书

<table>
<tr><td rowspan="3">岗位工作
基本信息</td><td>岗位名称</td><td>夜班护士</td><td>所在部门</td><td>重症医学科</td><td>岗位编号</td><td></td></tr>
<tr><td>从属部门</td><td>护理部</td><td>岗位定员</td><td></td><td>所辖人数</td><td></td></tr>
<tr><td>直接上级</td><td>护士长</td><td>直接下级</td><td colspan="3">实习、进修护士</td></tr>
<tr><td>岗位使命
工作概述</td><td colspan="6">在护士长领导和上级护师指导下按照自己的职责独立做好护理工作、重视护理质量、提高病人满意度。按照时间、按照质量、按照数量标准完成自己本职岗位工作。</td></tr>
<tr><td rowspan="1">岗位工作
主要职责
与任务</td><td colspan="6">**岗位职责。**1.上班提前20分钟到工作岗位。2.交班前详细了解科室所管病人诊断、治疗和病情,认真做好护理记录(如病情、用药、24小时出入量、介入导管情况、治疗方案等),并按要求进行护理。3.认真进行床头交接班(检查皮肤、卧位、了解各种管道用途,检查是否通畅,明确输液的用药、剂量、浓度、速度等)。4.具备整体护理知识,熟悉 ICU 专科护理业务,书写护理记录。5.抢救病人技术熟练,能够配合医生完成各项抢救工作。6.执行各项规章制度和技术操作常规,按流程工作。全面掌握病人的 T、P、R、BP、PR、RR、EKG、CVP 及血液动力学监测、呼吸监测等情况,检查各种仪器(呼吸机、心输出量仪、输液泵等)的运转情况。7.严格执行消毒隔离、无菌技术操作,预防医院感染。8.全面掌握患者病情动态变化,遇有情况及时报告值班医生,参加急危重患者的抢救,完成交班报告及各种病情记录。9.护理工作中有预见性,积极采取各种措施,减少护理并发症的发生。10.掌握常规监测手段,熟练使用各种仪器设备,密切观察病情变化并及时通知医生采取相应措施,护理记录翔实、准确。11.保持 ICU 清洁、整齐。12.按照规定处理医疗废物。13.急救器材、药品是否齐备完好,贵重、毒麻、限剧药品交接清楚并签名。14.督促协助护理员进行晚间护理,保持病室安静。15.负责各种治疗、护理、检查标本采集工作,对尚未完成的工作,应向接班者交代清楚。16.工作现场"7S管理":①整理、②整顿、③清扫、④清洁、⑤安全、⑥节约、⑦素养。17.病人满意度持续提高。
制度执行。1.执行各项规章制度和技术操作常规,按照流程操作。2.严格执行医院、科室相关管理规定。3.严格执行消毒隔离、无菌技术操作流程,预防医院感染。
职业道德。1.遵纪守法,遵守劳动纪律,按规定着装。2.尊重患者权利,保守医疗秘密。3.廉洁工作,文明礼貌。4.团队精神,和谐共事。5.工作积极性、主动性与责任心。6.热情服务,热爱护理工作,努力工作,专注专业,任劳任怨,忠于职守。
学习与创新。1.持续学习与工作改进和创新能力。2.不断总结经验,结合临床实际撰写论文。3.积极参加医学继续教育。指导实习、进修护士临床带教,完成规定的教学计划,并进行绩效考核和评价。4.完成有关领导安排的其他临时性工作任务。</td></tr>
<tr><td>主要绩效
考核要点</td><td colspan="6">1.规章制度。2.完成规定护理工作。3.医德医风、社会责任。4.顾客沟通、医患纠纷处理。5.病区环境管理、健康宣教。6.护理工作程序流程。7.交接班记录完整。</td></tr>
<tr><td rowspan="2">岗位工
作关系</td><td>院内联系部门</td><td colspan="5">院内各个科室、行政职能部门、后勤部门相关领导和人员。</td></tr>
<tr><td>院外联系部门</td><td colspan="5">医院、科室或护理部授权范围内与外界有关部门人员沟通、联系。</td></tr>
<tr><td>工作权限</td><td colspan="6">1.对科室护理工作计划、实施、检查的参与权。2.有权指导实习护士工作。</td></tr>
<tr><td>工作环境</td><td colspan="6">1.在医院内工作,温度、湿度适宜。2.满足医疗与护理工作服务的相关环境条件。</td></tr>
<tr><td>在现在的岗位已工作时间</td><td colspan="6">自　　年　　月　　日开始,　　共计:　　年</td></tr>
<tr><td>学历培训
经历经验</td><td colspan="6">1.本科以上学历,有1年以上本科室护理工作经验。2.有临床医患、医务人员之间沟通经历、院内医院管理培训经历。3.有护理、抢救危重病人经历。4.医患沟通。</td></tr>
<tr><td>技能要求</td><td colspan="6">1.称职的中级专业技术职称。2.科室护理骨干。3.具有良好的职业道德素质和团队合作精神。</td></tr>
<tr><td rowspan="2">岗位工作
其他要求</td><td>性别要求</td><td>无</td><td>年龄要求</td><td></td><td>婚姻</td><td>婚否不限</td></tr>
<tr><td>身体要求</td><td>健康</td><td>政治要求</td><td>事业性、组织观念强</td><td>业务要求</td><td>掌握本专业</td></tr>
<tr><td colspan="3">岗位分析时间</td><td colspan="2">填写人</td><td colspan="2"></td></tr>
</table>

11.重症医学科责任护士岗位说明书

岗位工作基本信息	岗位名称	责任护士	所在部门	重症医学科	岗位编号	
	从属部门	护理部	岗位定员		所辖人数	
	直接上级	护士长	直接下级	实习、进修护士		

岗位使命工作概述	在护士长领导和上级护师指导下,独立做好病人基础护理工作,重视护理质量、提高病人满意度。按时、按质、按量完成自己岗位工作。以病人为中心,责任重大。

岗位工作主要职责与任务	**岗位职责。**1.上班提前20分钟到工作岗位。2.交班前详细了解科室所管病人诊断、治疗和病情,认真做好护理记录(如病情、用药、24小时出入量、导管情况、治疗方案等),并按要求进行护理。3.认真进行床头交接班(检查皮肤、卧位、了解各种管道用途,检查是否通畅,明确输液的用药、剂量、浓度、速度等)。4.熟悉ICU专科护理业务,制订护理计划,落实并修订病人的护理计划。5.抢救病人技术熟练,能够配合医生完成各项抢救工作。6.执行各项规章制度和技术操作常规,按流程工作。全面掌握病人的T、P、R、BP、PR、RR、EKG、CVP及血液动力学监测、呼吸监测等情况,检查各种仪器(呼吸机、心输出量仪、输液泵等)的运转情况。7.严格执行消毒隔离、无菌技术操作,预防医院感染。8.全面掌握患者病情动态变化,遇有情况及时报告值班医生,参加急危重患者的抢救,完成交班报告及各种病情记录。9.保持ICU病人连续诊疗、记录,严格交接班制度。10.护理工作中有预见性,积极采取各种措施,减少护理并发症的发生。11.参加所管患者的ICU医生查房,及时了解患者的治疗护理重点。12.掌握常规监测手段,熟练使用各种仪器设备,密切观察病情变化并及时通知医生采取相应措施,护理记录翔实、准确。13.保持ICU清洁、整齐。14.工作现场"7S管理":①整理、②整顿、③清扫、④清洁、⑤安全、⑥节约、⑦素养。15.病人满意度持续提高。16.按照规定处理医疗与护理垃圾和废物。 **制度执行。**1.执行各项规章制度和技术操作常规,按照流程操作。2.严格执行医院、科室相关管理规定。3.严格执行消毒隔离、无菌技术操作流程,预防医院感染。 **职业道德。**1.遵守劳动纪律,按规定着装。2.尊重患者权利,保守医疗秘密。3.廉洁工作,文明礼貌。4.团队精神,和谐共事。5.工作积极性、主动性与责任心。6.热爱护理专业,热爱护理服务工作,努力工作,任劳任怨,忠于职守。 **学习与创新。**1.持续学习与工作改进和创新能力。2.不断总结经验,结合临床实际撰写论文。3.积极参加医学继续教育。指导实习、进修护士临床带教,完成规定的教学计划,并进行绩效考核和评价。4.完成有关领导安排的其他临时性工作任务。

岗位工作主要绩效考核要点	1.规章制度。2.完成基础护理、业务、技术、科研,工作数量、质量、效率、绩效指标。3.顾客沟通。4.医德医风。5.个人持续改进计划。6.工作流程规范。7.病人与病房管理。8.护理技术操作。9.静脉穿刺成功率。10.基础护理、专科护理、责任护理。11.护理文书。12."三基"考核。13.病人满意度。14.核心制度执行力情况。

岗位工作关系	院内联系部门	院内各个科室、行政职能部门、后勤部门相关领导和人员。
	院外联系部门	医院、科室或护理部授权范围内与外界有关部门人员沟通、联系。

工作权限	1.病人护理与管理权。2.监督下级护士工作权。3.向上级领导建议改进工作权。

工作环境	1.在医院内工作,温度、湿度适宜。2.满足医疗护理服务工作的相关环境条件。

在现在的岗位已工作时间	自　　年　　月　　日开始,　共计:　　年

学历经历	1.专科以上学历,2年以上护理工作经验。2.有基础专科责任护理,业务培训经历。

技能要求	1.称职的初级专业技术职称。2.公认的业务、技术、管理和协调能力。3.持续学习能力强。

岗位工作其他要求	性别要求		年龄要求		婚姻	婚否不限
	身体要求		政治要求	事业性、组织观念强	业务要求	掌握本专业

岗位分析时间		填写人	

12.重症医学科护理员岗位说明书

岗位工作 基本信息	岗位名称	护理员	所在部门	重症医学科	岗位编号	
	从属部门	护理部、科室	岗位定员		所辖人数	
	直接上级	护士长、相关人员	直接下级	授权相关人员		

岗位使命 工作概述	在护士长领导和上级护师、护士的指导下按照自己的职责独立做好护理员工作、重视危重病人护理质量、提高病人满意度。按时、按质、按量完成自己的本职工作。

岗位工作 主要职责 与任务	**岗位职责。**1.在护士长领导和护士指导下工作。2.上班遵守劳动纪律,尽职尽责。3.执行护理员的工作制度与流程。4.按规定参加医院、科室相关会议。5.担任病人生活护理工作,如帮助重病人、不能够自理的病人洗漱、喂饭、洗脚、大小便、整理床铺、帮助病人购买生活用品,并且随时清理病人生活废物,联系病人家庭人员,跟随护士查房,了解危重病人、特殊病人、手术前后病人护理重点。6.保持科室物品的清洁与卫生,仪器与设备卫生清洁工作。7.履行护理员岗位职责与任务,保持洗漱间卫生清洁无臭味。8.随时巡视病房,应接病人呼唤,保持病房楼梯卫生清洁无臭味。9.执行预防患者跌倒坠床压疮制度。10.做好病人入院前的准备工作和出院后床单位整理和清洁工作,及时收集病人、并按照需要送出病人临时化验标本和其他外送病人物品工作。11.护理员独立工作能力,护理员独立解决主管范围内的卫生工作能力。12.处理护理病人的问题考虑全面遵循伦理原则。13.科室整体卫生与清洁,保持重病人床单位卫生与整洁,保持病房空床的卫生与整洁。14.处理患者和家属的相关问题,上班时手卫生符合要求,负责收回出院患者规定的科室用品。15.住院患者的满意度不断提升。16.饮食与开水落实到每位患者。17.工作现场"7S管理":①整理、②整顿、③清扫、④清洁、⑤安全、⑥节约、⑦素养。18.按照规定处理医疗与护理垃圾和废物。19.热爱护理专业,努力工作,任劳任怨,忠于职守。 **执行职责。**1.执行国家相关法律法规,行业规章制度、标准、职责、操作规范与流程,严格执行医院和科室的各项管理制度规定。2.参加医院举办的相关工作会议。 **职业道德。**1.本职职业素质持续提升,热爱护理员。2.廉洁工作,文明礼貌,卓越服务。3.发扬团队精神,和谐共事。4.岗位工作积极性、主动性、创新性、责任心。 **持续学习。**1.持续学习与工作改进能力。2.掌握、了解院内外本专业发展动态。 **工作创新。**善于发现工作中的问题、缺陷,分析、解决问题、缺陷的能力。

岗位工作 主要绩效 考核要点	1.规章制度落实。2.完成规定的护理工作、数量指标、质量指标、效率指标、服务指标。3.医德医风、社会责任。4.顾客沟通、医患护理生活问题处理。5.病区环境管理、健康宣教、培训帮带等。6.科室护理清洁工作流程规范。7.服务病人满意度。

岗位工 作关系	院内联系部门	院内各个科室、行政职能部门、后勤部门相关领导和人员。
	院外联系部门	医院、科室或护理部授权范围内与外界有关部门人员沟通、联系。

岗位工 作权限	1.对本科室日常护理病人生活工作计划、实施、检查的参与权,对本科室内护理人员考评的参与权。2.针对问题缺陷有持续改进计划,制度、薪酬改进建议权,等等。

岗位工 作环境	1.在医院内工作,温度、湿度适宜。2.工作现场会接触到轻微粉尘及医疗中的刺激性气味,照明条件良好,一般无相关职业病发生。3.满足医疗护理工作的相关条件。

在现在的岗位已工作时间	自 年 月 日开始, 共计: 年

学历经历	1.小学以上学历。2.有1年以上本科室护理工作经验。3.最好有多科护理工作经验。

岗位工作 技能要求	1.上班不接收快递包裹、不带熟人检查看病、不干私活不吃零食。2.护理病人关手机,上班不上网、不玩手机微信查资料打游戏。3.上班时不相互聊天、闲谈。

岗位工作 其他要求	性别要求	无	年龄要求		婚姻	婚否不限
	身体要求	健康	政治要求	事业性、组织观念强	业务要求	掌握本专业

岗位分析时间		填写人	

13. 重症医学科卫生员岗位说明书

<table>
<tr><td rowspan="3">岗位工作
基本信息</td><td>岗位名称</td><td colspan="2">卫生员</td><td>所在部门</td><td colspan="2">重症医学科</td><td>岗位编号</td><td></td></tr>
<tr><td>从属部门</td><td colspan="2">护理部、科室</td><td>岗位定员</td><td colspan="2"></td><td>所辖人数</td><td></td></tr>
<tr><td>直接上级</td><td colspan="2">护士长、相关人员</td><td>直接下级</td><td colspan="4"></td></tr>
<tr><td>岗位使命
工作概述</td><td colspan="8">在护士长领导和上级护师、护士的指导下按照自己的职责独立做好卫生员工作、重视病房卫生质量、提高病人满意度。按照时间、按质量、按数量标准完成本职工作。</td></tr>
<tr><td rowspan="1">岗位工作
主要职责
与任务</td><td colspan="8">**岗位职责。**1.在护士长领导和护士指导下做病房卫生工作。2.上班遵守劳动纪律,尽职尽责。3.执行卫生员的工作制度与流程。4.按规定参加医院、科室相关会议。5.担任病房、病人生活卫生工作,如帮助重病人、不能够自理的病人洗漱、喂饭、洗脚、大小便、整理床铺、帮助病人购买生活用品,并且随时清理病人生活废物,联系病人家庭人员,跟随护士查房、了解危重病人、特殊病人、手术前后病人护理重点。6.保持科室物品的清洁与卫生,仪器与设备卫生清洁工作。7.履行护理员岗位职责与任务,保持洗漱间卫生清洁无臭味。8.随时巡视病房,应接病人呼唤,保持病房楼梯卫生清洁无臭味。9.执行预防患者跌倒坠床压疮制度。10.担任病房的门、窗、地面、床头桌椅及厕所、浴室的清洁工。11.按照规定或者根据病人需要及时做好病房病员饮用水供应。12.消毒病人脸盆茶具痰盂便器用具。13.卫生员独立工作能力,护送病人、领送物品及外勤工作。14.工作责任心,工作积极认真、细心。病房管理,病室清洁、整齐、无异味,水壶清洁,给水壶及时加水。15.卫生间物品摆放整齐等。被服、床头桌、病室、卫生间及水壶、楼道清洁符合要求。16.物品管理,病室或科室管理,节约用水,按时关灯,空调管理,消毒洗手液管理符合要求。17.工作现场"7S管理":①整理、②整顿、③清扫、④清洁、⑤安全、⑥节约、⑦素养。18.按照规定处理医疗护理垃圾和废物。19.完成相关领导交代的临时性工作任务。
执行职责。1.执行国家相关法律法规,行业规章制度、标准、职责、操作规范与流程,严格执行医院和科室的各项管理规定制度。2.参加医院举办的相关工作会议。
职业道德。1.本职职业素质持续提升,热爱护理员。2.廉洁工作,文明礼貌,卓越服务。3.发扬团队精神,和谐共事。4.岗位工作积极性、主动性、创新性、责任心。
持续学习。1.持续学习与工作改进能力。2.掌握、了解院内外本专业发展动态。
工作创新。善于发现工作中的问题、缺陷,分析问题与缺陷与解决问题的能力。</td></tr>
<tr><td>岗位工作
主要绩效
考核要点</td><td colspan="8">1.规章制度落实。2.完成规定的护理卫生工作、数量指标、质量指标、效率指标、服务指标。3.医德医风、社会责任。4.顾客沟通、医患生活问题处理。5.病区环境管理、健康宣教等。6.科室护理清洁工作流程规范。7.服务病人满意度持续提高。</td></tr>
<tr><td rowspan="2">岗位工
作关系</td><td>院内联系部门</td><td colspan="7">院内各个科室、行政职能部门、后勤部门相关领导和人员。</td></tr>
<tr><td>院外联系部门</td><td colspan="7">医院、科室或护理部授权范围内与外界有关部门人员沟通、联系。</td></tr>
<tr><td>岗位工
作权限</td><td colspan="8">1.对本科室日常护理病人生活工作计划、实施、检查的参与权,对本科室内护理人员考评的参与权。2.针对问题、缺陷有持续改进计划,制度、薪酬改进建议权,等等。</td></tr>
<tr><td>岗位工
作环境</td><td colspan="8">1.在医院内工作,温度、湿度适宜。2.工作现场会接触到轻微粉尘及医疗中的刺激性气味,照明条件良好,一般无相关职业病发生。3.满足医疗护理工作的相关条件。</td></tr>
<tr><td>在现在的岗位已工作时间</td><td colspan="8">自　　年　　月　　日开始, 　　共计: 　　年</td></tr>
<tr><td>学历经历</td><td colspan="8">1.小学以上学历。2.有1年以上本科室护理工作经验。3.工作中协调与沟通能力。</td></tr>
<tr><td>岗位工作
技能要求</td><td colspan="8">1.上班不接收快递包裹、不带熟人检查看病、不干私活不吃零食。2.护理病人关手机,上班不上网、不玩手机微信查资料打游戏。3.上班时不相互聊天、闲谈。</td></tr>
<tr><td rowspan="2">岗位工作
其他要求</td><td>性别要求</td><td>无</td><td>年龄要求</td><td colspan="2"></td><td>婚姻</td><td colspan="2">婚否不限</td></tr>
<tr><td>身体要求</td><td>健康</td><td>政治要求</td><td colspan="2">事业性、组织观念强</td><td>业务要求</td><td colspan="2">掌握本专业</td></tr>
<tr><td colspan="3">岗位分析时间</td><td colspan="3">填写人</td><td colspan="3"></td></tr>
</table>

十七、血液净化科护理人员岗位说明书

1.血液净化科护士长岗位说明书

<table>
<tr><td rowspan="3">岗位工作
基本信息</td><td>岗位名称</td><td>护士长</td><td>所在部门</td><td>血液净化科</td><td>岗位编号</td><td></td></tr>
<tr><td>从属部门</td><td>医务部、护理部</td><td>岗位定员</td><td></td><td>所辖人数</td><td></td></tr>
<tr><td>直接上级</td><td>科主任、护理部</td><td>直接下级</td><td colspan="3">护理人员,实习、进修护士</td></tr>
<tr><td>岗位使命
工作概述</td><td colspan="6">在科主任与护理部领导下,全面负责科室护理工作、业务、技术、病房管理、护士思想工作,物资管理等工作。是科室护士思想、业务、行政管理的第一责任人。</td></tr>
<tr><td rowspan="4">岗位工作
主要职责
与任务</td><td colspan="6">领导职责。1.在护理部、科主任的领导下,全面负责血透室的护理与管理工作。2.安排、督促、指导透析护士完成维持性血液透析的常规工作,了解护士对工作的责任心,检查规章制度的落实情况、操作程序及消毒隔离执行过程。3.制订新护士、进修护士、实习护士的培养计划,负责专业技能培训的理论和实践的考核,负责护理教学和科研工作。4.掌握患者的思想动态和病情变化,与患者及家属沟通,鼓励患者树立对疾病的治疗信心,督促家属关心患者。5.根据患者的治疗安排患者的透析时间和机器,参加对透析患者的健康教育活动,增进医患关系。6.定期组织护理教学查房和护理学术讲座,解决护理中的疑难问题。7.负责制定护理奖惩制度和卫生员管理制度,负责透析护士的聘用和工作安排,根据医院要求定期对护士工作质量与绩效进行考核。8.做好透析室的各类物品保管,负责透析器材的登记和申领,协助进行血透室的成本核算和控制。9.参加医生查房,协调医护和有关部门的关系。与工程师加强工作联系,定期进行透析机、水处理机的大消毒。10.定期督察各项规章制度的落实,特别是消毒隔离制度执行情况,防止各类医院感染性疾病的发生。</td></tr>
<tr><td colspan="6">管理职责。1.上午上班带领护士对急、危重症、新入院患者床旁交班,检查危重抢救病人的情况,对复杂的护理技术或新开展的业务,要具体指导。2.实施护理查房和随同科主任查房,加强医护联系与医患沟通。3.指导下级护士、实习、进修护士工作。4.完成护理工作任务,改善服务态度、严防差错事故的发生。5.提高设备使用效率。6.加强物资管理,账物相符。7.护理文书书写符合要求。8.现场"7S管理"。</td></tr>
<tr><td colspan="6">制度执行。执行各项规章制度和技术操作常规,按照专科护理流程程序操作。</td></tr>
<tr><td colspan="6">职业道德。1.遵纪守法。2.尊重患者权利,保守医疗秘密。3.廉洁工作,文明礼貌。</td></tr>
<tr><td>岗位工作
主要绩效
考核要点</td><td colspan="6">1.规章制度落实。2.护理、学术、科研等工作及完成工作数量、质量、效率、绩效指标。3.顾客沟通,处理病人投诉与纠纷。4.医德医风、社会责任。5.健康宣教、培训帮带等。6.护理工作流程规范。7.病房秩序管理。8.本科室护理人员技术操作。</td></tr>
<tr><td rowspan="2">岗位工
作关系</td><td>院内联系部门</td><td colspan="5">院内各个科室、行政职能部门、后勤部门相关领导和人员。</td></tr>
<tr><td>院外联系部门</td><td colspan="5">医院、科室或护理部授权范围内与外界有关部门人员沟通、联系。</td></tr>
<tr><td>岗位工
作权限</td><td colspan="6">1.科室管理、护理人员协调权。对本科室护理日常工作的计划、实施、检查和指导权,对本科室内护理人员任免的建议权。2.监督护理人员的日常工作权,薪酬建议权。</td></tr>
<tr><td>工作环境</td><td colspan="6">1.在医院内工作,温度、湿度适宜。2.满足医疗与护理服务工作的相关条件。</td></tr>
<tr><td>在现在的岗位已工作时间</td><td colspan="6">自　　年　　月　　日开始,　　共计:　　年</td></tr>
<tr><td>学历培训
经历经验</td><td colspan="6">1.本科以上学历,10年以上本科室护理工作经验。2.有专科护理进修最少1次经历、医院管理培训经历。3.学术、教学、科研经历。4.较丰富的协调、沟通经验。</td></tr>
<tr><td>岗位工作
技能要求</td><td colspan="6">1.称职的护理学科带头人。2.公认的护理领导决策管理和协调能力。3.较好的口才和文字表达能力。4.良好的职业道德素质和团队合作精神。5.中级或高级专业技术职称。</td></tr>
<tr><td rowspan="2">岗位工作
其他要求</td><td>性别要求</td><td></td><td>年龄要求</td><td></td><td>婚姻</td><td>婚否不限</td></tr>
<tr><td>身体要求</td><td></td><td>政治要求</td><td>事业性、组织观念强</td><td>业务要求</td><td>精通本专业</td></tr>
<tr><td colspan="2" align="center">岗位分析时间</td><td></td><td colspan="2" align="center">填写人</td><td></td><td></td></tr>
<tr><td colspan="2" align="center">直接上级审核签字</td><td></td><td colspan="2" align="center">审核时间</td><td></td><td></td></tr>
</table>

2.血液净化科主任护师、副主任护师岗位说明书

岗位工作 基本信息	岗位名称	主任副主任护师	所在部门	血液净化科	岗位编号	
	从属部门	医务部、护理部	岗位定员		所辖人数	
	直接上级	护士长	直接下级	护理相关人员		
岗位使命 工作概述	在护理部和护士长领导下,分管科室护理业务、教学、培训、科研、服务,纠纷处理、护理质量管理等工作。本科室护理服务、业务、技术、科研、管理的行家里手。					
岗位工作 主要职责 与任务	**岗位职责。**1.履行高级职称岗位职责。在护理部主任和护士长领导下,指导本科护理业务技术、服务、教学与科研工作。2.参加晨会床旁交接班,协助护士长制订年度、月度、周工作计划并付诸监督实施。3.协调科室护理人员、监护室及相关部门科室业务关系。4.协助护士长制定本科的基础、专科、整体、责任护理计划并落实。 **业务管理。**1.主持护理大查房,解决护理业务与技术疑难问题。2.定期检查急、危、重、疑难患者护理计划和会诊落实情况,对复杂技术或新开展护理业务,要亲自参加并具体指导。3.处理护理纠纷,对护理差错事故提出技术鉴定意见。4.协助护士长病房管理。5.督促、检查护理人员落实病人基础、专科与责任制护理,并起带头作用。6.加强科室设备管理,维护设备正常运行,提高设备使用率。7.实施护理查房和随同科主任查房,加强医护联系与护患沟通。指导下级护士、实习、进修护士工作。8.完成护理本职工作的任务,改善服务态度、严防护理差错事故的发生。 **职业道德。**1.遵纪守法。2.尊重患者权利,保守医疗秘密。3.廉洁行医,文明礼貌,卓越服务。4.发扬团队精神,和谐共事。5.工作积极性、主动性、创新性、责任心。 **教学科研职责。**1.根据教学、带教、业务培训、学术会议、科研课题与管理等工作的需要,利用各种机会如医学继续教育、病例讨论、上课和各类技术操作对下级医师和进修、实习人员进行示范教学和培训。2.指导相关人员结合本专业开展科学研究工作。3.是学科建设的重要人员。4.完成规定的年度岗位学术、发表论文、培训、学术会议、科研和成果数、质量。5.完成相关领导交办的其他临时性工作任务。 **持续学习。**1.持续学习与工作改进能力。2.掌握、了解国内外本科室专业发展动态。					
岗位工作 主要绩效 考核要点	1.规章制度落实。2.护理教学、科研,护理工作数量、质量、效率及综合绩效管理指标。3.医德医风、社会责任。4.顾客沟通、护患纠纷处理。5.病区管理、健康宣教、培训帮带等。6.工作流程规范。7.危重病人全程护理落实。8.与护士长配合、医护人员沟通、协调。9.基础、专科护理,责任制护理。10.岗位学习与创新能力。					
岗位工 作关系	院内联系部门	院内各个科室、行政职能部门、后勤部门相关领导和人员。				
	院外联系部门	医院、科室或护理部授权范围内与外界有关部门人员沟通、联系。				
岗位工作权限	1.科室护理业务、科研和管理指导权。2.日常工作计划、实施、检查的建议权。3.本科护理人员任免建议权。4.分管人员的工作监督权。5.提出改进护理工作建议权。					
岗位工 作环境	1.在医院内工作,温度、湿度适宜。2.工作现场会接触到轻微粉尘及医疗中的刺激性气味,照明条件良好,一般无相关职业病发生。3.满足医疗护理工作的相关条件。					
在现在的岗位已工作时间	自 年 月 日开始, 共计: 年					
学历培训 经历经验	1.本科以上学历,10年以上专科护理工作经验。2.有基础、专科、责任护理、管理培训经历。3.有高层次护理科研成果。4.年内最少有1篇全国级杂志论文发表。					
岗位工作 技能要求	1.称职的护理学科技术带头人。2.过硬的业务、技术和协调能力。3.较好的口才和文字表达能力。4.良好的职业道德素质和团队合作精神。5.高级专业技术职称。					
岗位工作 其他要求	性别要求		年龄要求		婚姻	婚否不限
	身体要求		政治要求	事业性、组织观念强	业务要求	精通本专业
岗位分析时间			填写人			
直接上级审核签字			审核时间			

3.血液净化科技师岗位说明书

<table>
<tr><td rowspan="3">岗位工作
基本信息</td><td>岗位名称</td><td>血液净化科技师</td><td>所在部门</td><td>血液净化科</td><td>岗位编号</td><td></td></tr>
<tr><td>从属部门</td><td>医务部、护理部</td><td>岗位定员</td><td></td><td>所辖人数</td><td></td></tr>
<tr><td>直接上级</td><td>科室主任</td><td>直接下级</td><td colspan="3">授权相关人员</td></tr>
<tr><td>岗位使命
工作概述</td><td colspan="6">在护士长领导和上级护师指导下,分管科室护理业务、技术、服务、教学、培训、科研、护理质量管理工作。是本科室护理业务、技术、科研、管理的行家里手。</td></tr>
<tr><td rowspan="6">岗位工作
主要职责
与任务</td><td colspan="6">岗位职责。1.负责透析室所有仪器、设备的管理、维修、调试和保养。2.负责干粉透析浓缩液的溶解和质量检查,保证浓缩液的准确浓度和微生物含量,杜绝事故的发生。3.根据不同患者的特殊治疗要求,为其提供个体化透析液并准确调整透析机的浓度和温度等参数。4.在透析治疗中巡视设备的运转情况,发现问题及时解决,或与厂家工程师取得联系,及时维修,保证设备的正常运转,并做好记录。5.严格执行各项规章制度和技术操作规程,准确、及时、规范地完成各项技术操作。6.协助医生完成与透析机有关的特定治疗方案。7.协助护士进行各种透析机操作。8.负责制定设备配件和消耗品的采购计划及保管。9.积极参与科里的科研工作和学术交流活动,学习新知识和新技术。10.负责进修和实习生的设备培训。11.工作现场"7S管理":①整理、②整顿、③清扫、④清洁、⑤安全、⑥节约、⑦素养。12.按照规定处理医疗垃圾和废物。13.病人满意。14.完成相关领导交办其他临时性工作任务。</td></tr>
<tr><td colspan="6">制度执行。1.执行各项规章制度和技术操作常规,按照流程操作。2.执行查对制度及相关管理规定。3.严格执行消毒隔离、无菌技术操作流程,预防医院感染。4.重视设备维护质。5.按照PDCA循环护理管理工作,有岗位工作持续改进计划并落实。</td></tr>
<tr><td colspan="6">教学科研职责。1.根据教学、带教、业务培训、学术会议、科研课题与管理等工作的需要。2.利用各种机会如医学继续教育和培训。3.针对教学科研问题、缺陷改进。</td></tr>
<tr><td colspan="6">持续学习。1.持续学习与工作改进能力。2.掌握、了解国内外本科室专业发展动态。3.积极参加科室、医院的各种会议讨论、研讨会议,以便了解。4.科室满意度。</td></tr>
<tr><td colspan="6">工作创新。1.岗位工作与创新能力。2.岗位工作业务、技术、操作、流程、服务、管理创新。3.善于发现工作中的问题、缺陷,分析问题与解决问题能力持续提升。</td></tr>
<tr><td colspan="6">持续学习。1.持续学习与工作改进和能力。2.掌握、了解国内外本专业发展动态。</td></tr>
<tr><td>岗位工作
主要绩效
考核要点</td><td colspan="6">1.相关规章制度落实。2.设备工作教学、科研,维修工作数量、质量、效率及综合绩效管理指标。3.医德医风、社会责任。4.顾客沟通、人员纠纷处理。5.病区环境管理、健康宣教、培训帮带等。6.设备维修维护工作流程执行情况。7.科室满意度。</td></tr>
<tr><td rowspan="2">岗位工
作关系</td><td>院内联系部门</td><td colspan="5">院内各个科室、行政职能部门、后勤部门相关领导和人员。</td></tr>
<tr><td>院外联系部门</td><td colspan="5">医院、科室或护理部授权范围内与外界有关部门人员沟通、联系。</td></tr>
<tr><td>岗位工
作权限</td><td colspan="6">1.科室设备业务、科研和管理维修权。2.日常工作计划、实施、检查的建议权。3.本科相关人员任免建议权。4.分管人员的工作监督权。5.提出改进维修工作建议权。</td></tr>
<tr><td>岗位工
作环境</td><td colspan="6">1.在医院内工作,温度、湿度适宜。2.工作现场会接触到轻微粉尘及医疗中的刺激性气味,照明条件良好,一般无相关职业病发生。3.满足医疗护理工作的相关条件。</td></tr>
<tr><td>在现在的岗位已工作时间</td><td colspan="6">自　　年　　月　　日开始,　　共计:　　年</td></tr>
<tr><td>学历培训
经历经验</td><td colspan="6">1.本科以上学历,10年以上本科室工作经验。2.有高层次设备、维修、维护工作科研成果。3.年内最少有1篇公开杂志论文发表。4.中级专业技术职称。5.工作中沟通能力。</td></tr>
<tr><td>岗位工作
技能要求</td><td colspan="6">1.称职的设备业务技术带头人。2.公认的业务、技术工作能力。3.较好的口才和文字表达能力。4.良好的职业道德素质和团队合作精神。5.持续学习能力强。</td></tr>
<tr><td rowspan="2">岗位工作
其他要求</td><td>性别要求</td><td></td><td>年龄要求</td><td></td><td>婚姻</td><td>婚否不限</td></tr>
<tr><td>身体要求</td><td></td><td>政治要求</td><td>事业性、组织观念强</td><td>业务要求</td><td>精通本专业</td></tr>
<tr><td colspan="3">岗位分析时间</td><td></td><td>填写人</td><td colspan="2"></td></tr>
</table>

4.血液净化科主管护师岗位说明书

岗位工作基本信息	岗位名称	主管护师	所在部门	血液净化科	岗位编号	
	从属部门	医务部、护理部	岗位定员		所辖人数	
	直接上级	护士长	直接下级	相关护理人员,实习、进修护士		

岗位使命工作概述	在护士长领导和上级护师指导下,负责上班时病人的治疗、护理、服务工作,护患沟通、健康教育及相关工作。是本科室专科护理业务、技术、服务工作全能者。

岗位工作主要职责与任务	**岗位职责。**1.参加护士各种班次值班。按量按质按时完成自己岗位独立工作。2.协助护士长做好护理质量控制工作。3.制订具有专科特色的护理计划,对患者实施整体护理。4.掌握基础、专科与责任护理流程。协助护士长做好行政管理和护理队伍的建设工作。5.督促检查本科各病房护理、治疗工作落实。6.鼓励患者树立对疾病的治疗信心,督促家属关心患者。7.根据患者的治疗安排患者的透析时间和机器;参加对透析患者的健康教育活动,增进医患关系。8.定期组织护理教学查房和护理学术讲座,解决护理中的疑难问题。9.负责制定护理奖惩制度和卫生员管理制度,负责透析护士的聘用和工作安排,根据医院要求定期对护士工作质量与绩效进行考核。10.协助护士长做好透析室的各类物品保管,负责透析器材的登记和申领,协助进行血透室的成本核算和控制。11.工作现场"7S管理":①整理、②整顿、③清扫、④清洁、⑤安全、⑥节约、⑦素养。12.按照规定处理医疗与护理垃圾和废物。 **制度执行。**1.严格执行各项规章制度与护理技术操作常规。2.落实"三查七对"及相关医疗、护理业务与管理制度。3.执行年度、月度和周护理工作计划,细化自己的本职工作并记录完整。4.各项护理文书书写达到要求,有护理持续改进计划并实施。 **工作任务。**1.担当危、急、重症病人抢救工作。2.指导护师、护士、实习、进修护士工作。3.落实病人饮食和治疗饮食。4.解除病人疼痛,评价病人疼痛。5.学习应用国内外护理先进经验,不断提高科室的护理技术水平。6.科室满意度持续提高。 **职业道德。**1.以病人为中心,尊重患者权利,保守医疗秘密。2.遵纪守法,勤奋工作,文明礼貌,卓越服务。3.团队精神,注重沟通,和谐共事。4.工作积极、主动、责任与创新性。5.奉献精神,任劳任怨。6.对患者的健康教育。7.科室范围满意度。 **持续学习。**1.持续学习与工作改进和能力。2.掌握、了解国内外本专业发展动态。

岗位工作主要绩效考核要点	1.规章制度。2.规定的护理、教学、科研以及工作数量、质量、效率和绩效指标。3.医德医风、社会责任。4.护患纠纷处理。5.病区管理、健康宣教、培训帮带。6.工作流程。7.工作主动、积极和责任心。8.服务态度。9.持续学习与创新能力。

岗位工作关系	院内联系部门	院内各个科室、行政职能部门、后勤部门相关领导和人员。
	院外联系部门	医院、科室或护理部授权范围内与外界有关部门人员沟通、联系。

岗位工作权限	1.科室护理业务、科研和管理建议权。2.日常工作计划、实施、检查的建议权。3.本科护理人员任免建议权。4.分管人员工作监督权。5.提出改进护理工作建议权。

岗位工作环境	1.在医院内工作,温度、湿度适宜。2.工作现场会接触到轻微粉尘及医疗中的刺激性气味,照明条件良好,一般无相关职业病发生。3.满足医疗工作的相关条件。

在现在的岗位已工作时间	自　　年　　月　　日开始,　　共计:　　年

学历培训经历经验	1.本科以上学历,5年以上护理工作经验。2.有基础、专科、责任护理、管理培训经历。3.有高档次护理科研课题。4.年内有1篇杂志论文发表。5.工作中沟通能力。

岗位工作技能要求	1.称职的中级专业技术职称。2.业务、技术、管理和协调能力。3.较好的口才和文字表达能力。4.良好的职业道德素质和团队合作精神。5.持续学习专业知识的能力强。

岗位工作其他要求	性别要求		年龄要求		婚姻	婚否不限
	身体要求		政治要求	事业性、组织观念强	业务要求	掌握专科护理

岗位分析时间		填写人	

5.血液净化科护师岗位说明书

<table>
<tr><td rowspan="3">岗位工作
基本信息</td><td>岗位名称</td><td>护师</td><td>所在部门</td><td>血液净化科</td><td>岗位编号</td><td></td></tr>
<tr><td>从属部门</td><td>医务部、护理部</td><td>岗位定员</td><td></td><td>所辖人数</td><td></td></tr>
<tr><td>直接上级</td><td>护士长</td><td>直接下级</td><td colspan="3">护士、实习、进修护士</td></tr>
<tr><td>岗位使命
工作概述</td><td colspan="6">在护士长领导和上级护师指导下按照自己的职责独立做好护理工作、重视护理质量、提高病人满意度。按时、按质、按量完成自己的本职工作。是科室护理骨干力量。</td></tr>
<tr><td rowspan="3">岗位工作
主要职责
与任务</td><td colspan="6">岗位职责。1.取得护师执业资格。参加护士各种班次值班。独立完成岗位工作。2.具备整体护理知识,熟悉基础、专科、责任护理业务,对病人实施整体护理,制定和评估病人护理计划。3.交接科室规定物品并双方签字。4.参与病房危重、疑难病人的护理工作及难度较大的护理操作。5.需要时协助护士长拟订病房护理工作计划,参与病房管理工作。6.参加本科上级护师组织的护理查房、会诊和病例讨论。7.参加护士各种班次值班。按量按质按时完成自己岗位独立工作。8.协助护士长做好护理质量控制工作。9.掌握基础、专科与责任护理流程。协助护士长做好行政管理和护理队伍的建设工作。10.鼓励患者树立对疾病的治疗信心,督促家属关心患者。11.根据患者的治疗安排患者的透析时间和机器;参加对透析患者的健康教育活动,增进医患关系。12.根据医院科室要求,定期参加医疗质量管理活动,授权对护士工作质量与绩效进行考核。13.协助护士长做好透析室的各类物品保管,协助护士长负责透析器材的登记和申领,协助进行血透室的成本核算和控制。14.定期督察各项规章制度的落实,特别是消毒隔离制度执行情况,防止各类医院感染性疾病的发生。15.工作现场"7S管理":①整理、②整顿、③清扫、④清洁、⑤安全、⑥节约、⑦素养。</td></tr>
<tr><td colspan="6">制度执行。1.严格执行各项规章制度和技术操作常规,按照规范流程操作。2.执行消毒隔离、无菌技术操作流程,预防医院感染。3.执行医院各项管理规定制度。
职业道德。1.遵纪守法。2.以病人为中心,尊重患者权利,保守医疗秘密。3.努力工作,文明礼貌,服务态度好,卓越服务。4.团队精神,注重沟通,和谐共事。5.工作积极性、主动性、责任心与创新性。6.奉献精神,任劳任怨。7.健康宣教落实。</td></tr>
<tr><td colspan="6">学习与创新。1.朝气蓬勃,精神面貌好,持续学习与创新能力。2.结合临床实际不断总结经验,撰写论文。3.积极参加医学继续教育。4.科室服务满意度持续提高。</td></tr>
<tr><td>岗位工作
主要绩效
考核要点</td><td colspan="6">1.规章制度落实。2.完成规定的护理任务以及工作数量、质量、效率和综合绩效指标。3.医德医风、社会责任。4.顾客沟通。5.病房管理、健康宣教。6.护理工作流程。7.危重病人护理与救治。8.工作主动、积极和责任性。9.服务态度与责任心。</td></tr>
<tr><td rowspan="2">岗位工
作关系</td><td>院内联系部门</td><td colspan="5">院内各个科室、行政职能部门、后勤部门相关领导和人员。</td></tr>
<tr><td>院外联系部门</td><td colspan="5">医院、科室或护理部授权范围内与外界有关部门人员沟通、联系。</td></tr>
<tr><td>岗位工
作权限</td><td colspan="6">1.对本科护理工作计划、实施、检查的参与权。2.有向护士长、主任、主任护师或者上级领导建议提出改进科室工作的权力,薪酬分配建议权,制度改进建议权,等等。</td></tr>
<tr><td>岗位工
作环境</td><td colspan="6">1.在医院内工作,温度、湿度适宜。2.工作现场会接触到轻微粉尘及医疗中的刺激性气味,照明条件良好,一般无相关职业病发生。3.满足医疗工作的相关条件。</td></tr>
<tr><td>在现在的岗位已工作时间</td><td colspan="6">自　　年　　月　　日开始,　共计:　　年</td></tr>
<tr><td>学历培训
经历经验</td><td colspan="6">1.本科以上学历,3年以上护理工作经验。2.有基础、专科、责任护理、管理培训经历。3.有高层次护理科研课题。4.年内撰写1篇论文。5.工作中协调与沟通能力强。</td></tr>
<tr><td>岗位工作
技能要求</td><td colspan="6">1.称职的初级专业技术职称。2.科室护理培养骨干。3.较好的口才和文字表达能力。4.良好的职业道德素质和团队合作精神。5.持续学习本岗位专业知识的能力强。</td></tr>
<tr><td rowspan="2">岗位工作
其他要求</td><td>性别要求</td><td></td><td>年龄要求</td><td></td><td>婚姻</td><td>婚否不限</td></tr>
<tr><td>身体要求</td><td></td><td>政治要求</td><td>事业性、组织观念强</td><td>业务要求</td><td>熟悉本专业</td></tr>
<tr><td colspan="2" align="center">岗位分析时间</td><td colspan="2"></td><td>填写人</td><td></td></tr>
</table>

6.血液净化科护士岗位说明书

<table>
<tr><td rowspan="3">岗位工作
基本信息</td><td>岗位名称</td><td>护士</td><td>所在部门</td><td>血液净化科</td><td>岗位编号</td><td></td></tr>
<tr><td>从属部门</td><td>医务部、护理部</td><td>岗位定员</td><td></td><td>所辖人数</td><td></td></tr>
<tr><td>直接上级</td><td>护士长</td><td>直接下级</td><td colspan="3">实习、进修护士</td></tr>
<tr><td>岗位使命
工作概述</td><td colspan="6">在护士长领导和上级护师指导下按照自己的职责独立做好护理工作、重视护理质量、提高病人满意度。按照时间、按照质量、按照数量标准完成自己本职岗位工作。</td></tr>
<tr><td rowspan="1">岗位工作
主要职责
与任务</td><td colspan="6">**岗位职责。**1.取得护师执业资格。参加护士各种班次值班。独立完成岗位工作。2.具备血液净化科整体护理知识,熟悉基础、专科、责任护理业务,对病人实施整体护理,制定和评估病人护理计划。3.交接科室规定物品并双方签字。4.参与病房危重、疑难病人的护理工作及难度较大的护理操作。5.需要时协助护士长拟订病房护理工作计划,参与病房管理工作。6.参加本科上级护师组织的护理查房、会诊和病例讨论。7.按量按质按时完成自己岗位护理的独立工作。8.协助护士长做好护理质量控制与绩效考核管理工作。9.掌握基础、专科与责任护理流程。协助护士长做好行政管理和护理队伍的建设工作、护理学科建设工作。10.鼓励患者树立对疾病的治疗信心,督促家属关心患者。11.根据患者的治疗安排患者的透析时间和机器;参加对透析患者的健康教育活动,增进医患关系。12.根据医院科室要求,定期参加医疗质量管理活动,授权对护士工作质量与绩效进行考核。13.工作现场"7S管理":①整理、②整顿、③清扫、④清洁、⑤安全、⑥节约、⑦素养。14.履行兼职护理质量管理工作职责,特别是消毒隔离制度执行情况,防止各类医院感染性疾病的发生。
制度执行。1.严格执行各项规章制度和技术操作常规,按照规范流程操作。2.执行消毒隔离、无菌技术操作流程,预防医院感染。3.执行医院各项管理规定制度。
职业道德。1.遵纪守法。2.以病人为中心,尊重患者权利,保守医疗秘密。3.努力工作,文明礼貌,服务态度好,卓越服务。4.团队精神,注重沟通,和谐共事。5.工作积极、主动性、责任心与创新性。6.奉献精神,任劳任怨。7.健康宣教落实。
学习与创新。1.朝气蓬勃,精神面貌好,持续学习与创新能力。2.结合临床实际不断总结经验,撰写护理论文。3.积极参加医学继续教育。4.科室满意度持续提高。
持续学习。1.持续学习与工作改进和能力。2.掌握、了解国内外本专业发展动态。</td></tr>
<tr><td>岗位工作
主要绩效
考核要点</td><td colspan="6">1.规章制度落实。2.完成规定的护理任务以及工作数量、质量、效率和综合绩效指标。3.医德医风、社会责任。4.顾客沟通。5.病区管理、健康宣教。6.护理工作流程。7.危重病人护理与救治。8.工作主动、积极和责任性。9.服务态度与责任心。</td></tr>
<tr><td rowspan="2">岗位工
作关系</td><td>院内联系部门</td><td colspan="5">院内各个科室、行政职能部门、后勤部门相关领导和人员。</td></tr>
<tr><td>院外联系部门</td><td colspan="5">医院、科室或护理部授权范围内与外界有关部门人员沟通、联系。</td></tr>
<tr><td>岗位工
作权限</td><td colspan="6">1.对本科护理工作计划、实施、检查的参与权。2.有向护士长、主任、主任护师或者上级领导建议提出改进科室工作的权力,薪酬分配建议权,制度改进建议权,等等。</td></tr>
<tr><td>岗位工
作环境</td><td colspan="6">1.在医院内工作,温度、湿度适宜。2.工作现场会接触到轻微粉尘及医疗中的刺激性气味,照明条件良好,一般无相关职业病发生。3.满足医疗工作的相关条件。</td></tr>
<tr><td>在现在的岗位已工作时间</td><td colspan="6">自　　　年　　月　　　日开始,　　共计:　　　年</td></tr>
<tr><td>学历培训
经历经验</td><td colspan="6">1.本科以上学历,有1年以上本科室护理工作经验。2.有基础、专科、责任护理经历、医院管理培训经历。3.有抢救危重病人经历。4.初级专业技术职称。5.服务态度。</td></tr>
<tr><td>岗位工作
技能要求</td><td colspan="6">1.医德、品质好。2.护理骨干。3.较好的口才和文字表达能力。4.良好的职业道德素质和团队合作精神。5.有上进心,持续学习能力强。6.工作中沟通能力强。</td></tr>
<tr><td rowspan="2">岗位工作
其他要求</td><td>性别要求</td><td></td><td>年龄要求</td><td></td><td>婚姻</td><td>婚否不限</td></tr>
<tr><td>身体要求</td><td></td><td>政治要求</td><td>事业性、组织观念强</td><td>业务要求</td><td>掌握本专业</td></tr>
<tr><td colspan="3" align="center">岗位分析时间</td><td colspan="3" align="center">填写人</td></tr>
</table>

7.血液净化科办公室护士岗位说明书

<table>
<tr><td rowspan="3">岗位工作
基本信息</td><td>岗位名称</td><td>办公室护士</td><td>所在部门</td><td colspan="2">血液净化科</td><td>岗位编号</td><td></td></tr>
<tr><td>从属部门</td><td>医务部、护理部</td><td>岗位定员</td><td colspan="2"></td><td>所辖人数</td><td></td></tr>
<tr><td>直接上级</td><td>护士长</td><td>直接下级</td><td colspan="4">实习、进修护士</td></tr>
<tr><td>岗位使命
工作概述</td><td colspan="7">在护士长领导和上级护师指导下按照自己的职责独立做好办公室工作、重视护理质量、提高顾客满意度。按照时间、按照质量、按照数量标准完成自己本职岗位工作。</td></tr>
<tr><td>岗位工作
主要职责
与任务</td><td colspan="7">岗位职责。1.提前10分钟上班,参加晨会,查看夜间医嘱,阅读交班报告和了解医嘱执行情况。2.热情接待病人,文明用语。合理安排床位,填写诊断卡和床尾卡及时通知主管医师和主管护士。3.取得护师执业资格。参加护士各种班次值班。独立完成岗位工作。4.具备血液净化科整体护理知识,熟悉基础、专科、责任护理业务,对病人实施整体护理,制定和评估病人护理计划。5.交接科室规定物品并双方签字。6.参与病房危重、疑难病人的护理工作及难度较大的护理操作。7.需要时协助护士长拟订病房护理工作计划,参与病房管理工作。8.参加本科上级护师组织的护理查房、会诊和病例讨论。9.按量按质按时完成自己岗位护理的独立工作,协助护士长做好护理质量控制与绩效考核管理工作。10.掌握基础、专科与责任护理流程。协助护士长做好行政管理和护理队伍的建设工作、护理学科建设工作。11.鼓励患者树立对疾病的治疗信心,督促家属关心患者。12.根据患者的治疗安排患者的透析时间和机器;参加对透析患者的健康教育活动,增进医患关系。13.根据医院科室要求,定期参加医疗质量管理活动,授权对护士工作质量与绩效进行绩效考核评价。14.岗位工作现场"7S管理":①整理、②整顿、③清扫、④清洁、⑤安全、⑥节约、⑦素养。
制度执行。1.严格执行各项规章制度和技术操作常规,按照规范流程操作。2.执行消毒隔离、无菌技术操作流程,预防医院感染。3.执行医院各项管理规定制度。
职业道德。1.遵纪守法。2.以病人为中心,尊重患者权利,保守医疗秘密。3.努力工作,文明礼貌,服务态度好,卓越服务。4.团队精神,注重沟通,和谐共事。5.工作积极性、主动性、责任心与创新性。6.奉献精神,任劳任怨。7.健康宣教落实。
学习与创新。1.朝气蓬勃,精神面貌好,持续学习与创新能力。2.科室满意创新。
持续学习。1.持续学习与工作改进和能力。2.掌握、了解国内外本专业发展动态。</td></tr>
<tr><td>岗位工作
主要绩效
考核要点</td><td colspan="7">1.规章制度。2.工作数量、质量、服务和综合绩效。3.医德医风、社会责任。4.顾客沟通。5.办公室管理、人员秩序。6.交接班工作记录完整。7.服务态度。8.遵守纪律,任劳任怨。9.岗位工作主动、责任心。10.必要的人文知识和电脑操作能力。</td></tr>
<tr><td rowspan="2">岗位工
作关系</td><td>院内联系部门</td><td colspan="6">院内各个科室、行政职能部门、后勤部门相关领导和人员。</td></tr>
<tr><td>院外联系部门</td><td colspan="6">医院、科室或护理部授权范围内与外界有关部门人员沟通、联系。</td></tr>
<tr><td>岗位工
作权限</td><td colspan="7">1.日常护理工作计划、实施、检查的参与权,护理人员奖励的建议权。2.监督实习护士工作权。3.向上级领导建议提出改进科室工作的权力,薪酬分配建议权,等等。</td></tr>
<tr><td>岗位工
作环境</td><td colspan="7">1.在医院内工作,温度、湿度适宜。2.工作现场会接触到轻微粉尘及医疗中的刺激性气味,照明条件良好,一般无相关职业病发生。3.满足医疗工作的相关条件。</td></tr>
<tr><td>在现在的岗位已工作时间</td><td colspan="7">自　　年　　月　　日开始,　共计:　　年</td></tr>
<tr><td>学历培训
经历经验</td><td colspan="7">1.本科以上学历,有5年以上本科护理工作经验。2.丰富的协调、沟通能力。3.有护理、抢救危重病人经历。4.年内有1篇论文发表。5."三基"考试合格。6.中级专业技术职称。</td></tr>
<tr><td>岗位工作
技能要求</td><td colspan="7">1.称职的办公室护士。2.科室护理骨干。3.较好的口才和文字表达能力。4.良好的职业道德素质和团队合作精神。5.有持续改进计划。6.持续学习能力强。</td></tr>
<tr><td rowspan="2">岗位工作
其他要求</td><td>性别要求</td><td colspan="2"></td><td>年龄要求</td><td></td><td>婚姻</td><td>婚否不限</td></tr>
<tr><td>身体要求</td><td colspan="2"></td><td>政治要求</td><td>事业性、组织观念强</td><td>业务要求</td><td>精通本专业</td></tr>
<tr><td colspan="3" align="center">岗位分析时间</td><td colspan="2" align="center">填写人</td><td colspan="3"></td></tr>
</table>

8.血液净化科总务护士岗位说明书

岗位工作基本信息	岗位名称	总务护士	所在部门	血液净化科	岗位编号	
	从属部门	医务部、护理部	岗位定员		所辖人数	
	直接上级	护士长	直接下级	实习、进修护士		

岗位使命工作概述	在护士长领导和上级护师指导下按照自己职责独立做好总务护士工作,重视护理工作质量、物资管理质量,提高顾客满意度。按时、按质、按量完成自己本职工作。

岗位工作主要职责与任务	**岗位职责。**1.树立以病人为中心服务理念,应用 PDCA 管理。2.具备神经内科专科整体护理知识,熟悉基础、专科、责任护理业务。3.负责抢救仪器、急救器材、药品管理,保证急救器材、药品完好率 100%。保持病房内物品干净、整齐、卫生。4.负责病区氧气、治疗物品、一次性物品清理、交换及补充,无过期物品。5.负责药品领取和保管,分类分柜储存口服药、静脉药、肌注药、外用药、剧毒药,标识清楚。6.定期清理药品批号,无过期药品。麻醉药上锁,每班交接并签字。7.负责与供应室、洗衣房交换物品,保证科室与病人用品及时更换、请领。8.负责治疗、换药、处置及检查室管理、清洁、消毒工作。9.病房用后的物品按规定处理。10.协助护士长做好病房管理工作。追踪管理,发现问题,及时处理。物资管理做到账物相符。11.各种纸张、表格、电脑耗材补充及时。12.注重成本控制与管理。13.科室物品无损坏、丢失,有保质期的用物,做到标示清楚。14.遵循 PDCA 管理、追踪问题管理、熟悉可靠性管理、持续护理质量改进。15.科室、库房、工作现场"7S 管理":①整理、②整顿、③清扫、④清洁、⑤安全、⑥节约、⑦素养。16.按照规定处理医疗垃圾和废物。17.完成相关领导交办的其他临时性工作任务。18.科室满意度。 **制度执行。**1.执行各项规章制度和技术操作常规。2.执行消毒隔离制度、医院感染管理制度和无菌技术规程,预防医院感染。执行查对制度,负责科室所有物品管理,无丢失无损坏。3.及时更换危重病人床单位物品。执行规定的物资丢失赔偿制度。 **职业道德。**1.遵纪守法。2.尊重患者权利,保守医疗秘密。3.廉洁工作,文明礼貌,卓越服务。4.团队精神,和谐共事。5.工作积极性、主动性、责任心与创新性。 **学习与创新。**持续学习、具备 PDCA、持续改进、沟通技巧、追踪问题管理理念。

岗位工作主要绩效考核要点	1.规章制度落实。2.规定的护理任务以及工作数量、质量、效率和综合绩效指标。3.医德医风、社会责任。4.顾客沟通。5.病区管理、健康宣教。6.护理工作流程。7.危重病人护理与救治。8.工作主动、积极和责任性。9.岗位服务态度与敬业性。

岗位工作关系	院内联系部门	院内各个科室、行政职能部门、后勤部门相关领导和人员。
	院外联系部门	医院、科室或护理部授权范围内与外界有关部门人员沟通、联系。

岗位工作权限	1.对本科护理工作计划、实施、检查的参与权。2.有向护士长、主任、主任护师或者上级领导建议提出改进科室工作的权力。3.薪酬分配建议权,制度改进建议权。

岗位工作环境	1.在医院内工作,温度、湿度适宜。2.工作现场会接触到轻微粉尘及医疗中的刺激性气味,照明条件良好,一般无相关职业病发生。3.满足医疗工作的相关条件。

在现在的岗位已工作时间	自 年 月 日开始, 共计: 年

学历培训经历经验	1.本科以上学历,有 5 年以上本科室护理工作经验。2.有较丰富的协调、沟通能力。3.有护理、抢救危重病人经历。4.年内最少有 1 篇论文发表,每年积极参加继续医学教育。5."三基"考试合格。6.具备中级专业技术职称。7.岗位工作中协调与沟通能力。

岗位工作技能要求	1.称职的总务护士。2.科室护理骨干。3.较好的口才和文字表达能力。4.良好的职业道德素质和团队合作精神。5.较高的管理能力。6.持续学习技能能力强。

岗位工作其他要求	性别要求		年龄要求		婚姻	婚否不限
	身体要求		政治要求	事业性、组织观念强	业务要求	精通本专业

岗位分析时间		填写人	

9.血液净化科辅助帮班护士岗位说明书

<table>
<tr><td rowspan="3">岗位工作
基本信息</td><td>岗位名称</td><td>副班护士</td><td>所在部门</td><td>血液净化科</td><td>岗位编号</td><td></td></tr>
<tr><td>从属部门</td><td>医务部、护理部</td><td>岗位定员</td><td></td><td>所辖人数</td><td></td></tr>
<tr><td>直接上级</td><td>护士长</td><td>直接下级</td><td colspan="3">实习、进修护士</td></tr>
<tr><td>岗位使命
工作概述</td><td colspan="6">在护士长领导和上级护师指导下依据主班护理工作做好自己的辅助护理工作,重视护理质量、提高病人满意度。按照时间、按质量、按数量标准完成本职岗位工作。</td></tr>
<tr><td rowspan="6">岗位工作
主要职责
与任务</td><td colspan="6">**岗位职责**。1.取得护师执业资格。2.查点交接规定的物品并双方签字。3.查看夜班交班报告内容,明确治疗、医嘱、护嘱、记录本内容完成情况和结果,完成交班期间待完成事项。4.晨会后在护士长带领下病人床旁交接班,重点是危重、抢救、特殊检查、新入院病人情况。一切以主班护士工作为中心。5.接班重点是病人静脉输液管道等各种管道是否畅通。静脉输液瓶内加药成分、滴速、数量,吸引管引出的液体颜色、性质、数量,各类管道消毒更换日期、标示等。6.具备整体护理知识,熟悉基础、专科、责任护理业务,熟悉危重病人护理工作流程。7.应用 PDCA 工作。8.工作现场"7S 管理":①整理、②整顿、③清扫、④清洁、⑤安全、⑥节约、⑦素养。</td></tr>
<tr><td colspan="6">**制度执行**。1.执行各项规章制度和技术操作常规,按流程操作。2.严格执行"三查七对"及相关管理规定。3.严格执行消毒隔离、无菌技术操作流程,预防医院感染。</td></tr>
<tr><td colspan="6">**工作任务**。1.协助主班护士及时执行医嘱、护嘱,实施护理计划及评价护理效果。2.参加危重病人抢救工作。3.巡视病房,掌握病人动态情况,测量病人生命体征,并正确完整记录。4.参加护理查房、护理病例讨论,落实持续改进计划。5.落实病人饮食。6.协助护士长做好病室管理工作。7.维护科室设备提高设备的使用率。</td></tr>
<tr><td colspan="6">**职业道德**。1.遵守劳动纪律,按规定着装。2.尊重患者权利,保守医疗秘密。3.勤奋工作,文明礼貌,卓越服务。4.团队精神,和谐共事。5.工作积极性、主动性、责任性与创新性。6.热爱本专业,任劳任怨,忠于职守。7.科室满意度。</td></tr>
<tr><td colspan="6">**学习与创新**。1.持续学习、具备 PDCA、持续改进、沟通技巧、追踪问题理念。2.不断总结经验,结合临床实际撰写论文。3.积极参加医学继续教育。4.科室服务创新。</td></tr>
<tr><td colspan="6">**持续学习**。1.持续学习与工作改进和能力。2.掌握、了解国内外本专业发展动态。</td></tr>
<tr><td>岗位工作
主要绩效
考核要点</td><td colspan="6">1.规章制度落实。2.完成规定的责任护理以及工作数量、质量、效率和综合绩效指标。3.医德医风、社会责任。4.顾客沟通。5.病区管理、健康宣教。6.护理工作流程。7.危重病人护理与救治。8.工作主动、积极和责任性。9.为科室服务病人态度。</td></tr>
<tr><td rowspan="2">岗位工
作关系</td><td>院内联系部门</td><td colspan="5">院内各个科室、行政职能部门、后勤部门相关领导和人员。</td></tr>
<tr><td>院外联系部门</td><td colspan="5">医院、科室或护理部授权范围内与外界有关部门人员沟通、联系。</td></tr>
<tr><td>岗位工
作权限</td><td colspan="6">1.对本科室日常护理工作计划、实施、检查的参与权,对本科室内患者的优质服务的建议权。2.向护士长、主任或者上级领导建议提出改进科室工作的权力,等等。</td></tr>
<tr><td>岗位工
作环境</td><td colspan="6">1.在医院内工作,温度、湿度适宜。2.工作现场会接触到轻微粉尘及医疗中的刺激性气味,照明条件良好,一般无相关职业病发生。3.满足医疗护理工作的相关条件。</td></tr>
<tr><td>在现在的岗位已工作时间</td><td colspan="6">自　　年　　月　　日开始,　　共计:　　年</td></tr>
<tr><td>学历培训
经历经验</td><td colspan="6">1.本科以上学历,有 1 年以上本科室护理工作经验。2.有临床完整的护理实习记录、院内继续医学教育经历。3.有护理、抢救危重病人参与经历。4.必要的人文知识、四级计算机操作水平。5."三基"考试合格。6.初级职称。7.工作中协调与沟通能力。</td></tr>
<tr><td>岗位工作
技能要求</td><td colspan="6">1.胜任本职工作。2.科室护理培训骨干对象。3.较好的口才和文字表达能力。4.良好的职业道德素质和团队合作精神。5.任劳任怨,忠于职守。6.持续学习能力强。</td></tr>
<tr><td rowspan="2">岗位工作
其他要求</td><td>性别要求</td><td></td><td>年龄要求</td><td></td><td>婚姻</td><td>婚否不限</td></tr>
<tr><td>身体要求</td><td></td><td>政治要求</td><td>事业性、组织观念强</td><td>业务要求</td><td>熟悉本专业</td></tr>
<tr><td colspan="2" align="center">岗位分析时间</td><td></td><td colspan="2" align="center">填写人</td><td></td></tr>
</table>

10.血液净化科治疗班护士岗位说明书

<table>
<tr><td rowspan="3">岗位工作
基本信息</td><td>岗位名称</td><td>治疗班护士</td><td>所在部门</td><td>血液净化科</td><td>岗位编号</td><td></td></tr>
<tr><td>从属部门</td><td>医务部、护理部</td><td>岗位定员</td><td></td><td>所辖人数</td><td></td></tr>
<tr><td>直接上级</td><td>护士长</td><td>直接下级</td><td colspan="3">实习、进修护士</td></tr>
<tr><td>岗位使命
工作概述</td><td colspan="6">在护士长领导和上级护师指导下按照自己的职责独立做好治疗班工作、重视治疗班工作质量、提高病人满意度。按照时间、按照质量、按照数量标准完成本职工作。</td></tr>
<tr><td rowspan="6">岗位工作
主要职责
与任务</td><td colspan="6">**岗位职责。**1.提前10分钟上班,阅读交班报告及危重患者处置记录单,明确夜班交班内容。2.交接治疗室规定使用物品并签字,完成交接班中待执行事项。3.晨会后随护士长床头交接班。明确病人静脉输液管等各种管道是否畅通。静脉输液瓶内加药成分、滴速、数量。吸引管引出的液体颜色、性质、数量。各类管道消毒更换日期、标示等。4.做到给药时间、途径、方法、剂量和浓度准确。转抄服药本、输液卡,每日下午进行查对。5.具备整体护理知识,熟悉基础、专科、责任护理业务。6.工作现场"7S管理":①整理、②整顿、③清扫、④清洁、⑤安全、⑥节约、⑦素养。7.按照规定处理医疗垃圾和废物。8.完成相关领导交办的其他临时性工作任务。</td></tr>
<tr><td colspan="6">**制度执行。**1.执行各项规章制度和技术操作常规,按照流程操作。2.严格执行"三查七对"及相关管理规定。3.根据医院科室要求,定期参加医疗质量管理活动,授权对护士工作质量与绩效进行考核。4.履行兼职护理质量管理工作职责,特别是血液净化科消毒隔离制度执行情况,防止各类医院感染性疾病的发生。5.核心制度执行。</td></tr>
<tr><td colspan="6">**工作任务。**1.发放口服药品,做到送药入手,倒温水,看药入口。2.检查备用药品,如有过期、沉淀、絮状物等问题,及时调整。3.及时巡视病房,如有异常报告医生后妥善处理。4.按时测量病人生命体征,如有异常遵医嘱及时处置。5.做好体温计及治疗室紫外线消毒,填写消毒记录。6.为科室服务应急预案执行力。7.满意度。</td></tr>
<tr><td colspan="6">**职业道德。**1.遵守劳动纪律,按规定着装。2.尊重患者权利,保守医疗秘密。3.勤奋工作,文明礼貌,卓越服务。4.团队精神,和谐共事。5.工作积极性、主动性、责任性与创新性。6.热爱护理专业,任劳任怨,恪尽职守。7.科室满意度持续提高。</td></tr>
<tr><td colspan="6">**学习与创新。**1.持续学习,具备PDCA、持续改进、沟通技巧、追踪问题理念。2.不断总结经验,结合临床实际撰写论文。3.积极参加医学继续教育。4.科室服务创新。</td></tr>
<tr><td></td></tr>
<tr><td>岗位工作
主要绩效
考核要点</td><td colspan="6">1.规章制度。2.岗位职责工作。3.医德医风、社会责任。4.顾客沟通。5.病区环境管理、健康宣教。6.工作流程。7.交接班及相关工作记录。8.服务态度,按规定着装。9.敬业奉献,遵守纪律,任劳任怨。10.工作主动、积极、创新性;责任心。</td></tr>
<tr><td rowspan="2">岗位工
作关系</td><td>院内联系部门</td><td colspan="5">院内各个科室、行政职能部门、后勤部门相关领导和人员。</td></tr>
<tr><td>院外联系部门</td><td colspan="5">医院、科室或护理部授权范围内与外界有关部门人员沟通、联系。</td></tr>
<tr><td>岗位工
作权限</td><td colspan="6">1.对护理工作计划、实施、检查的参与权。2.监督实习护士的工作权。3.有向护士长、主任建议提出改进科室工作的权力。4.薪酬分配建议权,制度改进建议权,等等。</td></tr>
<tr><td>岗位工
作环境</td><td colspan="6">1.在医院内工作,温度、湿度适宜。2.工作现场会接触到轻微粉尘及医疗中的刺激性气味,照明条件良好,一般无相关职业病发生。3.满足医疗护理工作的相关条件。</td></tr>
<tr><td>在现在的岗位已工作时间</td><td colspan="6">自　　年　　月　　日开始,　共计:　　年</td></tr>
<tr><td>学历培训
经历经验</td><td colspan="6">1.本科以上学历,2年以上本科室护理工作经验。2.院内医院管理培训经历。3.抢救危重病人经历。4.年内撰写1篇论文,每年参加继续医学教育。5."三基"考试合格。</td></tr>
<tr><td>岗位工作
技能要求</td><td colspan="6">1.胜任本职工作。2.很强的护理技术能力。3.较好的口才和文字表达能力。4.良好的职业道德素质和团队合作精神。5.任劳任怨,忠于职守。6.持续学习能力强。</td></tr>
<tr><td rowspan="2">岗位工作
其他要求</td><td>性别要求</td><td></td><td>年龄要求</td><td></td><td>婚姻</td><td>婚否不限</td></tr>
<tr><td>身体要求</td><td></td><td>政治要求</td><td>事业性、组织观念强</td><td>业务要求</td><td>掌握本专业</td></tr>
<tr><td colspan="3" align="center">岗位分析时间</td><td colspan="2">填写人</td><td colspan="2"></td></tr>
</table>

11. 血液净化科晚班(小夜班)护士岗位说明书

<table>
<tr><td rowspan="3">岗位工作
基本信息</td><td>岗位名称</td><td>晚班护士</td><td>所在部门</td><td>血液净化科</td><td>岗位编号</td><td></td></tr>
<tr><td>从属部门</td><td>医务部、护理部</td><td>岗位定员</td><td></td><td>所辖人数</td><td></td></tr>
<tr><td>直接上级</td><td>护士长</td><td>直接下级</td><td colspan="3">实习、进修护士</td></tr>
<tr><td>岗位使命
工作概述</td><td colspan="6">在护士长领导和上级护师指导下按照自己的职责和任务独立做好晚班护理工作,重视护理质量、提高病人满意度。按照时间、按照质量、按照数量标准完成本职工作。</td></tr>
<tr><td rowspan="1">岗位工作
主要职责
与任务</td><td colspan="6">岗位职责。1.上班提前10分钟到病房,阅读白班交班报告及危重患者护理记录单,掌握上一班交班内容。2.明确病人总数与相关信息及病室管理中应注意的问题。负责晚间病区病员的一切治疗、护理工作。完成交接班中待执行事项。3.检查备用、急救、贵重、毒麻、限剧药品情况。4.新入院、急诊、抢救、危重,特殊诊疗、输血及情绪异常的病人必须床旁交接。5.病人有无压疮,静脉输液管等各种管道是否畅通。6.静脉输液瓶内加药成分、滴速、数量。吸引管引出的液体颜色、性质、数量,各类管道消毒更换日期、标示清楚。7.根据医院科室要求,定期参加医疗质量管理活动,授权对护士工作质量与绩效进行考核。8.履行兼职护理质量管理工作职责,特别是血液净化科消毒隔离制度执行情况,防止各类医院感染性疾病的发生。9.工作现场"7S管理":①整理、②整顿、③清扫、④清洁、⑤安全、⑥节约、⑦素养。
制度执行。1.执行各项规章制度和技术操作常规,按照流程操作。2.执行"三查七对"及相关管理规定。3.严格执行消毒隔离、无菌技术操作流程,预防医院感染。
工作任务。1.督促协助护理员进行晚间护理,照顾病人就寝,保持病室安静。2.掌握病区病人动态情况及健康宣教。3.在办公室、治疗室、病房时应开门,以便了解情况。4.关注人员往来,关闭门窗,保证安全。5.为科室服务应急预案执行力。
职业道德。1.遵守劳动纪律,按规定着装。2.尊重患者权利,保守医疗秘密。3.廉洁工作,文明礼貌,卓越服务。4.团队精神,和谐共事。5.工作积极性、主动性、责任性与创新性。6.热爱护理专业,任劳任怨,忠于职守。7.科室满意度。
学习与创新。1.持续学习,具备PDCA、持续改进、沟通技巧、追踪问题理念。2.不断总结经验,结合临床实际撰写论文。3.积极参加医学继续教育。指导实习护士、进修护士临床带教,参与临床护理教学。4.完成有关领导安排的其他临时性任务。
持续学习。1.持续学习与工作改进和能力。2.掌握、了解国内外本专业发展动态。</td></tr>
<tr><td>主要绩效
考核要点</td><td colspan="6">1.规章制度与流程。2.工作绩效。3.医德医风、社会责任。4.顾客沟通。5.病区管理、健康宣教。6.交接班记录。7.服务态度。8.敬业奉献,遵守纪律,任劳任怨。9.工作主动性、责任心。10.职业素质。11.PDCA、持续改进、追踪问题了解程度。</td></tr>
<tr><td rowspan="2">岗位工
作关系</td><td>院内联系部门</td><td colspan="5">院内各个科室、行政职能部门、后勤部门相关领导和人员。</td></tr>
<tr><td>院外联系部门</td><td colspan="5">医院、科室或护理部授权范围内与外界有关部门人员沟通、联系。</td></tr>
<tr><td>岗位工
作权限</td><td colspan="6">1.对科室护理工作计划、实施、检查的参与权。2.监督实习护士、护理员的工作。3.有向护士长、主任建议提出改进科室工作的权力。4.绩效薪酬分配建议权,等等。</td></tr>
<tr><td>岗位工
作环境</td><td colspan="6">1.在医院内工作,温度、湿度适宜。2.工作现场会接触到轻微粉尘及医疗中的刺激性气味,照明条件良好,一般无相关职业病发生。3.满足医疗工作的相关条件。</td></tr>
<tr><td>在现在的岗位已工作时间</td><td colspan="6">自　　年　　月　　日开始,　　共计:　　年</td></tr>
<tr><td>学历培训
经历经验</td><td colspan="6">1.本科以上学历,1年以上本科室护理工作经验。2.有临床护患、医务人员之间沟通经历、院内医院管理培训经历。3.有基础、专科和责任护理、抢救危重病人经历。</td></tr>
<tr><td>岗位工作
技能要求</td><td colspan="6">1.中级专业技术职称。2.科室护理骨干。3.较好的口才和文字表达能力。4.良好的职业道德素质和团队合作精神。5.持续学习专业知识的能力强。6.良好的协调能力。</td></tr>
<tr><td rowspan="2">岗位工作
其他要求</td><td>性别要求</td><td></td><td>年龄要求</td><td></td><td>婚姻</td><td>婚否不限</td></tr>
<tr><td>身体要求</td><td></td><td>政治要求</td><td>事业性、组织观念强</td><td>业务要求</td><td>掌握本专业</td></tr>
<tr><td colspan="2">岗位分析时间</td><td colspan="2"></td><td>填写人</td><td></td></tr>
</table>

12.血液净化科夜班(大夜班)护士岗位说明书

岗位工作 基本信息	岗位名称	夜班护士	所在部门	血液净化科	岗位编号	
	从属部门	医务部、护理部	岗位定员		所辖人数	
	直接上级	护士长	直接下级	实习、进修护士		

岗位使命 工作概述	在护士长领导和上级护师指导下按照自己的职责和任务独立做好后夜班护理工作,重视护理质量、提高病人满意度。按照时间、按质量、按照数量标准完成本职工作。

岗位工作 主要职责 与任务	**岗位职责。**1.上班提前10分钟到病房,阅读白班交班报告及危重患者护理记录单,掌握上一班交班内容。2.明确病人总数与相关信息及病室管理中应注意的问题。负责晚间病区病员的一切治疗、护理工作。完成交接班中待执行事项。3.检查备用、急救、贵重、毒麻、限剧药品情况。4.新入院、急诊、抢救、危重,特殊诊疗、输血及情绪异常的病人必须床旁交接。5.病人有无压疮,静脉输液管等各种管道是否畅通。6.静脉输液瓶内加药成分、滴速、数量。吸引管引出的液体颜色、性质、数量,各类管道消毒更换日期标示清楚。7.根据医院科室要求,定期参加医疗质量管理活动,授权对护士工作质量与绩效进行考核。8.履行兼职护理质量管理工作职责,特别是血液净化科消毒隔离制度执行情况,防止各类医院感染性疾病的发生。9.工作现场"7S管理":①整理、②整顿、③清扫、④清洁、⑤安全、⑥节约、⑦素养。 **制度执行。**1.执行各项规章制度和技术操作常规,按照流程操作。2.执行"三查七对"及相关管理规定。3.严格执行规定消毒隔离、无菌技术操作流程,预防医院感染。 **工作任务。**1.督促协助护理员进行晚间护理,照顾病人就寝,保持病室安静。2.掌握病区病人动态情况及健康宣教。3.在办公室、治疗室、病房时应开门,以便了解情况。4.关注人员往来,关闭门窗,保证安全。5.为科室服务应急预案执行力。 **职业道德。**1.遵守劳动纪律,按规定着装。2.尊重患者权利,保守医疗秘密。3.廉洁工作,文明礼貌,卓越服务。4.团队精神,和谐共事。5.工作积极性、主动性、责任性与创新性。6.热爱专业,任劳任怨,忠于职守。7.科室满意度持续提高。 **学习与创新。**1.持续学习、具备PDCA、持续改进、沟通技巧、追踪问题理念。2.不断总结经验,结合临床实际撰写论文。3.积极参加医学继续教育。指导实习护士、进修护士临床带教,参与临床护理教学。4.完成有关领导安排的其他临时性任务。

岗位工作 主要绩效 考核要点	1.规章制度与流程。2.工作绩效。3.医德医风、社会责任。4.顾客沟通。5.病区管理、健康宣教。6.交接班记录。7.服务态度。8.敬业奉献,遵守纪律,任劳任怨。9.工作主动性、责任心。10.职业素质。11.PDCA、持续改进、追踪问题了解程度。

岗位工作关系	院内联系部门	院内各个科室、行政职能部门、后勤部门相关领导和人员。
	院外联系部门	医院、科室或护理部授权范围内与外界有关部门人员沟通、联系。

岗位工作权限	1.对科室护理工作计划、实施、检查参与权。2.监督实习护士、护理员的工作。3.有向护士长、主任建议提出改进科室工作的权力。4.绩效薪酬分配建议权,等等。

岗位工作环境	1.在医院内工作,温度、湿度适宜。2.工作现场会接触到轻微粉尘和医疗中的刺激性气味,照明条件良好,一般无相关职业病发生。3.满足医疗护理工作的相关条件。

在现在的岗位已工作时间	自　　年　　月　　日开始,　　共计:　　年

学历培训 经历经验	1.本科以上学历,2年以上本科室护理工作经验。2.有临床护患、医务人员之间沟通经历、院内医院管理培训经历。3.有基础、专科和责任护理、抢救危重病人经历。

岗位工作 技能要求	1.相当于中级专业技术职称。2.科室护理骨干。3.较好的口才和文字表达能力。4.良好的职业道德素质和团队合作精神。5.持续学习能力强。6.良好的职业道德素质。

岗位工作 其他要求	性别要求		年龄要求		婚姻	婚否不限
	身体要求		政治要求	事业性、组织观念强	业务要求	掌握本专业

岗位分析时间		填写人	

十八、中医内科护理人员岗位说明书

1. 中医内科门诊护士长岗位说明书

<table>
<tr><td rowspan="3">岗位工作
基本信息</td><td>岗位名称</td><td>护士长</td><td>所在部门</td><td>中医内科</td><td>岗位编号</td><td></td></tr>
<tr><td>从属部门</td><td>门诊部、护理部</td><td>岗位定员</td><td></td><td>所辖人数</td><td></td></tr>
<tr><td>直接上级</td><td>科主任、护理部</td><td>直接下级</td><td colspan="3">护理人员,实习、进修护士</td></tr>
<tr><td>岗位使命</td><td colspan="6">在科主任、护理部的领导下,全面负责门诊护理工作业务技术秩序管理物资管理。</td></tr>
<tr><td rowspan="1">岗位工作
主要职责
与任务</td><td colspan="6">**岗位管理职责。**1.负责科室的服务质量、业务及行政管理,认真履行岗位责任制、规章制度和护理技术操作规程,认真执行不良事件及上报制度,及时总结经验与教训。2.做好紧急状态下应急调配工作。3.做好分诊、候诊管理、诊疗配合、健康教育工作。4.提高服务意识、服务质量、分诊能力督查,定期征求门诊病人的意见,不断改进工作。5.完善门诊便民服务措施,改善门诊候诊、就诊环境,为患者提供方便。6.负责科室物资的预算和请领,做好仪器、设备、药品、物品的管理,减少耗材的浪费。7.协助科主任完成科室人员的考勤和上报工作。8.规章制度执行力。
业务职责。1.落实预检分诊和优先就诊工作。2.加强沟通,了解医生对护理工作要求。3.优化护理服务流程。4.改善门诊就医环境。5.为病人提供良好服务环境措施。
制度执行。1.执行各项岗位职责、规章制度和技术操作常规。2.执行查对制度及相关管理规定。3.严格执行消毒隔离、技术操作流程,预防医院感染。4.持续改进。
职业道德。1.遵纪守法。2.尊重患者权利。3.工作积极性、主动性、创新性,责任心。
教学与科研。1.持续学习与创新能力。2.结合工作实际撰写论文。3.参加医学继续教育。4.参与门诊部分教学、承担科研课题相关工作。5.完成其他临时性工作。
执行职责。1.执行国家相关法律法规,行业规章制度、标准、职责、操作规范与流程,严格执行"18项核心制度",执行医院和科室的各项管理制度。2.参加医院、行政、党支部举办的各项政治理论学习、业务与管理知识培训,积极参加医学教育会议。
职业道德。1.遵纪守法。2.尊重患者权利,保守医疗秘密。3.病人优质服务。4.廉洁行医,文明礼貌,卓越工作。5.发扬团队精神,和谐共事。6.服务病人满意度。
教学科研职责。1.根据教学、带教、业务培训、学术会议、科研课题与管理等工作的需要,利用各种机会如医学继续教育、病例讨论、上课、护理查房和各类技术操作对下级护士和进修、实习人员进行示范教学和培训。2.指导相关人员结合本专业开展科学研究工作。3.是护理学科建设的重要人员。4.完成规定的年度岗位学术、发表论文、岗位培训、学术会议、科研和成果数、质量。5.制度问题持续改进。</td></tr>
<tr><td>主要绩效
考核要点</td><td colspan="6">1.核心规章制度执行力。2.工作数质量。3.医德医风。4.病人健康教育培训帮带。5.门诊人员团结协作。6.门诊秩序与环境卫生。7.科室为病人满意度、服务态度。</td></tr>
<tr><td rowspan="2">岗位工
作关系</td><td>院内联系部门</td><td colspan="5">院内各个科室、行政职能部门、后勤部门相关领导和人员。</td></tr>
<tr><td>院外联系部门</td><td colspan="5">医院、科室或护理部授权范围内与外界有关部门人员沟通、联系。</td></tr>
<tr><td>工作权限</td><td colspan="6">1.门诊管理权。2.监督下级护士工作权。3.向上级领导建议工作流程程序改进权。</td></tr>
<tr><td>工作环境</td><td colspan="6">1.在医院内工作,温度、湿度适宜。2.满足门诊医疗、护理服务工作的相关条件。</td></tr>
<tr><td>在现在的岗位已工作时间</td><td colspan="6">自　　年　　月　　日开始,　　共计:　　年</td></tr>
<tr><td>学历经历</td><td colspan="6">1.大专学历,5年以上门诊工作经验。2.抢救病人经验。3.中级或者高级专业技术职称。</td></tr>
<tr><td>岗位工作
技能要求</td><td colspan="6">1.掌握护理学专业理论及临床护理技能。2.掌握常见疾病的临床表现,主要护理诊断和护理措施。3.熟悉整体护理和护理程序理论,熟悉门诊部常见疾病的护理流程。</td></tr>
<tr><td rowspan="2">岗位工作
其他要求</td><td>性别要求</td><td></td><td>年龄要求</td><td></td><td>婚姻</td><td>婚否不限</td></tr>
<tr><td>身体要求</td><td></td><td>政治要求</td><td>事业性、组织观念强</td><td>业务要求</td><td>精通本专业</td></tr>
<tr><td colspan="2">岗位分析时间</td><td colspan="2"></td><td>填写人</td><td></td></tr>
<tr><td colspan="2">直接上级审核签字</td><td colspan="2"></td><td>审核时间</td><td></td></tr>
</table>

2.中医内科病区护士长岗位说明书

岗位工作基本信息	岗位名称	病区护士长	所在部门	中医内科	岗位编号	
	从属部门	医务部、护理部	岗位定员		所辖人数	
	直接上级	科主任科护士长	直接下级	护理人员,实习、进修护士		

岗位使命工作概述	在科主任与护士长领导下,全面负责病区护理工作、病房管理、护士思想工作、学科建设,物资管理等工作。是病区护士的思想、业务、行政管理的第一责任人。

岗位工作主要职责与任务	**领导职责。**1.在护士长领导和上级护师指导下,负责所管病区的护理业务及行政管理工作,完成各项数量、质量与绩效指标。2.重视思想政治工作,经常对护士进行职业道德教育工作。3.根据护理部的安排,结合本病区具体情况制定本科的护理工作计划和科研计划。4.负责制订本病区的护理发展规划、学科建设年度、月度、周工作计划,并组织实施。5.组织护理查房和随同科主任查房,了解护理工作中存在的问题,并加强医护联系与医患沟通。6.确定病区护士的轮转和临时调配。7.负责全科护理质量的监督,对照标准,组织定期检查,及时发现问题,确保护理质量。 **管理职责。**1.参加晨会,带领上班护士对急、危重症、新入院患者床旁交接班,检查危重抢救病人的护理情况,对复杂的护理技术或新开展的护理业务,要亲自参加并具体指导。2.改善服务态度,认真履行岗位职责、严格执行各项规章制度和技术操作规程,严防差错事故的发生。3.落实护理交接班并记录完善。4.提高设备使用效率。5.加强病房管理,实施现场"7S管理"。6.加强病区物资管理,账物相符。7.落实患者治疗饮食。8.护理文书书写符合要求。9.落实基础和专科护理工作,按护理流程操作。10.协调与心导管室的关系。11.掌管CCU室情况。12.服务病人满意度。 **教学与科研职责。**1.组织护理人员学习业务技术,加强业务训练,提高护士素质。2.检查实习、进修护士在病区的临床教学和实习情况。3.参加护理教学、设计科室护理科研课题,并组织实施。4.完成医院和有关领导安排的其他临时性工作任务。

岗位工作主要绩效考核要点	1.规章制度落实。2.完成护理、学术、科研等工作数量、质量、效率、经济指标。3.顾客沟通,处理病人投诉,医患纠纷处理。4.医德医风、社会责任。5.持续改进计划。6.健康宣教、培训帮带。7.工作流程规范。8.病房管理。9.本病区护理人员技术操作。10.静脉穿刺成功率。11.基础护理。12.护理文书。13.服务病人满意度。

岗位工作关系	院内联系部门	院内各个科室、行政职能部门、后勤部门相关领导和人员。
	院外联系部门	医院、科室或护理部授权范围内与外界有关部门人员沟通、联系。

岗位工作权限	1.护理管理、协调权。对本病区日常工作的计划、实施、检查和指导权,对本病区内护理人员任免的建议权。2.监督护理人员的日常工作权。3.有向主任、护理部主任、科护士长或者上级领导建议提出改进科室工作的权力,绩效薪酬分配建议权,等等。

岗位工作环境	1.在医院内工作,温度、湿度适宜。2.工作现场会接触到轻微粉尘及医疗中的刺激性气味,照明条件良好,一般无相关职业病发生。3.满足医疗护理工作的相关条件。

在现在的岗位已工作时间	自　　　年　　月　　　日开始,　　共计:　　　年

学历培训经历经验	1.本科以上学历,有5年以上本科室护理工作经验。2.有专科护理业务进修经历、医院管理培训经历。3.学术、教学、科研参与的经历。4.每年内最少有1篇杂志论文发表。5.具有中级专业技术职称。6.同事之间协调与沟通能力。

岗位工作技能要求	1.称职的病区护理带头人。2.领导、决策、管理和协调能力。3.较好的口才和文字表达能力。4.良好的职业道德素质和团队合作精神。5.持续学习技能能力强。

岗位工作其他要求	性别要求		年龄要求		婚姻	婚否不限
	身体要求		政治要求	事业性、组织观念强	业务要求	精通本专业

岗位分析时间		填写人	
直接上级审核签字		审核时间	

3. 中医内科主任护师岗位说明书

岗位工作基本信息	岗位名称	主任护师	所在部门	中医内科	岗位编号	
	从属部门	医务部、护理部	岗位定员		所辖人数	
	直接上级	护士长	直接下级	护理相关人员		

岗位使命工作概述	在护理部和护士长领导下,授权分管科室护理、教学、科研、服务等相关业务、技术,医护纠纷处理、健康教育、质量管理等工作。是分管护理工作的第一责任人。

岗位工作主要职责与任务	**岗位职责。**1.在护理部主任和科护士长领导下,指导本科护理业务技术、科研和教学工作。要有年度计划,并付诸实施。2.重视思想政治工作,经常对护士进行职业道德教育工作。3.根据护理部的安排,结合本科具体情况制定本科的护理工作计划和科研计划,督促护士认真落实并经常督促检查。4.检查指导本科急、重、疑难患者的计划护理、护理会诊及抢救危重患者的护理。5.主持本科的护理大查房,指导主管护师的查房。6.对本科护理差错、事故提出技术鉴定意见。7.组织在职主管护师、护师及进修护师的业务学习,拟定教学计划,编写教材,并负责讲授。8.参加晨交班,检查危重抢救病人的护理情况,对复杂的护理技术或新开展的护理业务,要亲自参加并具体指导。9.教育全科护理人员加强工作责任心,改善服务态度,认真履行岗位职责,严格执行各项规章制度和技术操作规程,严防差错事故的发生。10.落实护理交接班并记录完善。11.加强设备管理,提高设备使用效率。12.加强病房管理,实施现场"7S管理"。13.注重护理质量,有持续改进计划。14.病人满意度。 **教学科研职责。**1.根据教学、带教、业务培训、学术会议、科研课题与管理等工作的需要,利用各种机会如医学继续教育、病例讨论、上课、护理查房和各类技术操作对下级护士和进修、实习人员进行示范教学和培训。2.指导相关人员结合本专业开展科学研究工作。3.是护理学科建设的重要人员。4.完成规定的年度岗位学术、发表论文、岗位培训、学术会议、科研和成果数、质量。5.针对问题持续改进。

岗位工作主要绩效考核要点	1.规章制度落实。2.完成护理、教学、科研以及相关工作数量指标、质量指标、效率指标。3.综合绩效管理指标。4.医德医风、社会责任。5.医患纠纷处理、顾客沟通。6.病区环境管理、健康宣教、培训帮带等。7.科室工作流程规范。8.危重病人全程护理落实。9.与科室医护人员沟通、协调。10.学习创新能力。11.病人满意度。

岗位工作关系	院内联系部门	院内各个科室、行政职能部门、后勤部门相关领导和人员。
	院外联系部门	医院、科室或护理部授权范围内与外界有关部门人员沟通、联系。

岗位工作权限	1.科室护理管理、指导权。对本科室日常工作计划、实施、检查的建议权,对本科室内护理人员任免的建议权。2.有权监督分管人员的日常工作。3.有向护理部、护士长或者上级领导建议提出改进科室护理工作权力,绩效薪酬分配建议权,等等。

岗位工作环境	1.在医院内工作,温度、湿度适宜。2.工作现场会接触到轻微粉尘及医疗中的刺激性气味,照明条件良好,一般无相关职业病发生。3.满足医疗护理工作的相关条件。

在现在的岗位已工作时间	自　　年　　月　　日开始,　　共计:　　年

学历培训经历经验	1.本科以上学历,有10年以上本科室护理工作经验。2.有专科护理经历、医院管理培训经历。3.有抢救危重病人经历,指导下级护理人员经历。4.年内最少有1篇全国级杂志论文发表,每年有1篇本专业发展动态综述文章。5.高级专业技术职称。

岗位工作技能要求	1.称职的学科带头人。2.下属公认的护理业务、技术、科研与管理能力。3.较好的口才和文字表达能力。4.良好的职业道德和团队合作精神。5.持续学习技能能力强。

岗位工作其他要求	性别要求		年龄要求		婚姻	婚否不限
	身体要求		政治要求	事业性、组织观念强	业务要求	精通本专业

岗位分析时间		填写人	
直接上级审核签字		审核时间	

4.中医内科副主任护师岗位说明书

岗位工作基本信息	岗位名称	副主任护师	所在部门	中医内科	岗位编号	
	从属部门	医务部、护理部	岗位定员		所辖人数	
	直接上级	护士长	直接下级		护理相关人员	

岗位使命工作概述	在护理部和护士长领导下,授权分管科室护理、教学、科研、服务等相关业务、技术,医护纠纷处理、健康教育、质量管理等工作。是分管护理工作的第一责任人。

岗位工作主要职责与任务	**岗位职责。**1.在护理部主任和科护士长领导下,指导本科护理业务技术、科研和教学工作。参与指导急、重、疑难病人的护理和专科特别护理及病人抢救。2.指导护理查房,解决专科护理复杂疑难问题,参与科主任查房,检查危重、疑难病人护理计划执行情况,指导下级护理人员文书书写。3.根据护理部的安排,结合本科具体情况制订本科的护理工作计划和科研计划,督促护士认真落实并经常督促检查。4.对本科护理差错、事故提出技术鉴定意见。5.组织在职主管护师、护师及进修护师的业务学习,拟定教学计划,编写教材,并负责讲授。6.参加晨交班,检查危重抢救病人的护理情况,对复杂的护理技术或新开展的护理业务,要亲自参加并具体指导。7.教育全科护理人员加强工作责任心,改善服务态度,认真履行岗位职责,严格执行各项规章制度和技术操作规程,严防差错事故的发生。8.落实护理交接班并记录完善。9.加强设备管理,提高设备使用效率。10.加强病房管理,实施岗位现场"7S管理"。11.注重护理质量,针对工作中问题缺陷有持续改进计划与实施效果。 **教学科研职责。**1.根据教学、带教、业务培训、学术会议、科研课题与管理等工作的需要,利用各种机会如医学继续教育、病例讨论、上课、护理查房和各类技术操作对下级护士和进修、实习人员进行示范教学和培训。2.指导相关人员结合本专业开展科学研究工作。3.是护理学科建设的重要人员。4.完成规定的年度岗位学术、发表论文、岗位培训、学术会议、科研和成果数、质量。5.针对问题持续改进。

岗位工作主要绩效考核要点	1.规章制度落实。2.完成护理、教学、科研以及相关工作数量指标、质量指标、效率指标。3.综合绩效管理指标。4.医德医风、社会责任。5.医患纠纷处理、顾客沟通。6.病区环境管理、健康宣教、培训帮带等。7.科室工作流程规范。8.危重病人全程护理落实。9.与科室医护人员沟通、协调。10.学习创新能力。11.病人满意。

岗位工作关系	院内联系部门	院内各个科室、行政职能部门、后勤部门相关领导和人员。
	院外联系部门	医院、科室或护理部授权范围内与外界有关部门人员沟通、联系。

岗位工作权限	1.科室护理管理、指导权。对本科室日常护理工作计划、实施、检查的建议权,对科内护理人员任免的建议权。2.有权监督分管人员的日常工作。3.有向护理部、护士长或者上级领导建议提出改进科室护理工作权力,绩效薪酬分配建议权,等等。

岗位工作环境	1.在医院内工作,温度、湿度适宜。2.工作现场会接触到轻微粉尘及医疗中的刺激性气味,照明条件良好,一般无相关职业病发生。3.满足医疗护理工作的相关条件。

在现在的岗位已工作时间	自　　年　　月　　日开始,　共计:　　年

学历培训经历经验	1.本科以上学历,有10年以上本科室护理工作经验。2.有专科护理经历、医院管理培训经历。3.有抢救危重病人经历,指导下级护理人员经历。4.年内最少有1篇杂志论文发表,每年有1篇本专业发展动态综述文章。5.副高护理专业技术职称。

岗位工作技能要求	1.称职的学科带头人。2.下属公认的领导、决策、管理和协调能力。3.较好的口才和文字表达能力。4.良好的职业道德素质和团队合作精神。5.持续学习能力强。

岗位工作其他要求	性别要求		年龄要求		婚姻	婚否不限
	身体要求		政治要求	事业性、组织观念强	业务要求	精通本专业

岗位分析时间		填写人	
直接上级审核签字		审核时间	

5．中医内科主管护师岗位说明书

岗位工作基本信息	岗位名称	主管护师	所在部门	中医内科	岗位编号	
	从属部门	医务部、护理部	岗位定员		所辖人数	
	直接上级	护士长	直接下级	相关护理人员，实习、进修护士		

岗位使命工作概述	在护士长领导和上级护师指导下负责上班时的治疗、护理质量、服务工作，医患沟通、健康教育及职责工作。按照时间、按照质量、按照数量标准完成本职工作。

岗位工作主要职责与任务	岗位职责。1.取得护士执业资格并经过注册。按照护士长安排负责本科护理质量检查与技术指导。协助护士长做好质量控制工作，把好护理质量关。不断提高护理质量，努力完成工作任务。完成本班绩效指标。2.掌握护理理论基础，参与和指导护师运用护理程序。制订具有护理特色的护理计划，对患者实施整体护理。3.解决本科护理业务上的疑难问题。指导并参与制订重危、疑难患者的护理计划，组织实施。4.协助拟定本科业务培训计划，参与教材的编写和讲授，协助组织本科护理人员学习护理知识，修订本科护理常规，加强护理基本功的训练。5.学习、应用国内外护理先进经验，开展新技术、新方法及科研工作，及时总结经验，不断提高科室的护理技术水平。6.认真执行各项规章制度和技术操作常规，按照规范的流程工作。7.参与组织护理查房，护理会诊等业务活动。医学教育网搜集整理对本科发生的护理差错、事故进行分析、鉴定，并提出防范措施。8.做好护理系学生、中专生、进修护师的临床带教组织工作，并负责讲课和评定成绩。9.制订本科护理科研、新业务、新技术的开展计划，并组织实施。不断总结经验，撰写辨证施护论文。10.协助本科护士长做好行政管理和护理队伍的建设工作。11.加强医疗设备、信息、物资的管理，组织好设备、信息和物资的维护工作，提高仪器设备的效率。12.加强病房管理。13.工作现场"7S管理"：①整理、②整顿、③清扫、④清洁、⑤安全、⑥节约、⑦素养。14.按照规定处理医疗与护理垃圾和废物。15.完成相关领导交代的临时性工作任务。

岗位工作主要绩效考核要点	1.规章制度落实。2.完成规定的护理、教学、科研，以及临床护理工作数量指标、质量指标、效率指标、经济指标。3.综合护理绩效管理指标。4.医德医风、社会责任。5.医患纠纷处理、顾客沟通。6.病区环境管理、健康宣教、培训帮带等。7.科室工作流程规范。8.危重病人护理与救治。9.学习与创新能力。10.核心制度执行。

岗位工作关系	院内联系部门	院内各个科室、行政职能部门、后勤部门相关领导和人员。
	院外联系部门	医院、科室或护理部授权范围内与外界有关部门人员沟通、联系。

岗位工作权限	1.对本科室日常工作计划、实施、检查的参与权，对本科室内护理人员任免的建议权。2.有权监督分管人员的日常工作权。3.有向护士长、主任、主任护师或者上级领导建议提出改进科室工作的权力，绩效薪酬分配建议权，制度改进建议权，等等。

岗位工作环境	1.在医院内工作，温度、湿度适宜。2.工作现场会接触到轻微粉尘及医疗中的刺激性气味，照明条件良好，一般无相关职业病发生。3.满足医疗护理工作的相关条件。

在现在的岗位已工作时间	自 年 月 日开始， 共计： 年

学历培训经历经验	1.本科以上学历，有5年以上本科室护理工作经验。2.有专科护理经历、医院管理培训经历。3.有抢救重病人经历。4.年内最少有1篇习作论文，每年积极参加继续医学教育。5."三基"考试符合要求。6.中级专业职称。7.工作中协调与沟通能力。

岗位工作技能要求	1.称职的中级专业技术职称。2.公认的科室护理骨干。3.较好的口才和文字表达能力。4.良好的职业道德素质和团队合作精神。5.持续学习本岗位专业知识的能力强。

岗位工作其他要求	性别要求		年龄要求			婚姻	婚否不限
	身体要求		政治要求	事业性、组织观念强		业务要求	掌握本专业

岗位分析时间		填写人	
直接上级审核签字		审核时间	

6.中医内科护师岗位说明书

岗位工作基本信息	岗位名称	护师	所在部门	中医内科	岗位编号	
	从属部门	医务部、护理部	岗位定员		所辖人数	
	直接上级	护士长	直接下级	护士、实习、进修护士		

岗位使命工作概述	在护士长领导和上级护师指导下按照自己的职责独立做好护理工作、重视护理质量、提高病人满意度。按照时间、按照质量、按照数量标准完成自己本职的岗位工作。

岗位工作主要职责与任务	岗位职责。1.取得护士执业资格并经过注册。遵循医院护理部和所在病房的护理哲理,树立以病人为中心的理念,尊重病人权利,体现人性化护理,注意沟通技巧,保持良好的护患关系。不断提高护理质量,努力完成护理任务。2.具备整体护理知识,熟悉专科护理业务,运用护理程序对病人实施整体护理,包括熟练评估病人,制订护理计划,完成健康教育、心理护理,落实并修订病人的护理计划,书写护理记录。3.协助、指导和检查护士执行医嘱、护嘱,实施护理措施及评价护理效果。4.能够独立参加危重病人的抢救工作,按危重病人护理常规进行护理,预防并发症的发生。5.认真执行各项规章制度和技术操作常规,按照规范的流程工作。6.精细化工作,严防差错事故发生。7.严格执行消毒隔离、无菌技术操作,预防医院感染。8.负责分管一组病人的护理,告知病人的相关事项,落实分级护理,随时巡视病房,了解病人病情及心态的变化,满足其身心需要。9.参加护理查房、护理病例讨论,发现问题,及时解决,把好护理质量关、安全关。10.指导实习生、进修生的临床带教,完成教学计划,并进行考核和评价。11.协助护士长做好病室管理工作,病房实施"7S管理"。12.积极参加继续教育学习,不断更新专业知识和技能,结合临床实践开展科研总结经验,撰写护理论文,完成继续教育规定学分。13.加强设备管理,提高设备的使用效率。14.按规定着装,文明服务,主动、积极工作,责任心强。15.持续学习与工作创新能力。16.完成有关领导安排的其他临时性工作。

岗位工作主要绩效考核要点	1.规章制度落实。2.完成规定的护理数量指标、质量指标、效率指标、服务指标。3.医德医风、社会责任。4.顾客沟通、医患纠纷处理。5.病区环境管理、健康宣教。6.护理工作流程规范。7.交接班及记录完整。8.服务态度、工作主动热情、责任性。9.敬业奉献,遵守纪律,任劳任怨。10.持续学习与工作创新能力。11.病人满意度。

岗位工作关系	院内联系部门	院内各个科室、行政职能部门、后勤部门相关领导和人员。
	院外联系部门	医院、科室或护理部授权范围内与外界有关部门人员沟通、联系。

岗位工作权限	1.对本科室日常工作计划、实施、检查的参与权,对本科室内护理人员奖励的建议权。2.有权监督实习人员的日常工作权。3.有向护士长、主任、主任护师或者上级领导建议提出改进科室工作的权力,绩效薪酬分配建议权,规章制度改进建议权,等等。

岗位工作环境	1.在医院内工作,温度、湿度适宜。2.工作现场会接触到轻微粉尘及医疗中的刺激性气味,照明条件良好,一般无相关职业病发生。3.满足医疗护理工作的相关条件。

在现在的岗位已工作时间	自　　年　　月　　日开始,　　共计:　　年

学历培训经历经验	1.本科以上学历,有2年以上本科室护理工作经验。2.有临床护理专科经历、积极参加院内医院管理培训经历。3.有独立抢救危重病人经历。4.年内最少有1篇习作论文,每年积极参加继续医学教育。5."三基"考试符合要求。6.初级专业技术职称。

岗位工作技能要求	1.称职的初级专业技术职称。2.科室护理骨干。3.较好的口才和文字表达能力。4.良好的职业道德素质和团队合作精神。5.持续学习能力强。6.工作中协调与沟通能力。

岗位工作其他要求	性别要求		年龄要求		婚姻	婚否不限
	身体要求		政治要求	事业性、组织观念强	业务要求	掌握本专业

岗位分析时间		填写人	
直接上级审核签字		审核时间	

7. 中医内科护士岗位说明书

岗位工作 基本信息	岗位名称	护士	所在部门	中医内科	岗位编号	
	从属部门	医务部、护理部	岗位定员		所辖人数	
	直接上级	护士长	直接下级	实习、进修护士		

岗位使命 工作概述	在护士长领导和上级护师指导下按照自己的职责独立做好护理工作、重视护理质量、提高病人满意度。按照时间、按照质量、按照数量标准完成自己的本职岗位工作。

岗位工作 主要职责 与任务	岗位职责。1.取得护士执业资格并经过注册。树立以病人为中心的服务理念,尊重病人权利,体现人性化护理,注意沟通技巧,保持良好的护患关系。2.具备整体护理知识,熟悉专科护理业务,运用护理程序对病人实施整体护理,包括熟练评估病人,制订护理计划,完成健康教育、心理护理,落实并修订病人的护理计划,书写护理记录。3.上班时提前10~15分钟到病房,阅读交班报告及危重患者护理记录单。参加晨会,掌握夜班交班内容。4.随同夜班护士、护士长进行床旁交班,了解新入院病人、危重病人、特殊病人情况,并检查抢救药品及抢救仪器的运转状态。5.查对夜班医嘱。处理医嘱,并执行,需要时亲自执行。6.认真执行各项规章制度和技术操作常规,按照规范的流程工作。7.负责接待新入院病人并做好入院处置、入院评估、健康指导等护理工作,签署健康教育记录单。8.严格执行消毒隔离、无菌技术操作,预防医院感染。9.对新入院病人告知其相关事项,落实分级护理,随时巡视病房,了解病人病情及心态的变化,满足其身心需要。10.负责办理出、入院、转科、转院等相关手续。11.巡视患者,掌握病区患者病情动态变化,参加急危重患者的抢救,完成交班报告及各种病情记录。12.与副班护士、总务护士查对本班医嘱。做好病历保管、清查工作,防止丢失。13.保持护士站清洁、整齐。14.在班时及时巡视病房,适时对有关病人开展健康宣教。15.岗位持续学习与工作创新能力。16.岗位工作现场"7S管理":①整理、②整顿、③清扫、④清洁、⑤安全、⑥节约、⑦素养。17.按照规定处理医疗与护理垃圾和废物。18.完成领导交代的临时性工作任务。

岗位工作 主要绩效 考核要点	1.规章制度落实。2.完成规定的护理工作、数量指标、质量指标、效率指标、服务指标。3.医德医风、社会责任。4.顾客沟通、医患纠纷处理。5.病区环境管理、健康宣教、培训帮带等。6.科室工作流程规范。7.交接班及相关工作记录完整。8.服务态度。9.敬业奉献,遵守纪律,任劳任怨。10.工作积极性、主动性、责任性。

岗位工 作关系	院内联系部门	院内各个科室、行政职能部门、后勤部门相关领导和人员。
	院外联系部门	医院、科室或护理部授权范围内与外界有关部门人员沟通、联系。

岗位工 作权限	1.对本科室日常护理工作计划、实施、检查参与权,对本科室内护理人员奖励的建议权。2.有权监督实习护士的日常工作权。3.有向护士长、主任、主任护师或者上级领导建议提出改进科室工作的权力,薪酬分配建议权,制度改进建议权,等等。

岗位工 作环境	1.在医院内工作,温度、湿度适宜。2.工作现场会接触到轻微粉尘及医疗中的刺激性气味,照明条件良好,一般无相关职业病发生。3.满足医疗护理工作的相关条件。

在现在的岗位已工作时间	自　　年　　月　　日开始,　　共计:　　年

学历培训 经历经验	1.大专以上学历,有2年以上本科室护理工作经验。2.有临床完整的护理实习记录、院内医院管理培训经历。3.有护理、抢救危重病人经历。4.年内最少有1篇习作论文,每年积极参加继续医学教育。5."三基"考试符合要求。6.初级专业技术职称。

岗位工作 技能要求	1.称职的初级专业技术职称。2.科室护理潜在骨干。3.较好的口才和文字表达能力。4.良好的职业道德素质和团队合作精神。5.持续学习能力强。6.工作中沟通的能力。

岗位工作 其他要求	性别要求		年龄要求		婚姻	婚否不限
	身体要求		政治要求	事业性、组织观念强	业务要求	掌握本专业

岗位分析时间		填写人	

8.中医内科CCU护士岗位说明书

岗位工作基本信息	岗位名称	CCU护士	所在部门	中医内科	岗位编号	
	从属部门	医务部、护理部	岗位定员		所辖人数	
	直接上级	护士长	直接下级	实习、进修护士		

岗位使命工作概述	在护士长领导和上级护师指导下按照自己的职责独立做好CCU工作、重视护理质量、提高病人满意度。按照时间、按照质量、按照数量标准完成自己的本职岗位工作。

岗位工作主要职责与任务	岗位职责。1.取得护士执业资格并经过注册。树立以病人为中心的服务理念,尊重病人权利,体现人性化护理,注意沟通技巧,保持良好的护患关系。2.具备整体护理知识,熟悉专科护理业务,运用护理程序对病人实施整体护理,制定护理计划,落实并修订病人的护理计划,书写护理记录。3.上班时提前10～15分钟到病房,交接班前要认真阅读病室报告本、医嘱本、治疗本,详细了解科室内病人诊断、治疗和病情,认真做好护理记录(如病情、用药、24小时出入量、介入导管情况、治疗方案等),并按要求进行护理。4.认真进行床头交接班(检查皮肤、卧位、了解各种管道用途,检查是否通畅,明确输液的用药、剂量、浓度、速度等)。5.认真执行各项规章制度和技术操作常规,按照规范的流程工作。全面掌握病人的T、P、R、BP、PR、RR、EKG、CVP及血液动力学监测、呼吸监测等情况,检查各种仪器(呼吸机、心输出量仪、输液泵等)的运转情况。7.严格执行消毒隔离、无菌技术操作,预防医院感染。7.每日消毒更换创伤部位敷料(如气管切开、静脉插管等)。8.全面掌握患者病情动态变化,遇到情况及时报告值班医生,参加危重患者的抢救,完成交班报告及各种病情记录。9.保持CCU病人连续诊疗、记录,严格交接班制度。做好病人各种记录和签字,并妥善保管,防止丢失。10.保持CCU清洁、整齐。11.根据病人病情,适时对病人开展健康宣教。12.持续学习与工作创新能力。13.工作现场"7S管理":①整理、②整顿、③清扫、④清洁、⑤安全、⑥节约、⑦素养。14.按照规定处理医疗与护理垃圾和废物。15.完成相关领导交代的临时性工作任务。

岗位工作主要绩效考核要点	1.规章制度落实。2.完成规定的护理工作、数量指标、质量指标、效率指标、服务指标。3.医德医风、社会责任。4.顾客沟通、医患纠纷处理。5.CCU规范管理、健康宣教等。6.护理工作流程规范。7.交接班及相关工作记录完整。8.服务态度。9.敬业奉献,遵守纪律,任劳任怨。10.工作主动性、责任性,持续学习与工作创新能力。

岗位工作关系	院内联系部门	院内各个科室、行政职能部门、后勤部门相关领导和人员。
	院外联系部门	医院、科室或护理部授权范围内与外界有关部门人员沟通、联系。

岗位工作权限	1.对本科室日常护理工作计划、实施、检查的参与权,对本科室内护理人员奖励的建议权。2.CCU病人变化的报告权。3.有向护士长、主任、主任护师或者上级领导建议提出改进科室工作的权力,薪酬分配建议权,医院、科室制度改进建议权,等等。

岗位工作环境	1.在医院内工作,温度、湿度适宜。2.工作现场会接触到轻微粉尘及医疗中的刺激性气味,照明条件良好,一般无相关职业病发生。3.满足医疗护理工作的相关条件。

在现在的岗位已工作时间	自 年 月 日开始, 共计: 年

学历培训经历经验	1.本科以上学历,有5年以上本科室护理工作经验。2.有临床完整的大内科工作经历、院内医院管理培训经历。3.有护理、抢救危重病人经历。4.年内最少有1篇论文发表,每年积极参加继续医学教育。5."三基"考试符合要求。6.具备中级专业技术职称。

岗位工作技能要求	1.中级专业技术职称。2.科室护理骨干,有丰富的危急重症病人抢救经验。3.较好的口才和文字表达能力。4.良好的职业道德素质和团队合作精神。5.持续学习能力强。

岗位工作其他要求	性别要求		年龄要求		婚姻	婚否不限
	身体要求		政治要求	事业性、组织观念强	业务要求	掌握本专业

岗位分析时间		填写人	

9.中医内科办公室护师岗位说明书

岗位工作基本信息	岗位名称	办公室护师	所在部门	中医内科	岗位编号	
	从属部门	医务部、护理部	岗位定员		所辖人数	
	直接上级	护士长	直接下级	实习、进修护士		

岗位使命工作概述	在护士长领导和上级护师指导下按照自己的职责独立做好办公室工作、重视护理质量、提高顾客满意度。按照时间、按照质量、按照数量标准完成自己的本职工作。

岗位工作主要职责与任务	岗位职责：1.上班时提前10～15分钟到病房，参加晨会，查看夜间医嘱，阅读交班报告及危重患者护理记录单。热情接待病人，文明用语，礼貌待人。根据病人病情合理安排床位，填写诊断卡和床尾卡及时通知主管医师和主管护士。2.填写空床报告，在病室一览表上填写病人总数、新入、危重、手术、转科、出院、特殊治疗事项及当日值班医师、护士姓名。3.严格执行查对制度，正确执行医嘱，临时医嘱及时通知病人的主管护士。4.每日查对医嘱，每周大查对医嘱一次，有记录。根据护理级别、药物的阳性标志及时在诊断卡和床头卡上注明。5.认真执行各项规章制度和技术操作常规，按照规范的流程工作。严格按收费标准记账，负责掌握病人费用的动态情况，并及时与病人或家属、主管医师联系，负责对病人有关收费问题的解释工作。6.按医嘱饮食种类和病人需要，与营养科联系安排病人的饮食。按需要安排工人推送病人检查及相关后勤工作。7.负责办理出入院、转科、转院、饮食、手术、死亡的通知工作。8.正确绘制体温单，转抄长期医嘱执行单和记账。9.做好病历保管、清查工作，防止丢失。负责使用病历的管理。负责出院病人病历的质量检查及整理。10.保持办公室清洁、整齐。11.了解病房病人动态情况，书写病房动态交班报告。12.协助护士长做好病房管理工作。13.负责办公室的电脑、电话的管理。14.各种纸张、表格、电脑耗材清理、补充。15.书写字迹清楚正确，四级电脑操作水平，必要的人文知识。16.主动、积极、责任心强。17.办公室、工作现场"7S管理"：①整理、②整顿、③清扫、④清洁、⑤安全、⑥节约、⑦素养。18.按照规定处理医疗垃圾和废物。19.服务病人满意度的提高。20.完成领导交代的临时性工作任务。

岗位工作主要绩效考核要点	1.规章制度落实。2.完成规定的岗位工作、数量指标、质量指标、效率指标、服务指标。3.医德医风、社会责任。4.顾客沟通。5.办公室环境管理、人员秩序等。6.办公室工作流程规范。7.交接班及相关工作记录完整。8.服务态度。9.病人满意度。

岗位工作关系	院内联系部门	院内各个科室、行政职能部门、后勤部门相关领导和人员。
	院外联系部门	医院、科室或护理部授权范围内与外界有关部门人员沟通、联系。

岗位工作权限	1.对本科室日常护理工作计划、实施、检查的参与权，对本科室内护理人员奖励的建议权。2.有权监督实习护士的日常工作权。3.有向护士长、主任、主任护师或者上级领导建议提出改进科室工作的权力，薪酬分配建议权，制度改进建议权，等等。

岗位工作环境	1.在医院内工作，温度、湿度适宜。2.工作现场会接触到轻微粉尘及医疗中的刺激性气味，照明条件良好，一般无相关职业病发生。3.满足医疗护理工作的相关条件。

在现在的岗位已工作时间	自　　年　　月　　日开始，　共计：　　年

学历培训经历经验	1.本科以上学历，有5年以上本科室护理工作经验。2.有较丰富的协调、沟通能力。3.有护理、抢救危重病人经历。4.年内最少有1篇论文发表，每年积极参加继续医学教育。5."三基"考试符合要求。6.具备中级专业技术职称。7.岗位工作中协调与沟通能力。

岗位工作技能要求	1.称职的办公室护士工作。2.科室护理骨干。3.较好的口才和文字表达能力。4.良好的职业道德素质和团队合作精神。5.持续学习本岗位专业知识技能的能力强。

岗位工作其他要求	性别要求		年龄要求		婚姻	婚否不限
	身体要求		政治要求	事业性、组织观念强	业务要求	掌握本专业
岗位分析时间				填写人		

10.中医内科总务护士岗位说明书

<table>
<tr><td rowspan="3">岗位工作
基本信息</td><td>岗位名称</td><td>总务护士</td><td>所在部门</td><td>中医内科</td><td>岗位编号</td><td></td></tr>
<tr><td>从属部门</td><td>医务部、护理部</td><td>岗位定员</td><td></td><td>所辖人数</td><td></td></tr>
<tr><td>直接上级</td><td>护士长</td><td>直接下级</td><td colspan="3">实习、进修护士</td></tr>
<tr><td>岗位使命
工作概述</td><td colspan="6">在护士长领导和上级护师指导下按照自己的职责独立做好总务护士工作,重视护理工作质量、管理质量,提高顾客满意度。按时、按质、按量完成自己的本职工作。</td></tr>
<tr><td>岗位工作
主要职责
与任务</td><td colspan="6">岗位职责。1.树立以病人为中心的服务理念,尊重病人权利,体现人性化护理,注意沟通技巧,保持良好的护患关系。2.具备整体护理知识,熟悉专科护理业务,运用护理程序对病人实施整体护理,制订护理计划,落实并修订病人的护理计划,书写护理记录。3.严格执行查对制度,正确执行医嘱。4.负责相关抢救仪器、急救器材、药品的管理,保证急救器材、药品完好率100%。严格交接班,并有记录。5.认真执行各项规章制度和技术操作常规。6.负责病区氧气、治疗物品、一次性物品的清理、交换及补充,无过期物品。7.负责各类药品的领取和保管,分类分柜储存口服药、静脉药、肌注药、外用药、剧毒药,标识清楚。定期清理药品批号,无过期药品。麻醉药上锁,每班交接并签字。8.严格执行消毒隔离制度、医院感染管理制度和无菌技术规程,定期做环境卫生学监测和消毒溶液浓度的测定及更换。9.负责与供应室、洗浆房交换物品,保证供应室医疗用品及时更换、请领。10.负责治疗室、换药室、处置室及检查室管理、清洁、消毒工作。11.病房用后的物品按《医疗废物管理条例》处理。12.协助护士长做好病房管理工作。负责病房物资的请领、保管和报损。协助办公室护士相关的工作。13.各种纸张、表格、电脑耗材清理、补充及时。注重成本管理。14.必要的人文知识,沟通能力强,管理能力较强。15.科室物品无损坏、丢失,账物相符。16.主动性、积极性,责任心强。17.科室、库房、工作现场"7S管理":①整理、②整顿、③清扫、④清洁、⑤安全、⑥节约、⑦素养。18.按照规定处理医疗垃圾和废物。19.完成临时性工作任务。</td></tr>
<tr><td>岗位工作
主要绩效
考核要点</td><td colspan="6">1.规章制度落实。2.完成规定的岗位工作、数量指标、质量指标、效率指标、服务指标。3.医德医风、社会责任。4.顾客沟通。5.病房环境管理、人员秩序等。6.岗位工作流程规范。7.物品交接班及相关工作记录完整。8.服务态度。9.敬业奉献,遵守纪律,任劳任怨。10.工作主动性、积极性、责任心。11.医疗核心制度执行力。</td></tr>
<tr><td rowspan="2">岗位工
作关系</td><td>院内联系部门</td><td colspan="5">院内各个科室、行政职能部门、后勤部门相关领导和人员。</td></tr>
<tr><td>院外联系部门</td><td colspan="5">医院、科室或护理部授权范围内与外界有关部门人员沟通、联系。</td></tr>
<tr><td>岗位工
作权限</td><td colspan="6">1.对本科室日常护理工作计划、实施、检查的参与权,对本科室内护理人员奖励的建议权。2.有权监督科室物品的使用情况。3.有向护士长、主任、主任护师或者上级领导建议提出改进科室工作的权力,薪酬分配建议权,制度改进建议权,等等。</td></tr>
<tr><td>岗位工
作环境</td><td colspan="6">1.在医院内工作,温度、湿度适宜。2.工作现场会接触到轻微粉尘及医疗中的刺激性气味,照明条件良好,一般无相关职业病发生。3.满足医疗护理工作的相关条件。</td></tr>
<tr><td>在现在的岗位已工作时间</td><td colspan="6">自　　年　　月　　日开始,　　共计:　　年</td></tr>
<tr><td>学历培训
经历经验</td><td colspan="6">1.本科以上学历,有5年以上本科室护理工作经验。2.有较丰富的协调、沟通能力。3.有护理、抢救危重病人经历。4.年内最少有1篇论文发表,每年积极参加继续医学教育。5."三基"考试符合要求。6.具备中级专业技术职称。7.工作中协调与沟通的能力。</td></tr>
<tr><td>岗位工作
技能要求</td><td colspan="6">1.称职的总务护士。2.科室护理骨干。3.较好的口才和文字表达能力。4.良好的职业道德素质和团队合作精神。5.持续学习本岗位专业知识技能的能力强。</td></tr>
<tr><td rowspan="2">岗位工作
其他要求</td><td>性别要求</td><td></td><td>年龄要求</td><td></td><td>婚姻</td><td>婚否不限</td></tr>
<tr><td>身体要求</td><td></td><td>政治要求</td><td>事业性、组织观念强</td><td>业务要求</td><td>掌握本专业</td></tr>
<tr><td colspan="3" style="text-align:center">岗位分析时间</td><td></td><td>填写人</td><td colspan="2"></td></tr>
</table>

11. 中医内科辅助、帮班护士岗位说明书

岗位工作基本信息	岗位名称	副班护士	所在部门	中医内科	岗位编号	
	从属部门	医务部、护理部	岗位定员		所辖人数	
	直接上级	护士长	直接下级	实习、进修护士		

岗位使命工作概述	在护士长领导和上级护师指导下,依据主班护理工作做好自己的护理工作,重视护理质量、提高病人满意度。按照时间、按照质量、按照数量标准完成自己本职工作。

岗位工作主要职责与任务	岗位职责。1.取得护士执业资格并经过注册。树立以病人为中心的服务理念,尊重病人权利,保持良好的护患关系。2.上班时提前10～15分钟到病房,阅读交班报告及危重患者护理记录单。参加晨会,掌握夜班交班内容。3.在主班护士的指导下执行医嘱和护嘱,并落实分管病人的护理计划。落实分级护理,基础护理和晨晚间护理,病人的卧位和各种导管符合要求。4.随同夜班护士、护士长进行床旁交班,了解新入院病人、危重病人、特殊病人情况,并检查抢救药品及抢救仪器的运转状态。5.根据安排负责病区药品的请领、保管,负责毒、麻、剧、限及精神药品的补充、检查及保管,保证各种药品无过期。6.认真执行各项规章制度和技术操作常规,按照流程工作。7.负责输液用药的配制工作。了解常用药物性质、作用、用法、剂量、不良反应等,熟悉各种药物的配伍禁忌。严格执行"三查七对"制度。8.严格执行消毒隔离、无菌技术操作,预防医院感染。9.对新入院病人告知其相关事项,随时巡视病房,了解病人病情及心态的变化,满足其身心需要。10.负责一次性医疗用品及无菌物品的对换、保管、使用及处理,严格按要求存放,定期检查。11.巡视患者,全面掌握病区患者病情动态变化,参加急危重患者的抢救,完成交班报告及各种病情记录。12.与主班护士、总务护士查对本班医嘱。13.协助主班护士完成教学、科研任务和病房管理工作。14.保持护士站清洁整齐。15.持续学习与创新能力。16.工作现场"7S管理":①整理、②整顿、③清扫、④清洁、⑤安全、⑥节约、⑦素养。17.按照规定处理医疗与护理垃圾和废物。18.注重职业素质提升,按照医院规定着装。

岗位工作主要绩效考核要点	1.规章制度落实。2.完成规定的护理工作、数量指标、质量指标、效率指标、服务指标。3.医德医风、社会责任。4.顾客沟通、医患纠纷处理。5.病区环境管理、健康宣教等。6.护理工作流程规范。7.交接班及相关工作记录完整。8.服务态度。9.敬业奉献,遵守纪律,任劳任怨。10.工作积极性、主动性、责任性。11.劳动纪律。

岗位工作关系	院内联系部门	院内各个科室、行政职能部门、后勤部门相关领导和人员。
	院外联系部门	医院、科室或护理部授权范围内与外界有关部门人员沟通、联系。

岗位工作权限	1.对本科室日常护理工作计划、实施、检查的参与权,对本科室内患者的优质服务的建议权。2.有积极参加继续医学教育权。3.有向护士长、主任、主任护师或者上级领导建议提出改进科室工作的权力。4.绩效薪酬、规章制度持续改进建议权,等等。

岗位工作环境	1.在医院内工作,温度、湿度适宜。2.工作现场会接触到轻微粉尘及医疗中的刺激性气味,照明条件良好,一般无相关职业病发生。3.满足医疗护理工作的相关条件。

在现在的岗位已工作时间	自 年 月 日开始, 共计: 年

学历培训经历经验	1.本科以上学历,有1年以上本科室护理工作经验。2.有临床完整的护理实习记录、院内继续医学教育经历。3.有护理、抢救危重病人经历。4.年内最少有1篇习作论文。5."三基"考试符合要求。6.初级专业技术职称。7.同事之间协调与沟通能力。

岗位工作技能要求	1.称职的初级专业技术职称。2.科室护理的培养骨干。3.较好的口才和文字表达能力。4.良好的职业道德素质和团队合作精神。5.持续学习本岗位专业知识技能的能力强。

岗位工作其他要求	性别要求		年龄要求		婚姻	婚否不限
	身体要求		政治要求	事业性、组织观念强	业务要求	熟悉本专业
岗位分析时间				填写人		

12.中医内科治疗班护士岗位说明书

岗位工作基本信息	岗位名称	护士	所在部门	中医内科	岗位编号	
	从属部门	医务部、护理部	岗位定员		所辖人数	
	直接上级	护士长	直接下级	实习护士、进修护士		

岗位使命工作概述	在护士长领导和上级护师指导下按照自己的职责独立做好护理工作、重视护理质量、提高病人满意度。按照时间、按照质量、按照数量标准完成自己的本职岗位工作。

岗位工作主要职责与任务	岗位职责。1.上班提前10～15分钟到病房,阅读交班报告及危重患者护理记录单,掌握夜班交班内容。树立以病人为中心的服务理念。2.晨会结束后,交接治疗室常备药品、医疗器械、体温表、输液器、血压计、听诊器、剪刀、急救药盘和保护带的使用情况及数量并签字。完成交接班中待执行事项。3.常规治疗。处理当天医嘱。做到及时给药,口头医嘱不予处理。做到给药时间、途径、药物剂量和浓度的准确。4.送取药盘,查对药品,遵医嘱加入临时给药。发放中午口服药品,核对病人身份,做到送药入手,倒温水,看药入口。5.检查备用药品、急救药品,如有沉淀、絮状物等质量问题,及时调整。如日期临近,做好明显标识或及时更换。检查医疗器械使用情况,及时更换和消毒,并写明消毒日期和更换日期。6.及时巡视病房,如有异常,及时报告医生,妥善处理。7.每天下午划体温,有异常报告医生,及时处理。查对当天医嘱。做好体温计消毒及治疗室紫外线消毒,及时按规定处理医疗废物,填写消毒记录和医疗用品使用记录,整理治疗室卫生。送取药盘,查对药品,准备夜班治疗用品,做好交接准备。8.转抄服药本、输液卡,每日下午进行查对。每周日下午测量病人血压,如有异常上报医生,妥善处理,记录并交班。每周一换班,交接清楚,并填写交接记录。9.执行各项规章制度和技术操作常规,严格"三查七对"。10.执行消毒隔离、无菌技术操作,预防医院感染。11.保持治疗室清洁、整齐。12.及时巡视病房,适时对有关病人开展健康宣教。13.善于与其他班同事协作,一切为了病人。14.持续学习与工作创新能力。15.岗位工作现场"7S管理":①整理、②整顿、③清扫、④清洁、⑤安全、⑥节约、⑦素养。16.按照规定处理医疗与护理垃圾和废物。17.填写各种护理和处置后事项的记录单,书写交班报告。

岗位工作主要绩效考核要点	1.规章制度。2.完成规定的护理工作。3.医德医风、社会责任。4.顾客沟通、医患纠纷处理。5.病区环境管理、健康宣教。6.护理工作流程。7.交接班及相关工作记录完整。8.服务态度。9.敬业奉献,遵守纪律,任劳任怨。10.工作主动性、责任心。

岗位工作关系	院内联系部门	院内各个科室、行政职能部门、后勤部门相关领导和人员。
	院外联系部门	医院、科室或护理部授权范围内与外界有关部门人员沟通、联系。

岗位工作权限	1.对护理工作计划、实施、检查的参与权。2.有权监督实习护士的工作。3.有向护士长、主任建议提出改进科室工作的权力,薪酬分配建议权,制度改进建议权,等等。

岗位工作环境	1.在医院内工作,温度、湿度适宜。2.工作现场会接触到轻微粉尘及医疗中的刺激性气味,照明条件良好,一般无相关职业病发生。3.满足医疗护理工作的相关条件。

在现在的岗位已工作时间	自　　年　　月　　日开始,　　共计:　　年

学历培训经历经验	1.本科以上学历,有5年以上本科室护理工作经验。2.有临床医患、医务人员之间沟通经历、院内医院管理培训经历。3.有护理、抢救危重病人经历。4.年内最少有1篇论文发表,每年积极参加继续医学教育。5."三基"考试符合要求。6.中级专业技术职称。

岗位工作技能要求	1.称职的中级专业技术职称。2.科室护理骨干。3.较好的口才和文字表达能力。4.良好的职业道德素质和团队合作精神。5.持续学习能力强。6.工作中协调与沟通能力。

岗位工作其他要求	性别要求		年龄要求		婚姻	婚否不限
	身体要求		政治要求	事业性、组织观念强	业务要求	掌握本专业

岗位分析时间		填写人	

13.中医内科晚班(小夜班)护士岗位说明书

<table>
<tr><td rowspan="3">岗位工作
基本信息</td><td>岗位名称</td><td>晚班护士</td><td>所在部门</td><td>中医内科</td><td>岗位编号</td><td></td></tr>
<tr><td>从属部门</td><td>医务部、护理部</td><td>岗位定员</td><td></td><td>所辖人数</td><td></td></tr>
<tr><td>直接上级</td><td>护士长</td><td>直接下级</td><td colspan="3">实习、进修护士</td></tr>
<tr><td>岗位使命
工作概述</td><td colspan="6">在护士长领导和上级护师指导下按照自己的职责独立做好护理工作、重视护理质量、提高病人满意度。按照时间、按照质量、按照数量标准完成自己的本职岗位工作。</td></tr>
<tr><td>岗位工作
主要职责
与任务</td><td colspan="6">岗位职责。1.上班提前10分钟到病房,阅读交班报告及危重患者护理记录单,掌握上一班交班内容。树立以病人为中心,一切为了病人安全和健康的服务理念。2.交清病人总数、出入院、转科、病危、死亡人数及病室管理中应注意的问题。负责全病区病员的一切治疗、护理工作。完成交接班中待执行事项。3.新入院、急诊、抢救、危重、特殊病人、特殊检查、特殊治疗、输血及情绪异常的病人必须床旁交接,了解诊疗情况和护理完成情况。有无病人伤口出血、渗血情况。有无压疮、各种导管固定和引流通畅情况,并做好记录。4.按照护理等级规定时间或病人具体情况测量病人生命体征。5.急救器材、药品是否齐备完好,贵重、毒麻、限剧药品交接清楚并签名。6.检查备用药品、急救药品,如有沉淀、絮状物等质量问题,及时调整。如日期临近,做好明显标识或及时更换。检查医疗器械使用情况,及时更换和消毒,并写明消毒日期和更换日期。7.按时间发放口服药品,核对病人姓名,做到送药入手,倒温水,看药入口。8.按时间巡视病房。督促协助护理员进行晚间护理,照顾病人就寝,做好陪人管理,保持病室安静。9.各种护理、检查标本采集及各种处置完成后须签字,对尚未完成的工作,应向接班者交代清楚。10.认真执行各项规章制度和技术操作常规,严格"三查七对"。11.执行消毒隔离、无菌技术操作,预防医院感染。12.保持治疗室清洁、物品摆放整齐有序。13.适时对病人开展健康宣教,掌握病区病人动态情况。14.在办公室、治疗室、病房时应开门,以便了解情况。15.按规定准备白班治疗药品。16.负责病房安全与秩序,及时关、锁闭走廊大门,关注人员往来,对病人的陪护人员做到清楚明白。按时或根据气候变化关闭门窗、关闭电源开关。17.填写各种护理和处置后事项的记录单,书写交班报告。18.岗位工作现场"7S管理":①整理、②整顿、③清扫、④清洁、⑤安全、⑥节约、⑦素养。</td></tr>
<tr><td>岗位工作
主要绩效
考核要点</td><td colspan="6">1.规章制度。2.完成规定的护理工作。3.医德医风、社会责任。4.顾客沟通、医患纠纷处理。5.病区环境管理、健康宣教。6.护理工作流程。7.交接班及相关工作记录。8.服务态度。9.敬业奉献,遵守纪律,任劳任怨。10.工作主动性、责任心。</td></tr>
<tr><td rowspan="2">岗位工
作关系</td><td>院内联系部门</td><td colspan="5">院内各个科室、行政职能部门、后勤部门相关领导和人员。</td></tr>
<tr><td>院外联系部门</td><td colspan="5">医院、科室或护理部授权范围内与外界有关部门人员沟通、联系。</td></tr>
<tr><td>岗位工
作权限</td><td colspan="6">1.对科室护理工作计划、实施、检查的参与权。2.有权监督实习护士、护理员的工作。3.有向护士长、主任建议提出改进科室工作的权力,绩效薪酬分配建议权,等等。</td></tr>
<tr><td>岗位工
作环境</td><td colspan="6">1.在医院内工作,温度、湿度适宜。2.工作现场会接触到轻微粉尘及医疗中的刺激性气味,照明条件良好,一般无相关职业病发生。3.满足医疗护理工作的相关条件。</td></tr>
<tr><td>在现在的岗位已工作时间</td><td colspan="6">自　　年　　月　　日开始,　共计:　　年</td></tr>
<tr><td>学历培训
经历经验</td><td colspan="6">1.本科以上学历,有5年以上本科室护理工作经验。2.有临床医患、医务人员之间沟通经历、院内医院管理培训经历。3.有护理抢救危重病人经历。4.医院培训经历。</td></tr>
<tr><td>岗位工作
技能要求</td><td colspan="6">1.称职的中级专业技术职称。2.科室护理骨干。3.较好的口才和文字表达能力。4.良好的职业道德素质和团队合作精神。5.持续学习能力强。6.工作中协调与沟通能力。</td></tr>
<tr><td rowspan="2">岗位工作
其他要求</td><td>性别要求</td><td></td><td>年龄要求</td><td></td><td>婚姻</td><td>婚否不限</td></tr>
<tr><td>身体要求</td><td></td><td>政治要求</td><td>事业性、组织观念强</td><td>业务要求</td><td>掌握本专业</td></tr>
<tr><td colspan="3" align="center">岗位分析时间</td><td colspan="2" align="center">填写人</td><td></td></tr>
</table>

14. 中医内科夜班(大夜班)护士岗位说明书

岗位工作基本信息	岗位名称	夜班护士	所在部门	中医内科	岗位编号	
	从属部门	医务部、护理部	岗位定员		所辖人数	
	直接上级	护士长	直接下级	实习护士、进修护士		

岗位使命工作概述	在护士长领导和上级护师指导下按照自己的职责独立做好护理工作、重视护理质量、提高病人满意度。按照时间、按照质量、按照数量标准完成自己的本职岗位工作。

岗位工作主要职责与任务	岗位职责。1.上班提前10分钟到病房,阅读交班报告及危重患者护理记录单,掌握上一班交班内容。树立以病人为中心,一切为了病人安全和健康的服务理念。2.交清病人总数、出入院、转科、病危、死亡人数及病室管理中应注意的问题。3.新入院、急诊、抢救、危重、特殊病人、特殊检查、特殊治疗、输血及情绪异常的病人必须床旁交接,了解诊疗情况和护理完成情况。有无病人伤口出血、渗血情况,有无压疮、各种导管固定和引流通畅情况,并做好记录。4.按照护理等级规定时间或病人具体情况测量病人生命体征。5.急救器材、药品是否齐备完好,贵重、毒麻、限剧药品交接清楚并签名。6.检查备用药品、急救药品,如有沉淀、絮状物等质量问题,及时调整。如日期临近,做好明显标识或及时更换。检查医疗器械使用情况,及时更换和消毒,并写明消毒日期和更换日期。7.送取药盘,查对药品,按时发放口服药品,核对病人姓名,做到送药入手,倒温水,看药入口。8.按照规定时间巡视病房,如有异常,及时报告医生,妥善处理。9.各种治疗、护理、检查标本采集及各种处置完成情况须签字,对尚未完成的工作,应向接班者交代清楚。10.执行各项规章制度和技术操作常规,严格"三查七对"。11.执行消毒隔离、无菌技术操作,预防感染。12.保持治疗室清洁、物品摆放整齐有序。13.适时对有关病人开展健康宣教,病区病人动态情况。14.在办公室、治疗室、病房时应开门,以便了解情况。15.按规定准备白班治疗药品。16.负责病房安全与秩序,及时关、锁闭走廊大门,关注人员往来,对病人的陪护人员做到清楚明白。按时或根据气候变化关闭门窗、开关。17.工作现场"7S管理":①整理、②整顿、③清扫、④清洁、⑤安全、⑥节约、⑦素养。18.按照规定处理医疗护理垃圾和废物。19.针对缺陷持续学习与工作创新能力。

岗位工作主要绩效考核要点	1.规章制度。2.完成规定的护理工作。3.医德医风、社会责任。4.顾客沟通、医患纠纷处理。5.病区环境管理、健康宣教。6.护理工作流程。7.交接班及相关工作记录完整。8.服务态度。9.敬业奉献,遵守纪律,任劳任怨。10.工作主动性、责任心。

岗位工作关系	院内联系部门	院内各个科室、行政职能部门、后勤部门相关领导和人员。
	院外联系部门	医院、科室或护理部授权范围内与外界有关部门人员沟通、联系。

岗位工作权限	1.对护理工作计划、实施、检查的参与权。2.有权监督实习护士的工作。3.有向护士长、主任建议提出改进科室工作的权力,薪酬分配建议权,制度改进建议权,等等。

岗位工作环境	1.在医院内工作,温度、湿度适宜。2.工作现场会接触到轻微粉尘及医疗中的刺激性气味,照明条件良好,一般无相关职业病发生。3.满足医疗护理工作的相关条件。

在现在的岗位已工作时间	自　　　年　　月　　日开始,　　共计:　　　年

学历培训经历经验	1.本科以上学历,有5年以上本科室护理工作经验。2.有临床医患、医务人员之间沟通经历、院内医院管理培训经历。3.有护理、抢救危重病人经历。4.年内最少有1篇论文发表,每年积极参加继续医学教育。5."三基"考试符合要求。6.中级专业技术职称。

岗位工作技能要求	1.称职的中级专业技术职称。2.科室护理骨干。3.较好的口才和文字表达能力。4.良好的职业道德素质和团队合作精神。5.持续学习能力强。6.工作中协调与沟通能力。

岗位工作其他要求	性别要求		年龄要求		婚姻	婚否不限
	身体要求		政治要求	事业性、组织观念强	业务要求	掌握本专业

岗位分析时间		填写人	

十九、康复内科护理人员岗位说明书

1.康复内科护士长岗位说明书

岗位工作基本信息	岗位名称	护士长	所在部门	康复内科	岗位编号	
	从属部门	医务部、护理部	岗位定员		所辖人数	
	直接上级	科主任、护理部	直接下级	护理人员,实习、进修护士		
岗位使命工作概述	在科主任与护理部领导下,全面负责科室护理工作、病房管理、护士思想、学科建设,物资管理等工作。是科室护士的思想、业务、行政管理的第一责任人。					
岗位工作主要职责与任务	**领导与管理职责。**1.在科主任和护理部主任领导下,负责科室的护理业务及行政管理工作,完成各项数量、质量与综合绩效指标。2.负责制订本科室的护理发展规划、护理学科建设、年度、月度、周工作计划并实施。3.负责护理质量的监督与检查,确保护理质量。4.落实基础护理、专科护理、特殊护理与责任护理。5.病人满意。 **管理职责:**1.参加晨会,组织护士对急危重症、新入院患者床旁交接班,检查危重抢救病人的情况,对复杂护理或新开展的护理业务要亲自参加并具体指导。2.组织护理查房和随同科主任查房,了解护理工作中存在的问题,并及时解决。3.指导下级护士工作。4.确定护士轮转和临时调配。5.提高设备使用效率。6.实施科室"6S管理"。7.加强物资管理,账物相符。8.重视信息工作,按要求做好指标统计工作。9.落实患者饮食。10.护理文书书写符合要求。11.精确掌握康复理疗病人护理常规。 **制度执行。**1.执行各项规章制度和技术操作常规,按照流程操作。2.执行查对制度及相关管理规定。3.严格执行规定消毒隔离、无菌技术操作流程,预防医院感染。 **职业道德。**1.遵纪守法。2.尊重患者权利,保守医疗秘密。3.廉洁工作,文明礼貌,卓越服务。4.团队精神,和谐共事。5.工作积极性、主动性、创新性,责任心。 **教学与科研。**1.持续学习与创新能力。2.结合工作撰写论文。3.参加医学继续教育。4.参与临床部分教学、承担科研课题相关工作。5.完成相关领导交代的临时性工作。					
岗位工作主要绩效考核要点	1.规章制度落实。2.护理、学术、科研等工作及完成数量、质量、效率、绩效指标。3.良好的沟通技巧,处理病人投诉与纠纷。4.医德医风、社会责任。5.健康宣教、培训帮带等。6.护理工作流程规范。7.病房管理。8.本科室护理人员技术操作。9.静脉穿刺成功率。10.基础专科责任护理和护理文书书写合格率。11.病人满意度。					
岗位工作关系	院内联系部门	院内各个科室、行政职能部门、后勤部门相关领导和人员。				
	院外联系部门	医院、科室或护理部授权范围内与外界有关部门人员沟通、联系。				
岗位工作权限	1.科室管理、协调权。对本科室护理日常工作的计划、实施、检查和指导权,对本科室内护理人员任免的建议权。2.监督护理人员的日常工作权。3.有向科主任、护理部主任或者上级领导建议提出改进科室工作的权力,绩效薪酬分配建议权,等等。					
岗位工作环境	1.在医院内工作,温度、湿度适宜。2.工作现场会接触到轻微粉尘及医疗中的刺激性气味,照明条件良好,一般无相关职业病发生。3.满足医疗护理工作的相关条件。					
在现在的岗位已工作时间	自　　年　　月　　日开始,　　共计:　　年					
学历培训经历经验	1.专科以上学历,有1年以上本科室护理工作经验。2.有专科护理业务进修经历、医院管理培训经历。3.学术、教学、科研参与的经历。4.每2年有1篇杂志论文发表。5.医患沟通,患者投诉、护理纠纷处理经历。6.具备中级专业技术职称。					
岗位工作技能要求	1.称职的科室护理学科带头人。2.护理工作决策、管理和协调能力。3.较好的口才和文字表达能力。4.良好的职业道德素质和团队合作精神。5.中级或高级职称强。					
岗位工作其他要求	性别要求		年龄要求		婚姻	婚否不限
	身体要求		政治要求	事业性、组织观念强	业务要求	精通本专业
岗位分析时间			填写人			
直接上级审核签字			审核时间			

2.康复内科主管护师岗位说明书

<table>
<tr><td rowspan="3">岗位工作
基本信息</td><td>岗位名称</td><td>主管护师</td><td>所在部门</td><td>康复内科</td><td>岗位编号</td><td></td></tr>
<tr><td>从属部门</td><td>医务部、护理部</td><td>岗位定员</td><td></td><td>所辖人数</td><td></td></tr>
<tr><td>直接上级</td><td>护士长</td><td>直接下级</td><td colspan="3">相关护理人员,实习、进修护士</td></tr>
<tr><td>岗位使命
工作概述</td><td colspan="6">在护士长领导和上级护师指导下,负责上班时病人的治疗、护理、服务工作,护患沟通、健康教育及相关工作。是本科室专科护理业务、技术、服务工作的全能者。</td></tr>
<tr><td rowspan="1">岗位工作
主要职责
与任务</td><td colspan="6">**岗位职责。**1.参加护士各种班次值班。按量按质按时完成自己岗位独立工作。2.协助护士长做好护理质量控制工作,把好护理质量关,不断提高护理质量。3.熟悉现代医院护理理念和管理工具。制订具有专科特色的护理计划,对患者实施整体护理。4.掌握基础、专科与责任护理流程。协助护士长做好行政管理和护理队伍的建设工作。5.督促检查本科各病房护理、治疗工作落实。6.解决本科护理业务上的较为疑难护理问题,指导危重、疑难病人护理计划的制订及实施。7.受护士长委托指导护理查房和护理会诊。对发生的护理差错、事故进行分析、鉴定,并提出防范措施。
执行职责。1.执行国家相关法律法规,行业规章制度、标准、职责、操作规范与流程,严格执行"18项核心制度",执行医院和科室的各项管理制度。2.参加医院、行政、党支部举办的各项政治理论学习、业务与管理知识培训,医学继续教育。3.加强与各职能部门、科室、后勤科室的交流沟通,共同完成好各项工作任务。4.持续改进。
工作任务。1.担当危、急、重症病人抢救工作。2.指导护师、护士、实习、进修护士工作。3.落实病人饮食和治疗饮食。4.解除病人疼痛,评价病人疼痛。5.学习应用国内外护理先进经验,不断提高科室的护理技术水平。6.掌握理疗病人护理常规。7.协助护士长制订本科护理科研并组织实施,指导护师、护士开展科研工作。
职业道德。1.以病人为中心,尊重患者权利,保守医疗秘密。2.遵纪守法,勤奋工作,文明礼貌,卓越服务。3.团队精神,注重沟通,和谐共事。4.工作积极性、主动性、责任心与创新性。5.奉献精神,任劳任怨。6.对患者的健康教育。7.服务病人满意。
学习与创新。1.持续学习与创新能力。2.不断总结经验,结合临床实际撰写论文。3.积极参加医学护理继续教育项目。4.完成有关领导安排的其他临时性工作任务。</td></tr>
<tr><td>岗位工作
主要绩效
考核要点</td><td colspan="6">1.规章制度。2.规定的护理、教学、科研以及工作数量、质量、效率和绩效指标。3.医德医风、社会责任。4.护患纠纷处理。5.病区管理、健康宣教、培训帮带。6.工作流程。7.工作主动、积极和责任性。8.服务态度。9.持续学习与创新能力。</td></tr>
<tr><td rowspan="2">岗位工
作关系</td><td>院内联系部门</td><td colspan="5">院内各个科室、行政职能部门、后勤部门相关领导和人员。</td></tr>
<tr><td>院外联系部门</td><td colspan="5">医院、科室或护理部授权范围内与外界有关部门人员沟通、联系。</td></tr>
<tr><td>岗位工
作权限</td><td colspan="6">1.科室护理业务、科研和管理建议权。2.日常工作计划、实施、检查的建议权。3.本科护理人员任免建议权。4.分管人员工作监督权。5.提出改进护理工作建议权。</td></tr>
<tr><td>岗位工
作环境</td><td colspan="6">1.在医院内工作,温度、湿度适宜。2.工作现场会接触到轻微粉尘及医疗中的刺激性气味,照明条件良好,一般无相关职业病发生。3.满足医疗护理工作的相关条件。</td></tr>
<tr><td>在现在的岗位已工作时间</td><td colspan="6">自 年 月 日开始, 共计: 年</td></tr>
<tr><td>学历培训
经历经验</td><td colspan="6">1.专科以上学历,5年以上护理工作经验。2.有基础、专科、责任护理、管理培训经历。3.有新技术、新业务。4.每3年内有1篇杂志论文发表,1篇年度综述文章。</td></tr>
<tr><td>岗位工作
技能要求</td><td colspan="6">1.称职的中级专业技术职称。2.业务、技术、管理和协调能力。3.较好的口才和文字表达能力。4.良好的职业道德素质和团队合作精神。5.持续学习专业知识的能力强。</td></tr>
<tr><td rowspan="2">岗位工作
其他要求</td><td>性别要求</td><td></td><td>年龄要求</td><td></td><td>婚姻</td><td>婚否不限</td></tr>
<tr><td>身体要求</td><td></td><td>政治要求</td><td>事业性、组织观念强</td><td>业务要求</td><td>掌握专科护理</td></tr>
<tr><td colspan="2">岗位分析时间</td><td colspan="2"></td><td>填写人</td><td></td></tr>
<tr><td colspan="2">直接上级审核签字</td><td colspan="2"></td><td>审核时间</td><td></td></tr>
</table>

3.康复内科护师岗位说明书

岗位工作 基本信息	岗位名称	护师	所在部门	康复内科	岗位编号	
	从属部门	医务部、护理部	岗位定员		所辖人数	
	直接上级	护士长	直接下级	护士,实习、进修护士		

岗位使命 工作概述	在护士长领导和上级护师指导下按照自己的职责独立做好护理工作、重视护理质量、提高病人满意度。按时、按质、按量完成自己的本职工作。是科室护理骨干力量。

岗位工作 主要职责 与任务	**岗位职责。**1.取得护师执业资格。参加护士各种班次值班。独立完成岗位工作。2.具备整体护理知识,熟悉基础、专科、责任护理业务,对病人实施整体护理,制定和评估病人护理计划。3.交接科室规定物品并双方签字。4.参与病房危重、疑难病人的护理工作及难度较大的护理操作。5.需要时协助护士长拟订病房护理工作计划,参与病房管理工作。6.参加本科上级护师组织的护理查房、会诊和病例讨论。 **工作任务。**1.参加晨会。查看夜班交班报告内容,明确治疗、医嘱、护嘱、记录本内容与结果,完成交班期间待完成的治疗项目。2.在护士长带领下参加病人床旁交接班,明确危重、抢救、特殊检查、新入院病人情况。3.交接班重点明白病人静脉输液管等各种管道是否畅通。静脉输液管内加药成分、滴速、数量。吸引管引出的液体颜色、性质、数量,各类管道消毒更换日期等。4.清楚疼痛病人止痛后的效果。5.能够与医生一道独立完成危重病人抢救工作。6.掌握康复理疗病人护理常规。 **执行职责。**1.执行国家相关法律法规,行业规章制度、标准、职责、操作规范与流程,严格执行"18项核心制度",执行医院和科室的各项管理制度。2.参加医院、行政、党支部举办的各项政治理论学习、业务与管理知识培训,医学继续教育。3.加强与各职能部门、科室、后勤科室的交流沟通,共同完成好各项工作任务。4.持续改进。 **职业道德。**1.遵纪守法。2.以病人为中心,尊重患者权利,保守医疗秘密。3.努力工作,文明礼貌,服务态度好,卓越服务。4.团队精神,注重沟通,和谐共事。5.工作积极性、主动性、责任心与创新性。6.奉献精神,任劳任怨。7.健康宣教落实。 **学习与创新。**1.朝气蓬勃,精神面貌好,持续学习与创新能力。2.结合临床实际不断总结经验,撰写论文。3.积极参加医学继续教育。指导护士、实习、进修生临床带教工作,并进行绩效考核和评价。4.完成有关领导安排的其他临时性工作任务。

岗位工作 主要绩效 考核要点	1.规章制度落实。2.完成规定的护理任务以及工作数量、质量、效率和综合绩效指标。3.医德医风、社会责任。4.顾客沟通。5.病房管理、健康宣教。6.护理工作流程。7.危重病人护理与救治。8.工作主动、积极和责任性。9.服务态度与责任性。

岗位工 作关系	院内联系部门	院内各个科室、行政职能部门、后勤部门相关领导和人员。
	院外联系部门	医院、科室或护理部授权范围内与外界有关部门人员沟通、联系。

岗位工 作权限	1.对本科护理工作计划、实施、检查的参与权。2.有向护士长、主任、主任护师或者上级领导建议提出改进科室工作的权力,薪酬分配建议权,制度改进建议权,等等。

岗位工 作环境	1.在医院内工作,温度、湿度适宜。2.工作现场会接触到轻微粉尘及医疗中的刺激性气味,照明条件良好,一般无相关职业病发生。3.满足医疗护理工作的相关条件。

在现在的岗位已工作时间	自　　年　　月　　日开始,　共计:　　年

学历培训 经历经验	1.专科以上学历,3年以上护理工作经验。2.有基础、专科、责任护理、管理培训经历。3.有新技术、新业务。4.每4年内撰写1篇论文。5.工作中协调与沟通能力。

岗位工作 技能要求	1.称职的初级专业技术职称。2.科室护理培养骨干。3.较好的口才和文字表达能力。4.良好的职业道德素质和团队合作精神。5.持续学习本岗位专业知识技能的能力强。

岗位工作 其他要求	性别要求		年龄要求		婚姻	婚否不限
	身体要求		政治要求	事业性、组织观念强	业务要求	熟悉本专业

岗位分析时间		填写人	

4.康复内科护士岗位说明书

岗位工作基本信息	岗位名称	护士	所在部门	康复内科	岗位编号	
	从属部门	医务部、护理部	岗位定员		所辖人数	
	直接上级	护士长	直接下级	实习、进修护士		
岗位使命工作概述	在护士长领导和上级护师指导下按照自己的职责独立做好护理工作、重视护理质量、提高病人满意度。按照时间、按照质量、按照数量标准完成自己的本职岗位工作。					
岗位工作主要职责与任务	**岗位职责。**1.取得护士执业资格。参加护士各种班次值班。能够独立完成岗位工作。2.具备整体护理知识,熟悉基础、专科、责任护理业务,对病人实施整体护理,制订和评估病人护理计划。3.交接科室规定物品并双方签字。4.参与病房危重、疑难病人的护理工作及抢救工作。5.参与病房管理工作。6.参加本科上级护师组织的护理查房、会诊和病例讨论。7.参与带教实习护士、进修护士临床指导教学等工作。 **工作任务。**1.参加晨会。查看夜班交班报告内容,明确治疗、医嘱、护嘱、记录本内容与结果,完成交班期间待完成的治疗项目。2.在护士长带领下参加病人床旁交接班,明确危重、抢救、特殊检查、新入院病人情况。3.交接班重点明白病人静脉输液管等各种管道是否畅通。静脉输液管内加药成分、滴速、数量。吸引管引出的液体颜色、性质、数量,各类管道消毒更换日期等。4.清楚疼痛病人止痛后的效果。5.尽快努力熟悉并掌握康复理疗病人护理常规。6.服务病人满意度持续提高。 **执行职责。**1.执行国家相关法律法规,执行行业规章制度、标准,严格执行医院和科室的各项管理制度和工作流程。2.参加医院、行政、党支部举办的各项政治理论学习、业务知识培训。3.加强与各职能部门、科室、后勤科室的交流沟通,共同完成好各项工作任务。4.执行医疗护理"18项核心制度"。5.履行科室质量管理兼职职责。 **职业道德。**1.遵纪守法。2.以病人为中心,尊重患者权利,保守医疗秘密。3.努力工作,文明礼貌,服务态度好,卓越服务。4.团队精神,注重沟通,和谐共事。5.工作积极、主动性、责任心与创新性。6.奉献精神,任劳任怨。7.健康宣教落实。 **学习与创新。**1.持续学习、具备 PDCA、持续改进、沟通技巧、追踪问题理念。2.结合临床实际学写论文。3.积极参加医学继续教育。指导实习、进修护士临床带教。4.针对问题、缺陷持续改进计划并实施。5.完成有关领导安排其他临时性工作任务。					
岗位工作主要绩效考核要点	1.规章制度落实。2.完成规定的护理任务以及工作数量、质量、效率和综合绩效指标。3.医德医风、社会责任。4.顾客沟通。5.病区管理、健康宣教。6.护理工作流程。7.危重病人护理与救治。8.工作主动、积极和责任性。9.服务态度与责任性。					
岗位工作关系	院内联系部门	院内各个科室、行政职能部门、后勤部门相关领导和人员。				
	院外联系部门	医院、科室或护理部授权范围内与外界有关部门人员沟通、联系。				
岗位工作权限	1.对本科护理工作计划、实施、检查的参与权。2.有向护士长、主任、主任护师或者上级领导建议提出改进科室工作的权力,薪酬分配建议权,制度改进建议权,等等。					
岗位工作环境	1.在医院内工作,温度、湿度适宜。2.工作现场会接触到轻微粉尘及医疗中的刺激性气味,照明条件良好,一般无相关职业病发生。3.满足医疗护理工作的相关条件。					
在现在的岗位已工作时间	自 年 月 日开始, 共计: 年					
学历培训经历经验	1.本科以上学历,有 1 年以上本科室护理工作经验。2.有基础、专科、责任护理经历、医院管理培训经历。3.有抢救危重病人经历。4.初级专业技术职称。5.服务态度好。					
岗位工作技能要求	1.医德、品质好。2.护理骨干。3.较好的口才和文字表达能力。4.良好的职业道德素质和团队合作精神。5.有上进心,持续学习能力强。6.岗位工作中沟通能力强。					
岗位工作其他要求	性别要求		年龄要求		婚姻	婚否不限
	身体要求		政治要求	事业性、组织观念强	业务要求	掌握本专业
岗位分析时间			填写人			

第四章 临床科室外科系统科室护理人员岗位说明书

一、心胸外科护理人员岗位说明书

1.心胸外科护士长岗位说明书

岗位工作 基本信息	岗位名称	护士长	所在部门	临床心胸外科	岗位编号	
	从属部门	护理部	岗位定员		所辖人数	
	直接上级	科主任、护理部	直接下级	护理人员,实习、进修护士		
岗位使命 工作概述	在科主任与护理部领导下,全面负责科室护理工作、病房管理、护士思想工作、学科建设,物资管理等工作。是科室护士的思想、业务、行政管理的第一责任人。					
岗位工作 主要职责 与任务	**领导职责**。1.在护理部主任的领导和科主任业务指导下,负责所管科室的护理业务及行政管理工作,完成各项数量、质量与绩效指标。2.重视思想政治工作,经常对护士进行职业道德教育工作。3.根据护理部的安排,结合本科具体情况制订本科的护理工作计划和科研计划,督促护士认真落实并经常检查。4.负责制订本科室的护理发展规划、学科建设及年度、月度、周工作计划,并组织实施。5.组织护理查房和随同科主任查房,了解护理工作中存在的问题,并加强医护联系与医患沟通。6.确定本科护士的轮转和临时调配。7.协调与其他科室的关系,搞好科内、外团结,以保证护理工作的正常进行。8.医护人员文明行医,卓越服务,树立良好的医德医风。 **管理职责**。1.参加晨交班,检查危重抢救病人的护理情况,对复杂的护理技术或新开展的护理业务,要亲自参加并具体指导。2.教育全科护理人员加强工作责任心,改善服务态度,认真履行岗位职责、严格执行各项规章制度和技术操作规程,严防差错事故的发生。3.落实护理交接班并记录完善。4.掌握心胸外科护理技能,熟悉心脏大血管手术、冠脉搭桥术、复杂先心病的矫治、各种微创伤手术后监护和护理技术、胸腔镜手术后护理技术。5.严格无菌技术与消毒隔离工作。6.术后加强监测,精确掌握本科室危重病人的各种抢救流程。7.加强设备管理,提高设备使用效率。8.加强病房管理,实施工作现场"7S管理"。9.注重护理质量提高,有持续改进计划。 **教学与科研职责**。组织本科护理人员学习护理业务技术,加强业务训练,持续改进。					
岗位工作 主要绩效 考核要点	1.规章制度落实。2.完成护理、学术、科研等工作数量指标、质量指标、效率指标、经济指标。3.处理病人投诉。4.医德医风、社会责任。5.医患纠纷处理、顾客沟通。6.健康宣教、培训帮带等。7.护理工作流程规范。8.病房管理。9.本科室护理人员技术操作。10.基础、专科、危重病人护理。11.护理文合格率。12.病人满意度。					
岗位工 作关系	院内联系部门	院内各个科室、行政职能部门,后勤部门相关领导和人员。				
	院外联系部门	医院、科室或护理部授权范围内与外界有关部门人员沟通、联系。				
岗位工 作权限	1.科室管理、协调权。对本科室护理工作的计划、实施、检查和指导权,对本科室内护理人员任免的建议权。2.有权指导监督护理人员的日常工作权,制度改进建议权。					
工作环境	1.在医院内工作,温度、湿度适宜。2.满足医疗与护理工作的相关环境条件。					
在现在的岗位已工作时间	自 年 月 日开始, 共计: 年					
学历培训 经历经验	1.本科以上学历,5年以上本科室工作经验。2.专科护理业务进修最少1次、医院管理培训经历。3.学术教学科研经历。4.年内最少1篇国家级以上杂志论文发表。					
技能要求	1.称职的学科带头人。2.下属公认的领导决策管理和协调能力。3.中级或以上职称。					
岗位工作 其他要求	性别要求		年龄要求		婚姻	婚否不限
	身体要求		政治要求	事业性、组织观念强	业务要求	精通本专业
岗位分析时间			填写人			

2.心胸外科病区护士长岗位说明书

岗位工作 基本信息	岗位名称	病区护士长	所在部门	临床心胸外科	岗位编号	
	从属部门	护理部	岗位定员		所辖人数	
	直接上级	科主任科护士长	直接下级	护理人员,实习、进修护士		

岗位使命 工作概述	在科主任与护士长领导下,全面负责病区护理工作、病房管理、护士思想工作、学科建设,物资管理等工作。是病区护士的思想、业务、行政管理的第一责任人。

岗位工作 主要职责 与任务	**领导职责。**1.在护士长领导和上级护师指导下,负责所管病区的护理业务及行政管理工作,完成各项数量、质量与绩效指标。2.重视思想政治工作,经常对护士进行职业道德教育工作。3.根据护理部的安排,结合本病区具体情况制订本科的护理工作计划和科研计划。4.负责制订本病区的护理发展规划、学科建设、年度、月度、周工作计划,并组织实施。5.组织护理查房和随同科主任查房,了解护理工作中存在的问题,并加强医护联系与医患沟通。6.确定病区护士的轮转和临时调配。7.负责全科护理质量的监督,对照标准,组织定期检查,及时发现问题,确保护理质量。 **管理职责。**1.参加晨会,带领上班护士对急、危重症、新入院患者床旁交接班,检查危重抢救病人的护理情况,对复杂的护理技术或新开展的护理业务,要亲自参加并具体指导。2.改善服务态度,认真履行岗位职责、严格执行各项规章制度和技术操作规程,严防差错事故的发生。3.落实护理交接班并记录完善。4.提高设备使用效率。5.加强病房管理,实施现场"5S管理"。6.加强病区物资管理,账物相符。7.落实患者治疗饮食。8.护理文书书写符合要求。9.落实基础和专科护理工作,按护理流程操作。10.掌握心胸护理技能,熟悉心脏大血管手术、冠脉搭桥术、复杂先心病的矫治、各种微创伤手术后监护和护理技术、胸腔镜手术后护理技术。11.严格无菌技术与消毒隔离工作。12.术后加强监测,精确掌握本科室危重病人的各种抢救流程。13.加强设备管理,提高设备使用效率。14.加强病房管理,实施现场"7S管理"。15.注重护理质量,有持续改进计划。16.掌管ICU室情况。17.病人满意度持续提高。 **教学与科研职责。**1.组织护理人员学习业务技术,加强业务训练,提高护士素质。2.检查实习、进修护士在病区的临床教学和实习情况。3.参加护理教学、设计科室护理科研课题,并组织实施。4.完成医院和有关领导安排的其他临时性工作任务。

岗位工作 主要绩效 考核要点	1.规章制度落实。2.完成护理、学术、科研等工作数量、质量、效率、经济指标。3.顾客沟通,处理病人投诉,医患纠纷处理。4.医德医风、社会责任。5.持续改进计划。6.健康宣教、培训帮带。7.工作流程规范。8.病房管理。9.本病区护理人员技术操作。10.静脉穿刺成功率。11.基础护理。12.护理文书。13.服务病人满意度。

岗位工 作关系	院内联系部门	院内各个科室、行政职能部门、后勤部门相关领导和人员。
	院外联系部门	医院、科室或护理部授权范围内与外界有关部门人员沟通、联系。

工作权限	1.科室管理、协调权。2.按照PDCA工作,对本科室内护理人员任免的建议权。

工作环境	1.在医院内工作,温度、湿度适宜。2.满足医疗与护理工作的相关环境条件。

在现在的岗位已工作时间	自　　年　　月　　日开始,　　共计:　　年

学历培训 经历经验	1.本科以上学历,5年以上本科室工作经验。2.专科护理业务进修最少1次、医院管理培训经历。3.学术教学科研经历。4.年内最少1篇国家级以上杂志论文发表。

岗位工作 技能要求	1.称职的病区护理带头人。2.领导、决策、管理和协调能力。3.较好的口才和文字表达能力。4.良好的职业道德素质和团队合作精神。5.中级专业技术职称。

岗位工作 其他要求	性别要求		年龄要求		婚姻	婚否不限
	身体要求		政治要求	事业性、组织观念强	业务要求	精通本专业

岗位分析时间			填写人	
直接上级审核签字			审核时间	

3.心胸外科主任护师岗位说明书

岗位工作 基本信息	岗位名称	主任护师	所在部门	临床心胸外科	岗位编号	
	从属部门	护理部	岗位定员		所辖人数	
	直接上级	护士长	直接下级	护理相关人员		

岗位使命 工作概述	在护理部和护士长、科室主任领导下,分管科室护理、教学、科研、服务等相关业务,纠纷处理、健康教育、质量管理等工作。科室护理科研的设计者与实施者。

岗位工作 主要职责 与任务	**领导职责。**1.在护理部主任和科护士长领导下,指导本科护理业务技术、科研和教学工作。2.遵循 PDCA 管理、追踪问题管理、持续质量改进、掌握可靠性系统管理方法。3.按流程工作。4.重视思想政治工作,经常对护士进行职业道德教育工作。5.精确掌握本科室基础护理、专科护理、特殊护理、危重病人各种护理操作技能,督促护士认真落实并经常督促检查。6.检查指导本科急、重、疑难患者的计划护理、护理会诊及抢救危重患者的护理。7.解决科室危重病人抢救和护理疑难问题。8.对本科护理差错、事故提出技术鉴定意见。9.组织在职主管护师、护师及进修护师的业务学习,拟订教学计划,编写教材,并负责讲授。10.参加晨交班,检查危重抢救病人的护理情况,对复杂的护理技术或新开展的护理业务,要亲自参加并具体指导。11.教育全科护理人员加强工作责任心,改善服务态度,认真履行岗位职责、严格执行各项规章制度和技术操作规程。12.落实护理交接班并记录完善。13.精确掌握心胸护理技能,掌握心脏大血管手术、冠脉搭桥术、复杂先心病的矫治、各种微创伤手术后监护和护理技术、胸腔镜手术后护理技术。14.严格无菌技术与消毒隔离工作。15.术后加强监测,精确掌握本科室危重病人的各种抢救流程。16.加强科室监护设备管理,提高设备使用效率。17.加强病房管理,实施岗位现场精细化、"7S管理"。 **教学与科研职责。**1.担任护理实习教学,指导下级护师教学实践。2.根据护士长安排按时组织科室护理查房。3.协助护理部做好主管护师、护师晋级的业务考核工作,承担对高级护理人员的培养工作。4.制定本科护理科研、技术革新计划,并负责指导实施。5.参与审定、评价护理论文和科研、技术革新成果。6.对全院的护理队伍建设、业务技术管理和组织管理提出意见。7.岗位护理工作持续改进与创新能力。

岗位工作 主要绩效 考核要点	1.规章制度落实。2.完成护理、教学、科研以及相关工作数量指标、质量指标、效率指标。3.危重病人抢救及综合绩效指标。4.医德医风、社会责任。5.医患纠纷处理、顾客沟通。6.病区环境管理、健康宣教、培训帮带等。7.岗位学习、创新能力。

岗位工 作关系	院内联系部门	院内各个科室、行政职能部门、后勤部门相关领导和人员。
	院外联系部门	医院、科室或护理部授权范围内与外界有关部门人员沟通、联系。

岗位工 作权限	1.科室护理管理、指导权。对本科室日常工作计划、实施、检查的建议权,对本科室内护理人员任免建议权。2.有权指导、监督分管人员日常工作。3.有向护理部、护士长或者上级领导建议提出改进科室护理工作权力,绩效薪酬分配建议权。

工作环境	1.在医院内工作,温度、湿度适宜。2.满足医疗与护理工作的相关环境条件。

在现在的岗位已工作时间	自 年 月 日开始, 共计: 年

学历培训 经历经验	1.研究生以上学历,10年以上本科室工作经验。2.专科护理业务进修最少1次、医院管理培训经历。3.学术教学科研经历。4.年内最少1篇国家级杂志论文发表。

岗位工作 技能要求	1.称职的病区护理学科带头人。2.领导、决策、管理和协调能力。3.较好的口才和文字表达能力。4.良好的职业道德素质和团队合作精神。5.高级专业技术职称。

岗位工作 其他要求	性别要求		年龄要求		婚姻	婚否不限
	身体要求		政治要求	事业性、组织观念强	业务要求	精通本专业

岗位分析时间		填写人	
直接上级审核签字		审核时间	

4.心胸外科副主任护师岗位说明书

岗位工作 基本信息	岗位名称	副主任护师	所在部门	临床心胸外科	岗位编号	
	从属部门	护理部	岗位定员		所辖人数	
	直接上级	护士长	直接下级	护理相关人员		

岗位使命 工作概述	在护理部和护士长、科室主任领导下,分管科室护理、教学、科研、服务等相关业务,纠纷处理、健康教育、质量管理等工作。科室护理科研的设计者与实施者。

岗位工作 主要职责 与任务	岗位职责。1.在护理部主任和科护士长领导下,指导本科护理业务技术、科研和教学工作。2.参与指导急、重、疑难病人的护理和专科特别护理及病人抢救。3.遵循 PDCA 管理、追踪问题管理、持续质量改进、掌握可靠性系统管理方法。4.指导护理查房,解决专科护理复杂疑难问题,按规定参与科主任查房,检查危重、疑难病人护理计划执行情况,指导下级护理人员文书书写。5.根据护理部安排,结合本科具体情况制定本科护理工作计划和科研计划,督促护士认真落实并经常督促检查。6.对本科护理差错、事故提出技术鉴定意见。7.组织在职主管护师、护师及进修护师的业务学习,拟订教学计划,编写教材,并负责讲授。8.参加晨交班,检查危重抢救病人的护理情况,对复杂的护理技术或新开展的护理业务,要亲自参加并具体指导。9.教育全科护理人员加强工作责任心,改善服务态度,认真履行岗位职责,严格执行各项规章制度和技术操作规程,严防差错事故的发生。10.落实护理交接班并记录完善。11.精确掌握心胸护理技能,掌握心脏大血管手术、冠脉搭桥术、复杂先心病的矫治、各种微创伤手术后监护和护理技术、胸腔镜手术后护理技术。12.掌握 ICU 室监护抢救病人技能。13.注重护理质量,有持续改进计划。14.担任护理实习教学,并指导主管护师教学实践。15.协助护理部做好主管护师、护师晋级的业务考核工作,承担对高级护理人员的部分培养工作。16.制订本科护理技术革新计划,并负责指导实施。参与审定、评价护理论文和科研设计方案、技术革新成果。17.负责组织本科护理学习讲座和护理病案讨论。18.协助护理部加强对全院护理工作的业务领导。

岗位工作 主要绩效 考核要点	1.规章制度落实。2.完成护理、教学、科研以及相关工作数量指标、质量指标、效率指标。3.综合绩效管理指标。4.医德医风、社会责任。5.医患纠纷处理、顾客沟通。6.病区环境管理、健康宣教、培训帮带等。7.科室工作流程规范。8.危重病人全程护理落实。9.与科室医护人员沟通协调。10.学习、创新能力。11.病人满意度。

岗位工 作关系	院内联系部门	院内各个科室、行政职能部门、后勤部门相关领导和人员。
	院外联系部门	医院、科室或护理部授权范围内与外界有关部门人员沟通、联系。

岗位工 作权限	1.科室护理管理、指导权。对本科室日常护理工作计划、实施、检查的建议权,对科内护理人员任免的建议权。2.有权指导、监督分管人员的日常工作。3.有向护理部、护士长或者上级领导建议提出改进科室护理工作权力,绩效薪酬分配建议权。

工作环境	1.在医院内工作,温度、湿度适宜。2.满足医疗工作的相关环境条件。

在现在的岗位已工作时间	自 年 月 日开始, 共计: 年

学历培训 经历经验	1.本科以上学历,有 10 年以上本科室护理工作经验。2.有专科护理经历、医院管理培训经历。3.有抢救危重病人经历,指导下级护理人员经历。4.年内最少有 1 篇国家级杂志论文发表,每年有 1 篇本专业发展动态综述文章。5.副高专业技术职称。

岗位工作 技能要求	1.称职的学科带头人。2.下属公认的领导、决策、管理和协调能力。3.较好的口才和文字表达能力。4.良好的职业道德素质和团队合作精神。5.沟通技巧与能力。

岗位工作 其他要求	性别要求		年龄要求		婚姻	婚否不限
	身体要求		政治要求	事业性、组织观念强	业务要求	精通本专业

岗位分析时间		填写人	
直接上级审核签字		审核时间	

5.心胸外科主管护师岗位说明书

<table>
<tr><td rowspan="3">岗位工作
基本信息</td><td>岗位名称</td><td>主管护师</td><td>所在部门</td><td colspan="2">临床心胸外科</td><td>岗位编号</td><td></td></tr>
<tr><td>从属部门</td><td>护理部</td><td>岗位定员</td><td colspan="2"></td><td>所辖人数</td><td></td></tr>
<tr><td>直接上级</td><td>护士长</td><td>直接下级</td><td colspan="4">相关护理人员,实习、进修护士</td></tr>
<tr><td>岗位使命
工作概述</td><td colspan="7">在护士长领导和上级护师指导下负责上班时的治疗、护理质量、服务工作,医患沟通、健康教育及职责工作。按照时间、按照质量、按照数量标准完成本职工作。</td></tr>
<tr><td>岗位工作
主要职责
与任务</td><td colspan="7">岗位职责。1.取得护士执业资格并经过注册。按照护士长安排做好岗位工作。协助护士长做好质量控制工作,把好护理质量关。不断提高护理质量,努力完成工作任务。完成本班绩效指标。2.掌握护理理论基础,参与和指导护师运用护理程序。制订具有护理特色的护理计划,掌握基础护理、专科护理特殊护理技能,对患者实施整体护理。3.指导并参与制订重危、疑难患者的护理计划,并亲自实施。4.协助拟订本科业务培训计划,协助组织本科护理人员学习护理知识,修订本科护理计划,加强护理基本功的训练。5.学习、应用国内外护理先进经验,开展新技术、新方法及科研工作,及时总结经验,不断提高自己的护理技术水平。6.认真执行各项规章制度和技术操作常规,按照规范的流程工作。7.熟悉普胸护理技能,熟悉心脏大血管手术、冠脉搭桥术、复杂先心病的矫治、各种微创伤手术后监护和护理技术、胸腔镜手术后护理技术。8.熟悉 ICU 室监护抢救病人技能。9.做好护理系学生、中专生、进修护师的临床带教组织工作,并负责讲课和评定成绩。10.协助护士长制订本科护理科研、新业务、新技术的开展计划。不断总结经验,撰写辨证施护论文。11.协助本科护士长做好行政管理和护理队伍的建设工作。12.加强医疗仪器、信息、物资的管理,组织好仪器、信息和物资的维护工作,提高仪器使用效率。13.加强病房管理,重视危重病人护理工作,深入病房与患者开展有效沟通,经常进行健康宣传。14.遵循 PDCA 管理、追踪问题管理、熟悉可靠性管理、持续护理质量改进。15.工作现场"7S 管理":①整理、②整顿、③清扫、④清洁、⑤安全、⑥节约、⑦素养。16.按照规定处理医疗垃圾和废物。17.有护理技术持续改进、创新能力。18.服务病人满意。</td></tr>
<tr><td>岗位工作
主要绩效
考核要点</td><td colspan="7">1.规章制度落实。2.完成规定的护理、教学、科研及临床护理工作数量指标、质量指标、效率指标及相关指标。3.综合护理绩效管理指标。4.医德医风、社会责任。5.医患纠纷处理、顾客沟通。6.病区环境管理、健康宣教、培训帮带等。7.执行科室工作流程规范。8.危重病人护理与救治。9.学习与工作建议和创新能力。</td></tr>
<tr><td rowspan="2">岗位工
作关系</td><td>院内联系部门</td><td colspan="6">院内各个科室、行政职能部门、后勤部门相关领导和人员。</td></tr>
<tr><td>院外联系部门</td><td colspan="6">医院、科室或护理部授权范围内与外界有关部门人员沟通、联系。</td></tr>
<tr><td>岗位工
作权限</td><td colspan="7">1.对本科室日常工作计划、实施、检查的参与权,对本科室内护理人员沟通权。2.有指导实习护士的日常工作权。3.有向护士长、主任、主任护师或者上级领导建议提出改进科室工作的权力。4.绩效薪酬分配建议权,规章制度改进建议权,等等。</td></tr>
<tr><td>工作环境</td><td colspan="7">1.在医院内工作,温度、湿度适宜。2.满足医疗护理服务工作的相关环境条件。</td></tr>
<tr><td>在现在的岗位已工作时间</td><td colspan="7">自　　年　　月　　日开始,　　共计:　　年</td></tr>
<tr><td>学历培训
经历经验</td><td colspan="7">1.本科以上学历,有 5 年以上本科室护理工作经验。2.有专科护理经历、医院管理培训经历。3.有抢救危重病人经历。4.年内最少有 1 篇习作论文,每年积极参加继续医学教育。5."三基"考试符合要求。6.中级专业技术职称。7.岗位工作中协调与沟通能力。</td></tr>
<tr><td>岗位工作
技能要求</td><td colspan="7">1.称职的中级专业技术职称。2.公认的科室护理骨干。3.较好的口才和文字表达能力。4.良好的业务能力、职业道德素质和团队合作精神。5.持续学习技能能力强。</td></tr>
<tr><td rowspan="2">岗位工作
其他要求</td><td>性别要求</td><td></td><td>年龄要求</td><td colspan="2"></td><td>婚姻</td><td>婚否不限</td></tr>
<tr><td>身体要求</td><td></td><td>政治要求</td><td colspan="2">事业性、组织观念强</td><td>业务要求</td><td>精通本专业</td></tr>
<tr><td colspan="2" align="center">岗位分析时间</td><td colspan="3"></td><td align="center">填写人</td><td colspan="2"></td></tr>
</table>

6.心胸外科护师岗位说明书

岗位工作 基本信息	岗位名称	护师	所在部门	临床心胸外科	岗位编号	
	从属部门	护理部	岗位定员		所辖人数	
	直接上级	护士长	直接下级	护士,实习、进修护士		

岗位使命 工作概述	在护士长领导和上级护师指导下按照自己的职责独立做好护理工作、重视护理质量、提高病人满意度。按时、按质、按量完成自己的本职工作。接受上级护师的指导。

岗位工作 主要职责 与任务	**岗位职责。**1.取得护士执业资格并经过注册。遵循医院护理部和所在病房的护理哲理,树立以病人为中心的理念,尊重病人权利,体现人性化护理,注意沟通技巧,保持良好的护患关系。不断提高护理质量,努力完成护理任务。2.具备整体护理知识,熟悉专科护理业务,运用护理程序对病人实施整体护理,包括熟练评估病人,制定护理计划,完成健康教育、心理护理,落实并修订病人的护理计划,书写护理记录。3.协助护士长、指导和检查护士执行医嘱、护嘱,实施护理措施及评价护理效果。4.能够独立参加危重病人的抢救工作,按危重病人护理常规进行护理,预防并发症的发生。5.认真执行各项规章制度和技术操作常规,按照规范的流程工作。6.精细化工作,严防差错事故发生。7.严格执行消毒隔离、无菌技术操作,预防医院感染。8.负责分管一组病人的护理,告知病人的相关事项,落实分级护理,随时巡视病房,了解病人病情及心态的变化,满足其健康需要。9.参加护理查房、护理病例讨论,发现问题,及时解决,把好自己岗位护理质量关、安全关。10.熟悉心胸护理技能,了解心脏大血管手术、冠脉搭桥术、复杂先心病的矫治、各种微创伤手术后监护和护理技术、胸腔镜手术后护理技术。11.了解并熟悉 ICU 室监护抢救病人技能。12.指导实习生、进修生的临床带教,完成教学计划,并进行考核和评价。13.协助护士长做好病室管理工作,病房实施"5S 管理"。14.积极参加继续教育学习,不断更新专业知识和技能,结合临床实践开展科研总结经验,撰写论文护理论文,完成继续教育规定学分。15.维护科室仪器设备,提高仪器的使用效率。16.按规定着装,文明服务,主动、积极工作,责任心强。17.持续学习与工作创新能力。18.遵循 PDCA 管理、追踪问题管理、熟悉可靠性管理、持续护理质量改进。19.工作现场"7S 管理":①整理、②整顿、③清扫、④清洁、⑤安全、⑥节约、⑦素养。20.按照规定处理医疗与护理垃圾和废物。21.完成有关领导安排的其他临时性工作。

岗位工作 主要绩效 考核要点	1.规章制度落实。2.完成规定的护理数量指标、质量指标、效率指标、服务指标。3.医德医风、社会责任。4.顾客沟通、医患纠纷处理。5.病区环境管理、健康宣教。6.护理工作流程规范。7.交接班及记录完整。8.服务态度、工作主动热情、责任心。

岗位工 作关系	院内联系部门	院内各个科室、行政职能部门、后勤部门相关领导和人员。
	院外联系部门	医院、科室或护理部授权范围内与外界有关部门人员沟通、联系。

岗位工 作权限	1.对本科室日常工作计划、实施、检查的参与权。2.有指导实习人员的日常工作权。3.有向护士长、主任、主任护师或者上级领导提出改进科室问题工作的建议权。

工作环境	1.在医院内工作,温度、湿度适宜。2.满足医疗护理服务工作的相关环境条件。

在现在的岗位已工作时间	自　　年　　月　　日开始,　共计:　　年

学历培训 经历经验	1.本科以上学历,有 3 年以上本科室护理工作经验。2.有临床护理专科经历、积极参加院内培训。3.有独立抢救危重病人经历。4."三基"考试符合要求。5.初级专业技术职称。

岗位工作 技能要求	1.称职的初级专业技术职称。2.科室护理骨干。3.较好的口才和文字表达能力。4.良好的职业道德素质和团队合作精神。5.持续学习能力强。6.工作中协调与沟通能力。

岗位工作 其他要求	性别要求		年龄要求		婚姻	婚否不限
	身体要求		政治要求	事业性、组织观念强	业务要求	精通本专业

岗位分析时间		填写人	

7.心胸外科办公室护士岗位说明书

<table>
<tr><td rowspan="3">岗位工作
基本信息</td><td>岗位名称</td><td>办公室护士</td><td>所在部门</td><td>临床心胸外科</td><td>岗位编号</td><td></td></tr>
<tr><td>从属部门</td><td>护理部</td><td>岗位定员</td><td></td><td>所辖人数</td><td></td></tr>
<tr><td>直接上级</td><td>护士长</td><td>直接下级</td><td colspan="3">实习护士、进修护士</td></tr>
<tr><td>岗位使命
工作概述</td><td colspan="6">在护士长领导和上级护师指导下按照自己的职责独立做好办公室工作、重视护理质量、提高顾客满意度。按照时间、按照质量、按照数量标准完成自己的本职工作。</td></tr>
<tr><td>岗位工作
主要职责
与任务</td><td colspan="6">岗位职责。1.上班时提前10分钟到病房,参加晨会,查看夜间医嘱,阅读交班报告及危重患者护理记录单。热情接待病人,文明用语,礼貌待人。根据病人病情合理安排床位,填写诊断卡和床尾卡及时通知主管医师和主管护士。2.填写空床报告,在病室一览表上填写病人总数、新入、危重、手术、转科、出院、特殊治疗事项及当日值班医师、护士姓名。3.严格执行查对制度,正确执行医嘱,临时医嘱及时通知病人的主管护士。4.每日查对医嘱,每周大查对医嘱一次,有记录。根据护理级别、药物的阳性标志及时在诊断卡和床头卡上注明。5.认真执行各项规章制度和技术操作常规,按照规范的流程工作。严格按收费标准记账,负责掌握病人费用的动态情况,并及时与病人或家属、主管医师联系,负责对病人有关收费问题的解释工作。6.按医嘱饮食种类和病人需要,与营养科联系安排病人的饮食。按需要安排工人推送病人检查及相关后勤工作。7.负责办理出入院、转科、转院、饮食、手术、死亡的通知工作。8.正确绘制体温单,转抄长期医嘱执行单和记账。9.做好病历保管、清查工作,防止丢失。负责使用病历的管理。负责出院病人病历的质量检查及整理。10.保持办公室物品摆放有序、清洁、整齐。11.了解病房病人动态情况,书写病房动态交班报告。12.协助护士长做好病房管理工作。13.负责办公室的电脑、电话的管理。14.各种纸张、表格、电脑耗材清理、补充。15.书写字迹清楚正确,四级电脑操作水平,必要的人文知识。16.掌握心胸护理技能,熟悉心脏大血管手术、冠脉搭桥术、复杂先心病的矫治、各种微创伤手术后监护和护理技术、胸腔镜手术后护理技术。17.工作主动、积极,责任心强。18.遵循PDCA管理、追踪问题管理、熟悉可靠性管理、持续护理质量改进。19.工作现场"7S管理":①整理、②整顿、③清扫、④清洁、⑤安全、⑥节约、⑦素养。20.按照规定处理医疗与护理垃圾和废物。</td></tr>
<tr><td>岗位工作
主要绩效
考核要点</td><td colspan="6">1.规章制度落实。2.完成规定的岗位工作、数量指标、质量指标、效率指标、服务指标。3.医德医风、社会责任。4.顾客沟通。5.办公室环境管理、人员秩序等。6.办公室工作流程规范。7.交接班及相关工作记录完整。8.服务态度。9.病人满意。</td></tr>
<tr><td rowspan="2">岗位工
作关系</td><td>院内联系部门</td><td colspan="5">院内各个科室、行政职能部门、后勤部门相关领导和人员。</td></tr>
<tr><td>院外联系部门</td><td colspan="5">医院、科室或护理部授权范围内与外界有关部门人员沟通、联系。</td></tr>
<tr><td>岗位工
作权限</td><td colspan="6">1.对本科室日常工作计划、实施、检查的参与权。2.有指导实习人员的日常工作权。3.有向护士长、主任或者上级领导建议提出改进科室工作的权力,绩效薪酬建议权。</td></tr>
<tr><td>工作环境</td><td colspan="6">1.在医院内工作,温度、湿度适宜。2.满足医疗护理服务工作的相关环境条件。</td></tr>
<tr><td>在现在的岗位已工作时间</td><td colspan="6">自　　年　　月　　日开始,　　共计:　　年</td></tr>
<tr><td>学历培训
经历经验</td><td colspan="6">1.本科以上学历,有5年以上本科室护理工作经验。2.有较丰富的协调、沟通能力。3.有护理、抢救危重病人经历。4.年内最少有1篇论文发表,每年积极参加继续医学教育。5."三基"考试符合要求。6.具备中级专业技术职称。7.工作中协调与沟通能力。</td></tr>
<tr><td>岗位工作
技能要求</td><td colspan="6">1.称职的办公室护士工作。2.科室护理骨干。3.较好的口才和文字表达能力。4.良好的职业道德素质和团队合作精神。5.持续学习本岗位专业知识的能力强。</td></tr>
<tr><td rowspan="2">岗位工作
其他要求</td><td>性别要求</td><td></td><td>年龄要求</td><td></td><td>婚姻</td><td>婚否不限</td></tr>
<tr><td>身体要求</td><td></td><td>政治要求</td><td>事业性、组织观念强</td><td>业务要求</td><td>精通本专业</td></tr>
<tr><td colspan="3" align="center">岗位分析时间</td><td colspan="2" align="center">填写人</td><td colspan="2"></td></tr>
</table>

8.心胸外科总务护士岗位说明书

岗位工作 基本信息	岗位名称	总务护士	所在部门	临床心胸外科	岗位编号	
	从属部门	护理部	岗位定员		所辖人数	
	直接上级	护士长	直接下级	实习护士、进修护士		

岗位使命 工作概述	在护士长领导和上级护师指导下按照自己的职责独立做好总务护士工作,重视护理工作质量、管理质量,提高顾客满意度。按时、按质、按量完成自己的本职工作。

岗位工作 主要职责 与任务	岗位职责:1.树立以病人为中心的服务理念,尊重病人权利,体现人性化护理,注意沟通技巧,保持良好的护患关系。2.具备整体护理知识,熟悉专科护理业务,运用护理程序对病人实施整体护理,制订护理计划,落实并修订病人的护理计划,书写护理记录。3.具有对科室物资管理的较丰富经验。4.负责相关抢救仪器、急救器材、药品的管理,保证急救器材、药品完好率100%。物品严格交接班,并有记录。5.认真执行各项规章制度和技术操作常规。6.负责病区氧气、治疗物品、一次性物品的清理、交换及补充,勤俭、节约办事。7.负责各类药品的领取和保管,分类分柜储存口服药、静脉药、肌注药、外用药、剧毒药,标识清楚。定期清理药品批号,无过期药品。麻醉药上锁,每班交接并签字。8.严格执行消毒隔离制度、医院感染管理制度和无菌技术规程,定期做环境卫生学监测和消毒溶液浓度的测定及更换。9.负责与供应室、洗浆房交换物品,保证供应室医疗用品及时更换、请领。10.负责治疗室、换药室、处置室及检查室管理、清洁、消毒工作。11.病房用后的物品按《医疗废物管理条例》处理。12.协助护士长做好病房管理工作。负责病房物资的请领、保管和报损。协助办公室护士相关的工作。13.各种纸张、表格、电脑耗材清理、补充及时。注重成本管理。14.必要的人文知识,沟通能力强,管理能力较强。15.科室物品无损坏、丢失,账物相符。16.工作主动性、积极性、责任心强。17.掌握心胸护理技能,熟悉心脏大血管手术、冠脉搭桥术、复杂先心病的矫治、各种微创伤手术后监护和护理技术、胸腔镜手术后护理技术。18.重视病房秩序、安全与环境管理。19.遵循PDCA管理、追踪问题管理、熟悉可靠性管理、持续护理质量改进。20.工作现场"7S管理":①整理、②整顿、③清扫、④清洁、⑤安全、⑥节约、⑦素养。21.按照规定处理医疗垃圾和废物。22.病人满意度持续提高。

岗位工作 主要绩效 考核要点	1.规章制度落实。2.完成规定的岗位工作、数量指标、质量指标、效率指标、服务指标。3.医德医风、社会责任。4.顾客沟通。5.病房环境管理、人员秩序等。6.岗位工作流程规范。7.物品交接班及相关工作记录完整。8.服务态度。9.病人满意度。

岗位工 作关系	院内联系部门	院内各个科室、行政职能部门、后勤部门相关领导和人员。
	院外联系部门	医院、科室或护理部授权范围内与外界有关部门人员沟通、联系。

工作权限	1.对本科室日常工作计划、实施、检查的参与权。2.有指导实习人员的日常工作权。3.有向护士长、主任或者上级领导建议提出改进科室工作的权力,制度改进建议权。

工作环境	1.在医院内工作,温度、湿度适宜。2.满足医疗护理服务工作的相关环境条件。

在现在的岗位已工作时间	自　　年　　月　　日开始,　共计:　　年

学历培训 经历经验	1.本科以上学历,有5年以上本科室护理工作经验。2.有较丰富的协调、沟通能力。3.有护理、抢救危重病人经历。4.年内最少有1篇论文发表,每年积极参加继续医学教育。5."三基"考试符合要求。6.具备中级专业技术职称。7.岗位工作中协调与沟通能力。

岗位工作 技能要求	1.称职的总务护士。2.科室护理骨干。3.较好的口才和文字表达能力。4.良好的职业道德素质和团队合作精神。5.持续学习本岗位专业知识技能的能力强。

岗位工作 其他要求	性别要求		年龄要求		婚姻	婚否不限
	身体要求		政治要求	事业性、组织观念强	业务要求	精通本专业

岗位分析时间		填写人	

9.心胸外科辅助、帮班护士岗位说明书

岗位工作基本信息	岗位名称	副班护士	所在部门	临床心胸外科	岗位编号	
	从属部门	护理部	岗位定员		所辖人数	
	直接上级	护士长	直接下级		实习、进修护士	

岗位使命 工作概述	在护士长领导和上级护师指导下,依据主班护理工作做好自己的护理工作、重视护理工作质量、提高病人满意度。按时、按质、按量标准完成自己分工的本职工作。

岗位工作 主要职责 与任务	岗位职责:1.取得护士执业资格并经过注册。树立以病人为中心的服务理念,尊重病人权利,保持良好的护患关系。2.上班时提前10分钟到病房,阅读交班报告及危重患者护理记录单。参加晨会,掌握夜班交班内容。3.在主班护士的指导下执行医嘱和护嘱,并落实分管病人的护理计划。落实分级护理,基础护理和晨晚间护理,病人的卧位和各种导管符合要求。4.随同夜班护士、护士长进行床旁交班,了解新入院病人、危重病人、特殊病人情况,并检查抢救药品及抢救仪器的状态。5.根据安排负责病区药品的请领、保管,负责毒、麻、剧、限及精神药品的补充、检查及保管,保证各种药品无过期。6.认真执行各项规章制度和技术操作常规,按照流程工作。7.负责输液用药的配置工作。了解常用药物性质、作用、用法、剂量、不良反应等,熟悉各种药物的配伍禁忌。严格执行"三查七对"制度。8.严格执行消毒隔离、无菌技术操作,预防医院感染。9.对新入院病人告知其相关事项,随时巡视病房,了解病人病情及心态的变化,满足其身心需要。10.熟悉心胸护理技能,了解心脏大血管手术、冠脉搭桥术、复杂先心病的矫治、各种微创伤手术后监护和护理技术、胸腔镜手术后护理技术。11.负责一次性医疗用品及无菌物品的对换、保管、使用及处理,严格按要求存放,定期检查。12.巡视患者,全面掌握病区患者病情动态变化,参加急危重患者的抢救,完成交班报告及各种病情记录。13.与主班护士、总务护士查对本班医嘱。14.协助主班护士完成教学、科研任务和病房管理工作。15.保持护士站清洁整齐。16.培养持续学习与创新能力精神。17.遵循PDCA管理、追踪问题管理、熟悉可靠性管理、持续护理质量改进。18.工作现场"7S管理":①整理、②整顿、③清扫、④清洁、⑤安全、⑥节约、⑦素养。19.按照规定处理医疗垃圾和废物。20.注重职业素质提升,遵守劳动纪律,按照规定着装。21.服务病人满意度。

岗位工作 主要绩效 考核要点	1.规章制度落实。2.完成规定的护理工作、数量指标、质量指标、效率指标、服务指标。3.医德医风、社会责任。4.顾客沟通、医患纠纷处理。5.病区环境管理、健康宣教等。6.护理工作流程规范。7.交接班及相关工作记录完整。8.服务服务态度。

岗位工作关系	院内联系部门	院内各个科室、行政职能部门、后勤部门相关领导和人员。
	院外联系部门	医院、科室或护理部授权范围内与外界有关部门人员沟通、联系。

工作权限	1.对本科室日常工作计划、实施、检查的参与权。2.有指导实习人员的日常工作权。3.有向护士长、主任或者上级领导建议提出改进科室工作的权,制度改进建议权。

工作环境	1.在医院内工作,温度、湿度适宜。2.满足医疗护理服务工作的相关环境条件。

在现在的岗位已工作时间	自　　年　　月　　日开始,　　共计:　　年

学历培训 经历经验	1.本科以上学历,有1年以上本科室护理工作经验。2.有临床完整的护理实习记录、院内继续医学教育经历。3.有护理、抢救危重病人经历。4.年内最少有1篇习作论文。5."三基"考试符合要求。6.初级专业技术职称。7.同事之间协调与沟通能力。

岗位工作 技能要求	1.称职的初级专业技术职称。2.科室护理的培养骨干。3.较好的口才和文字表达能力。4.良好的职业道德素质和团队合作精神。5.持续学习本岗位专业知识的技能能力强。

岗位工作 其他要求	性别要求		年龄要求		婚姻	婚否不限
	身体要求		政治要求	事业性、组织观念强	业务要求	精通本专业

岗位分析时间		填写人	

10.心胸外科治疗班护士岗位说明书

岗位工作 基本信息	岗位名称	治疗班护士	所在部门	临床心胸外科	岗位编号	
	从属部门	护理部	岗位定员		所辖人数	
	直接上级	护士长	直接下级	实习护士、进修护士		

岗位使命 工作概述	在护士长领导和上级护师指导下按照自己的职责独立做好护理工作、重视护理质量、提高病人满意度。按照时间、按照质量、按照数量标准完成自己的本职工作。

岗位工作 主要职责 与任务	岗位职责：1.上班提前10分钟到病房,阅读交班报告及危重患者护理记录单,掌握夜班交班内容。树立以病人为中心的服务理念。2.晨会结束后,随护士长床头交接班。明确病人静脉输液管等各种管道是否畅通。静脉输液瓶内加药成分、滴速、数量。吸引管引出的液体颜色、性质、数量。各类管道消毒更换日期、标示等。交接治疗室常备药品、医疗器械、体温表、输液器、血压计、听诊器、剪刀、急救药盘和保护带的使用情况及数量并签字。完成交接班中待执行护理事项。3.常规治疗。处理当天医嘱。做到及时给药,口头医嘱不予处理。做到给药时间、途径、药物剂量和浓度的准确。4.送药盘,查对药品,遵医嘱加入临时给药。发放中午口服药品,核对病人身份,做到送药入手,倒温水,看药入口。5.检查备用药品、急救药品,如有沉淀、絮状物等质量问题,及时调整。如日期临近,做好明显标识或及时更换。检查医疗器械使用情况,及时更换和消毒,并写明消毒日期和更换日期。6.及时巡视病房,如有异常,及时报告医生,妥善处理。7.每天下午划体温,有异常报告医生,及时处理。查对当天医嘱。做好体温计消毒及治疗室紫外线消毒,及时按规定处理医疗废物,填写消毒记录和医疗用品使用记录,整理治疗室卫生。送取药盘,查对药品,准备晚班治疗用品,做好交接准备。8.转抄服药本、输液卡,每日下午进行查对。每周日下午测量病人血压,如有异常上报医生,妥善处理,记录并交班。每周固定时间换班,交接清楚,并填写交接记录。9.执行各项规章制度和技术操作常规,严格"三查七对"。10.执行消毒隔离、无菌技术操作,预防医院感染。11.掌握心胸护理技能,了解心脏大血管手术、冠脉搭桥术、复杂先心病的矫治、各种微创伤手术后监护和护理技术、胸腔镜手术后护理技术等。12.保持治疗室清洁、整齐。13.及时巡视病房,适时对有关病人开展健康宣教。14.善于与其他班同事协作,一切为了病人。15.岗位持续学习与工作创新能力。16.岗位工作现场"7S管理"：①整理、②整顿、③清扫、④清洁、⑤安全、⑥节约、⑦素养。17.按照规定处理医疗垃圾和废物。18.填写各种护理和处置后事项的记录单,书写交班报告。19.服务病人满意度。

主要绩效 考核要点	1.规章制度。2.完成规定护理工作。3.医德医风、社会责任。4.顾客沟通、医患纠纷处理。5.病区环境管理、健康宣教。6.护理工作流程程序。7.交接班记录完整。

岗位工 作关系	院内联系部门	院内各个科室、行政职能部门、后勤部门相关领导和人员。
	院外联系部门	医院、科室或护理部授权范围内与外界有关部门人员沟通、联系。

工作权限	1.对护理工作计划、实施、检查的参与权。2.有指导实习护士工作权,薪酬建议权。

工作环境	1.在医院内工作,温度、湿度适宜。2.满足医疗护理服务工作的相关环境条件。

在现在的岗位已工作时间	自　　年　　月　　日开始,　　共计：　　年

学历培训 经历经验	1.本科以上学历,5年以上本科护理工作经验。2.有临床医患、医务人员之间沟通经历。3.抢救危重病人经历。4.积极参加继续医学教育。5."三基"考试符合要求。

岗位工作 技能要求	1.称职的中级专业技术职称。2.科室护理骨干。3.较好的口才和文字表达能力。4.良好的职业道德素质和团队合作精神。5.持续学习能力强。6.工作中协调与沟通能力强。

岗位工作 其他要求	性别要求		年龄要求		婚姻	婚否不限
	身体要求		政治要求	事业性、组织观念强	业务要求	精通本专业

岗位分析时间		填写人	

11.心胸外科晚班(小夜班)护士岗位说明书

<table>
<tr><td rowspan="3">岗位工作
基本信息</td><td>岗位名称</td><td>晚班护士</td><td>所在部门</td><td>临床心胸外科</td><td>岗位编号</td><td></td></tr>
<tr><td>从属部门</td><td>护理部</td><td>岗位定员</td><td></td><td>所辖人数</td><td></td></tr>
<tr><td>直接上级</td><td>护士长</td><td>直接下级</td><td colspan="3">实习、进修护士</td></tr>
<tr><td>岗位使命
工作概述</td><td colspan="6">在护士长领导和上级护师指导下按照自己的职责独立做好护理工作、重视护理质量、提高病人满意度。按照时间、按照质量、按照数量标准完成自己的本职工作。</td></tr>
<tr><td>岗位工作
主要职责
与任务</td><td colspan="6">岗位职责。1.上班提前10分钟到病房,阅读交班报告及危重患者护理记录单,掌握上一班交班内容。树立以病人为中心,一切为了病人安全和健康的服务理念。2.交接班清楚病人总数、出入院、转科、病危、死亡人数及病室管理中应注意的问题。负责全区病员的一切治疗、护理工作。完成交接班中待执行事项。3.接班要明确病人静脉输液管等各种管道是否畅通。静脉输液瓶内加药成分、滴速、数量。吸引管引出的液体颜色、性质、数量。各类管道消毒更换日期、标示等。4.新入院、急诊、抢救、危重、特殊病人、特殊检查、特殊治疗、输血及情绪异常的病人必须床旁交接,了解诊疗情况和护理完成情况。有无病人伤口出血、渗血情况。有无压疮、各种导管固定和引流通畅情况,并做好记录。5.按照护理等级规定时间或病人具体情况测量病人生命体征。6.急救器材、药品是否齐备完好,贵重、毒麻、限剧药品交接清楚并签名。7.检查备用药品、急救药品,如有沉淀、絮状物等质量问题,及时调整。如日期临近,做好明显标识或及时更换。检查医疗器械使用情况,及时更换和消毒,并写明消毒日期和更换日期。8.按时间发放口服药品,核对病人姓名,做到送药入手,倒温水,看药入口。9.按时间巡视病房。督促协助护理员进行晚间护理,照顾病人就寝,做好陪人管理,保持病室安静。10.各种治疗、护理、检查标本采集及各种处置完成后须签字,对尚未完成的工作,应向接班者交代清楚。11.认真执行各项规章制度和技术操作常规,严格"三查七对"。12.执行消毒隔离、无菌技术操作,预防医院感染。13.掌握心胸护理技能,了解心脏大血管手术、冠脉搭桥术、复杂先心病的矫治、各种微创伤手术后监护和护理技术、胸腔镜手术后护理技术等。14.保持治疗室清洁、物品摆放整齐有序。15.适时对病人开展健康宣教,掌握病区病人动态情况。16.在办公室、治疗室、病房时应开门,以便了解情况。17.按规定准备白班治疗药品。18.负责病房安全与秩序,及时关、锁闭走廊大门,关注走廊、病房人员往来,对病人的陪护人员情况做到清楚明白。按时或根据气候变化关、开门窗、关闭电源开关。19.填写各种护理和处置后事项的记录单,书写交班报告。</td></tr>
<tr><td>主要绩效
考核要点</td><td colspan="6">1.规章制度。2.完成规定护理工作。3.医德医风、社会责任。4.顾客沟通、医患纠纷处理。5.病区病房环境管理、健康宣教。6.护理工作流程。7.交接班记录完整</td></tr>
<tr><td rowspan="2">岗位工
作关系</td><td>院内联系部门</td><td colspan="5">院内各个科室、行政职能部门、后勤部门相关领导和人员。</td></tr>
<tr><td>院外联系部门</td><td colspan="5">医院、科室或护理部授权范围内与外界有关部门人员沟通、联系。</td></tr>
<tr><td>工作权限</td><td colspan="6">1.对科室护理工作计划、实施、检查的参与权。2.有指导实习护士工作权,薪酬建议权。</td></tr>
<tr><td>工作环境</td><td colspan="6">1.在医院内工作,温度、湿度适宜。2.满足医疗护理服务工作的相关环境条件。</td></tr>
<tr><td>在现在的岗位已工作时间</td><td colspan="6">自　　年　　月　　日开始,　共计:　　年</td></tr>
<tr><td>学历培训
经历经验</td><td colspan="6">1.本科以上学历,有1年以上本科室护理工作经验。2.有临床医患、医务人员之间沟通经历、院内医院管理培训经历。3.有护理抢救危重病人经历。4.医院培训经历。</td></tr>
<tr><td>技能要求</td><td colspan="6">1.称职的中级专业技术职称。2.科室护理骨干。3.良好的职业道德素质和团队合作精神。</td></tr>
<tr><td rowspan="2">岗位工作
其他要求</td><td>性别要求</td><td></td><td>年龄要求</td><td></td><td>婚姻</td><td>婚否不限</td></tr>
<tr><td>身体要求</td><td></td><td>政治要求</td><td>事业性、组织观念强</td><td>业务要求</td><td>精通本专业</td></tr>
<tr><td colspan="2">岗位分析时间</td><td colspan="2"></td><td>填写人</td><td></td></tr>
<tr><td colspan="2">直接上级审核签字</td><td colspan="2"></td><td>审核时间</td><td></td></tr>
</table>

12.心胸外科夜班(大夜班)护士岗位说明书

岗位工作基本信息	岗位名称	夜班护士	所在部门	临床心胸外科	岗位编号	
	从属部门	护理部	岗位定员		所辖人数	
	直接上级	护士长	直接下级	实习、进修护士		

岗位使命工作概述	在护士长领导和上级护师指导下按照自己的职责独立做好护理工作、重视护理质量、提高病人满意度。按照时间、按照质量、按照数量标准完成自己的本职工作。

岗位工作主要职责与任务	岗位职责。1.上班提前10分钟到病房,阅读交班报告及危重患者护理记录单,掌握上一班交班内容。树立以病人为中心,一切都为了病人安全和健康的服务理念。2.接班要明确病人静脉输液管等各种管道是否畅通。静脉输液瓶内加药成分、滴速、数量。吸引管引出的液体颜色、性质、数量。各类管道消毒更换日期、标示等。3.交接班清楚病人总数、出入院、转科、病危、死亡人数及病室管理中应注意的问题。4.清楚新入院、急诊、抢救、危重、特殊病人、特殊检查、特殊治疗、输血及情绪异常的病人必须床旁交接,了解病人诊疗情况和护理完成情况。有无病人伤口出血、渗血情况,有无压疮、各种导管固定和引流通畅情况,并做好记录和签字。5.按照护理等级规定时间或病人具体情况测量病人生命体征。6.掌握急救器材、药品是否齐备完好,贵重、毒麻、限剧药品交接清楚并签名。7.检查备用急救药品,如有沉淀、絮状物等质量问题,及时调整。如日期临近,做好明显标识或及时更换。检查医疗器械使用情况,及时更换和消毒,并写明消毒日期和更换日期。8.送取药盘,查对药品,按时发放口服药品,核对病人姓名,做到送药入手,倒温水,看药入口。9.按照规定时间巡视病房,如有异常,及时报告医生,妥善处理。10.各种治疗、护理、检查标本采集及各种处置完成情况须签字,对尚未完成的工作,应向接班者交代清楚。11.执行各项规章制度和技术操作常规,严格"三查七对"。12.执行消毒隔离、无菌技术操作,预防感染制度。13.保持工作室清洁、物品摆放整齐有序。14.适时对有关病人开展健康宣教,掌握病区病人动态情况。15.在办公室、治疗室、病房时应开门,以便了解情况。16.按照规定准备白班治疗药品及相关物品。17.负责病房安全与秩序,及时关、锁闭走廊大门,关注走廊、病房人员往来,对病人的陪护人员做到清楚明白。按时或根据气候变化关闭门窗、电源开关。18.掌握心胸护理技能,了解心脏大血管手术、冠脉搭桥术、复杂先心病的矫治、各种微创伤手术后监护和护理技术、胸腔镜手术后护理技术等。19.遵循PDCA管理、追踪问题管理、熟悉可靠性管理、持续护理质量改进。20.工作现场"7S管理":①整理、②整顿、③清扫、④清洁、⑤安全、⑥节约、⑦素养。21.按照规定处理医疗垃圾和废物。22.持续改进。

岗位工作主要绩效考核要点	1.规章制度。2.完成规定的护理工作。3.医德医风、社会责任。4.顾客沟通。5.病区环境管理、健康宣教。6.护理工作流程。7.交接班及相关工作记录完整。8.服务态度。9.敬业奉献,遵守纪律,任劳任怨。10.工作主动责任心。11.病人满意度。

岗位工作关系	院内联系部门	院内各个科室、行政职能部门、后勤部门相关领导和人员。
	院外联系部门	医院、科室或护理部授权范围内与外界有关部门人员沟通、联系。

工作权限	1.对科室护理工作计划、实施、检查的参与权。2.有权指导实习进修护士的工作。

工作环境	1.在医院内工作,温度、湿度适宜。2.满足医疗护理服务工作的相关环境条件。

在现在的岗位已工作时间	自　　年　　月　　日开始,　　共计:　　年

学历经验	1.本科以上学历,1年以上本科室护理工作经验。2.有护理、抢救危重病人经历。

技能要求	1.称职的中级专业技术职称。2.科室护理骨干。3.良好的职业道德素质和团队合作精神。

岗位工作其他要求	性别要求		年龄要求		婚姻	婚否不限
	身体要求		政治要求	事业性、组织观念强	业务要求	精通本专业

岗位分析时间		填写人	

13.心胸外科办公室护士岗位说明书

<table>
<tr><td rowspan="3">岗位工作
基本信息</td><td>岗位名称</td><td>办公室护士</td><td>所在部门</td><td>临床心胸外科</td><td>岗位编号</td><td></td></tr>
<tr><td>从属部门</td><td>护理部</td><td>岗位定员</td><td></td><td>所辖人数</td><td></td></tr>
<tr><td>直接上级</td><td>护士长</td><td>直接下级</td><td colspan="3">实习护士、进修护士</td></tr>
<tr><td>岗位使命
工作概述</td><td colspan="6">在护士长领导和上级护师指导下按照自己的职责独立做好办公室工作、重视护理质量、提高顾客满意度。按照时间、按照质量、按照数量标准完成自己的本职工作。</td></tr>
<tr><td>岗位工作
主要职责
与任务</td><td colspan="6">岗位职责。1.上班时提前10分钟到病房,参加晨会,查看夜间医嘱,阅读交班报告及危重患者护理记录单。热情接待病人,文明用语,礼貌待人。根据病人病情合理安排床位,填写诊断卡和床尾卡及时通知主管医师和主管护士。2.填写空床报告,在病室一览表上填写病人总数、新入、危重、手术、转科、出院、特殊治疗事项及当日值班医师、护士姓名。3.严格执行查对制度,正确执行医嘱,临时医嘱及时通知病人的主管护士。4.每日查对医嘱,每周大查对医嘱一次,有记录。根据护理级别、药物的阳性标志及时在诊断卡和床头卡上注明。5.认真执行各项规章制度和技术操作常规,按照规范的流程工作。严格按收费标准记账,负责掌握病人费用的动态情况,并及时与病人或家属、主管医师联系,负责对病人有关收费问题的解释工作。6.按医嘱饮食种类和病人需要,与营养科联系安排病人的饮食。按需要安排工人推送病人检查及相关后勤工作。7.负责办理出入院、转科、转院、饮食、手术、死亡的通知工作。8.正确绘制体温单,转抄长期医嘱执行单和记账。9.做好病历保管、清查工作,防止丢失。负责使用病历的管理。负责出院病人病历的质量检查及整理。10.保持办公室物品摆放有序、清洁、整齐。11.了解病房病人动态情况,书写病房动态交班报告。12.协助护士长做好病房管理工作。13.负责办公室的电脑、电话的管理。14.各种纸张、表格、电脑耗材清理、补充。15.书写字迹清楚正确,四级电脑操作水平,必要的人文知识。16.掌握心胸护理技能,熟悉心脏大血管手术、冠脉搭桥术、复杂先心病的矫治、各种微创伤手术后监护和护理技术、胸腔镜手术后护理技术。17.工作主动、积极,责任心强。18.工作现场"7S管理":①整理、②整顿、③清扫、④清洁、⑤安全、⑥节约、⑦素养。19.按照规定处理医疗垃圾和废物。</td></tr>
<tr><td>岗位工作
主要绩效
考核要点</td><td colspan="6">1.规章制度落实。2.完成规定的岗位工作、数量指标、质量指标、效率指标、服务指标。3.医德医风、社会责任。4.顾客沟通。5.办公室环境管理、人员秩序等。6.办公室工作流程规范。7.交接班及相关工作记录完整。8.服务态度。9.敬业奉献,遵守纪律,任劳任怨。10.岗位工作热情性、主动性、积极性、责任心、创新性。</td></tr>
<tr><td rowspan="2">岗位工
作关系</td><td>院内联系部门</td><td colspan="5">院内各个科室、行政职能部门、后勤部门相关领导和人员。</td></tr>
<tr><td>院外联系部门</td><td colspan="5">医院、科室或护理部授权范围内与外界有关部门人员沟通、联系。</td></tr>
<tr><td>岗位工
作权限</td><td colspan="6">1.对本科室日常工作计划、实施、检查的参与权。2.有指导实习人员的日常工作权。3.有向护士长、主任或者上级领导建议提出改进科室工作的权力,制度改进建议权。</td></tr>
<tr><td>工作环境</td><td colspan="6">1.在医院内工作,温度、湿度适宜。2.满足医疗护理服务工作的相关环境条件。</td></tr>
<tr><td>在现在的岗位已工作时间</td><td colspan="6">自　　年　　月　　日开始,　　共计:　　年</td></tr>
<tr><td>学历培训
经历经验</td><td colspan="6">1.本科以上学历,有5年以上本科室护理工作经验。2.有较丰富的协调、沟通能力。3.有护理、抢救危重病人经历。4.年内最少有1篇论文发表,每年积极参加继续医学教育。5."三基"考试符合要求。6.具备中级专业技术职称。7.岗位工作中协调与沟通能力。</td></tr>
<tr><td>岗位工作
技能要求</td><td colspan="6">1.称职的办公室护士工作。2.科室护理骨干。3.较好的口才和文字表达能力。4.良好的职业道德素质和团队合作精神。5.持续学习本岗位专业知识技能的能力强。</td></tr>
<tr><td rowspan="2">岗位工作
其他要求</td><td>性别要求</td><td></td><td>年龄要求</td><td></td><td>婚姻</td><td>婚否不限</td></tr>
<tr><td>身体要求</td><td></td><td>政治要求</td><td>事业性、组织观念强</td><td>业务要求</td><td>精通本专业</td></tr>
<tr><td colspan="3" align="center">岗位分析时间</td><td></td><td align="center">填写人</td><td colspan="2"></td></tr>
</table>

14.心胸外科介入导管室护士岗位说明书

<table>
<tr><td rowspan="3">岗位工作
基本信息</td><td>岗位名称</td><td>介入导管室护士</td><td>所在部门</td><td>介入导管室</td><td>岗位编号</td><td></td></tr>
<tr><td>从属部门</td><td>心胸外科</td><td>岗位定员</td><td></td><td>所辖人数</td><td></td></tr>
<tr><td>直接上级</td><td>护士长</td><td>直接下级</td><td colspan="3">实习、进修护士</td></tr>
<tr><td>岗位使命
工作概述</td><td colspan="6">在导管室负责人和护士长领导下,按照自己的职责独立做好病人导管检查护理工作、重视病人检查质量、提高病人满意度。按时、按质、按量完成自己的本职工作。</td></tr>
<tr><td>岗位工作
主要职责
与任务</td><td colspan="6">岗位职责。1.上班提前10分钟到导管室,物品交接并签字。介入治疗前铺好床单、枕头,准备好手术包、手术器械,术后及时清理房间,物归原处,做好房间消毒。2.接班要明确病人静脉输液管等各种管道是否畅通。静脉输液瓶内加药成分、滴速、数量。吸引管引出的液体颜色、性质、数量。各类管道消毒更换日期、标示等。3.接诊介入治疗病人,校对病人姓名、性别、年龄、床号、手术名称、各种药物试验结果、皮肤准备情况。重危病人和特殊治疗经测心率、呼吸、血压和心电监护。正确完整记录生命体征。4.负责各种导管病人检查、治疗的预约登记,安排病人受检次序和导管报告的发放。术前引导病人卧于检查床,术后协助搬送病人。5.负责各种技术资料、摄像资料的保管、整理,及时领取各种表格、办公用品及各种药品、物品及抢救物品。6.按月、季、年进行各种工作量、收入等项目的统计工作。7.协助医生作好病人导管检查诊断及特殊治疗工作。8.检查医疗器械使用情况,及时更换和消毒,并写明消毒日期和更换日期。9.严格收费标准,做好门诊、住院病人导管检查和治疗费用记账工作。10.负责导管及附件的保养、清洗、消毒工作。11.认真对所有器材及时清洗、消毒,确保各种物品处于使用的最佳状态。定期对导管及附件进行细菌培养工作,确保导管及附件符合消毒使用要求。12.认真执行各项规章制度和技术操作常规,严格"三查七对"。13.严格执行消毒隔离、无菌技术操作,预防交叉感染。14.掌握普胸护理技能,了解心脏大血管手术、冠脉搭桥术、复杂先心病的矫治、各种微创伤手术后监护和护理技术、胸腔镜手术后护理技术等。15.保持导管室清洁、物品整齐、使用物品标识明确。16.报废器材认真登记及时补充,以保证检查治疗工作的正常运转。17.维持导管室病人检查秩序,帮助需要帮助的病人。18.重视导管检查资料积累,结合实际开展科研工作。19.下班前对各部位检查一遍,该上锁的部位上锁,确保安全后方可离去。20.工作现场"7S管理":①整理、②整顿、③清扫、④清洁、⑤安全、⑥节约、⑦素养。21.按照规定处理医疗护理垃圾和废物。</td></tr>
<tr><td>岗位工作
主要绩效
考核要点</td><td colspan="6">1.规章制度。2.完成规定的护理工作。3.医德医风、社会责任。4.顾客沟通、医患纠纷处理。5.导管室环境管理、健康宣教。6.工作流程。7.交接班及物品记录完整。8.服务态度。9.敬业奉献,遵守纪律,任劳任怨。10.工作主动性、积极性、责任心。</td></tr>
<tr><td rowspan="2">岗位工
作关系</td><td>院内联系部门</td><td colspan="5">院内各个科室、行政职能部门、后勤部门相关领导和人员。</td></tr>
<tr><td>院外联系部门</td><td colspan="5">医院、科室或护理部授权范围内与外界有关部门人员沟通、联系。</td></tr>
<tr><td>岗位工作
工作权限</td><td colspan="6">1.对导管室工作计划、实施、检查的参与权。2.有监督实习人员的工作权。3.有向导管室主任建议改进科室工作的权力,奖金分配建议权,制度改进建议权,等等。</td></tr>
<tr><td>工作环境</td><td colspan="6">1.在医院内工作,温度、湿度适宜。2.满足医疗护理服务工作的相关环境条件。</td></tr>
<tr><td>在现在的岗位已工作时间</td><td colspan="6">自　　　年　　月　　　日开始,　　　共计:　　　年</td></tr>
<tr><td>学历经验</td><td colspan="6">1.本科以上学历,1年以上本科室护理工作经验。2.有护理、抢救危重病人经历。</td></tr>
<tr><td>技能要求</td><td colspan="6">1.称职的中级专业技术职称。2.科室护理骨干。3.良好的职业道德素质和团队合作精神。</td></tr>
<tr><td rowspan="2">岗位工作
其他要求</td><td>性别要求</td><td></td><td>年龄要求</td><td></td><td>婚姻</td><td>婚否不限</td></tr>
<tr><td>身体要求</td><td></td><td>政治要求</td><td>事业性、组织观念强</td><td>业务要求</td><td>精通本专业</td></tr>
<tr><td colspan="2">岗位分析时间</td><td></td><td colspan="2">填写人</td><td></td></tr>
<tr><td colspan="2">直接上级审核签字</td><td></td><td colspan="2">审核时间</td><td></td></tr>
</table>

15.心胸外科护理员岗位说明书

岗位工作 基本信息	岗位名称	护理员	所在部门	心胸外科	岗位编号	
	从属部门	护理部、科室	岗位定员		所辖人数	
	直接上级	护士长、相关人员	直接下级			
岗位使命 工作概述	在护士长领导和上级护师、护士的指导下按照自己的职责独立做好护理员工作、重视危重病人护理质量、提高病人满意度。按时、按质、按量完成自己的本职工作。					
岗位工作 主要职责 与任务	**岗位职责。**1.在护士长领导和护士指导下工作。2.上班遵守劳动纪律,尽职尽责。3.执行护理员的工作制度与流程。4.按规定参加医院、科室相关会议。5.担任病人生活护理工作,如帮助重病人、不能够自理的病人洗漱、喂饭、洗脚、大小便、整理床铺、帮助病人购买生活用品,并且随时清理病人生活废物,联系病人家庭人员,跟随护士查房、了解危重病人、特殊病人、手术前后病人护理重点。6.保持科室物品的清洁与卫生,仪器与设备卫生清洁工作。7.履行护理员岗位职责与任务,保持洗漱间卫生清洁无臭味。8.随时巡视病房,应接病人呼唤,保持病房楼梯卫生清洁无臭味。9.执行预防患者跌倒坠床压疮制度。10.做好病人入院前的准备工作和出院后床单位整理和清洁工作,及时收集病人,并按照需要送出病人临时化验标本和其他外送病人物品工作。11.护理员独立工作能力,护理员独立解决主管范围内的卫生工作能力。12.处理护理病人的问题考虑全面遵循伦理原则。13.科室整体卫生与清洁,保持重病人床单位卫生与整洁,保持病房空床的卫生与整洁。14.处理患者和家属的相关问题,上班时手卫生符合要求,负责收回出院患者规定的科室用品。15.住院患者的满意度不断提升。16.饮食与开水落实到每位患者。17.工作现场"7S管理":①整理、②整顿、③清扫、④清洁、⑤安全、⑥节约、⑦素养。18.按照规定处理医疗垃圾和废物。19.完成领导交代的临时性工作任务。20.服务病人满意度。 **执行职责。**1.执行国家相关法律法规,行业规章制度、标准、职责、操作规范与流程,严格执行医院和科室的各项管理制度。2.参加医院举办的相关护理工作会议。 **职业道德。**1.本职职业素质持续提升,热爱护理员。2.廉洁工作,文明礼貌,卓越服务。3.发扬团队精神,任劳任怨,和谐共事。4.工作积极性、主动性、责任心。 **持续学习。**1.持续学习与工作改进能力。2.掌握、了解院内外本专业发展动态。3.对工作中存在的问题与缺陷有持续改进计划并实施。4.研究解决各种问题缺陷。					
岗位工作 主要绩效 考核要点	1.规章制度落实。2.完成规定的护理工作、数量指标、质量指标、效率指标、服务指标。3.医德医风、社会责任。4.顾客沟通、医患护理生活问题处理。5.病区环境管理、健康宣教、培训帮带等。6.科室护理清洁工作流程规范。7.服务病人满意度。					
岗位工 作关系	院内联系部门	院内各个科室、行政职能部门、后勤部门相关领导和人员。				
	院外联系部门	医院、科室或护理部授权范围内与外界有关部门人员沟通、联系。				
岗位工 作权限	1.对本科室日常护理病人生活工作计划、实施、检查的参与权,对本科室内护理人员考评的参与权。2.针对问题与缺陷有持续改进计划与实施,制度改进建议权,等等。					
岗位工 作环境	1.在医院内工作,温度、湿度适宜。2.工作现场会接触到轻微粉尘及医疗中的刺激性气味,照明条件良好,一般无相关职业病发生。3.满足医疗护理工作的相关条件。					
在现在的岗位已工作时间	自　　年　　月　　日开始,　共计：　　年					
学历经验·	1.小学以上学历。2.有1年以上本科室护理工作经验。3.工作中协调与沟通能力较强。					
岗位工作 技能要求	1.上班不接收快递包裹、不带熟人检查看病、不干私活不吃零食。2.护理病人关手机,上班不上网、不玩手机微信查资料打游戏。3.上班时不相互聊天、闲谈。					
岗位工作 其他要求	性别要求		年龄要求		婚姻	婚否不限
	身体要求		政治要求	事业性、组织观念强	业务要求	精通本专业
岗位分析时间				填写人		

16.心胸外科卫生员岗位说明书

岗位工作基本信息	岗位名称	卫生员	所在部门	心胸外科	岗位编号	
	从属部门	护理部、科室	岗位定员		所辖人数	
	直接上级	护士长、相关人员	直接下级			

岗位使命工作概述	在护士长领导和上级护师、护士的指导下按照自己的职责独立做好卫生员工作、重视病房卫生质量、提高病人满意度。按时、按质、按量标准完成自己的本职工作。

岗位工作主要职责与任务	**岗位职责。**1.在护士长领导和护士指导下做病房卫生工作。2.上班遵守劳动纪律,尽职尽责。3.执行卫生员的工作制度与流程。4.按规定参加医院、科室相关会议。5.担任病房、病人生活卫生工作,如帮助重病人、不能够自理的病人洗涮、喂饭、洗脚、大小便、整理床铺、帮助病人购买生活用品、并且随时清理病人生活废物,联系病人家庭人员,跟随护士查房、了解危重病人、特殊病人、手术前后病人护理重点。6.保持科室物品的清洁与卫生,仪器与设备卫生清洁工作。7.履行护理员岗位职责与任务,保持洗漱间卫生清洁无臭味。8.随时巡视病房,应接病人呼唤,保持病房楼梯卫生清洁无臭味。9.执行预防患者跌倒坠床压疮制度。10.担任病房的门、窗、地面、床头桌椅及厕所、浴室的清洁工。11.按照规定或者根据病人需要及时做好病房病员饮用水供应。12.消毒病人脸盆茶具痰盂便器用具。13.卫生员独立工作能力,护送病人、领送物品及外勤工作。14.工作责任心,工作积极认真、细心。病房管理,病室清洁、整齐、无异味,水壶清洁,给水壶及时加水。15.卫生间物品摆放整齐等。被服、床头桌、病室、卫生间及水壶、楼道清洁符合要求。16.物品管理,病室或科室管理,节约用水,按时关灯,空调管理,消毒洗手液管理符合要求。 **执行职责。**1.执行国家相关法律法规、行业规章制度、标准、职责、操作规范与流程,严格执行医院和科室的各项管理制度。2.参加医院举办的相关护理工作会议。 **职业道德。**1.本职职业素质持续提升,热爱护理员。2.廉洁工作,文明礼貌,卓越服务。3.发扬团队精神,和谐共事。4.工作积极性、主动性、责任心。5.持续改进。 **持续学习。**1.持续学习与工作改进能力。2.掌握、了解院内外本专业发展动态。3.对工作中存在的问题与缺陷有持续改进计划并实施。4.服务病人满意度持续提高。 **工作创新。**1.岗位工作与创新能力。2.岗位工作任劳任怨、卫生工作管理、流程、服务创新。3.善于发现工作中的问题、缺陷,分析、解决问题、缺陷的能力。

岗位工作主要绩效考核要点	1.规章制度落实。2.完成规定的护理卫生工作、数量指标、质量指标、效率指标、服务指标。3.医德医风、社会责任。4.顾客沟通、医患生活问题处理。5.病区与病房环境秩序管理、健康宣教等。6.科室护理清洁工作流程规范。7.病人满意度情况。

岗位工作关系	院内联系部门	院内各个科室、行政职能部门、后勤部门相关领导和人员。
	院外联系部门	医院、科室或护理部授权范围内与外界有关部门人员沟通、联系。

岗位工作权限	1.对本科室日常护理病人生活工作计划、实施、检查的参与权,对本科室内护理人员考评的参与权。2.针对问题、缺陷有持续改进计划,规章制度改进建议权,等等。

岗位工作环境	1.在医院内工作,温度、湿度适宜。2.工作现场会接触到轻微粉尘及医疗中的刺激性气味,照明条件良好,一般无相关职业病发生。3.满足医疗护理工作的相关条件。

在现在的岗位已工作时间	自 年 月 日开始, 共计: 年

学历经验	1.小学以上学历。2.有1年以上本科室护理工作经验。3.岗位工作中协调与沟通能力。

岗位工作技能要求	1.上班不接收快递包裹、不带熟人检查看病、不干私活不吃零食。2.护理病人关手机,上班不上网、不玩手机微信查资料打游戏。3.上班时不相互聊天、闲谈。

岗位工作其他要求	性别要求		年龄要求		婚姻	婚否不限
	身体要求		政治要求	事业性、组织观念强	业务要求	精通本专业

岗位分析时间		填写人	

二、ICU 科护理人员岗位说明书

1.ICU 科病区护士长岗位说明书

岗位工作基本信息	岗位名称	ICU 科护士长	所在部门	ICU 科		岗位编号	
	从属部门	医务部、外科	岗位定员			所辖人数	
	直接上级	科主任、科护士长	直接下级		护理人员,实习、进修护士		
岗位使命工作概述	在科主任与护士长领导下,全面负责病区护理工作、病房管理、护士思想工作、学科建设,物资管理等工作。是病区护士的思想、业务、行政管理的第一责任人。						
岗位工作主要职责与任务	**领导职责。**1.在护理部与科主任领导和指导下,是本科护理质量与安全管理和持续改进第一责任人,应对护理部、科主任负责。负责本病房的护理行政管理和业务工作。完成护理工作各项数量、质量与绩效指标。2.重视思想政治工作,经常对护士进行职业道德教育工作。3.根据护理部的安排,结合本病区具体情况制订本科的护理工作和科研计划。4.负责制订本科的护理发展规划,学科建设,年度、月度、周工作计划,并组织实施。5.组织护理查房和随同科主任查房,了解护理工作中存在问题,并加强医护联系与医患沟通。6.确定病区护士轮转和临时调配。7.按照 PDCA 工作、追踪问题管理、持续改进、强化可靠性质量管理。8.组织危重症患者的抢救。 **管理职责。**1.参加晨会,带领上班护士对急、危重症、新入院患者床旁交接班,检查危重抢救病人的护理情况,对复杂的护理技术或新开展的护理业务,要亲自参加并具体指导。2.改善服务态度,认真履行岗位职责、严格执行各项规章制度和技术操作规程,严防差错事故的发生。3.落实护理交接班并记录完善。4.提高设备使用效率。5.加强病房管理,实施现场"7S 管理"。6.加强病区物资管理,账物相符。7.落实患者治疗饮食。8.护理文书书写符合要求。9.落实基础和专科护理工作,按护理流程操作。10.每天 24 小时、每周 7 天能够随时可在病房从事 ICU 临床护理及管理工作,或是授权一名具有同样资格的主管护师承担上述工作。11.严格无菌技术与消毒隔离工作。12.术后加强监测,精确掌握本科室危重病人的各种抢救流程。13.定期检查仪器、急救物品、贵重药品,保证仪器性能良好,药品齐全并记录。14.定期检查各项表格记录,保证其完整性与准确性。15.定期检查各种消毒与灭菌物品并记录。16.参与检查、评价 ICU 护理质量管理情况。17.按照规定医疗与处理废物。 **教学与科研职责。**1.组织护理人员学习业务技术,加强业务训练,提高护士素质。2.检查实习、进修护士在病区的临床教学和实习情况。3.参加临床护理教学项目。 **工作创新。**1.善于发现工作中的问题,分析、解决问题的能力。2.持续改进。						
岗位工作主要绩效考核要点	1.规章制度。2.完成护理、学术、科研等工作数量、质量、效率、经济指标。3.处理病人投诉,医患纠纷处理。4.医德医风、社会责任。5.护理工作持续改进计划。6.健康宣教。7.工作流程规范。8.病房管理。9.护理人员技术操作。10.病人满意度。						
岗位工作关系	院内联系部门	院内各个科室、行政职能部门、后勤部门相关领导和人员。					
	院外联系部门	医院、科室或护理部授权范围内与外界有关部门人员沟通、联系。					
工作权限	1.科室管理、协调权。2.按照 PDCA 工作,对本科室内护理人员任免的建议权。						
工作环境	1.在医院内工作,温度、湿度适宜。2.满足医疗与护理工作的相关环境条件。						
在现在的岗位已工作时间	自　　年　　月　　日开始,　　共计:　　年						
学历经验	1.本科生以上学历,5 年以上本科室工作经验。2.经过 ICU 专业、医院管理培训。						
技能要求	1.称职的 ICU 科护士长。2.良好职业道德素质和团队合作精神。3.持续学习能力强。						
岗位工作其他要求	性别要求		年龄要求			婚姻	婚否不限
	身体要求		政治要求	事业性、组织观念强		业务要求	精通本专业
岗位分析时间				填写人			
直接上级审核签字				审核时间			

2．ICU 科病区高级职称护师岗位说明书

<table>
<tr><td rowspan="3">岗位工作
基本信息</td><td>岗位名称</td><td>高级职称护师</td><td>所在部门</td><td>ICU 科</td><td>岗位编号</td><td></td></tr>
<tr><td>从属部门</td><td>医务部、外科</td><td>岗位定员</td><td></td><td>所辖人数</td><td></td></tr>
<tr><td>直接上级</td><td>科主任科护士长</td><td>直接下级</td><td colspan="3">相关护理人员、实习、进修护士</td></tr>
<tr><td>岗位使命
工作概述</td><td colspan="6">在科主任与护士长领导下，全面负责病区护理工作、病房管理、护士思想工作、学科建设、物资管理等工作。是病区护士的思想、业务、行政管理的第一责任人。</td></tr>
<tr><td>岗位工作
主要职责
与任务</td><td colspan="6">**领导职责。**1．在护理部与科主任领导和指导下，是本科护理质量与安全管理和持续改进第一责任人，应对护理部、科主任负责。负责本病房的护理行政管理和业务工作。完成护理工作各项数量、质量与绩效指标。2．重视思想政治工作，经常对护士进行职业道德教育工作。3．根据护理部的安排，结合本病区具体情况制订本科的护理工作和科研计划。4．负责制订本科的护理发展规划，学科建设，年度、月度、周工作计划，并组织实施。5．组织护理查房和随同科主任查房，了解护理工作中存在问题，并加强医护联系与医患沟通。6．确定病区护士轮转和临时调配。7．按照 PDCA 工作、追踪问题管理、持续改进、强化可靠性质量管理。8．组织危重症患者的抢救。
管理职责。1．参加晨会，带领上班护士对急、危重症、新入院患者床旁交接班，检查危重抢救病人的护理情况，对复杂的护理技术或新开展的护理业务，要亲自参加并具体指导。2．改善服务态度，认真履行岗位职责，严格执行各项规章制度和技术操作规程，严防差错事故的发生。3．落实护理交接班并记录完善。4．提高设备使用效率。5．加强病房管理，实施现场"7S 管理"。6．加强病区物资管理，账物相符。7．落实患者治疗饮食。8．护理文书书写符合要求。9．落实基础和专科护理工作，按护理流程操作。10．每天 24 小时、每周 7 天能够随时可在病房从事 ICU 临床护理及管理工作，或是授权一名具有同样资格的主管护师承担上述工作。11．严格无菌技术与消毒隔离工作。12．术后加强监测，精确掌握本科室危重病人的各种抢救流程。13．定期检查仪器、急救物品、贵重药品，保证仪器性能良好，药品齐全并记录。14．定期检查各项表格记录，保证其完整性与准确性。15．科室为病人服务满意度持续提升。
教学与科研。1．协助护理部组织护理人员的业务学习、培养及护士晋级的考核工作。2．拟订教学计划，编写教材并负责讲授。3．制订专科护理科研、技术革新计划并实施。4．参与审定、评价护理论文和科研、技术革新成果。5．负责组织本科护理学习讲座和护理病案讨论。6．对医院护理队伍建设，业务技术管理和组织管理提出改进意见，参与护理部组织的全院性工作检查。7．掌握国内外护理发展动态，努力引进先进技术，提高护理质量，发展护理科学。8．完成相关领导交代的临时性工作任务。</td></tr>
<tr><td>岗位工作
主要绩效
考核要点</td><td colspan="6">1．规章制度。2．完成护理、学术、科研等工作数量、质量、效率、经济指标。3．处理病人投诉，医患纠纷处理。4．医德医风、社会责任。5．护理工作持续改进计划。6．健康宣教。7．工作流程规范。8．病房管理。9．护理人员技术操作。10．病人满意度。</td></tr>
<tr><td rowspan="2">岗位工
作关系</td><td>院内联系部门</td><td colspan="5">院内各个科室、行政职能部门、后勤部门相关领导和人员。</td></tr>
<tr><td>院外联系部门</td><td colspan="5">医院、科室或护理部授权范围内与外界有关部门人员沟通、联系。</td></tr>
<tr><td>工作权限</td><td colspan="6">1．科室管理、协调权。2．按照 PDCA 工作，对本科室内护理人员任免的建议权。</td></tr>
<tr><td>工作环境</td><td colspan="6">1．在医院内工作，温度、湿度适宜。2．满足医疗护理服务工作的相关环境条件。</td></tr>
<tr><td>在现在的岗位已工作时间</td><td colspan="6">自　　　年　　　月　　　日开始，　　　共计：　　　年</td></tr>
<tr><td>学历经验</td><td colspan="6">1．本科生以上学历，5 年以上本科室工作经验。2．经过 ICU 专业、医院管理培训。</td></tr>
<tr><td>技能要求</td><td colspan="6">1．称职的 ICU 高级职称。2．良好职业道德素质和团队合作精神。3．持续学习能力强。</td></tr>
<tr><td rowspan="2">岗位工作
其他要求</td><td>性别要求</td><td></td><td>年龄要求</td><td></td><td>婚姻</td><td>婚否不限</td></tr>
<tr><td>身体要求</td><td></td><td>政治要求</td><td>事业性、组织观念强</td><td>业务要求</td><td>精通本专业</td></tr>
<tr><td colspan="2" align="center">岗位分析时间</td><td></td><td colspan="2" align="center">填写人</td><td colspan="2"></td></tr>
</table>

3.ICU科中级职称护师岗位说明书

<table>
<tr><td rowspan="3">岗位工作
基本信息</td><td>岗位名称</td><td>ICU主管护师</td><td>所在部门</td><td colspan="2">ICU科</td><td>岗位编号</td><td></td></tr>
<tr><td>从属部门</td><td>护理部</td><td>岗位定员</td><td colspan="2"></td><td>所辖人数</td><td></td></tr>
<tr><td>直接上级</td><td>护士长</td><td>直接下级</td><td colspan="4">实习、进修护士</td></tr>
<tr><td>岗位使命
工作概述</td><td colspan="7">在护士长领导和上级护师指导下按照自己的职责独立做好ICU工作、重视护理质量、提高病人满意度。按照时间、按照质量、按照数量标准完成自己的本职岗位工作。</td></tr>
<tr><td>岗位工作
主要职责
与任务</td><td colspan="7">岗位职责。1.符合ICU护士准入条件的注册护士。树立以病人为中心的服务理念,尊重病人权利,体现人性化护理,注意沟通技巧,保持良好的护患关系。2.上班时提前10～15分钟到病房,交接班前要认真阅读病室报告本、医嘱本、治疗本,详细了解科室内病人诊断、治疗和病情,认真做好护理记录(如病情、用药、24小时出入量、介入导管情况、治疗方案等),并按要求进行护理。3.认真进行床头交接班(检查皮肤、卧位、了解各种管道用途,检查是否通畅,明确输液的用药、剂量、浓度、速度等)。4.具备整体护理知识,熟悉ICU专科护理业务,运用护理程序对病人实施整体护理,制订护理计划,落实并修订病人的护理计划,书写护理记录。5.抢救病人技术熟练,能够配合医生完成各项抢救工作。6.执行各项规章制度和技术操作常规,按流程工作。全面掌握病人的T、P、R、BP、PR、RR、EKG、CVP及血液动力学监测、呼吸监测等情况,检查各种仪器(呼吸机、心输出量仪、输液泵等)的运转情况。7.严格执行消毒隔离、无菌技术操作,预防医院感染。8.每日消毒更换创伤部位敷料(如气管切开、静脉插管等)。9.全面掌握患者病情动态变化,遇有情况及时报告值班医生,参加急危重患者的抢救,完成交班报告及各种病情记录。10.保持CCU病人连续诊疗、记录,严格交接班制度。做好病人各种记录和签字,并妥善保管,防止丢失。11.护理工作中有预见性,积极采取各种措施,减少护理并发症的发生。12.参加主管患者的ICU医生查房,及时了解患者的治疗护理重点。13.掌握常规监测手段,熟练使用各种仪器设备,密切观察病情变化并及时通知医生采取相应措施,护理记录翔实、准确。14.保持CCU清洁、整齐。15.根据病人病情,适时对病人开展健康宣教。16.针对问题缺陷持续学习与工作创新能力。17.工作现场"7S管理":①整理、②整顿、③清扫、④清洁、⑤安全、⑥节约、⑦素养。18.按照规定处理医疗垃圾和废物。19.完成相关领导交代的其他临时性工作任务。</td></tr>
<tr><td>岗位工作
主要绩效
考核要点</td><td colspan="7">1.规章制度落实。2.完成规定的护理工作、数量指标、质量指标、效率指标、服务指标。3.医德医风、社会责任。4.顾客沟通、医患纠纷处理。5.CCU规范管理、健康宣教等。6.护理工作流程规范。7.交接班及相关工作记录完整。8.服务态度。9.敬业奉献,遵守纪律,任劳任怨。10.工作主动性、积极性、责任心。11.持续学习能力。</td></tr>
<tr><td rowspan="2">岗位工
作关系</td><td>院内联系部门</td><td colspan="6">院内各个科室、行政职能部门、后勤部门相关领导和人员。</td></tr>
<tr><td>院外联系部门</td><td colspan="6">医院、科室或护理部授权范围内与外界有关部门人员沟通、联系。</td></tr>
<tr><td>工作权限</td><td colspan="7">1.科室护理工作、与病人沟通权。2.按照PDCA工作,工作有预见性。薪酬建议权。</td></tr>
<tr><td>工作环境</td><td colspan="7">1.在医院内工作,温度、湿度适宜。2.满足医疗与护理服务工作的相关环境条件。</td></tr>
<tr><td>在现在的岗位已工作时间</td><td colspan="7">自　　年　　月　　日开始,　　共计:　　年</td></tr>
<tr><td>学历培训
经历经验</td><td colspan="7">1.本科以上学历,2年以上本科室护理工作经验。2.有临床完整的相关科室实习轮转经历。3.有护理、抢救危重病人经历。4."三基"考试符合要求。5.工作中沟通能力。</td></tr>
<tr><td>岗位工作
技能要求</td><td colspan="7">1.初级专业技术职称。2.科室护理骨干,有丰富的危急重症病人抢救经验。3.较好的口才和文字表达能力。4.良好的职业道德素质和团队合作精神。5.持续学习能力强。</td></tr>
<tr><td rowspan="2">岗位工作
其他要求</td><td>性别要求</td><td colspan="2"></td><td>年龄要求</td><td></td><td>婚姻</td><td>婚否不限</td></tr>
<tr><td>身体要求</td><td colspan="2"></td><td>政治要求</td><td>事业性、组织观念强</td><td>业务要求</td><td>精通本专业</td></tr>
<tr><td colspan="3">岗位分析时间</td><td colspan="3">填写人</td><td colspan="2"></td></tr>
</table>

4.ICU 科护士岗位说明书

<table>
<tr><td rowspan="3">岗位工作
基本信息</td><td>岗位名称</td><td>ICU 护士</td><td>所在部门</td><td colspan="2">ICU 科</td><td>岗位编号</td><td></td></tr>
<tr><td>从属部门</td><td>护理部</td><td>岗位定员</td><td colspan="2"></td><td>所辖人数</td><td></td></tr>
<tr><td>直接上级</td><td>护士长</td><td>直接下级</td><td colspan="4">实习、进修护士</td></tr>
<tr><td>岗位使命
工作概述</td><td colspan="7">在护士长领导和上级护师指导下按照自己的职责独立做好 ICU 工作、重视护理质量、提高病人满意度。按照时间、按照质量、按照数量标准完成自己的本职岗位工作。</td></tr>
<tr><td>岗位工作
主要职责
与任务</td><td colspan="7">岗位职责。1. 在上级护师的指导下进行工作,学习了解护理各项制度,严格按护理标准工作,并按有关条文规定进行护理操作,做好基础护理及其他临床护理工作。2. 根据病人的生理、心理、社会、文化因素、提出护理诊断和护理计划。3. 严格遵守各项规章制度和技术操作规程,做好"三查七对一注意",根据七对原则给药和静脉输液,鉴别药物反应,发现问题,及时向医生及上级护师汇报。4. 上班时提前 10～15 分钟到病房,交接班前要认真阅读病室报告本、医嘱本、治疗本,详细了解科室内病人诊断、治疗和病情,认真做好护理记录(如病情、用药、24 小时出入量、介入导管情况、治疗方案等),并按要求进行护理。5. 具备整体护理知识,熟悉 ICU 专科护理业务,运用护理程序对病人实施整体护理书写护理记录。6. 抢救病人技术熟练,能够配合医生完成各项抢救工作。7. 向病人和家属解释操作过程,协助医生进行各种操作。8. 熟悉本科各种护理知识及医生各种治疗操作,预计病人或医生的需要,提供适当的病人护理。9. 按护理计划先后秩序完成工作,向下一班做好确切的交班,包括在下一班需要完成的工作。10. 积极参加继续教育,学习新技术,参与科研和教学,做好职责范围内实习生、见习生的临床带教工作。11. 协助治疗室护师配制药品,做好查对、保证治疗安全。12. 对护理柜药品要定期查对,填补,保证临床使用;毒麻药,贵重药品每班清点及交接。13. 参加科主任查房,修改护理计划;协助医师进行各种诊疗工作,负责采集各种检验标本。14. 定期宣传卫生知识和住院规则;经常征求病人意见,改进护理工作;在出院前做好卫生保健宣传工作。15. 按护理要求定时巡视病房,密切观察病情变化,认真做好危重病人的抢救工作;发现异常及时报告。16. 按规定参加公司及医院组织的各类有关会议、活动,实施各类相涉于本科室工作的会议决议。17. 岗位工作现场"7S 管理":①整理、②整顿、③清扫、④清洁、⑤安全、⑥节约、⑦素养。18. 按照规定处理医疗、护理垃圾和废物。
工作创新。善于发现工作中的问题、缺陷,分析、解决问题的能力,持续改进。</td></tr>
<tr><td>岗位工作
主要绩效
考核要点</td><td colspan="7">1. 规章制度落实。2. 完成规定的护理工作、数量指标、质量指标、效率指标、服务指标。3. 医德医风、社会责任。4. 顾客沟通、医患纠纷处理。5. CCU 规范管理、健康宣教等。6. 护理工作流程规范。7. 交接班及相关工作记录完整。8. 服务病人态度。</td></tr>
<tr><td rowspan="2">岗位工
作关系</td><td>院内联系部门</td><td colspan="6">院内各个科室、行政职能部门、后勤部门相关领导和人员。</td></tr>
<tr><td>院外联系部门</td><td colspan="6">医院、科室或护理部授权范围内与外界有关部门人员沟通、联系。</td></tr>
<tr><td>工作权限</td><td colspan="7">1. 科室护理工作、与病人沟通权。2. 按照 PDCA 工作,工作有预见性。</td></tr>
<tr><td>工作环境</td><td colspan="7">1. 在医院内工作,温度、湿度适宜。2. 满足医疗护理服务工作的相关环境条件。</td></tr>
<tr><td>在现在的岗位已工作时间</td><td colspan="7">自　　年　　月　　日开始,　　共计:　　年</td></tr>
<tr><td>学历培训
经历经验</td><td colspan="7">1. 本科以上学历,2 年以上本科室护理工作经验。2. 有临床完整的相关科室实习轮转经历。3. 有护理、抢救危重病人经历。4. "三基"考试符合要求。5. 工作中沟通能力强。</td></tr>
<tr><td>岗位工作
技能要求</td><td colspan="7">1. 初级专业技术职称。2. 科室护理骨干,有丰富的危急重症病人抢救经验。3. 较好的口才和文字表达能力。4. 良好的职业道德素质和团队合作精神。5. 持续学习能力强。</td></tr>
<tr><td rowspan="2">岗位工作
其他要求</td><td>性别要求</td><td colspan="2">年龄要求</td><td colspan="2">婚姻</td><td colspan="2">婚否不限</td></tr>
<tr><td>身体要求</td><td colspan="2">政治要求</td><td>事业性、组织观念强</td><td>业务要求</td><td colspan="2">精通本专业</td></tr>
<tr><td colspan="3">岗位分析时间</td><td colspan="2"></td><td>填写人</td><td colspan="2"></td></tr>
</table>

三、普通外科护理人员岗位说明书

1.普通外科病区护士长岗位说明书

<table>
<tr><td rowspan="3">岗位工作
基本信息</td><td>岗位名称</td><td>病区护士长</td><td>所在部门</td><td colspan="2">临床普通外科</td><td>岗位编号</td><td></td></tr>
<tr><td>从属部门</td><td>护理部</td><td>岗位定员</td><td colspan="2"></td><td>所辖人数</td><td></td></tr>
<tr><td>直接上级</td><td>科主任科护士长</td><td>直接下级</td><td colspan="4">护理人员,实习、进修护士</td></tr>
<tr><td>岗位使命
工作概述</td><td colspan="7">在科主任与护士长领导下,全面负责病区护理工作、病房管理、护士思想工作、学科建设,物资管理等工作。是病区护士的思想、业务、行政管理的第一责任人。</td></tr>
<tr><td>岗位工作
主要职责
与任务</td><td colspan="7">领导职责。1.在护士长领导和上级护师指导下,负责所管病区的护理业务及行政管理工作,完成各项数量、质量与绩效指标。2.重视思想政治工作,经常对护士进行职业道德教育工作。3.根据护理部的安排,结合本病区具体情况制订本科的护理工作计划和科研计划。4.负责制订本病区的护理发展规划,学科建设,年度、月度、周工作计划,并组织实施。5.组织护理查房和随同科主任查房,了解护理工作中存在的问题,并加强医护联系与医患沟通。6.确定病区护士的轮转和临时调配。7.负责全科护理质量的监督,对照标准,组织定期检查,及时发现问题,确保护理质量。
管理职责。1.参加晨会,带领上班护士对急、危重症、新入院患者床旁交接班,检查危重抢救病人的护理情况,对复杂的护理技术或新开展的护理业务,要亲自参加并具体指导。2.改善服务态度,认真履行岗位职责,严格执行各项规章制度和技术操作规程,严防差错事故的发生。3.落实护理交接班并记录完善。4.提高设备使用效率。5.加强病房管理,实施现场"5S管理"。6.加强病区物资管理,账物相符。7.落实患者治疗饮食。8.护理文书书写符合要求。9.落实基础和专科护理工作,按护理流程操作。10.掌握普胸护理技能,熟悉心脏大血管手术、冠脉搭桥术、复杂先心病的矫治、各种微创伤手术后监护和护理技术、胸腔镜手术后护理技术。11.严格无菌技术与消毒隔离工作。12.术后加强监测,精确掌握本科室危重病人的各种抢救流程。13.加强设备管理,提高设备使用效率。14.加强病房管理,实施现场"7S管理"。15.注重护理质量,有持续改进计划。16.掌管ICU室情况。17.完成临时性工作任务。
教学与科研职责。1.组织护理人员学习业务技术,加强业务训练,提高护士素质。2.检查实习、进修护士在病区的临床教学和实习情况。3.参加临床护理教学工作。
工作创新。善于发现工作中的问题、缺陷,分析、解决问题、缺陷的能力。</td></tr>
<tr><td>岗位工作
主要绩效
考核要点</td><td colspan="7">1.规章制度落实。2.完成护理、学术、科研等工作数量、质量、效率、经济指标。3.顾客沟通,处理病人投诉,医患纠纷处理。4.医德医风、社会责任。5.持续改进计划。6.健康宣教、培训帮带。7.工作流程规范。8.病房管理。9.本病区护理人员技术操作。10.基础、专科、危重病人护理。11.护理文书合格率。12.病人满意度。</td></tr>
<tr><td rowspan="2">岗位工
作关系</td><td>院内联系部门</td><td colspan="6">院内各个科室、行政职能部门、后勤部门相关领导和人员。</td></tr>
<tr><td>院外联系部门</td><td colspan="6">医院、科室或护理部授权范围内与外界有关部门人员沟通、联系。</td></tr>
<tr><td>工作权限</td><td colspan="7">1.科室管理、协调权。2.按照PDCA工作,对本科室内护理人员任免的建议权。</td></tr>
<tr><td>工作环境</td><td colspan="7">1.在医院内工作,温度、湿度适宜。2.满足医疗护理服务工作的相关环境条件。</td></tr>
<tr><td>在现在的岗位已工作时间</td><td colspan="7">自　　年　　月　　日开始,　共计:　　年</td></tr>
<tr><td>学历培训
经历经验</td><td colspan="7">1.本科以上学历,5年以上本科室工作经验。2.专科护理业务进修最少1次、医院管理培训经历。3.学术教学科研经历。4.年内最少1篇国家级以上杂志论文发表。</td></tr>
<tr><td>技能要求</td><td colspan="7">1.称职的病区护理带头人。2.领导、决策、管理和协调能力。3.中级或高级专业技术职称。</td></tr>
<tr><td rowspan="2">岗位工作
其他要求</td><td>性别要求</td><td></td><td>年龄要求</td><td></td><td>婚姻</td><td colspan="2">婚否不限</td></tr>
<tr><td>身体要求</td><td></td><td>政治要求</td><td>事业性、组织观念强</td><td>业务要求</td><td colspan="2">精通本专业</td></tr>
<tr><td colspan="2">岗位分析时间</td><td colspan="3"></td><td>填写人</td><td colspan="2"></td></tr>
<tr><td colspan="2">直接上级审核签字</td><td colspan="3"></td><td>审核时间</td><td colspan="2"></td></tr>
</table>

2.普通外科主任护师岗位说明书

<table>
<tr><td rowspan="3">岗位工作
基本信息</td><td>岗位名称</td><td>主任护师</td><td>所在部门</td><td>临床普通外科</td><td>岗位编号</td><td></td></tr>
<tr><td>从属部门</td><td>护理部</td><td>岗位定员</td><td></td><td>所辖人数</td><td></td></tr>
<tr><td>直接上级</td><td>主任护师</td><td>直接下级</td><td colspan="3">护理相关人员</td></tr>
<tr><td>岗位使命
工作概述</td><td colspan="6">在护理部和护士长领导下,授权分管科室护理、教学、科研、服务等相关业务、技术,医护纠纷处理、健康教育、质量管理等工作。是分管护理工作的第一责任人。</td></tr>
<tr><td rowspan="2">岗位工作
主要职责
与任务</td><td colspan="6">岗位职责。1.在护理部主任和科护士长领导下,指导本科护理业务技术、科研和教学工作。2.遵循 PDCA 管理、追踪问题管理、持续质量改进、掌握可靠性系统管理方法。3.按流程工作。4.重视思想政治工作,经常对护士进行职业道德教育工作。5.精确掌握本科室基础护理、专科护理、特殊护理、危重病人各种护理操作技能,督促护士认真落实并经常督促检查。6.检查指导本科急、重、疑难患者的计划护理、护理会诊及抢救危重患者的护理。7.解决科室危重病人抢救和护理疑难问题。8.对本科护理差错、事故提出技术鉴定意见。9.组织在职主管护师、护师及进修护师的业务学习,拟订教学计划,编写教材,并负责讲授。10.参加晨交班,检查危重抢救病人的护理情况,对复杂的护理技术或新开展的护理业务,要亲自参加并具体指导。11.教育全科护理人员加强工作责任心,改善服务态度,认真履行岗位职责,严格执行各项规章制度和技术操作规程。12.落实护理交接班并记录完善。13.精确掌握普胸护理技能,掌握心脏大血管手术、冠脉搭桥术、复杂先心病的矫治、各种微创伤手术后监护和护理技术、胸腔镜手术后护理技术。14.严格无菌技术与消毒隔离工作。15.术后加强监测,精确掌握本科室危重病人的各种抢救流程。16.加强科室监护设备管理,提高设备使用效率。17.加强病房管理,实施现场"7S管理"。18.病人满意度。</td></tr>
<tr><td colspan="6">教学与科研职责。1.担任护理实习教学,指导下级护师教学实践。2.根据护士长安排按时组织科室护理查房。3.协助护理部做好主管护师、护师晋级的业务考核工作,承担对高级护理人员的培养工作。4.制定本科护理科研、技术革新计划,并负责指导实施。5.参与审定、评价护理论文和科研、技术革新成果。6.对全院的护理队伍建设,业务技术管理和组织管理提出意见。7.岗位护理工作持续改进与创新能力。</td></tr>
<tr><td>岗位工作
主要绩效
考核要点</td><td colspan="6">1.规章制度落实。2.完成护理、教学、科研以及相关工作数量指标、质量指标、效率指标。3.危重病人抢救及综合绩效指标。4.医德医风、社会责任。5.医患纠纷处理、顾客沟通。6.病区环境管理、健康宣教、培训帮带等。7.岗位学习、创新能力。</td></tr>
<tr><td rowspan="2">岗位工
作关系</td><td>院内联系部门</td><td colspan="5">院内各个科室、行政职能部门、后勤部门相关领导和人员。</td></tr>
<tr><td>院外联系部门</td><td colspan="5">医院、科室或护理部授权范围内与外界有关部门人员沟通、联系。</td></tr>
<tr><td>岗位工作
权限</td><td colspan="6">1.科室护理管理、指导权。对本科室日常工作计划、实施、检查的建议权,对本科室内护理人员任免建议权。2.有指导、监督分管人员的日常工作权。3.有向护理部、护士长或者上级领导建议提出改进科室护理工作权力,绩效薪酬分配建议权。</td></tr>
<tr><td>工作环境</td><td colspan="6">1.在医院内工作,温度、湿度适宜。2.满足医疗护理服务工作的相关环境条件。</td></tr>
<tr><td>在现在的岗位已工作时间</td><td colspan="6">自　　年　　月　　日开始,　　共计:　　年</td></tr>
<tr><td>学历培训
经历经验</td><td colspan="6">1.研究生以上学历,10年以上本科室工作经验。2.专科护理业务进修最少1次、医院管理培训经历。3.学术教学科研经历。4.年内最少1篇国家级杂志论文发表。</td></tr>
<tr><td>岗位工作
技能要求</td><td colspan="6">1.称职的病区护理学科带头人。2.领导、决策、管理和协调能力。3.较好的口才和文字表达能力。4.良好的职业道德素质和团队合作精神。5.高级专业技术职称。</td></tr>
<tr><td rowspan="2">岗位工作
其他要求</td><td>性别要求</td><td></td><td>年龄要求</td><td></td><td>婚姻</td><td>婚否不限</td></tr>
<tr><td>身体要求</td><td></td><td>政治要求</td><td>事业性、组织观念强</td><td>业务要求</td><td>精通本专业</td></tr>
<tr><td colspan="2" align="center">岗位分析时间</td><td></td><td colspan="2">填写人</td><td></td></tr>
<tr><td colspan="2" align="center">直接上级审核签字</td><td></td><td colspan="2">审核时间</td><td></td></tr>
</table>

3.普通外科副主任护师岗位说明书

<table>
<tr><td rowspan="3">岗位工作
基本信息</td><td>岗位名称</td><td>副主任护师</td><td>所在部门</td><td>临床普通外科</td><td>岗位编号</td><td></td></tr>
<tr><td>从属部门</td><td>护理部</td><td>岗位定员</td><td></td><td>所辖人数</td><td></td></tr>
<tr><td>直接上级</td><td>护士长</td><td>直接下级</td><td colspan="3">护理相关人员</td></tr>
<tr><td>岗位使命
工作概述</td><td colspan="6">在护理部和护士长领导下,授权分管科室护理、教学、科研、服务等相关业务、技术,医护纠纷处理、健康教育、质量管理等工作。是分管护理工作的第一责任人。</td></tr>
<tr><td>岗位工作
主要职责
与任务</td><td colspan="6">岗位职责。1.在护理部主任和科护士长领导下,指导本科护理业务技术、科研和教学工作。2.参与指导急、重、疑难病人的护理和专科特别护理及病人抢救。3.遵循 PDCA 管理、追踪问题管理、持续质量改进、掌握可靠性系统管理方法。4.指导护理查房,解决专科护理复杂疑难问题,按规定参与科主任查房,检查危重、疑难病人护理计划执行情况,指导下级护理人员文书书写。5.根据护理部安排,结合本科具体情况制订本科护理工作计划和科研计划,督促护士认真落实并经常督促检查。6.对本科护理差错、事故提出技术鉴定意见。7.组织在职主管护师、护师及进修护师的业务学习,拟订教学计划,编写教材,并负责讲授。8.参加晨交班,检查危重抢救病人的护理情况,对复杂的护理技术或新开展的护理业务,要亲自参加并具体指导。9.教育全科护理人员加强工作责任心,改善服务态度,认真履行岗位职责、严格执行各项规章制度和技术操作规程,严防差错事故的发生。10.落实护理交接班并记录完善。11.精确掌握普胸护理技能,掌握心脏大血管手术、冠脉搭桥术、复杂先心病的矫治、各种微创伤手术后监护和护理技术、胸腔镜手术后护理技术。12.掌握 ICU 室监护抢救病人技能。13.注重护理质量,有持续改进计划。14.担任护理实习教学,并指导主管护师教学实践。15.协助护理部做好主管护师、护师晋级的业务考核工作,承担对高级护理人员的部分培养工作。16.制定本科护理技术革新计划,并负责指导实施。参与审定、评价护理论文和科研、技术革新成果。17.负责组织本科护理学习讲座和护理病案讨论。18.协助护理部加强对全院护理工作领导。19.持续改进能力。</td></tr>
<tr><td>岗位工作
主要绩效
考核要点</td><td colspan="6">1.规章制度落实。2.完成护理、教学、科研以及相关工作数量指标、质量指标、效率指标。3.综合绩效管理指标。4.医德医风、社会责任。5.医患纠纷处理、顾客沟通。6.病区环境管理、健康宣教、培训帮带等。7.科室工作流程规范。8.危重病人全程护理落实。9.与科室医护人员沟通、协调。10.学习创新能力。11.病人满意度。</td></tr>
<tr><td rowspan="2">岗位工
作关系</td><td>院内联系部门</td><td colspan="5">院内各个科室、行政职能部门、后勤部门相关领导和人员。</td></tr>
<tr><td>院外联系部门</td><td colspan="5">医院、科室或护理部授权范围内与外界有关部门人员沟通、联系。</td></tr>
<tr><td>岗位工
作权限</td><td colspan="6">1.科室护理管理、指导权。对本科室日常护理工作计划、实施、检查的建议权,对科内护理人员任免的建议权。2.有指导、监督分管人员的日常工作权。3.有向护理部、护士长或者上级领导建议提出改进科室护理工作权力,薪酬、制度改进建议权。</td></tr>
<tr><td>工作环境</td><td colspan="6">1.在医院内工作,温度、湿度适宜。2.满足医疗与护理工作的相关环境条件。</td></tr>
<tr><td>在现在的岗位已工作时间</td><td colspan="6">自　　年　　月　　日开始,　　共计:　　年</td></tr>
<tr><td>学历培训
经历经验</td><td colspan="6">1.本科以上学历,有 10 年以上本科室护理工作经验。2.有专科护理经历、医院管理培训经历。3.有抢救危重病人经历,指导下级护理人员经历。4.年内最少有 1 篇国家级杂志论文发表,每年有 1 篇本专业发展动态综述文章。5.副高级专业技术职称。</td></tr>
<tr><td>岗位工作
技能要求</td><td colspan="6">1.称职的学科带头人。2.下属公认的领导、决策、管理和协调能力。3.较好的口才和文字表达能力。4.良好的职业道德素质和团队合作精神。5.持续学习能力强。</td></tr>
<tr><td rowspan="2">岗位工作
其他要求</td><td>性别要求</td><td></td><td>年龄要求</td><td></td><td>婚姻</td><td>婚否不限</td></tr>
<tr><td>身体要求</td><td></td><td>政治要求</td><td>事业性、组织观念强</td><td>业务要求</td><td>精通本专业</td></tr>
<tr><td colspan="2">岗位分析时间</td><td colspan="2"></td><td>填写人</td><td></td></tr>
<tr><td colspan="2">直接上级审核签字</td><td colspan="2"></td><td>审核时间</td><td></td></tr>
</table>

4.普通外科主管护师岗位说明书

岗位工作基本信息	岗位名称	主管护师	所在部门	临床普通外科	岗位编号	
	从属部门	护理部	岗位定员		所辖人数	
	直接上级	护士长	直接下级	相关护理人员,实习、进修护士		

岗位使命工作概述	在护士长领导和上级护师指导下负责上班时的治疗、护理质量、服务工作,医患沟通、健康教育及职责工作。按照时间、按照质量、按照数量标准完成自己本职工作。

岗位工作主要职责与任务	岗位职责。1.取得护士执业资格并经过注册。按照护士长安排做好岗位工作。协助护士长做好质量控制工作,把好护理质量关。不断提高护理质量,努力完成工作任务。完成本班绩效指标。2.掌握护理理论基础,参与和指导护师运用护理程序。制订具有护理特色的护理计划,掌握基础护理、专科护理特殊护理技能,对患者实施整体护理。3.指导并参与制订重危、疑难患者的护理计划,并亲自实施。4.协助拟定本科业务培训计划,协助组织本科护理人员学习护理知识,修订本科护理计划,加强护理基本功的训练。5.学习、应用国内外护理先进经验,开展新技术、新方法及科研工作,及时总结经验,不断提高自己的护理技术水平。6.认真执行各项规章制度和技术操作常规,按照规范的流程工作。7.熟悉普胸护理技能,熟悉心脏大血管手术、冠脉搭桥术、复杂先心病的矫治、各种微创伤手术后监护和护理技术、胸腔镜手术后护理技术。8.熟悉ICU室监护抢救病人技能。9.做好护理系学生、中专生、进修护师的临床带教组织工作,并负责讲课和评定成绩。10.协助护士长制订本科护理科研、新业务、新技术的开展计划。不断总结经验,撰写辨证施护论文。11.协助本科护士长做好行政管理和护理队伍的建设工作。12.加强医疗仪器、信息、物资的管理,组织好仪器、信息和物资的维护工作,提高仪器使用效率。13.加强病房管理,重视危重病人护理工作,深入病房与患者开展有效沟通,经常进行健康宣传。14.岗位工作现场"7S管理":①整理、②整顿、③清扫、④清洁、⑤安全、⑥节约、⑦素养。15.按照规定处理医疗与护理垃圾和废物。16.完成相关领导交代的临时性工作任务。

岗位工作主要绩效考核要点	1.规章制度落实。2.完成规定的护理、教学、科研以及临床护理工作数量指标、质量指标、效率指标及相关指标。3.综合护理绩效管理指标。4.医德医风、社会责任。5.医患纠纷处理、顾客沟通。6.病区环境管理、健康宣教、培训帮带等。7.执行科室工作流程规范。8.危重病人护理与救治。9.岗位学习与工作建议和创新能力。

岗位工作关系	院内联系部门	院内各个科室、行政职能部门、后勤部门相关领导和人员。
	院外联系部门	医院、科室或护理部授权范围内与外界有关部门人员沟通、联系。

岗位工作权限	1.对本科室日常工作计划、实施、检查的参与权,对本科室内护理人员沟通权。2.有指导实习护士的日常工作权。3.有向护士长、主任、主任护师或者上级领导建议提出改进科室工作的权力。4.薪酬分配建议权,医院科室制度改进建议权,等等。

工作环境	1.在医院内工作,温度、湿度适宜。2.满足医疗与护理服务工作的相关环境条件。

在现在的岗位已工作时间	自 年 月 日开始, 共计: 年

学历培训经历经验	1.本科以上学历,有5年以上本科室护理工作经验。2.有专科护理经历、医院管理培训经历。3.有抢救危重病人经历。4.年内最少有1篇习作论文,每年积极参加继续医学教育。5."三基"考试符合要求。6.中级专业技术职称。7.岗位工作中协调与沟通能力。

岗位工作技能要求	1.称职的中级专业技术职称。2.公认的科室护理骨干。3.较好的口才和文字表达能力。4.良好的业务能力、职业道德素质和团队合作精神。5.持续学习专业知识的能力强。

岗位工作其他要求	性别要求		年龄要求		婚姻	婚否不限
	身体要求		政治要求	事业性、组织观念强	业务要求	掌握本专业

岗位分析时间		填写人	
直接上级审核签字		审核时间	

5.普通外科护师岗位说明书

岗位工作 基本信息	岗位名称	护师	所在部门	临床普通外科	岗位编号	
	从属部门	护理部	岗位定员		所辖人数	
	直接上级	护士长	直接下级	护士,实习、进修护士		

岗位使命 工作概述	在护士长领导和上级护师指导下按照自己的职责独立做好护理工作、重视护理质量、提高病人满意度。按照时间、按照质量、按照数量标准完成自己的本职岗位工作。

岗位工作 主要职责 与任务	岗位职责。1.取得护士执业资格并经过注册。遵循医院护理部和所在病房的护理哲理,树立以病人为中心的理念,尊重病人权利,体现人性化护理,注意沟通技巧,保持良好的护患关系。不断提高护理质量,努力完成护理任务。2.具备整体护理知识,熟悉专科护理业务,运用护理程序对病人实施整体护理,包括熟练评估病人,制订护理计划,完成健康教育、心理护理,落实并修订病人的护理计划,书写护理记录。3.协助护士长、指导和检查护士执行医嘱、护嘱,实施护理措施及评价护理效果。4.能够独立参加危重病人的抢救工作,按危重病人护理常规进行护理,预防并发症的发生。5.认真执行各项规章制度和技术操作常规,按照规范的流程工作。6.精细化工作,严防差错事故发生。7.严格执行消毒隔离、无菌技术操作,预防医院感染。8.负责分管一组病人的护理,告知病人的相关事项,落实分级护理,随时巡视病房,了解病人病情及心态的变化,满足其健康需要。9.参加护理查房、护理病例讨论,发现问题,及时解决,把好自己岗位护理质量关、安全关。10.熟悉普胸护理技能,了解心脏大血管手术、冠脉搭桥术、复杂先心病的矫治、各种微创伤手术后监护和护理技术、胸腔镜手术后护理技术。11.了解并熟悉ICU室监护抢救病人技能。12.指导实习生、进修生的临床带教,完成教学计划,并进行考核和评价。13.协助护士长做好病室管理工作,病房实施"5S管理"。14.积极参加继续教育学习,不断更新专业知识和技能,结合临床实践开展科研总结经验,撰写论文护理论文,完成继续教育规定学分。15.维护科室仪器设备,提高仪器的使用效率。16.按规定着装,文明服务,主动、积极工作,责任心强。17.持续学习与工作创新能力。18.工作现场7S管理:①整理、②整顿、③清扫、④清洁、⑤安全、⑥节约、⑦素养。19.按照规定处理医疗垃圾和废物。20.完成有关领导安排的其他临时性工作。

岗位工作 主要绩效 考核要点	1.规章制度落实。2.完成规定的护理数量指标、质量指标、效率指标、服务指标。3.医德医风、社会责任。4.顾客沟通、医患纠纷处理。5.病区环境管理、健康宣教。6.护理工作流程规范。7.交接班及记录完整。8.服务态度、工作主动热情、责任心。9.敬业奉献,遵守纪律,任劳任怨。10.持续学习与工作改进能力。11.病人满意度。

岗位工 作关系	院内联系部门	院内各个科室、行政职能部门、后勤部门相关领导和人员。
	院外联系部门	医院、科室或护理部授权范围内与外界有关部门人员沟通、联系。

岗位工 作权限	1.对本科室日常工作计划、实施、检查的参与权。2.有指导实习人员的日常工作权。3.有向护士长、主任、主任护师或者上级领导建议提出改进科室工作的权力。

工作环境	1.在医院内工作,温度、湿度适宜。2.满足医疗与护理服务工作的相关环境条件。

在现在的岗位已工作时间	自 年 月 日开始, 共计: 年

学历培训 经历经验	1.本科以上学历,有3年以上本科室护理工作经验。2.有临床护理专科经历、积极参加院内培训。3.有独立抢救危重病人经历。4."三基"考试符合要求。5.初级专业技术职称。

岗位工作 技能要求	1.称职的中级专业技术职称。2.科室护理骨干。3.较好的口才和文字表达能力。4.良好的职业道德素质和团队合作精神。5.持续学习能力强。6.工作中协调与沟通能力。

岗位工作 其他要求	性别要求		年龄要求		婚姻	婚否不限
	身体要求		政治要求	事业性、组织观念强	业务要求	掌握本专业

岗位分析时间		填写人	

6.普通外科护士岗位说明书

岗位工作 基本信息	岗位名称	护士	所在部门	临床普通外科	岗位编号	
	从属部门	护理部	岗位定员		所辖人数	
	直接上级	护士长	直接下级	护士,实习、进修护士		
岗位使命 工作概述	在护士长领导和上级护师指导下按照自己的职责独立做好护理工作、重视护理质量、提高病人满意度。按照时间、按照质量、按照数量标准完成自己的本职岗位工作。					
岗位工作 主要职责 与任务	**岗位职责。**1.取得护士执业资格并经过注册。树立以病人为中心的服务理念,尊重病人权利,体现人性化护理,注意沟通技巧,保持良好的护患关系。2.上班时提前10分钟到病房,阅读交班报告及危重患者护理记录单。参加晨会,掌握夜班交班内容。3.随同夜班护士、护士长进行床旁交班,了解新入院病人、危重病人、特殊病人情况,并检查抢救药品及抢救仪器的运转状态。4.查对夜班医嘱。处理医嘱并亲自执行。5.具备整体护理知识,熟悉专科护理业务,运用护理程序对病人实施整体护理,包括熟练评估病人,制订护理计划,完成健康教育、心理护理,落实并修订病人的护理计划,书写护理记录。6.认真执行各项规章制度和技术操作常规,按照规范的流程工作。7.负责接待新入院病人并做好入院处置、入院评估、健康指导等护理工作,签署健康教育记录单。8.严格执行消毒隔离、无菌技术操作,预防医院感染。9.对新入院病人告知其相关事项,落实分级护理,随时巡视病房,了解病人病情及心态的变化,满足其身心需要。10.负责办理出、入院、转科、转院等相关手续。11.巡视患者,掌握病区患者病情动态变化,参加急危重患者的抢救,完成交班报告及各种病情记录。12.与副班护士、总务护士查对本班医嘱。做好病历保管、清查工作,防止丢失。13.尽快熟悉普胸护理技能,了解心脏大血管手术、冠脉搭桥术、复杂先心病的矫治、各种微创伤手术后监护和护理技术、胸腔镜手术后护理技术。14.了解ICU室监护抢救病人技能。15.保持护士站清洁、整齐。16.在班时及时巡视病房,适时对有关病人开展健康宣教。17.持续学习与工作创新能力。18.工作现场"7S管理":①整理、②整顿、③清扫、④清洁、⑤安全、⑥节约、⑦素养。19.按照规定处理医疗护理垃圾和废物。20.按规定完成有关领导安排的其他临时性工作任务。					
岗位工作 主要绩效 考核要点	1.规章制度落实。2.完成规定的护理工作、数量指标、质量指标、效率指标、服务指标。3.医德医风、社会责任。4.顾客沟通、医患纠纷处理。5.病区环境管理、健康宣教、培训帮带等。6.科室工作流程规范。7.交接班及相关工作记录完整。8.服务态度。9.敬业奉献,遵守纪律,任劳任怨。10.工作积极性、主动性、责任心。					
岗位工 作关系	院内联系部门	院内各个科室、行政职能部门、后勤部门相关领导和人员。				
	院外联系部门	医院、科室或护理部授权范围内与外界有关部门人员沟通、联系。				
岗位工 作权限	1.对本科室日常工作计划、实施、检查的参与权。2.有权指导实习人员的日常工作。3.有向护士长、主任、主任护师或者上级领导建议提出改进科室工作的权力。					
工作环境	1.在医院内工作,温度、湿度适宜。2.满足医疗护理服务工作的相关环境条件。					
在现在的岗位已工作时间	自　　年　　月　　日开始,　　共计:　　年					
学历培训 经历经验	1.本科以上学历,有1年以上本科室护理工作经验。2.有临床完整的护理实习记录、院内医院管理培训经历。3.有护理、抢救危重病人经历。4.年内最少有1篇习作论文,积极参加继续医学教育。5."三基"考试符合要求。6.初级专业技术职称。					
岗位工作 技能要求	1.称职的初级专业技术职称。2.科室护理潜在骨干。3.较好的口才和文字表达能力。4.良好的职业道德素质和团队合作精神。5.持续学习能力强。6.工作中沟通能力强。					
岗位工作 其他要求	性别要求		年龄要求		婚姻	婚否不限
	身体要求		政治要求	事业性、组织观念强	业务要求	掌握本专业
岗位分析时间				填写人		

7. 普通外科 ICU 护师岗位说明书

岗位工作 基本信息	岗位名称	ICU 护师	所在部门	临床普通外科	岗位编号	
	从属部门	普通外科	岗位定员		所辖人数	
	直接上级	护士长	直接下级	实习、进修护士		

岗位使命 工作概述	在护士长领导和上级护师指导下按照自己的职责独立做好 CCU 工作、重视护理质量、提高病人满意度。按照时间、按照质量、按照数量标准完成自己的本职岗位工作。

岗位工作 主要职责 与任务	岗位职责。1. 取得护士执业资格并经过注册。树立以病人为中心的服务理念,尊重病人权利,体现人性化护理,注意沟通技巧,保持良好的护患关系。2. 具备整体护理知识,熟悉专科护理业务,运用护理程序对病人实施整体护理,制订护理计划,落实并修订病人的护理计划,书写护理记录。3. 上班时提前 10～15 分钟到病房,交接班前要认真阅读病室报告本、医嘱本、治疗本,详细了解科室内病人诊断、治疗和病情,认真做好护理记录(如病情、用药、24 小时出入量、介入导管情况、治疗方案等),并按要求进行护理。4. 认真进行床头交接班(检查皮肤、卧位、了解各种管道用途,检查是否通畅,明确输液的用药、剂量、浓度、速度等)。5. 认真执行各项规章制度和技术操作常规,按照规范的流程工作。全面掌握病人的 T、P、R、BP、PR、RR、EKG、CVP 及血液动力学监测、呼吸监测等情况,检查各种仪器(呼吸机、心输出量仪、输液泵等)的运转情况。6. 严格执行消毒隔离、无菌技术操作,预防医院感染。7. 每日消毒更换创伤部位敷料(如气管切开、静脉插管等)。8. 全面掌握患者病情动态变化,遇有情况及时报告值班医生,参加急危重患者的抢救,完成交班报告及各种病情记录。9. 保持 CCU 病人连续诊疗、记录,严格交接班制度。做好病人各种记录和签字,并妥善保管,防止丢失。10. 掌握普胸护理技能,熟悉心脏大血管手术、冠脉搭桥术、复杂先心病的矫治、各种微创伤手术后监护和护理技术、胸腔镜手术后护理技术。11. 保持 CCU 清洁、整齐。12. 根据病人病情,适时对病人开展健康宣教。13. 持续学习与工作创新能力。14. 工作现场"7S 管理":①整理、②整顿、③清扫、④清洁、⑤安全、⑥节约、⑦素养。15. 按照规定处理医疗护理垃圾和废物。16. 为病人服务满意度。17. 按规定完成有关领导安排的其他临时性工作任务。

岗位工作 主要绩效 考核要点	1. 规章制度落实。2. 完成规定的护理工作、数量指标、质量指标、效率指标、服务指标。3. 医德医风、社会责任。4. 顾客沟通、医患纠纷处理。5. CCU 规范管理、健康宣教等。6. 护理工作流程规范。7. 交接班及相关工作记录完整。8. 服务态度。9. 敬业奉献,遵守纪律,任劳任怨。10. 工作主动性、责任心,持续学习与工作创新能力。

岗位工 作关系	院内联系部门	院内各个科室、行政职能部门、后勤部门相关领导和人员。
	院外联系部门	医院、科室或护理部授权范围内与外界有关部门人员沟通、联系。

工作权限	1. 对本科室日常工作计划、实施、检查的参与权。2. 有指导实习人员的日常工作权。3. 有向护士长、ICU 主任或者上级领导建议提出改进科室工作的权力。4. 管理培训。

工作环境	1. 在医院内工作,温度、湿度适宜。2. 满足医疗与护理服务工作的相关环境条件。

在现在的岗位已工作时间	自　　年　　月　　日开始,　　共计:　　年

学历培训 经历经验	1. 本科以上学历,有 5 年以上本科室护理工作经验。2. 有临床完整的大内科工作经历、院内医院管理培训经历。3. 有护理、抢救危重病人经历。4. 年内最少有 1 篇论文发表,每年积极参加继续医学教育。5. "三基"考试符合要求。6. 具备中级专业技术职称。

岗位工作 技能要求	1. 中级专业技术职称。2. 科室护理骨干,有丰富的危急重症病人抢救经验。3. 较好的口才和文字表达能力。4. 良好的职业道德素质和团队合作精神。5. 持续学习能力强。

岗位工作 其他要求	性别要求		年龄要求		婚姻	婚否不限
	身体要求		政治要求	事业性、组织观念强	业务要求	掌握本专业

岗位分析时间		填写人	

8.普通外科办公室护师岗位说明书

<table>
<tr><td rowspan="3">岗位工作
基本信息</td><td>岗位名称</td><td>办公室护师</td><td>所在部门</td><td>临床普通外科</td><td>岗位编号</td><td></td></tr>
<tr><td>从属部门</td><td>护理部</td><td>岗位定员</td><td></td><td>所辖人数</td><td></td></tr>
<tr><td>直接上级</td><td>护士长</td><td>直接下级</td><td colspan="3">实习、进修护士</td></tr>
<tr><td>岗位使命
工作概述</td><td colspan="6">在护士长领导和上级护师指导下按照自己的职责独立做好办公室工作、重视护理质量、提高顾客满意度。按照时间、按照质量、按照数量标准完成自己的本职工作。</td></tr>
<tr><td>岗位工作
主要职责
与任务</td><td colspan="6">岗位职责。1.上班时提前10分钟到病房,参加晨会,查看夜间医嘱,阅读交班报告及危重患者护理记录单。热情接待病人,文明用语,礼貌待人。根据病人病情合理安排床位,填写诊断卡和床尾卡及时通知主管医师和主管护士。2.填写空床报告,在病室一览表上填写病人总数、新入、危重、手术、转科、出院、特殊治疗事项及当日值班医师、护士姓名。3.严格执行查对制度,正确执行医嘱,临时医嘱及时通知病人的主管护士。4.每日查对医嘱,每周大查对医嘱一次,有记录。根据护理级别、药物的阳性标志及时在诊断卡和床头卡上注明。5.认真执行各项规章制度和技术操作常规,按照规范的流程工作。严格按收费标准记账,负责掌握病人费用的动态情况,并及时与病人或家属、主管医师联系,负责对病人有关收费问题的解释工作。6.按医嘱饮食种类和病人需要,与营养科联系安排病人的饮食。按需要安排工人推送病人检查及相关后勤工作。7.负责办理出入院、转科、转院、饮食、手术、死亡的通知工作。8.正确绘制体温单,转抄长期医嘱执行单和记账。9.做好病历保管、清查工作,防止丢失。负责使用病历的管理。负责出院病人病历的质量检查及整理。10.保持办公室物品摆放有序、清洁、整齐。11.了解病房病人动态情况,书写病房动态交班报告。12.协助护士长做好病房管理工作。13.负责办公室的电脑、电话的管理。14.各种纸张、表格、电脑耗材清理、补充。15.书写字迹清楚正确,四级电脑操作水平,必要的人文知识。16.掌握普胸护理技能,熟悉心脏大血管手术、冠脉搭桥术、复杂先心病的矫治、各种微创伤手术后监护和护理技术、胸腔镜手术后护理技术。17.工作主动、积极,责任心强。18.工作现场"7S管理":①整理、②整顿、③清扫、④清洁、⑤安全、⑥节约、⑦素养。19.按照规定处理医疗垃圾和废物。</td></tr>
<tr><td>岗位工作
主要绩效
考核要点</td><td colspan="6">1.规章制度落实。2.完成规定的岗位工作、数量指标、质量指标、效率指标、服务指标。3.医德医风、社会责任。4.顾客沟通。5.办公室环境管理、人员秩序等。6.办公室工作流程规范。7.交接班及相关工作记录完整。8.服务态度。9.敬业奉献,遵守纪律,任劳任怨。10.岗位工作热情性、主动性、积极性、责任心、创新性。</td></tr>
<tr><td rowspan="2">岗位工
作关系</td><td>院内联系部门</td><td colspan="5">院内各个科室、行政职能部门、后勤部门相关领导和人员。</td></tr>
<tr><td>院外联系部门</td><td colspan="5">医院、科室或护理部授权范围内与外界有关部门人员沟通、联系。</td></tr>
<tr><td>岗位工
作权限</td><td colspan="6">1.对本科室日常工作计划、实施、检查的参与权。2.有指导实习人员的日常工作权。3.有向护士长、主任或者上级领导建议提出改进科室工作的权力,绩效薪酬建议权。</td></tr>
<tr><td>工作环境</td><td colspan="6">1.在医院内工作,温度、湿度适宜。2.满足医疗与护理服务工作的相关环境条件。</td></tr>
<tr><td>在现在的岗位已工作时间</td><td colspan="6">自   年   月   日开始,   共计: 年</td></tr>
<tr><td>学历培训
经历经验</td><td colspan="6">1.本科以上学历,有5年以上本科室护理工作经验。2.有较丰富的协调、沟通能力。3.有护理、抢救危重病人经历。4.年内最少有1篇论文发表,每年积极参加继续医学教育。5."三基"考试符合要求。6.具备中级专业技术职称。7.岗位工作中协调与沟通能力强。</td></tr>
<tr><td>岗位工作
技能要求</td><td colspan="6">1.称职的办公室护士工作。2.科室护理骨干。3.较好的口才和文字表达能力。4.良好的职业道德素质和团队合作精神。5.持续学习本岗位专业知识技能的能力强。</td></tr>
<tr><td rowspan="2">岗位工作
其他要求</td><td>性别要求</td><td></td><td>年龄要求</td><td></td><td>婚姻</td><td>婚否不限</td></tr>
<tr><td>身体要求</td><td></td><td>政治要求</td><td>事业性、组织观念强</td><td>业务要求</td><td>掌握本专业</td></tr>
<tr><td colspan="3">岗位分析时间</td><td colspan="2"></td><td>填写人</td><td></td></tr>
</table>

9.普通外科总务护师岗位说明书

岗位工作基本信息	岗位名称	总务护师	所在部门	临床普通外科	岗位编号	
	从属部门	护理部	岗位定员		所辖人数	
	直接上级	护士长	直接下级	实习、进修护士		

岗位使命工作概述	在护士长领导和上级护师指导下按照自己的职责独立做好总务护士工作,重视护理工作质量、管理质量,提高顾客满意度。按时、按质、按量完成自己的本职工作。

岗位工作主要职责与任务	**岗位职责。**1.树立以病人为中心的服务理念,尊重病人权利,体现人性化护理,注意沟通技巧,保持良好的护患关系。2.具备整体护理知识,熟悉专科护理业务,运用护理程序对病人实施整体护理,制订护理计划,落实并修订病人的护理计划,书写护理记录。3.具有对科室物资管理的较丰富经验。4.负责相关抢救仪器、急救器材、药品的管理,保证急救器材、药品完好率100%。物品严格交接班,并有记录。5.认真执行各项规章制度和技术操作常规。6.负责病区氧气、治疗物品、一次性物品的清理、交换及补充,勤俭、节约办事。7.负责各类药品的领取和保管,分类分柜储存口服药、静脉药、肌注药、外用药、剧毒药,标识清楚。定期清理药品批号,无过期药品。麻醉药上锁,每班交接并签字。8.严格执行消毒隔离制度、医院感染管理制度和无菌技术规程,定期做环境卫生学监测和消毒溶液浓度的测定及更换。9.负责与供应室、洗浆房交换物品,保证供应室医疗用品及时更换、请领。10.负责治疗室、换药室、处置室及检查室管理、清洁、消毒工作。11.病房用后的物品按《医疗废物管理条例》处理。12.协助护士长做好病房管理工作。负责病房物资的请领、保管和报损。协助办公室护士相关的工作。13.各种纸张、表格、电脑耗材清理、补充及时。注重成本管理。14.必要的人文知识,沟通能力强,管理能力较强。15.科室物品无损坏、丢失,账物相符。16.工作主动性、积极性,责任心强。17.掌握普胸护理技能,熟悉心脏大血管手术、冠脉搭桥术、复杂先心病的矫治、各种微创伤手术后监护和护理技术、胸腔镜手术后护理技术。18.重视病房秩序、安全与环境管理。19.科室、库房、病房、工作现场"7S管理":①整理、②整顿、③清扫、④清洁、⑤安全、⑥节约、⑦素养。20.按照规定处理医疗垃圾和废物。

岗位工作主要绩效考核要点	1.规章制度落实。2.完成规定的岗位工作、数量指标、质量指标、效率指标、服务指标。3.医德医风、社会责任。4.顾客沟通。5.病房环境管理、人员秩序等。6.岗位工作流程规范。7.物品交接班及相关工作记录完整。8.服务态度。9.敬业奉献,遵守纪律,任劳任怨。10.工作积极性、主动性、责任性。11.物品管理流程规范。

岗位工作关系	院内联系部门	院内各个科室、行政职能部门、后勤部门相关领导和人员。
	院外联系部门	医院、科室或护理部授权范围内与外界有关部门人员沟通、联系。

工作权限	1.对本科室日常工作计划、实施、检查的参与权。2.有权指导实习人员的日常工作。3.有向护士长、主任或者上级领导建议提出改进科室工作的权力,教学薪酬建议权。

工作环境	1.在医院内工作,温度、湿度适宜。2.满足医疗护理服务工作的相关环境条件。

在现在的岗位已工作时间	自 年 月 日开始, 共计: 年

学历培训经历经验	1.本科以上学历,有5年以上本科室护理工作经验。2.有较丰富的协调、沟通能力。3.有护理、抢救危重病人经历。4.年内最少有1篇论文发表,每年积极参加继续医学教育。5."三基"考试符合要求。6.具备中级专业技术职称。7.岗位工作中协调与沟通能力强。

岗位工作技能要求	1.称职的总务护士。2.科室护理骨干。3.较好的口才和文字表达能力。4.良好的职业道德素质和团队合作精神。5.持续学习本岗位专业知识技能的能力强。

岗位工作其他要求	性别要求		年龄要求		婚姻	婚否不限
	身体要求		政治要求	事业性、组织观念强	业务要求	掌握本专业

岗位分析时间		填写人	

10.普通外科辅助、帮班护士岗位说明书

岗位工作基本信息	岗位名称	副班护士	所在部门	临床普通外科	岗位编号	
	从属部门	护理部	岗位定员		所辖人数	
	直接上级	护士长	直接下级	实习、进修护士		
岗位使命工作概述	在护士长领导和上级护师指导下,依据主班护理工作做好自己的护理工作、重视护理工作质量、提高病人满意度。按时、按质、按量完成自己分工的本职工作。					
岗位工作主要职责与任务	岗位职责。1.取得护士执业资格并经过注册。树立以病人为中心的服务理念,尊重病人权利,保持良好的护患关系。2.上班时提前10分钟到病房,阅读交班报告及危重患者护理记录单。参加晨会,掌握夜班交班内容。3.在主班护士的指导下执行医嘱和护嘱,并落实分管病人的护理计划。落实分级护理,基础护理和晨晚间护理,病人的卧位和各种导管符合要求。4.随同夜班护士、护士长进行床旁交班,了解新入院病人、危重病人、特殊病人情况,并检查抢救药品及抢救仪器的状态。5.根据安排负责病区药品的请领、保管,负责毒、麻、剧、限及精神药品的补充、检查及保管,保证各种药品无过期。6.认真执行各项规章制度和技术操作常规,按照流程工作。7.负责输液用药的配置工作。了解常用药物性质、作用、用法、剂量、不良反应等,熟悉各种药物的配伍禁忌。严格执行"三查七对"制度。8.严格执行消毒隔离、无菌技术操作,预防医院感染。9.对新入院病人告知其相关事项,随时巡视病房,了解病人病情及心态的变化,满足其身心需要。10.熟悉普胸护理技能,了解心脏大血管手术、冠脉搭桥术、复杂先心病的矫治、各种微创伤手术后监护和护理技术、胸腔镜手术后护理技术。11.负责一次性医疗用品及无菌物品的对换、保管、使用及处理,严格按要求存放,定期检查。12.巡视患者,全面掌握病区患者病情动态变化,参加急危重患者的抢救,完成交班报告及各种病情记录。13.与主班护士、总务护士查对本班医嘱。14.协助主班护士完成教学、科研任务和病房管理工作。15.保持护士站清洁整齐。16.培养持续学习与创新能力精神。17.按照规定做好医用垃圾的分类处理。18.注重职业素质提升,遵守劳动纪律,按照规定着装。19.岗位工作现场"7S管理":①整理、②整顿、③清扫、④清洁、⑤安全、⑥节约、⑦素养。					
岗位工作主要绩效考核要点	1.规章制度落实。2.完成规定的护理工作、数量指标、质量指标、效率指标、服务指标。3.医德医风、社会责任。4.顾客沟通、医患纠纷处理。5.病区环境管理、健康宣教等。6.护理工作流程规范。7.交接班及相关工作记录完整。8.服务态度。9.敬业奉献,遵守纪律,任劳任怨。10.工作积极性、主动性、责任性。11.劳动纪律。					
岗位工作关系	院内联系部门	院内各个科室、行政职能部门、后勤部门相关领导和人员。				
	院外联系部门	医院、科室或护理部授权范围内与外界有关部门人员沟通、联系。				
工作权限	1.对本科室日常工作计划、实施、检查的参与权。2.有指导实习人员的日常工作权。3.有向护士长、主任或者上级领导建议提出改进科室工作的权力,制度改进建议权。					
工作环境	1.在医院内工作,温度、湿度适宜。2.满足医疗与护理工作的相关环境条件。					
在现在的岗位已工作时间	自　　年　　月　　日开始,　共计:　　年					
学历培训经历经验	1.本科以上学历,有1年以上本科室护理工作经验。2.有临床完整的护理实习记录、院内继续医学教育经历。3.有护理、抢救危重病人经历。4.年内最少有1篇习作论文。5."三基"考试符合要求。6.初级专业技术职称。7.岗位工作中与同事协调与沟通能力强。					
岗位工作技能要求	1.称职的初级专业技术职称。2.科室护理的培养骨干。3.较好的口才和文字表达能力。4.良好的职业道德素质和团队合作精神。5.持续学习本岗专业知识技能的能力强。					
岗位工作其他要求	性别要求		年龄要求		婚姻	婚否不限
	身体要求		政治要求	事业性、组织观念强	业务要求	熟悉本专业
岗位分析时间			填写人			

11.普通外科治疗班护师岗位说明书

<table>
<tr><td rowspan="3">岗位工作
基本信息</td><td>岗位名称</td><td>护师</td><td>所在部门</td><td>临床普通外科</td><td>岗位编号</td><td></td></tr>
<tr><td>从属部门</td><td>护理部</td><td>岗位定员</td><td></td><td>所辖人数</td><td></td></tr>
<tr><td>直接上级</td><td>护士长</td><td>直接下级</td><td colspan="3">实习护士、进修护士</td></tr>
<tr><td>岗位使命
工作概述</td><td colspan="6">在护士长领导和上级护师指导下按照自己的职责独立做好护理工作、重视护理质量、提高病人满意度。按照时间、按照质量、按照数量标准完成自己的本职岗位工作。</td></tr>
<tr><td>岗位工作
主要职责
与任务</td><td colspan="6">岗位职责。1.上班提前10分钟到病房,阅读交班报告及危重患者护理记录单,掌握夜班交班内容。树立以病人为中心的服务理念。2.晨会结束后,随护士长床头交接班。明确病人静脉输液管等各种管道是否畅通。静脉输液瓶内加药成分、滴速、数量。吸引管引出的液体颜色、性质、数量。各类管道消毒更换日期、标示等。交接治疗室常备药品、医疗器械、体温表、输液器、血压计、听诊器、剪刀、急救药盘和保护带的使用情况及数量并签字。完成交接班中待执行护理事项。3.常规治疗。处理当天医嘱。做到及时给药,口头医嘱不予处理。做到给药时间、途径、药物剂量和浓度的准确。4.送取药盘,查对药品,遵医嘱加入临时给药。发放中午口服药品,核对病人身份,做到送药入手,倒温水,看药入口。5.检查备用药品、急救药品,如有沉淀、絮状物等质量问题,及时调整。如日期临近,做好明显标识或及时更换。检查医疗器械使用情况,及时更换和消毒,并写明消毒日期和更换日期。6.及时巡视病房,如有异常,及时报告医生,妥善处理。7.每天下午测体温,有异常报告医生,及时处理。查对当天医嘱。做好体温计消毒及治疗室紫外线消毒,及时按规定处理医疗废物,填写消毒记录和医疗用品使用记录,整理治疗室卫生。送取药盘,查对药品,准备晚班治疗用品,做好交接准备。8.转抄服药本、输液卡,每日下午进行查对。每周日下午测量病人血压,如有异常上报医生,妥善处理,记录并交班。每周固定时间换班,交接清楚,并填写交接记录。9.执行各项规章制度和技术操作常规,严格"三查七对"。10.执行消毒隔离、无菌技术操作,预防医院感染。11.掌握普胸护理技能,了解心脏大血管手术、冠脉搭桥术、复杂先心病的矫治、各种微创伤手术后监护和护理技术、胸腔镜手术后护理技术等。12.保持治疗室清洁、整齐。13.及时巡视病房,适时对有关病人开展健康宣教。14.善于与其他班同事协作,一切为了病人。15.持续学习与工作创新能力。16.填写各种护理和处置后事项的记录单,书写交班报告。17.工作现场"7S管理":①整理、②整顿、③清扫、④清洁、⑤安全、⑥节约、⑦素养。18.为病人服务满意度。19.按照规定处理医疗与护理垃圾和废物。</td></tr>
<tr><td>主要绩效
考核要点</td><td colspan="6">1.规章制度。2.完成规定护理工作。3.医德医风、社会责任。4.顾客沟通、医患纠纷处理。5.病区环境管理、健康宣教。6.科室护理工作流程。7.交接班记录完整。</td></tr>
<tr><td rowspan="2">岗位工
作关系</td><td>院内联系部门</td><td colspan="5">院内各个科室、行政职能部门、后勤部门相关领导和人员。</td></tr>
<tr><td>院外联系部门</td><td colspan="5">医院、科室或护理部授权范围内与外界有关部门人员沟通、联系。</td></tr>
<tr><td>工作权限</td><td colspan="6">1.对护理工作计划、实施、检查的参与权。2.有指导实习督查检查护士工作权。</td></tr>
<tr><td>工作环境</td><td colspan="6">1.在医院内工作,温度、湿度适宜。2.满足医疗与护理服务工作的相关环境条件。</td></tr>
<tr><td>在现在的岗位已工作时间</td><td colspan="6">自　　年　　月　　日开始,　共计:　　年</td></tr>
<tr><td>学历培训
经历经验</td><td colspan="6">1.本科以上学历,5年以上本科护理工作经验。2.有临床医患、医务人员之间沟通经历。3.抢救危重病人经历。积极参加继续医学教育。4."三基"考试符合规定要求。</td></tr>
<tr><td>岗位工作
技能要求</td><td colspan="6">1.称职的中级专业技术职称。2.科室护理骨干。3.较好的口才和文字表达能力。4.良好的职业道德素质和团队合作精神。5.持续学习能力强。6.工作中协调与沟通能力强。</td></tr>
<tr><td rowspan="2">岗位工作
其他要求</td><td>性别要求</td><td></td><td>年龄要求</td><td></td><td>婚姻</td><td>婚否不限</td></tr>
<tr><td>身体要求</td><td></td><td>政治要求</td><td>事业性、组织观念强</td><td>业务要求</td><td>掌握本专业</td></tr>
<tr><td colspan="2" style="text-align:center">岗位分析时间</td><td colspan="2"></td><td>填写人</td><td></td></tr>
</table>

12.普通外科晚班(小夜班)护师岗位说明书

岗位工作 基本信息	岗位名称	晚班护师	所在部门	临床普通外科	岗位编号	
	从属部门	护理部	岗位定员		所辖人数	
	直接上级	护士长	直接下级	实习、进修护士		
岗位使命 工作概述	在护士长领导和上级护师指导下按照自己的职责独立做好护理工作、重视护理质量、提高病人满意度。按照时间、按照质量、按照数量标准完成自己的本职岗位工作。					
岗位工作 主要职责 与任务	岗位职责。1.上班提前10分钟到病房,阅读交班报告及危重患者护理记录单,掌握上一班交班内容。树立以病人为中心,一切为了病人安全和健康的服务理念。2.交接班清楚病人总数、出入院、转科、病危、死亡人数及病室管理中应注意的问题。负责全病区病员的一切治疗、护理工作。完成交接班中待执行事项。3.接班要明确病人静脉输液管等各种管道是否畅通。静脉输液瓶内加药成分、滴速、数量。吸引管引出的液体颜色、性质、数量。各类管道消毒更换日期、标示等。4.新入院、急诊、抢救、危重、特殊病人、特殊检查、特殊治疗、输血及情绪异常的病人必须床旁交接,了解诊疗情况和护理完成情况。有无病人伤口出血、渗血情况。有无压疮、各种导管固定和引流通畅情况,并做好记录。5.按照护理等级规定时间或病人具体情况测量病人生命体征。6.急救器材、药品是否齐备完好,贵重、毒麻、限剧药品交接清楚并签名。7.检查备用药品、急救药品,如有沉淀、絮状物等质量问题,及时调整。如日期临近,做好明显标识或及时更换。检查医疗器械使用情况,及时更换和消毒,并写明消毒日期和更换日期。8.按时间发放口服药品,核对病人姓名,做到送药入手,倒温开水,看药入口。9.按时间巡视病房。督促协助护理员进行晚间护理,照顾病人就寝,做好陪人管理,保持病室安静。10.各种治疗、护理、检查标本采集及各种处置完成后须签字,对尚未完成的工作,应向接班者交代清楚。11.认真执行各项规章制度和技术操作常规,严格"三查七对"。12.执行消毒隔离、无菌技术操作,预防医院感染。13.掌握普胸护理技能,了解心脏大血管手术、冠脉搭桥术、复杂先心病的矫治、各种微创伤手术后监护和护理技术、胸腔镜手术后护理技术等。14.保持治疗室清洁、物品摆放整齐有序。15.适时对病人开展健康宣教,掌握病区病人动态情况。16.在办公室、治疗室、病房时应开门,以便于了解情况。17.按规定准备白班治疗药品。18.负责病房安全与秩序,及时关、锁闭走廊大门,关注走廊、病房人员往来,对病人的陪护人员情况做到清楚明白。按时或根据气候变化关、开门窗、关闭电源开关。19.填写各种护理和处置后事项的记录单,书写交班报告。20.工作现场"7S管理":①整理、②整顿、③清扫、④清洁、⑤安全、⑥节约、⑦素养。					
主要绩效 考核要点	1.规章制度。2.完成规定护理工作。3.医德医风、社会责任。4.顾客沟通、医患纠纷处理。5.病区环境管理、健康宣教。6.科室护理工作流程。7.交接班记录完整。					
岗位工 作关系	院内联系部门	院内各个科室、行政职能部门、后勤部门相关领导和人员。				
	院外联系部门	医院、科室或护理部授权范围内与外界有关部门人员沟通、联系。				
工作权限	1.对科室护理工作计划、实施、检查的参与权。2.有权指导实习护士工作。					
工作环境	1.在医院内工作,温度、湿度适宜。2.满足医疗与护理服务工作的相关环境条件。					
在现在的岗位已工作时间	自　　年　　月　　日开始,　　共计:　　年					
学历培训 经历经验	1.本科以上学历,有1年以上本科护理工作经验。2.有临床医患、医务人员之间沟通经历、院内、院外现代医院管理培训经历。3.有护理、抢救危重病人经历。					
技能要求	1.称职的中级专业技术职称。2.科室护理骨干。3.良好的职业道德素质和团队合作精神。					
岗位工作 其他要求	性别要求		年龄要求		婚姻	婚否不限
	身体要求		政治要求	事业性、组织观念强	业务要求	掌握本专业
岗位分析时间			填写人			

13.普通外科夜班(大夜班)护师岗位说明书

<table>
<tr><td rowspan="3">岗位工作
基本信息</td><td>岗位名称</td><td>夜班护师</td><td>所在部门</td><td>临床普通外科</td><td>岗位编号</td><td></td></tr>
<tr><td>从属部门</td><td>护理部</td><td>岗位定员</td><td></td><td>所辖人数</td><td></td></tr>
<tr><td>直接上级</td><td>护士长</td><td>直接下级</td><td colspan="3">实习、进修护士</td></tr>
<tr><td>岗位使命
工作概述</td><td colspan="6">在护士长领导和上级护师指导下按照自己的职责独立做好护理工作、重视护理质量、提高病人满意度。按照时间、按照质量、按照数量标准完成自己的本职岗位工作。</td></tr>
<tr><td>岗位工作
主要职责
与任务</td><td colspan="6">岗位职责。1.上班提前10分钟到病房,阅读交班报告及危重患者护理记录单,掌握上一班交班内容。树立以病人为中心,一切为了病人安全和健康的服务理念。2.接班要明确病人静脉输液管等各种管道是否畅通。静脉输液瓶内加药成分、滴速、数量。吸引管引出的液体颜色、性质、数量。各类管道消毒更换日期、标示等。3.交接班清楚病人总数、出入院、转科、病危、死亡人数及病室管理中应注意的问题。4.清楚新入院、急诊、抢救、危重、特殊病人、特殊检查、特殊治疗、输血及情绪异常的病人必须床旁交接,了解病人诊疗情况和护理完成情况。有无病人伤口出血、渗血情况,有无压疮、各种导管固定和引流通畅情况,并做好记录和签字。5.按照护理等级规定时间或病人具体情况测量病人生命体征。6.掌握急救器材、药品是否齐备完好,贵重、毒麻、限剧药品交接清楚并签名。7.检查备用急救药品,如有沉淀、絮状物等质量问题,及时调整。如日期临近,做好明显标识或及时更换。检查医疗器械使用情况,及时更换和消毒,并写明消毒日期和更换日期。8.送取药盘,查对药品,按时发放口服药品,核对病人姓名,做到送药入手,倒温水,看药入口。9.按照规定时间巡视病房,如有异常,及时报告医生,妥善处理。10.各种治疗、护理、检查标本采集及各种处置完成情况须签字,对尚未完成的工作,应向接班者交代清楚。11.执行各项规章制度和技术操作常规,严格"三查七对"。12.执行消毒隔离、无菌技术操作,预防感染制度。13.保持工作室清洁、物品摆放整齐有序。14.适时对有关病人开展健康宣教,掌握病区病人动态情况。15.在办公室、治疗室、病房时应开门,以便了解情况。16.按照规定准备白班治疗药品及相关物品。17.负责病房安全与秩序,及时关、锁闭走廊大门,关注走廊、病房人员往来,对病人的陪护人员做到清楚明白。按时或根据气候变化关闭门窗、电源开关。18.掌握普胸护理技能,了解心脏大血管手术、冠脉搭桥术、复杂先心病的矫治、各种微创伤手术后监护和护理技术、胸腔镜手术后护理技术等。19.持续学习与工作创新能力。20.岗位工作现场"7S管理":①整理、②整顿、③清扫、④清洁、⑤安全、⑥节约、⑦素养。21.按照规定处理医疗垃圾和废物。22.按规定完成有关领导安排的其他临时性工作任务。</td></tr>
<tr><td>岗位工作
主要绩效
考核要点</td><td colspan="6">1.规章制度。2.完成规定的护理工作。3.医德医风、社会责任。4.顾客沟通。5.病区环境管理、健康宣教。6.护理工作流程。7.交接班及相关工作记录完整。8.服务态度。9.敬业奉献,遵守纪律,任劳任怨。10.工作主动、责任心。11.病人满意度。</td></tr>
<tr><td rowspan="2">岗位工作关系</td><td>院内联系部门</td><td colspan="5">院内各个科室、行政职能部门、后勤部门相关领导和人员。</td></tr>
<tr><td>院外联系部门</td><td colspan="5">医院、科室或护理部授权范围内与外界有关部门人员沟通、联系。</td></tr>
<tr><td>工作权限</td><td colspan="6">1.对科室护理工作计划、实施、检查的参与权。2.有指导检查督查实习护士的工作权。</td></tr>
<tr><td>工作环境</td><td colspan="6">1.在医院内工作,温度、湿度适宜。2.满足医疗与护理服务工作的相关环境条件。</td></tr>
<tr><td>在现在的岗位已工作时间</td><td colspan="6">自　　年　　月　　日开始,　　共计:　　年</td></tr>
<tr><td>学历经验</td><td colspan="6">1.本科以上学历,1年以上本科室护理工作经验。2.有护理、抢救危重病人经历。</td></tr>
<tr><td>技能要求</td><td colspan="6">1.称职的中级专业技术职称。2.科室护理骨干。3.良好的职业道德素质和团队合作精神。</td></tr>
<tr><td rowspan="2">岗位工作
其他要求</td><td>性别要求</td><td></td><td>年龄要求</td><td></td><td>婚姻</td><td>婚否不限</td></tr>
<tr><td>身体要求</td><td></td><td>政治要求</td><td>事业性、组织观念强</td><td>业务要求</td><td>掌握本专业</td></tr>
<tr><td>岗位分析时间</td><td colspan="3"></td><td>填写人</td><td colspan="2"></td></tr>
</table>

14.普通外科介入导管室护师岗位说明书

岗位工作 基本信息	岗位名称	介入导管室护师	所在部门	介入导管室	岗位编号	
	从属部门	普通外科	岗位定员		所辖人数	
	直接上级	护士长	直接下级	实习、进修护士		

岗位使命 工作概述	在导管室负责人和护士长领导下,按照自己的职责独立做好病人导管检查护理工作、重视病人检查质量、提高病人满意度。按时、按质、按量完成自己的本职岗位工作。

岗位工作 主要职责 与任务	岗位职责。1.上班提前10分钟到导管室,物品交接并签字。普外病人介入、微创治疗前铺好床单、枕头,准备好手术包、手术器械,术后及时清理房间,物归原处,做好房间消毒。2.接班要明确病人静脉输液管等各种管道是否畅通。静脉输液瓶内加药成分、滴速、数量。吸引管引出的液体颜色、性质、数量。各类管道消毒更换日期、标示等。3.接诊介入治疗病人,校对病人姓名、性别、年龄、床号、手术名称、各种药物试验结果、皮肤准备情况。重危病人和特殊治疗经测心率、呼吸、血压和心电监护。正确完整记录生命体征。4.负责各种导管病人检查、治疗的预约登记,安排病人受检次序和导管报告的发放。术前引导病人卧于检查床,术后协助搬送病人。5.负责各种技术资料、摄像资料的保管、整理,及时领取各种表格、办公用品及各种药品、物品及抢救物品。6.按月、季、年进行各种工作量、收入等项目的统计与上报工作。7.协助医生作好病人导管检查诊断及特殊治疗工作。8.检查医疗器械使用情况,及时更换和消毒,并写明消毒日期和更换日期。9.严格收费标准,做好门诊、住院病人导管检查和治疗费用记账工作。10.负责导管及附件的保养、清洗、消毒工作。11.认真对所有器材及时清洗、消毒,确保各种物品处于使用的最佳状态。定期对导管及附件进行细菌培养工作,确保导管及附件符合消毒使用要求。12.认真执行各项规章制度和技术操作常规,严格"三查七对"。13.严格执行消毒隔离、无菌技术操作,预防交叉感染。14.掌握普胸护理技能,了解心脏大血管手术、冠脉搭桥术、复杂先心病的矫治、各种微创伤手术后监护和护理技术、胸腔镜手术后护理技术等。15.保持导管室清洁、物品整齐、物品标识明确。16.报废器材认真登记及时补充,以保证检查治疗工作的正常运转。17.维持导管室病人检查秩序,帮助需要帮助的病人。18.重视导管检查资料积累,结合实际开展科研工作。19.下班前对各部位检查一遍,该上锁的部位上锁,确保安全后方可离去。20.岗位工作现场"7S管理":①整理、②整顿、③清扫、④清洁、⑤安全、⑥节约、⑦素养。21.按照规定处理医疗护理垃圾和废物。22.持续学习与工作创新能力。23.为病人服务满意度测评。

岗位工作 主要绩效 考核要点	1.规章制度。2.完成规定的护理工作。3.医德医风、社会责任。4.顾客沟通、医患纠纷处理。5.导管室环境管理、健康宣教。6.工作流程。7.交接班及物品记录完整。8.服务态度。9.敬业奉献,遵守纪律,任劳任怨。10.工作主动性、创新性、责任心。

岗位工 作关系	院内联系部门	院内各个科室、行政职能部门、后勤部门相关领导和人员。
	院外联系部门	医院、科室或护理部授权范围内与外界有关部门人员沟通、联系。

岗位工 作权限	1.对导管室工作计划、实施、检查的参与权。2.有监督实习人员的工作权。3.有向导管室主任建议改进科室工作的权力,奖金分配建议权,制度改进建议权,等等。

工作环境	1.在医院内工作,温度、湿度适宜。2.满足医疗与护理服务工作的相关环境条件。

在现在的岗位已工作时间	自 年 月 日开始, 共计: 年

学历经验	1.本科以上学历,5年以上本科室护理工作经验。2.有护理、抢救危重病人经历。

技能要求	1.称职的中级专业技术职称。2.科室护理骨干。3.良好的职业道德素质和团队合作精神。

岗位工作 其他要求	性别要求		年龄要求		婚姻	婚否不限
	身体要求		政治要求	事业性、组织观念强	业务要求	掌握本专业

岗位分析时间		填写人	

四、骨外科护理人员岗位说明书

1.骨外科护士长岗位说明书

岗位工作 基本信息	岗位名称	护士长	所在部门	骨科	岗位编号	
	从属部门	护理部	岗位定员		所辖人数	
	直接上级	科主任、护理部	直接下级	护理人员,实习、进修护士		
岗位使命 工作概述	在科主任与护理部领导下,全面负责科室护理工作、业务、技术、病房管理、护士思想工作,物资管理等工作。是科室护士的思想、业务、行政管理的第一责任人。					
岗位工作 主要职责 与任务	**领导职责。**1.履行岗位职责。在科主任和护理部主任领导下,负责科室的护理、业务及行政管理工作,完成各项数量、质量与绩效指标。2.重视思想政治工作,经常对护士进行职业道德教育工作。3.协调相关科室及有关部门工作关系。4.负责制订本科室的护理发展规划及年度、月度、周工作计划并组织实施。5.制度落实,严格执行各项规章制度和操作规程。6.确定护士的轮转和临时调配。7.设计与落实基础护理、专科护理、特殊护理与责任护理工作。8.护理人员文明行医,优质服务,树立良好的医德医风。9.遵循 PDCA 管理、追踪问题管理、持续质量改进、熟悉可靠性管理方法。10.加强病房管理,投诉处理及时。11.重视学习,不断提高领导能力。 **管理与业务职责。**1.早上班带领护士对急、危重症、新入院患者床旁交班,检查危重抢救病人情况,对复杂护理技术或新开展的业务,要具体指导。2.落实护理查房和随同科主任查房,了解工作中存在问题。3.掌握本科室全部护理技能,按照护理流程工作。4.落实"三查七对"制度并记录完善。5.维护科室仪器设备,提高设备使用效率。6.加强陪护管理。7.加强物资管理,账物相符。8.落实患者治疗饮食。9.护理文书书写符合要求。10.护士"三基"考试、技术操作符合要求。11.掌控急救室情况。12.重视科室绩效考核与管理工作,达到预期目的。13.工作现场"7S 管理":①整理、②整顿、③清扫、④清洁、⑤安全、⑥节约、⑦素养。14.病人满意度持续提升。 **教学与科研职责。**1.加强业务训练,并注意护士业务素质的培养。2.组织检查实习护士、进修护士在本科各病室的临床教学和实习工作。3.参加本科室临床护理教学。 **工作创新。**善于发现工作中的问题、缺陷,分析、解决问题的能力,持续改进。					
岗位工作 主要绩效 考核要点	1.规章制度。2.护理、学术、科研等工作及完成数量、质量、效率、绩效指标。3.顾客沟通,处理病人投诉与纠纷。4.医德医风、社会责任。5.健康宣教、培训帮带等。6.护理工作流程规范。7.病房管理。8.本科室护理人员技术操作。9.基础护理和专科护理合格率。10.护士"三基"考核。11.护理文书。12.服务病人满意度。					
岗位工 作关系	院内联系部门	院内各个科室、行政职能部门、后勤部门相关领导和人员。				
	院外联系部门	医院、科室或护理部授权范围内与外界有关部门人员沟通、联系。				
岗位工 作权限	1.科室管理、协调权。对本科室日常工作的计划、实施、检查和指导权。2.对本科室内护理人员任免的建议权。3.有向上级领导建议提出改进科室工作、宣传的权力。					
工作环境	1.在医院内工作,温度、湿度适宜。2.满足医疗与护理服务工作的相关环境条件。					
在现在的岗位已工作时间	自 年 月 日开始, 共计: 年					
学历培训 经历经验	1.本科以上学历,10 年以上本科室护理工作经验。2.有专科护理进修最少 1 次经历、医院管理培训经历。3.学术、教学、科研经历。4.每年内最少有 1 篇国家级以上杂志论文发表。5.副高级以上职称。6.较丰富的协调、沟通经验。7.管理创新能力强。					
岗位工作 技能要求	1.称职的护理学科带头人。2.公认的领导、决策、管理和协调能力。3.较好的口才和文字表达能力。4.良好的职业道德素质和团队合作精神。5.中级或高级职称。					
岗位工作 其他要求	性别要求		年龄要求		婚姻	婚否不限
	身体要求		政治要求	事业性、组织观念强	业务要求	精通本专业
岗位分析时间				填写人		

2.骨外科病区护士长岗位说明书

岗位工作 基本信息	岗位名称	病区护士长	所在部门	骨科	岗位编号	
	从属部门	护理部	岗位定员		所辖人数	
	直接上级	科主任科护士长	直接下级	护理人员,实习、进修护士		

岗位使命 工作概述	在科主任与护士长领导下,全面负责病区护理工作、病房管理、业务技术、护士思想、学科建设,物资管理等工作。是病区护士思想、业务、行政管理第一责任人。

岗位工作 主要职责 与任务	**领导职责。**1.在科主任和护士长领导及上级护师指导下,负责所管病区的护理业务及行政管理工作,完成各项数量、质量与绩效指标。2.重视思想政治工作,经常对护士进行职业道德教育工作。3.协调相关部门与科室工作关系。4.负责制订本病区的护理发展规划,护理学科建设,年度、月度、周工作计划并组织实施。5.负责全科护理质量的监督与检查,及时发现问题,确保护理质量不断提高。6.落实基础护理、专科护理、特殊护理与责任护理。形成专科护理特色。7.遵循 PDCA 管理、追踪问题管理、持续质量改进、熟悉可靠性管理方法,不断提高领导水平。8.持续改进。 **管理职责。**1.参加晨会,带领上班护士对急、危重症、新入院患者床旁交接班,检查危重抢救病人的护理情况,对复杂的护理技术或新开展的护理业务,要亲自参加并具体指导。2.组织护理查房和随同科主任查房,了解护理工作中存在的问题,并加强医护联系与医患沟通。3.确定病区护士的轮转和临时调配。4.认真履行岗位职责,改善服务态度,严格执行各项规章制度和技术操作规程,严防差错事故的发生。5.“落实三查七对”制度并记录完善。6.维护普通骨科门诊、急诊、住院医疗体系,精确掌握关节外科、关节镜外科、脊柱外科、股骨头坏死、脊柱侧凸的护理技术。7.掌握脊柱微创、创伤外科、骨肿瘤外科手术后护理技术。8.熟悉风湿病、颈椎病、腰间盘突出常见病的护理与康复方法。9.提高设备使用效率。10.加强病房管理。11.加强物资管理,账物相符。12.落实患者治疗饮食。13.护理文书书写符合要求。14.工作现场“7S 管理”:①整理、②整顿、③清扫、④清洁、⑤安全、⑥节约、⑦素养。 **教学与科研职责。**1.组织护理人员学习业务技术,加强业务训练,提高护士素质。2.检查实习、进修护士在病区的临床教学和实习情况。3.参加护理教学、设计科室护理科研课题并组织实施。4.完成医院和有关领导安排的其他临时性工作任务。

岗位工作 主要绩效 考核要点	1.规章制度。2.完成护理业务、学术、科研等工作数量、质量、效率、绩效指标。3.顾客沟通,护患纠纷处理。4.医德医风、社会责任。5.持续改进计划。6.健康宣教、培训帮带。7.工作流程规范。8.病房管理。9.护理人员技术操作。10.静脉穿刺成功率。11.基础护理、专科护理、责任护理。12.护理文书。13.服务病人满意度。

岗位工 作关系	院内联系部门	院内各个科室、行政职能部门、后勤部门相关领导和人员。
	院外联系部门	医院、科室或护理部授权范围内与外界有关部门人员沟通、联系。

岗位工 作权限	1.护理管理、协调权。对本病区日常工作的计划、实施、检查和指导权,对本病区内护理人员任免的建议权。 2.向主任、护理部主任、科护士长或者上级领导建议权。

工作环境	1.在医院内工作,温度、湿度适宜。2.满足医疗与护理服务工作的相关环境条件。

在现在的岗位已工作时间	自 年 月 日开始, 共计: 年

学历培训 经历经验	1.本科以上学历,5 年以上本科护理工作经验。2.专科护理业务进修、医院管理培训经历。3.每年有 1 篇杂志论文发表。4.医患沟通,纠纷处理经历。5.中级专业技术职称。

岗位工作 技能要求	1.称职的病区护理带头人。2.护理工作决策、管理和协调能力。3.较好的口才和文字表达能力。4.良好的职业道德素质和团队合作精神。5.持续学习能力强。

岗位工作 其他要求	性别要求		年龄要求		婚姻	婚否不限
	身体要求		政治要求	事业性、组织观念强	业务要求	精通本专业
岗位分析时间				填写人		

3.骨外科主任护师岗位说明书

岗位工作 基本信息	岗位名称	主任护师	所在部门	骨科	岗位编号	
	从属部门	护理部	岗位定员		所辖人数	
	直接上级	护士长	直接下级	相关护理人员,实习、进修护士		

岗位使命 工作概述	在护理部和护士长领导下,分管科室护理业务、教学、培训、科研、服务,纠纷处理、护理质量管理等工作。本科室分管护理业务、技术、科研、管理的行家里手。

岗位工作 主要职责 与任务	**岗位职责。**1.认真履行高级职称岗位职责。在护理部主任和护士长领导下,指导本科护理业务技术、服务、教学与科研工作。2.参加晨会床旁交接班,协助护士长制订年度、月度计划并付诸实施。3.协调科室医护人员及相关部门科室业务关系。4.协助护士长制订本科的基础、专科、责任护理以及特殊护理计划并落实。5.精确掌握本科疾病经常护理技术,掌握关节外科、关节镜外科、脊柱外科、股骨头坏死、脊柱侧凸的护理技术。6.掌握脊柱微创、创伤外科、骨肿瘤外科手术后护理技术。7.熟悉风湿病、颈椎病、腰椎间盘突出常见病的护理与康复方法。8.岗位工作责任性。 **业务管理。**1.主持护理大查房,解决护理业务与技术疑难问题。2.定期检查急、危、重、疑难患者护理计划和会诊落实情况,对复杂技术或新开展护理业务,要亲自参加并具体指导。3.处理护理纠纷,对护理差错事故提出技术鉴定意见。4.协助护士长病房管理、维护病房秩序。5.落实病人基础、专科、特殊护理。6.加强设备管理,提高设备使用率。7.遵循 PDCA 管理、追踪问题管理、持续质量改进,熟悉可靠性管理方法,不断提高管理水平。8.研究骨科疑难病人护理技术,努力提高护理质量。 **制度执行。**1.严格执行各项规章制度与护理技术操作常规。2.落实"三查七对"制度并完善护理业务与管理制度。3.根据年度、月度和周护理工作计划安排,检查护理工作的细节落实情况并记录完整。4.重视护理质量,有护理持续改进计划并落实。 **职业道德。**1.处处事事起模范带头作用,经常对护士进行职业道德教育。加强工作责任、主动和创造性。2.改善服务态度,提高服务水平,为病人提供卓越服务。 **教学与科研。**1.协助护理部组织护理人员业务学习、培训、护士晋级的考核工作。2.拟订教学计划,编写教材并负责讲授。3.制订专科护理科研、技术革新计划并实施。4.参与审定、评价护理论文和科研、技术革新成果。5.负责组织本科护理学习讲座和护理病案讨论。6.对医院护理队伍建设,业务技术管理和组织管理提出改进意见,参与护理部组织的全院性工作检查。7.掌握国内外本科护理发展动态,努力引进先进技术,提高护理质量,发展护理科学。8.完成领导交代的临时性工作任务。

岗位工作 主要绩效 考核要点	1.规章制度。2.护理教学、科研,护理工作数量质量效率及绩效管理指标。3.医德医风、社会责任。4.顾客沟通、纠纷处理。5.病区管理、健康宣教、培训帮带等。6.危重病人全程护理落实。7.与护士长配合、医护人员沟通、协调。8.学术水平。

岗位工 作关系	院内联系部门	院内各个科室、行政职能部门、后勤部门相关领导和人员。
	院外联系部门	医院、科室或护理部授权范围内与外界有关部门人员沟通、联系。

工作权限	1.病人护理管理权。2.监督下级护士工作权。3.向上级领导建议工作改进权。

工作环境	1.在医院内工作,温度、湿度适宜。2.满足医疗与护理服务工作的相关环境条件。

在现在的岗位已工作时间	自　　　年　　月　　　日开始,　　共计:　　年

学历经验	1.本科以上学历,10 年以上护理工作经验。2.有基础专科责任护理、管理培训经历。

技能要求	1.称职的学科带头人。2.公认的业务、技术、管理和协调能力。3.高级专业技术职称。

岗位工作 其他要求	性别要求		年龄要求		婚姻	婚否不限
	身体要求		政治要求	事业性、组织观念强	业务要求	精通本专业

岗位分析时间		填写人	
直接上级审核签字		审核时间	

4.骨外科副主任护师岗位说明书

岗位工作基本信息	岗位名称	副主任护师	所在部门	骨科	岗位编号	
	从属部门	护理部	岗位定员		所辖人数	
	直接上级	护士长	直接下级	相关护理人员,实习、进修护士		

岗位使命工作概述	在护士长和护理部领导下,分管科护理业务、技术、服务、教学、培训、科研、服务、纠纷处理、护理质量管理等工作。是护理业务技术、科研、管理的行家里手。

岗位工作主要职责与任务	**岗位职责**。1.认真履行高级职称岗位职责。在科护士长和护理部主任领导下,指导本科护理业务技术、服务、教学与科研工作。2.参加晨会交接班,协助护士长制订年度、月度计划并付诸实施。3.精确掌握本科疾病经常护理技术,掌握关节外科、关节镜外科、脊柱外科、股骨头坏死、脊柱侧凸的护理技术。4.掌握脊柱微创、创伤外科、骨肿瘤外科手术后护理技术。5.熟悉风湿病、颈椎病、腰椎间盘突出常见病的护理与康复方法。6.按照规定处理医疗废物。7.岗位工作责任心,积极主动性。 **业务管理**。1.遵循 PDCA 管理、追踪问题管理、持续质量改进、熟悉可靠性管理方法,不断提高管理水平。2.研究骨科疑难病人护理技术,努力提高护理质量。3.按照规定主持护理大查房,解决护理技术疑难问题。4.检查急、危、重、疑难患者护理计划和会诊落实情况,对复杂技术或新开展的护理业务,要亲自参加并具体指导。5.处理护理纠纷,对护理差错、事故提出技术鉴定意见。6.协助护士长病房管理。7.落实病人治疗饮食。8.危重病人护理量。9.加强设备管理,提高科室设备使用率。 **制度执行**。1.严格执行各项规章制度与护理技术操作常规。2.落实"三查七对"及相关医疗、护理业务与管理制度。3.根据年度、月度和周护理工作计划安排,检查护理工作的细节落实情况并记录完整。4.重视护理质量,有护理持续改进计划并落实。 **职业道德**。1.处处、事事起模范带头作用,经常对护士进行职业道德教育。加强工作责任、主动和创造性。2.改善服务态度,提高服务水平,为病人提供卓越服务。 **教学与科研**。1.协助护理部并承担对护理人员业务学习、培训及护士晋级的考核工作。2.拟订教学计划,编写教材并负责讲授。3.制订专科护理科研、技术革新计划并实施。4.参与审定、评价护理论文和科研、技术革新成果。5.负责组织本科护理学习讲座和护理病案讨论。6.对医院护理队伍建设,业务技术管理和组织管理提出意见,参与护理部组织的全院性工作检查。7.掌握国内外本科护理发展动态,努力引进先进护理技术,提高护理质量,发展护理科学。8.完成其他临时性工作任务。

岗位工作主要绩效考核要点	1.规章制度落实。2.护理教学、科研,护理工作数量、质量、效率及综合绩效管理指标。3.医德医风、社会责任。4.顾客沟通、护患纠纷处理。5.病区环境管理、健康宣教、培训帮带等。6.护理工作流程。7.危重病人护理数量。8.与护士长配合,医护人员沟通、协调。9.基础、专科护理,责任制护理。10.岗位学习与创新能力。

岗位工作关系	院内联系部门	院内各个科室、行政职能部门、后勤部门相关领导和人员。
	院外联系部门	医院、科室或护理部授权范围内与外界有关部门人员沟通、联系。

工作权限	1.病人护理管理权。2.监督下级护士工作权。3.向上级领导建议改进工作权。

工作环境	1.在医院内工作,温度、湿度适宜。2.满足医疗与护理服务工作的相关环境条件。

在现在的岗位已工作时间	自　　年　　月　　日开始,　　共计:　　年

学历经验	1.本科以上学历,10 年以上护理工作经验。2.有基础专科责任护理、管理培训经历。

技能要求	1.称职的学科带头人。2.公认的业务、技术、管理和协调能力。3.高级专业技术职称。

岗位工作其他要求	性别要求		年龄要求		婚姻	婚否不限
	身体要求		政治要求	事业性、组织观念强	业务要求	精通本专业

岗位分析时间		填写人	
直接上级审核签字		审核时间	

5.骨外科主管护师岗位说明书

岗位工作基本信息	岗位名称	主管护师	所在部门	骨科	岗位编号	
	从属部门	护理部	岗位定员		所辖人数	
	直接上级	护士长	直接下级	相关护理人员,实习、进修护士		

岗位使命工作概述	在护士长领导和上级护师指导下,负责上班时病人的治疗、护理、服务工作,护患沟通、健康教育及相关工作。是专科护理业务、技术、服务工作全能核心力量。

岗位工作主要职责与任务	**岗位职责。**1.按量按质按时完成自己岗位独立工作。2.协助护士长做好护理质量控制工作。3.熟悉护理理念和管理工具。制订具有专科特色的护理计划,对患者实施整体护理。4.掌握基础护理、专科护理与责任护理流程。协助护士长做好行政管理和护理队伍的建设工作。5.精确掌握本科疾病常用护理技术,掌握关节外科、关节镜外科、脊柱外科、股骨头坏死、脊柱侧凸的护理技术。6.掌握脊柱微创、创伤外科、骨肿瘤外科手术后护理技术。7.熟悉风湿病、颈椎病、腰椎间盘突出常见病的护理与康复方法。8.岗位工作责任性。9.遵循 PDCA 管理、追踪问题管理、持续质量改进、熟悉可靠性管理方法,不断提高管理水平。10.熟悉骨科疑难病人护理技术。 **工作任务。**1.参与组织护理查房,护理会诊等业务活动。2.担当危、急、重症病人抢救工作。3.能够解决本科护理业务上的大多数疑难问题。4.指导护师、护士、实习、进修护士工作。5.带头落实本科基础护理、专科护理、责任制护理计划。6.落实病人治疗饮食。7.解除病人疼痛,评价病人疼痛。8.对本科的护理差错、事故进行分析、鉴定并提出防范措施。9.学习应用国内外护理先进经验,不断提高科室的护理技术水平。10.按质按量按时间完成危重病人护理数,责任制护理数。11.协助护士长病房管理,维护病房秩序。12.提高仪设备使用效率。13.工作现场"7S 管理":①整理、②整顿、③清扫、④清洁、⑤安全、⑥节约、⑦素养。14.病人满意度。 **制度执行。**1.严格执行各项规章制度与护理技术操作常规。2.落实"三查七对"及相关医疗、护理业务与管理制度。3.执行年度、月度和周护理工作计划,细化自己的本职的护理工作并记录完整。4.各项护理文书书写达到要求,有护理持续改进计划。 **职业道德。**1.以病人为中心,尊重患者权利,保守医疗秘密。2.遵纪守法,廉洁工作,文明礼貌,卓越服务。3.团队精神,注重沟通,和谐共事。4.工作积极性、主动、责任与创新性。5.奉献精神,任劳任怨,和谐共事。6.对患者适宜的健康教育。 **学习与创新。**1.持续学习与创新能力。2.不断总结经验,结合临床实际撰写护理论文。3.积极参加医学继续教育项目。4.完成有关领导安排的其他临时性工作任务。

岗位工作主要绩效考核要点	1.规章制度落实。2.护理教学、科研,护理工作数量、质量、效率及综合绩效管理指标。3.医德医风、社会责任。4.顾客沟通、护患纠纷处理。5.病区环境管理、健康宣教、培训帮带等。6.护理工作流程。7.危重病人护理数量。8.与护士长配合、医护人员沟通、协调。9.基础、专科护理,责任制护理。10.岗位学习与创新能力。

岗位工作关系	院内联系部门	院内各个科室、行政职能部门、后勤部门相关领导和人员。		
	院外联系部门	医院、科室或护理部授权范围内与外界有关部门人员沟通、联系。		
工作权限	1.病人护理管理权。2.监督下级护士工作权。3.向上级领导建议改进工作权。			
工作环境	1.在医院内工作,温度、湿度适宜。2.满足医疗与护理服务工作的相关环境条件。			
在现在的岗位已工作时间	自 年 月 日开始, 共计: 年			
学历经验	1.本科以上学历,5 年以上护理工作经验。2.有基础专科责任护理、管理培训经历。			
技能要求	1.称职的中级专业技术职称。2.公认的业务、技术、管理和协调能力。3.持续学习能力强。			
岗位工作其他要求	性别要求		年龄要求		婚姻	婚否不限
	身体要求		政治要求	事业性、组织观念强	业务要求	掌握本专业
岗位分析时间			填写人			

6.骨外科护师岗位说明书

<table>
<tr><td rowspan="3">岗位工作
基本信息</td><td>岗位名称</td><td>护师</td><td>所在部门</td><td>骨科</td><td>岗位编号</td><td></td></tr>
<tr><td>从属部门</td><td>护理部</td><td>岗位定员</td><td></td><td>所辖人数</td><td></td></tr>
<tr><td>直接上级</td><td>护士长</td><td>直接下级</td><td colspan="3">护士,实习、进修护士</td></tr>
<tr><td>岗位使命
工作概述</td><td colspan="6">在护士长领导和上级护师指导下按照自己的职责独立做好护理工作、重视护理质量、提高病人满意度。按时、按质、按量完成自己的本职工作。是科室护理骨干力量。</td></tr>
<tr><td rowspan="1">岗位工作
主要职责
与任务</td><td colspan="6">
岗位职责。1.取得护师执业资格。独立完成岗位工作。具备整体护理知识,熟悉基础、专科、责任护理业务,对病人实施整体护理,制订和评估病人护理计划,完成健康教育、心理护理,护理文书书写达到要求。2.交接科室规定物品并双方签字。3.掌握本科疾病常用护理技术,熟悉关节外科、关节镜外科、脊柱外科、股骨头坏死、脊柱侧凸的护理技术。4.熟悉脊柱微创、创伤外科、骨肿瘤外科手术后护理技术。5.岗位工作责任性。6.遵循 PDCA 管理、追踪问题管理、持续质量改进、了解可靠性管理方法,不断提高护理技术水平。7.熟悉骨科疑难病人护理技术。8.岗位工作现场"7S管理":①整理、②整顿、③清扫、④清洁、⑤安全、⑥节约、⑦素养。

工作任务。1.参加晨会。查看夜班交班报告内容,明确治疗本、医嘱本、护嘱本、记录本等内容与结果,完成交班期间待完成的治疗项目。2.在护士长带领下参加病人床旁交接班,明确危重、抢救、特殊检查、新入院病人情况。3.交接班重点明白病人静脉输液管等各种管道是否畅通。静脉输液管内加药成分、滴速、数量。吸引管引出的液体颜色、性质、数量,各类管道消毒更换日期等。4.清楚疼痛病人止痛后的效果。5.能够与医生一道独立完成危重病人抢救工作。6.参加护理查房、护理病例讨论。7.熟悉科室各个护理班次的工作内容,按照规定参加夜、晚值班。8.协助护士长做好病室管理工作。9.注重维护科室设备维护,提高设备的使用效率。

制度执行。1.严格执行各项规章制度和技术操作常规,按照规范的流程操作。2.严格执行消毒隔离、无菌技术操作流程,预防医院感染。3.执行医院各项管理规定。

职业道德。1.遵纪守法。2.以病人为中心,尊重患者权利,保守病人秘密。3.廉洁工作,文明礼貌,服务态度好,卓越服务。4.团队精神,注重沟通,和谐共事。5.工作积极、主动、责任心与创新性。6.奉献精神,任劳任怨。7.健康宣教落实。

学习与创新。1.朝气蓬勃,精神面貌好,持续学习与创新能力。2.结合临床实际不断总结经验,撰写论文。3.积极参加医学继续教育。指导护士、实习、进修生临床带教工作,并进行考核和评价。4.完成有关领导安排的其他临时性工作任务。
</td></tr>
<tr><td>岗位工作
主要绩效
考核要点</td><td colspan="6">1.规章制度落实。2.护理教学、科研,护理工作数量、质量、效率及综合绩效管理指标。3.医德医风、社会责任。4.顾客沟通、医患纠纷处理。5.病区环境管理、健康宣教、培训帮带等。6.护理工作流程。7.危重病人护理数量。8.与护士长配合、医护人员沟通、协调。9.基础、专科护理,责任制护理。10.岗位学习与创新能力。</td></tr>
<tr><td rowspan="2">岗位工
作关系</td><td>院内联系部门</td><td colspan="5">院内各个科室、行政职能部门、后勤部门相关领导和人员。</td></tr>
<tr><td>院外联系部门</td><td colspan="5">医院、科室或护理部授权范围内与外界有关部门人员沟通、联系。</td></tr>
<tr><td>工作权限</td><td colspan="6">1.病人护理管理权。2.监督下级护士工作权。3.向上级领导建议改进工作权。</td></tr>
<tr><td>工作环境</td><td colspan="6">1.在医院内工作,温度、湿度适宜。2.满足医疗与护理服务工作的相关环境条件。</td></tr>
<tr><td>在现在的岗位已工作时间</td><td colspan="6">自　　　年　　月　　　日开始,　　　共计:　　　年</td></tr>
<tr><td>学历经验</td><td colspan="6">1.本科以上学历,3年以上护理工作经验。2.有基础专科责任护理、管理培训经历。</td></tr>
<tr><td>技能要求</td><td colspan="6">1.称职的护师职称。2.公认的业务、技术、管理和协调能力。3.持续学习能力强。</td></tr>
<tr><td rowspan="2">岗位工作
其他要求</td><td>性别要求</td><td></td><td>年龄要求</td><td></td><td>婚姻</td><td>婚否不限</td></tr>
<tr><td>身体要求</td><td></td><td>政治要求</td><td>事业性、组织观念强</td><td>业务要求</td><td>熟悉本专业</td></tr>
<tr><td colspan="3" style="text-align:center">岗位分析时间</td><td colspan="2">填写人</td><td></td><td></td></tr>
</table>

7. 骨外科护士岗位说明书

岗位工作 基本信息	岗位名称	护士	所在部门	骨科	岗位编号	
	从属部门	护理部	岗位定员		所辖人数	
	直接上级	护士长	直接下级	实习、进修护士		

岗位使命 工作概述	在护士长领导和上级护师指导下按照自己的职责独立做好护理工作、重视护理质量、提高病人满意度。按照时间、按照质量、按照数量标准完成自己的本职岗位工作。

岗位工作 主要职责 与任务	**岗位职责**。1.取得护师执业资格。独立完成岗位工作。具备整体护理知识,熟悉基础、专科、责任护理业务,对病人实施整体护理,制订和评估病人护理计划,完成健康教育、心理护理,护理文书书写达到要求。2.交接科室规定物品并双方签字。3.掌握本科疾病常用护理技术,熟悉关节外科、关节镜外科、脊柱外科、股骨头坏死、脊柱侧凸的护理技术。4.熟悉脊柱微创、创伤骨科、骨肿瘤外科手术后护理技术。5.在整体护理理论的指导下,应用新的医学模式对患者实施以人为中心的整体护理。6.参与科内护理缺陷问题的讨论,提出防范措施及改进建议。7.持续学习,充实、强化自己,将知识更好地运用于患者护理工作中,继续教育学分达标。 **工作任务**。1.参加晨会。查看夜班交班报告内容,明确治疗本、医嘱本、护嘱本、记录本等内容与结果,完成交班期间待完成的治疗项目。2.在护士长带领下参加病人床旁交接班,明确危重、抢救、特殊检查、新入院病人情况。3.交接班重点明白病人静脉输液管等各种管道是否畅通。静脉输液管内加药成分、滴速、数量。引流管引出的液体颜色、性质、数量,各类管道消毒更换日期等。4.清楚疼痛病人止痛后的效果。5.能够独立参加危重病人的抢救工作,预防并发症的发生。6.参加护理查房、护理病例讨论。7.熟悉并掌握科室各个护理班次的工作内容。8.工作现场"7S管理":①整理、②整顿、③清扫、④清洁、⑤安全、⑥节约、⑦素养。9.按照规定处理医疗垃圾和废物。10.完成领导安排的其他临时性工作任务。11.病人满意度。 **制度执行**。1.认真执行各项规章制度和技术操作常规,按照规范的流程操作。2.严格执行消毒隔离、无菌技术操作流程,预防医院感染。3.落实住院病人治疗饮食。 **职业道德**。1.遵纪守法。2.以病人为中心,尊重患者权利,保守病人秘密。3.廉洁工作,文明礼貌,卓越服务。4.团队精神,注重沟通,和谐共事。5.工作积极、主动、责任与创新性。6.奉献精神,任劳任怨。7.对患者适宜健康教育。8.持续改进 **学习与创新**。1.持续学习与创新能力。2.不断总结经验,结合临床实际撰写论文。3.积极参加医学继续教育。4.指导实习、进修护士,完成教学计划。

岗位工作 主要绩效 考核要点	1.规章制度落实。2.护理教学、科研,护理工作数量、质量、效率及综合绩效管理指标。3.医德医风、社会责任。4.顾客沟通、护患纠纷处理。5.病区环境管理、健康宣教、培训帮带等。6.护理工作流程。7.危重病人护理数量。8.与护士长配合、医护人员沟通、协调。9.基础、专科护理,责任制护理。10.持续学习与创新能力。

岗位工 作关系	院内联系部门	院内各个科室、行政职能部门、后勤部门相关领导和人员。
	院外联系部门	医院、科室或护理部授权范围内与外界有关部门人员沟通、联系。

工作权限	1.病人护理管理权。2.监督下级护士工作权。3.向上级领导建议改进工作权。

工作环境	1.在医院内工作,温度、湿度适宜。2.满足医疗与护理服务工作的相关环境条件。

在现在的岗位已工作时间	自　　年　　月　　日开始,　共计:　　年

学历经验	1.本科以上学历,2年以上护理工作经验。2.有基础专科责任护理、业务培训经历。

技能要求	1.称职的护师职称。2.公认的业务、技术、管理和协调能力。3.持续学习能力强。

岗位工作 其他要求	性别要求		年龄要求			婚姻	婚否不限
	身体要求		政治要求	事业性、组织观念强	业务要求	掌握本专业
岗位分析时间				填写人			

8.骨外科办公室护师岗位说明书

<table>
<tr><td rowspan="3">岗位工作
基本信息</td><td>岗位名称</td><td>办公室护师</td><td>所在部门</td><td>骨科</td><td>岗位编号</td><td></td></tr>
<tr><td>从属部门</td><td>护理部</td><td>岗位定员</td><td></td><td>所辖人数</td><td></td></tr>
<tr><td>直接上级</td><td>护士长</td><td>直接下级</td><td colspan="3">实习、进修护士</td></tr>
<tr><td>岗位使命
工作概述</td><td colspan="6">在护士长领导和上级护师指导下按照自己的职责独立做好办公室工作、重视护理质量、提高顾客满意度。按照时间、按照质量、按照数量标准完成自己的本职工作。</td></tr>
<tr><td>岗位工作
主要职责
与任务</td><td colspan="6">
岗位职责。1.提前 10 分钟到病房,参加晨会,查看夜间医嘱,阅读交班报告和了解医嘱执行情况。2.热情接待病人,文明用语。合理安排床位,填写诊断卡和床尾卡及时通知主管医师和主管护士。3.填写空床报告,在病室一览表上填写病人总数、新入、危重、手术、转科、出院、特殊治疗事项及当日值班医师和护士姓名。4.办理出入院、转科、转院、饮食、手术、死亡通知工作。5.正确绘制体温单,转抄长期医嘱执行单(输液、注射、口服等)和记账。6.每日查对医嘱,每周大查对医嘱一次,有记录。根据护理级别、药物阳性标志及时在诊断卡和床头卡上注明。7.掌握本科疾病常用护理技术,熟悉关节外科、关节镜外科、脊柱外科、股骨头坏死、脊柱侧凸的护理技术。8.熟悉脊柱微创、创伤骨科、骨肿瘤外科手术后护理技术。9.按医嘱饮食种类和病人需要,与营养科联系安排病人的饮食。10.负责使用病历的管理、出院病人病历的质量检查及整理工作,防止丢失。11.负责办公室的电脑、电话的管理。12.各种纸张、表格、电脑耗材清理并及时补充。13.保持办公室清洁、整齐。14.遵循 PDCA 管理、追踪问题管理、持续质量改进、了解可靠性管理方法,不断提高护理技术水平。15.熟悉疑难病人护理技术。16.工作现场"7S 管理":①整理、②整顿、③清扫、④清洁、⑤安全、⑥节约、⑦素养。17.按照规定处理医疗垃圾和废物。18.完成有关领导安排的其他临时性工作任务。19.为病人服务的满意度。
制度执行。1.认真执行各项规章制度和技术操作常规,按照流程操作。2.严格执行"三查七对"制度,正确执行医嘱,临时医嘱及时通知病人责任护士。监督检查医嘱执行情况。3.严格执行消毒隔离、无菌技术操作流程,预防医院感染。4.严格执行收费标准并记账,负责掌握病人费用的动态情况并与相关人员一起催交费用。
职业道德。1.遵纪守法。2.尊重患者权利,保守医疗秘密。3.廉洁工作,文明礼貌,卓越服务。4.团队精神,和谐共事。5.工作积极性、主动性、责任心与创新性。
学习与创新。1.持续学习与工作改进和创新能力。2.不断总结经验,结合临床护理实际撰写论文。3.积极参加医学护理继续教育项目。4.岗位工作持续改进与提高。
</td></tr>
<tr><td>岗位工作
主要绩效
考核要点</td><td colspan="6">1.规章制度落实。2.护理教学、科研,护理工作数量、质量、效率及综合绩效管理指标。3.医德医风、社会责任。4.顾客沟通、护患纠纷处理。5.病区环境管理、健康宣教、培训帮带等。6.护理工作流程。7.危重病人护理数量。8.与护士长配合、医护人员沟通、协调。9.基础、专科护理,责任制护理。10.岗位学习与创新能力。</td></tr>
<tr><td rowspan="2">岗位工
作关系</td><td>院内联系部门</td><td colspan="5">院内各个科室、行政职能部门、后勤部门相关领导和人员。</td></tr>
<tr><td>院外联系部门</td><td colspan="5">医院、科室或护理部授权范围内与外界有关部门人员沟通、联系。</td></tr>
<tr><td>工作权限</td><td colspan="6">1.病人护理管理权。2.监督下级护士工作权。3.向上级领导建议改进工作权。</td></tr>
<tr><td>工作环境</td><td colspan="6">1.在医院内工作,温度、湿度适宜。2.满足医疗与护理服务工作的相关环境条件。</td></tr>
<tr><td>在现在的岗位已工作时间</td><td colspan="6">自　　年　　月　　日开始,　　共计:　　年</td></tr>
<tr><td>学历经验</td><td colspan="6">1.本科以上学历,2 年以上护理工作经验。2.有基础专科责任护理、业务培训经历。</td></tr>
<tr><td>技能要求</td><td colspan="6">1.称职的中级专业技术职称。2.公认的业务、技术、管理和协调能力。3.持续学习能力强。</td></tr>
<tr><td rowspan="2">岗位工作
其他要求</td><td>性别要求</td><td></td><td>年龄要求</td><td></td><td>婚姻</td><td>婚否不限</td></tr>
<tr><td>身体要求</td><td></td><td>政治要求</td><td>事业性、组织观念强</td><td>业务要求</td><td>精通本专业</td></tr>
<tr><td colspan="3" align="center">岗位分析时间</td><td colspan="2">填写人</td><td></td><td></td></tr>
</table>

9.骨外科总务护士岗位说明书

<table>
<tr>
<td rowspan="3">岗位工作
基本信息</td>
<td>岗位名称</td>
<td>总务护士</td>
<td>所在部门</td>
<td>骨科</td>
<td>岗位编号</td>
<td></td>
</tr>
<tr>
<td>从属部门</td>
<td>护理部</td>
<td>岗位定员</td>
<td></td>
<td>所辖人数</td>
<td></td>
</tr>
<tr>
<td>直接上级</td>
<td>护士长</td>
<td>直接下级</td>
<td colspan="3">实习、进修护士</td>
</tr>
<tr>
<td>岗位使命
工作概述</td>
<td colspan="6">在护士长领导和上级护师指导下按照自己的职责独立做好总务护士工作,重视护理工作质量、管理质量,提高顾客满意度。按时、按质、按量完成自己的本职工作。</td>
</tr>
<tr>
<td rowspan="4">岗位工作
主要职责
与任务</td>
<td colspan="6">**岗位职责**。1.树立以病人为中心服务理念,保持良好护患关系。2.具备骨科整体护理知识,熟悉基础、专科、责任护理业务。3.负责抢救仪器、急救器材、药品的管理,保证急救器材、药品完好率100%。保持病房内物品干净、整齐、卫生。4.负责病区氧气、治疗物品、一次性物品的清理、交换及补充,无过期物品。5.负责各类药品的领取和保管,分类分柜储存口服药、静脉药、肌注药、外用药、剧毒药,标识清楚。6.定期清理药品批号,无过期药品。麻醉药上锁,每班交接并签字。7.负责与供应室、洗衣房交换物品,保证科室与病人用品及时更换、请领。8.负责治疗、换药、处置及检查室管理、清洁、消毒工作。9.病房用后的物品按规定处理。10.协助护士长做好病房管理工作。负责病房物资的请领、保管和报损。物资管理做到账物相符,接收物资管理的监督。11.各种纸张、表格、电脑耗材清理、补充及时。注重成本管理。12.科室物品无损坏、丢失,有保质期的用物,做到标示清楚。13.遵循 PDCA 管理、追踪问题管理、持续质量改进、熟悉可靠性管理方法。14.加强病房管理,投诉处理及时。15.重视学习,不断提高管理能力。16.掌握关节外科、关节镜外科、脊柱外科、股骨头坏死、脊柱侧凸的护理技术。17.掌握脊柱微创、创伤外科、骨肿瘤外科手术后护理技术。18.熟悉风湿病、颈椎病、腰椎间盘突出常见病的护理与康复方法。19.维护设备,提高设备使用效率。20.工作现场"7S 管理":①整理、②整顿、③清扫、④清洁、⑤安全、⑥节约、⑦素养。21.按照规定处理医疗垃圾和废物。22.完成有关领导安排的其他临时性工作任务。23.病人满意度,持续改进。</td>
</tr>
<tr>
<td colspan="6">**制度执行**。1.认真执行各项规章制度和技术操作常规,按照规范的流程操作。2.严格执行消毒隔离制度、医院感染管理制度和无菌技术规程,定期做环境卫生学监测和消毒溶液浓度的测定及更换。预防医院感染。3.执行规定的物资丢失赔偿制度。</td>
</tr>
<tr>
<td colspan="6">**职业道德**。1.遵纪守法。2.尊重患者权利,保守病人秘密。3.廉洁工作,文明礼貌,卓越服务。4.团队精神,任劳任怨,和谐共事。5.工作积极性、主动性与创新性。</td>
</tr>
<tr>
<td colspan="6">**学习与创新**。1.持续学习与创新能力。2.不断总结经验,结合临床实际撰写论文。3.积极参加医学继续教育。4.指导实习、进修护士临床带教,完成规定的教学计划。</td>
</tr>
<tr>
<td>岗位工作
主要绩效
考核要点</td>
<td colspan="6">1.规章制度。2.完成规定的护理任务以及工作数量、质量、效率和综合绩效指标。3.医德医风、社会责任。4.顾客沟通。5.病区管理、病房秩序、健康宣教。6.物资管理。7.危重病人护理与救治。8.工作主动、积极性。9.服务病人态度与责任心。</td>
</tr>
<tr>
<td rowspan="2">岗位工
作关系</td>
<td>院内联系部门</td>
<td colspan="5">院内各个科室、行政职能部门、后勤部门相关领导和人员。</td>
</tr>
<tr>
<td>院外联系部门</td>
<td colspan="5">医院、科室或护理部授权范围内与外界有关部门人员沟通、联系。</td>
</tr>
<tr>
<td>工作权限</td>
<td colspan="6">1.病人护理、物资管理权。2.监督下级护士工作权。3.向上级领导建议改进工作权。</td>
</tr>
<tr>
<td>工作环境</td>
<td colspan="6">1.在医院内工作,温度、湿度适宜。2.满足医疗与护理服务工作的相关环境条件。</td>
</tr>
<tr>
<td>在现在的岗位已工作时间</td>
<td colspan="6">自　　　年　　月　　　日开始,　　共计:　　年</td>
</tr>
<tr>
<td>学历经验</td>
<td colspan="6">1.本科以上学历,5 年以上护理工作经验。2.有基础专科责任护理、业务培训经历。</td>
</tr>
<tr>
<td>技能要求</td>
<td colspan="6">1.称职的中级专业技术职称。2.公认的业务、技术、管理和协调能力。3.持续学习能力强。</td>
</tr>
<tr>
<td rowspan="2">岗位工作
其他要求</td>
<td>性别要求</td>
<td></td>
<td>年龄要求</td>
<td></td>
<td>婚姻</td>
<td>婚否不限</td>
</tr>
<tr>
<td>身体要求</td>
<td></td>
<td>政治要求</td>
<td>事业性、组织观念强</td>
<td>业务要求</td>
<td>精通本专业</td>
</tr>
<tr>
<td colspan="3" align="center">岗位分析时间</td>
<td></td>
<td>填写人</td>
<td colspan="2"></td>
</tr>
</table>

10.骨外科辅助、帮班护士岗位说明书

岗位工作 基本信息	岗位名称	副班护士	所在部门	骨科	岗位编号	
	从属部门	护理部	岗位定员		所辖人数	
	直接上级	护士长	直接下级	实习、进修护士		
岗位使命 工作概述	在护士长领导和上级护师指导下依据主班护理工作做好自己的辅助护理工作、重视护理质量、提高病人满意度。按照时间、按照质量、按照数量标准完成的本职工作。					
岗位工作 主要职责 与任务	**岗位职责。**1.取得护师执业资格。2.晨会后在护士长带领下病人床旁交接班,重点是危重、抢救、特殊检查、新入院病人,了解、询问相关情况。一切以主班护士工作为中心。3.床旁交接班重点是病人静脉输液管道等各种管道是否畅通。静脉输液瓶内加药成分、滴速、数量,吸引管引出的液体颜色、性质、数量,各类管道消毒更换日期、标示等。4.查点交接规定的物品并双方签字。5.查看夜班交接班报告内容,明确治疗、医嘱、护嘱、记录本内容完成情况与结果,完成交接期间待完成事项。6.具备整体护理知识,熟悉基础、专科、责任护理业务,并熟练评估病人方法。 **工作任务。**1.协助护士长做好病室管理工作。2.维护病房与病室秩序。3.病人饮食落实。4.协助主班护士执行医嘱、护嘱,实施护理计划及评价护理效果。5.参加危重病人抢救工作。6.巡视病房,掌握病房病人动态情况,测量病人生命体征,并正确完整记录。7.参加护理查房、护理病例讨论,发现问题,及时解决。8.掌握关节外科、关节镜外科、脊柱外科、股骨头坏死、脊柱侧凸的护理技术。9.熟悉脊柱微创、创伤外科、骨肿瘤外科手术后护理技术。10.遵循PDCA管理、追踪问题管理、持续质量改进、了解可靠性管理方法。11.熟悉科室各个护理班次的工作内容,按照规定参加夜、晚值班。12.协助护士长做好病室管理工作。13.工作现场"7S管理":①整理、②整顿、③清扫、④清洁、⑤安全、⑥节约、⑦素养。14.服务病人满意度。 **制度执行。**1.执行各项规章制度和技术操作常规,按照流程操作。2.严格执行医院、科室相关管理规定。3.严格执行消毒隔离、无菌技术操作流程,预防医院感染。 **职业道德。**1.遵守劳动纪律,按规定着装。2.尊重患者权利,保守医疗秘密。3.廉洁工作,文明礼貌,卓越服务。4.团队精神,和谐共事。5.工作积极性、主动性、责任性与创新性。6.热爱专业,任劳任怨,忠于职守。7.服务病人热情。 **学习与创新。**1.持续学习与工作改进和创新能力。2.不断总结经验,结合临床实际撰写论文。3.积极参加医学继续教育。指导实习、进修护士临床带教,完成规定的教学计划,并进行绩效考核和评价。4.完成有关领导安排的其他临时性工作任务。					
岗位工作 主要绩效 考核要点	1.规章制度落实。2.护理教学、科研,护理工作数量、质量、效率及综合绩效管理指标。3.医德医风、社会责任。4.顾客沟通、护患纠纷处理。5.病区环境管理、健康宣教、培训帮带等。6.护理工作流程。7.危重病人护理数量。8.与护士长配合、医护人员沟通、协调。9.基础、专科护理,责任制护理。10.持续学习与创新能力。					
岗位工 作关系	院内联系部门	院内各个科室、行政职能部门、后勤部门相关领导和人员。				
	院外联系部门	医院、科室或护理部授权范围内与外界有关部门人员沟通、联系。				
工作权限	1.病人护理与管理权。2.监督下级护士工作权。3.向上级领导建议改进工作权。					
工作环境	1.在医院内工作,温度、湿度适宜。2.满足医疗与护理服务工作的相关环境条件。					
在现在的岗位已工作时间	自 年 月 日开始 共计: 年					
学历经验	1.本科以上学历,5年以上护理工作经验。2.有基础专科责任护理、业务培训经历。					
技能要求	1.称职的中级专业技术职称。2.公认的业务、技术、管理和协调能力。3.持续学习能力强。					
岗位工作 其他要求	性别要求		年龄要求		婚姻	婚否不限
	身体要求		政治要求	事业性、组织观念强	业务要求	熟悉本专业
岗位分析时间			填写人			

11.骨外科治疗班护士岗位说明书

<table>
<tr><td rowspan="3">岗位工作
基本信息</td><td>岗位名称</td><td>治疗班护士</td><td>所在部门</td><td colspan="2">骨科</td><td>岗位编号</td><td></td></tr>
<tr><td>从属部门</td><td>护理部</td><td>岗位定员</td><td colspan="2"></td><td>所辖人数</td><td></td></tr>
<tr><td>直接上级</td><td>护士长</td><td>直接下级</td><td colspan="4">实习、进修护士</td></tr>
<tr><td>岗位使命
工作概述</td><td colspan="7">在护士长领导和上级护师指导下按照自己的职责独立做好治疗班工作、重视治疗班工作质量、提高病人满意度。按照时间、按照质量、按照数量标准完成本职工作。</td></tr>
<tr><td rowspan="4">岗位工作
主要职责
与任务</td><td colspan="7">岗位职责。1.提前10分钟上班,阅读交班报告及危重患者处置记录单,明确夜班交班内容。2.交接治疗室规定使用的物品并签字,完成交接班中待执行事项。3.晨会后随护士长床头交接班。明确病人静脉输液管等各种管道是否畅通。静脉输液瓶内加药成分、滴速、数量。吸引管引出的液体颜色、性质、数量。各类管道消毒更换日期、标示等。4.做到给药时间、途径、剂量和浓度准确。转抄服药本、输液卡,每日下午进行查对。5.具备整体护理知识,熟悉基础、专科、责任护理业务。6.发放中午口服药品,"三查七对",做到送药入手,倒温水,看药入口。7.检查备用药品,如有过期、沉淀、絮状物等质量问题,及时调整。8.及时巡视病房,如有异常报告医生后妥善处理。适时对病人开展健康宣教。9.按时测量病人生命体征,如有异常遵医嘱及时处置。做好体温计消毒及治疗室紫外线消毒,填写消毒记录。10.掌握病人动态情况。填写各种治疗和处置事项后记录,写交班报告。11.送取药盘,查对药品,准备下班治疗药品,做好交班准备。12.保持治疗室清洁、整齐。13.掌握关节外科、关节镜外科、脊柱外科、股骨头坏死、脊柱侧凸的护理技术。14.熟悉脊柱微创、创伤外科、骨肿瘤外科手术后护理技术。15.遵循PDCA管理、追踪问题管理、持续质量改进、了解可靠性管理方法。16.熟悉科室各个护理班次的工作内容。17.工作现场"7S管理":①整理、②整顿、③清扫、④清洁、⑤安全、⑥节约、⑦素养。18.按照规定处理医疗垃圾和废物。19.完成有关领导安排的其他临时性工作任务。</td></tr>
<tr><td colspan="7">制度执行。1.执行各项规章制度和技术操作常规,按照流程操作。2.严格执行医院、科室相关管理规定。3.严格执行消毒隔离、无菌技术操作流程,预防医院感染。</td></tr>
<tr><td colspan="7">职业道德。1.遵守劳动纪律,按规定着装。2.尊重患者权利,保守医疗秘密。3.廉洁工作,文明礼貌,卓越服务。4.团队精神,和谐共事。5.工作积极性、主动性、责任心与创新性。6.热爱专业,任劳任怨,忠于职守。7.病人满意度。</td></tr>
<tr><td colspan="7">学习与创新。1.持续学习与创新能力。2.不断总结经验,结合临床实际撰写论文。3.积极参加医学继续教育。4.指导实习、进修护士临床带教,完成规定的教学计划。</td></tr>
<tr><td>岗位工作
主要绩效
考核要点</td><td colspan="7">1.规章制度落实。2.护理教学、科研,护理工作数量、质量、效率及综合绩效管理指标。3.医德医风、社会责任。4.顾客沟通、护患纠纷处理。5.病区环境管理、健康宣教、培训帮带等。6.护理工作流程。7.危重病人护理数量。8.与护士长配合、医护人员沟通、协调。9.基础、专科护理,责任制护理。10.学习与创新能力。</td></tr>
<tr><td rowspan="2">岗位工
作关系</td><td>院内联系部门</td><td colspan="6">院内各个科室、行政职能部门、后勤部门相关领导和人员。</td></tr>
<tr><td>院外联系部门</td><td colspan="6">医院、科室或护理部授权范围内与外界有关部门人员沟通、联系。</td></tr>
<tr><td>工作权限</td><td colspan="7">1.病人护理与管理权。2.监督下级护士工作权。3.向上级领导建议改进工作权。</td></tr>
<tr><td>工作环境</td><td colspan="7">1.在医院内工作,温度、湿度适宜。2.满足医疗与护理服务工作的相关环境条件。</td></tr>
<tr><td>在现在的岗位已工作时间</td><td colspan="7">自　　年　　月　　日开始,　　共计:　　年</td></tr>
<tr><td>学历经验</td><td colspan="7">1.本科以上学历,5年以上护理工作经验。2.有基础专科责任护理业务培训经历。</td></tr>
<tr><td>技能要求</td><td colspan="7">1.称职的中级专业技术职称。2.公认的业务、技术、管理和协调能力。3.持续学习能力强。</td></tr>
<tr><td rowspan="2">岗位工作
其他要求</td><td>性别要求</td><td></td><td>年龄要求</td><td></td><td></td><td>婚姻</td><td>婚否不限</td></tr>
<tr><td>身体要求</td><td></td><td>政治要求</td><td colspan="2">事业性、组织观念强</td><td>业务要求</td><td>掌握本专业</td></tr>
<tr><td colspan="3" align="center">岗位分析时间</td><td colspan="2"></td><td align="center">填写人</td><td colspan="2"></td></tr>
</table>

12.骨外科基础护理护士岗位说明书

<table>
<tr><td rowspan="3">岗位工作
基本信息</td><td>岗位名称</td><td>基础护理护士</td><td>所在部门</td><td>骨科</td><td>岗位编号</td><td></td></tr>
<tr><td>从属部门</td><td>护理部</td><td>岗位定员</td><td></td><td>所辖人数</td><td></td></tr>
<tr><td>直接上级</td><td>护士长</td><td>直接下级</td><td colspan="3">实习、进修护士</td></tr>
<tr><td>岗位使命
工作概述</td><td colspan="6">在护士长领导和上级护师指导下,独立做好病人基础护理工作,重视护理质量、提高病人满意度。按照时间、按照质量、按照数量标准完成自己的本职岗位工作。</td></tr>
<tr><td>岗位工作
主要职责
与任务</td><td colspan="6">岗位职责。1.上班提前10分钟到工作岗位。2.与相关同事交接物品并签字。3.精确掌握基础护理项目、内容和标准。4.掌握分级护理的各级病情依据、护理要求。5.明确掌握特级护理、一级护理、二级护理、三级护理的具体护理操作流程。6.整理床单位,清楚晨间护理的内容:对不能离床活动的,病情较轻的病人,鼓励其自行洗漱,包括刷牙,漱口,洗脸,梳头。用消毒毛巾湿式扫床。根据清洁程度,更换床单,整理好床单位。7.对于病情较重,不能离床活动的病人,如危重、高热、昏迷、瘫痪,年老体热者:协助病人排便,帮助其刷牙,漱口;病情严重者给予口腔护理,洗脸、洗手、梳头,协助翻身并检查全身皮肤有无受压变红,做皮肤护理按摩骨隆突处皮肤;按需要更换衣服和床单,整理床单位;与病人交谈,了解一夜睡眠情况及有无病情变化,鼓励病人增强战胜疾病的信心并因人而异给予心理护理;根据室温适当开窗通风。8.保持病房清洁、物品整齐,使用物品标识明确。9.维持病房、病室病人秩序,帮助需要帮助的病人。10.加强设备维护,提高设备使用效率。11.掌握关节外科、关节镜外科、脊柱外科、股骨头坏死、脊柱侧凸的护理技术。12.熟悉脊柱微创、创伤外科、骨肿瘤外科手术后护理技术。13.遵循PDCA管理、追踪问题管理、持续质量改进、了解可靠性管理方法。14.岗位工作现场"7S管理":①整理、②整顿、③清扫、④清洁、⑤安全、⑥节约、⑦素养。15.服务病人满意度。
制度执行。1.执行各项规章制度和技术操作常规,按照流程操作。2.严格执行医院、科室相关管理规定。3.严格执行医院消毒隔离、无菌技术操作流程,预防医院感染。
职业道德。1.遵守医院劳动纪律,按规定着装。2.尊重患者权利,保守医疗秘密。3.廉洁工作,文明礼貌,卓越服务。4.团队精神,和谐共事。5.工作积极性、主动性创新性,与责任心。6.热爱专业,任劳任怨,和谐共事,忠于职守。
学习与创新。1.持续学习与自我工作改进和创新能力。2.不断总结经验,结合临床实际撰写论文。3.积极参加医学继续教育。4.指导实习、进修护士临床带教,完成规定的继续教育计划。5.完成有关领导安排的其他临时性工作任务。6.服务创新。</td></tr>
<tr><td>岗位工作
主要绩效
考核要点</td><td colspan="6">1.规章制度。2.完成基础护理、业务、技术、科研,工作数量、质量、效率、绩效指标。3.顾客沟通。4.医德医风、社会责任。5.个人持续改进计划。6.健康宣教。7.工作流程规范。8.病人与病房管理。9.护理技术操作。10.静脉穿刺成功率。11.基础护理、专科护理、责任护理。12.护理文书。13."三基"考核。14.病人满意度。</td></tr>
<tr><td rowspan="2">岗位工
作关系</td><td>院内联系部门</td><td colspan="5">院内各个科室、行政职能部门、后勤部门相关领导和人员。</td></tr>
<tr><td>院外联系部门</td><td colspan="5">医院、科室或护理部授权范围内与外界有关部门人员沟通、联系。</td></tr>
<tr><td>工作权限</td><td colspan="6">1.病人护理与管理权。2.监督下级护士工作权。3.向上级领导建议改进工作权。</td></tr>
<tr><td>工作环境</td><td colspan="6">1.在医院内工作,温度、湿度适宜。2.满足医疗与护理服务工作的相关环境条件。</td></tr>
<tr><td>在现在的岗位已工作时间</td><td colspan="6">自 年 月 日开始, 共计: 年</td></tr>
<tr><td>学历经验</td><td colspan="6">1.本科以上学历,5年以上护理工作经验。2.有基础专科责任护理业务培训经历。</td></tr>
<tr><td>技能要求</td><td colspan="6">1.称职的初级专业技术职称。2.公认的业务、技术、管理和协调能力。3.持续学习能力强。</td></tr>
<tr><td rowspan="2">岗位工作
其他要求</td><td>性别要求</td><td></td><td>年龄要求</td><td></td><td>婚姻</td><td>婚否不限</td></tr>
<tr><td>身体要求</td><td></td><td>政治要求</td><td>事业性、组织观念强</td><td>业务要求</td><td>掌握本专业</td></tr>
<tr><td colspan="2" align="center">岗位分析时间</td><td></td><td colspan="2">填写人</td><td></td></tr>
</table>

13. 骨外科责任护士岗位说明书

<table>
<tr><td rowspan="3">岗位工作
基本信息</td><td>岗位名称</td><td>骨科护士</td><td>所在部门</td><td>骨科</td><td>岗位编号</td><td></td></tr>
<tr><td>从属部门</td><td>护理部</td><td>岗位定员</td><td></td><td>所辖人数</td><td></td></tr>
<tr><td>直接上级</td><td>护士长</td><td>直接下级</td><td colspan="3">实习、进修护士</td></tr>
<tr><td>岗位使命
工作概述</td><td colspan="6">在护士长领导和上级护师指导下,独立做好病人基础护理工作,重视护理质量、提高病人满意度。按时、按质、按量完成自己岗位工作。以病人为中心,责任重大。</td></tr>
<tr><td rowspan="1">岗位工作
主要职责
与任务</td><td colspan="6">**岗位职责。** 1.上班提前10分钟到工作岗位。2.参加晨会交班,听取夜班报告,随护士长危重病人床头交接班。交接规定物品并签字。3.对自己所分管的病人,进行系统的全面的评估,制订护理计划,负责实施与评估。4.按病人的护理级别及时巡视病房,了解病人病情、饮食、卫生及心理状态。5.做好基础护理,坚持晨、晚间护理及出院护理。严密观察与记录危重病人的病情变化,发现异常及时报告,积极配合抢救治疗工作。6.正确地执行医嘱,按时完成治疗、护理工作,做好查对和交接班工作,不断提高护理质量,严防差错事故。7.随医生查房,了解病人的心理、精神、社会、文化状态并进行护理,做好病人的健康教育、咨询、病人术前、术后教育、功能锻炼、饮食管理及出院指导等。8.维持病房环境清洁、整齐、安静、工作秩序良好,做好陪护管理、宣传卫生和防病知识,鼓励病人增强对治疗的信心,及时向病人及家属介绍住院须知。9.病人出院后,对病人床铺严格消毒,按照规定内容整理铺好。10.掌握关节外科、关节镜外科、脊柱外科、股骨头坏死、脊柱侧凸的护理技术。11.熟悉脊柱微创、创伤外科、骨肿瘤外科手术后护理技术。12.遵循PDCA管理、追踪问题管理、持续质量改进、了解可靠性管理方法。13.协助医生做好病人检查诊疗及相关工作。14.维护设备,提高设备效率。15.按规定处理医疗废物。16.工作现场"7S管理":①整理、②整顿、③清扫、④清洁、⑤安全、⑥节约、⑦素养。
制度执行。 1.执行各项规章制度和技术操作常规,按照流程操作。2.严格执行医院、科室相关管理规定。3.严格执行消毒隔离、无菌技术操作流程,预防医院感染。
职业道德。 1.遵守劳动纪律,按规定着装。2.尊重患者权利,保守医疗秘密。3.廉洁工作,文明礼貌,卓越服务。4.团队精神,和谐共事。5.工作积极性、主动性与责任心。6.热爱专业,任劳任怨,忠于职守。7.病人满意度,持续改进。
学习与创新。 1.持续学习与工作创新能力。2.不断总结经验,结合临床实际撰写论文。3.积极参加医学继续教育。指导实习、进修护士,完成教学计划。4.完成其他工作。</td></tr>
<tr><td>岗位工作
主要绩效
考核要点</td><td colspan="6">1.规章制度。2.完成基础护理、业务、技术、科研,工作数量、质量、效率、绩效指标。3.顾客沟通。4.医德医风、社会责任。5.个人持续改进计划。6.健康宣教。7.工作流程规范。8.病人与病房管理。9.护理技术操作。10.静脉穿刺成功率。11.基础护理、专科护理、责任护理。12.护理文书。13."三基"考核。14.病人满意度。</td></tr>
<tr><td rowspan="2">岗位工
作关系</td><td>院内联系部门</td><td colspan="5">院内各个科室、行政职能部门、后勤部门相关领导和人员。</td></tr>
<tr><td>院外联系部门</td><td colspan="5">医院、科室或护理部授权范围内与外界有关部门人员沟通、联系。</td></tr>
<tr><td>工作权限</td><td colspan="6">1.病人护理与管理权。2.监督下级护士工作权。3.向上级领导建议改进工作权。</td></tr>
<tr><td>工作环境</td><td colspan="6">1.在医院内工作,温度、湿度适宜。2.满足医疗与护理服务工作的相关环境条件。</td></tr>
<tr><td>在现在的岗位已工作时间</td><td colspan="6">自　　年　　月　　日开始,　共计:　　年</td></tr>
<tr><td>学历经验</td><td colspan="6">1.本科以上学历,2年以上护理工作经验。2.有基础专科责任护理业务培训经历。</td></tr>
<tr><td>技能要求</td><td colspan="6">1.称职的初级专业技术职称。2.公认的业务、技术、管理和协调能力。3.持续学习能力强。</td></tr>
<tr><td rowspan="2">岗位工作
其他要求</td><td>性别要求</td><td></td><td>年龄要求</td><td></td><td>婚姻</td><td>婚否不限</td></tr>
<tr><td>身体要求</td><td></td><td>政治要求</td><td>事业性、组织观念强</td><td>业务要求</td><td>掌握本专业</td></tr>
<tr><td colspan="2">岗位分析时间</td><td colspan="2"></td><td>填写人</td><td></td></tr>
</table>

14.骨外科晚班(小夜班)护士岗位说明书

岗位工作 基本信息	岗位名称	晚班护士	所在部门	骨科	岗位编号	
	从属部门	护理部	岗位定员		所辖人数	
	直接上级	护士长	直接下级	实习、进修护士		

岗位使命 工作概述	在护士长领导和上级护师指导下按照自己的职责和任务独立做好晚班护理工作、重视护理质量、提高病人满意度。按照时间、按照质量、按照数量标准完成本职工作。

岗位工作 主要职责 与任务	**岗位职责。**1.上班提前10分钟到病房,阅读交班报告及危重患者护理记录单,掌握上一班交班内容。2.明确病人总数与相关信息及病室管理中应注意的问题。负责晚间病区病员的一切治疗、护理工作。完成交接班中待执行事项。3.检查备用、急救、贵重、毒麻、限剧药品情况。4.新入院、急诊、抢救、危重、特殊诊疗、输血及情绪异常的病人必须床旁交接。5.长期卧床病人有无压疮,静脉输液管等各种管道是否畅通。静脉输液瓶内加药成分、滴速、数量。吸引管引出的液体颜色、性质、数量,各类管道消毒更换日期标示清楚。6.病人有无伤口出血与渗血情况。按时测量病人生命体征。7.按时发放病人口服药品,核对姓名,做到送药入手,倒温水,看药入口。8.督促协助护理员进行晚间护理,照顾病人就寝,做好陪人管理,保持病室安静。9.掌握病区病人动态情况及健康宣教。10.在办公室、治疗室、病房时应开门,以便了解病区情况。11.负责病区安全,关注人员往来。按时或根据气候变化关闭门窗、电源开关。12.填写各种护理和处置后事项的记录单,书写交班报告。13.掌握关节外科、关节镜外科、脊柱外科、股骨头坏死、脊柱侧凸的护理技术。14.熟悉脊柱微创、创伤外科、骨肿瘤外科手术后护理技术。15.遵循PDCA管理、追踪问题管理、持续质量改进、了解可靠性管理方法。16.按规定处理医疗废物。17.工作现场"7S管理":①整理、②整顿、③清扫、④清洁、⑤安全、⑥节约、⑦素养。 **制度执行。**1.执行各项规章制度和技术操作常规,按照流程操作。2.严格执行医院、科室相关管理规定。3.严格执行消毒隔离、无菌技术操作流程,预防医院感染。 **职业道德。**1.遵守医院劳动纪律,按规定着装。2.尊重患者权利,保守病人秘密。3.廉洁工作,文明礼貌,卓越服务。4.团队精神,和谐共事。5.工作积极性、主动性、创新性,与责任心。6.敬业奉献,热爱专业,任劳任怨,忠于职守。 **学习与创新。**1.持续学习与工作改进和创新能力。2.不断总结经验,结合临床实际撰写论文。3.积极参加医学继续教育。指导实习、进修护士临床带教,完成规定的教学计划,并进行绩效考核和评价。4.完成有关领导安排的其他临时性工作任务。

岗位工作 主要绩效 考核要点	1.规章制度。2.完成基础护理、业务、技术、科研,工作数量、质量、效率、绩效指标。3.顾客沟通。4.医德医风、社会责任。5.个人持续改进计划。6.健康宣教。7.工作流程规范。8.病人与病房管理。9.护理技术操作。10.静脉穿刺成功率。11.基础护理、专科护理、责任护理。12.护理文书。13."三基"考核。14.病人满意度。

岗位工 作关系	院内联系部门	院内各个科室、行政职能部门、后勤部门相关领导和人员。
	院外联系部门	医院、科室或护理部授权范围内与外界有关部门人员沟通、联系。

工作权限	1.病人护理与管理权。2.监督下级护士工作权。3.向上级领导建议改进工作权。

工作环境	1.在医院内工作,温度、湿度适宜。2.满足医疗与护理服务工作的相关环境条件。

在现在的岗位已工作时间	自　　年　　月　　日开始,　　共计:　　年

学历经验	1.本科以上学历,5年以上护理工作经验。2.有基础专科责任护理业务培训经历。

技能要求	1.称职的初级专业技术职称。2.公认的业务、技术、管理和协调能力。3.持续学习能力强。

岗位工作 其他要求	性别要求		年龄要求		婚姻	婚否不限
	身体要求		政治要求	事业性、组织观念强	业务要求	掌握本专业

岗位分析时间		填写人	

15.骨外科夜班(大夜班)护士岗位说明书

<table>
<tr><td rowspan="3">岗位工作
基本信息</td><td>岗位名称</td><td>后夜班护士</td><td>所在部门</td><td colspan="2">骨科</td><td>岗位编号</td><td></td></tr>
<tr><td>从属部门</td><td>护理部</td><td>岗位定员</td><td colspan="2"></td><td>所辖人数</td><td></td></tr>
<tr><td>直接上级</td><td>护士长</td><td>直接下级</td><td colspan="4">实习、进修护士</td></tr>
<tr><td>岗位使命
工作概述</td><td colspan="7">在护士长领导和上级护师指导下按照自己的职责和任务独立做好岗位工作、重视护理质量、提高病人满意度。按照时间、按照质量、按照数量标准完成的本职工作。</td></tr>
<tr><td>岗位工作
主要职责
与任务</td><td colspan="7">岗位职责。1.上班提前10分钟到病房,阅读交班报告和危重患者护理记录单,明确上一班交班内容。2.明确病人总数与相关信息及病室管理中应注意的问题。负责夜间病区病员的一切治疗、护理工作。完成交接班班中待执行事项。3.检查备用急救、贵重、毒麻、限剧药品情况。4.新入院、急诊、抢救、危重,特殊诊疗、输血及情绪异常的病人必须床旁交接。5.病人有无压疮,静脉输液管等各种管道是否畅通。静脉输液瓶内加药成分、滴速、数量。吸引管引出的液体颜色、性质、数量,各类管道消毒更换日期、标示清楚。6.病人有无伤口出血与渗血情况。按时测量病人生命体征。7.按时发放病人口服药品,核对姓名,做到送药入手,倒温水,看药入口。8.掌握本科常见病及关节外科、关节镜外科、脊柱外科、股骨头坏死、脊柱侧凸护理技术。9.督促护理员进行晚间护理,照顾病人就寝,做好陪人管理,保持病室安静。10.掌握病人动态情况及健康宣教。11.对昏迷、躁动、老年、小儿病人注意安全防护,防止坠床。12.负责病区安全,关注人员往来。根据气候变化关闭门窗、电源开关。13.填写各种护理和处置后事项记录单,书写交班报告。14.抽空腹血及做术前或特殊检查前各种准备,督促协助进行病员晨间护理,指导病人正确留取各种标本。15.保持办公室与治疗室的清洁整齐,下班前须彻底打扫干净。16.岗位工作现场"7S管理":①整理、②整顿、③清扫、④清洁、⑤安全、⑥节约、⑦素养。

制度执行。1.执行各项规章制度和技术操作常规,按照流程操作。2.严格执行医院、科室相关管理规定。3.严格执行消毒隔离、无菌技术操作流程,预防医院感染。

职业道德。1.遵守医院、科室劳动纪律,按规定着装。2.尊重患者权利,保守医疗秘密。3.廉洁工作,文明礼貌,卓越服务。4.团队精神,和谐共事。5.工作积极性、主动性与责任心。6.敬业奉献,热爱护理专业,任劳任怨,忠于职守。

学习与创新。1.持续学习与自我工作改进和创新能力。2.不断总结经验,结合临床实际撰写论文。3.积极参加医学继续教育。指导实习、进修护士临床带教,完成规定的教学计划,并进行考核和评价。4.完成有关领导安排的其他临时性工作任务。</td></tr>
<tr><td>岗位工作
主要绩效
考核要点</td><td colspan="7">1.规章制度。2.完成基础护理、业务、技术、科研,工作数量、质量、效率、绩效指标。3.顾客沟通。4.医德医风、社会责任。5.个人持续改进计划。6.健康宣教。7.工作流程规范。8.病人与病房管理。9.护理技术操作。10.静脉穿刺成功率。11.基础护理、专科护理、责任护理。12.护理文书。13."三基"考核。14.病人满意度。</td></tr>
<tr><td rowspan="2">岗位工
作关系</td><td>院内联系部门</td><td colspan="6">院内各个科室、行政职能部门、后勤部门相关领导和人员。</td></tr>
<tr><td>院外联系部门</td><td colspan="6">医院、科室或护理部授权范围内与外界有关部门人员沟通、联系。</td></tr>
<tr><td>工作权限</td><td colspan="7">1.病人护理与管理权。2.监督下级护士工作权。3.向上级领导建议改进工作权。</td></tr>
<tr><td>工作环境</td><td colspan="7">1.在医院内工作,温度、湿度适宜。2.满足医疗与护理服务工作的相关环境条件。</td></tr>
<tr><td>在现在的岗位已工作时间</td><td colspan="7">自　　年　　月　　日开始,　　共计:　　年</td></tr>
<tr><td>学历经验</td><td colspan="7">1.本科以上学历,5年以上护理工作经验。2.有基础专科责任护理业务培训经历。</td></tr>
<tr><td>技能要求</td><td colspan="7">1.称职的中级专业技术职称。2.公认的业务、技术、管理和协调能力。3.持续学习能力强。</td></tr>
<tr><td rowspan="2">岗位工作
其他要求</td><td>性别要求</td><td></td><td>年龄要求</td><td colspan="2"></td><td>婚姻</td><td>婚否不限</td></tr>
<tr><td>身体要求</td><td></td><td>政治要求</td><td colspan="2">事业性、组织观念强</td><td>业务要求</td><td>掌握本专业</td></tr>
<tr><td colspan="3" align="center">岗位分析时间</td><td></td><td colspan="2" align="center">填写人</td><td colspan="2"></td></tr>
</table>

16.骨外科秘书岗位说明书

<table>
<tr><td rowspan="3">岗位工作
基本信息</td><td>岗位名称</td><td>骨科秘书</td><td>所在部门</td><td colspan="2">骨科</td><td>岗位编号</td><td></td></tr>
<tr><td>从属部门</td><td>医务部</td><td>岗位定员</td><td colspan="2"></td><td>所辖人数</td><td></td></tr>
<tr><td>直接上级</td><td>科室主任</td><td>直接下级</td><td colspan="4">科室相关人员</td></tr>
<tr><td>岗位使命
工作概述</td><td colspan="7">在科室主任领导下按照自己的职责和任务独立做好各项工作、重视工作质量、提高病人、科室人员满意度。按照时间、按照质量、按照数量标准完成自己本职工作。</td></tr>
<tr><td>岗位工作
主要职责
与任务</td><td colspan="7">岗位职责。1.上班提前10分钟到工作岗位。2.在科主任的领导下,协助科主任日常工作。3.贯彻落实科秘书岗位责任制和工作标准,密切各部门相关的工作系统,加强秘书工作的协作与配合,建立起良好的工作网络。4.统计本科室各项业务工作的质和量。5.整理主任所管病人的术前、术中、术后相片以及需要时的多媒体资料。6.跟随科主任查房,接送主任所管病人做辅助检查。7.协助科主任接待病人家属和病人单位负责人;在科主任不在岗时单独接待好病人家属和病人单位负责人。8.负责出院病人的随访并记录相关内容。9.负责接听客户咨询电话,外部来访人员的接待工作。10.负责收集、整理科主任的门、急诊收费单据和其他资料、文件。11.负责收集、整理科主任所管病人的其他相关资料。12.办理科主任所管病人的出院结账手续,并送病人出院到门口。13.做好病人随访工作,不定期向主任提出工作中遇到的情况及重要事项。14.及时向主任汇报临床各项工作问题、提出建议、反馈各类信息,定期向主任汇报临床当月工作情况及下月工作计划。15.按规定及要求参加医院组织的各类有关会议、活动,实施各类与本科室工作有关的会议决议,承办医院各类会议授权或要求承办的事务。16.掌握病人动态情况及健康宣教。17.遵循PDCA管理、追踪问题管理、持续质量改进、了解可靠性管理方法。18.承担学科建设的相关工作并组织实施。19.工作现场"7S管理":①整理、②整顿、③清扫、④清洁、⑤安全、⑥节约、⑦素养。20.完成科主任指派的临时性工作任务。21.持续改进。
制度执行。1.执行各项规章制度和技术操作常规,按照流程操作。2.督促执行医院、科室相关管理规定。3.检查督促消毒隔离、无菌技术操作流程,预防医院感染。
职业道德。1.遵纪守法,遵守劳动纪律,按规定着装。2.尊重患者权利,保守医疗秘密。3.廉洁工作,文明礼貌,卓越服务。4.团队精神,和谐共事。5.工作积极性、主动性与责任心。6.职业奉献,热爱专业,任劳任怨,忠于职守。7.病人满意度。
学习与创新。1.持续学习与自己工作改进和创新能力。2.不断总结经验,结合临床实际撰写论文。3.积极参加医学继续教育。指导相关人员完成规定的教学计划。</td></tr>
<tr><td>岗位工作
主要绩效
考核要点</td><td colspan="7">1.规章制度。2.岗位工作绩效。3.医德医风、社会责任。4.顾客沟通、纠纷处理。5.病区管理、健康宣教。6.秘书工作流程。7.主任交代的相关工作记录完整。8.敬业奉献,遵守纪律,任劳任怨。9.工作主动责任性。10.职业素质。11.病人满意度。</td></tr>
<tr><td rowspan="2">岗位工
作关系</td><td>院内联系部门</td><td colspan="6">院内各个科室、行政职能部门、后勤部门相关领导和人员。</td></tr>
<tr><td>院外联系部门</td><td colspan="6">医院、科室或护理部授权范围内与外界有关部门人员沟通、联系。</td></tr>
<tr><td>工作权限</td><td colspan="7">1.科室管理参与权。2.监督相关人员工作权。3.向上级领导建议改进工作权。</td></tr>
<tr><td>工作环境</td><td colspan="7">1.在医院内工作,温度、湿度适宜。2.满足医疗与护理服务工作的相关环境条件。</td></tr>
<tr><td>在现在的岗位已工作时间</td><td colspan="7">自　　　年　　月　　　日开始,　　共计:　　　年</td></tr>
<tr><td>学历经验</td><td colspan="7">1.研究生以上学历,5年以上工作经验。2.六级计算机水平及秘书培训经历。</td></tr>
<tr><td>技能要求</td><td colspan="7">1.相当于中级专业技术职称。2.公认的文字写作水平和协调能力。3.持续学习技能能力强。</td></tr>
<tr><td rowspan="2">岗位工作
其他要求</td><td>性别要求</td><td></td><td>年龄要求</td><td></td><td></td><td>婚姻</td><td>婚否不限</td></tr>
<tr><td>身体要求</td><td></td><td>政治要求</td><td colspan="2">事业性、组织观念强</td><td>业务要求</td><td>掌握本专业</td></tr>
<tr><td colspan="2">岗位分析时间</td><td colspan="3"></td><td>填写人</td><td></td></tr>
<tr><td colspan="2">直接上级审核签字</td><td colspan="3"></td><td>审核时间</td><td></td></tr>
</table>

17．骨外科护理员岗位说明书

岗位工作 基本信息	岗位名称	护理员	所在部门	骨外科	岗位编号	
	从属部门	护理部、科室	岗位定员		所辖人数	
	直接上级	护士长、相关人员	直接下级	授权相关人员		

岗位使命 工作概述	在护士长领导和上级护师、护士的指导下按照自己的职责独立做好护理员工作、重视危重病人护理质量、提高病人满意度。按时、按质、按量完成自己的本职工作。

岗位工作 主要职责 与任务	**岗位职责**。1.在护士长领导和护士指导下工作。2.上班遵守劳动纪律,尽职尽责。3.执行护理员的工作制度与流程。4.按规定参加医院、科室相关会议。5.担任病人生活护理工作,如帮助重病人、不能够自理的病人洗漱、喂饭、洗脚、大小便、整理床铺、帮助病人购买生活用品并且随时清理病人生活废物,联系病人家庭人员,跟随护士查房、了解危重病人、特殊病人、手术前后病人护理重点。6.保持科室物品的清洁与卫生,仪器与设备卫生清洁工作。7.履行护理员岗位职责与任务,保持洗漱间卫生清洁无臭味。8.随时巡视病房,应接病人呼唤,保持病房楼梯卫生清洁无臭味。9.执行预防患者跌倒坠床压疮制度。10.做好病人入院前的准备工作和出院后床单位整理和清洁工作,及时收集病人并按照需要送出病人临时化验标本和其他外送病人物品工作。11.护理员独立工作能力,护理员独立解决主管范围内的卫生工作能力。12.处理护理病人的问题考虑全面遵循伦理原则。13.科室整体卫生与清洁,保持重病人床单位卫生与整洁,保持病房空床的卫生与整洁。14.处理患者和家属的相关问题,上班时手卫生符合要求,负责收回出院患者规定的科室用品。15.住院患者的满意度不断提升。16.治疗饮食与开水落实到每位患者。17.科室岗位工作现场"7S管理":①整理、②整顿、③清扫、④清洁、⑤安全、⑥节约、⑦素养。 **执行职责**。1.执行国家相关法律法规,行业规章制度、标准、职责、操作规范与流程,严格执行医院和科室的各项管理制度。2.参加医院举办的相关护理工作会议。 **职业道德**。1.本职职业素质持续提升,热爱护理员。2.廉洁工作,文明礼貌,卓越服务。3.发扬团队精神,和谐共事。4.工作积极性、主动性、责任心,持续改进。 **持续学习**。1.持续学习与工作改进能力。2.掌握、了解院内外外本专业发展动态。3.对工作中存在的问题与缺陷有持续改进计划并实施。4.病人满意度,持续提升。 **工作创新**。善于发现工作中的问题、缺陷,分析、解决问题、缺陷的能力。

岗位工作 主要绩效 考核要点	1.规章制度落实。2.完成规定的护理工作、数量指标、质量指标、效率指标、服务指标。3.医德医风、社会责任。4.顾客沟通、医患护理生活问题处理。5.病区环境管理、健康宣教、培训帮带等。6.科室护理清洁工作流程规范。7.病人满意度。

岗位工 作关系	院内联系部门	院内各个科室、行政职能部门、后勤部门相关领导和人员。
	院外联系部门	医院、科室或护理部授权范围内与外界有关部门人员沟通、联系。

岗位工 作权限	1.对本科室日常护理病人生活工作计划、实施、检查的参与权,对本科室内护理人员考评的参与权。2.针对问题缺陷有持续改进计划,规章制度改进建议权,等等。

岗位工 作环境	1.在医院内工作,温度、湿度适宜。2.工作现场会接触到轻微粉尘及医疗中的刺激性气味,照明条件良好,一般无相关职业病发生。3.满足医疗工作的相关条件。

在现在的岗位已工作时间	自　　年　　月　　日开始,　　共计:　　年

学历经验	1.小学以上学历。2.有1年以上本科室护理工作经验。3.工作中协调与沟通能力。

岗位工作 技能要求	1.上班不接收快递包裹,不带熟人检查看病,不干私活不吃零食。2.护理病人关手机,上班不上网、不玩手机微信查资料打游戏。3.上班时不相互聊天、闲谈。

岗位工作 其他要求	性别要求		年龄要求		婚姻	婚否不限
	身体要求		政治要求	事业性、组织观念强	业务要求	掌握本专业

岗位分析时间		填写人	

18.骨外科卫生员岗位说明书

岗位工作 基本信息	岗位名称	卫生员	所在部门	骨外科	岗位编号	
	从属部门	护理部、科室	岗位定员		所辖人数	
	直接上级	护士长、相关人员	直接下级			

岗位使命 工作概述	在护士长领导和上级护师、护士的指导下按照自己的职责独立做好卫生员工作、重视病房卫生质量、提高病人满意度。按时、按质、按量完成自己的本职岗位工作。

岗位工作 主要职责 与任务	**岗位职责。**1.在护士长领导和护士指导下做病房卫生工作。2.上班遵守劳动纪律,尽职尽责。3.执行卫生员的工作制度与流程。4.按规定参加医院、科室相关会议。5.担任病房、病人生活卫生工作,如帮助重病人、不能够自理的病人洗漱、喂饭、洗脚、大小便、整理床铺、帮助病人购买生活用品、并且随时清理病人生活废物,联系病人家庭人员,跟随护士查房,了解危重病人、特殊病人、手术前后病人护理重点。6.保持科室物品的清洁与卫生,仪器与设备卫生清洁工作。7.履行护理员岗位职责与任务,保持洗漱间卫生清洁无臭味。8.随时巡视病房,应接病人呼唤,保持病房楼梯卫生清洁无臭味。9.执行预防患者跌倒坠床压疮制度。10.担任病房的门、窗、地面、床头桌椅及厕所、浴室的清洁工。11.按照规定或者根据病人需要及时做好病房员饮用水供应。12.消毒病人脸盆茶具痰盂便器用具。13.卫生员独立工作能力,护送病人、领送物品及外勤工作。14.工作责任心,工作积极认真、细心。病房管理,病室清洁、整齐、无异味,水壶清洁,给水壶及时加水。15.卫生间物品摆放整齐等。被服、床头桌、病室、卫生间及水壶、楼道清洁符合要求。16.物品管理,病室或科室管理,节约用水,按时关灯,空调管理,消毒洗手液管理符合要求。17.工作现场"7S管理":①整理、②整顿、③清扫、④清洁、⑤安全、⑥节约、⑦素养。 **执行职责。**1.执行国家相关法律法规,行业规章制度、标准、职责、操作规范与流程,严格执行医院和科室的各项管理制度规定。2.参加医院举办的相关工作会议。 **职业道德。**1.本职职业素质持续提升,热爱护理员。2.廉洁工作,文明礼貌,卓越服务。3.发扬团队精神,和谐共事。4.工作积极性、主动性、创新性、责任心。 **持续学习。**1.持续学习与工作改进能力。2.掌握、了解院内外本专业发展动态。3.对工作中存在的问题与缺陷有持续改进计划并实施。4.病人服务满意度持续提高。 **工作创新。**善于发现工作中的问题、缺陷,分析、解决问题、缺陷的能力。

岗位工作 主要绩效 考核要点	1.规章制度落实。2.完成规定的护理卫生工作、数量指标、质量指标、效率指标、服务指标。3.医德医风、社会责任。4.顾客沟通、医患生活问题处理。5.病区病房环境管理、健康宣教等。6.科室护理清洁工作流程规范。7.为病人服务的满意度。

岗位工 作关系	院内联系部门	院内各个科室、行政职能部门、后勤部门相关领导和人员。
	院外联系部门	医院、科室或护理部授权范围内与外界有关部门人员沟通、联系。

岗位工 作权限	1.对本科室日常护理病人生活工作计划、实施、检查的参与权,对本科室内护理人员考评的参与权。2.针对问题、缺陷有持续改进计划,规章制度改进建议权,等等。

岗位工 作环境	1.在医院内工作,温度、湿度适宜。2.工作现场会接触到轻微粉尘及医疗中的刺激性气味,照明条件良好,一般无相关职业病发生。3.满足医疗护理工作的相关条件。

在现在的岗位已工作时间	自　　年　　月　　日开始,　　共计:　　年

学历经验	1.小学以上学历。2.有1年以上本科室护理工作经验。3.岗位工作中协调与沟通能力。

岗位工作 技能要求	1.上班不接收快递包裹,不带熟人检查看病,不干私活不吃零食。2.护理病人关手机,上班不上网、不玩手机微信查资料打游戏。3.上班时不相互聊天、闲谈。

岗位工作 其他要求	性别要求		年龄要求		婚姻	婚否不限
	身体要求		政治要求	事业性、组织观念强	业务要求	掌握本专业

岗位分析时间			填写人		

五、神经外科护理人员岗位说明书

1.神经外科护士长岗位说明书

<table>
<tr><td rowspan="3">岗位工作
基本信息</td><td>岗位名称</td><td>护士长</td><td>所在部门</td><td colspan="2">神经外科</td><td>岗位编号</td><td></td></tr>
<tr><td>从属部门</td><td>护理部</td><td>岗位定员</td><td colspan="2"></td><td>所辖人数</td><td></td></tr>
<tr><td>直接上级</td><td>科主任、护理部</td><td>直接下级</td><td colspan="4">护理人员,实习护士、进修护士</td></tr>
<tr><td>岗位使命
工作概述</td><td colspan="7">在科主任与护理部领导下,全面负责科室护理工作、业务、技术、病房管理、护士思想工作,物资管理等工作。是科室护士的思想、业务、行政管理的第一责任人。</td></tr>
<tr><td>岗位工作
主要职责
与任务</td><td colspan="7">领导职责。1.履行岗位职责。在科主任和护理部主任领导下,负责科室的护理、业务及行政管理工作,完成各项数量、质量与绩效指标。2.重视思想政治工作,经常对护士进行职业道德教育工作。3.负责制订护理发展规划及年度、月度、周工作计划并组织实施。4.检查、指导病区护理工作。帮助护理人员提高管理与业务能力,积极支持护士履行职责。5.确定护士的轮转和临时调配。6.遵循 PDCA 管理、追踪问题管理、持续质量改进、熟悉可靠性管理方法。7.加强病房管理。8.不断提高领导能力。9.掌握全病区护士工作情况、危重、大手术、抢救、特殊检查及重点患者的护理情况。10.参加科主任查房、大手术或新开展的手术前、疑难病例、死亡病例讨论。
管理与业务职责。1.晨会后带领上班护士对急、危重症、新入院患者床旁交接班,检查危重抢救病人的护理情况,对复杂的护理技术或新开展的护理业务,要亲自参加并具体指导。2.根据护理部及科内护理工作质量标准、工作计划,负责制订本病区具体工作计划,组织实施、检查与总结。3.组织护理查房,了解护理工作中存在的问题,并加强医护联系与医患沟通。4.精确掌握本科常见疾病以及所开展业务的护理技术。5.加强病房管理。做好患者、陪人及探视人员的管理,利用"五常法"管理,保持病区、治疗室、办公室的整洁、舒适、安静。6.落实患者治疗饮食。7.护理文书书写符合要求。8.加强监护设备管理,提高设备使用效率。9.持续改进。
执行职责。1.严格执行医疗护理技术操作常规及各项管理及医院制度。2.落实"三查七对",消毒隔离制度。3.落实各种学习、会议制度。4.按照规定处理医疗废物。
职业道德。1.遵纪守法。2.尊重患者权利,保守病人秘密。3.廉洁行医,文明礼貌,卓越服务。4.发扬团队精神,和谐共事。5.工作积极性、主动性、创新性、责任心。
教学与科研。1.持续学习与创新能力。2.不断总结经验,结合临床实际撰写论文。
工作创新。善于发现工作中的问题、缺陷,分析、解决问题、缺陷的能力。</td></tr>
<tr><td>岗位工作
主要绩效
考核要点</td><td colspan="7">1.规章制度。2.护理、学术、科研等工作及完成数量、质量、效率、绩效指标。3.顾客沟通,处理病人投诉与纠纷。4.医德医风、社会责任。5.健康宣教、培训帮带等。6.护理工作流程规范。7.病房管理。8.本科室护理人员技术操作。9.基础和专科护理合格率。10.护士"三基"考核。11.护理文书。12.服务病人满意度测评与提高。</td></tr>
<tr><td rowspan="2">岗位工
作关系</td><td>院内联系部门</td><td colspan="6">院内各个科室、行政职能部门、后勤部门相关领导和人员。</td></tr>
<tr><td>院外联系部门</td><td colspan="6">医院、科室或护理部授权范围内与外界有关部门人员沟通、联系。</td></tr>
<tr><td>工作权限</td><td colspan="7">1.病人诊疗护理管理权。2.监督下级人员工作权。3.向上级领导建议改进工作权。</td></tr>
<tr><td>工作环境</td><td colspan="7">1.在医院内工作,温度、湿度适宜。2.满足医疗与护理服务工作的相关环境条件。</td></tr>
<tr><td>在现在的岗位已工作时间</td><td colspan="7">自　　年　　月　　日开始,　　共计:　　年</td></tr>
<tr><td>学历经验</td><td colspan="7">1.研究生以上学历,10 年以上本科工作经验。2.抢救病人经验。3.中级或高级专业技术职称。</td></tr>
<tr><td>技能要求</td><td colspan="7">1.精湛的技术。2.良好的职业素质和团队精神。3.计算机操作能力。4.持续学习能力。</td></tr>
<tr><td rowspan="2">岗位工作
其他要求</td><td>性别要求</td><td></td><td>年龄要求</td><td></td><td>婚姻</td><td colspan="2">婚否不限</td></tr>
<tr><td>身体要求</td><td></td><td>政治要求</td><td>事业性、组织观念强</td><td>业务要求</td><td colspan="2">精通本专业</td></tr>
<tr><td colspan="3">岗位分析时间</td><td colspan="2"></td><td>填写人</td><td colspan="2"></td></tr>
<tr><td colspan="3">直接上级审核签字</td><td colspan="2"></td><td>审核时间</td><td colspan="2"></td></tr>
</table>

2.神经外科病区护士长岗位说明书

岗位工作基本信息	岗位名称	病区护士长	所在部门	神经外科	岗位编号	
	从属部门	护理部	岗位定员		所辖人数	
	直接上级	科主任科护士长	直接下级	护理人员,实习护士、进修护士		

岗位使命工作概述	在科主任与护士长领导下,全面负责病区护理工作、病房管理、业务技术、护士思想、学科建设,物资管理等工作。是病区护士思想、业务、行政管理第一责任人。

岗位工作主要职责与任务	**岗位职责。**1.在科主任和护士长领导及上级护师指导下,负责所管病区的护理业务及行政管理工作,完成各项数量、质量与绩效指标。2.重视思想政治工作,经常对护士进行职业道德教育工作。3.协调相关部门与科室工作的关系。4.负责制订本病区的护理发展规划、护理学科建设及年度、月度、周工作计划并组织实施。5.负责全科护理质量的监督与检查,及时发现问题,确保护理质量不断提高。6.落实基础护理、专科护理、特殊护理与责任护理。形成专科护理特色。7.遵循 PDCA 管理、追踪问题管理、持续质量改进,熟悉可靠性管理方法,不断提高领导水平。8.督促护理各个班次工作现场"7S 管理":①整理、②整顿、③清扫、④清洁、⑤安全、⑥节约、⑦素养。9.科室质量管理领导与制作履行。10.按照规定处理医疗护理垃圾和废物。 **管理与业务职责。**1.参加晨会,带领上班护士对急、危重症、新入院患者床旁交接班,检查危重抢救病人的护理情况,对复杂的护理技术或新开展的护理业务,要亲自参加并具体指导。2.组织护理查房和随同科主任查房,了解护理工作中存在的问题,并加强医护联系与医患沟通。3.确定病区护士的轮转和临时调配。4.根据护理部及科内护理工作质量标准、工作计划,负责制订本病区具体工作计划,组织实施、检查与总结。5.组织护理查房,了解护理工作中存在的问题,分析原因,制度措施,持续改进。6.精确掌握本科常见疾病以及所开展业务的护理技术。7.掌握全病区护士工作情况、危重、大手术、抢救、特殊检查及重点患者的护理情况。8.参加科主任查房、大手术或新开展的手术前、疑难病例、死亡病例讨论。9.加强病房管理。10.落实住院患者治疗饮食。11.维护医疗仪器设备。12.护理文书书写符合要求。 **执行职责。**1.严格执行医疗护理技术操作常规及各项管理及医院制度。2.落实"三查七对",消毒隔离制度。3.落实各种学习、会议制度。4.按照规定处理医疗废物。 **职业道德。**1.遵纪守法。2.尊重患者权利,保守病人秘密。3.廉洁行医,文明礼貌,卓越服务。4.发扬团队精神,和谐共事。5.工作积极性、主动性、创新性,责任心。 **教学与科研。**1.持续学习与创新能力。2.不断总结经验,结合临床实际撰写论文。

岗位工作主要绩效考核要点	1.规章制度落实。2.护理教学、科研,护理工作数量、质量、效率及综合绩效管理指标。3.医德医风、社会责任。4.顾客沟通、护患纠纷处理。5.病区环境管理、健康宣教、培训帮带等。6.护理工作流程。7.危重病人护理数量。8.与护士长配合、医护人员沟通、协调。9.基础、专科护理,责任制护理。10.持续学习与创新能力。

岗位工作关系	院内联系部门	院内各个科室、行政职能部门、后勤部门相关领导和人员。
	院外联系部门	医院、科室或护理部授权范围内与外界有关部门人员沟通、联系。

工作权限	1.病人诊疗护理管理权。2.监督下级人员工作权。3.向上级领导建议改进工作权。

工作环境	1.在医院内工作,温度、湿度适宜。2.满足医疗与护理服务工作的相关环境条件。

在现在的岗位已工作时间	自　　年　　月　　日开始,　　共计:　　年

学历经验	1.研究生以上学历,5 年以上本科工作经验。2.抢救病人经验。3.中级专业职称。

技能要求	1.精湛技术。2.良好职业素质和团队精神。3.计算机操作能力。4.持续学习能力。

岗位工作其他要求	性别要求		年龄要求		婚姻	婚否不限
	身体要求		政治要求	事业性、组织观念强	业务要求	精通本专

岗位分析时间		填写人	

3.神经外科主任护师岗位说明书

<table>
<tr><td rowspan="3">岗位工作
基本信息</td><td>岗位名称</td><td>主任护师</td><td>所在部门</td><td>神经外科</td><td>岗位编号</td><td></td></tr>
<tr><td>从属部门</td><td>护理部</td><td>岗位定员</td><td></td><td>所辖人数</td><td></td></tr>
<tr><td>直接上级</td><td>护士长</td><td>直接下级</td><td colspan="3">护理人员,实习护士、进修护士</td></tr>
<tr><td>岗位使命
工作概述</td><td colspan="6">在护理部和护士长领导下,分管科室护理业务、教学、培训、科研、服务,纠纷处理、护理质量管理等工作。本科室的护理业务、技术、科研、管理的行家里手。</td></tr>
<tr><td rowspan="1">岗位工作
主要职责
与任务</td><td colspan="6">岗位职责。1.履行高级职称职责。在护理部主任和护士长领导下,指导本科护理业务技术、服务、教学与科研工作。2.参加晨会床旁交接班,协助护士长制订年度、月度计划并付诸实施。3.协助护士长制订本科的基础、专科、责任护理以及特殊护理计划并落实。4.精确掌握神经外科常见疾病护理技术,在颅底外科、颅高压及脑水肿、脑外伤等方面有较丰富的护理经验。5.熟悉如下手术:大脑、小脑、脑干、颅底和椎管内的原发和继发性肿瘤,出血性和缺血性脑血管疾病如动脉瘤、动静脉畸形、动脉粥样硬化所致颈动脉狭窄等护理技能。6.依据护士长安排主持护理大查房,解决护理业务与技术疑难问题。7.定期检查急、危、重、疑难患者护理计划和会诊落实情况,对复杂技术或新开展护理业务,要亲自参加并具体指导。8.处理护理纠纷,对护理差错事故提出技术鉴定意见。9.协助护士长病房管理、维护病房秩序。10.参加科主任查房、大手术或新开展的手术前、疑难病例、死亡病例讨论。11.加强设备管理,提高设备使用率。12.遵循 PDCA 管理、追踪问题管理、持续质量改进、熟悉可靠性管理方法。13.研究骨科疑难病人护理技术,努力提高护理质量。
制度执行。1.执行各项规章制度与护理技术操作常规。2.落实"三查七对"、消毒隔离制度。3.根据年度、月度和周护理工作计划,检查护理工作细节落实情况并记录完整。4.落实各种学习、会议制度。5.按照规定处理医疗废物。6.应知法规并执行。
职业道德。1.处处、事事起模范带头作用,经常对护士进行职业道德教育。加强工作责任、主动和创造性。2.改善服务态度,提高服务水平,为病人提供卓越服务。
教学与科研。1.协助护理部组织护理人员业务学习、培训、护士晋级考核工作。2.拟订教学计划,编写教材并负责讲授。3.制订专科护理科研、技术革新计划并实施。4.参与审定、评价护理论文和科研、技术革新成果。5.负责组织本科护理学习讲座和护理病案讨论。6.对医院护理队伍建设,业务技术管理和组织管理提出改进意见,参与护理部组织的全院性工作检查。7.掌握国内外本科护理发展动态,努力引进先进技术,提高护理质量,发展护理科学。8.完成相关领导极大的临时性工作任务。</td></tr>
<tr><td>岗位工作
主要绩效
考核要点</td><td colspan="6">1.规章制度。2.护理业务、科研等工作数量、质量、效率、绩效指标。3.纠纷处理。4.医德医风、社会责任。5.健康宣教、培训帮带。6.护理人员技术操作。7.静脉穿刺成功率。8.基础护理、专科护理、责任护理。9.护理文书。10.服务病人满意度。</td></tr>
<tr><td rowspan="2">岗位工
作关系</td><td>院内联系部门</td><td colspan="5">院内各个科室、行政职能部门、后勤部门相关领导和人员。</td></tr>
<tr><td>院外联系部门</td><td colspan="5">医院、科室或护理部授权范围内与外界有关部门人员沟通、联系。</td></tr>
<tr><td>工作权限</td><td colspan="6">1.病人护理管理权。2.监督下级护士工作权。3.向上级领导建议改进工作权。</td></tr>
<tr><td>工作环境</td><td colspan="6">1.在医院内工作,温度、湿度适宜。2.满足医疗与护理服务工作的相关环境条件。</td></tr>
<tr><td>在现在的岗位已工作时间</td><td colspan="6">自　　年　　月　　日开始,　　共计:　　年</td></tr>
<tr><td>学历经验</td><td colspan="6">1.本科以上学历,10 年以上护理工作经验。2.有基础专科责任护理、管理培训经历。</td></tr>
<tr><td>技能要求</td><td colspan="6">1.称职的学科带头人。2.公认的业务、技术、管理和协调能力。3.高级专业技术职称。</td></tr>
<tr><td rowspan="2">岗位工作
其他要求</td><td>性别要求</td><td></td><td>年龄要求</td><td></td><td>婚姻</td><td>婚否不限</td></tr>
<tr><td>身体要求</td><td></td><td>政治要求</td><td>事业性、组织观念强</td><td>业务要求</td><td>精通本专业</td></tr>
<tr><td colspan="2">岗位分析时间</td><td colspan="2"></td><td>填写人</td><td></td></tr>
<tr><td colspan="2">直接上级审核签字</td><td colspan="2"></td><td>审核时间</td><td></td></tr>
</table>

4.神经外科副主任护师岗位说明书

岗位工作基本信息	岗位名称	副主任护师	所在部门	神经外科	岗位编号	
	从属部门	护理部	岗位定员		所辖人数	
	直接上级	护士长	直接下级	护理人员,实习护士,进修护士		

岗位使命工作概述	在护士长和护理部领导下,分管科护理业务、技术、服务、教学、培训、科研、服务、纠纷处理、护理质量管理等工作。是护理业务技术、科研、管理的行家里手。

岗位工作主要职责与任务	**岗位职责。**1.认真履行高级职称岗位职责。在科护士长和护理部主任领导下,指导本科护理业务技术、服务、教学与科研工作。2.参加晨会交接班,协助护士长制订年度、月度计划并付诸实施。3.掌握神经外科常见疾病护理技术,在颅底外科、颅高压及脑水肿、脑外伤等方面有较丰富的护理经验。4.熟悉如下手术:大脑、小脑、脑干、颅底和椎管内的原发和继发性肿瘤,出血性和缺血性脑血管疾病如动脉瘤、动静脉畸形、动脉粥样硬化所致颈动脉狭窄等护理技能。5.岗位工作的责任心。 **业务管理。**1.遵循 PDCA 管理、追踪问题管理、持续质量改进、熟悉可靠性管理方法,不断提高管理水平。2.研究神经外科疑难病人护理技术,努力提高护理质量。3.按照规定主持护理大查房,解决护理技术疑难问题。4.检查急、危、重、疑难患者护理计划和会诊落实情况,对复杂技术或新开展的护理业务,要亲自参加并具体指导。5.处理护理纠纷,对护理差错、事故提出技术鉴定意见。6.协助护士长病房管理。7.落实病人治疗饮食。8.危重病人护理量。9.加强设备管理,提高设备使用率。 **制度执行。**1.严格执行各项规章制度与护理技术操作常规。2.落实"三查七对"、消毒隔离及相关业务与管理制度。3.根据年度、月度和周护理工作计划安排,检查护理工作的细节落实情况并记录完整。4.重视专科护理质量。5.应知法律与法规并执行。 **职业道德。**1.处处事起模范带头作用,经常对护士进行职业道德教育。加强工作责任、主动和创造性。2.改善服务态度,提高服务水平,为病人提供卓越服务。 **教学与科研。**1.协助护理部并承担对护理人员业务学习、培训及护士晋级的考核工作。2.拟订教学计划,编写教材并负责讲授。3.制订专科护理科研、技术革新计划并实施。4.参与审定、评价护理论文和科研、技术革新成果。5.负责组织本科护理学习讲座和护理病案讨论。6.对医院护理队伍建设,业务技术管理和组织管理提出意见,参与护理部组织的全院性工作检查。7.掌握国内外本科护理发展动态,努力引进先进技术,提高护理质量,发展护理科学。8.完成领导交代的临时性工作任务。

岗位工作主要绩效考核要点	1.规章制度落实。2.护理教学、科研,护理工作数量、质量、效率及综合绩效管理指标。3.医德医风、社会责任。4.顾客沟通、护患纠纷处理。5.病区环境管理、健康宣教、培训帮带等。6.护理工作流程。7.危重病人护理数量。8.与护士长配合、医护人员沟通、协调。9.基础、专科护理,责任制护理。10.持续学习与创新能力。

岗位工作关系	院内联系部门	院内各个科室、行政职能部门、后勤部门相关领导和人员。
	院外联系部门	医院、科室或护理部授权范围内与外界有关部门人员沟通、联系。

工作权限	1.病人护理管理权。2.监督下级护士工作权。3.向上级领导建议工作改进权力。

工作环境	1.在医院内工作,温度、湿度适宜。2.满足医疗与护理服务工作的相关环境条件。

在现在的岗位已工作时间	自　　年　　月　　日开始,　　共计:　　年

学历经验	1.本科以上学历,10 年以上护理工作经验。2.有基础专科责任护理及管理培训经历。

技能要求	1.称职的学科带头人。2.公认的业务、技术、管理和协调能力。3.高级专业技术职称。

岗位工作其他要求	性别要求			年龄要求		婚姻	婚否不限
	身体要求			政治要求	事业性、组织观念强	业务要求	精通本专业

岗位分析时间		填写人	
直接上级审核签字		审核时间	

5.神经外科主管护师岗位说明书

<table>
<tr><td rowspan="3">岗位工作
基本信息</td><td>岗位名称</td><td>主管护师</td><td>所在部门</td><td colspan="2">神经外科</td><td>岗位编号</td><td></td></tr>
<tr><td>从属部门</td><td>护理部</td><td>岗位定员</td><td colspan="2"></td><td>所辖人数</td><td></td></tr>
<tr><td>直接上级</td><td>护士长</td><td>直接下级</td><td colspan="4">相关护理人员,实习、进修护士</td></tr>
<tr><td>岗位使命
工作概述</td><td colspan="7">在护士长领导和上级护师指导下,负责上班时病人的治疗、护理、服务工作,护患沟通、健康教育及相关工作。是专科护理业务、技术、服务工作全能核心力量。</td></tr>
<tr><td rowspan="5">岗位工作
主要职责
与任务</td><td colspan="7">**岗位职责**。1.按量按质按时完成自己岗位独立工作。2.协助护士长做好护理质量控制工作。3.熟悉护理理念和管理工具。制订具有专科特色的护理计划,对患者实施整体护理。4.掌握基础护理、专科护理与责任护理流程。协助护士长做好行政管理和护理队伍的建设工作。5.掌握神经外科常见疾病护理技术,在颅底外科、颅高压及脑水肿、脑外伤等方面有较丰富的护理经验。6.熟悉如下手术:大脑、小脑、脑干、颅底和椎管内的原发和继发性肿瘤,出血性和缺血性脑血管疾病如动脉瘤、动静脉畸形、动脉粥样硬化所致颈动脉狭窄等。先天性神经系统畸形如枕大孔区畸形、脊髓空洞症等护理技能。7.遵循 PDCA 管理、追踪问题管理、熟悉可靠性管理、持续质量改进,不断提高管理水平。8.熟悉探讨神经外科疑难病人护理新技术与发展。</td></tr>
<tr><td colspan="7">**工作任务**。1.参与组织护理查房,护理会诊等业务活动。2.担当危、急、重症病人抢救工作。3.能够解决本科护理业务上的大多数疑难问题。4.指导护师、护士、实习、进修护士工作。5.带头落实本科基础护理、专科护理、责任制护理计划。6.落实病人治疗饮食。7.解除病人疼痛,评价病人疼痛。8.对本科的护理差错、事故进行分析、鉴定并提出防范措施。9.学习应用国内外护理先进经验,不断提高科室的护理技术水平。10.按质按量按时间完成危重病人护理数,责任制护理数。11.工作现场"7S 管理":①整理、②整顿、③清扫、④清洁、⑤安全、⑥节约、⑦素养。12.按照规定处理医疗垃圾和废物。13.完成有关领导安排的其他临时性工作任务。</td></tr>
<tr><td colspan="7">**制度执行**。1.严格执行各项规章制度与护理技术操作常规。2.落实"三查七对"及相关医疗、护理业务与管理制度。3.执行年度、月度和周护理工作计划,细化自己的本职工作并记录完整。4.各项护理文书书写达到要求,有护理持续改进计划并实施。</td></tr>
<tr><td colspan="7">**职业道德**。1.以病人为中心,尊重患者权利,保守医疗秘密。2.遵纪守法,廉洁工作,文明礼貌,卓越服务。3.团队精神,注重沟通,和谐共事。4.工作积极、主动、责任与创新性。5.奉献精神,任劳任怨。6.对患者适宜的健康教育。7.病人满意度。</td></tr>
<tr><td colspan="7">**学习与创新**。1.持续学习与创新能力。2.不断总结经验,结合临床实际撰写论文。</td></tr>
<tr><td>岗位工作
主要绩效
考核要点</td><td colspan="7">1.规章制度。2.护理业务、学术、科研等工作数量、质量、绩效指标。3.顾客沟通,护患纠纷处理。4.医德医风、社会责任。5.服务态度。6.健康教育、培训帮带。7."三基"考试。8.责任护理。9.护理技术操作。10.静脉穿刺成功率。11.基础、专科、整体护理。12.特、一级护理数。13.护理文书。14.病人满意度。15.岗位持续学习。</td></tr>
<tr><td rowspan="2">岗位工
作关系</td><td colspan="2">院内联系部门</td><td colspan="5">院内各个科室、行政职能部门、后勤部门相关领导和人员。</td></tr>
<tr><td colspan="2">院外联系部门</td><td colspan="5">医院、科室或护理部授权范围内与外界有关部门人员沟通、联系。</td></tr>
<tr><td>工作权限</td><td colspan="7">1.病人护理管理权。2.监督下级护士工作权。3.向上级领导建议改进工作权。</td></tr>
<tr><td>工作环境</td><td colspan="7">1.在医院内工作,温度、湿度适宜。2.满足医疗与护理服务工作的相关环境条件。</td></tr>
<tr><td colspan="2">在现在的岗位已工作时间</td><td colspan="6">自　　年　　月　　日开始,　共计:　　年</td></tr>
<tr><td>学历经验</td><td colspan="7">1.本科以上学历,5 年以上护理工作经验。2.有基础专科责任护理及管理培训经历。</td></tr>
<tr><td>技能要求</td><td colspan="7">1.称职的中级专业技术职称。2.公认的业务、技术、管理和协调能力。3.持续学习能力强。</td></tr>
<tr><td rowspan="2">岗位工作
其他要求</td><td colspan="2">性别要求</td><td></td><td>年龄要求</td><td></td><td>婚姻</td><td>婚否不限</td></tr>
<tr><td colspan="2">身体要求</td><td></td><td>政治要求</td><td>事业性、组织观念强</td><td>业务要求</td><td>掌握本专业</td></tr>
<tr><td colspan="3">岗位分析时间</td><td colspan="2"></td><td>填写人</td><td colspan="2"></td></tr>
</table>

6.神经外科护师岗位说明书

<table>
<tr><td rowspan="3">岗位工作
基本信息</td><td>岗位名称</td><td>护师</td><td>所在部门</td><td>神经外科</td><td>岗位编号</td><td></td></tr>
<tr><td>从属部门</td><td>护理部</td><td>岗位定员</td><td></td><td>所辖人数</td><td></td></tr>
<tr><td>直接上级</td><td>护士长</td><td>直接下级</td><td colspan="3">护士,实习、进修护士</td></tr>
<tr><td>岗位使命
工作概述</td><td colspan="6">在护士长领导和上级护师指导下按照自己的职责独立做好护理工作、重视护理质量、提高病人满意度。按时、按质、按量完成自己的本职工作。是科室护理骨干力量。</td></tr>
<tr><td>岗位工作
主要职责
与任务</td><td colspan="6">岗位职责。1.护士长领导下独立完成自己的岗位工作。具备整体护理知识,熟悉基础、专科、责任护理业务,对病人实施整体护理,制订和评估病人护理计划,完成健康教育、心理护理,护理文书书写达到要求。2.交接科室规定物品并双方签字。3.掌握神经外科常见疾病护理技术,在颅底外科、颅高压及脑水肿、脑外伤等方面有较丰富的护理经验。4.熟悉如下手术:大脑、小脑、脑干、颅底和椎管内的原发和继发性肿瘤,出血性和缺血性脑血管疾病如动脉瘤、动静脉畸形、动脉粥样硬化所致颈动脉狭窄等护理技能。先天性神经系统畸形如枕大孔区畸形、脊髓空洞症等护理技能。5.遵循 PDCA 管理、追踪问题管理、持续质量改进,了解可靠性管理方法,不断提高护理技术水平。6.熟悉神经外科疑难病人护理新技术。7.病人满意度。
工作任务。1.参加晨会。查看夜班交班报告内容,明确治疗本、医嘱本、护嘱本、记录本等内容与结果,完成交班期间待完成的治疗项目。2.在护士长带领下参加病人床旁交接班,明确危重、抢救、特殊检查、新入院病人情况。3.交接班重点明白病人静脉输液管等各种管道是否畅通。静脉输液管内加药成分、滴速、数量。吸引管引出的液体颜色、性质、数量,各类管道消毒更换日期等。4.清楚疼痛病人止痛后的效果。5.能够与医生一道独立完成危重病人抢救工作。6.参加护理查房、护理病例讨论。7.熟悉科室各个护理班次的工作内容,按照规定参加夜、晚值班。8.工作现场"7S 管理":①整理、②整顿、③清扫、④清洁、⑤安全、⑥节约、⑦素养。9.按照规定处理医疗护理垃圾和废物。10.完成有关领导安排的其他临时性工作任务。
制度执行。1.严格执行各项规章制度和技术操作常规,按照规范的流程操作。2.严格执行消毒隔离、无菌技术操作流程,预防医院感染。3.执行医院各项管理规定。
职业道德。1.遵纪守法。2.尊重患者权利,保守病人秘密。3.廉洁工作,务态度。4.团队精神,和谐共事。5.工作积极、主动、责任心。6.奉献精神,任劳任怨。
学习与创新。1.朝气蓬勃,精神面貌好,持续学习与创新能力。2.结合临床实际不断总结经验,撰写论文。3.积极参加医学继续教育。4.针对问题、缺陷持续改进。</td></tr>
<tr><td>岗位工作
主要绩效
考核要点</td><td colspan="6">1.规章制度。2.护理业务、学术、科研等工作数量、质量、绩效指标。3.顾客沟通,护患纠纷处理。4.医德医风、社会责任。5.服务态度。6.健康教育、培训帮带。7."三基"考试。8.责任护理。9.护理技术操作。10.静脉穿刺成功率。11.基础、专科、整体护理。12.特、一级护理数。13.护理文书。14.病人满意度。15.岗位持续学习。</td></tr>
<tr><td rowspan="2">岗位工
作关系</td><td>院内联系部门</td><td colspan="5">院内各个科室、行政职能部门、后勤部门相关领导和人员。</td></tr>
<tr><td>院外联系部门</td><td colspan="5">医院、科室或护理部授权范围内与外界有关部门人员沟通、联系。</td></tr>
<tr><td>工作权限</td><td colspan="6">1.病人护理管理权。2.监督下级护士工作权。3.向上级领导建议改进工作权。</td></tr>
<tr><td>工作环境</td><td colspan="6">1.在医院内工作,温度、湿度适宜。2.满足医疗与护理服务工作的相关环境条件。</td></tr>
<tr><td>在现在的岗位已工作时间</td><td colspan="6">自　　年　　月　　日开始,　共计:　　年</td></tr>
<tr><td>学历经验</td><td colspan="6">1.本科以上学历,3 年以上护理工作经验。2.有基础专科责任护理、管理培训经历。</td></tr>
<tr><td>技能要求</td><td colspan="6">1.称职的护师职称。2.公认的业务、技术、管理和协调能力。3.持续学习能力强。</td></tr>
<tr><td rowspan="2">岗位工作
其他要求</td><td>性别要求</td><td></td><td>年龄要求</td><td></td><td>婚姻</td><td>婚否不限</td></tr>
<tr><td>身体要求</td><td></td><td>政治要求</td><td>事业性、组织观念强</td><td>业务要求</td><td>熟悉本专业</td></tr>
<tr><td colspan="3" align="center">岗位分析时间</td><td colspan="2" align="center">填写人</td><td></td></tr>
</table>

7.神经外科护士岗位说明书

<table>
<tr><td rowspan="3">岗位工作
基本信息</td><td>岗位名称</td><td>护士</td><td>所在部门</td><td colspan="2">神经外科</td><td>岗位编号</td><td></td></tr>
<tr><td>从属部门</td><td>护理部</td><td>岗位定员</td><td colspan="2"></td><td>所辖人数</td><td></td></tr>
<tr><td>直接上级</td><td>护士长</td><td>直接下级</td><td colspan="4">实习、进修护士</td></tr>
<tr><td>岗位使命
工作概述</td><td colspan="7">在护士长领导和上级护师指导下按照自己的职责独立做好护理工作、重视护理质量、提高病人满意度。按照时间、按照质量、按照数量标准完成自己本职岗位工作。</td></tr>
<tr><td rowspan="6">岗位工作
主要职责
与任务</td><td colspan="7">**岗位职责**。1.取得护师执业资格。独立完成岗位工作。具备整体护理知识,熟悉基础、专科、责任护理业务,对病人实施整体护理,制订和评估病人护理计划,完成健康教育、心理护理,护理文书书写达到要求。2.交接科室规定物品并双方签字。3.掌握神经外科常见疾病护理技术,在颅底外科、颅高压及脑水肿、脑外伤等方面有一定的护理经验。4.熟悉如下手术:大脑、小脑、脑干、颅底和椎管内的原发和继发性肿瘤,出血性和缺血性脑血管疾病如动脉瘤、动静脉畸形、动脉粥样硬化所致颈动脉狭窄等护理技能。先天性神经系统畸形如枕大孔区畸形、脊髓空洞症等护理技能。5.在整体护理理论指导下,应用新的医学模式对患者实施以人为中心的整体护理。6.参与科内护理缺陷问题的讨论,提出防范措施及改进建议。7.持续学习,充实、强化自己,将知识更好地运用于患者护理工作中,继续教育学分达标。8.工作现场"7S管理":①整理、②整顿、③清扫、④清洁、⑤安全、⑥节约、⑦素养。9.按照规定处理医疗垃圾和废物。10.按照规定履行质量管理职责。11.病人满意度。</td></tr>
<tr><td colspan="7">**工作任务**。1.参加晨会。查看夜班交班报告内容,明确治疗本、医嘱本、护嘱本、记录本等内容与结果,完成交班期间待完成的治疗项目。2.在护士长带领下参加病人床旁交接班,明确危重、抢救、特殊检查、新入院病人情况。3.交接班重点明白病人静脉输液管等各种管道是否畅通。静脉输液管内加药成分、滴速、数量。引流管引出的液体颜色、性质、数量,各类管道消毒更换日期等。4.清楚疼痛病人止痛后的效果。5.能够独立参加危重病人的抢救工作,预防并发症的发生。6.参加护理查房、护理病例讨论。7.熟悉并掌握科室各个护理班次的工作内容。8.持续改进。</td></tr>
<tr><td colspan="7">**制度执行**。1.认真执行各项规章制度和技术操作常规,按照规范的流程操作。2.严格执行消毒隔离、无菌技术操作流程,预防医院感染。3.落实住院病人治疗饮食。</td></tr>
<tr><td colspan="7">**职业道德**。1.遵纪守法。2.尊重患者权利,保守病人秘密。3.卓越服务。4.团队精神,注重沟通。5.工作积极、主动与创新性,责任心。6.奉献精神,任劳任怨。</td></tr>
<tr><td colspan="7">**学习与创新**。1.持续学习能力。2.结合临床实际撰写论文。3.参加医学继续教育。</td></tr>
<tr><td colspan="7"></td></tr>
<tr><td>岗位工作
主要绩效
考核要点</td><td colspan="7">1.规章制度。2.护理业务、学术、科研等工作数量、质量、绩效指标。3.顾客沟通,护患纠纷处理。4.医德医风、社会责任。5.服务态度。6.健康教育、培训帮带。7."三基"考试。8.责任护理。9.护理技术操作。10.静脉穿刺成功率。11.基础、专科、整体护理。12.特、一级护理数。13.护理文书。14.病人满意度。15.持续学习。</td></tr>
<tr><td rowspan="2">岗位工
作关系</td><td>院内联系部门</td><td colspan="6">院内各个科室、行政职能部门、后勤部门相关领导和人员。</td></tr>
<tr><td>院外联系部门</td><td colspan="6">医院、科室或护理部授权范围内与外界有关部门人员沟通、联系。</td></tr>
<tr><td>工作权限</td><td colspan="7">1.病人护理管理权。2.监督下级护士工作权。3.向上级领导建议改进工作权。</td></tr>
<tr><td>工作环境</td><td colspan="7">1.在医院内工作,温度、湿度适宜。2.满足医疗与护理服务工作的相关环境条件。</td></tr>
<tr><td>在现在的岗位已工作时间</td><td colspan="7">自　　年　　月　　日开始,　共计:　　年</td></tr>
<tr><td>学历经验</td><td colspan="7">1.本科以上学历,2年以上护理工作经验。2.有基础专科责任护理及业务培训经历。</td></tr>
<tr><td>技能要求</td><td colspan="7">1.称职的护师职称。2.公认的业务、技术、管理和协调能力。3.持续学习能力强。</td></tr>
<tr><td rowspan="2">岗位工作
其他要求</td><td>性别要求</td><td></td><td>年龄要求</td><td colspan="2"></td><td>婚姻</td><td>婚否不限</td></tr>
<tr><td>身体要求</td><td></td><td>政治要求</td><td colspan="2">事业性、组织观念强</td><td>业务要求</td><td>掌握本专业</td></tr>
<tr><td colspan="4" align="center">岗位分析时间</td><td colspan="2" align="center">填写人</td><td colspan="2"></td></tr>
</table>

8.神经外科办公室护士岗位说明书

岗位工作基本信息	岗位名称	办公室护士	所在部门	神经外科	岗位编号	
	从属部门	护理部	岗位定员		所辖人数	
	直接上级	护士长	直接下级	实习、进修护士		

岗位使命工作概述	在护士长领导和上级护师指导下按照自己的职责独立做好办公室工作、重视护理质量、提高顾客满意度。按照时间、按照质量、按照数量标准完成自己本职工作。

岗位工作主要职责与任务	**岗位职责。**1.提前10分钟到病房,参加晨会,查看夜间医嘱,阅读交班报告和了解医嘱执行情况。2.热情接待病人,文明用语。合理安排床位,填写诊断卡和床尾卡及时通知主管医师和主管护士。3.填写空床报告,在病室一览表上填写病人总数、新入、危重、手术、转科、出院、特殊治疗事项及当日值班医师和护士姓名。4.办理出入院、转科、转院、饮食、手术、死亡通知工作。5.正确绘制体温单,转抄长期医嘱执行单(输液、注射、口服等)和记账。6.每日查对医嘱,每周大查对医嘱一次,有记录。根据护理级别、药物阳性标志及时在诊断卡和床头卡上注明。7.掌握神经外科常见疾病护理技术,在颅底外科、颅高压及脑水肿、脑外伤等方面有一定的护理经验。8.熟悉如下手术:大脑、小脑、脑干、颅底和椎管内的原发和继发性肿瘤等护理技能。9.按医嘱饮食种类和病人需要,与营养科联系安排病人的饮食。10.负责使用病历的管理、出院病人病历的质量检查及整理工作,防止丢失。11.负责办公室的电脑、电话和整洁的管理。12.各种纸张、表格、电脑耗材清理并及时补充。13.保持办公室清洁、整齐。14.遵循PDCA管理、追踪问题管理、了解可靠性管理、持续质量改进方法,不断提高护理技术水平。15.熟悉疑难病人护理技术。16.岗位工作现场"7S管理":①整理、②整顿、③清扫、④清洁、⑤安全、⑥节约、⑦素养。17.按照规定处理医疗护理垃圾和废物。18.按照规定履行质量管理兼职职责。 **制度执行。**1.认真执行各项规章制度和技术操作常规,按照流程操作。2.严格执行"三查七对"制度,正确执行医嘱,临时医嘱及时通知病人责任护士。监督检查医嘱执行情况。3.严格执行消毒隔离、无菌技术操作流程,预防医院感染。4.严格执行收费标准并记账,负责掌握病人费用的动态情况并与相关人员一起催交费用。 **职业道德。**1.遵纪守法。2.尊重患者权利,保守医疗秘密。3.廉洁工作,文明礼貌。 **学习与创新。**1.持续学习与工作改进和创新能力。2.不断总结经验,结合临床实际撰写论文。3.积极参加医学继续教育。指导实习、进修护士临床带教,完成规定的教学计划,并进行绩效考核和评价。4.完成有关领导安排的其他临时性工作任务。

岗位工作主要绩效考核要点	1.规章制度。2.护理业务、学术、科研等工作数量、质量、绩效指标。3.顾客沟通,护患纠纷处理。4.医德医风、社会责任。5.服务态度。6.健康教育、培训帮带。7."三基"考试。8.责任护理。9.护理技术操作。10.静脉穿刺成功率。11.基础、专科、整体护理。12.特、一级护理数。13.护理文书。14.病人满意度。15.岗位持续学习。

岗位工作关系	院内联系部门	院内各个科室、行政职能部门、后勤部门相关领导和人员。
	院外联系部门	医院、科室或护理部授权范围内与外界有关部门人员沟通、联系。

工作权限	1.病人护理管理权。2.监督下级护士工作权。3.向上级领导建议改进工作权。

工作环境	1.在医院内工作,温度、湿度适宜。2.满足医疗与护理服务工作的相关环境条件。

在现在的岗位已工作时间	自 年 月 日开始, 共计: 年

学历经验	1.本科以上学历,3年以上护理工作经验。2.有基础专科责任护理及业务培训经历。

技能要求	1.称职的中级专业技术职称。2.公认的业务、技术、管理和协调能力。3.初级专业技术职称。

岗位工作其他要求	性别要求		年龄要求		婚姻	婚否不限
	身体要求		政治要求	事业性、组织观念强	业务要求	精通本专业

岗位分析时间		填写人	

9.神经外科总务护士岗位说明书

岗位工作基本信息	岗位名称	总务护士	所在部门	神经外科	岗位编号	
	从属部门	护理部	岗位定员		所辖人数	
	直接上级	护士长	直接下级	实习、进修护士		

岗位使命工作概述	在护士长领导和上级护师指导下按照自己的职责独立做好总务护士工作,重视护理工作质量、管理质量,提高顾客满意度。按时、按质、按量完成自己的本职工作。

岗位工作主要职责与任务	**岗位职责。**1.树立以病人为中心的服务理念,保持良好护患关系。2.具备整体护理知识,熟悉基础、专科、责任护理业务。3.负责抢救仪器、急救器材、药品的管理,保证急救器材、药品完好率100%。保持病房内物品干净、整齐、卫生。4.负责病区氧气、治疗物品、一次性物品的清理、交换及补充,无过期物品。5.负责各类药品的领取和保管,分类分柜储存口服药、静脉药、肌注药、外用药、剧毒药并标识清楚。6.定期清理药品批号,无过期药品。麻醉药上锁,每班交接并签字。7.负责与供应室、洗衣房交换物品,保证科室与病人用品及时更换、请领。8.负责治疗、换药、处置及检查室管理、清洁、消毒工作。9.病房用后的物品按规定处理。10.协助护士长做好病房管理工作。负责病房物资的请领、保管和报损。物资管理做到账物相符,接受机关物资管理的监督。11.各种纸张、表格、电脑耗材清理、补充及时。注重成本管理。12.科室物品无损坏、丢失,有保质期的用物,做到标示清楚。13.加强病房管理,投诉处理及时。14.重视学习,不断提高管理能力。15.掌握神经外科常见疾病护理技术,在颅底外科、颅高压及脑水肿、脑外伤等方面有一定的护理经验。16.熟悉如下手术:大脑、小脑、脑干、颅底和椎管内的原发和继发性肿瘤等护理技能及康复方法。17.按照规定处理医疗废物。18.遵循PDCA管理、追踪问题管理、了解可靠性管理、持续质量改进方法,不断提高护理技术和管理水平。19.熟练掌握疑难病人护理技术。20.爱护公物,大公无私,严格物资的出入登记与管理。21.科室、库房、工作现场"7S管理":①整理、②整顿、③清扫、④清洁、⑤安全、⑥节约、⑦素养。22.按照规定处理医疗垃圾和废物。23.完成领导交代临时性工作任务。 **制度执行。**1.执行各项规章制度和技术操作常规。2.执行消毒隔离制度、医院感染管理制度,定期做环境卫生学监测和消毒溶液浓度的测定及更换。预防医院感染。 **职业道德。**1.遵纪守法。2.尊重患者权利,保守病人秘密。3.廉洁工作,文明礼貌,卓越服务。4.团队精神,和谐共事。5.工作积极、主动与创新性。6.病人满意度。 **学习与创新。**1.持续学习能力。2.结合临床实际撰写论文。3.参加医学继续教育。

岗位工作主要绩效考核要点	1.规章制度。2.护理业务、学术、科研等工作数量、质量、绩效指标。3.顾客沟通,护患纠纷处理。4.医德医风、社会责任。5.服务态度。6.健康教育、培训帮带。7."三基"考试。8.责任护理。9.护理技术操作。10.静脉穿刺成功率。11.基础、专科、整体护理。12.特、一级护理数。13.护理文书。14.病人满意度。15.持续学习。

岗位工作关系	院内联系部门	院内各个科室、行政职能部门、后勤部门相关领导和人员。
	院外联系部门	医院、科室或护理部授权范围内与外界有关部门人员沟通、联系。

工作权限	1.病人护理、物资管理权。2.监督下级护士工作权。3.向上级领导建议改进工作权。

工作环境	1.在医院内工作,温度、湿度适宜。2.满足医疗与护理服务工作的相关环境条件。

在现在的岗位已工作时间	自 年 月 日开始, 共计: 年

学历经验	1.本科以上学历,5年以上护理工作经验。2.有基础专科责任护理及业务培训经历。

技能要求	1.称职的中级专业技术职称。2.公认的业务、技术、管理和协调能力。3.持续学习能力强。

岗位工作其他要求	性别要求		年龄要求		婚姻	婚否不限
	身体要求		政治要求	事业性、组织观念强	业务要求	精通本专业

岗位分析时间		填写人	

10.神经外科辅助、帮班护士岗位说明书

岗位工作基本信息	岗位名称	副班护士	所在部门	神经外科	岗位编号	
	从属部门	护理部	岗位定员		所辖人数	
	直接上级	护士长	直接下级	实习、进修护士		

岗位使命工作概述	在护士长领导和上级护师指导下依据主班护理工作做好自己的辅助护理工作、重视护理质量、提高病人满意度。按照时间、按照质量、按照数量标准完成本职工作。

岗位工作主要职责与任务	**岗位职责。**1.取得护师执业资格。2.晨会后在护士长带领下病人床旁交接班,重点是危重、抢救、特殊检查、新入院病人,了解、询问相关情况。一切以主班护士工作为中心。3.床旁交接重点是病人静脉输液管道等各种管道是否畅通。静脉输液瓶内加药成分、滴速、数量,吸引管引出的液体颜色、性质、数量,各类管道消毒更换日期、标示等。4.查点交接规定的物品并双方签字。5.查看夜班交班报告内容,明确治疗、医嘱、护嘱、记录本内容完成情况与结果,完成交班期间待完成事项。6.具备整体护理知识,熟悉基础、专科、责任护理业务,并熟悉评估病人方法。 **工作任务。**1.在护士长指导下做好病室管理工作。2.维护病房与病室秩序,保证病人安全。3.病人饮食落实。4.协助主班护士执行医嘱、护嘱,实施护理计划及评价护理效果。5.参加危重病人抢救工作。6.巡视病房,掌握病房病人动态情况,测量病人生命体征,并正确完整记录。7.参加护理查房、护理病例讨论,发现问题,及时解决。8.掌握神经外科常见疾病护理技术,在颅底外科、颅高压及脑水肿、脑外伤等方面有一定的护理经验。9.尽快熟悉如下手术:大脑、小脑、脑干、颅底和椎管内的原发和继发性肿瘤等护理技能。10.遵循PDCA管理、追踪问题管理、了解可靠性管理与持续质量改进方法。11.熟悉科室各个护理班次的工作内容,按照规定参加夜、晚值班。12.服务态度好,对待病人热情。13.工作现场"7S管理":①整理、②整顿、③清扫、④清洁、⑤安全、⑥节约、⑦素养。14.按规定处理医疗垃圾和废物。 **制度执行。**1.执行各项规章制度和技术操作常规,按照流程工作。2.严格执行医院、科室相关管理规定。3.严格执行消毒隔离、无菌技术操作规定,预防医院感染。 **职业道德。**1.遵纪守法。2.尊重患者权利,保守病人秘密。3.廉洁工作,文明礼貌,卓越服务。4.团队精神,和谐共事。5.工作积极性、主动性、责任心与微笑服务。 **学习与创新。**1.持续学习与工作改进和创新能力。2.不断总结经验,结合临床实际撰写论文。3.积极参加医学继续教育。4.指导实习、进修护士临床带教,完成规定的教学计划,并进行绩效考核和评价。5.完成有关领导安排的其他临时性工作任务。

岗位工作主要绩效考核要点	1.规章制度。2.护理业务、学术、科研等工作数量、质量、绩效指标。3.顾客沟通,护患纠纷处理。4.医德医风、社会责任。5.服务态度。6.健康教育、培训帮带。7."三基"考试。8.责任护理。9.护理技术操作。10.静脉穿刺成功率。11.基础、专科、整体护理。12.特、一级护理数。13.护理文书。14.病人满意度。15.持续学习能力。

岗位工作关系	院内联系部门	院内各个科室、行政职能部门、后勤部门相关领导和人员。
	院外联系部门	医院、科室或护理部授权范围内与外界有关部门人员沟通、联系。

工作权限	1.病人护理与管理权。2.监督下级护士工作权。3.向上级领导建议改进工作权。

工作环境	1.在医院内工作,温度、湿度适宜。2.满足医疗与护理服务工作的相关环境条件。

在现在的岗位已工作时间	自　　年　　月　　日开始,　　共计:　　年

学历经验	1.本科以上学历,2年以上护理工作经验。2.有基础专科责任护理及业务培训经历。

技能要求	1.称职的初级专业技术职称。2.公认的业务、技术、管理和协调能力。3.持续学习能力强。

岗位工作其他要求	性别要求		年龄要求		婚姻	婚否不限
	身体要求		政治要求	事业性、组织观念强	业务要求	熟悉本专业

岗位分析时间		填写人	

11. 神经外科治疗班护士岗位说明书

<table>
<tr><td rowspan="3">岗位工作
基本信息</td><td>岗位名称</td><td>治疗班护士</td><td>所在部门</td><td>神经外科</td><td>岗位编号</td><td></td></tr>
<tr><td>从属部门</td><td>护理部</td><td>岗位定员</td><td></td><td>所辖人数</td><td></td></tr>
<tr><td>直接上级</td><td>护士长</td><td>直接下级</td><td colspan="3">实习护士、进修护士</td></tr>
<tr><td>岗位使命
工作概述</td><td colspan="6">在护士长领导和上级护师指导下按照自己的职责独立做好治疗班工作、重视治疗班工作质量、提高病人满意度。按照时间、按质量、按数量标准完成自己的本职工作。</td></tr>
<tr><td rowspan="1">岗位工作
主要职责
与任务</td><td colspan="6">岗位职责。1.提前10分钟上班,阅读交班报告及危重患者处置记录单,明确夜班交班内容。2.交接治疗室规定使用的物品并签字,完成交接班中待执行事项。3.晨会后随护士长床头交接班。明确病人静脉输液管等各种管道是否畅通。静脉输液瓶内加药成分、滴速、数量。吸引管引出的液体颜色、性质、数量。各类管道消毒更换日期、标示等。4.做到给药时间、途径、剂量和浓度准确。转抄服药本、输液卡,每日下午进行查对。5.具备整体护理知识,熟悉基础、专科、责任护理业务。6.发放中午口服药品,"三查七对",做到送药入手,倒温水,看药入口。7.检查备用药品,如有过期、沉淀、絮状物等质量问题,及时调整。8.及时巡视病房,如有异常报告医生后妥善处理。适时对病人开展健康宣教。9.按时测量病人生命体征,如有异常遵医嘱及时处置。做好体温计消毒及治疗室紫外线消毒,填写消毒记录。10.掌握病人动态情况。填写各种治疗和处置事项后记录,写交班报告。11.送取药盘,查对药品,准备下班治疗药品,做好交班准备。12.保持治疗室清洁、整齐。13.掌握神经外科常见疾病护理技术,在颅底外科、颅高压及脑水肿、脑外伤等方面有一定的护理经验。14.熟悉如下手术:大脑、小脑、脑干、颅底和椎管内的原发和继发性肿瘤等护理技能及康复方法。15.熟悉科室各个护理班次的工作内容。16.工作现场"7S管理":①整理、②整顿、③清扫、④清洁、⑤安全、⑥节约、⑦素养。17.持续改进。
制度执行。1.执行各项规章制度和技术操作常规,按照流程操作。2.严格执行医院、科室相关管理规定。3.严格执行消毒隔离、无菌技术操作流程,预防医院感染。
职业道德。1.遵守劳动纪律,按规定着装。2.尊重患者权利,保守医疗秘密。3.廉洁工作,文明礼貌,卓越服务。4.团队精神,和谐共事。5.工作积极性、主动性、责任心与创新性。6.热爱专业,任劳任怨,忠于职守。7.病人满意度。
学习与创新。1.持续学习与工作改进和创新能力。2.不断总结经验,结合临床实际撰写论文。3.积极参加医学继续教育。指导实习、进修护士临床带教,完成规定的教学计划,并进行绩效考核和评价。4.完成有关领导安排的其他临时性工作任务。</td></tr>
<tr><td>岗位工作
主要绩效
考核要点</td><td colspan="6">1.规章制度。2.护理业务、学术、科研等工作数量、质量、绩效指标。3.顾客沟通,护患纠纷处理。4.医德医风、社会责任。5.服务态度。6.健康教育、培训帮带。7."三基"考试。8.责任护理。9.护理技术操作。10.静脉穿刺成功率。11.基础、专科、整体护理。12.特、一级护理数。13.护理文书。14.病人满意度。15.持续学习能力。</td></tr>
<tr><td rowspan="2">岗位工
作关系</td><td>院内联系部门</td><td colspan="5">院内各个科室、行政职能部门、后勤部门相关领导和人员。</td></tr>
<tr><td>院外联系部门</td><td colspan="5">医院、科室或护理部授权范围内与外界有关部门人员沟通、联系。</td></tr>
<tr><td>工作权限</td><td colspan="6">1.病人护理与管理权。2.监督下级护士工作权。3.向上级领导建议改进工作权。</td></tr>
<tr><td>工作环境</td><td colspan="6">1.在医院内工作,温度、湿度适宜。2.满足医疗与护理服务工作的相关环境条件。</td></tr>
<tr><td>在现在的岗位已工作时间</td><td colspan="6">自　　年　　月　　日开始,　　共计:　　年</td></tr>
<tr><td>学历经验</td><td colspan="6">1.本科以上学历,5年以上护理工作经验。2.有基础专科责任护理及业务培训经历。</td></tr>
<tr><td>技能要求</td><td colspan="6">1.称职的中级专业技术职称。2.公认的业务、技术、管理和协调能力。3.持续学习能力强。</td></tr>
<tr><td rowspan="2">岗位工作
其他要求</td><td>性别要求</td><td></td><td>年龄要求</td><td></td><td>婚姻</td><td>婚否不限</td></tr>
<tr><td>身体要求</td><td></td><td>政治要求</td><td>事业性、组织观念强</td><td>业务要求</td><td>掌握本专业</td></tr>
<tr><td colspan="4" style="text-align:center">岗位分析时间</td><td>填写人</td><td></td></tr>
</table>

12.神经外科基础护理护师岗位说明书

<table>
<tr><td rowspan="3">岗位工作
基本信息</td><td>岗位名称</td><td>基础护理护师</td><td>所在部门</td><td>神经外科</td><td>岗位编号</td><td></td></tr>
<tr><td>从属部门</td><td>护理部</td><td>岗位定员</td><td></td><td>所辖人数</td><td></td></tr>
<tr><td>直接上级</td><td>护士长</td><td>直接下级</td><td colspan="3">实习、进修护士</td></tr>
<tr><td>岗位使命
工作概述</td><td colspan="6">在护士长领导和上级护师指导下,独立做好病人基础护理工作,重视护理质量、提高病人满意度。按照时间、按照质量、按照数量标准完成自己的本职岗位工作。</td></tr>
<tr><td>岗位工作
主要职责
与任务</td><td colspan="6">岗位职责。1.上班提前10分钟到工作岗位。2.与相关同事交接物品并签字。3.精确掌握基础护理项目、内容和标准。4.掌握分级护理的各级病情依据、护理要求。5.明确掌握特级护理、一级护理、二级护理、三级护理的具体护理操作流程。6.整理床单位,清楚晨间护理的内容:对不能离床活动的,病情较轻的病人,鼓励其自行洗漱,包括刷牙,漱口,洗脸,梳头。用消毒毛巾湿式扫床。根据清洁程度,更换床单,整理好床单位。7.对于病情较重,不能离床活动的病人,如危重、高热、昏迷、瘫痪及年老体热者:协助病人排便,帮助其刷牙、漱口;病情严重者给予口腔护理,洗脸、洗手、梳头,协助翻身并检查全身皮肤有无受压变红,做皮肤护理按摩骨隆突处皮肤;按需要更换衣服和床单,整理床单位;与病人交谈,了解一夜睡眠情况及有无病情变化,鼓励病人增强战胜疾病的信心并因人而异给予心理护理;根据室温适当开窗通风。8.保持病房清洁、物品整齐,使用物品标识明确。9.维持病房、病室病人秩序,帮助需要帮助的病人。10.加强设备维护,提高设备使用效率。11.掌握神经外科常见疾病护理技术,在颅底外科、颅高压及脑水肿、脑外伤等方面有一定的护理经验。12.熟悉如下手术:大脑、小脑、脑干、颅底和椎管内的原发和继发性肿瘤等护理技能及康复方法。13.熟悉科室各个护理班次的工作内容。14.工作现场"7S管理":①整理、②整顿、③清扫、④清洁、⑤安全、⑥节约、⑦素养。
制度执行。1.执行各项规章制度和技术操作常规,按照流程操作。2.严格执行医院、科室相关管理规定。3.严格执行消毒隔离、无菌技术操作流程,预防医院感染。
职业道德。1.遵守医院劳动纪律,按规定着装。2.尊重患者权利,保守医疗秘密。3.廉洁工作,文明礼貌,卓越服务。4.团队精神,和谐共事。5.工作积极性、主动性与责任心。6.热爱专业,任劳任怨,忠于职守。7.服务病人满意度。
学习与创新。1.持续学习与自我工作改进和创新能力。2.不断总结经验,结合临床实际撰写论文。3.积极参加医学继续教育。指导实习、进修护士临床带教,完成规定的继续教育计划。4.完成有关领导安排的其他临时性工作任务。5.服务创新能力。</td></tr>
<tr><td>岗位工作
主要绩效
考核要点</td><td colspan="6">1.规章制度。2.护理业务、学术、科研等工作数量、质量、绩效指标。3.顾客沟通,护患纠纷处理。4.医德医风、社会责任。5.服务态度。6.健康教育、培训帮带。7."三基"考试。8.责任护理。9.护理技术操作。10.静脉穿刺成功率。11.基础、专科、整体护理。12.特、一级护理数。13.护理文书。14.病人满意度。15.持续学习能力。</td></tr>
<tr><td rowspan="2">岗位工
作关系</td><td>院内联系部门</td><td colspan="5">院内各个科室、行政职能部门、后勤部门相关领导和人员。</td></tr>
<tr><td>院外联系部门</td><td colspan="5">医院、科室或护理部授权范围内与外界有关部门人员沟通、联系。</td></tr>
<tr><td>工作权限</td><td colspan="6">1.病人护理与管理权。2.监督下级护士工作权。3.向上级领导建议改进工作权。</td></tr>
<tr><td>工作环境</td><td colspan="6">1.在医院内工作,温度、湿度适宜。2.满足医疗护理服务工作的相关环境条件。</td></tr>
<tr><td>在现在的岗位已工作时间</td><td colspan="6">自　　　年　　月　　　日开始,　　共计:　　　年</td></tr>
<tr><td>学历经验</td><td colspan="6">1.本科以上学历,5年以上护理工作经验。2.有基础专科责任护理及业务培训经历。</td></tr>
<tr><td>技能要求</td><td colspan="6">1.称职的中级专业技术职称。2.公认的业务、技术、管理和协调能力。3.持续学习能力强。</td></tr>
<tr><td rowspan="2">岗位工作
其他要求</td><td>性别要求</td><td></td><td>年龄要求</td><td></td><td>婚姻</td><td>婚否不限</td></tr>
<tr><td>身体要求</td><td></td><td>政治要求</td><td>事业性、组织观念强</td><td>业务要求</td><td>掌握本专业</td></tr>
<tr><td colspan="2" style="text-align:center">岗位分析时间</td><td colspan="2"></td><td colspan="2">填写人</td><td></td></tr>
</table>

13.神经外科责任护士岗位说明书

<table>
<tr><td rowspan="3">岗位工作
基本信息</td><td>岗位名称</td><td>骨科护士</td><td>所在部门</td><td>骨科护士</td><td>岗位编号</td><td></td></tr>
<tr><td>从属部门</td><td>护理部</td><td>岗位定员</td><td></td><td>所辖人数</td><td></td></tr>
<tr><td>直接上级</td><td>护士长</td><td>直接下级</td><td colspan="3">实习、进修护士</td></tr>
<tr><td>岗位使命
工作概述</td><td colspan="6">在护士长领导和上级护师指导下,独立做好病人基础护理工作,重视护理质量、提高病人满意度。按时、按质、按量完成自己岗位工作。以病人为中心,责任重大。</td></tr>
<tr><td rowspan="1">岗位工作
主要职责
与任务</td><td colspan="6">岗位职责。1.上班提前10分钟到工作岗位。2.参加晨会交班,听取夜班报告,随护士长危重病人床头交接班。交接规定物品并签字。3.对自己所分管的病人,进行系统的全面的评估,制订护理计划,负责实施与评估。4.按病人的护理级别及时巡视病房,了解病人病情、饮食、卫生及心理状态。5.做好基础护理,坚持晨、晚间护理及出院护理。严密观察与记录危重病人的病情变化,发现异常及时报告,积极配合抢救治疗工作。6.正确地执行医嘱,按时完成治疗、护理工作,做好查对和交接班工作,不断提高护理质量,严防差错事故。7.随医生查房,了解病人的心理、精神、社会、文化状态并进行护理,做好病人的健康教育、咨询、病人术前、术后教育、功能锻炼、饮食管理及出院指导等。8.维持病房环境清洁、整齐,安静、工作秩序良好,做好陪人管理、宣传卫生和防病知识,鼓励病人增强对治疗的信心,及时向病人及家属介绍住院须知。9.做好手术病人的术前宣教,术后护理,做好手术病人的术前准备(指导禁食时间、药物皮试、导尿、备皮等)。10.掌握本科病人的护理技术。11.遵循 PDCA 管理、追踪问题管理、了解可靠性管理、持续质量改进、方法。12.负责病人的卫生工作,及时修剪指甲、胡须,催留大小便标本。13.按要求测 T、P、R、BP 和血糖,并正确绘制,做好记录。14.病人出院后,对病人床铺严格消毒,按照规定内容整理铺好,负责本组病人的标本送检、治疗和各项护理工作。15.保持病人"三短六洁",按照级别护理要求,及时巡视病房,密切观察病情变化和心理状态,发现问题及时报告并处理,及时与主管医生进行沟通。16.岗位工作现场"7S管理":①整理、②整顿、③清扫、④清洁、⑤安全、⑥节约、⑦素养。
制度执行。1.执行各项规章制度和技术操作常规,按照流程操作。2.严格执行医院、科室相关管理规定。3.严格执行消毒隔离、无菌技术操作流程,预防医院感染。
职业道德。1.遵纪守法。2.尊重患者权利,保守病人秘密。3.廉洁工作,文明礼貌,卓越服务。4.团队精神,和谐共事。5.工作积极、主动与创新性。6.病人满意度。
学习与创新。1.持续学习能力。2.结合临床实际撰写护理论文。3.参加医学继续教育。4.指导实习护士、进修护士临床带教,完成教学计划,并进行绩效考核和评价。</td></tr>
<tr><td>岗位工作
主要绩效
考核要点</td><td colspan="6">1.规章制度。2.护理业务、学术、科研等工作数量、质量、绩效指标。3.顾客沟通。4.医德医风、社会责任。5.健康教育、培训帮带。6."三基"考试。7.护理技术操作。8.静脉穿刺成功率。9.特一级护理数。10.护理文书。11.病人服务满意度测评。</td></tr>
<tr><td rowspan="2">岗位工
作关系</td><td>院内联系部门</td><td colspan="5">院内各个科室、行政职能部门、后勤部门相关领导和人员。</td></tr>
<tr><td>院外联系部门</td><td colspan="5">医院、科室或护理部授权范围内与外界有关部门人员沟通、联系。</td></tr>
<tr><td>工作权限</td><td colspan="6">1.病人护理与管理权。2.监督下级护士工作权。3.向上级领导建议改进工作权。</td></tr>
<tr><td>工作环境</td><td colspan="6">1.在医院内工作,温度、湿度适宜。2.满足医疗与护理服务工作的相关环境条件。</td></tr>
<tr><td>在现在的岗位已工作时间</td><td colspan="6">自　　年　　月　　日开始,　　共计:　　年</td></tr>
<tr><td>学历经验</td><td colspan="6">1.本科以上学历,2年以上护理工作经验。2.有基础专科责任护理及业务培训经历。</td></tr>
<tr><td>技能要求</td><td colspan="6">1.称职的初级专业技术职称。2.公认的业务、技术、管理和协调能力。3.持续学习能力强。</td></tr>
<tr><td rowspan="2">岗位工作
其他要求</td><td>性别要求</td><td></td><td>年龄要求</td><td></td><td>婚姻</td><td>婚否不限</td></tr>
<tr><td>身体要求</td><td></td><td>政治要求</td><td>事业性、组织观念强</td><td>业务要求</td><td>掌握本专业</td></tr>
<tr><td colspan="2">岗位分析时间</td><td colspan="2"></td><td colspan="2">填写人</td></tr>
</table>

14.神经外科晚班(小夜班)护士岗位说明书

岗位工作 基本信息	岗位名称	晚班护士	所在部门	神经外科	岗位编号	
	从属部门	护理部	岗位定员		所辖人数	
	直接上级	护士长	直接下级	实习、进修护士		

岗位使命 工作概述	在护士长领导和上级护师指导下按照自己的职责和任务独立做好晚班护理工作、重视护理质量、提高病人满意度。按时间、照质量、按数量标准完成自己本职工作。

岗位工作 主要职责 与任务	**岗位职责。**1.上班提前10分钟到病房,阅读交班报告及危重患者护理记录单,掌握上一班交班内容。2.明确病人总数与相关信息及病室管理中应注意的问题。负责晚间病区病员的一切治疗、护理工作。完成交接班中待执行事项。3.检查备用、急救、贵重、毒麻、限剧药品情况。4.新入院、急诊、抢救、危重,特殊诊疗、输血及情绪异常的病人必须床旁交接。5.长期卧床病人有无压疮,静脉输液管等各种管道是否畅通。静脉输液瓶内加药成分、滴速、数量。吸引管引出的液体颜色、性质、数量,各类管道消毒更换日期、标示清楚。6.病人有无伤口出血与渗血情况。按时测量病人生命体征。7.按时发放病人口服药品,核对姓名,做到送药入手,倒温水,看药入口。8.督促协助护理员进行晚间护理,照顾病人就寝,做好陪人管理,保持病室安静。9.掌握病区病人动态情况及健康宣教。10.在办公室、治疗室、病房时应开门,以便了解病区情况。11.负责病区安全,关注人员往来。按时或根据气候变化关闭门窗、电源开关。12.填写各种护理和处置后事项的记录单,书写交班报告。13.掌握神经外科常见疾病护理技术,在颅底外科、颅高压及脑水肿、脑外伤等方面有一定的护理经验。14.熟悉如下手术,大脑、小脑、脑干、颅底和椎管内的原发和继发性肿瘤等护理技能及康复方法。15.熟悉科室各个护理班次的工作内容。16.工作现场"7S管理":①整理、②整顿、③清扫、④清洁、⑤安全、⑥节约、⑦素养。 **制度执行。**1.执行各项规章制度和技术操作常规,按照流程操作。2.严格执行医院、科室相关管理规定。3.严格执行消毒隔离、无菌技术操作流程,预防医院感染。 **职业道德。**1.遵纪守法,遵守医院劳动纪律,按规定着装。2.尊重患者权利,保守病人秘密。3.廉洁工作,文明礼貌,卓越服务。4.团队精神,和谐共事。5.工作积极性、主动性、创新性,与责任心。6.敬业奉献,热爱专业,任劳任怨,忠于职守。 **学习与创新。**1.持续学习与工作改进和创新能力。2.不断总结经验,结合临床实际撰写论文。3.积极参加医学继续教育。指导实习、进修护士临床带教,完成规定的教学计划,并进行绩效考核和评价。4.完成有关领导安排的其他临时性工作任务。

主要绩效 考核要点	1.规章制度。2.护理业务、学术、科研等工作数量、质量、绩效指标。3.顾客沟通,护患纠纷处理。4.医德医风、社会责任。5.服务态度。6.健康教育、培训帮带。7."三基"考试。8.责任护理。9.护理技术操作。10.静脉穿刺成功率。11.基础、专科、整体护理。12.特、一级护理数。13.护理文书。14.病人满意度。15.持续学习能力。

岗位工 作关系	院内联系部门	院内各个科室、行政职能部门、后勤部门相关领导和人员。
	院外联系部门	医院、科室或护理部授权范围内与外界有关部门人员沟通、联系。

工作权限	1.病人护理与管理权。2.优质服务与沟通权。3.向上级领导建议改进工作权。

工作环境	1.在医院内工作,温度、湿度适宜。2.满足医疗与护理服务工作的相关环境条件。

在现在的岗位已工作时间	自　　　年　　月　　　日开始,　　共计:　　　年

学历经验	1.本科以上学历,2年以上护理工作经验。2.有基础专科责任护理及业务培训经历。

技能要求	1.称职的初级专业技术职称。2.公认的业务、技术、管理和协调能力。3.持续学习能力强。

岗位工作 其他要求	性别要求		年龄要求			婚姻	婚否不限
	身体要求		政治要求	事业性、组织观念强		业务要求	掌握本专业

岗位分析时间		填写人	

15.神经外科夜班(大夜班)护士岗位说明书

<table>
<tr><td rowspan="3">岗位工作
基本信息</td><td>岗位名称</td><td>后夜班护士</td><td>所在部门</td><td>神经外科</td><td>岗位编号</td><td></td></tr>
<tr><td>从属部门</td><td>护理部</td><td>岗位定员</td><td></td><td>所辖人数</td><td></td></tr>
<tr><td>直接上级</td><td>护士长</td><td>直接下级</td><td colspan="3">实习、进修护士</td></tr>
<tr><td>岗位使命
工作概述</td><td colspan="6">在护士长领导和上级护师指导下按照自己的职责和任务独立做好岗位工作、重视护理质量、提高病人满意度。按照时间、按照质量、按照数量标准完成自己本职工作。</td></tr>
<tr><td>岗位工作
主要职责
与任务</td><td colspan="6">**岗位职责**。1.接班后阅读交班报告和危重患者护理记录单,明确上一班交班内容。2.明确病人总数与相关信息及病室管理中应注意的问题。负责夜间病区病员的一切治疗、护理工作。完成交接班班中待执行事项。3.检查备用急救、贵重、毒麻、限剧药品情况。4.新入院、急诊、抢救、危重,特殊诊疗、输血及情绪异常的病人必须床旁交接。5.病人有无压疮,静脉输液管等各种管道是否畅通。静脉输液瓶内加药成分、滴速、数量。吸引管引出的液体颜色、性质、数量,各类管道消毒更换日期、标示清楚。6.病人有无伤口出血与渗血情况。按时测量病人生命体征。7.按时发放病人口服药品,核对姓名,做到送药入手,倒温水,看药入口。8.掌握本科常见病及关节外科、关节镜外科、脊柱外科、股骨头坏死、脊柱侧凸护理技术。9.督促护理员进行晚间护理,照顾病人就寝,做好陪人管理,保持病室安静。10.掌握病人动态情况及健康宣教。11.对昏迷、躁动、老年、小儿病人注意安全防护,防止坠床。12.负责病区安全,关注人员往来。根据气候变化关闭门窗、电源开关。13.填写各种护理和处置后事项记录单,书写交班报告。14.抽空腹血及做术前或特殊检查前各种准备,督促协助进行病员晨间护理,指导病人正确留取各种标本。15.掌握神经外科常见疾病护理技术,在颅底外科、颅高压及脑水肿、脑外伤等疾病方面有一定的护理经验。16.探讨研究本科室危重病人特殊护理技术。17.保持办公室及治疗室的清洁整齐,下班前须彻底打扫干净。18.熟悉科室各个护理班次的工作内容。19.工作现场"7S管理":①整理、②整顿、③清扫、④清洁、⑤安全、⑥节约、⑦素养。
制度执行。1.执行各项规章制度和技术操作常规,按照流程操作。2.严格执行医院、科室相关管理规定。3.严格执行消毒隔离、无菌技术操作流程,预防医院感染。
职业道德。1.遵纪守法。2.尊重患者权利,保守病人秘密。3.廉洁工作,文明礼貌,卓越服务。4.团队精神,和谐共事。5.工作积极、主动与创新性。6.病人满意度。
学习与创新。1.持续学习能力。2.结合临床实际撰写论文。3.参加医学继续教育。4.指导实习护士、进修护士临床带教,完成教学计划,并进行绩效考核和评价。</td></tr>
<tr><td>岗位工作
主要绩效
考核要点</td><td colspan="6">1.规章制度。2.护理业务、学术、科研等工作数量、质量、绩效指标。3.顾客沟通,护患纠纷处理。4.医德医风、社会责任。5.服务态度。6.健康教育、培训帮带。7."三基"考试。8.责任护理。9.护理技术操作。10.静脉穿刺成功率。11.基础、专科、整体护理。12.特、一级护理数。13.护理文书。14.病人满意度。15.持续学习能力。</td></tr>
<tr><td rowspan="2">岗位工
作关系</td><td>院内联系部门</td><td colspan="5">院内各个科室、行政职能部门、后勤部门相关领导和人员。</td></tr>
<tr><td>院外联系部门</td><td colspan="5">医院、科室或护理部授权范围内与外界有关部门人员沟通、联系。</td></tr>
<tr><td>工作权限</td><td colspan="6">1.病人护理与管理权。2.优质服务与沟通权。3.向上级领导建议改进工作权。</td></tr>
<tr><td>工作环境</td><td colspan="6">1.在医院内工作,温度、湿度适宜。2.满足医疗与护理服务工作的相关环境条件。</td></tr>
<tr><td>在现在的岗位已工作时间</td><td colspan="6">自　　年　　月　　日开始,　　共计:　　年</td></tr>
<tr><td>学历经验</td><td colspan="6">1.本科以上学历,5年以上护理工作经验。2.有基础专科责任护理及业务培训经历。</td></tr>
<tr><td>技能要求</td><td colspan="6">1.称职的中级专业技术职称。2.公认的业务、技术、管理和协调能力。3.持续学习能力强。</td></tr>
<tr><td rowspan="2">岗位工作
其他要求</td><td>性别要求</td><td></td><td>年龄要求</td><td></td><td>婚姻</td><td>婚否不限</td></tr>
<tr><td>身体要求</td><td></td><td>政治要求</td><td>事业性、组织观念强</td><td>业务要求</td><td>掌握本专业</td></tr>
<tr><td>岗位分析时间</td><td colspan="3"></td><td>填写人</td><td></td></tr>
</table>

16.神经外科秘书岗位说明书

岗位工作 基本信息	岗位名称	神经外科秘书	所在部门	神经外科	岗位编号	
	从属部门	医务部	岗位定员		所辖人数	
	直接上级	科室主任	直接下级	科室相关人员		

岗位使命 工作概述	在科室主任领导下按照自己的职责和任务独立做好各项工作、重视工作质量、提高病人、科室人员满意度。按照时间、按照质量、按照数量标准完成自己本职工作。

岗位工作 主要职责 与任务	**岗位职责。**1.上班提前10分钟到工作岗位。2.在科主任的领导下,协助科主任日常工作。3.贯彻落实科秘书岗位责任制和工作标准,密切各部门相关的工作系统,加强秘书工作的协作与配合,建立起良好的工作网络。4.统计本科室各项业务工作的质和量。5.整理主任所管病人的术前、术中、术后相片以及需要时的多媒体资料。6.跟随科主任查房,接送主任所管病人做辅助检查。7.协助科主任接待病人家属和病人单位负责人;在科主任不在岗时单独接待好病人家属和病人单位负责人。8.负责出院病人的随访并记录相关内容。9.负责接听客户咨询电话,外部来访人员的接待工作。10.负责收集、整理科主任的门、急诊收费单据和其他资料、文件。11.负责收集、整理科主任所管人的其他相关资料。12.办理科主任所管病人的出院结账手续,并送病人出院到门口。13.做好病人随访工作,不定期向主任提出工作中遇到的情况及重要事项。14.及时向主任汇报临床各项工作问题、提出建议、反馈各类信息,定期向主任汇报临床当月工作情况及下月工作计划。15.按规定及要求参加公司及医院组织的各类有关会议、活动,实施各类与本科室工作有关的会议决议,承办医院各类会议授权或要求承办的事务。16.掌握病人动态情况及健康宣教。17.熟悉科室学科技术发展规划,掌握科室年度工作计划,掌握科室主任工作习惯与流程。18.遵循 PDCA 管理、追踪问题管理、持续质量改进、了解可靠性管理方法。19.承担学科建设的相关工作并组织实施。20.工作现场"7S 管理":①整理、②整顿、③清扫、④清洁、⑤安全、⑥节约、⑦素养。21.按照规定处理医疗与护理垃圾和废物。 **制度执行。**1.执行各项规章制度和技术操作常规,按照流程操作。2.督促执行医院、科室相关管理规定。3.检查督促消毒隔离、无菌技术操作流程,预防医院感染。 **职业道德。**1.遵纪守法。2.尊重患者权利,保守病人秘密。3.廉洁工作,文明礼貌,卓越服务。4.团队精神,和谐共事。5.工作积极、主动与创新性。6.病人满意度。 **学习与创新。**1.持续学习与自己工作改进和创新能力。2.不断总结经验,结合临床实际撰写论文。3.积极参加医学继续教育。指导相关人员完成规定的教学计划,并进行考核和评价。4.服务别人创新。5.完成有关领导安排的其他临时性工作任务。

岗位工作 主要绩效 考核要点	1.规章制度。2.岗位工作绩效。3.医德医风、社会责任。4.顾客沟通、纠纷处理。5.病区管理、健康宣教。6.秘书工作流程。7.主任交代的相关工作记录完整。8.敬业奉献,遵守纪律,任劳任怨。9.工作主动责任心。10.职业素质。11.病人满意度。

岗位工 作关系	院内联系部门	院内各个科室、行政职能部门、后勤部门相关领导和人员。
	院外联系部门	医院、科室或护理部授权范围内与外界有关部门人员沟通、联系。

工作权限	1.科室管理参与权。2.监督考核相关人员工作权。3.向上级领导建议改进工作权。

工作环境	1.在医院内工作,温度、湿度适宜。2.满足医疗护理服务工作的相关环境条件。

在现在的岗位已工作时间	自 年 月 日开始, 共计: 年

学历经验	1.研究生以上学历,5 年以上工作经验。2.六级计算机水平及秘书培训经历。

技能要求	1.相当于中级专业技术职称。2.公认的文字写作水平和协调能力。3.持续学习技能能力强。

岗位工作 其他要求	性别要求		年龄要求		婚姻	婚否不限
	身体要求		政治要求	事业性、组织观念强	业务要求	掌握本专业
岗位分析时间				填写人		

六、妇科护理人员岗位说明书

1.妇科护士长岗位说明书

岗位工作基本信息	岗位名称	护士长	所在部门	妇科	岗位编号	
	从属部门	医务部、护理部	岗位定员		所辖人数	
	直接上级	科主任、护理部	直接下级	护理人员,实习、进修护士		

岗位使命工作概述	在科主任与护理部主任领导下,全面负责科室护理工作、业务、技术、病房管理、护士思想工作,物资管理等工作。是科室护士思想、业务、技术、行政管理的第一责任人。

岗位工作主要职责与任务	**领导职责。**1.在科主任和护理部主任领导下,负责科室的护理、业务、技术及行政管理工作,完成各项数量、质量与综合绩效指标。2.协调所属病区、ICU及相关部门和科室工作关系。3.负责制订本科的护理发展规划,年度、月度、周工作计划并组织实施。4.确定护士排班、轮转和临时调配。5.设计与落实基础护理、专科护理、特殊护理与责任护理工作。6.负责科室绩效考核与管理工作,达到预期目的。7.持续改进。 **管理职责。**1.上午上班带领护士对急、危重症、新入院患者床旁交班,检查危重抢救病人的情况,对复杂的护理技术或新开展的业务,要具体指导。2.负责病区护士的排班及工作分配,制定各班工作流程、围产期护理常规、技术操作流程、护理质量标准和母乳喂养知识宣教、产后康复宣教内容。3.实施护理查房和随同科主任查房,加强医护联系与医患沟通。指导下级护士、实习、进修护士工作。4.掌握妇科肿瘤、普通妇科、妇科内分泌、计划生育妇科、科室内手术室、婚前检查、孕妇宣教、新婚宣教、腔镜门诊、专家门诊等妇产科疾病病人的护理技能。5.熟悉计划生育各种较疑难的护理技能。6.完成护理工作任务,改善服务态度、严防差错事故的发生。7.提高设备使用效率。8.加强病房管理。9.加强物资管理,账物相符。10.落实患者饮食和治疗饮食。11.护理文书写符合要求。12.掌控ICU和急救室病人护理工作情况。13.遵循PDCA管理、追踪问题管理、熟悉可靠性管理、持续护理质量改进。14.科室病房、工作岗位现场"7S管理":①整理、②整顿、③清扫、④清洁、⑤安全、⑥节约、⑦素养。15.按照规定处理医疗护理垃圾和废物。16.完成相关领导交办的其他临时性工作任务。 **制度执行。**1.执行各项规章制度和技术操作常规,按照流程操作。2.执行查对制度及相关管理规定。3.严格执行规定的消毒隔离、无菌技术操作流程,预防医院感染。 **职业道德。**1.遵纪守法。2.尊重患者权利,保守医疗秘密。3.廉洁工作,文明礼貌,卓越服务。4.团队精神,和谐共事。5.工作积极性、主动性、责任心。6.病人满意度。

岗位工作主要绩效考核要点	1.规章制度落实。2.护理、学术、科研等工作及完成数量、质量、效率、绩效指标。3.顾客沟通,处理病人投诉与纠纷。4.医德医风、社会责任。5.健康宣教、培训帮带等。6.护理工作流程规范。7.病房管理。8.本科室护理人员技术操作。9.病人满意度。

岗位工作关系	院内联系部门	院内各个科室、行政职能部门、后勤部门相关领导和人员。
	院外联系部门	医院、科室或护理部授权范围内与外界有关部门人员沟通、联系。

岗位工作权限	1.科室管理、协调权。对护理日常工作的计划、实施、检查和指导权。2.对护理人员任免建议权。3.监督护理人员日常工作权。4.向上级领导建议持续改进护理工作权。

工作环境	1.在医院内工作,温度、湿度适宜。2.满足医疗与护理服务工作的相关环境条件。

在现在的岗位已工作时间	自　　　年　　　月　　　日开始,　　共计:　　　年

学历经验	1.本科以上学历,10年以上本科工作经验。2.抢救病人经历。3.中级或以上职称。

技能要求	1.管理与业务能力。2.职业素质和团队精神。3.计算机操作能力。4.持续学习能力。

岗位工作其他要求	性别要求		年龄要求			婚姻	婚否不限
	身体要求		政治要求	事业性、组织观念强	业务要求	精通本专业	

岗位分析时间			填写人		

2.妇科病区护士长岗位说明书

<table>
<tr><td rowspan="3">岗位工作
基本信息</td><td>岗位名称</td><td>病区护士长</td><td>所在部门</td><td colspan="2">妇科</td><td>岗位编号</td><td></td></tr>
<tr><td>从属部门</td><td>医务部、护理部</td><td>岗位定员</td><td colspan="2"></td><td>所辖人数</td><td></td></tr>
<tr><td>直接上级</td><td>科主任科护士长</td><td>直接下级</td><td colspan="4">护理人员、实习、进修护士</td></tr>
<tr><td>岗位使命
工作概述</td><td colspan="7">在科主任与护士长领导下，全面负责病区护理工作、病房管理、护士思想、学科建设、物资管理等工作。是病区护士的思想、业务、技术、行政管理的第一责任人。</td></tr>
<tr><td rowspan="1">岗位工作
主要职责
与任务</td><td colspan="7">领导职责。1.在科主任和护士长领导下，负责病区的护理业务及行政管理工作，完成各项数量、质量与综合绩效指标。2.负责制订本病区的护理发展规划，护理学科建设，年度、月度、周工作计划并实施。3.负责护理质量的监督检查，确保护理质量。4.落实基础护理、整体护理、专科护理、特殊护理、责任护理与妇科护理特点。
管理职责。1.参加晨会，组织护士对急危重症、新入院患者床旁交接班，检查危重抢救病人的情况，对复杂护理或新开展的护理业务要亲自参加并具体指导。2.组织护理查房和随同科主任查房，了解护理工作中存在的问题，并及时解决。3.负责病区护士的排班及工作分配，制定各班工作流程、围产期护理常规、技术操作流程、护理质量标准和母乳喂养知识宣教、产后康复宣教内容。4.实施护理查房和随同科主任查房，加强医护联系与医患沟通。5.指导下级护士、实习、进修护士工作。6.掌握妇科肿瘤、普通妇科、妇科内分泌、计划生育妇科、科室内手术室、婚前检查、孕妇新婚宣教等妇产科疾病病人的护理技能。7.熟悉妊娠与分娩期并发症的诊断与处理、难产诊断与处理、妇产科与计划生育各种较疑难的护理技能。8.掌握本科室病人护理工作流程。9.确定护士轮转和临时调配。10.维护医疗设备，提高设备使用效率。11.加强物资管理，账物相符。12.重视信息工作，按要求做好指标统计工作。13.落实患者饮食。14.护理文书书写符合要求。15.遵循 PDCA 管理、追踪问题管理、熟悉可靠性管理、持续护理质量改进。16.科室工作现场"7S管理"：①整理、②整顿、③清扫、④清洁、⑤安全、⑥节约、⑦素养。17.按照规定处理医疗垃圾和废物。
制度执行。1.执行各项规章制度和技术操作常规，按照流程操作。2.执行查对制度及相关管理规定。3.严格执行规定消毒隔离、无菌技术操作流程，预防医院感染。
职业道德。1.遵纪守法。2.尊重患者权利，保守医疗秘密。3.廉洁工作，文明礼貌，卓越服务。4.团队精神，和谐共事。5.工作积极、主动性、责任心。6.病人满意度。
教学与科研。1.持续学习与创新能力。2.结合工作撰写论文。3.参加医学继续教育。</td></tr>
<tr><td>岗位工作
主要绩效
考核要点</td><td colspan="7">1.规章制度落实。2.护理、学术、科研等工作及完成数量、质量、效率、绩效指标。3.顾客沟通，处理病人投诉与纠纷。4.医德医风、社会责任。5.健康宣教、培训帮带等。6.护理工作流程规范。7.病房管理。8.本科室护理人员技术操作。9.静脉穿刺成功率。10.基础、专科、责任护理和护理文书书写合格率。11.服务病人满意度。</td></tr>
<tr><td rowspan="2">岗位工
作关系</td><td>院内联系部门</td><td colspan="6">院内各个科室、行政职能部门、后勤部门相关领导和人员。</td></tr>
<tr><td>院外联系部门</td><td colspan="6">医院、科室或护理部授权范围内与外界有关部门人员沟通、联系。</td></tr>
<tr><td>岗位工
作权限</td><td colspan="7">1.科室管理、协调权。对护理日常工作的计划、实施、检查和指导权。2.对护理人员任免建议权。3.监督护理人员日常工作权。4.向上级领导建议改进护理工作权。</td></tr>
<tr><td>工作环境</td><td colspan="7">1.在医院内工作，温度、湿度适宜。2.满足医疗与护理服务工作的相关环境条件。</td></tr>
<tr><td>在现在的岗位已工作时间</td><td colspan="7">自　　　年　　月　　　日开始，　　共计：　　　年</td></tr>
<tr><td>学历经验</td><td colspan="7">1.研究生以上学历，5年以上本科工作经验。2.抢救病人经历。3.中级或以上职称。</td></tr>
<tr><td>技能要求</td><td colspan="7">1.管理与业务能力。2.职业素质和团队精神。3.计算机操作能力。4.持续学习能力。</td></tr>
<tr><td rowspan="2">岗位工作
其他要求</td><td>性别要求</td><td colspan="2"></td><td>年龄要求</td><td></td><td>婚姻</td><td>婚否不限</td></tr>
<tr><td>身体要求</td><td colspan="2"></td><td>政治要求</td><td>事业性、组织观念强</td><td>业务要求</td><td>精通本专业</td></tr>
<tr><td colspan="3">岗位分析时间</td><td colspan="2"></td><td>填写人</td><td colspan="2"></td></tr>
</table>

3.妇科主任护师岗位说明书

<table>
<tr><td rowspan="3">岗位工作
基本信息</td><td>岗位名称</td><td>主任护师</td><td>所在部门</td><td colspan="2">妇科</td><td>岗位编号</td><td></td></tr>
<tr><td>从属部门</td><td>医务部、护理部</td><td>岗位定员</td><td colspan="2"></td><td>所辖人数</td><td></td></tr>
<tr><td>直接上级</td><td>护士长</td><td>直接下级</td><td colspan="4">护理相关人员</td></tr>
<tr><td>岗位使命
工作概述</td><td colspan="7">在护理部主任和护士长领导下,分管科室护理业务、教学、培训、科研、服务、纠纷处理、护理质量管理等工作。本科室的护理业务、技术、科研、管理的行家里手。</td></tr>
<tr><td rowspan="1">岗位工作
主要职责
与任务</td><td colspan="7">**岗位职责。**1.履行高级职称岗位职责。在护理部主任和护士长领导下,指导本科护理业务技术、服务、教学与科研工作。2.参加晨会床旁交接班,协助护士长制订年度、月度、周工作计划并付诸监督实施。3.协调科室护理人员、监护室及相关部门科室业务关系。4.协助护士长制定本科的基础、专科、责任护理计划并落实。
业务管理。1.主持护理大查房,解决护理业务与技术疑难问题。2.定期检查急、危、重、疑难患者护理计划和会诊落实情况,对复杂技术或新开展护理业务,要亲自参加并具体指导。3.处理护理纠纷,对护理差错事故提出技术鉴定意见。4.协助护士长病房管理。5.督促、检查护理人员落实病人基础、专科与责任制护理,并起带头作用。6.加强科室设备管理,维护设备正常运行,提高设备使用率。7.实施护理查房和随同科主任查房,加强医护联系与护患沟通。8.完成护理工作任务,改善服务态度、严防差错事故的发生。9.加强病房管理,维护病房秩序。10.负责病区护士的排班及工作分配,制定各班工作流程、围产期护理常规、技术操作流程、护理质量标准和母乳喂养知识宣教、产后康复宣教内容。11.实施护理查房和随同科主任查房,加强医护联系与医患沟通。指导下级护士、实习、进修护士工作。12.掌握妇科肿瘤、普通妇科、妇科内分泌、计划生育妇科、科室内手术室、婚前检查、孕妇宣教、新婚宣教、腔镜门诊、专家门诊等妇产科疾病病人的护理技能。13.病人满意度。
制度执行。1.执行各项规章制度和技术操作常规,按照流程操作。2.执行查对制度及相关管理规定。3.严格执行规定消毒隔离、无菌技术操作流程,预防医院感染。
职业道德。1.遵守劳动纪律。2.尊重患者权利,保守医疗护理秘密。3.勤奋工作,文明礼貌,卓越服务。4.团队精神,和谐共事。5.工作积极性、主动性、责任心。
学习与创新。1.协助护理部并承担对护理人员业务学习、培养及护士晋级的考核工作。2.拟订教学计划,编写教材并负责讲授。3.制订专科护理科研、技术革新计划并实施。4.参与审定、评价护理论文和科研、技术革新成果。5.负责组织本科护理学习讲座和护理病案讨论。6.对医院护理队伍建设,业务技术管理和组织管理提出意见,参与护理部组织的全院性工作检查。7.掌握国内外本科护理发展动态。</td></tr>
<tr><td>岗位工作
主要绩效
考核要点</td><td colspan="7">1.规章制度。2.护理业务、科研等工作数量、质量、效率、绩效指标。3.纠纷处理。4.医德医风、社会责任。5.健康宣教、培训带带。6.技术操作。7.静脉穿刺成功率。8.基础护理、专科护理、责任与整体护理。9.护理文书书写合格率。10.病人满意度持续提高。</td></tr>
<tr><td rowspan="2">岗位工
作关系</td><td>院内联系部门</td><td colspan="6">院内各个科室、行政职能部门、后勤部门相关领导和人员。</td></tr>
<tr><td>院外联系部门</td><td colspan="6">医院、科室或护理部授权范围内与外界有关部门人员沟通、联系。</td></tr>
<tr><td>工作权限</td><td colspan="7">1.科室业务护理管理权。2.日常工作计划、实施、检查和指导权。3.培训、带教、科研权。</td></tr>
<tr><td>工作环境</td><td colspan="7">1.在医院内工作,温度、湿度适宜。2.满足医疗与护理服务工作的相关条件。</td></tr>
<tr><td>在现在的岗位已工作时间</td><td colspan="7">自　　年　　月　　日开始,　共计:　　年</td></tr>
<tr><td>学历经验</td><td colspan="7">1.本科生以上学历,10年以上本科工作经验。2.抢救病人经历。3.高级专业职称。</td></tr>
<tr><td>技能要求</td><td colspan="7">1.管理与业务能力。2.职业素质和团队精神。3.计算机操作能力。4.持续学习能力。</td></tr>
<tr><td rowspan="2">岗位工作
其他要求</td><td>性别要求</td><td></td><td>年龄要求</td><td colspan="2"></td><td>婚姻</td><td>婚否不限</td></tr>
<tr><td>身体要求</td><td></td><td>政治要求</td><td colspan="2">事业性、组织观念强</td><td>业务要求</td><td>精通本专业</td></tr>
<tr><td colspan="2" style="text-align:center">岗位分析时间</td><td colspan="2"></td><td colspan="1">填写人</td><td colspan="3"></td></tr>
</table>

4.妇科副主任护师岗位说明书

<table>
<tr><td rowspan="3">岗位工作
基本信息</td><td>岗位名称</td><td>副主任护师</td><td>所在部门</td><td>妇科</td><td>岗位编号</td><td></td></tr>
<tr><td>从属部门</td><td>医务部、护理部</td><td>岗位定员</td><td></td><td>所辖人数</td><td></td></tr>
<tr><td>直接上级</td><td>护士长</td><td>直接下级</td><td colspan="3">护理相关人员</td></tr>
<tr><td>岗位使命
工作概述</td><td colspan="6">在护士长领导和上级护师指导下,分管科室护理业务、技术、服务、教学、培训、科研、护理质量管理工作。是本科室的护理业务、技术、科研、管理的行家里手。</td></tr>
<tr><td>岗位工作
主要职责
与任务</td><td colspan="6">岗位职责。1.履行高级职称岗位职责。在护理部主任和护士长领导下,指导本科护理业务技术、服务、教学与科研工作。2.参加晨会床旁交接班,协助护士长制订年度、月度、周工作计划并付诸监督实施。3.协调科室护理人员、监护室及相关部门科室业务关系。4.协助护士长制订本科的基础、专科、责任护理计划并落实。
业务管理。1.主持护理大查房,解决护理业务与技术疑难问题。2.定期检查急、危、重、疑难患者护理计划和会诊落实情况,对复杂技术或新开展护理业务,要亲自参加并具体指导。3.处理护理纠纷,对护理差错事故提出技术鉴定意见。4.协助护士长病房管理。5.督促、检查护理人员落实病人基础、专科与责任制护理,并起带头作用。6.加强科室设备管理,维护设备正常运行,提高设备使用率。7.实施护理查房和随同科主任查房,加强医护联系与护患沟通。8.完成护理工作任务,改善服务态度、严防差错事故的发生。9.加强病房管理,维护病房秩序。10.负责病区护士的排班及工作分配,制定各班工作流程、围产期护理常规、技术操作流程、护理质量标准和母乳喂养知识宣教、产后康复宣教内容。11.实施护理查房和随同科主任查房,加强医护联系与医患沟通。指导下级护士、实习、进修护士工作。12.掌握妇科肿瘤、普通妇科、妇科内分泌、计划生育妇科、科室内手术室、婚前检查、孕妇宣教、新婚宣教、腔镜门诊、专家门诊等妇产科疾病病人的护理技能。13.病人满意度。
制度执行。1.执行各项规章制度和技术操作常规,按照流程操作。2.执行查对制度及相关管理规定。3.严格执行消毒隔离、无菌技术操作流程,预防医院感染。
教学与科研。1.协助护理部并承担对护理人员业务学习、培养及护士晋级的考核工作。2.拟订教学计划,编写教材并负责讲授。3.制订专科护理科研、技术革新计划并实施。4.参与审定、评价护理论文和科研、技术革新成果。5.负责组织本科护理学习讲座和护理病案讨论。6.对医院护理队伍建设,业务技术管理和组织管理提出意见,参与护理部组织的全院性工作检查。7.掌握国内外本科护理发展动态,努力引进先进技术,提高护理质量,发展护理科学。8.完成领导交代的临时性工作任务。</td></tr>
<tr><td>岗位工作
主要绩效
考核要点</td><td colspan="6">1.规章制度。2.护理业务、科研等工作数量、质量、效率、绩效指标。3.纠纷处理。4.医德医风、社会责任。5.健康宣教、培训帮带。6.技术操作。7.静脉穿刺成功率。8.基础护理、专科护理、责任护理。9.护理文书。10.病人满意度。11.持续改进。</td></tr>
<tr><td rowspan="2">岗位工
作关系</td><td>院内联系部门</td><td colspan="5">院内各个科室、行政职能部门、后勤部门相关领导和人员。</td></tr>
<tr><td>院外联系部门</td><td colspan="5">医院、科室或护理部授权范围内与外界有关部门人员沟通、联系。</td></tr>
<tr><td>工作权限</td><td colspan="6">1.科室业务护理管理权。2.日常工作计划、实施、检查和指导权。3.培训、带教、科研权。</td></tr>
<tr><td>工作环境</td><td colspan="6">1.在医院内工作,温度、湿度适宜。2.满足医疗与护理服务工作的相关条件。</td></tr>
<tr><td>在现在的岗位已工作时间</td><td colspan="6">自　　年　　月　　日开始,　　共计:　　年</td></tr>
<tr><td>学历经验</td><td colspan="6">1.本科生以上学历,10年以上本科工作经验。2.抢救病人经历。3.高级专业职称。</td></tr>
<tr><td>技能要求</td><td colspan="6">1.管理与业务能力。2.职业素质和团队精神。3.计算机操作能力。4.持续学习能力。</td></tr>
<tr><td rowspan="2">岗位工作
其他要求</td><td>性别要求</td><td></td><td>年龄要求</td><td></td><td>婚姻</td><td>婚否不限</td></tr>
<tr><td>身体要求</td><td></td><td>政治要求</td><td>事业性、组织观念强</td><td>业务要求</td><td>精通本专业</td></tr>
<tr><td colspan="2">岗位分析时间</td><td></td><td colspan="2">填写人</td><td></td></tr>
<tr><td colspan="2">直接上级审核签字</td><td></td><td colspan="2">审核时间</td><td></td></tr>
</table>

5. 妇科主管护师岗位说明书

<table>
<tr><td rowspan="3">岗位工作
基本信息</td><td>岗位名称</td><td>主管护师</td><td>所在部门</td><td>妇科</td><td>岗位编号</td><td></td></tr>
<tr><td>从属部门</td><td>医务部、护理部</td><td>岗位定员</td><td></td><td>所辖人数</td><td></td></tr>
<tr><td>直接上级</td><td>护士长</td><td>直接下级</td><td colspan="3">相关护理人员,实习、进修护士</td></tr>
<tr><td>岗位使命
工作概述</td><td colspan="6">在护士长领导和上级护师指导下,负责上班时病人的治疗、护理、服务工作,护患沟通、健康教育及相关工作。是本科室的专科护理业务、技术、服务工作全能者。</td></tr>
<tr><td>岗位工作
主要职责
与任务</td><td colspan="6">**岗位职责。**1.参加护士各种班次值班。按量按质按时完成自己岗位独立工作。2.协助护士长做好护理质量控制工作,把好护理质量关,不断提高护理质量。3.熟悉现代医院护理理念和管理工具。制订具有专科特色的护理计划,对患者实施整体护理。4.掌握基础、专科与责任护理流程。协助护士长做好行政管理和护理队伍的建设工作。5.协助护士长督促本科各病房护理、治疗工作落实。6.解决本科护理业务上的疑难问题,协助危重、疑难病人护理计划的制订及实施。7.受护士长委托指导护理查房和护理会诊。对发生的护理差错、事故进行分析、鉴定,并提出防范措施。
工作任务。1.担当危、急、重症病人抢救工作。2.指导护师、护士、实习、进修护士工作。3.落实病人饮食和治疗饮食。4.解除病人疼痛,评价病人疼痛。5.学习应用国内外护理先进经验,不断提高科室的护理技术水平。6.掌握产科、妇科肿瘤、普通妇科、妇科内分泌、计划生育妇科、婚前检查、孕妇宣教、新婚宣教、腔镜门诊、专家门诊等妇产科疾病病人护理技能。7.熟悉科室开展的不孕症、子宫内膜异位症预防、子宫腺肌症疼痛等疑难病症的护理技能。8.掌握妇科各种病人疾病的护理方式。9.遵循 PDCA 管理、追踪问题管理、熟悉可靠性管理、持续护理质量改进。10.工作现场"7S 管理":①整理、②整顿、③清扫、④清洁、⑤安全、⑥节约、⑦素养。11.按规定处理医疗垃圾和废物。12.严格实施消毒隔离制度。13.持续改进。
制度执行。1.严格执行各项规章制度与护理技术操作常规。2.落实"三查七对"及相关医疗、护理业务与管理制度。3.执行年度、月度和周护理工作计划,细化自己的本职工作并记录完整。4.各项护理文书书写达到要求,有护理持续改进计划并实施。
职业道德。1.以病人为中心,尊重患者权利,保守医疗秘密。2.遵纪守法,勤奋工作,文明礼貌,卓越服务。3.团队精神,注重沟通,和谐共事。4.工作积极、主动、责任与创新性。5.奉献精神,任劳任怨。6.对患者的健康教育。7.病人满意度。
学习与创新。1.持续学习与工作创新能力。2.结合临床实际撰写论文,不断总结经验。3.积极参加医学继续教育项目。4.完成有关领导安排的其他临时性工作任务。</td></tr>
<tr><td>岗位工作
主要绩效
考核要点</td><td colspan="6">1.规章制度。2.护理业务、学术、科研等工作数量、质量、绩效指标。3.顾客沟通,护患纠纷处理。4.医德医风、社会责任。5.服务态度。6.健康教育、培训帮带。7."三基"考试。8.责任护理。9.护理技术操作。10.静脉穿刺成功率。11.基础、专科、整体护理。12.特、一级护理数。13.护理文书。14.病人满意度。15.持续学习能力。</td></tr>
<tr><td rowspan="2">岗位工
作关系</td><td>院内联系部门</td><td colspan="5">院内各个科室、行政职能部门、后勤部门相关领导和人员。</td></tr>
<tr><td>院外联系部门</td><td colspan="5">医院、科室或护理部授权范围内与外界有关部门人员沟通、联系。</td></tr>
<tr><td>工作权限</td><td colspan="6">1.科室业务护理操作权。2.日常工作计划、实施、检查和指导权。3.培训、带教、科研权。</td></tr>
<tr><td>工作环境</td><td colspan="6">1.在医院内工作,温度、湿度适宜。2.满足医疗与护理服务工作的相关条件。</td></tr>
<tr><td>在现在的岗位已工作时间</td><td colspan="6">自　　年　　月　　日开始,　　共计:　　年</td></tr>
<tr><td>学历经验</td><td colspan="6">1.本科生以上学历,10年以上本科工作经验。2.抢救病人经历。3.中级专业职称。</td></tr>
<tr><td>技能要求</td><td colspan="6">1.业务与技术能力。2.职业素质和团队精神。3.计算机操作能力。4.持续学习能力。</td></tr>
<tr><td rowspan="2">岗位工作
其他要求</td><td>性别要求</td><td></td><td>年龄要求</td><td></td><td>婚姻</td><td>婚否不限</td></tr>
<tr><td>身体要求</td><td></td><td>政治要求</td><td>事业性、组织观念强</td><td>业务要求</td><td>掌握专科护理</td></tr>
<tr><td colspan="2" align="center">岗位分析时间</td><td colspan="3" align="center">填写人</td><td></td><td></td></tr>
</table>

6.妇科护师岗位说明书

<table>
<tr><td rowspan="3">岗位工作
基本信息</td><td>岗位名称</td><td>护师</td><td>所在部门</td><td>妇科</td><td>岗位编号</td><td></td></tr>
<tr><td>从属部门</td><td>医务部、护理部</td><td>岗位定员</td><td></td><td>所辖人数</td><td></td></tr>
<tr><td>直接上级</td><td>护士长</td><td>直接下级</td><td colspan="3">护士、实习、进修护士</td></tr>
<tr><td>岗位使命
工作概述</td><td colspan="6">在护士长领导和上级护师指导下,按照自己的职责独立做好护理工作、重视护理质量、提高病人满意度。按时、按质、按量完成自己的本职工作。是科室护理骨干力量。</td></tr>
<tr><td>岗位工作
主要职责
与任务</td><td colspan="6">岗位职责。1.取得护师执业资格。参加护士各种班次值班。独立完成岗位工作。2.具备整体护理知识,熟悉基础、专科、责任护理业务,对病人实施整体护理,制定和评估病人护理计划。3.交接科室规定物品并双方签字。4.参与病房危重、疑难病人的护理工作及难度较大的护理操作。5.需要时协助护士长拟订病房护理工作计划,参与病房管理工作。6.参加本科上级护师组织的护理查房、会诊和病例讨论。
工作任务。1.参加晨会。查看夜班交班报告内容,明确治疗、医嘱、护嘱、记录本内容与结果,完成交班期间待完成的治疗项目。2.在护士长带领下参加病人床旁交班,明确危重、抢救、特殊检查、新入院病人情况。3.交接班重点明白病人静脉输液管等各种管道是否畅通。静脉输液管内加药成分、滴速、数量。吸引管引出的液体颜色、性质、数量,各类管道消毒更换日期等。4.清楚疼痛病人止痛后的效果。5.能够与医生一道独立完成危重病人抢救工作。熟知正常和异常的妊娠期、分娩期、产褥期的护理。6.熟知计划生育、妇女保健内容。7.掌握妇科肿瘤、普通妇科、妇科内分泌、计划生育妇科、婚前检查、新婚宣教、腔镜门诊、专家门诊等妇产科疾病病人护理技能。8.熟悉科室开展的不孕症、等疑难病症护理技能。9.遵循 PDCA 管理、追踪问题管理、熟悉可靠性管理、持续护理质量改进。10.工作现场"7S 管理":①整理、②整顿、③清扫、④清洁、⑤安全、⑥节约、⑦素养。11.按照规定处理医疗垃圾和废物。12.完成相关领导交办的其他临时性工作任务。13.服务病人满意度。
制度执行。1.严格执行各项规章制度和技术操作常规,按照规范流程操作。2.执行消毒隔离、无菌技术操作流程,预防医院感染。3.执行医院各项管理规定。
职业道德。1.遵纪守法。2.以病人为中心,尊重患者权利,保守医疗秘密。3.努力工作,文明礼貌,服务态度好,卓越服务。4.团队精神,注重沟通,和谐共事。5.工作积极性、主动性、责任心与创新性。6.奉献精神,任劳任怨。7.健康宣教落实。
持续学习。1.掌握、了解国内外本专业发展动态。2.持续学习与工作改进能力。
工作创新。善于发现工作中的问题、缺陷,分析问题与解决问题的能力,持续改进。</td></tr>
<tr><td>岗位工作
主要绩效
考核要点</td><td colspan="6">1.规章制度落实。2.护理、学术、科研等工作及完成数量、质量、效率、绩效指标。3.顾客沟通,科室物资管理质量。4.医德医风,社会责任。5.健康宣教、培训帮带等。6.特、一级护理病人数。7.病房管理。8.技术操作。9.静脉穿刺成功率。10.基础、专科、责任护理和护理文书书写合格率。11."三基"考核。12.服务病人满意度。</td></tr>
<tr><td rowspan="2">岗位工
作关系</td><td>院内联系部门</td><td colspan="5">院内各个科室、行政职能部门、后勤部门相关领导和人员。</td></tr>
<tr><td>院外联系部门</td><td colspan="5">医院、科室或护理部授权范围内与外界有关部门人员沟通、联系。</td></tr>
<tr><td>工作权限</td><td colspan="6">1.科室业务护理操作权。2.日常工作计划、实施、检查和指导权。3.培训、带教、科研权。</td></tr>
<tr><td>工作环境</td><td colspan="6">1.在医院内工作,温度、湿度适宜。2.满足医疗与护理服务工作的相关条件。</td></tr>
<tr><td>在现在的岗位已工作时间</td><td colspan="6">自 年 月 日开始, 共计: 年</td></tr>
<tr><td>学历经验</td><td colspan="6">1.专科生以上学历,3年以上本科工作经验。2.抢救病人经历。3.医院管理培训。</td></tr>
<tr><td>技能要求</td><td colspan="6">1.业务与技术能力。2.职业素质和团队精神。3.计算机操作能力。4.初级专业技术职称。</td></tr>
<tr><td rowspan="2">岗位工作
其他要求</td><td>性别要求</td><td></td><td>年龄要求</td><td></td><td>婚姻</td><td>婚否不限</td></tr>
<tr><td>身体要求</td><td></td><td>政治要求</td><td>事业性、组织观念强</td><td>业务要求</td><td>熟悉本专业</td></tr>
<tr><td colspan="2" style="text-align:center">岗位分析时间</td><td></td><td>填写人</td><td colspan="3"></td></tr>
</table>

7.妇科护士岗位说明书

<table>
<tr><td rowspan="3">岗位工作
基本信息</td><td>岗位名称</td><td>护士</td><td>所在部门</td><td colspan="2">妇科</td><td>岗位编号</td><td></td></tr>
<tr><td>从属部门</td><td>医务部、护理部</td><td>岗位定员</td><td colspan="2"></td><td>所辖人数</td><td></td></tr>
<tr><td>直接上级</td><td>护士长</td><td>直接下级</td><td colspan="4">实习、进修护士</td></tr>
<tr><td>岗位使命
工作概述</td><td colspan="7">在护士长领导和上级护师指导下,按照自己的职责,独立做好护理工作、重视护理质量、提高病人满意度。按照时间、按照质量、按照数量标准完成自己本职工作。</td></tr>
<tr><td rowspan="1">岗位工作
主要职责
与任务</td><td colspan="7">岗位职责。1.取得护士执业资格。参加护士各种班次值班。能够独立完成自己岗位工作。2.具备整体护理知识,熟悉基础、专科、责任护理业务,对病人实施整体护理,制订和评估病人护理计划。3.交接科室规定物品并双方签字。4.参与病房危重、疑难病人的护理工作及抢救工作。5.参与病房管理工作。6.参加本科上级护师组织的护理查房、会诊和病例讨论。7.参与带教护士临床实习工作。8.病人满意度。
工作任务。1.参加晨会。查看夜班交班报告内容,明确治疗、医嘱、护嘱,记录本内容与结果,完成交班期间待完成的治疗项目。2.在护士长带领下参加病人床旁交接班,明确危重、抢救、特殊检查、新入院病人情况。3.交接班重点明白病人静脉输液管等各种管道是否畅通。静脉输液管内加药成分、滴速、数量。吸引器引出的液体颜色、性质、数量,各类管道消毒更换日期等。4.清楚疼痛病人止痛后的效果。熟知正常和异常的妊娠期、分娩期、产褥期的护理。5.熟知计划生育、妇女保健内容。6.熟悉妇科肿瘤、普通妇科、妇科内分泌、计划生育妇科、婚前检查、新婚宣教、腔镜门诊、专家门诊等妇产科疾病病人护理技能。7.做好基础护理和心理护理工作。8.经常巡视病房,发现异常及时报告医师并处理。9.护理文书书写符合要求。10.工作现场"7S管理":①整理、②整顿、③清扫、④清洁、⑤安全、⑥节约、⑦素养。11.按照规定处理医疗垃圾和废物。12.完成有关领导安排的其他临时性工作任务。
制度执行。1.严格执行各项规章制度和技术操作常规,按照规范流程操作。2.执行无菌技术操作流程,预防医院感染。3.执行医院各项管理规定。4.执行探视制度。
职业道德。1.遵纪守法。2.以病人为中心,尊重患者权利,保守医疗秘密。3.文明礼貌,服务态度好。4.团队精神,和谐共事。5.工作积极性、主动性、责任心与创新性。
学习与创新。1.朝气蓬勃,精神面貌好,持续学习。2.积极参加医学继续教育。</td></tr>
<tr><td>岗位工作
主要绩效
考核要点</td><td colspan="7">1.规章制度落实。2.护理、学术、科研等工作及完成数量、质量、效率、绩效指标。3.顾客沟通,科室物资管理质量。4.医德医风、社会责任。5.健康宣教、培训帮带等。6.特、一级护理病人数。7.病房管理。8.技术操作。9.静脉穿刺成功率。10.基础、专科、责任护理和护理文书书写合格率。11."三基"考核。12.服务病人满意度。</td></tr>
<tr><td rowspan="2">岗位工
作关系</td><td colspan="2">院内联系部门</td><td colspan="5">院内各个科室、行政职能部门、后勤部门相关领导和人员。</td></tr>
<tr><td colspan="2">院外联系部门</td><td colspan="5">医院、科室或护理部授权范围内与外界有关部门人员沟通、联系。</td></tr>
<tr><td>工作权限</td><td colspan="7">1.科室业务护理操作权。2.日常工作计划、实施、检查的建议权。3.培训、带教、科研权。</td></tr>
<tr><td>工作环境</td><td colspan="7">1.在医院内工作,温度、湿度适宜。2.满足医疗与护理服务工作的相关条件。</td></tr>
<tr><td>在现在的岗位已工作时间</td><td colspan="7">自　　年　　月　　日开始,　　共计:　　年</td></tr>
<tr><td>学历经验</td><td colspan="7">1.专科以上学历,2年以上本科工作经验。2.抢救病人经历。3.初级专业职称。</td></tr>
<tr><td>技能要求</td><td colspan="7">1.有比较扎实的专业知识、技能及岗位管理理论、经验。2.熟悉医院专业管理理论、职能部门工作与管理工作流程。3.较强的组织协调及沟通能力。4.熟练应用计算机的能力。5.熟知《医疗事故处理条例》《突发公共卫生事件应急条例》《医院感染管理办法》《医疗废物管理办法》《医院消毒管理办法》等。</td></tr>
<tr><td rowspan="2">岗位工作
其他要求</td><td colspan="2">性别要求</td><td></td><td>年龄要求</td><td></td><td>婚姻</td><td>婚否不限</td></tr>
<tr><td colspan="2">身体要求</td><td></td><td>政治要求</td><td>事业性、组织观念强</td><td>业务要求</td><td>掌握本专业</td></tr>
<tr><td colspan="3">岗位分析时间</td><td colspan="3"></td><td>填写人</td><td></td></tr>
</table>

8.妇科办公室护士岗位说明书

<table>
<tr><td rowspan="3">岗位工作
基本信息</td><td>岗位名称</td><td>办公室护士</td><td>所在部门</td><td>妇科</td><td>岗位编号</td><td></td></tr>
<tr><td>从属部门</td><td>医务部、护理部</td><td>岗位定员</td><td></td><td>所辖人数</td><td></td></tr>
<tr><td>直接上级</td><td>护士长</td><td>直接下级</td><td colspan="3">实习、进修护士</td></tr>
<tr><td>岗位使命
工作概述</td><td colspan="6">在护士长领导和上级护师指导下,按照自己的职责独立做好办公室工作、重视护理质量、护理文书书写质量,提高顾客满意度。按时、按质、按量完成自己的岗位工作。</td></tr>
<tr><td rowspan="6">岗位工作
主要职责
与任务</td><td colspan="6">**岗位职责。**1.提前10分钟上班。2.晨会后在护士长带领下病人床旁交接班,重点是危重、抢救、新入院病人情况。3.热情接待病人,文明用语。4.每日查对医嘱,每周大查对医嘱一次,有记录。5.配合护士长完成各项护理检查、考核等工作。6.严格执行医院感控工作,每月完成感控工作间的任务。7.医院住院患者的结算工作。8.参加本科上级护师组织的护理查房、会诊和病例讨论。9.服务病人满意度测评。</td></tr>
<tr><td colspan="6">**工作任务。**1.参加晨会。查看夜班交班报告内容,明确治疗、医嘱、护嘱、记录本内容与结果,完成交班期间待完成的治疗项目。2.在护士长带领下参加病人床旁交接班,明确危重、抢救、特殊检查、新入院病人情况。3.交接班重点明白病人静脉输液管等各种管道是否畅通。静脉输液管内加药成分、滴速、数量。吸引管引出的液体颜色、性质、数量,各类管道消毒更换日期等。4.清楚疼痛病人止痛后的效果。熟知正常和异常的妊娠期、分娩期、产褥期的护理。5.熟知计划生育、妇女保健内容。6.熟悉妇科肿瘤、普通妇科、妇科内分泌、计划生育妇科、婚前检查、新婚宣教、腔镜门诊、专家门诊等妇产科疾病病人护理技能。7.做好基础护理和心理护理工作。8.经常巡视病房,发现异常及时报告医师并处理。9.护理文书书写符合要求。10.工作现场"7S管理":①整理、②整顿、③清扫、④清洁、⑤安全、⑥节约、⑦素养。11.按照规定处理医疗垃圾和废物。12.完成有关领导安排的其他临时性工作任务。</td></tr>
<tr><td colspan="6">**教学科研职责。**1.根据教学、带教、业务培训、学术会议、科研课题与管理等工作的需要,利用各种机会如医学继续教育、病例讨论、上课和各类技术操作对下级医师和进修、实习人员进行示范教学和培训。2.指导相关人员结合本专业开展科学研究工作。3.是学科建设的重要人员。4.完成规定的年度岗位学术、发表论文、培训、学术会议、科研和成果数、质量。5.阶段性工作总结。6.针对问题缺陷持续改进。</td></tr>
<tr><td colspan="6">**持续学习。**1.持续学习与工作改进和能力。2.掌握、了解国内外本专业发展动态。3.积极参加科室、医院的各种讨论、研讨会议。4.针对问题工作持续改进能力。</td></tr>
<tr><td colspan="6">**工作创新。**善于发现工作中的问题、缺陷,分析问题与解决问题能力持续提升。</td></tr>
<tr><td></td></tr>
<tr><td>岗位工作
主要绩效
考核要点</td><td colspan="6">1.规章制度落实。2.护理、学术、科研等工作及完成数量、质量、效率、绩效指标。3.顾客沟通,科室物资管理质量。4.医德医风、社会责任。5.健康宣教、培训帮带等。6.特、一级护理病人数。7.病房管理。8.技术操作。9.静脉穿刺成功率。10.基础、专科、责任护理和护理文书书写合格率。11."三基"考核。12.服务病人满意度。</td></tr>
<tr><td rowspan="2">岗位工
作关系</td><td>院内联系部门</td><td colspan="5">院内各个科室、行政职能部门、后勤部门相关领导和人员。</td></tr>
<tr><td>院外联系部门</td><td colspan="5">医院、科室或护理部授权范围内与外界有关部门人员沟通、联系。</td></tr>
<tr><td>工作权限</td><td colspan="6">1.科室业务护理操作权。2.日常工作计划、实施、检查的建议权。3.培训、带教、科研权。</td></tr>
<tr><td>工作环境</td><td colspan="6">1.在医院内工作,温度、湿度适宜。2.满足医疗与护理服务工作的相关条件。</td></tr>
<tr><td>在现在的岗位已工作时间</td><td colspan="6">自　　年　　月　　日开始,共计:　　年</td></tr>
<tr><td>学历经验</td><td colspan="6">1.专科以上学历,2年以上本科工作经验。2.抢救病人经历。3.医院管理培训经历。</td></tr>
<tr><td>技能要求</td><td colspan="6">1.业务与技术能力。2.职业素质和团队精神。3.计算机操作能力。4.初级专业职称。</td></tr>
<tr><td rowspan="2">岗位工作
其他要求</td><td>性别要求</td><td></td><td>年龄要求</td><td></td><td>婚姻</td><td>婚否不限</td></tr>
<tr><td>身体要求</td><td></td><td>政治要求</td><td>事业性、组织观念强</td><td>业务要求</td><td>掌握本专业</td></tr>
<tr><td colspan="3" align="center">岗位分析时间</td><td></td><td>填写人</td><td colspan="2"></td></tr>
</table>

9.妇科责任护士岗位说明书

<table>
<tr><td rowspan="3">岗位工作
基本信息</td><td>岗位名称</td><td>责任护士</td><td>所在部门</td><td>妇科</td><td>岗位编号</td><td></td></tr>
<tr><td>从属部门</td><td>医务部、护理部</td><td>岗位定员</td><td></td><td>所辖人数</td><td></td></tr>
<tr><td>直接上级</td><td>护士长</td><td>直接下级</td><td colspan="3">实习、进修护士</td></tr>
<tr><td>岗位使命
工作概述</td><td colspan="6">在护士长领导和上级护师指导下按照自己的职责独立做好办公室工作、重视护理质量、护理文书书写质量，提高顾客满意度。按时、按质、按量完成自己的岗位工作。</td></tr>
<tr><td>岗位工作
主要职责
与任务</td><td colspan="6">岗位职责。1.提前15分钟上班。2.晨会后在护士长带领下病人床旁交接班，重点是危重、抢救、新入院病人情况。3.协助处置班护士进行加药，病房患者的处置工作(静脉输血.静脉输液.肌肉注射.吸氧.等)。4.重点是病人静脉输液管道等各种管道是否畅通。静脉输液瓶内加药成分、滴速、数量，吸引管引出的液体颜色、性质、数量，各类管道消毒更换日期、标示等。5.与手术室交接当日手术患者，手术患者护理工作。6.认真书写各级护理记录单。7.下班前与夜班进行床头交接班。8.参加本科上级护师组织的护理查房、会诊和病例讨论。9.参与带教护士临床实习工作。10.工作现场"7S管理"：①整理、②整顿、③清扫、④清洁、⑤安全、⑥节约、⑦素养。11.按照规定处理医疗垃圾和废物。12.完成领导安排的其他临时性工作任务。
制度执行。1.严格执行各项规章制度和技术操作常规，按照规范流程操作。2.执行无菌技术操作流程，预防医院感染。3.执行医院各项管理规定。4.执行探视制度。
执行职责。1.执行国家相关法律法规、行业规章制度、标准、职责、操作规范与流程，严格执行"18项核心制度"，执行医院和科室的各项管理制度。2.参加医院、行政、党支部举办的各项政治理论学习、业务与管理知识培训，参加继续医学教育会议。
职业道德。1.遵纪守法。2.尊重患者权利，保守医疗秘密。3.病人优质服务。4.廉洁行医，文明礼貌，卓越工作。5.发扬团队精神。6.工作积极性、主动性、责任心。
教学科研职责。1.根据教学、带教、业务培训、学术会议、科研课题与管理等工作的需要，利用各种机会如医学继续教育、病例讨论、上课、护理查房和各类技术操作对下级护士和进修、实习人员进行示范教学和培训。2.指导相关人员结合本专业开展科学研究工作。3.是护理学科建设的重要人员。4.完成规定的年度岗位学术、发表论文、岗位培训、学术会议、科研和成果数、质量。5.解决科研问题能力。
持续学习。1.持续学习与工作改进能力。2.掌握、了解国内外本科室护理专业发展动态。3.积极参加科室、医院的各种讨论、研讨会议。4.为病人服务持续提高。
工作创新。善于发现工作中的问题、缺陷，分析、解决问题能力持续提升。</td></tr>
<tr><td>岗位工作
主要绩效
考核要点</td><td colspan="6">1.规章制度落实。2.护理、学术、科研等工作及完成数量、质量、效率、绩效指标。3.顾客沟通、科室物资管理质量。4.医德医风、社会责任。5.健康宣教、培训帮带等。6.特、一级护理病人数。7.病房管理。8.技术操作。9.静脉穿刺成功率。10.基础、专科、责任护理和护理文书书写合格率。11."三基"考核。12.服务病人满意度。</td></tr>
<tr><td rowspan="2">岗位工
作关系</td><td>院内联系部门</td><td colspan="5">院内各个科室、行政职能部门、后勤部门相关领导和人员。</td></tr>
<tr><td>院外联系部门</td><td colspan="5">医院、科室或护理部授权范围内与外界有关部门人员沟通、联系。</td></tr>
<tr><td>工作权限</td><td colspan="6">1.科室业务护理操作权。2.日常工作计划、实施、检查的建议权。3.培训、带教、科研权。</td></tr>
<tr><td>工作环境</td><td colspan="6">1.在医院内工作，温度、湿度适宜。2.满足医疗与护理服务工作的相关条件。</td></tr>
<tr><td>在现在的岗位已工作时间</td><td colspan="6">自　　年　　月　　日开始，　　共计：　　年</td></tr>
<tr><td>学历经验</td><td colspan="6">1.专科生以上学历，2年以上本科工作经验。2.抢救病人经历。3.管理培训经历。</td></tr>
<tr><td>技能要求</td><td colspan="6">1.业务与技术能力。2.职业素质和团队精神。3.计算机操作能力。4.初级专业技术职称。</td></tr>
<tr><td rowspan="2">岗位工作
其他要求</td><td>性别要求</td><td></td><td>年龄要求</td><td></td><td>婚姻</td><td>婚否不限</td></tr>
<tr><td>身体要求</td><td></td><td>政治要求</td><td>事业性、组织观念强</td><td>业务要求</td><td>掌握本专业</td></tr>
<tr><td colspan="2">岗位分析时间</td><td colspan="2"></td><td>填写人</td><td></td></tr>
</table>

10.妇科处置班护士岗位说明书

岗位工作基本信息	岗位名称	处置班护士	所在部门	妇科	岗位编号	
	从属部门	医务部、护理部	岗位定员		所辖人数	
	直接上级	护士长	直接下级	实习、进修护士		

岗位使命工作概述	在护士长领导和上级护师指导下依据主班护理工作做好自己的辅助护理工作,重视护理质量、提高病人满意度。按照时间、按质量、按数量标准完成自己本职工作。

岗位工作主要职责与任务	**岗位职责。**1.提前15分钟到岗。2.查点交接规定的物品并双方签字。3.晨会后在护士长带领下病人床旁交接班,重点是危重、抢救、新入院病人情况。4.负责病区氧气、治疗物品、一次性物品清理、交换及补充,无过期物品。5.负责药品领取和保管,分类分柜储存口服药、静脉药、肌注药、外用药、剧毒药,标识清楚。6.定期清理药品批号,无过期药品。7.负责治疗、处置及检查室管理、清洁、消毒工作。8.和责任护士进行药物配置。9.取一天的口服药、外用药、注射药。10.进行瓶签打印,及摆药工作。11.清理"三室"(处置室、检查室、换药室)的医疗废物。12.备齐夜班所需要的物品。13.工作现场"7S管理":①整理、②整顿、③清扫、④清洁、⑤安全、⑥节约、⑦素养。14.按照规定消毒隔离,处理医疗垃圾和废物。15.病人满意度。 **执行职责。**1.执行国家相关法律法规,行业规章制度、标准、职责、操作规范与流程,严格执行"18项核心制度",执行医院和科室的各项管理制度。2.参加医院、行政、党支部举办的各项政治理论学习、业务与管理知识培训,参加继续医学教育会议。 **教学科研职责。**1.根据教学、带教、业务培训、学术会议、科研课题与管理等工作的需要,利用各种机会如医学继续教育、病例讨论、上课、护理查房和各类技术操作对下级护士和进修、实习人员进行示范教学和培训。2.指导相关人员结合本专业开展科学研究工作。3.是护理学科建设的重要人员。4.完成规定的年度岗位学术、发表论文、岗位培训、学术会议、科研和成果数、质量。5.护理科研水平提高。 **持续学习。**1.持续学习与工作改进能力。2.掌握、了解国内外本科室专业发展动态。 **工作创新。**善于发现工作中的问题、缺陷,分析、解决问题、缺陷能力持续提升。

岗位工作主要绩效考核要点	1.规章制度。2.护理、业务及工作数量、质量、绩效指标。3.顾客沟通。4.医德医风、社会责任。5.健康教育。6.特、一级护理病人数。7.技术操作。8.静脉穿刺成功率。9.专科责任护理和护理文书书写合格率。10."三基"考核。11.服务病人满意度。

岗位工作关系	院内联系部门	院内各个科室、行政职能部门、后勤部门相关领导和人员。
	院外联系部门	医院、科室或护理部授权范围内与外界有关部门人员沟通、联系。

工作权限	1.科室业务护理操作权。2.日常工作计划、实施、检查的建议权。3.培训、带教、科研权。

工作环境	1.在医院内工作,温度、湿度适宜。2.满足医疗与护理服务工作的相关条件。

在现在的岗位已工作时间	自　　年　　月　　日开始,　共计:　　年

岗位工作学历经验	1.专科以上学历,有2年以上本科室护理工作经验。2.有临床完整的护理实习记录、院内继续医学教育经历。3.有护理、抢救危重病人参与经历。4.必要的人文知识和计算机操作能力。5."三基"考试合格。6.初级专业技术职称。7.岗位工作中协调与沟通能力。

技能要求	1.有比较扎实的护理专业知识、技能及岗位管理理论、经验。2.熟悉医院护理专业管理理论、岗位工作流程。3.较强组织协调及沟通能力。4.熟练应用计算机的能力。5.应知晓《医疗事故处理条例》《突发公共卫生事件应急条例》《医院感染管理办法》《医疗废物管理办法》《医院消毒管理办法》等。

岗位工作其他要求	性别要求		年龄要求		婚姻	婚否不限
	身体要求		政治要求	事业性、组织观念强	业务要求	熟悉本专业

岗位分析时间		填写人	

11. 妇科夜班护士岗位说明书

<table>
<tr><td rowspan="3">岗位工作
基本信息</td><td>岗位名称</td><td>夜班护士</td><td>所在部门</td><td colspan="2">妇科</td><td>岗位编号</td><td></td></tr>
<tr><td>从属部门</td><td>医务部、护理部</td><td>岗位定员</td><td colspan="2"></td><td>所辖人数</td><td></td></tr>
<tr><td>直接上级</td><td>护士长</td><td>直接下级</td><td colspan="4">实习、进修护士</td></tr>
<tr><td>岗位使命
工作概述</td><td colspan="7">在护士长领导和上级护师指导下按照自己的职责和任务独立做好后夜班护理工作,重视护理质量、提高病人满意度。按时间、按质量、按数量标准完成自己本职工作。</td></tr>
<tr><td rowspan="6">岗位工作
主要职责
与任务</td><td colspan="7">岗位职责。1.上班提前15分钟到病房。2.查点交接规定的物品并双方签字。3.阅读交班报告和危重患者护理记录单,负责夜间病区病员的一切治疗、护理工作。完成交接班班中待执行事项。4.检查备用急救、贵重、毒麻、限剧药品情况。5.与主班和责任护士进行新入院、急诊、抢救、危重、特殊诊疗、输血及情绪异常的病人必须床旁交接。6.病人有无压疮,静脉输液管等各种管道是否畅通。静脉输液瓶内加药成分、滴速、数量。吸引管引出的液体颜色、性质、数量,各类管道消毒更换日期标示清楚,晨起统计24小时引流量及尿量。7.病人有无伤口出血与渗血情况。按时测量病人生命体征。8.保持病室夜间安静,巡视病房,掌握病人动态情况。9.下班前与白班进行床头交接班。10.工作现场"7S管理":①整理、②整顿、③清扫、④清洁、⑤安全、⑥节约、⑦素养。11.按照规定处理医疗垃圾和废物。12.病人满意度。</td></tr>
<tr><td colspan="7">教学科研职责。1.根据教学、带教、业务培训、学术会议、科研课题与管理等工作的需要,利用各种机会如医学继续教育、病例讨论、上课、护理查房和各类技术操作对下级护士和进修、实习人员进行示范教学和培训。2.指导相关人员结合本专业开展科学研究工作。3.是护理学科建设的重要人员。4.护理教学科研能力持续提高。</td></tr>
<tr><td colspan="7">制度执行。1.严格执行各项规章制度和技术操作常规,按照规范流程操作。2.执行无菌技术操作流程,预防医院感染。3.执行医院各项管理规定。4.执行探视制度。</td></tr>
<tr><td colspan="7">职业道德。1.遵纪守法。2.以病人为中心,尊重患者权利,保守医疗秘密。3.文明礼貌,服务态度好。4.团队精神,和谐共事。5.工作积极性、主动性、责任心与创新性。</td></tr>
<tr><td colspan="7">学习与创新。1.朝气蓬勃,精神面貌好,持续学习。2.积极参加医学护理继续教育。3.尊重老同事,虚心向老同事学习,完成有关领导安排的其他临时性工作任务。</td></tr>
<tr><td colspan="7">持续学习。1.掌握、了解国内外本专业护理发展动态。2.持续学习与工作改进能力。</td></tr>
<tr><td>岗位工作
主要绩效
考核要点</td><td colspan="7">1.规章制度落实。2.护理、学术、科研等工作及完成数量、质量、效率、绩效指标。3.顾客沟通,科室物资管理质量。4.医德医风、社会责任。5.健康宣教、培训帮带等。6.特、一级护理病人数。7.病房管理。8.技术操作。9.静脉穿刺成功率。10.基础、专科、责任护理和护理文书书写合格率。11."三基"考核。12.服务病人满意度。</td></tr>
<tr><td rowspan="2">岗位工
作关系</td><td>院内联系部门</td><td colspan="6">院内各个科室、行政职能部门、后勤部门相关领导和人员。</td></tr>
<tr><td>院外联系部门</td><td colspan="6">医院、科室或护理部授权范围内与外界有关部门人员沟通、联系。</td></tr>
<tr><td>工作权限</td><td colspan="7">1.科室业务护理操作权。2.日常工作计划、实施、检查的建议权。3.培训、带教、科研权。</td></tr>
<tr><td>工作环境</td><td colspan="7">1.在医院内工作,温度、湿度适宜。2.满足医疗与护理服务工作的相关条件。</td></tr>
<tr><td>在现在的岗位已工作时间</td><td colspan="7">自　　年　　月　　日开始,　共计:　　年</td></tr>
<tr><td>学历经验</td><td colspan="7">1.专科以上学历,2年以上本科工作经验。2.抢救病人经历。3.初级专业技术职称。</td></tr>
<tr><td>技能要求</td><td colspan="7">1.有比较扎实的护理专业知识、技能及岗位管理理论、经验。2.熟悉医院护理专业管理理论、岗位工作流程。3.较强组织协调及沟通能力。4.熟练应用计算机的能力。5.应知晓《医疗事故处理条例》《突发公共卫生事件应急条例》《医院感染管理办法》《医疗废物管理办法》《医院消毒管理办法》等。</td></tr>
<tr><td rowspan="2">岗位工作
其他要求</td><td>性别要求</td><td></td><td>年龄要求</td><td colspan="2"></td><td>婚姻</td><td>婚否不限</td></tr>
<tr><td>身体要求</td><td></td><td>政治要求</td><td colspan="2">事业性、组织观念强</td><td>业务要求</td><td>掌握本专业</td></tr>
<tr><td colspan="3" style="text-align:center">岗位分析时间</td><td></td><td colspan="2">填写人</td><td colspan="2"></td></tr>
</table>

12.妇科主班护士岗位说明书

岗位工作基本信息	岗位名称	主班护士	所在部门	妇科	岗位编号	
	从属部门	医务部、护理部	岗位定员		所辖人数	
	直接上级	护士长	直接下级	实习、进修护士		

岗位使命工作概述	在护士长领导和上级护师指导下按照自己的职责独立做好办公室工作、重视护理质量、护理文书书写质量,提高顾客满意度。按时、按质、按量完成自己的岗位工作。

岗位工作主要职责与任务	**岗位职责。**1.提前15分钟上班。2.查点交接规定的物品并双方签字。3.参加晨会后在护士长带领下病人床旁交接班,重点是危重、抢救、新入院病人情况。查看夜间医嘱,阅读交班报告和了解医嘱执行情况。4.热情接待病人,文明用语。合理安排床位,填写诊断卡和床尾卡及时通知主管医师。5.测量患者体温血压,正确绘制体温单。6.转抄临时医嘱和长期医嘱执行单(输液、注射、口服等)和记账。7.当日手术患者与手术室人员进行交接,完成转运程序,封医嘱。8.根据医嘱帮助患者进行微波治疗。9.每日查对医嘱,每周大查对医嘱一次,有记录。10.麻醉药上锁,每班交接并签字。11.下班前与夜班进行床头交接班。12.工作现场"7S管理":①整理、②整顿、③清扫、④清洁、⑤安全、⑥节约、⑦素养。13.按照规定处理医疗垃圾和废物。14.完成有关领导安排的其他临时性工作任务。15.病人满意度。16.持续改进。 **执行职责。**1.执行国家相关法律法规,行业规章制度、标准、职责、操作规范与流程,严格执行18项核心制度,执行医院和科室的各项管理制度。2.参加医院、行政、党支部举办的各项政治理论学习、业务与管理知识培训,参加继续医学教育会议。 **职业道德。**1.遵纪守法。2.尊重患者权利,保守医疗秘密。3.病人服务。4.廉洁行医,文明礼貌,卓越工作。5.发扬团队精神,和谐共事。6.医德医风问题一票否决。 **教学科研职责。**1.根据教学、带教、业务培训、学术会议、科研课题与管理等工作,利用各种机会如医学继续教育、病例讨论、上课、护理查房和各类技术操作对下级护士和进修、实习人员进行示范教学和培训。2.指导相关人员结合本专业开展科学研究工作。3.是护理学科建设的重要人员。4.完成规定的年度岗位学术、发表论文、岗位培训、学术会议、科研和成果数、质量。5.教学科研能力提高。 **持续学习。**1.持续学习与工作改进能力。2.掌握、了解国内外本科室专业发展动态。3.积极参加科室、医院的各种讨论、研讨会议。4.完成有关领导安排的其他临时性工作任务。5.完成相关领导交办的其他临时性工作任务。6.研究解决问题的能力。 **工作创新。**善于发现工作中的问题、缺陷,分析、解决问题、缺陷能力持续提升。

岗位工作主要绩效考核要点	1.规章制度落实。2.护理、学术、科研等工作及完成数量、质量、效率、绩效指标。3.顾客沟通、科室物资管理质量。4.医德医风、社会责任。5.健康宣教、培训帮带等。6.特、一级护理病人数。7.病房管理。8.技术操作。9.静脉穿刺成功率。10.基础、专科、责任护理和护理文书书写合格率。11."三基"考核。12.服务病人满意度。

岗位工作关系	院内联系部门	院内各个科室、行政职能部门、后勤部门相关领导和人员。
	院外联系部门	医院、科室或护理部授权范围内与外界有关部门人员沟通、联系。

工作权限	1.科室业务护理操作权。2.日常工作计划、实施、检查的建议权。3.培训、带教、科研权。

工作环境	1.在医院内工作,温度、湿度适宜。2.满足医疗与护理服务工作的相关条件。

在现在的岗位已工作时间	自 年 月 日开始, 共计: 年

学历经验	1.专科以上学历,3年以上本科工作经验。2.抢救病人经历。3.医院管理培训。

技能要求	1.业务与技术能力。2.职业素质和团队精神。3.计算机操作能力。4.初级专业技术职称。

岗位工作其他要求	性别要求		年龄要求		婚姻	婚否不限
	身体要求		政治要求	事业性、组织观念强	业务要求	掌握本专业

岗位分析时间		填写人	

七、产科护理人员岗位说明书

1.产科护士长岗位说明书

<table>
<tr><td rowspan="3">岗位工作
基本信息</td><td>岗位名称</td><td>护士长</td><td>所在部门</td><td>产科</td><td>岗位编号</td><td></td></tr>
<tr><td>从属部门</td><td>医务部、护理部</td><td>岗位定员</td><td></td><td>所辖人数</td><td></td></tr>
<tr><td>直接上级</td><td>护理部、科主任</td><td>直接下级</td><td colspan="3">护理人员,实习、进修护士</td></tr>
<tr><td>岗位使命
工作概述</td><td colspan="6">在护理部及科主任领导下,全面负责病区护理工作、病房管理、护士思想、学科建设,物资管理等工作。是科室病区护士思想、业务、技术、行政管理的第一责任人。</td></tr>
<tr><td rowspan="8">岗位工作
主要职责
与任务</td><td colspan="6">领导职责。1.在护理部和科主任领导下,负责病区的护理业务及行政管理工作,完成各项数量、质量与综合绩效指标。2.负责制订本病区的护理发展规划,护理学科建设及年度、月度、周工作计划并实施。3.负责护理质量的监督与检查,确保护理质量。4.落实基础护理、专科护理、特殊护理、责任护理特点。5.持续改进与提高。</td></tr>
<tr><td colspan="6">管理职责。1.参加晨会,组织护士对急危重症、新入院患者床旁交接班,检查危重抢救病人的情况,对复杂护理或新开展的护理业务要亲自参加并具体指导。2.组织护理查房和随同科主任查房,了解护理工作中存在的问题,并及时解决。3.负责病区护士的排班及工作分配,制定各班工作流程、围产期护理常规、技术操作流程、护理质量标准和母乳喂养知识宣教、产后康复宣教内容。4.实施护理查房和随同科主任查房,加强医护联系与医患沟通。5.指导下级护士、实习、进修护士工作。6.掌握产科的护理技能。7.掌握本科室病人护理工作流程。8.确定护士轮转和临时调配。9.维护医疗设备,提高设备使用效率。10.实施病区"7S管理"。11.加强物资管理,账物相符。12.重视信息工作,按要求做好指标统计工作。13.落实患者饮食。14.护理文书书写符合要求。15.完成相关领导交办的其他临时性工作任务。16.持续改进。</td></tr>
<tr><td colspan="6">制度执行。1.执行各项规章制度和技术操作常规,按照流程操作。2.执行查对制度及相关管理规定。3.严格执行规定消毒隔离、无菌技术操作流程,预防医院感染。</td></tr>
<tr><td colspan="6">职业道德。1.遵纪守法。2.尊重患者权利,保守医疗秘密。3.廉洁工作,文明礼貌,卓越服务。4.团队精神,和谐共事。5.岗位工作积极性、主动性、创新性、责任心。</td></tr>
<tr><td colspan="6">教学与科研。1.持续学习与创新能力。2.结合工作撰写论文。3.参加医学继续教育。4.参与临床部分教学、承担科研课题相关工作。5.发现解决问题、缺陷的能力。</td></tr>
<tr><td colspan="6">工作创新。善于发现工作中的问题、缺陷,分析解决问题能力持续提升。</td></tr>
<tr><td colspan="6"></td></tr>
<tr><td colspan="6"></td></tr>
<tr><td>岗位工作
主要绩效
考核要点</td><td colspan="6">1.规章制度落实。2.护理、学术、科研等工作及完成数量、质量、效率、绩效指标。3.患者沟通,处理病人投诉与纠纷。4.医德医风、社会责任。5.健康宣教、培训帮带等。6.护理工作流程规范。7.病房管理。8.本科室护理人员技术操作。9.静脉穿刺成功率。10.基础、专科、责任护理和护理文书书写合格率。11.服务病人满意度。</td></tr>
<tr><td rowspan="2">岗位工
作关系</td><td>院内联系部门</td><td colspan="5">院内各个科室、行政职能部门、后勤部门相关领导和人员。</td></tr>
<tr><td>院外联系部门</td><td colspan="5">医院、科室或护理部授权范围内与外界有关部门人员沟通、联系。</td></tr>
<tr><td>岗位工
作权限</td><td colspan="6">1.科室管理、协调权。对护理日常工作的计划、实施、检查和指导权。2.对护理人员任免建议权。3.监督护理人员日常工作权。4.向上级领导建议改进护理工作权。</td></tr>
<tr><td>工作环境</td><td colspan="6">1.在医院内工作,温度、湿度适宜。2.满足医疗与护理服务工作的相关环境条件。</td></tr>
<tr><td>在现在的岗位已工作时间</td><td colspan="6">自　　年　　月　　日开始,　共计:　　年</td></tr>
<tr><td>学历经验</td><td colspan="6">1.本科以上学历,10年以上本科工作经验。2.抢救病人经历。3.中级或以上专业技术职称。</td></tr>
<tr><td>技能要求</td><td colspan="6">1.管理与业务能力。2.职业素质和团队精神。3.计算机操作能力。4.持续学习能力。</td></tr>
<tr><td rowspan="2">岗位工作
其他要求</td><td>性别要求</td><td></td><td>年龄要求</td><td></td><td>婚姻</td><td>婚否不限</td></tr>
<tr><td>身体要求</td><td></td><td>政治要求</td><td>事业性、组织观念强</td><td>业务要求</td><td>精通本专业</td></tr>
<tr><td colspan="4">岗位分析时间</td><td colspan="2">填写人</td><td></td></tr>
<tr><td colspan="4">直接上级审核签字</td><td colspan="2">审核时间</td><td></td></tr>
</table>

2.产科主任护师、副主任护师岗位说明书

<table>
<tr><td rowspan="3">岗位工作
基本信息</td><td>岗位名称</td><td>主任护师、副主任护师</td><td>所在部门</td><td>产科</td><td>岗位编号</td><td></td></tr>
<tr><td>从属部门</td><td>医务部、护理部</td><td>岗位定员</td><td></td><td>所辖人数</td><td></td></tr>
<tr><td>直接上级</td><td>护士长</td><td>直接下级</td><td colspan="3">护理人员,实习、进修护士</td></tr>
<tr><td>岗位使命
工作概述</td><td colspan="6">在护士长和护理部的领导下,授权分管科室护理业务、技术、教学、培训、科研、服务、纠纷处理、护理质量管理等工作。护理业务、技术、科研、管理的行家里手。</td></tr>
<tr><td rowspan="3">岗位工作
主要职责
与任务</td><td colspan="6">岗位职责。1.履行高级职称岗位职责。在护士长和护理部领导下,指导本科护理业务技术、服务、教学与科研工作。2.参加晨会床旁交接班,协助护士长制订年度、月度、周工作计划并付诸监督实施。3.协调科室医护人员、相关科室及相关部门科室业务关系。4.协助护士长制订本科的基础、专科、整体、责任护理计划并落实。</td></tr>
<tr><td colspan="6">业务管理。1.主持护理大查房,解决护理业务与技术疑难问题。2.定期检查急、危、重、疑难患者护理计划和会诊落实情况,对复杂技术或新开展护理业务,要亲自参加并具体指导。3.处理护理纠纷,对护理差错事故提出技术鉴定意见。4.协助护士长病房管理。5.督促、检查护理人员落实病人基础、专科与责任制护理,并起带头作用。6.组织护理查房和随同科主任查房,了解护理工作中存在的问题,并及时解决。7.负责病区护士的排班及工作分配,制定各班工作流程、围产期护理常规、技术操作流程、护理质量标准和母乳喂养知识宣教、产后康复宣教内容。8.实施护理查房和随同科主任查房,加强医护联系与医患沟通。9.指导下级护士、实习、进修护士工作。10.掌握产科的护理技能。11.掌握本科室病人护理工作流程。12.确定护士轮转和临时调配。13.维护医疗设备,提高设备使用效率。14.实施病区"7S管理"。15.加强物资管理,账物相符。16.重视信息网络工作,按要求做好指标统计工作。</td></tr>
<tr><td colspan="6">教学科研。1.协助护理部并承担对护理人员业务学习、培养及护士晋级的考核工作。2.拟订教学计划,编写教材并负责讲授。3.制订专科护理科研、技术革新计划并实施。4.参与审定、评价护理论文和科研、技术革新成果。5.负责组织本科护理学习讲座和护理病案讨论。6.对医院护理队伍建设,业务技术管理和组织管理提出意见,参与护理部组织的全院性工作检查。7.掌握国内外本科护理发展动态,努力引进先进技术,提高护理质量,发展护理科学。8.完成领导交代的其他临时性工作任务。</td></tr>
<tr><td>岗位工作
主要绩效
考核要点</td><td colspan="6">1.规章制度落实。2.护理教学、科研,护理工作数量、质量、效率及综合绩效管理指标。3.医德医风、社会责任。4.顾客沟通、护患纠纷处理。5.病区管理、健康宣教、培训帮带等。6.工作流程规范。7.危重病人全程护理落实。8.病人满意度。</td></tr>
<tr><td rowspan="2">岗位工
作关系</td><td>院内联系部门</td><td colspan="5">院内各个科室、行政职能部门、后勤部门相关领导和人员。</td></tr>
<tr><td>院外联系部门</td><td colspan="5">医院、科室或护理部授权范围内与外界有关部门人员沟通、联系。</td></tr>
<tr><td>岗位工
作权限</td><td colspan="6">1.科室护理业务、科研和管理指导权。2.日常工作计划、实施、检查的建议权。3.本科护理人员任免建议权。4.分管人员的工作监督权。5.提出改进护理工作建议权。</td></tr>
<tr><td>岗位工
作环境</td><td colspan="6">1.在医院内工作,温度、湿度适宜。2.工作现场会接触到轻微粉尘及医疗中的刺激性气味,照明条件良好,一般无相关职业病发生。3.满足医疗工作的相关条件。</td></tr>
<tr><td>在现在的岗位已工作时间</td><td colspan="6">自 年 月 日开始, 共计: 年</td></tr>
<tr><td>学历培训
经历经验</td><td colspan="6">1.本科以上学历,10年以上护理工作经验。2.有基础、专科、责任护理、管理培训经历。3.有高层次护理科研成果。4.年内最少有1篇全国级杂志论文发表。</td></tr>
<tr><td>岗位工作
技能要求</td><td colspan="6">1.称职的护理学科技术带头人。2.过硬的业务、技术和协调能力。3.较好的口才和文字表达能力。4.良好的职业道德素质和团队合作精神。5.高级专业技术职称。</td></tr>
<tr><td rowspan="2">岗位工作
其他要求</td><td>性别要求</td><td></td><td>年龄要求</td><td></td><td>婚姻</td><td>婚否不限</td></tr>
<tr><td>身体要求</td><td></td><td>政治要求</td><td>事业性、组织观念强</td><td>业务要求</td><td>精通本专业</td></tr>
<tr><td colspan="2" align="center">岗位分析时间</td><td colspan="2"></td><td>填写人</td><td colspan="2"></td></tr>
</table>

3.产科主管护师岗位说明书

<table>
<tr><td rowspan="3">岗位工作
基本信息</td><td>岗位名称</td><td>主管护师</td><td>所在部门</td><td>产科</td><td>岗位编号</td><td></td></tr>
<tr><td>从属部门</td><td>医务部、护理部</td><td>岗位定员</td><td></td><td>所辖人数</td><td></td></tr>
<tr><td>直接上级</td><td>护士长</td><td>直接下级</td><td colspan="3">相关护理人员,实习、进修护士</td></tr>
<tr><td>岗位使命
工作概述</td><td colspan="6">在护士长领导和上级护师指导下,负责上班时病人的治疗、护理、服务工作,护患沟通、健康教育及相关工作。是本科室专科护理业务、技术、服务工作全能者。</td></tr>
<tr><td rowspan="7">岗位工作
主要职责
与任务</td><td colspan="6">岗位职责。1.参加护士各种班次值班。按量按质按时完成自己岗位独立工作。2.协助护士长做好护理质量控制工作,把好护理质量关,不断提高护理质量。3.熟悉现代医院护理理念和管理工具。制订具有专科特色的护理计划,对患者实施整体护理。4.掌握基础、专科与责任护理流程。协助护士长做好行政管理和护理队伍的建设工作。5.协助护士长督促本科各病房护理、治疗工作落实。6.解决本科护理业务上的疑难问题,协助危重、疑难病人护理计划的制订及实施。7.受护士长委托指导护理查房和护理会诊。对发生的护理差错、事故进行分析、鉴定,并提出防范措施。</td></tr>
<tr><td colspan="6">工作任务。1.担当危、急、重症病人抢救工作。2.指导护师、护士、实习、进修护士工作。3.落实病人饮食和治疗饮食。4.解除病人疼痛,评价病人疼痛。5.学习应用国内外护理先进经验,不断提高科室的护理技术水平。6.掌握产科疾病的护理技能。7.掌握产科各种病人疾病的护理方式。8.遵循 PDCA 管理、追踪问题管理、掌握可靠性管理与持续质量改进方法。9.工作现场"7S 管理":①整理、②整顿、③清扫、④清洁、⑤安全、⑥节约、⑦素养。10.按照规定处理科室医疗与护理垃圾和废物。</td></tr>
<tr><td colspan="6">教学科研职责。1.根据教学、带教、业务培训、学术会议、科研课题与管理等工作的需要,利用各种机会如医学继续教育、病例讨论、上课、护理查房和各类技术操作对下级护士和进修、实习人员进行示范教学和培训。2.指导相关人员结合本专业开展科学研究工作。3.是护理学科建设的重要人员。4.针对教学科研问题缺陷改进。</td></tr>
<tr><td colspan="6">制度执行。1.严格执行各项规章制度与护理技术操作常规。2.落实"三查七对"及相关医疗、护理业务与管理制度。3.执行年度、月度和周护理工作计划,细化自己的本职工作并记录完整。4.各项护理文书书写达到要求,有护理持续改进计划并实施。</td></tr>
<tr><td colspan="6">职业道德。1.以病人为中心,尊重患者权利,保守医疗秘密。2.遵纪守法,勤奋工作,文明礼貌,卓越服务。3.团队精神,注重沟通,和谐共事。4.工作积极性、主动性、责任心与创新性。5.奉献精神,任劳任怨。6.对患者的健康教育。7.服务病人满意度。</td></tr>
<tr><td colspan="6">学习与创新。1.持续学习与工作创新能力。2.结合临床实际撰写论文,不断总结经验。3.积极参加医学继续教育项目。4.完成有关领导安排的其他临时性工作任务。</td></tr>
<tr><td colspan="6"></td></tr>
<tr><td>岗位工作
主要绩效
考核要点</td><td colspan="6">1.规章制度。2.护理业务、学术、科研等工作数量、质量、绩效指标。3.患者沟通,护患纠纷处理。4.医德医风、社会责任。5.服务态度。6.健康教育、培训帮带。7."三基"考试。8.责任护理。9.护理技术操作。10.静脉穿刺成功率。11.基础、专科、整体护理。12.特、一级护理数。13.护理文书。14.病人满意度。15.持续学习能力。</td></tr>
<tr><td rowspan="2">岗位工
作关系</td><td>院内联系部门</td><td colspan="5">院内各个科室、行政职能部门、后勤部门相关领导和人员。</td></tr>
<tr><td>院外联系部门</td><td colspan="5">医院、科室或护理部授权范围内与外界有关部门人员沟通、联系。</td></tr>
<tr><td>工作权限</td><td colspan="6">1.科室业务护理操作权。2.日常工作计划、实施、检查的建议权。3.培训、带教、科研权。</td></tr>
<tr><td>工作环境</td><td colspan="6">1.在医院内工作,温度、湿度适宜。2.满足医疗与护理服务工作的相关条件。</td></tr>
<tr><td>在现在的岗位已工作时间</td><td colspan="6">自　　　年　　　月　　　日开始,　　共计:　　　年</td></tr>
<tr><td>学历经验</td><td colspan="6">1.本科以上学历,5年以上本科工作经验。2.抢救病人经历。3.中级专业职称。</td></tr>
<tr><td>技能要求</td><td colspan="6">1.业务与技术能力。2.职业素质和团队精神。3.计算机操作能力。4.持续学习能力。</td></tr>
<tr><td rowspan="2">岗位工作
其他要求</td><td>性别要求</td><td></td><td>年龄要求</td><td></td><td>婚姻</td><td>婚否不限</td></tr>
<tr><td>身体要求</td><td></td><td>政治要求</td><td>事业性、组织观念强</td><td>业务要求</td><td>掌握专科护理</td></tr>
<tr><td colspan="2" align="center">岗位分析时间</td><td colspan="2"></td><td>填写人</td><td></td></tr>
</table>

4.产科护师岗位说明书

岗位工作基本信息	岗位名称	护师	所在部门	产科	岗位编号	
	从属部门	医务部、护理部	岗位定员		所辖人数	
	直接上级	护士长	直接下级	护士,实习、进修护士		

岗位使命工作概述	在护士长领导和上级护师指导下按照自己的职责独立做好护理工作、重视护理质量、提高病人满意度。按时、按质、按量完成自己的本职工作。是科室护理骨干力量。

岗位工作主要职责与任务	**岗位职责。**1.取得护师执业资格。参加护士各种班次值班。独立完成岗位工作。2.具备整体护理知识,熟悉基础、专科、责任护理业务,对病人实施整体护理,制订和评估病人护理计划。3.交接科室规定物品并双方签字。4.参与病房危重、疑难病人的护理工作及难度较大的护理操作。5.需要时协助护士长拟订病房护理工作计划,参与病房管理工作。6.参加本科上级护师组织的护理查房、会诊和护理病例讨论。 **工作任务。**1.参加晨会。查看夜班交班报告内容,明确治疗、医嘱、记录本内容与结果,完成交班期间待完成的治疗项目。2.在护士长带领下参加病人床旁交接班,明确危重、抢救、特殊检查、新入院病人情况。3.交接班重点明白病人静脉输液管等各种管道是否畅通。静脉输液管内加药成分、滴速、数量。吸引管引出的液体颜色、性质、数量,各类管道消毒更换日期等。4.清楚疼痛病人止痛后的效果。5.能够与医生一道独立完成危重病人抢救工作。熟知正常和异常的妊娠期、分娩期、产褥期的护理。6.熟知妇女保健和新生儿保健内容。7.掌握产科疾病的护理技能。 **教学科研职责。**1.根据教学、带教、业务培训、学术会议、科研课题与管理等工作的需要,利用各种机会如医学继续教育、病例讨论、上课、护理查房和各类技术操作对下级护士和进修、实习人员进行示范教学和培训。2.指导相关人员结合本专业开展科学研究工作。3.是护理学科建设的重要人员。4.病人满意度,持续改进。 **制度执行。**1.严格执行各项规章制度和技术操作常规,按照规范流程操作。2.执行消毒隔离、无菌技术操作流程,预防医院感染。3.执行医院各项管理规定与制度。 **职业道德。**1.遵纪守法。2.以病人为中心,尊重患者权利,保守医疗秘密。3.努力工作,文明礼貌,服务态度好,卓越服务。4.团队精神,注重沟通,和谐共事。5.工作积极性、主动性、责任心与创新性。6.奉献精神,任劳任怨。7.健康宣教措施落实。 **学习与创新。**1.朝气蓬勃,精神面貌好,持续学习与创新能力。2.结合临床实际不断总结经验,撰写论文。3.积极参加医学与护理继续教育。4.服务病人方法创新。

岗位工作主要绩效考核要点	1.规章制度落实。2.护理、学术、科研等工作及完成数量、质量、效率、绩效指标。3.患者沟通,科室物资管理质量。4.医德医风、社会责任。5.健康宣教、培训帮带等。6.特、一级护理病人数。7.病房管理。8.技术操作。9.静脉穿刺成功率。10.基础、专科、责任护理和护理文书书写合格率。11."三基"考核。12.为病人服务满意度。

岗位工作关系	院内联系部门	院内各个科室、行政职能部门、后勤部门相关领导和人员。
	院外联系部门	医院、科室或护理部授权范围内与外界有关部门人员沟通、联系。

工作权限	1.科室业务护理操作权。2.日常工作计划、实施、检查的建议权。3.培训、带教、科研权。

工作环境	1.在医院内工作,温度、湿度适宜。2.满足岗位医疗与护理服务工作的相关条件。

在现在的岗位已工作时间	自　　年　　月　　日开始, 共计:　　年

学历经验	1.本科及以上学历,5年以上本科工作经验。2.抢救病人经历。3.初级专业职称。

技能要求	1.业务与技术能力。2.职业素质和团队精神。3.计算机操作能力。4.持续学习能力。

岗位工作其他要求	性别要求		年龄要求		婚姻	婚否不限
	身体要求		政治要求	事业性、组织观念强	业务要求	熟悉本专业

岗位分析时间		填写人	
直接上级审核签字		审核时间	

5.产科护士岗位说明书

<table>
<tr><td rowspan="3">岗位工作
基本信息</td><td>岗位名称</td><td>护士</td><td>所在部门</td><td>产科</td><td>岗位编号</td><td></td></tr>
<tr><td>从属部门</td><td>医务部、护理部</td><td>岗位定员</td><td></td><td>所辖人数</td><td></td></tr>
<tr><td>直接上级</td><td>护士长</td><td>直接下级</td><td colspan="3">实习、进修护士</td></tr>
<tr><td>岗位使命
工作概述</td><td colspan="6">在护士长领导和上级护师指导下按照自己的职责,独立做好护理工作、重视护理质量、提高病人满意度。按照时间、按照质量、按照数量标准完成自己本职工作。</td></tr>
<tr><td rowspan="1">岗位工作
主要职责
与任务</td><td colspan="6">**岗位职责**。1.取得护士执业资格。参加护士各种班次值班。能够独立完成自己岗位工作。2.具备整体护理知识,熟悉基础、专科、责任护理业务,对病人实施整体护理,制订和评估病人护理计划。3.交接科室规定物品并双方签字。4.参与病房危重、疑难病人的护理工作及抢救工作。5.参与病房管理工作。6.参加本科上级护师组织的护理查房、会诊和病例讨论。7.参与带教护士临床实习工作。8.病人满意度。
工作任务。1.参加晨会。查看夜班交班报告内容,明确治疗、医嘱、记录本内容与结果,完成交班期间待完成的治疗项目。2.在护士长带领下参加病人床旁交接班,明确危重、抢救、特殊检查、新入院病人情况。3.交接班重点明白病人静脉输液管等各种管道是否畅通。静脉输液管内加药成分、滴速、数量。吸引管引出的液体颜色、性质、数量,各类管道消毒更换日期等。4.清楚疼痛病人止痛后的效果。熟知正常和异常的妊娠期、分娩期、产褥期的护理。5.熟知妇女保健和新生儿保健内容。6.熟悉产科病人护理技能。7.做好基础护理和心理护理工作。8.经常巡视病房,密切观察产程进展,做好产妇配合指导工作,发现异常及时报告医师并处理。9.注意产程进展和变化,遇到产妇发生并发症或婴儿窒息时,应立即采取紧急措施,并报告医师。10.护理文书书写符合要求。11.工作现场"7S管理":①整理、②整顿、③清扫、④清洁、⑤安全、⑥节约、⑦素养。12.按照规定处理医疗与护理垃圾和废物。
制度执行。1.严格执行各项规章制度和技术操作常规,按照规范流程操作。2.执行无菌技术操作流程,预防医院感染。3.执行医院各项管理规定。4.执行探视制度。
职业道德。1.遵纪守法。2.以病人为中心,尊重患者权利,保守医疗秘密。3.文明礼貌,服务态度好。4.团队精神,和谐共事。5.工作积极性、主动性、责任心与创新性。
学习与创新。1.朝气蓬勃,精神面貌好,持续学习。2.积极参加医学继续教育。3.尊重科室老同事,虚心向老同事学习,完成有关领导安排的其他临时性工作任务。
持续学习。1.持续学习与工作改进能力。2.掌握、了解国内外本科室专业发展动态。</td></tr>
<tr><td>岗位工作
主要绩效
考核要点</td><td colspan="6">1.规章制度落实。2.护理、学术、科研等工作及完成数量、质量、效率、绩效指标。3.患者沟通,科室物资管理质量。4.医德医风、社会责任。5.健康宣教、培训带教等。6.特、一级护理病人数。7.病房管理。8.技术操作。9.静脉穿刺成功率。10.基础、专科、责任护理和护理文书书写合格率。11."三基"考核。12.为病人服务满意度。</td></tr>
<tr><td rowspan="2">岗位工
作关系</td><td>院内联系部门</td><td colspan="5">院内各个科室、行政职能部门、后勤部门相关领导和人员。</td></tr>
<tr><td>院外联系部门</td><td colspan="5">医院、科室或护理部授权范围内与外界有关部门人员沟通、联系。</td></tr>
<tr><td>工作权限</td><td colspan="6">1.科室业务护理操作权。2.日常工作计划、实施、检查的建议权。3.培训、带教、科研权。</td></tr>
<tr><td>工作环境</td><td colspan="6">1.在医院内工作,温度、湿度适宜。2.满足岗位医疗与护理服务工作的相关条件。</td></tr>
<tr><td>在现在的岗位已工作时间</td><td colspan="6">自　　年　　月　　日开始,　　共计:　　年</td></tr>
<tr><td>学历经验</td><td colspan="6">1.专科以上学历,1年以上专科工作经验。2.抢救病人经历。3.初级专业技术职称。</td></tr>
<tr><td>技能要求</td><td colspan="6">1.业务与技术能力。2.职业素质和团队精神。3.计算机操作能力。4.持续学习能力。</td></tr>
<tr><td rowspan="2">岗位工作
其他要求</td><td>性别要求</td><td></td><td>年龄要求</td><td></td><td>婚姻</td><td>婚否不限</td></tr>
<tr><td>身体要求</td><td></td><td>政治要求</td><td>事业性、组织观念强</td><td>业务要求</td><td>掌握本专业</td></tr>
<tr><td colspan="2">岗位分析时间</td><td></td><td colspan="2">填写人</td><td></td></tr>
<tr><td colspan="2">直接上级审核签字</td><td></td><td colspan="2">审核时间</td><td></td></tr>
</table>

6.产科主班护士岗位说明书

<table>
<tr><td rowspan="3">岗位工作
基本信息</td><td>岗位名称</td><td>主班护士</td><td>所在部门</td><td colspan="2">产科</td><td>岗位编号</td><td></td></tr>
<tr><td>从属部门</td><td>医务部、护理部</td><td>岗位定员</td><td colspan="2"></td><td>所辖人数</td><td></td></tr>
<tr><td>直接上级</td><td>护士长</td><td>直接下级</td><td colspan="4">实习护士、进修护士</td></tr>
<tr><td>岗位使命
工作概述</td><td colspan="7">在护士长领导和上级护师指导下按照自己的职责独立做好办公室工作、重视护理质量、护理文书书写质量，提高顾客满意度。按时、按质、按量完成自己的岗位工作。</td></tr>
<tr><td rowspan="1">岗位工作
主要职责
与任务</td><td colspan="7">**岗位职责。**1.提前10分钟上班，参加晨会，查看夜间医嘱，阅读交班报告和了解医嘱执行情况。2.负责日间物品的交接班工作，并做好记录。3.填写主班交班本，在交班本上填写病人总数、新入、危重、手术、转科、出院、特殊治疗事项及当日值班护士姓名。4.热情接待病人，使用文明用语并进行入院介绍，安排好床铺，填写一览表和床头卡及时通知主管医师和责任护士。5.完成餐后血糖、临时急检、登记各种检查单等各项护理工作。6.测量体温、血压、脉搏并正确绘制体温单，转抄长期医嘱执行单(输液、注射、口服等)。7.对孕妇测量胎心，需要时密切观察产程进程，做好产妇配合指导工作，观察产程进度并记录。发现异常及时报告医师并处理。8.根据护理级别、药物阳性标志及时在一览表和床头卡上注明。9.毒麻药上锁，每班交接并签字。10.做好体温计及处置室、检查室紫外线消毒，填写消毒记录。11.掌握正常和异常的妊娠期、分娩期、产褥期的护理。12.掌握妇女保健和新生儿保健内容。13.掌握产科疾病的护理技能。14.护理文书书写符合要求。15.掌握病人动态情况。16.填写各种治疗和处置事项后记录，写交班报告。17.遵循PDCA管理、追踪问题管理、掌握可靠性管理与持续质量改进方法。18.保持办公室清洁、整齐。19.用5S管理办公室。20.加强陪护管理，保证病人安全。21.工作现场"7S管理"：①整理、②整顿、③清扫、④清洁、⑤安全、⑥节约、⑦素养。22.为病人服务满意度。
制度执行。1.严格执行各项规章制度和技术操作常规，按照规范流程操作。2.执行无菌技术操作流程，预防医院感染。3.执行医院各项管理规定。4.执行探视制度。
职业道德。1.遵纪守法。2.以病人为中心，尊重患者权利，保守医疗秘密。3.文明礼貌，服务态度好。4.团队精神，和谐共事。5.工作积极性、主动性、责任心与创新性。
持续学习。1.持续学习与工作改进能力。2.掌握、了解国内外本科室专业发展动态。3.积极参加科室、医院的各种讨论、研讨会议。4.发现、解决问题、缺陷。
工作创新。1.岗位工作与创新能力。2.岗位工作业务、技术、操作、流程、服务、管理创新。3.善于发现工作中的问题、缺陷，分析、解决问题的能力持续提升。</td></tr>
<tr><td>岗位工作
主要绩效
考核要点</td><td colspan="7">1.规章制度落实。2.护理、学术、科研等工作及完成数量、质量、效率、绩效指标。3.顾客沟通，科室物资管理质量。4.医德医风、社会责任。5.健康宣教、培训帮带等。6.特、一级护理病人数。7.病房管理。8.技术操作。9.静脉穿刺成功率。10.基础、专科、责任护理和护理文书书写合格率。11."三基"考核。12.为病人服务满意度。</td></tr>
<tr><td rowspan="2">岗位工
作关系</td><td>院内联系部门</td><td colspan="6">院内各个科室、行政职能部门、后勤部门相关领导和人员。</td></tr>
<tr><td>院外联系部门</td><td colspan="6">医院、科室或护理部授权范围内与外界有关部门人员沟通、联系。</td></tr>
<tr><td>工作权限</td><td colspan="7">1.科室业务护理操作权。2.日常工作计划、实施、检查的建议权。3.培训、带教、科研权。</td></tr>
<tr><td>工作环境</td><td colspan="7">1.在医院内工作，温度、湿度适宜。2.满足医疗护理服务工作的相关条件。</td></tr>
<tr><td>在现在的岗位已工作时间</td><td colspan="7">自　　年　　月　　日开始，　　共计：　　年</td></tr>
<tr><td>学历经验</td><td colspan="7">1.专科及以上学历，2年以上专科工作经验。2.抢救病人经历。3.初级专业技术职称。</td></tr>
<tr><td>技能要求</td><td colspan="7">1.业务与技术能力。2.职业素质和团队精神。3.计算机操作能力。4.持续学习能力。</td></tr>
<tr><td rowspan="2">岗位工作
其他要求</td><td>性别要求</td><td></td><td>年龄要求</td><td colspan="2"></td><td>婚姻</td><td>婚否不限</td></tr>
<tr><td>身体要求</td><td></td><td>政治要求</td><td colspan="2">事业性、组织观念强</td><td>业务要求</td><td>掌握本专业</td></tr>
<tr><td colspan="3" align="center">岗位分析时间</td><td colspan="2"></td><td>填写人</td><td colspan="2"></td></tr>
</table>

7. 产科办公室护士岗位说明书

<table>
<tr><td rowspan="3">岗位工作
基本信息</td><td>岗位名称</td><td>办公室护士</td><td>所在部门</td><td>产科</td><td>岗位编号</td><td></td></tr>
<tr><td>从属部门</td><td>医务部、护理部</td><td>岗位定员</td><td></td><td>所辖人数</td><td></td></tr>
<tr><td>直接上级</td><td>护士长</td><td>直接下级</td><td colspan="3">实习、进修护士</td></tr>
<tr><td>岗位使命
工作概述</td><td colspan="6">在护士长领导和上级护师指导下按照自己的职责独立做好办公室工作、重视护理质量、护理文书书写质量，提高顾客满意度。按时、按质、按量完成自己的岗位工作。</td></tr>
<tr><td rowspan="6">岗位工作
主要职责
与任务</td><td colspan="6">**岗位职责。**1. 提前 10 分钟上班，参加晨会，查看夜间医嘱，阅读交班报告和了解医嘱执行情况。2. 负责对出院患者在住院期间产生的药品和卫生材料进行核对。3. 负责使用中的病历管理、出院病人病历的质量检查及整理工作，防止丢失。4. 负责对本病区护理人员的业务学习及技术训练。5. 制订本科室护理工作计划，并实施，认真做好护理质量检查，记录和统计工作，并定期总结。6. 负责办公室的电脑、电话的管理。7. 各种纸张、表格、电脑耗材清理并及时补充。8. 掌握正常和异常的妊娠期、分娩期、产褥期的护理持续。9. 掌握妇女保健和新生儿保健内容。10. 熟知妇女保健和新生儿保健内容。掌握产科疾病的护理技能。11. 了解科室开展疑难病症护理技能。12. 掌握病人动态情况。13. 遵循 PDCA 管理、追踪问题管理、掌握可靠性管理与持续质量改进方法。14. 工作现场"7S 管理"：①整理、②整顿、③清扫、④清洁、⑤安全、⑥节约、⑦素养。15. 按照规定处理医疗垃圾和废物。16. 病人满意度。</td></tr>
<tr><td colspan="6">**执行职责。**1. 执行国家相关法律法规，行业规章制度、标准、职责、操作规范与流程，严格执行"18 项核心制度"，执行医院和科室的各项管理制度。2. 参加医院、行政、党支部举办的各项政治理论学习、业务与管理知识培训，参加继续医学教育会议。</td></tr>
<tr><td colspan="6">**职业道德。**1. 遵纪守法。2. 尊重患者权利，保守医疗秘密。3. 病人优质服务。4. 廉洁行医，文明礼貌，卓越工作。5. 发扬团队精神，和谐共事。6. 卓越服务病人。</td></tr>
<tr><td colspan="6">**教学科研职责。**1. 根据教学、带教、业务培训、学术会议、科研课题与管理等工作的需要，利用各种机会如医学继续教育、病例讨论、上课、护理查房和各类技术操作对下级护士和进修、实习人员进行示范教学和培训。2. 指导相关人员结合本专业开展科学研究工作。3. 是护理学科建设的重要人员。4. 完成规定的年度岗位学术、发表论文、岗位培训、学术会议、科研和成果数、质量。5. 针对问题持续改进。</td></tr>
<tr><td colspan="6">**持续学习。**1. 持续学习与工作改进能力。2. 掌握、了解国内外本科室专业发展动态。3. 积极参加科室、医院的各种讨论、研讨会议。4. 发现、解决问题、缺陷。</td></tr>
<tr><td colspan="6">**工作创新。**善于发现工作中的问题、缺陷，分析问题与解决问题缺陷能力持续提升。</td></tr>
<tr><td>岗位工作
主要绩效
考核要点</td><td colspan="6">1. 规章制度落实。2. 护理、学术、科研等工作及完成数量、质量、效率、绩效指标。3. 顾客沟通、科室物资管理质量。4. 医德医风、社会责任。5. 健康宣教、培训帮带等。6. 特、一级护理病人数。7. 病房管理。8. 技术操作。9. 静脉穿刺成功率。10. 基础、专科、责任护理和护理文书书写合格率。11."三基"考核。12. 病人服务满意度。</td></tr>
<tr><td rowspan="2">岗位工
作关系</td><td>院内联系部门</td><td colspan="5">院内各个科室、行政职能部门、后勤部门相关领导和人员。</td></tr>
<tr><td>院外联系部门</td><td colspan="5">医院、科室或护理部授权范围内与外界有关部门人员沟通、联系。</td></tr>
<tr><td>工作权限</td><td colspan="6">1. 科室业务护理操作权。2. 日常工作计划、实施、检查的建议权。3. 培训、带教、科研权。</td></tr>
<tr><td>工作环境</td><td colspan="6">1. 在医院内工作，温度、湿度适宜。2. 满足岗位医疗与护理服务工作的相关条件。</td></tr>
<tr><td>在现在的岗位已工作时间</td><td colspan="6">自　　年　　月　　日开始，　　共计：　　年</td></tr>
<tr><td>学历经验</td><td colspan="6">1. 专科及以上学历，2 年以上专科工作经验。2. 抢救病人经历。3. 初级专业职称。</td></tr>
<tr><td>技能要求</td><td colspan="6">1. 业务与技术能力。2. 职业素质和团队精神。3. 计算机操作能力。4. 持续学习能力。</td></tr>
<tr><td rowspan="2">岗位工作
其他要求</td><td>性别要求</td><td></td><td>年龄要求</td><td></td><td>婚姻</td><td>婚否不限</td></tr>
<tr><td>身体要求</td><td></td><td>政治要求</td><td>事业性、组织观念强</td><td>业务要求</td><td>掌握本专业</td></tr>
<tr><td colspan="3" align="center">岗位分析时间</td><td></td><td align="center">填写人</td><td colspan="2"></td></tr>
</table>

8.产科处置班护士岗位说明书

<table>
<tr><td rowspan="3">岗位工作
基本信息</td><td>岗位名称</td><td>处置班护士</td><td>所在部门</td><td>产科</td><td>岗位编号</td><td></td></tr>
<tr><td>从属部门</td><td>医务部、护理部</td><td>岗位定员</td><td></td><td>所辖人数</td><td></td></tr>
<tr><td>直接上级</td><td>护士长</td><td>直接下级</td><td colspan="3">实习、进修护士</td></tr>
<tr><td>岗位使命
工作概述</td><td colspan="6">在护士长领导和上级护师指导下按照自己职责独立做好总务护士工作,重视护理工作质量、物资管理质量,提高顾客满意度。按时、按质、按量完成自己本职工作。</td></tr>
<tr><td rowspan="1">岗位工作
主要职责
与任务</td><td colspan="6">**岗位职责。**1.树立以病人为中心服务理念,遵循 PDCA 管理、追踪问题管理、掌握可靠性管理与持续质量改进方法。2.具备整体护理知识,熟悉基础、专科、责任护理业务。3.负责本科室日间常规液体的配制,负责抢救仪器、急救器材、药品管理,保证急救器材、药品完好率 100%。4.保持病房内物品干净、整齐、卫生。交接处置班物品、药品并签字。5.负责病区氧气、治疗物品、一次性物品清理、交换及补充,无过期物品。6.负责药品领取和保管,分类分柜储存口服药、静脉药、肌注药、外用药、剧毒药,标识清楚。检查备用药品,如有过期、沉淀、絮状物等问题,及时调整 7.定期清理药品批号,无过期药品。8.严格区分医用和生活废物并按照规定处理医疗废物。9.负责换药、处置及检查室管理、清洁、消毒工作。10.督促、指导医护人员严格执行各项规章制度和无菌操作规范,防止院内感染和医疗差错事故发生。11.掌握正常和异常的妊娠期、分娩期、产褥期的护理。12.掌握妇女保健和新生儿保健内容。13.掌握产科疾病的护理技能。14.熟悉科室开展的疑难病症护理技能。15.病房用后的物品按规定处理。16.协助护士长做好病房管理工作。物资管理做到账物相符。17.各种纸张、表格、电脑耗材补充及时。18.注重成本控制与管理。19.科室物品无损坏、丢失,有保质期的用物,做到标示清楚。20.工作现场"7S 管理":①整理、②整顿、③清扫、④清洁、⑤安全、⑥节约、⑦素养。21.按照规定处理医疗垃圾和废物。22.为病人服务满意度。23.完成有关领导安排的其他临时性任务。
制度执行。1.执行各项规章制度和技术操作常规。2.执行消毒隔离制度、医院感染管理制度和无菌技术规程,预防医院感染。执行查对制度,负责科室所有物品管理,无丢失无损坏。3.及时更换危重病人床单位物品并消毒。4.执行物资丢失赔偿制度。
职业道德。1.遵纪守法。2.尊重患者权利,保守医疗秘密。3.廉洁工作,文明礼貌,卓越服务。4.团队精神,和谐共事。5.工作积极性、主动性、责任心与创新性。
学习与创新。1.持续学习、沟通技巧。2.不断总结经验,结合临床实际撰写论文。3.积极参加医学继续教育项目。指导实习、进修护士临床带教,参与临床教学。</td></tr>
<tr><td>岗位工作
主要绩效
考核要点</td><td colspan="6">1.规章制度落实。2.护理、学术、科研等工作及完成数量、质量、效率、绩效指标。3.顾客沟通,科室物资管理质量。4.医德医风、社会责任。5.健康宣教、培训帮带等。6.特、一级护理病人数。7.病房管理。8.技术操作。9.静脉穿刺成功率。10.基础、专科、责任护理和护理文书书写合格率。11."三基"考核。12.病人服务满意度。</td></tr>
<tr><td rowspan="2">岗位工
作关系</td><td>院内联系部门</td><td colspan="5">院内各个科室、行政职能部门、后勤部门相关领导和人员。</td></tr>
<tr><td>院外联系部门</td><td colspan="5">医院、科室或护理部授权范围内与外界有关部门人员沟通、联系。</td></tr>
<tr><td>工作权限</td><td colspan="6">1.科室业务护理操作权。2.日常工作计划、实施、检查的建议权。3.培训、带教、科研权。</td></tr>
<tr><td>工作环境</td><td colspan="6">1.在医院内工作,温度、湿度适宜。2.满足岗位医疗与护理服务工作的相关条件。</td></tr>
<tr><td>在现在的岗位已工作时间</td><td colspan="6">自   年   月   日开始,   共计: 年</td></tr>
<tr><td>学历经验</td><td colspan="6">1.专科以上学历,3 年以上工作经验。2.抢救病人经历。3.初级专业技术职称。</td></tr>
<tr><td>技能要求</td><td colspan="6">1.业务与技术能力。2.职业素质和团队精神。3.计算机操作能力。4.持续学习能力。</td></tr>
<tr><td rowspan="2">岗位工作
其他要求</td><td>性别要求</td><td></td><td>年龄要求</td><td></td><td>婚姻</td><td>婚否不限</td></tr>
<tr><td>身体要求</td><td></td><td>政治要求</td><td>事业性、组织观念强</td><td>业务要求</td><td>掌握本专业</td></tr>
<tr><td colspan="2" align="center">岗位分析时间</td><td></td><td colspan="2" align="center">填写人</td><td></td></tr>
</table>

9.产科责任护师岗位说明书

岗位工作基本信息	岗位名称	责任护师	所在部门	产科	岗位编号	
	从属部门	医务部、护理部	岗位定员		所辖人数	
	直接上级	护士长	直接下级	实习、进修护士		

岗位使命工作概述	在护士长领导和上级护师指导下按照自己的职责独立做好治疗班工作、重视治疗班工作质量、提高病人满意度。按照时间、按照质量、按照数量标准完成本职工作。

岗位工作主要职责与任务	**岗位职责。** 1.提前10分钟上班,阅读交班报告及危重患者处置记录单,明确夜班交班内容。2.完成交接班中待执行事项。3.晨会后随护士长床头交接班。明确病人静脉输液管等各种管道是否畅通。静脉输液瓶内加药成分、滴速、数量。吸引管引出的液体颜色、性质、数量。各类管道消毒更换日期、标示等。4.做到给药时间、途径、方法、剂量和浓度准确。转抄输液卡后,每日下午进行查对。5.对剖宫产患者进行饮食指导及术后指导,严格执行手术后Ⅰ级的护理要求,并书写Ⅰ级护理单。6.给顺产患者测量生命体征观察出血及排尿情况并记录。7.护理人员应具备整体护理知识,熟悉基础专科责任护理业务。8.发放口服药品。9.及时巡视病房,如有异常报告医生后妥善处理。10.按时测量病人生命体征,如有异常遵医嘱及时处置。11.每日查对医嘱,每周大查对医嘱一次,并记录。12.需要时做好基础护理和心理护理工作。经常巡视病房。13.遇到产妇发生并发症或婴儿窒息时,应立即处理。14.熟悉产科疾病的护理技能。15.熟悉妊娠与分娩期并发症的诊断与处理、难产诊断与处理的护理技能。16.完成护理工作任务,改善服务态度、严防差错事故的发生。17.加强陪护管理,保证病人安全。18.岗位工作现场"7S管理":①整理、②整顿、③清扫、④清洁、⑤安全、⑥节约、⑦素养。19.按照规定处理医疗与护理垃圾和废物。 **执行职责。** 1.执行国家相关法律法规,行业规章制度、标准、职责、操作规范与流程,严格执行18项核心制度,执行医院和科室的各项管理制度。2.参加医院、行政、党支部举办的各项政治理论学习、业务与管理知识培训,参加继续医学教育会议。 **职业道德。** 1.遵纪守法。2.尊重患者权利,保守医疗秘密。3.病人优质服务。4.廉洁行医,文明礼貌,卓越工作。5.发扬团队精神,和谐共事。6.病人服务满意度。 **教学科研职责。** 1.根据教学、带教、业务培训、学术会议、科研课题与管理等工作的需要,利用各种机会如医学继续教育、病例讨论、上课、护理查房和各类技术操作对下级护士和进修、实习人员进行示范教学和培训。2.针对问题持续改进能力。 **工作创新。** 1.岗位工作与创新能力。2.岗位工作业务、技术、操作、流程、服务、管理创新。3.善于发现工作中的问题、缺陷,分析问题与解决问题能力持续提升。

岗位工作主要绩效考核要点	1.规章制度落实。2.护理、学术、科研等工作及完成数量、质量、效率、绩效指标。3.顾客沟通,科室物资管理质量。4.医德医风、社会责任。5.健康宣教、培训帮带等。6.特、一级护理病人数。7.病房管理。8.技术操作。9.静脉穿刺成功率。10.基础、专科、责任护理和护理文书书写合格率。11."三基"考核。12.病人服务满意度。

岗位工作关系	院内联系部门	院内各个科室、行政职能部门、后勤部门相关领导和人员。
	院外联系部门	医院、科室或护理部授权范围内与外界有关部门人员沟通、联系。

工作权限	1.科室业务护理操作权。2.日常工作计划、实施、检查的建议权。3.培训、带教、科研权。

工作环境	1.在医院内工作,温度、湿度适宜。2.满足岗位医疗与护理服务工作的相关条件。

在现在的岗位已工作时间	自　　年　　月　　日开始,　　共计:　　年

学历经验	1.专科以上学历,5年以上专科工作经验。2.抢救病人经历。3.中级专业技术职称。

技能要求	1.业务与技术能力。2.职业素质和团队精神。3.计算机操作能力。4.持续学习能力。

岗位工作其他要求	性别要求		年龄要求		婚姻	婚否不限
	身体要求		政治要求	事业性、组织观念强	业务要求	掌握本专业

岗位分析时间		填写人	

10.产科夜班护士岗位说明书

岗位工作 基本信息	岗位名称	夜班护士	所在部门	产科	岗位编号	
	从属部门	医务部、护理部	岗位定员		所辖人数	
	直接上级	护士长	直接下级	实习、进修护士		

岗位使命 工作概述	在护士长领导和上级护师指导下按照自己的职责和任务独立做好后夜班护理工作,重视护理质量、提高病人满意度。按照时间、按质量、按数量标准完成本职工作。

岗位工作 主要职责 与任务	**岗位职责。**1.上班提前10分钟到病房,阅读交班报告和危重患者护理记录单,明确前夜交班内容。2.明确病人总数与相关信息及病室管理中应注意的问题。负责夜间病区病员的一切治疗、护理工作。完成交接班班中待执行事项。3.检查备用急救、贵重、毒麻、限剧药品情况。4.新入院、急诊、抢救、危重,特殊诊疗、输血及情绪异常的病人必须床旁交接。5.病人有无压疮、静脉输液管等各种管道是否畅通。静脉输液瓶内加药成分、滴速、数量。吸引管引出的液体颜色、性质、数量,各类管道消毒更换日期标示清楚。6.病人有无伤口出血与渗血情况。按时测量病人生命体征。7.按时发放病人口服药品,核对姓名。8.毒麻药上锁,每班交接并签字。做好体温计及检查室、处置室紫外线消毒,填写消毒记录。9.掌握产科疾病的护理技能。10.熟悉妊娠与分娩期并发症的诊断与处理、难产诊断与处理。11.做好孕产妇计划生育和母乳喂养等宣教工作,经常征求孕产妇意见,满足孕产妇的需要。12.对孕妇测量胎心。随时巡视病房,密切观察产程进程,做好产妇配合指导工作,发现异常及时报告医师并处理。13.遇到产妇发生并发症或婴儿窒息时,应立即处理,并报告医师。14.保持病室夜间安静,巡视病房,掌握病人动态情况。15.对昏迷、躁动、危重病人、孕妇、特殊检查后的病人注意安全防护,防止坠床。16.负责病区安全,关注人员往来。17.根据气候变化关闭门窗、电源开关。18.工作现场"7S管理":①整理、②整顿、③清扫、④清洁、⑤安全、⑥节约、⑦素养。19.按照规定处理医疗垃圾和废物。20.为病人服务的满意度。21.完成有关领导安排的其他临时性任务。 **制度执行。**1.严格执行各项规章制度和技术操作常规,按照规范流程操作。2.执行无菌技术操作流程,预防医院感染。3.执行医院各项管理规定。4.执行探视制度。 **职业道德。**1.遵纪守法。2.以病人为中心,尊重患者权利,保守医疗秘密。3.文明礼貌,服务态度好。4.团队精神,和谐共事。5.工作积极性、主动性、责任心与创新性。 **持续学习。**1.朝气蓬勃,精神面貌好,持续学习。2.积极参加医学继续教育。3.尊重科室老同事,虚心向科室老同事学习,完成有关领导安排的其他临时性工作任务。

岗位工作 主要绩效 考核要点	1.规章制度落实。2.护理、学术、科研等工作及完成数量、质量、效率、绩效指标。3.顾客沟通,科室物资管理质量。4.医德医风、社会责任。5.健康宣教、培训帮带等。6.特、一级护理病人数。7.病房管理。8.技术操作。9.静脉穿刺成功率。10.基础、专科、责任护理和护理文书书写合格率。11."三基"考核。12.病人服务满意度。

岗位工 作关系	院内联系部门	院内各个科室、行政职能部门、后勤部门相关领导和人员。
	院外联系部门	医院、科室或护理部授权范围内与外界有关部门人员沟通、联系。

工作权限	1.科室业务护理操作权。2.日常工作计划、实施、检查的建议权。3.培训、带教、科研权。

工作环境	1.在医院内工作,温度、湿度适宜。2.满足岗位医疗与护理服务工作的相关条件。

在现在的岗位已工作时间	自　　年　　月　　日开始,　共计:　　年

学历经验	1.专科及以上学历,2年以上专科工作经验。2.抢救病人经历。3.初级专业技术职称。

技能要求	1.业务与技术能力。2.职业素质和团队精神。3.计算机操作能力。4.持续学习能力。

岗位工作 其他要求	性别要求		年龄要求			婚姻	婚否不限
	身体要求		政治要求	事业性、组织观念强	业务要求	掌握本专业	
岗位分析时间				填写人			

11.产科新生儿洗浴护士岗位说明书

<table>
<tr><td rowspan="3">岗位工作
基本信息</td><td>岗位名称</td><td>新生儿洗浴护士</td><td>所在部门</td><td colspan="2">产科</td><td>岗位编号</td><td></td></tr>
<tr><td>从属部门</td><td>医务部、护理部</td><td>岗位定员</td><td colspan="2"></td><td>所辖人数</td><td></td></tr>
<tr><td>直接上级</td><td>护士长</td><td>直接下级</td><td colspan="4">实习、进修护士</td></tr>
<tr><td>岗位使命
工作概述</td><td colspan="7">在护士长领导和上级护师指导下按照自己的职责独立做好洗浴和新生儿脐部护理工作、重视护理质量、提高病人满意度。按时、按质、按量完成自己的本职岗位工作。</td></tr>
<tr><td rowspan="6">岗位工作
主要职责
与任务</td><td colspan="7">**岗位职责与任务。**1.提前10分钟上班,整理当天用物。2.了解新出生的新生儿人数,新生儿的基本情况。3.巡查病房,查看新生儿一般状况,皮肤颜色及完整性,进行新生儿脐部护理及皮肤护理工作。4.指导并教会家属离院后的脐部护理。5.约新生儿洗浴的时间。6.调节新生儿浴室的室温及水温,为新生儿洗浴做好准备。7.掌握新生儿生理特点和保健内容。8.熟练掌握新生儿洗浴的注意事项。9.好洗浴后浴盆、台面及洗浴用品的清洁、消毒工作。10.科室物品要做到无损坏、丢失。11.工作现场"7S管理":①整理、②整顿、③清扫、④清洁、⑤安全、⑥节约、⑦素养。12.按照规定处理医疗垃圾和废物。13.病人满意度。14.完成有关领导安排的其他临时性任务。</td></tr>
<tr><td colspan="7">**执行职责。**1.执行国家相关法律法规,行业规章制度、标准、职责、操作规范与流程,严格执行"18项核心制度",执行医院和科室的各项管理制度。2.参加医院、行政、党支部举办的各项政治理论学习、业务管理知识培训,积极参加继续医学教育会议。</td></tr>
<tr><td colspan="7">**职业道德。**1.遵纪守法。2.尊重患者权利,保守医疗秘密。3.病人优质服务。4.廉洁行医,文明礼貌,卓越工作。5.发扬团队精神。6.工作积极性、主动性、责任心。</td></tr>
<tr><td colspan="7">**持续学习。**1.持续学习与工作改进能力。2.掌握、了解国内外本科室专业发展动态。3.积极参加科室、医院的各种讨论、研讨会议。4.发现问题,分析问题,解决问题。</td></tr>
<tr><td colspan="7">**工作创新。**1.岗位工作与创新能力。2.岗位工作业务、技术、操作、流程、服务、管理创新。3.善于发现工作中的问题、缺陷,分析问题与解决问题能力持续提升。</td></tr>
<tr><td colspan="7">**教学科研职责。**1.根据教学、带教、业务培训、学术会议、科研课题与管理等工作的需要,利用各种机会如医学继续教育、病例讨论、上课、护理查房和各类技术操作对下级护士和进修、实习人员进行示范教学和培训。2.指导相关人员结合本专业开展科学研究工作。3.是护理学科建设的重要人员。4.针对问题、缺陷持续改进能力。</td></tr>
<tr><td>岗位工作
主要绩效
考核要点</td><td colspan="7">1.规章制度落实。2.护理、学术、科研等工作及完成数量、质量、效率、绩效指标。3.顾客沟通,科室物资管理质量。4.医德医风、社会责任。5.健康宣教、培训帮带。6.技术操作。7."三基"考核。8.病人满意度。9.18项医疗核心制度执行的情况。</td></tr>
<tr><td rowspan="2">岗位工
作关系</td><td>院内联系部门</td><td colspan="6">院内各个科室、行政职能部门、后勤部门相关领导和人员。</td></tr>
<tr><td>院外联系部门</td><td colspan="6">医院、科室或护理部授权范围内与外界有关部门人员沟通、联系。</td></tr>
<tr><td>工作权限</td><td colspan="7">1.科室业务护理操作权。2.日常工作计划、实施、检查的建议权。3.培训、带教、科研权。</td></tr>
<tr><td>工作环境</td><td colspan="7">1.在医院内工作,温度、湿度适宜。2.满足岗位医疗与护理服务工作的相关条件。</td></tr>
<tr><td>在现在的岗位已工作时间</td><td colspan="7">自　　　年　　月　　　日开始,　共计:　　　年</td></tr>
<tr><td>学历经验</td><td colspan="7">1.专科以上学历,5年以上专科工作经验。2.抢救病人经历。3.中级专业技术职称。</td></tr>
<tr><td>技能要求</td><td colspan="7">1.有比较扎实的专业知识、技能及岗位管理理论、经验。2.熟悉医院专业管理理论、职能部门工作与管理工作流程。3.较强组织协调及沟通能力。4.熟练应用计算机的能力。5.知晓《医疗事故处理条例》《突发公共卫生事件应急条例》《医院感染管理办法》《医疗废物管理办法》《医院消毒管理办法》等。6.知晓《中华人民共和国护士管理办法》《护士条例》《护理文书书写规范与管理规定》。</td></tr>
<tr><td rowspan="2">岗位工作
其他要求</td><td>性别要求</td><td></td><td>年龄要求</td><td colspan="2"></td><td>婚姻</td><td>婚否不限</td></tr>
<tr><td>身体要求</td><td></td><td>政治要求</td><td colspan="2">事业性、组织观念强</td><td>业务要求</td><td>掌握本专业</td></tr>
<tr><td colspan="3" style="text-align:center">岗位分析时间</td><td></td><td colspan="2" style="text-align:center">填写人</td><td colspan="2"></td></tr>
</table>

12.产科疾病筛查护士岗位说明书

<table>
<tr><td rowspan="3">岗位工作
基本信息</td><td>岗位名称</td><td>疾病筛查护士</td><td>所在部门</td><td colspan="2">产科</td><td>岗位编号</td><td></td></tr>
<tr><td>从属部门</td><td>医务部、护理部</td><td>岗位定员</td><td colspan="2"></td><td>所辖人数</td><td></td></tr>
<tr><td>直接上级</td><td>护士长</td><td>直接下级</td><td colspan="4">实习、进修护士</td></tr>
<tr><td>岗位使命
工作概述</td><td colspan="7">在护士长领导和上级护师指导下按照自己的职责做好本岗护理工作、重视护理工作质量、物资管理质量。提高病人满意度。按时、按质、按量完成自己的本职工作。</td></tr>
<tr><td rowspan="6">岗位工作
主要职责
与任务</td><td colspan="7">**岗位职责。**1.提前10分钟上班,整理用物。2.了解新生儿的人数及一般情况。3.对新出生的新生儿监护人进行疾病筛查工作的重要性进行宣教,并签字。保留原件存放于病志内,复写联及注意事项交于监护人保留。4.预约疾病时间并告知疾病筛查时的注意事项。5.和监护人核对信息并转抄血卡。6.核对信息无误后为新生儿进行听力和先天性遗传代谢疾病筛查。取血时应严格执行查对制度和无菌操作原则,并做好血片的存放及转运工作。7.对因为特殊原因未能及时进行疾病筛查或疾病筛查有异常的患者,做好登记并预约再次筛查的时间。8.登录妇幼保健网上传采集信息,每月1日和每季度初做好月报表和季度报表并送达妇幼保健站。9.掌握新生儿的生理特点及保健内容。10.负责病筛查设备、办公室电脑和电话的管理与维护,各种办公耗材的清点及管理。11.工作现场"7S管理":①整理、②整顿、③清扫、④清洁、⑤安全、⑥节约、⑦素养。12.按照规定处理医疗垃圾和废物。13.病人满意度。</td></tr>
<tr><td colspan="7">**执行职责。**1.执行国家相关法律法规、行业规章制度、标准、职责、操作规范与流程,严格执行18项核心制度,执行医院和科室的各项管理制度。2.参加医院、行政、党支部举办的各项政治理论学习、业务与管理知识培训,参加继续医学教育会议。</td></tr>
<tr><td colspan="7">**职业道德。**1.遵纪守法。2.尊重患者权利,保守医疗秘密。3.病人优质服务。4.廉洁行医,文明礼貌,卓越工作。5.发扬团队精神,和谐共事。6.发现、解决问题。</td></tr>
<tr><td colspan="7">**教学科研职责。**1.根据教学、带教、业务培训、学术会议、科研课题与管理等工作的需要,利用各种机会如医学继续教育、病例讨论、上课、护理查房和各类技术操作对下级护士和进修、实习人员进行示范教学和培训。2.指导相关人员结合本专业开展科学研究工作。3.是护理学科建设的重要人员。4.完成规定的年度岗位学术、发表论文、岗位培训、学术会议、科研和成果数、质量。5.教学科研持续改进。</td></tr>
<tr><td colspan="7">**持续学习。**1.持续学习与针对问题与工作改进能力。2.掌握、了解国内外本科室专业发展动态。3.积极参加科室、医院的各种讨论、研讨会议。4.善于总结经验。</td></tr>
<tr><td colspan="7">**工作创新。**1.岗位工作与创新能力。2.岗位工作业务、技术、操作、流程、服务、管理创新。3.善于发现工作中的问题、缺陷,分析问题与解决问题能力持续提升。</td></tr>
<tr><td>岗位工作
主要绩效
考核要点</td><td colspan="7">1.规章制度落实。2.护理、学术、科研等工作及完成数量、质量、效率、绩效指标。3.顾客沟通,科室物资管理质量。4.医德医风、社会责任。5.健康宣教、培训帮带。6.技术操作。7.疾病筛查穿刺成功率。8."三基"考核。9.服务病人的满意度。</td></tr>
<tr><td rowspan="2">岗位工
作关系</td><td>院内联系部门</td><td colspan="6">院内各个科室、行政职能部门、后勤部门相关领导和人员。</td></tr>
<tr><td>院外联系部门</td><td colspan="6">医院、科室或护理部授权范围内与外界有关部门人员沟通、联系。</td></tr>
<tr><td>工作权限</td><td colspan="7">1.科室业务护理操作权。2.日常工作计划、实施、检查的建议权。3.培训、带教、科研权。</td></tr>
<tr><td>工作环境</td><td colspan="7">1.在医院内工作,温度、湿度适宜。2.满足岗位医疗与护理服务工作的相关条件。</td></tr>
<tr><td>在现在的岗位已工作时间</td><td colspan="7">自　　年　　月　　日开始,　共计:　　年</td></tr>
<tr><td>学历经验</td><td colspan="7">1.专科以上学历,5年以上专科工作经验。2.抢救病人经历。3.中级专业技术职称。</td></tr>
<tr><td>技能要求</td><td colspan="7">1.业务与技术能力。2.职业素质和团队精神。3.计算机操作能力。4.持续学习能力。</td></tr>
<tr><td rowspan="2">岗位工作
其他要求</td><td>性别要求</td><td></td><td>年龄要求</td><td></td><td>婚姻</td><td colspan="2">婚否不限</td></tr>
<tr><td>身体要求</td><td></td><td>政治要求</td><td>事业性、组织观念强</td><td>业务要求</td><td colspan="2">掌握本专业</td></tr>
<tr><td colspan="3" align="center">岗位分析时间</td><td colspan="2"></td><td>填写人</td><td colspan="2"></td></tr>
</table>

13.产科预防接种护士岗位说明书

<table>
<tr><td rowspan="3">岗位工作
基本信息</td><td>岗位名称</td><td>预防接种护士</td><td>所在部门</td><td>产科</td><td>岗位编号</td><td></td></tr>
<tr><td>从属部门</td><td>医务部、护理部</td><td>岗位定员</td><td></td><td>所辖人数</td><td></td></tr>
<tr><td>直接上级</td><td>护士长</td><td>直接下级</td><td colspan="3">实习、进修护士</td></tr>
<tr><td>岗位使命
工作概述</td><td colspan="6">在护士长领导和上级护师指导下按照自己的职责做好本岗位护理工作、重视护理工作质量、物资管理质量。提高病人满意度。按时、按质、按量完成自己的本职工作。</td></tr>
<tr><td rowspan="5">岗位工作
主要职责
与任务</td><td colspan="6">**岗位职责。**1.提前10分钟上班,整理用物。2.了解新生儿的人数及一般情况。3.做好室内消毒隔离及紫外线消毒工作并登记4.核对清点疫苗数量,做好疫苗的保存工作,负责管理疫苗的批号,保证无过期疫苗。5.根据新生儿情况及时领取疫苗。6.严格执行医嘱,做好查对制度,注射疫苗前对监护人进行乙肝疫苗和卡介苗的注意事项进行宣教并签字。7.详细记录疫苗的注射时间及批号。8.熟练掌握注射疫苗的适应证和禁忌证。9.因各种原因在出生24小时内为接种疫苗的新生儿做好登记并对告知监护人尽早进行疫苗的接种。10.熟练掌握新生儿的生理特点及保健内容。11.各种办公耗材的清点及管理。12.做好月报表及时报送院及盘锦市相关科室。13.工作现场"7S管理":①整理、②整顿、③清扫、④清洁、⑤安全、⑥节约、⑦素养。14.按照规定处理医疗与护理垃圾和废物。15.完成有关领导安排的其他临时性任务。</td></tr>
<tr><td colspan="6">**执行职责。**1.执行国家相关法律法规,行业规章制度、标准、职责、操作规范与流程,严格执行"18项核心制度",执行医院和科室的各项管理制度。2.参加医院、行政、党支部举办的各项政治理论学习、业务与管理知识培训,参加继续医学教育会议。</td></tr>
<tr><td colspan="6">**职业道德。**1.遵纪守法。2.尊重患者权利,保守医疗秘密。3.病人优质服务。4.廉洁行医,文明礼貌,卓越工作。5.发扬团队精神。6.工作积极性、主动性、责任心。</td></tr>
<tr><td colspan="6">**教学科研职责。**1.根据教学、带教、业务培训、学术会议、科研课题与管理等工作的需要,利用各种机会如医学继续教育、病例讨论、上课、护理查房和各类技术操作对下级护士和进修、实习人员进行示范教学和培训。2.指导相关人员结合本专业开展科学研究工作。3.是护理学科建设的重要人员。4.完成规定的年度岗位学术、发表论文、岗位培训、学术会议、科研和成果数、质量。5.教学科研持续改进。</td></tr>
<tr><td colspan="6">**持续学习。**1.持续学习与工作改进能力。2.掌握、了解国内外本科室专业发展动态。</td></tr>
<tr><td>岗位工作
主要绩效
考核要点</td><td colspan="6">1.规章制度落实。2.护理、学术、科研等工作及完成数量、质量、效率、绩效指标。3.顾客沟通,科室物资管理质量。4.医德医风、社会责任。5.健康宣教、培训帮带等。6.技术操作。7."三基"考核。8.病人服务满意度。9.医疗核心制度执行力情况。</td></tr>
<tr><td rowspan="2">岗位工
作关系</td><td>院内联系部门</td><td colspan="5">院内各个科室、行政职能部门、后勤部门相关领导和人员。</td></tr>
<tr><td>院外联系部门</td><td colspan="5">医院、科室或护理部授权范围内与外界有关部门人员沟通、联系。</td></tr>
<tr><td>工作权限</td><td colspan="6">1.科室业务护理操作权。2.日常工作计划、实施、检查的建议权。3.培训、带教、科研权。</td></tr>
<tr><td>工作环境</td><td colspan="6">1.在医院内工作,温度、湿度适宜。2.满足岗位医疗与护理服务工作的相关条件。</td></tr>
<tr><td>在现在的岗位已工作时间</td><td colspan="6">自　　年　　月　　日开始,　　共计:　　年</td></tr>
<tr><td>学历经验</td><td colspan="6">1.专科以上学历,5年以上专科工作经验。2.抢救病人经历。3.中级专业技术职称。</td></tr>
<tr><td>技能要求</td><td colspan="6">1.有比较扎实的专业知识、技能及岗位管理理论、经验。2.熟悉医院专业管理理论、职能部门工作与管理工作流程。3.较强组织协调及沟通能力。4.熟练应用计算机的能力。5.知晓《医疗事故处理条例》《突发公共卫生事件应急条例》《医院感染管理办法》《医疗废物管理办法》《医院消毒管理办法》等。6.知晓《中华人民共和国护士管理办法》《护士条例》《护理文书书写规范与管理规定》。</td></tr>
<tr><td rowspan="2">岗位工作
其他要求</td><td>**性别要求**</td><td></td><td>**年龄要求**</td><td></td><td>**婚姻**</td><td>婚否不限</td></tr>
<tr><td>**身体要求**</td><td></td><td>**政治要求**</td><td>事业性、组织观念强</td><td>**业务要求**</td><td>掌握本专业</td></tr>
<tr><td colspan="2" align="center">岗位分析时间</td><td></td><td colspan="2" align="center">填写人</td><td></td></tr>
</table>

14.产房护士长岗位说明书

岗位工作基本信息	岗位名称	护士长	所在部门	妇产科(产房)	岗位编号	
	从属部门	医务部、护理部	岗位定员		所辖人数	
	直接上级	科主任、护理部	直接下级	相关护士,实习、进修护士		

岗位使命工作概述	在科主任与护理部领导下,全面负责科室护理工作、业务、技术、病房管理、护士思想工作,物资管理等工作。是科室护士思想、业务、行政管理的第一责任人。

岗位工作主要职责与任务	**领导职责:**1.在科主任与护理部的领导下,全面负责产房的行政管理和护理质量管理工作。2.按护理部及产科质量管理要求,负责制订护理工作计划并组织实施,定期或不定期督促检查各项规章,各班岗位职责以及各项护理技术操作规范的执行落实情况,并及时总结讲评,不断提高护理质。3.负责科室绩效考核与管理工作。 **管理职责:**1.根据产房的工作任务和助产士的具体情况,优化护理力量的组合,进行科学合理的排班,制定各班岗位职责。2.组织业务学习和专业技能的培训,定期提问或采用其他形式考核,并做好奖惩考核工作。3.督促所属人员严格执行消毒隔离及无菌操作,按计划和要求定期进行产房无菌区域的空气、物品和工作人员手的细菌培养,并鉴定消毒效果。4.及时传达护理部的工作要求,督促、指导产房各项工作,主持晨会,了解中夜班工作情况,不定期检查中、夜班、节假日的工作情况。5.参加并组织危重患者的抢救工作以及疑难、危重病例的讨论,了解各级医生对护理工作的要求。6.做好产房内各类物品、仪器及急救用品的管理工作,指定专人负责,保证供应并定期检查,做好记录。7.协调本科室工作人员与医生、工勤人员及其他科室人员之间的工作关系,相互沟通情况,及时取得支持和配合。8.做好每月各项业务统计工作,准确填写和检查各项报表。对工作中发生的重大问题,应及时分析、鉴定、总结,提出有效的防范措施。9.工作现场"7S管理":①整理、②整顿、③清扫、④清洁、⑤安全、⑥节约、⑦素养。10.按照规定处理医疗垃圾和废物。 **制度执行:**1.执行各项规章制度和技术操作常规,按照流程操作。2.执行查对制度及相关管理规定制度。3.严格执行消毒隔离、无菌技术操作流程,预防医院感染。 **职业道德:**1.遵纪守法。2.尊重患者权利,保守医疗秘密。3.廉洁工作,文明礼貌,卓越服务。4.团队精神,任劳任怨,和谐共事。5.工作积极性、主动性、责任心。 **教学与科研:**1.持续学习与创新能力。2.结合工作撰写论文。3.参加医学继续教育。4.参与临床部分教学、承担科研课题相关工作。5.完成领导交代的其他临时性工作。

岗位工作主要绩效考核要点	1.规章制度落实。2.护理、学术、科研等工作及完成数量、质量、效率、绩效指标。3.顾客沟通,处理病人投诉与纠纷。4.医德医风、社会责任。5.健康宣教、培训帮带等。6.护理工作流程规范。7.病房管理。8.本科室护理人员技术操作。9.静脉穿刺成功率。10.基础、专科、责任护理和护理文书书写。11.为病人服务的满意度。

岗位工作关系	院内联系部门	院内各个科室、行政职能部门、后勤部门相关领导和人员。
	院外联系部门	医院、科室或护理部授权范围内与外界有关部门人员沟通、联系。

岗位工作权限	1.科室管理、协调权。对护理日常工作的计划、实施、检查和指导权。2.对护理人员任免建议权。3.监督护理人员日常工作权。4.向上级领导建议改进护理工作权。

工作环境	1.在医院内工作,温度、湿度适宜。2.满足岗位医疗护理服务工作的相关环境条件。

在现在的岗位已工作时间	自 年 月 日开始, 共计: 年

学历经验	1.大专以上学历,5年以上本科工作经验。2.抢救病人经历。3.中级及以上职称。

技能要求	1.管理与业务能力。2.职业素质和团队精神。3.计算机操作能力。4.持续学习能力。

岗位工作其他要求	性别要求		年龄要求		婚姻	婚否不限
	身体要求		政治要求	事业性、组织观念强	业务要求	精通本专业

岗位分析时间		填写人	

15.产房主管护师岗位说明书

<table>
<tr>
<td rowspan="3">岗位工作
基本信息</td>
<td>岗位名称</td>
<td>主管护师</td>
<td>所在部门</td>
<td>妇产科(产房)</td>
<td>岗位编号</td>
<td></td>
</tr>
<tr>
<td>从属部门</td>
<td>医务部、护理部</td>
<td>岗位定员</td>
<td></td>
<td>所辖人数</td>
<td></td>
</tr>
<tr>
<td>直接上级</td>
<td>护士长</td>
<td>直接下级</td>
<td colspan="3">相关护士,实习、进修护士</td>
</tr>
<tr>
<td>岗位使命
工作概述</td>
<td colspan="6">在护士长领导和上级护师指导下,负责上班时病人的治疗、护理、服务工作,护患沟通、健康教育及相关工作。是专科护理业务、技术、管理、服务工作的全能者。</td>
</tr>
<tr>
<td rowspan="6">岗位工作
主要职责
与任务</td>
<td colspan="6">**岗位职责**。1.取得助产师执业资格。2.在护士长和主任护师、医师的指导下进行工作,协助护士长做好助产、护理质量管理。3.参加护士各种班次值班。按量按质按时完成自己岗位独立工作。4.熟悉现代医院护理理念和管理工具。制订具有专科特色的护理计划,对患者实施整体护理。5.受护士长委托指导护理查房和护理会诊。对发生的护理差错、事故进行分析、鉴定,并提出防范措施。6.工作现场"7S管理":①整理、②整顿、③清扫、④清洁、⑤安全、⑥节约、⑦素养。7.按照规定处理医疗垃圾和废物。8.为病人满意度与测评。9.完成有关领导交代的其他临时性工作任务。</td>
</tr>
<tr>
<td colspan="6">**工作任务**。1.负责正常接产,协助医师进行难产接产工作,做好接产准备,严密观察产程进展和变化,发现异常,立即采取紧急措施,并报告医师。2.落实病人饮食和治疗饮食,解除病人疼痛,评价病人疼痛。3.参加并指导危重产妇的抢救和护理,协助解决助产业务疑难问题,参与并检查、指导本病区急重、疑难产妇护理计划的制定、实施和评价。4.参加护理查房、护理会诊、护理病案讨论。参加并指导本病区护理查房、业务学习和技术训练,定期给本病区护理人员讲课。5.参加并指导护理科研,完成助产学校的临床实习及进修助产人员的教学。6.参加本病区护理不良事件的讨论,提出鉴定意见及防范措施。7.根据产妇需要,提供必要的便民服务。8.为产妇及家属提供护理咨询和进行健康教育,并指导护师、助产士开展此项工作。</td>
</tr>
<tr>
<td colspan="6">**制度执行**。1.严格执行各项规章制度与护理技术操作常规。2.落实"三查七对"及相关医疗、护理业务与管理制度。3.执行年度、月度和周护理工作计划,细化自己的本职工作并记录完整。4.各项护理文书书写达到要求,有护理持续改进计划能力。</td>
</tr>
<tr>
<td colspan="6">**职业道德**。1.以病人为中心,尊重患者权利,保守医疗秘密。2.遵纪守法,勤奋工作,文明礼貌,卓越服务。3.团队精神,注重沟通,和谐共事。4.工作积极性、主动性、责任心与创新性。5.奉献精神,任劳任怨。6.对患者健康教育。7.发现问题解决问题。</td>
</tr>
<tr>
<td colspan="6">**学习与创新**。1.持续学习与工作创新能力。2.结合临床实际撰写论文,不断总结经验。3.积极参加医学继续教育项目。4.完成有关领导安排的其他临时性工作任务。</td>
</tr>
<tr>
<td colspan="6"></td>
</tr>
<tr>
<td>岗位工作
主要绩效
考核要点</td>
<td colspan="6">1.规章制度。2.护理业务、学术、科研等工作数量、质量、绩效指标。3.患者沟通,护患纠纷处理。4.医德医风、社会责任。5.服务态度。6.健康教育、培训帮带。7."三基"考试。8.责任护理。9.护理技术操作。10.静脉穿刺成功率。11.基础、专科、整体护理。12.特、一级护理数。13.护理文书。14.病人服务满意度。15.持续学习。</td>
</tr>
<tr>
<td rowspan="2">岗位工
作关系</td>
<td>院内联系部门</td>
<td colspan="5">院内各个科室、行政职能部门、后勤部门相关领导和人员。</td>
</tr>
<tr>
<td>院外联系部门</td>
<td colspan="5">医院、科室或护理部授权范围内与外界有关部门人员沟通、联系。</td>
</tr>
<tr>
<td>工作权限</td>
<td colspan="6">1.科室业务护理操作权。2.日常工作计划实施检查权。3.培训、带教、科研权。</td>
</tr>
<tr>
<td>工作环境</td>
<td colspan="6">1.在医院内工作,温度、湿度适宜。2.满足岗位医疗与护理服务工作的相关条件。</td>
</tr>
<tr>
<td>在现在的岗位已工作时间</td>
<td colspan="6">自　　年　　月　　日开始,　　共计:　　年</td>
</tr>
<tr>
<td>学历经验</td>
<td colspan="6">1.专科生以上学历,5年以上本科工作经验。2.抢救病人经历。3.中级专业技术职称。</td>
</tr>
<tr>
<td>技能要求</td>
<td colspan="6">1.业务与技术能力。2.职业素质和团队精神。3.计算机操作能力。4.持续学习能力。</td>
</tr>
<tr>
<td rowspan="2">岗位工作
其他要求</td>
<td>性别要求</td>
<td></td>
<td>年龄要求</td>
<td></td>
<td>婚姻</td>
<td>婚否不限</td>
</tr>
<tr>
<td>身体要求</td>
<td></td>
<td>政治要求</td>
<td>事业性、组织观念强</td>
<td>业务要求</td>
<td>掌握专科护理</td>
</tr>
<tr>
<td colspan="2" align="center">岗位分析时间</td>
<td colspan="2"></td>
<td colspan="2">填写人</td>
</tr>
</table>

16.产房助产师岗位说明书

<table>
<tr><td rowspan="3">岗位工作
基本信息</td><td>岗位名称</td><td>助产师</td><td>所在部门</td><td colspan="2">妇产科（产房）</td><td>岗位编号</td><td></td></tr>
<tr><td>从属部门</td><td colspan="2">医务部、护理部</td><td>岗位定员</td><td></td><td>所辖人数</td><td></td></tr>
<tr><td>直接上级</td><td colspan="2">护士长</td><td>直接下级</td><td colspan="4">助产士、实习护士</td></tr>
<tr><td>岗位使命
工作概述</td><td colspan="7">在护士长领导和上级护师指导下依据主班护理工作做好自己的辅助护理工作，重视护理质量、提高病人满意度。按照时间、按照质量、按照数量标准完成本职工作。</td></tr>
<tr><td rowspan="1">岗位工作
主要职责
与任务</td><td colspan="7">**岗位职责。**1.取得助产师执业资格。2.查点交接规定的物品并双方签字。3.查看上班交班报告内容，明确治疗、医嘱、护嘱、记录本内容完成情况和结果，完成交班期间待完成事项。4.晨会后在护士长带领下病人床旁交接班，重点是危重、抢救、待产妇、新入院病人情况。一切以主班护士工作为中心。5.接班重点是产妇的胎心、宫口开大程度、胎头高度，静脉输液管道等各种管道是否畅通。静脉输液瓶内加药成分、滴速、数量，吸引管引出的液体颜色、性质、数量，各类管道消毒更换日期、标示等。6.热情接待产妇，了解产妇心理动态，做好心理护理。7.经常巡视病房，密切观察产程进程，绘制产程图，做好产妇配合指导工作，发现异常及时报告医师并处理。8.负责正常接产，协助医师进行难产接产工作，注意产程进展和变化，遇到产妇发生并发症或婴儿窒息时，应立即采取紧急措施，并报告医师。9.认真做好危重患者的护理和抢救工作，负责采集各种检验标本。10.做好孕产妇计划生育和母乳喂养等宣教工作，经常征求孕产妇意见，改进措施，满足孕产妇的需要。11.安排产后清洁工作，保持产房清洁，做好消毒隔离工作，防止差错事故。12.做好基础护理和产妇心理护理工作。13.负责正常接产，协助医师进行难产接产工作，注意产程进展和变化，遇到产妇发生并发症或婴儿窒息时，应立即采取紧急措施，并报告医师。14.掌握正常和异常的妊娠期、分娩期、产褥期的护理。15.熟悉产科、妇科肿瘤、普通妇科、妇科内分泌、计划生育妇科、婚前检查、孕妇宣教、掌握计划生育、产后康复护理妇女保健和新生儿保健内容。16.工作现场"7S管理"：①整理、②整顿、③清扫、④清洁、⑤安全、⑥节约、⑦素养。17.按照规定处理医疗垃圾和废物。
制度执行。1.严格执行各项规章制度和技术操作常规，按照规范流程操作。2.执行无菌技术操作流程，预防医院感染。3.执行医院各项管理规定。4.执行探视制度。
职业道德。1.遵纪守法。2.以病人为中心，尊重患者权利，保守医疗秘密。3.文明礼貌，服务态度好。4.团队精神，和谐共事。5.工作积极性、主动性、责任心与创新性。
学习与创新。1.朝气蓬勃，精神面貌好，持续学习。2.积极参加医学继续教育。3.尊重科室老同事，虚心向老同事学习，完成有关领导安排的其他临时性工作任务。</td></tr>
<tr><td>岗位工作
主要绩效
考核要点</td><td colspan="7">1.规章制度落实。2.护理、学术、科研等工作及完成数量、质量、效率、绩效指标。3.顾客沟通、科室物资管理质量。4.医德医风、社会责任。5.健康宣教、培训帮带等。6.特、一级护理病人数。7.病房管理。8.技术操作。9.静脉穿刺成功率。10.基础、专科、责任护理和护理文书书写合格率。11."三基"考核。12.病人服务满意度。</td></tr>
<tr><td rowspan="2">岗位工
作关系</td><td>院内联系部门</td><td colspan="6">院内各个科室、行政职能部门、后勤部门相关领导和人员。</td></tr>
<tr><td>院外联系部门</td><td colspan="6">医院、科室或护理部授权范围内与外界有关部门人员沟通、联系。</td></tr>
<tr><td>工作权限</td><td colspan="7">1.科室业务护理操作权。2.日常工作计划实施检查权。3.培训、带教、科研权。</td></tr>
<tr><td>工作环境</td><td colspan="7">1.在医院内工作，温度、湿度适宜。2.满足岗位医疗与护理服务工作的相关条件。</td></tr>
<tr><td>在现在的岗位已工作时间</td><td colspan="7">自　　年　　月　　日开始，　　共计：　　年</td></tr>
<tr><td>学历经验</td><td colspan="7">1.中专以上学历，3年以上本科工作经验。2.抢救病人经历。3.初级专业技术职称。</td></tr>
<tr><td>技能要求</td><td colspan="7">1.业务与技术能力。2.职业素质和团队精神。3.计算机操作能力。4.持续学习能力。</td></tr>
<tr><td rowspan="2">岗位工作
其他要求</td><td>性别要求</td><td></td><td>年龄要求</td><td></td><td></td><td>婚姻</td><td>婚否不限</td></tr>
<tr><td>身体要求</td><td></td><td>政治要求</td><td colspan="2">事业性、组织观念强</td><td>业务要求</td><td>熟悉本专业</td></tr>
<tr><td colspan="2">岗位分析时间</td><td colspan="3"></td><td>填写人</td><td colspan="2"></td></tr>
</table>

17.产科助产师(士)主班岗位说明书

<table>
<tr><td rowspan="3">岗位工作
基本信息</td><td>岗位名称</td><td>助产师</td><td>所在部门</td><td>妇产科</td><td>岗位编号</td><td></td></tr>
<tr><td>从属部门</td><td>医务部、护理部</td><td>岗位定员</td><td></td><td>所辖人数</td><td></td></tr>
<tr><td>直接上级</td><td>护士长</td><td>直接下级</td><td colspan="3">实习、进修护士</td></tr>
<tr><td>岗位使命
工作概述</td><td colspan="6">在护士长领导和上级护师指导下依据主班护理工作做好自己的辅助护理工作,重视护理质量、提高病人满意度。按照时间、按照质量、按照数量标准完成本职工作。</td></tr>
<tr><td rowspan="1">岗位工作
主要职责
与任务</td><td colspan="6">**岗位职责。**1.取得助产师执业资格。2.夜班17:30~8:00值班,提前10分钟到岗,与白班进行床头交接班,做好仪器设备、物品、药品交接,及时补充不足物品。3.接班掌握孕产妇的情况(膀胱、进食、精神状况、破水时羊水情况、胎心、宫缩等情况)。4.认真观察产程,严格按照产程时限做相应检查处理,有异常时及时通知医生。严格按照医院规定做好各个时段的胎心监护。5.做好新生儿急救物品、药品的准备,高危产妇提前通知新生儿科、产科大夫,共同完成新生儿复苏的抢救工作。6.负责本班正常产、剖宫产的接产工作,产后观察及完善病历,完成与病房的产妇和新生儿交接。7.负责本班的病历书写、处理医嘱及打印化验单、分娩登记本的登记及妇幼系统的录入。8.负责检查本班病历书写的完整性与正确性。9.抢救危重病人时,负责协调本班人员工作,统一指挥抢救工作,并及时上报抢救小组。10.做好产后与母乳喂养的宣教工作,并进行技术指导。11.负责清查过期物品,并按照效期的先后顺序摆放无菌。12.保持生活区域、待产室、产房的环境清洁整齐,按院感要求进行消毒。13.做好交接班准备,孕产妇情况的交接(特殊病人特殊交班)。14.工作现场"7S管理":①整理、②整顿、③清扫、④清洁、⑤安全、⑥节约、⑦素养。15.按照规定处理医疗垃圾和废物。16.完成有关领导安排的其他临时性任务。
教学科研职责。1.根据教学、带教、业务培训、学术会议、科研课题与管理等工作的需要,利用各种机会如医学继续教育、病例讨论、上课、护理查房和各类技术操作对下级护士和进修、实习人员进行示范教学和培训。2.指导相关人员结合本专业开展科学研究工作。3.是护理学科建设的重要人员。4.完成规定的年度岗位学术、发表论文、岗位培训、学术会议、科研和成果数、质量。5.发现、解决问题。
制度执行。1.严格执行各项规章制度和技术操作常规,按照规范流程操作。2.执行无菌技术操作流程,预防医院感染。3.执行医院各项管理规定。4.执行探视制度。
职业道德。1.遵纪守法。2.以病人为中心,尊重患者权利,保守医疗秘密。3.文明礼貌,服务态度好。4.团队精神,和谐共事。5.工作积极性、主动性、责任心与创新性。
学习与创新。1.朝气蓬勃,精神面貌好,持续学习。2.积极参加医学继续教育。</td></tr>
<tr><td>岗位工作
主要绩效
考核要点</td><td colspan="6">1.规章制度落实。2.护理、学术、科研等工作及完成数量、质量、效率、绩效指标。3.顾客沟通、科室物资管理质量。4.医德医风、社会责任。5.健康宣教、培训帮带等。6.特、一级护理病人数。7.病房管理。8.技术操作。9.静脉穿刺成功率。10.基础、专科、责任护理和护理文书书写合格率。11."三基"考核。12.病人服务满意度。</td></tr>
<tr><td rowspan="2">岗位工
作关系</td><td>院内联系部门</td><td colspan="5">院内各个科室、行政职能部门、后勤部门相关领导和人员。</td></tr>
<tr><td>院外联系部门</td><td colspan="5">医院、科室或护理部授权范围内与外界有关部门人员沟通、联系。</td></tr>
<tr><td>工作权限</td><td colspan="6">1.科室业务护理操作权。2.日常工作计划实施检查权。3.培训、带教、科研权。</td></tr>
<tr><td>工作环境</td><td colspan="6">1.在医院内工作,温度、湿度适宜。2.满足岗位医疗与护理服务工作的相关条件。</td></tr>
<tr><td>在现在的岗位已工作时间</td><td colspan="6">自　　　年　　月　　　日开始,共计:　　　年</td></tr>
<tr><td>学历经验</td><td colspan="6">1.中专以上学历,3年以上本科工作经验。2.抢救病人经历。3.初级专业技术职称。</td></tr>
<tr><td>技能要求</td><td colspan="6">1.业务与技术能力。2.职业素质和团队精神。3.计算机操作能力。4.持续学习能力。</td></tr>
<tr><td rowspan="2">岗位工作
其他要求</td><td>性别要求</td><td></td><td>年龄要求</td><td></td><td>婚姻</td><td>婚否不限</td></tr>
<tr><td>身体要求</td><td></td><td>政治要求</td><td>事业性、组织观念强</td><td>业务要求</td><td>熟悉本专业</td></tr>
<tr><td colspan="2" style="text-align:center">岗位分析时间</td><td colspan="2"></td><td>填写人</td><td></td></tr>
</table>

八、耳鼻喉科护理人员岗位说明书

1.耳鼻喉科护士长岗位说明书

<table>
<tr><td rowspan="3">岗位工作
基本信息</td><td>岗位名称</td><td>护士长</td><td>所在部门</td><td>耳鼻喉科</td><td>岗位编号</td><td></td></tr>
<tr><td>从属部门</td><td>护理部</td><td>岗位定员</td><td></td><td>所辖人数</td><td></td></tr>
<tr><td>直接上级</td><td>科主任、护理部</td><td>直接下级</td><td colspan="3">护理人员,实习、进修护士</td></tr>
<tr><td>岗位使命
工作概述</td><td colspan="6">在科主任与护理部领导下,全面负责科室护理工作、业务、技术、病房、护士思想工作,物资管理等工作。是耳鼻喉科护士思想、业务、技术、行政管理第一责任人。</td></tr>
<tr><td rowspan="1">岗位工作
主要职责
与任务</td><td colspan="6">

领导职责。1.履行岗位职责。根据护理部工作计划及科室护理工作质量标准、工作计划,负责制订本科室护理具体工作计划,组织实施、检查与总结。2.重视思想政治工作,经常对护士进行职业道德教育工作。3.负责制订护理发展规划、年度月度周工作计划并实施。4.检查、指导科室护理工作。帮助护理人员提高管理与业务能力,积极支持护士履行职责。5.确定护士的轮转和临时调配。6.遵循 PDCA 管理、追踪问题管理、熟悉可靠性管理与持续质量改进方法。7.加强病房管理,不断提高领导能力。8.掌握全科室护士工作情况、危重、大手术、抢救、特殊检查及重点患者的护理情况。9.参加科主任查房、大手术或新开展的手术前、疑难病例、死亡病例讨论。10.督促科室护理人员工作现场"7S管理":①整理、②整顿、③清扫、④清洁、⑤安全、⑥节约、⑦素养。11.病人满意度。12.按照规定处理医疗垃圾和废物。

管理与业务职责。1.晨会后带领上班护士对急、危重症、新入院患者床旁交接班,检查危重抢救病人的护理情况,对复杂的护理技术或新开展的护理业务,要亲自参加并具体指导。2.精确掌握本科常见疾病以及所开展新业务的护理技术。3.在耳鼻喉疾病微创手术后护理有特色。4.在耳鼻咽喉肿瘤的切除与修复、颅底外科、各类鼓室成型及听力重建、耳鼻畸形的矫治、鼻窦内窥镜及鼻功能手术后护理形成优势。5.协调手术室、内镜室、变态反应室、听功能室、前庭功能室、嗓音实验室以及基础科学实验室关系。6.加强病房管理。做好患者、陪人及探视人员的管理,利用"五常法"管理,保持病区、治疗室、办公室的整洁、舒适、安静。7.落实患者治疗饮食。8.护理文书书写符合规定要求。9.研究探讨多脏器功能衰竭的抢救护理技术。

执行职责。1.严格执行医疗护理技术操作常规及各项管理及医院制度。2.落实"三查七对",消毒隔离制度。3.落实各种学习、会议制度。4.按照规定处理医疗废物。

职业道德。1.遵纪守法。2.尊重患者权利,保守病人秘密。3.廉洁行医,文明礼貌。

教学与科研。1.持续学习与创新能力。2.不断总结经验,结合临床实际撰写论文。

工作创新。善于发现工作中的问题、缺陷,分析、解决问题、缺陷的能力。

</td></tr>
<tr><td>岗位工作
主要绩效
考核要点</td><td colspan="6">1.规章制度。2.护理、学术、科研,工作数量、质量、效率、绩效指标。3.顾客沟通,处理病人投诉与纠纷。4.医德医风、社会责任。5.健康教育、培训帮带。6.护理工作流程。7.病区与病房管理。8.护理技术操作。9.基础护理和专科护理合格率。</td></tr>
<tr><td rowspan="2">岗位工
作关系</td><td>院内联系部门</td><td colspan="5">院内各个科室、行政职能部门、后勤部门相关领导和人员。</td></tr>
<tr><td>院外联系部门</td><td colspan="5">医院、科室或护理部授权范围内与外界有关部门人员沟通、联系。</td></tr>
<tr><td>工作权限</td><td colspan="6">1.病人诊疗护理管理权。2.监督下级人员工作权。3.向上级领导建议工作改进权。</td></tr>
<tr><td>工作环境</td><td colspan="6">1.在医院内工作,温度、湿度适宜。2.满足岗位医疗护理服务工作的相关环境条件。</td></tr>
<tr><td>在现在的岗位已工作时间</td><td colspan="6">自　　年　　月　　日开始,　　共计:　　年</td></tr>
<tr><td>学历经验</td><td colspan="6">1.本科以上学历,10年以上本科工作经验。2.抢救病人经验。3.中级或高级专业技术职称。</td></tr>
<tr><td>技能要求</td><td colspan="6">1.精湛技术。2.良好职业素质和团队精神。3.计算机操作能力。4.持续学习能力。</td></tr>
<tr><td rowspan="2">岗位工作
其他要求</td><td>性别要求</td><td></td><td>年龄要求</td><td></td><td>婚姻</td><td>婚否不限</td></tr>
<tr><td>身体要求</td><td></td><td>政治要求</td><td>事业性、组织观念强</td><td>业务要求</td><td>精通本专业</td></tr>
<tr><td colspan="2" align="center">岗位分析时间</td><td colspan="2"></td><td>填写人</td><td></td></tr>
</table>

2.耳鼻喉科病区护士长岗位说明书

岗位工作 基本信息	岗位名称	病区护士长	所在部门	耳鼻喉科	岗位编号	
	从属部门	护理部	岗位定员		所辖人数	
	直接上级	科主任和护士长	直接下级	护理人员,实习、进修护士		

岗位使命 工作概述	在科主任和护士长领导下,全面负责病区护理工作、病房管理、业务技术、护士思想、学科建设,物资管理等工作。是病区护士思想、业务、行政管理第一责任人。

岗位工作 主要职责 与任务	**领导职责。**1.在科主任和护士长领导及上级护师指导下,负责所管病区的护理业务及行政管理工作,完成各项数量、质量与绩效指标。2.重视思想政治工作,经常对护士进行职业道德教育工作。3.协调相关部门与科室工作的关系。4.负责制订本病区的护理发展规划、护理学科建设、年度、月度、周工作计划并组织实施。5.落实基础护理、专科护理、特殊护理与责任护理。形成专科护理特色。6.遵循PDCA管理、追踪问题管理、熟悉可靠性管理与持续质量改进方法,不断提高领导管理能力水平。 **管理与业务职责。**1.参加晨会,带领上班护士对急、危重症、新入院患者床旁交接班,检查危重抢救病人的护理情况,对复杂的护理技术或新开展的护理业务,要亲自参加并具体指导。2.确定病区护士的轮转和临时调配。3.根据护理部及科内护理工作质量标准、工作计划,负责制订本病区具体工作计划,组织实施、检查与总结。4.精确掌握本科常见疾病以及所开展新业务的护理技术。5.在耳鼻喉疾病微创手术后护理方面有特色。6.在耳鼻咽喉肿瘤的切除与修复、颅底外科、各类鼓室成型及听力重建、耳鼻畸形的矫治手术后护理形成优势。7.协调手术室、内镜室、变态反应室、听功能室、前庭功能室、嗓音实验室以及基础科学实验室关系。8.掌握全病区护士工作情况、危重、大手术、抢救、特殊检查及重点患者的护理情况。9.参加科主任查房、大手术或新开展的手术前、疑难病例、死亡病例讨论。10.加强病房管理。11.落实患者治疗饮食。12.维护医疗仪器设备。13.护理文书书写符合要求。 **执行职责。**1.严格执行医疗护理技术操作常规及各项管理及医院制度。2.落实"三查七对",消毒隔离制度。3.落实各种学习、会议制度。4.按照规定处理医疗废物。 **职业道德。**1.遵纪守法。2.尊重患者权利,保守病人秘密。3.廉洁行医,文明礼貌,卓越服务。4.发扬团队精神,和谐共事。5.工作积极性、主动性、创新性,责任心。 **教学与科研。**1.持续学习与创新能力。2.不断总结经验,结合临床实际撰写论文。3.参加并组织医学继续教育,完成规定的教学计划。4.按时完成规定科研课题任务。

岗位工作 主要绩效 考核要点	1.规章制度。2.护理、学术、科研,工作数量、质量、效率、绩效指标。3.顾客沟通,处理病人投诉与纠纷。4.医德医风、社会责任。5.健康教育、培训帮带。6.护理工作流程。7.病房管理。8.护理技术操作。9.基础护理和专科护理合格率。10.危重病人、特一级病人护理数。11.护士"三基"考核。12.护理文书书写。13.病人满意度。

岗位工 作关系	院内联系部门	院内各个科室、行政职能部门、后勤部门相关领导和人员。
	院外联系部门	医院、科室或护理部授权范围内与外界有关部门人员沟通、联系。

工作权限	1.病人诊疗护理管理权。2.监督下级人员工作权。3.向上级领导建议工作改进权。

工作环境	1.在医院内工作,温度、湿度适宜。2.满足医疗、护理服务工作的相关环境条件。

在现在的岗位已工作时间	自　　年　　月　　日开始,　　共计:　　年

学历经验	1.本科以上学历,5年以上本科工作经验。2.抢救病人经验。3.中级专业技术职称。

技能要求	1.精湛技术。2.良好职业素质和团队精神。3.计算机操作能力。4.持续学习能力。

岗位工作 其他要求	性别要求		年龄要求		婚姻	婚否不限
	身体要求		政治要求	事业性、组织观念强	业务要求	精通本专业

岗位分析时间		填写人	
直接上级审核签字		审核时间	

3.耳鼻喉科主任护师岗位说明书

岗位工作基本信息	岗位名称	主任护师	所在部门	耳鼻喉科	岗位编号	
	从属部门	护理部	岗位定员		所辖人数	
	直接上级	护士长	直接下级	护理相关人员		

岗位使命工作概述	在护理部和护士长领导下,分管科室护理业务、教学、培训、科研、服务,纠纷处理、护理质量管理等工作。本科室的护理业务、技术、科研、管理的行家里手。

岗位工作主要职责与任务	**岗位职责。**1.履行高级职称职责。在护理部主任和护士长领导下,指导本科护理业务技术、服务、教学与科研工作。2.参加晨会并床旁交接班,协助护士长制订年度、月度计划并付诸实施。3.协助护士长制订本科的基础、专科、责任护理以及特殊护理计划并落实。4.精确掌握耳鼻喉科常见疾病护理技术。5.形成以耳鼻喉疾病微创诊疗为特色的护理技术,注重手术室、内镜室、听功能室、嗓音实验室以及基础科学实验室建设的护理特点。6.开展微创护理技术,在耳鼻咽喉肿瘤的切除与修复、颅底外科、各类鼓室成型及听力重建、耳鼻畸形的矫治、鼻窦内窥镜及鼻功能护理方面形成优势。7.依据护士长安排主持护理大查房,解决护理业务与技术疑难问题。8.定期检查急、危、重、疑难患者护理计划和会诊落实情况,对复杂技术或新开展护理业务,要亲自参加并具体指导。9.处理护理纠纷,对护理差错事故提出技术鉴定意见。10.协助护士长病房管理、维护病房秩序。11.参加科主任查房、大手术或新开展的手术前、疑难病例、死亡病例讨论。12.加强设备管理,提高设备使用率。13.遵循 PDCA 管理、追踪问题管理、持续质量改进较好、熟悉可靠性管理方法。 **制度执行。**1.执行各项规章制度与护理技术操作常规。2.落实"三查七对"、消毒隔离制度。3.根据年度、月度和周护理工作计划,检查护理工作细节落实情况并记录完整。4.落实各种学习、会议制度。5.按照规定处理医疗废物。6.应知法规并执行。 **职业道德。**1.处处事事起模范带头作用,经常对护士进行职业道德教育。2.加强工作责任、主动和创造性。3.改善服务态度,提高服务水平,为病人提供卓越服务。 **教学与科研。**1.协助护理部组织护理人员业务学习、培训、护士晋级考核工作。2.拟定教学计划,编写教材并负责讲授。3.制订专科护理科研、技术革新计划并实施。4.参与审定、评价护理论文和科研、技术革新成果。5.负责组织本科护理学习讲座和护理病案讨论。6.对医院护理队伍建设,业务技术管理和组织管理提出改进意见,参与护理部组织的全院性工作检查。7.掌握国内外本科护理发展动态,努力引进先进技术,提高护理质量,发展护理科学。8.完成领导交代的其他临时性工作任务。

岗位工作主要绩效考核要点	1.规章制度。2.护理业务、科研等工作数量、质量、效率、绩效指标。3.纠纷处理。4.医德医风、社会责任。5.健康宣教、培训帮带。6.护理人员技术操作。7.静脉穿刺成功率。8.基础护理、专科护理、责任护理。9.护理文书书写。10.病人服务满意度。

岗位工作关系	院内联系部门	院内各个科室、行政职能部门、后勤部门相关领导和人员。
	院外联系部门	医院、科室或护理部授权范围内与外界有关部门人员沟通、联系。

工作权限	1.病人护理管理权。2.监督下级护士工作权。3.向上级领导建议工作改进权力。

工作环境	1.在医院内工作,温度、湿度适宜。2.满足医疗、护理服务工作的相关环境条件。

在现在的岗位已工作时间	自　　年　　月　　日开始,　　共计:　　年

学历经验	1.本科以上学历,10 年以上护理工作经验。2.有基础专科责任护理、管理培训经历。

技能要求	1.称职的学科带头人。2.公认的业务、技术、管理和协调能力。3.正高级专业技术职称。

岗位工作其他要求	性别要求		年龄要求			婚姻	婚否不限
	身体要求		政治要求	事业性、组织观念强	业务要求	精通本专业

岗位分析时间		填写人	
直接上级审核签字		审核时间	

4.耳鼻喉科副主任护师岗位说明书

<table>
<tr><td rowspan="3">岗位工作
基本信息</td><td>岗位名称</td><td>副主任护师</td><td>所在部门</td><td>耳鼻喉科</td><td>岗位编号</td><td></td></tr>
<tr><td>从属部门</td><td>护理部</td><td>岗位定员</td><td></td><td>所辖人数</td><td></td></tr>
<tr><td>直接上级</td><td>护士长</td><td>直接下级</td><td colspan="3">护理相关人员</td></tr>
<tr><td>岗位使命
工作概述</td><td colspan="6">在护士长和护理部领导下,分管科护理业务、技术、服务、教学、培训、科研、服务、纠纷处理、护理质量管理等工作。是护理业务技术、科研、管理的行家里手。</td></tr>
<tr><td>岗位工作
主要职责
与任务</td><td colspan="6">**岗位职责。**1.认真履行高级职称岗位职责。在科护士长和护理部主任领导下,指导本科护理业务技术、服务、教学与科研工作。2.参加晨会交接班,协助护士长制订年度、月度计划并付诸实施。3.精确掌握耳鼻喉科常见疾病护理技术。4.形成以耳鼻喉疾病微创诊疗为特色的护理技术,注重手术室、内镜室、听功能室、嗓音实验室以及基础科学实验室建设的护理特点。5.开展微创护理技术,在耳鼻咽喉肿瘤的切除与修复、颅底外科、鼻窦内窥镜护理方面形成优势。6.岗位工作积极性责任心。
业务管理。1.遵循 PDCA 管理、追踪问题管理、持续质量改进、熟悉可靠性管理方法,不断提高管理水平。2.研究耳鼻喉科疑难病人护理技术,努力提高专科护理质量。3.主持护理大查房,解决护理技术疑难问题。4.检查急、危、重、疑难患者护理计划和会诊落实情况,对复杂技术或新开展的护理业务,要亲自参加并具体指导。5.处理护理纠纷,对护理差错、事故提出技术鉴定意见。6.协助护士长病房管理。7.落实病人治疗饮食。8.研究危重病人护理量。9.加强设备管理,提高设备使用率。
制度执行。1.严格执行各项规章制度与护理技术操作常规。2.落实"三查七对"、消毒隔离及相关业务与管理制度。3.根据年度、月度和周护理工作计划安排,检查护理工作细节落实情况并记录完整。4.重视护理质量。5.应知法规并执行。6.持续改进。
职业道德。1.处处事事起模范带头作用,经常对护士进行职业道德教育。加强工作责任、主动和创造性。2.改善服务态度,提高服务水平,为病人提供卓越服务。
教学与科研。1.协助护理部并承担对护理人员业务学习、培训及护士晋级的考核工作。2.拟订教学计划,编写教材并负责讲授。3.制订专科护理科研、技术革新计划并实施。4.参与审定、评价护理论文和科研、技术革新成果。5.负责组织本科护理学习讲座和护理病案讨论。6.对医院护理队伍建设,业务技术管理和组织管理提出意见,参与护理部组织的全院性工作检查。7.掌握国内外本科护理发展动态,努力引进先进技术,提高护理质量,发展护理科学。8.完成领导交代的临时性工作任务。</td></tr>
<tr><td>岗位工作
主要绩效
考核要点</td><td colspan="6">1.规章制度落实。2.护理教学、科研,护理工作数量、质量、效率及综合绩效管理指标。3.医德医风、社会责任。4.顾客沟通、护患纠纷处理。5.病区环境管理、健康宣教、培训帮带等。6.护理工作流程。7.危重病人护理数量。8.与护士长配合、医护人员沟通、协调。9.基础、整体、专科,责任制护理。10.学习与创新能力。</td></tr>
<tr><td rowspan="2">岗位工
作关系</td><td>院内联系部门</td><td colspan="5">院内各个科室、行政职能部门、后勤部门相关领导和人员。</td></tr>
<tr><td>院外联系部门</td><td colspan="5">医院、科室或护理部授权范围内与外界有关部门人员沟通、联系。</td></tr>
<tr><td>工作权限</td><td colspan="6">1.病人护理管理权。2.监督下级护士工作权。3.向上级领导建议工作改进权力。</td></tr>
<tr><td>工作环境</td><td colspan="6">1.在医院内工作,温度、湿度适宜。2.满足医疗、护理服务工作的相关环境条件。</td></tr>
<tr><td>在现在的岗位已工作时间</td><td colspan="6">自　　年　　月　　日开始,　　共计:　　年</td></tr>
<tr><td>学历经验</td><td colspan="6">1.本科以上学历,10年以上护理工作经验。2.有基础专科责任护理及管理培训经历。</td></tr>
<tr><td>技能要求</td><td colspan="6">1.称职的学科带头人。2.公认的业务、技术、管理和协调能力。3.副高级专业技术职称。</td></tr>
<tr><td rowspan="2">岗位工作
其他要求</td><td>性别要求</td><td></td><td>年龄要求</td><td></td><td>婚姻</td><td>婚否不限</td></tr>
<tr><td>身体要求</td><td></td><td>政治要求</td><td>事业性、组织观念强</td><td>业务要求</td><td>精通本专业</td></tr>
<tr><td colspan="2">岗位分析时间</td><td colspan="2"></td><td>填写人</td><td></td></tr>
<tr><td colspan="2">直接上级审核签字</td><td colspan="2"></td><td>审核时间</td><td></td></tr>
</table>

5.耳鼻喉科主管护师岗位说明书

岗位工作基本信息	岗位名称	主管护师	所在部门	耳鼻喉科	岗位编号	
	从属部门	护理部	岗位定员		所辖人数	
	直接上级	护士长	直接下级	相关护理人员,实习、进修护士		
岗位使命工作概述	在护士长领导和上级护师指导下,负责上班时病人的治疗、护理、服务工作,护患沟通、健康教育及相关工作。是专科护理业务、技术、服务工作全能核心力量。					
岗位工作主要职责与任务	**岗位职责。**1.按量按质按时完成自己岗位独立工作。2.协助护士长做好护理质量控制工作。3.熟悉护理理念和管理工具。制订具有专科特色的护理计划,对患者实施整体护理。4.掌握基础护理、专科护理与责任护理流程。协助护士长做好行政管理和护理队伍的建设工作。5.掌握耳鼻喉科常见疾病护理技术。6.形成以耳鼻喉疾病微创诊疗为特色的护理技术,注重手术室、内镜室、听功能室、嗓音实验室以及基础科学实验室建设的护理特点。7.科室开展的微创护理技术,在耳鼻咽喉肿瘤的切除与修复、颅底外科、各类鼓室成型及听力重建、耳鼻畸形的矫治、鼻窦内窥镜及鼻功能护理方面维护已形成优势。8.遵循PDCA管理、追踪问题管理、熟悉可靠性管理、持续质量改进,不断提高管理水平。9.探讨耳鼻喉科疑难病人护理新技术。10.工作现场"7S管理":①整理、②整顿、③清扫、④清洁、⑤安全、⑥节约、⑦素养。11.按照规定处理医疗垃圾和废物。12.按照规定履行医疗护理质量管理兼职职责。 **工作任务。**1.参与组织护理查房,护理会诊等业务活动。2.担当危、急、重症病人抢救工作。3.能够解决本科护理业务上的大多数疑难问题。4.指导护师、护士、实习、进修护士工作。5.带头落实本科基础护理、专科护理、责任制护理计划。6.落实病人治疗饮食。7.解除病人疼痛,评价病人疼痛。8.对本科的护理差错、事故进行分析、鉴定并提出防范措施。9.学习应用国内外护理先进经验,不断提高科室的护理技术管理水平。10.按质按量按时间完成危重病人护理数,病房责任制护理数。 **制度执行。**1.严格执行各项规章制度与护理技术操作常规。2.落实"三查七对"及相关医疗、护理业务与管理制度。3.执行年度、月度和周护理工作计划,细化自己的本职工作并记录完整。4.各项护理文书书写达到要求,有护理持续改进计划并实施。 **职业道德。**1.以病人为中心,尊重患者权利,保守医疗秘密。2.遵纪守法,廉洁工作,文明礼貌,卓越服务。3.团队精神,注重沟通,和谐共事。4.病人满意度。 **学习与创新。**1.持续学习与工作创新能力。2.不断总结经验,结合临床实际撰写论文。3.积极参加医学继续教育项目。4.完成有关领导安排的其他临时性工作任务。					
岗位工作主要绩效考核要点	1.规章制度。2.护理业务、学术、科研等工作数量、质量、绩效指标。3.顾客沟通,护患纠纷处理。4.医德医风、社会责任。5.服务态度。6.健康教育、培训帮带。7."三基"考试。8.责任护理。9.护理技术操作。10.静脉穿刺成功率。11.基础、专科、整体护理。12.特、一级护理数。13.护理文书书写。14.病人满意度。15.持续学习能力。					
岗位工作关系	院内联系部门	院内各个科室、行政职能部门、后勤部门相关领导和人员。				
	院外联系部门	医院、科室或护理部授权范围内与外界有关部门人员沟通、联系。				
工作权限	1.病人护理管理权。2.监督下级护士工作权。3.向上级领导建议改进工作权。					
工作环境	1.在医院内工作,温度、湿度适宜。2.满足医疗、护理服务工作的相关环境条件。					
在现在的岗位已工作时间	自 年 月 日开始, 共计: 年					
学历经验	1.本科以上学历,5年以上护理工作经验。2.有基础专科责任护理及管理培训经历。					
技能要求	1.称职的中级专业技术职称。2.公认的业务、技术、管理和协调能力。3.持续学习能力强。					
岗位工作其他要求	性别要求		年龄要求		婚姻	婚否不限
	身体要求		政治要求	事业性、组织观念强	业务要求	掌握本专业
岗位分析时间			填写人			

6.耳鼻喉科护师岗位说明书

<table>
<tr><td rowspan="3">岗位工作
基本信息</td><td>岗位名称</td><td>护师</td><td>所在部门</td><td colspan="2">耳鼻喉科</td><td>岗位编号</td><td></td></tr>
<tr><td>从属部门</td><td>护理部</td><td>岗位定员</td><td colspan="2"></td><td>所辖人数</td><td></td></tr>
<tr><td>直接上级</td><td>护士长</td><td>直接下级</td><td colspan="4">护士,实习、进修护士</td></tr>
<tr><td>岗位使命
工作概述</td><td colspan="7">在护士长领导和上级护师指导下按照自己的职责独立做好护理工作、重视护理质量、提高病人满意度。按时、按质、按量完成自己的本职工作。是科室护理骨干力量。</td></tr>
<tr><td rowspan="1">岗位工作
主要职责
与任务</td><td colspan="7">**岗位职责**。1.参加晨会。查看夜班交班报告内容,明确治疗本、医嘱本、护嘱本、记录本等内容与结果,完成交班期间待完成的治疗项目。2.在护士长领导下独立完成自己的岗位工作。具备整体护理知识,熟悉基础、专科、责任护理业务,对病人实施整体护理,制订和评估病人护理计划,完成健康教育、心理护理内容,护理文书书写达到要求。3.交接科室规定物品并双方签字。4.掌握耳鼻喉科常见疾病护理技术。5.熟悉以耳鼻喉疾病微创诊疗为特色的护理技术,注重手术室、内镜室、听功能室、嗓音实验室以及基础科学实验室建设的护理特点。6.科室开展的微创护理技术,在耳鼻咽喉肿瘤的切除与修复、各类鼓室成型及听力重建、耳鼻畸形的矫治、鼻窦内窥镜及鼻功能护理方面维护已形成优势。7.遵循 PDCA 管理、追踪问题管理、持续质量改进计划、了解可靠性管理方法。8.熟悉耳鼻喉科疑难病人护理新技术。
工作任务。1.在护士长带领下参加病人床旁交接班,明确危重、抢救、特殊检查、新入院病人情况。2.交接班重点明白病人静脉输液管等各种管道是否畅通。静脉输液管内加药成分、滴速、数量。吸引管引出的液体颜色、性质、数量,各类管道消毒更换日期等。3.清楚疼痛病人止痛后的效果。4.能够与医生一道独立完成危重病人抢救工作。5.参加护理查房、护理病例讨论。6.熟悉科室各个护理班次的工作内容,按照规定参加夜、晚值班。7.维护科室医疗设备。8.继续教育学分达标。9.工作现场"7S 管理":①整理、②整顿、③清扫、④清洁、⑤安全、⑥节约、⑦素养。
制度执行。1.严格执行各项规章制度和技术操作常规,按照规范的流程操作。2.严格执行消毒隔离、无菌技术操作流程,预防医院感染。3.执行医院各项管理规定。
职业道德。1.遵纪守法。2.尊重患者权利,保守病人秘密。3.廉洁工作,务态度。4.团队精神,和谐共事。5.工作积极性、主动性、责任心。6.奉献精神,任劳任怨。
学习与创新。1.朝气蓬勃,精神面貌好,持续学习与创新能力。2.结合临床实际不断总结经验,撰写论文。3.积极参加医学继续教育项目。指导护士、实习、进修生临床带教工作,并进行考核和评价。4.完成有关领导安排的其他临时性工作任务。</td></tr>
<tr><td>岗位工作
主要绩效
考核要点</td><td colspan="7">1.规章制度。2.护理业务、学术、科研等工作数量、质量、绩效指标。3.顾客沟通、护患纠纷处理。4.医德医风、社会责任。5.服务态度。6.健康教育、培训帮带。7."三基"考试。8.责任护理。9.护理技术操作。10.静脉穿刺成功率。11.基础、专科、整体护理。12.特、一级护理数。13.护理文书。14.病人满意度。15.持续学习能力。</td></tr>
<tr><td rowspan="2">岗位工
作关系</td><td colspan="2">院内联系部门</td><td colspan="5">院内各个科室、行政职能部门、后勤部门相关领导和人员。</td></tr>
<tr><td colspan="2">院外联系部门</td><td colspan="5">医院、科室或护理部授权范围内与外界有关部门人员沟通、联系。</td></tr>
<tr><td>工作权限</td><td colspan="7">1.病人护理管理权。2.监督下级护士工作权。3.向上级领导建议工作改进权力。</td></tr>
<tr><td>工作环境</td><td colspan="7">1.在医院内工作,温度、湿度适宜。2.满足医疗、护理服务工作的相关环境条件。</td></tr>
<tr><td>在现在的岗位已工作时间</td><td colspan="7">自 年 月 日开始, 共计: 年</td></tr>
<tr><td>学历经验</td><td colspan="7">1.本科以上学历,3 年以上护理工作经验。2.有基础专科责任护理及管理培训经历。</td></tr>
<tr><td>技能要求</td><td colspan="7">1.称职的护师职称。2.公认的业务、技术、管理和协调能力。3.持续学习能力强。</td></tr>
<tr><td rowspan="2">岗位工作
其他要求</td><td colspan="2">性别要求</td><td colspan="2">年龄要求</td><td></td><td>婚姻</td><td>婚否不限</td></tr>
<tr><td colspan="2">身体要求</td><td colspan="2">政治要求</td><td>事业性、组织观念强</td><td>业务要求</td><td>熟悉本专业</td></tr>
<tr><td colspan="3" align="center">岗位分析时间</td><td colspan="2"></td><td align="center">填写人</td><td colspan="2"></td></tr>
</table>

7.耳鼻喉科护士岗位说明书

岗位工作基本信息	岗位名称	护士	所在部门	耳鼻喉科	岗位编号	
	从属部门	护理部	岗位定员		所辖人数	
	直接上级	护士长	直接下级	实习、进修护士		

岗位使命工作概述	在护士长领导和上级护师指导下按照自己的职责独立做好护理工作、重视护理质量、提高病人满意度。按照时间、按照质量、按照数量标准完成自己本职岗位的工作。

岗位工作主要职责与任务	**岗位职责。**1.取得护师执业资格。2.参加晨会。查看夜班交班报告内容,明确治疗本、医嘱本、护嘱本、记录本等内容与结果,完成交班期间待完成的治疗项目。3.独立完成岗位工作。具备整体护理知识,熟悉基础、专科、责任护理业务,对病人实施整体护理,制订和评估病人护理计划,完成健康教育、心理护理,护理文书书写达到要求。4.交接科室规定物品并双方签字。5.熟悉耳鼻喉科常见疾病护理技术。6.熟悉以耳鼻喉疾病微创诊疗为特色的护理技术,注重手术室、内镜室、听功能室、嗓音实验室以及基础科学实验室建设的诊疗护理特点。7.了解科室开展的微创护理技术,在耳鼻咽喉肿瘤的切除与修复、各类鼓室成型及听力重建、耳鼻畸形的矫治、鼻窦内窥镜及鼻功能护理方面维护已形成的优势。8.应用新的医学模式对患者实施以人为中心的整体护理。9.参与科内护理缺陷问题的讨论,提出防范措施及改进建议。10.持续学习,充实、强化自己,将知识更好地运用于患者护理工作中。11.继续教育学分达标。12.熟悉并掌握科室各个护理班次的工作内容。13.病人满意度。 **工作任务。**1.在护士长带领下参加病人床旁交接班,明确危重、抢救、特殊检查、新入院病人情况。2.交接班重点明白病人静脉输液管等各种管道是否畅通。静脉输液管内加药成分、滴速、数量。引流管引出的液体颜色、性质、数量,各类管道消毒更换日期等。3.清楚疼痛病人止痛后的效果。4.能够独立参加危重病人的抢救工作,预防并发症的发生。5.参加护理查房、护理病例讨论。6.工作现场"7S管理":①整理、②整顿、③清扫、④清洁、⑤安全、⑥节约、⑦素养。7.按照规定处理医疗垃圾和废物。8.发现问题解决问题。9.完成相关领导交办的其他临时性工作任务。 **制度执行。**1.认真执行各项规章制度和技术操作常规,按照规范的流程操作。2.严格执行规定的消毒隔离、无菌技术操作流程,预防医院感染。3.落实病人治疗饮食。 **职业道德。**1.遵纪守法。2.尊重患者权利,保守病人秘密。3.卓越服务。4.团队精神,注重沟通。5.工作积极性、主动性与创新性,责任心。6.奉献精神,任劳任怨。 **学习与创新。**1.持续学习能力。2.结合临床实际撰写论文。3.参加医学继续教育。

岗位工作主要绩效考核要点	1.规章制度。2.护理业务、学术、科研等工作数量、质量、绩效指标。3.顾客沟通、护患纠纷处理。4.医德医风、社会责任。5.服务态度。6.健康教育、培训帮带。7."三基"考试。8.责任护理。9.护理技术操作。10.静脉穿刺成功率。11.基础、专科、整体护理。12.特、一级护理数。13.护理文书。14.病人满意度。15.持续学习能力。

岗位工作关系	院内联系部门	院内各个科室、行政职能部门、后勤部门相关领导和人员。
	院外联系部门	医院、科室或护理部授权范围内与外界有关部门人员沟通、联系。

工作权限	1.病人护理管理权。2.监督下级护士工作权。3.向上级领导建议改进工作权。

工作环境	1.在医院内工作,温度、湿度适宜。2.满足医疗、护理服务工作的相关环境条件。

在现在的岗位已工作时间	自　　年　　月　　日开始,　共计:　　年

学历经验	1.本科以上学历,2年以上护理工作经验。2.有基础专科责任护理、业务培训经历。

技能要求	1.称职的初级专业技术职称。2.公认的业务、技术、管理和协调能力。3.持续学习能力强。

岗位工作其他要求	性别要求		年龄要求		婚姻	婚否不限
	身体要求		政治要求	事业性、组织观念强	业务要求	掌握本专业

岗位分析时间		填写人	

8.耳鼻喉科办公室护师岗位说明书

岗位工作 基本信息	岗位名称	办公室护师	所在部门	耳鼻喉科	岗位编号	
	从属部门	护理部	岗位定员		所辖人数	
	直接上级	护士长	直接下级	实习、进修护士		

岗位使命 工作概述	在护士长领导和上级护师指导下按照自己的职责独立做好办公室工作、重视护理质量、提高顾客满意度。按照时间、按照质量、按照数量标准完成自己本职工作。

岗位工作 主要职责 与任务	**岗位职责。**1.提前10分钟到病房,参加晨会,查看夜间医嘱,阅读交班报告和了解医嘱执行情况。2.热情接待病人,文明用语。合理安排床位,填写诊断卡和床尾卡及时通知主管医师和主管护士。3.填写空床报告,在病室一览表上填写病人总数、新入、危重、手术、转科、出院、特殊治疗事项及当日值班医师和护士姓名。4.办理出入院、转科、转院、饮食、手术、死亡通知工作。5.正确绘制体温单,转抄长期医嘱执行单(输液、注射、口服等)和记账。6.每日查对医嘱,每周大查对医嘱一次,有记录。根据护理级别、药物阳性标志及时在诊断卡和床头卡上注明。7.按医嘱饮食种类和病人需要,与营养科联系安排病人的饮食。8.负责使用病历的管理、出院病人病历的质量检查及整理工作,防止丢失。9.负责办公室的电脑、电话和整洁的管理。10.各种纸张、表格、电脑耗材清理并及时补充。11.保持办公室清洁、整齐。12.遵循PDCA管理、追踪问题管理、了解可靠性管理、持续质量改进方法,不断提高护理技术水平。13.基本掌握耳鼻喉科常见疾病护理技术。14.熟悉以耳鼻喉疾病微创诊疗为特色的护理技术,注重手术室、内镜室、听功能室、嗓音实验室以及基础科学实验室建设的诊疗护理特点。15.熟悉本科室疑难病人护理技术。16.工作现场"7S管理":①整理、②整顿、③清扫、④清洁、⑤安全、⑥节约、⑦素养。17.按照规定处理医疗垃圾和废物。18.完成相关领导交办的其他临时性工作任务。 **制度执行。**1.认真执行各项规章制度和技术操作常规,按照流程操作。2.严格执行"三查七对"查对制度,正确执行医嘱,临时医嘱及时通知病人责任护士。监督检查医嘱执行情况。3.严格执行消毒隔离、无菌技术操作流程,预防医院感染。4.严格执行收费标准并记账,负责掌握病人费用的动态情况并与相关人员一起催交费用。 **职业道德。**1.遵纪守法。2.尊重患者权利,保守医疗秘密。3.廉洁工作,文明礼貌。 **学习与创新。**1.持续学习与工作改进和创新能力。2.不断总结经验,结合临床实际撰写论文。3.积极参加医学继续教育。4.指导实习、进修护士临床带教,完成规定的教学计划,并进行考核和评价。5.针对学习创新存在的问题、缺陷的持续改进能力。

岗位工作 主要绩效 考核要点	1.规章制度。2.护理业务、学术、科研等工作数量、质量、绩效指标。3.顾客沟通,护患纠纷处理。4.医德医风、社会责任。5.服务态度。6.健康教育。7."三基"考试。8.责任护理。9.护理技术操作。10.静脉穿刺成功率。11.基础、专科、整体护理。12.特、一级护理数。13.护理文书。14.病人满意度。15.岗位工作办公室"7S管理"。

岗位工 作关系	院内联系部门	院内各个科室、行政职能部门、后勤部门相关领导和人员。
	院外联系部门	医院、科室或护理部授权范围内与外界有关部门人员沟通、联系。

工作权限	1.病人护理管理权。2.监督下级护士工作权。3.向上级领导建议改进工作权。

工作环境	1.在医院内工作,温度、湿度适宜。2.满足医疗、护理服务工作的相关环境条件。

在现在的岗位已工作时间	自　　年　　月　　日开始,　共计:　　年

学历经验	1.本科以上学历,5年以上护理工作经验。2.有基础专科责任护理、业务培训经历。

技能要求	1.称职的中级专业技术职称。2.公认的业务、技术、管理和协调能力。3.持续学习能力强。

岗位工作 其他要求	性别要求		年龄要求		婚姻	婚否不限
	身体要求		政治要求	事业性、组织观念强	业务要求	掌握本专业

岗位分析时间		填写人	

9.耳鼻喉科总务护师岗位说明书

岗位工作基本信息	岗位名称	总务护师	所在部门	耳鼻喉科	岗位编号	
	从属部门	护理部	岗位定员		所辖人数	
	直接上级	护士长	直接下级	实习、进修护士		
岗位使命工作概述	在护士长领导和上级护师指导下按照自己的职责独立做好总务护士工作,重视护理工作质量、管理质量,提高顾客满意度。按时、按质、按量完成自己的本职工作。					
岗位工作主要职责与任务	**岗位职责。**1.树立以病人为中心服务理念,保持良好护患关系。2.具备整体护理知识,熟悉基础、专科、责任护理业务。3.负责抢救仪器、急救器材、药品的管理,保证急救器材、药品完好率100%。保持病房内物品干净、整齐、卫生。4.负责病区氧气、治疗物品、一次性物品的清理、交换及补充,无过期物品。5.负责各类药品的领取和保管,分类分柜储存口服药、静脉药、肌注药、外用药、剧毒药并标示清楚。6.定期清理药品批号,无过期药品。麻醉药上锁,每班交接并签字。7.负责与供应室、洗衣房交换物品,保证科室与病人用品及时更换、请领。8.负责治疗、换药、处置及检查室管理、清洁、消毒工作。9.病房用后的物品按规定处理。10.协助护士长做好病房管理工作。负责病房物资的请领、保管和报损。物资管理做到账物相符,接受机关物资管理的监督。11.各种纸张、表格、电脑耗材清理、补充及时。注重成本管理。12.科室物品无损坏、丢失,有保质期的用物,做到标示清楚。13.加强病房管理,投诉处理及时。14.重视学习,不断提高物资管理能力。15.按照规定处理医疗废物。16.遵循 PDCA 管理、追踪问题管理、了解可靠性管理、持续质量改进方法,不断提高护理技术和管理水平。17.熟悉掌握疑难病人护理技术。18.爱护公物,大公无私,严格物资的出入登记与管理。19.基本掌握耳鼻喉科常见疾病护理技术。20.熟悉以耳鼻喉疾病微创诊疗为特色的护理技术,注重手术室、内镜室、听功能室、嗓音实验室建设的诊疗护理特点。21.维护医疗设备,提高设备效率。22.工作现场"7S 管理":①整理、②整顿、③清扫、④清洁、⑤安全、⑥节约、⑦素养。23.按照规定处理医疗垃圾和废物。24.完成相关领导交办的其他临时性工作任务。 **制度执行。**1.执行各项规章制度和技术操作常规。2.执行消毒隔离制度、医院感染管理制度,定期做环境卫生学监测和消毒溶液浓度的测定及更换。3.预防医院感染。 **职业道德。**1.遵纪守法。2.尊重患者权利,保守病人秘密。3.廉洁工作,文明礼貌,卓越服务。4.团队精神,和谐共事。5.工作积极、主动、创新性,责任心。 **学习与创新。**1.持续学习能力。2.结合临床实际撰写论文。3.参加医学继续教育。					
岗位工作主要绩效考核要点	1.规章制度。2.护理业务、学术、科研等工作数量、质量、绩效指标。3.顾客沟通。4.医德医风、社会责任。5.服务态度。6.健康教育。7."三基"考试。8.责任护理。9.护理技术操作。10.静脉穿刺成功率。11.基础、专科、整体护理。12.特、一级护理数。13.护理文书。14.病人满意度。15.消毒隔离。16.病人被服、科室物品管理。					
岗位工作关系	院内联系部门	院内各个科室、行政职能部门、后勤部门相关领导和人员。				
	院外联系部门	医院、科室或护理部授权范围内与外界有关部门人员沟通、联系。				
工作权限	1.病人护理、物资管理权。2.监督下级护士工作权。3.向上级领导建议改进工作权。					
工作环境	1.在医院内工作,温度、湿度适宜。2.满足医疗、护理服务工作的相关环境条件。					
在现在的岗位已工作时间	自　　年　　月　　日开始,　　共计:　　年					
学历经验	1.本科以上学历,5 年以上护理工作经验。2.有基础专科责任护理、业务培训经历。					
技能要求	1.称职的中级专业技术职称。2.公认的业务、技术、管理和协调能力。3.持续学习能力强。					
岗位工作其他要求	性别要求		年龄要求		婚姻	婚否不限
	身体要求		政治要求	事业性、组织观念强	业务要求	精通本专业
岗位分析时间			填写人			

10. 耳鼻喉科辅助、帮班护士岗位说明书

<table>
<tr><td rowspan="3">岗位工作
基本信息</td><td>岗位名称</td><td>辅助、帮班护士</td><td>所在部门</td><td colspan="2">耳鼻喉科</td><td>岗位编号</td><td></td></tr>
<tr><td>从属部门</td><td>护理部</td><td>岗位定员</td><td colspan="2"></td><td>所辖人数</td><td></td></tr>
<tr><td>直接上级</td><td>护士长</td><td>直接下级</td><td colspan="4">实习、进修护士</td></tr>
<tr><td>岗位使命
工作概述</td><td colspan="7">在护士长领导和上级护师指导下依据主班护理工作做好自己的辅助护理工作、重视护理质量、提高病人满意度。按照时间、按照质量、按照数量标准完成本职工作。</td></tr>
<tr><td rowspan="5">岗位工作
主要职责
与任务</td><td colspan="7">岗位职责。1.取得护师执业资格。2.晨会后在护士长带领下病人床旁交接班,重点是危重、抢救、特殊检查、新入院病人,了解、询问相关情况。一切以主班护士工作为中心。3.床旁交接班重点是病人静脉输液管道等各种管道是否畅通。静脉输液瓶内加药成分、滴速、数量,吸引管引出的液体颜色、性质、数量,各类管道消毒更换日期、标示等。4.查点交接规定的物品并双方签字。5.查看夜班交班报告内容,明确治疗、医嘱、护嘱、记录本内容完成情况与结果,完成交班期待完成事项。6.具备整体护理知识,熟悉基础、专科、责任护理业务,并熟悉评估病人方法。</td></tr>
<tr><td colspan="7">工作任务。1.在护士长指导下做好病室管理工作。2.维护病房与病室秩序,保证病人安全。3.病人饮食落实。4.协助主班护士执行医嘱、护嘱,实施护理计划及评价护理效果。5.参加危重病人抢救工作。6.巡视病房,掌握病房病人动态情况,测量病人生命体征,并正确完整记录。7.参加护理查房、护理病例讨论,发现问题,及时解决。8.掌握神经外科常见疾病护理技术。9.基本掌握耳鼻喉科常见疾病护理技术。10.熟悉以耳鼻喉疾病微创诊疗为特色的护理技术,注重手术室、内镜室、听功能室、嗓音实验室建设的诊疗护理特点。11.遵循PDCA管理、追踪问题管理、了解可靠性管理与持续质量改进方法。12.熟悉科室各个护理班次的工作内容,按照规定参加夜、晚值班。13.服务态度好,对待病人热情。14.工作现场"7S管理":①整理、②整顿、③清扫、④清洁、⑤安全、⑥节约、⑦素养。15.按照规定处理医疗垃圾和废物。16.服务病人满意度测评。17.完成相关领导交办的其他临时性工作任务。</td></tr>
<tr><td colspan="7">制度执行。1.执行各项规章制度和技术操作常规,按照流程工作。2.严格执行医院、科室相关管理规定。3.严格执行消毒隔离、无菌技术操作规定,预防医院感染。</td></tr>
<tr><td colspan="7">职业道德。1.遵纪守法。2.尊重患者权利,保守病人秘密。3.廉洁工作,文明礼貌。</td></tr>
<tr><td colspan="7">学习与创新。1.持续学习与工作改进和创新能力。2.不断总结经验,结合临床实际撰写论文。3.积极参加医学继续教育。4.指导实习、进修护士临床带教,完成规定的教学计划与任务,并进行考核和评价。5.持续学习本岗位护理专业知识的能力强。</td></tr>
<tr><td>岗位工作
主要绩效
考核要点</td><td colspan="7">1.规章制度。2.护理业务、学术、科研等工作数量、质量、绩效指标。3.顾客沟通、护患纠纷处理。4.医德医风、社会责任。5.服务态度。6.健康教育、消毒隔离。7."三基"考试。8.责任护理。9.护理技术操作。10.静脉穿刺成功率。11.基础、专科、整体护理。12.特、一级护理数。13.护理文书。14.病人满意度。15.持续学习能力。</td></tr>
<tr><td rowspan="2">岗位工
作关系</td><td>院内联系部门</td><td colspan="6">院内各个科室、行政职能部门、后勤部门相关领导和人员。</td></tr>
<tr><td>院外联系部门</td><td colspan="6">医院、科室或护理部授权范围内与外界有关部门人员沟通、联系。</td></tr>
<tr><td>工作权限</td><td colspan="7">1.病人护理与管理权。2.监督下级护士工作权。3.向上级领导建议改进工作权。</td></tr>
<tr><td>工作环境</td><td colspan="7">1.在医院内工作,温度、湿度适宜。2.满足医疗、护理服务工作的相关环境条件。</td></tr>
<tr><td>在现在的岗位已工作时间</td><td colspan="7">自　　年　　月　　日开始,　　共计:　　年</td></tr>
<tr><td>学历经验</td><td colspan="7">1.本科以上学历,2年以上护理工作经验。2.有基础专科责任护理及业务培训经历。</td></tr>
<tr><td>技能要求</td><td colspan="7">1.称职的初级专业技术职称。2.公认的业务、技术、管理和协调能力。3.持续学习能力强。</td></tr>
<tr><td rowspan="2">岗位工作
其他要求</td><td>性别要求</td><td></td><td>年龄要求</td><td></td><td>婚姻</td><td colspan="2">婚否不限</td></tr>
<tr><td>身体要求</td><td></td><td>政治要求</td><td>事业性、组织观念强</td><td>业务要求</td><td colspan="2">熟悉本专业</td></tr>
<tr><td colspan="3" align="center">岗位分析时间</td><td colspan="2"></td><td>填写人</td><td colspan="2"></td></tr>
</table>

11.耳鼻喉科治疗班护士岗位说明书

岗位工作基本信息	岗位名称	治疗班护士	所在部门	耳鼻喉科	岗位编号	
	从属部门	护理部	岗位定员		所辖人数	
	直接上级	护士长	直接下级	实习、进修护士		

岗位使命工作概述	在护士长领导和上级护师指导下按照自己的职责独立做好治疗班工作、重视治疗班工作质量、提高病人满意度。按照时间、按照质量、按照数量标准完成本职工作。

岗位工作主要职责与任务	**岗位职责。**1.提前10分钟上班,阅读交班报告及危重患者处置记录单,明确夜班交班内容。2.交接治疗室规定使用的物品并签字,完成交接班中待执行事项。3.晨会后随护士长床头交接班。明确病人静脉输液管等各种管道是否畅通。静脉输液瓶内加药成分、滴速、数量。吸引管引出的液体颜色、性质、数量。各类管道消毒更换日期、标示等。4.做到给药时间、途径、剂量和浓度准确。转抄服药本、输液卡,每日下午进行查对。5.具备整体护理知识,熟悉基础、专科、责任护理业务。6.发放中午口服药品,"三查七对",做到送药入手,倒温水,看药入口。7.检查备用药品,如有过期、沉淀、絮状物等质量问题,及时调整。8.及时巡视病房,如有异常报告医生后妥善处理。适时对病人开展健康宣教。9.按时测量病人生命体征,如有异常遵医嘱及时处置。做好体温计消毒及治疗室紫外线消毒,填写消毒记录。10.掌握病人动态情况。填写各种治疗和处置事项后记录,写交班报告。11.送取药盘,查对药品,准备下班治疗药品,做好交班准备。12.保持治疗室清洁、整齐。13.掌握耳鼻喉科常见疾病护理技术。14.掌握以耳鼻喉疾病微创诊疗为特色护理技术,注重手术室、内镜室、听功能室护理特点。15.维护科室开展的微创护理技术,掌握耳鼻咽喉肿瘤的切除与修复、颅底外科护理技术。16.掌握科室各个护理班次的工作内容。17.工作现场"7S管理":①整理、②整顿、③清扫、④清洁、⑤安全、⑥节约、⑦素养。 **制度执行。**1.执行各项规章制度和技术操作常规,按照流程操作。2.严格执行医院、科室相关管理规定。3.严格执行消毒隔离、无菌技术操作流程,预防医院感染。 **职业道德。**1.遵守劳动纪律,按规定着装。2.尊重患者权利,保守医疗秘密。3.廉洁工作,文明礼貌,卓越服务。4.团队精神,和谐共事。5.工作积极性、主动性、责任心与创新性。6.热爱专业,任劳任怨,忠于职守。7.病人满意度。 **学习与创新。**1.持续学习与工作改进和创新能力。2.不断总结经验,结合临床实际撰写论文。3.积极参加医学继续教育项目。指导实习、进修护士临床带教,完成规定的教学计划,并进行考核和评价。4.完成有关领导安排的其他临时性工作任务。

岗位工作主要绩效考核要点	1.规章制度。2.护理业务、学术、科研等工作数量、质量、绩效指标。3.顾客沟通,护患纠纷处理。4.医德医风、社会责任。5.服务态度。6.健康教育、消毒隔离。7."三基"考试。8.责任护理。9.护理技术操作。10.静脉穿刺成功率。11.基础、专科、整体护理。12.特、一级护理数。13.护理文书。14.病人满意度。15.持续学习能力。

岗位工作关系	院内联系部门	院内各个科室、行政职能部门、后勤部门相关领导和人员。
	院外联系部门	医院、科室或护理部授权范围内与外界有关部门人员沟通、联系。

工作权限	1.病人护理与管理权。2.监督下级护士工作权。3.向上级领导建议改进工作权。

工作环境	1.在医院内工作,温度、湿度适宜。2.满足医疗、护理服务工作的相关环境条件。

在现在的岗位已工作时间	自　　年　　月　　日开始,　　共计:　　年

学历经验	1.本科以上学历,5年以上护理工作经验。2.有基础专科责任护理,业务培训经历。

技能要求	1.称职的中级专业技术职称。2.公认的业务、技术、管理和协调能力。3.持续学习能力强。

岗位工作其他要求	性别要求		年龄要求		婚姻	婚否不限
	身体要求		政治要求	事业性、组织观念强	业务要求	掌握本专业

岗位分析时间		填写人	

12.耳鼻喉科基础护理护士岗位说明书

岗位工作基本信息	岗位名称	基础护理护士	所在部门	耳鼻喉科	岗位编号	
	从属部门	护理部	岗位定员		所辖人数	
	直接上级	护士长	直接下级	实习、进修护士		

岗位使命工作概述	在护士长领导和上级护师指导下,独立做好病人基础护理工作,重视护理质量、提高病人满意度。按照时间、按照质量、按照数量标准完成自己本职岗位的工作。

岗位工作主要职责与任务	**岗位职责。**1.上班提前10分钟到工作岗位。2.与相关同事交接物品并签字。3.精确掌握基础护理项目、内容和标准。4.掌握分级护理的各级病情依据、护理要求。5.明确掌握特级护理、一级护理、二级护理、三级护理的具体护理操作流程。6.整理床单位,清楚晨间护理的内容:对不能离床活动的,病情较轻的病人,鼓励其自行洗漱,包括刷牙,漱口,洗脸,梳头。用消毒毛巾湿式扫床。根据清洁程度,更换床单,整理好床单位。7.对于病情较重,不能离床活动的病人,如危重、高热、昏迷、瘫痪、年老体弱者,协助病人排便,帮助其刷牙、漱口;病情严重者给予口腔护理,洗脸、洗手、梳头,协助翻身并检查全身皮肤有无受压变红,做皮肤护理按摩骨隆突处皮肤;按需要更换衣服和床单,整理床单位;与病人交谈,了解一夜睡眠情况及有无病情变化,鼓励病人增强战胜疾病的信心并因人而异给予心理护理;根据室温适当开窗通风。8.保持病房清洁、物品整齐,使用物品标识明确。9.维持病房、病室病人秩序,帮助需要帮助的病人。10.加强设备维护,提高设备使用效率。11.掌握耳鼻喉科常见疾病护理技术。12.掌握以耳鼻咽喉疾病微创诊疗为特色护理技术,注重手术室、内镜室护理特点。13.维护科室开展的微创护理技术,掌握耳鼻咽喉肿瘤的切除与修复、颅底外科护理技术。14.熟悉科室各个护理班次工作内容。15.工作现场"7S管理":①整理、②整顿、③清扫、④清洁、⑤安全、⑥节约、⑦素养。 **制度执行。**1.执行各项规章制度和技术操作常规,按照流程操作。2.严格执行医院、科室相关管理规定。3.严格执行消毒隔离、无菌技术操作流程,预防医院感染。 **职业道德。**1.遵守医院劳动纪律,按规定着装。2.尊重患者权利,保守医疗秘密。3.廉洁工作,文明礼貌,卓越服务。4.团队精神,和谐共事。5.工作积极性、主动性与责任心。6.热爱专业,任劳任怨,忠于职守。7.病人服务满意度。 **学习与创新。**1.持续学习与自我工作改进和创新能力。2.不断总结经验,结合临床实际撰写论文。3.积极参加医学继续教育。指导实习、进修护士临床带教,完成规定的继续教育计划。4.发现、解决问题。5.完成有关领导安排的其他临时性工作任务。

岗位工作主要绩效考核要点	1.规章制度。2.护理业务、学术、科研等工作数量、质量、绩效指标。3.顾客沟通、护患纠纷处理。4.医德医风、社会责任。5.服务态度。6.健康教育、基础护理。7."三基"考试。8.责任护理。9.护理技术操作。10.静脉穿刺成功率。11.基础、专科、整体护理。12.特、一级护理数。13.护理文书。14.病人满意度。15.持续学习能力。

岗位工作关系	院内联系部门	院内各个科室、行政职能部门、后勤部门相关领导和人员。
	院外联系部门	医院、科室或护理部授权范围内与外界有关部门人员沟通、联系。

工作权限	1.病人护理与管理权。2.监督下级护士工作权。3.向上级领导建议改进工作权。

工作环境	1.在医院内工作,温度、湿度适宜。2.满足医疗、护理服务工作的相关环境条件。

在现在的岗位已工作时间	自 年 月 日开始, 共计: 年

学历经验	1.本科以上学历,5年以上护理工作经验。2.有基础专科责任护理及业务培训经历。

技能要求	1.称职的中级专业技术职称。2.公认的业务、技术、管理和协调能力。3.持续学习能力强。

岗位工作其他要求	性别要求		年龄要求		婚姻	婚否不限
	身体要求		政治要求	事业性、组织观念强	业务要求	掌握本专业

岗位分析时间		填写人	

13.耳鼻喉科责任护师岗位说明书

岗位工作 基本信息	岗位名称	责任护师	所在部门	耳鼻喉科	岗位编号	
	从属部门	护理部	岗位定员		所辖人数	
	直接上级	护士长	直接下级	实习、进修护士		

岗位使命 工作概述	在护士长领导和上级护师指导下,独立做好病人基础护理工作,重视护理质量、提高病人满意度。按时、按质、按量完成自己岗位工作。以病人为中心,责任心强。

岗位工作 主要职责 与任务	**岗位职责**。1.上班提前10分钟到工作岗位。2.参加晨会交班,听取夜班报告,随护士长危重病人床头交接班。交接规定物品并签字。3.对自己所分管的病人,进行系统的全面的评估,制订护理计划,负责实施与评估。4.按病人的护理级别及时巡视病房,了解病人病情、饮食、卫生及心理状态。5.做好基础护理,坚持晨、晚间护理及出院护理标准。严密观察与记录危重病人的病情变化,发现异常及时报告,积极配合抢救治疗工作。6.正确地执行医嘱,按时完成治疗、护理工作,做好查对和交接班工作,不断提高护理质量,严防差错事故。7.随医生查房,了解病人的心理、精神、社会、文化状态并进行护理,做好病人的健康教育、功能锻炼、饮食管理及出院指导等工作。8.维持病房环境清洁、整齐,安静、工作秩序良好,做好陪人管理、宣传卫生和防病知识,鼓励病人增强对治疗的信心,及时向病人及家属介绍住院须知。9.做好手术病人的术前宣教,术后护理,做好手术病人的术前准备(指导禁食时间、药物皮试、导尿、备皮等)。10.掌握本科病人的护理技术。11.遵循PDCA管理、追踪问题管理、了解可靠性管理、持续质量改进方法。12.负责病人的卫生工作,及时修剪指甲、胡须,催留大小便标本。13.按要求测T、P、R、BP和血糖,并正确绘制,做好记录。14.病人出院后,对病人床铺严格消毒,按照规定内容整理铺好,负责本组病人的标本送检、治疗和各项护理工作。15.保持病人"三短六洁",按照级别护理要求,及时巡视病房,密切观察病情变化和心理状态,发现问题及时报告并处理,及时与主管医生进行沟通。16.熟悉科室各个护理班次的工作内容。17.工作现场"7S管理":①整理、②整顿、③清扫、④清洁、⑤安全、⑥节约、⑦素养。 **制度执行**。1.执行各项规章制度和技术操作常规,按照流程操作。2.严格执行医院、科室相关管理规定。3.严格执行消毒隔离、无菌技术操作流程,预防医院感染。 **职业道德**。1.遵纪守法。2.尊重患者权利,保守病人秘密。3.廉洁工作,文明礼貌,卓越服务。4.团队精神,和谐共事。5.岗位工作积极性、主动性、创新性、责任心。 **学习与创新**。1.持续学习能力。2.结合临床实际撰写论文。3.参加医学继续教育。

岗位工作 主要绩效 考核要点	1.规章制度。2.护理业务、学术、科研等工作数量、质量、绩效指标。3.顾客沟通。4.医德医风、社会责任。5.健康教育。6."三基"考试。7.护理技术操作。8.静脉穿刺成功率。9.特、一级护理数。10.护理文书。11.病人服务满意度。12.责任护理评价。

岗位工 作关系	院内联系部门	院内各个科室、行政职能部门、后勤部门相关领导和人员。
	院外联系部门	医院、科室或护理部授权范围内与外界有关部门人员沟通、联系。

工作权限	1.病人护理与管理权。2.监督下级护士工作权。3.向上级领导建议改进工作权。

工作环境	1.在医院内工作,温度、湿度适宜。2.满足医疗、护理服务工作的相关环境条件。

在现在的岗位已工作时间	自 年 月 日开始, 共计: 年

学历经验	1.本科以上学历,2年以上护理工作经验。2.有基础专科责任护理及业务培训经历。

技能要求	1.称职的中级专业技术职称。2.公认的业务、技术、管理和协调能力。3.持续学习能力强。

岗位工作 其他要求	性别要求		年龄要求			婚姻	婚否不限
	身体要求		政治要求	事业性、组织观念强		业务要求	掌握本专业

岗位分析时间		填写人	
直接上级审核签字		审核时间	

14.耳鼻喉科责任护士岗位说明书

岗位工作 基本信息	岗位名称	责任护士	所在部门	耳鼻喉科	岗位编号	
	从属部门	护理部	岗位定员		所辖人数	
	直接上级	护士长	直接下级	实习、进修护士		

岗位使命 工作概述	在护士长领导和上级护师指导下,独立做好病人基础护理工作,重视护理质量、提高病人满意度。按时、按质、按量完成自己岗位工作。以病人为中心,责任心强。

岗位工作 主要职责 与任务	**岗位职责。**1.上班提前10分钟到工作岗位。2.参加晨会交班,听取夜班报告,随护士长危重病人床头交接班。交接规定物品并签字。3.对自己所分管的病人,进行系统的全面的评估,制订护理计划,负责实施与评估。4.按病人的护理级别及时巡视病房,了解病人病情、饮食、卫生及心理状态。5.做好基础护理,坚持晨、晚间护理及出院护理标准。严密观察与记录危重病人的病情变化,发现异常及时报告,积极配合抢救治疗工作。6.正确地执行医嘱,按时完成治疗、护理工作,做好查对和交接班工作,不断提高护理质量,严防差错事故。7.随医生查房,了解病人的心理、精神、社会、文化状态并进行护理,做好病人的健康教育、功能锻炼、饮食管理及出院指导等工作。8.维持病房环境清洁、整齐、安静、工作秩序良好,做好陪人管理、宣传卫生和防病知识,鼓励病人增强对治疗的信心,及时向病人及家属介绍住院须知。9.做好手术病人的术前宣教,术后护理,做好手术病人的术前准备(指导禁食时间、药物皮试、导尿、备皮等)。10.掌握本科病人的护理技术。11.遵循PDCA管理、追踪问题管理、了解可靠性管理、持续质量改进方法。12.负责病人的卫生工作,及时修剪指甲、胡须,催留大小便标本。13.按要求测T、P、R、BP和血糖,并正确绘制,做好记录。14.病人出院后,对病人床铺严格消毒,按照规定内容整理铺好,负责本组病人的标本送检、治疗和各项护理工作。15.保持病人"三短六洁",按照级别护理要求,及时巡视病房,密切观察病情变化和心理状态,发现问题及时报告并处理,及时与主管医生进行沟通。16.熟悉科室各个护理班次的工作内容。17.工作现场"7S管理":①整理、②整顿、③清扫、④清洁、⑤安全、⑥节约、⑦素养。 **制度执行。**1.执行各项规章制度和技术操作常规,按照流程操作。2.严格执行医院、科室相关管理规定。3.严格执行消毒隔离、无菌技术操作流程,预防医院感染。 **职业道德。**1.遵纪守法。2.尊重患者权利,保守病人秘密。3.廉洁工作,文明礼貌,卓越服务。4.团队精神,和谐共事。5.岗位工作积极性、主动性、创新性、责任心。 **学习与创新。**1.持续学习能力。2.结合临床实际撰写论文。3.参加医学继续教育。

岗位工作 主要绩效 考核要点	1.规章制度。2.护理业务、学术、科研等工作数量、质量、绩效指标。3.顾客沟通。4.医德医风、社会责任。5.健康教育。6."三基"考试。7.护理技术操作。8.静脉穿刺成功率。9.特、一级护理数。10.护理文书。11.病人服务满意度。12.责任护理评价。

岗位工 作关系	院内联系部门	院内各个科室、行政职能部门、后勤部门相关领导和人员。
	院外联系部门	医院、科室或护理部授权范围内与外界有关部门人员沟通、联系。

工作权限	1.病人护理与管理权。2.监督下级护士工作权。3.向上级领导建议改进工作权。

工作环境	1.在医院内工作,温度、湿度适宜。2.满足医疗、护理服务工作的相关环境条件。

在现在的岗位已工作时间	自　　　年　　月　　日开始,　　共计:　　　年

学历经验	1.本科以上学历,2年以上护理工作经验。2.有基础专科责任护理及业务培训经历。

技能要求	1.称职的中级专业技术职称。2.公认的业务、技术、管理和协调能力。3.持续学习能力强。

岗位工作 其他要求	性别要求		年龄要求			婚姻	婚否不限
	身体要求		政治要求	事业性、组织观念强	业务要求		掌握本专业

岗位分析时间		填写人	
直接上级审核签字		审核时间	

15.耳鼻喉科晚班(小夜班)护士岗位说明书

岗位工作基本信息	岗位名称	晚班护士	所在部门	耳鼻喉科	岗位编号	
	从属部门	护理部	岗位定员		所辖人数	
	直接上级	护士长	直接下级	实习、进修护士		

岗位使命工作概述	在护士长领导和上级护师指导下按照自己的职责和任务独立做好晚班护理工作、重视护理质量、提高病人满意度。按照时间、按照质量、按照数量标准完成本职工作。

岗位工作主要职责与任务	**岗位职责。**1.上班提前10分钟到病房,阅读交班报告及危重患者护理记录单,掌握上一班交班内容。2.明确病人总数与相关信息及病室管理中应注意的问题。负责晚间病区病员的一切治疗、护理工作。完成交接班中待执行事项。3.检查备用、急救、贵重、毒麻、限剧药品情况。4.新入院、急诊、抢救、危重,特殊诊疗、输血及情绪异常的病人必须床旁交接。5.长期卧床病人有无压疮,静脉输液管等各种管道是否畅通。静脉输液瓶内加药成分、滴速、数量。吸引管引出的液体颜色、性质、数量,各类管道消毒更换日期、标示清楚。6.病人有无伤口出血与渗血情况。按时测量病人生命体征。7.按时发放病人口服药品,核对姓名,做到送药入手,倒温水,看药入口。8.督促协助护理员进行晚间护理,照顾病人就寝,做好陪人管理,保持病室安静。9.掌握病区病人动态情况及健康宣教。10.在办公室、治疗室、病房时应开门,以便了解病区情况。11.负责病区安全,关注人员往来。按时或根据气候变化关闭门窗、电源开关。12.填写各种护理和处置后事项的记录单,书写交班报告。13.掌握耳鼻喉科常见疾病护理技术。14.掌握以耳鼻喉疾病微创诊疗为特色护理技术,注重手术室、内镜室护理特点。15.维护科室开展的微创护理技术,掌握耳鼻咽喉肿瘤的切除与修复、颅底外科护理技术。16.熟悉科室各个护理班次的工作内容。17.工作现场"7S管理":①整理、②整顿、③清扫、④清洁、⑤安全、⑥节约、⑦素养。 **制度执行。**1.执行各项规章制度和技术操作常规,按照流程操作。2.严格执行医院、科室相关管理规定。3.严格执行消毒隔离、无菌技术操作流程,预防医院感染。 **职业道德。**1.遵纪守法,遵守医院劳动纪律,按规定着装。2.尊重患者权利,保守病人秘密。3.廉洁工作,文明礼貌,卓越服务。4.团队精神,和谐共事。5.工作积极性、主动性、创新性、与责任心。6.敬业奉献,热爱专业,任劳任怨,忠于职守。 **学习与创新。**1.持续学习与工作改进和创新能力。2.不断总结经验,结合临床实际撰写论文。3.积极参加医学继续教育。4.指导实习、进修护士临床带教,完成规定的教学计划,并进行绩效考核和评价。5.完成有关领导安排的其他临时性工作任务。

主要绩效考核要点	1.规章制度。2.护理业务、学术、科研等工作数量、质量、绩效指标。3.顾客沟通,护患纠纷处理。4.医德医风、社会责任。5.服务态度。6.健康教育、培训帮带。7."三基"考试。8.责任护理。9.护理技术操作。10.静脉穿刺成功率。11.基础、专科、整体护理。12.特、一级护理数。13.护理文书。14.病人服务满意度。15.持续学习。

岗位工作关系	院内联系部门	院内各个科室、行政职能部门、后勤部门相关领导和人员。
	院外联系部门	医院、科室或护理部授权范围内与外界有关部门人员沟通、联系。

工作权限	1.病人护理与管理权。2.优质服务与沟通权。3.向上级领导建议改进工作权。

工作环境	1.在医院内工作,温度、湿度适宜。2.满足医疗、护理服务工作的相关环境条件。

在现在的岗位已工作时间	自　　年　　月　　日开始,　　共计:　　年

学历经验	1.本科以上学历,2年以上护理工作经验。2.有基础专科责任护理及业务培训经历。

技能要求	1.称职的初级专业技术职称。2.公认的业务、技术、管理和协调能力。3.持续学习能力强。

岗位工作其他要求	性别要求		年龄要求		婚姻	婚否不限
	身体要求		政治要求	事业性、组织观念强	业务要求	掌握本专业

岗位分析时间		填写人	
直接上级审核签字		审核时间	

16.耳鼻喉科夜班(大夜班)护士岗位说明书

岗位工作基本信息	岗位名称	夜班护士	所在部门	耳鼻喉科	岗位编号	
	从属部门	护理部	岗位定员		所辖人数	
	直接上级	护士长	直接下级	实习护士、进修护士		

岗位使命 工作概述	在护士长领导和上级护师指导下按照自己的职责和任务独立做好岗位工作、重视护理质量、提高病人满意度。按照时间、按照质量、按照数量标准完成自己本职工作。

岗位工作 主要职责 与任务	**岗位职责。**1.接班后阅读交班报告和危重患者护理记录单,明确上一班交班内容。2.明确病人总数与相关信息及病室管理中应注意的问题。负责夜间病区病员的一切治疗、护理工作。完成交接班班中待执行事项。3.检查备用急救、贵重、毒麻、限剧药品情况。4.新入院、急诊、抢救、危重,特殊诊疗、输血及情绪异常的病人必须床旁交接。5.病人有无压疮,静脉输液管等各种管道是否畅通。静脉输液瓶内加药成分、滴速、数量。吸引管引出的液体颜色、性质、数量,各类管道消毒更换日期标示清楚。6.病人有无伤口出血与渗血情况。按时测量病人生命体征。7.按时发放病人口服药品,核对姓名,做到送药入手,倒温水,看药入口。8.督促护理员进行早间护理,照顾病人起居,做好陪人管理,保持病室安静。9.掌握病人动态情况及健康宣教。10.对昏迷、躁动、老年、小儿病人注意安全防护,防止坠床。11.负责病区安全,关注人员往来。根据气候变化关闭门窗、电源开关。12.填写各种护理和处置后事项记录单,书写交班报告。13.抽空腹血及做术前或特殊检查前各种准备,督促协助进行病员晨间护理,指导病人正确留取各种标本。14.探讨研究本科室危重病人特殊护理技术。15.掌握耳鼻喉科常见疾病护理技术。16.掌握以耳鼻喉疾病微创诊疗为特色护理技术,注重手术室、内镜室护理特点。17.维护科室开展的微创护理技术,掌握耳鼻咽喉肿瘤的切除与修复、颅底外科护理技术。18.熟悉科室各个护理班次工作内容。19.保持办公室及治疗室的清洁整齐,下班前须彻底打扫干净。20.工作现场"7S管理":①整理、②整顿、③清扫、④清洁、⑤安全、⑥节约、⑦素养。 **制度执行。**1.执行各项规章制度和技术操作常规,按照流程操作。2.严格执行医院、科室相关管理规定。3.严格执行消毒隔离、无菌技术操作流程,预防医院感染。 **职业道德。**1.遵纪守法。2.尊重患者权利,保守病人秘密。3.廉洁工作,文明礼貌,卓越服务。4.团队精神,和谐共事。5.工作积极、主动与创新性。6.病人满意度。 **学习与创新。**1.持续学习能力。2.结合临床实际撰写论文。3.参加医学继续教育。4.指导实习、进修护士临床带教,完成教学计划,并进行考核和评价。5.服务创新。

岗位工作 主要绩效 考核要点	1.规章制度。2.护理业务、学术、科研等工作数量、质量、绩效指标。3.顾客沟通、护患纠纷处理。4.医德医风、社会责任。5.服务态度。6.健康教育、培训带教。7."三基"考试。8.责任护理。9.护理技术操作。10.静脉穿刺成功率。11.基础、专科、整体护理。12.特、一级护理数。13.护理文书。14.病人满意度。15.持续学习能力。

岗位工 作关系	院内联系部门	院内各个科室、行政职能部门、后勤部门相关领导和人员。
	院外联系部门	医院、科室或护理部授权范围内与外界有关部门人员沟通、联系。

工作权限	1.病人护理与管理权。2.优质服务与沟通权。3.向上级领导建议改进工作权。

工作环境	1.在医院内工作,温度、湿度适宜。2.满足医疗、护理服务工作的相关环境条件。

在现在的岗位已工作时间	自　　年　　月　　日开始,　　共计:　　年

学历经验	1.本科以上学历,5年以上护理工作经验。2.有基础专科责任护理及业务培训经历。

技能要求	1.称职的中级专业技术职称。2.公认的业务、技术、管理和协调能力。3.持续学习能力强。

岗位工作 其他要求	性别要求		年龄要求		婚姻	婚否不限
	身体要求		政治要求	事业性、组织观念强	业务要求	掌握本专业

岗位分析时间		填写人	

17.耳鼻喉科主任秘书岗位说明书

岗位工作基本信息	岗位名称	秘书	所在部门	耳鼻喉科	岗位编号	
	从属部门	医务部	岗位定员		所辖人数	
	直接上级	科室主任	直接下级	科室相关人员		
岗位使命工作概述	在科室主任领导下按照自己的职责和任务独立做好各项工作、重视工作质量、提高病人、科室人员满意度。按照时间、按照质量、按照数量标准完成自己本职工作。					
岗位工作主要职责与任务	**岗位职责。**1.上班提前10分钟到工作岗位。2.在科室主任的领导下,协助科室主任日常工作。3.贯彻落实科秘书岗位责任制和工作标准,密切各部门相关的工作系统,加强秘书工作的协作与配合,建立起良好的工作网络。4.统计本科室各项业务工作的质和量。5.整理主任所管病人的术前、术中、术后相片以及需要时的多媒体资料。6.跟随科主任查房,接送主任所管病人做辅助检查。7.协助科主任接待病人家属和病人单位负责人,在科主任不在岗时单独接待好病人家属和病人单位负责人。8.负责出院病人的随访并记录相关内容。9.负责接听客户咨询电话,外部来访人员的接待工作。10.负责收集、整理科主任的门、急诊收费单据和其他资料、文件。11.负责收集、整理科主任所需病人的其他相关资料。12.办理科主任所管病人的出院结账手续,并送病人出院到门口。13.做好病人随访工作,不定期向主任提出工作中遇到的情况及重要事项。14.及时向主任汇报临床各项工作问题、提出建议、反馈各类信息,定期向主任汇报临床当月工作情况及下月工作计划。15.按规定及要求参加公司及医院组织的各类有关会议、活动,实施各类与本科室工作有关的会议决议,承办医院各类会议授权或要求承办的事务。16.掌握病人动态情况及健康教育。17.熟悉科室学科技术发展规划,掌握科室年度、月度工作计划,掌握科室主任工作习惯与流程。18.遵循PDCA管理、追踪问题管理、持续质量改进、了解可靠性管理方法。19.承担学科建设相关工作并组织实施。20.完成科主任指派的各项临时性工作。 **制度执行。**1.执行各项规章制度和技术操作常规,按照流程操作。2.督促执行医院、科室相关管理规定。3.检查督促消毒隔离、无菌技术操作流程,预防医院感染。 **职业道德。**1.遵纪守法。2.尊重患者权利,保守病人秘密。3.廉洁工作,文明礼貌,卓越服务。4.团队精神,和谐共事。5.工作积极、主动与创新性。6.病人满意度。 **学习与创新。**1.持续学习与自己工作改进和创新能力。2.不断总结经验,结合临床实际撰写论文。3.积极参加医学继续教育。指导相关人员完成规定的教学计划,并进行考核和评价。4.发现问题解决问题。5.完成领导安排的其他临时性工作任务。					
岗位工作主要绩效考核要点	1.规章制度。2.岗位工作绩效。3.医德医风、社会责任。4.顾客沟通、纠纷处理。5.病区管理、健康宣教。6.秘书工作流程。7.主任交代的相关工作记录完整。8.敬业奉献,遵守纪律,任劳任怨。9.工作主动责任心。10.职业素质。11.病人满意度。					
岗位工作关系	院内联系部门	院内各个科室、行政职能部门、后勤部门相关领导和人员。				
	院外联系部门	医院、科室或护理部授权范围内与外界有关部门人员沟通、联系。				
工作权限	1.科室管理参与权。2.监督考核相关人员工作权。3.向上级领导建议改进工作权。					
工作环境	1.在医院内工作,温度、湿度适宜。2.满足医疗、护理服务工作的相关环境条件。					
在现在的岗位已工作时间	自　　年　　月　　日开始,　　共计:　　年					
学历经验	1.研究生以上学历,5年以上工作经验。2.六级计算机水平及秘书培训经历。					
技能要求	1.相当于中级专业技术职称。2.公认的文字写作水平和协调能力。3.持续学习技能能力强。					
岗位工作其他要求	性别要求		年龄要求		婚姻	婚否不限
	身体要求		政治要求	事业性、组织观念强	业务要求	掌握本专业
岗位分析时间			填写人			
直接上级审核签字			审核时间			

九、口腔科护理人员岗位说明书

1.口腔科护士长岗位说明书

<table>
<tr><td rowspan="3">岗位工作
基本信息</td><td>岗位名称</td><td>护士长</td><td>所在部门</td><td>口腔科</td><td>岗位编号</td><td></td></tr>
<tr><td>从属部门</td><td>护理部</td><td>岗位定员</td><td></td><td>所辖人数</td><td></td></tr>
<tr><td>直接上级</td><td>科主任、护理部</td><td>直接下级</td><td colspan="3">护理人员,实习、进修护士</td></tr>
<tr><td>岗位使命
工作概述</td><td colspan="6">在科主任与护理部领导下,全面负责科室护理工作、病房管理、护士思想工作、学科建设,物资管理等工作。是科室护士的思想、业务、行政管理的第一责任人。</td></tr>
<tr><td rowspan="3">岗位工作
主要职责
与任务</td><td colspan="6">领导职责。1.在护理部主任的领导和科主任业务指导下,负责所管科室的护理业务及行政管理工作,完成各项数量、质量与绩效指标。2.重视思想政治工作,经常对护士进行职业道德教育工作。3.根据护理部的安排,结合本科具体情况制订本科的护理工作计划和科研计划,督促护士认真落实并经常检查。4.负责制订本科室的护理发展规划、学科建设及年度、月度、周工作计划,并组织实施。5.组织护理查房和随同科主任查房,了解护理工作中存在的问题,并加强医护联系与医患沟通。6.确定本科护士的轮转和临时调配。7.协调与其他科室的关系,搞好科内、外团结,以保证护理工作的正常进行。8.医护人员文明行医,和谐共事、树立良好的医德医风。</td></tr>
<tr><td colspan="6">管理职责。1.参加晨交班,检查危重抢救病人的护理情况,对复杂的护理技术或新开展的护理业务,要亲自参加并具体指导。2.教育全科护理人员加强工作责任心,改善服务态度,认真履行岗位职责,严格执行各项规章制度和技术操作规程,严防差错事故的发生。3.落实护理交接班并记录完善。4.掌握本科室常见病、多发病、少见疾病的护理技术诊断与治疗难点,危重病人、特殊病人、需要帮助的病人的护理技术等。5.严格无菌技术与消毒隔离工作。6.术后加强监测,精确掌握本科室危重病人的各种抢救流程。7.加强设备管理,提高设备使用效率。8.科室病人满意度。</td></tr>
<tr><td colspan="6">教学与科研职责。1.组织本科护理人员学习护理业务技术,加强业务训练,注重护士素质的培养。2.组织安排并检查实习护士、进修护士在本科各病室的临床教学和实习情况。3.参加一定的护理教学项目、设计科室护理科研课题,并组织实施。4.在完成本岗位护理工作的同时,完成医院和有关领导安排的其他临时性工作任务。</td></tr>
<tr><td>岗位工作
主要绩效
考核要点</td><td colspan="6">1.规章制度落实。2.完成护理、学术、科研等工作数量指标、质量指标、效率指标、经济指标。3.处理病人投诉。4.医德医风、社会责任。5.医患纠纷处理、顾客沟通。6.健康宣教、培训帮带等。7.护理工作流程规范。8.病房管理。9.本科室护理人员技术操作。10.静脉穿刺成功率。11.基础护理。12.护理文书。13.服务病人满意度。</td></tr>
<tr><td rowspan="2">岗位工
作关系</td><td>院内联系部门</td><td colspan="5">院内各个科室、行政职能部门、后勤部门相关领导和人员。</td></tr>
<tr><td>院外联系部门</td><td colspan="5">医院、科室或护理部授权范围内与外界有关部门人员沟通、联系。</td></tr>
<tr><td>岗位工
作权限</td><td colspan="6">1.科室管理、协调权。对本科室护理工作的计划、实施、检查和指导权,对本科室内护理人员任免的建议权。2.有权指导、监督护理人员日常工作权,制度改进建议权。</td></tr>
<tr><td>工作环境</td><td colspan="6">1.在医院内工作,温度、湿度适宜。2.满足医疗、护理服务工作的相关环境条件。</td></tr>
<tr><td>在现在的岗位已工作时间</td><td colspan="6">自　　年　　月　　日开始,　共计:　　年</td></tr>
<tr><td>学历培训
经历经验</td><td colspan="6">1.本科以上学历,5年以上本科室工作经验。2.专科护理业务进修最少1次及医院管理培训经历。3.学术教学科研经历。4.年内最少1篇国家级以上杂志论文发表。</td></tr>
<tr><td>岗位工作
技能要求</td><td colspan="6">1.称职的学科带头人。2.下属公认的领导、决策、管理和协调能力。3.较好的口才和文字表达能力。4.良好的职业道德素质和团队合作精神。5.中级专业职称。</td></tr>
<tr><td rowspan="2">岗位工作
其他要求</td><td>性别要求</td><td></td><td>年龄要求</td><td></td><td>婚姻</td><td>婚否不限</td></tr>
<tr><td>身体要求</td><td></td><td>政治要求</td><td>事业性、组织观念强</td><td>业务要求</td><td>精通本专业</td></tr>
<tr><td>岗位分析时间</td><td colspan="3"></td><td>填写人</td><td></td></tr>
<tr><td>直接上级审核签字</td><td colspan="3"></td><td>审核时间</td><td></td></tr>
</table>

2.口腔科主任护师岗位说明书

<table>
<tr><td rowspan="3">岗位工作
基本信息</td><td>岗位名称</td><td>主任护师</td><td>所在部门</td><td>口腔科</td><td>岗位编号</td><td></td></tr>
<tr><td>从属部门</td><td>医务部、护理部</td><td>岗位定员</td><td></td><td>所辖人数</td><td></td></tr>
<tr><td>直接上级</td><td>护士长</td><td>直接下级</td><td colspan="3">护理相关人员</td></tr>
<tr><td>岗位使命
工作概述</td><td colspan="6">在护理部和护士长领导下,分管科室护理业务、教学、培训、科研、服务,纠纷处理、护理质量管理等工作。本科室的护理业务、技术、科研、管理的高级专家。</td></tr>
<tr><td rowspan="1">岗位工作
主要职责
与任务</td><td colspan="6">

岗位职责。1.履行高级职称岗位职责。在护理部主任和护士长领导下,指导本科护理业务技术、服务、教学与科研工作。2.参加晨会并床旁交接班,协助护士长制订年度、月度、周工作计划并付诸监督实施。3.协调科室护理人员、监护室、技工室及相关科室业务关系。4.协助护士长制订本科的基础、专科、责任护理计划并落实。5.主持护理大查房,解决护理业务与技术疑难问题。6.定期检查急、危、重、疑难患者护理计划和会诊落实情况,对复杂技术或新开展护理业务,要亲自参加并具体指导。7.处理护理纠纷,对护理差错事故提出技术鉴定意见。8.协助护士长病房管理。9.完成护理部的人才培养、技术操作考核、临床检查以及相关医院护理活动工作。10.按照PDCA工作,做好追踪问题的解决、有持续护理质量改进计划并实施。11.护理技术精益求精,努力改善服务态度、追求卓越护理质量。12.加强病房管理,维护病房秩序。13.精确掌握口腔科病人护理技能。14.按照规定处理医疗废物。

制度执行。1.执行各项规章制度和技术操作常规,按照流程操作。2.执行查对制度及相关管理规定。3.执行消毒隔离制度。4.严格探视和陪护制度。5.病人满意度。

职业道德。1.遵守劳动纪律。2.尊重患者权利,保守医疗护理秘密。3.勤奋工作,文明礼貌,卓越服务。4.团队精神,和谐共事。5.工作积极性、主动性、责任心。

教学与科研。1.协助护理部并承担对护理人员业务学习、培养及护士晋级的考核工作。2.拟定教学计划,编写教材并负责讲授。3.制订专科护理科研、技术革新计划并实施。4.参与审定、评价护理论文和科研、技术革新成果。5.负责组织本科护理学习讲座和护理病案讨论。6.本科疑难护理问题研究与解决效果。7.对医院护理队伍建设,业务技术管理和组织管理提出意见,参与护理部组织的全院性工作检查。

</td></tr>
<tr><td>主要绩效
考核要点</td><td colspan="6">1.规章制度落实。2.护理教学、科研,护理工作数量质量及综合绩效。3.医德医风、社会责任。4.顾客沟通。5.病区管理、健康宣教、培训帮带。6.与护士长配合与协调工作及团队精神。7.基础、整体、专科护理,责任制护理。8.学习与创新能力。</td></tr>
<tr><td rowspan="2">岗位工
作关系</td><td>院内联系部门</td><td colspan="5">院内各个科室、行政职能部门、后勤部门相关领导和人员。</td></tr>
<tr><td>院外联系部门</td><td colspan="5">医院、科室或护理部授权范围内与外界有关部门人员沟通、联系。</td></tr>
<tr><td>工作权限</td><td colspan="6">1.科室护理业务管理权。2.所属人员监督权。3.工作计划实施、检查和改进权。</td></tr>
<tr><td>工作环境</td><td colspan="6">1.在医院内工作,温度、湿度适宜。2.满足医疗、护理服务工作的相关环境条件。</td></tr>
<tr><td>在现在的岗位已工作时间</td><td colspan="6">自 年 月 日开始, 共计: 年</td></tr>
<tr><td>学历经验</td><td colspan="6">1.本科以上学历,10年以上本科室护理工作经验。2.正高级护理专业技术职称。</td></tr>
<tr><td>岗位工作
技能要求</td><td colspan="6">

基础技能:掌握外科护理学专业理论;掌握外科常见疾病的临床表现,主要护理诊断和相关护理措施;掌握整体护理和护理程序理论,熟悉外科常见疾病的护理程序。

专业技能:掌握本科专业疾病相关的基础护理学、专科护理、解剖学、病理生理学以及临床药理学的相关知识;熟悉与外科护理学密切相关学科的理论;熟悉诊断学相关理论知识,外科常用诊疗技术原理及临床应用。应知相关法规以及规章制度。

</td></tr>
<tr><td rowspan="2">岗位工作
其他要求</td><td>性别要求</td><td></td><td>年龄要求</td><td></td><td>婚姻</td><td>婚否不限</td></tr>
<tr><td>身体要求</td><td></td><td>政治要求</td><td>事业性、组织观念强</td><td>业务要求</td><td>精通本专业</td></tr>
<tr><td colspan="2">岗位分析时间</td><td></td><td colspan="2">填写人</td><td></td></tr>
<tr><td colspan="2">直接上级审核签字</td><td></td><td colspan="2">审核时间</td><td></td></tr>
</table>

3.口腔科副主任护师岗位说明书

<table>
<tr><td rowspan="3">岗位工作
基本信息</td><td>岗位名称</td><td>副主任护师</td><td>所在部门</td><td>口腔科</td><td>岗位编号</td><td></td></tr>
<tr><td>从属部门</td><td>医务部、护理部</td><td>岗位定员</td><td></td><td>所辖人数</td><td></td></tr>
<tr><td>直接上级</td><td>护士长</td><td>直接下级</td><td colspan="3">护理相关人员</td></tr>
<tr><td>岗位使命
工作概述</td><td colspan="6">在护士长领导和上级护师指导下,分管科室护理业务、技术、服务、教学、培训、科研、护理质量管理工作。是本科室的护理业务、技术、科研、管理的行家里手。</td></tr>
<tr><td rowspan="4">岗位工作
主要职责
与任务</td><td colspan="6">岗位职责。1.履行高级职称岗位职责。在科护士长和上级护师指导下,指导本科护理业务技术、服务、教学与科研工作。2.参加晨会交接班,协助护士长制订年度、月度、周工作计划并付诸实施。3.注重沟通及相关部门科室业务关系。4.协助护士长制订本科的基础、专科、责任护理计划并落实。5.经常解决护理技术疑难问题。6.检查患者护理计划落实情况,对复杂技术或新开展的护理业务,要亲自参加并具体指导。7.处理护理纠纷,对护理差错、事故提出技术鉴定意见。8.协助护士长病房管理。9.精确掌握口腔科病人疾病护理技能。10.随时了解病员思想、生活情况,征求病员对护理工作意见,做好病员的思想工作。11.必要时参加值班。12.持续改进。</td></tr>
<tr><td colspan="6">制度执行。1.执行规章制度和技术操作常规。2.执行查对制度及相关管理规定。3.严格执行消毒隔离制度。4.重视护理质量,按照PDCA工作,对护理问题能够追踪解决,有护理持续改进计划并落实。5.严格探视和陪护制度与管理。6.病人满意度。</td></tr>
<tr><td colspan="6">职业道德。1.遵纪守法。2.尊重患者权利,保守医疗秘密。3.勤奋工作,文明礼貌,卓越服务。4.团队精神,和谐共事。5.工作积极性、主动性、创新性,责任心。</td></tr>
<tr><td colspan="6">教学科研。1.协助护理部并承担对护理人员业务学习、培养及护士晋级的考核工作。2.拟定教学计划,编写教材并负责讲授。3.制订专科护理科研、技术革新计划并实施。4.参与审定、评价护理论文和科研、技术革新成果。5.负责组织本科护理学习讲座和护理病案讨论。6.对医院护理队伍建设,业务技术管理和组织管理提出意见,参与护理部组织的全院性工作检查。7.掌握国内外本科护理发展动态,努力引进先进技术,提高护理质量,发展护理科学。8.完成领导交代的其他临时性工作任务。</td></tr>
<tr><td>岗位工作
主要绩效
考核要点</td><td colspan="6">1.规章制度落实。2.护理教学、科研,护理工作数量、质量、效率及综合绩效管理指标。3.医德医风、社会责任。4.顾客沟通、护患纠纷处理。5.病区环境管理、健康宣教、培训帮带等。6.护理工作流程。7.危重病人全程护理。8.与护士长配合、医护人员沟通、协调。9.基础、专科护理,责任制护理。10.岗位学习与创新能力。</td></tr>
<tr><td rowspan="2">岗位工
作关系</td><td>院内联系部门</td><td colspan="5">院内各个科室、行政职能部门、后勤部门相关领导和人员。</td></tr>
<tr><td>院外联系部门</td><td colspan="5">医院、科室或护理部授权范围内与外界有关部门人员沟通、联系。</td></tr>
<tr><td>工作权限</td><td colspan="6">1.科室护理业务指导权。2.所属人员监督权。3.工作计划实施、检查和改进权。</td></tr>
<tr><td>工作环境</td><td colspan="6">1.在医院内工作,温度、湿度适宜。2.满足护理工作的相关环境条件。</td></tr>
<tr><td>在现在的岗位已工作时间</td><td colspan="6">自　　年　　月　　日开始,　　共计:　　年</td></tr>
<tr><td>学历经验</td><td colspan="6">1.本科以上学历,10年以上本科室护理工作经验。2.副高级专业技术职称。</td></tr>
<tr><td>岗位工作
技能要求</td><td colspan="6">基础技能:掌握外科护理学专业理论;掌握外科常见疾病的临床表现,主要护理诊断和相关护理措施;掌握整体护理和护理程序理论,熟悉外科常见疾病的护理程序。
专业技能:掌握本科专业疾病相关的基础护理学、专科护理、解剖学、病理生理学以及临床药理学的相关知识;熟悉与外科护理学密切相关学科的理论;熟悉诊断学相关理论知识、外科常用诊疗技术原理及临床应用。应知相关法规以及规章制度。</td></tr>
<tr><td rowspan="2">岗位工作
其他要求</td><td>性别要求</td><td></td><td>年龄要求</td><td></td><td>婚姻</td><td>婚否不限</td></tr>
<tr><td>身体要求</td><td></td><td>政治要求</td><td>事业性、组织观念强</td><td>业务要求</td><td>精通本专业</td></tr>
<tr><td colspan="2">岗位分析时间</td><td colspan="2"></td><td>填写人</td><td></td></tr>
<tr><td colspan="2">直接上级审核签字</td><td colspan="2"></td><td>审核时间</td><td></td></tr>
</table>

4. 口腔科主管护师岗位说明书

<table>
<tr><td rowspan="3">岗位工作
基本信息</td><td>岗位名称</td><td>主管护师</td><td>所在部门</td><td>口腔科</td><td>岗位编号</td><td></td></tr>
<tr><td>从属部门</td><td>护理部</td><td>岗位定员</td><td></td><td>所辖人数</td><td></td></tr>
<tr><td>直接上级</td><td>护士长</td><td>直接下级</td><td colspan="3">相关护理人员,实习、进修护士</td></tr>
<tr><td>岗位使命
工作概述</td><td colspan="6">负责上班时病人的治疗、护理、服务工作,护患沟通、健康教育及相关工作。是专科护理业务、技术、服务工作全能核心力量。按时间、按质量、按数量完成工作。</td></tr>
<tr><td>岗位工作
主要职责
与任务</td><td colspan="6">岗位职责。1.按量按质按时完成自己岗位独立工作。2.做好护理质量控制工作。3.熟悉护理理念和管理工具。对患者实施整体护理。4.掌握基础护理、专科护理与责任护理流程。协助护士长做好行政管理和护理队伍的建设工作。5.掌握口腔科常见疾病护理技术。6.形成以口腔科诊疗为特色的护理技术,注重"四手操作"的护理特点,遵守院感控制的要求。7.掌握科室开展的口腔颌面外科、修复、正畸、牙体牙髓病、牙周黏膜病、儿牙病、牙齿美容、颞下颌关节病、种植牙、门诊手术及手术室等相关护理方面内容。8.遵循 PDCA 管理、追踪问题管理、熟悉可靠性管理,持续质量改进,不断提高管理水平。9.探讨口腔科门诊诊疗护理新技术。10.岗位工作的现场"7S 管理":①整理、②整顿、③清扫、④清洁、⑤安全、⑥节约、⑦素养。

工作任务。1.参与门诊器械消毒、导诊分诊、口腔科材料调配等业务活动。2.担当危、急、重症病人抢救工作。3.能够解决本科护理业务上的大多数疑难问题。4.指导护师、护士、实习、进修护士工作。5.带头落实本科基础护理、专科护理、责任制护理计划。6.完成感控护理工作。7.对口腔相关疾病有基本的护理评估。8.对本科的护理差错、事故进行分析、鉴定并提出防范措施。9.学习应用国内外护理先进经验,不断提高科室的护理技术水平。10.按质按量按时间完成口腔科门诊护理工作。

制度执行。1.严格执行各项规章制度与护理技术操作常规。2.落实"三查七对"及相关医疗、护理业务与管理制度。3.执行年度、月度和周护理工作计划,细化自己的本职工作并记录完整。4.各项护理文书书写达到要求,有护理持续改进计划并实施。

职业道德。1.以病人为中心,尊重患者权利,保守医疗秘密。2.遵纪守法,廉洁工作,文明礼貌,卓越服务。3.团队精神,注重沟通,和谐共事。4.工作积极、主动、责任与创新性。5.奉献精神,任劳任怨。6.对患者适宜的健康教育。7.病人满意度。

学习与创新。1.持续学习与工作创新能力。2.不断总结经验,结合临床实际撰写论文。3.积极参加医学继续教育项目。4.完成有关领导安排的其他临时性工作任务。</td></tr>
<tr><td>岗位工作
主要绩效
考核要点</td><td colspan="6">1.规章制度。2.护理业务、学术、科研等工作数量、质量、绩效指标。3.顾客沟通,护患纠纷处理。4.医德医风、社会责任。5.服务态度。6.健康教育、培训帮带。7."三基"考试。8.责任护理。9.护理技术操作。10.静脉穿刺成功率。11.基础、专科、整体护理。12.病人服务满意度。13.持续学习。14.执行"18 项核心制度"执行情况。</td></tr>
<tr><td rowspan="2">岗位工
作关系</td><td colspan="2">院内联系部门</td><td colspan="4">院内各个科室、行政职能部门、后勤部门相关领导和人员。</td></tr>
<tr><td colspan="2">院外联系部门</td><td colspan="4">医院、科室或护理部授权范围内与外界有关部门人员沟通、联系。</td></tr>
<tr><td>工作权限</td><td colspan="6">1.病人护理管理权。2.监督下级护士工作权。3.向上级领导建议改进工作权。</td></tr>
<tr><td>工作环境</td><td colspan="6">1.在医院内工作,温度、湿度适宜。2.满足医疗、护理服务工作的相关环境条件。</td></tr>
<tr><td>在现在的岗位已工作时间</td><td colspan="6">自　　年　　月　　日开始,　　共计:　　年</td></tr>
<tr><td>学历经验</td><td colspan="6">1.5 年以上护理工作经验。2.有基础专科责任护理、责任护理及护理管理培训经历。</td></tr>
<tr><td>技能要求</td><td colspan="6">1.称职的中级专业技术职称。2.公认的业务、技术、管理和协调能力。3.中级专业技术职称。</td></tr>
<tr><td rowspan="2">岗位工作
其他要求</td><td>性别要求</td><td></td><td>年龄要求</td><td></td><td>婚姻</td><td>婚否不限</td></tr>
<tr><td>身体要求</td><td></td><td>政治要求</td><td>事业性、组织观念强</td><td>业务要求</td><td>掌握本专业</td></tr>
<tr><td colspan="2">岗位分析时间</td><td></td><td colspan="2">填写人</td><td></td></tr>
<tr><td colspan="2">直接上级审核签字</td><td></td><td colspan="2">审核时间</td><td></td></tr>
</table>

5.口腔科监护室护师岗位说明书

岗位工作基本信息	岗位名称	监护室护师	所在部门	口腔科	岗位编号	
	从属部门	口腔科	岗位定员		所辖人数	
	直接上级	监护室负责人	直接下级	实习、进修护士		

岗位使命工作概述	在监护室负责人和护士长领导下负责监护室日常各种工作。完成监护室设备与仪器正常运行与绩效管理工作。注重监护室病人监护与护理质量,提高顾客满意度。

岗位工作主要职责与任务	**岗位职责。**1.取得护士执业资格并经过注册。2.具备口腔科疾病科整体护理知识,熟悉专科护理业务,运用护理程序对病人实施整体护理,制订护理计划并落实。3.提前10分钟到监护室,交接班前要认真阅读监护室报告本、医嘱本、治疗本,详细了解监护室病人诊断、治疗和病情变化记录,如:现在病情、用药、24小时出入量、抢救记录重点等。4.认真进行监护室病人交接班(检查皮肤、卧位、了解各种管道用途,检查是否通畅,明确输液的用药、剂量、浓度、速度等)。5.全面掌握病人的T、P、R、BP、PR、RR、EKG、CVP及血液动力学监测、呼吸监测等情况。6.检查各种仪器(呼吸机、心输出量仪、输液泵等)的运转情况。7.每日按照消毒更换创伤部位敷料(如气管切开、静脉插管等)。8.全面掌握患者病情动态变化,遇有情况及时报告值班医生,参加急危重患者的抢救,完成交班报告及各种病情记录。9.保持监护室病人连续生命体征监护、诊疗、记录,严格交接班制度。做好病人各种记录和签字,并妥善保管监护室用物,防止丢失。10.精确掌握本科室病人疾病护理技能,随时了解病员思想、生活情况,征求病员和家属对护理工作意见,做好病员的思想工作。11.注重监护室病人护理质量,有持续改进计划。12.保持监护室清洁、整齐。13.加强仪器管理,提高设备使用效率。14.工作现场"7S管理":①整理、②整顿、③清扫、④清洁、⑤安全、⑥节约、⑦素养。15.按照规定处理医疗垃圾和废物。 **制度执行。**1.执行各项规章制度和技术操作常规,按照流程操作。2.执行查对制度及相关管理规定。3.执行消毒隔离制度。4.严格探视和陪护制度。5.病人满意度。 **职业道德。**1.遵纪守法。2.尊重患者权利,保守医疗秘密。3.勤奋工作,文明礼貌,卓越服务。4.团队精神,和谐共事。5.岗位工作积极性、主动性、创新性、责任心。 **教学与科研。**1.持续学习与创新能力。2.结合工作撰写论文。3.参加医学继续教育。

主要绩效考核要点	1.规章制度,出勤纪律。2.岗位职责,工作数量质量效益指标。3.医德医风、社会责任。4.技术操作。5.顾客沟通。6.病人服务态度、健康宣教。7.持续学习能力。

岗位工作关系	院内联系部门	院内各个科室、行政职能部门、后勤部门相关领导和人员。
	院外联系部门	医院、科室或护理部授权范围内与外界有关部门人员沟通、联系。

工作权限	1.科室护理管理权。2.所属人员监督权。3.工作计划实施、检查和改进权。

工作环境	1.在医院内工作,温度、湿度适宜。2.满足医疗、护理服务工作的相关环境条件。

在现在的岗位已工作时间	自　　年　　月　　日开始,　　共计:　　年

学历经验	1.本科以上学历,3年以上本科室工作经验。2.独立工作经历和能力。3.中级专业技术职称。

岗位工作技能要求	**基础技能:**掌握外科护理学专业理论;掌握外科常见疾病的临床表现,主要护理诊断和相关护理措施;掌握整体护理和护理程序理论,熟悉外科常见疾病的护理程序。 **专业技能:**掌握本科专业疾病相关的基础护理学、专科护理、解剖学、病理生理学以及临床药理学的相关知识;熟悉与外科护理学密切相关学科的理论;熟悉诊断学相关理论知识、外科常用诊疗技术原理及临床应用。应知相关法规以及规章制度。

岗位工作其他要求	性别要求		年龄要求		婚姻	婚否不限
	身体要求		政治要求	事业性、组织观念强	业务要求	掌握本专业

岗位分析时间		填写人	
直接上级审核签字		审核时间	

6.口腔科护师岗位说明书

岗位工作基本信息	岗位名称	护师	所在部门	口腔科	岗位编号	
	从属部门	护理部	岗位定员		所辖人数	
	直接上级	护士长	直接下级	护士,实习、进修护士		

岗位使命工作概述	在护士长领导、上级护师指导下按照自己的职责独立做好护理工作、重视护理质量、提高病人满意度。按照时间、按照质量、按照数量标准完成自己本职岗位的工作。

岗位工作主要职责与任务	**岗位职责。**1. 在上级护师指导下独立完成自己的岗位工作。具备整体护理知识,熟悉基础、专科、责任护理业务,完成健康教育、心理护理内容。2.交接科室规定物品并双方签字。3.掌握口腔科常见疾病护理技术。4.形成以口腔科诊疗为特色的护理技术,注重"四手操作"的护理特点,遵守院感控制的要求。5.掌握科室开展的口腔颌面外科、修复、正畸、牙体牙髓病、牙周黏膜病、儿牙病、牙齿美容、颞下颌关节病、种植牙、门诊手术及手术室等相关护理方面内容。6.遵循 PDCA 管理理念、追踪问题管理、持续护理质量改进管理方法。7.熟悉口腔科疑难病人护理新技术。 **工作任务。**1.参与门诊器械消毒、导诊分诊、口腔科材料调配等业务活动。2.能够与医生一道独立完成危重病人抢救工作。3.能够解决本科护理业务上的基本问题。4.指导护士、实习、进修护士工作。5.落实本科基础护理、专科护理、责任制护理计划。6.完成感控护理工作。7.对口腔相关疾病有基本的护理评估。8.学习应用国内外护理先进经验,不断提高科室的护理技术水平。9.按质按量按时间完成口腔科门诊护理工作。10.维护科室医疗设备。11.继续教育学分达标。12.探讨口腔科门诊诊疗护理新技术。13.遵循PDCA 管理、追踪问题管理、熟悉可靠性管理、持续护理质量改进。14.工作现场"7S 管理":①整理、②整顿、③清扫、④清洁、⑤安全、⑥节约、⑦素养。15.按照规定处理医疗垃圾和废物。16.科室服务病人的满意度。 **执行职责。**1.执行国家相关法律法规,行业规章制度、标准、职责、操作规范与流程,严格执行 18 项核心制度,执行医院和科室的各项管理制度。2.参加医院、行政、党支部举办的各项政治理论学习、业务与管理知识培训,参加继续医学教育会议。 **职业道德。**1.遵纪守法。2.尊重患者权利,保守病人秘密。3.廉洁工作,务态度。4.团队精神,和谐共事。5.工作积极性、主动性、责任心。6.奉献精神,任劳任怨。 **学习与创新。**1.朝气蓬勃,精神面貌好,持续学习与创新能力。2.结合临床实际不断总结经验,撰写论文。3.积极参加医学继续教育。指导护士、实习、进修生临床带教工作,并进行绩效考核和评价。4.完成有关领导安排的其他临时性工作任务。 **持续学习。**1.持续学习与工作改进能力。2.掌握、了解国内外本科室专业发展动态。

岗位工作主要绩效考核要点	1.规章制度。2.护理业务、学术、科研等工作数量、质量、绩效指标。3.顾客沟通,护患纠纷处理。4.医德医风、社会责任。5.服务态度。6.健康教育、培训帮带。7."三基"考试。8.责任护理。9.护理技术操作。10.静脉穿刺成功率。11.病人满意度。

岗位工作关系	院内联系部门	院内各个科室、行政职能部门、后勤部门相关领导和人员。
	院外联系部门	医院、科室或护理部授权范围内与外界有关部门人员沟通、联系。

工作权限	1.病人护理管理权。2.监督下级护士工作权。3.向上级领导建议工作改进权力。

工作环境	1.在医院内工作,温度、湿度适宜。2.满足医疗护理服务工作的相关环境条件。

在现在的岗位已工作时间	自 年 月 日开始, 共计: 年

学历经验	1.3 年以上护理工作经验。2.有基础专科责任护理、整体护理及管理培训经历。

技能要求	1.称职的护师职称。2.公认的业务、技术、管理和协调能力。3.初级专业技术职称。

岗位工作其他要求	性别要求		年龄要求		婚姻	婚否不限
	身体要求		政治要求	事业性、组织观念强	业务要求	熟悉本专业

岗位分析时间		填写人	

7. 口腔科护士岗位说明书

岗位工作基本信息	岗位名称	护士	所在部门	口腔科	岗位编号	
	从属部门	护理部	岗位定员		所辖人数	
	直接上级	护士长	直接下级	实习、进修护士		

岗位使命工作概述	在护士长领导、上级护师指导下按照自己的职责独立做好护理工作、重视护理质量、提高病人满意度。按照时间、按照质量、按照数量标准完成自己本职岗位的工作。

岗位工作主要职责与任务	**岗位职责。**1.取得护师执业资格。2.独立完成岗位工作。具备整体护理知识,熟悉基础、专科、责任护理业务,完成健康教育、心理护理。3.交接科室规定物品并双方签字。4.掌握口腔科常见疾病护理技术。5.形成以口腔科诊疗为特色的护理技术,注重"四手操作"的护理特点,遵守院感控制的要求。6.了解科室开展的口腔颌面外科、修复、正畸、牙体牙髓病、牙周黏膜病、儿牙病、牙齿美容、颞下颌关节病、种植牙、门诊手术及手术室等相关护理方面内容。7.参与科内护理缺陷问题的讨论,提出防范措施及改进建议。8.持续学习,充实、强化自己,将知识更好地运用于患者护理工作中。9.继续护理教育学分达标。10.熟悉并掌握科室护理的工作内容。 **工作任务。**1.参与门诊器械消毒、导诊分诊、口腔科材料调配等业务活动。2.能够解决本科护理业务上的基本问题。3.指导实习、进修护士工作。4.落实本科基础护理、专科护理、责任制护理计划。5.完成感控护理工作。6.对口腔相关疾病有基本的护理评估。7.学习口腔科室护理知识,不断提高科室的护理技术水平。8.按质按量按时间完成口腔科门诊护理工作。9.维护科室医疗设备。10.继续教育学分达标。11.工作现场"7S管理":①整理、②整顿、③清扫、④清洁、⑤安全、⑥节约、⑦素养。12.按照规定处理医疗垃圾和废物。13.完成临时性工作任务。14.病人满意度。 **职业道德。**1.遵纪守法。2.尊重患者权利,保守医疗秘密。3.病人优质服务。4.廉洁行医,文明礼貌,卓越工作。5.发扬团队精神。6.工作积极性、主动性、责任心。 **教学科研职责。**1.根据教学、带教、业务培训、学术会议、科研课题与管理等工作的需要,利用各种机会如医学继续教育、病例讨论、上课、护理查房和各类技术操作对下级护士和进修、实习人员进行示范教学和培训。2.指导相关人员结合本专业开展科学研究工作。3.是护理学科建设的重要人员。4.完成规定的年度岗位学术、发表论文、岗位培训、学术会议、科研和成果数、质量。5.发现问题解决问题能力。 **工作创新。**1.岗位工作与创新能力。2.岗位工作业务、技术、操作、流程、服务、管理创新。3.善于发现工作中的问题、缺陷,分析问题与解决问题能力持续提升。

岗位工作主要绩效考核要点	1.规章制度。2.护理业务、学术、科研等工作数量、质量、绩效指标。3.顾客沟通,护患纠纷处理。4.医德医风、社会责任。5.服务态度。6.健康教育、培训帮带。7."三基"考试。8.责任护理。9.护理技术操作。10.静脉穿刺成功率。11.基础、专科护理、整体护理。12.病人服务满意度。13.持续学习能力。14."18项核心制度"执行。

岗位工作关系	院内联系部门	院内各个科室、行政职能部门、后勤部门相关领导和人员。
	院外联系部门	医院、科室或护理部授权范围内与外界有关部门人员沟通、联系。

工作权限	1.病人护理管理权。2.监督下级护士工作权。3.向上级领导建议改进工作权。

工作环境	1.在医院内工作,温度、湿度适宜。2.满足医疗、护理服务工作的相关环境条件。

在现在的岗位已工作时间	自　　年　　月　　日开始,　共计:　　年

学历经验	1.2年以上护理工作经验。2.有基础专科责任护理及业务培训经历。3.初级专业技术职称。

技能要求	1.称职的护师职称。2.公认的业务、技术、管理和协调能力。3.持续学习能力强。

岗位工作其他要求	性别要求		年龄要求		婚姻	婚否不限
	身体要求		政治要求	事业性、组织观念强	业务要求	掌握本专业

岗位分析时间		填写人	

8.口腔科办公室护师岗位说明书

<table>
<tr><td rowspan="3">岗位工作
基本信息</td><td>岗位名称</td><td>办公室护师</td><td>所在部门</td><td>口腔科</td><td>岗位编号</td><td></td></tr>
<tr><td>从属部门</td><td>医务部、护理部</td><td>岗位定员</td><td></td><td>所辖人数</td><td></td></tr>
<tr><td>直接上级</td><td>护士长</td><td>直接下级</td><td colspan="3">实习、进修护士</td></tr>
<tr><td>岗位使命
工作概述</td><td colspan="6">在护士长领导、上级护师指导下按照自己的职责独立做好护理工作、重视护理质量、提高病人满意度。按照时间、按照质量、按照数量标准完成自己本职岗位的工作。</td></tr>
<tr><td rowspan="1">岗位工作
主要职责
与任务</td><td colspan="6">岗位职责。1.提前10分钟上班,参加晨会,查看夜间医嘱,阅读交班报告和了解医嘱执行情况。2.热情接待病人,文明用语。合理安排床位,填写诊断卡和床尾卡及时通知主管医师和主管护士。3.填写空床报告,在病室一览表上填写病人总数、新入、危重、转科、出院、特殊治疗事项及当日值班医师和护士姓名。4.办理出入院、转科、转院、饮食、死亡通知工作。5.正确绘制体温单,转抄长期医嘱执行单(输液、注射、口服等)和记账。6.每日查对医嘱,每周大查对医嘱一次,有记录。根据护理级别、药物阳性标志及时在诊断卡和床头卡上注明。7.安排好病人饮食。8.负责使用中的病历管理、出院病人病历的质量检查及整理工作,防止丢失。9.负责办公室的电脑、电话的管理。10.各种纸张、表格、电脑耗材清理并及时补充。11.对就诊、住院病人进行口腔科疾病、口腔病防治有关的卫生宣传教育。12.遵循PDCA管理、追踪问题管理、熟悉可靠性管理、持续护理质量改进。13.工作现场"7S管理":①整理、②整顿、③清扫、④清洁、⑤安全、⑥节约、⑦素养。14.按照规定处理医疗垃圾和废物。15.完成相关领导交办的其他临时性工作任务。16.病人满意度。
制度执行。1.认真执行各项规章制度和技术操作常规,按照流程操作。2.严格执行"三查七对"查对制度,正确执行医嘱,临时医嘱及时通知病人责任护士。随时检查医嘱执行情况。3.严格执行消毒隔离制度。4.严格执行收费标准并记账,负责掌握病人费用的动态情况并与相关人员一起催交费用。5.严格执行探视和陪护制度。
职业道德。1.遵纪守法。2.尊重患者权利,保守医疗秘密。3.勤奋工作,文明礼貌,卓越服务。4.团队精神,和谐共事。5.工作积极性、主动性、责任心与创新性。
学习与创新。1.持续学习与创新能力。2.不断总结护理经验,结合临床实际撰写论文。3.积极参加医学继续教育项目。4.完成有关领导安排的其他临时性工作任务。</td></tr>
<tr><td>主要绩效
考核要点</td><td colspan="6">1.规章制度,出勤纪律。2.岗位职责,岗位工作数量、质量与绩效。3.医德医风、社会责任。4.顾客沟通、感染管理。5.病人服务、健康宣教。6.持续学习能力。</td></tr>
<tr><td rowspan="2">岗位工
作关系</td><td>院内联系部门</td><td colspan="5">院内各个科室、行政职能部门、后勤部门相关领导和人员。</td></tr>
<tr><td>院外联系部门</td><td colspan="5">医院、科室或护理部授权范围内与外界有关部门人员沟通、联系。</td></tr>
<tr><td>工作权限</td><td colspan="6">1.对本科护理工作实施执行权。2.岗位工作协调权。3.有向护士长提出工作改进权。</td></tr>
<tr><td>工作环境</td><td colspan="6">1.在医院内工作,温度、湿度适宜。2.满足医疗、护理服务工作的相关条件。</td></tr>
<tr><td>在现在的岗位已工作时间</td><td colspan="6">自 年 月 日开始, 共计: 年</td></tr>
<tr><td>学历经验</td><td colspan="6">1.本科以上学历,5年以上本科室护理工作经验。2.中级专业技术职称。3.服务态度热情。</td></tr>
<tr><td>岗位工作
技能要求</td><td colspan="6">基础技能:1.掌握基础护理学专业理论。2.熟悉外科常见疾病的临床表现、主要护理诊断和相关护理措施。3.熟悉整体护理和专科护理程序理论。
专业技能:1.熟悉外科专业疾病相关的基础护理学、解剖学、病理生理学以及临床药理学的相关知识。2.了解与外科护理学密切相关学科的理论。3.了解诊断学相关理论知识、外科常用诊疗技术原理及临床应用。
其他技能:1.对病情有较好的观察能力。2.有较好的判断能力和应急处理能力。3.应知相关法规以及规章制度的学习能力。</td></tr>
<tr><td rowspan="2">岗位工作
其他要求</td><td>性别要求</td><td></td><td>年龄要求</td><td></td><td>婚姻</td><td>婚否不限</td></tr>
<tr><td>身体要求</td><td></td><td>政治要求</td><td>事业性、组织观念强</td><td>业务要求</td><td>精通本专业</td></tr>
<tr><td colspan="2" style="text-align:center">岗位分析时间</td><td></td><td colspan="2">填写人</td><td></td><td></td></tr>
</table>

9.口腔科总务护士岗位说明书

岗位工作基本信息	岗位名称	总务护士	所在部门	口腔科	岗位编号	
	从属部门	医务部、护理部	岗位定员		所辖人数	
	直接上级	护士长	直接下级	实习、进修护士		

岗位使命工作概述	在护士长领导和上级护师指导下按照自己职责独立做好总务护士工作,重视护理工作质量、物资管理质量,提高顾客满意度。按时、按质、按量完成自己本职工作。

岗位工作主要职责与任务	**岗位职责。**1.树立以病人为中心服务理念,应用 PDCA 管理。2.具备神感染性疾病科专科整体护理知识,熟悉基础、专科、责任护理业务。3.负责抢救仪器、急救器材、药品管理,保证急救器材、药品完好率100%。4.保持病房内物品干净、整齐、卫生。5.负责病区氧气、治疗物品、一次性物品清理、交换及补充,无过期物品。6.负责药品领取和保管,分类分柜储存口服药、静脉药、肌注药、外用药、剧毒药,标识清楚。7.定期清理药品批号,无过期药品。麻醉药上锁,每班交接并签字。8.负责与供应室、洗衣房交换物品,保证科室与病人用品及时更换、请领。9.负责治疗、换药、处置及检查室管理、清洁、消毒工作。10.病房用后的物品按规定处理。11.协助护士长做好病房管理工作。物资管理做到账物相符。12.各种纸张、表格、电脑耗材补充及时。13.注重成本控制与管理。14.科室物品无损坏、丢失,有保质期的用物,做到标示清楚。15.按照《医疗废物管理条例》做好医疗废物管理工作。16.具备整体护理知识对病人实施整体护理。严格区分并清除清洁区、污染区、半污染区。17.保持被服库房和相关房间清洁、整齐。18.遵循 PDCA 管理、追踪问题管理、熟悉可靠性管理、持续护理质量改进。19.科室库房工作现场"7S 管理":①整理、②整顿、③清扫、④清洁、⑤安全、⑥节约、⑦素养。20.完成其他临时性工作任务。 **制度执行。**1.执行各项规章制度和技术操作常规。2.执行消毒隔离、医院感染管理和无菌技术规程,预防医院感染。执行查对制度,负责所有物品管理,无丢失无损坏。3.及时更换病人床单位被服用品。4.执行物资丢失赔偿制度。5.病人满意度。 **职业道德。**1.遵纪守法。2.尊重患者权利,保守医疗秘密。3.廉洁工作,文明礼貌,卓越服务。4.团队精神,和谐共事。5.工作积极性、主动性、责任心与创新性。 **学习与创新。**1.持续学习与创新能力。2.不断总结经验,结合临床实际撰写论文。

主要绩效考核要点	1.规章制度,出勤纪律。2.岗位职责,岗位工作数量、质量与绩效。3.医德医风、社会责任。4.顾客沟通、感染管理。5.病人服务、健康宣教。6.持续学习能力。

岗位工作关系	院内联系部门	院内各个科室、行政职能部门、后勤部门相关领导和人员。
	院外联系部门	医院、科室或护理部授权范围内与外界有关部门人员沟通、联系。

工作权限	1.对本科护理工作实施执行权。2.岗位工作协调权。3.向护士长提出工作改进权。

工作环境	1.在医院内工作,温度、湿度适宜。2.满足医疗、护理服务工作的相关条件。

在现在的岗位已工作时间	自　　　年　　　月　　　日开始,　　　共计:　　　年

学历经验	1.本科以上学历,3 年以上本科室护理工作经验。2.初级专业技术职称。3.服务态度热情。

岗位工作技能要求	**基础技能:**1.掌握基础护理学专业理论。2.熟悉外科常见疾病的临床表现,主要护理诊断和相关护理措施。3.熟悉整体护理和专科护理程序理论。 **专业技能:**1.熟悉外科专业疾病相关的基础护理学、解剖学、病理生理学以及临床药理学的相关知识。2.了解与外科护理学密切相关学科的理论。3.了解诊断学相关理论知识、外科常用诊疗技术原理及临床应用。 **其他技能:**1.物资管理能力。2.对病情有较好的观察能力。3.有较好的判断能力和应急处理能力。4.应知法规以及规章制度的学习能力。

岗位工作其他要求	性别要求		年龄要求		婚姻	婚否不限
	身体要求		政治要求	事业性、组织观念强	业务要求	精通本专业
岗位分析时间				填写人		

10.口腔科辅助、帮班护士岗位说明书

岗位工作基本信息	岗位名称	辅助、帮班护士	所在部门	口腔科	岗位编号	
	从属部门	医务部、护理部	岗位定员		所辖人数	
	直接上级	护士长	直接下级	实习、进修护士		

岗位使命工作概述	在护士长领导、上级护师指导下按照自己的职责独立做好护理工作、重视护理质量、提高病人满意度。按照时间、按照质量、按照数量标准完成自己本职岗位的工作。

岗位工作主要职责与任务	**岗位职责。**1.取得护士执业资格。参加护士各种班次值班。独立完成岗位工作。2.参加晨会。查看上一班交班报告内容,明确治疗、医嘱、护嘱、记录本内容与结果,完成交班期间待完成的治疗项目。3.交接科室规定物品并双方签字。4.在护士长带领下参加病人床旁交接班,明确危重、抢救、特殊检查、新入院病人情况。5.交接班重点明白病人静脉输液管等各种管道是否畅通。静脉输液管内加药成分、滴速、数量。吸引管引出的液体颜色、性质、数量,各类管道消毒更换日期等。6.具备整体护理知识,熟悉基础、本专科、责任护理业务,对病人实施整体护理,制订和评估病人护理计划。7.参与病房危重、疑难病人的护理工作及护理操作。8.解除病人疼痛,评价病人疼痛。9.熟悉口腔科病人疾病护理技能,随时了解病员思想、生活情况,征求病员和家属对护理工作意见,做好病员的思想工作。10.参加本科上级护师组织的护理查房、会诊和病例讨论。11.能够较熟练地与医生一道独立完成危重病人抢救工作。12.对就诊、住院病人进行口腔科疾病、口腔病防治有关的卫生宣传教育。13.维护科室仪器设备,提高设备使用效率。14.按照 PDCA 工作,追踪护理问题解决、有持续护理质量改进并实施。15.按照规定处理医疗废物。16.工作现场"7S 管理":①整理、②整顿、③清扫、④清洁、⑤安全、⑥节约、⑦素养。17.持续改进。 **制度执行。**1.严格执行各项规章制度和技术操作常规,按照规范流程操作。2.执行消毒隔离制度。严格探视和陪护制度。3.清楚区分清洁区、污染区、半污染区。 **职业道德。**1.遵纪守法。2.尊重患者权利,保守医疗秘密。3.廉洁工作,文明礼貌,卓越服务。4.团队精神,和谐共事。5.工作积极性、主动性、创新性与责任心。 **学习与创新。**1.持续学习与创新能力。2.不断总结护理经验,结合临床实际撰写论文。3.积极参加医学继续教育项目。4.完成有关领导安排的其他临时性工作任务。

主要绩效考核要点	1.规章制度、出勤纪律。2.岗位职责,岗位工作数量、质量与绩效。3.医德医风、社会责任。4.顾客沟通、感染管理。5.病人服务、健康宣教。6.持续学习能力。

岗位工作关系	院内联系部门	院内各个科室、行政职能部门、后勤部门相关领导和人员。
	院外联系部门	医院、科室或护理部授权范围内与外界有关部门人员沟通、联系。

工作权限	1.对本科护理工作实施执行权。2.岗位工作协调权。3.向护士长提出工作改进权。

工作环境	1.在医院内工作,温度、湿度适宜。2.满足医疗、护理服务工作的相关条件。

在现在的岗位已工作时间	自 年 月 日开始, 共计: 年

学历经验	1.本科以上学历,1年以上本科室护理工作经验。2.初级专业技术职称。3.服务态度热情。

工作岗位技能要求	**基础技能:**1.掌握基础护理学专业理论。2.熟悉外科常见疾病的临床表现,主要护理诊断和相关护理措施。3.熟悉整体护理和专科护理程序理论。 **专业技能:**1.熟悉外科专业疾病相关的基础护理学、解剖学、病理生理学以及临床药理学的相关知识。2.了解与外科护理学密切相关学科的理论。3.了解诊断学相关理论知识、外科常用诊疗技术原理及临床应用。 **其他技能:**1.对病情有较好的观察能力。2.有较好的判断能力和应急处理能力。3.应知相关法规以及规章制度的学习能力。

岗位工作其他要求	性别要求		年龄要求		婚姻	婚否不限
	身体要求		政治要求	事业性、组织观念强	业务要求	熟悉本专业

岗位分析时间		填写人	

11.口腔科治疗班护士岗位说明书

<table>
<tr><td rowspan="3">岗位工作
基本信息</td><td>岗位名称</td><td>治疗班护士</td><td>所在部门</td><td>口腔科</td><td>岗位编号</td><td></td></tr>
<tr><td>从属部门</td><td>医务部、护理部</td><td>岗位定员</td><td></td><td>所辖人数</td><td></td></tr>
<tr><td>直接上级</td><td>护士长</td><td>直接下级</td><td colspan="3">实习护士、进修护士</td></tr>
<tr><td>岗位使命
工作概述</td><td colspan="6">在护士长领导和上级护师指导下按照自己的职责独立做好护理工作、重视护理质量、提高病人满意度。按照时间、按照质量、按照数量标准完成自己本职岗位的工作。</td></tr>
<tr><td rowspan="4">岗位工作
主要职责
与任务</td><td colspan="6">**岗位职责。**1.提前10分钟上班,阅读交班报告及危重患者处置记录单,明确上班交班内容。2.交接治疗室规定使用物品并签字,完成交接班中待执行事项。3.晨会后随护士长床头交接班,明确新入院、手术病人情况,明确病人静脉输液管等各种管道是否畅通,静脉输液瓶内加药成分、滴速、数量。吸引管引出的液体颜色、性质、数量。各类管道消毒更换日期、标示等。4.做到给药时间、途径、方法、剂量和浓度准确。转抄服药本、输液卡,每日下午进行查对。5.发放口服药品,做到送药入手,倒温水,看药入口。6.具备整体护理知识,熟悉基础、专科、责任护理业务。7.检查备用药品,如有过期、沉淀、絮状物等问题,及时调整。8.及时巡视病房,如有异常报告医生后妥善处理。9.按时测量病人生命体征,如有异常遵医嘱及时处置。做好体温计及治疗室紫外线消毒,填写消毒记录。10.掌握病人动态情况。填写各种治疗和处置事项后记录,写交班报告。11.按照规定处理医疗废物。12.对就诊、住院病人进行口腔疾病、口腔病防治有关健康教育。13.保持治疗室清洁、整齐。14.工作现场"7S管理":①整理、②整顿、③清扫、④清洁、⑤安全、⑥节约、⑦素养。</td></tr>
<tr><td colspan="6">**制度执行。**1.严格执行各项规章制度和技术操作常规,"三查七对"。2.执行消毒隔离制度。严格探视和陪护制度。3.清楚区分清洁区、污染区、半污染区。4.持续改进。</td></tr>
<tr><td colspan="6">**职业道德。**1.遵纪守法。2.尊重患者权利,保守医疗秘密。3.廉洁工作,文明礼貌,卓越服务。4.团队精神,和谐共事。5.工作积极性、主动性、创新性与责任心。</td></tr>
<tr><td colspan="6">**学习与创新。**1.持续学习与创新能力。2.不断总结经验,结合临床实际撰写论文。3.积极参加医学护理继续教育项目。4.完成有关领导安排的其他临时性工作任务。</td></tr>
<tr><td>考核要点</td><td colspan="6">1.规章制度。2.护理业务、学术、科研等工作数量、质量、绩效指标。3.顾客沟通,护患纠纷处理。4.医德医风、社会责任。5.服务态度。6.健康教育、消毒隔离。7."三基"考试。8.责任护理。9.护理技术操作。10.静脉穿刺成功率。11.基础、专科、整体护理。12.特、一级护理数。13.护理文书。14.病人满意度。15.持续学习能力。</td></tr>
<tr><td rowspan="2">岗位工
作关系</td><td>院内联系部门</td><td colspan="5">院内各个科室、行政职能部门、后勤部门相关领导和人员。</td></tr>
<tr><td>院外联系部门</td><td colspan="5">医院、科室或护理部授权范围内与外界有关部门人员沟通、联系。</td></tr>
<tr><td>工作权限</td><td colspan="6">1.对本科护理工作计划实施检查参与权。2.有向护士长提出工作、流程改进权。</td></tr>
<tr><td>工作环境</td><td colspan="6">1.在医院内工作,温度、湿度适宜。2.满足医疗、护理服务工作的相关条件。</td></tr>
<tr><td>在现在的岗位已工作时间</td><td colspan="6">自　　年　　月　　日开始,　　共计:　　年</td></tr>
<tr><td>学历经验</td><td colspan="6">1.本科以上学历,1年以上本科室护理工作经验。2.初级专业技术职称。3.服务态度热情。</td></tr>
<tr><td rowspan="3">工作岗位
技能要求</td><td colspan="6">**基础技能:**1.掌握基础护理学专业理论。2.熟悉外科常见疾病的临床表现,主要护理诊断和相关护理措施。3.熟悉整体护理和专科护理程序理论。</td></tr>
<tr><td colspan="6">**专业技能:**1.熟悉外科专业疾病相关的基础护理学、解剖学、病理生理学以及临床药理学的相关知识。2.了解与外科护理学密切相关学科的理论。3.了解诊断学相关理论知识、外科常用诊疗技术原理及临床应用。</td></tr>
<tr><td colspan="6">**其他技能:**1.对病情有较好的观察能力。2.有较好的判断能力和应急处理能力。3.应知相关法规以及规章制度的学习能力。</td></tr>
<tr><td rowspan="2">岗位工作
其他要求</td><td>性别要求</td><td></td><td>年龄要求</td><td></td><td>婚姻</td><td>婚否不限</td></tr>
<tr><td>身体要求</td><td></td><td>政治要求</td><td>事业性、组织观念强</td><td>业务要求</td><td>掌握本专业</td></tr>
<tr><td colspan="2" style="text-align:center">岗位分析时间</td><td></td><td colspan="2" style="text-align:center">填写人</td><td></td></tr>
</table>

12.口腔科晚班(小夜班)护士岗位说明书

岗位工作基本信息	岗位名称	晚班护士		所在部门		口腔科	岗位编号	
	从属部门	医务部、护理部		岗位定员			所辖人数	
	直接上级	护士长		直接下级		实习、进修护士		
岗位使命工作概述	在护士长领导、上级护师指导下按照自己的职责独立做好护理工作、重视护理质量、提高病人满意度。按照时间、按照质量、按照数量标准完成自己本职岗位的工作。							
岗位工作主要职责与任务	**岗位职责。**1.上班提前10分钟到病房,阅读白班交班报告及危重患者护理记录单,掌握上一班交班内容。2.明确病人总数与相关信息及病室管理中应注意的问题。负责晚间病区病员的一切治疗、护理工作。3.检查备用、急救、贵重、毒麻、限剧药品情况。4.新入院、急诊、抢救、危重,特殊诊疗、输血及情绪异常的病人必须床旁交接。5.病人有无压疮,静脉输液管等各种管道是否畅通。静脉输液瓶内加药成分、滴速、数量。吸引管引出的液体颜色、性质、数量,各类管道消毒更换日期标示清楚。6.按时测量病人生命体征。7.发放病人口服药品,核对姓名,做到送药入手,倒温水,看药入口。8.督促协助护理员进行晚间护理,照顾病人就寝,保持病室安静。9.掌握病区病人动态情况及健康宣教。10.在办公室治疗室病房时应开门,以便了解情况。11.关注人员往来,关闭门窗,保证安全。12.填写各种治疗和处置事项后记录,写交班报告。13.对就诊、住院病人进行口腔疾病、口腔病防治有关健康教育。14.保持治疗室清洁、整齐。15.工作现场"7S管理":①整理、②整顿、③清扫、④清洁、⑤安全、⑥节约、⑦素养。16.按照规定处理医疗废物。17.持续改进。 **制度执行。**1.严格执行各项规章制度和技术操作常规,"三查七对"。2.执行消毒隔离制度。严格探视和陪护制度。3.清楚区分清洁区、污染区、半污染区。4.执行力。 **职业道德。**1.遵纪守法。2.尊重患者权利,保守医疗秘密。3.勤奋工作,文明礼貌,卓越服务。4.团队精神,和谐共事。5.工作积极性、主动性、责任心与创新性。 **学习与创新。**1.持续学习、沟通技巧。2.不断总结经验。3.积极参加医学继续教育。指导实习护士、进修护士临床带教。4.完成有关领导安排的其他临时性工作任务。							
考核要点	1.规章制度。2.护理业务、学术、科研等工作数量、质量、绩效指标。3.顾客沟通,护患纠纷处理。4.医德医风、社会责任。5.服务态度。6.健康教育、消毒隔离。7."三基"考试。8.责任护理。9.护理技术操作。10.静脉穿刺成功率。11.基础、专科、整体护理。12.特、一级护理数。13.护理文书。14.服务病人满意度。15.持续学习。							
岗位工作关系	院内联系部门	院内各个科室、行政职能部门、后勤部门相关领导和人员。						
	院外联系部门	医院、科室或护理部授权范围内与外界有关部门人员沟通、联系。						
工作权限	1.对本科护理工作计划实施检查参与权。2.有向护士长提出工作、制度的改进权。							
工作环境	1.在医院内工作,温度、湿度适宜。2.满足医疗、护理服务工作的相关条件。							
在现在的岗位已工作时间	自　　年　　月　　日开始,　共计:　　年							
学历经验	1.本科以上学历,5年以上本科室护理工作经验。2.中级专业技术职称。3.服务态度热情。							
工作岗位技能要求	**基础技能:**1.掌握基础护理学专业理论。2.熟悉外科常见疾病的临床表现,主要护理诊断和相关护理措施。3.熟悉整体护理和专科护理程序理论。 **专业技能:**1.熟悉外科专业疾病相关的基础护理学、解剖学、病理生理学以及临床药理学的相关知识。2.了解与外科护理学密切相关学科的理论。3.了解诊断学相关理论知识、外科常用诊疗技术原理及临床应用。 **其他技能:**1.对病情有较好的观察能力。2.有较好的判断能力和应急处理能力。3.应知相关法规以及规章制度的学习能力。							
岗位工作其他要求	性别要求		年龄要求			婚姻	婚否不限	
	身体要求		政治要求	事业性、组织观念强		业务要求	掌握本专业	
岗位分析时间				填写人				

13.口腔科夜班(大夜班)护士岗位说明书

岗位工作基本信息	岗位名称	夜班护士	所在部门	口腔科	岗位编号	
	从属部门	医务部、护理部	岗位定员		所辖人数	
	直接上级	护士长	直接下级	实习、进修护士		

岗位使命工作概述	在护士长领导、上级护师指导下按照自己的职责独立做好护理工作、重视护理质量、提高病人满意度。按照时间、按照质量、按照数量标准完成自己本职岗位的工作。

岗位工作主要职责与任务	**岗位职责。**1.上班提前10分钟到病房,阅读交班报告和危重患者护理记录单,明确前夜交班内容。2.新入院、手术病人、急诊、抢救、危重,特殊诊疗、输血及情绪异常的病人必须床旁交接。3.明确病人总数及特殊病人应注意的问题。负责夜间病区病员的一切治疗、护理工作。完成交接班班中待执行事项。4.检查备用急救、贵重、毒麻、限剧药品情况。5.明确静脉输液管等各种管道是否畅通。静脉输液瓶内加药成分、滴速、数量。吸引管引出的液体颜色、性质、数量,各类管道消毒更换日期、标示清楚。6.按时测量病人生命体征。7.按时发放病人口服药品,核对姓名,做到送药入手,倒温水,看药入口。8.保持病室夜间安静,巡视病房。9.负责病区安全,关注人员往来。根据气候变化关闭门窗、电源开关。10.在办公室治疗室病房时应开门,以便了解情况。11.关注人员往来,关闭门窗,保证安全。12.对就诊、住院病人进行口腔疾病、口腔病防治有关健康教育。13.保持治疗室清洁、整齐。14.按照规定处理医疗废物。15.按照PDCA工作,追踪问题解决,持续改进工作。16.工作现场"7S管理":①整理、②整顿、③清扫、④清洁、⑤安全、⑥节约、⑦素养。 **制度执行。**1.严格执行各项规章制度和技术操作常规,"三查七对"。2.执行消毒隔离制度。严格探视和陪护制度。3.清楚区分清洁区、污染区、半污染区。4.持续改进。 **职业道德。**1.遵纪守法。2.尊重患者权利,保守医疗秘密。3.勤奋工作,文明礼貌,卓越服务。4.团队精神,和谐共事。5.工作积极性、主动性、责任心与创新性。 **学习与创新。**1.持续学习、沟通技巧。2.不断总结经验。3.积极参加医学继续教育。指导实习护士、进修护士临床带教。4.完成有关领导安排的其他临时性工作任务。

考核要点	1.规章制度。2.护理业务、学术、科研等工作数量、质量、绩效指标。3.顾客沟通,护患纠纷处理。4.医德医风、社会责任。5.服务态度。6.健康教育、消毒隔离。7."三基"考试。8.责任护理。9.护理技术操作。10.静脉穿刺成功率。11.基础、专科、整体护理。12.特、一级护理数。13.护理文书。14.病人满意度。15.持续学习能力。

工作关系	院内联系部门	院内各个科室、行政职能部门、后勤部门相关领导和人员。
	院外联系部门	医院、科室或护理部授权范围内与外界有关部门人员沟通、联系。

工作权限	1.对本科护理工作计划实施检查参与权。2.有向护士长提出工作改进权。

工作环境	1.在医院内工作,温度、湿度适宜。2.满足医疗、护理服务工作的相关条件。

在现在的岗位已工作时间	自　　年　　月　　日开始,　　共计:　　年

学历培训	1.本科以上学历,2年以上本科室护理工作经验。2.初级专业技术职称。3.服务态度热情。

工作岗位技能要求	**基础技能:**1.掌握基础护理学专业理论。2.熟悉外科常见疾病的临床表现,主要护理诊断和相关护理措施。3.熟悉整体护理和专科护理程序理论。 **专业技能:**1.熟悉外科专业疾病相关的基础护理学、解剖学、病理生理学以及临床药理学的相关知识。2.了解与外科护理学密切相关学科的理论。3.了解诊断学相关理论知识、外科常用诊疗技术原理及临床应用。 **其他技能:**1.对病情有较好的观察能力。2.有较好的判断能力和应急处理能力。3.应知相关法规以及规章制度的学习能力。

岗位工作其他要求	性别要求		年龄要求		婚姻	婚否不限
	身体要求		政治要求	事业性、组织观念强	业务要求	掌握本专业

岗位分析时间		填写人	

14.口腔科技师岗位说明书

岗位工作基本信息	岗位名称	技师	所在部门	口腔科	岗位编号	
	从属部门	医院、医务部	岗位定员		所辖人数	
	直接上级	上级医师	直接下级	医士、实习、进修生		

岗位使命工作概述	在科主任领导和上级医师指导下负责分管床位病人的诊断、治疗、检查、康复等工作。完成分管床位病人数、质量及综合绩效指标。注重医疗质量,提高病人满意度。

岗位工作主要职责与任务	**岗位职责**:1.在科主任和上级医师的指导下,根据岗位工作的医疗权限,负责患者的基本治疗和处理,完成上级医师所要求达到的临床技能、教学和科研工作。2.贯彻落实临床上级医师岗位责任制和工作标准,建立临床上级医师良好的工作网络。3.按时完成检查、诊断、查房、医疗文件的书写和治疗工作。4.对所管病员应全面负责,对危重病员应加强巡视,积极抢救,向上级医师及时报告诊断、治疗上的困难以及病员病情的变化,下班前,应将危重病员病情向值班医师交班。5.充分了解所管患者的每日病情和体症变化,了解患者的医疗、护理记录和实验室检查结果。6.在上级医师领导下,负责镶装制作、修复室管理,并参加部分诊疗工作。7.负责修复室工具、材料的保管与请领,做好记账、登记和统计工作,参加器材、设备和维修。8.必须参加所要求的值班任务,值班时需了解危重患者的病情,及时发现病情的变化,并及时向上级医师汇报或做出相应的处理。9.发现隐患,立即处理,如不能处理,立即向上级汇报。10.在上级医师查房时负责汇报患者的病史、体征的变化,汇报生命体征,新的实验室和X线等实验室检查资料结果。11.按工作计划及时间要求完成本岗位月度、季度、半年度、年度工作总结,并分已完成和未完成进行总结,对未完成部分说明原因。12.指导和培养进修人员掌握一般镶装制作技术。13.按照规定处理医疗废物。14.按照PDCA工作,追踪问题解决,持续改进工作。15.岗位工作现场"7S管理":①整理、②整顿、③清扫、④清洁、⑤安全、⑥节约、⑦素养。 **制度执行**:1.执行各项规章制度和技术操作常规,按照流程操作。2.执行三级查房制度及相关管理规定。3.执行规定消毒隔离、无菌技术操作流程,预防医院感染。 **职业道德**:1.遵纪守法。2.尊重患者权利,保守医疗秘密。3.保持职业操守,文明礼貌,卓越服务。4.团队精神,和谐共事。5.工作积极主动性、创新性、责任心。 **教学与科研**:1.持续学习与创新能力。2.结合临床撰写论文。3.参加医学继续教育。4.注重临床工作的教训与总结。5.发现问题解决问题。6.完成其他临时性工作任务。

主要绩效考核要点	1.规章制度,出勤纪律。2.岗位职责,分管工作的数量、质量、绩效指标。3.医德医风、团队协作、社会责任。4.顾客沟通。5.学习与创新能力。6.敬业奉献精神。

岗位工作关系	院内联系部门	院内各个科室、行政职能部门、后勤部门相关领导和人员。
	院外联系部门	医院、科室或护理部授权范围内与外界有关部门人员沟通、联系。

工作权限	1.所管理病人的诊疗、处置、沟通权。2.工作计划实施、检查和改进权。

工作环境	1.在医院内工作,温度、湿度适宜。2.满足医疗、护理服务工作的相关环境条件。

在现在的岗位已工作时间	自　　年　　月　　日开始,　　共计:　　年

学历经验	1.本科以上学历,2年以上本科室护理工作经验。2.初级专业技术职称。3.服务态度热情。

岗位工作技能要求	**基础技能**:1.掌握基础护理学专业理论。2.熟悉外科常见疾病的临床表现,主要护理诊断和相关护理措施。3.熟悉整体护理和专科护理程序理论。 **专业技能**:1.熟悉外科专业疾病相关的基础护理学、解剖学、病理生理学以及临床药理学的相关知识。2.了解与外科护理学密切相关学科的理论。3.了解诊断学相关理论知识、外科常用诊疗技术原理及临床应用。 **其他技能**:1.对病情有较好的观察能力。2.有较好的判断能力和应急处理能力。3.应知相关法规以及规章制度的学习能力。

岗位工作其他要求	性别要求		年龄要求		婚姻	婚否不限
	身体要求		政治要求	事业性、组织观念强	业务要求	掌握本专业

岗位分析时间		填写人	

十、眼科护理人员岗位说明书

1.眼科病区护士长岗位说明书

岗位工作 基本信息	岗位名称	病区护士长	所在部门	眼科	岗位编号	
	从属部门	护理部	岗位定员		所辖人数	
	直接上级	科主任科护士长	直接下级	护理人员,实习、进修护士		

岗位使命 工作概述	在科主任、护理部领导下,全面负责病区护理工作、病房管理、业务技术、护士思想、学科建设,物资管理等工作。是病区护士思想、业务、行政管理第一责任人。

岗位工作 主要职责 与任务	**领导职责。**1.在科主任和大科室护士长领导及上级护师指导下,负责所管病区的护理业务及行政管理工作,完成各项数量、质量与绩效指标。2.重视思想政治工作,经常对护士进行职业道德教育工作。3.协调相关部门与科室工作的关系。4.负责制订本病区的护理发展规划、护理学科建设及年度、月度、周工作计划并组织实施。5.负责全科护理质量的监督与检查,及时发现问题,确保护理质量不断提高。6.落实基础护理、专科护理、特殊护理与责任护理。形成专科护理特色。7.遵循 PDCA 管理、追踪问题管理、持续质量改进、熟悉可靠性管理方法,不断提高领导水平。 **管理与业务职责。**1.每日早班后带领上班护士对急、危、重症、新入院患者床旁交接班,检查危重抢救病人的护理情况,对复杂的护理技术或新开展的护理业务,要亲自参加并具体指导。2.组织护理查房和随同科主任查房,了解护理工作中存在的问题,并加强医护联系与医患沟通。3.确定病区护士的轮转和临时调配。4.根据护理部及科内护理工作质量标准、工作计划,负责制订本病区具体工作计划,组织实施、检查与总结。5.组织本病区护理查房,解决护理工作中存在的问题。6.掌握科室危重、大手术、抢救、特殊检查及重点患者的护理情况。7.加强病房管理。 **执行职责。**1.严格执行医疗护理技术操作常规及各项管理及医院制度。2.落实"三查七对",消毒隔离制度。3.落实各种学习、会议制度。4.按照规定处理医疗废物。 **职业道德。**1.遵纪守法。2.尊重患者权利,保守病人秘密。3.廉洁行医,文明礼貌,卓越服务。4.发扬团队精神,和谐共事。5.工作积极性、主动性、创新性、责任心。 **教学与科研。**1.持续学习与创新能力。2.不断总结经验,结合临床实际撰写论文。3.参加并组织医学继续教育,完成规定的教学计划。4.按时完成科研课题任务。 **工作创新。**善于发现工作中的问题、缺陷,分析、解决问题、缺陷的能力。

岗位工作 主要绩效 考核要点	1.规章制度。2.护理、学术、科研,工作数量、质量、效率、绩效指标。3.顾客沟通,处理病人投诉与纠纷。4.医德医风、社会责任。5.健康教育、培训帮带。6.护理工作流程。7.病区病房管理。8.护理技术操作。9.基础护理和专科护理合格率。

岗位工 作关系	院内联系部门	院内各个科室、行政职能部门、后勤部门相关领导和人员。
	院外联系部门	医院、科室或护理部授权范围内与外界有关部门人员沟通、联系。

工作权限	1.病人诊疗护理管理权。2.监督下级人员工作权。3.向上级领导建议改进工作权。

工作环境	1.在医院内工作,温度、湿度适宜。2.满足医疗、护理服务工作的相关环境条件。

在现在的岗位已工作时间	自 年 月 日开始, 共计: 年

学历经验	1.本科以上学历,5 年以上本科工作经验。2.抢救病人经验。3.中级专业技术职称。

技能要求	**基本技能:**掌握眼科护理专业相关的系统理论知识,如眼部有关的解剖学、生理学及组织胚胎学。深入了解眼部组织病理学等基本理论知识。 **专业技能:**熟悉并了解与专科护理有关的眼遗传学、眼免疫学及眼微生物学。精确掌握本科护理技能。

岗位工作 其他要求	性别要求		年龄要求			婚姻	婚否不限
	身体要求		政治要求	事业性、组织观念强	业务要求	精通本专业	

岗位分析时间		填写人	
直接上级审核签字		审核时间	

2.眼科主任护师岗位说明书

<table>
<tr><td rowspan="3">岗位工作
基本信息</td><td>岗位名称</td><td>主任护师</td><td>所在部门</td><td colspan="2">眼科</td><td>岗位编号</td><td></td></tr>
<tr><td>从属部门</td><td>护理部</td><td>岗位定员</td><td colspan="2"></td><td>所辖人数</td><td></td></tr>
<tr><td>直接上级</td><td>护士长</td><td>直接下级</td><td colspan="4">护理人员,实习、进修护士</td></tr>
<tr><td>岗位使命
工作概述</td><td colspan="7">在护理部主任和护士长领导下,分管科室护理业务、教学、培训、科研、服务、纠纷处理、护理质量管理等工作。本科室的护理业务、技术、科研、管理的行家里手。</td></tr>
<tr><td rowspan="1">岗位工作
主要职责
与任务</td><td colspan="7">岗位职责。1.履行高级职称职责。在护理部主任和护士长领导下,指导本科护理业务技术、服务、教学与科研工作。2.参加晨会床旁交接班,协助护士长制订年度、月度计划并付诸实施。3.协助护士长制定本科的基础、专科、责任护理以及特殊护理计划并落实。4.掌握科室业务与技术在眼底病、难治性青光眼、复合性眼外伤、角膜移植、准分子激光角膜屈光矫正手术、白内障人工晶体植入、激光诊疗、眼科流行病等方面的护理技术。5.依据护士长安排主持护理大查房,解决护理业务与技术疑难问题。6.定期检查急、危、重、疑难患者护理计划和会诊落实情况,对复杂技术或新开展护理业务,要亲自参加并具体指导。7.处理护理纠纷,对护理差错事故提出技术鉴定意见。8.协助护士长病房管理、维护病房秩序。9.参加科主任查房、大手术或新开展的手术前、疑难病例、死亡病例讨论。10.加强设备管理,提高设备使用率。11.遵循PDCA管理、追踪问题管理、持续质量改进、熟悉可靠性管理方法。12.研究眼科疑难病人护理技术,努力提高护理质量。13.病人满意度,持续改进。
制度执行。1.执行各项规章制度与护理技术操作常规。2.落实"三查七对"、消毒隔离制度。3.根据年度、月度和周护理工作计划,检查护理工作细节落实情况并记录完整。4.落实各种学习、会议制度。5.按照规定处理医疗废物。6.应知法规并执行。
职业道德。1.处事事事起模范带头作用,经常对护士进行职业道德教育。加强工作责任、主动和创造性。2.改善服务态度,提高服务水平,为病人提供卓越服务能力。
教学与科研。1.协助护理部组织护理人员业务学习、培训、护士晋级考核工作。2.需要时拟订教学计划,编写教材并负责讲授。3.制订专科护理科研、技术革新计划并实施。4.参与审定、评价护理论文和科研、技术革新成果。5.负责组织本科护理学习讲座和护理病案讨论。6.对医院护理队伍建设,业务技术管理和组织管理提出改进意见,参与护理部组织的全院性科室护理工作检查、绩效考核与检查。7.掌握国内外本科护理发展动态,努力引进先进技术,提高护理质量,发展护理科学。</td></tr>
<tr><td>岗位工作
主要绩效
考核要点</td><td colspan="7">1.规章制度。2.护理、学术、科研,工作数量、质量、效率、绩效指标。3.顾客沟通,处理病人投诉与纠纷。4.医德医风、社会责任。5.健康教育、培训帮带。6.护理工作流程。7.病房管理。8.护理技术操作。9.基础护理和专科护理合格率。10.本组危重病人、特一级病人护理数。11.护士"三基"考核。12.护理文书书写。13.满意度。</td></tr>
<tr><td rowspan="2">岗位工
作关系</td><td colspan="2">院内联系部门</td><td colspan="5">院内各个科室、行政职能部门、后勤部门相关领导和人员。</td></tr>
<tr><td colspan="2">院外联系部门</td><td colspan="5">医院、科室或护理部授权范围内与外界有关部门人员沟通、联系。</td></tr>
<tr><td>工作权限</td><td colspan="7">1.病人护理管理权。2.监督下级护士工作权。3.向上级领导建议改进工作权。</td></tr>
<tr><td>工作环境</td><td colspan="7">1.在医院内工作,温度、湿度适宜。2.满足医疗、护理服务工作的相关环境条件。</td></tr>
<tr><td>在现在的岗位已工作时间</td><td colspan="7">自　　年　　月　　日开始,　　共计:　　年</td></tr>
<tr><td>学历经验</td><td colspan="7">1.本科以上学历,10年以上护理工作经验。2.有基础专科责任护理及管理培训经历。</td></tr>
<tr><td>技能要求</td><td colspan="7">1.称职的学科带头人。2.公认的业务、技术、管理和协调能力。3.正高专业职称。</td></tr>
<tr><td rowspan="2">岗位工作
其他要求</td><td>性别要求</td><td></td><td>年龄要求</td><td></td><td></td><td>婚姻</td><td>婚否不限</td></tr>
<tr><td>身体要求</td><td></td><td>政治要求</td><td colspan="2">事业性、组织观念强</td><td>业务要求</td><td>精通本专业</td></tr>
<tr><td colspan="2">岗位分析时间</td><td colspan="3"></td><td>填写人</td><td colspan="2"></td></tr>
<tr><td colspan="2">直接上级审核签字</td><td colspan="3"></td><td>审核时间</td><td colspan="2"></td></tr>
</table>

3.眼科副主任护师岗位说明书

岗位工作基本信息	岗位名称	副主任护师	所在部门	眼科	岗位编号	
	从属部门	护理部	岗位定员		所辖人数	
	直接上级	护士长	直接下级	护理人员,实习、进修护士		

岗位使命工作概述	在护士长和护理部主任领导下,分管科护理业务、技术、服务、教学、培训、科研、服务、纠纷处理、护理质量管理等工作。是护理业务技术、科研、管理的行家里手。

岗位工作主要职责与任务	**岗位职责。**1.认真履行高级职称岗位职责。在科护士长和护理部主任领导下,指导本科护理业务技术、服务、教学与科研工作。2.参加晨会交接班,协助护士长制订年度、月度计划并付诸实施。3.掌握科室业务与技术在眼底病、难治性青光眼、复合性眼外伤、角膜移植、准分子激光角膜屈光矫正手术、白内障人工晶体植入、激光诊疗、眼科流行病等方面的护理技术。4.高职护理岗位工作责任心。5.持续改进。 **业务管理。**1.遵循 PDCA 管理、追踪问题解决、持续质量改进、熟悉可靠性管理方法,不断提高管理水平。2.研究眼科疑难病人护理技术,努力提高护理质量。3.按照规定主持护理大查房,解决护理技术疑难问题。4.检查急、危、重、疑难患者护理计划和会诊落实情况,对复杂技术或新开展的护理业务,要亲自参加并具体指导。5.处理护理纠纷,对护理差错、事故提出技术鉴定意见。6.协助护士长病房管理。7.协助相关护士落实病人治疗饮食。8.加强设备管理,提高设备使用率。9.重视病人思想工作,随时掌握病人病情变化。10.按照规定处理医疗废物。11.病人满意度。 **制度执行。**1.严格执行各项规章制度与护理技术操作常规。2.落实"三查七对"、消毒隔离及相关业务与管理制度。3.根据年度、月度和周护理工作计划安排,检查护理工作的细节落实情况并记录完整。4.重视护理质量。5.应知法规与法律并执行。 **职业道德。**1.处处事事起模范带头作用,经常对护士进行职业道德教育。加强工作责任、主动和创造性。2.改善服务态度,提高服务水平,为病人提供卓越服务。 **教学与科研。**1.协助护理部组织护理人员业务学习、培训、护士晋级考核工作。2.需要时拟订教学计划,编写教材并负责讲授。3.制订专科护理科研、技术革新计划并实施。4.参与审定、评价护理论文和科研、技术革新成果。5.负责组织本科护理学习讲座和护理病案讨论。6.对医院护理队伍建设,业务技术管理和组织管理提出改进意见,参与护理部组织的全院性科室护理工作检查、绩效考核与检查。7.掌握国内外本科护理发展动态,努力引进先进技术,提高护理质量,发展护理科学。

岗位工作主要绩效考核要点	1.规章制度落实。2.护理教学、科研,护理工作数量、质量、效率及综合绩效管理指标。3.医德医风、社会责任。4.顾客沟通、护患纠纷处理。5.病区环境管理、健康宣教、培训帮带等。6.护理工作流程。7.危重病人护理数量。8.与护士长配合、医护人员沟通、协调。9.基础、专科护理,责任制护理。10.学习与创新能力。

岗位工作关系	院内联系部门	院内各个科室、行政职能部门、后勤部门相关领导和人员。
	院外联系部门	医院、科室或护理部授权范围内与外界有关部门人员沟通、联系。

工作权限	1.病人护理管理权。2.监督下级护士工作权。3.向上级领导建议改进工作权。

工作环境	1.在医院内工作,温度、湿度适宜。2.满足医疗、护理服务工作的相关环境条件。

在现在的岗位已工作时间	自　　年　　月　　日开始,　共计:　　年

学历经验	1.本科以上学历,10年以上护理工作经验。2.有基础专科责任护理、管理培训经历。

技能要求	1.称职的学科带头人。2.公认的业务、技术、管理和协调能力。3.副高级专业技术职称。

岗位工作其他要求	性别要求		年龄要求		婚姻	婚否不限
	身体要求		政治要求	事业性、组织观念强	业务要求	精通本专业

岗位分析时间		填写人	
直接上级审核签字		审核时间	

4.眼科主管护师岗位说明书

岗位工作基本信息	岗位名称	主管护师	所在部门	眼科	岗位编号	
	从属部门	护理部	岗位定员		所辖人数	
	直接上级	护士长	直接下级	相关护理人员,实习、进修护士		

岗位使命工作概述	在护士长领导和上级护师指导下,负责上班时病人的治疗、护理、服务工作,护患沟通、健康教育及相关工作。是专科护理业务、技术、服务工作全能核心力量。

岗位工作主要职责与任务	**岗位职责。**1.按量按质按时完成自己岗位独立工作。2.协助护士长做好护理质量控制工作。3.熟悉护理理念和管理工具。制订具有专科特色的护理计划,对患者实施整体护理。4.掌握基础护理、专科护理与责任护理流程。协助护士长做好行政管理和护理队伍的建设工作。5.基本掌握眼科疾病护理技术。6.熟悉科室业务与技术在眼底病、难治性青光眼、复合性眼外伤、角膜移植、准分子激光角膜屈光矫正手术、白内障人工晶体植入、激光诊疗、眼科流行病与防盲指导等护理方面技术。7.熟悉探讨眼科疑难病人护理新技术。8.遵循PDCA管理、追踪问题管理、熟悉可靠性管理、持续质量改进,不断提高管理水平。9.工作现场"7S管理":①整理、②整顿、③清扫、④清洁、⑤安全、⑥节约、⑦素养。10.按照规定处理医疗与护理垃圾和废物。 **工作任务。**1.参与组织护理查房,护理会诊等业务活动。2.担当危、急、重症病人抢救工作。3.能够解决本科护理业务上的大多数疑难问题。4.指导护师、护士、实习、进修护士工作。5.带头落实本科基础护理、专科护理、责任制护理计划。6.落实病人治疗饮食。7.解除病人痛苦,评价病人疼痛。8.对本科的护理差错、事故进行分析、提出制定防范措施意见。9.学习应用国内外护理先进经验,不断提高科室的护理技术水平。9.重视病人思想工作,随时掌握病人病情变化。10.病人满意度。 **执行职责。**1.严格执行医疗护理技术操作常规及各项管理及医院制度。2.落实"三查七对",消毒隔离制度。3.落实各种学习、会议制度。4.按照规定处理医疗废物。 **职业道德。**1.遵纪守法。2.尊重患者权利,保守病人秘密。3.廉洁行医,文明礼貌,卓越服务。4.发扬团队精神,和谐共事。5.岗位工作的积极性、主动性、责任心。 **教学与科研。**1.持续学习与创新能力。2.不断总结经验,结合临床实际撰写论文。3.参加并组织医学继续教育,完成规定的教学计划。4.按时完成科研课题任务。

岗位工作主要绩效考核要点	1.规章制度。2.护理业务、学术、科研等工作数量、质量、绩效指标。3.顾客沟通,护患纠纷处理。4.医德医风、社会责任。5.服务态度。6.健康教育、培训帮带。7."三基"考试。8.责任护理。9.护理技术操作。10.静脉穿刺成功率。11.基础、专科、整体护理。12.特、一级护理数。13.护理文书。14.为病人满意度。15.持续学习。

岗位工作关系	院内联系部门	院内各个科室、行政职能部门、后勤部门相关领导和人员。
	院外联系部门	医院、科室或护理部授权范围内与外界有关部门人员沟通、联系。

工作权限	1.病人护理管理权。2.监督下级护士工作权。3.向上级领导建议改进工作权。

工作环境	1.在医院内工作,温度、湿度适宜。2.满足医疗、护理服务工作的相关环境条件。

在现在的岗位已工作时间	自　　年　　月　　日开始,　　共计:　　年

学历经验	1.本科以上学历,5年以上护理工作经验。2.有基础专科责任护理、管理培训经历。

技能要求	**基本技能:**熟悉眼科护理相关的系统理论知识,如与眼部有关的解剖学、生理学及组织胚胎学。深入了解眼部组织病理学等基本理论知识。 **专业技能:**了解眼遗传学、眼免疫学及眼微生物学。熟悉眼科常用药物的药理学及药物代谢动力学。熟悉与眼病有关的常见全身病。中级专业技术职称。 **其他技能:**良好的职业发展,健康的工作习惯。

岗位工作其他要求	性别要求		年龄要求		婚姻	婚否不限
	身体要求		政治要求	事业性、组织观念强	业务要求	掌握本专业

岗位分析时间		填写人	

5. 眼科护师岗位说明书

岗位工作 基本信息	岗位名称	护师	所在部门	眼科	岗位编号	
	从属部门	护理部	岗位定员		所辖人数	
	直接上级	护士长	直接下级	护士,实习、进修护士		

岗位使命 工作概述	在护士长领导和上级护师指导下按照自己的职责独立做好护理工作、重视护理质量、提高病人满意度。按时、按质、按量完成自己的本职工作。是科室护理骨干力量。

岗位工作 主要职责 与任务	**岗位职责。** 1.在护士长领导下独立完成自己的岗位工作。具备整体护理知识,熟悉基础、专科、责任护理业务,对病人实施整体护理,制订和评估病人护理计划,完成健康教育、心理护理,护理文书书写达到要求。2.交接科室规定物品并双方签字。3.掌握眼科常见疾病护理技术。4.熟悉科室业务与技术并在眼底病、难治性青光眼、复合性眼外伤、角膜移植、准分子激光角膜屈光矫正手术、白内障人工晶体植入、激光诊疗、眼科流行病与防盲指导等护理方面技术。5.按照规定处理医疗护理废物。 **工作任务。** 1.参加晨会。查看夜班交班报告内容,明确治疗本、医嘱本、护嘱本、记录本等内容与结果,完成交班期间待完成的治疗项目。2.在护士长带领下参加病人床旁交接班,明确危重、抢救、特殊检查、新入院病人情况。3.交接班重点明白病人静脉输液管等各种管道是否畅通。静脉输液管内加药成分、滴速、数量。吸引管引出的液体颜色、性质、数量,各类管道消毒更换日期等。4.清楚疼痛病人止痛后的效果。5.能够与医生一道独立完成危重病人抢救工作。6.参加护理查房、护理病例讨论。7.熟悉科室各个护理班次的工作内容,按照规定参加夜、晚值班。8.工作现场"7S管理":①整理、②整顿、③清扫、④清洁、⑤安全、⑥节约、⑦素养。9.按照规定处理医疗护理垃圾和废物。10.完成相关领导交办的其他临时性工作任务。 **制度执行。** 1.严格执行各项规章制度和技术操作常规,按照规范的流程操作。2.严格执行消毒隔离、无菌技术操作流程,预防医院感染。3.执行医院各项管理规定。 **职业道德。** 1.遵纪守法。2.尊重患者权利,保守病人秘密。3.廉洁工作,卓越服务。4.团队精神,和谐共事。5.工作积极、主动性、责任心。6.奉献精神。7.持续改进。 **学习与创新。** 1.朝气蓬勃,精神面貌好,持续学习与创新能力。2.结合临床实际不断总结经验,撰写论文。3.积极参加医学继续教育。4.发现、解决问题、缺陷能力。

岗位工作 主要绩效 考核要点	1.规章制度。2.护理业务、学术、科研等工作数量、质量、绩效指标。3.顾客沟通,护患纠纷处理。4.医德医风、社会责任。5.服务态度。6.健康教育、培训帮带。7."三基"考试。8.责任护理。9.护理技术操作。10.静脉穿刺成功率。11.基础、专科、整体护理。12.特、一级护理数。13.护理文书。14.病人满意度。15.持续学习能力。

岗位工 作关系	院内联系部门	院内各个科室、行政职能部门、后勤部门相关领导和人员。
	院外联系部门	医院、科室或护理部授权范围内与外界有关部门人员沟通、联系。

工作权限	1.病人护理业务与管理权。2.医患沟通权。3.向上级领导建议改进工作权。

工作环境	1.在医院内工作,温度、湿度适宜。2.满足医疗、护理服务工作的相关环境条件。

在现在的岗位已工作时间	自　　年　　月　　日开始,　　共计:　　年

学历经验	1.本科以上学历,3年以上护理工作经验。2.有基础专科责任护理、管理培训经历。

技能要求	**基本技能:** 熟悉眼科护理相关的系统理论知识,如与眼有关的解剖学、生理学及组织胚胎学。了解眼部组织病理学等基本理论知识。 **专业技能:** 初级专业技术职称,了解眼遗传学、眼免疫学及眼微生物学。熟悉眼科常用药物的药理学及药物代谢动力学。熟悉与眼病有关的常见全身病。 **其他技能:** 良好的职业发展,健康的工作习惯。

岗位工作 其他要求	性别要求		年龄要求		婚姻	婚否不限
	身体要求		政治要求	事业性、组织观念强	业务要求	掌握本专业

岗位分析时间		填写人	

6.眼科护士岗位说明书

岗位工作基本信息	岗位名称	护士	所在部门	眼科	岗位编号	
	从属部门	护理部	岗位定员		所辖人数	
	直接上级	护士长	直接下级	实习、进修护士		

岗位使命工作概述	在护士长领导和上级护师指导下按照自己的职责独立做好护理工作、重视护理质量、提高病人满意度。按照时间、按照质量、按照数量标准完成自己本职岗位的工作。

岗位工作主要职责与任务	**岗位职责。**1.取得护师执业资格。独立完成岗位工作。具备整体护理知识,熟悉基础、专科、责任护理业务,对病人实施整体护理,制订和评估病人护理计划,完成健康教育、心理护理,护理文书书写达到要求。2.交接科室规定物品并双方签字。3.基本掌握本科护理技术。4.熟悉并了解科室业务与技术并在眼底病、难治性青光眼、复合性眼外伤、角膜移植、白内障人工晶体植入、激光诊疗等护理方面技术。5.在整体护理理论指导下,应用新的医学模式对患者实施以人为中心的整体护理。6.参与科内护理缺陷问题的讨论,确保自己尽可能不出差错。7.持续学习,充实、强化自己,将知识更好地运用于患者护理工作中。8.继续教育学分达标。9.工作现场"7S管理":①整理、②整顿、③清扫、④清洁、⑤安全、⑥节约、⑦素养。10.按照规定处理医疗与护理垃圾和废物。11.完成相关领导交办的其他临时性工作任务。 **工作任务。**1.参加晨会。查看夜班交班报告内容,明确治疗本、医嘱本、护嘱本、记录本等内容与结果,完成交班期间待完成的治疗项目。2.在护士长带领下参加病人床旁交接班,明确危重、抢救、特殊检查、新入院病人情况。3.交接班重点明白病人静脉输液管等各种管道是否畅通。静脉输液管内加药成分、滴速、数量。引流管引出的液体颜色、性质、数量,各类管道消毒更换日期等。4.清楚疼痛病人止痛后的效果。5.能够独立参加危重病人的抢救工作,预防并发症的发生。6.参加护理查房、护理病例讨论。7.熟悉并掌握科室各个护理班次的工作内容。8.病人满意度。 **制度执行。**1.认真执行各项规章制度和技术操作常规,按照规范的流程操作。2.严格执行消毒隔离、无菌技术操作流程,预防医院感染。3.落实住院病人治疗饮食。 **职业道德。**1.遵纪守法。2.尊重患者权利,保守病人秘密。3.卓越服务。4.团队精神,注重沟通。5.工作积极、主动性、责任心、创新性。6.奉献精神,任劳任怨。 **学习与创新。**1.持续学习能力。2.结合临床实际撰写论文。3.参加医学继续教育。

岗位工作主要绩效考核要点	1.规章制度。2.护理业务、学术、服务等工作数量、质量、绩效指标。3.顾客沟通,护患纠纷处理。4.医德医风、社会责任。5.服务态度。6.健康教育、帮带实习生。7."三基"考试。8.责任护理。9.护理技术操作。10.静脉穿刺成功率。11.基础、专科、整体护理。12.特、一级护理数。13.护理文书。14.病人满意度。15.持续学习能力。

岗位工作关系	院内联系部门	院内各个科室、行政职能部门、后勤部门相关领导和人员。
	院外联系部门	医院、科室或护理部授权范围内与外界有关部门人员沟通、联系。

工作权限	1.病人护理服务、沟通、管理权。2.持续学习。3.向上级领导建议改进工作权。

工作环境	1.在医院内工作,温度、湿度适宜。2.满足医疗、护理服务工作的相关环境条件。

在现在的岗位已工作时间	自　　年　　月　　日开始,　　共计:　　年

学历经验	1.本科以上学历,2年以上护理工作经验。2.有基础专科责任护理、业务培训经历。

技能要求	**基本技能:**熟悉眼科护理相关的系统理论知识,如与眼部有关的解剖学、生理学及组织胚胎学。了解眼部组织病理学等基本理论知识。 **专业技能:**初级专业技术职称。了解眼遗传学、眼免疫学及眼微生物学。熟悉眼科常用药物的药理学及药物代谢动力学。

岗位工作其他要求	性别要求		年龄要求		婚姻	婚否不限
	身体要求		政治要求	事业性、组织观念强	业务要求	熟悉本专业

岗位分析时间			填写人	

7.眼科办公室护士岗位说明书

<table>
<tr><td rowspan="3">岗位工作
基本信息</td><td>岗位名称</td><td>办公室护士</td><td>所在部门</td><td>眼科</td><td>岗位编号</td><td></td></tr>
<tr><td>从属部门</td><td>护理部</td><td>岗位定员</td><td></td><td>所辖人数</td><td></td></tr>
<tr><td>直接上级</td><td>护士长</td><td>直接下级</td><td colspan="3">实习、进修护士</td></tr>
<tr><td>岗位使命
工作概述</td><td colspan="6">在护士长领导和上级护师指导下按照自己的职责独立做好办公室工作、重视护理质量、提高顾客满意度。按照时间、按照质量、按照数量标准完成自己本职岗位工作。</td></tr>
<tr><td>岗位工作
主要职责
与任务</td><td colspan="6">岗位职责。1.提前10分钟到病房,参加晨会,查看夜间医嘱,阅读交班报告和了解医嘱执行情况。2.热情接待病人,文明用语。合理安排床位,填写诊断卡和床尾卡及时通知主管医师和主管护士。3.填写空床报告,在病室一览表上填写病人总数、新入、危重、手术、转科、出院、特殊治疗事项及当日值班医师和护士姓名。4.办理出入院、转科、转院、饮食、手术、死亡通知工作。5.正确绘制体温单,转抄长期医嘱执行单(输液、注射、口服等)和记账。6.每日查对医嘱,每周大查对医嘱一次,有记录。根据护理级别、药物阳性标志及时在诊断卡和床头卡上注明。7.按医嘱饮食种类和病人需要,与营养科联系安排病人的饮食。8.负责使用病历的管理、出院病人病历的质量检查及整理工作,防止丢失。9.负责办公室的电脑、电话和整洁的管理。10.各种纸张、表格、电脑耗材清理并及时补充。11.保持办公室清洁、整齐。12.遵循PDCA管理、追踪问题管理、了解可靠性管理、持续质量改进方法,不断提高护理技术水平。13.熟悉并了解科室业务与技术并在眼底病、难治性青光眼、复合性眼外伤、角膜移植、白内障人工晶体植入、激光诊疗等护理方面技术。14.工作现场"7S管理":①整理、②整顿、③清扫、④清洁、⑤安全、⑥节约、⑦素养。15.按照规定处理医疗护理垃圾和废物。16.完成相关领导交办的其他临时性工作任务。
制度执行。1.认真执行各项规章制度和技术操作常规,按照流程操作。2.严格执行"三查七对"查对制度,正确执行医嘱,临时医嘱及时通知病人责任护士。监督检查医嘱执行情况。3.严格执行消毒隔离、无菌技术操作流程,预防医院感染。4.严格执行收费标准并记账,负责掌握病人费用的动态情况并与相关人员一起催交费用。
职业道德。1.遵纪守法。2.尊重患者权利,保守医疗秘密。3.廉洁工作,文明礼貌,卓越服务。4.团队精神,和谐共事。5.岗位工作积极性、主动性、责任心与创新性。
学习与创新。1.持续学习能力。2.结合临床实际撰写论文。3.参加医学继续教育。</td></tr>
<tr><td>岗位工作
主要绩效
考核要点</td><td colspan="6">1.规章制度。2.护理业务、学术、科研等工作数量、质量、绩效指标。3.顾客沟通,护患纠纷处理。4.医德医风、社会责任。5.服务态度。6.健康教育、培训帮带。7."三基"考试。8.责任护理。9.护理技术操作。10.静脉穿刺成功率。11.基础、专科、整体护理。12.特、一级护理数。13.护理文书。14.病人满意度。15.持续学习能力。</td></tr>
<tr><td rowspan="2">岗位工
作关系</td><td>院内联系部门</td><td colspan="5">院内各个科室、行政职能部门、后勤部门相关领导和人员。</td></tr>
<tr><td>院外联系部门</td><td colspan="5">医院、科室或护理部授权范围内与外界有关部门人员沟通、联系。</td></tr>
<tr><td>工作权限</td><td colspan="6">1.病人护理管理权。2.监督下级护士工作权。3.向上级领导建议改进工作权。</td></tr>
<tr><td>工作环境</td><td colspan="6">1.在医院内工作,温度、湿度适宜。2.满足医疗、护理服务工作的相关环境条件。</td></tr>
<tr><td>在现在的岗位已工作时间</td><td colspan="6">自　　年　　月　　日开始,　　共计:　　年</td></tr>
<tr><td>学历经验</td><td colspan="6">1.本科以上学历,3年以上护理工作经验。2.有基础专科责任护理、业务培训经历。</td></tr>
<tr><td>技能要求</td><td colspan="6">基本技能:熟悉眼科护理相关的系统理论知识,如与眼部有关的解剖学、生理学及组织胚胎学。了解眼部组织病理学等基本理论知识。
专业技能:初级专业技术职称。了解眼遗传学、眼免疫学及眼微生物学。熟悉眼科常用药物的药理学及药物代谢动力学。</td></tr>
<tr><td rowspan="2">岗位工作
其他要求</td><td>性别要求</td><td></td><td>年龄要求</td><td></td><td>婚姻</td><td>婚否不限</td></tr>
<tr><td>身体要求</td><td></td><td>政治要求</td><td>事业性、组织观念强</td><td>业务要求</td><td>掌握本专业</td></tr>
<tr><td colspan="2" align="center">岗位分析时间</td><td></td><td colspan="2" align="center">填写人</td><td></td></tr>
</table>

8.眼科总务护师岗位说明书

<table>
<tr><td rowspan="3">岗位工作
基本信息</td><td>岗位名称</td><td>总务护师</td><td>所在部门</td><td>眼科</td><td>岗位编号</td><td></td></tr>
<tr><td>从属部门</td><td>护理部</td><td>岗位定员</td><td></td><td>所辖人数</td><td></td></tr>
<tr><td>直接上级</td><td>护士长</td><td>直接下级</td><td colspan="3">实习、进修护士</td></tr>
<tr><td>岗位使命
工作概述</td><td colspan="6">在护士长领导和上级护师指导下按照自己的职责独立做好总务护士工作,重视护理工作质量、管理质量,提高顾客满意度。按时、按质、按量完成自己的本职工作。</td></tr>
<tr><td>岗位工作
主要职责
与任务</td><td colspan="6">**岗位职责**。1.树立以病人为中心服务理念,保持良好护患关系。2.具备整体护理知识,熟悉基础、专科、责任护理业务。3.负责抢救仪器、急救器材、药品的管理,保证急救器材、药品完好率100%。保持病房内物品干净、整齐、卫生。4.负责病区氧气、治疗物品、一次性物品的清理、交换及补充,无过期物品。5.负责各类药品的领取和保管,分类分柜储存口服药、静脉药、肌注药、外用药、剧毒药并标识清楚。6.定期清理药品批号,无过期药品。麻醉药上锁,每班交接并签字。7.负责与供应室、洗衣房交换物品,保证科室与病人用品及时更换、请领。8.病房用后的物品按规定处理。9.协助护士长做好病房管理工作。负责病房物资的请领、保管和报损。物资管理做到账物相符,接受机关物资管理的监督。10.各种纸张、表格、电脑耗材清理、补充及时。注重成本管理。11.科室物品无损坏、丢失,有保质期的用物,做到标示清楚。12.加强病房管理,投诉处理及时。13.重视学习,不断提高管理能力。14.按照规定处理医疗废物。15.遵循PDCA管理、追踪问题管理、了解可靠性管理、持续质量改进方法,不断提高护理技术和管理水平。16.爱护公物,大公无私,严格物资的出入登记与管理。17.熟悉科室业务技术并在眼底病、难治性青光眼、复合性眼外伤、角膜移植、白内障人工晶体植入、激光诊疗等护理方面技术。18.工作现场"7S管理":①整理、②整顿、③清扫、④清洁、⑤安全、⑥节约、⑦素养。19.按照规定处理医疗垃圾和废物。20.完成领导交办的其他临时性工作任务。
制度执行。1.执行各项规章制度和技术操作常规。2.执行消毒隔离制度、医院感染管理制度,定期做环境卫生学监测和消毒溶液浓度的测定及更换。预防医院感染。
职业道德。1.遵纪守法。2.尊重患者权利,保守病人秘密。3.廉洁工作,文明礼貌,卓越服务。4.团队精神,和谐共事。5.工作积极性、主动性、责任心与创新性。
学习与创新。1.持续学习能力。2.结合临床实际撰写论文。3.参加医学继续教育。</td></tr>
<tr><td>岗位工作
主要绩效
考核要点</td><td colspan="6">1.规章制度。2.护理业务、学术、科研等工作数量、质量、绩效指标。3.顾客沟通,护患纠纷处理。4.医德医风、社会责任。5.服务态度。6.健康教育、培训帮带。7."三基"考试。8.责任护理。9.护理技术操作。10.静脉穿刺成功率。11.基础、专科、整体护理。12.特、一级护理数。13.护理文书。14.病人满意度。15.持续学习能力。</td></tr>
<tr><td rowspan="2">岗位工
作关系</td><td>院内联系部门</td><td colspan="5">院内各个科室、行政职能部门、后勤部门相关领导和人员。</td></tr>
<tr><td>院外联系部门</td><td colspan="5">医院、科室或护理部授权范围内与外界有关部门人员沟通、联系。</td></tr>
<tr><td>工作权限</td><td colspan="6">1.病人护理、物资管理权。2.监督下级护士工作权。3.向上级领导建议改进工作权。</td></tr>
<tr><td>工作环境</td><td colspan="6">1.在医院内工作,温度、湿度适宜。2.满足医疗、护理服务工作的相关环境条件。</td></tr>
<tr><td>在现在的岗位已工作时间</td><td colspan="6">自　　年　　月　　日开始,　共计:　　年</td></tr>
<tr><td>学历经验</td><td colspan="6">1.本科以上学历,5年以上护理工作经验。2.有基础专科责任护理、业务培训经历。</td></tr>
<tr><td>技能要求</td><td colspan="6">**基本技能**:熟悉眼科护理相关的系统理论知识,如与眼部有关的解剖学、生理学及组织胚胎学。了解眼部组织病理学等基本理论知识。
专业技能:中级专业技术职称。了解眼遗传学、眼免疫学及眼微生物学。熟悉眼科常用药物的药理学及药物代谢动力学。</td></tr>
<tr><td rowspan="2">岗位工作
其他要求</td><td>性别要求</td><td></td><td>年龄要求</td><td></td><td>婚姻</td><td>婚否不限</td></tr>
<tr><td>身体要求</td><td></td><td>政治要求</td><td>事业性、组织观念强</td><td>业务要求</td><td>精通本专业</td></tr>
<tr><td colspan="3">岗位分析时间</td><td></td><td>填写人</td><td colspan="2"></td></tr>
</table>

9.眼科辅助、帮班护士岗位说明书

<table>
<tr><td rowspan="3">岗位工作
基本信息</td><td>岗位名称</td><td>副班护士</td><td>所在部门</td><td>眼科</td><td>岗位编号</td><td></td></tr>
<tr><td>从属部门</td><td>护理部</td><td>岗位定员</td><td></td><td>所辖人数</td><td></td></tr>
<tr><td>直接上级</td><td>护士长</td><td>直接下级</td><td colspan="3">实习、进修护士</td></tr>
<tr><td>岗位使命
工作概述</td><td colspan="6">在护士长领导和上级护师指导下依据主班护理工作做好自己的辅助护理工作、重视护理质量、提高病人满意度。按照时间、按照质量、按照数量标准完成本职的工作。</td></tr>
<tr><td>岗位工作
主要职责
与任务</td><td colspan="6">岗位职责。1.取得护师执业资格。2.晨会后在护士长带领下病人床旁交接班,重点是危重、抢救、特殊检查、新入院病人,了解、询问相关情况。一切以主班护士工作为中心。3.床旁交接班重点是病人静脉输液管道等各种管道是否畅通。静脉输液瓶内加药成分、滴速、数量,吸引管引出的液体颜色、性质、数量,各类管道消毒更换日期、标示等。4.查点交接规定的物品并双方签字。5.查看夜班交班报告内容,明确治疗、医嘱、护嘱、记录本内容完成情况与结果,完成交班期间待完成事项。6.具备整体护理知识,熟悉基础、专科、责任护理业务,并熟悉评估病人方法。
工作任务。1.在护士长指导下做好病室管理工作。2.维护病房与病室秩序,保证病人安全。3.病人饮食落实。4.协助主班护士执行医嘱、护嘱,实施护理计划及评价护理效果。5.参加危重病人抢救工作。6.巡视病房,掌握病房病人动态情况,测量病人生命体征,并正确完整记录。7.参加护理查房、护理病例讨论,发现问题,及时解决。8.熟悉科室业务技术并在眼底病、难治性青光眼、复合性眼外伤、角膜移植、白内障人工晶体植入、激光诊疗等护理方面技术。9.遵循 PDCA 管理、追踪问题管理、了解可靠性管理与持续质量改进方法。10.熟悉各个护理班次的工作内容,按照规定参加夜、晚值班。11.服务态度好,对待病人热情。12.工作现场"7S管理":①整理、②整顿、③清扫、④清洁、⑤安全、⑥节约、⑦素养。13.按照规定处理医疗垃圾和废物。14.完成相关领导交办的其他临时性工作任务。15.服务病人满意度。
制度执行。1.执行各项规章制度和技术操作常规,按照流程工作。2.严格执行医院、科室相关管理规定。3.严格执行消毒隔离、无菌技术操作规定,预防医院感染。
职业道德。1.遵纪守法。2.尊重患者权利,保守病人秘密。3.廉洁工作,文明礼貌,卓越服务。4.团队精神,和谐共事。5.工作积极性、主动性、责任心与微笑服务。
学习与创新。1.持续学习能力。2.结合临床实际撰写论文。3.参加医学继续教育。</td></tr>
<tr><td>岗位工作
主要绩效
考核要点</td><td colspan="6">1.规章制度。2.护理业务、学术、科研等工作数量、质量、绩效指标。3.顾客沟通,护患纠纷处理。4.医德医风、社会责任。5.服务态度。6.健康教育、培训帮带。7."三基"考试。8.责任护理。9.护理技术操作。10.静脉穿刺成功率。11.基础、专科、整体护理。12.特、一级护理数。13.护理文书。14.病人满意度。15.持续学习能力。</td></tr>
<tr><td rowspan="2">岗位工
作关系</td><td>院内联系部门</td><td colspan="5">院内各个科室、行政职能部门、后勤部门相关领导和人员。</td></tr>
<tr><td>院外联系部门</td><td colspan="5">医院、科室或护理部授权范围内与外界有关部门人员沟通、联系。</td></tr>
<tr><td>工作权限</td><td colspan="6">1.病人护理与管理权。2.患者服务与沟通权。3.向上级领导建议改进工作权。</td></tr>
<tr><td>工作环境</td><td colspan="6">1.在医院内工作,温度、湿度适宜。2.满足医疗、护理服务工作的相关环境条件。</td></tr>
<tr><td>在现在的岗位已工作时间</td><td colspan="6">自　　年　　月　　日开始,　　共计:　　年</td></tr>
<tr><td>学历经验</td><td colspan="6">1.本科以上学历,2 年以上护理工作经验。2.有基础专科责任护理、业务培训经历。</td></tr>
<tr><td>技能要求</td><td colspan="6">基本技能:熟悉眼科护理相关的系统理论知识,如与眼部有关的解剖学、生理学及组织胚胎学。了解眼部组织病理学等基本理论知识。
专业技能:初级专业技术职称。了解眼遗传学、眼免疫学及眼微生物学。熟悉眼科常用药物的药理学及药物代谢动力学。</td></tr>
<tr><td rowspan="2">岗位工作
其他要求</td><td>性别要求</td><td></td><td>年龄要求</td><td></td><td>婚姻</td><td>婚否不限</td></tr>
<tr><td>身体要求</td><td></td><td>政治要求</td><td>事业性、组织观念强</td><td>业务要求</td><td>熟悉本专业</td></tr>
<tr><td colspan="3" align="center">岗位分析时间</td><td></td><td>填写人</td><td></td><td></td></tr>
</table>

10.眼科治疗班护士岗位说明书

<table>
<tr><td rowspan="3">岗位工作
基本信息</td><td>岗位名称</td><td>治疗班护士</td><td>所在部门</td><td colspan="2">眼科</td><td>岗位编号</td><td></td></tr>
<tr><td>从属部门</td><td>护理部</td><td>岗位定员</td><td colspan="2"></td><td>所辖人数</td><td></td></tr>
<tr><td>直接上级</td><td>护士长</td><td>直接下级</td><td colspan="4">实习、进修护士</td></tr>
<tr><td>岗位使命
工作概述</td><td colspan="7">在护士长领导和上级护师指导下按照自己的职责独立做好治疗班工作、重视治疗班工作质量、提高病人满意度。按照时间、按质量、按照数量标准完成本职岗位工作。</td></tr>
<tr><td rowspan="1">岗位工作
主要职责
与任务</td><td colspan="7">岗位职责。1.提前10分钟上班,阅读交班报告及危重患者处置记录单,明确夜班交班内容。2.交接治疗室规定使用的物品并签字,完成交接班中待执行事项。3.晨会后随护士长床头交接班。明确病人静脉输液管等各种管道是否畅通。静脉输液瓶内加药成分、滴速、数量。吸引管引出的液体颜色、性质、数量。各类管道消毒更换日期、标示等。4.做到给药时间、途径、剂量和浓度准确。转抄服药本、输液卡,每日下午进行查对。5.具备整体护理知识,熟悉基础、专科、责任护理业务。6.发放中午口服药品,"三查七对",做到送药入手,倒温水,看药入口。7.检查备用药品,如有过期、沉淀、絮状物等质量问题,及时调整。8.及时巡视病房,如有异常报告医生后妥善处理。适时对病人开展健康宣教。9.按时测量病人生命体征,如有异常遵医嘱及时处置。做好体温计消毒及治疗室紫外线消毒,填写消毒记录。10.掌握病人动态情况。填写各种治疗和处置事项后记录,写交班报告。11.送取药盘,查对药品,准备下班治疗药品,做好交班准备。12.保持治疗室清洁、整齐。13.掌握眼科疾病护理技术。14.熟悉科室业务与技术在眼底病、难治性青光眼、复合性眼外伤、角膜移植、准分子激光角膜屈光矫正手术、白内障人工晶体植入、激光诊疗、眼科流行病与防盲指导等护理方面技术。15.熟悉科室各个护理班次的工作内容。16.工作现场"7S管理":①整理、②整顿、③清扫、④清洁、⑤安全、⑥节约、⑦素养。17.按照规定处理医疗护理垃圾和废物。18.完成相关领导交办的其他临时性工作任务。
制度执行。1.执行各项规章制度和技术操作常规,按照流程工作。2.严格执行医院、科室相关管理规定。3.严格执行消毒隔离、无菌技术操作规定,预防医院感染。
职业道德。1.遵纪守法。2.尊重患者权利,保守病人秘密。3.廉洁工作,文明礼貌,卓越服务。4.团队精神,和谐共事。5.岗位工作积极性、主动性、持续性、责任心。
学习与创新。1.持续学习能力。2.结合临床实际撰写论文。3.参加医学继续教育。</td></tr>
<tr><td>岗位工作
主要绩效
考核要点</td><td colspan="7">1.规章制度。2.护理业务、学术、科研等工作数量、质量、绩效指标。3.顾客沟通,护患纠纷处理。4.医德医风、社会责任。5.服务态度。6.健康教育、培训帮带。7."三基"考试。8.责任护理。9.护理技术操作。10.静脉穿刺成功率。11.基础、专科、整体护理。12.特、一级护理数。13.护理文书。14.病人满意度。15.持续学习努力。</td></tr>
<tr><td rowspan="2">岗位工
作关系</td><td>院内联系部门</td><td colspan="6">院内各个科室、行政职能部门、后勤部门相关领导和人员。</td></tr>
<tr><td>院外联系部门</td><td colspan="6">医院、科室或护理部授权范围内与外界有关部门人员沟通、联系。</td></tr>
<tr><td>工作权限</td><td colspan="7">1.病人护理与管理权。2.患者服务与沟通权。3.向上级领导建议改进工作权。</td></tr>
<tr><td>工作环境</td><td colspan="7">1.在医院内工作,温度、湿度适宜。2.满足医疗、护理服务工作的相关环境条件。</td></tr>
<tr><td>在现在的岗位已工作时间</td><td colspan="7">自　　年　　月　　日开始,　　共计:　　年</td></tr>
<tr><td>学历经验</td><td colspan="7">1.本科以上学历,2年以上护理工作经验。2.有基础专科责任护理,业务培训经历。</td></tr>
<tr><td>技能要求</td><td colspan="7">基本技能:熟悉眼科护理相关的系统理论知识,如与眼有关的解剖学、生理学及组织胚胎学。了解眼部组织病理学等基本理论知识。
专业技能:初级专业技术职称。了解眼遗传学、眼免疫学及眼微生物学。熟悉眼科常用药物的药理学及药物代谢动力学。</td></tr>
<tr><td rowspan="2">岗位工作
其他要求</td><td>性别要求</td><td></td><td>年龄要求</td><td></td><td>婚姻</td><td colspan="2">婚否不限</td></tr>
<tr><td>身体要求</td><td></td><td>政治要求</td><td>事业性、组织观念强</td><td>业务要求</td><td colspan="2">掌握本专业</td></tr>
<tr><td colspan="3" align="center">岗位分析时间</td><td colspan="2" align="center">填写人</td><td colspan="3"></td></tr>
</table>

11.眼科基础护理护士岗位说明书

岗位工作基本信息	岗位名称	基础护理护士	所在部门	眼科	岗位编号	
	从属部门	护理部	岗位定员		所辖人数	
	直接上级	护士长	直接下级	实习、进修护士		

岗位使命工作概述	在护士长领导和上级护师指导下,独立做好病人基础护理工作,重视护理质量、提高病人满意度。按照时间、按照质量、按照数量标准完成自己本职岗位的工作。

岗位工作主要职责与任务	**岗位职责。**1.上班提前10分钟到工作岗位。2.与相关同事交接物品并签字。3.精确掌握基础护理项目、内容和标准。4.掌握分级护理的各级病情依据、护理要求。5.明确掌握特级护理、一级护理、二级护理、三级护理的具体护理操作流程。6.整理床单位,清楚晨间护理的内容:对不能离床活动的,病情较轻的病人,鼓励其自行洗漱,包括刷牙、漱口、洗脸、梳头。用消毒毛巾湿式扫床。根据清洁程度,更换床单,整理好床单位。7.对于病情较重,不能离床活动的病人,如危重、高热、昏迷、瘫痪及年老体弱者,协助病人排便,帮助其刷牙、漱口;病情严重者给予口腔护理,洗脸、洗手、梳头,协助翻身并检查全身皮肤有无受压变红,做皮肤护理按摩骨隆突处皮肤;按需要更换衣服和床单,整理床单位;与病人交谈,了解一夜睡眠情况及有无病情变化,鼓励病人增强战胜疾病的信心并因人而异给予心理护理;根据室温适当开窗通风。8.保持病房清洁、物品整齐,使用物品标识明确。9.维持病房、病室病人秩序,帮助需要帮助的病人。10.加强设备维护,提高设备使用效率。11.熟悉科室业务与技术在眼底病、难治性青光眼、复合性眼外伤、角膜移植、准分子激光角膜屈光矫正手术、白内障人工晶体植入、激光诊疗等护理方面技术。12.工作现场"7S管理":①整理、②整顿、③清扫、④清洁、⑤安全、⑥节约、⑦素养。13.按照规定处理医疗护理垃圾和废物。14.完成相关领导交办的其他临时性工作任务。 **制度执行。**1.执行各项规章制度和技术操作常规,按照流程工作。2.严格执行医院、科室相关管理规定。3.严格执行消毒隔离、无菌技术操作规定,预防医院感染。 **职业道德。**1.遵纪守法。2.尊重患者权利,保守病人秘密。3.廉洁工作,文明礼貌,卓越服务。4.团队精神,和谐共事。5.岗位工作积极、主动性、持续性、责任心。 **学习与创新。**1.持续学习能力。2.结合临床实际撰写论文。3.参加医学继续教育。

岗位工作主要绩效考核要点	1.规章制度。2.护理业务、学术、科研等工作数量、质量、绩效指标。3.顾客沟通,护患纠纷处理。4.医德医风、社会责任。5.服务态度。6.健康教育、培训帮带。7."三基"考试。8.责任护理。9.护理技术操作。10.静脉穿刺成功率。11.基础、专科、整体护理。12.特、一级护理数。13.护理文书。14.病人满意度。15.持续学习能力。

岗位工作关系	院内联系部门	院内各个科室、行政职能部门、后勤部门相关领导和人员。
	院外联系部门	医院、科室或护理部授权范围内与外界有关部门人员沟通、联系。

工作权限	1.病人护理与管理权。2.患者服务与沟通权。3.向上级领导建议改进工作权。

工作环境	1.在医院内工作,温度、湿度适宜。2.满足医疗、护理服务工作的相关环境条件。

在现在的岗位已工作时间	自　　年　　月　　日开始,　共计:　　年

学历经验	1.本科以上学历,2年以上护理工作经验。2.有基础专科责任护理,业务培训经历。

技能要求	**基本技能:**熟悉眼科护理相关的系统理论知识,如与眼部有关的解剖学、生理学及组织胚胎学。了解眼部组织病理学等基本理论知识。 **专业技能:**初级专业技术职称。了解眼遗传学、眼免疫学及眼微生物学。熟悉眼科常用药物的药理学及药物代谢动力学。熟悉与眼病有关的常见全身病。 **其他技能:**良好的职业发展,健康的工作生活习惯。

岗位工作其他要求	性别要求		年龄要求		婚姻	婚否不限
	身体要求		政治要求	事业性、组织观念强	业务要求	掌握本专业

岗位分析时间		填写人	

12.眼科责任护士岗位说明书

<table>
<tr><td rowspan="3">岗位工作
基本信息</td><td>岗位名称</td><td colspan="2">责任护士</td><td>所在部门</td><td colspan="2">眼科</td><td>岗位编号</td><td></td></tr>
<tr><td>从属部门</td><td colspan="2">护理部</td><td>岗位定员</td><td colspan="2"></td><td>所辖人数</td><td></td></tr>
<tr><td>直接上级</td><td colspan="2">护士长</td><td>直接下级</td><td colspan="4">实习、进修护士</td></tr>
<tr><td>岗位使命
工作概述</td><td colspan="8">在护士长领导和上级护师指导下,独立做好病人基础护理工作,重视护理质量、提高病人满意度。按时、按质、按量完成自己岗位工作。以病人为中心,责任重大。</td></tr>
<tr><td rowspan="1">岗位工作
主要职责
与任务</td><td colspan="8">

岗位职责。1.上班提前10分钟到工作岗位。2.参加晨会交班,听取夜班报告,随护士长危重病人床头交接班。交接规定物品并签字。3.对自己所管的病人,进行系统的全面的评估,制订护理计划,负责实施与评估。4.按病人的护理级别及时巡视病房,了解病人病情、饮食、卫生及心理状态。5.做好基础护理,坚持晨、晚间护理及出院护理。严密观察与记录危重病人的病情变化,发现异常及时报告,积极配合抢救治疗工作。6.正确地执行医嘱,按时完成治疗、护理工作,做好查对和交接班工作,不断提高护理质量,严防差错事故。7.随医生查房,了解病人的心理、精神、社会、文化状态并进行护理,做好病人的健康教育、咨询、病人术前、术后教育、功能锻炼、饮食管理及出院指导等。8.维持病房环境清洁、整齐、安静、工作秩序良好,做好陪人管理、宣传卫生和防病知识,鼓励病人增强对治疗的信心,及时向病人及家属介绍住院须知。9.做好手术病人的术前宣教,术后护理,做好手术病人的术前准备。10.掌握本科病人的护理技术。11.负责病人的卫生工作,及时修剪指甲、胡须,催留大小便标本。12.按要求测 T、P、R、BP 和血糖,并正确绘制,做好记录。13.病人出院后,对病人床铺严格消毒,按照规定内容整理铺好,负责本组病人的标本送检、治疗和各项护理工作。14.保持病人"三短六洁",按照级别护理要求,及时巡视病房,密切观察病情变化和心理状态。15.工作现场"7S 管理":①整理、②整顿、③清扫、④清洁、⑤安全、⑥节约、⑦素养。16.按照规定处理医疗垃圾和废物。17.病人满意度。18.完成相关领导交办的其他临时性工作任务。

制度执行。1.执行各项规章制度和技术操作常规,按照流程操作。2.严格执行医院、科室相关管理规定。3.严格执行消毒隔离、无菌技术操作流程,预防医院感染。

职业道德。1.遵纪守法。2.尊重患者权利,保守病人秘密。3.廉洁工作,文明礼貌,卓越服务。4.团队精神,和谐共事。5.岗位工作积极性、主动性、责任心与创新性。

学习与创新。1.持续学习能力。2.结合临床实际撰写论文。3.参加医学继续教育。

</td></tr>
<tr><td>岗位工作
主要绩效
考核要点</td><td colspan="8">1.规章制度。2.护理业务、学术、科研等工作数量、质量、绩效指标。3.顾客沟通。4.医德医风、社会责任。5.健康教育、培训带帮。6."三基"考试。7.护理技术操作。8.静脉穿刺成功率。9.特一级护理数。10.护理文书。11.为病人服务的满意度。</td></tr>
<tr><td rowspan="2">岗位工
作关系</td><td colspan="2">院内联系部门</td><td colspan="6">院内各个科室、行政职能部门、后勤部门相关领导和人员。</td></tr>
<tr><td colspan="2">院外联系部门</td><td colspan="6">医院、科室或护理部授权范围内与外界有关部门人员沟通、联系。</td></tr>
<tr><td>工作权限</td><td colspan="8">1.病人护理与管理权。2.患者服务与沟通权。3.向上级领导建议改进工作权。</td></tr>
<tr><td>工作环境</td><td colspan="8">1.在医院内工作,温度、湿度适宜。2.满足医疗、了服务工作的相关环境条件。</td></tr>
<tr><td>在现在的岗位已工作时间</td><td colspan="8">自　　　年　　月　　　日开始,　共计:　　　年</td></tr>
<tr><td>学历经验</td><td colspan="8">1.本科以上学历,5年以上护理工作经验。2.有基础专科责任护理,业务培训经历。</td></tr>
<tr><td>技能要求</td><td colspan="8">

基本技能:熟悉眼科护理相关的系统理论知识,如与眼部有关的解剖学、生理学及组织胚胎学。了解眼部组织病理学等基本理论知识。

专业技能:初级专业技术职称。了解眼遗传学、眼免疫学及眼微生物学。熟悉眼科常用药物的药理学及药物代谢动力学。

</td></tr>
<tr><td rowspan="2">岗位工作
其他要求</td><td colspan="2">性别要求</td><td colspan="2"></td><td colspan="2">婚姻</td><td colspan="2">婚否不限</td></tr>
<tr><td colspan="2">身体要求</td><td colspan="2">政治要求</td><td colspan="2">事业性、组织观念强</td><td>业务要求</td><td>掌握本专业</td></tr>
<tr><td colspan="3">岗位分析时间</td><td colspan="3"></td><td colspan="1">填写人</td><td colspan="2"></td></tr>
</table>

13.眼科晚班(小夜班)护士岗位说明书

岗位工作 基本信息	岗位名称	晚班护士	所在部门	眼科	岗位编号	
	从属部门	护理部	岗位定员		所辖人数	
	直接上级	护士长	直接下级	实习、进修护士		
岗位使命 工作概述	在护士长领导和上级护师指导下按照自己的职责和任务独立做好晚班护理工作、重视护理质量、提高病人满意度。按照时间、按照质量、按照数量标准完成本职工作。					
岗位工作 主要职责 与任务	**岗位职责。** 1.上班提前10分钟到病房,阅读交班报告及危重患者护理记录单,掌握上一班交班内容。2.明确病人总数与相关信息及病室管理中应注意的问题。负责晚间病区病员的一切治疗、护理工作。完成交接班中待执行事项。3.检查备用、急救、贵重、毒麻、限剧药品情况。4.新入院、急诊、抢救、危重,特殊诊疗、输血及情绪异常的病人必须床旁交接。5.长期卧床病人有无压疮,静脉输液管等各种管道是否畅通。静脉输液瓶内加药成分、滴速、数量。吸引管引出的液体颜色、性质、数量,各类管道消毒更换日期、标示清楚。6.病人有无伤口出血与渗血情况。按时测量病人生命体征。7.按时发放病人口服药品,核对姓名,做到送药入手,倒温水,看药入口。8.督促协助护理员进行晚间护理,照顾病人就寝,做好陪人管理,保持病室安静。9.掌握病区病人动态情况及健康宣教。10.在办公室、治疗室、病房时应开门,以便了解病区情况。11.负责病区安全,关注人员往来。按时或根据气候变化关闭门窗、电源开关。12.填写各种护理和处置后事项的记录单,书写交班报告。13.熟悉科室业务与技术在眼底病、难治性青光眼、复合性眼外伤、角膜移植、准分子激光角膜屈光矫正手术、白内障人工晶体植入、激光诊疗等护理方面技术。14.熟悉科室各个护理班次的工作内容。15.工作现场"7S管理":①整理、②整顿、③清扫、④清洁、⑤安全、⑥节约、⑦素养。16.按规定处理医疗垃圾和废物。17.持续改进。 **制度执行。** 1.执行各项规章制度和技术操作常规,按照流程操作。2.严格执行医院、科室相关管理规定。3.严格执行消毒隔离、无菌技术操作流程,预防医院感染。 **职业道德。** 1.遵纪守法。2.尊重患者权利,保守病人秘密。3.廉洁工作,文明礼貌,卓越服务。4.团队精神,和谐共事。5.工作积极性、主动性、责任心与创新性。 **学习与创新。** 1.持续学习能力。2.结合临床实际撰写论文。3.参加医学继续教育。4.指导实习、进修护士临床带教,完成教学计划,并进行规定的绩效考核和评价。					
主要绩效 考核要点	1.规章制度。2.护理业务、学术、科研等工作数量、质量、绩效指标。3.顾客沟通,护患纠纷处理。4.医德医风、社会责任。5.服务态度。6.健康教育、培训帮带。7."三基"考试。8.责任护理。9.护理技术操作。10.静脉穿刺成功率。11.基础、专科、整体护理。12.特、一级护理数。13.护理文书。14.为病人满意度。15.持续学习。					
岗位工 作关系	院内联系部门	院内各个科室、行政职能部门、后勤部门相关领导和人员。				
	院外联系部门	医院、科室或护理部授权范围内与外界有关部门人员沟通、联系。				
工作权限	1.病人护理与管理权。2.优质服务与沟通权。3.向上级领导建议改进工作权。					
工作环境	1.在医院内工作,温度、湿度适宜。2.满足医疗、护理服务工作的相关环境条件。					
在现在的岗位已工作时间	自　　年　　月　　日开始,　　共计:　　年					
学历经验	1.本科以上学历,2年以上护理工作经验。2.有基础专科责任护理,业务培训经历。					
技能要求	**基本技能:** 熟悉眼科护理相关的系统理论知识,如与眼部有关的解剖学、生理学及组织胚胎学。了解眼部组织病理学等基本理论知识。 **专业技能:** 初级专业技术职称。了解眼遗传学、眼免疫学及眼微生物学。熟悉眼科常用药物的药理学及药物代谢动力学。					
岗位工作 其他要求	性别要求		年龄要求		婚姻	婚否不限
	身体要求		政治要求	事业性、组织观念强	业务要求	掌握本专业
岗位分析时间			填写人			

14.眼科夜班(大夜班)护士岗位说明书

<table>
<tr><td rowspan="3">岗位工作
基本信息</td><td>岗位名称</td><td>夜班护士</td><td>所在部门</td><td colspan="2">眼科</td><td>岗位编号</td><td></td></tr>
<tr><td>从属部门</td><td>护理部</td><td>岗位定员</td><td colspan="2"></td><td>所辖人数</td><td></td></tr>
<tr><td>直接上级</td><td>护士长</td><td>直接下级</td><td colspan="4">实习、进修护士</td></tr>
<tr><td>岗位使命
工作概述</td><td colspan="7">在护士长领导和上级护师指导下按照自己的职责和任务独立做好岗位工作、重视护理质量、提高病人满意度。按照时间、按照质量、按照数量标准完成自己本职工作。</td></tr>
<tr><td rowspan="1">岗位工作
主要职责
与任务</td><td colspan="7">岗位职责。1.接班后阅读交班报告和危重患者护理记录单,明确上一班交班内容。2.明确病人总数与相关信息及病室管理中应注意的问题。负责夜间病区病员的一切治疗、护理工作。完成交接班班中待执行事项。3.检查备用急救、贵重、毒麻、限剧药品情况。4.新入院、急诊、抢救、危重,特殊诊疗、输血及情绪异常的病人必须床旁交接。5.病人有无压疮,静脉输液管等各种管道是否畅通。静脉输液瓶内加药成分、滴速、数量。吸引管引出的液体颜色、性质、数量,各类管道消毒更换日期、标示清楚。6.病人有无伤口出血与渗血情况。按时测量病人生命体征。7.按时发放病人口服药品,核对姓名,做到送药入手,倒温水,看药入口。8.清楚疼痛病人止痛后的效果。9.熟悉并掌握科室各个护理班次的工作内容。10.督促护理员进行晚间护理,照顾病人就寝,做好陪人管理,保持病室安静。11.掌握病人动态情况及健康宣教。12.对昏迷、躁动、老年、小儿病人注意安全防护,防止坠床。13.负责病区安全,关注人员往来。根据气候变化关闭门窗、电源开关。14.填写各种护理和处置后事项记录单,书写交班报告。15.抽空腹血及做术前或特殊检查前各种准备,督促协助进行病员晨间护理,指导病人正确留取各种标本。16.熟悉科室业务与技术在眼底病、难治性青光眼、复合性眼外伤、角膜移植等护理方面技术。17.工作现场"7S管理":①整理、②整顿、③清扫、④清洁、⑤安全、⑥节约、⑦素养。18.按照规定处理医疗垃圾和废物。19.完成领导交办的其他临时性工作任务。20.病人满意度。
制度执行。1.执行各项规章制度和技术操作常规,按照流程操作。2.严格执行医院、科室相关管理规定。3.严格执行消毒隔离、无菌技术操作流程,预防医院感染。
职业道德。1.遵纪守法。2.尊重患者权利,保守病人秘密。3.廉洁工作,文明礼貌,卓越服务。4.团队精神,和谐共事。5.工作积极性、主动性、责任心与创新性。
学习与创新。1.持续学习能力。2.结合临床实际撰写论文。3.参加医学继续教育。</td></tr>
<tr><td>岗位工作
主要绩效
考核要点</td><td colspan="7">1.规章制度。2.护理业务、学术、科研等工作数量、质量、绩效指标。3.顾客沟通,护患纠纷处理。4.医德医风、社会责任。5.服务态度。6.健康教育、培训帮带。7."三基"考试。8.责任护理。9.护理技术操作。10.静脉穿刺成功率。11.基础、专科、整体护理。12.特、一级护理数。13.护理文书。14.为病人满意度。15.持续学习。</td></tr>
<tr><td rowspan="2">岗位工
作关系</td><td>院内联系部门</td><td colspan="6">院内各个科室、行政职能部门、后勤部门相关领导和人员。</td></tr>
<tr><td>院外联系部门</td><td colspan="6">医院、科室或护理部授权范围内与外界有关部门人员沟通、联系。</td></tr>
<tr><td>工作权限</td><td colspan="7">1.病人护理与管理权。2.优质服务与沟通权。3.向上级领导建议改进工作权。</td></tr>
<tr><td>工作环境</td><td colspan="7">1.在医院内工作,温度、湿度适宜。2.满足医疗、护理服务工作的相关环境条件。</td></tr>
<tr><td>在现在的岗位已工作时间</td><td colspan="7">自 年 月 日开始, 共计: 年</td></tr>
<tr><td>学历经验</td><td colspan="7">1.本科以上学历,5年以上护理工作经验。2.有基础专科责任护理,业务培训经历。</td></tr>
<tr><td>技能要求</td><td colspan="7">基本技能:熟悉眼科护理相关的系统理论知识,如与眼部有关的解剖学、生理学及组织胚胎学。了解眼部组织病理学等基本理论知识。
专业技能:了解眼遗传学、眼免疫学及眼微生物学。熟悉眼科常用药物的药理学及药物代谢动力学。</td></tr>
<tr><td rowspan="2">岗位工作
其他要求</td><td>性别要求</td><td></td><td>年龄要求</td><td></td><td>婚姻</td><td colspan="2">婚否不限</td></tr>
<tr><td>身体要求</td><td></td><td>政治要求</td><td>事业性、组织观念强</td><td>业务要求</td><td colspan="2">掌握本专业</td></tr>
<tr><td colspan="3" align="center">岗位分析时间</td><td></td><td colspan="2" align="center">填写人</td><td colspan="2"></td></tr>
</table>

15.眼科秘书岗位说明书

<table>
<tr><td rowspan="3">岗位工作
基本信息</td><td>岗位名称</td><td>秘书</td><td>所在部门</td><td colspan="2">眼科</td><td>岗位编号</td><td></td></tr>
<tr><td>从属部门</td><td>医务部</td><td>岗位定员</td><td colspan="2"></td><td>所辖人数</td><td></td></tr>
<tr><td>直接上级</td><td>科室主任</td><td>直接下级</td><td colspan="4">科室相关人员</td></tr>
<tr><td>岗位使命
工作概述</td><td colspan="7">在科室主任领导下按照自己的职责和任务独立做好各项工作、重视工作质量、提高病人、科室人员满意度。按照时间、按照质量、按照数量标准完成本职岗位的工作。</td></tr>
<tr><td rowspan="2">岗位工作
主要职责
与任务</td><td colspan="7">岗位职责。1.上班提前10分钟到工作岗位。2.在科室主任的领导下，协助科室主任日常工作。3.贯彻落实眼科秘书岗位责任制和工作标准，密切各部门相关的工作系统，加强秘书工作的协作与配合，建立起良好的工作网络。4.统计本科室各项业务工作的质和量并按规定上报相关资料。5.整理主任所管病人的术前、术中、术后相片以及需要的多媒体资料。6.跟随科室主任查房，接送主任所管病人做辅助检查。7.协助科室主任接待病人家属和病人单位负责人，在科室主任不在岗时单独接待好病人家属和病人单位负责人。8.负责出院病人的随访并记录相关内容。9.负责接听客户咨询电话，外部来访人员的接待工作。10.负责收集、整理科室主任的门、急诊收费单据和其他资料、文件。11.负责收集、整理科室主任所管病人的其他相关资料。12.办理科室主任所管病人的出院结账手续，并送病人出院到门口。13.做好病人随访工作，不定期向主任提出工作中遇到的情况及重要事项。14.及时向主任汇报临床各项工作问题、提出建议、反馈各类信息，定期向主任汇报临床当月工作情况及下月工作计划。15.按规定及要求参加公司及医院组织的相关会议、活动，实施各类与本科室工作有关的会议决议，承办医院各类会议授权或要求承办的事务。16.掌握病人动态情况及健康宣教。17.熟悉科室学科技术发展规划，掌握科室年度工作计划，掌握科室主任工作习惯与流程。18.遵循PDCA管理、追踪问题管理、持续质量改进、了解可靠性管理方法。19.承担学科建设的相关工作。20.完成科室主任指派的临时性工作任务。</td></tr>
<tr><td colspan="7">制度执行。1.执行各项规章制度和技术操作常规，按照流程操作。2.督促执行医院、科室相关管理规定。3.检查督促消毒隔离、无菌技术操作流程，预防医院感染。
职业道德。1.遵纪守法。2.尊重患者权利，保守病人秘密。3.廉洁工作，文明礼貌，卓越服务。4.团队精神，和谐共事。5.工作积极性、主动性、责任心与创新性。
学习与创新。1.持续学习与自己工作改进和创新能力。2.不断总结经验，结合临床实际撰写论文。3.积极参加医学继续教育。指导相关人员完成规定的教学计划，并进行考核和评价。4.发现问题解决问题。5.完成领导安排的其他临时性工作任务。</td></tr>
<tr><td>岗位工作
主要绩效
考核要点</td><td colspan="7">1.规章制度。2.岗位工作绩效。3.医德医风、社会责任。4.顾客沟通、纠纷处理。5.病区管理、健康宣教。6.秘书工作流程。7.主任交代的相关工作记录完整。8.敬业奉献，遵守纪律，任劳任怨。9.工作主动性、积极性、责任心。10.职业素质。</td></tr>
<tr><td rowspan="2">岗位工
作关系</td><td>院内联系部门</td><td colspan="6">院内各个科室、行政职能部门、后勤部门相关领导和人员。</td></tr>
<tr><td>院外联系部门</td><td colspan="6">医院、科室或护理部授权范围内与外界有关部门人员沟通、联系。</td></tr>
<tr><td>工作权限</td><td colspan="7">1.科室管理参与权。2.监督考核相关人员工作权。3.向上级领导建议改进工作权。</td></tr>
<tr><td>工作环境</td><td colspan="7">1.在医院内工作，温度、湿度适宜。2.满足医疗、护理服务工作的相关环境条件。</td></tr>
<tr><td>在现在的岗位已工作时间</td><td colspan="7">自　　年　　月　　日开始，　　共计：　　年</td></tr>
<tr><td>学历经验</td><td colspan="7">1.研究生以上学历，5年以上工作经验。2.四级计算机水平，秘书培训经历。</td></tr>
<tr><td>技能要求</td><td colspan="7">1.相当于中级专业技术职称。2.公认的文字写作水平和协调能力。3.持续学习技能能力强。</td></tr>
<tr><td rowspan="2">岗位工作
其他要求</td><td>性别要求</td><td></td><td>年龄要求</td><td></td><td></td><td>婚姻</td><td>婚否不限</td></tr>
<tr><td>身体要求</td><td></td><td>政治要求</td><td colspan="2">事业性、组织观念强</td><td>业务要求</td><td>掌握本专业</td></tr>
<tr><td colspan="3" style="text-align:center">岗位分析时间</td><td></td><td colspan="2">填写人</td><td></td><td></td></tr>
<tr><td colspan="3" style="text-align:center">直接上级审核签字</td><td></td><td colspan="2">审核时间</td><td></td><td></td></tr>
</table>

十一、显微外科护理人员岗位说明书

1.显微外科护士长岗位说明书

<table>
<tr><td rowspan="3">岗位工作
基本信息</td><td>岗位名称</td><td>护士长</td><td>所在部门</td><td>显微外科</td><td>岗位编号</td><td></td></tr>
<tr><td>从属部门</td><td>护理部</td><td>岗位定员</td><td></td><td>所辖人数</td><td></td></tr>
<tr><td>直接上级</td><td>科主任、科护士长</td><td>直接下级</td><td colspan="3">护理人员,实习、进修护士</td></tr>
<tr><td>岗位使命
工作概述</td><td colspan="6">在科主任与护士长领导下,全面负责病区护理工作、病房管理、业务技术、护士思想、学科建设,物资管理等工作。是病区护士思想、业务、行政管理第一责任人。</td></tr>
<tr><td rowspan="1">岗位工作
主要职责
与任务</td><td colspan="6">**领导职责。**1.在科主任和护理部的领导下,负责所管病区的护理业务及行政管理工作,完成各项数量、质量与绩效指标。2.重视思想政治工作,经常对护士进行职业道德教育工作。3.协调相关部门与科室工作的关系。4.负责制订本病区的护理发展规划、护理学科建设及年度、月度、周工作计划并组织实施。5.负责全科护理质量的监督与检查,及时发现问题,确保护理质量不断提高。6.落实基础护理、专科护理、特殊护理与责任护理。形成专科护理特色。7.遵循 PDCA 管理、追踪问题管理、持续质量改进、熟悉可靠性管理方法,不断提高领导水平。8.服务病人的满意度。
管理与业务职责。1.每日早班后带领上班护士对急、危、重症、新入院患者床旁交接班,检查危重抢救病人的护理情况,对复杂的护理技术或新开展的护理业务,要亲自参加并具体指导。2.组织护理查房和随同科主任查房,了解护理工作中存在的问题,并加强医护联系与医患沟通。3.确定病区护士的轮转和临时调配。4.根据护理部及科内护理工作质量标准、工作计划,负责制订本病区具体护理工作计划。5.组织本病区护理查房,解决护理工作中存在的问题。6.落实患者治疗饮食。7.护理文书书写符合要求。8.掌握显微外科创伤、四肢血管神经损伤以及肢体大创面及复杂创面修复的外科病人护理技能。9.掌握断肢、断指再植病人的护理技能。10.持续改进。
执行职责。1.严格执行医疗护理技术操作常规及各项管理及医院制度。2.落实"三查七对",消毒隔离制度。3.落实各种学习、会议制度。4.按照规定处理医疗废物。
职业道德。1.遵纪守法。2.尊重患者权利,保守病人秘密。3.廉洁行医,文明礼貌,卓越服务。4.发扬团队精神,和谐共事。5.工作积极性、主动性、创新性,责任心。
教学与科研。1.持续学习与创新能力。2.不断总结经验,结合临床实际撰写论文。
工作创新。善于发现工作中的问题、缺陷,分析、解决问题的能力,服务创新。</td></tr>
<tr><td>岗位工作
主要绩效
考核要点</td><td colspan="6">1.规章制度。2.护理、学术、科研,工作数量、质量、效率、绩效指标。3.顾客沟通,处理病人投诉与纠纷。4.医德医风、社会责任。5.健康教育、培训帮带。6.护理工作流程。7.病区、病房管理。8.护理技术操作。9.基础护理和专科护理合格率。</td></tr>
<tr><td rowspan="2">岗位工
作关系</td><td>院内联系部门</td><td colspan="5">院内各个科室、行政职能部门、后勤部门相关领导和人员。</td></tr>
<tr><td>院外联系部门</td><td colspan="5">医院、科室或护理部授权范围内与外界有关部门人员沟通、联系。</td></tr>
<tr><td>工作权限</td><td colspan="6">1.病人诊疗护理管理权。2.监督下级人员工作权。3.向上级领导建议改进工作权。</td></tr>
<tr><td>工作环境</td><td colspan="6">1.在医院内工作,温度、湿度适宜。2.满足医疗、护理服务工作的相关环境条件。</td></tr>
<tr><td>在现在的岗位已工作时间</td><td colspan="6">自 年 月 日开始, 共计: 年</td></tr>
<tr><td>学历经验</td><td colspan="6">1.本科以上学历,5年以上本科工作经验。2.抢救病人经验。3.中级或高级专业技术职称。</td></tr>
<tr><td>技能要求</td><td colspan="6">**基本技能:**掌握手外科专业相关的护理系统理论知识,如与手外科有关的解剖学、生理学及组织胚胎学。了解手外科组织病理学等基本理论知识。
专业技能:手骨显微外科的护理技能特点,四肢缺损修复的护理技能,创伤整复手术和护理技能等。</td></tr>
<tr><td rowspan="2">岗位工作
其他要求</td><td>性别要求</td><td></td><td>年龄要求</td><td></td><td>婚姻</td><td>婚否不限</td></tr>
<tr><td>身体要求</td><td></td><td>政治要求</td><td>事业性、组织观念强</td><td>业务要求</td><td>精通本专业</td></tr>
<tr><td colspan="2" style="text-align:center">岗位分析时间</td><td></td><td colspan="2">填写人</td><td></td></tr>
<tr><td colspan="2" style="text-align:center">直接上级审核签字</td><td></td><td colspan="2">审核时间</td><td></td></tr>
</table>

2.显微外科主任护师岗位说明书

<table>
<tr><td rowspan="3">岗位工作
基本信息</td><td>岗位名称</td><td>主任护师</td><td>所在部门</td><td>显微外科</td><td>岗位编号</td><td></td></tr>
<tr><td>从属部门</td><td>护理部</td><td>岗位定员</td><td></td><td>所辖人数</td><td></td></tr>
<tr><td>直接上级</td><td>护士长</td><td>直接下级</td><td colspan="3">护理相关人员</td></tr>
<tr><td>岗位使命
工作概述</td><td colspan="6">在护理部主任和护士长领导下,分管科室护理业务、教学、培训、科研、服务,纠纷处理、护理质量管理等工作。是护理业务、技术、科研、管理、服务的行家里手。</td></tr>
<tr><td rowspan="4">岗位工作
主要职责
与任务</td><td colspan="6">岗位职责。1.履行高级职称职责。在护理部主任和护士长领导下,指导本科护理业务技术、服务、教学与科研工作。2.参加晨会床旁交接班,协助护士长制订年度、月度计划并付诸实施。3.协助护士长制订本科的基础、专科、责任护理以及特殊护理计划并落实。4.掌握科室业务与技术在眼底病、难治性青光眼、复合性眼外伤、角膜移植、准分子激光角膜屈光矫正手术、白内障人工晶体植入、激光诊疗、眼科流行病等方面的护理技术。5.依据护士长安排主持护理大查房,解决护理业务与技术疑难问题。6.定期检查急、危、重、疑难患者护理计划和会诊落实情况,对复杂技术或新开展护理业务,要亲自参加并具体指导。7.处理护理纠纷,对护理差错事故提出技术鉴定意见。8.参加科主任查房、大手术或新开展的手术前、疑难病例、死亡病例讨论。9.掌握显微外科病人护理技能、四肢血管神经损伤及肢体大创面及复杂创面修复的外科病人护理技能。10.掌握本科断肢、断指再植病人护理技能。</td></tr>
<tr><td colspan="6">制度执行。1.执行各项规章制度与护理技术操作常规。2.落实"三查七对"、消毒隔离制度。3.根据年度、月度和周护理工作计划,检查护理工作细节落实情况并记录完整。4.落实各种学习、会议制度。5.按照规定处理医疗废物。6.应知法规并执行。</td></tr>
<tr><td colspan="6">职业道德。1.处处事事起模范带头作用,经常对护士进行职业道德教育。加强工作责任、主动和创造性。2.改善服务态度,提高服务水平,为病人提供卓越服务。</td></tr>
<tr><td colspan="6">教学与科研。1.协助护理部组织护理人员业务学习、培训、护士晋级考核工作。2.拟订教学计划,编写教材并负责讲授。3.制订专科护理科研、技术革新计划并实施。4.参与审定、评价护理论文和科研、技术革新成果。5.负责组织本科护理学习讲座和护理病案讨论。6.对医院护理队伍建设,业务技术管理和组织管理提出改进意见,参与护理部组织的全院性工作检查。7.掌握国内外本科护理发展动态,努力引进先进技术,提高护理质量,发展护理科学。8.完成领导交代的其他临时性工作任务。</td></tr>
<tr><td>岗位工作
主要绩效
考核要点</td><td colspan="6">1.规章制度。2.护理、学术、科研,工作数量、质量、效率、绩效指标。3.顾客沟通,处理病人投诉与纠纷。4.医德医风、社会责任。5.健康教育、培训帮带。6.护理工作流程。7.护理技术操作。8.本组危重病人、特、一级病人护理数。9.满意度。</td></tr>
<tr><td rowspan="2">岗位工
作关系</td><td>院内联系部门</td><td colspan="5">院内各个科室、行政职能部门、后勤部门相关领导和人员。</td></tr>
<tr><td>院外联系部门</td><td colspan="5">医院、科室或护理部授权范围内与外界有关部门人员沟通、联系。</td></tr>
<tr><td>工作权限</td><td colspan="6">1.病人护理管理权。2.监督下级护士工作权。3.向上级领导建议改进工作权。</td></tr>
<tr><td>工作环境</td><td colspan="6">1.在医院内工作,温度、湿度适宜。2.满足医疗与护理服务工作的相关环境条件。</td></tr>
<tr><td>在现在的岗位已工作时间</td><td colspan="6">自　　年　　月　　日开始,　共计:　　年</td></tr>
<tr><td>学历经验</td><td colspan="6">1.本科以上学历,10年以上护理工作经验。2.有基础专科责任护理、管理培训经历。</td></tr>
<tr><td>技能要求</td><td colspan="6">基本技能:掌握手外科专业相关的护理系统理论知识,如与手外科有关的解剖学、生理学及组织胚胎学。了解手外科组织病理学等基本理论知识。
专业技能:显微外科的护理技能特点,四肢缺损修复、创伤整复手术后复杂护理技能等。</td></tr>
<tr><td rowspan="2">岗位工作
其他要求</td><td>性别要求</td><td></td><td>年龄要求</td><td></td><td>婚姻</td><td>婚否不限</td></tr>
<tr><td>身体要求</td><td></td><td>政治要求</td><td>事业性、组织观念强</td><td>业务要求</td><td>精通本专业</td></tr>
<tr><td colspan="2" style="text-align:center">岗位分析时间</td><td></td><td style="text-align:center">填写人</td><td colspan="3"></td></tr>
<tr><td colspan="2" style="text-align:center">直接上级审核签字</td><td></td><td style="text-align:center">审核时间</td><td colspan="3"></td></tr>
</table>

3.显微外科副主任护师岗位说明书

岗位工作基本信息	岗位名称	副主任护师	所在部门	显微外科	岗位编号	
	从属部门	护理部	岗位定员		所辖人数	
	直接上级	护士长	直接下级	护理相关人员		

岗位使命工作概述	在护士长和护理部主任领导下,分管科护理业务、技术、服务、教学、培训、科研、服务、纠纷处理、护理质量管理等工作。是护理业务技术、科研、管理的行家里手。

岗位工作主要职责与任务	**岗位职责。**1.认真履行高级职称岗位职责。在科护士长和护理部主任领导下,指导本科护理业务技术、服务、教学与科研工作。2.参加晨会交接班,协助护士长制订年度、月度计划并付诸实施。3.掌握科室业务与技术在眼底病、难治性青光眼、复合性眼外伤、角膜移植、准分子激光角膜屈光矫正手术、白内障人工晶体植入、激光诊疗、眼科流行病等方面的护理技术。4.高职护理岗位工作责任心。5.持续改进。 **业务管理。**1.遵循 PDCA 管理、追踪问题解决、持续质量改进、熟悉可靠性管理方法,不断提高管理水平。2.研究手外科疑难病人护理技术,努力提高护理质量。3.按照规定主持护理大查房,解决病人术后护理技术疑难问题。4.检查急、危、重、疑难患者护理计划和会诊落实情况,对复杂技术或新开展的护理业务,要亲自参加并具体指导。5.处理护理纠纷,对护理差错、事故提出技术鉴定意见。6.协助护士长病房管理。7.掌握显微外科病人护理技能、四肢血管神经损伤及肢体大创面及复杂创面修复的外科病人护理技能。8.掌握外科断肢、断指再植的病人术后护理技能。 **制度执行。**1.严格执行各项规章制度与护理技术操作常规。2.落实"三查七对"、消毒隔离及相关业务与管理制度。3.应知法规与法律并执行。4.按规定处理医疗废物。 **职业道德。**1.处事事起模范带头作用,经常对护士进行职业道德教育。加强工作责任心、主动性和创造性。2.改善服务态度,提高服务水平,为病人提供卓越服务。 **教学与科研。**1.协助护理部并承担对护理人员业务学习、培训及护士晋级的考核工作。2.拟订教学计划,编写教材并负责讲授。3.制订专科护理科研、技术革新计划并实施。4.参与审定、评价护理论文和科研、技术革新成果。5.负责组织本科护理学习讲座和护理病案讨论。6.对医院护理队伍建设、业务技术管理和组织管理提出意见,参与护理部组织的全院性工作检查。7.掌握国内外本科护理发展动态,努力引进先进技术,提高护理质量,发展护理科学。8.完成领导交代的临时性工作任务。

岗位工作主要绩效考核要点	1.规章制度。2.护理、学术、科研,工作数量、质量、效率、绩效指标。3.顾客沟通,处理病人投诉与纠纷。4.医德医风、社会责任。5.健康教育、培训帮带。6.护理工作流程。7.护理技术操作。8.本组危重病人、特、一级病人护理数。9.满意度。

岗位工作关系	院内联系部门	院内各个科室、行政职能部门、后勤部门相关领导和人员。
	院外联系部门	医院、科室或护理部授权范围内与外界有关部门人员沟通、联系。

工作权限	1.病人护理管理权。2.监督下级护士工作权。3.向上级领导建议改进工作权。

工作环境	1.在医院内工作,温度、湿度适宜。2.满足医疗与护理工作的相关环境条件。

在现在的岗位已工作时间	自 年 月 日开始, 共计: 年

学历经验	1.本科以上学历,10 年以上护理工作经验。2.有基础专科责任护理、管理培训经历。

技能要求	**基本技能:**掌握手外科专业相关的护理系统理论知识,如与手外科有关的解剖学、生理学及组织胚胎学。了解手外科组织病理学等基本理论知识。 **专业技能:**手骨显微外科的护理技能特点,四肢缺损修复、创伤整复手术后复杂护理技能等。

岗位工作其他要求	性别要求		年龄要求		婚姻	婚否不限
	身体要求		政治要求	事业性、组织观念强	业务要求	精通本专业

岗位分析时间		填写人	
直接上级审核签字		审核时间	

4.显微外科主管护师岗位说明书

<table>
<tr><td rowspan="3">岗位工作
基本信息</td><td>岗位名称</td><td>主管护师</td><td>所在部门</td><td>显微外科</td><td>岗位编号</td><td></td></tr>
<tr><td>从属部门</td><td>护理部</td><td>岗位定员</td><td></td><td>所辖人数</td><td></td></tr>
<tr><td>直接上级</td><td>护士长</td><td>直接下级</td><td colspan="3">相关护理人员,实习、进修护士</td></tr>
<tr><td>岗位使命
工作概述</td><td colspan="6">在护士长领导和上级护师指导下,负责上班时病人的治疗、护理、服务工作,护患沟通、健康教育及相关工作。是专科护理业务、技术、服务工作全能核心力量。</td></tr>
<tr><td rowspan="5">岗位工作
主要职责
与任务</td><td colspan="6">**岗位职责。**1.按量、按质、按时完成自己岗位独立工作。2.协助护士长做好护理质量控制工作。3.能够制定具有专科特色的护理计划,对患者实施整体护理。4.掌握基础、专科与责任护理流程。协助护士长做好行政管理和护理队伍的建设工作。5.掌握本科室手外科病人护理技术。6.掌握手部创伤、各种先天性畸形、四肢血管神经损伤及肢体大创面及复杂创面修复病人护理技能。7.掌握断肢、断指再植病人术后护理技能。8.熟悉护理理念和管理工具,遵循PDCA管理、追踪问题管理、熟悉可靠性管理持续质量改进,不断提高管理水平。9.按照规定处理医疗与护理废物。</td></tr>
<tr><td colspan="6">**工作任务。**1.参与组织护理查房,护理会诊等业务活动。2.担当危、急、重症病人抢救工作。3.能够解决本科护理业务上的疑难问题。4.指导护师、护士、实习、进修护士工作。5.带头落实本科基础护理、专科护理、责任制护理计划。6.落实病人治疗饮食。7.解除病人痛苦,评价病人疼痛。8.对本科的护理差错、事故进行分析、提出制定防范措施意见。9.学习应用国内外护理先进经验,不断提高科室的护理技术水平。10.重视病人思想工作,随时掌握病人病情变化。11.指导护士并解决护理工作中存在的问题与缺陷。12.落实患者治疗饮食。13.护理文书书写符合要求。</td></tr>
<tr><td colspan="6">**执行职责。**1.严格执行医疗护理技术操作常规及各项管理及医院制度。2.落实"三查七对",消毒隔离制度。3.落实各种学习、会议制度。4.按照规定处理医疗废物。</td></tr>
<tr><td colspan="6">**职业道德。**1.遵纪守法。2.尊重患者权利,保守病人秘密。3.廉洁行医,文明礼貌,卓越服务。4.发扬团队精神,和谐共事。5.工作积极性、主动性、创新性、责任心。</td></tr>
<tr><td colspan="6">**教学与科研。**1.持续学习与创新能力。2.不断总结经验,结合临床实际撰写论文。3.参加并组织医学继续教育,完成规定的教学计划。4.按时完成科研课题任务。</td></tr>
<tr><td>岗位工作
主要绩效
考核要点</td><td colspan="6">1.规章制度。2.护理业务、学术、科研等工作数量、质量、绩效指标。3.顾客沟通,护患纠纷处理。4.医德医风、社会责任。5.服务态度。6.健康教育、培训帮带。7."三基"考试。8.责任护理。9.护理技术操作。10.静脉穿刺成功率。11.基础、专科、整体护理。12.特、一级护理数。13.护理文书。14.病人满意度。15.持续学习能力。</td></tr>
<tr><td rowspan="2">岗位工
作关系</td><td>院内联系部门</td><td colspan="5">院内各个科室、行政职能部门、后勤部门相关领导和人员。</td></tr>
<tr><td>院外联系部门</td><td colspan="5">医院、科室或护理部授权范围内与外界有关部门人员沟通、联系。</td></tr>
<tr><td>工作权限</td><td colspan="6">1.病人护理管理权。2.监督下级护士工作权。3.向上级领导建议改进工作权。</td></tr>
<tr><td>工作环境</td><td colspan="6">1.在医院内工作,温度、湿度适宜。2.满足医疗与护理工作的相关环境条件。</td></tr>
<tr><td>在现在的岗位已工作时间</td><td colspan="6">自   年   月   日开始,   共计: 年</td></tr>
<tr><td>学历经验</td><td colspan="6">1.本科以上学历,5年以上护理工作经验。2.有基础专科责任护理、管理培训经历。</td></tr>
<tr><td rowspan="3">技能要求</td><td colspan="6">**基本技能:**掌握手外科护理专业相关的系统理论知识,如与手外科有关的解剖学、生理学与组织胚胎学。了解手外科组织病理学等基本理论知识。</td></tr>
<tr><td colspan="6">**专业技能:**手骨显微外科的护理技能,四肢缺损修复、创伤整复手术后护理技能特点,掌握断肢、断指再植手术术后病人、髋关节疾病护理技能等。</td></tr>
<tr><td colspan="6">**护理专业职称:**中级专业技术职称。</td></tr>
<tr><td rowspan="2">岗位工作
其他要求</td><td>性别要求</td><td></td><td>年龄要求</td><td></td><td>婚姻</td><td>婚否不限</td></tr>
<tr><td>身体要求</td><td></td><td>政治要求</td><td>事业性、组织观念强</td><td>业务要求</td><td>掌握本专业</td></tr>
<tr><td colspan="2" style="text-align:center">岗位分析时间</td><td></td><td colspan="2" style="text-align:center">填写人</td><td></td></tr>
<tr><td colspan="2" style="text-align:center">直接上级审核签字</td><td></td><td colspan="2" style="text-align:center">审核时间</td><td></td></tr>
</table>

5.显微外科护师岗位说明书

岗位工作 基本信息	岗位名称	护师	所在部门	显微外科	岗位编号	
	从属部门	护理部	岗位定员		所辖人数	
	直接上级	护士长	直接下级	护士,实习、进修护士		

岗位使命 工作概述	在护士长领导和上级护师指导下按照自己的职责独立做好护理工作、重视护理质量、提高病人满意度。按时、按质、按量完成自己的本职工作。是科室护理骨干力量。

岗位工作 主要职责 与任务	**岗位职责。**1.在护士长领导下独立完成自己的岗位工作。具备整体护理知识,熟悉基础、专科、责任护理业务,对病人实施整体护理,制订和评估病人护理计划,完成健康教育、心理护理,护理文书书写达到要求。2.交接科室规定物品并双方签字。3.掌握手外科常见疾病护理技术。4.掌握手部创伤、各种先天性畸形、四肢血管神经损伤及肢体大创面及复杂创面修复病人护理技能。5.掌握断肢、断指再植病人术后护理技能。6.工作现场"7S管理":①整理、②整顿、③清扫、④清洁、⑤安全、⑥节约、⑦素养。7.按照规定处理医疗与护理垃圾和废物。8.服务病人的满意度。 **工作任务。**1.参加晨会。查看夜班交班报告内容,明确治疗本、医嘱本、护嘱本、记录本等内容与结果,完成交班期间待完成的治疗项目。2.在护士长带领下参加病人床旁交接班,明确危重、抢救、特殊检查、新入院病人情况。3.交接班重点明白病人静脉输液管等各种管道是否畅通。静脉输液管内加药成分、滴速、数量。吸引管引出的液体颜色、性质、数量,各类管道消毒更换日期等。4.清楚疼痛病人止痛后的效果。5.能够与医生一道独立完成危重病人抢救工作。6.参加护理查房、护理病例讨论。7.熟悉科室各个护理班次的工作内容,按照规定参加夜、晚值班。 **制度执行。**1.严格执行各项规章制度和技术操作常规,按照规范的流程操作。2.严格执行消毒隔离、无菌技术操作流程,预防医院感染。3.执行医院各项管理规定。 **职业道德。**1.遵纪守法。2.尊重患者权利,保守病人秘密。3.廉洁工作,卓越服务。4.团队精神,和谐共事。5.工作积极、主动性,创新性,责任心。6.敬业奉献精神。 **学习与创新。**1.朝气蓬勃,精神面貌好,持续学习与创新能力。2.结合临床实际不断总结经验,撰写论文。3.积极参加医学继续教育,指导护士、实习、进修生临床带教工作,并进行绩效考核和评价。4.完成有关领导安排的其他临时性工作任务。

岗位工作 主要绩效 考核要点	1.规章制度。2.护理业务、学术、科研等工作数量、质量、绩效指标。3.顾客沟通,护患纠纷处理。4.医德医风、社会责任。5.服务态度。6.健康教育、培训帮带。7."三基"考试。8.责任护理。9.护理技术操作。10.静脉穿刺成功率。11.基础、专科、整体护理。12.特、一级护理数。13.护理文书。14.服务病人满意度。15.持续学习。

岗位工 作关系	院内联系部门	院内各个科室、行政职能部门、后勤部门相关领导和人员。
	院外联系部门	医院、科室或护理部授权范围内与外界有关部门人员沟通、联系。

工作权限	1.病人护理业务与管理权。2.医患沟通权。3.向上级领导建议改进工作权。

工作环境	1.在医院内工作,温度、湿度适宜。2.满足医疗与护理工作的相关环境条件。

在现在的岗位已工作时间	自 年 月 日开始, 共计: 年

学历经验	1.本科以上学历,3年以上护理工作经验。2.有基础专科责任护理、管理培训经历。

技能要求	**基本技能:**掌握手外科护理专业相关的系统理论知识,如与手外科有关的解剖学、生理学与组织胚胎学。了解手外科组织病理学等基本理论知识。 **专业技能:**手骨显微外科的护理技能,四肢缺损修复、创伤整复手术后护理技能特点,熟悉断肢、断指再植术后病人、髋关节疾病护理技能等。 **专业职称:**初级专业技术职称。

岗位工作 其他要求	性别要求		年龄要求		婚姻	婚否不限
	身体要求		政治要求	事业性、组织观念强	业务要求	熟悉本专业

岗位分析时间		填写人	

6.显微外科护士岗位说明书

岗位工作基本信息	岗位名称	护士	所在部门	显微外科	岗位编号	
	从属部门	护理部	岗位定员		所辖人数	
	直接上级	护士长	直接下级	实习、进修护士		

岗位使命工作概述	在护士长领导和上级护师指导下按照自己的职责独立做好护理工作、重视护理质量、提高病人满意度。按照时间、按照质量、按照数量标准完成自己本职岗位的工作。

岗位工作主要职责与任务	**岗位职责。**1.取得护师执业资格。独立完成岗位工作。具备整体护理知识,熟悉基础、专科、责任护理业务,对病人实施整体护理,制订和评估病人护理计划,完成健康教育、心理护理,护理文书书写达到要求。2.交接科室规定物品并双方签字。3.熟悉手部创伤、各种先天性畸形、四肢血管神经损伤及肢体大创面及复杂创面修复病人护理技能。4.熟悉断肢、断指再植病人术后护理技能。5.在整体护理理论指导下,应用新的医学模式对患者实施以人为中心的整体护理。6.持续学习,充实、强化自己,将知识更好地运用于患者护理工作中。7.继续教育学分达标。8.工作现场"7S管理":①整理、②整顿、③清扫、④清洁、⑤安全、⑥节约、⑦素养。9.按照规定处理医疗与护理垃圾和废物。10.完成相关领导交办的其他临时性工作任务。 **工作任务。**1.参加晨会。查看夜班交班报告内容,明确治疗本、医嘱本、护嘱本、记录本等内容与结果,完成交班期间待完成的治疗项目。2.在护士长带领下参加病人床旁交接班,明确危重、抢救、特殊检查、新入院病人情况。3.交接班重点明白病人静脉输液管等各种管道是否畅通。静脉输液管内加药成分、滴速、数量。引流管引出的液体颜色、性质、数量,各类管道消毒更换日期等。4.清楚疼痛病人止痛后的效果。5.能够独立参加危重病人的抢救工作,预防并发症的发生。6.参加护理查房、护理病例讨论。7.熟悉并掌握科室各个护理班次工作内容。8.病人满意度。 **制度执行。**1.认真执行各项规章制度和技术操作常规,按照规范的流程操作。2.严格执行消毒隔离、无菌技术操作流程,预防医院感染。3.落实住院病人治疗饮食。 **职业道德。**1.遵纪守法。2.尊重患者权利,保守病人秘密。3.卓越服务。4.团队精神,注重沟通。5.工作积极、主动性、责任心、创新性。6.奉献精神,任劳任怨。 **学习与创新。**1.持续学习能力。2.结合临床实际撰写论文。3.参加医学继续教育。

岗位工作主要绩效考核要点	1.规章制度。2.护理业务、学术、服务等工作数量、质量、绩效指标。3.顾客沟通,护患纠纷处理。4.医德医风、社会责任。5.服务态度。6.健康教育、帮带实习生。7."三基"考试。8.责任护理。9.护理技术操作。10.静脉穿刺成功率。11.基础、专科、整体护理。12.特、一级护理数。13.护理文书。14.服务病人满意度。15.持续学习。

岗位工作关系	院内联系部门	院内各个科室、行政职能部门、后勤部门相关领导和人员。
	院外联系部门	医院、科室或护理部授权范围内与外界有关部门人员沟通、联系。

工作权限	1.病人护理服务、沟通、管理权。2.持续学习。3.向上级领导建议改进工作权。

工作环境	1.在医院内工作,温度、湿度适宜。2.满足医疗与护理工作的相关环境条件。

在现在的岗位已工作时间	自 年 月 日开始, 共计: 年

学历经验	1.本科以上学历,2年以上护理工作经验。2.有基础专科责任护理、业务培训经历。

技能要求	**基本技能:**熟悉手外科护理专业相关的系统理论知识,如与手外科有关的解剖学、生理学与组织胚胎学。了解手外科组织病理学等基本理论知识。 **专业技能:**熟悉手骨显微外科的护理技能,四肢缺损修复、创伤整复手术后护理技能特点,了解断肢、断指再植术后病人、髋关节病人护理技能等。 **专业职称:**初级专业技术职称。

岗位工作其他要求	性别要求		年龄要求		婚姻	婚否不限
	身体要求		政治要求	事业性、组织观念强	业务要求	熟悉本专业

岗位分析时间		填写人	

7.显微外科办公室护士岗位说明书

<table>
<tr><td rowspan="3">岗位工作
基本信息</td><td>岗位名称</td><td>办公室护士</td><td>所在部门</td><td>显微外科</td><td>岗位编号</td><td></td></tr>
<tr><td>从属部门</td><td>护理部</td><td>岗位定员</td><td></td><td>所辖人数</td><td></td></tr>
<tr><td>直接上级</td><td>护士长</td><td>直接下级</td><td colspan="3">实习、进修护士</td></tr>
<tr><td>岗位使命
工作概述</td><td colspan="6">在护士长领导和上级护师指导下按照自己的职责独立做好办公室工作、重视护理质量、提高顾客满意度。按照时间、按照质量、按照数量标准完成本职岗位工作。</td></tr>
<tr><td rowspan="1">岗位工作
主要职责
与任务</td><td colspan="6">

岗位职责。1.提前10分钟到病房,参加晨会,查看夜间医嘱,阅读交班报告和了解医嘱执行情况。2.热情接待病人,文明用语。合理安排床位,填写诊断卡和床尾卡及时通知主管医师和主管护士。3.填写空床报告,在病室一览表上填写病人总数、新入、危重、手术、转科、出院、特殊治疗事项及当日值班医师和护士姓名。4.办理出入院、转科、转院、饮食、手术、死亡通知工作。5.正确绘制体温单,转抄长期医嘱执行单(输液、注射、口服等)和记账。6.每日查对医嘱,每周大查对医嘱一次,有记录。根据护理级别、药物阳性标志及时在诊断卡和床头卡上注明。7.按医嘱饮食种类和病人需要,与营养科联系安排病人的饮食。8.负责使用病历的管理、出院病人病历的质量检查及整理工作,防止丢失。9.负责办公室的电脑、电话和整洁的管理。10.各种纸张、表格、电脑耗材清理并及时补充。11.保持办公室清洁、整齐。12.遵循PDCA、追踪问题管理、了解可靠性管理、持续质量改进方法,不断提高护理技术水平。13.掌握手部创伤、各种先天性畸形、四肢血管神经损伤及肢体大创面及复杂创面修复病人护理技能。14.熟悉断肢、断指再植病人术后护理技能。15.工作现场"7S管理";①整理、②整顿、③清扫、④清洁、⑤安全、⑥节约、⑦素养。16.按照规定处理医疗垃圾和废物。17.完成相关领导交办的其他临时性工作任务。

制度执行。1.认真执行各项规章制度和技术操作常规,按照流程操作。2.严格执行"三查七对"查对制度,监督检查医嘱执行情况。3.严格执行消毒隔离、无菌技术操作流程,预防医院感染。4.严格执行收费标准并记账。5.按照规定处理医疗废物。

职业道德。1.遵纪守法。2.尊重患者权利,保守医疗秘密。3.廉洁工作,文明礼貌,卓越服务。4.团队精神,和谐共事。5.工作积极性、主动性、责任心与创新。

学习与创新。1.持续学习能力。2.结合临床实际撰写论文。3.参加医学继续教育。
</td></tr>
<tr><td>岗位工作
主要绩效
考核要点</td><td colspan="6">1.规章制度。2.护理业务、学术、科研等工作数量、质量、绩效指标。3.顾客沟通,护患纠纷处理。4.医德医风、社会责任。5.服务态度。6.健康教育、培训帮带。7."三基"考试。8.责任护理。9.护理技术操作。10.静脉穿刺成功率。11.基础、专科、整体护理。12.特、一级护理数。13.护理文书。14.病人满意度。15.持续学习能力。</td></tr>
<tr><td rowspan="2">岗位工
作关系</td><td>院内联系部门</td><td colspan="5">院内各个科室、行政职能部门、后勤部门相关领导和人员。</td></tr>
<tr><td>院外联系部门</td><td colspan="5">医院、科室或护理部授权范围内与外界有关部门人员沟通、联系。</td></tr>
<tr><td>工作权限</td><td colspan="6">1.病人护理管理权。2.监督下级护士工作权。3.向上级领导建议改进工作权。</td></tr>
<tr><td>工作环境</td><td colspan="6">1.在医院内工作,温度、湿度适宜。2.满足医疗与护理工作的相关环境条件。</td></tr>
<tr><td>在现在的岗位已工作时间</td><td colspan="6">自　　年　　月　　日开始,　　共计:　　年</td></tr>
<tr><td>学历经验</td><td colspan="6">1.本科以上学历,5年以上护理工作经验。2.有基础专科责任护理、业务培训经历。</td></tr>
<tr><td>技能要求</td><td colspan="6">

基本技能:掌握手外科护理专业相关的系统理论知识,如与手外科有关的解剖学、生理学与组织胚胎学。了解手外科组织病理学等基本理论知识。

专业技能:熟悉手骨显微外科的护理技能,四肢缺损修复、创伤整复手术后护理技能特点,了解断肢、断指再植术后病人、髋关节病人护理技能等。

专业职称:初级专业技术职称。
</td></tr>
<tr><td rowspan="2">岗位工作
其他要求</td><td>性别要求</td><td></td><td>年龄要求</td><td></td><td>婚姻</td><td>婚否不限</td></tr>
<tr><td>身体要求</td><td></td><td>政治要求</td><td>事业性、组织观念强</td><td>业务要求</td><td>掌握本专业</td></tr>
<tr><td colspan="3" align="center">岗位分析时间</td><td></td><td align="center">填写人</td><td colspan="2"></td></tr>
</table>

8.显微外科总务护师岗位说明书

<table>
<tr><td rowspan="3">岗位工作
基本信息</td><td>岗位名称</td><td>总务护师</td><td>所在部门</td><td>显微外科</td><td>岗位编号</td><td></td></tr>
<tr><td>从属部门</td><td>护理部</td><td>岗位定员</td><td></td><td>所辖人数</td><td></td></tr>
<tr><td>直接上级</td><td>护士长</td><td>直接下级</td><td colspan="3">实习、进修护士</td></tr>
<tr><td>岗位使命
工作概述</td><td colspan="6">在护士长领导和上级护师指导下按照自己的职责独立做好总务护士工作,重视护理工作质量、管理质量,提高顾客满意度。按时、按质、按量完成自己的本职工作。</td></tr>
<tr><td rowspan="1">岗位工作
主要职责
与任务</td><td colspan="6">**岗位职责**。1.树立以病人为中心服务理念,保持良好护患关系。2.具备整体护理知识,熟悉基础、专科、责任护理业务。3.负责抢救仪器、急救器材、药品的管理,保证急救器材、药品完好率100%。保持病房内物品干净、整齐、卫生。4.负责病区氧气、治疗物品、一次性物品的清理、交换及补充,无过期物品。5.负责各类药品的领取和保管,分类分柜储存口服药、静脉药、肌注药、外用药、剧毒药并标识清楚。6.定期清理药品批号,无过期药品。麻醉药上锁,每班交接并签字。7.负责与供应室、洗衣房交换物品,保证科室与病人用品及时更换、请领。8.病房用后的物品按规定处理。9.协助护士长做好病房管理工作。负责病房物资的请领、保管和报损。物资管理做到账物相符,接受机关物资管理的监督。10.各种纸张、表格、电脑耗材清理、补充及时。注重成本管理。11.科室物品无损坏、丢失,有保质期的用物,做到标示清楚。12.加强病房管理,投诉处理及时。13.按照规定处理医疗废物。14.遵循 PDCA 管理、追踪问题管理、了解可靠性管理、持续质量改进方法,不断提高护理技术和管理水平。15.爱护公物,大公无私,严格物资的出入登记与管理。16.掌握手部创伤、各种先天性畸形、四肢血管神经损伤及肢体大创面及复杂创面修复病人护理技能。17.熟悉断肢、断指再植病人术后护理技能。18.科室、库房、工作现场"7S管理":①整理、②整顿、③清扫、④清洁、⑤安全、⑥节约、⑦素养。19.按照规定处理医疗护理垃圾和废物。20.完成相关领导交办的其他临时性工作任务。
制度执行。1.执行各项规章制度和技术操作常规。2.执行消毒隔离制度、医院感染管理制度,定期做环境卫生学监测和消毒溶液浓度的测定及更换。预防医院感染。
职业道德。1.遵纪守法。2.尊重患者权利,保守病人秘密。3.廉洁工作,文明礼貌,卓越服务。4.团队精神,和谐共事。5.工作积极性、主动性、责任心与创新性。
学习与创新。1.持续学习能力。2.结合临床实际撰写论文。3.参加医学继续教育。</td></tr>
<tr><td>岗位工作
主要绩效
考核要点</td><td colspan="6">1.规章制度。2.护理业务、学术、科研等工作数量、质量、绩效指标。3.顾客沟通,护患纠纷处理。4.医德医风、社会责任。5.服务态度。6.健康教育、培训帮带。7."三基"考试。8.责任护理。9.护理技术操作。10.静脉穿刺成功率。11.基础、专科、整体护理。12.特、一级护理数。13.护理文书。14.病人满意度。15.持续学习能力。</td></tr>
<tr><td rowspan="2">岗位工
作关系</td><td>院内联系部门</td><td colspan="5">院内各个科室、行政职能部门、后勤部门相关领导和人员。</td></tr>
<tr><td>院外联系部门</td><td colspan="5">医院、科室或护理部授权范围内与外界有关部门人员沟通、联系。</td></tr>
<tr><td>工作权限</td><td colspan="6">1.病人护理、物资管理权。2.监督下级护士工作权。3.向上级领导建议改进工作权。</td></tr>
<tr><td>工作环境</td><td colspan="6">1.在医院内工作,温度、湿度适宜。2.满足医疗与护理服务工作的相关环境条件。</td></tr>
<tr><td>在现在的岗位已工作时间</td><td colspan="6">自　　年　　月　　日开始,　　共计:　　年</td></tr>
<tr><td>学历经验</td><td colspan="6">1.本科以上学历,5年以上护理工作经验。2.有基础专科责任护理、业务培训经历。</td></tr>
<tr><td>技能要求</td><td colspan="6">**基本技能**:掌握手外科专业相关的护理系统理论知识,如与手外科有关的解剖学、生理学及组织胚胎学。了解手外科组织病理学等基本理论知识。
专业技能:中级专业技术职称。手骨显微外科的护理技能特点,四肢缺损修复、创伤整复手术后护理技能等。</td></tr>
<tr><td rowspan="2">岗位工作
其他要求</td><td>性别要求</td><td></td><td>年龄要求</td><td></td><td>婚姻</td><td>婚否不限</td></tr>
<tr><td>身体要求</td><td></td><td>政治要求</td><td>事业性、组织观念强</td><td>业务要求</td><td>精通本专业</td></tr>
<tr><td colspan="3" align="center">岗位分析时间</td><td></td><td align="center">填写人</td><td colspan="2"></td></tr>
</table>

9.显微外科辅助、帮班护士岗位说明书

岗位工作基本信息	岗位名称	副班护士	所在部门	显微外科	岗位编号	
	从属部门	护理部	岗位定员		所辖人数	
	直接上级	护士长	直接下级	实习、进修护士		

岗位使命工作概述	在护士长领导和上级护师指导下依据主班护理工作做好自己的辅助护理工作、重视护理质量、提高病人满意度。按照时间、按照质量、按照数量标准完成本职工作。

岗位工作主要职责与任务	**岗位职责**。1.取得护师执业资格。2.晨会后在护士长带领下病人床旁交接班,重点是危重、抢救、特殊检查、新入院病人,了解、询问相关情况。一切以主班护士工作为中心。3.床旁交接班重点是病人静脉输液管道等各种管道是否畅通。静脉输液瓶内加药成分、滴速、数量,吸引管引出的液体颜色、性质、数量,各类管道消毒更换日期、标示等。4.查点交接规定的物品并双方签字。5.查看夜班交班报告内容,明确治疗、医嘱、护嘱、记录本内容完成情况与结果,完成交班期间待完成事项。6.具备整体护理知识,熟悉基础、专科、责任护理业务,并熟悉评估病人方法。 **工作任务**。1.在护士长指导下做好病室管理工作。2.维护病房与病室秩序,保证病人安全。3.病人饮食落实。4.协助主班护士执行医嘱、护嘱,实施护理计划及评价护理效果。5.参加危重病人抢救工作。6.巡视病房,掌握病房病人动态情况,测量病人生命体征,并正确完整记录。7.参加护理查房、护理病例讨论,发现问题,及时解决。8.掌握手部创伤、各种先天性畸形、四肢血管神经损伤及肢体大创面及复杂创面修复病人护理技能。9.熟悉断肢、断指再植病人术后护理技能。10.遵循 PDCA 管理、追踪问题管理、了解可靠性管理与持续质量改进方法。11.熟悉各个护理班次的工作内容,按照规定参加夜、晚值班。12.服务态度好,对待病人热情。13.工作现场"7S管理":①整理、②整顿、③清扫、④清洁、⑤安全、⑥节约、⑦素养。14.按照规定处理医疗护理垃圾和废物。15.完成相关领导交办的其他临时性工作任务。 **制度执行**。1.执行各项规章制度和技术操作常规,按照流程工作。2.严格执行医院、科室相关管理规定。3.严格执行消毒隔离、无菌技术操作规定,预防医院感染。 **职业道德**。1.遵纪守法。2.尊重患者权利,保守病人秘密。3.廉洁工作,文明礼貌,卓越服务。4.团队精神,和谐共事。5.工作积极性、主动性、责任心与微笑服务。 **学习与创新**。1.持续学习能力。2.结合临床实际撰写论文。3.参加医学继续教育。

岗位工作主要绩效考核要点	1.规章制度。2.护理业务、学术、科研等工作数量、质量、绩效指标。3.顾客沟通,护患纠纷处理。4.医德医风、社会责任。5.服务态度。6.健康教育、培训帮带。7."三基"考试。8.责任护理。9.护理技术操作。10.静脉穿刺成功率。11.基础、专科、整体护理。12.特、一级护理数。13.护理文书。14.病人满意度。15.持续学习能力。

岗位工作关系	院内联系部门	院内各个科室、行政职能部门、后勤部门相关领导和人员。
	院外联系部门	医院、科室或护理部授权范围内与外界有关部门人员沟通、联系。

工作权限	1.病人护理与管理权。2.患者服务与沟通权。3.向上级领导建议改进工作权。

工作环境	1.在医院内工作,温度、湿度适宜。2.满足医疗与护理服务工作的相关环境条件。

在现在的岗位已工作时间	自　　年　　月　　日开始,　　共计:　　年

学历经验	1.本科以上学历,2年以上护理工作经验。2.有基础专科责任护理、业务培训经历。

技能要求	**基本技能**:熟悉手外科专业相关的护理系统理论知识,如与手外科有关的解剖学、生理学及组织胚胎学。了解手外科组织病理学等基本理论知识。 **专业技能**:初级专业技术职称。熟悉手骨显微外科护理技能特点,四肢缺损修复、创伤整复手术后护理技能。

岗位工作其他要求	性别要求		年龄要求		婚姻	婚否不限
	身体要求		政治要求	事业性、组织观念强	业务要求	熟悉本专业

岗位分析时间		填写人	

10.显微外科治疗班护士岗位说明书

<table>
<tr><td rowspan="3">岗位工作
基本信息</td><td>岗位名称</td><td>治疗班护士</td><td>所在部门</td><td>显微外科</td><td>岗位编号</td><td></td></tr>
<tr><td>从属部门</td><td>护理部</td><td>岗位定员</td><td></td><td>所辖人数</td><td></td></tr>
<tr><td>直接上级</td><td>护士长</td><td>直接下级</td><td colspan="3">实习、进修护士</td></tr>
<tr><td>岗位使命
工作概述</td><td colspan="6">在护士长领导和上级护师指导下按照自己的职责独立做好治疗班工作、重视治疗班工作质量、提高病人满意度。按照时间、按照质量、按照数量标准完成本职工作。</td></tr>
<tr><td rowspan="1">岗位工作
主要职责
与任务</td><td colspan="6">**岗位职责。**1.提前10分钟上班,阅读交班报告及危重患者处置记录单,明确夜班交班内容。2.交接治疗室规定使用的物品并签字,完成交接班中待执行事项。3.晨会后随护士长床头交接班。明确病人静脉输液管等各种管道是否畅通。静脉输液瓶内加药成分、滴速、数量。吸引管引出的液体颜色、性质、数量。各类管道消毒更换日期、标示等。4.做到给药时间、途径、剂量和浓度准确。转抄服药本、输液卡,每日下午进行查对。5.具备整体护理知识,熟悉基础、专科、责任护理业务。6.发放中午口服药品,"三查七对",做到送药入手,倒温水,看药入口。7.检查备用药品,如有过期、沉淀、絮状物等质量问题,及时调整。8.及时巡视病房,如有异常报告医生后妥善处理。适时对病人开展健康宣教。9.按时测量病人生命体征,如有异常遵医嘱及时处置。做好体温计消毒及治疗室紫外线消毒,填写消毒记录。10.掌握病人动态情况。填写各种治疗和处置事项后记录,写交班报告。11.送取药盘,查对药品,准备下班治疗药品,做好交班准备。12.保持治疗室清洁、整齐。13.基本掌握手外科病人护理技术。14.熟悉手部创伤、各种先天性畸形、四肢血管神经损伤及肢体大创面及复杂创面修复病人护理技能。15.熟悉断肢、断指再植病人术后护理技能。16.熟悉科室各个护理班次的工作内容。17.工作现场"7S管理":①整理、②整顿、③清扫、④清洁、⑤安全、⑥节约、⑦素养。18.按照规定处理医疗护理垃圾和废物。
制度执行。1.执行各项规章制度和技术操作常规,按照流程工作。2.严格执行医院、科室相关管理规定。3.严格执行消毒隔离、无菌技术操作规定,预防医院感染。
职业道德。1.遵纪守法。2.尊重患者权利,保守病人秘密。3.廉洁工作,文明礼貌,卓越服务。4.团队精神,和谐共事。5.工作积极性、主动性、持续性,责任心。
学习与创新。1.持续学习能力。2.结合临床实际撰写论文。3.参加医学继续教育。4.指导实习、进修护士临床带教,完成教学计划,绩效考核和评价。5.病人满意度。</td></tr>
<tr><td>岗位工作
主要绩效
考核要点</td><td colspan="6">1.规章制度。2.护理业务、学术、科研等工作数量、质量、绩效指标。3.顾客沟通,护患纠纷处理。4.医德医风、社会责任。5.服务态度。6.健康教育、培训帮带。7."三基"考试。8.责任护理。9.护理技术操作。10.静脉穿刺成功率。11.基础、专科、整体护理。12.特、一级护理数。13.护理文书。14.病人服务满意度。15.持续学习。</td></tr>
<tr><td rowspan="2">岗位工
作关系</td><td>院内联系部门</td><td colspan="5">院内各个科室、行政职能部门、后勤部门相关领导和人员。</td></tr>
<tr><td>院外联系部门</td><td colspan="5">医院、科室或护理部授权范围内与外界有关部门人员沟通、联系。</td></tr>
<tr><td>工作权限</td><td colspan="6">1.病人护理与管理权。2.患者服务与沟通权。3.向上级领导建议改进工作权。</td></tr>
<tr><td>工作环境</td><td colspan="6">1.在医院内工作,温度、湿度适宜。2.满足医疗、护理服务工作的相关环境条件。</td></tr>
<tr><td>在现在的岗位已工作时间</td><td colspan="6">自　　年　　月　　日开始,　　共计:　　年</td></tr>
<tr><td>学历经验</td><td colspan="6">1.本科以上学历,2年以上护理工作经验。2.有基础专科责任护理,业务培训经历。</td></tr>
<tr><td>技能要求</td><td colspan="6">**基本技能:**熟悉手外科专业相关的护理系统理论知识,如与手外科有关的解剖学、生理学及组织胚胎学。了解手外科组织病理学等基本理论知识。
专业技能:初级专业技术职称。熟悉手骨显微外科护理技能特点,四肢缺损修复、创伤整复手术后护理技能。</td></tr>
<tr><td rowspan="2">岗位工作
其他要求</td><td>性别要求</td><td></td><td>年龄要求</td><td></td><td>婚姻</td><td>婚否不限</td></tr>
<tr><td>身体要求</td><td></td><td>政治要求</td><td>事业性、组织观念强</td><td>业务要求</td><td>掌握本专业</td></tr>
<tr><td colspan="2">岗位分析时间</td><td></td><td colspan="2">填写人</td><td></td></tr>
</table>

11. 显微外科基础护理护士岗位说明书

岗位工作基本信息	岗位名称	基础护理护士	所在部门	显微外科	岗位编号	
	从属部门	护理部	岗位定员		所辖人数	
	直接上级	护士长	直接下级	实习、进修护士		

岗位使命工作概述	在护士长领导和上级护师指导下,独立做好病人基础护理工作,重视护理质量、提高病人满意度。按照时间、按照质量、按照数量标准完成自己本职岗位的工作。

岗位工作主要职责与任务	**岗位职责。** 1.上班提前10分钟到工作岗位。2.与相关同事交接物品并签字。3.精确掌握基础护理项目、内容和标准。4.掌握分级护理的各级病情依据、护理要求。5.明确掌握特级护理、一级护理、二级护理、三级护理的具体护理操作流程。6.整理床单位,清楚晨间护理的内容:对不能离床活动的,病情较轻的病人,鼓励其自行洗漱,包括刷牙,漱口,洗脸,梳头。用消毒毛巾湿式扫床。根据清洁程度,更换床单,整理好床单位。7.对于病情较重,不能离床活动的病人,如危重、高热、昏迷、瘫痪及年老体弱者,协助病人排便,帮助其刷牙,漱口;病情严重者给予口腔护理,洗脸、洗手、梳头,协助翻身并检查全身皮肤有无受压红,做皮肤护理按摩骨隆突处皮肤;按需要更换衣服和床单,整理床单位;与病人交谈,了解一夜睡眠情况及有无病情变化,鼓励病人增强战胜疾病的信心并因人而异给予心理护理;根据室温适当开窗通风。8.保持病房清洁、物品整齐,使用物品标识明确。9.维持病房、病室病人秩序,帮助需要帮助的病人。10.掌握手外科基础护理技术以及术后病人护理技术。11.熟悉手部创伤、各种先天性畸形、四肢血管神经损伤及肢体大创面及复杂创面修复病人护理技能。12.熟悉断肢、断指再植病人术后护理技能。13.加强医疗设备维护,提高医疗设备使用效率。14.工作现场"7S管理":①整理、②整顿、③清扫、④清洁、⑤安全、⑥节约、⑦素养。15.按照规定处理医疗垃圾和废物。 **制度执行。** 1.执行各项规章制度和技术操作常规,按照流程工作。2.严格执行医院、科室相关管理规定。3.严格执行消毒隔离、无菌技术操作规定,预防医院感染。 **职业道德。** 1.遵纪守法。2.尊重患者权利,保守病人秘密。3.廉洁工作,文明礼貌,卓越服务。4.团队精神,和谐共事。5.工作积极性、主动性、创新性、责任心。 **学习与创新。** 1.持续学习能力。2.结合临床实际撰写论文。3.参加医学继续教育。4.指导、检查实习、进修护士临床带教,完成教学计划,并进行绩效考核和评价。

岗位工作主要绩效考核要点	1.规章制度。2.护理业务、学术、科研等工作数量、质量、绩效指标。3.顾客沟通,护患纠纷处理。4.医德医风、社会责任。5.服务态度。6.健康教育、培训帮带。7."三基"考试。8.责任护理。9.护理技术操作。10.静脉穿刺成功率。11.基础、专科、整体护理。12.特、一级护理数。13.护理文书。14.病人服务满意度。15.持续学习。

岗位工作关系	院内联系部门	院内各个科室、行政职能部门、后勤部门相关领导和人员。
	院外联系部门	医院、科室或护理部授权范围内与外界有关部门人员沟通、联系。

工作权限	1.病人护理与管理权。2.患者服务与沟通权。3.向上级领导建议改进工作权。

工作环境	1.在医院内工作,温度、湿度适宜。2.满足医疗、护理服务工作的相关环境条件。

在现在的岗位已工作时间	自　　年　　月　　日开始,　共计:　　年

学历经验	1.本科以上学历,3年以上护理工作经验。2.有基础专科责任护理,业务培训经历。

技能要求	**基本技能:** 熟悉手外科专业相关的护理系统理论知识,如与手外科有关的解剖学、生理学及组织胚胎学。了解手外科组织病理学等基本理论知识。 **专业技能:** 初级专业技术职称。熟悉手骨显微外科护理技能特点,四肢缺损修复、创伤整复手术后护理技能。

岗位工作其他要求	性别要求		年龄要求		婚姻	婚否不限
	身体要求		政治要求	事业性、组织观念强	业务要求	掌握本专业
岗位分析时间				填写人		

12.显微外科责任护士岗位说明书

<table>
<tr><td rowspan="3">岗位工作
基本信息</td><td>岗位名称</td><td>责任护士</td><td>所在部门</td><td colspan="2">显微外科</td><td>岗位编号</td><td></td></tr>
<tr><td>从属部门</td><td>护理部</td><td>岗位定员</td><td colspan="2"></td><td>所辖人数</td><td></td></tr>
<tr><td>直接上级</td><td>护士长</td><td>直接下级</td><td colspan="4">实习、进修护士</td></tr>
<tr><td>岗位使命
工作概述</td><td colspan="7">在护士长领导和上级护师指导下,独立做好病人基础护理工作,重视护理质量、提高病人满意度。按时、按质、按量完成自己岗位工作。以病人为中心,责任重大。</td></tr>
<tr><td>岗位工作
主要职责
与任务</td><td colspan="7">岗位职责。1.上班提前10分钟到工作岗位。2.参加晨会交班,听取夜班报告,随护士长危重病人床头交接班。交接规定物品并签字。3.对自己所分管的病人,进行系统的全面的评估,制订护理计划,负责实施与评估。4.按病人的护理级别及时巡视病房,了解病人病情、饮食、卫生及心理状态。5.做好基础护理,坚持晨、晚间护理及出院护理。严密观察与记录危重病人的病情变化,发现异常及时报告,积极配合抢救治疗工作。6.正确地执行医嘱,按时完成治疗、护理工作,做好查对和交接班工作,不断提高护理质量,严防差错事故。7.随医生查房,了解病人的心理、精神、社会、文化状态并进行护理,做好病人的健康教育、咨询、病人术前、术后教育、功能锻炼、饮食管理及出院指导等。8.维持病房环境清洁、整齐,安静,工作秩序良好,做好陪人管理、宣传卫生和防病知识,鼓励病人增强对治疗的信心,及时向病人及家属介绍住院须知。9.做好手术病人的术前宣教,术后护理,做好手术病人的术前准备。10.掌握本科病人的护理技术。11.负责病人的卫生工作,及时修剪指甲、胡须,催留大小便标本。12.按要求测 T、P、R、BP 和血糖,并正确绘制,做好记录。13.病人出院后,对病人床铺严格消毒,按照规定内容整理铺好,负责本组病人的标本送检、治疗和各项护理工作。14.保持病人"三短六洁",按照级别护理要求,及时巡视病房,密切观察病情变化和心理状态。15.熟悉手外科基础护理技术以及术后病人护理技术。16.熟悉手部创伤、各种先天性畸形、四肢血管神经损伤病人护理技能。17.熟悉断肢、断指再植病人术后护理技能。18.工作现场"7S管理":①整理、②整顿、③清扫、④清洁、⑤安全、⑥节约、⑦素养。19.按照规定处理医疗垃圾和废物。20.完成相关领导交办的其他临时性工作任务。21.病人服务满意度。
制度执行。1.执行各项规章制度和技术操作常规,按照流程操作。2.严格执行医院、科室相关管理规定。3.严格执行消毒隔离、无菌技术操作流程,预防医院感染。
职业道德。1.遵纪守法。2.尊重患者权利,保守病人秘密。3.廉洁工作,文明礼貌,卓越服务。4.团队精神,和谐共事。5.工作积极性、主动性、责任心与创新性。
学习与创新。1.持续学习能力。2.结合临床实际撰写论文。3.参加医学继续教育。</td></tr>
<tr><td>岗位工作
主要绩效
考核要点</td><td colspan="7">1.规章制度。2.护理业务、学术、科研等工作数量、质量、绩效指标。3.顾客沟通。4.医德医风、社会责任。5.健康教育、培训帮带。6."三基"考试。7.护理技术操作。8.静脉穿刺成功率。9.特一级护理数。10.护理文书。11.服务病人满意度测评。</td></tr>
<tr><td rowspan="2">岗位工
作关系</td><td>院内联系部门</td><td colspan="6">院内各个科室、行政职能部门、后勤部门相关领导和人员。</td></tr>
<tr><td>院外联系部门</td><td colspan="6">医院、科室或护理部授权范围内与外界有关部门人员沟通、联系。</td></tr>
<tr><td>工作权限</td><td colspan="7">1.病人护理与管理权。2.患者服务与沟通权。3.向上级领导建议改进工作权。</td></tr>
<tr><td>工作环境</td><td colspan="7">1.在医院内工作,温度、湿度适宜。2.满足医疗、护理服务工作的相关环境条件。</td></tr>
<tr><td>在现在的岗位已工作时间</td><td colspan="7">自　　　年　　月　　　日开始,　　共计:　　　年</td></tr>
<tr><td>学历经验</td><td colspan="7">1.本科以上学历,5年以上护理工作经验。2.有基础专科责任护理,业务培训经历。</td></tr>
<tr><td>技能要求</td><td colspan="7">1.业务与技术能力。2.职业素质和团队精神。3.计算机操作能力。4.初级专业技术职称。</td></tr>
<tr><td rowspan="2">岗位工作
其他要求</td><td>性别要求</td><td></td><td>年龄要求</td><td></td><td>婚姻</td><td colspan="2">婚否不限</td></tr>
<tr><td>身体要求</td><td></td><td>政治要求</td><td>事业性、组织观念强</td><td>业务要求</td><td colspan="2">熟悉本专业</td></tr>
<tr><td colspan="3" style="text-align:center">岗位分析时间</td><td colspan="2"></td><td>填写人</td><td colspan="2"></td></tr>
</table>

13.显微外科晚班(小夜班)护士岗位说明书

岗位工作基本信息	岗位名称	晚班护士	所在部门	显微外科	岗位编号	
	从属部门	护理部	岗位定员		所辖人数	
	直接上级	护士长	直接下级	实习、进修护士		
岗位使命工作概述	在护士长领导和上级护师指导下按照自己的职责和任务独立做好晚班护理工作、重视护理质量、提高病人满意度。按照时间、按照质量、按照数量标准完成本职工作。					
岗位工作主要职责与任务	**岗位职责。** 1.上班提前10分钟到病房,阅读交班报告及危重患者护理记录单,掌握上一班交班内容。2.明确病人总数与相关信息及病室管理中应注意的问题。负责晚间病区病员的一切治疗、护理工作。完成交接班中待执行事项。3.检查备用、急救、贵重、毒麻、限剧药品情况。4.新入院、急诊、抢救、危重,特殊诊疗、输血及情绪异常的病人必须床旁交接。5.长期卧床病人有无压疮,静脉输液管等各种管道是否畅通。静脉输液瓶内加药成分、滴速、数量。吸引管引出的液体颜色、性质、数量,各类管道消毒更换日期、标示清楚。6.病人有无伤口出血与渗血情况。按时测量病人生命体征。7.按时发放病人口服药品,核对姓名,做到送药入手,倒温水,看药入口。8.督促协助护理员进行晚间护理,照顾病人就寝,做好陪人管理,保持病室安静。9.掌握病区病人动态情况及健康宣教。10.在办公室、治疗室、病房时应开门,以便了解病区情况。11.负责病区安全,关注人员往来。按时或根据气候变化关闭门窗、电源开关。12.填写各种护理和处置后事项的记录单,书写交班报告。13.熟悉手外科基础护理技术以及术后病人护理技术。14.了解手部创伤、各种先天性畸形、四肢血管神经损伤病人护理技能。15.熟悉断肢、断指再植病人术后护理技能。16.熟悉科室各个护理班次的工作内容。17.工作现场"7S管理":①整理、②整顿、③清扫、④清洁、⑤安全、⑥节约、⑦素养。18.按照规定处理医疗护理垃圾和废物。 **制度执行。** 1.执行各项规章制度和技术操作常规,按照流程操作。2.严格执行医院、科室相关管理规定。3.严格执行消毒隔离、无菌技术操作流程,预防医院感染。 **职业道德。** 1.遵纪守法。2.尊重患者权利,保守病人秘密。3.廉洁工作,文明礼貌,卓越服务。4.团队精神,和谐共事。5.工作积极性、主动性、责任心与创新性。 **学习与创新。** 1.持续学习能力。2.结合临床实际撰写论文。3.参加医学继续教育。4.指导、检查实习、进修护士临床带教,完成教学计划,并进行绩效考核和评价。					
主要绩效考核要点	1.规章制度。2.护理业务、学术、科研等工作数量、质量、绩效指标。3.顾客沟通,护患纠纷处理。4.医德医风、社会责任。5.服务态度。6.健康教育、培训帮带。7."三基"考试。8.责任护理。9.护理技术操作。10.静脉穿刺成功率。11.基础、专科、整体护理。12.特、一级护理数。13.护理文书。14.病人服务满意度。15.持续学习。					
岗位工作关系	院内联系部门	院内各个科室、行政职能部门、后勤部门相关领导和人员。				
	院外联系部门	医院、科室或护理部授权范围内与外界有关部门人员沟通、联系。				
工作权限	1.病人护理与管理权。2.优质服务与沟通权。3.向上级领导建议改进工作权。					
工作环境	1.在医院内工作,温度、湿度适宜。2.满足医疗、护理服务工作的相关环境条件。					
在现在的岗位已工作时间	自　　年　　月　　日开始,共计:　　年					
学历经验	1.本科以上学历,2年以上护理工作经验。2.有基础专科责任护理,业务培训经历。					
技能要求	**基本技能:**熟悉手外科专业相关的护理系统理论知识,如与手外科有关的解剖学、生理学及组织胚胎学。了解手外科组织病理学等基本理论知识。 **专业技能:**初级专业技术职称。熟悉手骨显微外科护理技能特点,四肢缺损修复、创伤整复手术后护理技能。					
岗位工作其他要求	性别要求		年龄要求		婚姻	婚否不限
	身体要求		政治要求	事业性、组织观念强	业务要求	掌握本专业
岗位分析时间			填写人			

14.显微外科夜班(大夜班)护士岗位说明书

岗位工作基本信息	岗位名称	夜班护士	所在部门	显微外科	岗位编号	
	从属部门	护理部	岗位定员		所辖人数	
	直接上级	护士长	直接下级	实习、进修护士		

岗位使命工作概述	在护士长领导和上级护师指导下按照自己的职责和任务独立做好岗位工作、重视护理质量、提高病人满意度。按照时间、按照质量、按照数量标准完成本职岗位工作。

岗位工作主要职责与任务	**岗位职责。**1.接班后阅读交班报告和危重患者护理记录单,明确上一班交班内容。2.明确病人总数与相关信息及病室管理中应注意的问题。负责夜间病区病员的一切治疗、护理工作。完成交接班中待执行事项。3.检查备用急救、贵重、毒麻、限剧药品情况。4.新入院、急诊、抢救、危重,特殊诊疗、输血及情绪异常的病人必须床旁交接。5.病人有无压疮,静脉输液管等各种管道是否畅通。静脉输液瓶内加药成分、滴速、数量。吸引管引出的液体颜色、性质、数量,各类管道消毒更换日期、标示清楚。6.病人有无伤口出血与渗血情况。按时测量病人生命体征。7.按时发放病人口服药品,核对姓名,做到送药入手,倒温水,看药入口。8.清楚疼痛病人止痛后的效果。9.熟悉并掌握科室各个护理班次的工作内容。10.督促护理员进行晚间护理,照顾病人就寝,做好陪人管理,保持病室安静。11.对昏迷、躁动、老年、小儿病人注意安全防护,防止坠床。12.负责病区安全,关注人员往来。根据气候变化关闭门窗、电源开关。13.填写各种护理和处置后事项记录单,书写交班报告。14.抽空腹血及做术前或特殊检查前各种准备,督促协助进行病员晨间护理,指导病人正确留取各种标本。15.熟悉手外科基础护理技术及断肢/指术后病人护理技术。16.了解手部创伤、各种先天性畸形、四肢血管神经损伤病人护理技能。17.工作现场"7S管理":①整理、②整顿、③清扫、④清洁、⑤安全、⑥节约、⑦素养。18.按照规定处理医疗垃圾和废物。19.病人满意度。20.完成领导交办的其他临时性工作任务。 **制度执行。**1.执行各项规章制度和技术操作常规,按照流程操作。2.严格执行医院、科室相关管理规定。3.严格执行消毒隔离、无菌技术操作流程,预防医院感染。 **职业道德。**1.遵纪守法。2.尊重患者权利,保守病人秘密。3.廉洁工作,文明礼貌,卓越服务。4.团队精神,和谐共事。5.岗位工作积极性、主动性、责任心与创新性。 **学习与创新。**1.持续学习能力。2.结合临床实际撰写论文。3.参加医学继续教育。

岗位工作主要绩效考核要点	1.规章制度。2.护理业务、学术、科研等工作数量、质量、绩效指标。3.顾客沟通,护患纠纷处理。4.医德医风、社会责任。5.服务态度。6.健康教育、培训带教。7."三基"考试。8.责任护理。9.护理技术操作。10.静脉穿刺成功率。11.基础、专科、整体护理。12.特、一级护理数。13.护理文书。14.病人服务满意度。15.持续学习。

岗位工作关系	院内联系部门	院内各个科室、行政职能部门、后勤部门相关领导和人员。
	院外联系部门	医院、科室或护理部授权范围内与外界有关部门人员沟通、联系。

工作权限	1.病人护理与管理权。2.优质服务与沟通权。3.向上级领导建议改进工作权。

工作环境	1.在医院内工作,温度、湿度适宜。2.满足医疗、护理服务工作的相关环境条件。

在现在的岗位已工作时间	自 年 月 日开始, 共计: 年

学历经验	1.本科以上学历,3年以上护理工作经验。2.有基础专科责任护理,业务培训经历。

技能要求	**基本技能:**熟悉手外科专业相关的护理系统理论知识,如与手外科有关的解剖学、生理学及组织胚胎学。了解手外科组织病理学等基本理论知识。 **专业技能:**初级专业技术职称,熟悉手骨显微外科护理技能特点,四肢缺损修复、创伤整复手术后护理技能。

岗位工作其他要求	性别要求		年龄要求		婚姻	婚否不限
	身体要求		政治要求	事业性、组织观念强	业务要求	掌握本专业

岗位分析时间			填写人	

十二、肝胆外科护理人员岗位说明书

1.肝胆外科护士长岗位说明书

岗位工作基本信息	岗位名称	护士长	所在部门	肝胆外科	岗位编号	
	从属部门	护理部	岗位定员		所辖人数	
	直接上级	科主任、护理部	直接下级	护理人员，实习、进修护士		
岗位使命工作概述	在科主任与护士长领导下，全面负责病区护理工作、病房管理、业务技术、护士思想、学科建设，物资管理等工作。是病区护士思想、业务、行政管理第一责任人。					
岗位工作主要职责与任务	**领导职责。**1.在科主任和护士长领导及上级护师指导下，负责所管病区的护理业务及行政管理工作，完成各项数量、质量与绩效指标。2.重视思想政治工作，经常对护士进行职业道德教育工作。3.协调相关部门与科室工作的关系。4.负责制订本病区的护理发展规划、护理学科建设、年度、月度、周工作计划并实施。5.负责全科护理质量的监督与检查，及时发现问题，确保护理质量不断提高。6.落实基础护理、专科护理、特殊护理与责任护理。形成专科护理特色。7.遵循 PDCA 管理、追踪问题管理、持续质量改进、熟悉可靠性管理方法，不断提高领导水平。8.持续改进。 **管理与业务职责。**1.每日早班后带领上班护士对急、危、重症、新入院患者床旁交接班，检查危重抢救病人的护理情况，对复杂的护理技术或新开展的护理业务，要亲自参加并具体指导。2.组织护理查房和随同科主任查房，了解护理工作中存在的问题，并加强医护联系与医患沟通。3.确定病区护士的轮转和临时调配。4.根据护理部及科内护理工作质量标准、工作计划，负责制订本病区具体护理工作计划。5.组织本病区护理查房。6.落实患者治疗饮食。7.护理文书书写符合要求。8.明确重点工作，检查抢救车、抢救物品及备用药品，检查基础护理、危重病人的护理落实情况，整理库房，检查各班物品的耗材使用并请领，检查一级护理病人。9.病人满意度。 **执行职责。**1.严格执行医疗护理技术操作常规及各项管理及医院制度。2.落实"三查七对"，消毒隔离制度。3.落实各种学习、会议制度。4.按照规定处理医疗废物。 **职业道德。**1.遵纪守法。2.尊重患者权利，保守病人秘密。3.廉洁行医，文明礼貌，卓越服务。4.发扬团队精神，和谐共事。5.工作积极性、主动性、创新性、责任心。 **教学与科研。**1.持续学习与创新能力。2.不断总结经验，结合临床实际撰写论文。工作创新。善于发现工作中的问题、缺陷，分析、解决问题、缺陷的能力。					
岗位工作主要绩效考核要点	1.规章制度。2.护教研工作数质量和综合绩效指标。3.医德医风、社会责任。4.病人健康教育、培训帮带。5.学科建设。6.护理病人总人次、人员和谐、团队精神。7.抢救危重病人数、手术数量。8.护理和查房质量。9.病人服务满意度、服务态度。					
岗位工作关系	院内联系部门	院内各个科室、行政职能部门、后勤部门相关领导和人员。				
	院外联系部门	医院、科室或护理部授权范围内与外界有关部门人员沟通、联系。				
工作权限	1.病人诊疗护理管理权。2.监督下级人员工作权。3.向上级领导建议工作改进权。					
工作环境	1.在医院内工作，温度、湿度适宜。2.满足医疗、护理服务工作的相关环境条件。					
在现在的岗位已工作时间	自　　年　　月　　日开始，　　共计：　　年					
学历经验	1.本科以上学历，5 年以上本科工作经验。2.抢救病人经验。3.中级或高级专业技术职称。					
技能要求	**基本技能：**熟悉肝胆外科专业相关的系统理论知识，如与肝胆外科有关的解剖学、生理学及组织胚胎学。深入了解肝胆外科组织病理学等基本理论知识。 **专业技能：**掌握肝胆外科的常规护理技能。 **其他技能：**具有良好的职业发展规划。					
岗位工作其他要求	性别要求		年龄要求		婚姻	婚否不限
	身体要求		政治要求	事业性、组织观念强	业务要求	精通本专业
岗位分析时间			填写人			
直接上级审核签字			审核时间			

2.肝胆外科主任护师岗位说明书

<table>
<tr><td rowspan="3">岗位工作
基本信息</td><td>岗位名称</td><td>主任护师</td><td>所在部门</td><td colspan="2">肝胆外科</td><td>岗位编号</td><td></td></tr>
<tr><td>从属部门</td><td>护理部</td><td>岗位定员</td><td colspan="2"></td><td>所辖人数</td><td></td></tr>
<tr><td>直接上级</td><td>护士长</td><td>直接下级</td><td colspan="4">护理人员,实习、进修护士</td></tr>
<tr><td>岗位使命
工作概述</td><td colspan="7">在护理部主任和护士长领导下,分管科室护理业务、教学、培训、科研、服务,纠纷处理、护理质量管理等工作。本科室的护理业务、技术、科研、管理的行家里手。</td></tr>
<tr><td rowspan="4">岗位工作
主要职责
与任务</td><td colspan="7">**岗位职责。**1.履行高级职称职责。在护理部主任和护士长领导下,指导本科护理业务技术、服务、教学与科研工作。2.参加晨会床旁交接班,协助护士长制订年度、月度、周工作计划并付诸实施。3.协助护士长制订本科的基础、专科、责任护理以及特殊护理计划并落实。4.依据护士长安排主持护理大查房,解决护理业务与技术疑难问题。5.定期检查急、危、重、疑难患者护理计划和会诊落实情况,对复杂技术或新开展护理业务,要亲自参加并具体指导。6.处理护理纠纷,对护理差错事故提出技术鉴定意见。7.参加科主任查房、大手术或新开展的手术前、疑难病例、死亡病例讨论。8.掌握原发性肝癌的早期护理技能、中晚期肝癌的综合护理技能,原发性肝癌术后抗复发、肿瘤的免疫诊疗、介入、复杂胆道疾病、肝胆疾病的内窥镜治疗及肝移植等专科护理技能。9.熟悉微波、射频、氩氦刀、激光光敏技术,肝内肿瘤酒精注射疗法和经股动脉至肝动脉插管加栓塞的手术、治疗后病人的护理技能。</td></tr>
<tr><td colspan="7">**制度执行。**1.执行各项规章制度与护理技术操作常规。2.落实"三查七对"、消毒隔离制度。3.根据年度、月度和周护理工作计划,检查护理工作细节落实情况并记录完整。4.落实各种学习、会议制度。5.按照规定处理医疗废物。6.应知法规并执行。</td></tr>
<tr><td colspan="7">**职业道德。**1.处处事事起模范带头作用,经常对护士进行职业道德教育。加强工作责任心,主动和创造性。2.改善服务态度,提高服务水平,为病人提供卓越服务。</td></tr>
<tr><td colspan="7">**教学与科研。**1.协助护理部组织护理人员业务学习、培训、护士晋级考核工作。2.拟定教学计划,编写教材并负责讲授。3.制订专科护理科研、技术革新计划并实施。4.参与审定、评价护理论文和科研、技术革新成果。5.负责组织本科护理学习讲座和护理病案讨论。6.对医院护理队伍建设,业务技术管理和组织管理提出改进意见,参与护理部组织的全院性工作检查。7.掌握国内外本科护理发展动态,努力引进先进技术,提高护理质量,发展护理科学。8.完成领导交代的其他临时性工作任务。</td></tr>
<tr><td>岗位工作
主要绩效
考核要点</td><td colspan="7">1.规章制度。2.护理、学术、科研,工作数量、质量、效率、绩效指标。3.顾客沟通,处理病人投诉与纠纷。4.医德医风、社会责任。5.健康教育、培训帮带。6.护理工作流程。7.护理技术操作。8.本组危重病人、特、一级病人护理数。9.病人服务满意度。</td></tr>
<tr><td rowspan="2">岗位工
作关系</td><td colspan="2">院内联系部门</td><td colspan="5">院内各个科室、行政职能部门、后勤部门相关领导和人员。</td></tr>
<tr><td colspan="2">院外联系部门</td><td colspan="5">医院、科室或护理部授权范围内与外界有关部门人员沟通、联系。</td></tr>
<tr><td>工作权限</td><td colspan="7">1.病人护理管理权。2.监督下级护士工作权。3.向上级领导建议改进工作权。</td></tr>
<tr><td>工作环境</td><td colspan="7">1.在医院内工作,温度、湿度适宜。2.满足医疗与护理服务工作的相关环境条件。</td></tr>
<tr><td colspan="2">在现在的岗位已工作时间</td><td colspan="6">自　　年　　月　　日开始,　　共计:　　年</td></tr>
<tr><td>学历经验</td><td colspan="7">1.本科以上学历,10年以上护理工作经验。2.有基础专科责任护理、管理培训经历。</td></tr>
<tr><td>技能要求</td><td colspan="7">**基本技能:**掌握肝胆外科专业相关的系统理论知识,如与肝胆外科有关的解剖学、生理学及组织胚胎学。深入了解肝胆外科组织病理学等基本理论知识。
专业技能:1.高级专业技术职称。2.掌握肝胆外科常规护理技能。
其他技能:具有良好的职业发展规划。</td></tr>
<tr><td rowspan="2">岗位工作
其他要求</td><td colspan="2">性别要求</td><td colspan="2">年龄要求</td><td></td><td>婚姻</td><td>婚否不限</td></tr>
<tr><td colspan="2">身体要求</td><td colspan="2">政治要求</td><td>事业性、组织观念强</td><td>业务要求</td><td>精通本专业</td></tr>
<tr><td colspan="3">岗位分析时间</td><td colspan="3"></td><td>填写人</td><td></td></tr>
<tr><td colspan="3">直接上级审核签字</td><td colspan="3"></td><td>审核时间</td><td></td></tr>
</table>

3.肝胆外科副主任护师岗位说明书

岗位工作基本信息	岗位名称	副主任护师	所在部门	肝胆外科	岗位编号	
	从属部门	护理部	岗位定员		所辖人数	
	直接上级	护士长	直接下级	护理人员,实习、进修护士		

岗位使命工作概述	在护士长和护理部主任领导下,分管科护理业务、技术、服务、教学、培训、科研、服务、纠纷处理、护理质量管理等工作。是护理业务技术、科研、管理的行家里手。

岗位工作主要职责与任务	**岗位职责。** 1.认真履行高级职称岗位职责。在科护士长和护理部主任领导下,指导本科护理业务技术、服务、教学与科研工作。2.参加晨会交接班,协助护士长制订年度及月度、周工作计划并付诸实施。3.落实基础护理、专科护理、特殊护理与责任护理。形成专科护理特色。4.定期检查急危重疑难患者护理计划落实情况,对复杂技术或新开展护理业务,要亲自参加并具体指导。5.高职护理岗位工作责任心。 **业务管理。** 1.遵循 PDCA 管理、追踪问题解决、持续质量改进、熟悉可靠性管理方法,不断提高管理水平。2.研究肝胆外科疑难病人护理技术,努力提高护理质量。3.按照规定主持护理大查房,解决病人术后护理技术疑难问题。4.处理护理纠纷,对护理差错、事故提出技术鉴定意见。5.协助护士长病房管理。6.随时了解病员的思想、生活情况,征求病员对护理工作的意见,做好病员的思想工作。7.掌握原发性肝癌的早期护理技能、中晚期肝癌的综合护理技能,原发性肝癌术后抗复发、肿瘤的免疫诊疗、介入、复杂胆道疾病、肝胆疾病的内窥镜治疗及肝移植等专科护理技能。8.熟悉微波、射频、氩氦刀、激光光敏技术、肝内肿瘤酒精注射疗法和经股动脉至肝动脉插管加栓塞的手术治疗后护理技能。9.按照规定处理医疗、护理垃圾废物。 **制度执行。** 1.严格执行各项规章制度与护理技术操作常规。2.落实"三查七对"、消毒隔离及相关业务与管理制度。3.应知法规与法律并执行。4.按规定处理医疗废物。 **职业道德。** 1.处处事事起模范带头作用,经常对护士进行职业道德教育。加强工作责任、主动和创造性。2.改善服务态度,提高服务水平,为病人提供卓越服务。 **教学与科研。** 1.协助护理部并承担对护理人员业务学习、培训及护士晋级的考核工作。2.拟订教学计划,编写教材并负责讲授。3.制订专科护理科研、技术革新计划并实施。4.参与审定、评价护理论文和科研、技术革新成果。5.负责组织本科护理学习讲座和护理病案讨论。6.对医院护理队伍建设,业务技术管理和组织管理提出意见,参与护理部组织的全院性工作检查。7.掌握国内外本科护理发展动态,努力引进先进技术,提高护理质量,发展护理科学。8.完成领导交代的临时性工作任务。

岗位工作主要绩效考核要点	1.规章制度。2.护理、学术、科研,工作数量、质量、效率、绩效指标。3.顾客沟通,处理病人投诉与纠纷。4.医德医风、社会责任。5.健康教育、培训帮带。6.护理工作流程。7.护理技术操作。8.本组危重病人、特、一级病人护理数。9.病人服务满意度。

岗位工作关系	院内联系部门	院内各个科室、行政职能部门、后勤部门相关领导和人员。
	院外联系部门	医院、科室或护理部授权范围内与外界有关部门人员沟通、联系。

工作权限	1.病人护理管理权。2.监督下级护士工作权。3.向上级领导建议工作改进权。

工作环境	1.在医院内工作,温度、湿度适宜。2.满足医疗与护理服务工作的相关环境条件。

在现在的岗位已工作时间	自 年 月 日开始, 共计: 年

学历经验	1.本科以上学历,10 年以上护理工作经验。2.有基础专科责任护理、管理培训经历。

技能要求	1.称职的学科带头人。2.公认的业务、技术、管理和协调能力。3.高级专业技术职称。

岗位工作其他要求	性别要求		年龄要求		婚姻	婚否不限
	身体要求		政治要求	事业性、组织观念强	业务要求	精通本专业

岗位分析时间		填写人	
直接上级审核签字		审核时间	

4.肝胆外科主管护师岗位说明书

<table>
<tr><td rowspan="3">岗位工作
基本信息</td><td>岗位名称</td><td>主管护师</td><td>所在部门</td><td>肝胆外科</td><td>岗位编号</td><td></td></tr>
<tr><td>从属部门</td><td>护理部</td><td>岗位定员</td><td></td><td>所辖人数</td><td></td></tr>
<tr><td>直接上级</td><td>护士长</td><td>直接下级</td><td colspan="3">相关护理人员,实习、进修护士</td></tr>
<tr><td>岗位使命
工作概述</td><td colspan="6">在护士长领导和上级护师指导下,负责上班时病人的治疗、护理、服务工作,护患沟通、健康教育及相关工作。是专科护理业务、技术、服务工作全能核心力量。</td></tr>
<tr><td>岗位工作
主要职责
与任务</td><td colspan="6">岗位职责。1.按量、按质、按时完成自己岗位独立工作。2.协助护士长做好护理质量控制工作。3.能够制订具有专科特色的护理计划,对患者实施整体护理。4.参与组织护理查房,护理会诊等业务活动。5.担当危、急、重症病人抢救工作。6.能够解决本科护理业务上的疑难问题。7.指导护师、护士、实习、进修护士工作。8.带头落实本科基础护理、专科护理、责任制护理计划。9.落实病人治疗饮食。10.解除病人疼痛,评价病人疼痛。11.对本科的护理差错、事故进行分析、提出制定防范措施意见。12.学习应用国内外护理先进经验,不断提高科室的护理技术水平。13.重视病人思想工作,随时掌握病人病情变化。14.指导护士并解决护理工作中存在的问题。15.履行质量管理职责。16.护理文书书写符合要求。17.掌握基础、专科与责任护理流程。协助护士长做好行政管理和护理队伍的建设工作。18.掌握原发性肝癌的早期护理技能、中晚期肝癌的综合护理技能,原发性肝癌术后抗复发、肿瘤的免疫诊疗、介入、复杂胆道疾病、肝胆疾病的内窥镜治疗及肝移植等专科护理技能。19.明确护理工作重点,早晨更换引流袋,检查基础护理工作。称体重、测血压。20.检查护理文书。21.早晨更换引流袋,做健康指导。22.查危重、一级病人护理。23.遵循PDCA管理、追踪问题管理理念、熟悉可靠性管理、持续护理质量改进。24.岗位工作现场"7S管理":①整理、②整顿、③清扫、④清洁、⑤安全、⑥节约、⑦素养。
执行职责。1.严格执行医疗护理技术操作常规及各项管理及医院制度。2.落实"三查七对",消毒隔离制度。3.落实各种学习、会议制度。4.按照规定处理医疗护理废物。
职业道德。1.遵纪守法。2.尊重患者权利,保守病人秘密。3.廉洁行医,文明礼貌,卓越服务。4.发扬团队精神,和谐共事。5.工作积极性、主动性、创新性,责任心。
教学与科研。1.持续学习与创新能力。2.不断总结经验,结合临床实际撰写论文。3.参加并组织医学继续教育,完成规定的教学计划。4.按时完成护理科研课题任务。</td></tr>
<tr><td>岗位工作
主要绩效
考核要点</td><td colspan="6">1.规章制度。2.护理业务、学术、科研等工作数量、质量、绩效指标。3.顾客沟通,护患纠纷处理。4.医德医风、社会责任。5.服务态度。6.健康教育、培训帮带。7."三基"考试。8.责任护理。9.护理技术操作。10.静脉穿刺成功率。11.基础、专科、整体护理。12.特、一级护理数。13.护理文书。14.病人满意度。15.持续学习。</td></tr>
<tr><td rowspan="2">岗位工
作关系</td><td>院内联系部门</td><td colspan="5">院内各个科室、行政职能部门、后勤部门相关领导和人员。</td></tr>
<tr><td>院外联系部门</td><td colspan="5">医院、科室或护理部授权范围内与外界有关部门人员沟通、联系。</td></tr>
<tr><td>工作权限</td><td colspan="6">1.病人护理管理权。2.监督下级护士工作权。3.向上级领导建议改进工作权。</td></tr>
<tr><td>工作环境</td><td colspan="6">1.在医院内工作,温度、湿度适宜。2.满足医疗与护理服务工作的相关环境条件。</td></tr>
<tr><td>在现在的岗位已工作时间</td><td colspan="6">自　　年　　月　　日开始,　　共计:　　年</td></tr>
<tr><td>学历经验</td><td colspan="6">1.本科以上学历,5年以上护理工作经验。2.有基础专科责任护理、管理培训经历。</td></tr>
<tr><td>技能要求</td><td colspan="6">基本技能:掌握肝胆外科专业相关的系统理论知识,如与肝胆外科有关的解剖学、生理学及组织胚胎学。深入了解肝胆外科组织病理学等基本理论知识。
专业技能:中级专业技术职称,掌握肝胆外科的常规护理技能。
其他技能:具有良好的职业发展规划。</td></tr>
<tr><td rowspan="2">岗位工作
其他要求</td><td>性别要求</td><td></td><td>年龄要求</td><td></td><td>婚姻</td><td>婚否不限</td></tr>
<tr><td>身体要求</td><td></td><td>政治要求</td><td>事业性、组织观念强</td><td>业务要求</td><td>掌握本专业</td></tr>
<tr><td colspan="2">岗位分析时间</td><td colspan="2"></td><td>填写人</td><td></td><td></td></tr>
</table>

5.肝胆外科护师岗位说明书

岗位工作基本信息	岗位名称	护师	所在部门	肝胆外科	岗位编号	
	从属部门	护理部	岗位定员		所辖人数	
	直接上级	护士长	直接下级	护士,实习、进修护士		

岗位使命工作概述	在护士长领导和上级护师指导下按照自己的职责独立做好护理工作、重视护理质量、提高病人满意度。按时、按质、按量完成自己的本职工作。是科室护理骨干力量。

岗位工作主要职责与任务	**岗位职责。**1.在护士长领导下独立完成自己的岗位工作。具备整体护理知识,熟悉基础、专科、责任护理业务,对病人实施整体护理,制订和评估病人护理计划,完成健康教育、心理护理,护理文书书写达到要求。2.交接科室规定物品并双方签字。3.参加晨会。查看夜班交班报告内容,明确治疗本、医嘱本、护嘱本、记录本等内容与结果,完成交班期间待完成的治疗项目。4.在护士长带领下参加病人床旁交接班,明确危重、抢救、特殊检查、新入院病人情况。5.交接班重点明白病人静脉输液管等各种管道是否畅通。静脉输液管内加药成分、滴速、数量,吸引管引出的液体颜色、性质、数量,各类管道消毒更换日期等。6.清楚疼痛病人止痛后的效果。7.能够与医生一道独立完成危重病人抢救工作。8.参加护理查房、护理病例讨论。9.熟悉科室各个护理班次的工作内容,按照规定参加夜、晚值班。10.掌握原发性肝癌的早期护理技能、中晚期肝癌的综合护理技能,原发性肝癌术后抗复发、肿瘤的免疫诊疗、介入、复杂胆道疾病、肝胆疾病的内窥镜治疗及肝移植等专科护理技能。11.熟悉微波、射频、氩氦刀、激光光敏技术,肝内肿瘤酒精注射疗法和经股动脉至肝动脉插管加栓塞的手术、治疗后护理技能。12.遵循 PDCA 管理、追踪问题管理、熟悉可靠性管理、持续护理质量改进。13.工作现场"7S 管理":①整理、②整顿、③清扫、④清洁、⑤安全、⑥节约、⑦素养。14.按照规定处理医疗护理垃圾和废物。 **制度执行。**1.严格执行各项规章制度和技术操作常规,按照规范的流程操作。2.严格执行消毒隔离、无菌技术操作流程,预防医院感染。3.执行医院各项管理规定。 **职业道德。**1.遵纪守法。2.尊重患者权利,保守病人秘密。3.廉洁工作,卓越服务。4.团队精神,和谐共事。5.工作积极性、主动性,创新性,责任心。6.奉献精神。 **学习与创新。**1.朝气蓬勃,精神面貌好,持续学习与创新能力。2.结合临床实际不断总结经验,撰写论文。3.积极参加医学继续教育。4.发现、解决问题的能力。

岗位工作主要绩效考核要点	1.规章制度。2.护理业务、学术、科研等工作数量、质量、绩效指标。3.顾客沟通,护患纠纷处理。4.医德医风、社会责任。5.服务态度。6.健康教育、培训帮带。7."三基"考试。8.责任护理。9.护理技术操作。10.静脉穿刺成功率。11.基础、专科、整体护理。12.特、一级护理数。13.护理文书。14.病人满意度。15.持续学习。

岗位工作关系	院内联系部门	院内各个科室、行政职能部门、后勤部门相关领导和人员。
	院外联系部门	医院、科室或护理部授权范围内与外界有关部门人员沟通、联系。

工作权限	1.病人护理业务与管理权。2.医患沟通权。3.向上级领导建议改进工作权。

工作环境	1.在医院内工作,温度、湿度适宜。2.满足医疗与护理服务工作的相关环境条件。

在现在的岗位已工作时间	自　　年　　月　　日开始,　　共计:　　年

学历经验	1.本科以上学历,3 年以上护理工作经验。2.有基础专科责任护理,业务培训经历。

技能要求	**基本技能:**掌握肝胆外科专业相关的系统理论知识,如与肝胆外科有关的解剖学、生理学及组织胚胎学;深入了解肝胆外科组织病理学等基本理论知识。 **专业技能:**初级专业技术职称。掌握肝胆外科的常规护理技能。 **其他技能:**良好的护理职业发展规划。

岗位工作其他要求	性别要求		年龄要求		婚姻	婚否不限
	身体要求		政治要求	事业性、组织观念强	业务要求	熟悉本专业

岗位分析时间		填写人	

6.肝胆外科护士岗位说明书

岗位工作基本信息	岗位名称	护士	所在部门	肝胆外科	岗位编号	
	从属部门	护理部	岗位定员		所辖人数	
	直接上级	护士长	直接下级	实习、进修护士		

岗位使命工作概述	在护士长领导和上级护师指导下按照自己的职责独立做好护理工作、重视护理质量、提高病人满意度。按照时间、按照质量、按照数量标准完成自己的本职岗位工作。

岗位工作主要职责与任务	**岗位职责。**1.取得护师执业资格。独立完成岗位工作。具备整体护理知识,熟悉基础、专科、责任护理业务,对病人实施整体护理,制订和评估病人护理计划,完成健康教育、心理护理,护理文书书写达到要求。2.交接科室规定物品并双方签字。3.在整体护理理论指导下,应用新的医学模式对患者实施以人为中心的整体护理。4.持续学习,充实、强化自己,将知识更好地运用于患者护理工作中。5.继续教育学分达标。6.参加晨会。查看夜班交班报告内容,明确治疗本、医嘱本、护嘱本、记录本等内容与结果,完成交班期间待完成的治疗项目。7.在护士长带领下参加病人床旁交接班,明确危重、抢救、特殊检查、新入院病人情况。8.交接班重点明白病人静脉输液管等各种管道是否畅通。静脉输液管内加药成分、滴速、数量。引流管引出的液体颜色、性质、数量,各类管道消毒更换日期等。9.清楚疼痛病人止痛后的效果。10.能够独立参加危重病人的抢救工作,预防并发症的发生。11.参加护理查房、护理病例讨论。12.熟悉科室各个护理班次的工作内容。13.熟悉原发性肝癌的早期护理技能、中晚期肝癌的综合护理技能,原发性肝癌术后抗复发、肿瘤的免疫诊疗、介入、复杂胆道疾病、肝胆疾病的内窥镜治疗及肝移植等专科护理技能。14.遵循 PDCA 管理、追踪问题管理、熟悉可靠性管理、持续护理质量改进。15.工作现场"7S 管理":①整理、②整顿、③清扫、④清洁、⑤安全、⑥节约、⑦素养。16.按照规定处理医疗护理垃圾和废物。17.完成相关领导交办的其他临时性工作任务。 **制度执行。**1.认真执行各项规章制度和技术操作常规,按照规范的流程操作。2.严格执行消毒隔离、无菌技术操作流程,预防医院感染。3.落实住院病人治疗饮食。 **职业道德。**1.遵纪守法。2.尊重患者权利,保守病人秘密。3.卓越服务。4.团队精神,注重沟通。5.工作积极、主动性,责任心、创新性。6.奉献精神,任劳任怨。 **学习与创新。**1.持续学习能力。2.结合临床实际撰写论文。3.参加医学继续教育。

岗位工作主要绩效考核要点	1.规章制度。2.护理业务、学术、服务等工作数量、质量、绩效指标。3.顾客沟通,护患纠纷处理。4.医德医风、社会责任。5.服务态度。6.健康教育、帮带实习生。7."三基"考试。8.责任护理。9.护理技术操作。10.静脉穿刺成功率。11.基础、专科、整体护理。12.特、一级护理数。13.护理文书。14.病人满意度。15.持续学习。

岗位工作关系	院内联系部门	院内各个科室、行政职能部门、后勤部门相关领导和人员。
	院外联系部门	医院、科室或护理部授权范围内与外界有关部门人员沟通、联系。

工作权限	1.病人护理服务、沟通、管理权。2.持续学习。3.向上级领导建议改进工作权。

工作环境	1.在医院内工作,温度、湿度适宜。2.满足医疗与护理服务工作的相关环境条件。

在现在的岗位已工作时间	自　　年　　月　　日开始,　　共计:　　年

学历经验	1.本科以上学历,2 年以上护理工作经验。2.有基础专科责任护理、业务培训经历。

技能要求	**基本技能:**掌握肝胆外科专业相关的系统理论知识,如与肝胆外科有关的解剖学、生理学及组织胚胎学。深入了解肝胆外科组织病理学等基本理论知识。 **专业技能:**初级专业技术职称。掌握肝胆外科的常规护理技能。 **其他技能:**良好的护理职业发展规划。

岗位工作其他要求	性别要求		年龄要求		婚姻	婚否不限
	身体要求		政治要求	事业性、组织观念强	业务要求	熟悉本专业

岗位分析时间		填写人	

7.肝胆外科办公室护士岗位说明书

岗位工作 基本信息	岗位名称	办公室护士	所在部门	肝胆外科	岗位编号	
	从属部门	护理部	岗位定员		所辖人数	
	直接上级	护士长	直接下级	实习、进修护士		
岗位使命 工作概述	在护士长领导和上级护师指导下按照自己的职责独立做好办公室工作、重视护理质量、提高顾客满意度。按照时间、按照质量、按照数量标准完成本职岗位工作。					
岗位工作 主要职责 与任务	**岗位职责。**1.提前10分钟到病房,参加晨会,查看夜间医嘱,阅读交班报告和了解医嘱执行情况。2.热情接待病人,文明用语。合理安排床位,填写诊断卡和床尾卡及时通知主管医师和主管护士。3.填写空床报告,在病室一览表上填写病人总数、新入、危重、手术、转科、出院、特殊治疗事项及当日值班医师和护士姓名。4.办理出入院、转科、转院、饮食、手术、死亡通知工作。5.正确绘制体温单,转抄长期医嘱执行单(输液、注射、口服等)和记账。6.每日查对医嘱,每周大查对医嘱一次,有记录。根据护理级别、药物阳性标志及时在诊断卡和床头卡上注明。7.按医嘱饮食种类和病人需要,与营养科联系安排病人的饮食。8.负责使用病历的管理、出院病人病历的质量检查及整理工作,防止丢失。9.负责办公室的电脑、电话和整洁的管理。10.各种纸张、表格、电脑耗材清理并及时补充。11.保持办公室清洁、整齐。12.熟悉原发性肝癌的早期护理技能、中晚期肝癌的综合护理技能,原发性肝癌术后抗复发、肿瘤的免疫诊疗、介入、复杂胆道疾病、肝胆疾病的内窥镜治疗及肝移植等专科护理技能。13.工作现场"7S管理":①整理、②整顿、③清扫、④清洁、⑤安全、⑥节约、⑦素养。14.遵循PDCA管理、追踪问题管理、熟悉可靠性管理、持续护理质量改进。15.按照规定处理医疗与护理废物。16.完成临时性工作任务。 **制度执行。**1.认真执行各项规章制度和技术操作常规,按照流程操作。2.严格执行"三查七对"查对制度,监督检查医嘱执行情况。3.严格执行消毒隔离、无菌技术操作流程,预防医院感染。4.严格执行收费标准并记账。5.按照规定处理医疗废物。 **职业道德。**1.遵纪守法。2.尊重患者权利,保守医疗秘密。3.廉洁工作,文明礼貌,卓越服务。4.团队精神,和谐共事。5.岗位工作积极性、主动性、责任心与创新。 **学习与创新。**1.持续学习能力。2.结合临床实际撰写论文。3.参加医学继续教育。4.指导实习护士、进修护士临床带教,完成教学计划,并进行绩效考核和评价。					
岗位工作 主要绩效 考核要点	1.规章制度。2.护理业务、学术、科研等工作数量、质量、绩效指标。3.顾客沟通,护患纠纷处理。4.医德医风、社会责任。5.服务态度。6.健康教育、培训帮带。7."三基"考试。8.责任护理。9.护理技术操作。10.静脉穿刺成功率。11.基础、专科、整体护理。12.特、一级护理数。13.护理文书。14.病人满意度。15.持续学习。					
岗位工 作关系	院内联系部门	院内各个科室、行政职能部门、后勤部门相关领导和人员。				
	院外联系部门	医院、科室或护理部授权范围内与外界有关部门人员沟通、联系。				
工作权限	1.病人护理管理权。2.监督下级护士工作权。3.向上级领导建议改进工作权。					
工作环境	1.在医院内工作,温度、湿度适宜。2.满足医疗与护理服务工作的相关环境条件。					
在现在的岗位已工作时间	自　　　年　　月　　日开始,　　共计:　　年					
学历经验	1.本科以上学历,5年以上护理工作经验。2.有基础专科责任护理、业务培训经历。					
技能要求	**基本技能:**掌握肝胆外科专业相关的系统理论知识,如与肝胆外科有关的解剖学、生理学及组织胚胎学。深入了解肝胆外科组织病理学等基本理论知识。 **专业技能:**初级专业技术职称。掌握肝胆外科的常规护理技能。 **其他技能:**良好的护理职业发展规划。					
岗位工作 其他要求	性别要求		年龄要求		婚姻	婚否不限
	身体要求		政治要求	事业性、组织观念强	业务要求	掌握本专业
岗位分析时间			填写人			

8.肝胆外科总务护士岗位说明书

<table>
<tr><td rowspan="3">岗位工作
基本信息</td><td>岗位名称</td><td>总务护士</td><td>所在部门</td><td>肝胆外科</td><td>岗位编号</td><td></td></tr>
<tr><td>从属部门</td><td>护理部</td><td>岗位定员</td><td></td><td>所辖人数</td><td></td></tr>
<tr><td>直接上级</td><td>护士长</td><td>直接下级</td><td colspan="3">实习、进修护士</td></tr>
<tr><td>岗位使命
工作概述</td><td colspan="6">在护士长领导和上级护师指导下按照自己的职责独立做好总务护士工作,重视护理工作质量、管理质量,提高顾客满意度。按时、按质、按量完成自己的本职工作。</td></tr>
<tr><td>岗位工作
主要职责
与任务</td><td colspan="6">**岗位职责。**1.树立以病人为中心服务理念,保持良好护患关系。2.具备整体护理知识,熟悉基础、专科、责任护理业务。3.负责抢救仪器、急救器材、药品的管理,保证急救器材、药品完好率100%。保持病房内物品干净、整齐、卫生。4.负责病区氧气、治疗物品、一次性物品的清理、交换及补充,无过期物品。5.负责各类药品的领取和保管,分类分柜储存口服药、静脉药、肌注药、外用药、剧毒药并标识清楚。6.定期清理药品批号,无过期药品。麻醉药上锁,每班交接并签字。7.负责与供应室、洗衣房交换物品,保证科室与病人用品及时更换、请领。8.病房用后的物品按规定处理。9.协助护士长做好病房管理工作。负责病房物资的请领、保管和报损。物资管理做到账物相符,接受机关物资管理的监督。10.各种纸张、表格、电脑耗材清理、补充及时。注重成本管理。11.科室物品无损坏、丢失,有保质期的用物,做到标示清楚。12.加强病房管理,投诉处理及时。13.履行质量管理职责。14.遵循 PDCA 管理、追踪问题管理、了解可靠性管理、持续质量改进方法。15.爱护公物,大公无私,严格物资的出入登记与管理。16.明确每日工作重点,清点、保养科内仪器物品,整理库房、检查各班物品的耗材使用并请领,参加大查对医嘱,质控护理文书,重点是危重病人、大手术病人护理记录。17.科室、库房、工作现场"7S 管理":①整理、②整顿、③清扫、④清洁、⑤安全、⑥节约、⑦素养。18.按照规定处理医疗垃圾和废物。19.病人满意度。20.完成领导交办的其他临时性工作任务。

制度执行。1.执行各项规章制度和技术操作常规。2.执行消毒隔离制度、医院感染管理制度,定期做环境卫生学监测和消毒溶液浓度的测定及更换。3.预防医院感染。

职业道德。1.遵纪守法。2.尊重患者权利,保守病人秘密。3.廉洁工作,文明礼貌,卓越服务。4.团队精神,和谐共事。5.岗位工作积极性、主动性、责任心与创新性。

学习与创新。1.持续学习能力。2.结合临床实际撰写论文。3.参加医学继续教育。</td></tr>
<tr><td>岗位工作
主要绩效
考核要点</td><td colspan="6">1.规章制度。2.护理业务、学术、科研等工作数量、质量、绩效指标。3.顾客沟通,护患纠纷处理。4.医德医风、社会责任。5.服务态度。6.健康教育、培训帮带。7."三基"考试。8.责任护理。9.护理技术操作。10.静脉穿刺成功率。11.基础、专科、整体护理。12.特、一级护理数。13.护理文书。14.病人满意度。15.持续学习。</td></tr>
<tr><td rowspan="2">岗位工
作关系</td><td>院内联系部门</td><td colspan="5">院内各个科室、行政职能部门、后勤部门相关领导和人员。</td></tr>
<tr><td>院外联系部门</td><td colspan="5">医院、科室或护理部授权范围内与外界有关部门人员沟通、联系。</td></tr>
<tr><td>工作权限</td><td colspan="6">1.病人护理、物资管理权。2.监督下级护士工作权。3.向上级领导建议改进工作权。</td></tr>
<tr><td>工作环境</td><td colspan="6">1.在医院内工作,温度、湿度适宜。2.满足医疗与护理服务工作的相关环境条件。</td></tr>
<tr><td>在现在的岗位已工作时间</td><td colspan="6">自　　年　　月　　日开始,共计:　　年</td></tr>
<tr><td>学历经验</td><td colspan="6">1.本科以上学历,5年以上护理工作经验。2.有基础专科责任护理、业务培训经历。</td></tr>
<tr><td>技能要求</td><td colspan="6">**基本技能:**掌握肝胆外科专业相关的系统理论知识,如与肝胆外科有关的解剖学、生理学及组织胚胎学。深入了解肝胆外科组织病理学等基本理论知识。
专业技能:初级专业技术职称。掌握肝胆外科的常规护理技能。
其他技能:良好的护理职业发展规划。</td></tr>
<tr><td rowspan="2">岗位工作
其他要求</td><td>性别要求</td><td></td><td>年龄要求</td><td></td><td>婚姻</td><td>婚否不限</td></tr>
<tr><td>身体要求</td><td></td><td>政治要求</td><td>事业性、组织观念强</td><td>业务要求</td><td>精通本专业</td></tr>
<tr><td colspan="2">岗位分析时间</td><td colspan="3"></td><td>填写人</td><td></td></tr>
</table>

9.肝胆外科辅助、帮班护士岗位说明书

岗位工作 基本信息	岗位名称	辅助、帮班护士	所在部门	肝胆外科	岗位编号	
	从属部门	护理部	岗位定员		所辖人数	
	直接上级	护士长	直接下级	实习、进修护士		

岗位使命 工作概述	在护士长领导和上级护师指导下依据主班护理工作做好自己的辅助护理工作、重视护理质量、提高病人满意度。按照时间、按照质量、按照数量标准完成本职工作。

岗位工作 主要职责 与任务	**岗位职责。**1.取得护师执业资格。2.晨会后在护士长带领下病人床旁交接班,重点是危重、抢救、特殊检查、新入院病人,了解、询问相关情况。一切以主班护士工作为中心。3.床旁交接班重点是病人静脉输液管道等各种管道是否畅通。静脉输液瓶内加药成分、滴速、数量,吸引管引出的液体颜色、性质、数量,各类管道消毒更换日期、标示等。4.查点交接规定的物品并双方签字。5.查看夜班交班报告内容,明确治疗、医嘱、护嘱、记录本内容完成情况与结果,完成交班期间待完成事项。6.具备整体护理知识,熟悉基础、专科、责任护理业务,并熟悉评估病人方法。7.在护士长指导下做好病室管理工作。8.维护病房与病室秩序,保证病人安全。9.病人饮食落实。10.协助主班护士执行医嘱、护嘱,实施护理计划及评价护理效果。11.参加危重病人抢救工作。12.巡视病房,掌握病房病人动态情况,测量病人生命体征,并正确完整记录。13.参加护理查房、护理病例讨论,发现问题,及时解决。14.熟悉原发性肝癌的早期护理技能、中晚期肝癌的综合护理技能,原发性肝癌术后抗复发、肿瘤的免疫诊疗、介入、复杂胆道疾病、肝胆疾病的内窥镜治疗及肝移植等专科护理技能。15.遵循 PDCA 管理、追踪问题管理、了解可靠性管理与持续质量改进方法。16.熟悉各个护理班次的工作内容,按照规定参加夜、晚值班。17.工作现场"7S管理":①整理、②整顿、③清扫、④清洁、⑤安全、⑥节约、⑦素养。18.按照规定处理医疗垃圾和废物。19.病人满意度。20.完成领导交代的其他临时性工作任务。 **制度执行。**1.执行各项规章制度和技术操作常规,按照流程工作。2.严格执行医院、科室相关管理规定。3.严格执行消毒隔离、无菌技术操作规定,预防医院感染。 **职业道德。**1.遵纪守法。2.尊重患者权利,保守病人秘密。3.廉洁工作,文明礼貌,卓越服务。4.团队精神,和谐共事。5.工作积极性、主动性、责任心与微笑服务。 **学习与创新。**1.持续学习能力。2.结合临床实际撰写论文。3.参加医学继续教育。

岗位工作 主要绩效 考核要点	1.规章制度。2.护理业务、学术、科研等工作数量、质量、绩效指标。3.顾客沟通、护患纠纷处理。4.医德医风、社会责任。5.服务态度。6.健康教育、培训帮带。7."三基"考试。8.责任护理。9.护理技术操作。10.静脉穿刺成功率。11.基础、专科、整体护理。12.特、一级护理数。13.护理文书。14.病人满意度。15.持续学习能力。

岗位工 作关系	院内联系部门	院内各个科室、行政职能部门、后勤部门相关领导和人员。
	院外联系部门	医院、科室或护理部授权范围内与外界有关部门人员沟通、联系。

工作权限	1.病人护理与管理权。2.患者服务与沟通权。3.向上级领导建议改进工作权。

工作环境	1.在医院内工作,温度、湿度适宜。2.满足医疗与护理工作服务的相关环境条件。

在现在的岗位已工作时间	自　　年　　月　　日开始,　共计:　　年

学历经验	1.本科以上学历,2年以上护理工作经验。2.有基础专科责任护理、业务培训经历。

技能要求	**基本技能:**掌握肝胆外科专业相关的系统理论知识,如与肝胆外科有关的解剖学、生理学及组织胚胎学。深入了解肝胆外科组织病理学等基本理论知识。 **专业技能:**初级专业技术职称。掌握肝胆外科的常规护理技能。 **其他技能:**良好的护理职业发展规划。

岗位工作 其他要求	性别要求		年龄要求		婚姻	婚否不限
	身体要求		政治要求	事业性、组织观念强	业务要求	熟悉本专业
岗位分析时间				填写人		

10.肝胆外科治疗班护士岗位说明书

岗位工作基本信息	岗位名称	治疗班护士	所在部门	肝胆外科	岗位编号	
	从属部门	护理部	岗位定员		所辖人数	
	直接上级	护士长	直接下级	实习、进修护士		

岗位使命工作概述	在护士长领导和上级护师指导下按照自己的职责独立做好治疗班工作、重视治疗班工作质量、提高病人满意度。按照时间、按照质量、按照数量标准完成本职工作。

岗位工作主要职责与任务	**岗位职责。**1.提前10分钟上班,阅读交班报告及危重患者处置记录单,明确夜班交班内容。2.交接治疗室规定使用的物品并签字,完成交接班中待执行事项。3.晨会后随护士长床头交接班。明确病人静脉输液管等各种管道是否畅通。静脉输液瓶内加药成分、滴速、数量。吸引管引出的液体颜色、性质、数量。各类管道消毒更换日期、标示等。4.做到给药时间、途径、剂量和浓度准确。转抄服药本、输液卡,每日下午进行查对。5.具备整体护理知识,熟悉基础、专科、责任护理业务。6.发放中午口服药品,"三查七对",做到送药入手,倒温水,看药入口。7.检查备用药品,如有过期、沉淀、絮状物等质量问题,及时调整。8.及时巡视病房,如有异常报告医生后妥善处理。适时对病人开展健康宣教。9.按时测量病人生命体征,如有异常遵医嘱及时处置。做好体温计消毒及治疗室紫外线消毒,填写消毒记录。10.掌握病人动态情况。填写各种治疗和处置事项后记录,写交班报告。11.送取药盘,查对药品,准备下班治疗药品,做好交班准备。12.保持治疗室清洁、整齐。领取消毒液,常备用药。13.明确工作重点,检查治疗橱内物品及液体摆放;彻底清洁消毒治疗室、换药室(地面、墙壁、紫外线灯管并登记);检查备用药、毒麻药、冰箱内用药及登记本;检查抢救器械、物品及抢救车药品的数量和有效期,账物相符;彻底擦洗治疗车、注射盘、服药盘、垃圾桶。14.熟悉科室各个护理班次的工作内容。15.治疗室、工作现场"7S管理":①整理、②整顿、③清扫、④清洁、⑤安全、⑥节约、⑦素养。16.按照规定处理医疗护理垃圾和废物。17.完成领导交代的临时性工作任务。 **制度执行。**1.执行各项规章制度和技术操作常规,按照流程工作。2.严格执行医院、科室相关管理规定。3.严格执行消毒隔离、无菌技术操作规定,预防医院感染。 **职业道德。**1.遵纪守法。2.尊重患者权利,保守病人秘密。3.廉洁工作,文明礼貌,卓越服务。4.团队精神,和谐共事。5.岗位工作积极性、主动性、创新性、责任心。

岗位工作主要绩效考核要点	1.规章制度。2.护理业务、学术、科研等工作数量、质量、绩效指标。3.顾客沟通,护患纠纷处理。4.医德医风、社会责任。5.服务态度。6.健康教育、培训帮带。7."三基"考试。8.责任护理。9.护理技术操作。10.静脉穿刺成功率。11.基础、专科、整体护理。12.特、一级护理数。13.护理文书。14.病人满意度。15.持续学习。

岗位工作关系	院内联系部门	院内各个科室、行政职能部门、后勤部门相关领导和人员。
	院外联系部门	医院、科室或护理部授权范围内与外界有关部门人员沟通、联系。

工作权限	1.病人护理与管理权。2.患者服务与沟通权。3.向上级领导建议改进工作权。

工作环境	1.在医院内工作,温度、湿度适宜。2.满足护理服务工作的相关环境条件。

在现在的岗位已工作时间	自　　年　　月　　日开始,　　共计:　　年

学历经验	1.本科以上学历,2年以上护理工作经验。2.有基础专科责任护理,业务培训经历。

技能要求	**基本技能:**掌握肝胆外科专业相关的系统理论知识,如与肝胆外科有关的解剖学、生理学及组织胚胎学。深入了解肝胆外科组织病理学等基本理论知识。 **专业技能:**初级专业技术职称。掌握肝胆外科的常规护理技能。 **其他技能:**良好的护理职业发展规划。

岗位工作其他要求	性别要求		年龄要求		婚姻	婚否不限
	身体要求		政治要求	事业性、组织观念强	业务要求	掌握本专业
岗位分析时间				填写人		

11. 肝胆外科基础护理护士岗位说明书

<table>
<tr><td rowspan="3">岗位工作
基本信息</td><td>岗位名称</td><td>基础护理护士</td><td>所在部门</td><td>肝胆外科</td><td>岗位编号</td><td></td></tr>
<tr><td>从属部门</td><td>护理部</td><td>岗位定员</td><td></td><td>所辖人数</td><td></td></tr>
<tr><td>直接上级</td><td>护士长</td><td>直接下级</td><td colspan="3">实习、进修护士</td></tr>
<tr><td>岗位使命
工作概述</td><td colspan="6">在护士长领导和上级护师指导下,独立做好病人基础护理工作,重视护理质量、提高病人满意度。按照时间、按照质量、按照数量标准完成自己的本职岗位工作。</td></tr>
<tr><td>岗位工作
主要职责
与任务</td><td colspan="6">**岗位职责。**1.上班提前10分钟到工作岗位。2.与相关同事交接物品并签字。3.精确掌握基础护理项目、内容和标准。4.掌握分级护理的各级病情依据、护理要求。5.明确掌握特级护理、一级护理、二级护理、三级护理的具体护理操作流程。6.整理床单位,清楚晨间护理的内容:对不能离床活动的,病情较轻的病人,鼓励其自行洗漱,包括刷牙,漱口,洗脸,梳头。用消毒毛巾湿式扫床。根据清洁程度,更换床单,整理好床单位。7.对于病情较重,不能离床活动的病人,如危重、高热、昏迷、瘫痪及年老体弱者、协助病人排便,帮助其刷牙、漱口;病情严重者给予口腔护理,洗脸、洗手、梳头,协助翻身并检查全身皮肤有无受压变红,做皮肤护理按摩骨隆突处皮肤;按需要更换衣服和床单,整理床单位;与病人交谈,了解一夜睡眠情况及有无病情变化,鼓励病人增强战胜疾病的信心并因人而异给予心理护理;根据室温适当开窗通风。8.保持病房清洁、物品整齐,使用物品标识明确。9.维持病房、病室病人秩序,帮助需要帮助的病人。10.熟悉原发性肝癌的早期护理技能、中晚期肝癌的综合护理技能,原发性肝癌术后抗复发、肿瘤的免疫诊疗、介入、复杂胆道疾病、肝胆疾病的内窥镜治疗及肝移植等专科护理技能。11.加强医疗设备维护,提高医疗设备使用效率。12.治疗室、工作现场"7S管理":①整理、②整顿、③清扫、④清洁、⑤安全、⑥节约、⑦素养。13.按照规定处理医疗垃圾和废物。
制度执行。1.执行各项规章制度和技术操作常规,按照流程工作。2.严格执行医院、科室相关管理规定。3.严格执行消毒隔离、无菌技术操作规定,预防医院感染。
职业道德。1.遵纪守法。2.尊重患者权利,保守病人秘密。3.廉洁工作,文明礼貌,卓越服务。4.团队精神,和谐共事。5.工作积极性、主动性、持续性、责任心。
学习与创新。1.持续学习能力。2.结合临床实际撰写论文。3.参加医学继续教育。4.指导实习护士、进修护士临床带教,完成教学计划,并进行绩效考核和评价。</td></tr>
<tr><td>岗位工作
主要绩效
考核要点</td><td colspan="6">1.规章制度。2.护理业务、学术、科研等工作数量、质量、绩效指标。3.顾客沟通,护患纠纷处理。4.医德医风、社会责任。5.服务态度。6.健康教育、培训帮带。7."三基"考试。8.责任护理。9.护理技术操作。10.静脉穿刺成功率。11.基础、专科、整体护理。12.特、一级护理数。13.护理文书。14.病人满意度。15.持续学习。</td></tr>
<tr><td rowspan="2">岗位工
作关系</td><td>院内联系部门</td><td colspan="5">院内各个科室、行政职能部门、后勤部门相关领导和人员。</td></tr>
<tr><td>院外联系部门</td><td colspan="5">医院、科室或护理部授权范围内与外界有关部门人员沟通、联系。</td></tr>
<tr><td>工作权限</td><td colspan="6">1.病人护理与管理权。2.患者服务与沟通权。3.向上级领导建议改进工作权。</td></tr>
<tr><td>工作环境</td><td colspan="6">1.在医院内工作,温度、湿度适宜。2.满足医疗、护理服务工作的相关环境条件。</td></tr>
<tr><td>在现在的岗位已工作时间</td><td colspan="6">自 年 月 日开始, 共计: 年</td></tr>
<tr><td>学历经验</td><td colspan="6">1.本科以上学历,5年以上护理工作经验。2.有基础专科责任护理,业务培训经历。</td></tr>
<tr><td>技能要求</td><td colspan="6">**基本技能:**掌握肝胆外科专业相关的系统理论知识,如与肝胆外科有关的解剖学、生理学及组织胚胎学。深入了解肝胆外科组织病理学等基本理论知识。
专业技能:初级专业技术职称。掌握肝胆外科的常规护理技能。
其他技能:良好的护理职业发展规划。</td></tr>
<tr><td rowspan="2">岗位工作
其他要求</td><td>性别要求</td><td></td><td>年龄要求</td><td></td><td>婚姻</td><td>婚否不限</td></tr>
<tr><td>身体要求</td><td></td><td>政治要求</td><td>事业性、组织观念强</td><td>业务要求</td><td>掌握本专业</td></tr>
<tr><td colspan="3" align="center">岗位分析时间</td><td></td><td align="center">填写人</td><td colspan="2"></td></tr>
</table>

12.肝胆外科责任护士岗位说明书

<table>
<tr><td rowspan="3">岗位工作
基本信息</td><td>岗位名称</td><td>责任护士</td><td>所在部门</td><td>肝胆外科</td><td>岗位编号</td><td></td></tr>
<tr><td>从属部门</td><td>护理部</td><td>岗位定员</td><td></td><td>所辖人数</td><td></td></tr>
<tr><td>直接上级</td><td>护士长</td><td>直接下级</td><td colspan="3">实习、进修护士</td></tr>
<tr><td>岗位使命
工作概述</td><td colspan="6">在护士长领导和上级护师指导下,独立做好病人基础护理工作,重视护理质量、提高病人满意度。按时、按质、按量完成自己岗位工作。以病人为中心,责任重大。</td></tr>
<tr><td>岗位工作
主要职责
与任务</td><td colspan="6">**岗位职责**。1.上班提前10分钟到工作岗位。2.参加晨会交班,听取夜班报告,随护士长危重病人床头交接班。交接规定物品并签字。3.对自己所分管的病人,进行系统的全面的评估,制订护理计划,负责实施与评估。4.按病人的护理级别及时巡视病房,了解病人病情、饮食、卫生及心理状态。5.做好基础护理,坚持晨、晚间护理及出院护理。严密观察与记录危重病人的病情变化,发现异常及时报告,积极配合抢救治疗工作。6.正确地执行医嘱,按时完成治疗、护理工作,做好查对和交接班工作,不断提高护理质量,严防差错事故。7.随医生查房,了解病人的心理、精神、社会、文化状态并进行护理,做好病人的健康教育、咨询、病人术前、术后教育、功能锻炼、饮食管理及出院指导等。8.维持病房环境清洁、整齐、安静、工作秩序良好,做好陪人管理、宣传卫生和防病知识,鼓励病人增强对治疗的信心,及时向病人及家属介绍住院须知。9.做好手术病人的术前宣教,术后护理,做好手术病人的术前准备。10.掌握本科病人的护理技术。11.负责病人的卫生工作,及时修剪指甲、胡须,催留大小便标本。12.按要求测 T、P、R、BP 和血糖,并正确绘制,做好记录。13.病人出院后,对病人床铺严格消毒,按照规定内容整理铺好,负责本组病人的标本送检、治疗和各项护理工作。14.保持病人"三短六洁",按照级别护理要求,及时巡视病房,密切观察病情变化和心理状态。15.对新病人进行入院指导、健康教育。16.及时与病人沟通,了解他们的需求进行心理疏导。尽到告知义务,及时与护士长、医生、病人及其家属沟通改进护理服务措施,保证护理质量。17.工作现场"7S管理":①整理、②整顿、③清扫、④清洁、⑤安全、⑥节约、⑦素养。18.按照规定处理医疗垃圾和废物。19.病人满意度。20.完成领导交代临时性工作任务。
制度执行。1.执行各项规章制度和技术操作常规,按照流程操作。2.严格执行医院、科室相关管理规定。3.严格执行消毒隔离、无菌技术操作流程,预防医院感染。
职业道德。1.遵纪守法。2.尊重患者权利,保守病人秘密。3.廉洁工作,文明礼貌,卓越服务。4.团队精神,和谐共事。5.岗位工作积极性、主动性、责任心与创新性。</td></tr>
<tr><td>岗位工作
主要绩效
考核要点</td><td colspan="6">1.规章制度。2.护理业务、学术、科研等工作数量、质量、绩效指标。3.顾客沟通。4.医德医风、社会责任。5.健康教育、培训帮带。6."三基"考试。7.护理技术操作。8.病人静脉穿刺成功率。9.特、一级护理数。10.护理文书。11.病人满意度。</td></tr>
<tr><td rowspan="2">岗位工
作关系</td><td>院内联系部门</td><td colspan="5">院内各个科室、行政职能部门、后勤部门相关领导和人员。</td></tr>
<tr><td>院外联系部门</td><td colspan="5">医院、科室或护理部授权范围内与外界有关部门人员沟通、联系。</td></tr>
<tr><td>工作权限</td><td colspan="6">1.病人护理与管理权。2.患者服务与沟通权。3.向上级领导建议改进工作权。</td></tr>
<tr><td>工作环境</td><td colspan="6">1.在医院内工作,温度、湿度适宜。2.满足医疗、护理服务工作的相关环境条件。</td></tr>
<tr><td>在现在的岗位已工作时间</td><td colspan="6">自　　年　　月　　日开始,　　共计:　　年</td></tr>
<tr><td>学历经验</td><td colspan="6">1.本科以上学历,5年以上护理工作经验。2.有基础专科责任护理,业务培训经历。</td></tr>
<tr><td>技能要求</td><td colspan="6">1.业务与技术能力。2.职业素质和团队精神。3.计算机操作能力。4.持续学习能力。</td></tr>
<tr><td rowspan="2">岗位工作
其他要求</td><td>性别要求</td><td></td><td>年龄要求</td><td></td><td>婚姻</td><td>婚否不限</td></tr>
<tr><td>身体要求</td><td></td><td>政治要求</td><td>事业性、组织观念强</td><td>业务要求</td><td>熟悉本专业</td></tr>
<tr><td colspan="2">岗位分析时间</td><td colspan="2"></td><td>填写人</td><td></td></tr>
<tr><td colspan="2">直接上级审核签字</td><td colspan="2"></td><td>审核时间</td><td></td></tr>
</table>

13. 肝胆外科晚班(小夜班)护士岗位说明书

岗位工作基本信息	岗位名称	晚班护士	所在部门	肝胆外科	岗位编号	
	从属部门	护理部	岗位定员		所辖人数	
	直接上级	护士长	直接下级	实习、进修护士		

岗位使命工作概述	在护士长领导和上级护师指导下按照自己的职责和任务独立做好晚班护理工作、重视护理质量、提高病人满意度。按照时间、按照质量、按照数量标准完成本职工作。

岗位工作主要职责与任务	**岗位职责。**1.上班提前10分钟到病房,阅读交班报告及危重患者护理记录单,掌握上一班交班内容。2.明确病人总数与相关信息及病室管理中应注意的问题。负责晚间病区病员的一切治疗、护理工作。完成交接班中待执行事项。3.检查备用、急救、贵重、毒麻、限剧药品情况。4.新入院、急诊、抢救、危重,特殊诊疗、输血及情绪异常的病人必须床旁交接。5.长期卧床病人有无压疮,静脉输液管等各种管道是否畅通。静脉输液瓶内加药成分、滴速、数量。吸引管引出的液体颜色、性质、数量,各类管道消毒更换日期、标示清楚。6.病人有无伤口出血与渗血情况。按时测量病人生命体征。7.按时发放病人口服药品,核对姓名,做到送药入手,倒温水,看药入口。8.督促协助护理员进行晚间护理,照顾病人就寝,做好陪人管理,保持病室安静。9.掌握病区病人动态情况。10.在办公室、治疗室、病房时应开门,以便了解病区情况。11.负责病区安全,关注人员往来。按时或根据气候变化关闭门窗、电源开关。12.填写各种护理和处置后事项的记录单,书写交班报告。13.熟悉原发性肝癌的早期护理技能、中晚期肝癌的综合护理技能,原发性肝癌术后抗复发、肿瘤的免疫诊疗、介入、复杂胆道疾病、肝胆疾病内窥镜治疗及肝移植等专科护理技能。14.熟悉本科各个护理班次工作内容。15.工作现场"7S管理":①整理、②整顿、③清扫、④清洁、⑤安全、⑥节约、⑦素养。16.按规定处理医疗、护理垃圾和废物。 **制度执行。**1.执行各项规章制度和技术操作常规,按照流程操作。2.严格执行医院、科室相关管理规定。3.严格执行消毒隔离、无菌技术操作流程,预防医院感染。 **职业道德。**1.遵纪守法。2.尊重患者权利,保守病人秘密。3.廉洁工作,文明礼貌,卓越服务。4.团队精神,和谐共事。5.工作积极性、主动性、责任心与创新性。 **学习与创新。**1.持续学习能力。2.结合临床实际撰写论文。3.参加医学继续教育。4.指导实习护士、进修护士临床带教,完成教学计划,并进行绩效考核和评价。

主要绩效考核要点	1.规章制度。2.护理业务、学术、科研等工作数量、质量、绩效指标。3.顾客沟通,护患纠纷处理。4.医德医风、社会责任。5.服务态度。6.健康教育、培训帮带。7."三基"考试。8.责任护理。9.护理技术操作。10.静脉穿刺成功率。11.基础、专科、整体护理。12.特、一级护理数。13.护理文书。14.病人满意度。15.持续学习。

岗位工作关系	院内联系部门	院内各个科室、行政职能部门、后勤部门相关领导和人员。
	院外联系部门	医院、科室或护理部授权范围内与外界有关部门人员沟通、联系。

工作权限	1.病人护理与管理权。2.优质服务与沟通权。3.向上级领导建议改进工作权。

工作环境	1.在医院内工作,温度、湿度适宜。2.满足医疗、护理服务工作的相关环境条件。

在现在的岗位已工作时间	自　　年　　月　　日开始,　　共计:　　年

学历经验	1.本科以上学历,2年以上护理工作经验。2.有基础专科责任护理,业务培训经历。

技能要求	**基本技能:**掌握肝胆外科专业相关的系统理论知识,如与肝胆外科有关的解剖学、生理学及组织胚胎学。深入了解肝胆外科组织病理学等基本理论知识。 **专业技能:**初级专业技术职称。掌握肝胆外科的常规护理技能。 **其他技能:**良好的护理职业发展规划。

岗位工作其他要求	性别要求		年龄要求			婚姻	婚否不限
	身体要求		政治要求	事业性、组织观念强	业务要求	掌握本专业	

岗位分析时间		填写人	

14.肝胆外科夜班(大夜班)护士岗位说明书

<table>
<tr><td rowspan="3">岗位工作
基本信息</td><td>岗位名称</td><td>夜班护士</td><td>所在部门</td><td colspan="2">肝胆外科</td><td>岗位编号</td><td></td></tr>
<tr><td>从属部门</td><td colspan="2">护理部</td><td colspan="2">岗位定员</td><td>所辖人数</td><td></td></tr>
<tr><td>直接上级</td><td colspan="2">护士长</td><td colspan="2">直接下级</td><td colspan="2">实习、进修护士</td></tr>
<tr><td>岗位使命
工作概述</td><td colspan="7">在护士长领导和上级护师指导下按照自己的职责和任务独立做好岗位工作、重视护理质量、提高病人满意度。按照时间、按照质量、按照数量标准完成的本职工作。</td></tr>
<tr><td rowspan="1">岗位工作
主要职责
与任务</td><td colspan="7">岗位职责。1.接班后阅读交班报告和危重患者护理记录单,明确上一班交班内容。2.明确病人总数与相关信息及病室管理中应注意的问题。负责夜间病区病员的一切治疗、护理工作。完成交接班班中待执行事项。3.检查备用急救、贵重、毒麻、限剧药品情况。4.新入院、急诊、抢救、危重,特殊诊疗、输血及情绪异常的病人必须床旁交接。5.病人有无压疮,静脉输液管等各种管道是否畅通。静脉输液瓶内加药成分、滴速、数量。吸引管引出的液体颜色、性质、数量,各类管道消毒更换日期标示清楚。6.病人有无伤口出血与渗血情况。按时测量病人生命体征。7.按时发放病人口服药品,核对姓名,做到送药入手,倒温水,看药入口。8.清楚疼痛病人止痛后的效果。9.熟悉并掌握科室各个护理班次的工作内容。10.督促护理员进行晚间护理,照顾病人就寝,做好陪人管理,保持病室安静。11.对昏迷、躁动、老年、小儿病人注意安全防护,防止坠床。12.负责病区安全,关注人员往来。根据气候变化关闭门窗、电源开关。13.抽空腹血及做术前或特殊检查前各种准备,督促协助进行病员晨间护理,指导病人正确留取各种标本。14.熟悉原发性肝癌的早期护理技能、中晚期肝癌的综合护理技能,原发性肝癌术后抗复发、肿瘤的免疫诊疗、介入、复杂胆道疾病、肝胆疾病的内窥镜治疗及肝移植等专科护理技能。15.工作现场"7S管理":①整理、②整顿、③清扫、④清洁、⑤安全、⑥节约、⑦素养。16.按照规定处理医疗垃圾和废物。17.执行18项核心制度情况。18.完成领导交代临时性工作任务。

制度执行。1.执行各项规章制度和技术操作常规,按照流程操作。2.严格执行医院、科室相关管理规定。3.严格执行消毒隔离、无菌技术操作流程,预防医院感染。

职业道德。1.遵纪守法。2.尊重患者权利,保守病人秘密。3.廉洁工作,文明礼貌,卓越服务。4.团队精神,和谐共事。5.岗位工作积极性、主动性、责任心与创新性。

学习与创新。1.持续学习能力。2.结合临床实际撰写论文。3.参加医学继续教育。</td></tr>
<tr><td>岗位工作
主要绩效
考核要点</td><td colspan="7">1.规章制度。2.护理业务、学术、科研等工作数量、质量、绩效指标。3.顾客沟通,护患纠纷处理。4.医德医风、社会责任。5.服务态度。6.健康教育、培训帮带。7."三基"考试。8.责任护理。9.护理技术操作。10.静脉穿刺成功率。11.基础、专科、整体护理。12.特、一级护理数。13.护理文书。14.病人满意度。15.持续学习。</td></tr>
<tr><td rowspan="2">岗位工
作关系</td><td>院内联系部门</td><td colspan="6">院内各个科室、行政职能部门、后勤部门相关领导和人员。</td></tr>
<tr><td>院外联系部门</td><td colspan="6">医院、科室或护理部授权范围内与外界有关部门人员沟通、联系。</td></tr>
<tr><td>工作权限</td><td colspan="7">1.病人护理与管理权。2.优质服务与沟通权。3.向上级领导建议改进工作权。</td></tr>
<tr><td>工作环境</td><td colspan="7">1.在医院内工作,温度、湿度适宜。2.满足医疗、护理服务工作的相关环境条件。</td></tr>
<tr><td>在现在的岗位已工作时间</td><td colspan="7">自   年   月   日开始,   共计: 年</td></tr>
<tr><td>学历经验</td><td colspan="7">1.本科以上学历,5年以上护理工作经验。2.有基础专科责任护理,业务培训经历。</td></tr>
<tr><td>技能要求</td><td colspan="7">基本技能:掌握肝胆外科专业相关的系统理论知识,如与肝胆外科有关的解剖学、生理学及组织胚胎学。深入了解肝胆外科组织病理学等基本理论知识。
专业技能:初级专业技术职称。掌握肝胆外科的常规护理技能。
其他技能:良好的护理职业发展规划。</td></tr>
<tr><td rowspan="2">岗位工作
其他要求</td><td>性别要求</td><td></td><td>年龄要求</td><td colspan="2"></td><td>婚姻</td><td>婚否不限</td></tr>
<tr><td>身体要求</td><td></td><td>政治要求</td><td colspan="2">事业性、组织观念强</td><td>业务要求</td><td>掌握本专业</td></tr>
<tr><td colspan="3">岗位分析时间</td><td colspan="2"></td><td>填写人</td><td colspan="2"></td></tr>
</table>

十三、泌尿外科护理人员岗位说明书

1.泌尿外科护士长岗位说明书

岗位工作 基本信息	岗位名称	护士长	所在部门	泌尿外科	岗位编号	
	从属部门	护理部	岗位定员		所辖人数	
	直接上级	科主任、护理部	直接下级	护理人员,实习、进修护士		
岗位使命 工作概述	在科主任与护理部主任领导下,全面负责科室护理工作、业务、技术、病房管理、护士思想工作,物资管理等工作。是科室护士的思想、业务、行政管理的第一责任人。					
岗位工作 主要职责 与任务	**领导职责。**1.履行岗位职责。在科主任和护理部主任领导下,负责科室的护理、业务及行政管理工作,完成各项数量、质量与绩效指标。2.重视思想政治工作,经常对护士进行职业道德教育工作。3.负责制订护理发展规划及年度、月度、周工作计划并组织实施。4.检查、指导病区护理工作。帮助护理人员提高管理与业务能力,积极支持护士履行职责。5.确定护士的轮转和临时调配。6.遵循 PDCA 管理、追踪问题管理、持续质量改进、熟悉可靠性管理方法。7.加强病房管理。8.不断提高领导能力。9.掌握全病区护士工作情况、危重、大手术、抢救、特殊检查及重点患者的护理情况。10.参加科主任查房、大手术或新开展的手术前、疑难病例、死亡病例讨论。 **管理与业务职责。**1.晨会后带领上班护士对急、危重症、手术、新入院患者床旁交接班,检查危重抢救病人的护理情况,对复杂的护理技术或新开展的护理业务,要亲自参加并具体指导。2.根据护理部及科内护理工作质量标准、工作计划,负责制订本科具体工作计划,实施、检查与总结。3.掌握泌尿外科、肾上腺外科、腔道微创外科、肾移植、泌尿系肿瘤、男科学、下尿路梗阻性等疾病的专科护理技能。4.做好住院患者、陪人及探视人员的管理,保持病区及各用房的整洁、舒适、安静。 **执行职责。**1.严格执行医疗护理技术操作常规及各项管理及医院制度。2.落实"三查七对",消毒隔离制度。3.落实各种学习、会议制度。4.按照规定处理医疗护理废物。 **职业道德。**1.遵纪守法。2.尊重患者权利,保守病人秘密。3.廉洁行医,文明礼貌,卓越服务。4.发扬团队精神,和谐共事。5.岗位工作积极、主动、创新性;责任心。 **教学与科研。**1.持续学习与创新能力。2.不断总结经验,结合临床实际撰写论文。 **工作创新。**善于发现工作中的问题、缺陷,分析、解决问题、缺陷的能力。					
岗位工作 主要绩效 考核要点	1.规章制度。2.护理、学术、科研,工作数量、质量、效率、绩效指标。3.顾客沟通,处理病人投诉与纠纷。4.医德医风、社会责任。5.健康教育、培训帮带。6.护理工作流程。7.病区、病房管理。8.护理技术操作。9.基础护理和专科护理合格率。					
岗位工 作关系	院内联系部门	院内各个科室、行政职能部门、后勤部门相关领导和人员。				
	院外联系部门	医院、科室或护理部授权范围内与外界有关部门人员沟通、联系。				
工作权限	1.病人诊护理管理权。2.监督下级人员工作权。3.向上级领导建议改进工作权。					
工作环境	1.在医院内工作,温度、湿度适宜。2.满足医疗、护理服务工作的相关环境条件。					
在现在的岗位已工作时间	自 年 月 日开始, 共计: 年					
学历经验	1.本科以上学历,5 年以上本科工作经验。2.抢救病人经验。3.中级及以上专业技术职称。					
技能要求	**基本技能:**1.掌握泌尿科护理专业相关的系统理论知识,包括与泌尿有关的解剖学、生理学及组织胚胎学。2.深入了解泌尿系统组织病理学等基本理论知识。 **专业技能:**1.了解泌尿系统遗传学、免疫学及微生物学与护理关系。2.熟悉泌尿科常用药物的药理学及药物代谢动力学等知识。3.熟悉与泌尿病有关的常见全身疾病。					
岗位工作 其他要求	性别要求		年龄要求		婚姻	婚否不限
	身体要求		政治要求	事业性、组织观念强	业务要求	精通本专业
岗位分析时间			填写人			
直接上级审核签字			审核时间			

2.泌尿外科病区护士长岗位说明书

岗位工作 基本信息	岗位名称	病区护士长	所在部门	泌尿外科	岗位编号	
	从属部门	护理部	岗位定员		所辖人数	
	直接上级	科主任科护士长	直接下级	护理人员,实习、进修护士		

岗位使命 工作概述	在科主任与护士长领导下,全面负责病区护理工作、病房管理、业务技术、护士思想、学科建设,物资管理等工作。是病区护士思想、业务、行政管理第一责任人。

岗位工作 主要职责 与任务	**领导职责。**1.在科主任和护士长领导及上级护师指导下,负责所管病区的护理业务及行政管理工作,完成各项数量、质量与绩效指标。2.重视思想政治工作,经常对护士进行职业道德教育工作。3.协调相关部门与科室工作的关系。4.负责制订本病区的护理发展规划,护理学科建设及年度、月度、周工作计划并组织实施。5.负责全科护理质量的监督与检查,及时发现问题,确保护理质量不断提高。6.遵循 PDCA 管理、追踪问题管理、持续质量改进、熟悉可靠性管理方法,不断提高领导水平。 **管理与业务职责。**1.每日早班后带领上班护士对急、危、重症、新入院患者床旁交接班,检查危重抢救病人的护理情况,对复杂的护理技术或新开展的护理业务,要亲自参加并具体指导。2.组织护理查房和随同科主任查房,了解护理工作中存在的问题,并加强医护联系与医患沟通。3.确定病区护士的轮转和临时调配。4.科内护理工作标准、计划,负责制订本病区具体护理工作计划。5.组织本病区护理查房。6.落实患者治疗饮食。7.护理文书书写符合要求。8.明确重点工作,检查抢救车、抢救物品及备用药品;检查基础护理、危重病人的护理落实情况;整理库房,检查各班物品的耗材使用并请领;重点检查一级护理病人;组织护士大查对医嘱;检查护理文书、危重病人、大手术病人护理记录。9.掌握泌尿外科、肾上腺外科、腔道微创外科、肾移植、泌尿系肿瘤、男科学、下尿路梗阻性等疾病的专科护理等技能。 **执行职责。**1.严格执行医疗护理技术操作常规及各项管理及医院制度。2.落实"三查七对",消毒隔离制度。3.落实各种学习、会议制度。4.按照规定处理医疗护理废物。 **职业道德。**1.遵纪守法。2.尊重患者权利,保守病人秘密。3.廉洁行医,文明礼貌,卓越服务。4.发扬团队精神,和谐共事。5.工作积极性、主动性,创新性,责任心。 **教学与科研。**1.持续学习与创新能力。2.不断总结经验,结合临床实际撰写论文。3.参加并组织医学继续教育,完成规定的教学计划。4.按时完成科研课题任务。

岗位工作 主要绩效 考核要点	1.规章制度。2.护教研工作数质量和综合绩效指标。3.医德医风、社会责任。4.病人健康教育、培训帮带。5.学科建设。6.护理病人总人次、人员和谐、团队精神。7.抢救危重病人数、手术数量。8.护理和查房质量。9.服务病人满意度、服务态度。

岗位工 作关系	院内联系部门	院内各个科室、行政职能部门、后勤部门相关领导和人员。
	院外联系部门	医院、科室或护理部授权范围内与外界有关部门人员沟通、联系。

工作权限	1.病人诊疗护理管理权。2.监督下级人员工作权。3.向上级领导建议改进工作权。

工作环境	1.在医院内工作,温度、湿度适宜。2.满足医疗、护理服务工作的相关环境条件。

在现在的岗位已工作时间	自 年 月 日开始, 共计: 年

学历经验	1.本科以上学历,5年以上本科工作经验。2.抢救病人经验。3.中级专业技术职称。

技能要求	**基本技能:**熟悉泌尿外科专业相关的系统理论知识,如与泌尿外科有关的解剖学、生理学及组织胚胎学。深入了解泌尿外科组织病理学等基本理论知识。 **专业技能:**掌握泌尿外科的常规护理技能。 **其他技能:**具有良好的职业发展规划。

岗位工作 其他要求	性别要求		年龄要求			婚姻	婚否不限
	身体要求		政治要求	事业性、组织观念强		业务要求	精通本专业

岗位分析时间		填写人	
直接上级审核签字		审核时间	

3.泌尿外科主任护师岗位说明书

岗位工作 基本信息	岗位名称	主任护师	所在部门	泌尿外科	岗位编号	
	从属部门	护理部	岗位定员		所辖人数	
	直接上级	护士长	直接下级	护理相关人员		

岗位使命 工作概述	在护理部主任和护士长领导下,分管科室护理业务、教学、培训、科研、服务,纠纷处理、护理质量管理等工作。本科室的护理业务、技术、科研、管理的行家里手。

岗位工作 主要职责 与任务	**岗位职责。** 1.履行高级职称职责。在护理部主任和护士长领导下,指导本科护理业务技术、服务、教学与科研工作。2.参加晨会床旁交接班,协助护士长制订年度、月度、周工作计划并付诸实施。3.协助护士长制订本科的基础、专科、责任护理以及特殊护理计划并落实。4.依据护士长安排主持护理大查房,解决护理业务与技术疑难问题。5.定期检查急、危、重、疑难患者护理计划和会诊落实情况,对复杂技术或新开展护理业务,要亲自参加并具体指导。6.处理护理纠纷,对护理差错事故提出技术鉴定意见。7.参加科主任查房、大手术或新开展的手术前、疑难病例、死亡病例讨论。8.精确掌握泌尿外科、肾上腺外科、腔道微创外科、肾移植、泌尿系肿瘤、男科学、下尿路梗阻性等疾病的专科护理技能。9.遵循 PDCA 管理、追踪问题管理、持续质量改进,熟悉可靠性管理方法,不断提高领导水平。10.病人满意度。 **制度执行。** 1.执行各项规章制度与护理技术操作常规。2.落实"三查七对"、消毒隔离制度。3.根据年度、月度和周护理工作计划,检查护理工作细节落实情况并记录完整。4.落实各种学习、会议制度。5.按照规定处理医疗废物。6.应知法规并执行。 **职业道德。** 1.处处、事事起模范带头作用,经常对护士进行职业道德教育。加强工作责任心,主动和创造性。2.改善服务态度,提高服务水平,为病人提供卓越服务。 **教学与科研。** 1.协助护理部组织护理人员业务学习、培训、护士晋级考核工作。2.拟定教学计划,编写教材并负责讲授。3.制订专科护理科研、技术革新计划并实施。4.参与审定、评价护理论文和科研、技术革新成果。5.负责组织本科护理学习讲座和护理病案讨论。6.对医院护理队伍建设、业务技术管理和组织管理提出改进意见,参与护理部组织的全院性工作检查。7.掌握国内外本科护理发展动态,努力引进先进技术,提高护理质量,发展护理科学。8.完成领导交代的其他临时性工作任务。

岗位工作 主要绩效 考核要点	1.规章制度。2.护理、学术、科研,工作数量、质量、效率、绩效指标。3.顾客沟通,处理病人投诉与纠纷。4.医德医风、社会责任。5.健康教育、培训帮带。6.护理工作流程。7.护理技术操作。8.本组危重病人、特、一级病人护理数。9.满意度。

岗位工 作关系	院内联系部门	院内各个科室、行政职能部门、后勤部门相关领导和人员。
	院外联系部门	医院、科室或护理部授权范围内与外界有关部门人员沟通、联系。

工作权限	1.病人护理管理权。2.监督下级护士工作权。3.向上级领导建议改进工作权。

工作环境	1.在医院内工作,温度、湿度适宜。2.满足医疗与护理服务工作的相关环境条件。

在现在的岗位已工作时间	自 年 月 日开始, 共计: 年

学历经验	1.本科以上学历,10 年以上护理工作经验。2.有基础专科责任护理、管理培训经历。

技能要求	**基本技能:** 1.掌握泌尿科护理专业相关的系统理论知识,包括与泌尿有关的解剖学、生理学及组织胚胎学。2.了解泌尿系统组织病理学等基本理论知识。 **专业技能:** 1.了解泌尿系统遗传学、免疫学及微生物学与护理关系。2.熟悉泌尿科常用药物的药理学及药物代谢动力学等知识。3.熟悉与泌尿病有关的常见全身疾病。4.高级专业技术职称。

岗位工作 其他要求	性别要求		年龄要求		婚姻	婚否不限
	身体要求		政治要求	事业性、组织观念强	业务要求	精通本专业

岗位分析时间		填写人	
直接上级审核签字		审核时间	

4.泌尿外科副主任护师岗位说明书

岗位工作基本信息	岗位名称	副主任护师	所在部门	泌尿外科	岗位编号	
	从属部门	护理部	岗位定员		所辖人数	
	直接上级	护士长	直接下级	护理相关人员		

岗位使命工作概述	在护士长和护理部主任领导下,分管科护理业务、技术、服务、教学、培训、科研、服务、纠纷处理、护理质量管理等工作。是护理业务技术、科研、管理的行家里手。

岗位工作主要职责与任务	**岗位职责**。1.认真履行高级职称岗位职责。在科护士长和护理部主任领导下,指导本科护理业务技术、服务、教学与科研工作。2.参加晨会交接班,协助护士长制订年度、月度、周工作计划并付诸实施。3.落实基础护理、专科护理、特殊护理与责任护理。形成专科护理特色。4.定期检查急危重疑难患者护理计划落实情况,对复杂技术或新开展护理业务,要亲自参加并具体指导。5.高职护理岗位工作责任心。 **业务管理**。1.遵循 PDCA 管理、追踪问题解决、持续质量改进、熟悉可靠性管理方法,不断提高管理水平。2.研究泌尿外科疑难病人护理技术,努力提高护理质量。3.按照规定主持护理大查房,解决病人术后护理技术疑难问题。4.处理护理纠纷,对护理差错、事故提出技术鉴定意见。5.协助护士长病房管理。6.随时了解病员的思想、生活情况,征求病员对护理工作的意见,做好病员的思想工作。7.精确掌握泌尿外科、肾上腺外科、腔道微创外科、肾移植、泌尿系肿瘤、男科学、下尿路梗阻性等疾病的专科护理技能。8.按照规定处理医疗与护理废物。9.服务病人满意度。 **制度执行**。1.严格执行各项规章制度与护理技术操作常规。2.落实"三查七对"、消毒隔离及相关业务与管理制度。3.应知法规与法律并执行。4.按规定处理医疗废物。 **职业道德**。1.处处、事事起模范带头作用,经常对护士进行职业道德教育。加强工作责任、主动和创造性。2.改善服务态度,提高服务水平,为病人提供卓越服务。 **教学与科研**。1.协助护理部并承担对护理人员业务学习、培训及护士晋级的考核工作。2.拟订教学计划,编写教材并负责讲授。3.制订专科护理科研、技术革新计划并实施。4.参与审定、评价护理论文和科研、技术革新成果。5.负责组织本科护理学习讲座和护理病案讨论。6.对医院护理队伍建设,业务技术管理和组织管理提出意见,参与护理部组织的全院性工作检查。7.掌握国内外本科护理发展动态,努力引进先进技术,提高护理质量,发展护理科学。8.完成领导交代的临时性工作任务。

岗位工作主要绩效考核要点	1.规章制度。2.护理、学术、科研,工作数量、质量、效率、绩效指标。3.顾客沟通,处理病人投诉与纠纷。4.医德医风、社会责任。5.健康教育、培训帮带。6.护理工作流程。7.护理技术操作。8.本组危重病人、特、一级病人护理数。9.满意度。

岗位工作关系	院内联系部门	院内各个科室、行政职能部门、后勤部门相关领导和人员。
	院外联系部门	医院、科室或护理部授权范围内与外界有关部门人员沟通、联系。

工作权限	1.病人护理管理权。2.监督下级护士工作权。3.向上级领导建议改进工作权。

工作环境	1.在医院内工作,温度、湿度适宜。2.满足医疗与护理服务工作的相关环境条件。

在现在的岗位已工作时间	自　　　年　　月　　　日开始,　　共计:　　　年

学历经验	1.本科以上学历,10 年以上护理工作经验。2.有基础专科责任护理、管理培训经历。

技能要求	**基本技能**:熟悉泌尿外科专业相关的系统理论知识,如与泌尿外科有关的解剖学、生理学及组织胚胎学。深入了解泌尿外科组织病理学等基本理论知识。 **专业技能**:1.掌握泌尿外科的常规护理技。2.高级专业技术职称。 **其他技能**:具有良好的职业发展规划。

岗位工作其他要求	性别要求		年龄要求		婚姻	婚否不限
	身体要求		政治要求	事业性、组织观念强	业务要求	精通本专业

岗位分析时间		填写人	
直接上级审核签字		审核时间	

5.泌尿外科主管护师岗位说明书

岗位工作 基本信息	岗位名称	主管护师	所在部门	泌尿外科	岗位编号	
	从属部门	护理部	岗位定员		所辖人数	
	直接上级	护士长	直接下级	相关护理人员,实习、进修护士		

岗位使命 工作概述	在护士长领导和上级护师指导下,负责上班时病人的治疗、护理、服务工作,护患沟通、健康教育及相关工作。是专科护理业务、技术、服务工作全能核心力量。

岗位工作 主要职责 与任务	**岗位职责。**1.按量、按质、按时完成自己岗位独立工作。2.协助护士长做好护理质量控制工作。3.能够制订具有专科特色的护理计划,对患者实施整体护理。4.参与组织护理查房,护理会诊等业务活动。5.担当危、急、重症病人抢救工作。6.能够解决本科护理业务上的疑难问题。7.指导护师、护士、实习、进修护士工作。8.带头落实本科基础护理、专科护理、责任制护理计划。9.落实病人治疗饮食。10.解除病人痛苦,评价病人疼痛。11.对本科的护理差错、事故进行分析、提出制定防范措施意见。12.学习应用国内外护理先进经验,不断提高科室的护理技术水平。13.重视病人思想工作,随时掌握病人病情变化。14.指导护士并解决护理工作中存在的问题。15.履行质量管理兼职职责。16.护理文书书写符合要求。17.掌握基础、专科与责任护理流程。协助护士长做好行政管理和护理队伍的建设工作。18.掌握泌尿外科、肾上腺外科、腔道微创外科、肾移植、泌尿系肿瘤、男科学、下尿路梗阻性等疾病的专科护理技能。19.明确护理工作重点,早晨更换引流袋,检查基础护理工作。称体重、测血压。20.检查护理文书。21.查危重、一级病人护理。22.遵循 PDCA 管理、追踪问题管理、熟悉可靠性管理、持续护理质量改进。23.工作现场"7S 管理":①整理、②整顿、③清扫、④清洁、⑤安全、⑥节约、⑦素养。24.按照规定处理医疗垃圾和废物。25.服务病人满意度。26.完成相关领导交办的其他临时性工作任务。 **执行职责。**1.严格执行医疗护理技术操作常规及各项管理及医院制度。2.落实"三查七对",消毒隔离制度。3.落实各种学习、会议制度。4.按照规定处理医疗废物。 **职业道德。**1.遵纪守法。2.尊重患者权利,保守病人秘密。3.廉洁行医,文明礼貌,卓越服务。4.发扬团队精神,和谐共事。5.工作积极性、主动性、创新性、责任心。 **教学与科研。**1.持续学习与创新能力。2.不断总结经验,结合临床实际撰写论文。

岗位工作 主要绩效 考核要点	1.规章制度。2.护理业务、学术、科研等工作数量、质量、绩效指标。3.顾客沟通,护患纠纷处理。4.医德医风、社会责任。5.服务态度。6.健康教育、培训帮带。7."三基"考试。8.责任护理。9.护理技术操作。10.静脉穿刺成功率。11.基础、专科、整体护理。12.特、一级护理数。13.护理文书。14.病人满意度。15.持续学习能力。

岗位工 作关系	院内联系部门	院内各个科室、行政职能部门、后勤部门相关领导和人员。
	院外联系部门	医院、科室或护理部授权范围内与外界有关部门人员沟通、联系。

工作权限	1.病人护理管理权。2.监督下级护士工作权。3.向上级领导建议改进工作权。

工作环境	1.在医院内工作,温度、湿度适宜。2.满足医疗与护理服务工作的相关环境条件。

在现在的岗位已工作时间	自　　年　　月　　日开始,　　共计:　　年

学历经验	1.本科以上学历,5年以上护理工作经验。2.有基础专科责任护理、管理培训经历。

技能要求	**基本技能:**1.掌握泌尿科护理专业相关的系统理论知识,包括与泌尿有关的解剖学、生理学及组织胚胎学。2.深入了解泌尿系统组织病理学等基本理论知识。3.工作中协调与沟通能力。 **专业技能:**1.了解泌尿系统遗传学、免疫学及微生物学与临床护理关系。2.熟悉泌尿科常用药物的药理学及药物代谢动力学等知识。3.中级专业技术职称。

岗位工作 其他要求	性别要求		年龄要求		婚姻	婚否不限
	身体要求		政治要求	事业性、组织观念强	业务要求	掌握本专业
岗位分析时间				填写人		

6.泌尿外科护师岗位说明书

<table>
<tr><td rowspan="3">岗位工作
基本信息</td><td>岗位名称</td><td>护师</td><td>所在部门</td><td>泌尿外科</td><td>岗位编号</td><td></td></tr>
<tr><td>从属部门</td><td>护理部</td><td>岗位定员</td><td></td><td>所辖人数</td><td></td></tr>
<tr><td>直接上级</td><td>护士长</td><td>直接下级</td><td colspan="3">护士、实习、进修护士</td></tr>
<tr><td>岗位使命
工作概述</td><td colspan="6">在护士长领导和上级护师指导下按照自己的职责独立做好护理工作、重视护理质量、提高病人满意度。按时、按质、按量完成自己的本职工作。是科室护理骨干力量。</td></tr>
<tr><td>岗位工作
主要职责
与任务</td><td colspan="6">岗位职责。1.在护士长领导下独立完成自己的岗位工作。具备整体护理知识,熟悉基础、专科、责任护理业务,对病人实施整体护理,制订和评估病人护理计划,完成健康教育、心理护理,护理文书书写达到要求。2.交接科室规定物品并双方签字。3.参加晨会。查看夜班交班报告内容,明确治疗本、医嘱本、护嘱本、记录本等内容与结果,完成交班期间待完成的治疗项目。4.在护士长带领下参加病人床旁交接班,明确危重、抢救、特殊检查、新入院病人情况。5.交接班重点明白病人静脉输液管等各种管道是否畅通。静脉输液管内加药成分、滴速、数量。吸引管引出的液体颜色、性质、数量,各类管道消毒更换日期等。6.清楚疼痛病人止痛后的效果。7.能够与医生一道独立完成危重病人抢救工作。8.参加护理查房、护理病例讨论。9.熟悉科室各个护理班次的工作内容,按照规定参加夜、晚值班。10.掌握普通泌尿外科、肾上腺外科、腔道微创外科、肾移植、泌尿系肿瘤、男科学、下尿路梗阻性等疾病的专科护理技能。11.遵循PDCA管理、追踪问题管理、熟悉可靠性管理、持续护理质量改进。12.工作现场"7S管理":①整理、②整顿、③清扫、④清洁、⑤安全、⑥节约、⑦素养。13.按照规定处理医疗与护理垃圾和废物。14.病人满意度。

制度执行。1.严格执行各项规章制度和技术操作常规,按照规范的流程操作。2.严格执行消毒隔离、无菌技术操作流程,预防医院感染。3.执行医院各项管理规定。

职业道德。1.遵纪守法。2.尊重患者权利,保守病人秘密。3.廉洁工作,卓越服务。4.团队精神,和谐共事。5.工作积极、主动性,责任心。6.奉献精神。7.持续改进。

学习与创新。1.朝气蓬勃,精神面貌好,持续学习与创新能力。2.结合临床实际不断总结经验,撰写论文。3.积极参加医学继续教育。4.发现、解决问题的能力。</td></tr>
<tr><td>岗位工作
主要绩效
考核要点</td><td colspan="6">1.规章制度。2.护理业务、学术、科研等工作数量、质量、绩效指标。3.顾客沟通,护患纠纷处理。4.医德医风、社会责任。5.服务态度。6.健康教育、培训帮带。7."三基"考试。8.责任护理。9.护理技术操作。10.静脉穿刺成功率。11.基础、专科、整体护理。12.特、一级护理数。13.护理文书。14.病人满意度。15.持续学习。</td></tr>
<tr><td rowspan="2">岗位工
作关系</td><td>院内联系部门</td><td colspan="5">院内各个科室、行政职能部门、后勤部门相关领导和人员。</td></tr>
<tr><td>院外联系部门</td><td colspan="5">医院、科室或护理部授权范围内与外界有关部门人员沟通、联系。</td></tr>
<tr><td>工作权限</td><td colspan="6">1.病人护理业务与管理权。2.医患沟通权。3.向上级领导建议改进工作权。</td></tr>
<tr><td>工作环境</td><td colspan="6">1.在医院内工作,温度、湿度适宜。2.满足医疗与护理服务工作的相关环境条件。</td></tr>
<tr><td>在现在的岗位已工作时间</td><td colspan="6">自　　年　　月　　日开始,　　共计:　　年</td></tr>
<tr><td>学历经验</td><td colspan="6">1.本科以上学历,3年以上护理工作经验。2.有基础专科责任护理、管理培训经历。</td></tr>
<tr><td>技能要求</td><td colspan="6">基本技能:1.掌握泌尿科护理专业相关的系统理论知识,包括与泌尿有关的解剖学、生理学及组织胚胎学。2.深入了解泌尿系统组织病理学等基本理论知识与护理的关系。
专业技能:1.了解泌尿系统遗传学、免疫学及微生物学。2.熟悉泌尿科常用药物的药理学及药物代谢动力学等知识。3.熟悉护理知识与泌尿病有关的常见全身疾病。
其他技能:1.能维护与执行考试的管理规定。2.初级专业技术职称。</td></tr>
<tr><td rowspan="2">岗位工作
其他要求</td><td>性别要求</td><td></td><td>年龄要求</td><td></td><td>婚姻</td><td>婚否不限</td></tr>
<tr><td>身体要求</td><td></td><td>政治要求</td><td>事业性、组织观念强</td><td>业务要求</td><td>熟悉本专业</td></tr>
<tr><td colspan="3" align="center">岗位分析时间</td><td colspan="2" align="center">填写人</td><td colspan="2"></td></tr>
</table>

7.泌尿外科护士岗位说明书

<table>
<tr><td rowspan="3">岗位工作
基本信息</td><td>岗位名称</td><td>护士</td><td>所在部门</td><td>泌尿外科</td><td>岗位编号</td><td></td></tr>
<tr><td>从属部门</td><td>护理部</td><td>岗位定员</td><td></td><td>所辖人数</td><td></td></tr>
<tr><td>直接上级</td><td>护士长</td><td>直接下级</td><td colspan="3">实习护士、进修护士</td></tr>
<tr><td>岗位使命
工作概述</td><td colspan="6">在护士长领导和上级护师指导下按照自己的职责独立做好护理工作、重视护理质量、提高病人满意度。按照时间、按照质量、按照数量标准完成自己的本职岗位工作。</td></tr>
<tr><td>岗位工作
主要职责
与任务</td><td colspan="6">**岗位职责。**1.取得护师执业资格。独立完成岗位工作。具备整体护理知识,熟悉基础、专科、责任护理业务,对病人实施整体护理,制订和评估病人护理计划,完成健康教育、心理护理,护理文书书写达到要求。2.交接科室规定物品并双方签字。3.在整体护理理论指导下,应用新的医学模式对患者实施以人为中心的整体护理。4.持续学习,充实、强化自己,将知识更好地运用于患者护理工作中。5.继续教育学分达标。6.参加晨会。查看夜班交班报告内容,明确治疗本、医嘱本、护嘱本、记录本等内容与结果,完成交班期间待完成的治疗项目。7.在护士长带领下参加病人床旁交接班,明确危重、抢救、特殊检查、新入院病人情况。8.交接班重点明白病人静脉输液管等各种管道是否畅通。静脉输液管内加药成分、滴速、数量。引流管引出的液体颜色、性质、数量,各类管道消毒更换日期等。9.清楚疼痛病人止痛后的效果。10.能够独立参加危重病人的抢救工作,预防并发症的发生。11.参加护理查房、护理病例讨论。12.熟悉科室各个护理班次的工作内容。13.熟悉普通泌尿外科、肾上腺外科、腔道微创外科、肾移植、泌尿系肿瘤、男科学、下尿路梗阻性等疾病的专科护理技能。14.遵循 PDCA 管理、追踪问题管理、熟悉可靠性管理、持续护理质量改进。15.工作现场"7S 管理":①整理、②整顿、③清扫、④清洁、⑤安全、⑥节约、⑦素养。16.服务病人满意度。17.按照规定处理医疗护理垃圾和废物。
制度执行。1.认真执行各项规章制度和技术操作常规,按照规范的流程操作。2.严格执行消毒隔离、无菌技术操作流程,预防医院感染。3.落实住院病人治疗饮食。
职业道德。1.遵纪守法。2.尊重患者权利,保守病人秘密。3.卓越服务。4.团队精神,注重沟通。5.工作积极、主动性、责任心、创新性。6.奉献精神,任劳任怨。
学习与创新。1.持续学习能力。2.结合临床实际撰写论文。3.参加医学继续教育。4.指导实习护士、进修护士临床带教,完成教学计划,并进行绩效考核和评价。</td></tr>
<tr><td>岗位工作
主要绩效
考核要点</td><td colspan="6">1.规章制度。2.护理业务、学术、服务等工作数量、质量、绩效指标。3.顾客沟通,护患纠纷处理。4.医德医风、社会责任。5.服务态度。6.健康教育、带带实习生。7."三基"考试。8.责任护理。9.护理技术操作。10.静脉穿刺成功率。11.基础、专科、整体护理。12.特、一级护理数。13.护理文书。14.服务病人满意度。15.持续学习。</td></tr>
<tr><td rowspan="2">岗位工
作关系</td><td>院内联系部门</td><td colspan="5">院内各个科室、行政职能部门、后勤部门相关领导和人员。</td></tr>
<tr><td>院外联系部门</td><td colspan="5">医院、科室或护理部授权范围内与外界有关部门人员沟通、联系。</td></tr>
<tr><td>工作权限</td><td colspan="6">1.病人护理服务、沟通、管理权。2.持续学习。3.向上级领导建议改进工作权。</td></tr>
<tr><td>工作环境</td><td colspan="6">1.在医院内工作,温度、湿度适宜。2.满足医疗与护理服务工作的相关环境条件。</td></tr>
<tr><td>在现在的岗位已工作时间</td><td colspan="6">自　　年　　月　　日开始,　共计:　　年</td></tr>
<tr><td>学历经验</td><td colspan="6">1.本科以上学历,2年以上护理工作经验。2.有基础专科责任护理、业务培训经历。</td></tr>
<tr><td>技能要求</td><td colspan="6">**基本技能:**熟悉泌尿外科专业相关的系统理论知识,如与泌尿外科有关的解剖学、生理学及组织胚胎学。深入了解泌尿外科组织病理学等基本理论知识。
专业技能:掌握泌尿外科的常规护理技能。
其他技能:1具有良好的职业发展规划。2.初级专业技术职称。</td></tr>
<tr><td rowspan="2">岗位工作
其他要求</td><td>性别要求</td><td></td><td>年龄要求</td><td></td><td>婚姻</td><td>婚否不限</td></tr>
<tr><td>身体要求</td><td></td><td>政治要求</td><td>事业性、组织观念强</td><td>业务要求</td><td>熟悉本专业</td></tr>
<tr><td colspan="3" align="center">岗位分析时间</td><td></td><td>填写人</td><td colspan="2"></td></tr>
</table>

8.泌尿外科办公室护师岗位说明书

岗位工作 基本信息	岗位名称	办公室护师	所在部门	泌尿外科	岗位编号	
	从属部门	护理部	岗位定员		所辖人数	
	直接上级	护士长	直接下级	实习、进修护士		

岗位使命 工作概述	在护士长领导和上级护师指导下按照自己的职责独立做好办公室工作、重视护理质量、提高顾客满意度。按照时间、按照质量、按照数量标准完成本职岗位工作。

岗位工作 主要职责 与任务	**岗位职责。**1.提前10分钟到病房,参加晨会,查看夜间医嘱,阅读交班报告和了解医嘱执行情况。2.热情接待病人,文明用语。合理安排床位,填写诊断卡和床尾卡及时通知主管医师和主管护士。3.填写空床报告,在病室一览表上填写病人总数、新入、危重、手术、转科、出院、特殊治疗事项及当日值班医师和护士姓名。4.办理出入院、转科、转院、饮食、手术、死亡通知工作。5.正确绘制体温单,转抄长期医嘱执行单(输液、注射、口服等)和记账。6.每日查对医嘱,每周大查对医嘱一次,有记录。根据护理级别、药物阳性标志及时在诊断卡和床头卡上注明。7.按医嘱饮食种类和病人需要,与营养科联系安排病人的饮食。8.负责使用病历的管理、出院病人病历的质量检查及整理工作,防止丢失。9.负责办公室的电脑、电话和整洁的管理。10.各种纸张、表格、电脑耗材清理并及时补充。11.保持办公室清洁、整齐。12.掌握普通泌尿外科、肾上腺外科、腔道微创外科、肾移植、泌尿系肿瘤、男科学、下尿路梗阻性等疾病的专科护理技能。13.遵循 PDCA 管理、追踪问题管理、熟悉可靠性管理、持续护理质量改进。14.办公室工作现场"7S 管理":①整理、②整顿、③清扫、④清洁、⑤安全、⑥节约、⑦素养。15.按照规定处理医疗垃圾和废物。 **制度执行。**1.认真执行各项规章制度和技术操作常规,按照流程操作。2.严格执行"三查七对"查对制度,监督检查医嘱执行情况。3.严格执行消毒隔离、无菌技术操作流程,预防医院感染。4.严格执行收费标准并记账。5.按照规定处理医疗废物。 **职业道德。**1.遵纪守法。2.尊重患者权利,保守医疗秘密。3.廉洁工作,文明礼貌,卓越服务。4.团队精神,和谐共事。5.岗位工作积极性、主动性、责任心与创新性。 **学习与创新。**1.持续学习能力。2.结合临床实际撰写论文。3.参加医学继续教育。4.指导实习护士、进修护士临床带教,完成教学计划,并进行绩效考核和评价。

岗位工作 主要绩效 考核要点	1.规章制度。2.护理业务、学术、科研等工作数量、质量、绩效指标。3.顾客沟通,护患纠纷处理。4.医德医风、社会责任。5.服务态度。6.健康教育、培训帮带。7."三基"考试。8.责任护理。9.护理技术操作。10.静脉穿刺成功率。11.基础、专科、整体护理。12.特、一级护理数。13.护理文书。14.服务病人满意度。15.持续学习。

岗位工 作关系	院内联系部门	院内各个科室、行政职能部门、后勤部门相关领导和人员。
	院外联系部门	医院、科室或护理部授权范围内与外界有关部门人员沟通、联系。

工作权限	1.病人护理管理权。2.监督下级护士工作权。3.向上级领导建议改进工作权。

工作环境	1.在医院内工作,温度、湿度适宜。2.满足医疗与护理服务工作的相关环境条件。

在现在的岗位已工作时间	自　　年　　月　　日开始,　　共计:　　年

学历经验	1.本科以上学历,5年以上护理工作经验。2.有基础专科责任护理、业务培训经历。

技能要求	**基本技能:**1.熟悉泌尿科护理专业相关的系统理论知识,包括与泌尿有关的解剖学、生理学及组织胚胎学。2.深入了解泌尿系统组织病理学等基本理论知识。3.工作中协调与沟通能力。 **专业技能:**1.了解泌尿系统遗传学、免疫学及微生物学与临床护理关系。2.熟悉泌尿科常用药物的药理学及药物代谢动力学等知识。3.初级专业技术职称。

岗位工作 其他要求	性别要求		年龄要求		婚姻	婚否不限
	身体要求		政治要求	事业性、组织观念强	业务要求	掌握本专业

岗位分析时间		填写人	

9.泌尿外科总务护师岗位说明书

岗位工作 基本信息	岗位名称	总务护师	所在部门	泌尿外科	岗位编号	
	从属部门	护理部	岗位定员		所辖人数	
	直接上级	护士长	直接下级	实习、进修护士		

岗位使命 工作概述	在护士长领导和上级护师指导下按照自己的职责独立做好总务护士工作,重视护理工作质量、管理质量,提高顾客满意度。按时、按质、按量完成自己的本职工作。

岗位工作 主要职责 与任务	**岗位职责。**1.树立以病人为中心服务理念,保持良好护患关系。2.具备整体护理知识,熟悉基础、专科、责任护理业务。3.负责抢救仪器、急救器材、药品的管理,保证急救器材、药品完好率100%。保持病房内物品干净、整齐、卫生。4.负责病区氧气、治疗物品、一次性物品的清理、交换及补充,无过期物品。5.负责各类药品的领取和保管,分类分柜储存口服药、静脉药、肌注药、外用药、剧毒药并标识清楚。6.定期清理药品批号,无过期药品。麻醉药上锁,每班交接并签字。7.负责与供应室、洗衣房交换物品,保证科室与病人用品及时更换、请领。8.病房用后的物品按规定处理。9.协助护士长做好病房管理工作。负责病房物资的请领、保管和报损。物资管理做到账物相符,接受机关物资管理的监督。10.各种纸张、表格、电脑耗材清理、补充及时。注重成本管理。11.科室物品无损坏、丢失,有保质期的用物,做到标示清楚。12.加强病房管理,投诉处理及时。13.按照规定处理医疗废物。14.遵循PDCA管理、追踪问题管理、了解可靠性管理、持续质量改进方法。15.爱护公物,大公无私,严格物资的出入登记与管理。16.明确每日工作重点,清点、保养科内仪器物品,整理库房、检查各班物品的耗材使用并请领,参加大查对医嘱,质控护理文书,重点是危重病人、大手术病人护理记录。17.掌握普通泌尿外科、肾上腺外科、腔道微创外科、肾移植、泌尿系肿瘤、男科学、下尿路梗阻性等疾病的专科护理技能。18.科室库房工作现场"7S管理":①整理、②整顿、③清扫、④清洁、⑤安全、⑥节约、⑦素养。19.完成领导交办的其他临时性工作任务。20.满意度。 **制度执行。**1.执行各项规章制度和技术操作常规。2.执行消毒隔离制度、医院感染管理制度,定期做环境卫生学监测和消毒溶液浓度的测定及更换。预防医院感染。 **职业道德。**1.遵纪守法。2.尊重患者权利,保守病人秘密。3.廉洁工作,文明礼貌,卓越服务。4.团队精神,和谐共事。5.岗位工作积极性、主动性、责任心与创新性。 **学习与创新。**1.持续学习能力。2.结合临床实际撰写论文。3.参加医学继续教育。4.指导实习护士、进修护士临床带教,完成教学计划,并进行绩效考核和评价。

岗位工作 主要绩效 考核要点	1.规章制度。2.护理业务、学术、科研等工作数量、质量、绩效指标。3.顾客沟通,护患纠纷处理。4.医德医风、社会责任。5.服务态度。6.健康教育、培训帮带。7."三基"考试。8.责任护理。9.护理技术操作。10.静脉穿刺成功率。11.基础、专科、整体护理。12.特、一级护理数。13.护理文书。14.服务病人满意度。15.持续学习。

岗位工 作关系	院内联系部门	院内各个科室、行政职能部门、后勤部门相关领导和人员。
	院外联系部门	医院、科室或护理部授权范围内与外界有关部门人员沟通、联系。

工作权限	1.病人护理、物资管理权。2.监督下级护士工作权。3.向上级领导建议改进工作权。

工作环境	1.在医院内工作,温度、湿度适宜。2.满足医疗与护理服务工作的相关环境条件。

在现在的岗位已工作时间	自 年 月 日开始, 共计: 年

学历经验	1.本科以上学历,5年以上护理工作经验。2.有基础专科责任护理、业务培训经历。

技能要求	1.称职的中级专业技术职称。2.公认的业务、技术、管理和协调能力。3.持续学习能力强。

岗位工作 其他要求	性别要求		年龄要求		婚姻	婚否不限
	身体要求		政治要求	事业性、组织观念强	业务要求	精通本专业
岗位分析时间				填写人		

10. 泌尿外科辅助、帮班护士岗位说明书

岗位工作 基本信息	岗位名称	辅助、帮班护士	所在部门	泌尿外科	岗位编号	
	从属部门	护理部	岗位定员		所辖人数	
	直接上级	护士长	直接下级	实习、进修护士		

岗位使命 工作概述	在护士长领导和上级护师指导下依据主班护理工作做好自己的辅助护理工作、重视护理质量、提高病人满意度。按照时间、按照质量、按照数量标准完成本职工作。

岗位工作 主要职责 与任务	**岗位职责。** 1.取得护师执业资格。2.晨会后在护士长带领下病人床旁交接班,重点是危重、抢救、特殊检查、新入院病人,了解、询问相关情况。一切以主班护士工作为中心。3.床旁交接班重点是病人静脉输液管道等各种管道是否畅通。静脉输液瓶内加药成分、滴速、数量,吸引管引出的液体颜色、性质、数量,各类管道消毒更换日期、标示等。4.查点交接规定的物品并双方签字。5.查看夜班交班报告内容,明确治疗、医嘱、护嘱、记录本内容完成情况与结果,完成交班期间待完成事项。6.具备整体护理知识,熟悉基础、专科、责任护理业务,并熟悉评估病人方法。7.在护士长指导下做好病室管理工作。8.维护病房与病室秩序,保证病人安全。9.病人饮食落实。10.协助主班护士执行医嘱、护嘱,实施护理计划及评价护理效果。11.参加危重病人抢救工作。12.巡视病房,掌握病房病人动态情况,测量病人生命体征,并正确完整记录。13.参加护理查房、护理病例讨论,发现问题,及时解决。14.熟悉普通泌尿外科、肾上腺外科、腔道微创外科、肾移植、泌尿系肿瘤、男科学、下尿路梗阻性等疾病的专科护理技能。15.熟悉各个护理班次的工作内容,按照规定参加夜、晚值班。16.遵循PDCA管理、追踪问题管理、熟悉可靠性管理、持续护理质量改进。17.工作现场"7S管理":①整理、②整顿、③清扫、④清洁、⑤安全、⑥节约、⑦素养。18.按照规定处理医疗与护理垃圾和废物。19.完成临时性工作任务。 **制度执行。** 1.执行各项规章制度和技术操作常规,按照流程工作。2.严格执行医院、科室相关管理规定。3.严格执行消毒隔离、无菌技术操作规定,预防医院感染。 **职业道德。** 1.遵纪守法。2.尊重患者权利,保守病人秘密。3.廉洁工作,文明礼貌,卓越服务。4.团队精神,和谐共事。5.工作积极性、主动性、责任心与微笑服务。 **学习与创新。** 1.持续学习能力。2.结合临床实际撰写论文。3.参加医学继续教育。

岗位工作 主要绩效 考核要点	1.规章制度。2.护理业务、学术、科研等工作数量、质量、绩效指标。3.顾客沟通,护患纠纷处理。4.医德医风、社会责任。5.服务态度。6.健康教育、培训帮带。7."三基"考试。8.责任护理。9.护理技术操作。10.静脉穿刺成功率。11.基础、专科、整体护理。12.特、一级护理数。13.护理文书。14.服务病人满意度。15.持续学习。

岗位工 作关系	院内联系部门	院内各个科室、行政职能部门、后勤部门相关领导和人员。
	院外联系部门	医院、科室或护理部授权范围内与外界有关部门人员沟通、联系。

工作权限	1.病人护理与管理权。2.患者服务与沟通权。3.向上级领导建议改进工作权。

工作环境	1.在医院内工作,温度、湿度适宜。2.满足医疗与护理服务工作的相关环境条件。

在现在的岗位已工作时间	自　　年　　月　　日开始,　　共计:　　年

学历经验	1.本科以上学历,3年以上护理工作经验。2.有基础专科责任护理、业务培训经历。

技能要求	**基本技能:** 1.熟悉泌尿科护理专业相关的系统理论知识,包括与泌尿有关的解剖学、生理学及组织胚胎学。2.深入了解泌尿系统组织病理学等基本理论知识。 **专业技能:** 1.了解泌尿系统遗传学、免疫学及微生物学与临床护理关系。2.熟悉泌尿科常用药物的药理学及药物代谢动力学等知识。3.熟悉并与泌尿病有关的常见全身疾病。

岗位工作 其他要求	性别要求		年龄要求		婚姻	婚否不限
	身体要求		政治要求	事业性、组织观念强	业务要求	熟悉本专业

岗位分析时间		填写人	

11.泌尿外科治疗班护士岗位说明书

岗位工作基本信息	岗位名称	治疗班护士	所在部门	泌尿外科	岗位编号	
	从属部门	护理部	岗位定员		所辖人数	
	直接上级	护士长	直接下级	实习、进修护士		

岗位使命工作概述	在护士长领导和上级护师指导下按照自己的职责独立做好治疗班工作、重视治疗班工作质量、提高病人满意度。按照时间、按照质量、按照数量标准完成本职工作。

岗位工作主要职责与任务	**岗位职责。**1.提前10分钟上班,阅读交班报告及危重患者处置记录单,明确夜班交班内容。2.交接治疗室规定使用的物品并签字,完成交接班中待执行事项。3.晨会后随士长床头交接班。明确病人静脉输液管等各种管道是否畅通。静脉输液瓶内加药成分、滴速、数量。吸引管引出的液体颜色、性质、数量。各类管道消毒更换日期、标示等。4.做到给药时间、途径、剂量和浓度准确。转抄服药本、输液卡,每日下午进行查对。5.具备整体护理知识,熟悉基础、专科、责任护理业务。6.发放中午口服药品,"三查七对",做到送药入手,倒温水,看药入口。7.检查备用药品,如有过期、沉淀、絮状物等质量问题,及时调整。8.及时巡视病房,如有异常报告医生后妥善处理。适时对病人开展健康宣教。9.按时测量病人生命体征,如有异常遵医嘱及时处置。做好体温计消毒及治疗室紫外线消毒,填写消毒记录。10.掌握病人动态情况。填写各种治疗和处置事项后记录,写交班报告。11.送取药盘,查对药品,准备下班治疗药品,做好交接准备。12.保持治疗室清洁、整齐。领取消毒液,常备用药。13.明确工作重点,检查治疗橱内物品及液体摆放;彻底清洁消毒治疗室、换药室(地面、墙壁、紫外线灯管并登记);检查备用药、毒麻药、冰箱内用药及登记本;检查抢救器械、物品及抢救车药品的数量和有效期,账物相符;彻底擦洗治疗车、注射盘、服药盘、垃圾桶。14.熟悉科室各个护理班次的工作内容。15.了解普通泌尿外科、肾上腺外科、腔道微创外科、肾移植、泌尿系肿瘤、男科学、下尿路梗阻性等疾病的专科护理技能。16.遵循PDCA管理、追踪问题管理、熟悉可靠性管理,持续护理质量改进。17.治疗室工作现场"7S管理":①整理、②整顿、③清扫、④清洁、⑤安全、⑥节约、⑦素养。18.按照规定处理医疗与护理垃圾和废物。 **制度执行。**1.执行各项规章制度和技术操作常规,按照流程工作。2.严格执行医院、科室相关管理规定。3.严格执行消毒隔离、无菌技术操作规定,预防医院感染。 **职业道德。**1.遵纪守法。2.尊重患者权利,保守病人秘密。3.廉洁工作,文明礼貌,卓越服务。4.团队精神,和谐共事。5.岗位工作积极性、主动性、持续性,责任心。

岗位工作主要绩效考核要点	1.规章制度。2.护理业务、学术、科研等工作数量、质量、绩效指标。3.顾客沟通、护患纠纷处理。4.医德医风、社会责任。5.服务态度。6.健康教育、培训帮带。7."三基"考试。8.责任护理。9.护理技术操作。10.静脉穿刺成功率。11.基础、专科、整体护理。12.特、一级护理数。13.护理文书。14.服务病人满意度。15.持续学习。

岗位工作关系	院内联系部门	院内各个科室、行政职能部门、后勤部门相关领导和人员。
	院外联系部门	医院、科室或护理部授权范围内与外界有关部门人员沟通、联系。

工作权限	1.病人护理与管理权。2.患者服务与沟通权。3.向上级领导建议改进工作权。

工作环境	1.在医院内工作,温度、湿度适宜。2.满足医疗、护理服务工作的相关环境条件。

在现在的岗位已工作时间	自　　年　　月　　日开始,　　共计:　　年

学历经验	1.本科以上学历,2年以上护理工作经验。2.有基础专科责任护理,业务培训经历。

技能要求	1.称职的初级专业技术职称。2.公认的业务、技术、管理和协调能力。3.初级专业技术职称。

岗位工作其他要求	性别要求		年龄要求		婚姻	婚否不限
	身体要求		政治要求	事业性、组织观念强	业务要求	掌握本专业

岗位分析时间		填写人	

12.泌尿外科基础护理护士岗位说明书

<table>
<tr><td rowspan="3">岗位工作
基本信息</td><td>岗位名称</td><td>基础护理护士</td><td>所在部门</td><td colspan="2">泌尿外科</td><td>岗位编号</td><td></td></tr>
<tr><td>从属部门</td><td>护理部</td><td>岗位定员</td><td colspan="2"></td><td>所辖人数</td><td></td></tr>
<tr><td>直接上级</td><td>护士长</td><td>直接下级</td><td colspan="4">实习、进修护士</td></tr>
<tr><td>岗位使命
工作概述</td><td colspan="7">在护士长领导和上级护师指导下,独立做好病人基础护理工作,重视护理质量、提高病人满意度。按照时间、按照质量、按照数量标准完成自己的本职岗位工作。</td></tr>
<tr><td rowspan="1">岗位工作
主要职责
与任务</td><td colspan="7">**岗位职责。**1.上班提前10分钟到工作岗位。2.与相关同事交接物品并签字。3.精确掌握基础护理项目、内容和标准。4.掌握分级护理的各级病情依据、护理要求。5.明确掌握特级护理、一级护理、二级护理、三级护理的具体护理操作流程。6.整理床单位,清楚晨间护理的内容:对不能离床活动的,病情较轻的病人,鼓励其自行洗漱,包括刷牙,漱口,洗脸,梳头。用消毒毛巾湿式扫床。根据清洁程度,更换床单,整理好床单位。7.对于病情较重,不能离床活动的病人,如危重、高热、昏迷、瘫痪及年老体弱者,协助病人排便,帮助其刷牙、漱口,病情严重者给予口腔护理,洗脸、洗手、梳头,协助翻身并检查全身皮肤有无受压变红,做皮肤护理按摩骨隆突处皮肤;按需要更换衣服和床单,整理床单位;与病人交谈,了解一夜睡眠情况及有无病情变化,鼓励病人增强战胜疾病的信心和因人而异给予心理护理;根据室温适当开窗通风。8.保持病房清洁、物品整齐,使用物品标识明确。9.维持病房、病室病人秩序,帮助需要帮助的病人。10.熟悉普通泌尿外科、肾上腺外科、腔道微创外科、肾移植、泌尿系肿瘤、男科学、下尿路梗阻性等疾病的专科护理技能。11.加强医疗设备维护,提高医疗设备使用效率。12.遵循PDCA管理、追踪问题管理、熟悉可靠性管理、持续护理质量改进。13.工作现场"7S管理":①整理、②整顿、③清扫、④清洁、⑤安全、⑥节约、⑦素养。14.按照规定处理医疗垃圾和废物。
制度执行。1.执行各项规章制度和技术操作常规,按照流程工作。2.严格执行医院、科室相关管理规定。3.严格执行消毒隔离、无菌技术操作规定,预防医院感染。
职业道德。1.遵纪守法。2.尊重患者权利,保守病人秘密。3.廉洁工作,文明礼貌,卓越服务。4.团队精神,和谐共事。5.工作积极性、主动性性、持续性、责任心。
学习与创新。1.持续学习能力。2.结合临床实际撰写论文。3.参加医学继续教育。</td></tr>
<tr><td>岗位工作
主要绩效
考核要点</td><td colspan="7">1.规章制度。2.护理业务、学术、科研等工作数量、质量、绩效指标。3.顾客沟通,护患纠纷处理。4.医德医风、社会责任。5.服务态度。6.健康教育、培训帮带。7."三基"考试。8.责任护理。9.护理技术操作。10.静脉穿刺成功率。11.基础、专科、整体护理。12.特、一级护理数。13.护理文书。14.服务病人满意度。15.持续学习。</td></tr>
<tr><td rowspan="2">岗位工
作关系</td><td colspan="2">院内联系部门</td><td colspan="5">院内各个科室、行政职能部门、后勤部门相关领导和人员。</td></tr>
<tr><td colspan="2">院外联系部门</td><td colspan="5">医院、科室或护理部授权范围内与外界有关部门人员沟通、联系。</td></tr>
<tr><td>工作权限</td><td colspan="7">1.病人护理与管理权。2.患者服务与沟通权。3.向上级领导建议改进工作权。</td></tr>
<tr><td>工作环境</td><td colspan="7">1.在医院内工作,温度、湿度适宜。2.满足医疗、护理服务工作的相关环境条件。</td></tr>
<tr><td colspan="2">在现在的岗位已工作时间</td><td colspan="6">自　　年　　月　　日开始,　　共计:　　年</td></tr>
<tr><td>学历经验</td><td colspan="7">1.本科以上学历,5年以上护理工作经验。2.有基础专科责任护理,业务培训经历。</td></tr>
<tr><td>技能要求</td><td colspan="7">**基本技能:**1.熟悉泌尿科护理专业相关的系统理论知识,包括与泌尿有关的解剖学、生理学及组织胚胎学。2.深入了解泌尿系统组织病理学等基本理论知识。
专业技能:1.了解泌尿系统遗传学、免疫学及微生物学与临床护理关系。2.熟悉泌尿科常用药物的药理学及药物代谢动力学等知识。3.熟悉与泌尿病有关的常见全身疾病。</td></tr>
<tr><td rowspan="2">岗位工作
其他要求</td><td>性别要求</td><td></td><td>年龄要求</td><td></td><td>婚姻</td><td colspan="2">婚否不限</td></tr>
<tr><td>身体要求</td><td></td><td>政治要求</td><td>事业性、组织观念强</td><td>业务要求</td><td colspan="2">掌握本专业</td></tr>
<tr><td colspan="3">岗位分析时间</td><td colspan="2"></td><td>填写人</td><td colspan="2"></td></tr>
</table>

13. 泌尿外科责任护士岗位说明书

岗位工作基本信息	岗位名称	责任护士	所在部门	泌尿外科	岗位编号	
	从属部门	护理部	岗位定员		所辖人数	
	直接上级	护士长	直接下级	实习、进修护士		
岗位使命工作概述	在护士长领导和上级护师指导下,独立做好病人基础护理工作,重视护理质量、提高病人满意度。按时、按质、按量完成自己岗位工作。以病人为中心,责任重大。					
岗位工作主要职责与任务	**岗位职责。**1.上班提前10分钟到工作岗位。2.参加晨会交班,听取夜班报告,随护士长危重病人床头交接班。交接规定物品并签字。3.对自己所分管的病人,进行系统的全面的评估,制订护理计划,负责实施与评估。4.按病人的护理级别及时巡视病房,了解病人病情、饮食、卫生及心理状态。5.做好基础护理,坚持晨、晚间护理及出院护理。严密观察与记录危重病人的病情变化,发现异常及时报告,积极配合抢救治疗工作。6.正确地执行医嘱,按时完成治疗、护理工作,做好查对和交接班工作,不断提高护理质量,严防差错事故。7.随医生查房,了解病人的心理、精神、社会、文化状态并进行护理,做好病人的健康教育、咨询、病人术前、术后教育、功能锻炼、饮食管理及出院指导等。8.维持病房环境清洁、整齐,安静、工作秩序良好,做好陪人管理、宣传卫生和防病知识,鼓励病人增强对治疗的信心,及时向病人及家属介绍住院须知。9.做好手术病人的术前宣教,术后护理,做好手术病人的术前准备。10.掌握本科病人的护理技术。11.负责病人的卫生工作,及时修剪指甲、胡须,催留大小便标本。12.按要求测T、P、R、BP和血糖,并正确绘制,做好记录。13.病人出院后,对病人床铺严格消毒,按照规定内容整理铺好,负责本组病人的标本送检、治疗和各项护理工作。14.保持病人"三短六洁",按照级别护理要求,及时巡视病房,密切观察病情变化和心理状态。15.对新病人进行入院指导、健康教育。16.熟悉普通泌尿外科、肾上腺外科、腔道微创外科、肾移植、泌尿系肿瘤、男科学、下尿路梗阻性等疾病的专科护理技能。17.遵循PDCA管理、追踪问题管理、熟悉可靠性管理、持续护理质量改进。18.科室、岗位工作现场"7S管理":①整理、②整顿、③清扫、④清洁、⑤安全、⑥节约、⑦素养。19.按照规定处理医疗垃圾和废物。20.执行18项核心制度执行情况。21.完成领导交代的临时性工作任务。 **制度执行。**1.执行各项规章制度和技术操作常规,按照流程操作。2.严格执行医院、科室相关管理规定。3.严格执行消毒隔离、无菌技术操作流程,预防医院感染。 **职业道德。**1.遵纪守法。2.尊重患者权利,保守病人秘密。3.廉洁工作,文明礼貌,卓越服务。4.团队精神,和谐共事。5.岗位工作积极性、主动性、责任心与创新性。					
岗位工作主要绩效考核要点	1.规章制度。2.护理业务、学术、科研等工作数量、质量、绩效指标。3.顾客沟通。4.医德医风、社会责任。5.健康教育、培训帮带。6."三基"考试。7.护理技术操作。8.静脉穿刺成功率。9.特护、一级护理数。10.护理文书。11.病人满意度。					
岗位工作关系	院内联系部门	院内各个科室、行政职能部门、后勤部门相关领导和人员。				
	院外联系部门	医院、科室或护理部授权范围内与外界有关部门人员沟通、联系。				
工作权限	1.病人护理与管理权。2.患者服务与沟通权。3.向上级领导建议改进工作权。					
工作环境	1.在医院内工作,温度、湿度适宜。2.满足医疗、护理服务工作的相关环境条件。					
在现在的岗位已工作时间	自 年 月 日开始, 共计: 年					
学历经验	1.本科以上学历,5年以上护理工作经验。2.有基础专科责任护理,业务培训经历。					
技能要求	1.业务与技术能力。2.职业素质和团队精神。3.计算机操作能力。4.初级专业技术职称。					
岗位工作其他要求	性别要求		年龄要求		婚姻	婚否不限
	身体要求		政治要求	事业性、组织观念强	业务要求	熟悉本专业
岗位分析时间			填写人			

14.泌尿外科晚班(小夜班)护士岗位说明书

岗位工作 基本信息	岗位名称	晚班护士	所在部门	泌尿外科	岗位编号	
	从属部门	护理部	岗位定员		所辖人数	
	直接上级	护士长	直接下级	实习护士、进修护士		

岗位使命 工作概述	在护士长领导和上级护师指导下按照自己的职责和任务独立做好晚班护理工作、重视护理质量、提高病人满意度。按照时间、按照质量、按照数量标准完成本职工作。

岗位工作 主要职责 与任务	**岗位职责。**1.上班提前10分钟到病房,阅读交班报告及危重患者护理记录单,掌握上一班交班内容。2.明确病人总数与相关信息及病室管理中应注意的问题。负责晚间病区病员的一切治疗、护理工作。完成交接班中待执行事项。3.检查备用、急救、贵重、毒麻、限剧药品情况。4.新入院、急诊、抢救、危重,特殊诊疗、输血及情绪异常的病人必须床旁交接。5.长期卧床病人有无压疮,静脉输液管等各种管道是否畅通。静脉输液瓶内加药成分、滴速、数量。吸引管引出的液体颜色、性质、数量,各类管道消毒更换日期标示清楚。6.病人有无伤口出血与渗血情况。按时测量病人生命体征。7.按时发放病人口服药品,核对姓名,做到送药入手,倒温水,看药入口。8.督促协助护理员进行晚间护理,照顾病人就寝,做好陪人管理,保持病室安静。9.掌握病区病人动态情况及健康宣教。10.在办公室、治疗室、病房时应开门,以便了解病区情况。11.负责病区安全,关注人员往来。按时或根据气候变化关闭门窗、电源开关。12.填写各种护理和处置后事项的记录单,书写交班报告。13.熟悉普通泌尿外科、肾上腺外科、腔道微创外科、肾移植、泌尿系肿瘤、男科学、下尿路梗阻性等疾病的专科护理技能。14.熟悉本科各个护理班次工作内容。15.遵循PDCA管理、追踪问题管理、熟悉可靠性管理、持续护理质量改进。16.工作现场"7S管理":①整理、②整顿、③清扫、④清洁、⑤安全、⑥节约、⑦素养。17.按照规定处理医疗垃圾和废物。18.落实"18项核心制度"执行情况。19.完成临时性工作任务。 **制度执行。**1.执行各项规章制度和技术操作常规,按照流程操作。2.严格执行医院、科室相关管理规定。3.严格执行规定消毒隔离、无菌技术操作流程,预防医院感染。 **职业道德。**1.遵纪守法。2.尊重患者权利,保守病人秘密。3.廉洁工作,文明礼貌。 **学习与创新。**1.持续学习能力。2.结合临床实际撰写论文。3.参加医学继续教育。

主要绩效 考核要点	1.规章制度。2.护理业务、学术、科研等工作数量、质量、绩效指标。3.顾客沟通,护患纠纷处理。4.医德医风、社会责任。5.服务态度。6.健康教育、培训帮带。7."三基"考试。8.责任护理。9.护理技术操作。10.静脉穿刺成功率。11.基础、专科、整体护理。12.特、一级护理数。13.护理文书。14.服务病人满意度。15.持续学习。

岗位工 作关系	院内联系部门	院内各个科室、行政职能部门、后勤部门相关领导和人员。
	院外联系部门	医院、科室或护理部授权范围内与外界有关部门人员沟通、联系。

工作权限	1.病人护理与管理权。2.优质服务与沟通权。3.向上级领导建议改进工作权。

工作环境	1.在医院内工作,温度、湿度适宜。2.满足医疗、护理服务工作的相关环境条件。

在现在的岗位已工作时间	自　　年　　月　　日开始,　　共计:　　年

学历经验	1.本科以上学历,2年以上护理工作经验。2.有基础专科责任护理,业务培训经历。

技能要求	**基本技能:**1.熟悉泌尿外科护理专业相关系统理论知识,包括与泌尿有关的解剖学、生理学及组织胚胎学。2.了解泌尿系统组织病理学等基本理论知识。 **专业技能:**1.了解泌尿系统遗传学、免疫学及微生物学与临床护理关系。2.熟悉泌尿科常用药物的药理学及药物代谢动力学等知识。3.熟悉本科室常见全身疾病。4.初级专业技术职称。

岗位工作 其他要求	性别要求		年龄要求		婚姻	婚否不限
	身体要求		政治要求	事业性、组织观念强	业务要求	掌握本专业

岗位分析时间		填写人	

15. 泌尿外科夜班(大夜班)护士岗位说明书

岗位工作基本信息	岗位名称	夜班护士	所在部门	泌尿外科	岗位编号	
	从属部门	护理部	岗位定员		所辖人数	
	直接上级	护士长	直接下级	实习护士、进修护士		

岗位使命工作概述	在护士长领导和上级护师指导下按照自己的职责和任务独立做好岗位工作、重视护理质量、提高病人满意度。按照时间、按照质量、按照数量标准完成本职岗位工作。

岗位工作主要职责与任务	**岗位职责。**1.接班后阅读交班报告和危重患者护理记录单,明确上一班交班内容。2.明确病人总数与相关信息及病室管理中应注意的问题。负责夜间病区病员的一切治疗、护理工作。完成交接班中待执行事项。3.检查备用急救、贵重、毒麻、限剧药品情况。4.新入院、急诊、抢救、危重,特殊诊疗、输血及情绪异常的病人必须床旁交接。5.病人有无压疮,静脉输液管等各种管道是否畅通。静脉输液瓶内加药成分、滴速、数量。吸引管引出的液体颜色、性质、数量,各类管道消毒更换日期标示清楚。6.病人有无伤口出血或渗血情况。按时测量病人生命体征。7.按时发放病人口服药品,核对姓名,做到送药入手,倒温水,看药入口。8.清楚疼痛病人止痛后的效果。9.参加护理查房、护理病例讨论。10.熟悉并掌握科室各个护理班次的工作内容。11.督促护理员进行晚间护理,照顾病人就寝,做好陪人管理,保持病室安静。12.对昏迷、躁动、老年、小儿病人注意安全防护,防止坠床。13.负责病区安全,关注人员往来。根据气候变化关闭门窗、电源开关。14.抽空腹血及做术前或特殊检查前各种准备,督促协助进行病员晨间护理,指导病人正确留取各种标本。15.熟悉普通泌尿外科、肾上腺外科、腔道微创外科、肾移植、泌尿系肿瘤、男科学、下尿路梗阻性等疾病的专科护理技能。16.遵循 PDCA 管理、追踪问题管理、熟悉可靠性管理、持续护理质量改进。17.工作现场"7S 管理":①整理、②整顿、③清扫、④清洁、⑤安全、⑥节约、⑦素养。18.病人满意度。19.处理医疗垃圾和废物。 **制度执行。**1.执行各项规章制度和技术操作常规,按照流程操作。2.严格执行医院、科室相关管理规定。3.严格执行消毒隔离、无菌技术操作流程,预防医院感染。 **职业道德。**1.遵纪守法。2.尊重患者权利,保守病人秘密。3.廉洁工作,文明礼貌,卓越服务。4.团队精神,和谐共事。5.岗位工作积极性、主动性、责任心与创新性。 **学习与创新。**1.持续学习能力。2.结合临床实际撰写论文。3.参加医学继续教育。

岗位工作主要绩效考核要点	1.规章制度。2.护理业务、学术、科研等工作数量、质量、绩效指标。3.顾客沟通,护患纠纷处理。4.医德医风、社会责任。5.服务态度。6.健康教育、培训帮带。7."三基"考试。8.责任护理。9.护理技术操作。10.静脉穿刺成功率。11.基础、专科、整体护理。12.特、一级护理数。13.护理文书。14.服务病人满意度。15.持续学习。

岗位工作关系	院内联系部门	院内各个科室、行政职能部门、后勤部门相关领导和人员。
	院外联系部门	医院、科室或护理部授权范围内与外界有关部门人员沟通、联系。

工作权限	1.病人护理与管理权。2.优质服务与沟通权。3.向上级领导建议改进工作权。

工作环境	1.在医院内工作,温度、湿度适宜。2.满足医疗、护理服务工作的相关环境条件。

在现在的岗位已工作时间	自 年 月 日开始, 共计: 年

学历经验	1.本科以上学历,5年以上护理工作经验。2.有基础专科责任护理,业务培训经历。

技能要求	**基本技能:**熟悉泌尿外科护理专业相关的系统理论知识,如与泌尿外科有关的解剖学、生理学及组织胚胎学。了解泌尿外科组织病理学等基本理论知识。 **专业技能:**1.掌握本科的常规护理技能。2.初级专业技术职称。 **其他技能:**具有良好的职业发展规划。

岗位工作其他要求	性别要求				婚姻	婚否不限
	身体要求		政治要求	事业性、组织观念强	业务要求	掌握本专业

岗位分析时间		填写人	

十四、麻醉科护理人员岗位说明书

1.麻醉科护士长岗位说明书

<table>
<tr><td rowspan="3">岗位工作
基本信息</td><td>岗位名称</td><td>护士长</td><td>所在部门</td><td colspan="2">麻醉科</td><td>岗位编号</td><td></td></tr>
<tr><td>从属部门</td><td>护理部</td><td>岗位定员</td><td colspan="2"></td><td>所辖人数</td><td></td></tr>
<tr><td>直接上级</td><td>科主任、护理部</td><td>直接下级</td><td colspan="4">护理人员,实习、进修护士</td></tr>
<tr><td>岗位使命
工作概述</td><td colspan="7">在科主任与护理部领导下,全面负责科室护理工作、业务、技术、病房管理、护士思想工作,物资管理等工作。
是科室护士的思想、业务、行政管理的第一责任人。</td></tr>
<tr><td>岗位工作
主要职责
与任务</td><td colspan="7">领导岗位职责。1.负责麻醉科工作计划并组织实施,根据麻醉科的任务和护理人员情况科学进行排班及分工,密切配合医生完成手术。2.检查、指导本科室护理工作,及时总结经验,不断提高护理质量、急诊业务和抢救水平。3.督促手术标本保留和及时送检,严防事故的发生,减少失误。4.做好抢救仪器、贵重精密器械、设备等物品及毒麻限制等药品的管理,保证各种抢救物品处于应急状态。5.督促护士做好病人的入室接待、查对和心理安抚及术前、术后的访视工作。加强麻醉科出入管理,控制麻醉科流动人员,保持室内洁净度。6.加强与各临床科室的联系,定期召开麻醉科护理人员会议,对存在问题提出改正措施。7.合理利用医疗资源,做好手术器材、物品的计划、请领和报销工作,减少易耗材料的浪费,降低成本,提高效益。8.掌握麻醉科护理人员的思想动态和工作表现,关心护士生活学习情况,帮助护理人员提高管理与业务能力,充分调动其主观能动性,提高工作效率。9.持续改进。
业务与管理职责。1.掌握麻醉科护士的工作情况,参加并指导麻醉科危重、大手术、抢救、特殊检查及重点患者的护理。2.对手术室复杂的技术或新开展的护理业务应亲自指导并参加实践。3.加强医护沟通,充分了解手术医师对护理工作的要求。
执行职责。1.严格执行医疗护理技术操作常规及各项管理及医院制度。2.落实"三查七对",消毒隔离制度。3.落实各种学习、会议制度。4.按照规定处理医疗废物。
职业道德。1.遵纪守法。2.尊重患者权利,保守病人秘密。3.廉洁行医,文明礼貌,卓越服务。4.发扬团队精神,和谐共事。5.岗位工作积极、主动、创新性、责任心。
教学与科研。1.持续学习与创新能力。2.不断总结经验,结合临床实际撰写论文。工作创新。善于发现工作中的问题、缺陷,分析、解决问题、缺陷的能力。</td></tr>
<tr><td>岗位工作
主要绩效
考核要点</td><td colspan="7">1.规章制度。2.护理、学术、科研,工作数量、质量、效率、绩效指标。3.顾客沟通,处理病人投诉与纠纷。4.医德医风、社会责任。5.健康教育、培训帮带。6.护理工作流程。7.病区、病房管理。8.护理技术操作。9.基础护理和专科护理合格率。</td></tr>
<tr><td rowspan="2">岗位工
作关系</td><td>院内联系部门</td><td colspan="6">院内各个科室、行政职能部门、后勤部门相关领导和人员。</td></tr>
<tr><td>院外联系部门</td><td colspan="6">医院、科室或护理部授权范围内与外界有关部门人员沟通、联系。</td></tr>
<tr><td>工作权限</td><td colspan="7">1.病人诊疗护理管理权。2.监督下级人员工作权。3.向上级领导建议工作改进权。</td></tr>
<tr><td>工作环境</td><td colspan="7">1.在医院内工作,温度、湿度适宜。2.满足医疗、护理服务工作的相关环境条件。</td></tr>
<tr><td>在现在的岗位已工作时间</td><td colspan="7">自   年   月   日开始,   共计: 年</td></tr>
<tr><td>学历经验</td><td colspan="7">1.本科以上学历,5年以上本科工作经验。2.抢救病人经验。3.中级专业技术职称。</td></tr>
<tr><td>技能要求</td><td colspan="7">基本技能:1.掌握临床护理技能及手术护理操作的常规知识。2.掌握整体护理和护理程序理论,熟悉常见手术的护理流程。
专业技能:1.具备医学和临床医学知识,如解剖学、药理学等。2.熟悉与手术室护理学密切相关学科的理论,如护理管理学、心理学、营养学、伦理学等。3.熟悉麻醉科常用仪器设备的相关理论与操作护理。</td></tr>
<tr><td rowspan="2">岗位工作
其他要求</td><td>性别要求</td><td></td><td>年龄要求</td><td colspan="2"></td><td>婚姻</td><td>婚否不限</td></tr>
<tr><td>身体要求</td><td></td><td>政治要求</td><td colspan="2">事业性、组织观念强</td><td>业务要求</td><td>精通本专业</td></tr>
<tr><td>岗位分析时间</td><td colspan="3"></td><td colspan="2">填写人</td><td colspan="2"></td></tr>
<tr><td>直接上级审核签字</td><td colspan="3"></td><td colspan="2">审核时间</td><td colspan="2"></td></tr>
</table>

2.麻醉科主任护师岗位说明书

岗位工作 基本信息	岗位名称	主任护师	所在部门	麻醉科	岗位编号	
	从属部门	护理部	岗位定员		所辖人数	
	直接上级	护士长	直接下级	护理人员，实习、进修护士		

岗位使命 工作概述	在护理部和护士长领导下，分管科室护理业务、教学、培训、科研、服务、纠纷处理、护理质量管理等工作。本科室的护理业务、技术、科研、管理的行家里手。

岗位工作 主要职责 与任务	**岗位职责。**1.履行岗位职责。在护士长领导下，负责麻醉科分管护理工作计划并组织实施，根据麻醉科的任务和护理人员情况科学进行排班及分工，密切配合医生完成手术。2.遵循PDCA管理、追踪问题解决、持续质量改进、熟悉可靠性管理方法，不断提高管理水平。3.督促手术标本保留和及时送检，严防事故的发生，减少失误。4.做好抢救仪器、贵重精密器械、设备等物品及毒麻限制等药品的管理，保证各种抢救物品处于应急状态。5.督促护士做好病人的入室接待、查对和心理安抚及术前、术后的访视工作。加强麻醉科出入管理，控制麻醉科流动人员，保持室内洁净度。6.定期召开麻醉科护理人员会议，分析护理质量。定期向本科医生、手术科室征求意见，对存在的问题提出改正措施。7.合理利用医疗资源，做好手术器材、物品的计划、请领和报销工作，减少易耗材料的浪费，降低成本，提高效益。8.掌握麻醉科护理人员的思想动态和工作表现，关心护士的生活及学习情况，帮助护理人员提高管理与业务能力，充分调动其主观能动性，提高工作效率。9.掌握本科室护士的工作情况，参加并指导麻醉科危重、大手术、急诊抢救、特殊检查及重点患者的护理。 **执行职责。**1.严格执行医疗护理技术操作常规及各项管理及医院制度。2.落实"三查七对"，消毒隔离制度。3.落实各种学习、会议制度。4.按照规定处理医疗废物。 **职业道德。**1.遵纪守法。2.尊重患者权利，保守病人秘密。3.廉洁行医，文明礼貌，卓越服务。4.发扬团队精神，和谐共事。5.工作积极、主动、创新性、责任心。 **教学与科研。**1.协助护理部组织护理人员业务学习、培训、护士晋级考核工作。2.拟定教学计划，编写教材并负责讲授。3.制订专科护理科研、技术革新计划并实施。4.参与审定、评价护理论文和科研、技术革新成果。5.负责本科护理学习讲座和护理病案讨论。6.对医院护理队伍建设，业务技术管理和组织管理提出改进意见。

岗位工作 主要绩效 考核要点	1.规章制度。2.护理、学术、科研，工作数量、质量、效率、绩效指标。3.顾客沟通，处理病人投诉与纠纷。4.医德医风、社会责任。5.健康教育、培训带帮。6.护理工作流程。7.护理技术操作。8.本组危重病人，特、一级病人护理数。9.满意度。

岗位工 作关系	院内联系部门	院内各个科室、行政职能部门、后勤部门相关领导和人员。
	院外联系部门	医院、科室或护理部授权范围内与外界有关部门人员沟通、联系。

工作权限	1.病人护理管理权。2.监督下级护士工作权。3.向上级领导建议改进工作权。

工作环境	1.在医院内工作，温度、湿度适宜。2.满足医疗与护理服务工作的相关环境条件。

在现在的岗位已工作时间	自　　年　　月　　日开始，　共计：　　年

学历经验	1.本科以上学历，10年以上护理工作经验。2.有基础专科责任护理、管理培训经历。

技能要求	**基本技能：**1.掌握临床护理技能及手术护理操作的常规知识。2.掌握整体护理和护理程序理论，熟悉常见手术的护理流程。 **专业技能：**1.具备医学和临床医学知识，如解剖学、药理学等。2.熟悉与手术室护理学密切相关学科的理论，如护理管理学、心理学、营养学、伦理学等。3.熟悉麻醉科常用仪器设备的相关理论与操作护理。

岗位工作 其他要求	性别要求		年龄要求		婚姻	婚否不限
	身体要求		政治要求	事业性、组织观念强	业务要求	精通本专业

岗位分析时间		填写人	
直接上级审核签字		审核时间	

3. 麻醉科副主任护师岗位说明书

岗位工作基本信息	岗位名称	副主任护师	所在部门	麻醉科	岗位编号	
	从属部门	护理部	岗位定员		所辖人数	
	直接上级	护士长	直接下级	护理人员,实习、进修护士		

岗位使命工作概述	在护士长和护理部领导下,分管科护理业务、技术、服务、教学、培训、科研、服务、纠纷处理、护理质量管理等工作。是护理业务技术、科研、管理的行家里手。

岗位工作主要职责与任务	**岗位职责。** 1. 认真履行高级职称岗位职责。在科护士长领导下,指导本科护理业务技术、服务、教学与科研工作。2. 参加晨会交接班,协助护士长制订年度、月度、周工作计划并付诸实施。3. 落实麻醉病人护理、特殊护理与责任护理。形成麻醉科专科护理特色。4. 定期检查急危重疑难患者手术护理计划落实情况,对复杂技术或新开展护理业务,要亲自参加并具体指导。5. 高职护理岗位工作主动性、责任心。 **业务管理。** 1. 遵循 PDCA 管理、追踪问题解决、持续质量改进、熟悉可靠性管理方法,不断提高管理水平。2. 合理利用医疗资源,做好手术器材、物品的计划、请领和报销工作,减少易耗材料的浪费,降低成本,提高效益。3. 掌握麻醉科护理人员的思想动态和工作表现,关心护士的生活及学习情况,帮助护理人员提高管理与业务能力,充分调动其主观能动性,提高工作效率。4. 掌握科室护士的工作情况,参加并指导麻醉科危重、大手术、抢救、特殊检查及重点患者的护理。5. 病人满意度。 **制度执行。** 1. 严格执行各项规章制度与护理技术操作常规。2. 落实"三查七对"、消毒隔离及相关业务与管理制度。3. 应知法规与法律并执行。4. 按规定处理医疗废物。 **职业道德。** 1. 处处事事起模范带头作用,经常对护士进行职业道德教育。加强工作责任、主动和创造性。2. 改善服务态度,提高服务水平,为病人提供卓越服务。 **教学与科研。** 1. 协助护理部并承担对护理人员业务学习、培训及护士晋级的考核工作。2. 拟定教学计划,编写教材并负责讲授。3. 制订专科护理科研、技术革新计划并实施。4. 参与审定、评价护理论文和科研、技术革新成果。5. 负责组织本科护理学习讲座和护理病案讨论。6. 对医院护理队伍建设,业务技术管理和组织管理提出意见,参与护理部组织的全院性工作检查。7. 掌握国内外本科护理发展动态,努力引进先进技术,提高护理质量,发展护理科学。8. 完成领导交代的临时性工作任务。

岗位工作主要绩效考核要点	1. 规章制度。2. 护理、学术、科研,工作数量、质量、效率、绩效指标。3. 顾客沟通,处理病人投诉与纠纷。4. 医德医风、社会责任。5. 健康教育、培训帮带。6. 护理工作流程。7. 护理技术操作。8. 本组危重病人,特一级病人护理数。9. 满意度。

岗位工作关系	院内联系部门	院内各个科室、行政职能部门、后勤部门相关领导和人员。
	院外联系部门	医院、科室或护理部授权范围内与外界有关部门人员沟通、联系。

工作权限	1. 病人护理管理权。2. 监督下级护士工作权。3. 向上级领导建议改进工作权。

工作环境	1. 在医院内工作,温度、湿度适宜。2. 满足医疗与护理服务工作的相关环境条件。

在现在的岗位已工作时间	自　　年　　月　　日开始,　　共计:　　年

学历经验	1. 本科以上学历,10 年以上护理工作经验。2. 有基础专科责任护理、管理培训经历。

技能要求	**基本技能:** 1. 掌握临床护理技能及手术护理操作的常规知识。2. 掌握整体护理和护理程序理论,熟悉常见手术的护理流程。 **专业技能:** 1. 具备医学和临床医学知识,如解剖学、药理学等。2. 熟悉与手术室护理学密切相关学科的理论,如护理管理学、心理学、营养学、伦理学等。3. 熟悉麻醉科常用仪器设备的相关理论与操作护理。

岗位工作其他要求	性别要求		年龄要求		婚姻	婚否不限
	身体要求		政治要求	事业性、组织观念强	业务要求	精通本专业

岗位分析时间		填写人	
直接上级审核签字		审核时间	

4.麻醉科主管护师岗位说明书

<table>
<tr><td rowspan="3">岗位工作
基本信息</td><td>岗位名称</td><td>主管护师</td><td>所在部门</td><td>麻醉科</td><td>岗位编号</td><td></td></tr>
<tr><td>从属部门</td><td>护理部</td><td>岗位定员</td><td></td><td>所辖人数</td><td></td></tr>
<tr><td>直接上级</td><td>护士长</td><td>直接下级</td><td colspan="3">相关护理人员,实习、进修护士</td></tr>
<tr><td>岗位使命
工作概述</td><td colspan="6">在护士长领导和上级护师指导下,负责上班时病人的治疗、护理、服务工作,护患沟通、健康教育及相关工作。是专科护理业务、技术、服务工作全能核心力量。</td></tr>
<tr><td>岗位工作
主要职责
与任务</td><td colspan="6">**岗位职责**。1.在护理部主任、科主任、科护士长领导下及上级医师的指导下,做好本职工作。2.按量、按质、按时完成自己岗位独立工作。3.协助护士长做好护理质量控制工作。4.从事麻醉准备室工作,负责麻醉器械、物品、药品的管理工作,协助麻醉前物品和药品准备,并做好麻醉后物品清洁与消毒工作。5.对毒麻药品及一次性医疗用品按有关规章制度执行。6.负责麻醉收费、核算、统计及资料装订、分类保管等工作。7.每月做好物品及药品使用的统计,根据用量做出下月计划报科主任审批后上报,按计划定期领取麻醉使用的各种物品、用具、药品以及办公用品等,妥善保管。8.每日整理和补充麻醉准备室及抢救箱的物品、药品,保持准备室清洁、干净。每天发放毒麻药及贵重药品、特殊用具等。9.每天下午整理各手术间麻醉机监护仪麻醉车等,并补充药品物品。对日常麻醉中未按要求将各种连线、探头整理好,物品未归原处的现象,有直接导致损坏的情况要及时报告值班主任,并落实当事人责任。10.完成自己的技能考核和业务考评工作,提高自身素质。11.积极配合麻醉医师进行麻醉处理,协助病情监测,按医嘱处理病人。协助麻醉医师进行术后镇痛随访。12.协助护士长组织护理工作。13.参加科室病例讨论。14.病人满意度。
执行职责。1.严格执行医疗护理技术操作常规及各项管理及医院制度。2.落实"三查七对",消毒隔离制度。3.落实各种学习、会议制度。4.按照规定处理医疗废物。
职业道德。1.遵纪守法。2.尊重患者权利,保守病人秘密。3.廉洁行医,文明礼貌,卓越服务。4.发扬团队精神,和谐共事。5.工作积极性、主动性、创新性,责任心。
教学与科研。1.持续学习与创新能力。2.不断总结经验,结合临床实际撰写论文。3.参加并组织医学继续教育,完成规定的教学计划。4.按时完成护理科研课题任务。</td></tr>
<tr><td>岗位工作
主要绩效
考核要点</td><td colspan="6">1.规章制度。2.护理业务、学术、科研等工作数量、质量、绩效指标。3.顾客沟通,护患纠纷处理。4.医德医风、社会责任。5.服务态度。6.健康教育、培训帮带。7."三基"考试。8.责任护理。9.护理技术操作。10.静脉穿刺成功率。11.基础、专科、整体护理。12.麻醉护理病人数。13.护理文书。14.病人满意度。15.持续学习能力。</td></tr>
<tr><td rowspan="2">岗位工
作关系</td><td>院内联系部门</td><td colspan="5">院内各个科室、行政职能部门、后勤部门相关领导和人员。</td></tr>
<tr><td>院外联系部门</td><td colspan="5">医院、科室或护理部授权范围内与外界有关部门人员沟通、联系。</td></tr>
<tr><td>工作权限</td><td colspan="6">1.病人护理管理权。2.监督下级护士工作权。3.向上级领导建议改进工作权。</td></tr>
<tr><td>工作环境</td><td colspan="6">1.在医院内工作,温度、湿度适宜。2.满足医疗与护理服务工作的相关环境条件。</td></tr>
<tr><td>在现在的岗位已工作时间</td><td colspan="6">自　　年　　月　　日开始,　　共计:　　年</td></tr>
<tr><td>学历经验</td><td colspan="6">1.本科以上学历,5年以上护理工作经验。2.有基础专科责任护理、管理培训经历。</td></tr>
<tr><td>技能要求</td><td colspan="6">**基本技能:**1.掌握临床护理技能及手术护理操作的常规知识。2.掌握整体护理和护理程序理论,熟悉常见手术的护理流程。
专业技能:1.具备医学和临床医学知识,如解剖学、药理学等。2.熟悉与手术室护理学密切相关学科的理论,如护理管理学、心理学、营养学、伦理学等。3.熟悉麻醉科常用仪器设备的相关理论与操作护理。</td></tr>
<tr><td rowspan="2">岗位工作
其他要求</td><td>性别要求</td><td></td><td>年龄要求</td><td></td><td>婚姻</td><td>婚否不限</td></tr>
<tr><td>身体要求</td><td></td><td>政治要求</td><td>事业性、组织观念强</td><td>业务要求</td><td>掌握本专业</td></tr>
<tr><td colspan="2">岗位分析时间</td><td colspan="2"></td><td>填写人</td><td></td></tr>
<tr><td colspan="2">直接上级审核签字</td><td colspan="2"></td><td>审核时间</td><td></td></tr>
</table>

5.麻醉科护师岗位说明书

岗位工作 基本信息	岗位名称	护师	所在部门	麻醉科	岗位编号	
	从属部门	护理部	岗位定员		所辖人数	
	直接上级	护士长	直接下级	护士、进修护士		

岗位使命 工作概述	在护士长领导和上级护师指导下按照自己的职责独立做好护理工作、重视护理质量、提高病人满意度。按时、按质、按量完成自己的本职工作。是科室护理骨干力量。

岗位工作 主要职责 与任务	**岗位职责。**1.在护士长领导下独立完成自己的岗位工作。具备整体护理知识,熟悉基础、专科、责任护理业务,制订和评估病人护理计划,完成健康教育、心理护理,护理文书书写达到要求。2.交接科室规定物品并双方签字。3.按手术通知单准备常规器械,特殊手术应与医师取得联系,了解手术方案,根据需要准备器械。一般急症手术用常规器械包,特殊急症手术在 20 分钟内准备完善。4.手术期间,到各手术室巡视,及时补充遗漏或需要增加的器械,认真履行职责,严格执行手术室查对制度、输血制度、消毒灭菌隔离制度等。5.参加手术室的护理实践,指导护士正确执行医嘱及各项护理技术操作规程,发现问题及时解决。6.参与手术室危重、疑难患者的护理工作及难度较大的护理技术操作,带领护士完成新业务、新技术的实践。7.参加本科室护士长、主管护师组织的会议、会诊和病例讨论。8.对手术室出现的护理差错、事故进行分析,提出防范措施。9.按照规定处理好医疗与护理废物。 **制度执行。**1.严格执行各项规章制度和技术操作常规,按照规范的流程操作。2.严格执行消毒隔离、无菌技术操作流程,预防医院感染。3.执行医院各项管理规定。 **职业道德。**1.遵纪守法。2.尊重患者权利,保守病人秘密。3.廉洁工作,卓越服务。4.团队精神,和谐共事。5.工作积极、主动性、创新性,责任心。6.奉献精神。 **学习与创新。**1.朝气蓬勃,精神面貌好,持续学习与创新能力。2.结合临床实际不断总结经验,撰写论文。3.积极参加医学继续教育。指导护士、实习、进修生临床带教工作,并进行绩效考核和评价。4.完成有关领导安排的其他临时性工作任务。

岗位工作 主要绩效 考核要点	1.规章制度。2.护理业务、学术、科研等工作数量、质量、绩效指标。3.顾客沟通,护患纠纷处理。4.医德医风、社会责任。5.服务态度。6.健康教育、培训帮带。7."三基"考试。8.责任护理。9.护理技术操作。10.静脉穿刺成功率。11.基础、专科、整体护理。12.麻醉护理病人数。13.护理文书。14.病人服务满意度。15.持续学习。

岗位工 作关系	院内联系部门	院内各个科室、行政职能部门、后勤部门相关领导和人员。
	院外联系部门	医院、科室或护理部授权范围内与外界有关部门人员沟通、联系。

工作权限	1.病人护理业务与管理权。2.医患沟通权。3.向上级领导建议改进工作权。

工作环境	1.在医院内工作,温度、湿度适宜。2.满足医疗与护理服务工作的相关环境条件。

在现在的岗位已工作时间	自　　年　　月　　日开始,　　共计:　　年

学历经验	1.本科以上学历,3 年以上护理工作经验。2.有基础专科责任护理、管理培训经历。

技能要求	**基本技能:**1.掌握临床护理技能及手术护理操作的常规知识。2.掌握整体护理和护理程序理论,熟悉常见手术的护理流程。 **专业技能:**1.具备医学和临床医学知识,如解剖学、药理学等。2.熟悉与手术室护理学密切相关学科的理论,如护理管理学、心理学、营养学、伦理学等。3.熟悉手术室常用仪器设备的相关理论与操作护理。 **其他技能:**1.具有良好的人际沟通能力,能与医院各部门工作人员和本地区相关机构保持良好关系。2.良好的职业发展规划。3.比较健全的心理素质。

岗位工作 其他要求	性别要求		年龄要求		婚姻	婚否不限
	身体要求		政治要求	事业性、组织观念强	业务要求	熟悉本专业

岗位分析时间		填写人	
直接上级审核签字		审核时间	

6.麻醉科护士岗位说明书

岗位工作基本信息	岗位名称	护士	所在部门	麻醉科	岗位编号	
	从属部门	护理部	岗位定员		所辖人数	
	直接上级	护士长	直接下级	实习、进修护士		

岗位使命工作概述	在护士长领导和上级护师指导下按照自己的职责独立做好护理工作、重视护理质量、提高病人满意度。按照时间、按照质量、按照数量标准完成自己的本职岗位工作。

岗位工作主要职责与任务	**岗位管理与业务职责。**1.在护士长的领导下,担任手术器械、洗手或巡回护士工作,负责术前准备和术后整理工作。2.指导护理员、卫生员(护工)的工作。3.严格执行手术室查对制度、输血制度、消毒灭菌隔离制度等,督促检查参加手术人员的无菌操作,注意患者安全,严防差错事故。4.热情接待患者,主动与患者沟通,了解患者心理,耐心解释,消除顾虑,做好基础护理和心理护理工作。5.详细核对病历与手术通知单上患者个人信息、住院号、手术名称、血型和备皮、饮食等情况。6.协助麻醉师观察病情,按手术要求放置体位,避免损伤肢体。7.做好手术期护理,加强术中患者的观察和护理,积极做好手术配合及术中患者抢救工作,认真填写手术护理记录单。8.妥善保管术中取下的组织、穿刺液等标本。9.负责手术后患者的伤口包扎、保暖、护送回病房。10.认真做好手术间的清洁卫生,保持手术间整洁、素净、温度适宜。11.做好器械、敷料的打包消毒,做好灭菌消毒工作的监测及各类统计。12.做好器械、仪器及药物的请领及保管工作。13.定期深入病房,了解并登记伤口愈合情况。14.遵循PDCA管理、追踪问题管理、熟悉可靠性管理理念、持续护理质量改进。15.定期征求手术科室意见和建议。16.按照规定处理医疗、护理废物。 **制度执行。**1.认真执行各项规章制度和技术操作常规,按照规范的流程操作。2.严格执行消毒隔离、无菌技术操作流程,预防医院感染。3.落实住院病人治疗饮食。 **职业道德。**1.遵纪守法。2.尊重患者权利,保守病人秘密。3.卓越服务。4.团队精神,注重沟通。5.工作积极、主动性、责任心、创新性。6.奉献精神,任劳任怨。 **学习与创新。**1.持续学习能力。2.结合临床实际撰写论文。3.参加医学继续教育。4.指导实习护士、进修护士临床带教,参与教学计划实施,按规定进行考核和评价。

岗位工作主要绩效考核要点	1.规章制度。2.护理业务、学术、服务等工作数量、质量、绩效指标。3.顾客沟通,护患纠纷处理。4.医德医风、社会责任。5.服务态度。6.健康教育、带教实习生。7."三基"考试。8.责任护理。9.护理技术操作。10.静脉穿刺成功率。11.基础、专科、整体护理。12.麻醉护理病人数。13.护理文书。14.病人满意度。15.持续学习能力。

岗位工作关系	院内联系部门	院内各个科室、行政职能部门、后勤部门相关领导和人员。
	院外联系部门	医院、科室或护理部授权范围内与外界有关部门人员沟通、联系。

工作权限	1.病人护理服务、沟通、管理权。2.持续学习。3.向上级领导建议改进工作权。

工作环境	1.在医院内工作,温度、湿度适宜。2.满足医疗与护理服务工作的相关环境条件。

在现在的岗位已工作时间	自　　年　　月　　日开始,共计:　　年

学历经验	1.本科以上学历,2年以上护理工作经验。2.有基础专科责任护理、业务培训经历。

技能要求	**基本技能:**1.熟悉临床护理技能及手术护理操作的常规知识。2.熟悉整体护理和护理程序理论,熟悉常见手术的护理流程。 **专业技能:**1.具备医学和临床医学知识,如解剖学、药理学等。2.熟悉与手术室护理学密切相关学科的理论,如护理管理学、心理学、营养学、伦理学等。3.熟悉麻醉科常用仪器设备的相关理论与操作护理。

岗位工作其他要求	性别要求		年龄要求		婚姻	婚否不限
	身体要求		政治要求	事业性、组织观念强	业务要求	熟悉本专业

岗位分析时间		填写人	
直接上级审核签字		审核时间	

7.麻醉科总务护士岗位说明书

<table>
<tr><td rowspan="3">岗位工作
基本信息</td><td>岗位名称</td><td>总务护士</td><td>所在部门</td><td>麻醉科</td><td>岗位编号</td><td></td></tr>
<tr><td>从属部门</td><td>护理部</td><td>岗位定员</td><td></td><td>所辖人数</td><td></td></tr>
<tr><td>直接上级</td><td>护士长</td><td>直接下级</td><td colspan="3">实习、进修护士</td></tr>
<tr><td>岗位使命
工作概述</td><td colspan="6">在护士长领导和上级护师指导下按照自己的职责独立做好总务护士工作,重视护理工作质量、管理质量,提高顾客满意度。按时、按质、按量完成自己的本职工作。</td></tr>
<tr><td>岗位工作
主要职责
与任务</td><td colspan="6">岗位职责。1.树立以病人为中心服务理念,保持良好护患关系。2.具备整体护理知识,熟悉基础、专科、责任护理业务。3.负责抢救仪器、急救器材、药品的管理,保证急救器材、药品完好率100%。保持科室内物品干净、整齐、卫生。4.负责科室氧气、治疗物品、一次性物品的清理、交换及补充,无过期物品。5.负责各类手术用的器械消毒包的领取、更换,药品的领取和保管,分类分柜储存口服药、静脉药、肌注药、外用药、剧毒药并标识清楚。6.定期清理药品批号,无过期药品。麻醉药上锁,每班交接并签字。7.负责与供应室、洗衣房交换物品,保证科室与病人用品及时更换、请领。8.科室用后的物品按规定处理。9.协助护士长做好科室管理工作。负责科室工作服以及各类物资的请领、保管和报损。物资管理做到账物相符,接受机关物资管理的监督。10.各种纸张、表格、电脑耗材清理、补充及时。注重成本管理。11.科室物品无损坏、丢失,有保质期的用物,做到标示清楚。12.加强科室各个手术间管理。13.爱护公物,大公无私,严格物资的出入登记与管理。14.明确每日工作重点,清点、保养科内仪器物品,整理库房、检查各班物品的耗材使用并请领,参加大查对,质控护理文书,重点是危重病人手术、大手术病人护理记录。15.掌握麻醉科各种手术的护理技能。16.遵循PDCA、追踪问题、熟悉可靠性管理与持续护理质量改进。17.经常征求手术科室医护人员对麻醉科的工作意见,对存在的问题及时处理。18.“18项核心制度”执行情况。19.按照规定处理医疗与护理废物。
制度执行。1.执行各项规章制度和技术操作常规。2.执行消毒隔离制度、医院感染管理制度,定期做环境卫生学监测和消毒溶液浓度的测定及更换。预防医院感染。
职业道德。1.遵纪守法。2.尊重患者权利,保守病人秘密。3.廉洁工作,文明礼貌,卓越服务。4.团队精神,和谐共事。5.岗位工作积极性、主动性、创新性与责任心。
学习与创新。1.持续学习能力。2.结合临床实际撰写论文。3.参加医学继续教育。4.指导实习护士、进修护士临床带教,完成教学计划,并进行绩效考核和评价。</td></tr>
<tr><td>岗位工作
主要绩效
考核要点</td><td colspan="6">1.规章制度。2.护理业务、学术、科研等工作数量、质量、绩效指标。3.顾客沟通,护患纠纷处理。4.医德医风、社会责任。5.服务态度。6.健康教育、培训帮带。7.“三基”考试。8.责任护理。9.护理技术操作。10.静脉穿刺成功率。11.基础、专科、整体护理。12.消毒使用包数量。13.护理文书。14.病人满意度。15.持续学习能力。</td></tr>
<tr><td rowspan="2">岗位工
作关系</td><td>院内联系部门</td><td colspan="5">院内各个科室、行政职能部门、后勤部门相关领导和人员。</td></tr>
<tr><td>院外联系部门</td><td colspan="5">医院、科室或护理部授权范围内与外界有关部门人员沟通、联系。</td></tr>
<tr><td>工作权限</td><td colspan="6">1.病人护理、物资管理权。2.监督下级护士工作权。3.向上级领导建议改进工作权。</td></tr>
<tr><td>工作环境</td><td colspan="6">1.在医院内工作,温度、湿度适宜。2.满足医疗与护理服务工作的相关环境条件。</td></tr>
<tr><td>在现在的岗位已工作时间</td><td colspan="6">自　　年　　月　　日开始,　共计:　　年</td></tr>
<tr><td>学历经验</td><td colspan="6">1.本科以上学历,5年以上护理工作经验。2.有基础专科责任护理、业务培训经历。</td></tr>
<tr><td>技能要求</td><td colspan="6">1.称职的中级专业技术职称。2.公认的业务、技术、管理和协调能力。3.持续学习能力强。</td></tr>
<tr><td rowspan="2">岗位工作
其他要求</td><td>性别要求</td><td></td><td>年龄要求</td><td></td><td>婚姻</td><td>婚否不限</td></tr>
<tr><td>身体要求</td><td></td><td>政治要求</td><td>事业性、组织观念强</td><td>业务要求</td><td>精通本专业</td></tr>
<tr><td colspan="2" style="text-align:center">岗位分析时间</td><td colspan="2"></td><td>填写人</td><td></td></tr>
<tr><td colspan="2" style="text-align:center">直接上级审核签字</td><td colspan="2"></td><td>审核时间</td><td></td></tr>
</table>

8.麻醉科夜班护士岗位说明书

岗位工作 基本信息	岗位名称	夜班护士	所在部门	麻醉科	岗位编号	
	从属部门	护理部	岗位定员		所辖人数	
	直接上级	护士长	直接下级	实习、进修护士		

岗位使命 工作概述	在护士长领导和上级护师指导下按照自己的职责和任务独立做好岗位工作、重视护理质量、提高病人满意度。按照时间、按照质量、按照数量标准完成本职岗位工作。

岗位工作 主要职责 与任务	**岗位职责。**1.接班后阅读交班报告和相关护理记录单,明确上一班交班内容。2.负责夜间病区病员的一切治疗、护理工作。3.完成交接班中待执行事项。4.检查备用急救、贵重、毒麻、限剧药品情况。5.处理晚夜班一切急症手术。6.处理白班尚未完成的手术。7.上、下班前,检查门、窗、水、电、氧气开关及吸引器管道等。8.调节室温。9.负责手术间空气消毒,每月空气采样送检3次。10.早晨督促卫生员按时接病人,并做好病人入室时间登记。11.详细写好交接记录,做好日报表的统计。12.按照规定参加手术前病人讨论、护理病例讨论。13.熟悉并掌握麻醉科各个护理班次的工作内容。14.按规定认真做好手术间的清洁卫生,保持手术间整洁、素净、温度适宜。15.按规定做好器械、敷料的打包消毒,做好灭菌消毒工作的监测及各类统计。16.按规定做好器械、仪器及药物的请领及保管工作。17.定期深入病房,了解并登记伤口愈合情况。18.遵循 PDCA 管理、追踪问题管理、熟悉可靠性管理持续护理质量改进。19.定期征求手术科室意见和建议。20.按照规定处理医疗废物。 **制度执行。**1.执行各项规章制度和技术操作常规,按照流程操作。2.严格执行医院、科室相关管理规定。3.严格执行消毒隔离、无菌技术操作流程,预防医院感染。 **职业道德。**1.遵纪守法。2.尊重患者权利,保守病人秘密。3.廉洁工作,文明礼貌,卓越服务。4.团队精神,和谐共事。5.工作积极性、主动性、创新性与责任心。 **学习与创新。**1.持续学习能力。2.结合临床实际撰写论文。3.参加医学继续教育。4.指导实习护士、进修护士临床带教,完成教学计划,并进行绩效考核和评价。

岗位工作 主要绩效 考核要点	1.规章制度。2.护理业务、学术、科研等工作数量、质量、绩效指标。3.顾客沟通,护患纠纷处理。4.医德医风、社会责任。5.服务态度。6.健康教育、培训帮带。7."三基"考试。8.责任护理。9.护理技术操作。10.静脉穿刺成功率。11.基础、专科、整体护理。12.特、一级护理数。13.护理文书。14.病人满意度。15.持续学习能力。

岗位工 作关系	院内联系部门	院内各个科室、行政职能部门、后勤部门相关领导和人员。
	院外联系部门	医院、科室或护理部授权范围内与外界有关部门人员沟通、联系。

工作权限	1.病人护理与管理权。2.优质服务与沟通权。3.向上级领导建议改进工作权。

工作环境	1.在医院内工作,温度、湿度适宜。2.满足医疗与护理服务工作的相关环境条件。

在现在的岗位已工作时间	自　　年　　月　　日开始,　　共计:　　年

学历经验	1.本科以上学历,5年以上护理工作经验。2.有基础专科责任护理,业务培训经历。

技能要求	**基本技能:**1.掌握临床护理技能及手术护理操作的常规知识。2.掌握整体护理和护理程序理论,熟悉常见手术的护理流程。 **专业技能:**1.具备医学和临床医学知识,如解剖学、药理学等。2.熟悉与手术室护理学密切相关学科的理论,如护理管理学、心理学、营养学、伦理学等。3.熟悉手术室常用仪器设备的相关理论与操作护理。 **其他技能:**1.具有良好的人际沟通能力,能与医院各部门工作人员和本地区相关机构保持良好关系。2.良好的职业发展规划。3.比较健全的心理素质。

岗位工作 其他要求	性别要求		年龄要求		婚姻	婚否不限
	身体要求		政治要求	事业性、组织观念强	业务要求	掌握本专业

岗位分析时间		填写人	
直接上级审核签字		审核时间	

十五、手术室护理人员岗位说明书

1.手术室护士长岗位说明书

<table>
<tr><td rowspan="3">岗位工作
基本信息</td><td>岗位名称</td><td>护士长</td><td>所在部门</td><td colspan="2">手术室</td><td>岗位编号</td><td></td></tr>
<tr><td>从属部门</td><td>护理部</td><td>岗位定员</td><td colspan="2"></td><td>所辖人数</td><td></td></tr>
<tr><td>直接上级</td><td>科主任、护理部</td><td>直接下级</td><td colspan="4">手术室护士、护理员、保洁员</td></tr>
<tr><td>岗位使命
工作概述</td><td colspan="7">在科主任与护理部领导下,全面负责手术室护理工作、业务、技术、病房管理、护士思想工作,物资管理等工作。是科室护士的思想、业务、行政管理的第一责任人。</td></tr>
<tr><td>岗位工作
主要职责
与任务</td><td colspan="7">**领导岗位职责。**1.负责组织护理人员的业务学习"三基""三严"的培训,新任务、新护理技术的开展,指导手术室护理人员及实习护士的业务技术。2.配合手术科室开展科研手术、疑难手术。根据手术室工作任务安排日常手术室护士的具体工作。3.安排日常手术的配合工作,手术护士的巡回、洗手护士工作。4.严格要求各级人员的无菌技术操作规程,认真执行各项制度。负责本科室的护理质量控制工作和院感管理工作。5.检查核对各交接班程序,严防差错事故的发生。6.督促检查有关人员做好消毒工作,定期进行室内空气及工作人员的细菌培养,以鉴定消毒效果。7.负责检查毒、麻、限、剧药品,手术用品及贵重仪器设备管理,发现问题及时处理,破损仪器送检维修。8.负责监督、检查手术室药品、器材、敷料、卫生设备等物品的保管、请领、报损工作。定期征求各科室手术室工作的意见和建议,总结和改进工作。9.负责指导和检查手术器械的清洁、消毒及保养等工作。10.负责医疗废物的分类处理。负责手术室护理人员的监督检查。11.负责检查护理人员日常生活的各项任务完成情况。12.抢救工作、抢救物品的完好情况。13.安排护士日常的交接班工作。14.定期向上级汇报工作接受监督检查指导。参加并指导手术科室危重、大手术、抢救、特殊检查及重点患者的护理工作。15.对手术室复杂的技术或新开展的护理业务应亲自指导并参加实践。16.加强医护、医患沟通,充分了解手术医师、患者对护理工作的要求。17.遵循 PDCA 管理、追踪问题管理、熟悉可靠性管理、持续护理质量改进。18.手术室工作现场"7S 管理":①整理、②整顿、③清扫、④清洁、⑤安全、⑥节约、⑦素养。
执行职责。1.严格执行医疗护理技术操作常规及各项管理及医院制度。2.落实"三查七对","18 项核心制度",消毒隔离制度。3.落实各种学习、会议制度。4.病人满意度。
职业道德。1.遵纪守法。2.尊重患者权利,保守病人隐私。3.廉洁行医,文明礼貌,卓越服务。4.发扬团队精神,和谐共事。5.岗位工作积极、主动、创新性,责任心。
教学与科研。1.持续学习与创新能力。2.不断总结经验,结合临床实际撰写论文。</td></tr>
<tr><td>岗位工作
主要绩效
考核要点</td><td colspan="7">1.规章制度。2.手术护理、学术、科研,工作数量、质量、效率、绩效指标。3.顾客沟通,处理病人投诉与纠纷。4.医德医风、社会责任。5.健康教育、培训帮带。6.护理工作流程。7.病房管理。8.护理技术操作。9.基础护理和专科护理合格率。</td></tr>
<tr><td rowspan="2">岗位工
作关系</td><td>院内联系部门</td><td colspan="6">院内各个科室、行政职能部门、后勤部门相关领导和人员。</td></tr>
<tr><td>院外联系部门</td><td colspan="6">医院、科室或护理部授权范围内与外界有关部门人员沟通、联系。</td></tr>
<tr><td>工作权限</td><td colspan="7">1.病人护理管理权。2.监督下级人员工作权。3.向上级领导建议改进工作权。</td></tr>
<tr><td>工作环境</td><td colspan="7">1.在医院内工作,温度、湿度适宜。2.满足医疗、护理服务工作的相关环境条件。</td></tr>
<tr><td>在现在的岗位已工作时间</td><td colspan="7">自　　年　　月　　日开始,　　共计:　　年</td></tr>
<tr><td>学历经验</td><td colspan="7">1.本科以上学历,5 年以上本科工作经验。2.抢救病人经验。3.中级或以上专业技术职称。</td></tr>
<tr><td>技能要求</td><td colspan="7">1.较强的工作和执行能力,良好的人际沟通和协调能力。2.熟悉各种手术病人的护理操作技能,熟悉各种手术病人的抢救,强烈的服务意识和责任感。3.沟通技能好。</td></tr>
<tr><td rowspan="2">岗位工作
其他要求</td><td>性别要求</td><td></td><td>年龄要求</td><td></td><td></td><td>婚姻</td><td>婚否不限</td></tr>
<tr><td>身体要求</td><td></td><td>政治要求</td><td colspan="2">事业性、组织观念强</td><td>业务要求</td><td>精通本专业</td></tr>
<tr><td colspan="3">岗位分析时间</td><td colspan="3"></td><td>填写人</td><td></td></tr>
</table>

2.手术室副护士长岗位说明书

岗位工作 基本信息	岗位名称	副护士长	所在部门	手术室	岗位编号	
	从属部门	护理部	岗位定员		所辖人数	
	直接上级	科主任、护理部	直接下级	手术室护士、护理员、保洁员		

岗位使命 工作概述	在护士长和上级职称人员指导下,授权负责手术室护理业务、技术、管理、护士思想工作,物资管理等工作。是手术室分管护士思想、业务、行政管理第一责任人。

岗位工作 主要职责 与任务	**领导岗位职责。**1.授权负责组织护理人员的业务学习"三基""三严"的培训,新任务、新护理技术的开展,指导手术室护理人员及实习护士的业务技术。2.配合手术科室开展科研手术、疑难手术。根据手术室工作任务安排日常手术室护士的具体工作。3.授权安排日常手术的配合工作,手术护士的巡回、洗手护士工作。4.严格要求各级人员的无菌技术操作规程。负责本科室的护理质量控制工作和院感管理工作。5.授权检查核对各交接班程序,严防差错事故的发生。6.授权检查有关人员做好消毒工作,定期进行室内空气及工作人员的细菌培养,以鉴定消毒效果。7.负责检查毒、麻、限、剧药品,手术用品及贵重仪器设备管理,发现问题及时处理,破损仪器送检维修。8.授权监督、检查手术室药品、器材、敷料、卫生设备等物品的保管、请领、报损工作。定期征求各科室手术室工作的意见和建议,总结和改进工作。9.负责指导和检查手术器械的清洁、消毒及保养等工作。10.负责医疗废物的分类处理。负责手术室护理人员的监督检查。11.负责检查护理人员日常生活的各项任务完成情况。12.抢救工作、抢救物品的完好情况。13.安排护士日常的交接班工作。14.授权定期向上级汇报工作接受监督检查指导。参加并指导手术科室危重、大手术、抢救、特殊检查及重点患者的护理工作。15.对手术室复杂的技术或新开展的护理业务应亲自指导并参加实践。16.加强医护、医患沟通,充分了解手术医师对护理工作的要求。 **执行职责。**1.严格执行医疗护理技术操作常规及各项管理及医院制度。2.落实"三查七对",消毒隔离制度。3.落实各种学习、会议制度。4.按照规定处理医疗护理废物。 **职业道德。**1.遵纪守法。2.尊重患者权利,保守病人秘密。3.廉洁行医,文明礼貌,卓越服务。4.发扬团队精神,和谐共事。5.岗位工作积极、主动、创新性、责任心。 **教学与科研。**1.持续学习与创新能力。2.不断总结经验,结合临床实际撰写论文。

岗位工作 主要绩效 考核要点	1.规章制度。2.护理、学术、科研,工作数量、质量、效率、绩效指标。3.顾客沟通,处理病人投诉与纠纷。4.医德医风、社会责任。5.健康教育、培训带带。6.护理工作流程。7.病房管理。8.护理技术操作。9.基础护理和专科护理合格率。10.危重病人、手术病人数。11.护士"三基"考核。12.护理文书书写。13.服务病人满意度。

岗位工 作关系	院内联系部门	院内各个科室、行政职能部门、后勤部门相关领导和人员。
	院外联系部门	医院、科室或护理部授权范围内与外界有关部门人员沟通、联系。

工作权限	1.病人护理管理权。2.授权监督下级人员工作权。3.向上级领导建议工作改进权。4.手术室物资管理权,工作秩序管理权,各项规章制度改进建议权、制度改进权。

工作环境	1.在医院内工作,温度、湿度适宜。2.满足医疗、护理工作的相关环境条件。

在现在的岗位已工作时间	自　　年　　月　　日开始,　　共计:　　年

学历经验	1.本科以上学历,5年以上本科工作经验。2.抢救病人经验。3.中级专业技术职称。

技能要求	1.较强的工作和执行能力,良好的人际沟通和协调能力。2.熟悉各种手术病人的护理操作技能,熟悉各种手术病人的抢救,强烈的服务意识和责任感。3.沟通技能好。

岗位工作 其他要求	性别要求		年龄要求		婚姻	婚否不限
	身体要求		政治要求	事业性、组织观念强	业务要求	掌握本专业

岗位分析时间		填写人	
直接上级审核签字		审核时间	

3.手术室主任护师岗位说明书

<table>
<tr><td rowspan="3">岗位工作
基本信息</td><td>岗位名称</td><td>主任护师</td><td>所在部门</td><td>手术室</td><td>岗位编号</td><td></td></tr>
<tr><td>从属部门</td><td>护理部</td><td>岗位定员</td><td></td><td>所辖人数</td><td></td></tr>
<tr><td>直接上级</td><td>护士长</td><td>直接下级</td><td colspan="3">护理相关人员</td></tr>
<tr><td>岗位使命
工作概述</td><td colspan="6">在护理部和护士长领导下,分管科室护理业务、教学、培训、科研、服务,纠纷处理、护理质量管理等工作。本科室的护理业务、技术、科研、管理的行家里手。</td></tr>
<tr><td>岗位工作
主要职责
与任务</td><td colspan="6">岗位职责。1.履行岗位职责。在护士长领导下,负责手术室分管护理工作计划并组织实施,根据手术室的任务和护理人员情况科学进行排班及分工,密切配合医生完成手术。2.遵循PDCA管理、追踪问题解决、持续质量改进、熟悉可靠性管理方法,不断提高管理水平。3.督促手术标本保留和及时送检,严防事故的发生,减少失误。4.做好抢救仪器、贵重精密器械、设备等物品及毒麻限制等药品的管理,保证各种抢救物品处于应急状态。5.督促护士做好病人的入室接待、查对和心理安抚及术前、术后的访视工作。加强手术室出入管理,控制手术室流动人员,保持室内洁净度。6.根据护士长安排定期召开手术室护理人员会议,分析护理质量。定期向本科医生、手术科室征求意见,对存在问题提出改正措施。7.合理利用医疗资源,做好手术器材、物品的计划、请领和报销工作,减少易耗材料的浪费,降低成本,提高效益。8.掌握手术室护理人员的思想动态,关心护士的生活及学习情况,帮助护理人员提高管理与业务能力,充分调动其主观能动性,提高工作效率。9.定期向相关领导汇报工作,接受监督检查指导。10.对手术室复杂的技术或新开展的护理业务应亲自指导并参加实践。11.加强医护沟通,充分了解手术医师对护理工作的要求。12.负责检查手术器械的清洁、消毒及保养等工作。13.工作现场"7S管理":①整理、②整顿、③清扫、④清洁、⑤安全、⑥节约、⑦素养。14.按照规定处理医疗垃圾和废物。
执行职责。1.严格执行医疗护理技术操作常规及各项管理及医院制度。2.落实"三查七对""18项核心制度"及消毒隔离制度。3.落实学习、会议制度。4.病人满意度。
职业道德。1.遵纪守法。2.尊重患者权利,保守病人秘密。3.廉洁行医,文明礼貌,卓越服务。4.发扬团队精神,和谐共事。5.岗位工作积极、主动、创新性、责任心。
教学与科研。1.协助护理部组织护理人员业务学习、培训、护士晋级考核工作。2.拟定教学计划,编写教材并负责讲授。3.制订专科护理科研、技术革新计划并实施。4.参与审定、评价护理论文和科研、技术革新成果。5.负责本科护理学习讲座和护理病案讨论。6.对医院护理队伍建设,护理业务技术管理和组织管理提出改进意见。</td></tr>
<tr><td>岗位工作
主要绩效
考核要点</td><td colspan="6">1.规章制度。2.护理、学术、科研,工作数量、质量、效率、绩效指标。3.顾客沟通,处理病人投诉与纠纷。4.医德医风、社会责任。5.健康教育、培训帮带。6.护理工作流程。7.护理技术操作。8.手术病人护理数。9.本组护士工作效率与绩效。</td></tr>
<tr><td rowspan="2">岗位工
作关系</td><td>院内联系部门</td><td colspan="5">院内各个科室、行政职能部门、后勤部门相关领导和人员。</td></tr>
<tr><td>院外联系部门</td><td colspan="5">医院、科室或护理部授权范围内与外界有关部门人员沟通、联系。</td></tr>
<tr><td>工作权限</td><td colspan="6">1.病人护理管理权。2.监督下级护士工作权。3.向上级领导建议改进工作权。</td></tr>
<tr><td>工作环境</td><td colspan="6">1.在医院内工作,温度、湿度适宜。2.满足医疗与护理服务工作的相关环境条件。</td></tr>
<tr><td>在现在的岗位已工作时间</td><td colspan="6">自　　年　　月　　日开始,　　共计:　　年</td></tr>
<tr><td>学历经验</td><td colspan="6">1.本科以上学历,10年以上护理工作经验。2.有专科责任护理、管理培训经历。</td></tr>
<tr><td>技能要求</td><td colspan="6">1.较强的工作和执行能力,良好的人际沟通和协调能力。2.熟悉各种手术病人的护理操作技能,熟悉各种手术病人的抢救,强烈的服务意识和责任感。3.高级专业技术职称。</td></tr>
<tr><td rowspan="2">岗位工作
其他要求</td><td>性别要求</td><td></td><td>年龄要求</td><td></td><td>婚姻</td><td>婚否不限</td></tr>
<tr><td>身体要求</td><td></td><td>政治要求</td><td>事业性、组织观念强</td><td>业务要求</td><td>精通本专业</td></tr>
<tr><td colspan="3" align="center">岗位分析时间</td><td colspan="2" align="center">填写人</td><td></td></tr>
</table>

4.手术室副主任护师岗位说明书

岗位工作 基本信息	岗位名称	副主任护师	所在部门	手术室	岗位编号	
	从属部门	护理部	岗位定员		所辖人数	
	直接上级	护士长	直接下级	护理相关人员		

岗位使命 工作概述	在护士长和护理部领导下,分管科护理业务、技术、服务、教学、培训、科研、服务、纠纷处理、护理质量管理等工作。是护理业务技术、科研、管理的行家里手。

岗位工作 主要职责 与任务	**岗位职责。**1.认真履行高级职称岗位职责。在科护士长领导下,指导本科护理业务技术、服务、教学与科研工作。2.参加晨会交接班,协助护士长制订年度、月度、周工作计划并付诸实施。3.落实手术病人护理、特殊护理与责任护理。形成手术室专科护理特色。4.定期检查急危重疑难手术病人护理计划落实情况,对复杂技术或新开展护理业务,要亲自参加并具体指导。5.高职护理岗位工作主动性、责任心。 **业务管理。**1.遵循 PDCA 管理、追踪问题解决、持续质量改进、熟悉可靠性管理方法,不断提高管理水平。2.合理利用医疗资源,做好手术器材、物品的计划、请领和报销工作,减少易耗材料的浪费,降低成本,提高效益。3.掌握手术室护理人员的思想动态,关心护士的生活及学习情况,帮助护理人员提高管理与业务能力,充分调动其主观能动性,提高工作效率。4.参加并指导危重、大手术、抢救、特殊检查及重点病人的护理。5.加强医护沟通,充分了解手术医师对护理工作的要求。6.按护士长分工负责检查手术器械的清洁、消毒及保养等工作。7.手术室工作现场"7S管理":①整理、②整顿、③清扫、④清洁、⑤安全、⑥节约、⑦素养。8.按照规定处理医疗、护理垃圾和废物。9.完成相关领导交办的其他临时性工作任务。10.持续改进。 **制度执行。**1.严格执行各项规章制度与护理技术操作常规。2.落实"三查七对"、消毒隔离及相关业务与管理制度。3.应知法规与法律并执行。4.服务病人的满意度。 **职业道德。**1.处处事事起模范带头作用,经常对护士进行职业道德教育。加强工作责任、主动和创造性。2.改善服务态度,提高服务水平,为病人提供卓越服务。 **教学与科研。**1.协助护理部并承担对护理人员业务学习、培训及护士晋级的考核工作。2.拟订教学计划、编写教材并负责讲授。3.制订专科护理科研、技术革新计划并实施。4.参与审定、评价护理论文和科研、技术革新成果。5.负责组织本科护理学习讲座和护理病案讨论。6.对医院护理队伍建设、业务技术管理和组织管理提出意见,参与护理部组织的全院性工作检查。7.掌握国内外本科护理发展动态,努力引进先进技术,提高护理质量,发展护理科学。8.发现教学科研问题解决问题能力。

岗位工作 主要绩效 考核要点	1.规章制度。2.护理、学术、科研,工作数量、质量、效率、绩效指标。3.顾客沟通,处理病人投诉与纠纷。4.医德医风、社会责任。5.健康教育、培训帮带。6.护理工作流程。7.护理技术操作。8.手术病人护理数。9.本组护士工作效率与绩效。

岗位工 作关系	院内联系部门	院内各个科室、行政职能部门、后勤部门相关领导和人员。
	院外联系部门	医院、科室或护理部授权范围内与外界有关部门人员沟通、联系。

工作权限	1.病人护理管理权。2.监督下级护士工作权。3.向上级领导建议改进工作权。

工作环境	1.在医院内工作,温度、湿度适宜。2.满足医疗与护理服务工作的相关环境条件。

在现在的岗位已工作时间	自　　年　　月　　日开始,　共计:　　年

学历经验	1.本科以上学历,10年以上护理工作经验。2.有专科责任护理、管理培训经历。

技能要求	1.较强的工作和执行能力,良好的人际沟通和协调能力。2.熟悉各种手术病人的护理操作技能,熟悉各种手术病人的抢救,强烈的服务意识和责任感。3.高级专业技术职称。

岗位工作 其他要求	性别要求		年龄要求			婚姻	婚否不限
	身体要求		政治要求	事业性、组织观念强		业务要求	精通本专业
岗位分析时间				填写人			

5.手术室主管护师岗位说明书

<table>
<tr><td rowspan="3">岗位工作
基本信息</td><td>岗位名称</td><td>主管护师</td><td>所在部门</td><td colspan="2">手术室</td><td>岗位编号</td><td></td></tr>
<tr><td>从属部门</td><td>护理部</td><td>岗位定员</td><td colspan="2"></td><td>所辖人数</td><td></td></tr>
<tr><td>直接上级</td><td>护士长</td><td>直接下级</td><td colspan="4">护士,实习、进修护士</td></tr>
<tr><td>岗位使命
工作概述</td><td colspan="7">在护士长领导和上级护师指导下,负责上班时病人的治疗、护理、服务工作,护患沟通、健康教育及相关工作。是专科护理业务、技术、服务工作全能核心力量。</td></tr>
<tr><td>岗位工作
主要职责
与任务</td><td colspan="7">**岗位职责。**1.协助护士长完成手术室各项护理工作和行政管理工作。2.建立起良好的手术室主管护师工作网络。3.负责手术室的药品,器材,敷料,卫生设备等物请领、申购、报销工作,并随时检查急诊手术用品的准备情况,检查毒、麻、限、剧药及贵重器械的管理情况。4.经常巡视各手术间,督促检查工作执行情况,严防差错事故。做好手术室耗材的控制,减少浪费。5.按规定进行空气、手、表面抗原、消毒液和无菌物品等的细菌培养,鉴定消毒效果,保持手术间的环境要求。6.协助制订护理质量管理制度不定期进行抽查。7.在仪器操作保养决方面,为缺乏经验的医生和护师提供指导和帮助。8.做好药品管理和清点登记工作。9.负责组织药品的检验、鉴定和药品不良反应的研究工作,并撰写报告。10.与病人及家属保持良好的交流关系,负责与病人和家属合作制订现实可行的、接送病人合适的计划。11.负责检查了解手术间的护理工作,参与危重、大手术及抢救病人的护理。12.必须参加所要求的值班任务,值班时了解危重患者的病情,及时发现病情的变化,并及时向上级医师汇报或做出相应处理。13.参加大手术或新开展的手术前、疑难病例、死亡病例的讨论。14.负责指导、检查、督促卫生员搞好手术室清洁卫生、消毒等工作。15.参与护理人员的教学工作,负责职责范围内护士、实习生、见习生的带教工作,组织阶段考核,并写出鉴定。16.根据护士长安排参加公司及医院组织的各类有关会议、活动,实施各类相涉于本科室工作会议决议。17.遵循 PDCA管理、追踪问题管理、熟悉可靠性管理、持续护理质量改进。18.工作现场"7S 管理":①整理、②整顿、③清扫、④清洁、⑤安全、⑥节约、⑦素养。19.按规定处理医疗垃圾和废物。20.持续改进。
执行职责。1.严格执行医疗护理技术操作常规及各项管理及医院制度。2.落实"三查七对",消毒隔离制度。3.落实各种学习、会议制度。4.按照规定处理医疗护理废物。
职业道德。1.遵纪守法。2.尊重患者权利,保守病人秘密。3.廉洁行医,文明礼貌,卓越服务。4.发扬团队精神,和谐共事。5.工作积极性、主动性、创新性、责任心。
教学与科研。1.持续学习与创新能力。2.不断总结经验,结合临床实际撰写论文。3.参加并组织医学继续教育,完成规定的教学计划。4.按时完成护理科研课题任务。</td></tr>
<tr><td>岗位工作
主要绩效
考核要点</td><td colspan="7">1.规章制度。2.护理业务、学术、科研等工作数量、质量、绩效指标。3.医德医风、社会责任。4.服务态度。5."三基"考试。6.护理技术操作。7.静脉穿刺成功率。8.麻醉护理病人数。9.护理文书。10.病人满意度。11.持续学习。12.服务病人满意度。</td></tr>
<tr><td rowspan="2">岗位工
作关系</td><td>院内联系部门</td><td colspan="6">院内各个科室、行政职能部门、后勤部门相关领导和人员。</td></tr>
<tr><td>院外联系部门</td><td colspan="6">医院、科室或护理部授权范围内与外界有关部门人员沟通、联系。</td></tr>
<tr><td>工作权限</td><td colspan="7">1.病人护理管理权。2.监督下级护士工作权。3.向上级领导建议改进工作权。</td></tr>
<tr><td>工作环境</td><td colspan="7">1.在医院内工作,温度、湿度适宜。2.满足医疗与护理服务工作的相关环境条件。</td></tr>
<tr><td>在现在的岗位已工作时间</td><td colspan="7">自　　年　　月　　日开始,　共计:　　年</td></tr>
<tr><td>学历经验</td><td colspan="7">1.本科以上学历,5年以上护理工作经验。2.有专科责任护理及管理培训经历。</td></tr>
<tr><td>技能要求</td><td colspan="7">1.业务与技术能力。2.职业素质和团队精神。3.计算机操作能力。4.中级专业技术职称。</td></tr>
<tr><td rowspan="2">岗位工作
其他要求</td><td>性别要求</td><td></td><td>年龄要求</td><td colspan="2"></td><td>婚姻</td><td>婚否不限</td></tr>
<tr><td>身体要求</td><td></td><td>政治要求</td><td colspan="2">事业性、组织观念强</td><td>业务要求</td><td>掌握本专业</td></tr>
<tr><td colspan="2" align="center">岗位分析时间</td><td colspan="3"></td><td colspan="2">填写人</td></tr>
</table>

6.手术室护师岗位说明书

<table>
<tr><td rowspan="3">岗位工作
基本信息</td><td>岗位名称</td><td>护师</td><td>所在部门</td><td colspan="2">手术室</td><td>岗位编号</td><td></td></tr>
<tr><td>从属部门</td><td>护理部</td><td>岗位定员</td><td colspan="2"></td><td>所辖人数</td><td></td></tr>
<tr><td>直接上级</td><td>护士长</td><td>直接下级</td><td colspan="4">护士,实习,进修护士</td></tr>
<tr><td>岗位使命
工作概述</td><td colspan="7">在护士长领导和上级护师指导下按照自己的职责独立做好护理工作、重视护理质量、提高病人满意度。按时、按质、按量完成自己的本职工作。是科室护理骨干力量。</td></tr>
<tr><td rowspan="1">岗位工作
主要职责
与任务</td><td colspan="7">岗位职责。1.协助护士长做好手术室管理工作。2.熟悉手术室护理基础理论,掌握专科知识,能熟练配合各科常见及重大手术,并熟练配合抢救手术病人。3.承担专科手术配合,指导护士做好洗手、巡回等手术配合工作。4.组织护士进行业务培训,拟订培训计划,编写辅导教案。5.对手术室发生的差错事故进行分析、鉴定,并提出防范措施。6.熟悉并掌握常用手术缝线、引流物等的种类和用途。7.做好"三查七对一注意",危重、抢救、手术等病例做到床旁交班。8.了解病人宣教的知识,运用不同的宣教方法进行个性化的病人术前宣教。9.做好手术前一切准备,注意室内温度调节后病员保暖,密切配合医师完成手术任务,术毕及时清理手术间。10.协助护士准备好手术所需的用物、设备、器械,检查其功能状态,熟练掌握其性能、用途及正确的操作方法。11.积极参加本科护理人员的业务学习工作。12.协助护士定时巡视手术间,密切观察病情变化,认真做好危重病人的抢救工作,发现异常及时报告。13.对护理柜药品要定期查对、填补,保证使用。毒麻药,贵重药品每班清点及交接。14.遵守仪器的操作规程,如有损坏或故障及时按科室有关制度解除故障或报相关部门维修。提高仪器使用效率。15.遵循 PDCA 管理、追踪问题解决、持续质量改进、熟悉可靠性管理方法。16.手术室工作现场"7S管理":①整理、②整顿、③清扫、④清洁、⑤安全、⑥节约、⑦素养。17.按照规定处理医疗垃圾和废物。
制度执行。1.严格执行各项规章制度和技术操作常规,按照规范的流程操作。2.严格执行消毒隔离、无菌技术操作流程,预防医院感染。3.执行医院各项管理规定。
职业道德。1.遵纪守法。2.尊重患者权利,保守病人秘密。3.廉洁工作,卓越服务。4.团队精神,和谐共事。5.工作积极、主动性、创新性、责任心。6.奉献精神。
学习与创新。1.朝气蓬勃,精神面貌好,持续学习与创新能力。2.结合临床实际不断总结经验,撰写论文。3.积极参加医学继续教育。指导护士、实习、进修生临床带教工作,并进行绩效考核和评价。4.完成有关领导安排的其他临时性工作任务。</td></tr>
<tr><td>岗位工作
主要绩效
考核要点</td><td colspan="7">1.规章制度。2.护理业务、学术、科研等工作数量、质量、绩效指标。3.顾客沟通,护患纠纷处理。4.医德医风、社会责任。5.服务态度。6.健康教育、培训帮带。7."三基"考试。8.责任护理。9.护理技术操作。10.静脉穿刺成功率。11.基础、专科、整体护理。12.手术病人护理数。13.护理文书。14.服务病人满意度。15.持续学习。</td></tr>
<tr><td rowspan="2">岗位工
作关系</td><td colspan="2">院内联系部门</td><td colspan="5">院内各个科室、行政职能部门、后勤部门相关领导和人员。</td></tr>
<tr><td colspan="2">院外联系部门</td><td colspan="5">医院、科室或护理部授权范围内与外界有关部门人员沟通、联系。</td></tr>
<tr><td>工作权限</td><td colspan="7">1.规章制度。2.护理业务、学术、科研等工作数量、质量、绩效指标。3.顾客沟通,护患纠纷处理。4.医德医风、社会责任。5.服务态度。6.健康教育、培训帮带。7."三基"考试。8.责任护理。9.护理技术操作。10.静脉穿刺成功率。11.基础、专科、整体护理。12.手术病人护理数。13.护理文书。14.服务病人满意度。15.持续学习。</td></tr>
<tr><td>工作环境</td><td colspan="7">1.在医院内工作,温度、湿度适宜。2.满足医疗与护理服务工作的相关环境条件。</td></tr>
<tr><td colspan="2">在现在的岗位已工作时间</td><td colspan="6">自　　年　　月　　日开始,　　共计:　　年</td></tr>
<tr><td>学历经验</td><td colspan="7">1.本科以上学历,3年以上护理工作经验。2.有基础专科责任护理、管理培训经历。</td></tr>
<tr><td>技能要求</td><td colspan="7">1.较强的工作和执行能力,良好的人际沟通和协调能力。2.熟悉各种手术病人的护理操作技能,熟悉各种手术病人的抢救,强烈的服务意识和责任感。3.初级专业技术职称。</td></tr>
<tr><td rowspan="2">岗位工作
其他要求</td><td colspan="2">性别要求</td><td colspan="2">年龄要求</td><td></td><td>婚姻</td><td>婚否不限</td></tr>
<tr><td colspan="2">身体要求</td><td colspan="2">政治要求</td><td>事业性、组织观念强</td><td>业务要求</td><td>熟悉本专业</td></tr>
<tr><td colspan="3">岗位分析时间</td><td colspan="2"></td><td>填写人</td><td colspan="2"></td></tr>
</table>

7.手术室护士岗位说明书

<table>
<tr><td rowspan="3">岗位工作
基本信息</td><td>岗位名称</td><td>护士</td><td>所在部门</td><td>手术室</td><td>岗位编号</td><td></td></tr>
<tr><td>从属部门</td><td>护理部</td><td>岗位定员</td><td></td><td>所辖人数</td><td></td></tr>
<tr><td>直接上级</td><td>护士长</td><td>直接下级</td><td colspan="3">实习、进修护士</td></tr>
<tr><td>岗位使命
工作概述</td><td colspan="6">在护士长领导和上级护师指导下按照自己的职责独立做好护理工作、重视护理质量、提高病人满意度。按照时间、按照质量、按照数量标准完成自己的本职岗位工作。</td></tr>
<tr><td>岗位工作
主要职责
与任务</td><td colspan="6">**岗位管理与业务职责。**1.在护士长和上级护师的指导下进行工作,学习了解护理各项制度,严格按护理标准工作,并按有关条文规定进行护理操作,做好基础护理及其他相关临床护理工作。2.掌握常用手术缝线、引流物等的种类和用途,掌握无菌操作原则及技能。3.做好"三查七对一注意",正确执行医嘱,准确及时地完成各项护理工作,严格执行查对及交接班制度,危重、抢救、手术等病例做到床旁交班,防止差错、事故的发生。4.了解病人宣教的知识,运用不同的宣教方法进行个性化的术前宣教。5.做好手术前一切准备,注意室内温度调节后病员保暖,密切配合医师完成手术任务。手术毕及时清理手术间。6.协助护师准备好手术所需的用物、设备、器械,检查其功能状态,熟练掌握其性能、用途及正确的操作方法。7.积极参加本科护理人员的业务学习工作。8.协助护师定时巡视手术间,密切观察病情变化,认真做好危重病人的抢救工作,发现异常及时报告。9.对护理柜药品要定期查对,填补,保证急救药品使用;毒麻药,贵重药品每班清点及交接。10.遵守仪器的操作规程,如有损坏或故障及时按科室有关制度解除故障或报相关部门维修。维护医疗设备,提高仪器使用效率。11.遵循PDCA管理、追踪问题管理、熟悉可靠性管理、持续护理质量改进。12.工作现场"7S管理":①整理、②整顿、③清扫、④清洁、⑤安全、⑥节约、⑦素养。13.病人满意度。14.按照规定处理医疗护理垃圾和废物。
执行职责。1.执行国家相关法律法规,行业规章制度、标准、职责、操作规范与流程,严格执行"18项核心制度",执行医院的各项管理制度。2.参加医院、行政、党支部举办的各项政治理论学习、业务与管理知识培训,积极参加继续医学教育会议。
职业道德。1.遵纪守法。2.尊重患者权利,保守病人秘密。3.卓越服务。4.团队精神,注重沟通。5.岗位工作积极、主动、创新性,责任心。6.奉献精神,任劳任怨。
学习与创新。1.持续学习能力。2.结合临床实际撰写论文。3.参加医学继续教育。4.指导实习护士、进修护士临床带教,参与教学计划实施,按规定进行考核和评价。</td></tr>
<tr><td>岗位工作
主要绩效
考核要点</td><td colspan="6">1.规章制度。2.护理业务、学术、服务等工作数量、质量、绩效指标。3.顾客沟通,护患纠纷处理。4.医德医风、社会责任。5.服务态度。6.健康教育、帮带实习生。7."三基"考试。8.责任护理。9.护理技术操作。10.静脉穿刺成功率。11.基础、专科、整体护理。12.手术病人护理数。13.护理文书。14.服务病人满意度。15.持续学习。</td></tr>
<tr><td rowspan="2">岗位工
作关系</td><td>院内联系部门</td><td colspan="5">院内各个科室、行政职能部门、后勤部门相关领导和人员。</td></tr>
<tr><td>院外联系部门</td><td colspan="5">医院、科室或护理部授权范围内与外界有关部门人员沟通、联系。</td></tr>
<tr><td>工作权限</td><td colspan="6">1.病人护理管理权。2.监督下级护士工作权。3.向上级领导建议改进工作权。</td></tr>
<tr><td>工作环境</td><td colspan="6">1.在医院内工作,温度、湿度适宜。2.满足医疗与护理服务工作的相关环境条件。</td></tr>
<tr><td>在现在的岗位已工作时间</td><td colspan="6">自　　年　　月　　日开始,　　　　共计:　　　年</td></tr>
<tr><td>学历经验</td><td colspan="6">1.本科以上学历,10年以上护理工作经验。2.有专科责任护理及管理培训经历。</td></tr>
<tr><td>技能要求</td><td colspan="6">1.较强的工作和执行能力,良好的人际沟通和协调能力。2.熟悉各种手术病人的护理操作技能,熟悉各种手术病人的抢救,强烈的服务意识和责任感。3.高级专业技术职称。</td></tr>
<tr><td rowspan="2">岗位工作
其他要求</td><td>性别要求</td><td></td><td>年龄要求</td><td></td><td>婚姻</td><td>婚否不限</td></tr>
<tr><td>身体要求</td><td></td><td>政治要求</td><td>事业性、组织观念强</td><td>业务要求</td><td>精通本专业</td></tr>
<tr><td colspan="2">岗位分析时间</td><td colspan="3"></td><td>填写人</td><td></td></tr>
</table>

8.手术室总务护师岗位说明书

岗位工作 基本信息	岗位名称	总务护师	所在部门	手术室	岗位编号	
	从属部门	护理部	岗位定员		所辖人数	
	直接上级	护士长	直接下级	实习、进修护士		

岗位使命 工作概述	在护士长领导和上级护师指导下按照自己的职责独立做好总务护士工作,重视护理工作质量、管理质量、提高顾客满意度。按时、按质、按量完成自己的本职工作。

岗位工作 主要职责 与任务	**岗位职责。**1.树立以病人为中心服务理念,保持良好护患关系。2.具备整体护理知识,熟悉基础、专科、责任护理业务。3.负责手术室抢救仪器、急救器材、药品的管理,保证急救器材、药品完好率100％。保持科室内物品干净、整齐、卫生。4.负责手术室氧气、治疗物品、一次性物品的清理、交换及补充,无过期物品。5.负责各类手术用的器械消毒包的领取、更换,药品的领取和保管,分类分柜储存口服药、静脉药、肌注药、外用药、剧毒药并标识清楚。6.定期清理药品批号,无过期药品。麻醉药上锁,每班交接并签字。7.负责与供应室、洗衣房交换物品,保证科室与病人用品及时更换、请领。8.手术室用后的报废物品按规定处理。9.协助护士长做好手术室管理工作。负责手术室工作服以及各类物资的请领、保管和报损。物资管理做到账物相符,接受机关物资管理的监督。10.各种纸张、表格、电脑耗材清理、补充及时。注重成本管理。11.手术室物品无损坏、丢失,有保质期的用物,做到标示清楚。12.加强手术室各个手术间管理。13.爱护公物,大公无私,严格物资的出入登记与管理。14.明确每日工作重点,清点、保养科内仪器物品,整理库房、检查各班物品的耗材使用并请领,参加大查对,质控护理文书,重点是危重病人手术、大手术病人护理记录。15.掌握手术室各种手术的护理技能。16.遵循 PDCA 管理、追踪问题管理、熟悉可靠性管理、持续护理质量改进。17.手术室、杂物间等工作现场"7S管理":①整理、②整顿、③清扫、④清洁、⑤安全、⑥节约、⑦素养。18.按照规定处理医疗与护理垃圾和废物。19.完成相关领导交办的其他临时性工作任务。 **制度执行。**1.执行各项规章制度和技术操作常规。2.执行消毒隔离制度、医院感染管理制度,定期做环境卫生学监测和消毒溶液浓度的测定及更换。预防医院感染。 **职业道德。**1.遵纪守法。2.尊重患者权利,保守病人秘密。3.廉洁工作,文明礼貌,卓越服务。4.团队精神,和谐共事。5.工作积极、主动、创新性,创新性、责任心。 **学习与创新。**1.持续学习能力。2.结合临床实际撰写论文。3.参加医学继续教育。4.指导实习护士、进修护士临床带教,参与教学计划实施,按规定进行考核和评价。

岗位工作 主要绩效 考核要点	1.规章制度。2.护理业务、学术、科研等工作数量、质量、绩效指标。3.顾客沟通,护患纠纷处理。4.医德医风、社会责任。5.服务态度。6.健康教育、培训帮带。7."三基"考试。8.责任护理。9.护理技术操作。10.静脉穿刺成功率。11.基础、专科、整体护理。12.消毒使用包数量。13.护理文书。14.服务病人满意度。15.持续学习。

岗位工 作关系	院内联系部门	院内各个科室、行政职能部门、后勤部门相关领导和人员。
	院外联系部门	医院、科室或护理部授权范围内与外界有关部门人员沟通、联系。

工作权限	1.病人护理、物资管理权。2.监督下级护士工作权。3.向上级领导建议改进工作权。

工作环境	1.在医院内工作,温度、湿度适宜。2.满足医疗与护理服务工作的相关环境条件。

在现在的岗位已工作时间	自　　年　　月　　日开始,　　共计:　　年

学历经验	1.本科以上学历,5 年以上护理工作经验。2.有基础专科责任护理、业务培训经历。

技能要求	1.较强的工作和执行能力,良好的人际沟通和协调能力。2.熟悉各种手术病人的护理操作技能,熟悉各种手术病人的抢救,强烈的服务意识和责任感。3.中级专业技术职称。

岗位工作 其他要求	性别要求		年龄要求		婚姻	婚否不限
	身体要求		政治要求	事业性、组织观念强	业务要求	精通本专业

岗位分析时间		填写人	

9. 手术室夜班护士岗位说明书

岗位工作 基本信息	岗位名称	夜班护士	所在部门	手术室	岗位编号	
	从属部门	护理部	岗位定员		所辖人数	
	直接上级	护士长	直接下级	实习、进修护士		

岗位使命 工作概述	在护士长领导和上级护师指导下按照自己的职责和任务独立做好岗位工作、重视护理质量、提高病人满意度。按照时间、按照质量、按照数量标准完成本职岗位工作。

岗位工作 主要职责 与任务	**岗位职责**。1.接班后阅读交班报告和相关护理记录单,明确上一班交班内容。2.处理白班尚未完成的手术。3.上、下班前,检查门、窗、水、电、氧气开关及吸引器管道等。4.调节室温。5.负责手术间空气消毒,每月空气采样送检3次。6.早晨督促工人按时接病人,并做好病人接入手术室时间登记。7.详细写好交接记录,做好日报表的统计。8.检查备用急救、贵重、毒麻、限剧药品情况。9.处理晚夜班一切急症手术。10.按照规定参加手术前病人讨论、护理病例讨论。11.熟悉并掌握手术室各个护理班次的工作内容。12.按规定认真做好手术间的清洁卫生,保持手术间整洁、素净、温度适宜。13.按规定做好器械、敷料的打包消毒,做好灭菌消毒工作的监测及各类统计。14.按规定做好器械、仪器及药物的请领及保管工作。15.定期深入病房,了解术后病人情况。16.掌握手术室各种手术的护理技能。17.坚守工作岗位,第一时间接受急诊手术。18.遵循PDCA管理、追踪问题管理、熟悉可靠性管理、持续护理质量改进。19.工作现场"7S管理":①整理、②整顿、③清扫、④清洁、⑤安全、⑥节约、⑦素养。20.服务病人的满意度。21.按照规定处理医疗废物。 **制度执行**。1.执行各项规章制度和技术操作常规,按照流程操作。2.严格执行医院、科室相关管理规定。3.严格执行消毒隔离、无菌技术操作流程,预防医院感染。 **职业道德**。1.遵纪守法。2.尊重患者权利,保守病人秘密。3.廉洁工作,文明礼貌,卓越服务。4.团队精神,和谐共事。5.岗位工作积极、主动、创新性,责任心。 **学习与创新**。1.持续学习能力。2.结合临床实际撰写论文。3.参加医学继续教育。4.指导实习护士、进修护士临床带教,参与教学计划实施,按规定进行考核和评价。

岗位工作 主要绩效 考核要点	1.规章制度。2.护理业务、学术、科研等工作数量、质量、绩效指标。3.顾客沟通,护患纠纷处理。4.医德医风、社会责任。5.服务态度。6.健康教育、培训帮带。7."三基"考试。8.责任护理。9.护理技术操作。10.静脉穿刺成功率。11.基础、专科、整体护理。12.特、一级护理数。13.护理文书。14.病人满意度。15.持续学习能力。

岗位工 作关系	院内联系部门	院内各个科室、行政职能部门、后勤部门相关领导和人员。
	院外联系部门	医院、科室或护理部授权范围内与外界有关部门人员沟通、联系。

工作权限	1.病人护理与管理权。2.优质服务与沟通权。3.向上级领导建议改进工作权。

工作环境	1.在医院内工作,温度、湿度适宜。2.满足医疗与护理服务工作的相关环境条件。

在现在的岗位已工作时间	自 年 月 日开始, 共计: 年

学历经验	1.本科以上学历,5年以上护理工作经验。2.有基础专科责任护理,业务培训经历。

技能要求	**基本技能**:1.初级专业技术职称,熟悉手术室专业相关的系统理论知识,包括与麻醉、外科临床有关的解剖学、生理学。2.深入了解现代手术室基本设施、设备等知识。 **专业技能**:1.了解手术室工作与心胸外科、骨科、妇科、耳鼻喉科等的关系。2.掌握手术室常用药物的药理学及药物代谢动力学等知识。3.熟悉与手术室有关的常见意外情况的发生与处理。 **其他技能**:1.能维护与执行医院的重大决策,并动员和带领科室员工共同遵守。2.了解手术室专业在本地区的发展趋势。3.良好的职业生涯设计。

岗位工作 其他要求	性别要求		年龄要求		婚姻	婚否不限
	身体要求		政治要求	事业性、组织观念强	业务要求	掌握本专业

岗位分析时间		填写人	

10.手术室器械护士岗位说明书

岗位工作 基本信息	岗位名称	护士	所在部门	手术室	岗位编号	
	从属部门	护理部	岗位定员		所辖人数	
	直接上级	护士长	直接下级	实习、进修护士		

岗位使命 工作概述	在护士长领导和上级护师指导下按照自己的职责独立做好护理工作、重视手术病人护理质量、提高病人满意度。按照时间、按照质量、按照数量标准完成本职工作。

岗位工作 主要职责 与任务	**岗位管理与业务职责。**1.术前到病室探视病人,了解病情。必要时参加手术前讨论会,熟悉手术步骤,以便与术者密切配合。2.应提前半小时洗手、穿手术衣等。铺好无菌器械桌,并将手术器械分类按使用次序排列于升降台及器械桌上,与巡回护士详细核对器械、纱布、盐水垫、缝针等。3.协助铺好无菌手术布单。4.当皮肤切开后,应立即将切过皮肤的刀与擦拭过皮下血迹的纱布垫收回不再使用,换以清洁的刀片及湿纱布垫。按手术步骤准确地传递器械,尽可能以手语表示。器械用毕,迅速取回擦净,归还原处。吸引器头每次使用后,需要用盐水吸洗,以免血液凝固而造成管腔堵塞。5.手术所需各种缝针,应事先穿好1~2口针,缝线用无菌巾保护好,传递针线时,应先将线头拉出6~8cm,随时清理束线残端,防止带入伤口。6.保护器械台及手术野清洁,严格执行无菌操作,切开空肠脏器前,切口下方用无菌巾保护,已污染的器械用物应放入弯盘内隔离。7.术中留取的标本,以盐水纱布包妥,巾钳固定。不可遗落,需送检查,由医师填写申请单送检,术中取样培养,应及时交巡回护士送检。8.缝合体腔及皮下深部组织前,应与巡回护士详细核对器械、敷料、缝针等,严防异物遗留。9.手术完毕,按消"一洗一消"的原则料理器械擦干(烘烤试油,按手术器械卡打包,灭菌备用。锐利、精密和贵重医疗器械应分别清洗、处理,放入专柜)。10.协助他人整理手术房间。11.工作现场"7S管理":①整理、②整顿、③清扫、④清洁、⑤安全、⑥节约、⑦素养。12.按照规定处理医疗废物。 **制度执行。**1.认真执行各项规章制度和技术操作常规,按照规范的流程操作。2.严格执行消毒隔离、无菌技术操作流程,预防医院感染。3.落实病人质量安全措施。 **职业道德。**1.遵纪守法。2.尊重患者权利,保守病人秘密。3.卓越服务。4.团队精神,注重沟通。5.工作积极性、主动性、创新性、责任心。6.奉献精神,任劳任怨。 **学习与创新。**1.持续学习能力。2.结合临床实际撰写论文。3.参加医学继续教育。4.指导实习护士、进修护士临床带教,参与教学计划实施,按规定进行考核和评价。

岗位工作 主要绩效 考核要点	1.规章制度。2.护理业务、学术、服务等工作数量、质量、绩效指标。3.顾客沟通,护患纠纷处理。4.医德医风、社会责任。5.服务态度。6.健康教育、帮带实习生。7."三基"考试。8.责任护理。9.护理技术操作。10.静脉穿刺成功率。11.基础、专科、整体护理。12.手术病人护理数。13.护理文书。14.服务病人满意度。15.持续学习。

岗位工 作关系	院内联系部门	院内各个科室、行政职能部门、后勤部门相关领导和人员。
	院外联系部门	医院、科室或护理部授权范围内与外界有关部门人员沟通、联系。

工作权限	1.病人护理服务、沟通、管理权。2.持续学习。3.向上级领导建议改进工作权。

工作环境	1.在医院内工作,温度、湿度适宜。2.满足医疗与护理服务工作的相关环境条件。

在现在的岗位已工作时间	自　　年　　月　　日开始,　共计:　　年

学历经验	1.本科以上学历,2年以上护理工作经验。2.有基础专科责任护理、业务培训经历。

技能要求	1.较强的工作和执行能力,良好的人际沟通和协调能力。2.熟悉各种手术病人的护理操作技能,熟悉各种手术病人的抢救,强烈的服务意识和责任感。3.初级专业技术职称。

岗位工作 其他要求	性别要求		年龄要求			婚姻	婚否不限
	身体要求		政治要求	事业性、组织观念强	业务要求	熟悉本专业	

岗位分析时间		填写人	

11. 手术室巡回护士岗位说明书

岗位工作 基本信息	岗位名称	护士	所在部门	手术室	岗位编号	
	从属部门	护理部	岗位定员		所辖人数	
	直接上级	护士长	直接下级	实习、进修护士		

岗位使命 工作概述	在护士长领导和上级护师指导下按照自己的岗位职责独立做好手术室护理工作。

岗位工作 主要职责 与任务	**岗位管理与业务职责。**1.术前访视。了解病情和所作手术,查看化验单是否有问题;静脉情况和全身状态;对患者宣教,告知其术前禁食水时间及注意事项,告知手术流程,消除其恐惧和紧张心理。2.术日晨准备。手术间清洁,对操作台面、无影灯及手术床等用75％酒精擦拭,维持室内规定温湿度;仪器如电凝、吸引器和电刀等连接好;补充无菌物品和药品;铺好手术床,如需摆体位要准备好体位垫;遵医嘱准备输液液体,如2岁以下幼儿需准备规定液体。3.接患者入手术室。查对病室、床号、姓名、性别、年龄、手术名称和部位;检查化验、体温单,手术和麻醉同意书;询问术前禁食禁饮时间,药物过敏史,女病人是否在月经期及身上有无贵重物品;患者带药和物要与病房护士交接清楚;协助患者取舒适安全卧位,选择肢体输液;协助麻醉诱导和插管,局麻镇静者要用约束带防患者受伤;手术时间大于4小时要给患者导尿,并在接患者时告知;需摆体位的要同相关人员摆体位,保证患者肢体处于安全舒适状态,防挤压伤害,保护眼睛和骨隆突等处。4.手术开台配合。协助器械护士穿手术衣并清点器械和纱布;协助医生术区消毒和铺单、穿手术衣并安排器械护士和医生就位、调整无影灯;连接电凝和吸引器如用电刀应贴好负极板;遵医嘱配麻药。5.术中配合。观察生命体征变化,及时供给所需物品;观察输液和尿量;与器械护士共同管理好切下标本、皮和软骨等,病理及时送检;准确执行医嘱,做到"三查七对"二人核对,口头遗嘱应复述一遍再执行,提醒麻醉医生记录;认真书写护理记录单、部位确认单和记账单等,录入耗材,维持手术间的干净整洁,维持室内适宜温湿度;对违反无菌技术者及时纠正,严格管理参观人员;遇有紧急情况要正确处理,及时通知护士长和麻醉科主任;伤口关闭前与器械护士共同清点器械和纱布;准备包扎敷料协助包扎,适时通知下台手术;总结输液量和尿量,记录术毕时间。6.术毕配合。协助麻醉医生拔管,患者未清醒前应站在两侧不得离开,防患者躁动;保护好静脉通路,尿管和引流管等;拔管后患者生命体征平稳遵医嘱与麻醉、手术医生一起将患者送入麻醉恢复室,局麻患者送病房,与病房护士交接好;整理手术间,为下一台手术做准备。7.工作现场"7S管理":①整理、②整顿、③清扫、④清洁、⑤安全、⑥节约、⑦素养。 **制度执行。**1.执行规章制度和技术操作常规。2.严格执行消毒隔离、无菌技术操作。 **职业道德。**1.遵纪守法。2.尊重患者权利,保守病人秘密。3.工作主动性、责任心。 **学习与创新。**1.持续学习能力。2.结合临床实际撰写论文。3.参加医学继续教育。

考核要点	1.规章制度。2.工作数量、质量、绩效。3."三基"考试。4.护理技术操作。5.满意度。

岗位工 作关系	院内联系部门	院内各个科室、行政职能部门、后勤部门相关领导和人员。
	院外联系部门	医院、科室或护理部授权范围内与外界有关部门人员沟通、联系。

工作权限	1.病人护理服务、沟通、管理权。2.持续学习。3.向上级领导建议改进工作权。

工作环境	1.在医院内工作,温度、湿度适宜。2.满足医疗与护理服务工作的相关环境条件。

在现在的岗位已工作时间	自　　年　　月　　日开始,　　共计:　　年				

学历经验	1.本科以上学历,3年以上护理工作经验。2.有专科责任护理及业务培训经历。

技能要求	1.初级专业技术职称。2.职业素质和团队精神。3.计算机操作能力。4.持续学习技能的能力。

岗位工作 其他要求	性别要求		年龄要求		婚姻	婚否不限
	身体要求		政治要求	事业性、组织观念强	业务要求	熟悉本专业

岗位分析时间		填写人	

12.手术室洗手护士岗位说明书

岗位工作基本信息	岗位名称	洗手护士	所在部门	手术室	岗位编号	
	从属部门	护理部	岗位定员		所辖人数	
	直接上级	护士长	直接下级	实习、进修护士		

岗位使命工作概述	在护士长领导和上级护师指导下按照自己的岗位职责独立做好手术室护理工作。

岗位工作主要职责与任务	**岗位管理与业务职责。**1.在护士长和上级护师的指导下进行工作,学习了解手术室护理各项制度,严格按护理标准工作,并按有关条文规定进行护理操作,做好术前室内清洁卫生和各类物品的准备。2.术前应了解病人情况及所施手术。3.病人进入手术室后,根据不同情况给予介绍和安慰,以减少病人的恐惧与紧张。对神志不清的病人和小孩,应适当约束或专人看守,确保安全。4.认真做好查对工作,查对病室、床位、姓名、性别、年龄、手术部位、左右部位、上下部位、手术名称;检查备血情况、术前禁食、禁饮、消化道准备以及输血同意书、手术同意书是否签名和从病室带入的物品是否齐全等。5.检查手术区备皮情况,复查术前用药。固定体位,使手术区能充分暴露,但又要保证病人肢体处于舒适、安全状态,防止挤压。6.与相关护士共同核对器械、纱布、纱布垫、缝针等。7.关闭体腔及深部组织前,应再次核对,防止异物遗留。负责参加手术人员的衣服穿着,供应相关护士需要的一切用物,保持手术间的整洁、安静,适时调节手术野灯光与室温。8.负责输液、输血。9.输血前必须仔细核对血型,交叉配合结果,注意输液速度,防止液体外漏。随时督促手术人员严格执行无菌操作。10.注意参观人员不可直接接触手术者或手术台,以防污染。11.坚守工作岗位,了解手术进展情况,不得擅自离开手术间。术毕,协助擦净手术野周围的血迹,妥善包扎伤口,护送病人回病房,并向病室值班人详细交代病情及用物。12.整理手术间,室内一切用物归还原处。13.遵循PDCA管理、追踪问题管理、熟悉可靠性管理、持续护理质量改进。14.工作现场"7S管理":①整理、②整顿、③清扫、④清洁、⑤安全、⑥节约、⑦素养。15.按照规定处理医疗废物。 **制度执行。**1.认真执行各项规章制度和技术操作常规,按照规范的流程操作。2.严格执行消毒隔离、无菌技术操作流程,预防医院感染。3.落实病人质量安全措施。 **职业道德。**1.遵纪守法。2.尊重患者权利,保守病人秘密。3.卓越服务。4.团队精神,注重沟通。5.工作积极性、主动性、创新性、责任心。6.奉献精神,任劳任怨。 **学习与创新。**1.持续学习能力。2.结合工作实际撰写论文。3.参加医学继续教育。4.指导实习、进修护士临床带教,参与教学计划实施,按规定进行绩效考核和评价。

岗位工作主要绩效考核要点	1.规章制度。2.护理业务、学术、服务等工作数量、质量、绩效考核指标。3.顾客沟通。4.医德医风、社会责任。5.服务态度。6."三基"考试。7.护理技术操作。8.静脉穿刺成功率。9.手术病人护理数。10.护理文书。11.病人满意度。12.持续学习。

岗位工作关系	院内联系部门	院内各个科室、行政职能部门、后勤部门相关领导和人员。
	院外联系部门	医院、科室或护理部授权范围内与外界有关部门人员沟通、联系。

工作权限	1.病人护理服务、沟通、管理权。2.持续学习。3.向上级领导建议改进工作权。

工作环境	1.在医院内工作,温度、湿度适宜。2.满足医疗与护理工作服务的相关环境条件。

在现在的岗位已工作时间	自　　年　　月　　日开始,　　共计:　　年

学历经验	1.本科以上学历,2年以上护理工作经验。2.有基础专科、业务与管理培训经历。

技能要求	1.较强的工作和执行能力,良好的人际沟通和协调能力。2.熟悉各种手术病人的护理操作技能,熟悉各种手术病人的抢救,强烈的服务意识和责任感。3.中级专业技术职称。

岗位工作其他要求	性别要求		年龄要求			婚姻	婚否不限
	身体要求		政治要求	事业性、组织观念强	业务要求		掌握本专业

岗位分析时间		填写人	

13.手术室卫生员岗位说明书

岗位工作基本信息	岗位名称	手术室卫生员	所在部门	手术室	岗位编号	
	从属部门	护理部	岗位定员		所辖人数	
	直接上级	护士长	直接下级			

岗位使命工作概述	在护士长领导和护士人员指导下,负责岗位工作的服务、业务、管理、数量、质量等工作,专门负责手术区域的清洁卫生,为病人和顾客提供一个良好的手术环境。

岗位工作主要职责与任务	**岗位与业务职责。**1.在护士以上人员指导下进行工作。2.遵守医院手术室规章制度,按时完成任务。3.按计划进行手术室公共场所清洁卫生工作。4.维护手术室环境的清洁、识别养护及安全操作。5.保持整个手术室清洁、优美、舒适的工作环境,辅助控制病源传播速度工作,严格按照手术科室规定操作,上班前必须更换手术室工作衣、裤、帽、口罩和手套。6.认真做好手术台、桌椅、墙面、地面和器械柜外等清洁消毒工作。7.充分做好术前准备室和术后复苏室的床、桌、椅、柜和玻璃门窗的清洁消毒工作。8.保持护士台、值班室、更衣室和卫生间等处的清洁卫生。9.及时处理手术室的垃圾,并按规定装入相应颜色的垃圾袋。10.统一堆放穿过的手术衣、裤,并集中装入指定布袋内。11.保持走廊地面、墙面、门窗、电梯门厅、楼梯等处的清洁。12.严禁戴戒指、手表等装饰品操作,以防交叉感染。13.各区域卫生定人负责,每天定时湿式打扫,及时清除污物。每周大清扫最少1次,室内无杂物,地面、水池清洁无垢,物品放置整齐有序。14.服从科室安排,及时完成所分配的各项工作。15.爱护科内各种物品,严禁违规使用和损坏物品。16.清除肉眼可见的积灰、斑点、污垢、油渍、垃圾等,用消毒剂对部分所清洁的物品进行消毒。17.在清洁工作的同时,发现室内建筑、家具、设施有所损坏,影响使用或有碍观瞻,应及时报告有关人员。18.负责相关室内家具表面清洁,抽屉及柜橱内由使用者自行清洁。19.消防器材由消防人员负责检查、清洁。20.手术室各室的专业器械由相关人员负责清洗消毒。21.电话机表面的污渍必须每天清洁,需要部件拆洗工作由相关人员负责。22.工作现场"7S管理":①整理、②整顿、③清扫、④清洁、⑤安全、⑥节约、⑦素养。23.按照规定处理医疗护理废物。24.完成相关人员交办的临时性工作和任务。 **制度执行。**1.执行医院手术室各项规章制度和常规,按照流程操作。2.执行查对制度及相关管理规定。3.严格执行消毒隔离、无菌技术操作流程,预防医院感染。4.遵守上班劳动纪律,不迟到早退,上班不干私活。5.爱护公物。6.服务病人满意度。 **职业道德。**1.遵纪守法。2.尊重顾客,提高科室满意度。3.工作负责,文明礼貌,卓越服务。4.团队精神,和谐共事。5.岗位工作积极性、主动性、创新性、责任心。 **持续学习。**社会责任的学习,岗位职责与规章制度的学习。发现解决问题能力。

主要绩效考核要点	1.制度落实,岗位职责。2.本岗位工作绩效。3.职业道德素质。4.医院规章制度。5.本人的服务技能与管理能力。6.责任心,主动和积极性。7.服务病人满意度。

岗位工作关系	院内联系部门	院内各个科室、行政职能部门、后勤部门相关领导和人员。
	院外联系部门	医院、科室或护理部授权范围内与外界有关部门人员沟通、联系。

工作权限	1.岗位工作权。2.日常工作计划、实施、检查、改进权。3.工作、制度改进建议权。

工作环境	1.在医院内工作,温度、湿度适宜。2.满足手术室工作服务的相关环境条件。

在现在的岗位已工作时间	自　　年　　月　　日开始,　　共计:　　年

学历经验	手术室工作经验。高中学历,具备1年医院清洁工作经验。掌握手术室工作流程。

技能要求	具备手术室清洁、消毒灭菌的相关知识,熟悉手术室的基本工作流程与工作程序。

岗位工作其他要求	性别要求		年龄要求			婚姻	婚否不限
	身体要求		政治要求	事业性、组织观念强	业务要求	掌握本专业

岗位分析时间		填写人	

14.手术室秘书岗位说明书

岗位工作 基本信息	岗位名称	手术室秘书	所在部门	手术室	岗位编号	
	从属部门	医务部	岗位定员		所辖人数	
	直接上级	科室主任	直接下级	科室相关人员		

岗位使命 工作概述	在科室主任领导下按照自己的职责和任务独立做好各项工作、重视工作质量、提高病人、手术科室人员满意度。按照时间、按照质量、按照数量标准完成本职工作。

岗位工作 主要职责 与任务	**岗位职责**。1.上班提前10分钟到工作岗位。2 在科主任的领导下,协助科主任日常管理工作。3.贯彻落实手术室秘书岗位责任制和工作标准,密切各部门相关的工作系统,加强秘书工作的协作与配合,建立起良好的工作网络。4.统计手术室各项业务工作的质和量并按规定上报相关资料。5.整理主任所管病人的术前、术中、术后相关工作以及相关的多媒体资料。6.协调接送所管手术病人相关工作。7.协助科主任接待病人家属和病人单位负责人,在科主任不在岗时单独接待好病人家属和病人单位负责人。8.负责术后病人的随访并记录相关内容。9.负责接听客户咨询电话,外部来访人员的接待工作。10.负责收集、整理科主任的门、急诊收费单据和其他资料、文件。11.负责收集、整理科主任所管手术病人的其他相关资料。12.办理科主任所管手术病人的结账手续。13.做好病人随访工作,不定期向主任提出工作中遇到的情况及重要事项。14.及时向主任汇报手术室各项工作问题、提出建议、反馈各类信息,定期向主任汇报手术室当月工作情况及下月工作计划。15.按规定及要求参加公司及医院组织的相关会议、活动,实施各类相涉于手术室工作的会议决议,承办医院各类会议授权或要求承办的事务。16.掌握手术病人动态情况及健康宣教。17.熟悉手术室技术发展规划,掌握手术室年度工作计划、科室主任工作习惯与流程。18.承担学科建设的相关工作。19.清楚疼痛病人止痛后的效果。20.能够独立参加手术病人的抢救工作,预防并发症的发生。21.熟悉并掌握各个手术科室病人手术流程,特别是病人手术接送时间及相关信息。22.遵循 PDCA、追踪问题、熟悉可靠性管理持续护理质量改进。23.按规定消毒各个手术科的器械包裹、按规定处理医疗废物。 **制度执行**。1.执行各项规章制度和技术操作常规,按照流程操作。2.督促执行医院、科室相关管理规定。3.检查督促消毒隔离、无菌技术操作流程,预防医院感染。 **职业道德**。1.遵纪守法。2.尊重患者权利,保守病人秘密。3.廉洁工作,文明礼貌,卓越服务。4.团队精神,和谐共事。5.岗位工作积极性、主动性、责任心与创新性。 **学习与创新**。1.持续学习能力。2.结合临床实际撰写论文。3.参加医学继续教育。

岗位工作 主要绩效 考核要点	1.规章制度。2.岗位工作绩效。3.医德医风、社会责任。4.顾客沟通、纠纷处理。5.病区管理、健康宣教。6.秘书工作流程。7.主任交代的工作记录完整。8.敬业奉献,遵守纪律,任劳任怨。9.工作主动性、责任心。10.职业素质。11.病人满意度。

岗位工 作关系	院内联系部门	院内各个科室、行政职能部门、后勤部门相关领导和人员。
	院外联系部门	医院、科室或护理部授权范围内与外界有关部门人员沟通、联系。

工作权限	1.科室管理参与权。2.监督考核相关人员工作权。3.向上级领导建议改进工作权。

工作环境	1.在医院内工作,温度、湿度适宜。2.满足医疗与护理服务工作的相关环境条件。

在现在的岗位已工作时间	自　　年　　月　　日开始,　　共计:　　年

学历经验	1.研究生以上学历,5年以上工作与管理经验。2.四级计算机水平及秘书培训经历。

技能要求	1.业务与技术能力。2.职业素质和团队精神。3.计算机操作能力。4.持续学习能力。

岗位工作 其他要求	性别要求		年龄要求		婚姻	婚否不限
	身体要求		政治要求	事业性、组织观念强	业务要求	掌握本专业

岗位分析时间		填写人	
直接上级审核签字		审核时间	

十六、肿瘤外科护理人员岗位说明书

1.肿瘤外科护士长岗位说明书

<table>
<tr><td rowspan="3">岗位工作
基本信息</td><td>岗位名称</td><td>护士长</td><td>所在部门</td><td>临床肿瘤外科</td><td>岗位编号</td><td></td></tr>
<tr><td>从属部门</td><td>护理部</td><td>岗位定员</td><td></td><td>所辖人数</td><td></td></tr>
<tr><td>直接上级</td><td>科主任、护理部</td><td>直接下级</td><td colspan="3">护理人员,实习、进修护士</td></tr>
<tr><td>岗位使命
工作概述</td><td colspan="6">在科主任与护理部领导下,全面负责科室护理工作、病房管理、护士思想工作、学科建设,物资管理等工作。是科室护士的思想、业务、行政管理的第一责任人。</td></tr>
<tr><td rowspan="3">岗位工作
主要职责
与任务</td><td colspan="6">**领导职责。**1.在护理部主任的领导和科主任业务指导下,负责所管科室的护理业务及行政管理工作,完成各项数量、质量与绩效指标。2.重视思想政治工作,经常对护士进行职业道德教育工作。3根据护理部的安排,结合本科具体情况制订本科的护理工作计划和科研计划,督促护士认真落实并经常检查。4.负责制订本科室的护理发展规划,学科建设及年度、月度、周工作计划,并组织实施。5.组织护理查房和随同科主任查房,了解护理工作中存在的问题,并加强医护联系与医患沟通。6.确定本科护士的轮转和临时调配。7.协调与其他科室的关系,搞好科内、外团结,以保证护理工作的正常进行。8.医护人员文明行医,和谐共事,树立良好的医德医风。</td></tr>
<tr><td colspan="6">**管理职责。**1.参加晨交班,检查危重抢救病人的护理情况,对复杂的护理技术或新开展的护理业务,要亲自参加并具体指导。2.教育全科护理人员加强工作责任心,改善服务态度,认真履行岗位职责、严格执行各项规章制度和技术操作规程,严防差错事故的发生。3.落实护理交接班并记录完善。4.掌握本科室护理技能、各种微创伤手术后监护和护理技术。5.严格无菌技术与消毒隔离工作。6.术后加强监测,精确掌握本科室危重病人的各种抢救流程。7.加强设备管理,提高设备使用效率。8.遵循 PDCA 管理、追踪问题管理、熟悉可靠性管理、持续护理质量改进。9.督促各班护士工作现场"7S 管理":①整理、②整顿、③清扫、④清洁、⑤安全、⑥节约、⑦素养。10.按照规定处理医疗护理垃圾和废物。11.完成领导交办的临时性工作任务。</td></tr>
<tr><td colspan="6">**教学与科研职责。**1.组织本科理人员学习护理业务技术,加强业务训练,注重护士素质的培养。2.组织安排并检查实习护士、进修护士本科护士在各病室的临床教学和实习情况。3.参加一定的护理教学、设计科室护理科研课题,并组织实施。</td></tr>
<tr><td>岗位工作
主要绩效
考核要点</td><td colspan="6">1.规章制度落实。2.完成护理、学术、科研等工作数量指标、质量指标、效率指标、经济指标。3.处理病人投诉。4.医德医风、社会责任。5.医患纠纷处理、顾客沟通。6.健康宣教、培训帮带等。7.护理工作流程规范。8.病房管理。9.本科室护理人员技术操作。10.静脉穿刺成功率。11.基础护理。12.护理文书。13.服务病人满意度。</td></tr>
<tr><td rowspan="2">岗位工
作关系</td><td>院内联系部门</td><td colspan="5">院内各个科室、行政职能部门、后勤部门相关领导和人员。</td></tr>
<tr><td>院外联系部门</td><td colspan="5">医院、科室或护理部授权范围内与外界有关部门人员沟通、联系。</td></tr>
<tr><td>岗位工
作权限</td><td colspan="6">1.科室管理、协调权。对本科室护理工作的计划、实施、检查和指导权,对本科室内护理人员任免建议权。2.有权指导、监督护理人员的日常工作权,制度改进建议权。</td></tr>
<tr><td>工作环境</td><td colspan="6">1.在医院内工作,温度、湿度适宜。2.满足医疗与护理服务工作的相关环境条件。</td></tr>
<tr><td>在现在的岗位已工作时间</td><td colspan="6">自　　年　　月　　日开始,　　共计:　　年</td></tr>
<tr><td>学历培训
经历经验</td><td colspan="6">1.本科以上学历,5 年以上本科室工作经验。2.专科护理业务进修最少 1 次及医院管理培训经历。3.学术教学科研经历。4.中级或以上专业技术职称。</td></tr>
<tr><td>岗位工作
技能要求</td><td colspan="6">1.称职的学科带头人。2.下属公认的领导、决策、管理和协调能力。3.较好的口才和文字表达能力。4.良好的职业道德素质和团队合作精神。5.持续学习能力强。</td></tr>
<tr><td rowspan="2">岗位工作
其他要求</td><td>性别要求</td><td></td><td>年龄要求</td><td></td><td>婚姻</td><td>婚否不限</td></tr>
<tr><td>身体要求</td><td></td><td>政治要求</td><td>事业性、组织观念强</td><td>业务要求</td><td>精通本专业</td></tr>
<tr><td colspan="3" align="center">岗位分析时间</td><td colspan="2" align="center">填写人</td><td></td></tr>
</table>

2.肿瘤外科病区护士长岗位说明书

<table>
<tr><td rowspan="3">岗位工作
基本信息</td><td>岗位名称</td><td>病区护士长</td><td>所在部门</td><td colspan="2">临床肿瘤外科</td><td>岗位编号</td><td></td></tr>
<tr><td>从属部门</td><td>护理部</td><td>岗位定员</td><td colspan="2"></td><td>所辖人数</td><td></td></tr>
<tr><td>直接上级</td><td>科主任科护士长</td><td>直接下级</td><td colspan="4">护理人员,实习、进修护士</td></tr>
<tr><td>岗位使命
工作概述</td><td colspan="7">在科主任与护士长领导下,全面负责病区护理工作、病房管理、护士思想工作、学科建设,物资管理等工作。是病区护士的思想、业务、行政管理的第一责任人。</td></tr>
<tr><td rowspan="3">岗位工作
主要职责
与任务</td><td colspan="7">领导职责。1.在护士长领导和上级护师指导下,负责所管病区的护理业务及行政管理工作,完成各项数量、质量与绩效指标。2.重视思想政治工作,经常对护士进行职业道德教育工作。3.根据护理部的安排,结合本病区具体情况制订本科的护理工作计划和科研计划。4.负责制订本病区的护理发展规划,学科建设,年度、月度、周工作计划,并组织实施。5.组织护理查房和随同科主任查房,了解护理工作中存在的问题,并加强医护联系与医患沟通。6.确定病区护士的轮转和临时调配。7.负责全科护理质量的监督,对照标准,组织定期检查,及时发现问题,确保护理质量。</td></tr>
<tr><td colspan="7">管理职责。1.参加晨会,带领上班护士对急、危重症、新入院患者床旁交接班,检查危重抢救病人的护理情况,对复杂的护理技术或新开展的护理业务,要亲自参加并具体指导。2.改善服务态度,认真履行岗位职责、严格执行各项规章制度和技术操作规程,严防差错事故的发生。3.落实护理交接班并记录完善。4.提高设备使用效率。5.加强病房管理。6.加强病区物资管理,账物相符。7.落实患者治疗饮食。8.护理文书书写符合要求。9.落实基础和专科护理工作,按护理流程操作。10.严格无菌技术与消毒隔离工作。11.术后加强监测,精确掌握本科室危重病人的各种抢救流程。12.加强设备管理,提高设备使用效率。13.注重护理质量,有持续改进计划。14.掌管 ICU 室情况。15.遵循 PDCA 管理、追踪问题管理、熟悉可靠性管理、持续护理质量改进。16.督促各班护士工作现场"7S 管理":①整理、②整顿、③清扫、④清洁、⑤安全、⑥节约、⑦素养。17.按照规定处理医疗垃圾和废物。18.病人满意度。</td></tr>
<tr><td colspan="7">教学与科研职责。1.组织护理人员学习业务技术,加强业务训练,提高护士素质。2.检查实习、进修护士在病区的临床教学和实习情况。3.参加护理教学、设计科室护理科研课题,并组织实施。4.完成医院和有关领导安排的其他临时性工作任务。</td></tr>
<tr><td>岗位工作
主要绩效
考核要点</td><td colspan="7">1.规章制度落实。2.完成护理、学术、科研等工作数量、质量、效率、经济指标。3.顾客沟通,处理病人投诉,医患纠纷处理。4.医德医风、社会责任。5.持续改进计划。6.健康宣教、培训帮带。7.工作流程规范。8.病房管理。9.本病区护理人员技术操作。10.静脉穿刺成功率。11.基础护理。12.护理文书。13.服务病人满意度。</td></tr>
<tr><td rowspan="2">岗位工
作关系</td><td>院内联系部门</td><td colspan="6">院内各个科室、行政职能部门、后勤部门相关领导和人员。</td></tr>
<tr><td>院外联系部门</td><td colspan="6">医院、科室或护理部授权范围内与外界有关部门人员沟通、联系。</td></tr>
<tr><td>工作权限</td><td colspan="7">1.科室管理、协调权。2.按照 PDCA 工作,对本科室内护理人员任免的建议权。</td></tr>
<tr><td>工作环境</td><td colspan="7">1.在医院内工作,温度、湿度适宜。2.满足医疗与护理服务工作的相关环境条件。</td></tr>
<tr><td>在现在的岗位已工作时间</td><td colspan="7">自　　　年　　月　　　日开始,　　　共计:　　　年</td></tr>
<tr><td>学历经验</td><td colspan="7">1.本科以上学历,5 年以上本科室工作经验。2.专科护理业务进修最少 1 次及医院管理培训经历。3.学术教学科研经历。4.年内最少 1 篇国家级以上杂志论文发表。</td></tr>
<tr><td>岗位工作
技能要求</td><td colspan="7">1.称职的病区护理带头人。2.领导、决策、管理和协调能力。3.较好的口才和文字表达能力。4.良好的职业道德素质和团队合作精神。5.中级专业技术职称。</td></tr>
<tr><td rowspan="2">岗位工作
其他要求</td><td>性别要求</td><td></td><td>年龄要求</td><td></td><td>婚姻</td><td colspan="2">婚否不限</td></tr>
<tr><td>身体要求</td><td></td><td>政治要求</td><td>事业性、组织观念强</td><td>业务要求</td><td colspan="2">精通本专业</td></tr>
<tr><td colspan="3">岗位分析时间</td><td></td><td>填写人</td><td colspan="3"></td></tr>
<tr><td colspan="3">直接上级审核签字</td><td></td><td>审核时间</td><td colspan="3"></td></tr>
</table>

3.肿瘤外科主任护师岗位说明书

岗位工作基本信息	岗位名称	主任护师	所在部门	临床外肿瘤科	岗位编号	
	从属部门	护理部	岗位定员		所辖人数	
	直接上级	护士长	直接下级	护理人员,实习、进修护士		

岗位使命工作概述	在护理部和护士长、科室主任领导下,分管科室护理、教学、科研、服务等相关业务,纠纷处理、健康教育、质量管理等工作。是科室分管护理工作的责任人。

岗位工作主要职责与任务	**岗位职责。**1.在护理部主任和科护士长领导下,指导本科护理业务技术、科研和教学工作。2.遵循 PDCA 管理、追踪问题管理、持续质量改进、掌握可靠性系统管理方法。3.按流程工作。4.重视思想政治工作,经常对护士进行职业道德教育工作。5.精确掌握本科室基础护理、专科护理、特殊护理、危重病人各种护理操作技能,督促护士认真落实并经常督促检查。6.检查指导本科急、重、疑难患者的计划护理、护理会诊及抢救危重患者的护理。7.解决科室危重病人抢救和护理疑难问题。8.对本科护理差错、事故提出技术鉴定意见。9.组织在职主管护师、护师及进修护师的业务学习,拟定教学计划,编写教材,并负责讲授。10.参加晨交班,检查危重抢救病人的护理情况,对复杂的护理技术或新开展的护理业务,要亲自参加并具体指导。11.教育全科护理人员加强工作责任心,改善服务态度,认真履行岗位职责、严格执行各项规章制度和技术操作规程。12.落实护理交接班并记录完善。13.精确掌握本科室各种护理技能。14.严格无菌技术与消毒隔离工作。15.术后加强监测,精确掌握本科室危重病人的各种抢救流程。16.加强科室监设设备管理,提高设备使用效率。17.掌管 ICU 室情况。18.遵循 PDCA 管理、追踪问题管理、熟悉可靠性管理、持续护理质量改进。19.督促各班护士工作现场"7S 管理":①整理、②整顿、③清扫、④清洁、⑤安全、⑥节约、⑦素养。20.按照规定处理医疗垃圾和废物。21.病人满意度。 **教学与科研职责。**1.担任护理实习教学,指导下级护师教学实践。2.根据护士长安排按时组织科室护理查房。3.协助护理部做好主管护师、护师晋级的业务考核工作,承担对高级护理人员的培养工作。4.制订本科护理科研、技术革新计划,并负责指导实施。5.参与审定、评价护理论文和科研、技术革新成果。6.对全院的护理队伍建设,业务技术管理和组织管理提出意见。7.岗位护理工作持续改进与创新能力。

岗位工作主要绩效考核要点	1.规章制度落实。2.完成护理、教学、科研以及相关工作数量指标、质量指标、效率指标。3.危重病人抢救及综合绩效指标。4.医德医风、社会责任。5.医患纠纷处理、顾客沟通。6.病区环境管理、健康宣教、培训帮带等。7.工作学习、创新能力。

岗位工作关系	院内联系部门	院内各个科室、行政职能部门、后勤部门相关领导和人员。
	院外联系部门	医院、科室或护理部授权范围内与外界有关部门人员沟通、联系。

岗位工作权限	1.科室护理管理、指导权。对本科室日常工作计划、实施、检查的建议权,对本科室内护理人员任免建议权。2.有权指导、监督分管人员日常工作。3.有向护理部、护士长或者上级领导建议提出改进科室护理工作权力,绩效薪酬分配建议权。

工作环境	1.在医院内工作,温度、湿度适宜。2.满足医疗与护理服务工作的相关环境条件。

在现在的岗位已工作时间	自　　年　　月　　日开始,　　共计:　　年

学历培训经历经验	1.本科或以上学历,10 年以上本科室工作经验。2.专科护理业务进修最少 1 次及医院管理培训经历。3.学术教学科研经历。4.年内最少 1 篇国家级杂志论文发表。

岗位工作技能要求	1.称职的病区护理学科带头人。2.领导、决策、管理和协调能力。3.较好的口才和文字表达能力。4.良好的职业道德素质和团队合作精神。5.正高级护师职称。

岗位工作其他要求	性别要求		年龄要求		婚姻	婚否不限
	身体要求		政治要求	事业性、组织观念强	业务要求	精通本专业

岗位分析时间			填写人	

4.肿瘤外科副主任护师岗位说明书

<table>
<tr><td rowspan="3">岗位工作
基本信息</td><td>岗位名称</td><td>副主任护师</td><td>所在部门</td><td>临床肿瘤外科</td><td>岗位编号</td><td></td></tr>
<tr><td>从属部门</td><td>护理部</td><td>岗位定员</td><td></td><td>所辖人数</td><td></td></tr>
<tr><td>直接上级</td><td>护士长</td><td>直接下级</td><td colspan="3">护理相关人员</td></tr>
<tr><td>岗位使命
工作概述</td><td colspan="6">在护士长和护士长领导下,分管科室护理、教学、科研、服务等相关业务,纠纷处理、健康教育、质量管理等工作。是科室分管护理工作的责任人。</td></tr>
<tr><td>岗位工作
主要职责
与任务</td><td colspan="6">岗位职责。1.在护理部主任和科护士长领导下,指导本科护理业务技术、科研和教学工作。2.参与指导急、重、疑难病人的护理和专科特别护理及病人抢救。3.遵循 PDCA 管理、追踪问题管理、持续质量改进、掌握可靠性系统管理方法。4.指导护理查房,解决专科护理复杂疑难问题,按规定参与科主任查房,检查危重、疑难病人护理计划执行情况,指导下级护理人员文书书写。5.根据护理部安排,结合本科具体情况制订本科护理工作计划和科研计划,督促护士认真落实并经常督促检查。6.对本科护理差错、事故提出技术鉴定意见。7.组织在职主管护师、护师及进修护师的业务学习,拟订教学计划,编写教材,并负责讲授。8.参加晨交班,检查危重抢救病人的护理情况,对复杂的护理技术或新开展的护理业务,要亲自参加并具体指导。9.教育全科护理人员加强工作责任心,改善服务态度,认真履行岗位职责,严格执行各项规章制度和技术操作规程,严防差错事故的发生。10.落实护理交接班并记录完善。11.注重护理质量,有持续改进计划。12.协助护理部做好主管护师、护师晋级的业务考核工作,承担对高级护理人员的部分培养工作。13.制订本科护理技术革新计划,并负责指导实施。参与审定、评价护理论文和科研、技术革新成果。14.负责组织本科护理学习讲座和护理病案讨论。15.协助护理部加强对全院护理工作的业务领导。16.加强科室监护设备管理,提高设备使用效率。17.掌管 ICU 室情况。18.遵循 PDCA 管理、追踪问题管理、熟悉可靠性管理、持续护理质量改进。19.督促各班护士工作现场"7S 管理":①整理、②整顿、③清扫、④清洁、⑤安全、⑥节约、⑦素养。20.按照规定处理医疗与护理垃圾和废物。21.医疗核心制度执行情况。</td></tr>
<tr><td>岗位工作
主要绩效
考核要点</td><td colspan="6">1.规章制度落实。2.完成护理、教学、科研以及相关工作数量指标、质量指标、效率指标。3.综合绩效管理指标。4.医德医风、社会责任。5.医患纠纷处理、顾客沟通。6.病区环境管理、健康宣教、培训帮带等。7.科室工作流程规范。8.危重病人全程护理落实。9.与科室医护人员沟通协调。10.学习、创新能力。11.病人满意度。</td></tr>
<tr><td rowspan="2">岗位工
作关系</td><td>院内联系部门</td><td colspan="5">院内各个科室、行政职能部门、后勤部门相关领导和人员。</td></tr>
<tr><td>院外联系部门</td><td colspan="5">医院、科室或护理部授权范围内与外界有关部门人员沟通、联系。</td></tr>
<tr><td>工作权限</td><td colspan="6">1.科室护理管理、指导权。对本科室日常护理工作计划、实施、检查的建议权,对科内护理人员任免的建议权。2.有权指导、监督分管人员的日常工作。3.有向护理部、护士长或者上级领导建议提出改进科室护理工作权力,绩效薪酬分配建议权。</td></tr>
<tr><td>工作环境</td><td colspan="6">1.在医院内工作,温度、湿度适宜。2.满足医疗与护理服务工作的相关环境条件。</td></tr>
<tr><td>在现在的岗位已工作时间</td><td colspan="6">自　　　年　　月　　　日开始,　共计:　　　年</td></tr>
<tr><td>学历培训
经历经验</td><td colspan="6">1.本科以上学历,有 10 年以上本科室护理工作经验。2.有专科护理经历、医院管理培训经历。3.有抢救危重病人经历,指导下级护理人员经历。4.年内最少有 1 篇国家级杂志论文发表,每年有 1 篇本专业发展动态综述文章。5.副高级专业技术职称。</td></tr>
<tr><td>岗位工作
技能要求</td><td colspan="6">1.称职的学科带头人。2.下属公认的领导、决策、管理和协调能力。3.较好的口才和文字表达能力。4.良好的职业道德素质和团队合作精神。5.持续学习能力强。</td></tr>
<tr><td rowspan="2">岗位工作
其他要求</td><td>性别要求</td><td></td><td>年龄要求</td><td></td><td>婚姻</td><td>婚否不限</td></tr>
<tr><td>身体要求</td><td></td><td>政治要求</td><td>事业性、组织观念强</td><td>业务要求</td><td>精通本专业</td></tr>
<tr><td colspan="4" align="center">岗位分析时间</td><td colspan="2">填写人</td><td></td></tr>
</table>

5.肿瘤外科主管护师岗位说明书

岗位工作基本信息	岗位名称	主管护师	所在部门	临床肿瘤外科	岗位编号	
	从属部门	护理部	岗位定员		所辖人数	
	直接上级	护士长	直接下级	相关护理人员,实习、进修护士		

岗位使命工作概述	在护士长领导和上级护师指导下负责上班时的治疗、护理质量、服务工作,医患沟通、健康教育及职责工作。按照时间、按照质量、按照数量标准完成本职工作。

岗位工作主要职责与任务	岗位职责。1.取得护士执业资格并经过注册。按照护士长安排做好岗位工作。协助护士长做好质量控制工作,把好护理质量关。不断提高护理质量,努力完成工作任务。完成本班绩效指标。2.掌握护理理论基础,参与和指导护师运用护理程序。制订具有护理特色的护理计划,掌握基础护理、专科护理特殊护理技能,对患者实施整体护理。3.指导并参与制订重危、疑难患者的护理计划,并亲自实施。4.协助拟订本科业务培训计划,协助组织本科护理人员学习护理知识,修订本科护理计划,加强护理基本功的训练。5.学习、应用国内外护理先进经验,开展新技术、新方法及科研工作,及时总结经验,不断提高自己的护理技术水平。6.认真执行各项规章制度和技术操作常规,按照规范的流程工作。7.熟悉本科室护理技能,熟悉各种微创伤手术后监护和护理技术。8.熟悉ICU室监护抢救病人技能。9.做好护理系学生、中专生、进修护师的临床带教组织工作,并负责讲课和评定成绩。10.协助护士长制订本科护理科研、新业务、新技术的开展计划。不断总结经验,撰写辨证施护论文。11.协助本科护士长做好行政管理和护理队伍的建设工作。12.加强医疗仪器、信息、物资的管理,组织好仪器、信息和物资的维护工作,提高仪器使用效率。13.加强病房管理,重视危重病人护理工作,深入病房与患者开展有效沟通,经常进行健康宣传。14.遵循PDCA管理、追踪问题管理、熟悉可靠性管理、持续护理质量改进。15.工作现场"7S管理":①整理、②整顿、③清扫、④清洁、⑤安全、⑥节约、⑦素养。16.按照规定处理医疗与护理垃圾和废物。17.完成领导交给的临时性工作任务。

岗位工作主要绩效考核要点	1.规章制度落实。2.完成规定的护理、教学、科研,以及临床护理工作数量指标、质量指标、效率指标及相关指标。3.综合护理绩效管理指标。4.医德医风、社会责任。5.医患纠纷处理、顾客沟通。6.病区环境管理、健康宣教、培训带带等。7.执行科室工作流程规范。8.危重病人护理与救治。9.岗位学习与工作建议和创新能力。

岗位工作关系	院内联系部门	院内各个科室、行政职能部门、后勤部门相关领导和人员。
	院外联系部门	医院、科室或护理部授权范围内与外界有关部门人员沟通、联系。

工作权限	1.对本科室日常工作计划、实施、检查的参与权,对本科室内护理人员沟通权。2.有权指导实习护士的日常工作权。3.有向护士长、主任、主任护师或者上级领导建议提出改进科室工作的权力。4.绩效薪酬分配建议权,规章制度改进建议权等。

工作环境	1.在医院内工作,温度、湿度适宜。2.满足医疗与护理服务工作的相关环境条件。

在现在的岗位已工作时间	自　　年　　月　　日开始,　共计:　　年

学历培训经历经验	1.本科以上学历,有5年以上本科室护理工作经验。2.有专科护理经历、医院管理培训经历。3.有抢救危重病人经历。4.年内最少有1篇习作论文,每年积极参加继续医学教育。5."三基"考试符合要求。6.中级专业技术职称。7.岗位工作中协调与沟通能力。

岗位工作技能要求	1.称职的中级专业技术职称。2.公认的科室护理骨干。3.较好的口才和文字表达能力。4.良好的业务能力、职业道德素质和团队合作精神。5.持续学习知识与技能能力强。

岗位工作其他要求	性别要求		年龄要求		婚姻	婚否不限
	身体要求		政治要求	事业性、组织观念强	业务要求	掌握本专业

岗位分析时间		填写人	
直接上级审核签字		审核时间	

6.肿瘤外科护师岗位说明书

岗位工作基本信息	岗位名称	护师	所在部门	临床肿瘤外科	岗位编号	
	从属部门	护理部	岗位定员		所辖人数	
	直接上级	护士长	直接下级	护士,实习、进修护士		

岗位使命工作概述	在护士长领导和上级护师指导下按照自己的职责独立做好护理工作、重视护理质量、提高病人满意度。按照时间、按照质量、按照数量标准完成自己的本职岗位工作。

岗位工作主要职责与任务	岗位职责。1.取得护士执业资格并经过注册。遵循医院护理部和所在病房的护理哲理,树立以病人为中心的理念,尊重病人权利,体现人性化护理,注意沟通技巧,保持良好的护患关系。不断提高护理质量,努力完成护理任务。2.具备整体护理知识,熟悉专科护理业务,运用护理程序对病人实施整体护理,包括熟练评估病人,制订护理计划,完成健康教育、心理护理,落实并修订病人的护理计划,书写护理记录。3.协助护士长、指导和检查护士执行医嘱、护嘱,实施护理措施及评价护理效果。4.能够独立参加危重病人的抢救工作,按危重病人护理常规进行护理,预防并发症的发生。5.认真执行各项规章制度和技术操作常规,按照规范的流程工作。6.精细化工作,严防差错事故发生。7.严格执行消毒隔离、无菌技术操作,预防医院感染。8.负责分管一组病人的护理,告知病人的相关事项,落实分级护理,随时巡视病房,了解病人病情及心态的变化,满足其健康需要。9.参加护理查房、护理病例讨论,发现问题,及时解决,把好自己岗位护理质量关、安全关。10.熟悉本科室护理技能。11.了解并熟悉 ICU 室监护抢救病人技能。12.指导实习生、进修生的临床带教,完成教学计划,并进行考核和评价。13.协助护士长做好病室管理工作。14.积极参加继续教育学习,不断更新专业知识和技能,结合临床实践开展科研总结经验,撰写论文护理论文,完成继续教育规定学分。15.维护科室仪器设备,提高仪器的使用效率。16.按规定着装,文明服务,主动、积极工作,责任心强。17.持续学习与工作创新能力。18.遵循 PDCA 管理、追踪问题管理、熟悉可靠性管理、持续护理质量改进。19.工作现场"7S 管理":①整理、②整顿、③清扫、④清洁、⑤安全、⑥节约、⑦素养。20.按照规定处理医疗垃圾和废物。21.服务病人满意度。

岗位工作主要绩效考核要点	1.规章制度落实。2.完成规定的护理数量指标、质量指标、效率指标、服务指标。3.医德医风、社会责任。4.顾客沟通、医患纠纷处理。5.病区环境管理、健康宣教。6.护理工作流程规范。7.交接班及记录完整。8.服务态度、工作主动热情、责任性。9.敬业奉献,遵守纪律,任劳任怨。10.持续学习与工作能力。11.病人满意度。

岗位工作关系	院内联系部门	院内各个科室、行政职能部门、后勤部门相关领导和人员。
	院外联系部门	医院、科室或护理部授权范围内与外界有关部门人员沟通、联系。

岗位工作权限	1.对本科室日常工作计划、实施、检查参与权。2.有权指导实习人员的日常工作。3.有向护士长、主任、主任护师或者上级领导建议提出改进科室工作、薪酬的权力。

工作环境	1.在医院内工作,温度、湿度适宜。2.满足医疗与护理服务工作的相关环境条件。

在现在的岗位已工作时间	自 年 月 日开始, 共计: 年

学历培训经历经验	1.本科以上学历,有 3 年以上本科室护理工作经验。2.有临床护理专科经历、积极参加院内培训。3.有独立抢救危重病人经历。4."三基"考试符合要求。5.初级专业技术职称。

岗位工作技能要求	1.称职的初级专业技术职称。2.科室护理骨干。3.较好的口才和文字表达能力。4.良好的职业道德素质和团队合作精神。5.持续学习能力强。6.工作中协调与沟通能力。

岗位工作其他要求	性别要求		年龄要求		婚姻	婚否不限
	身体要求		政治要求	事业性、组织观念强	业务要求	掌握本专业

岗位分析时间		填写人	
直接上级审核签字		审核时间	

7.肿瘤外科护士岗位说明书

岗位工作 基本信息	岗位名称	护士	所在部门	临床肿瘤外科	岗位编号	
	从属部门	护理部	岗位定员		所辖人数	
	直接上级	护士长	直接下级	实习、进修护士		

岗位使命 工作概述	在护士长领导和上级护师指导下按照自己的职责独立做好护理工作、重视护理质量、提高病人满意度。按照时间、按照质量、按照数量标准完成自己的本职岗位工作。

岗位工作 主要职责 与任务	岗位职责。1.取得护士执业资格并经过注册。树立以病人为中心的服务理念,尊重病人权利,体现人性化护理,注意沟通技巧,保持良好的护患关系。2.上班时提前10分钟到病房,阅读交班报告及危重患者护理记录单。参加晨会,掌握夜班交班内容。3.随同夜班护士、护士长进行床旁交班,了解新入院病人、危重病人、特殊病人情况,并检查抢救药品及抢救仪器的运转状态。4.查对夜班医嘱。处理医嘱并亲自执行。5.具备整体护理知识,熟悉专科护理业务,运用护理程序对病人实施整体护理,包括熟练评估病人,制订护理计划,完成健康教育、心理护理,落实并修订病人的护理计划,书写护理记录。6.认真执行各项规章制度和技术操作常规,按照规范的流程工作。7.负责接待新入院病人并做好入院处置、入院评估、健康指导等护理工作,签署健康教育记录单。8.严格执行消毒隔离、无菌技术操作,预防医院感染。9.对新入院病人告知其相关事项,落实分级护理,随时巡视病房,了解病人病情及心态的变化,满足其身心需要。10.负责办理出、入院、转科、转院等相关手续。11.巡视患者,掌握病区患者病情动态变化,参加急危重患者的抢救,完成交班报告及各种病情记录。12.与副班护士、总务护士查对本班医嘱。做好病历保管、清查工作,防止丢失。13.协助护士长做好病室管理工作。14.积极参加继续教育学习,不断更新专业知识和技能,结合临床实践开展科研总结经验,撰写论文护理论文,完成继续教育规定学分。15.维护科室仪器设备,提高仪器的使用效率。16.按规定着装,文明服务,主动、积极工作,责任心强。17.持续学习与工作创新能力。18.遵循PDCA管理、追踪问题管理、熟悉可靠性管理、持续护理质量改进。19.岗位工作现场"7S管理":①整理、②整顿、③清扫、④清洁、⑤安全、⑥节约、⑦素养。

岗位工作 主要绩效 考核要点	1.规章制度落实。2.完成规定的护理工作、数量指标、质量指标、效率指标、服务指标。3.医德医风、社会责任。4.顾客沟通、医患纠纷处理。5.病区环境管理、健康宣教、培训帮带等。6.科室工作程序流程规范。7.交接班及相关工作记录完整。

岗位工 作关系	院内联系部门	院内各个科室、行政职能部门、后勤部门相关领导和人员。
	院外联系部门	医院、科室或护理部授权范围内与外界有关部门人员沟通、联系。

岗位工 作权限	1.对本科室日常工作计划、实施、检查的参与权。2.有权指导实习人员的日常工作。3.有向护士长、主任、主任护师或者上级领导提出改进科室工作的建议权。

工作环境	1.在医院内工作,温度、湿度适宜。2.满足医疗与护理服务工作的相关环境条件。

在现在的岗位已工作时间	自　　年　　月　　日开始,共计:　　年

学历经历 工作经验	1.本科以上学历,有1年以上本科室护理工作经验。2.有临床完整的护理实习记录、院内医院管理培训经历。3.有护理、抢救危重病人经历。4.年内最少有1篇习作论文,积极参加继续医学教育。5."三基"考试符合要求。6.初级专业技术的职称。

岗位工作 技能要求	1.称职的初级专业技术职称。2.科室护理潜在骨干。3.较好的口才和文字表达能力。4.良好的职业道德素质和团队合作精神。5.持续学习能力强。6.工作中沟通能力。

岗位工作 其他要求	性别要求		年龄要求		婚姻	婚否不限
	身体要求		政治要求	事业性、组织观念强	业务要求	掌握本专业

岗位分析时间		填写人	

8.肿瘤外科 ICU 护师岗位说明书

岗位工作基本信息	岗位名称	ICU 护师	所在部门	临床肿瘤外科	岗位编号	
	从属部门	肿瘤外科	岗位定员		所辖人数	
	直接上级	护士长	直接下级	实习、进修护士		

岗位使命工作概述	在护士长领导和上级护师指导下按照自己的职责独立做好 CCU 工作、重视护理质量、提高病人满意度。按照时间、按照质量、按照数量标准完成自己的本职岗位工作。

岗位工作主要职责与任务	岗位职责。1.取得护士执业资格并经过注册。树立以病人为中心的服务理念,尊重病人权利,体现人性化护理,注意沟通技巧,保持良好的护患关系。2.具备整体护理知识,熟悉专科护理业务,运用护理程序对病人实施整体护理,制订护理计划,落实并修订病人的护理计划,书写护理记录。3.上班时提前 10～15 分钟到病房,交接班前要认真阅读科室报告本、医嘱本、治疗本,详细了解科室内病人诊断、治疗和病情,认真做好护理记录(如病情、用药、24 小时出入量、介入导管情况、治疗方案等),并按要求进行护理。4.认真进行床头交接班(检查皮肤、卧位、了解各种管道用途,检查是否通畅,明确输液的用药、剂量、浓度、速度等)。5.认真执行各项规章制度和技术操作常规,按照规范的流程工作。全面掌握病人的 T、P、R、BP、PR、RR、EKG、CVP 及血液动力学监测、呼吸监测等情况,检查各种仪器(呼吸机、心输出量仪、输液泵等)的运转情况。6.严格执行消毒隔离、无菌技术操作,预防医院感染。7.每日消毒更换创伤部位敷料(如气管切开、静脉插管等)。8.全面掌握患者病情动态变化,遇有情况及时报告值班医生,参加急危重患者的抢救,完成交班报告及各种病情记录。9.保持 CCU 病人连续诊疗、记录,严格交接班制度。做好病人各种记录和签字,并妥善保管,防止丢失。10.协助护士长做好病室管理工作。11.维护科室仪器设备,提高仪器的使用效率。12.按规定着装,文明服务,主动、积极工作,责任心强。13.遵循 PDCA 管理、追踪问题管理、熟悉可靠性管理、持续护理质量改进。14.工作现场"7S 管理":①整理、②整顿、③清扫、④清洁、⑤安全、⑥节约、⑦素养。15.按照规定处理医疗垃圾和废物。16.服务病人满意度。

岗位工作主要绩效考核要点	1.规章制度落实。2.完成规定的护理工作、数量指标、质量指标、效率指标、服务指标。3.医德医风、社会责任。4.顾客沟通、医患纠纷处理。5.CCU 规范管理、健康宣教等。6.护理工作流程规范。7.交接班及相关工作记录完整。8.服务态度。9.敬业奉献,遵守纪律,任劳任怨。10.工作主动性、责任性、持续学习与工作创新能力。

岗位工作关系	院内联系部门	院内各个科室、行政职能部门、后勤部门相关领导和人员。
	院外联系部门	医院、科室或护理部授权范围内与外界有关部门人员沟通、联系。

工作权限	1.对本科室日常工作计划、实施、检查参与权。2.有权指导实习人员的日常工作。3.有向护士长、ICU 主任或者上级领导建议提出改进科室工作的权力,有制度改进建议权。

工作环境	1.在医院内工作,温度、湿度适宜。2.满足医疗与护理工作的相关环境条件。

在现在的岗位已工作时间	自　　年　　月　　日开始,　　共计:　　年

学历培训经历经验	1.本科以上学历,有 5 年以上本科室护理工作经验。2.有临床完整的大内科工作经历、院内医院管理培训经历。3.有护理、抢救危重病人经历。4.年内最少有 1 篇论文发表,每年积极参加继续医学教育。5."三基"考试符合要求。6.中级专业技术职称。

岗位工作技能要求	1.中级专业技术职称。2.科室护理骨干,有丰富的危急重症病人抢救经验。3.较好的口才和文字表达能力。4.良好的职业道德素质和团队合作精神。5.持续学习能力强。

岗位工作其他要求	性别要求		年龄要求		婚姻	婚否不限
	身体要求		政治要求	事业性、组织观念强	业务要求	掌握本专业

岗位分析时间		填写人	
直接上级审核签字		审核时间	

9.肿瘤外科办公室护师岗位说明书

岗位工作基本信息	岗位名称	办公室护师	所在部门	临床肿瘤外科	岗位编号	
	从属部门	护理部	岗位定员		所辖人数	
	直接上级	护士长	直接下级	实习、进修护士		

岗位使命工作概述	在护士长领导和上级护师指导下按照自己的职责独立做好办公室工作、重视护理质量、提高顾客满意度。按照时间、按照质量、按照数量标准完成本职岗位工作。

岗位工作主要职责与任务	岗位职责。1.上班时提前10分钟到病房,参加晨会,查看夜间医嘱,阅读交班报告及危重患者护理记录单。热情接待病人,文明用语,礼貌待人。根据病人病情合理安排床位,填写诊断卡和床尾卡及时通知主管医师和主管护士。2.填写空床报告,在病室一览表上填写病人总数、新入、危重、手术、转科、出院、特殊治疗事项及当日值班医师、护士姓名。3.严格执行查对制度,正确执行医嘱,临时医嘱及时通知病人的主管护士。4.每日查对医嘱,每周大查对医嘱1次,有记录。根据护理级别、药物的阳性标志及时在诊断卡和床头卡上注明。5.认真执行各项规章制度和技术操作常规,按照规范的流程工作。严格按收费标准记账,负责掌握病人费用的动态情况,并及时与病人或家属、主管医师联系,负责对病人有关收费问题的解释工作。6.按医嘱饮食种类和病人需要,与营养科联系安排病人的饮食。按需要安排工人推送病人检查及相关后勤工作。7.负责办理出入院、转科、转院、饮食、手术、死亡的通知工作。8.正确绘制体温单,转抄长期医嘱执行单和记账。9.做好病历保管、清查工作,防止丢失。负责使用病历的管理。负责出院病人病历的质量检查及整理。10.保持办公室物品摆放有序、清洁、整齐。11.了解病房病人动态情况,书写病房动态交班报告。12.协助护士长做好病房管理工作。13.负责办公室的电脑、电话的管理。14.各种纸张、表格、电脑耗材清理、补充。15.书写字迹清楚正确,四级电脑操作水平,必要的人文知识。16.按规定着装,文明服务,主动、积极工作,责任心强。17.持续学习与工作创新能力。18.遵循PDCA管理、追踪问题管理、熟悉可靠性管理、持续护理质量改进。19.办公室工作现场"7S管理":①整理、②整顿、③清扫、④清洁、⑤安全、⑥节约、⑦素养。20.按照规定处理医疗垃圾和废物。

岗位工作主要绩效考核要点	1.规章制度落实。2.完成规定的岗位工作、数量指标、质量指标、效率指标、服务指标。3.医德医风、社会责任。4.顾客沟通。5.办公室环境管理、人员秩序等。6.办公室工作流程规范。7.交接班及相关工作记录完整。8.服务态度。9.敬业奉献,遵守纪律,任劳任怨。10.岗位工作热情性、主动性、积极性、责任心、创新性。

岗位工作关系	院内联系部门	院内各个科室、行政职能部门、后勤部门相关领导和人员。
	院外联系部门	医院、科室或护理部授权范围内与外界有关部门人员沟通、联系。

工作权限	1.对本科室日常工作计划、实施、检查的参与权。2.有权指导实习人员的日常工作。3.有向护士长、主任或者上级领导建议提出改进科室工作的权力,有制度改进建议权。

工作环境	1.在医院内工作,温度、湿度适宜。2.满足岗位与护理服务工作的相关环境条件。

在现在的岗位已工作时间	自　　年　　月　　日开始,　共计:　　年

学历培训经历经验	1.本科以上学历,有5年以上本科室护理工作经验。2.有较丰富的协调、沟通能力。3.有护理、抢救危重病人经历。4.年内最少有1篇论文发表,每年积极参加继续医学教育。5."三基"考试符合要求。6.中级专业技术职称。7.岗位工作与同事之间协调与沟通能力。

岗位工作技能要求	1.称职的办公室护士工作。2.科室护理骨干。3.较好的口才和文字表达能力。4.良好的职业道德素质和团队合作精神。5.本职岗位持续学习知识与技能的能力强。

岗位工作其他要求	性别要求		年龄要求		婚姻	婚否不限
	身体要求		政治要求	事业性、组织观念强	业务要求	掌握本专业

岗位分析时间			填写人	

10.肿瘤外科总务护士岗位说明书

岗位工作基本信息	岗位名称	总务护士	所在部门	临床肿瘤外科	岗位编号	
	从属部门	护理部	岗位定员		所辖人数	
	直接上级	护士长	直接下级	实习、进修护士		

岗位使命工作概述	在护士长领导和上级护师指导下按照自己的职责独立做好总务护士工作,重视护理工作质量、管理质量,提高顾客满意度。按时、按质、按量完成自己的本职工作。

岗位工作主要职责与任务	岗位职责。1.树立以病人为中心的服务理念,尊重病人权利,体现人性化护理,注意沟通技巧,保持良好的护患关系。2.具备整体护理知识,熟悉专科护理业务,运用护理程序对病人实施整体护理,制订护理计划,落实并修订病人的护理计划,书写护理记录。3.具有对科室物资管理的较丰富经验。4.负责相关抢救仪器、急救器材、药品的管理,保证急救器材、药品完好率100%。物品严格交接班,并有记录。5.认真执行各项规章制度和技术操作常规。6.负责病区氧气、治疗物品、一次性物品的清理、交换及补充,勤俭、节约办事。7.负责各类药品的领取和保管,分类分柜储存口服药、静脉药、肌注药、外用药、剧毒药,标识清楚。定期清理药品批号,无过期药品。麻醉药上锁,每班交接并签字。8.严格执行消毒隔离制度、医院感染管理制度和无菌技术规程,定期做环境卫生学监测和消毒溶液浓度的测定及更换。9.负责与供应室、洗浆房交换物品,保证供应室医疗用品及时更换、请领。10.负责治疗室、换药室、处置室及检查室管理、清洁、消毒工作。11.病房用后的物品按《医疗废物管理条例》处理。12.协助护士长做好病房管理工作。负责病房物资的请领、保管和报损。协助办公室护士相关的工作。13.各种纸张、表格、电脑耗材清理、补充及时。注重成本管理。14.必要的人文知识,沟通能力强,管理能力较强。15.科室物品无损坏、丢失,账物相符。16.工作主动性、积极性、责任心强。17.遵循PDCA管理、追踪问题管理、熟悉可靠性管理、持续护理质量改进。18.科室、库房工作现场"7S管理":①整理、②整顿、③清扫、④清洁、⑤安全、⑥节约、⑦素养。19.病人满意度。20.完成相关领导交办的其他临时性工作任务。

岗位工作主要绩效考核要点	1.规章制度落实。2.完成规定的岗位工作、数量指标、质量指标、效率指标、服务指标。3.医德医风、社会责任。4.顾客沟通。5.病房环境管理、人员秩序等。6.岗位工作流程规范。7.物品交接班及相关工作记录完整。8.服务态度。9.敬业奉献,遵守纪律,任劳任怨。10.工作主动性、责任心。11.物品管理流程规范。12.满意度。

岗位工作关系	院内联系部门	院内各个科室、行政职能部门、后勤部门相关领导和人员。
	院外联系部门	医院、科室或护理部授权范围内与外界有关部门人员沟通、联系。

工作权限	1.对本科室日常工作计划、实施、检查参与权。2.有权指导实习人员的日常工作。3.有向护士长、主任或者上级领导建议提出改进科室工作的权力,有制度改进建议权。

工作环境	1.在医院内工作,温度、湿度适宜。2.满足医疗、护理工作的相关环境条件。

在现在的岗位已工作时间	自　　年　　月　　日开始,　共计:　　年

学历培训经历经验	1.本科以上学历,有5年以上本科室护理工作经验。2.有较丰富的协调、沟通能力。3.有护理、抢救危重病人经历。4.年内最少有1篇论文发表,每年积极参加继续医学教育。5."三基"考试符合要求。6.中级专业技术职称。7.岗位工作中与患者协调与沟通能力。

岗位工作技能要求	1.称职的总务护士。2.科室护理骨干。3.较好的口才和文字表达能力。4.良好的职业道德素质和团队合作精神。5.持续学习本岗专业知识与技能的能力强。

岗位工作其他要求	性别要求		年龄要求		婚姻	婚否不限
	身体要求		政治要求	事业性、组织观念强	业务要求	掌握本专业

岗位分析时间		填写人	
直接上级审核签字		审核时间	

11.肿瘤外科辅助、帮班护士岗位说明书

岗位工作基本信息	岗位名称	辅助、帮班护士	所在部门	临床肿瘤外科	岗位编号	
	从属部门	护理部	岗位定员		所辖人数	
	直接上级	护士长	直接下级	实习、进修护士		

岗位使命工作概述	在护士长领导和上级护师指导下,依据主班护理工作做好自己的护理工作、重视护理工作质量、提高病人满意度。按时、按质、按量完成自己分工的本职工作。

岗位工作主要职责与任务	岗位职责。1.取得护士执业资格并经过注册。树立以病人为中心的服务理念,尊重病人权利,保持良好的护患关系。2.上班时提前10分钟到病房,阅读交班报告及危重患者护理记录单。参加晨会,掌握夜班交班内容。3.在主班护士的指导下执行医嘱和护嘱,并落实分管病人的护理计划。落实分级护理,基础护理和晨晚间护理,病人的卧位和各种导管符合要求。4.随同夜班护士、护士长进行床旁交班,了解新入院病人、危重病人、特殊病人情况,并检查抢救药品及抢救仪器的状态。5.根据安排负责病区药品的请领、保管,负责毒、麻、剧限及精神药品的补充、检查及保管,保证各种药品无过期。6.认真执行各项规章制度和技术操作常规,按照流程工作。7.负责输液用药的配置工作。了解常用药物性质、作用、用法、剂量、不良反应等,熟悉各种药物的配伍禁忌。严格执行"三查七对"制度。8.严格执行消毒隔离、无菌技术操作,预防医院感染。9.对新入院病人告知其相关事项,随时巡视病房,了解病人病情及心态的变化,满足其身心需要。10.熟悉本科室护理技能,各种微创伤手术后监护和护理技术。11.负责一次性医疗用品及无菌物品的对换、保管、使用及处理,严格按要求存放,定期检查。12.巡视患者,全面掌握病区患者病情动态变化,参加急危重患者的抢救,完成交班报告及各种病情记录。13.与主班护士、总务护士查对本班医嘱。14.协助主班护士完成教学、科研任务和病房管理工作。15.保持护士站清洁整齐。16.培养持续学习与创新能力精神。17.注重职业素质提升,遵守劳动纪律,按照规定着装。18.遵循PDCA管理、追踪问题管理、熟悉可靠性管理、持续护理质量改进。19.工作现场"7S管理":①整理、②整顿、③清扫、④清洁、⑤安全、⑥节约、⑦素养。20.病人满意度。21.完成领导交办的其他临时性工作任务。

岗位工作主要绩效考核要点	1.规章制度落实。2.完成规定的护理工作、数量指标、质量指标、效率指标、服务指标。3.医德医风、社会责任。4.顾客沟通、医患纠纷处理。5.病区环境管理、健康宣教等。6.护理工作流程规范。7.交接班及相关工作记录完整。8.服务态度。9.敬业奉献,遵守纪律,任劳任怨。10.工作主动性、创新性,责任心。11.劳动纪律。

岗位工作关系	院内联系部门	院内各个科室、行政职能部门、后勤部门相关领导和人员。
	院外联系部门	医院、科室或护理部授权范围内与外界有关部门人员沟通、联系。

工作权限	1.对本科室日常工作计划、实施、检查参与权。2.有权指导实习人员的日常工作。3.有向护士长、主任或者上级领导建议提出改进科室工作的权力,有制度改进建议权。

工作环境	1.在医院内工作,温度、湿度适宜。2.满足医疗与护理工作的相关环境条件。

在现在的岗位已工作时间	自 年 月 日开始, 共计: 年

学历培训经历经验	1.本科以上学历,有1年以上本科室护理工作经验。2.有临床完整的护理实习记录、院内继续医学教育经历。3.有护理、抢救危重病人经历。4.年内最少有1篇习作论文。5."三基"考试符合要求。6.初级专业技术职称。7.岗位工作中与患者协调与沟通能力。

岗位工作技能要求	1.称职的初级专业技术职称。2.科室护理的培养骨干。3.较好的口才和文字表达能力。4.良好的职业道德素质和团队合作精神。5.持续学习本岗位专业知识的能力强。

岗位工作其他要求	性别要求		年龄要求		婚姻	婚否不限
	身体要求		政治要求	事业性、组织观念强	业务要求	熟悉本专业

岗位分析时间			填写人	

12.肿瘤外科治疗班护士岗位说明书

<table>
<tr><td rowspan="3">岗位工作
基本信息</td><td>岗位名称</td><td>护士</td><td>所在部门</td><td>临床肿瘤外科</td><td>岗位编号</td><td></td></tr>
<tr><td>从属部门</td><td>护理部</td><td>岗位定员</td><td></td><td>所辖人数</td><td></td></tr>
<tr><td>直接上级</td><td>护士长</td><td>直接下级</td><td colspan="3">实习、进修护士</td></tr>
<tr><td>岗位使命
工作概述</td><td colspan="6">在护士长领导和上级护师指导下按照自己的职责独立做好护理工作、重视护理质量、提高病人满意度。按照时间、按照质量、按照数量标准完成自己的本职岗位工作。</td></tr>
<tr><td>岗位工作
主要职责
与任务</td><td colspan="6">岗位职责。1.上班提前10分钟到病房,阅读交班报告及危重患者护理记录单,掌握夜班交班内容。树立以病人为中心的服务理念。2.晨会结束后,随护士长床头交接班。明确病人静脉输液管等各种管道是否畅通。静脉输液瓶内加药成分、滴速、数量。吸引管引出的液体颜色、性质、数量。各类管道消毒更换日期、标示等。交接治疗室常备药品、医疗器械、体温表、输液器、血压计、听诊器、剪刀、急救药盘和保护带的使用情况及数量并签字。完成交接班中待执行护理事项。3.常规治疗。处理当天医嘱。做到及时给药,口头医嘱不予处理。做到给药时间、途径、药物剂量和浓度的准确。4.送取药盘,查对药品,遵医嘱加临时给药。发放中午口服药品,核对病人身份,做到送药入手,倒温水,看药入口。5.检查备用药品、急救药品,如有沉淀、絮状物等质量问题,及时调整。如日期临近,做好明显标识或及时更换。检查医疗器械使用情况,及时更换和消毒,并写明消毒日期和更换日期。6.及时巡视病房,如有异常,及时报告医生,妥善处理。7.每天下午划体温,有异常报告医生,及时处理。查对当天医嘱。做好体温计消毒及治疗室紫外线消毒,及时按规定处理医疗废物,填写消毒记录和医疗用品使用记录,整理治疗室卫生。送取药盘,查对药品,准备晚班治疗用品,做好交接准备。8.转抄服药本、输液卡,每日下午进行查对。每周日下午测量病人血压,如有异常上报医生,妥善处理,记录并交班。每周固定时间换班,交接清楚,并填写交接记录。9.执行各项规章制度和技术操作常规,严格"三查七对"。10.执行消毒隔离、无菌技术操作,预防医院感染。11.掌握本科室护理技能,各种微创伤手术后监护和护理技术等。12.保持治疗室清洁、整齐。13.及时巡视病房,适时对有关病人开展健康宣教。14.善于与其他班同事协作,一切为了病人。15.持续学习与工作创新能力。16.填写各种护理和处置后事项的记录单,书写交班报告。17.遵循PDCA管理、追踪问题管理、熟悉可靠性管理、持续护理质量改进。18.工作现场"7S管理":①整理、②整顿、③清扫、④清洁、⑤安全、⑥节约、⑦素养。19.病人满意度。20.完成相关领导交办的其他临时性工作任务。</td></tr>
<tr><td>主要绩效
考核要点</td><td colspan="6">1.规章制度。2.完成规定护理工作。3.医德医风、社会责任。4.病人、顾客沟通、医患纠纷处理。5.病区环境管理、健康宣教。6.护理工作流程。7.交接班记录完整。</td></tr>
<tr><td rowspan="2">岗位工
作关系</td><td>院内联系部门</td><td colspan="5">院内各个科室、行政职能部门、后勤部门相关领导和人员。</td></tr>
<tr><td>院外联系部门</td><td colspan="5">医院、科室或护理部授权范围内与外界有关部门人员沟通、联系。</td></tr>
<tr><td>工作权限</td><td colspan="6">1.对护理工作计划、实施、检查参与权。2.有权指导检查调查考核实习护士工作。</td></tr>
<tr><td>工作环境</td><td colspan="6">1.在医院内工作,温度、湿度适宜。2.满足医疗与护理服务工作的相关环境条件。</td></tr>
<tr><td>在现在的岗位已工作时间</td><td colspan="6">自　　年　　月　　日开始,　　共计:　　年</td></tr>
<tr><td>学历培训
经历经验</td><td colspan="6">1.本科以上学历,5年以上本科护理工作经验。2.有临床医患、医务人员之间沟通经历。3.抢救危重病人经历。4.积极参加继续医学教育。5."三基"考试符合要求。</td></tr>
<tr><td>岗位工作
技能要求</td><td colspan="6">1.称职的中级专业技术职称。2.科室护理骨干。3.较好的口才和文字表达能力。4.良好的职业道德素质和团队合作精神。5.持续学习能力强。6.工作中协调与沟通能力。</td></tr>
<tr><td rowspan="2">岗位工作
其他要求</td><td>性别要求</td><td></td><td>年龄要求</td><td></td><td>婚姻</td><td>婚否不限</td></tr>
<tr><td>身体要求</td><td></td><td>政治要求</td><td>事业性、组织观念强</td><td>业务要求</td><td>掌握本专业</td></tr>
<tr><td colspan="3">岗位分析时间</td><td colspan="2">填写人</td><td colspan="2"></td></tr>
</table>

13.肿瘤外科晚班(小夜班)护士岗位说明书

<table>
<tr><td rowspan="3">岗位工作
基本信息</td><td>岗位名称</td><td>晚班护士</td><td>所在部门</td><td>临床肿瘤外科</td><td>岗位编号</td><td></td></tr>
<tr><td>从属部门</td><td>护理部</td><td>岗位定员</td><td></td><td>所辖人数</td><td></td></tr>
<tr><td>直接上级</td><td>护士长</td><td>直接下级</td><td colspan="3">实习、进修护士</td></tr>
<tr><td>岗位使命
工作概述</td><td colspan="6">在护士长领导和上级护师指导下按照自己的职责独立做好护理工作、重视护理质量、提高病人满意度。按照时间、按照质量、按照数量标准完成自己的本职岗位工作。</td></tr>
<tr><td>岗位工作
主要职责
与任务</td><td colspan="6">岗位职责。1.上班提前10分钟到病房,阅读交班报告及危重患者护理记录单,掌握上一班交班内容。树立以病人为中心,一切为了病人安全和健康的服务理念。2.交接班清楚病人总数、出入院、转科、病危、死亡人数及病室管理中应注意的问题。负责全病区病员的一切治疗、护理工作。完成交接班中待执行事项。3.接班要明确病人静脉输液管等各种管道是否畅通。静脉输液瓶内加药成分、滴速、数量。吸引管引出的液体颜色、性质、数量。各类管道消毒更换日期、标示等。4.新入院、急诊、抢救、危重、特殊病人、特殊检查、特殊治疗、输血及情绪异常的病人必须床旁交接,了解诊疗情况和护理完成情况。有无病人伤口出血、渗血情况。有无压疮、各种导管固定和引流通畅情况,并做好记录。5.按照护理等级规定时间或病人具体情况测量病人生命体征。6.急救器材、药品是否齐备完好,贵重、毒麻、限剧药品交接清楚并签名。7.检查备用药品、急救药品,如有沉淀、絮状物等质量问题,及时调整。如日期临近,做好明显标识或及时更换。检查医疗器械使用情况,及时更换和消毒,并写明消毒日期和更换日期。8.按时间发放口服药品,核对病人姓名,做到送药入手,倒温水,看药入口。9.按时间巡视病房。督促协助护理员进行晚间护理,照顾病人就寝,做好陪人管理,保持病室安静。10.各种治疗、护理、检查标本采集及各种处置完成后须签字,对尚未完成的工作,应向接班者交代清楚。11.认真执行各项规章制度和技术操作常规,严格"三查七对"。12.执行消毒隔离、无菌技术操作,预防医院感染。13.掌握本科室护理技能,各种微创伤手术后监护和护理技术等。14.保持治疗室清洁、物品摆放整齐有序。15.适时对病人开展健康宣教,掌握病区病人动态情况。16.在办公室、治疗室、病房时应开门,以便了解情况。17.按规定准备白班治疗药品。18.负责病房安全与秩序,及时关、锁闭走廊大门,关注走廊、病房人员往来,对病人的陪护人员情况做到清楚明白。按时或根据气候变化关、开门窗、关闭电源开关。19.填写各种护理和处置后事项的记录单,书写交班报告。20.遵循PDCA管理、追踪问题管理、熟悉可靠性管理、持续护理质量改进。21.岗位工作现场"7S管理":①整理、②整顿、③清扫、④清洁、⑤安全、⑥节约、⑦素养。</td></tr>
<tr><td>主要绩效
考核要点</td><td colspan="6">1.规章制度。2.完成规定护理工作。3.医德医风、社会责任。4.病人、顾客沟通、医患纠纷处理。5.病区环境管理、健康宣教。6.护理工作流程。7.交接班记录完整。</td></tr>
<tr><td rowspan="2">岗位工
作关系</td><td>院内联系部门</td><td colspan="5">院内各个科室、行政职能部门、后勤部门相关领导和人员。</td></tr>
<tr><td>院外联系部门</td><td colspan="5">医院、科室或护理部授权范围内与外界有关部门人员沟通、联系。</td></tr>
<tr><td>工作权限</td><td colspan="6">1.对科室护理工作计划、实施、检查的参与权。2.有权指导、检查调查实习护士工作。</td></tr>
<tr><td>工作环境</td><td colspan="6">1.在医院内工作,温度、湿度适宜。2.满足医疗与护理服务工作的相关环境条件。</td></tr>
<tr><td>在现在的岗位已工作时间</td><td colspan="6">自　　年　　月　　日开始,　　共计:　　年</td></tr>
<tr><td>学历培训
经历经验</td><td colspan="6">1.本科以上学历,有1年以上本科室护理工作经验。2.有临床医患、医务人员之间沟通经历、院内医院管理培训经历。3.有责任、整体护理、抢救危重病人经历。</td></tr>
<tr><td>技能要求</td><td colspan="6">1.称职的初级专业技术职称。2.科室护理骨干。3.良好的职业道德素质和团队合作精神。</td></tr>
<tr><td rowspan="2">岗位工作
其他要求</td><td>性别要求</td><td></td><td>年龄要求</td><td></td><td>婚姻</td><td>婚否不限</td></tr>
<tr><td>身体要求</td><td></td><td>政治要求</td><td>事业性、组织观念强</td><td>业务要求</td><td>掌握本专业</td></tr>
<tr><td colspan="2">岗位分析时间</td><td></td><td colspan="2">填写人</td><td></td></tr>
</table>

14.肿瘤外科夜班(大夜班)护士岗位说明书

岗位工作基本信息	岗位名称	夜班护士	所在部门	临床肿瘤外科	岗位编号	
	从属部门	护理部	岗位定员		所辖人数	
	直接上级	护士长	直接下级	实习护士、进修护士		

岗位使命工作概述	在护士长领导和上级护师指导下按照自己的职责独立做好护理工作、重视护理质量、提高病人满意度。按照时间、按照质量、按照数量标准完成自己的本职岗位工作。

岗位工作主要职责与任务	岗位职责。1.上班提前10分钟到病房,阅读交班报告及危重患者护理记录单,掌握上一班交班内容。树立以病人为中心,一切为了病人安全和健康的服务理念。2.接班要明确病人静脉输液管等各种管道是否畅通。静脉输液瓶内加药成分、滴速、数量。吸引管引出的液体颜色、性质、数量。各类管道消毒更换日期、标示等。3.交接班清楚病人总数、出入院、转科、病危、死亡人数及病室管理中应注意的问题。4.清楚新入院、急诊、抢救、危重、特殊病人、特殊检查、特殊治疗、输血及情绪异常的病人必须床旁交接,了解病人诊疗情况和护理完成情况。有无病人伤口出血、渗血情况,有无压疮、各种导管固定和引流通畅情况,并做好记录和签字。5.按照护理等级规定时间或病人具体情况测量病人生命体征。6.掌握急救器材、药品是否齐备完好,贵重、毒麻、限剧药品交接清楚并签名。7.检查备用急救药品,如有沉淀、絮状物等质量问题,及时调整。如日期临近,做好明显标识或及时更换。检查医疗器械使用情况,及时更换和消毒,并写明消毒日期和更换日期。8.送取药盘,查对药品,按时发放口服药品,核对病人姓名,做到送药入手,倒温水,看药入口。9.按照规定时间巡视病房,如有异常,及时报告医生,妥善处理。10.各种治疗、护理、检查标本采集及各种处置完成情况须签字,对尚未完成的工作,应向接班者交代清楚。11.执行各项规章制度和技术操作常规,严格"三查七对"。12.执行消毒隔离、无菌技术操作,预防感染制度。13.保持工作室清洁、物品摆放整齐有序。14.适时对有关病人开展健康宣教,掌握病区病人动态情况。15.在办公室、治疗室、病房时应开门,以便了解情况。16.按照规定准备白班治疗药品及相关物品。17.负责病房安全与秩序,及时关、锁闭走廊大门,关注走廊、病房人员往来,对病人的陪护人员做到清楚明白。按时或根据气候变化关闭门窗、电源开关。18.掌握本科室护理技能。19.遵循PDCA管理、追踪问题管理、熟悉可靠性管理的理念、持续护理质量改进。20.岗位工作现场"7S管理":①整理、②整顿、③清扫、④清洁、⑤安全、⑥节约、⑦素养。21.病人满意度。22.完成相关领导交办的其他临时性工作任务。

岗位工作主要绩效考核要点	1.规章制度。2.完成规定的护理工作。3.医德医风、社会责任。4.顾客沟通。5.病区环境管理、健康宣教。6.护理工作流程。7.交接班及相关工作记录完整。8.服务态度。9.敬业奉献,遵守纪律,任劳任怨。10.工作主动性、责任心。11.病人满意度。

岗位工作关系	院内联系部门	院内各个科室、行政职能部门、后勤部门相关领导和人员。
	院外联系部门	医院、科室或护理部授权范围内与外界有关部门人员沟通、联系。

工作权限	1.对科室护理工作计划、实施、检查参与权。2.有权指导检查调查实习护士工作。

工作环境	1.在医院内工作,温度、湿度适宜。2.满足医疗与护理服务工作的相关环境条件。

在现在的岗位已工作时间	自 年 月 日开始, 共计: 年

学历经验	1.本科以上学历,1年以上本科室护理工作经验。2.有护理、抢救危重病人经历。

技能要求	1.称职的初级专业技术职称。2.科室护理骨干。3.良好的职业道德素质和团队合作精神。

岗位工作其他要求	性别要求		年龄要求		婚姻	婚否不限
	身体要求		政治要求	事业性、组织观念强	业务要求	掌握本专业

岗位分析时间		填写人	
直接上级审核签字		审核时间	

15.肿瘤外科腔镜室护士长岗位说明书

岗位工作基本信息	岗位名称	腔镜室护士长	所在部门	肿瘤外科	岗位编号	
	从属部门	护理部	岗位定员		所辖人数	
	直接上级	腔镜室主任	直接下级	护师、护士、实习护士、进修护士		

岗位使命工作概述	1.在科主任领导下工作。2.负责患者的相关治疗工作。3.保证病人治疗工作的正常运行。4.服务热情,工作积极,工作主动,工作认真,病人满意。5.按时按质完成工作。

岗位工作主要职责与任务	**岗位职责。**1.在科主任领导下工作,做好护士长本职工作,及时发现存在的问题提出解决办法,把好护理质量关。2.指导腔镜室护士配合医生完成各种腔镜检查和治疗工作,承担难度较大的护理技术操作、治疗、配台、抢救配合工作,掌握本专业基础护理、专科护理理论及技术操作,具有较系统的护理专业知识。3.了解国内外护理技术发展动态,掌握本专业先进护理技术,并能应用于实际工作。4.制订本专业新业务、新技术护理常规和操作规程。5.组织腔镜室护士的"三基"培训、考核。6.指导实习生、进修生的临床带教,完成教学计划,并进行考核和评价。7.负责各种设备检查、维修登记,每日检查设备,保证仪器、设备完好,处于备用状态。8.负责各种耗材及器械、物品的请领、补充、保管、保养工作,放置定点、定位、有序,出入账目清楚。9.指导、监督内镜清洗、消毒、贮藏,按《内镜清洗、消毒技术规范》进行,防止交叉感染。10.负责医保病人费用的沟通、解释工作及科室内外的沟通联络工作。 **执行职责。**1.严格执行技术操作常规及各项管理及医院制度。2.落实"三查八对"及消毒隔离制度。3.落实各种学习、会议制度。4.按照规定处理医疗与护理垃圾与废物。 **职业道德。**1.遵纪守法。2.尊重患者权利,保守病人秘密。3.廉洁行医,文明礼貌,卓越服务。4.发扬团队精神,和谐共事。5.工作积极性、主动性、创新性,责任心。 **教学科研。**1.精确掌握科室护理工作。承担对护理人员业务学习、参加科室的绩效考核与管理工作。2.对科室学科队伍建设,业务技术管理和组织管理提出意见,按照规定参与护理部组织的全院性工作检查。3.掌握国内外本科护理发展动态,努力引进先进技术,提高护理质量,发展护理科学。4.完成领导交代的其他临时性工作任务。 **持续学习。**1.持续学习与工作改进和能力。2.掌握、了解国内外本专业发展动态。 **工作创新。**1.岗位工作与创新能力。2.岗位工作业务、技术、操作、流程、服务、管理创新。3.善于发现工作中的问题、缺陷,分析、解决问题能力持续提升。

主要绩效考核要点	1.落实并执行有关规章制度。2.工作质量、数量完成情况。3.工作差错率。4.服务满意度。5.上班时间按照规定着装。6.护理工作流程。7.交接班及相关工作记录完整。8.服务态度。9.敬业奉献,遵守纪律,任劳任怨。10.工作主动性、责任心。11.满意度。

岗位工作关系	院内联系部门	院内各个科室、行政职能部门、后勤部门相关领导和人员。
	院外联系部门	医院、科室或护理部授权范围内与外界有关部门人员沟通、联系。

岗位工作权限	1.病人治疗工作改进建议权。2.向主管领导报告工作权和对医院有关工作建议权。3.对相关人员的督查、考核和奖惩建议权。4.日常工作事务处置权,制度改进权。

工作环境	1.大部分时间在医院内工作,温度、湿度适宜。2.适宜的医疗与护理工作环境。

在现在的岗位已工作时间	自 年 月 日开始, 共计: 年

学历经验	1.本科以上学历。2.中级护师职称。3.岗位工作中与同事们患者协调与沟通能力。

岗位工作技能要求	1.熟悉本专业业务,掌握内镜检查及治疗相关理论知识。2.熟悉消化内科疾病的临床表现、护理常规。3.熟悉相关人文学科知识及法律法规,了解内镜检查及治疗发展的动态。4.熟悉医院感染管理条例、要求。5.有指导检查考核带教低层级护士的能力。

岗位工作其他要求	性别要求		年龄要求		婚姻	婚否不限
	身体要求		政治要求	组织观念强	业务要求	独立工作

岗位分析时间			填写人	

16. 肿瘤外科腔镜室主管护师岗位说明书

岗位工作 基本信息	岗位名称	主管护师	所在部门	腔镜室	岗位编号	
	从属部门	护理部	岗位定员		所辖人数	
	直接上级	腔镜室主任	直接下级	护士,实习、进修护士		

岗位使命 工作概述	1.在科室主任和护士长领导下工作。2.负责患者的相关治疗工作。3.保证病人治疗工作的正常运行。4.服务热情,工作积极,工作主动,工作认真,病人满意。

岗位工作 主要职责 与任务	**岗位职责。** 1.遵循医院护理部和所在科室的护理哲理,树立以病人为中心的理念,尊重病人权利。2.每日检查抢救药品、物品、设备,保证完好、充分,处于备用状态。3.做好检查室,检查、治疗中所需物品、耗材准备,内镜及附件使用前的检查、准备工作,保证内镜检查和治疗的顺利进行。4.做好患者的术前准备工作,包括核对姓名、检查或治疗项目、解释检查目的解除患者紧张情绪、术前用药等。5.在医师指导下配合医师完成各种内镜的检查和治疗工作,术中协助插镜,检查治疗术中随时注意观察患者情况,及时发现异常情况并报告医师,协助医生处理病人。6.配合医师取活检和刷取细胞、息肉摘除等,收集病理检查标本,并及时做好交接、送检。7.检查或治疗完毕,向患者或家属嘱咐术后注意事项,整理床单位。8.保持检查室内整齐、清洁、有序,用后物品按《医疗废物管理条例》处理,每日工作结束后做好终末处理。9.积极参加继续教育学习,完成医院及科室的"三基"培训计划,并通过考核。10.工作现场"7S管理":①整理、②整顿、③清扫、④清洁、⑤安全、⑥节约、⑦素养。 **执行职责。** 1.严格执行技术操作常规及各项管理及医院制度。2.落实"三查八对"及消毒隔离制度。3.落实各种学习、会议制度。4.按照规定处理医疗与护理垃圾与废物。 **职业道德。** 1.遵纪守法。2.尊重患者权利,保守病人秘密。3.廉洁行医,文明礼貌,卓越服务。4.发扬团队精神,和谐共事。5.工作积极性、主动性、创新性,责任心。 **教学科研。** 1.精确掌握科室护理工作。承担对护理人员业务学习、参加科室的绩效考核与管理工作。2.对科室学科队伍建设,业务技术管理和组织管理提出意见,按照规定参与护理部组织的全院性护理工作检查。3.尽可能掌握国内外本科护理发展动态。 **工作创新。** 善于发现工作中的问题、缺陷,分析、解决问题能力持续提升。

主要绩效 考核要点	1.落实并执行有关规章制度。2.工作质量、数量完成情况。3.工作差错率。4.服务满意度。5.上班时间按照规定着装。6.岗位工作现场"7S管理"。7.服务病人满意度。

岗位工 作关系	院内联系部门	院内各个科室、行政职能部门、后勤部门相关领导和人员。
	院外联系部门	医院、科室或护理部授权范围内与外界有关部门人员沟通、联系。

岗位工 作权限	1.病人治疗工作改进建议权。2.向主管领导报告工作权和对医院有关工作建议权。3.对相关人员的督查、考核和奖惩建议权。4.日常工作事务处置权,制度改进建议权。

工作环境	1.大部分时间在医院内工作,温度、湿度适宜。2.医疗护理工作的适宜性条件。

在现在的岗位已工作时间	自　　　年　　月　　　日开始,　　共计:　　　年

学历经验	1.本科以上学历,中级专业技术职称。2.专职护士资质上岗证,3年以上相关工作经验。

岗位工作 技能要求	1.熟悉本专业业务,掌握内镜检查及治疗相关理论知识。2.熟悉消化内科疾病的临床表现、护理常规。3.熟悉相关人文学科知识及法律法规,了解内镜检查及治疗发展的动态。4.熟悉医院感染管理条例、要求。5.指导带教低层级护士的能力。6.有病情观察、治疗处置的能力;能在内镜室医师的指导下完成危重患者的检查和治疗的能力。7.良好的沟通协调能力。8.良好的语言、文字表达能力。9.工作中协调与沟通能力强。

岗位工作 其他要求	性别要求		年龄要求			婚姻	婚否不限
	身体要求		政治要求	组织观念强		业务要求	独立工作

岗位分析时间		填写人	
直接上级审核签字		审核时间	

17.肿瘤外科腔镜室护士岗位说明书

<table>
<tr><td rowspan="3">岗位工作
基本信息</td><td>岗位名称</td><td>护士</td><td>所在部门</td><td>腔镜室</td><td>岗位编号</td><td></td></tr>
<tr><td>从属部门</td><td>护理部</td><td>岗位定员</td><td></td><td>所辖人数</td><td></td></tr>
<tr><td>直接上级</td><td>腔镜室主任</td><td>直接下级</td><td colspan="3">实习、进修护士</td></tr>
<tr><td>岗位使命
工作概述</td><td colspan="6">1.在科室主任和护士长领导下工作。2.负责患者的相关治疗工作。3.保证病人治疗工作的正常运行。4.服务热情,工作积极,工作主动,工作认真,病人满意。</td></tr>
<tr><td rowspan="6">岗位工作
主要职责
与任务</td><td colspan="6">岗位职责。1.遵循医院护理部和所在科室的护理哲理,树立以病人为中心的理念,尊重病人权利。2.每日检查抢救药品、物品、设备,保证完好、充分,处于备用状态。3.做好检查室,检查、治疗中所需物品、耗材准备,内镜及附件使用前的检查、准备工作,保证内镜检查和治疗的顺利进行。4.做好患者的术前准备工作,包括核对姓名、检查或治疗项目、解释检查目的解除患者紧张情绪、术前用药等。5.在医师指导下配合医师完成各种内镜的检查和治疗工作,术中协助插镜,检查治疗术中随时注意观察患者情况,及时发现异常情况并报告医师,协助医生处理病人。6.配合医师取活检和刷取细胞、息肉摘除等,收集病理检查标本,并及时做好交接、送检。7.检查或治疗完毕,向患者或家属嘱咐术后注意事项,整理床单位。8.保持检查室内整齐、清洁、有序,用后物品按《医疗废物管理条例》处理,每日工作结束后做好终末处理。9.积极参加继续教育学习,完成医院及科室的"三基"培训计划,并通过考核。10.工作现场"7S管理":①整理、②整顿、③清扫、④清洁、⑤安全、⑥节约、⑦素养。</td></tr>
<tr><td colspan="6">执行职责。1.严格执行技术操作常规及各项管理及医院制度。2.落实"三查八对",消毒隔离制度。3.落实各种学习、会议制度。4.按照规定处理医疗与护理垃圾与废物。</td></tr>
<tr><td colspan="6">职业道德。1.遵纪守法。2.尊重患者权利,保守病人秘密。3.廉洁行医,文明礼貌,卓越服务。4.发扬团队精神,和谐共事。5.工作积极性、主动性、创新性,责任心。</td></tr>
<tr><td colspan="6">教学科研。1.精确掌握科室护理工作。承担对护理人员业务学习、参加科室的绩效考核与管理工作。2.对科室学科队伍建设,业务技术管理和组织管理提出意见,按照规定参与护理部组织的全院性工作检查。3.针对科研教学问题缺陷与持续改进能力。</td></tr>
<tr><td colspan="6">工作创新。善于发现工作中的问题、缺陷,分析、解决问题、缺陷能力持续提升。</td></tr>
<tr><td colspan="6"></td></tr>
<tr><td>主要绩效
考核要点</td><td colspan="6">1.落实并执行有关规章制度。2.工作质量、数量完成情况。3.工作差错率。4.服务满意度。5.上班时间按照规定着装。6.18项核心制度执行情况。7.服务病人满意度。</td></tr>
<tr><td rowspan="2">岗位工
作关系</td><td>院内联系部门</td><td colspan="5">院内各个科室、行政职能部门、后勤部门相关领导和人员。</td></tr>
<tr><td>院外联系部门</td><td colspan="5">医院、科室或护理部授权范围内与外界有关部门人员沟通、联系。</td></tr>
<tr><td>岗位工
作权限</td><td colspan="6">1.病人治疗工作改进建议权。2.向主管领导报告工作权和对医院有关工作建议权。3.对相关人员的督查、考核和奖惩建议权。4.日常工作事务处置权,制度改进权。</td></tr>
<tr><td>工作环境</td><td colspan="6">1.大部分时间在医院内工作,温度、湿度适宜。2.适宜医疗护理工作的环境。</td></tr>
<tr><td>在现在的岗位已工作时间</td><td colspan="6">自　　年　　月　　日开始,　　共计:　　年</td></tr>
<tr><td>学历经验</td><td colspan="6">1.本科以上学历,中级专业技术职称。2.专职护士资质上岗证,3年以上相关工作的经验。</td></tr>
<tr><td>岗位工作
技能要求</td><td colspan="6">1.熟悉本专业业务,掌握内镜检查及治疗相关理论知识。2.熟悉消化内科疾病的临床表现、护理常规。3.熟悉相关人文学科知识及法律法规,了解内镜检查及治疗发展的动态。4.熟悉医院感染管理条例、要求。5.指导带教低层级护士的能力。6.有病情观察、治疗处置的能力;能在内镜室医师的指导下完成危重患者的检查和治疗的能力。7.良好的沟通协调能力。8.良好的语言、文字表达能力。9.工作中协调与沟通能力强。</td></tr>
<tr><td rowspan="2">岗位工作
其他要求</td><td>性别要求</td><td></td><td>年龄要求</td><td></td><td>婚姻</td><td>婚否不限</td></tr>
<tr><td>身体要求</td><td></td><td>政治要求</td><td>组织观念强</td><td>业务要求</td><td>独立工作</td></tr>
<tr><td colspan="2">岗位分析时间</td><td colspan="2"></td><td>填写人</td><td></td><td></td></tr>
<tr><td colspan="2">直接上级审核签字</td><td colspan="2"></td><td>审核时间</td><td></td><td></td></tr>
</table>

十七、胃肠外科护理人员岗位说明书

1.胃肠外科护士长岗位说明书

岗位工作基本信息	岗位名称	护士长	所在部门	临床胃肠外科	岗位编号	
	从属部门	护理部	岗位定员		所辖人数	
	直接上级	科主任、护理部	直接下级	护理人员,实习、进修护士		
岗位使命工作概述	在科主任与护理部领导下,全面负责科室护理工作、病房管理、护士思想工作、学科建设,物资管理等工作。是科室护士的思想、业务、行政管理的第一责任人。					
岗位工作主要职责与任务	**领导职责。**1.在护理部主任的领导和科主任业务指导下,负责所管科室的护理业务及行政管理工作,完成各项数量、质量与绩效指标。2.重视思想政治工作,经常对护士进行职业道德教育工作。3.根据护理部的安排,结合本科具体情况制订本科的护理工作计划和科研计划,督促护士认真落实并经常检查。4.负责制订本科室的护理发展规划,学科建设及年度、月度、周工作计划,并组织实施。5.组织护理查房和随同科主任查房,了解护理工作中存在的问题,并加强医护联系与医患沟通。6.确定本科护士的轮转和临时调配。7.协调与其他科室的关系,搞好科内、外团结,以保证护理工作的正常进行。8.医护人员文明行医,敬业奉献,树立良好的医德医风。 **管理职责。**1.参加晨交班,检查危重抢救病人的护理情况,对复杂的护理技术或新开展的护理业务,要亲自参加并具体指导。2.教育全科护理人员加强工作责任心,改善服务态度,认真履行岗位职责,严格执行各项规章制度和技术操作规程,严防差错事故的发生。3.落实护理交接班并记录完善。4.掌握普外护理技能,熟悉胃肠外科手术、血管外科手术及各种微创手术后监护和护理技术,腹腔镜手术后护理技术。5.严格无菌技术与消毒隔离工作。6.术后加强监测,精确掌握本科室危重病人的各种抢救流程。7.加强设备管理,提高设备使用效率。8.加强病区与病房管理。 **教学与科研职责。**1.组织本科护理人员学习护理业务技术,加强业务训练,注重护士素质的培养。2.组织安排并检查实习护士、进修护士在本科各病室的临床教学和实习情况。3.参加一定的护理教学、设计科室护理科研课题,并组织实施。4.在完成本岗位工作的同时,完成医院和有关领导安排的临时性工作任务。5.科研创新。					
岗位工作主要绩效考核要点	1.规章制度落实。2.完成护理、学术、科研等工作数量指标、质量指标、效率指标、经济指标。3.处理病人投诉。4.医德医风、社会责任。5.医患纠纷处理、顾客沟通。6.健康宣教、培训帮带等。7.护理工作流程规范。8.病房管理。9.本科室护理人员技术操作。10.静脉穿刺成功率。11.基础护理。12.护理文书。13.服务病人满意度。					
岗位工作关系	院内联系部门	院内各个科室、行政职能部门、后勤部门相关领导和人员。				
	院外联系部门	医院、科室或护理部授权范围内与外界有关部门人员沟通、联系。				
岗位工作权限	1.科室管理、协调权。对本科室护理工作的计划、实施、检查和指导权,对本科室内护理人员任免的建议权。2.有权指导、监督护理人员的日常工作权,制度改进权。					
工作环境	1.在医院内工作,温度、湿度适宜。2.满足与医疗护理服务岗位工作的相关条件。					
在现在的岗位已工作时间	自　　年　　月　　日开始,　共计:　　年					
学历经验	1.专科以上学历,5年以上本科室工作经验。2.专科护理业务进修最少1次、医院管理培训经历。3.学术教学科研经历。4.5年内最少2篇国家级以上杂志论文发表。					
岗位工作技能要求	1.称职的学科带头人。2.下属公认的领导、决策、管理和协调能力。3.较好的口才和文字表达能力。4.良好的职业道德素质和团队合作精神。5.持续学习能力强。					
岗位工作其他要求	性别要求		年龄要求		婚姻	婚否不限
	身体要求		政治要求	事业性、组织观念强	业务要求	精通本专业
岗位分析时间			填写人			

2.胃肠外科主管护师岗位说明书

<table>
<tr><td rowspan="3">岗位工作
基本信息</td><td>岗位名称</td><td>主管护师</td><td>所在部门</td><td>临床胃肠外科</td><td>岗位编号</td><td></td></tr>
<tr><td>从属部门</td><td>护理部</td><td>岗位定员</td><td></td><td>所辖人数</td><td></td></tr>
<tr><td>直接上级</td><td>护士长</td><td>直接下级</td><td colspan="3">相关护理人员,实习、进修护士</td></tr>
<tr><td>岗位使命
工作概述</td><td colspan="6">在护士长领导和上级护师指导下负责上班时的治疗、护理质量、服务工作,医患沟通、健康教育及职责工作。按照时间、按照质量、按照数量标准完成自己本职工作。</td></tr>
<tr><td>岗位工作
主要职责
与任务</td><td colspan="6">岗位职责。1.取得护士执业资格并经过注册。按照护士长安排做好岗位工作。协助护士长做好质量控制工作,把好护理质量关。不断提高护理质量,努力完成工作任务。完成本班绩效指标。2.掌握护理理论基础,参与和指导护师运用护理程序。制订具有护理特色的护理计划,掌握基础护理、专科护理特殊护理技能,对患者实施整体护理。3.指导并参与制定重危、疑难患者的护理计划,并亲自实施。4.协助拟订本科业务培训计划,协助组织本科护理人员学习护理知识,修订本科护理计划,加强护理基本功的训练。5.学习、应用国内外护理先进经验,开展新技术、新方法及科研工作,及时总结经验,不断提高自己的护理技术水平。6.认真执行各项规章制度和技术操作常规,按照规范的流程工作。7.熟悉普外护理技能,熟悉胃肠外科手术、血管外科手术及各种微创手术后监护和护理技术、腹腔镜手术后护理技术。8.熟悉 ICU 室监护抢救病人技能。9.做好护理系学生、中专生、进修护师的临床带教组织工作,并负责讲课和评定成绩。10.协助护士长制订本科护理科研、新业务、新技术的开展计划。不断总结经验,撰写辨证施护论文。11.协助本科护士长做好行政管理和护理队伍的建设工作。12.加强医疗仪器、信息、物资的管理,组织好仪器、信息和物资的维护工作,提高仪器使用效率。13.加强病房管理,重视危重病人护理工作,深入病房与患者开展有效沟通,经常进行健康宣传。14.在完成本岗位工作的同时,按照规定完成医院和有关领导安排的其他临时性工作任务。15.按照规定处理医疗护理废物。16.有护理技术持续改进计划、创新能力。17.病人的满意度。</td></tr>
<tr><td>岗位工作
主要绩效
考核要点</td><td colspan="6">1.规章制度落实。2.完成规定的护理、教学、科研以及临床护理工作数量指标、质量指标、效率指标及相关指标。3.综合护理绩效管理指标。4.医德医风、社会责任。5.医患纠纷处理、顾客沟通。6.病区环境管理、健康宣教、培训帮带等。7.执行科室工作流程程序规范。8.危重病人护理与救治。9.学习与工作建议和创新能力。</td></tr>
<tr><td rowspan="2">岗位工
作关系</td><td>院内联系部门</td><td colspan="5">院内各个科室、行政职能部门、后勤部门相关领导和人员。</td></tr>
<tr><td>院外联系部门</td><td colspan="5">医院、科室或护理部授权范围内与外界有关部门人员沟通、联系。</td></tr>
<tr><td>岗位工
作权限</td><td colspan="6">1.对本科室日常工作计划、实施、检查的参与权,对本科室内护理人员沟通权。2.有权指导实习护士的日常工作权。3.有向护士长、主任、主任护师或者上级领导建议提出改进科室工作的权力。4.绩效薪酬分配建议权,规章制度改进建议权,等等。</td></tr>
<tr><td>工作环境</td><td colspan="6">1.在医院内工作,温度、湿度适宜。2.满足医疗与护理服务工作的相关环境条件。</td></tr>
<tr><td>在现在的岗位已工作时间</td><td colspan="6">自　　年　　月　　日开始,　　共计:　　年</td></tr>
<tr><td>学历培训
经历经验</td><td colspan="6">1.专科以上学历。2.有专科护理经历、医院管理培训经历。3.有抢救危重病人经历。4.5年内最少有1篇习作论文,每年积极参加继续医学教育。5."三基"考试符合规定的要求。6.初级以上技术职称。7.与同事、患者的协调与沟通能力。</td></tr>
<tr><td>岗位工作
技能要求</td><td colspan="6">1.称职。2.公认的科室护理骨干。3.较好的口才和文字表达能力。4.良好的业务能力、职业道德素质和团队合作精神。5.持续学习本岗位专业知识的能力强。</td></tr>
<tr><td rowspan="2">岗位工作
其他要求</td><td>性别要求</td><td></td><td>年龄要求</td><td></td><td>婚姻</td><td>婚否不限</td></tr>
<tr><td>身体要求</td><td></td><td>政治要求</td><td>事业性、组织观念强</td><td>业务要求</td><td>掌握本专业</td></tr>
<tr><td colspan="2">岗位分析时间</td><td colspan="2"></td><td>填写人</td><td></td></tr>
<tr><td colspan="2">直接上级审核签字</td><td colspan="2"></td><td>审核时间</td><td></td></tr>
</table>

3.胃肠外科护师岗位说明书

岗位工作基本信息	岗位名称	护师	所在部门	临床胃肠外科	岗位编号	
	从属部门	护理部	岗位定员		所辖人数	
	直接上级	护士长	直接下级	护士,实习、进修护士		

岗位使命工作概述	在护士长领导和上级护师指导下负责上班时的治疗、护理质量、服务工作,医患沟通、健康教育及职责工作。按照时间、按照质量、按照数量标准完成本职工作。

岗位工作主要职责与任务	岗位职责。1.取得护士执业资格并经过注册。按照护士长安排做好岗位工作。协助护士长做好质量控制工作,把好护理质量关。不断提高护理质量,努力完成工作任务。完成本班绩效指标。2.掌握护理理论基础,参与和指导护师运用护理程序。制订具有护理特色的护理计划,掌握基础护理、专科护理特殊护理技能,对患者实施整体护理。3.指导并参与制订重危、疑难患者的护理计划,并亲自实施。4.协助拟订本科业务培训计划,协助组织本科护理人员学习护理知识,修订本科护理计划,加强护理基本功的训练。5.学习、应用国内外护理先进经验,开展新技术、新方法及科研工作,及时总结经验,不断提高自己的护理技术水平。6.认真执行各项规章制度和技术操作常规,按照规范的流程工作。7.熟悉普外护理技能,熟悉胃肠外科手术、血管外科手术及各种微创手术后监护和护理技术、腹腔镜手术后护理技术。8.熟悉ICU室监护抢救病人技能。9.做好护理系学生、中专生、进修护师的临床带教组织工作,并负责讲课和评定成绩。10.协助护士长制订本科护理科研、新业务、新技术的开展计划。不断总结经验,撰写辨证施护论文。11.协助本科护士长做好行政管理和护理队伍的建设工作。12.加强医疗仪器、信息、物资的管理,组织好仪器、信息和物资的维护工作,提高仪器使用效率。13.加强病房管理,重视危重病人护理工作,深入病房与患者开展有效沟通,经常进行健康宣传。14.在完成本岗位工作的同时,按照规定完成医院和有关领导安排的其他临时性工作任务。15.按照规定处理医疗与护理垃圾废物。16.有护理技术持续改进、创新能力。17.为病人服务的满意度。

岗位工作主要绩效考核要点	1.规章制度落实。2.完成规定的护理、教学、科研以及临床护理工作数量指标、质量指标、效率指标及相关指标。3.综合护理绩效管理指标。4.医德医风、社会责任。5.医患纠纷处理、顾客沟通。6.病区环境管理、健康宣教、培训帮带等。7.执行科室工作流程规范。8.危重病人护理与救治。9.岗位学习与工作建议和创新能力。

岗位工作关系	院内联系部门	院内各个科室、行政职能部门、后勤部门相关领导和人员。
	院外联系部门	医院、科室或护理部授权范围内与外界有关部门人员沟通、联系。

岗位工作权限	1.对本科室日常工作计划、实施、检查的参与权,对本科室内护理人员沟通权。2.有权指导实习护士的日常工作。3.有向护士长、主任、主任护师或者上级领导建议提出改进科室工作的权力。4.绩效薪酬分配建议权,规章制度改进建议权等。

工作环境	1.在医院内工作,温度、湿度适宜。2.满足医疗与护理服务工作的相关环境条件。

在现在的岗位已工作时间	自　　年　　月　　日开始,　　共计:　　年

学历培训经历经验	1.专科以上学历。2.有专科护理经历、医院管理培训经历。3.有抢救危重病人经历。4.5年内最少有1篇习作论文,每年积极参加继续医学教育。5.“三基”考试符合规定的要求。6.初级以上专业技术职称。7.同事和患者的协调沟通能力。

岗位工作技能要求	1.称职。2.公认的科室护理骨干。3.较好的口才和文字表达能力。4.良好的业务能力、职业道德素质和团队合作精神。5.持续学习本岗位专业知识的能力强。

岗位工作其他要求	性别要求		年龄要求		婚姻	婚否不限
	身体要求		政治要求	事业性、组织观念强	业务要求	掌握本专业

岗位分析时间		填写人	
直接上级审核签字		审核时间	

4.胃肠外科护士岗位说明书

岗位工作 基本信息	岗位名称	护士	所在部门	临床胃肠外科	岗位编号	
	从属部门	护理部	岗位定员		所辖人数	
	直接上级	护士长	直接下级	实习、进修护士		

岗位使命 工作概述	在护士长领导和上级护师指导下负责上班时的治疗、护理质量、服务工作,医患沟通、健康教育及职责工作。按照时间、按照质量、按照数量标准完成本职工作。

岗位工作 主要职责 与任务	**岗位职责。**1.取得护士执业资格并经过注册。按照护士长安排做好岗位工作。协助护士长做好质量控制工作,把好护理质量关。不断提高护理质量,努力完成工作任务。完成本班绩效指标。2.掌握护理理论基础,加强护理基本功的训练。3.制订具有护理特色的护理计划,掌握基础护理、专科护理特殊护理技能,对患者实施整体护理。4.学习、应用国内护理先进经验,开展新技术、新方法及科研工作,及时总结经验,不断提高自己的护理技术水平。5.认真执行各项规章制度和技术操作常规,按照规范的流程工作。6.熟悉普外护理技能,熟悉胃肠外科手术、血管外科手术及各种微创手术后监护和护理技术、腹腔镜手术后护理技术。7.熟悉 ICU 室监护抢救病人技能。8.加强医疗仪器、信息、物资的管理,组织好仪器、信息和物资的维护工作,提高仪器使用效率。9.加强病房管理,重视危重病人护理工作,深入病房与患者开展有效沟通,经常进行健康宣传。10.在完成本岗位工作的同时,按照规定完成医院和有关领导安排的其他临时性工作任务。11.按照规定处理医疗废物。12.有护理技术持续改进、创新能力。13.“18 项核心制度”执行情况。14.发现问题解决问题能力。 **职业道德。**1.遵纪守法,遵守劳动纪律,按规定着装。2.尊重患者权利,保守医疗秘密。3.廉洁工作,文明礼貌,卓越服务。4.团队精神,和谐共事。5.工作积极性、主动、责任性与创新性。6.热爱专业,任劳任怨,忠于职守。7.为病人服务满意度。 **持续学习。**1.掌握了解国内外本专业发展动态。2.持续学习与工作改进能力。3.积极参加医院的相关会议。4.对工作中存在的问题与缺陷有持续改进计划并组织实施。 **工作创新。**善于发现工作中的问题、缺陷,分析、解决问题、缺陷能力持续提升。

岗位工作 主要绩效 考核要点	1.规章制度落实。2.完成规定的护理以及临床护理工作数量指标、质量指标、效率指标及相关指标。3.综合护理绩效管理指标。4.医德医风、社会责任。5.医患纠纷处理、顾客沟通。6.病区环境管理、健康宣教、培训帮带等。7.执行科室工作流程规范。8.危重病人护理与救治。9.病人满意度。

岗位工 作关系	院内联系部门	院内各个科室、行政职能部门、后勤部门相关领导和人员。
	院外联系部门	医院、科室或护理部授权范围内与外界有关部门人员沟通、联系。

岗位工 作权限	1.对本科室日常工作计划、实施、检查参与权,对本科室内护理人员沟通权。2.有向护士长、主任、主任护师或者上级领导建议提出改进科室工作、制度的权力。

工作环境	1.在医院内工作,温度、湿度适宜。2.满足医疗与护理服务工作的相关环境条件。

在现在的岗位已工作时间	自　　年　　月　　日开始,　共计:　　年

学历培训 经历经验	1.专科以上学历。2.有专科护理经历、医院管理培训经历。3.有抢救危重病人经历。4.5年内最少有1篇习作论文,每年积极参加继续医学教育。5.“三基”考试符合规定的要求。6.初级以上专业技术职称。7.同事和患者协调、沟通能力。

岗位工作 技能要求	1.称职。2.公认的科室护理骨干。3.较好的口才和文字表达能力。4.良好的业务能力、职业道德素质和团队合作精神。5.持续学习本岗位专业知识的能力强。

岗位工作 其他要求	性别要求		年龄要求			婚姻	婚否不限
	身体要求		政治要求	事业性、组织观念强		业务要求	掌握本专业

岗位分析时间		填写人	
直接上级审核签字		审核时间	

十八、手足外科护理人员岗位说明书

1.手足外科护士长岗位说明书

岗位工作基本信息	岗位名称	护士长	所在部门	手足外科	岗位编号	
	从属部门	护理部	岗位定员		所辖人数	
	直接上级	科主任、护理部	直接下级	护理人员,实习、进修护士		
岗位使命工作概述	在科主任与护士长领导下,全面负责病区护理工作、病房管理、业务技术、护士思想、学科建设,物资管理等工作。是病区护士思想、业务、行政管理第一责任人。					
岗位工作主要职责与任务	**领导职责。**1.在科主任和护理部主任指导下,负责所管病区的护理业务及行政管理工作,完成各项数量、质量与绩效指标。2.重视思想政治工作,经常对护士进行职业道德教育工作。3.协调相关部门与科室工作的关系。4.负责制订本科室的护理发展规划,护理学科建设,年度、月度工作计划并组织实施。5.负责全科护理质量的监督与检查,及时发现问题,确保护理质量不断提高。6.落实基础护理、专科护理、特殊护理与责任护理。形成专科护理特色。7.遵循 PDCA 管理、追踪问题管理、持续质量改进、熟悉可靠性管理方法,不断提高领导水平。8.为病人服务的满意度。 **管理职责。**1.参加晨会,带领上班护士对急、危重症、新入院患者床旁交接班,检查危重抢救病人的护理情况,对复杂的护理技术或新开展的护理业务,要亲自参加并具体指导。2.组织护理查房和随同科主任查房,了解护理工作中存在的问题,并加强医护联系与医患沟通。3.确定病区护士的轮转和临时调配。4.认真履行岗位职责,改善服务态度,严格执行各项规章制度和技术操作规程,严防差错事故的发生。5.落实"三查七对"制度并记录完善。6.精确掌握手足外科相关护理技术。7.提高设备使用效率。8.加强病房管理。9.加强物资管理账物相符。10.护理文书书写符合要求。 **教学与科研职责。**1.组织护理人员学习业务技术,加强业务训练,提高护士素质。2.检查实习、进修护士在病区的临床教学和实习情况。3.参加护理教学、设计科室护理科研课题并组织实施。4.完成医院和有关领导安排的其他临时性工作任务。 **持续学习。**1.持续学习与工作改进和能力。2.掌握、了解国内外本专业发展动态。 **工作创新。**善于发现工作中的问题、缺陷,分析、解决问题缺陷能力持续提升。					
岗位工作主要绩效考核要点	1.规章制度。2.完成护理业务、学术、科研等工作数量、质量、效率、绩效指标。3.顾客沟通、护患纠纷处理。4.医德医风、社会责任。5.持续改进计划。6.健康宣教、培训帮带。7.工作流程规范。8.病房管理。9.护理人员技术操作。10.基础护理、专科护理、责任护理。11.护理文书。12.病人满意度。13.护士仪表着装、服务态度。					
岗位工作关系	院内联系部门	院内各个科室、行政职能部门、后勤部门相关领导和人员。				
	院外联系部门	医院、科室或护理部授权范围内与外界有关部门人员沟通、联系。				
岗位工作权限	1.护理管理、协调权。对本病区日常工作的计划、实施、检查和指导权,对本病区内护理人员任免的建议权。2.向主任、护理部主任或者上级领导建议权,制度改进权。					
工作环境	1.在医院内工作,温度、湿度适宜。2.满足医疗与护理服务工作的相关环境条件。					
在现在的岗位已工作时间	自　　年　　月　　日开始,　　共计:　　年					
学历培训经历经验	1.本科以上学历,5年以上护理工作经验。2.专科护理业务进修、医院管理培训经历。3.医患沟通,纠纷处理经历4.中级或者以上专业技术职称。5.工作中协调与沟通能力。					
岗位工作技能要求	1.称职的科室护理带头人。2.护理工作决策、管理和协调能力。3.较好的口才和文字表达能力。4.良好的职业道德素质和团队合作精神。5.持续学习技能能力强。					
岗位工作其他要求	性别要求		年龄要求		婚姻	婚否不限
	身体要求		政治要求	事业性、组织观念强	业务要求	精通本专业
岗位分析时间			填写人			
直接上级审核签字			审核时间			

2.手足外科主任护师和副主任护师岗位说明书

岗位工作 基本信息	岗位名称	主任护师和副主任护师	所在部门		手足外科	岗位编号	
	从属部门	护理部	岗位定员			所辖人数	
	直接上级	护士长	直接下级		护理人员,实习、进修护士		
岗位使命 工作概述	在护士长和护理部领导下,分管科护理业务、技术、服务、教学、培训、科研、服务、纠纷处理、护理质量管理等工作。是护理业务技术、科研、管理的行家里手。						
岗位工作 主要职责 与任务	**岗位职责**。1.认真履行高级职称岗位职责。在科护士长和护理部主任领导下,指导本科护理业务技术、服务、教学与科研工作。2.参加晨会交接班,协助护士长制订年度、月度计划并付诸实施。3.精确掌握本科病人疾病护理技术。4.病人满意度。 **业务管理**。1.遵循 PDCA 管理、追踪问题管理、持续质量改进、熟悉可靠性管理方法,不断提高管理水平。2.研究手足外科疑难病人护理技术,努力提高护理质量。3.按照规定主持护理大查房,解决护理技术疑难问题。4.检查急、危、重、疑难患者护理计划和会诊落实情况,对复杂技术或新开展的护理业务,要亲自参加并具体指导。5.处理护理纠纷,对护理差错、事故提出技术鉴定意见。6.协助护士长病房管理。7.危重病人护理量。8.加强设备管理,提高设备使用率。9.发现问题解决问题能力。 **制度执行**。1.严格执行各项规章制度与护理技术操作常规。2.落实"三查七对"及相关医疗、护理业务与管理制度。3.根据年度、月度护理工作计划安排,检查护理工作的细节落实情况并记录完整。4.重视护理质量提高,有护理持续改进计划并落实。 **职业道德**。1.处处、事事起模范带头作用,经常对护士进行职业道德教育。加强工作责任、主动和创造性。2.改善服务态度,提高服务水平,为病人提供卓越服务。 **教学与科研**。1.协助护理部并承担对护理人员业务学习、培训及护士晋级的考核工作。2.拟订教学计划,编写教材并负责讲授。3.制订专科护理科研、技术革新计划并实施。4.参与审定、评价护理论文和科研、技术革新成果。5.负责组织本科护理学习讲座和护理病案讨论。6.对医院护理队伍建设、业务技术管理和组织管理提出意见,参与护理部组织的全院性工作检查。7.掌握国内外本科护理发展动态,努力引进先进护理技术,提高护理质量,发展护理科学。8.完成其他临时性工作任务。 **持续学习**。1.持续学习与工作改进和能力。2.掌握、了解国内外本专业发展动态。3.积极参加科室、医院的各种讨论、研讨会议。4.针对问题、缺陷工作持续改进能力。 **工作创新**。善于发现工作中的问题、缺陷,分析、解决问题、缺陷能力持续提升。						
岗位工作 主要绩效 考核要点	1.规章制度落实。2.护理教学、科研,护理工作数量、质量、效率及综合绩效管理指标。3.医德医风、社会责任。4.顾客沟通、护患纠纷处理。5.病区环境管理、健康宣教、培训帮带等。6.护理工作流程。7.危重病人护理数量。8.与护士长配合、医护人员沟通、协调。9.基础、专科护理,责任制护理。10.学习与创新能力。						
岗位工 作关系	院内联系部门	院内各个科室、行政职能部门、后勤部门相关领导和人员。					
	院外联系部门	医院、科室或护理部授权范围内与外界有关部门人员沟通、联系。					
工作权限	1.病人护理管理权。2.监督下级护士工作权。3.向上级领导建议改进工作权。						
工作环境	1.在医院内工作,温度、湿度适宜。2.满足医疗与护理服务工作的相关环境条件。						
在现在的岗位已工作时间	自 年 月 日开始, 共计: 年						
学历经验	1.本科以上学历,10年以上护理工作经验。2.有基础专科责任护理及管理培训经历。						
技能要求	1.称职的学科带头人。2.公认的业务、技术、管理和协调能力。3.持续学习能力强。						
岗位工作 其他要求	性别要求		年龄要求			婚姻	婚否不限
	身体要求		政治要求	事业性、组织观念强		业务要求	精通本专业
岗位分析时间				填写人			
直接上级审核签字				审核时间			

3.手足外科主管护师岗位说明书

<table>
<tr><td rowspan="3">岗位工作
基本信息</td><td>岗位名称</td><td>主管护师</td><td>所在部门</td><td>手足外科</td><td>岗位编号</td><td></td></tr>
<tr><td>从属部门</td><td>护理部</td><td>岗位定员</td><td></td><td>所辖人数</td><td></td></tr>
<tr><td>直接上级</td><td>护士长</td><td>直接下级</td><td colspan="3">相关护理人员,实习、进修护士</td></tr>
<tr><td>岗位使命
工作概述</td><td colspan="6">在护士长领导和上级护师指导下,负责上班时病人的治疗、护理、服务工作,护患沟通、健康教育及相关工作。是专科护理业务、技术、服务工作全能核心力量。</td></tr>
<tr><td rowspan="1">岗位工作
主要职责
与任务</td><td colspan="6">**岗位职责。**1.按量按质按时完成自己岗位独立工作。2.协助护士长做好护理质量控制工作。3.熟悉护理理念和管理工具。制订具有专科特色的护理计划,对患者实施整体护理。4.掌握基础护理、专科护理与责任护理流程。协助护士长做好行政管理和护理队伍的建设工作。5.精确掌握本科疾病常用护理技术。6.岗位工作责任性。7.遵循 PDCA 管理、追踪问题管理、持续质量改进、熟悉可靠性管理方法,不断提高管理水平。8.熟悉手足外科疑难病人护理技术。9.发现问题解决问题缺陷的能力。
工作任务。1.参与组织护理查房,护理会诊等业务活动。2.担当危、急、重症病人抢救工作。3.能够解决本科护理业务上的大多数疑难问题。4.指导护师、护士、实习、进修护士工作。5.带头落实本科基础护理、专科护理、责任制护理计划。6.落实病人治疗饮食。7.解除病人痛苦,评价病人疼痛。8.对本科的护理差错、事故进行分析、鉴定并提出防范措施。9.学习应用国内外护理先进经验,不断提高科室的护理技术水平。10.按质按量按时间完成危重病人护理数量,责任制护理病人数量。11.协助护士长病房管理,维护病房秩序。12.提高仪器设备使用效率。13.工作现场"7S管理":①整理、②整顿、③清扫、④清洁、⑤安全、⑥节约、⑦素养。14.按照规定处理医疗垃圾和废物。15.完成相关领导交办的其他临时性工作任务。16.持续改进。
制度执行。1.严格执行各项规章制度与护理技术操作常规。2.落实"三查七对"及相关医疗、护理业务与管理制度。3.执行年度、季度、月度护理工作计划,记录完整。4.各项护理文书书写达到要求,有护理持续改进计划。5.为病人服务的满意度。
职业道德。1.以病人为中心,尊重患者权利,保守医疗秘密。2.遵纪守法,廉洁工作,文明礼貌,卓越服务。3.团队精神,注重沟通,和谐共事。4.工作积极、主动、责任与创新性。5.奉献精神,敬业奉献,任劳任怨。6.对患者适宜的健康教育。
持续学习。1.持续学习与工作改进和能力。2.掌握、了解国内外本专业发展动态。3.积极参加科室、医院的各种讨论、研讨会议。4.针对工作问题、缺陷持续改进能力。</td></tr>
<tr><td>岗位工作
主要绩效
考核要点</td><td colspan="6">1.规章制度。2.完成护理业务、学术、科研等工作数量、质量、效率、绩效指标。3.顾客沟通,护患纠纷处理。4.医德医风、社会责任。5.持续改进计划。6.健康宣教、培训帮带。7.工作流程规范。8.病房管理。9.护理人员技术操作。10.基础护理、专科护理、责任护理。11.护理文书。12.病人满意度。13.核心制度执行力情况。</td></tr>
<tr><td rowspan="2">岗位工
作关系</td><td>院内联系部门</td><td colspan="5">院内各个科室、行政职能部门、后勤部门相关领导和人员。</td></tr>
<tr><td>院外联系部门</td><td colspan="5">医院、科室或护理部授权范围内与外界有关部门人员沟通、联系。</td></tr>
<tr><td>工作权限</td><td colspan="6">1.病人护理管理权。2.监督下级护士工作权。3.向上级领导建议改进工作权。</td></tr>
<tr><td>工作环境</td><td colspan="6">1.在医院内工作,温度、湿度适宜。2.满足医疗与护理服务工作的相关环境条件。</td></tr>
<tr><td>在现在的岗位已工作时间</td><td colspan="6">自 年 月 日开始, 共计: 年</td></tr>
<tr><td>学历经验</td><td colspan="6">1.大专以上学历,5年以上护理工作经验。2.有基础专科责任护理及管理培训经历。</td></tr>
<tr><td>技能要求</td><td colspan="6">1.称职的中级专业技术职称。2.公认的业务、技术、管理和协调能力。3.持续学习能力强。</td></tr>
<tr><td rowspan="2">岗位工作
其他要求</td><td>性别要求</td><td></td><td>年龄要求</td><td></td><td>婚姻</td><td>婚否不限</td></tr>
<tr><td>身体要求</td><td></td><td>政治要求</td><td>事业性、组织观念强</td><td>业务要求</td><td>掌握本专业</td></tr>
<tr><td>岗位分析时间</td><td colspan="3"></td><td>填写人</td><td colspan="2"></td></tr>
<tr><td>直接上级审核签字</td><td colspan="3"></td><td>审核时间</td><td colspan="2"></td></tr>
</table>

4.手足外科护师岗位说明书

岗位工作基本信息	岗位名称	护师	所在部门	手足外科	岗位编号	
	从属部门	护理部	岗位定员		所辖人数	
	直接上级	护士长	直接下级	护士,实习、进修护士		

岗位使命工作概述	在护士长领导和上级护师指导下按照自己的职责独立做好护理工作、重视护理质量、提高病人满意度。按时、按质、按量完成自己的本职工作。是科室护理骨干力量。

岗位工作主要职责与任务	**岗位职责。**1.取得护师执业资格。独立完成岗位工作。具备整体护理知识,熟悉基础、专科、责任护理业务,对病人实施整体护理,制订和评估病人护理计划,完成健康教育、心理护理,护理文书书写达到要求。2.掌握本科疾病常用护理技术。3.遵循 PDCA 管理、追踪问题管理、持续质量改进,了解可靠性管理方法,不断提高护理技术水平。4.熟悉手足外科疑难病人护理流程与技术。5.为病人服务的满意度。 **工作任务。**1.参加晨会。查看夜班交班报告内容,明确各记录本等内容与结果,完成交班期间待完成的治疗项目。2.在护士长带领下参加病人床旁交接班,明确危重、抢救、特殊检查、新入院病人情况。3.交接班重点明白病人静脉输液管等各种管道是否畅通。静脉输液管内加药成分、滴速、数量。吸引管引出的液体颜色、性质、数量,各类管道消毒更换日期等。4.清楚疼痛病人止痛后的效果。5.能够与医生一道独立完成危重病人抢救工作。6.参加护理查房、护理病例讨论。7.熟悉科室各个护理班次的工作内容,按照规定参加夜、晚值班。8.协助护士长做好病室管理工作。9.注重维护设备维护,提高设备的使用效率。10.工作现场"7S管理":①整理、②整顿、③清扫、④清洁、⑤安全、⑥节约、⑦素养。11.按照规定处理医疗垃圾和废物。 **执行职责。**1.执行国家相关法律法规,行业规章制度、标准、职责、操作规范与流程,严格执行"18项核心制度",执行医院和科室各项管理制度。2.参加医院、行政、党支部举办的各项政治理论学习业务与管理知识培训,积极参加继续医学教育会议。 **职业道德。**1.遵纪守法。2.以病人为中心,尊重患者权利,保守病人秘密。3.廉洁工作,文明礼貌,服务态度好,卓越服务。4.团队精神,注重沟通,和谐共事。5.工作积极性、主动性、责任心与创新性。6.奉献精神,任劳任怨。7.健康宣教落实。 **持续学习。**1.持续学习与工作改进和能力。2.掌握、了解国内外本专业发展动态。3.积极参加科室、医院的各种讨论、研讨会议。4.岗位工作问题持续改进的能力。 **工作创新。**善于发现工作中的问题、缺陷,分析、解决问题、缺陷能力持续提升。

岗位工作主要绩效考核要点	1.规章制度。2.完成护理业务、学术、科研等工作数量、质量、效率、绩效指标。3.顾客沟通,护患纠纷处理。4.医德医风、社会责任。5.持续改进计划。6.健康宣教。7.工作流程规范。8.病房管理。9.护理技术操作。10.基础护理、专科护理、责任护理。11.护理文书。12."三基"考核。13.病人满意度。14.核心制度执行力情况。

岗位工作关系	院内联系部门	院内各个科室、行政职能部门、后勤部门相关领导和人员。
	院外联系部门	医院、科室或护理部授权范围内与外界有关部门人员沟通、联系。

工作权限	1.病人护理管理权。2.监督下级护士工作权。3.向上级领导建议改进工作权。

工作环境	1.在医院内工作,温度、湿度适宜。2.满足医疗与护理服务工作的相关环境条件。

在现在的岗位已工作时间	自　　年　　月　　日开始,　　共计:　　年

学历经验	1.大专以上学历,3年以上护理工作经验。2.有基础专科责任护理及管理培训经历。

技能要求	1.称职的护师职称。2.公认的业务、技术、管理和协调能力。3.持续学习能力强。

岗位工作其他要求	性别要求		年龄要求		婚姻	婚否不限
	身体要求		政治要求	事业性、组织观念强	业务要求	熟悉本专业

岗位分析时间		填写人	
直接上级审核签字		审核时间	

5.手足外科护士岗位说明书

岗位工作基本信息	岗位名称	护士		所在部门	手足外科		岗位编号	
	从属部门	护理部		岗位定员			所辖人数	
	直接上级	护士长		直接下级	实习、进修护士			
岗位使命工作概述	在护士长领导和上级护师指导下按照自己的职责独立做好护理工作、重视护理质量、提高病人满意度。按照时间、按照质量、按照数量标准完成自己的本职岗位工作。							
岗位工作主要职责与任务	**岗位职责。**1.取得护士执业资格。独立完成岗位工作。具备整体护理知识,熟悉基础、专科、责任护理业务,对病人实施整体护理,制订和评估病人护理计划,完成健康教育、心理护理,护理文书书写达到要求。2.交接科室规定物品并双方签字。3.掌握本科疾病常用护理技术。4.在整体护理理论的指导下,应用新的医学模式对患者实施以人为中心的整体护理。5.参与科内护理缺陷问题的讨论,提出防范措施及改进建议。6.持续学习,充实、强化自己,将知识更好地运用于患者护理工作中,继续教育学分达标。7.完成相关领导交办的其他临时性工作任务。8.病人满意度。 **工作任务。**1.参加晨会。查看夜班交班报告内容,明确各记录本等内容与结果,完成交班期间待完成的治疗项目。2.在护士长带领下参加病人床旁交接班,明确危重、抢救、特殊检查、新入院病人情况。3.交接班重点明白病人静脉输液管等各种管道是否畅通。静脉输液管内加药成分、滴速、数量。引流管引出的液体颜色、性质、数量,各类管道消毒更换日期等。4.清楚疼痛病人止痛后的效果。5.能够独立参加危重病人的抢救工作,预防并发症的发生。6.参加护理查房、护理病例讨论。7.熟悉并掌握科室各个护理班次的工作内容。8.工作现场"7S管理":①整理、②整顿、③清扫、④清洁、⑤安全、⑥节约、⑦素养。9.按照规定处理医疗护理垃圾和废物。 **制度执行。**1.认真执行各项规章制度和技术操作常规,按照规范的流程操作。2.严格执行规定的消毒隔离、无菌技术操作流程,预防医院感染。3.落实病人治疗饮食。 **职业道德。**1.遵纪守法。2.以病人为中心,尊重患者权利,保守病人秘密。3.廉洁工作,文明礼貌,卓越服务。4.团队精神,注重沟通、和谐共事。5.工作积极性、主动性、责任心与创新性。6.奉献精神,任劳任怨。7.对患者适宜的健康教育。 **持续学习。**1.持续学习与工作改进能力。2.掌握、了解国内外本科室专业发展动态。3.积极参加科室、医院的各种讨论、研讨会议。4.发现问题解决问题缺陷的能力。 **工作创新。**善于发现工作中的问题、缺陷,分析、解决问题、缺陷能力持续提升。							
岗位工作主要绩效考核要点	1.规章制度。2.完成护理业务、学术、科研等工作数量、质量、效率、绩效指标。3.顾客沟通,护患纠纷处理。4.医德医风、社会责任。5.持续改进计划。6.健康宣教。7.工作流程规范。8.病房管理。9.护理技术操作。10.基础护理、专科护理、责任护理。11.护理文书。12."三基"考核。13.病人满意度。14."18项核心制度"执行力。							
岗位工作关系	院内联系部门	院内各个科室、行政职能部门、后勤部门相关领导和人员。						
	院外联系部门	医院、科室或护理部授权范围内与外界有关部门人员沟通、联系。						
工作权限	1.病人护理管理权。2.监督下级护士工作权。3.向上级领导建议改进工作权。							
工作环境	1.在医院内工作,温度、湿度适宜。2.满足医疗与护理服务工作的相关环境条件。							
在现在的岗位已工作时间	自 年 月 日开始, 共计: 年							
学历经验	1.大专以上学历,2年以上护理工作经验。2.有基础专科责任护理及业务培训经历。							
技能要求	1.称职的护士职称。2.公认的业务、技术、管理和协调能力。3.持续学习能力强。							
岗位工作其他要求	性别要求		年龄要求			婚姻	婚否不限	
	身体要求		政治要求	事业性、组织观念强		业务要求	掌握本专业	
岗位分析时间				填写人				
直接上级审核签字				审核时间				

6.手足外科办公室主管护师岗位说明书

<table>
<tr><td rowspan="3">岗位工作
基本信息</td><td>岗位名称</td><td>办公室主管护师</td><td>所在部门</td><td colspan="2">手足外科</td><td>岗位编号</td><td></td></tr>
<tr><td>从属部门</td><td>护理部</td><td>岗位定员</td><td colspan="2"></td><td>所辖人数</td><td></td></tr>
<tr><td>直接上级</td><td>护士长</td><td>直接下级</td><td colspan="4">实习、进修护士</td></tr>
<tr><td>岗位使命
工作概述</td><td colspan="7">在护士长领导和上级护师指导下按照自己的职责独立做好办公室工作、重视护理质量、提高顾客满意度。按照时间、按照质量、按照数量标准完成自己的本职工作。</td></tr>
<tr><td rowspan="5">岗位工作
主要职责
与任务</td><td colspan="7">**岗位职责**。1.提前10分钟到病房,参加晨会,查看夜间医嘱,阅读交班报告和了解医嘱执行情况。2.热情接待病人,文明用语。合理安排床位,填写床头卡及时通知主管医师和主管护士。3.填写空床报告,在病室一览表上填写病人总数、新入、危重、手术、转科、出院、特殊治疗事项及当日值班医师和护士姓名。4.办理出入院、转科、转院、饮食、手术、死亡通知工作。5.正确绘制体温单,转抄长期医嘱执行单(输液、注射、口服等)和计费。6.每日查对医嘱,每周大查对医嘱1次,有记录。根据护理级别、药物阳性标志及时在床头卡上注明。7.负责使用病历的管理、出院病人病历的质量检查及整理工作,防止丢失。8.负责办公室的电脑、电话的管理。9.各种纸张、表格、电脑耗材清理并及时补充。10.保持办公室清洁、整齐。11.遵循 PDCA管理、追踪问题管理、持续质量改进、了解可靠性管理方法,不断提高护理技术水平。12.熟悉疑难病人护理技术。13.工作现场"7S 管理":①整理、②整顿、③清扫、④清洁、⑤安全、⑥节约、⑦素养。14.按照规定处理医疗垃圾和废物。</td></tr>
<tr><td colspan="7">**制度执行**。1.认真执行各项规章制度和技术操作常规,按照流程操作。2.严格执行"三查七对"查对制度,正确执行医嘱,临时医嘱及时通知病人责任护士。监督检查医嘱执行情况。3.严格执行消毒隔离、无菌技术操作流程,预防医院感染。4.严格执行收费标准并记账,负责掌握病人费用的动态情况催交费用。5.服务病人满意度。</td></tr>
<tr><td colspan="7">**职业道德**。1.遵纪守法。2.尊重患者权利,保守医疗秘密。3.病人优质服务。4.廉洁行医,文明礼貌,卓越工作。5.发扬团队精神,和谐共事。6.卓越服务与满意度。</td></tr>
<tr><td colspan="7">**教学科研职责**。1.根据教学、带教、业务培训、学术会议、科研课题与管理等工作的需要,利用各种机会如医学继续教育、病例讨论、上课、护理查房和各类技术操作对下级护士和进修、实习人员进行示范教学和培训。2.指导相关人员结合本专业开展科学研究工作。3.是护理学科建设的重要人员。4.发现教学科研问题解决问题。</td></tr>
<tr><td colspan="7">**工作创新**。善于发现工作中的问题、缺陷,分析、解决问题、缺陷能力持续提升。</td></tr>
<tr><td>岗位工作
主要绩效
考核要点</td><td colspan="7">1.规章制度。2.完成护理业务、学术、科研等工作数量、质量、效率、绩效指标。3.顾客沟通,护患纠纷处理。4.医德医风、社会责任。5.持续改进计划。6.健康宣教。7.工作流程规范。8.病房管理。9.护理技术操作。10.基础护理、专科护理、责任护理。11.护理文书。12."三基"考核。13.服务病人满意度。14.核心制度执行力。</td></tr>
<tr><td rowspan="2">岗位工
作关系</td><td>院内联系部门</td><td colspan="6">院内各个科室、行政职能部门、后勤部门相关领导和人员。</td></tr>
<tr><td>院外联系部门</td><td colspan="6">医院、科室或护理部授权范围内与外界有关部门人员沟通、联系。</td></tr>
<tr><td>工作权限</td><td colspan="7">1.病人护理管理权。2.监督下级护士工作权。3.向上级领导建议改进工作权。</td></tr>
<tr><td>工作环境</td><td colspan="7">1.在医院内工作,温度、湿度适宜。2.满足医疗与护理服务工作的相关环境条件。</td></tr>
<tr><td>在现在的岗位已工作时间</td><td colspan="7">自　　年　　月　　日开始,　　共计:　　年</td></tr>
<tr><td>学历经验</td><td colspan="7">1.大专以上学历,2年以上护理工作经验。2.有基础专科责任护理及业务培训经历。</td></tr>
<tr><td>技能要求</td><td colspan="7">1.称职的中级专业技术职称。2.公认的业务、技术、管理和协调能力。3.持续学习能力强。</td></tr>
<tr><td rowspan="2">岗位工作
其他要求</td><td>性别要求</td><td></td><td>年龄要求</td><td colspan="2"></td><td>婚姻</td><td>婚否不限</td></tr>
<tr><td>身体要求</td><td></td><td>政治要求</td><td colspan="2">事业性、组织观念强</td><td>业务要求</td><td>精通本专业</td></tr>
<tr><td colspan="3" align="center">岗位分析时间</td><td colspan="2">填写人</td><td colspan="3"></td></tr>
<tr><td colspan="3" align="center">直接上级审核签字</td><td colspan="2">审核时间</td><td colspan="3"></td></tr>
</table>

7. 手足外科治疗班护士岗位说明书

岗位工作 基本信息	岗位名称	治疗班护士	所在部门	手足外科	岗位编号	
	从属部门	护理部	岗位定员		所辖人数	
	直接上级	护士长	直接下级	实习、进修护士		

岗位使命 工作概述	在护士长领导和上级护师指导下按照自己的职责独立做好治疗班工作、重视治疗班工作质量、提高病人满意度。按照时间、按照质量、按照数量标准完成本职工作。

岗位工作 主要职责 与任务	**岗位职责。**1.提前10分钟上班,阅读交班报告及危重患者处置记录单,明确夜班交班内容。2.交接治疗室规定使用的物品并签字,完成交接班中待执行事项。3.晨会后随护士长床头交接班。明确病人静脉输液管等各种管道是否畅通。静脉输液瓶内加药成分、滴速、数量。吸引管引出的液体颜色、性质、数量。各类管道消毒更换日期、标示等。4.做到给药时间、途径、剂量和浓度准确。输液卡,每日下午进行查对。5.具备整体护理知识,熟悉基础、专科、责任护理业务。6.检查备用药品,如有过期、沉淀、絮状物等质量问题,及时调整。7.及时巡视病房,如有异常报告医生后妥善处理。适时对病人开展健康宣教。8.按时测量病人生命体征,如有异常遵医嘱及时处置。做好体温计消毒及治疗室紫外线消毒,填写消毒记录。9.掌握病人动态情况。填写各种治疗和处置事项后记录,写交班报告。10.查对药品,准备下班治疗药品,做好交班准备。11.保持治疗室清洁、整齐。12.掌握手足外科的护理技术。13.遵循PDCA管理、追踪问题管理、熟悉可靠性管理、持续护理质量改进。14.工作现场"7S管理":①整理、②整顿、③清扫、④清洁、⑤安全、⑥节约、⑦素养。15.按照规定处理医疗垃圾及废物。16.病人满意度。17.完成临时性工作任务。 **制度执行。**1.执行各项规章制度和技术操作常规,按照流程操作。2.严格执行医院、科室相关管理规定。3.严格执行消毒隔离、无菌技术操作流程,预防医院感染。 **职业道德。**1.遵守劳动纪律,按规定着装。2.尊重患者权利,保守医疗秘密。3.廉洁工作,文明礼貌,卓越服务。4.团队精神,和谐共事。5.工作积极性、主动性、责任心与创新性。6.热爱专业,任劳任怨,忠于职守。7.卓越服务的能力。 **持续学习。**1.掌握了解国内外本专业发展动态。2.持续学习与工作改进能力。3.积极参加医院的相关会议。4.对工作中存在的问题与缺陷有持续改进计划并组织实施。 **工作创新。**1.岗位工作与创新能力。2.岗位工作业务、技术、操作、流程、服务、管理创新。3.善于发现工作中的问题、缺陷,分析、解决问题能力持续提升。

岗位工作 主要绩效 考核要点	1.规章制度。2.完成护理工作、业务、技术、科研,工作数量、质量、效率、绩效指标。3.顾客沟通。4.医德医风、社会责任。5.个人持续改进计划。6.健康宣教。7.工作流程规范。8.病人与病房管理。9.护理技术操作。10.基础护理、专科护理、责任护理。11.护理文书书写。12."三基"考核。13.病人满意度。14.核心制度执行力。

岗位工 作关系	院内联系部门	院内各个科室、行政职能部门、后勤部门相关领导和人员。
	院外联系部门	医院、科室或护理部授权范围内与外界有关部门人员沟通、联系。

工作权限	1.病人护理与管理权。2.监督下级护士工作权。3.向上级领导建议改进工作权。

工作环境	1.在医院内工作,温度、湿度适宜。2.满足医疗与护理服务工作的相关环境条件。

在现在的岗位已工作时间	自 年 月 日开始, 共计: 年

学历经验	1.大专以上学历,2年以上护理工作经验。2.有基础专科责任护理及业务培训经历。

技能要求	1.称职的初级专业技术职称。2.公认的业务、技术、管理和协调能力。3.持续学习能力强。

岗位工作 其他要求	性别要求		年龄要求		婚姻	婚否不限
	身体要求		政治要求	事业性、组织观念强	业务要求	掌握本专业

岗位分析时间		填写人	
直接上级审核签字		审核时间	

8. 手足外科责任护士岗位说明书

岗位工作基本信息	岗位名称	责任护士	所在部门		手足外科	岗位编号	
	从属部门	护理部	岗位定员			所辖人数	
	直接上级	护士长	直接下级		实习、进修护士		

岗位使命 工作概述	在护士长领导和上级护师指导下,独立做好病人基础护理工作,重视护理质量、提高病人满意度。按时、按质、按量完成自己岗位工作。以病人为中心,责任重大。

岗位工作 主要职责 与任务	**岗位职责**。1. 上班提前 10 分钟到工作岗位。2. 参加晨会交班,听取夜班报告,随护士长危重病人床头交接班。交接规定物品并签字。3. 对自己所分管的病人,进行系统的全面的评估,制订护理计划,负责实施与评估。4. 按病人的护理级别及时巡视病房,了解病人病情、饮食、卫生及心理状态。5. 做好基础护理,坚持晨、晚间护理及出院护理。严密观察与记录危重病人的病情变化,发现异常及时报告,积极配合抢救治疗工作。6. 正确地执行医嘱,按时完成治疗、护理工作,做好查对和交接班工作,不断提高护理质量,严防差错事故。7. 随医生查房,了解病人的心理、精神、社会、文化状态并进行护理,做好病人的健康教育、咨询、病人术前、术后教育、功能锻炼、饮食管理及出院指导等。8. 维持病房环境清洁、整齐,安静、工作秩序良好,做好陪人管理、宣传卫生和防病知识,鼓励病人增强对治疗的信心,及时向病人及家属介绍住院须知。9. 病人出院后,对病人床铺严格消毒,按照规定内容整理铺好。10. 掌握手足外科的护理技术。11. 遵循 PDCA 管理、追踪问题管理、持续质量改进、了解可靠性管理方法。12. 协助医生做好病人检查诊疗及相关工作。13. 维护设备,提高设备效率。14. 工作现场"7S 管理":①整理、②整顿、③清扫、④清洁、⑤安全、⑥节约、⑦素养。15. 病人满意度。16. 按规定处理医疗垃圾和废物。 **制度执行**。1. 执行各项规章制度和技术操作常规,按照流程操作。2. 严格执行医院、科室相关管理规定。3. 严格执行消毒隔离、无菌技术操作流程,预防医院感染。 **职业道德**。1. 遵守劳动纪律,按规定着装。2. 尊重患者权利,保守医疗秘密。3. 廉洁工作,文明礼貌,卓越服务。4. 团队精神,和谐共事。5. 工作积极性、主动性与责任心。6. 热爱专业,任劳任怨,忠于职守。7. 追求卓越服务的能力。 **持续学习**。1. 持续学习与工作改进能力。2. 掌握、了解国内外本科室专业发展动态。3. 积极参加科室、医院的各种讨论、研讨会议。4. 发现问题缺陷解决问题的能力。 **工作创新**。善于发现工作中的问题、缺陷,分析、解决问题、缺陷能力持续提升。

岗位工作 主要绩效 考核要点	1. 规章制度。2. 完成基础护理、业务、技术、科研,工作数量、质量、效率、绩效指标。3. 顾客沟通。4. 医德医风、社会责任。5. 个人持续改进计划。6. 健康宣教。7. 工作流程规范。8. 病人与病房管理。9. 护理技术操作。10. 基础护理、专科护理、责任护理。11. 护理文书。12. "三基"考核。13. 服务病人满意度。14. 核心制度执行力。

岗位工作 关系	院内联系部门	院内各个科室、行政职能部门、后勤部门相关领导和人员。
	院外联系部门	医院、科室或护理部授权范围内与外界有关部门人员沟通、联系。

工作权限	1. 病人护理与管理权。2. 监督下级护士工作权。3. 向上级领导建议改进工作权。

工作环境	1. 在医院内工作,温度、湿度适宜。2. 满足医疗与护理服务工作的相关环境条件。

在现在的岗位已工作时间	自　　年　　月　　日开始,　　共计:　　年

学历经验	1. 大专以上学历,2 年以上护理工作经验。2. 有基础专科责任护理及业务培训经历。

技能要求	1. 称职的初级专业技术职称。2. 公认的业务、技术、管理和协调能力。3. 持续学习能力强。

岗位工作 其他要求	性别要求		年龄要求			婚姻	婚否不限
	身体要求		政治要求	事业性、组织观念强		业务要求	掌握本专业

岗位分析时间		填写人	
直接上级审核签字		审核时间	

9.手足外科夜班护士岗位说明书

<table>
<tr><td rowspan="3">岗位工作
基本信息</td><td>岗位名称</td><td>夜班护士</td><td>所在部门</td><td>手足外科</td><td>岗位编号</td><td></td></tr>
<tr><td>从属部门</td><td>护理部</td><td>岗位定员</td><td></td><td>所辖人数</td><td></td></tr>
<tr><td>直接上级</td><td>护士长</td><td>直接下级</td><td colspan="3">实习、进修护士</td></tr>
<tr><td>岗位使命
工作概述</td><td colspan="6">在护士长领导和上级护师指导下按照自己的职责和任务独立做好岗位工作、重视护理质量、提高病人满意度。按照时间、按照质量、按照数量标准完成本职工作。</td></tr>
<tr><td rowspan="1">岗位工作
主要职责
与任务</td><td colspan="6">**岗位职责。**1.上班提前10分钟到病房,阅读交班报告和危重患者护理记录单,明确上一班交班内容。2.明确病人总数与相关信息及病室管理中应注意的问题。负责夜间病区病员的一切治疗、护理工作。完成交接班班中待执行事项。3.检查备用急救、贵重、毒麻、限剧药品情况。4.新入院、急诊、抢救、危重,特殊诊疗、输血及情绪异常的病人必须床旁交接。5.病人有无压疮,静脉输液管等各种管道是否畅通。静脉输液瓶内加药成分、滴速、数量。吸引管引出的液体颜色、性质、数量,各类管道消毒更换日期、标示清楚。6.病人有无伤口出血与渗血情况。按时测量病人生命体征。7.掌握本科常见病护理技术。8.掌握病人动态情况及健康宣教。9.对昏迷、躁动、老年、小儿病人注意安全防护,防止坠床。10.负责病区安全,关注人员往来。根据气候变化关闭门窗、电源开关。11.填写各种护理和处置后事项记录单,书写交班报告。12.抽空腹血及做术前或特殊检查前各种准备,指导病人正确留取各种标本。13.保持办公室及治疗室的清洁整齐,下班前须彻底打扫干净。14.遵循PDCA管理、追踪问题管理、持续质量改进、了解可靠性管理方法。15.协助医生做好病人检查诊疗及相关工作。16.维护设备提高设备效率。17.工作现场"7S管理":①整理、②整顿、③清扫、④清洁、⑤安全、⑥节约、⑦素养。18.按照规定处理医疗垃圾和废物。
制度执行。1.执行各项规章制度和技术操作常规,按照流程操作。2.严格执行医院、科室相关管理规定。3.严格执行消毒隔离、无菌技术操作流程,预防医院感染。
职业道德。1.遵纪守法,遵守劳动纪律,按规定着装。2.尊重患者权利,保守医疗秘密。3.廉洁工作,文明礼貌,卓越服务。4.团队精神,和谐共事。5.工作积极性、主动性、责任心与创新性。6.热爱专业,任劳任怨,忠于职守。7.服务病人满意度。
持续学习。1.掌握了解国内外本专业发展动态。2.持续学习与工作改进能力。3.积极参加医院的相关会议。4.对工作中存在的问题与缺陷有持续改进计划并组织实施。
工作创新。善于发现工作中的问题、缺陷,分析、解决问题、缺陷能力持续提升。</td></tr>
<tr><td>岗位工作
主要绩效
考核要点</td><td colspan="6">1.规章制度。2.完成基础护理、业务、技术、科研,工作数量、质量、效率、绩效指标。3.顾客沟通。4.医德医风、社会责任。5.个人持续改进计划。6.健康宣教。7.工作流程规范。8.病人与病房管理。9.护理技术操作。10.基础护理、专科护理、责任护理。11.护理文书。12."三基"考核。13.服务病人满意度。14.核心制度执行力。</td></tr>
<tr><td rowspan="2">岗位工
作关系</td><td>院内联系部门</td><td colspan="5">院内各个科室、行政职能部门、后勤部门相关领导和人员。</td></tr>
<tr><td>院外联系部门</td><td colspan="5">医院、科室或护理部授权范围内与外界有关部门人员沟通、联系。</td></tr>
<tr><td>工作权限</td><td colspan="6">1.病人护理与管理权。2.监督下级护士工作权。3.向上级领导建议改进工作权。</td></tr>
<tr><td>工作环境</td><td colspan="6">1.在医院内工作,温度、湿度适宜。2.满足医疗与护理服务工作的相关环境条件。</td></tr>
<tr><td>在现在的岗位已工作时间</td><td colspan="6">自　　年　　月　　日开始,　　共计:　　年</td></tr>
<tr><td>学历经验</td><td colspan="6">1.大专以上学历,1年以上护理工作经验。2.有基础专科责任护理及业务培训经历。</td></tr>
<tr><td>技能要求</td><td colspan="6">1.称职的初级专业技术职称。2.公认的业务、技术、管理和协调能力。3.持续学习能力强。</td></tr>
<tr><td rowspan="2">岗位工作
其他要求</td><td>性别要求</td><td></td><td>年龄要求</td><td></td><td>婚姻</td><td>婚否不限</td></tr>
<tr><td>身体要求</td><td></td><td>政治要求</td><td>事业性、组织观念强</td><td>业务要求</td><td>掌握本专业</td></tr>
<tr><td colspan="2">岗位分析时间</td><td colspan="2"></td><td>填写人</td><td></td></tr>
<tr><td colspan="2">直接上级审核签字</td><td colspan="2"></td><td>审核时间</td><td></td></tr>
</table>

十九、肛肠外科护理人员岗位说明书

1.肛肠外科护士长岗位说明书

岗位工作基本信息	岗位名称	护士长	所在部门		肛肠外科	岗位编号	
	从属部门	护理部	岗位定员			所辖人数	
	直接上级	科主任、护理部	直接下级		护理人员,实习、进修护士		
岗位使命工作概述	在科主任与护理部领导下,全面负责科室护理工作、病房管理、护士思想工作、学科建设,物资管理等工作。是科室护士的思想、业务、行政管理的第一责任人。						
岗位工作主要职责与任务	**领导职责。**1.在护理部主任的领导和科主任业务指导下,负责所管科室的护理业务及行政管理工作,完成各项数量、质量与绩效指标。2.重视思想政治工作,经常对护士进行职业道德教育工作。3根据护理部的安排,结合本科具体情况制订本科的护理工作计划和科研计划,督促护士认真落实并经常检查。4.负责制订本科室的护理发展规划,学科建设,年度、月度、周工作计划并组织实施。5.组织护理查房和随同科主任查房,了解护理工作中存在的问题,并加强医护联系与医患沟通。6.确定本科护士的轮转和临时调配。7.协调与其他科室的关系,搞好科内、外团结,以保证护理工作的正常进行。8.文明行医,树立良好的医德医风。9.服务病人满意度。 **管理职责。**1.参加晨交班,检查危重抢救病人的护理情况,对复杂的护理技术或新开展的护理业务,要亲自参加并具体指导。2.教育全科护理人员加强工作责任心,改善服务态度,认真履行岗位职责,严格执行各项规章制度和技术操作规程,严防差错事故的发生。3.落实护理交接班并记录完善。4.掌握本科护理技能,熟悉混合痔手术、肛瘘术后、肛周脓肿手术、各种微创伤手术后监护和护理技术。5.严格无菌技术与消毒隔离工作。6.术后加强监测,精确掌握本科室危重病人的各种抢救流程。7.加强设备管理,提高设备使用效率。8.遵循PDCA管理、追踪问题管理、熟悉可靠性管理、持续护理质量改进。9.督促护士工作现场"7S管理":①整理、②整顿、③清扫、④清洁、⑤安全、⑥节约、⑦素养。10.按照规定处理医疗垃圾和废物。 **教学与科研职责。**1.组织本科护理人员学习护理业务技术,加强业务训练,注重护士素质的培养。2.组织安排并检查实习护士、进修护士在本科各病室的临床教学和实习情况。3.参加一定的护理教学项目、设计科室护理科研课题,并组织实施。						
岗位工作主要绩效考核要点	1.规章制度落实。2.完成护理、学术、科研等工作数量指标、质量指标、效率指标、经济指标。3.处理病人投诉。4.医德医风、社会责任。5.医患纠纷处理、顾客沟通。6.健康宣教、培训帮带。7.护理工作流程规范。8.病房管理。9.本科室护理人员技术操作。10.静脉穿刺成功率。11.基础护理。12.护理文书。13.服务病人满意度。						
岗位工作关系	院内联系部门	院内各个科室、行政职能部门、后勤部门相关领导和人员。					
	院外联系部门	医院、科室或护理部授权范围内与外界有关部门人员沟通、联系。					
工作权限	1.科室管理、协调权。2.对本科室护理工作的计划、实施、检查和指导权,对本科室内护理人员任免的建议权。3.有指导监督护理人员日常工作权,制度改进建议权。						
工作环境	1.在医院内工作,温度、湿度适宜。2.满足医疗与护理服务工作的相关环境条件。						
在现在的岗位已工作时间	自　　年　　月　　日开始,　共计:　　年						
学历培训经历经验	1.本科以上学历,5年以上本科室工作经验。2.医院管理培训经历。3.学术教学科研经历。4.5年内最少1篇国家级以上杂志论文发表。5.中级或以上专业技术职称。						
技能要求	1.称职的学科带头人。2.下属公认的领导、决策、管理和协调能力。3.较好的口才和文字表达能力。4.良好的职业道德素质和团队合作精神。5.持续学习能力强。						
岗位工作其他要求	性别要求		年龄要求			婚姻	婚否不限
	身体要求		政治要求	事业性、组织观念强		业务要求	精通本专业
岗位分析时间				填写人			

2.肛肠外科主管护师岗位说明书

<table>
<tr><td rowspan="3">岗位工作
基本信息</td><td>岗位名称</td><td>主管护师</td><td>所在部门</td><td colspan="2">肛肠外科</td><td>岗位编号</td><td></td></tr>
<tr><td>从属部门</td><td>护理部</td><td>岗位定员</td><td colspan="2"></td><td>所辖人数</td><td></td></tr>
<tr><td>直接上级</td><td>护士长</td><td>直接下级</td><td colspan="4">相关护理人员,实习、进修护士</td></tr>
<tr><td>岗位使命
工作概述</td><td colspan="7">在护士长领导和上级护师指导下负责上班时的治疗、护理质量、服务工作,医患沟通、健康教育及职责工作。按照时间、按照质量、按照数量标准完成本职工作。</td></tr>
<tr><td>岗位工作
主要职责
与任务</td><td colspan="7">岗位职责。1.取得护士执业资格并经过注册。按照护士长安排做好岗位工作。协助护士长做好质量控制工作,把好护理质量关。不断提高护理质量,努力完成工作任务。完成本班绩效指标。2.掌握护理理论基础,参与和指导护师运用护理程序。制订具有护理特色的护理计划,掌握基础护理、专科护理特殊护理技能,对患者实施整体护理。3.指导并参与制订重危、疑难患者的护理计划,并亲自实施。4.协助拟订本科业务培训计划,协助组织本科护理人员学习护理知识,修订本科护理计划,加强护理基本功的训练。5.学习、应用国内外护理先进经验,开展新技术、新方法及科研工作,及时总结经验,不断提高自己的护理技术水平。6.认真执行各项规章制度和技术操作常规,按照规范的流程工作。7.熟悉肛肠护理技能,熟悉混合痔手术、肛瘘术后、肛周脓肿手术、各种微创伤手术后监护和护理技术。8.熟悉术后出血抢救病人技能。9.做好护理系学生、中专生、进修护师的临床带教组织工作,并负责讲课和评定成绩。10.协助护士长制订本科护理科研、新业务、新技术的开展计划。不断总结经验,撰写辨证施护论文。11.协助本科护士长做好行政管理和护理队伍的建设工作。12.加强医疗仪器、信息、物资的管理,组织好仪器、信息和物资的维护工作,提高仪器使用效率。13.加强病房管理,重视危重病人护理工作,深入病房与患者开展有效沟通,经常进行健康宣传。14.遵循 PDCA 管理、追踪问题管理、熟悉可靠性管理、持续护理质量改进。15.工作现场"7S管理":①整理、②整顿、③清扫、④清洁、⑤安全、⑥节约、⑦素养。16.按照规定处理医疗护理垃圾和废物。</td></tr>
<tr><td>岗位工作
主要绩效
考核要点</td><td colspan="7">1.规章制度落实。2.完成规定的护理、教学、科研以及临床护理工作数量指标、质量指标、效率指标及相关指标。3.综合护理绩效管理指标。4.医德医风、社会责任。5.医患纠纷处理、顾客沟通。6.病区环境管理、健康宣教、培训帮带等。7.执行科室工作流程规范。8.危重病人护理与救治。9.岗位学习与工作建议和创新能力。</td></tr>
<tr><td rowspan="2">岗位工
作关系</td><td>院内联系部门</td><td colspan="6">院内各个科室、行政职能部门、后勤部门相关领导和人员。</td></tr>
<tr><td>院外联系部门</td><td colspan="6">医院、科室或护理部授权范围内与外界有关部门人员沟通、联系。</td></tr>
<tr><td>岗位工
作权限</td><td colspan="7">1.对本科室日常工作计划、实施、检查的参与权,对本科室内护理人员沟通权。2.有权指导实习护士的日常工作。3.有向护士长、主任、主任护师或者上级领导提出改进科室工作的建议权。4.绩效薪酬分配建议权,规章制度改进建议权等。</td></tr>
<tr><td>工作环境</td><td colspan="7">1.在医院内工作,温度、湿度适宜。2.满足医疗与护理服务工作的相关环境条件。</td></tr>
<tr><td>在现在的岗位已工作时间</td><td colspan="7">自 年 月 日开始, 共计: 年</td></tr>
<tr><td>学历培训
经历经验</td><td colspan="7">1.中专以上学历,有 5 年以上本科室护理工作经验。2.有专科护理经历、医院管理培训经历。3.有抢救危重病人经历。4.每年积极参加继续医学教育。5."三基"考试符合要求。6.中级专业技术的职称。7.工作中与同事们和患者的协调、沟通能力。</td></tr>
<tr><td>岗位工作
技能要求</td><td colspan="7">1.称职的中级专业技术职称。2.公认的科室护理骨干。3.较好的口才和文字表达能力。4.良好的业务能力、职业道德素质和团队合作精神。5.持续学习专业知识的能力强。</td></tr>
<tr><td rowspan="2">岗位工作
其他要求</td><td>性别要求</td><td></td><td>年龄要求</td><td></td><td></td><td>婚姻</td><td>婚否不限</td></tr>
<tr><td>身体要求</td><td></td><td>政治要求</td><td colspan="2">事业性、组织观念强</td><td>业务要求</td><td>掌握本专业</td></tr>
<tr><td colspan="3">岗位分析时间</td><td colspan="2">填写人</td><td colspan="3"></td></tr>
<tr><td colspan="3">直接上级审核签字</td><td colspan="2">审核时间</td><td colspan="3"></td></tr>
</table>

3.肛肠外科护师岗位说明书

岗位工作基本信息	岗位名称	护师	所在部门	肛肠外科	岗位编号	
	从属部门	护理部	岗位定员		所辖人数	
	直接上级	护士长	直接下级	护士,实习、进修护士		

岗位使命工作概述	在护士长领导和上级护师指导下按照自己的职责独立做好护理工作、重视护理质量、提高病人满意度。按照时间、按照质量、按照数量标准完成自己的本职岗位工作。

岗位工作主要职责与任务	岗位职责。1.取得护士执业资格并经过注册。遵循医院护理部和所在病房的护理哲理,树立以病人为中心的理念,尊重病人权利,体现人性化护理,注意沟通技巧,保持良好的护患关系。不断提高护理质量,努力完成护理任务。2.具备整体护理知识,熟悉专科护理业务,运用护理程序对病人实施整体护理,包括熟练评估病人,制订护理计划,完成健康教育、心理护理,落实并修订病人的护理计划,书写护理记录。3.协助护士长,指导和检查护士执行医嘱、护嘱,实施护理措施及评价护理效果。4.能够独立参加危重病人的抢救工作,按危重病人护理常规进行护理,预防并发症的发生。5.认真执行各项规章制度和技术操作常规,按照规范的流程工作。6.精细化工作,严防差错事故发生。7.严格执行消毒隔离、无菌技术操作,预防医院感染。8.负责分管一组病人的护理,告知病人的相关事项,落实分级护理,随时巡视病房,了解病人病情及心态的变化,满足其健康需要。9.参加护理查房、护理病例讨论,发现问题,及时解决,把好自己岗位护理质量关、安全关。10.协助护士长制订本科护理科研、新业务、新技术的开展计划。不断总结经验,撰写辨证施护论文。11.了解并熟悉术后出血抢救病人技能。12.指导实习生、进修生的临床带教,完成教学计划,并进行考核和评价。13.协助护士长做好病室管理工作。14.积极参加继续教育学习,不断更新专业知识和技能,结合临床实践开展科研总结经验,撰写论文护理论文,完成继续教育规定学分。15.维护科室仪器设备,提高仪器的使用效率。16.按规定着装,工作主动、积极,责任心强。17.遵循 PDCA 管理、追踪问题管理、熟悉可靠性管理,持续护理质量改进。18.病房、工作现场"7S 管理":①整理、②整顿、③清扫、④清洁、⑤安全、⑥节约、⑦素养。19.按照规定处理医疗垃圾和废物。20.服务病人满意度。

岗位工作主要绩效考核要点	1.规章制度落实。2.完成规定的护理数量指标、质量指标、效率指标、服务指标。3.医德医风、社会责任。4.顾客沟通、医患纠纷处理。5.病区环境管理、健康宣教。6.护理工作流程规范。7.交接班及记录完整。9.服务态度、工作主动热情、责任性。10.敬业奉献,遵守纪律,任劳任怨。11.持续学习与工作改进能力。12.病人满意度。

岗位工作关系	院内联系部门	院内各个科室、行政职能部门、后勤部门相关领导和人员。
	院外联系部门	医院、科室或护理部授权范围内与外界有关部门人员沟通、联系。

岗位工作权限	1.对本科室日常工作计划、实施、检查的参与权。2.有权指导实习人员的日常工作。3.有向护士长、主任、主任护师或者上级领导提出改进科室工作、制度的建议权。

工作环境	1.在医院内工作,温度、湿度适宜。2.满足医疗与护理服务工作的相关环境条件。

在现在的岗位已工作时间	自　　年　　月　　日开始,　　共计:　　年

学历经验	1.大专以上学历,有 3 年以上本科室护理工作经验。2.有临床护理专科经历、积极参加院内业务与管理培训。3.有独立抢救危重病人经历。4."三基"考试符合规定要求。

技能要求	1.称职的初级专业技术职称护师。2.科室护理骨干。3.较好的口才和文字表达能力。4.良好的职业道德素质和团队合作精神。5.持续学习能力强。6."工作"中协调与沟通能力。

岗位工作其他要求	性别要求		年龄要求		婚姻	婚否不限
	身体要求		政治要求	事业性、组织观念强	业务要求	掌握本专业

岗位分析时间		填写人	
直接上级审核签字		审核时间	

4.肛肠外科护士岗位说明书

岗位工作 基本信息	岗位名称	护士	所在部门	肛肠外科	岗位编号	
	从属部门	护理部	岗位定员		所辖人数	
	直接上级	护士长	直接下级	实习、进修护士		

岗位使命 工作概述	在护士长领导和上级护师指导下按照自己的职责独立做好护理工作、重视护理质量、提高病人满意度。按照时间、按照质量、按照数量标准完成本自己的职岗位工作。

岗位工作 主要职责 与任务	岗位职责。1.取得护士执业资格并经过注册。树立以病人为中心的服务理念,尊重病人权利,体现人性化护理,注意沟通技巧,保持良好的护患关系。2.上班时提前10分钟到病房,阅读交班报告及危重患者护理记录单。参加晨会,掌握夜班交班内容。3.随同夜班护士、护士长进行床旁交班,了解新入院病人、危重病人、特殊病人情况,并检查抢救药品及抢救仪器的运转状态。4.查对夜班医嘱。处理医嘱并亲自执行。5.具备整体护理知识,熟悉专科护理业务,运用护理程序对病人实施整体护理,包括熟练评估病人,制订护理计划,完成健康教育、心理护理,落实并修订病人的护理计划,书写护理记录。6.认真执行各项规章制度和技术操作常规,按照规范的流程工作。7.负责接待新入院病人并做好入院处置、入院评估、健康指导等护理工作,签署健康教育记录单。8.严格执行消毒隔离、无菌技术操作,预防医院感染。9.对新入院病人告知其相关事项,落实分级护理,随时巡视病房,了解病人病情及心态的变化,满足其身心需要。10.负责办理出、入院、转科、转院等相关手续。11.巡视患者,掌握病区患者病情动态变化,参加急危重患者的抢救,完成交班报告及各种病情记录。12.与副班护士、总务护士查对本班医嘱。做好病历保管、清查工作,防止丢失。13.协助护士长制订本科护理科研、新业务、新技术的开展计划。不断总结经验,撰写辨证施护论文。14.了解并熟悉术后出血抢救病人技能。15.在班时按照规定时间巡视病房,适时对有关病人开展健康宣教。16.按规定着装,工作主动、积极工作,责任心强。17.遵循 PDCA 管理、追踪问题管理、熟悉可靠性管理、持续护理质量改进。18.病房、工作现场"7S 管理":①整理、②整顿、③清扫、④清洁、⑤安全、⑥节约、⑦素养。19.按照规定处理医疗垃圾和废物。20.服务病人满意度。

岗位工作 主要绩效 考核要点	1.规章制度落实。2.完成规定的护理工作、数量指标、质量指标、效率指标、服务指标。3.医德医风、社会责任。4.顾客沟通、医患纠纷处理。5.病区环境管理、健康宣教、培训带教等。6.科室工作流程规范。7.交接班及相关工作记录完整。8.服务态度。9.敬业奉献,遵守纪律,任劳任怨。10.工作主动性、创新性、责任心。

岗位工 作关系	院内联系部门	院内各个科室、行政职能部门、后勤部门相关领导和人员。
	院外联系部门	医院、科室或护理部授权范围内与外界有关部门人员沟通、联系。

工作权限	1.对本科室日常工作计划、实施、检查的参与权。2.有权指导实习人员的日常工作。3.有向护士长、主任、主任护师或者上级领导提出改进科室工作的建议权。

工作环境	1.在医院内工作,温度、湿度适宜。2.满足医疗与护理服务工作的相关环境条件。

在现在的岗位已工作时间	自　　年　　月　　日开始,　　共计:　　年

学历经验	1.大专以上学历,有 1 年以上本科室护理工作经验。2.有临床完整的护理实习记录、院内医院管理培训经历。3.有护理、抢救危重病人经历。4.积极参加继续医学教育。5."三基"考试符合要求。6.初级专业技术职称。7.岗位工作中与医患协调与沟通能力。

技能要求	1.称职的初级专业技术职称。2.科室护理潜在骨干。3.较好的口才和文字表达能力。4.良好的职业道德素质和团队合作精神。5.持续学习本岗位专业知识的技能能力强。

岗位工作 其他要求	性别要求		年龄要求		婚姻	婚否不限
	身体要求		政治要求	事业性、组织观念强	业务要求	掌握本专业

岗位分析时间		填写人	
直接上级审核签字		审核时间	

5.肛肠科办公室护士岗位说明书

岗位工作基本信息	岗位名称	办公室护士	所在部门	肛肠外科	岗位编号	
	从属部门	护理部	岗位定员		所辖人数	
	直接上级	护士长	直接下级	实习、进修护士		

岗位使命工作概述	在护士长领导和上级护师指导下按照自己的职责独立做好办公室工作、重视护理质量、提高顾客满意度。按照时间、按照质量、按照数量标准完成本自己职岗位工作。

岗位工作主要职责与任务	岗位职责。1.上班时提前10分钟到病房,参加晨会,查看夜间医嘱,阅读交班报告及危重患者护理记录单。热情接待病人,文明用语,礼貌待人。根据病人病情合理安排床位,填写诊断卡和床尾卡及时通知主管医师和主管护士。2.填写空床报告,在病室一览表上填写病人总数、新入、危重、手术、转科、出院、特殊治疗事项及当日值班医师、护士姓名。3.严格执行查对制度,正确执行医嘱,临时医嘱及时通知病人的主管护士。4.每日查对医嘱,每周大查对医嘱一次,有记录。根据护理级别、药物的阳性标志及时在诊断卡和床头卡上注明。5.认真执行各项规章制度和技术操作常规,按照规范的流程工作。严格按收费标准记账,负责掌握病人费用的动态情况,并及时与病人或家属、主管医师联系,负责对病人有关收费问题的解释工作。6.按医嘱饮食种类和病人需要,与营养科联系安排病人的饮食。按需要安排工人推送病人检查及相关后勤工作。7.负责办理出入院、转科、转院、饮食、手术、死亡的通知工作。8.正确绘制体温单,有异常报告医生,及时处理。做好体温计消毒。9.做好病历保管、清查工作,防止丢失。负责使用病历的管理。负责出院病人病历的质量检查及整理。10.了解病房病人动态情况,书写病房动态交班报告。11.协助护士长做好病房管理工作。12.负责办公室的电脑、电话的管理。13.各种纸张、表格、电脑耗材清理、补充。14.书写字迹清楚正确,必要的人文知识。15.熟悉肛肠护理技能,熟悉混合痔手术、肛瘘术后、肛周脓肿手术、各种微创伤手术后监护和护理技术。16.遵循PDCA管理、追踪问题管理、熟悉可靠性管理、持续护理质量改进。17.病房、工作现场"7S管理":①整理、②整顿、③清扫、④清洁、⑤安全、⑥节约、⑦素养。18.按照规定处理医疗护理垃圾和废物。19.为病人服务的满意度。

岗位工作主要绩效考核要点	1.规章制度落实。2.完成规定的岗位工作、数量指标、质量指标、效率指标、服务指标。3.医德医风、社会责任。4.顾客沟通。5.办公室环境管理、人员秩序等。6.办公室工作流程规范。7.交接班及相关工作记录完整。8.服务态度。9.敬业奉献,遵守纪律,任劳任怨。10.岗位工作热情性、主动性、积极性、责任心、创新性。

岗位工作关系	院内联系部门	院内各个科室、行政职能部门、后勤部门相关领导和人员。
	院外联系部门	医院、科室或护理部授权范围内与外界有关部门人员沟通、联系。

工作权限	1.对本科室日常工作计划、实施、检查的参与权。2.有权指导实习人员的日常工作。3.有向护士长、主任或者上级领导建议提出改进科室工作制度的建议权。

工作环境	1.在医院内工作,温度、湿度适宜。2.满足医疗与护理服务工作的相关环境条件。

在现在的岗位已工作时间	自 年 月 日开始, 共计: 年

学历经验	1.大专以上学历,有5年以上本科室护理工作经验。2.有较丰富的协调、沟通能力。3.有护理、抢救危重病人经历。4.每年积极参加继续医学教育。5.协调沟通能力强。

技能要求	1.称职的办公室护士工作。2.科室护理骨干。3.较好的口才和文字表达能力。4.良好的职业道德素质和团队合作精神。5.持续学习本岗位专业知识的能力强。

岗位工作其他要求	性别要求		年龄要求		婚姻	婚否不限
	身体要求		政治要求	事业性、组织观念强	业务要求	掌握本专业

岗位分析时间		填写人	
直接上级审核签字		审核时间	

6.肛肠外科总务护师岗位说明书

<table>
<tr><td rowspan="3">岗位工作
基本信息</td><td>岗位名称</td><td>总务护师</td><td>所在部门</td><td>肛肠外科</td><td>岗位编号</td><td></td></tr>
<tr><td>从属部门</td><td>护理部</td><td>岗位定员</td><td></td><td>所辖人数</td><td></td></tr>
<tr><td>直接上级</td><td>护士长</td><td>直接下级</td><td colspan="3">实习、进修护士</td></tr>
<tr><td>岗位使命
工作概述</td><td colspan="6">在护士长领导和上级护师指导下按照自己的职责独立做好总务护士工作,重视护理工作质量、管理质量,提高顾客满意度。按时、按质、按量完成自己的本职工作。</td></tr>
<tr><td>岗位工作
主要职责
与任务</td><td colspan="6">岗位职责。1.树立以病人为中心的服务理念,尊重病人权利,体现人性化护理,注意沟通技巧,保持良好的护患关系。2.具备整体护理知识,熟悉专科护理业务,运用护理程序对病人实施整体护理,制订护理计划,落实并修订病人的护理计划,书写护理记录。3.具有对科室物资管理的较丰富经验。4.负责相关抢救仪器、急救器材、药品的管理,保证急救器材、药品完好率100%。物品严格交接班,并有记录。5.认真执行各项规章制度和技术操作常规。6.负责病区治疗物品、一次性物品的清理、交换及补充,勤俭、节约办事。7.负责各类药品的领取和保管,分类分柜储存口服药、静脉药、肌注药、外用药、剧毒药,标识清楚。定期清理药品批号,无过期药品。麻醉药上锁,每班交接并签字。8.严格执行消毒隔离制度、医院感染管理制度和无菌技术规程,定期做环境卫生学监测和消毒溶液浓度的测定及更换。9.负责与供应室、洗浆房交换物品,保证供应室医疗用品及时更换、请领。10.负责治疗室、处置室及检查室管理、清洁、消毒工作。11.病房用后的物品按《医疗废物管理条例》处理。12.协助护士长做好病房管理工作。负责病房物资的请领、保管和报损。协助办公室护士相关的工作。13.各种纸张、表格、电脑耗材清理、补充及时。注重成本管理。14.必要的人文知识,沟通能力强,管理能力较强。15.科室物品无损坏、丢失,账物相符。16.工作主动性、积极性、责任心强。17.熟悉肛肠护理技能,熟悉混合痔手术、肛瘘术后、肛周脓肿手术、各种微创伤手术后监护和护理技术。18.遵循PDCA管理、追踪问题管理、熟悉可靠性管理,持续护理质量改进。19.病房、库房工作现场"7S管理":①整理、②整顿、③清扫、④清洁、⑤安全、⑥节约、⑦素养。20.为病人服务满意度。21.完成临时性工作任务。</td></tr>
<tr><td>岗位工作
主要绩效
考核要点</td><td colspan="6">1.规章制度落实。2.完成规定的岗位工作、数量指标、质量指标、效率指标、服务指标。3.医德医风、社会责任。4.顾客沟通。5.病区病房环境管理、人员秩序等。6.岗位工作流程规范。7.物品交接班及相关工作记录完整。8.服务态度。9.敬业奉献,遵守纪律,任劳任怨。10.岗位工作主动性、责任心。11.物品管理流程规范。</td></tr>
<tr><td rowspan="2">岗位工
作关系</td><td>院内联系部门</td><td colspan="5">院内各个科室、行政职能部门、后勤部门相关领导和人员。</td></tr>
<tr><td>院外联系部门</td><td colspan="5">医院、科室或护理部授权范围内与外界有关部门人员沟通、联系。</td></tr>
<tr><td>工作权限</td><td colspan="6">1.对本科室日常工作计划、实施、检查的参与权。2.有权指导实习人员的日常工作。3.有向护士长、主任或者上级领导建议提出改进科室工作、制度的建议权。</td></tr>
<tr><td>工作环境</td><td colspan="6">1.在医院内工作,温度、湿度适宜。2.满足医疗与护理服务工作的相关环境条件。</td></tr>
<tr><td>在现在的岗位已工作时间</td><td colspan="6">自　　年　　月　　日开始,　　共计:　　年</td></tr>
<tr><td>学历经验</td><td colspan="6">1.大专以上学历,有5年以上本科室护理工作经验。2.有较丰富的协调、沟通能力。3.有护理、抢救危重病人经历。4.每年积极参加继续医学教育。5.工作中沟通能力强。</td></tr>
<tr><td>技能要求</td><td colspan="6">1.称职的总务护士。2.科室护理骨干。3.较好的口才和文字表达能力。4.良好的职业道德素质和团队合作精神。5.持续学习专业知识的能力强。6.中级专业技术职称。</td></tr>
<tr><td rowspan="2">岗位工作
其他要求</td><td>性别要求</td><td></td><td>年龄要求</td><td></td><td>婚姻</td><td>婚否不限</td></tr>
<tr><td>身体要求</td><td></td><td>政治要求</td><td>事业性、组织观念强</td><td>业务要求</td><td>掌握本专业</td></tr>
<tr><td colspan="2" style="text-align:center">岗位分析时间</td><td colspan="2"></td><td>填写人</td><td></td></tr>
<tr><td colspan="2" style="text-align:center">直接上级审核签字</td><td colspan="2"></td><td>审核时间</td><td></td></tr>
</table>

7.肛肠外科治疗班护士岗位说明书

<table>
<tr><td rowspan="3">岗位工作
基本信息</td><td>岗位名称</td><td>护士</td><td>所在部门</td><td>肛肠外科</td><td>岗位编号</td><td></td></tr>
<tr><td>从属部门</td><td>护理部</td><td>岗位定员</td><td></td><td>所辖人数</td><td></td></tr>
<tr><td>直接上级</td><td>护士长</td><td>直接下级</td><td colspan="3">实习、进修护士</td></tr>
<tr><td>岗位使命
工作概述</td><td colspan="6">在护士长领导和上级护师指导下按照自己的职责独立做好护理工作、重视护理质量、提高病人满意度。按照时间、按照质量、按照数量标准完成本自己职岗位工作。</td></tr>
<tr><td>岗位工作
主要职责
与任务</td><td colspan="6">岗位职责。1.上班提前10分钟到病房,阅读交班报告及危重患者护理记录单,掌握夜班交班内容。树立以病人为中心的服务理念。2.晨会结束后,随护士长床头交接班。明确病人静脉输液管等各种管道是否畅通。静脉输液瓶内加药成分、滴速、数量。吸引管引出的液体颜色、性质、数量。各类管道消毒更换日期、标示等。交接治疗室常备药品、医疗器械、体温表、输液器、血压计、听诊器、剪刀、急救药盘和保护带的使用情况及数量并签字。完成交接班中待执行护理事项。3.常规治疗。处理当天医嘱。做到及时给药,口头医嘱不予处理。做到给药时间、途径、药物剂量和浓度的准确。4.送取药盘,查对药品,遵医嘱加入临时给药。发放中午口服药品,核对病人身份,做到送药入手,倒温水,看药入口。5.检查备用药品、急救药品,如有沉淀、絮状物等质量问题,及时调整。如日期临近,做好明显标识或及时更换。检查医疗器械使用情况,及时更换和消毒,并写明消毒日期和更换日期。6.及时巡视病房,如有异常,及时报告医生,妥善处理。7.整理治疗室卫生。送取药盘,查对药品,准备晚班治疗用品,做好交接准备。8.转抄服药本、输液卡,每日下午进行查对。每周固定时间换药,交接清楚,并填写交接记录。9.执行各项规章制度和技术操作常规,严格"三查八对"。10.执行消毒隔离、无菌技术操作,预防医院感染。11.熟悉肛肠护理技能,熟悉混合痔手术、肛瘘术后、肛周脓肿手术、各种微创伤手术后监护和护理技术。12.保持治疗室清洁、整齐。13.及时巡视病房,适时对有关病人开展健康宣教。14.善于与其他班同事协作,一切为了病人。15.填写各种护理和处置后事项的记录单,书写交班报告。16.遵循PDCA管理、追踪问题管理、熟悉可靠性管理、持续护理质量改进。17.诊疗室工作现场"7S管理":①整理、②整顿、③清扫、④清洁、⑤安全、⑥节约、⑦素养。18.按照规定处理医疗垃圾和废物。
持续学习。1.持续学习与工作改进和能力。2.掌握、了解国内外本专业发展动态。3.积极参加科室、医院的各种讨论、研讨会议。4.针对工作问题持续改进的能力。
工作创新。善于发现工作中的问题、缺陷,分析、解决问题、缺陷能力持续提升。</td></tr>
<tr><td>岗位工作
主要绩效
考核要点</td><td colspan="6">1.规章制度。2.完成规定护理工作。3.医德医风、社会责任。4.顾客沟通、医患纠纷处理。5.病区病房环境管理、健康宣教。6.护理工作流程。7.交接班记录完整。</td></tr>
<tr><td rowspan="2">岗位工
作关系</td><td>院内联系部门</td><td colspan="5">院内各个科室、行政职能部门、后勤部门相关领导和人员。</td></tr>
<tr><td>院外联系部门</td><td colspan="5">医院、科室或护理部授权范围内与外界有关部门人员沟通、联系。</td></tr>
<tr><td>工作权限</td><td colspan="6">1.对护理工作计划、实施、检查的参与权。2.有权指导检查、调查考核实习护士工作。</td></tr>
<tr><td>工作环境</td><td colspan="6">1.在医院内工作,温度、湿度适宜。2.满足医疗与护理服务工作的相关环境条件。</td></tr>
<tr><td>在现在的岗位已工作时间</td><td colspan="6">自　　年　　月　　日开始,　　共计:　　年</td></tr>
<tr><td>学历经验</td><td colspan="6">1.大专以上学历,5年以上本科护理工作经验。2.有临床医患、医务人员之间沟通经历。3.抢救危重病人经历。4.积极参加继续医学教育。5."三基"考试符合规定要求。</td></tr>
<tr><td>技能要求</td><td colspan="6">1.称职的初级专业技术职称。2.科室护理骨干。3.较好的口才和文字表达能力。4.良好的职业道德素质和团队合作精神。5.持续学习能力强。6.工作中协调与沟通能力。</td></tr>
<tr><td rowspan="2">岗位工作
其他要求</td><td>性别要求</td><td></td><td>年龄要求</td><td></td><td>婚姻</td><td>婚否不限</td></tr>
<tr><td>身体要求</td><td></td><td>政治要求</td><td>事业性、组织观念强</td><td>业务要求</td><td>掌握本专业</td></tr>
<tr><td colspan="3">岗位分析时间</td><td colspan="2">填写人</td><td colspan="2"></td></tr>
</table>

8.肛肠外科晚班护士岗位说明书

岗位工作基本信息	岗位名称	晚班护士	所在部门	肛肠外科	岗位编号	
	从属部门	护理部	岗位定员		所辖人数	
	直接上级	护士长	直接下级	实习、进修护士		

岗位使命工作概述	在护士长领导和上级护师指导下按照自己的职责独立做好护理工作、重视护理质量、提高病人满意度。按照时间、按照质量、按照数量标准完成本自己职岗位工作。

岗位工作主要职责与任务	岗位职责。1.上班提前10分钟到病房,阅读交班报告及危重患者护理记录单,掌握上一班交班内容。树立以病人为中心,一切为了病人安全和健康的服务理念。2.交接班清楚病人总数、出入院、转科、病危、死亡人数及病室管理中应注意的问题。负责全病区病员的一切治疗、护理工作。完成交接班中待执行事项。3.接班要明确病人静脉输液管等各种管道是否畅通。静脉输液瓶内加药成分、滴速、数量。吸引管引出的液体颜色、性质、数量。各类管道消毒更换日期、标示等。4.新入院、急诊、抢救、危重、特殊病人、特殊检查、特殊治疗、输血及情绪异常的病人必须床旁交接,了解诊疗情况和护理完成情况。有无病人伤口出血、渗血情况。有无压疮、各种导管固定和引流通畅情况,并做好记录。5.按照护理等级规定时间或病人具体情况测量病人生命体征。6.急救器材、药品是否齐备完好,贵重、毒麻、限剧药品交接清楚并签名。7.检查备用药品、急救药品,如有沉淀、絮状物等质量问题,及时调整。如日期临近,做好明显标识或及时更换。检查医疗器械使用情况,及时更换和消毒,并写明消毒日期和更换日期。8.按时间发放口服药品,核对病人姓名,做到送药入手,倒温水,看药入口。9.按时间巡视病房。督促协助护理员进行晚间护理,照顾病人就寝,做好陪人管理,保持病室安静。10.各种治疗、护理、检查标本采集及各种处置完成后须签字,对尚未完成的工作,应向接班者交代清楚。11.认真执行各项规章制度和技术操作常规,严格"三查八对"。12.执行消毒隔离、无菌技术操作,预防医院感染。13.熟悉肛肠护理技能,熟悉混合痔手术、肛瘘术后、肛周脓肿手术、各种微创伤手术后监护和护理技术。14.保持治疗室清洁、物品摆放整齐有序。15.适时对病人开展健康宣教,掌握病区病人动态情况。16.在办公室、治疗室、病房时应开门,以便了解情况。17.按规定准备白班治疗药品。18.负责病房安全与秩序,及时关、锁闭走廊大门,关注走廊、病房人员往来,对病人的陪护人员情况做到清楚明白。按时或根据气候变化关、开门窗、关闭电源开关。19.填写各种护理和处置后事项的记录单,书写交班报告。20.遵循PDCA管理、追踪问题管理、熟悉可靠性管理、持续护理质量改进。21.工作现场"7S管理":①整理、②整顿、③清扫、④清洁、⑤安全、⑥节约、⑦素养。22.按规定处理医疗垃圾和废物。23.持续改进。

岗位工作主要绩效考核要点	1.规章制度。2.完成规定护理工作。3.医德医风、社会责任。4.顾客沟通、医患纠纷处理。5.病区病房环境管理、健康宣教。6.护理工作流程。7.交接班记录完整。

岗位工作关系	院内联系部门	院内各个科室、行政职能部门、后勤部门相关领导和人员。
	院外联系部门	医院、科室或护理部授权范围内与外界有关部门人员沟通、联系。

工作权限	1.对科室护理工作计划、实施、检查的参与权。2.有权指导检查调查实习护士工作。

工作环境	1.在医院内工作,温度、湿度适宜。2.满足医疗与护理服务工作的相关环境条件。

在现在的岗位已工作时间	自　　年　　月　　日开始,　　共计:　　年

学历经验	1.大专以上学历,有1年以上本科室护理工作经验。2.有护理、抢救危重病人经历。

技能要求	1.称职的初级专业技术职称。2.科室护理骨干。3.良好的职业道德素质和团队合作精神。

岗位工作其他要求	性别要求		年龄要求		婚姻	婚否不限
	身体要求		政治要求	事业性、组织观念强	业务要求	掌握本专业

岗位分析时间		填写人	

9.肛肠外科换药室护师岗位说明书

<table>
<tr><td rowspan="3">岗位工作
基本信息</td><td>岗位名称</td><td>换药室护师</td><td>所在部门</td><td colspan="2">肛肠外科</td><td>岗位编号</td><td></td></tr>
<tr><td>从属部门</td><td>普通外科</td><td>岗位定员</td><td colspan="2"></td><td>所辖人数</td><td></td></tr>
<tr><td>直接上级</td><td>护士长</td><td>直接下级</td><td colspan="4">实习、进修护士</td></tr>
<tr><td>岗位使命
工作概述</td><td colspan="7">在换药室负责人和护士长领导下,按照自己的职责独立做好病人导管检查护理工作、重视病人检查质量、提高病人满意度。按时、按质、按量完成自己的本职工作。</td></tr>
<tr><td rowspan="8">岗位工作
主要职责
与任务</td><td colspan="7">**岗位职责**。1.上班提前10分钟到换药室室,物品交接并签字。及时清理房间,物归原处,做好房间消毒。2.协助医生做好病人换药、检查诊断及特殊治疗工作。3.检查医疗器械使用情况,及时更换和消毒,并写明消毒日期和更换日期。4.严格收费标准,做好门诊、住院病人检查和治疗费用记账工作。5.负责器械的保养、清洗、消毒工作。6.认真对所有器材及时清洗、消毒,确保各种物品处于使用的最佳状态。7.认真执行各项规章制度和技术操作常规,严格"三查七对"。8.严格执行消毒隔离、无菌技术操作,预防交叉感染。9.熟悉肛肠护理技能,熟悉混合痔手术、肛瘘术后、肛周脓肿手术、各种微创伤手术后监护和护理技术。10.保持换药室清洁、物品整齐、物品标识明确。11.报废器材认真登记及时补充,以保证检查治疗工作的正常运转。12.维持换药室病人检查秩序,帮助需要帮助的病人。13.下班前对各部位检查一遍,该上锁的部位上锁,确保安全后方可离去。14.遵循PDCA管理、追踪问题管理、熟悉可靠性管理、持续护理质量改进。15.工作现场"7S管理":①整理、②整顿、③清扫、④清洁、⑤安全、⑥节约、⑦素养。16.按照规定处理医疗护理垃圾和废物。</td></tr>
<tr><td colspan="7">**执行职责**。1.执行国家相关法律法规,行业规章制度、标准、职责、操作规范与流程,严格执行"18项核心制度",执行医院和科室的各项管理制度。2.参加医院、行政、党支部举办的各项政治理论学习、业务与管理知识培训,积极参加继续医学教育。</td></tr>
<tr><td colspan="7">**职业道德**。1.遵纪守法。2.尊重患者权利,保守医疗秘密。3.病人优质服务。4.廉洁行医,文明礼貌,卓越工作。5.发扬团队精神,和谐共事。6.为病人服务满意度。</td></tr>
<tr><td colspan="7">**教学科研职责**。1.根据教学、带教、业务培训、学术会议、科研课题与管理等工作的需要,利用各种机会如医学继续教育、病例讨论、上课、护理查房和各类技术操作对下级护士和进修、实习人员进行示范教学和培训。2.指导相关人员结合本专业开展科学研究工作。3.是护理学科建设的重要人员。4.发现教学科研问题解决问题。</td></tr>
<tr><td colspan="7">**持续学习**。1.持续学习与工作改进能力。2.掌握、了解国内外本科室专业发展动态。</td></tr>
<tr><td colspan="7">**工作创新**。善于发现工作中的问题、缺陷,分析、解决问题、缺陷能力持续提升。</td></tr>
<tr><td rowspan="2"></td><td colspan="7"></td></tr>
<tr><td colspan="7"></td></tr>
<tr><td>岗位工作
主要绩效
考核要点</td><td colspan="7">1.规章制度落实。2.完成规定的护理数量指标、质量指标、效率指标、服务指标。3.医德医风、社会责任。4.顾客沟通、医患纠纷处理。5.病区环境管理、健康宣教。6.护理工作流程规范。7.交接班及记录完整。8.服务态度、工作主动热情、责任性。9.敬业奉献,遵守纪律,任劳任怨。10.持续学习与工作改进能力。11.病人满意度。</td></tr>
<tr><td rowspan="2">岗位工
作关系</td><td>院内联系部门</td><td colspan="6">院内各个科室、行政职能部门、后勤部门相关领导和人员。</td></tr>
<tr><td>院外联系部门</td><td colspan="6">医院、科室或护理部授权范围内与外界有关部门人员沟通、联系。</td></tr>
<tr><td>工作权限</td><td colspan="7">1.对换药室工作计划、实施、检查的参与权。2.有权监督实习人员的工作。3.有向导管室主任建议改进科室工作的权力,奖金分配建议权,规章制度改进建议权,等等。</td></tr>
<tr><td>工作环境</td><td colspan="7">1.在医院内工作,温度、湿度适宜。2.满足工作医疗与护理服务的相关环境条件。</td></tr>
<tr><td>在现在的岗位已工作时间</td><td colspan="7">自　　年　　月　　日开始,　　共计:　　年</td></tr>
<tr><td>学历经验</td><td colspan="7">1.大专以上学历,5年以上本科室护理工作经验。2.有护理、抢救危重病人经历。</td></tr>
<tr><td>技能要求</td><td colspan="7">1.称职的中级专业技术职称。2.科室护理骨干。3.良好的职业道德素质和团队合作精神。</td></tr>
<tr><td rowspan="2">岗位工作
其他要求</td><td>性别要求</td><td></td><td>年龄要求</td><td colspan="2"></td><td>婚姻</td><td>婚否不限</td></tr>
<tr><td>身体要求</td><td></td><td>政治要求</td><td colspan="2">事业性、组织观念强</td><td>业务要求</td><td>掌握本专业</td></tr>
<tr><td colspan="3" style="text-align:center">岗位分析时间</td><td></td><td colspan="2">填写人</td><td colspan="2"></td></tr>
</table>

二十、皮肤科护理人员岗位说明书

1. 皮肤科护士长岗位说明书

岗位工作基本信息	岗位名称	护士长	所在部门	皮肤科	岗位编号	
	从属部门	医务部、护理部	岗位定员	1	所辖人数	
	直接上级	科主任、护理部	直接下级	科室护士		

岗位使命工作概述	在科主任与护理部领导下,全面负责本科室护理工作、业务技术、病房管理、护士思想工作、学科建设等工作。是科室护士思想、业务、行政管理的第一责任人。

岗位工作主要职责与任务	**领导职责。**1.在护理部主任的领导和科主任业务指导下,负责所管科室的护理业务及行政管理工作,完成各项护理数量、质量与绩效指标。2.重视思想政治工作,经常对护士进行职业道德教育工作。3 根据护理部的安排,结合本科具体情况制订本科的护理工作计划和科研计划,督促护士认真落实并经常督促检查。4.负责制订本科室的护理发展规划,学科建设及年度、月度、周工作计划,并组织实施。5.组织护理查房和随同科主任查房,了解护理工作中存在的问题,并加强医护联系与医患沟通。6.确定本科护士的轮转和临时调配。7.协调与其他科室的关系,搞好科内、外团结,以保证护理工作的正常进行。8.医护人员文明行医,树立良好的医德医风。 **管理职责。**1.参加晨交班,坚持危重病人、新入院病人床头交班,对复杂护理技术或新开展护理业务,要亲自参加并具体指导。2.教育全科护理人员加强工作责任心,改善服务态度,认真履行岗位职责、严格执行各项规章制度和技术操作规程,严防差错事故的发生。3.落实护理交接班并记录完善。4.加强设备管理,提高设备使用效率。5.加强病房管理,实施现场"7S管理"。6.注重护理质量,有持续改进计划。 **教学与科研职责。**1.组织本科护理人员学习护理业务技术,加强业务训练,并注意护士素质的培养。2.组织安排并检查实习护士、进修护士在本科各病室的临床教学和实习情况。3.参加一定的护理教学、设计科室护理科研课题,并组织实施。4.在完成护理本岗位工作的同时,完成医院和有关领导安排的其他临时性工作任务。

岗位工作主要绩效考核要点	1.规章制度落实。2.完成护理、学术、科研等工作数量指标、质量指标、效率指标、经济指标。3.处理病人投诉。4.医德医风、社会责任。5.医患纠纷处理、顾客沟通。6.健康宣教、培训帮带等。7.护理工作流程规范。8.病房管理。9.本科室护理人员技术操作。10.静脉穿刺成功率。11.基础护理。12.护理文书。13.病人满意度。

岗位工作关系	院内联系部门	院内各个科室、行政职能部门、后勤部门相关领导和人员。
	院外联系部门	医院、科室或护理部授权范围内与外界有关部门人员沟通、联系。

工作权限	1.科室管理、协调权。对本科室日常工作的计划、实施、检查和指导权,对本科室内护理人员任免的建议权。2.有权监督护理人员的日常工作权。3.有向主任、护理部主任或者上级领导提出改进科室护理工作、薪酬分配建议权等。

工作环境	1.在医院内工作,温度、湿度适宜。2.工作现场会接触到轻微粉尘及医疗中的刺激性气味,照明条件良好,一般无相关职业病发生。3.满足医疗工作的相关条件。

在现在的岗位已工作时间	自　　年　　月　　日开始,　　共计:　　年

学历经验	1.科室护士长具有本科生及以上专业护理学历,有10年以上本科室专业系统护理工作经验。2.有专科业务进修最少1次、医院管理培训经历。3.学术、教学、科研经历。4.每年内最少有1篇公开杂志论文发表。5.中级护师或以上专业技术职称。

技能要求	1.称职的学科带头人。2.下属公认的领导、决策、管理和协调能力。3.较好的口才和文字表达能力。4.良好的职业道德素质和团队合作精神。5.持续学习能力强。

岗位工作其他要求	性别要求	无	年龄要求		婚姻	
	身体要求	健康	政治要求	事业性、组织观念强	业务要求	精通本专业
岗位分析时间				填写人		

2.皮肤科主任护师岗位说明书

岗位工作基本信息	岗位名称	主任护师	所在部门	皮肤科	岗位编号	
	从属部门	医务部、护理部	岗位定员		所辖人数	
	直接上级	护士长	直接下级	护理相关人员		

岗位使命工作概述	在护士长和护理部的领导下,授权分管科室护理业务、技术、教学、培训、科研、服务,纠纷处理、护理质量管理等工作。护理业务、技术、科研、管理的行家里手。

岗位工作主要职责与任务	**岗位职责。** 1.履行高级职称岗位职责。在护士长和护理部领导下,指导本科护理业务技术、服务、教学与科研工作。2.参加晨会床旁交接班,协助护士长制订年度、月度、周工作计划并付诸监督实施。3.协调科室医护人员、相关科室及相关部门科室业务关系。4协助护士长制订本科的基础、专科、整体护理、责任护理计划并落实。 **业务管理。** 1.主持护理大查房,解决护理业务与技术疑难问题。2.定期检查急、危、重、疑难患者护理计划和会诊落实情况,对复杂技术或新开展护理业务,要亲自参加并具体指导。3.处理护理纠纷,对护理差错事故提出技术鉴定意见。4.协助护士长病房管理。5.督促、检查护理人员落实病人基础、专科与责任制护理,并起带头作用。6.加强设备管理,维护设备正常运行,提高设备使用率。7.实施护理查房和随同科主任查房,落实18项核心制度。指导下级护士、实习、进修护士工作。8.完成护理工作任务,改善服务态度、严防差错事故的发生。9.加强病房管理,维护病房秩序。10.协助护士长加强物资管理,账、物相符。11.落实患者饮食和治疗饮食。12.护理文书书写合格率符合要求。13.掌握专科危重病人护理的特点和规律。 **职业道德。** 1.遵纪守法。2.尊重患者权利,保守医疗秘密。3.廉洁工作,文明礼貌,卓越服务。4.团队精神,和谐共事。5.工作积极、主动、责任心。6.为病人满意度。 **教学科研。** 1.协助护理部并承担对护理人员业务学习、培养及护士晋级的考核工作。2.拟订教学计划,编写教材并负责讲授。3.制订专科护理科研、技术革新计划并实施。4.参与审定、评价护理论文和科研、技术革新成果。5.负责组织本科护理学习讲座和护理病案讨论。6.对医院护理队伍建设,业务技术管理和组织管理提出意见,参与护理部组织的全院性工作检查。7.掌握国内外本科护理发展动态,努力引进先进技术,提高护理质量,发展护理科学。8.完成领导交代的其他临时性工作任务。

岗位工作主要绩效考核要点	1.规章制度落实。2.护理教学、科研,护理工作数量、质量、效率及综合绩效管理指标。3.医德医风、社会责任。4.顾客沟通、护患纠纷处理。5.病区管理、健康宣教、培训帮带等。6.工作流程规范。7.危重病人全程护理落实。8.核心制度执行。

岗位工作关系	院内联系部门	院内各个科室、行政职能部门、后勤部门相关领导和人员。
	院外联系部门	医院、科室或护理部授权范围内与外界有关部门人员沟通、联系。

工作权限	1.科室护理业务、科研和管理指导权。2.日常工作计划、实施、检查的建议权。3.本科护理人员任免建议权。4.分管人员的工作监督权。5.提出改进护理工作建议权。

工作环境	1.在医院内工作,温度、湿度适宜。2.工作现场会接触到轻微粉尘及医疗中的刺激性气味,照明条件良好,一般无相关职业病发生。3.满足医疗工作的相关条件。

在现在的岗位已工作时间	自 年 月 日开始, 共计: 年

学历经验	1.本科以上学历,10年以上护理工作经验。2.有基础、专科、责任、整体护理、管理培训经历。3.有高层次护理科研成果。4.每年内最少有1篇全国级杂志论文发表。

技能要求	1.称职的护理学科技术带头人。2.过硬的业务、技术和协调能力。3.较好的口才和文字表达能力。4.良好的职业道德素质和团队合作精神。5.持续学习能力强。

岗位工作其他要求	性别要求		年龄要求		婚姻	
	身体要求		政治要求	事业性、组织观念强	业务要求	精通本专业

岗位分析时间		填写人	

3.皮肤科副主任护师岗位说明书

<table>
<tr><td rowspan="3">岗位工作
基本信息</td><td>岗位名称</td><td>副主任护师</td><td>所在部门</td><td>皮肤科</td><td>岗位编号</td><td></td></tr>
<tr><td>从属部门</td><td>医务部、护理部</td><td>岗位定员</td><td></td><td>所辖人数</td><td></td></tr>
<tr><td>直接上级</td><td>护士长</td><td>直接下级</td><td colspan="3">科室护理相关人员</td></tr>
<tr><td>岗位使命
工作概述</td><td colspan="6">在护士长领导和上级护师指导下,授权分管科室护理业务、技术、服务、教学、培训、科研、护理质量管理等工作。是护理业务、技术、科研、管理的行家里手。</td></tr>
<tr><td rowspan="6">岗位工作
主要职责
与任务</td><td colspan="6">岗位职责。1.履行高级职称岗位职责。在科士长和上级护师指导下,指导本科护理业务技术、服务、教学与科研工作。2.参加晨会交接班,协助护士长制订年度、月度、周工作计划并组织实施。3.协调科室医护人员,相关部门,相关科室的业务关系。4.协助护士长制订本科的基础、专科、整体、责任护理计划并督促检查落实。</td></tr>
<tr><td colspan="6">制度执行。1.执行各项规章制度和技术操作常规,按照流程操作。2.执行"18项核心制度"、查对制度及相关管理规定。3.严格执行消毒隔离、无菌技术操作流程,预防医院感染。4.重视护理质量,有护理持续改进计划并落实。5.为病人服务满意度。</td></tr>
<tr><td colspan="6">业务管理。1.按照规定主持护理大查房,解决护理技术疑难问题。2.检查急、危、重、疑难患者护理计划和会诊落实情况,对复杂技术或新开展的护理业务,要亲自参加并具体指导。3.处理护理纠纷,对护理差错、事故提出技术鉴定意见。4.协助护士长病房管理。5.落实病人治疗饮食。6.加强科室设备维护,提高设备使用率。</td></tr>
<tr><td colspan="6">职业道德。1.遵纪守法。2.尊重患者权利,保守医疗秘密。3.廉洁工作,文明礼貌,卓越服务。4.团队精神,和谐共事。5.工作积极性、主动性、创新性,责任心。</td></tr>
<tr><td colspan="6">教学科研。1.协助护理部并承担对护理人员业务学习、培养及护士晋级的考核工作。2.拟订教学计划,编写教材并负责讲授。3.制订专科护理科研、技术革新计划并实施。4.参与审定、评价护理论文和科研、技术革新成果。5.负责组织本科护理学习讲座和护理病案讨论。6.对医院护理队伍建设,业务技术管理和组织管理提出意见,参与护理部组织的全院性工作检查。7.掌握国内外本科护理发展动态,努力引进先进技术,提高护理质量,发展护理科学。8.完成领导交代的其他临时性工作任务。</td></tr>
<tr><td colspan="6"></td></tr>
<tr><td>岗位工作
主要绩效
考核要点</td><td colspan="6">1.规章制度落实。2.护理教学、科研,护理工作数量、质量、效率及综合绩效管理指标。3.医德医风、社会责任。4.顾客沟通、护患纠纷处理。5.病区管理、健康宣教、培训帮带等。6.工作流程规范。7.危重病人全程护理落实。8.与护士长配合、医护人员沟通、协调。9.基础、专科护理,责任制护理。10.岗位学习与创新能力。</td></tr>
<tr><td rowspan="2">岗位工
作关系</td><td>院内联系部门</td><td colspan="5">院内各个科室、行政职能部门、后勤部门相关领导和人员。</td></tr>
<tr><td>院外联系部门</td><td colspan="5">医院、科室或护理部授权范围内与外界有关部门人员沟通、联系。</td></tr>
<tr><td>工作权限</td><td colspan="6">1.科室护理业务、科研和管理指导权。2.日常工作计划、实施、检查的建议权。3.本科护理人员任免建议权。4.分管人员的工作监督权。5.提出改进护理工作建议权。</td></tr>
<tr><td>工作环境</td><td colspan="6">1.在医院内工作,温度、湿度适宜。2.工作现场会接触到轻微粉尘及医疗中的刺激性气味,照明条件良好,一般无相关职业病发生。3.满足医疗工作的相关条件。</td></tr>
<tr><td>在现在的岗位已工作时间</td><td colspan="6">自　　年　　月　　日开始,　　共计:　　年</td></tr>
<tr><td>学历经验</td><td colspan="6">1.本科以上学历,10年以上护理工作经验。2.有基础、专科、责任护理、管理培训经历。3.有高层次护理科研成果。4.每年内最少有1篇全国级杂志论文发表或综述。</td></tr>
<tr><td>技能要求</td><td colspan="6">1.称职的护理学科带头人。2.公认的业务、技术、管理和协调能力。3.较好的口才和文字表达能力。4.良好的职业道德素质和团队合作精神。5.持续学习能力强。</td></tr>
<tr><td rowspan="2">岗位工作
其他要求</td><td>性别要求</td><td></td><td>年龄要求</td><td></td><td>婚姻</td><td></td></tr>
<tr><td>身体要求</td><td></td><td>政治要求</td><td>事业性、组织观念强</td><td>业务要求</td><td>精通本专业</td></tr>
<tr><td colspan="3" align="center">岗位分析时间</td><td colspan="2">填写人</td><td colspan="2"></td></tr>
</table>

4.皮肤科主管护师岗位说明书

<table>
<tr><td rowspan="3">岗位工作
基本信息</td><td>岗位名称</td><td>主管护师</td><td>所在部门</td><td>皮肤科</td><td>岗位编号</td><td></td></tr>
<tr><td>从属部门</td><td>护理部</td><td>岗位定员</td><td></td><td>所辖人数</td><td></td></tr>
<tr><td>直接上级</td><td>护士长</td><td>直接下级</td><td colspan="3">相关护理人员,实习、进修护士</td></tr>
<tr><td>岗位使命
工作概述</td><td colspan="6">在护士长领导和上级护师指导下,负责上班时病人的治疗、护理、服务工作,护患沟通、健康教育及相关工作。是专科护理业务、技术、服务工作全能核心力量。</td></tr>
<tr><td rowspan="6">岗位工作
主要职责
与任务</td><td colspan="6">**岗位职责**。1.按量按质按时完成自己岗位独立工作。2.协助护士长做好护理质量控制工作。3.熟悉护理理念和常用护理管理工具。制订具有专科特色的护理计划,对患者实施整体护理。4.掌握基础护理、专科护理与责任护理和整体护理流程。协助护士长做好行政管理和护理队伍的建设工作。5.掌握本科室常见病、多发病、少见疾病的护理技术诊断与治疗难点,危重病人、特殊病人、需要帮助的病人的护理技术等。6.遵循 PDCA 管理、追踪问题、持续质量改进、熟悉可靠性管理方法。7.加强病房管理,投诉处理及时。8.重视学习,不断提高工作能力。9.病人满意度。</td></tr>
<tr><td colspan="6">**工作任务**。1.参与组织护理查房,护理会诊等业务活动。2.担当危、急、重症病人抢救工作。3.能够解决本科护理业务上的大多数疑难问题。4.指导护师、护士、实习、进修护士工作。5.带头落实本科基础护理、专科护理、责任制护理计划。6.落实病人治疗饮食。7.解除病人痛苦,评价病人疼痛。8.对本科的护理差错、事故进行分析、鉴定并提出防范措施。9.学习应用国内外护理先进经验,不断提高科室的护理技术水平。10.按质按量按时间完成危重病人护理数,责任制护理数。11.协助护士长病房管理,维护病房秩序。12.提高仪器设备使用效率。按照规定处理医疗废物。</td></tr>
<tr><td colspan="6">**制度执行**。1.严格执行各项规章制度与护理技术操作常规。2.落实"三查七对"及相关医疗、护理业务与管理制度。3.执行年度、月度和周护理工作计划,细化自己的本职工作并记录完整。4.各项护理文书书写达到要求,有护理持续改进计划并实施。</td></tr>
<tr><td colspan="6">**职业道德**。1.以病人为中心,尊重患者权利,保守医疗秘密。2.遵纪守法,廉洁工作,文明礼貌,卓越服务。3.团队精神,注重沟通,和谐共事。4.工作积极性、主动性、责任心与创新性。5.岗位奉献精神,任劳任怨。6.对患者适宜的健康教育指导能力。</td></tr>
<tr><td colspan="6">**持续学习**。1.持续学习与工作改进能力。2.掌握、了解国内外本专业发展动态。3.积极参加医院的相关会议。4.对工作中存在的问题与缺陷有持续改进计划并实施。</td></tr>
<tr><td colspan="6">**学习与创新**。1.持续学习与创新能力。2.不断总结经验,结合临床实际撰写论文。</td></tr>
<tr><td>岗位工作
主要绩效
考核要点</td><td colspan="6">1.规章制度。2.完成护理业务、学术、科研等工作数量、质量、效率、绩效指标。3.顾客沟通,护患纠纷处理。4.医德医风,社会责任。5.持续改进计划。6.健康宣教、培训帮带。7.工作流程规范。8.病房管理。9.护理人员技术操作。10.静脉穿刺成功率。11.基础护理、专科护理、责任护理。12.护理文书。13.服务病人满意度。</td></tr>
<tr><td rowspan="2">岗位工
作关系</td><td>院内联系部门</td><td colspan="5">院内各个科室、行政职能部门、后勤部门相关领导和人员。</td></tr>
<tr><td>院外联系部门</td><td colspan="5">医院、科室或护理部授权范围内与外界有关部门人员沟通、联系。</td></tr>
<tr><td>工作权限</td><td colspan="6">1.病人护理管理权。2.监督下级护士工作权。3.向上级领导建议改进工作权。</td></tr>
<tr><td>工作环境</td><td colspan="6">1.在医院内工作,温度、湿度适宜。2.满足医疗与护理服务工作的相关环境条件。</td></tr>
<tr><td>在现在的岗位已工作时间</td><td colspan="6">自　　年　　月　　日开始,　　共计:　　年</td></tr>
<tr><td>学历经验</td><td colspan="6">1.专科以上学历,5年以上护理工作经验。2.有基础专科责任护理、管理培训经历。</td></tr>
<tr><td>技能要求</td><td colspan="6">1.称职的中级专业技术职称。2.公认的业务、技术、管理和协调能力。3.持续学习能力强。</td></tr>
<tr><td rowspan="2">岗位工作
其他要求</td><td>性别要求</td><td></td><td>年龄要求</td><td></td><td>婚姻</td><td></td></tr>
<tr><td>身体要求</td><td></td><td>政治要求</td><td>事业性、组织观念强</td><td>业务要求</td><td>掌握本专业</td></tr>
<tr><td colspan="2">岗位分析时间</td><td></td><td colspan="2">填写人</td><td></td></tr>
<tr><td colspan="2">直接上级审核签字</td><td></td><td colspan="2">审核时间</td><td></td></tr>
</table>

5.皮肤科护师岗位说明书

岗位工作基本信息	岗位名称	护师	所在部门	皮肤科	岗位编号	
	从属部门	护理部	岗位定员		所辖人数	
	直接上级	护士长	直接下级	护士,实习、进修护士		

岗位使命工作概述	在护士长领导和上级护师指导下按照自己的职责独立做好护理工作、重视护理质量、提高病人满意度。按时、按质、按量完成自己的本职工作。是科室护理骨干力量。

岗位工作主要职责与任务	**岗位职责。**1.取得护师执业资格。2.独立完成岗位工作。3.具备整体护理知识,熟悉基础、专科、责任护理业务,对病人实施整体护理,制订和评估病人护理计划,完成健康教育、心理护理,护理文书书写达到要求。4.交接科室规定物品并双方签字。5.解除病人疾病痛苦,评价病人疼痛。6.对本科的护理差错、事故进行分析、鉴定并提出防范措施。7.学习应用国内外护理先进经验,不断提高科室的护理技术水平。8.按质按量按时间完成危重病人护理数,责任制护理数。9.协助护士长病房管理,维护病房秩序。10.提高仪器设备使用效率。11.按照规定处理医疗护理废物。 **工作任务。**1.参加晨会。查看夜班交班报告内容,明确治疗本、医嘱本、护嘱本、记录本等内容与结果,完成交班期间待完成的治疗项目。2.在护士长带领下参加病人床旁交接班,明确危重、抢救、特殊检查、新入院病人情况。3.交接班重点明白病人静脉输液管等各种管道是否畅通。静脉输液管内加药成分、滴速、数量。吸引管引出的液体颜色、性质、数量,各类管道消毒更换日期等。4.清楚疼痛病人止痛后的效果。5.能够与医生一道独立完成危重病人抢救工作。6.参加护理查房、护理病例讨论。7.熟悉科室各个护理班次的工作内容,按照规定参加夜、晚值班。8.协助护士长做好病室管理工作。9.注重维护设备维护,提高科室设备的使用效率。 **制度执行。**1.严格执行各项规章制度和技术操作常规,按照规范的流程操作。2.严格执行消毒隔离、无菌技术操作流程,预防医院感染。3.执行医院各项管理规定。 **职业道德。**1.遵纪守法。2.以病人为中心,尊重患者权利,保守病人秘密。3.廉洁工作,文明礼貌,服务态度好,卓越服务。4.团队精神,注重沟通,和谐共事。5.工作积极性、主动性、责任心与创新性。6.奉献精神,任劳任怨。7.病人健康宣教落实。 **学习与创新。**1.朝气蓬勃,精神面貌好,持续学习与创新能力。2.结合临床实际不断总结经验。3.积极参加医学继续教育。4.指导护士、实习、进修护士工作,临床带教工作,并进行绩效考核和评价。5.完成有关领导安排的其他临时性工作任务。

岗位工作主要绩效考核要点	1.规章制度。2.完成护理业务、学术、科研等工作数量、质量、效率、绩效指标。3.顾客沟通,护患纠纷处理。4.医德医风、社会责任。5.持续改进计划。6.健康宣教。7.工作流程规范。8.病房管理。9.护理技术操作。10.静脉穿刺成功率。11.基础护理、专科护理、责任护理。12.护理文书。13."三基"考核。14.服务病人满意度。

岗位工作关系	院内联系部门	院内各个科室、行政职能部门、后勤部门相关领导和人员。
	院外联系部门	医院、科室或护理部授权范围内与外界有关部门人员沟通、联系。

工作权限	1.病人护理管理权。2.监督下级护士工作权。3.向上级领导建议改进工作权。

工作环境	1.在医院内工作,温度、湿度适宜。2.满足医疗与护理服务工作的相关环境条件。

在现在的岗位已工作时间	自　　年　　月　　日开始,　　共计:　　年

学历经验	1.专科以上学历,3年以上护理工作经验。2.有基础专科责任护理及管理培训经历。

技能要求	1.称职的护师职称。2.公认的业务、技术、管理和协调能力。3.持续学习能力强。

岗位工作其他要求	性别要求		年龄要求			婚姻	
	身体要求		政治要求	事业性、组织观念强	业务要求	熟悉本专业	

岗位分析时间		填写人	
直接上级审核签字		审核时间	

6.皮肤科护士岗位说明书

<table>
<tr><td rowspan="3">岗位工作
基本信息</td><td>岗位名称</td><td>护士</td><td>所在部门</td><td>皮肤科</td><td>岗位编号</td><td></td></tr>
<tr><td>从属部门</td><td>护理部</td><td>岗位定员</td><td></td><td>所辖人数</td><td></td></tr>
<tr><td>直接上级</td><td>护士长</td><td>直接下级</td><td colspan="3">实习、进修护士</td></tr>
<tr><td>岗位使命
工作概述</td><td colspan="6">在护士长领导和上级护师指导下按照自己的职责独立做好护理工作、重视护理质量、提高病人满意度。按照时间、按照质量、按照数量标准完成自己本职岗位工作。</td></tr>
<tr><td rowspan="5">岗位工作
主要职责
与任务</td><td colspan="6">岗位职责。1.取得护师执业资格。独立完成岗位工作。具备整体护理知识,熟悉基础、专科、责任护理业务,对病人实施整体护理,制订和评估病人护理计划,完成健康教育、心理护理、护理文书书写达到要求。2.交接科室规定物品并双方签字。3.解除病人疼痛,评价病人疼痛。4.对本科的护理差错、事故进行分析、鉴定并提出防范措施。5.学习应用国内外护理先进经验,不断提高科室的护理技术水平。6.按质按量按时间完成危重病人护理数,责任制护理数。7.协助护士长病房管理,维护病房秩序。8.提高仪设备使用效率。按照规定处理医疗废物。9.参与科内护理缺陷问题的讨论,提出防范措施及改进建议。10.遵循 PDCA 管理、追踪问题管理、熟悉可靠性管理、持续护理质量改进。11.工作现场"7S 管理":①整理、②整顿、③清扫、④清洁、⑤安全、⑥节约、⑦素养。12.按照规定处理医疗与护理垃圾和废物。</td></tr>
<tr><td colspan="6">工作任务。1.参加晨会。查看夜班交班报告内容,明确治疗本、医嘱本、护嘱本、记录本等内容与结果,完成交班期间待完成的治疗项目。2.在护士长带领下参加病人床旁交接班,明确危重、抢救、特殊检查、新入院病人情况。3.交接班重点明白病人静脉输液管等各种管道是否畅通。静脉输液管内加药成分、滴速、数量。引流管引出的液体颜色、性质、数量,各类管道消毒更换日期等。4.清楚疼痛病人止痛后的效果。5.能够独立参加危重病人的抢救工作,预防并发症的发生。6.参加护理查房、护理病例讨论。7.熟悉并掌握科室各个护理班次的工作内容。8.持续改进。</td></tr>
<tr><td colspan="6">制度执行。1.认真执行各项规章制度和技术操作常规,按照规范的流程操作。2.严格执行消毒隔离、无菌技术操作流程,预防医院感染。3.落实住院病人治疗饮食。</td></tr>
<tr><td colspan="6">职业道德。1.遵纪守法。2.以病人为中心,尊重患者权利,保守病人秘密。3.廉洁工作,文明礼貌,卓越服务。4.团队精神,注重沟通,和谐共事。5.病人满意度。</td></tr>
<tr><td colspan="6">学习与创新。1.持续学习与工作创新能力,不断总结经验。2.积极参加医学继续教育。3.指导实习护士、进修护士临床带教,完成教学计划,并进行绩效考核和评价。</td></tr>
<tr><td>岗位工作
主要绩效
考核要点</td><td colspan="6">1.规章制度。2.完成护理业务、学术、科研等工作数量、质量、效率、绩效指标。3.顾客沟通,护患纠纷处理。4.医德医风、社会责任。5.持续改进计划。6.健康宣教。7.工作流程规范。8.病房管理。9.护理技术操作。10.静脉穿刺成功率。11.基础护理、专科护理、责任护理。12.护理文书。13."三基"考核。14.服务病人满意度。</td></tr>
<tr><td rowspan="2">岗位工
作关系</td><td>院内联系部门</td><td colspan="5">院内各个科室、行政职能部门、后勤部门相关领导和人员。</td></tr>
<tr><td>院外联系部门</td><td colspan="5">医院、科室或护理部授权范围内与外界有关部门人员沟通、联系。</td></tr>
<tr><td>工作权限</td><td colspan="6">1.病人护理管理权。2.监督下级护士工作权。3.向上级领导建议改进工作权。</td></tr>
<tr><td>工作环境</td><td colspan="6">1.在医院内工作,温度、湿度适宜。2.满足医疗与护理服务工作的相关环境条件。</td></tr>
<tr><td>在现在的岗位已工作时间</td><td colspan="6">自　　年　　月　　日开始,　　共计:　　年</td></tr>
<tr><td>学历经验</td><td colspan="6">1.专科以上学历,2 年以上护理工作经验。2.有基础专科责任护理及业务培训经历。</td></tr>
<tr><td>技能要求</td><td colspan="6">1.称职的护士职称。2.公认的业务、技术、管理和协调能力。3.持续学习能力强。</td></tr>
<tr><td rowspan="2">岗位工作
其他要求</td><td>性别要求</td><td></td><td>年龄要求</td><td></td><td>婚姻</td><td>婚否不限</td></tr>
<tr><td>身体要求</td><td></td><td>政治要求</td><td>事业性、组织观念强</td><td>业务要求</td><td>掌握本专业</td></tr>
<tr><td colspan="2">岗位分析时间</td><td colspan="2"></td><td>填写人</td><td></td></tr>
<tr><td colspan="2">直接上级审核签字</td><td colspan="2"></td><td>审核时间</td><td></td></tr>
</table>

7.皮肤科办公室护士岗位说明书

<table>
<tr><td rowspan="3">岗位工作
基本信息</td><td>岗位名称</td><td>办公室护士</td><td>所在部门</td><td>皮肤科</td><td>岗位编号</td><td></td></tr>
<tr><td>从属部门</td><td>护理部</td><td>岗位定员</td><td></td><td>所辖人数</td><td></td></tr>
<tr><td>直接上级</td><td>护士长</td><td>直接下级</td><td colspan="3">实习、进修护士</td></tr>
<tr><td>岗位使命
工作概述</td><td colspan="6">在护士长领导和上级护师指导下按照自己的职责独立做好办公室工作、重视护理质量、提高顾客满意度。按照时间、按照质量、按照数量标准完成自己本职岗位工作。</td></tr>
<tr><td>岗位工作
主要职责
与任务</td><td colspan="6">岗位职责。1.提前10分钟到病房,参加晨会,查看夜间医嘱,阅读交班报告和了解医嘱执行情况。2.热情接待病人,文明用语。合理安排床位,填写诊断卡和床尾卡及时通知主管医师和主管护士。3.填写空床报告,在病室一览表上填写病人总数、新入、危重、手术、转科、出院、特殊治疗事项及当日值班医师和护士姓名。4.办理出入院、转科、转院、饮食、手术、死亡通知工作。5.正确绘制体温单,转抄长期医嘱执行单(输液、注射、口服等)和记账。6.每日查对医嘱,每周大查对医嘱一次,有记录。根据护理级别、药物阳性标志及时在诊断卡和床头卡上注明。7.解除病人疼痛,评价病人疼痛。8.对本科的护理差错、事故进行分析、鉴定并提出防范措施。9.学习应用国内外护理先进经验,不断提高科室的护理技术水平。10.按医嘱饮食种类和病人需要,与营养科联系安排病人的饮食。11.负责使用病历的管理、出院病人病历的质量检查及整理工作,防止丢失。12.负责办公室的电脑、电话的管理。13.各种纸张、表格、电脑耗材清理并及时补充。14.保持办公室清洁、整齐。15.遵循PDCA管理、追踪问题管理、持续质量改进,了解可靠性管理方法,不断提高护理技术水平。16.熟悉疑难病人护理技术。17.按照规定处理医疗与护理废物。
制度执行。1.认真执行各项规章制度和技术操作常规,按照流程操作。2.严格执行"三查七对"查对制度,正确执行医嘱,临时医嘱及时通知病人责任护士。监督检查医嘱执行情况。3.严格执行消毒隔离、无菌技术操作流程,预防医院感染。4.严格执行收费标准并记账,负责掌握病人费用的动态情况并与相关人员一起催交费用。
职业道德。1.遵纪守法。2.尊重患者权利,保守医疗秘密。3.廉洁工作,文明礼貌,卓越服务。4.团队精神,和谐共事。5.工作积极性、主动性、责任心与创新性。
学习与创新。1.持续学习与工作改进和创新能力。2.不断总结经验,结合临床实际撰写论文。3.积极参加医学继续教育。指导实习、进修护士临床带教,完成规定的教学计划,并进行绩效考核和评价。4.完成有关领导安排的其他临时性工作任务。</td></tr>
<tr><td>岗位工作
主要绩效
考核要点</td><td colspan="6">1.规章制度。2.完成护理业务、学术、科研等工作数量、质量、效率、绩效指标。3.顾客沟通,护患纠纷处理。4.医德医风、社会责任。5.持续改进计划。6.健康宣教。7.工作流程规范。8.病房管理。9.护理技术操作。10.静脉穿刺成功率。11.基础护理、专科护理、责任护理。12.护理文书。13."三基"考核。14.服务病人满意度。</td></tr>
<tr><td rowspan="2">岗位工
作关系</td><td>院内联系部门</td><td colspan="5">院内各个科室、行政职能部门、后勤部门相关领导和人员。</td></tr>
<tr><td>院外联系部门</td><td colspan="5">医院、科室或护理部授权范围内与外界有关部门人员沟通、联系。</td></tr>
<tr><td>工作权限</td><td colspan="6">1.病人护理管理权。2.监督下级护士工作权。3.向上级领导建议改进工作权。</td></tr>
<tr><td>工作环境</td><td colspan="6">1.在医院内工作,温度、湿度适宜。2.满足医疗与护理服务工作的相关环境条件。</td></tr>
<tr><td>在现在的岗位已工作时间</td><td colspan="6">自　　年　　月　　日开始,　　共计:　　年</td></tr>
<tr><td>学历经验</td><td colspan="6">1.本科以上学历,2年以上护理工作经验。2.有基础专科责任护理及业务培训经历。</td></tr>
<tr><td>技能要求</td><td colspan="6">1.称职的中级专业技术职称。2.公认的业务、技术、管理和协调能力。3.持续学习能力强。</td></tr>
<tr><td rowspan="2">岗位工作
其他要求</td><td>性别要求</td><td></td><td>年龄要求</td><td></td><td>婚姻</td><td>婚否不限</td></tr>
<tr><td>身体要求</td><td></td><td>政治要求</td><td>事业性、组织观念强</td><td>业务要求</td><td>精通本专业</td></tr>
<tr><td colspan="2">岗位分析时间</td><td colspan="2"></td><td>填写人</td><td></td></tr>
<tr><td colspan="2">直接上级审核签字</td><td colspan="2"></td><td>审核时间</td><td></td></tr>
</table>

8.皮肤科总务护师岗位说明书

岗位工作 基本信息	岗位名称	总务护师	所在部门	皮肤科		岗位编号	
	从属部门	护理部	岗位定员			所辖人数	
	直接上级	护士长	直接下级		实习、进修护士		

岗位使命 工作概述	在护士长领导和上级护师指导下按照自己的职责独立做好总务护士工作,重视护理工作质量、管理质量,提高顾客满意度。按时、按质、按量完成自己的本职工作。

岗位工作 主要职责 与任务	**岗位职责。**1.树立以病人为中心服务理念,保持良好护患关系。2.具备骨科整体护理知识,熟悉基础、专科、责任护理业务。3.负责抢救仪器、急救器材、药品的管理,保证急救器材、药品完好率100%。保持病房内物品干净、整齐、卫生。4.负责病区氧气、治疗物品、一次性物品的清理、交换及补充,无过期物品。5.负责各类药品的领取和保管,分类分柜储存口服药、静脉药、肌注药、外用药、剧毒药,标识清楚。6.定期清理药品批号,无过期药品。麻醉药上锁,每班交接并签字。7.负责与供应室、洗衣房交换物品,保证科室与病人用品及时更换、请领。8.负责治疗、换药、处置及检查室管理、清洁、消毒工作。9.病房用后的物品按规定处理。10.协助护士长做好病房管理工作。负责病房物资的请领、保管和报损。物资管理做到账物相符,接收物资管理的监督。11.各种纸张、表格、电脑耗材清理、补充及时。注重成本管理。12.科室物品无损坏、丢失,有保质期的用物,做到标示清楚。13.遵循PDCA管理、追踪问题管理、持续质量改进、熟悉可靠性管理方法。14.加强病房管理,投诉处理及时。15.重视学习,不断提高管理能力。16.解除病人疼痛,评价病人疼痛。17.对本科的护理差错、事故进行分析、鉴定并提出防范措施。18.学习应用国内外护理先进经验,不断提高科室的护理技术水平。19.按质按量按时间完成危重病人护理数,责任制护理数。20.协助护士长病房管理,维护病房秩序。21.遵循PDCA管理、追踪问题管理、熟悉可靠性管理、持续护理质量改进。22.科室、库房工作现场"7S管理":①整理、②整顿、③清扫、④清洁、⑤安全、⑥节约、⑦素养。23.按照规定处理医疗垃圾和废物。24.病人满意度。25.完成临时性工作任务。 **制度执行。**1.认真执行各项规章制度和技术操作常规,按照规范的流程操作。2.严格执行消毒隔离制度、医院感染管理制度和无菌技术规程,定期做环境卫生学监测和消毒溶液浓度的测定及更换。预防医院感染。3.执行规定的物资丢失赔偿制度。 **职业道德。**1.遵纪守法。2.尊重患者权利,保守病人秘密。3.廉洁工作,文明礼貌,卓越服务。4.团队精神,和谐共事。5.岗位工作积极、主动性、责任心与创新性。

岗位工作 主要绩效 考核要点	1.规章制度。2.完成规定的护理任务以及工作数量、质量、效率和综合绩效指标。3.医德医风、社会责任。4.顾客沟通。5.病区管理、病房秩序、健康宣教。6.物资管理。7.危重病人护理与救治。8.工作主动性、积极性。9.服务态度与责任心。

岗位工作 工作关系	院内联系部门	院内各个科室、行政职能部门、后勤部门相关领导和人员。
	院外联系部门	医院、科室或护理部授权范围内与外界有关部门人员沟通、联系。

工作权限	1.病人护理、物资管理权。2.监督下级护士工作权。3.向上级领导建议改进工作权。

工作环境	1.在医院内工作,温度、湿度适宜。2.满足医疗与护理服务工作的相关环境条件。

在现在的岗位已工作时间	自　　年　　月　　日开始,　　共计:　　年

学历经验	1.本科以上学历,5年以上护理工作经验。2.有基础专科责任护理及业务培训经历。

技能要求	1.称职的中级专业技术职称。2.公认的业务、技术、管理和协调能力。3.持续学习能力强。

岗位工作 其他要求	性别要求		年龄要求		婚姻	婚否不限
	身体要求		政治要求	事业性、组织观念强	业务要求	精通本专业

岗位分析时间		填写人	
直接上级审核签字		审核时间	

9.皮肤科辅助、帮班护士岗位说明书

岗位工作基本信息	岗位名称	辅助、帮班护士	所在部门	皮肤科	岗位编号	
	从属部门	护理部	岗位定员		所辖人数	
	直接上级	护士长	直接下级	实习、进修护士		

岗位使命工作概述	在护士长领导和上级护师指导下依据主班护理工作做好自己的辅助护理工作、重视护理质量、提高病人满意度。按照时间、按照质量、按照数量标准完成本职工作。

岗位工作主要职责与任务	**岗位职责。**1.取得护师执业资格。2.晨会后在护士长带领下病人床旁交接班,重点是危重、抢救、特殊检查、新入院病人,了解、询问相关情况。一切以主班护士工作为中心。3.床旁交接班重点是病人静脉输液管道等各种管道是否畅通。静脉输液瓶内加药成分、滴速、数量,吸引管引出的液体颜色、性质、数量,各类管道消毒更换日期、标示等。4.查点交接规定的物品并双方签字。5.查看夜班交接班报告内容,明确治疗、医嘱、护嘱、记录本内容完成情况与结果,完成交班期间待完成事项。6.具备整体护理知识,熟悉基础、专科、责任护理业务,并熟练评估病人方法。 **工作任务。**1.协助护士长做好病室管理工作。2.维护病房与病室秩序。3.病人饮食落实。4.协助主班护士执行医嘱、护嘱,实施护理计划及评价护理效果。5.参加危重病人抢救工作。6.巡视病房,掌握病房病人动态情况,测量病人生命体征,并正确完整记录。7.参加护理查房、护理病例讨论,发现问题,及时解决。8.解除病人疼痛,评价病人疼痛。9.对本科的护理差错、事故进行分析、鉴定并提出防范措施。10.学习应用国内外护理先进经验,不断提高科室的护理技术水平。11.遵循PDCA管理、追踪问题管理、持续质量改进、了解可靠性管理方法。12.熟悉科室各个护理班次的工作内容,按照规定参加夜、晚值班。13.协助护士长做好病室管理工作。14.科室、诊疗室、工作现场"7S管理":①整理、②整顿、③清扫、④清洁、⑤安全、⑥节约、⑦素养。15.按照规定处理医疗护理垃圾和废物。16.完成临时性工作任务。 **制度执行。**1.执行各项规章制度和技术操作常规,按照流程操作。2.严格执行医院、科室相关管理规定。3.严格执行规定消毒隔离、无菌技术操作流程,预防医院感染。 **职业道德。**1.遵守劳动纪律,按规定着装。2.尊重患者权利,保守医疗秘密。3.廉洁工作,文明礼貌,卓越服务。4.团队精神,和谐共事。5.工作积极性、主动性、责任心与创新性。6.热爱专业,任劳任怨,忠于职守。7.服务病人热情。 **学习与创新。**1.持续学习与工作改进和创新能力。2.不断总结护理岗位工作的经验。

岗位工作主要绩效考核要点	1.规章制度。2.完成护理业务、技术、科研等工作数量、质量、效率、绩效指标。3.顾客沟通,护患纠纷处理。4.医德医风、社会责任。5.持续改进计划。6.健康宣教。7.工作流程规范。8.病房管理。9.护理技术操作。10.静脉穿刺成功率。11.基础护理、专科护理、责任护理。12.护理文书。13."三基"考核。14.服务病人满意度。

岗位工作关系	院内联系部门	院内各个科室、行政职能部门、后勤部门相关领导和人员。
	院外联系部门	医院、科室或护理部授权范围内与外界有关部门人员沟通、联系。

工作权限	1.病人护理与管理权。2.监督下级护士工作权。3.向上级领导建议改进工作权。

工作环境	1.在医院内工作,温度、湿度适宜。2.满足医疗与护理服务工作的相关环境条件。

在现在的岗位已工作时间	自 年 月 日开始, 共计: 年

学历经验	1.本科以上学历,5年以上护理工作经验。2.有基础专科责任护理及业务培训经历。

技能要求	1.称职的中级专业技术职称。2.公认的业务、技术、管理和协调能力。3.持续学习能力强。

岗位工作其他要求	性别要求		年龄要求		婚姻	婚否不限
	身体要求		政治要求	事业性、组织观念强	业务要求	熟悉本专业

岗位分析时间		填写人	
直接上级审核签字		审核时间	

10.皮肤科治疗班护士岗位说明书

<table>
<tr><td rowspan="3">岗位工作
基本信息</td><td>岗位名称</td><td>治疗班护士</td><td>所在部门</td><td>皮肤科</td><td>岗位编号</td><td></td></tr>
<tr><td>从属部门</td><td>护理部</td><td>岗位定员</td><td></td><td>所辖人数</td><td></td></tr>
<tr><td>直接上级</td><td>护士长</td><td>直接下级</td><td colspan="3">实习、进修护士</td></tr>
<tr><td>岗位使命
工作概述</td><td colspan="6">在护士长领导和上级护师指导下按照自己的职责独立做好治疗班工作、重视治疗班工作质量、提高病人满意度。按照时间、按照质量、按照数量标准完成本职工作。</td></tr>
<tr><td rowspan="4">岗位工作
主要职责
与任务</td><td colspan="6">**岗位职责。**1.提前10分钟上班,阅读交班报告及危重患者处置记录单,明确夜班交班内容。2.交接治疗室规定使用的物品并签字,完成交接班中待执行事项。3.晨会后随护士长床头交接班。明确病人静脉输液管等各种管道是否畅通。静脉输液瓶内加药成分、滴速、数量。吸引管引出的液体颜色、性质、数量。各类管道消毒更换日期、标示等。4.做到给药时间、途径、剂量和浓度准确。转抄服药本、输液卡,每日下午进行查对。5.具备整体护理知识,熟悉基础、专科、责任护理业务。6.发放中午口服药品,"三查七对",做到送药入手,倒温水,看药入口。7.检查备用药品,如有过期、沉淀、絮状物等质量问题,及时调整。8.及时巡视病房,如有异常报告医生后妥善处理。适时对病人开展健康宣教。9.按时测量病人生命体征,如有异常遵医嘱及时处置。做好体温计消毒及治疗室紫外线消毒,填写消毒记录。10.掌握病人动态情况。填写各种治疗和处置事项后记录,写交班报告。11.送取药盘,查对药品,准备下班治疗药品,做好交班准备。12.保持治疗室清洁、整齐。12.解除病人疼痛,评价病人疼痛。13.对本科的护理差错、事故进行分析、鉴定并提出防范措施。14.学习应用国内外护理先进经验,不断提高科室的护理技术水平。15.遵循PDCA管理、追踪问题管理、持续质量改进、了解可靠性管理方法。16.诊疗室、岗位工作现场"7S管理":①整理、②整顿、③清扫、④清洁、⑤安全、⑥节约、⑦素养。17.按照规定处理医疗、护理垃圾和废物。18.完成有关领导安排的其他临时性工作任务。</td></tr>
<tr><td colspan="6">**制度执行。**1.执行各项规章制度和技术操作常规,按照流程操作。2.严格执行医院、科室相关管理规定。3.严格执行消毒隔离、无菌技术操作流程,预防医院感染。</td></tr>
<tr><td colspan="6">**职业道德。**1.遵守劳动纪律,按规定着装。2.尊重患者权利,保守医疗秘密。3.廉洁工作,文明礼貌,卓越服务。4.团队精神,和谐共事。5.工作积极性、主动性、责任心与创新性。6.热爱专业,任劳任怨,忠于职守。7.病人满意度。</td></tr>
<tr><td colspan="6">**学习与创新。**1.持续学习与工作改进和创新能力。2.不断总结护理岗位工作经验。</td></tr>
<tr><td>岗位工作
主要绩效
考核要点</td><td colspan="6">1.规章制度。2.完成护理工作、业务、技术、科研,工作数量、质量、效率、绩效指标。3.顾客沟通。4.医德医风、社会责任。5.个人持续改进计划。6.健康宣教。7.工作流程规范。8.病人与病房管理。9.护理技术操作。10.静脉穿刺成功率。11.基础护理、专科护理、责任护理。12.护理文书。13."三基"考核。14.服务病人满意度。</td></tr>
<tr><td rowspan="2">岗位工
作关系</td><td>院内联系部门</td><td colspan="5">院内各个科室、行政职能部门、后勤部门相关领导和人员。</td></tr>
<tr><td>院外联系部门</td><td colspan="5">医院、科室或护理部授权范围内与外界有关部门人员沟通、联系。</td></tr>
<tr><td>工作权限</td><td colspan="6">1.病人护理与管理权。2.监督下级护士工作权。3.向上级领导建议改进工作权。</td></tr>
<tr><td>工作环境</td><td colspan="6">1.在医院内工作,温度、湿度适宜。2.满足医疗与护理服务工作的相关环境条件。</td></tr>
<tr><td>在现在的岗位已工作时间</td><td colspan="6">自　　　年　　　月　　　日开始,　　共计:　　　年</td></tr>
<tr><td>学历经验</td><td colspan="6">1.本科以上学历,5年以上护理工作经验。2.有基础专科责任护理及业务培训经历。</td></tr>
<tr><td>技能要求</td><td colspan="6">1.称职的初级专业技术职称。2.公认的业务、技术、管理和协调能力。3.持续学习能力强。</td></tr>
<tr><td rowspan="2">岗位工作
其他要求</td><td>性别要求</td><td></td><td>年龄要求</td><td></td><td>婚姻</td><td>婚否不限</td></tr>
<tr><td>身体要求</td><td></td><td>政治要求</td><td>事业性、组织观念强</td><td>业务要求</td><td>掌握本专业</td></tr>
<tr><td colspan="2" align="center">岗位分析时间</td><td></td><td colspan="2" align="center">填写人</td><td></td></tr>
<tr><td colspan="2" align="center">直接上级审核签字</td><td></td><td colspan="2" align="center">审核时间</td><td></td></tr>
</table>

11.皮肤科基础护理护士岗位说明书

岗位工作基本信息	岗位名称	基础护理护士	所在部门	皮肤科	岗位编号	
	从属部门	护理部	岗位定员		所辖人数	
	直接上级	护士长	直接下级	实习、进修护士		

岗位使命工作概述	在护士长领导和上级护师指导下,独立做好病人基础护理工作,重视护理质量、提高病人满意度。按照时间、按照质量、按照数量标准完成自己本职岗位工作。

岗位工作主要职责与任务	**岗位职责。**1.上班提前10分钟到工作岗位。2.与相关同事交接物品并签字。3.精确掌握基础护理项目、内容和标准。4.掌握分级护理的各级病情依据、护理要求。5.明确掌握特级护理、一级护理、二级护理、三级护理的具体护理操作流程。6.整理床单位,清楚晨间护理的内容:对不能离床活动的,病情较轻的病人,鼓励其自行洗漱,包括刷牙、漱口、洗脸、梳头。用消毒毛巾湿式扫床。根据清洁程度,更换床单,整理好床单位。7.对于病情较重,不能离床活动的病人,如危重、高热、昏迷、瘫痪及年老体热者,协助病人排便,帮助其刷牙、漱口、病情严重者给予口腔护理,洗脸、洗手、梳头,协助翻身并检查全身皮肤有无受压变红,做皮肤护理按摩骨隆突处皮肤;按需要更换衣服和床单,整理床单。8.与病人交谈,了解一夜睡眠情况及有无病情变化,鼓励病人增强战胜疾病的信心和因人而异给予心理护理;根据室温适当开窗通风。9.保持病房清洁、物品整齐,使用物品标识明确。10.维持病房、病室病人秩序,帮助需要帮助的病人。11.加强设备维护,提高设备使用效率。12.解除病人疼痛,评价病人疼痛。13.对本科的护理差错、事故进行分析、鉴定并提出防范措施。14.学习应用国内外护理先进经验,不断提高科室的护理技术水平。15.遵循 PDCA 管理、追踪问题管理、持续质量改进、了解可靠性管理方法。16.病房、工作现场"7S 管理":①整理、②整顿、③清扫、④清洁、⑤安全、⑥节约、⑦素养。17.按照规定处理医疗垃圾和废物。18.完成有关领导安排的其他临时性工作任务。 **制度执行。**1.执行各项规章制度和技术操作常规,按照流程操作。2.严格执行医院、科室相关管理规定。3.严格执行消毒隔离、无菌技术操作流程,预防医院感染。 **职业道德。**1.遵守医院劳动纪律,按规定着装。2.尊重患者权利,保守医疗秘密。3.廉洁工作,文明礼貌,卓越服务。4.团队精神,和谐共事。5.工作积极性、主动性与责任心。6.热爱专业,任劳任怨,忠于职守。7.服务病人满意度。 **学习与创新。**1.持续学习与自我工作改进和创新能力。2.不断总结护理工作经验。

岗位工作主要绩效考核要点	1.规章制度。2.完成基础护理、业务、技术、科研,工作数量、质量、效率、绩效指标。3.顾客沟通。4.医德医风、社会责任。5.个人持续改进计划。6.健康宣教。7.工作流程规范。8.病人与病房管理。9.护理技术操作。10.静脉穿刺成功率。11.基础护理、专科护理、责任护理。12.护理文书。13."三基"考核。14.服务病人满意度。

岗位工作关系	院内联系部门	院内各个科室、行政职能部门、后勤部门相关领导和人员。
	院外联系部门	医院、科室或护理部授权范围内与外界有关部门人员沟通、联系。

工作权限	1.病人护理与管理权。2.监督下级护士工作权。3.向上级领导建议改进工作权。

工作环境	1.在医院内工作,温度、湿度适宜。2.满足医疗与护理服务工作的相关环境条件。

在现在的岗位已工作时间	自 年 月 日开始, 共计: 年

学历经验	1.本科以上学历,5年以上护理工作经验。2.有基础专科责任护理及业务培训经历。

技能要求	1.称职的初级专业技术职称。2.公认的业务、技术、管理和协调能力。3.持续学习能力强。

岗位工作其他要求	性别要求		年龄要求		婚姻	婚否不限
	身体要求		政治要求	事业性、组织观念强	业务要求	掌握本专业

岗位分析时间		填写人	
直接上级审核签字		审核时间	

12. 皮肤科责任护士岗位说明书

岗位工作基本信息	岗位名称	责任护士	所在部门	皮肤科	岗位编号	
	从属部门	护理部	岗位定员		所辖人数	
	直接上级	护士长	直接下级	实习、进修护士		

岗位使命工作概述	在护士长领导和上级护师指导下,独立做好病人基础护理工作,重视护理质量、提高病人满意度。按时、按质、按量完成自己岗位工作。以病人为中心,责任重大。

岗位工作主要职责与任务	岗位职责。1.上班提前10分钟到工作岗位。2.参加晨会交班,听取夜班报告,随护士长危重病人床头交接班。交接规定物品并签字。3.对自己所分管的病人,进行系统的全面的评估,制订护理计划,负责实施与评估。4.按病人的护理级别及时巡视病房,了解病人病情、饮食、卫生及心理状态。5.做好基础护理,坚持晨、晚间护理及出院护理。严密观察与记录危重病人的病情变化,发现异常及时报告,积极配合抢救治疗工作。6.正确地执行医嘱,按时完成治疗、护理工作,做好查对和交接班工作,不断提高护理质量,严防差错事故。7.随医生查房,了解病人的心理、精神、社会、文化状态并进行护理,做好病人的健康教育、咨询、病人术前、术后教育、功能锻炼、饮食管理及出院指导等。8.维持病房环境清洁、整齐,安静、工作秩序良好,做好陪人管理、宣传卫生和防病知识,鼓励病人增强对治疗的信心,及时向病人及家属介绍住院须知。9.病人出院后,对病人床铺严格消毒,按照规定内容整理铺好。10.解除病人疼痛,评价病人疼痛。11.对本科的护理差错、事故进行分析、鉴定并提出防范措施。12.学习应用国内外护理先进经验,不断提高科室的护理技术水平。13.遵循PDCA管理、追踪问题管理、持续质量改进、了解可靠性管理方法。14.协助医生做好病人检查诊疗及相关工作。15.维护设备,提高设备效率。16.遵循PDCA管理、追踪问题管理、持续质量改进、了解可靠性管理方法。17.病房、工作现场"7S管理":①整理、②整顿、③清扫、④清洁、⑤安全、⑥节约、⑦素养。18.按照规定处理医疗垃圾和废品。19.完成有关领导安排的其他临时性工作任务。 制度执行。1.执行各项规章制度和技术操作常规,按照流程操作。2.严格执行医院、科室相关管理规定。3.严格执行消毒隔离、无菌技术操作流程,预防医院感染。 职业道德。1.遵守劳动纪律,按规定着装。2.尊重患者权利,保守医疗秘密。3.廉洁工作,文明礼貌,卓越服务。4.团队精神,和谐共事。5.工作积极性、主动性与责任心。6.热爱专业,任劳任怨,忠于职守。7.为病人服务的满意度。

岗位工作主要绩效考核要点	1.规章制度。2.完成基础护理、业务、技术、科研,工作数量、质量、效率、绩效指标。3.顾客沟通。4.医德医风、社会责任。5.个人持续改进计划。6.健康宣教。7.工作流程规范。8.病人与病房管理。9.护理技术操作。10.静脉穿刺成功率。11.基础护理、专科护理、责任护理。12.护理文书。13."三基"考核。14.病人满意度。

岗位工作关系	院内联系部门	院内各个科室、行政职能部门、后勤部门相关领导和人员。
	院外联系部门	医院、科室或护理部授权范围内与外界有关部门人员沟通、联系。

工作权限	1.病人护理与管理权。2.监督下级护士工作权。3.向上级领导建议改进工作权。

工作环境	1.在医院内工作,温度、湿度适宜。2.满足医疗与护理服务工作的相关环境条件。

在现在的岗位已工作时间	自　　年　　月　　日开始,　　共计:　　年

学历经验	1.专科以上学历,2年以上护理工作经验。2.有基础专科责任护理及业务培训经历。

技能要求	1.称职的初级专业技术职称。2.公认的业务、技术、管理和协调能力。3.持续学习能力强。

岗位工作其他要求	性别要求		年龄要求		婚姻	婚否不限
	身体要求		政治要求	事业性、组织观念强	业务要求	掌握本专业

岗位分析时间		填写人	
直接上级审核签字		审核时间	

13. 皮肤科晚班(小夜班)护士岗位说明书

岗位工作基本信息	岗位名称	晚班护士	所在部门	皮肤科	岗位编号	
	从属部门	护理部	岗位定员		所辖人数	
	直接上级	护士长	直接下级	实习、进修护士		

岗位使命工作概述	在护士长领导和上级护师指导下按照自己的职责和任务独立做好晚班护理工作、重视护理质量、提高病人满意度。按照时间、按照质量、按照数量标准完成本职工作。

岗位工作主要职责与任务	**岗位职责。**1. 上班提前 10 分钟到病房,阅读交班报告及危重患者护理记录单,掌握上一班交班内容。2. 明确病人总数与相关信息及病室管理中应注意的问题。负责晚间病区病员的一切治疗、护理工作。完成交接班中待执行事项。3. 检查备用、急救、贵重、毒麻、限剧药品情况。4. 新入院、急诊、抢救、危重,特殊诊疗、输血及情绪异常的病人必须床旁交接。5. 长期卧床病人有无压疮,静脉输液管等各种管道是否畅通。静脉输液瓶内加药成分、滴速、数量。吸引管引出的液体颜色、性质、数量,各类管道消毒更换日期标示清楚。6. 病人有无伤口出血与渗血情况。按时测量病人生命体征。7. 按时发放病人口服药品,核对姓名,做到送药入手,倒温水,看药入口。8. 督促协助护理员进行晚间护理,照顾病人就寝,做好陪人管理,保持病室安静。9. 掌握病区病人动态情况及健康宣教。10. 在办公室、治疗室、病房时应开门,以便了解病区情况。11. 负责病区安全,关注人员往来。按时或根据气候变化关闭门窗、电源开关。12. 填写各种护理和处置后事项的记录单,书写交班报告。13. 解除病人痛苦,评价病人疼痛。14. 填写各种护理和处置后事项记录单,书写交班报告。15. 学习应用国内外护理先进经验,不断提高科室的护理技术水平。16. 遵循 PDCA 管理、追踪问题管理、持续质量改进、了解可靠性管理方法。17. 病房、工作现场"7S 管理":①整理、②整顿、③清扫、④清洁、⑤安全、⑥节约、⑦素养。18. 按照规定处理医疗垃圾和废物。19. 病人满意度。20. 完成领导安排的其他临时性工作任务。 **制度执行。**1. 执行各项规章制度和技术操作常规,按照流程操作。2. 严格执行医院、科室相关管理规定。3. 严格执行消毒隔离、无菌技术操作流程,预防医院感染。 **职业道德。**1. 遵守医院劳动纪律,按规定着装。2. 尊重患者权利,保守病人秘密。3. 廉洁工作,文明礼貌,卓越服务。4. 团队精神,和谐共事。5. 工作积极性、创新性,主动性与责任心。6. 敬业奉献,热爱专业,任劳任怨,忠于职守。 **学习与创新。**1. 持续学习与工作改进和创新能力。2. 不断总结岗位护理工作经验。

岗位工作主要绩效考核要点	1. 规章制度。2. 完成基础护理、业务、技术、科研,工作数量、质量、效率、绩效指标。3. 顾客沟通。4. 医德医风、社会责任。5. 个人持续改进计划。6. 健康宣教。7. 工作流程规范。8. 病人与病房管理。9. 护理技术操作。10. 静脉穿刺成功率。11. 基础护理、专科护理、责任护理。12. 护理文书。13. "三基"考核。14. 服务病人满意度。

岗位工作关系	院内联系部门	院内各个科室、行政职能部门、后勤部门相关领导和人员。
	院外联系部门	医院、科室或护理部授权范围内与外界有关部门人员沟通、联系。

工作权限	1. 病人护理与管理权。2. 监督下级护士工作权。3. 向上级领导建议改进工作权。

工作环境	1. 在医院内工作,温度、湿度适宜。2. 满足医疗与护理服务工作的相关环境条件。

在现在的岗位已工作时间	自 年 月 日开始, 共计: 年

学历经验	1. 本科以上学历,5 年以上护理工作经验。2. 有基础专科责任护理及业务培训经历。

技能要求	1. 称职的初级专业技术职称。2. 公认的业务、技术、管理和协调能力。3. 持续学习能力强。

岗位工作其他要求	性别要求		年龄要求		婚姻	婚否不限
	身体要求		政治要求	事业性、组织观念强	业务要求	掌握本专业

岗位分析时间		填写人	
直接上级审核签字		审核时间	

14. 皮肤科夜班(大夜班)护士岗位说明书

<table>
<tr><td rowspan="3">岗位工作
基本信息</td><td>岗位名称</td><td>夜班护士</td><td>所在部门</td><td>皮肤科</td><td>岗位编号</td><td></td></tr>
<tr><td>从属部门</td><td>护理部</td><td>岗位定员</td><td></td><td>所辖人数</td><td></td></tr>
<tr><td>直接上级</td><td>护士长</td><td>直接下级</td><td colspan="3">实习、进修护士</td></tr>
<tr><td>岗位使命
工作概述</td><td colspan="6">在护士长领导和上级护师指导下按照自己的职责和任务独立做好岗位工作、重视护理质量、提高病人满意度。按照时间、按照质量、按照数量标准完成本职岗位工作。</td></tr>
<tr><td rowspan="1">岗位工作
主要职责
与任务</td><td colspan="6">**岗位职责。**1. 上班提前 10 分钟到病房,阅读交班报告和危重患者护理记录单,明确上一班交班内容。2. 明确病人总数与相关信息及病室管理中应注意的问题。负责夜间病区病员的一切治疗、护理工作。完成交接班中待执行事项。3. 检查备用急救、贵重、毒麻、限剧药品情况。4. 新入院、急诊、抢救、危重、特殊诊疗、输血及情绪异常的病人必须床旁交接。5. 病人有无压疮,静脉输液管等各种管道是否畅通。静脉输液瓶内加药成分、滴速、数量。吸引管引出的液体颜色、性质、数量,各类管道消毒更换日期标示清楚。6. 病人有无伤口出血与渗血情况。按时测量病人生命体征。7. 按时发放病人口服药品,核对姓名,做到送药入手,倒温水,看药入口。8. 掌握本科室常见病、多发病、少见疾病的护理技术诊断与治疗难点,危重病人、特殊病人、需要帮助的病人的护理技术等。9. 重点巡视危、重病人,照顾病人就寝,做好陪人管理,保持病室安静。10. 掌握病人动态情况及健康宣教。11. 对昏迷、躁动、老年、小儿病人注意安全防护,防止坠床。12. 负责病区安全,关注人员往来。根据气候变化关、闭门窗、电源开关。13. 填写各种护理和处置后事项记录单,书写交班报告。14. 抽空腹血及做术前或特殊检查前各种准备,督促协助进行病员晨间护理,指导病人正确留取各种标本。15. 遵循 PDCA 管理、追踪问题管理、持续质量改进、了解可靠性管理方法。16. 病房、岗位工作现场"7S 管理":①整理、②整顿、③清扫、④清洁、⑤安全、⑥节约、⑦素养。17. 按照规定处理医疗与护理垃圾和废物。
制度执行。1. 执行各项规章制度和技术操作常规,按照流程操作。2. 严格执行医院、科室相关管理规定。3. 严格执行规定消毒隔离、无菌技术操作流程,预防医院感染。
职业道德。1. 遵守医院、科室劳动纪律,按规定着装。2. 尊重患者权利,保守医疗秘密。3. 廉洁工作,文明礼貌,卓越服务。4. 团队精神,和谐共事。5. 工作积极性、主动性与责任心。6. 岗位敬业奉献,热爱专业,任劳任怨,忠于职守。
学习与创新。1. 持续学习与自我工作改进和创新能力。2. 不断总结护理工作经验。</td></tr>
<tr><td>岗位工作
主要绩效
考核要点</td><td colspan="6">1. 规章制度。2. 完成基础护理、业务、技术、科研,工作数量、质量、效率、绩效指标。3. 顾客沟通。4. 医德医风、社会责任。5. 个人持续改进计划。6. 健康宣教。7. 工作流程规范。8. 病人与病房管理。9. 护理技术操作。10. 静脉穿刺成功率。11. 基础护理、专科护理、责任护理。12. 护理文书。13. "三基"考核。14. 病人满意度。</td></tr>
<tr><td rowspan="2">岗位工
作关系</td><td>院内联系部门</td><td colspan="5">院内各个科室、行政职能部门、后勤部门相关领导和人员。</td></tr>
<tr><td>院外联系部门</td><td colspan="5">医院、科室或护理部授权范围内与外界有关部门人员沟通、联系。</td></tr>
<tr><td>工作权限</td><td colspan="6">1. 病人护理与管理权。2. 监督下级护士工作权。3. 向上级领导建议改进工作权。</td></tr>
<tr><td>工作环境</td><td colspan="6">1. 在医院内工作,温度、湿度适宜。2. 满足医疗与护理服务工作的相关环境条件。</td></tr>
<tr><td>在现在的岗位已工作时间</td><td colspan="6">自   年   月   日开始,   共计: 年</td></tr>
<tr><td>学历经验</td><td colspan="6">1. 本科以上学历,5 年以上护理工作经验。2. 有基础专科责任护理及业务培训经历。</td></tr>
<tr><td>技能要求</td><td colspan="6">1. 称职的中级专业技术职称。2. 公认的业务、技术、管理和协调能力。3. 持续学习能力强。</td></tr>
<tr><td rowspan="2">岗位工作
其他要求</td><td>性别要求</td><td></td><td>年龄要求</td><td></td><td>婚姻</td><td>婚否不限</td></tr>
<tr><td>身体要求</td><td></td><td>政治要求</td><td>事业性、组织观念强</td><td>业务要求</td><td>掌握本专业</td></tr>
<tr><td colspan="2">岗位分析时间</td><td colspan="2"></td><td>填写人</td><td></td></tr>
<tr><td colspan="2">直接上级审核签字</td><td colspan="2"></td><td>审核时间</td><td></td></tr>
</table>

二十一、疼痛科护理人员岗位说明书

1.疼痛科护士长岗位说明书

岗位工作基本信息	岗位名称	护士长	所在部门	疼痛科	岗位编号	
	从属部门	医务部、护理部	岗位定员		所辖人数	
	直接上级	科主任、护理部	直接下级	护理人员,实习、进修护士		
岗位使命工作概述	在科主任与护理部领导下,全面负责疼痛科护理工作、业务、技术、病房管理、护士思想工作,物资管理等工作。是疼痛科护士思想、业务、行政管理的第一责任人。					
岗位工作主要职责与任务	**岗位管理职责:**1.根据医院及护理部的工作计划、安排,负责制订疼痛科具体护理工作计划,并组织实施。2.检查指导病房护理工作及卫生宣传工作。3.帮助护理人员提高管理与业务技术能力,充分调动其主观能动性,积极支持护士履行职责。4.负责病房护士的排班及工作分配,制订各班工作流程。5.掌握护理人员的思想动态和工作表现,关心护士的生活及学习情况,增强凝聚力,提高工作效率。6.以患者为中心的服务意识,热情解答患者问题。7.按患者所需合理安排人力,完善病房服务环境,为患者提供更多方便。8.合理利用资源,做好仪器、设备、药品等物品的管理,减少消耗材料的浪费,降低成本,提高绩效。9.遵循 PDCA 管理、追踪问题管理、熟悉可靠性管理、持续护理质量改进。10.病房、诊疗室工作现场"7S 管理":①整理、②整顿、③清扫、④清洁、⑤安全、⑥节约、⑦素养。11.按照规定处理医疗护理垃圾和废物。 **业务职责:**1.督促护理人员改善服务,按照护理标准服务病人。2.对发生的护理纠纷进行分析、鉴定,并提出防范措施。3.亲自执行或指导护士操作复杂的技术。4.加强医护沟通,充分了解医生对护理工作的要求。5.优化护理服务流程。6.病人满意度。 **制度执行:**1.执行各项规章制度和技术操作常规,按照流程操作。2.执行查对制度及相关管理规定。3.严格执行规定的消毒隔离、无菌技术操作流程,预防医院感染。 **职业道德:**1.遵纪守法。2.尊重患者权利,保守医疗秘密。3.廉洁工作,文明礼貌,卓越服务。4.团队精神,和谐共事。5.岗位工作积极性、主动性、创新性、责任心。 **持续学习:**1.持续学习与工作改进能力。2.掌握、了解国内外本护理专业发展动态。					
岗位工作主要绩效考核要点	1.规章制度。2.科室护理医、教、研、防、康、养工作数质量和绩效指标。3.医德医风、社会责任。4.病人健康教育、培训帮带。5.护理学科建设。6.疼痛科病人总人次、人员和谐、工作作风,团队精神。7.为病人服务的满意度、服务态度,公共卫生。					
岗位工作关系	院内联系部门	院内各个科室、行政职能部门、后勤部门相关领导和人员。				
	院外联系部门	医院、科室或护理部授权范围内与外界有关部门人员沟通、联系。				
工作权限	1.疼痛科护师管理权。2.监督下级护士工作权。3.向上级领导建议改进工作权。					
工作环境	1.在医院内工作,温度、湿度适宜。2.满足疼痛科医疗、护理工作的相关条件。					
在现在的岗位已工作时间	自　　年　　月　　日开始,　　共计:　　年					
学历经验	1.本科以上学历,5年以上护理工作经验。2.有基础专科责任护理及业务培训经历。					
技能要求	**基础技能:**1.掌握专科护理学专业理论及临床护理技能。2.掌握疼痛科常见疾病的临床表现,主要护理诊断和相关护理措施。3.熟悉整体护理和护理程序理论,熟悉疼痛科常见疾病的护理流程。 **专业技能:**1.掌握常见疾病相关的基础护理学、解剖学、病理生理学以及临床药理学的相关知识。2.熟悉与护理学密切相关学科的理论。熟悉诊断学相关理论知识、常用诊疗技术原理及临床应用。 **其他技能:**1.具备较强的管理意识,被公认为有较高的管理能力;2.很强的判断能力和应急处理能力。					
岗位工作其他要求	性别要求		年龄要求		婚姻	婚否不限
	身体要求		政治要求	事业性、组织观念强	业务要求	精通本专业
岗位分析时间			填写人			

2.疼痛科副护士长岗位说明书

岗位工作基本信息	岗位名称	副护士长	所在部门	疼痛科	岗位编号	
	从属部门	医务部、护理部	岗位定员		所辖人数	
	直接上级	科主任、护士长	直接下级	护理人员,实习、进修护士		
岗位使命工作概述	在护士长和科室主任的领导下,授权负责科室护理业务、病房管理、护理技术、护理学术、教学、学科建设、设备维护等工作。是科室分管理工作的第一责任人。					
岗位工作主要职责与任务	**领导职责**。1.在护士长和科室主任的领导下,授权负责所管科室的护理业务及行政管理工作,完成各项数量、质量与绩效指标。2.重视护士思想政治工作,经常对护士进行职业道德教育工作。3根据护士长的安排,结合本科具体情况制订本科的护理工作计划和科研计划,督促护士认真落实并经常督促检查。4.授权制订本科室的护理发展规划,学科建设及年度、月度、周工作计划,并组织实施。5.掌握本科室护理工作的特点与规律,掌握护理工作中存在的问题,并加强医、护联系与医患沟通。6.协助护士长并履行部分职责。7.协调与其他科室的关系,搞好科室内、外团结,以保证护理工作正常进行。8.医护人员文明行医,卓越服务,树立良好的医德医风。 **管理职责**。1.参加晨交班,参加危重抢救病人的护理情况,对复杂的护理技术或新开展的护理业务,要亲自参加并具体指导。2.教育全科护理人员加强工作责任心,改善服务态度,认真履行岗位职责、严格执行各项规章制度和技术操作规程,严防差错事故的发生。3.落实护理交接班并记录完善。4.加强设备管理,提高设备使用效率。5.加强病房管理,实施现场"7S管理"。6.注重护理质量,有持续改进计划。 **教学与科研职责**。1.授权组织本科护理人员学习护理业务技术,加强业务训练,并注意护士素质的培养。2.组织安排并检查实习护士、进修护士在本科各病室的临床教学和实习情况。3.参加一定的护理教学、设计科室护理科研课题,并组织实施。4.在完成本岗位工作的同时,完成关领导安排的其他临时性工作任务。5.持续改进。					
岗位工作主要绩效考核要点	1.规章制度落实。2.完成护理、学术、科研等工作数量指标、质量指标、效率指标、经济指标。3.处理病人投诉。4.医德医风、社会责任。5.医患纠纷处理、顾客沟通。6.健康宣教、培训帮带等。7.护理工作流程规范。8.病房管理。9.本科室护理人员技术操作。10.静脉穿刺成功率。11.基础护理。12.护理文书。13.服务病人满意度。					
岗位工作关系	院内联系部门	院内各个科室、行政职能部门、后勤部门相关领导和人员。				
	院外联系部门	医院、科室或护理部授权范围内与外界有关部门人员沟通、联系。				
工作权限	1.科室护理工作管理、协调权。对本科室日常工作的计划、实施、检查和指导权,对本科室内护理人员任免的建议权。2.有监督护理人员的日常工作权。3.有向主任、护理部主任或者上级领导提出改进科室工作绩效、薪酬分配建议权等。					
工作环境	1.在医院内工作,温度、湿度适宜。2.工作现场会接触到轻微粉尘及医疗中的刺激性气味,照明条件良好,一般无相关职业病发生。3.满足医疗工作的相关条件。					
在现在的岗位已工作时间	自　　年　　月　　日开始,共计：　　年					
学历经验	1.本科以上学历,有10年以上本科室护理工作经验。2.有专科业务进修最少1次、医院管理培训经历。3.学术、教学、科研经历。4.每年内最少有1篇杂志论文发表。主管护师及以上职称。5.岗位工作中与科室同事和患者的协调、沟通能力。					
技能要求	1.称职的护理学科带头人。2.下属公认的领导、管理和协调能力。3.较好的口才和文字表达能力。4.良好的职业道德素质和团队合作精神。5.持续学习能力强。					
岗位工作其他要求	性别要求		年龄要求		婚姻	婚否不限
	身体要求		政治要求	事业性、组织观念强	业务要求	精通本专业
岗位分析时间			填写人			

3.疼痛科病区护士长岗位说明书

岗位工作基本信息	岗位名称	病区护士长	所在部门	疼痛科	岗位编号	
	从属部门	医务部、护理部	岗位定员		所辖人数	
	直接上级	科主任科护士长	直接下级	护理人员，实习、进修护士		

岗位使命工作概述	在科主任与科室护士长领导下，全面负责病区护理工作、病房管理、护士思想工作、学科建设，物资管理等工作。是病区护士的思想、业务、行政管理的第一责任人。

岗位工作主要职责与任务	**领导职责。**1.在护士长领导和上级护师指导下，负责所管病区的护理业务及行政管理工作，完成各项数量、质量与绩效指标。2.重视思想政治工作，经常对护士进行职业道德教育工作。3.根据护理部的安排，结合本病区具体情况制订本科的护理工作计划和科研计划。4.负责制订本病区的护理发展规划，学科建设，年度、月度、周工作计划，并组织实施。5.组织护理查房和随同科主任查房，了解护理工作中存在的问题，并加强医护联系与医患沟通。6.确定病区护士的轮转和临时调配。7.负责全科护理质量的监督，对照标准，组织定期检查，及时发现问题，确保护理质量。 **管理职责。**1.参加晨会，带领上班护士对急、危重症、新入院患者床旁交接班，检查危重抢救病人的护理情况，对复杂的护理技术或新开展的护理业务，要亲自参加并具体指导。2.改善服务态度，认真履行岗位职责、严格执行各项规章制度和技术操作规程，严防差错事故的发生。3.落实护理交接班并记录完善。4.提高设备使用效率。5.加强病房管理，实施现场"7S管理"。6.加强病区物资管理，账物相符。7.落实患者治疗饮食。8.护理文书书写符合要求。9.落实基础和专科护理工作，按护理流程操作。10.协调与相关科室的关系。11.掌管CCU室病人情况。12.病人满意度。 **教学与科研职责。**1.组织护理人员学习业务技术，加强业务训练，提高护士素质。2.检查实习、进修护士在病区的临床教学和实习情况。3.参加护理教学、设计科室护理科研课题，并组织实施。4.掌握本病区护理工作的特点和规律。5.持续改进。

岗位工作主要绩效考核要点	1.规章制度落实。2.完成护理、学术、科研等工作数量、质量、效率、经济指标。3.顾客沟通，处理病人投诉，医患纠纷处理。4.医德医风、社会责任。5.持续改进计划。6.健康宣教、培训帮带。7.工作流程规范。8.病房管理。9.本病区护理人员技术操作。10.静脉穿刺成功率。11.基础护理。12.护理文书。13.服务病人满意度。

岗位工作关系	院内联系部门	院内各个科室、行政职能部门、后勤部门相关领导和人员。
	院外联系部门	医院、科室或护理部授权范围内与外界有关部门人员沟通、联系。

工作权限	1.护理管理、协调权。对本病区日常工作的计划、实施、检查和制定权，对本病区内护理人员任免的建议权。2.监督护理人员的日常工作权。3.有向主任、护理部主任、科护士长或者上级领导提出改进科室工作、绩效薪酬分配建议权等。

工作环境	1.在医院内工作，温度、湿度适宜。2.工作现场会接触到轻微粉尘及医疗中的刺激性气味，照明条件良好，一般无相关职业病发生。3.满足医疗护理工作的相关条件。

在现在的岗位已工作时间	自　　年　　月　　日开始，　　共计：　　年

学历经验	1.本科以上学历，有5年以上本科室护理工作经验。2.有专科护理业务进修经历、医院管理培训经历。3.学术、教学、科研参与的经历。4.每年内最少有1篇杂志论文发表。5.具有中级专业技术职称。6.工作中与同事和患者的协调、沟通能力。

技能要求	1.称职的病区护理学科带头人。2.领导、决策、管理和协调能力。3.较好的口才和文字表达能力。4.良好的职业道德素质和团队合作精神。5.持续学习能力强。

岗位工作其他要求	性别要求		年龄要求		婚姻	婚否不限
	身体要求		政治要求	事业性、组织观念强	业务要求	精通本专业
岗位分析时间				填写人		

4.疼痛科主任护师岗位说明书

岗位工作 基本信息	岗位名称	主任护师	所在部门		疼痛科	岗位编号	
	从属部门	医务部、护理部	岗位定员			所辖人数	
	直接上级	护士长	直接下级		护理相关人员		

岗位使命 工作概述	在护士长和护理部的领导下,授权分管科室护理业务、技术、教学、培训、科研、服务,纠纷处理、护理质量管理等工作。护理业务、技术、科研、管理的行家里手。

岗位工作 主要职责 与任务	**岗位职责。**1.履行高级职称岗位职责。在护士长和护理部领导下,指导本科护理业务技术、服务、教学与科研工作。2.参加晨会床旁交接班,协助护士长制订年度、月度、周工作计划并付诸监督实施。3.协调科室医护人员、相关科室及相关部门科室业务关系。4.协助护士长制订本科的基础、专科、整体、责任护理计划并落实。 **业务管理。**5.主持护理大查房,解决护理业务与技术疑难问题。6.定期检查急、危、重、疑难患者护理计划和会诊落实情况,对复杂技术或新开展护理业务,要亲自参加并具体指导。7.处理护理纠纷,对护理差错事故提出技术鉴定意见。8.协助护士长病房管理。9.督促、检查护理人员落实病人基础、专科与责任制护理,并起带头作用。10.加强设备管理,维护设备正常运行,提高设备使用率。11.实施护理查房和随同科主任查房,落实"18项核心制度"。指导下级护士、实习、进修护士工作。12.完成护理工作任务,改善服务态度、严防差错事故的发生。13.加强病房管理,维护病房秩序。14.协助护士长加强物资管理,账物相符。15.落实患者饮食和治疗饮食。16.护理文书书写合格率符合要求。17.掌握专科危重病人护理的特点和规律。 **职业道德。**1.遵纪守法。2.尊重患者权利,保守医疗秘密。3.廉洁工作,文明礼貌,卓越服务。4.团队精神,和谐共事。5.岗位工作积极性、主动性、创新性、责任心。 **教学科研。**1.协助护理部并承担对护理人员业务学习、培养及护士晋级的考核工作。2.需要时拟订教学计划,编写教材并负责讲授。3.制订专科护理科研、技术革新计划并实施。4.参与审定、评价护理论文和科研、技术革新成果。5.负责组织本科护理学习讲座和护理病案讨论。6.对医院护理队伍建设,业务技术管理和组织管理提出意见,参与护理部组织的全院性工作检查。7.掌握国内外本科护理发展动态,努力引进先进技术,提高护理质量,发展护理科学。8.完成领导交代的临时性工作任务。

岗位工作 主要绩效 考核要点	1.规章制度落实。2.护理教学、科研,护理工作数量、质量、效率及综合绩效管理指标。3.医德医风、社会责任。4.顾客沟通、护患纠纷处理。5.病区管理、健康宣教、培训帮带等。6.工作流程规范。7.危重病人全程护理落实。8.服务病人满意度。

岗位工 作关系	院内联系部门	院内各个科室、行政职能部门、后勤部门相关领导和人员。
	院外联系部门	医院、科室或护理部授权范围内与外界有关部门人员沟通、联系。

工作权限	1.科室护理业务、科研和管理指导权。2.日常工作计划、实施、检查的建议权。3.本科护理人员任免建议权。4.分管人员的工作监督权。5.提出改进护理工作建议权。

工作环境	1.在医院内工作,温度、湿度适宜。2.工作现场会接触到轻微粉尘及医疗中的刺激性气味,照明条件良好,一般无相关职业病发生。3.满足医疗护理工作的相关条件。

在现在的岗位已工作时间	自　　年　　月　　日开始,　共计:　　年

学历经验	1.本科以上学历,10年以上护理工作经验。2.有基础、专科、责任护理、管理培训经历。3.5年内有高档次护理科研成果。4.年内最少有1篇全国级杂志论文发表。

技能要求	1.称职的护理学科技术带头人。2.过硬的业务、技术和协调能力。3.较好的口才和文字表达能力。4.良好的职业道德素质和团队合作精神。5.持续学习能力强。

岗位工作 其他要求	性别要求		年龄要求			婚姻	婚否不限
	身体要求		政治要求	事业性、组织观念强		业务要求	精通本专业
岗位分析时间				填写人			

5.疼痛科副主任护师岗位说明书

岗位工作基本信息	岗位名称	副主任护师	所在部门	疼痛科	岗位编号	
	从属部门	医务部、护理部	岗位定员		所辖人数	
	直接上级	护士长	直接下级	护理相关人员		

岗位使命工作概述	在护士长领导和上级护师指导下,授权分管科室护理业务、技术、服务、教学、培训、科研、护理质量管理等工作。是护理业务、技术、科研、管理的行家里手。

岗位工作主要职责与任务	**岗位职责。**1.履行高级职称岗位职责。在科护士长和上级护师指导下,指导本科护理业务技术、服务、教学与科研工作。2.参加晨会交接班,协助护士长制订年度、月度、周工作计划并组织实施。3.协调科室医护人员,相关部门,相关科室的业务关系。4.协助护士长制订本科的基础、专科、责任护理计划并督促检查落实。 **制度执行。**1.执行各项规章制度和技术操作常规,按照流程操作。2.执行"18项核心制度",查对制度及相关管理规定。3.严格执行消毒隔离、无菌技术操作流程,预防医院感染。4.重视护理质量提高,有护理持续改进计划并落实。5.服务病人满意度。 **业务管理。**1.按照规定主持护理大查房,解决护理技术疑难问题。2.检查急、危、重、疑难患者护理计划和会诊落实情况,对复杂技术或新开展的护理业务,要亲自参加并具体指导。3.处理护理纠纷,对护理差错、事故提出技术鉴定意见。4.协助护士长病房管理。5.落实病人治疗饮食。6.加强设备维护,提高设备使用率。 **职业道德。**1.遵纪守法。2.尊重患者权利,保守医疗秘密。3.廉洁工作,文明礼貌,卓越服务。4.团队精神,和谐共事。5.工作积极性、主动性、创新性,责任心。 **教学科研。**1.协助护理部并承担对护理人员业务学习、培养及护士晋级的考核工作。2.拟订教学计划,编写教材并负责讲授。3.制订专科护理科研、技术革新计划并实施。4.参与审定、评价护理论文和科研、技术革新成果。5.负责组织本科护理学习讲座和护理病案讨论。6.对医院护理队伍建设,业务技术管理和组织管理提出意见,参与护理部组织的全院性工作检查。7.掌握国内外本科护理发展动态,努力引进先进技术,提高护理质量,发展护理科学。8.完成领导交代的其他临时性工作任务。

岗位工作主要绩效考核要点	1.规章制度落实。2.护理教学、科研,护理工作数量、质量、效率及综合绩效管理指标。3.医德医风、社会责任。4.顾客沟通、护患纠纷处理。5.病区管理、健康宣教、培训帮带等。6.工作流程规范。7.危重病人全程护理落实。8.与护士长配合、医护人员沟通、协调。9.基础、专科护理,责任制护理。10.岗位学习与创新能力。

岗位工作关系	院内联系部门	院内各个科室、行政职能部门、后勤部门相关领导和人员。
	院外联系部门	医院、科室或护理部授权范围内与外界有关部门人员沟通、联系。

工作权限	1.科室护理业务、科研和管理指导权。2.日常工作计划、实施、检查的建议权。3.本科护理人员任免建议权。4.分管人员的工作监督权。5.提出改进护理工作建议权。

工作环境	1.在医院内工作,温度、湿度适宜。2.工作现场会接触到轻微粉尘及医疗中的刺激性气味,照明条件良好,一般无相关职业病发生。3.满足医疗护理工作的相关条件。

在现在的岗位已工作时间	自 年 月 日开始, 共计: 年

学历经验	1.本科以上学历,10年以上护理工作经验。2.有基础、专科、责任护理、管理培训经历。3.5年内有高档次护理科研成果。4.每年内最少有1篇全国级杂志论文发表。

技能要求	1.称职的护理学科带头人。2.公认的业务、技术、管理和协调能力。3.较好的口才和文字表达能力。4.良好的职业道德素质和团队合作精神。5.持续学习能力强。

岗位工作其他要求	性别要求		年龄要求		婚姻	婚否不限
	身体要求		政治要求	事业性、组织观念强	业务要求	精通本专业

岗位分析时间		填写人	

6.疼痛科主管护师岗位说明书

岗位工作 基本信息	岗位名称	主管护师	所在部门	疼痛科	岗位编号	
	从属部门	护理部	岗位定员		所辖人数	
	直接上级	护士长	直接下级	相关护理人员,实习、进修护士		

岗位使命 工作概述	在护士长领导和上级护师指导下,负责上班时病人的治疗、护理、服务等工作,护患沟通、健康教育及相关工作。是岗位专科护理业务、技术、服务工作全能者。

岗位工作 主要职责 与任务	**岗位职责。**1.参加护士各种班次值班。按量按质按时完成自己岗位独立工作。2.协助护士长做好护理质量控制工作,把好护理质量关,不断提高护理质量。3.熟悉现代医院护理理念和管理工具。制定具有疼痛科特色的护理计划,对患者进行针对性护理。4.掌握基础、专科与责任护理流程。协助护士长做好病房行政管理和护理队伍的建设工作。5.督促检查专科护理、治疗工作落实。6.解决疼痛科护理业务上的疑难问题,指导疑难病人护理计划的制订及实施。7.对发生的护理差错、事故进行分析、鉴定,并提出防范措施。8.以患者为中心的意识和窗口意识强,指导帮助患者就诊,热情解答患者的问题。9.按患者所需服务,重视公共卫生,重视健康教育,重视诊疗效果,为需要帮助的病人提供帮助。10.合理利用资源,做好仪器、设备、药品等物品的管理,减少消耗材料的浪费,降低成本,提高绩效。11.病人满意度。 **工作任务。**1.担当岗位全部的护理工作。2.指导护师、护士、实习、进修护士工作。3.落实病人全程服务计划。4.解除病人疼痛,评价病人疼痛。5.护士长授权下负责有关诊疗、护理服务过程。处置等服务流程的规范及优化,负责医院病房护理质量管理的运行状况的监测和定期汇报,负责持续改进病房就医环境,负责服务措施的制定、检查落实和持续改进,负责医患交流有关事宜的管理及接待处理患者投诉。6.协助护士长做好病房管理工作,授权累计工作量并上报。7.完成临时性工作任务。 **制度执行。**1.执行各项规章制度和技术操作常规,按照流程操作。2.执行查对制度及相关管理规定。3.严格执行规定的消毒隔离、无菌技术操作流程,预防医院感染。 **职业道德。**1.遵纪守法。2.尊重患者权利,保守医疗秘密。3.廉洁工作,文明礼貌,卓越服务。4.团队精神,和谐共事。5.工作积极性、主动性、创新性,责任心。 **教学与科研。**1.持续学习与创新能力。2.结合工作实际撰写论文。3.参加医学继续教育。4.参与门诊部分教学、承担科研课题相关工作。5.完成其他临时性工作。 **持续学习。**1.持续学习与工作改进能力。2.掌握、了解国内外本专业发展动态。3.积极参加科室、医院的各种讨论、研讨会议。4.针对问题、缺陷的持续改进计划。

岗位工作 主要绩效 考核要点	1.岗位职责、制度落实。2.医教研住院病人工作数量质量和绩效。护理质量管理。3.医德医风、社会责任、环境。4.纠纷处理与鉴定。5.学习与业务和技术创新。6.病房秩序与环境管理、成本管理。7.论文、成果与专著。8."18项核心制度"执行力。

岗位工 作关系	院内联系部门	院内各个科室、行政职能部门、后勤部门相关领导和人员。
	院外联系部门	医院、科室或护理部授权范围内与外界有关部门人员沟通、联系。

工作权限	1.科室护理业务、科研和管理指导权。2.日常工作计划、实施、检查的建议权。

工作环境	1.在医院内工作,温度、湿度适宜。2.满足医疗与护理服务工作的相关条件。

在现在的岗位已工作时间	自　　年　　月　　日开始,　　共计:　　年

学历经验	1.本科生以上学历,5年以上疼痛科工作经验。2.抢救病人经验。3.中级专业技术职称。

技能要求	1.称职的中级专业技术职称。2.业务、技术、管理和协调能力。3.较好的口才和文字表达能力。4.良好的职业道德素质和团队合作精神。5.持续学习业务知识技能能力强。

岗位工作 其他要求	性别要求		年龄要求		婚姻	婚否不限
	身体要求		政治要求	事业性、组织观念强	业务要求	掌握专科护理

岗位分析时间		填写人	

7.疼痛科护师、护士岗位说明书

岗位工作 基本信息	岗位名称	护师、护士		所在部门		疼痛科		岗位编号	
	从属部门	医务部、护理部		岗位定员				所辖人数	
	直接上级		护士长	直接下级		护士,实习、进修护士			
岗位使命 工作概述	在护士长领导下和上级护师指导下按照自己的职责独立做好护理工作、重视护理质量、提高病人满意度。按时、按质、按量完成自己的本职工作。是科室护理骨干力量。								
岗位工作 主要职责 与任务	**岗位职责。**1.取得护师执业资格。参加护士各种班次值班。独立完成岗位工作。2.具备整体护理知识,熟悉基础、专科、责任护理业务,对病人实施责任护理,制订和评估病人护理计划。3.交接科室规定物品并双方签字。4.参与门诊危重、疑难病人的护理工作及难度较大的护理操作。5.以患者为中心的服务意识强,指导帮助患者诊疗,热情解答患者的问题。6.按患者所需服务,重视公共卫生,重视病人健康教育,重视护理工作效果,为需要帮助的病人提供帮助。7.合理利用资源,做好仪器、设备、药品等物品的管理,减少消耗材料成本的浪费,降低成本,提高绩效。 **工作任务。**1.担当岗位全部的护理工作。2.指导护师、护士、实习、进修护士工作。3.落实病人全程服务计划。4.解除病人疼痛,评价病人疼痛。5.护士长授权下负责有关诊疗、护理服务过程。处置等服务流程的规范及优化,负责医院病房护理质量管理的运行状况的监测和定期汇报,负责持续改进病房就医环境,负责服务措施的制定、检查落实和持续改进,负责医患交流有关事宜的管理及接待处理患者投诉。6.协助护士长做好病房管理工作,授权累计工作量并上报。7.遵循 PDCA 管理、追踪问题管理、熟悉可靠性管理、持续护理质量改进。8.工作现场"7S 管理":①整理、②整顿、③清扫、④清洁、⑤安全、⑥节约、⑦素养。9.按规定处理医疗垃圾和废物。 **制度执行。**1.执行各项规章制度和技术操作常规,按照流程操作。2.执行查对制度及相关管理规定。3.严格执行规定的消毒隔离、无菌技术操作流程,预防医院感染。 **职业道德。**1.遵纪守法。2.尊重患者权利,保守医疗秘密。3.廉洁工作,文明礼貌,卓越服务。4.团队精神,和谐共事。5.岗位工作积极性、主动性、创新性,责任心。 **持续学习。**1.持续学习与工作改进能力。2.掌握、了解国内外本护理专业发展动态。 **工作创新。**善于发现工作中的问题、缺陷,分析、解决问题、缺陷能力持续提升。								
岗位工作 主要绩效 考核要点	1.岗位职责、制度落实。2.医教研、门诊、急诊、留观病人工作数量质量和绩效。护理质量管理。3.医德医风、社会责任、环境。4.纠纷处理与鉴定。5.学习与业务和技术创新。6.门诊部秩序与环境管理、成本管理。7.学术、论文、成果与专著。								
岗位工 作关系	院内联系部门		院内各个科室、行政职能部门、后勤部门相关领导和人员。						
	院外联系部门		医院、科室或护理部授权范围内与外界有关部门人员沟通、联系。						
工作权限	1.科室护理业务、科研和管理指导权。2.日常工作计划、实施、检查的建议权。								
工作环境	1.在医院内工作,温度、湿度适宜。2.满足医疗与护理服务工作的相关条件。								
在现在的岗位已工作时间	自 年 月 日开始, 共计: 年								
学历经验	1.本科以上学历,5年以上门诊工作经验。2.抢救病人经验。3.初级专业技术职称。								
技能要求	**基础技能:**1.熟悉护理学专业理论及临床护理技能。2.熟悉疼痛科常见疾病的临床表现,主要护理诊断和相关护理措施。3.熟悉整体护理和护理程序理论,熟悉疼痛科常见疾病的护理流程。 **专业技能:**1.熟悉常见疾病相关的基础护理学、解剖学、病理生理学以及临床药理学的相关知识。2.熟悉与护理学密切相关学科的理论。熟悉诊断学相关理论知识、常用诊疗技术原理及临床应用。3.持续学习业务能力强。								
岗位工作 其他要求	性别要求			年龄要求			婚姻	婚否不限	
	身体要求			政治要求	事业性、组织观念强		业务要求	熟悉本专业	
岗位分析时间					填写人				

8.疼痛科护理员岗位说明书

岗位工作基本信息	岗位名称	护理员	所在部门	疼痛科	岗位编号	
	从属部门	护理部、科室	岗位定员		所辖人数	
	直接上级	护士长、相关人员	直接下级	授权相关人员		

岗位使命工作概述	在护士长领导和上级护师、护士的指导下按照自己的职责独立做好护理员工作、重视危重病人卫生护理质量、提高病人满意度。按时按质按量完成自己的本职工作。

岗位工作主要职责与任务	**岗位职责。**1.在护士长领导和护士指导下工作。2.上班遵守劳动纪律,尽职尽责。3.执行护理员的工作制度与流程。4.按规定参加医院、科室相关会议。5.担任病人生活护理工作,如帮助重病人、不能够自理的病人洗漱、喂饭、洗脚、大小便、整理床铺、帮助病人购买生活用品,并且随时清理病人生活废物,联系病人家庭人员,必要时跟随护士查房,了解危重病人、特殊病人、手术前后病人护理重点。6.保持科室物品的清洁与卫生,做好仪器与设备卫生清洁工作。7.履行护理员岗位职责与任务,保持洗漱间卫生清洁无臭味。8.随时巡视病房,应接病人呼唤,保持病房楼梯卫生清洁无臭味。9.执行预防患者跌倒坠床压疮制度。10.做好病人入院前的准备工作,及时分发入院病人相关物品和病人出院后床单位整理和清洁工作,并按照需要送出病人临时化验标本和其他外送病人物品工作。11.护理员独立工作能力,护理员独立解决主管范围内的卫生工作能力。12.处理护理病人的问题考虑全面遵循伦理原则。13.科室整体卫生与清洁,保持重病人床单位卫生与整洁,保持病房空床的卫生与整洁。14.处理患者和家属的相关问题,上班时手卫生符合要求,负责收回出院患者规定的科室用品。15.住院患者的满意度不断提升。16.饮食与开水落实到每位患者。17.病房现场"7S管理":①整理、②整顿、③清扫、④清洁、⑤安全、⑥节约、⑦素养。18.按照规定处理医疗垃圾废物。19.完成领导交代的临时性工作任务。 **执行职责。**1.执行国家相关法律法规,行业规章制度、标准、职责、操作规范与流程,严格执行医院和科室的各项管理制度。2.参加医院举办的相关护理工作会议。 **职业道德。**1.本职职业素质持续提升,热爱护理员。2.廉洁工作,文明礼貌,卓越服务。3.发扬团队精神,和谐共事。4.岗位工作积极性、主动性、创新性,责任心。 **持续学习。**1.持续学习与工作改进能力。2.掌握、了解院内外本专业发展动态。3.对护理员岗位工作中存在的问题与缺陷有持续改进计划并实施。4.病人满意度。

岗位工作主要绩效考核要点	1.规章制度落实。2.完成规定的卫生护理工作、数量指标、质量指标、效率指标、服务指标。3.医德医风、社会责任。4.顾客沟通、医患护理生活问题处理。5.病区环境管理、健康宣教,对新来卫生护理人员带带等。6.科室护理清洁工作流程规范。

岗位工作关系	院内联系部门	院内各个科室、行政职能部门、后勤部门相关领导和人员。
	院外联系部门	医院、科室或护理部授权范围内与外界有关部门人员沟通、联系。

工作权限	1.对本科室日常护理病人生活工作计划、实施、检查的参与权,对本科室内其他护理人员考评的参与权。2.针对本职岗位工作问题缺陷有持续改进计划效果,等等。

工作环境	1.在医院内工作,温度、湿度适宜。2.工作现场会接触到轻微粉尘及医疗中的刺激性气味,照明条件良好,一般无相关职业病发生。3.满足医疗工作的相关条件。

在现在的岗位已工作时间	自 年 月 日开始, 共计: 年

学历经验	1.小学以上学历。2.有1年以上本科室卫生护理工作经验。3.本专业管理培训经历。

技能要求	1.上班不接收快递包裹、不带熟人检查看病、不干私活不吃零食。2.护理病人关手机,上班不上网、不玩手机微信,不查资料打游戏。3.上班时不相互聊天、闲谈。

岗位工作其他要求	性别要求		年龄要求			婚姻	婚否不限
	身体要求		政治要求	事业性、组织观念强		业务要求	掌握本专业

岗位分析时间		填写人	

9.疼痛科卫生员岗位说明书

岗位工作基本信息	岗位名称	卫生员	所在部门	疼痛科	岗位编号	
	从属部门	护理部、科室	岗位定员		所辖人数	
	直接上级	护士长、相关人员	直接下级			

岗位使命工作概述	在护士长领导和上级护师、护士的指导下按照自己的职责独立做好卫生员工作、重视病房卫生质量、提高病人满意度。按时、按质、按量完成自己的本职岗位工作。

岗位工作主要职责与任务	**岗位职责。**1.在护士长领导和护士指导下做病房卫生工作。2.上班遵守劳动纪律,尽职尽责。3.执行卫生员的工作制度与流程。4.按规定参加医院、科室相关会议。5.担任病房、病人生活卫生工作,如帮助重病人、不能够自理的病人洗漱、喂饭、洗脚、大小便、整理床铺、帮助病人购买生活用品,并且随时清理病人生活废物,联系病人家庭人员,需要时跟随护士查房,了解危重病人、特殊病人、手术前后病人护理重点。6.保持科室物品的清洁与卫生,仪器与设备卫生清洁工作。7.履行卫生员岗位职责与任务,保持洗漱间卫生清洁无臭味。8.随时巡视病房,应接病人呼唤,保持病房楼梯卫生清洁无臭味。9.执行预防患者跌倒坠床压疮制度。10.担任病房的门、窗、地面、床头、桌椅及厕所、浴室的清洁工作。11.按照规定或者根据病人需要及时做好病房病员饮用水供应。12.消毒病人脸盆茶具痰盂便器用具。13.卫生员独立工作能力,护送病人、领送物品及外勤工作。14.工作责任心,工作积极认真、细心。病房秩序管理,病室清洁、整齐、无异味,水壶清洁,给水壶及时加水。15.卫生间物品摆放整齐。被服、床头桌、病室、卫生间及水壶、楼道清洁符合要求。16.科室物品管理、病室相关物品管理符合要求,节约用水,按时关灯,空调管理,消毒洗手液管理符合要求。17.病房、相关房间现场"7S管理":①整理、②整顿、③清扫、④清洁、⑤安全、⑥节约、⑦素养。18.按照规定处理医护护理垃圾和废物。 **执行职责。**1.执行国家相关法律法规,行业规章制度、标准、职责、操作规范与流程,严格执行医院和科室的各项管理制度。2.积极参加医院举办的相关工作会议。 **职业道德。**1.本职职业素质持续提升,热爱护理员。2.廉洁工作,文明礼貌,卓越服务。3.发扬团队精神,和谐共事。4.岗位工作积极性、主动性、创新性、责任心。 **持续学习。**1.持续学习与工作改进能力。2.掌握、了解院内外本专业发展动态。3.对卫生员工作岗位中存在的问题与缺陷有持续改进计划并实施。4.病人满意度。

岗位工作主要绩效考核要点	1.规章制度落实。2.完成规定的卫生护理工作、数量指标、质量指标、效率指标、服务指标。3.医德医风、社会责任。4.顾客沟通、医患护理生活问题处理。5.病区环境管理、健康宣教、对新来卫生护理人员帮带等。6.科室护理清洁工作流程规范。

岗位工作关系	院内联系部门	院内各个科室、行政职能部门、后勤部门相关领导和人员。
	院外联系部门	医院、科室或护理部授权范围内与外界有关部门人员沟通、联系。

工作权限	1.对本科室日常护理病人生活工作计划、实施、检查的参与权,对本科室内护理人员考评的参与权。2.针对问题缺陷有持续改进计划,薪酬、规章制度改进建议权等。

工作环境	1.在医院内工作,温度、湿度适宜。2.工作现场会接触到轻微粉尘及医疗中的刺激性气味,照明条件良好,一般无相关职业病发生。3.满足医疗护理工作的相关条件。

在现在的岗位已工作时间	自　　年　　月　　日开始,　　共计:　　年

学历经验	1.上班不接收快递包裹,不带熟人检查看病,不干私活不吃零食。2.护理病人关手机,上班不上网、不玩手机微信、不查资料打游戏。3.上班时不相互聊天、闲谈。

技能要求	1.称职的中级专业技术职称。2.业务、技术、管理和协调能力。3.较好的口才和文字表达能力。4.良好的职业道德素质和团队合作精神。5.持续学习业务知识技能能力强。

岗位工作其他要求	性别要求		年龄要求		婚姻	婚否不限
	身体要求		政治要求	事业性、组织观念强	业务要求	掌握本专业
岗位分析时间				填写人		

第五章　医技科室系统科室护理人员岗位说明书

一、门诊部护理人员岗位说明书

1.门诊部护士长岗位说明书

<table>
<tr><td rowspan="3">岗位工作
基本信息</td><td>岗位名称</td><td>护士长</td><td>所在部门</td><td colspan="2">门诊部</td><td>岗位编号</td><td></td></tr>
<tr><td>从属部门</td><td>医务部、护理部</td><td>岗位定员</td><td colspan="2"></td><td>所辖人数</td><td></td></tr>
<tr><td>直接上级</td><td>科主任、护理部</td><td>直接下级</td><td colspan="4">护理人员,实习、进修护士</td></tr>
<tr><td>岗位使命
工作概述</td><td colspan="7">在门诊部主任与护理部领导下,全面负责门诊护理工作、业务、技术、秩序管理、护士思想工作,物资管理等工作。是门诊护士思想、业务、行政管理的第一责任人。</td></tr>
<tr><td rowspan="3">岗位工作
主要职责
与任务</td><td colspan="7">**岗位管理职责。**1.根据医院及护理部的工作安排、计划,负责制订门诊部具体工作计划,组织实施、检查与总结。2.检查指导各诊室做好诊前准备及卫生宣传工作。3.帮助护理人员提高管理与业务能力,充分调动其主观能动性,积极支持护士履行职责。4.负责门诊护士的排班及工作分配,制定各班工作流程。积极参加所在的社区、街道组织的公共卫生。5.掌握门诊护理人员的思想动态和工作表现,关心护士的生活及学习情况,增强凝聚力,提高工作效率。6.以患者为中心的意识和窗口意识强,指导帮助患者就诊,热情解答患者问题。7.按患者所需合理安排人力,完善门诊就诊环境,简化就诊手续,缩短候诊时间,为患者提供方便。8.合理利用资源,做好仪器、设备、药品等物品的管理,减少消耗材料的浪费,降低成本,提高绩效。9.门诊现场"7S管理":①整理、②整顿、③清扫、④清洁、⑤素养、⑥安全、⑦节约。10.按照规定处理医疗与护理垃圾和废物。11.按规定完成所在社区卫生工作。</td></tr>
<tr><td colspan="7">**业务职责。**1.督促护理人员改善服务,对较重的病员应优先诊治或送急诊科处理。2.建立门诊坐诊专家上下班登记、工作量统计制度。3.对发生的护理纠纷进行分析、鉴定,并提出防范措施。4.亲自执行或指导护士操作复杂的技术。5.加强医护沟通,充分了解医生对护理工作的要求。6.优化护理服务流程。7.门诊就医环境满意。</td></tr>
<tr><td colspan="7">**职业道德。**1.遵纪守法。2.尊重患者权利,保守医疗秘密。3.廉洁工作,文明礼貌。</td></tr>
<tr><td>岗位工作
主要绩效
考核要点</td><td colspan="7">1.规章制度。2.医教研工作数质量和绩效指标。3.医德医风、社会责任。4.病人健康教育、培训帮带。5.学科建设。6.门诊病人总人次、人员和谐、团队精神。7.门诊抽血人次。8.门诊秩序与环境卫生。9.服务病人满意度、服务态度。10.公共卫生。</td></tr>
<tr><td rowspan="2">岗位工
作关系</td><td>院内联系部门</td><td colspan="6">院内各个科室、行政职能部门、后勤部门相关领导和人员。</td></tr>
<tr><td>院外联系部门</td><td colspan="6">医院、科室或护理部授权范围内与外界有关部门人员沟通、联系。</td></tr>
<tr><td>工作权限</td><td colspan="7">1.门诊管理权。2.监督下级护士工作权。3.向上级领导建议改进工作、制度权。</td></tr>
<tr><td>工作环境</td><td colspan="7">1.在医院内工作,温度、湿度适宜。2.满足门诊医疗、护理服务工作的相关条件。</td></tr>
<tr><td>在现在的岗位已工作时间</td><td colspan="7">自　　年　　月　　日开始,　　共计:　　年</td></tr>
<tr><td>学历经验</td><td colspan="7">1.本科以上学历,5年以上门诊工作经验。2.抢救病人经验。3.中级或以上专业技术职称。</td></tr>
<tr><td rowspan="2">岗位工作
技能要求</td><td colspan="7">**基础技能:**1.掌握护理学专业理论及临床护理技能。2.掌握门诊部常见疾病的临床表现,主要护理诊断和相关护理措施。3.熟悉整体护理和护理程序理论,熟悉门诊部常见疾病的护理流程。4.工作中和患者沟通能力。</td></tr>
<tr><td colspan="7">**专业技能:**1.掌握常见疾病相关的基础护理学、解剖学、病理生理学以及临床药理学的相关知识。2.熟悉与护理学密切相关学科的理论。熟悉诊断学相关理论知识、常用诊疗技术原理及临床应用。</td></tr>
<tr><td rowspan="2">岗位工作
其他要求</td><td>性别要求</td><td></td><td>年龄要求</td><td colspan="2"></td><td>婚姻</td><td>婚否不限</td></tr>
<tr><td>身体要求</td><td></td><td>政治要求</td><td colspan="2">事业性、组织观念强</td><td>业务要求</td><td>精通本专业</td></tr>
<tr><td colspan="4" align="center">岗位分析时间</td><td colspan="2" align="center">填写人</td><td colspan="2"></td></tr>
</table>

2.门诊部副护士长岗位说明书

岗位工作 基本信息	岗位名称	副护士长	所在部门	门诊部	岗位编号	
	从属部门	医务部、护理部	岗位定员		所辖人数	
	直接上级	科主任科护士长	直接下级	护理人员,实习、进修护士		

岗位使命 工作概述	在科主任与护士长领导下,社区全面负责门诊护理工作、业务、技术、秩序管理、护士思想工作,物资管理等工作。是门诊部分管工作、业务、行政管理的责任人。

岗位工作 主要职责 与任务	**领导职责。**1.在科主任和护士长领导下,负责门诊的护理业务及行政管理工作,完成各项数量、质量与综合绩效指标。2.协助护士长制订门诊的护理发展规划,护理学科建设,年度、月度、周工作计划并实施。3.按患者所需合理安排人力,改善门诊就诊环境,简化就诊手续,缩短候诊时间,为患者提供方便。4.合理利用资源,做好仪器、设备、药品等物品的管理,减少消耗材料浪费,降低成本,提高效益。 **管理职责。**1.参加晨会,做好开诊前准备。对复杂护理或新开展的护理业务要亲自参加并具体指导。2.确定护士轮转和临时调配。3.重视信息自动化建设。4.实施门诊"5S管理"。5.加强物资管理,账物相符。6.按要求做好指标统计工作。7.护理文书书写符合要求。8.以患者为中心的意识和窗口意识强,指导帮助患者就诊,热情解答患者的问题。9.按患者所需合理安排人力,重视公共卫生,重视健康宣教,重视导医效果,为需要帮助的病人提供帮助。10.对发生的护理差错、事故进行分析、鉴定并提出防范措施。11.加强医护沟通,充分了解医生对护理工作的要求。12.根据情况不断优化门诊就医流程。13.门诊就医环境满意。14.门诊部工作现场"7S管理":①整理、②整顿、③清扫、④清洁、⑤素养、⑥安全、⑦节约。15.服务病人满意度。 **制度执行。**1.执行各项规章制度和技术操作常规,按照流程操作。2.执行查对制度及相关管理规定。3.严格执行规定的消毒隔离、无菌技术操作流程,预防医院感染。 **职业道德。**1.遵纪守法。2.尊重患者权利,保守医疗秘密。3.廉洁工作,文明礼貌,卓越服务。4.团队精神,和谐共事。5.岗位工作积极性、主动性、创新性,责任心。 **教学与科研。**1.持续学习与创新能力。2.结合工作实际撰写论文。3.参加医学继续教育。4.参与门诊部分教学、承担科研课题相关工作。5.完成领导交代的临时性工作。

岗位工作 主要绩效 考核要点	1.规章制度。2.医教研工作数质量和绩效指标。3.医德医风、社会责任。4.病人健康教育、培训帮带。5.值夜班次数。6.病人总人次、人员和谐、团队精神。7.门诊抽血人次。8.门诊秩序与环境卫生。9.服务病人满意度、服务态度。10.公共卫生。

岗位工 作关系	院内联系部门	院内各个科室、行政职能部门、后勤部门相关领导和人员。
	院外联系部门	医院、科室或护理部授权范围内与外界有关部门人员沟通、联系。

工作权限	1.门诊管理权。2.监督下级护士工作权。3.向上级领导建议的改进工作、制度权。

工作环境	1.在医院内工作,温度、湿度适宜。2.满足门诊医疗、护理服务工作的相关条件。

在现在的岗位已工作时间	自　　　年　　　月　　　日开始,　　　共计:　　　年

学历经验	1.本科以上学历,5年以上门诊工作经验。2.抢救病人经验。3.中级专业技术职称。

岗位工作 技能要求	**基础技能:**1.掌握护理学专业理论及临床护理技能。2.掌握门诊部常见疾病的临床表现,主要护理诊断和相关护理措施。3.熟悉整体护理和护理程序理论,熟悉门诊部常见疾病的护理流程。 **专业技能:**1.掌握常见疾病相关的基础护理学、解剖学、病理生理学以及临床药理学的相关知识。2.熟悉与护理学密切相关学科的理论。3.熟悉诊断学相关理论知识、常用诊疗技术原理及临床应用。 **其他技能:**1.具备较强的管理意识,被公认为有较高的管理能力;2.很强的判断能力和应急处理能力。

岗位工作 其他要求	性别要求		年龄要求		婚姻	婚否不限
	身体要求		政治要求	事业性、组织观念强	业务要求	掌握本专业

岗位分析时间		填写人	

3.门诊部主任护师岗位说明书

岗位工作 基本信息	岗位名称	主任护师	所在部门	门诊部	岗位编号	
	从属部门	医务部、护理部	岗位定员		所辖人数	
	直接上级	护士长	直接下级	护理相关人员		

岗位使命 工作概述	在护理部和护士长领导下,分管科室护理业务、教学、培训、科研、服务,纠纷处理、护理质量管理等工作。本科室护理业务、技术、学术、科研、管理的行家里手。

岗位工作 主要职责 与任务	**岗位职责。**1.履行高级职称岗位职责。在护理部主任和护士长领导下,指导本科护理业务技术、服务、教学与科研工作。2.参加晨会床旁交接班,协助护士长制订年度、月度、周工作计划并付诸监督实施。3.以患者为中心的意识和窗口意识强,指导帮助患者就诊,热情解答患者的问题。4.按患者所需合理安排人力,重视公共卫生,重视健康宣教,重视导医效果,为需要帮助的病人提供帮助。5.病人满意度。 **业务管理。**1.经常能够解决护理业务与技术疑难问题。2.定期检查急、危、重、疑难患者护理计划和会诊落实情况,对复杂技术或新开展护理业务,要亲自参加并具体指导。3.处理护理纠纷,对护理差错事故提出技术鉴定意见。4.协助护士长门诊部管理。5.护士长授权下负责有关门诊诊疗、护理服务过程。6.导医、挂号、分诊、接诊、诊疗、处置等服务流程的规范及优化。7.负责医院门诊护理质量管理的运行状况的监测和定期汇报。8.负责持续改进门诊就医环境。9.负责门诊服务措施的制定、检查落实和持续改进。10.负责门诊医患交流有关事宜的管理及接待处理患者投诉。11.遵循PDCA、追踪问题解决管理、持续质量改进、掌握可靠性管理方法。 **制度执行。**1.执行各项规章制度和技术操作常规,按照流程操作。2.执行查对制度及相关管理规定。3.严格执行规定的消毒隔离、无菌技术操作流程,预防医院感染。 **职业道德。**1.遵纪守法。2.尊重患者权利,保守医疗秘密。3.廉洁工作,文明礼貌,卓越服务。4.团队精神,和谐共事。5.工作积极性、主动性、创新性,责任心。 **教学与科研。**1.协助护理部并承担对护理人员业务学习、培养及护士晋级的考核工作。2.授权拟订教学计划,编写教材并负责讲授。3.制订专科护理科研、技术革新计划并实施。4.参与审定、评价护理论文和科研、技术革新成果。5.负责组织本科护理学习讲座和护理病案讨论。6.对医院护理队伍建设,业务技术管理和组织管理提出意见,参与护理部组织的全院性工作检查。7.掌握国内外本科护理发展动态,努力引进先进技术,提高护理质量,发展护理科学。8.完成领导交代的临时性工作任务。

主要绩效 考核要点	1.岗位职责、制度落实。2.医教研、门诊、急诊、留观病人工作数量质量和绩效。护理质量管理。3.医德医风、社会责任、环境。4.纠纷处理与鉴定。5.学习与业务和技术创新。6.门诊部秩序与环境管理、成本管理。7.学术、论文、成果与专著。

岗位工 作关系	院内联系部门	院内各个科室、行政职能部门、后勤部门相关领导和人员。
	院外联系部门	医院、科室或护理部授权范围内与外界有关部门人员沟通、联系。

工作权限	1.门诊管理权。2.监督下级护士工作权。3.向上级领导建议改进工作、制度权。
工作环境	1.在医院内工作,温度、湿度适宜。2.满足门诊医疗、护理服务工作的相关条件。
在现在的岗位已工作时间	自　　年　　月　　日开始,　共计:　　年
学历经验	1.本科以上学历,10年以上门诊工作经验。2.抢救病人经验。3.正高级专业技术职称。
岗位工作 技能要求	1.称职的护理学科技术带头人。2.过硬的业务、技术和协调能力。3.较好的口才和文字表达能力。4.良好的职业道德素质和团队合作精神。5.持续学习能力强。

岗位工作 其他要求	性别要求		年龄要求		婚姻	婚否不限
	身体要求		政治要求	事业性、组织观念强	业务要求	精通本专业

岗位分析时间		填写人	
直接上级审核签字		审核时间	

4.门诊部副主任护师岗位说明书

<table>
<tr><td rowspan="3">岗位工作
基本信息</td><td>岗位名称</td><td>副主任护师</td><td>所在部门</td><td>门诊部</td><td>岗位编号</td><td></td></tr>
<tr><td>从属部门</td><td>医务部、护理部</td><td>岗位定员</td><td></td><td>所辖人数</td><td></td></tr>
<tr><td>直接上级</td><td>护士长</td><td>直接下级</td><td colspan="3">护理相关人员</td></tr>
<tr><td>岗位使命
工作概述</td><td colspan="6">在护士长领导和上级护师指导下,分管科室护理业务、技术、服务、教学、培训、科研、护理质量管理工作。本科室护理业务、技术、学术、科研、管理的行家里手。</td></tr>
<tr><td>岗位工作
主要职责
与任务</td><td colspan="6">岗位职责。1.履行高级职称岗位职责。在科护士长和上级护师指导下,指导门诊部护理业务技术、服务、教学与科研工作。2.参加晨会交接班,协助护士长制订年度、月度、周工作计划并付诸实施。3.协调相关部门科室业务关系。4.协助护士长制订门诊部的基础、专科、责任护理计划并落实。5.以患者为中心的意识和窗口意识强,指导帮助患者就诊,热情解答患者的问题。6.按患者所需合理安排人力,重视公共卫生,重视健康宣教,重视导医效果,为需要帮助病人提供帮助。7.病人满意度。
业务管理。1.经常能够解决护理业务与技术疑难问题。2.定期检查急、危、重、疑难患者护理计划和会诊落实情况,对复杂技术或新开展护理业务,要亲自参加并具体指导。3.处理护理纠纷,对护理差错事故提出技术鉴定意见。4.协助护士长门诊部管理。5.护士长授权下负责有关门诊诊疗、护理服务过程。6.导医、挂号、分诊、接诊、诊疗、处置等服务流程的规范及优化。7.负责医院门诊护理质量管理的运行状况的监测和定期汇报。8.负责持续改进门诊就医环境。9.负责门诊服务措施的制定、检查落实和持续改进。10.负责门诊医患交流有关事宜的管理及接待处理患者投诉。11.遵循 PDCA、追踪问题解决管理、持续质量改进、掌握可靠性管理方法。12.工作现场"7S 管理":①整理、②整顿、③清扫、④清洁、⑤素养、⑥安全、⑦节约。13.按规定处理医疗垃圾和废物。14.完成门诊部、所在社区临时性卫生工作任务。
制度执行。1.执行各项规章制度和技术操作常规,按照流程操作。2.执行查对制度及相关管理规定。3.严格执行规定的消毒隔离、无菌技术操作流程,预防医院感染。
职业道德。1.遵纪守法。2.尊重患者权利,保守医疗秘密。3.廉洁工作,文明礼貌。
教学科研。1.协助护理部并承担对护理人员业务学习、培养及护士晋级的考核工作。2.拟订教学计划,编写教材并负责讲授。3.制订专科护理科研、技术革新计划并实施。4.参与审定、评价护理论文和科研、技术革新成果。5.负责组织本科护理学习讲座和护理病案讨论。6.对医院护理队伍建设、业务技术管理和组织管理提出意见,参与护理部组织的全院性护理工作检查考核。7.掌握国内外本科专业护理发展动态。</td></tr>
<tr><td>岗位工作
主要绩效
考核要点</td><td colspan="6">1.岗位职责、制度落实。2.医教研、门诊、急诊、留观病人工作数量质量和绩效。护理质量管理。3.医德医风、社会责任、环境。4.纠纷处理与鉴定。5.学习与业务和技术创新。6.门诊部秩序与环境管理、成本管理。7.学术、论文、成果与专著。</td></tr>
<tr><td rowspan="2">岗位工
作关系</td><td>院内联系部门</td><td colspan="5">院内各个科室、行政职能部门、后勤部门相关领导和人员。</td></tr>
<tr><td>院外联系部门</td><td colspan="5">医院、科室或护理部授权范围内与外界有关部门人员沟通、联系。</td></tr>
<tr><td>工作权限</td><td colspan="6">1.科室护理业务、科研和管理指导权。2.日常工作计划、实施、检查的建议权。</td></tr>
<tr><td>工作环境</td><td colspan="6">1.在医院内工作,温度、湿度适宜。2.满足医疗与护理服务工作的相关条件。</td></tr>
<tr><td>在现在的岗位已工作时间</td><td colspan="6">自　　年　　月　　日开始,　　共计:　　年</td></tr>
<tr><td>学历经验</td><td colspan="6">1.本科以上学历,5 年以上门诊工作经验。2.抢救病人经验。3.副高级专业技术职称。</td></tr>
<tr><td>岗位工作
技能要求</td><td colspan="6">1.称职的护理业务技术带头人。2.公认的业务、技术工作能力。3.较好的口才和文字表达能力。4.良好的职业道德素质和团队合作精神。5.持续学习能力强。</td></tr>
<tr><td rowspan="2">岗位工作
其他要求</td><td>性别要求</td><td></td><td>年龄要求</td><td></td><td>婚姻</td><td>婚否不限</td></tr>
<tr><td>身体要求</td><td></td><td>政治要求</td><td>事业性、组织观念强</td><td>业务要求</td><td>精通本专业</td></tr>
<tr><td colspan="3" align="center">岗位分析时间</td><td colspan="2">填写人</td><td colspan="2"></td></tr>
</table>

5.门诊部主管护师岗位说明书

<table>
<tr><td rowspan="3">岗位工作
基本信息</td><td>岗位名称</td><td>主管护师</td><td>所在部门</td><td colspan="2">门诊部</td><td>岗位编号</td><td></td></tr>
<tr><td>从属部门</td><td>医务部、护理部</td><td>岗位定员</td><td colspan="2"></td><td>所辖人数</td><td></td></tr>
<tr><td>直接上级</td><td>护士长</td><td>直接下级</td><td colspan="4">相关护理人员,实习、进修护士</td></tr>
<tr><td>岗位使命
工作概述</td><td colspan="7">在护士长领导和上级护师指导下,负责上班时病人的治疗、护理、服务工作,护患沟通、健康教育及相关工作。是门诊部分管护理业务、技术、服务工作全能者。</td></tr>
<tr><td rowspan="1">岗位工作
主要职责
与任务</td><td colspan="7">岗位职责。1.参加护士各种班次值班。按量按质按时完成自己岗位独立工作。2.协助护士长做好护理质量控制工作,把好护理质量关,不断提高护理质量。3.熟悉现代医院护理理念和管理工具。制订具有门诊特色的护理计划,对患者进行针对性护理。4.掌握基础、专科与责任护理流程。协助护士长做好门诊行政管理和护理队伍的建设工作。5.督促检查门诊护理、治疗工作落实。6.解决门诊护理业务上的疑难问题,指导护士危重、疑难病人的护理计划的制订及实施。7.对发生的护理差错、事故进行分析、鉴定,并提出防范措施。8.以患者为中心的意识和窗口意识强,指导帮助患者就诊,热情解答患者的问题。9.按患者所需服务,重视公共卫生,重视门诊健康教育,重视导医效果,为需要帮助的病人提供帮助。10.合理利用资源,做好仪器、设备、药品等物品的管理,减少消耗材料的浪费,降低成本,提高绩效。

工作任务。1.担当危、急、重症病人抢救工作。2.指导护师、护士、实习、进修护士工作。3.落实门诊病人全程服务计划。4.解除病人疼痛,评价病人疼痛。5.护士长授权下负责有关门诊诊疗、护理服务过程。6.导医、挂号、分诊、接诊、诊疗、处置等服务流程的规范及优化。7.负责医院门诊护理质量管理的运行状况的监测和定期汇报。8.负责持续改进门诊就医环境;负责门诊服务措施的制定、检查落实和持续改进。9.负责门诊医患交流有关事宜的管理及接待处理患者投诉。10.协助护士长做好门诊日志及法定传染病报表工作,累计工作量并上报。11.服务病人满意度。

制度执行。1.执行各项规章制度和技术操作常规,按照流程操作。2.执行查对制度及相关管理规定。3.严格执行规定消毒隔离、无菌技术操作流程,预防医院感染。

职业道德。1.遵纪守法。2.尊重患者权利,保守医疗秘密。3.廉洁工作,文明礼貌,卓越服务。4.团队精神,和谐共事。5.工作积极性、主动性、创新性,责任心。

教学与科研。1.持续学习与创新能力。2.结合工作实际撰写论文。3.参加医学继续教育。4.参与门诊部分教学、承担科研课题相关工作。5.完成其他临时性工作。</td></tr>
<tr><td>岗位工作
主要绩效
考核要点</td><td colspan="7">1.岗位职责、制度落实。2.医教研、门诊、急诊、留观病人工作数量质量和绩效。护理质量管理。3.医德医风、社会责任、环境。4.纠纷处理与鉴定。5.学习与业务和技术创新。6.门诊部秩序与环境管理、成本管理。7.学术、论文、成果与专著。</td></tr>
<tr><td rowspan="2">岗位工
作关系</td><td colspan="2">院内联系部门</td><td colspan="5">院内各个科室、行政职能部门、后勤部门相关领导和人员。</td></tr>
<tr><td colspan="2">院外联系部门</td><td colspan="5">医院、科室或护理部授权范围内与外界有关部门人员沟通、联系。</td></tr>
<tr><td>工作权限</td><td colspan="7">1.科室护理业务、科研和管理指导权。2.日常工作计划、实施、检查的建议权。</td></tr>
<tr><td>工作环境</td><td colspan="7">1.在医院内工作,温度、湿度适宜。2.满足医疗与护理服务工作的相关条件。</td></tr>
<tr><td>在现在的岗位已工作时间</td><td colspan="7">自　　年　　月　　日开始,　共计:　　年</td></tr>
<tr><td>学历经验</td><td colspan="7">1.本科以上学历,5年以上门诊工作经验。2.抢救病人经验。3.中级专业技术职称。</td></tr>
<tr><td>岗位工作
技能要求</td><td colspan="7">1.称职的中级专业技术职称。2.业务、技术、管理和协调能力。3.较好的口才和文字表达能力。4.良好的职业道德素质和团队合作精神。5.持续学习业务知识技能能力强。</td></tr>
<tr><td rowspan="2">岗位工作
其他要求</td><td colspan="2">性别要求</td><td colspan="2">年龄要求</td><td></td><td>婚姻</td><td>婚否不限</td></tr>
<tr><td colspan="2">身体要求</td><td colspan="2">政治要求</td><td>事业性、组织观念强</td><td>业务要求</td><td>掌握专科护理</td></tr>
<tr><td colspan="3">岗位分析时间</td><td colspan="2"></td><td>填写人</td><td colspan="2"></td></tr>
<tr><td colspan="3">直接上级审核签字</td><td colspan="2"></td><td>审核时间</td><td colspan="2"></td></tr>
</table>

6.门诊部护师岗位说明书

<table>
<tr><td rowspan="3">岗位工作
基本信息</td><td>岗位名称</td><td>护师</td><td>所在部门</td><td colspan="2">门诊部</td><td>岗位编号</td><td></td></tr>
<tr><td>从属部门</td><td>医务部、护理部</td><td>岗位定员</td><td colspan="2"></td><td>所辖人数</td><td></td></tr>
<tr><td>直接上级</td><td>护士长</td><td>直接下级</td><td colspan="4">护士,实习、进修护士</td></tr>
<tr><td>岗位使命
工作概述</td><td colspan="7">在护士长领导和上级护师指导下按照自己的职责独立做好护理工作、重视护理质量、提高病人满意度。按时、按质、按量完成自己的本职工作。是科室护理骨干力量。</td></tr>
<tr><td rowspan="1">岗位工作
主要职责
与任务</td><td colspan="7">**岗位职责。**1.取得护师执业资格。参加护士各种班次值班。独立完成岗位工作。2.具备整体护理知识,熟悉基础、专科、责任护理业务,对病人实施责任护理,制订和评估病人护理计划。3.交接科室规定物品并双方签字。4.参与门诊危重、疑难病人的护理工作及难度较大的护理操作。5.以患者为中心的意识和窗口意识强,指导帮助患者就诊,热情解答患者的问题。6.按患者所需服务,重视公共卫生,重视门诊健康教育,重视导医效果,为需要帮助的病人提供帮助。7.合理利用资源,做好仪器、设备、药品等物品的管理,减少消耗材料的浪费,降低成本,提高绩效。
工作任务。1.参加晨会。查看夜班交班报告内容,明确治疗、医嘱、护嘱、记录本内容与结果,完成交班期间待完成的治疗项目。2.护士长授权下负责有关门诊诊疗、护理服务过程。3.指导下级护士的导医、挂号、分诊、接诊、诊疗、处置等服务工作,流程的规范及优化;负责医院门诊护理质量管理的运行状况的监测和定期汇报。4.负责持续改进门诊就医环境。5.负责门诊服务措施的制订、检查落实和持续改。6.协助护士长做好门诊日志及法定传染病报表工作,累计工作量并上报。7.遵循PDCA管理、追踪问题解决管理、持续质量改进、掌握可靠性管理方法。8.门诊部工作现场"7S管理":①整理、②整顿、③清扫、④清洁、⑤素养、⑥安全、⑦节约。9.按照规定处理医疗垃圾和废物。10.完成领导交代的临时性工作。11.服务病人满意度。
制度执行。1.执行各项规章制度和技术操作常规,按照流程操作。2.执行查对制度及相关管理规定。3.严格执行规定消毒隔离、无菌技术操作流程,预防医院感染。
职业道德。1.遵纪守法。2.尊重患者权利,保守医疗秘密。3.廉洁工作,文明礼貌。
教学与科研。1.持续学习与创新能力。2.结合工作实际撰写论文。3.参加医学继续教育。4.参与门诊部分教学、承担护理科研课题相关工作。5.完成其他临时性工作。</td></tr>
<tr><td>岗位工作
主要绩效
考核要点</td><td colspan="7">1.岗位职责、制度落实。2.医教研、门诊、急诊、留观病人工作数量质量和绩效。护理质量管理。3.医德医风、社会责任、环境。4.纠纷处理与鉴定。5.学习与业务和技术创新。6.门诊部秩序与环境管理、成本管理。7.学术、论文、成果与专著。</td></tr>
<tr><td rowspan="2">岗位工
作关系</td><td>院内联系部门</td><td colspan="6">院内各个科室、行政职能部门、后勤部门相关领导和人员。</td></tr>
<tr><td>院外联系部门</td><td colspan="6">医院、科室或护理部授权范围内与外界有关部门人员沟通、联系。</td></tr>
<tr><td>工作权限</td><td colspan="7">1.科室护理业务、科研和管理指导权。2.日常工作计划、实施、检查的建议权。</td></tr>
<tr><td>工作环境</td><td colspan="7">1.在医院内工作,温度、湿度适宜。2.满足医疗与护理服务工作的相关条件。</td></tr>
<tr><td>在现在的岗位已工作时间</td><td colspan="7">自　　年　　月　　日开始　　共计:　　年</td></tr>
<tr><td>学历经验</td><td colspan="7">1.本科以上学历,5年以上门诊工作经验。2.抢救病人经验。3.中级专业技术职称。</td></tr>
<tr><td>岗位工作
技能要求</td><td colspan="7">**基础技能:**1.熟悉护理学专业理论及临床护理技能。2.熟悉门诊部常见疾病的临床表现,主要护理诊断和相关护理措施。3.熟悉整体护理和护理程序理论,熟悉门诊部常见疾病的护理流程。
专业技能:1.熟悉常见疾病相关的基础护理学、解剖学、病理生理学以及临床药理学的相关知识。2.熟悉与护理学密切相关学科的理论。熟悉诊断学相关理论知识,常用诊疗技术原理及临床应用。3.持续学习知识能力强。</td></tr>
<tr><td rowspan="2">岗位工作
其他要求</td><td>性别要求</td><td></td><td>年龄要求</td><td></td><td>婚姻</td><td colspan="2">婚否不限</td></tr>
<tr><td>身体要求</td><td></td><td>政治要求</td><td>事业性、组织观念强</td><td>业务要求</td><td colspan="2">熟悉本专业</td></tr>
<tr><td colspan="2" style="text-align:center">岗位分析时间</td><td></td><td colspan="2">填写人</td><td colspan="2"></td></tr>
</table>

7.门诊部换药室护士岗位说明书

岗位工作基本信息	岗位名称	换药室护士	所在部门	门诊部	岗位编号	
	从属部门	医务部、护理部	岗位定员		所辖人数	
	直接上级	护士长	直接下级	实习、进修护士		

岗位使命工作概述	在护士长领导和上级护师指导下按照自己的职责独立做好病人交换辅料工作、重视治疗班工作质量、提高病人满意度。按时、按质、按量完成自己的本班岗位工作。

岗位工作主要职责与任务	**岗位职责：**1.在门诊部主任、护士长领导下负责门诊部换药室的相关护理工作,授权负责门诊一切病人换药用品的准备、清洗、消毒、更换工作。无菌换药器械及用物齐全。2.负责各引流包、无菌缸的周期消毒工作。无菌消毒包标明消毒日期。3.负责处理门诊患者伤口更换敷料等事宜。4.在医师指导下,负责处理门诊患者清创、切开排脓、拔指甲、换药、伤口拆线。5.换药室保持通风干燥,换药室地面清洁卫生。6.承装换药敷料的污桶及时清除,保持无味。7.要有爱心观念,关心病人痛苦。8.换药室房间空间要按规定消毒。9.护士长授权下负责有关门诊诊疗、护理服务过程管理。10.负责医院门诊护理质量管理的运行状况的监测和定期汇报。11.负责持续改进门诊就医环境。12.按照规定处理医疗废物。13.保持换药室清洁、整齐。14.交换辅料室"7S管理"：①整理、②整顿、③清扫、④清洁、⑤素养、⑥安全、⑦节约。 **制度执行：**1.执行各项规章制度和技术操作常规,按照流程操作。2.执行查对制度及相关管理规定。3.严格执行规定消毒隔离、无菌技术操作流程,预防医院感染。 **职业道德：**1.遵纪守法。2.尊重患者权利,保守医疗秘密。3.廉洁工作,文明礼貌,卓越服务。4.团队精神,和谐共事。5.岗位工作积极性、主动性、创新性、责任心。 **教学与科研：**1.持续学习与创新能力。2.结合工作实际撰写论文。3.参加医学继续教育。4.参与门诊部分教学、承担科研课题相关工作。5.完成其他临时性工作任务。 **持续学习：**1.持续学习与工作改进能力。2.掌握、了解国内外本科室专业发展动态。

岗位工作主要绩效考核要点	1.换药室敷料交换技术操作、规章制度落实。2.分管的医、教、研、护理、换药病人工作数量指标、质量指标、效率指标、经济指标。3.综合绩效管理指标。4.医德医风、社会责任。5.医患纠纷处理、患者沟通。6.病区环境管理、健康宣教、培训帮带等。7.科室工作流程规范。8.按时完成病人门诊换药室的各项工作。9.本科室综合绩效创新增加。10.掌握本学科发展动态,持续学习创新能力。11.病人满意度。

岗位工作关系	院内联系部门	院内各个科室、行政职能部门、后勤部门相关领导和人员。
	院外联系部门	医院、科室或护理部授权范围内与外界有关部门人员沟通、联系。

工作权限	1.对本科护理工作计划、实施、检查的参与权。2.有向领导提出工作建议权,等等。

工作环境	1.在医院内工作,温度、湿度适宜。2.满足病人候诊工作的相关护理环境条件。

在现在的岗位已工作时间	自　　年　　月　　日开始,　　共计：　　年

学历经历工作经验	1.大专以上学历,有5年以上护理工作经验。2.有临床医患、医务人员之间沟通经历。3.有护理、抢救危重病人经历。4.初级专业技术职称。5.岗位工作中协调与沟通能力强。

岗位工作技能要求	**基础技能：**熟悉医学的基础理论与相应专业诊疗技能。掌握相应专业诊疗技术的原理与临床意义等理论知识。 **专业技能：**熟悉病人伤口交换敷料、伤口愈合的相关理论知识与技能。掌握相应专业系统疾病的临床相关知识。 **其他技能：**具备较强的病人管理意识,被公认为有较高的换药室管理能力。具有一定的医疗市场洞察力和开发能力。具有良好的处理人际关系的能力,能和医院各部门工作人员和本地区相关机构保持良好关系。健康的工作心态,良好的职业发展规划。

岗位工作其他要求	性别要求		年龄要求		婚姻	婚否不限
	身体要求		政治要求	事业性、组织观念强	业务要求	熟悉本专业
岗位分析时间				填写人		

8.门诊部手术室护士岗位说明书

岗位工作 基本信息	岗位名称	护士	所在部门	手术室	岗位编号	
	从属部门	护理部	岗位定员		所辖人数	
	直接上级	护士长	直接下级		实习、进修护士	

岗位使命 工作概述	在护士长领导和上级护师指导下按照自己的职责独立做好门诊部手术室护理工作、重视护理质量、提高病人满意度。按时、按质、按量完成自己的本职工作。

岗位工作 主要职责 与任务	**岗位管理与业务职责。**1.在护士长和上级护师的指导下进行工作,执行护理各项制度,严格按护理标准工作,并按有关条文规定进行护理操作,做好基础护理及其他相关临床护理工作。2.掌握常用手术缝线、引流物等的种类和用途,掌握无菌操作原则及技能。3.做好"三查七对一注意",严格手术三方核查制度的落实,准确及时地完成各项护理工作,严格执行查对及交接班制度,防止差错、事故的发生。4.了解病人宣教的知识,运用不同的宣教方法进行个性化的术前宣教。5.做好手术前一切准备,严格执行事实核查制度,注意室内温度调节后病员保暖,密切配合医师完成手术任务。手术毕及时清理手术间。6.协助护师准备好手术所需的用物、设备、器械,检查其功能状态,熟练掌握其性能、用途及正确的操作方法。7.积极参加本科护理人员的业务学习工作。8.密切观察病情变化,认真做好危重病人的抢救工作,发现异常及时报告。9.对护理柜药品要定期查对、填补,保证手术使用;毒麻药,贵重药品每班清点及交接。10.遵守仪器的操作规程,如有损坏或故障及时按科室有关制度解除故障或报相关部门维修。维护医疗设备,提高仪器使用效率。11.遵循PDCA管理、追踪问题管理、熟悉可靠性管理、持续护理质量改进。12.手术室工作现场"7S管理":①整理、②整顿、③清扫、④清洁、⑤安全、⑥节约、⑦素养。13.按照规定处理医疗垃圾和废物。14.完成领导交代的临时性工作任务。15.服务病人满意度。 **制度执行。**1.认真执行各项规章制度和技术操作常规,按照规范的流程操作。2.严格执行消毒隔离、无菌技术操作流程,预防医院感染。3.落实住院病人治疗饮食。 **职业道德。**1.遵纪守法。2.尊重患者权利,保守病人秘密。3.卓越服务。4.团队精神,注重沟通。5.工作积极、主动性、责任心、创新性。6.奉献精神,任劳任怨。 **学习与创新。**1.持续学习能力。2.结合工作实际撰写论文。3.参加医学继续教育。4.指导实习、进修护士、工作带教,参与教学计划实施,按规定进行考核和评价。

岗位工作 主要绩效 考核要点	1.规章制度。2.护理业务、学术、服务等工作数量、质量、绩效指标。3.顾客沟通,护患纠纷处理。4.医德医风、社会责任。5.服务态度。6.健康教育、帮带实习生。7."三基"考试。8.责任护理。9.护理技术操作。10.静脉穿刺成功率。11.基础、专科、整体护理。12.手术病人护理数。13.护理文书。14.服务病人满意度。15.持续学习。

岗位工 作关系	院内联系部门	院内各个科室、行政职能部门、后勤部门相关领导和人员。
	院外联系部门	医院、科室或护理部授权范围内与外界有关部门人员沟通、联系。

工作权限	1.病人护理服务、沟通、管理权。2.持续学习。3.向上级领导建议改进工作权。

工作环境	1.在医院内工作,温度、湿度适宜。2.满足医疗与护理工作的相关环境条件。

在现在的岗位已工作时间	自 年 月 日开始, 共计: 年

学历经验	1.本科以上学历,2年以上护理工作经验。2.有基础专科责任护理及业务培训经历。

岗位工作 技能要求	1.较强的工作和执行能力,良好的人际沟通和协调能力。2.熟悉各种手术病人的护理操作技能,熟悉各种手术病人的抢救,强烈的服务意识和责任感。3.初级专业技术职称。

岗位工作 其他要求	性别要求		年龄要求		婚姻	婚否不限
	身体要求		政治要求	事业性、组织观念强	业务要求	熟悉本专业

岗位分析时间		填写人	
直接上级审核签字		审核时间	

9.门诊部注射室护师岗位说明书

岗位工作基本信息	岗位名称	注射室护师	所在部门	门诊部	岗位编号	
	从属部门	门诊部、护理部	岗位定员		所辖人数	
	直接上级	护士长	直接下级	实习、进修护士		

岗位使命工作概述	在护士长领导和上级护师指导下按照自己的职责独立做好门诊部注射室工作、重视工作质量、提高病人满意度。按时、按质、按量标准完成自己的本职岗位工作。

岗位工作主要职责与任务	**岗位职责。**1.提前10分钟上岗,准备好工作用品。2.交接注射室规定使用物品并签字,完成交接班中待执行事项。3.上岗时按要求着装,佩戴胸牌,操作前后洗手,戴口罩、帽子。4.保持注射室清洁、安静。5.按医嘱执行各项治疗,严格执行"三查八对"制度。6.了解各项治疗目的熟练掌握专科操作技术。7.严格区分清洁区和非清洁区,用后物品按消毒技术规范处理,负责与供应室交换物品。8.注射室每天紫外线消毒2次,每次1小时,定期监测紫外线强度,并有记录。9.定期检查无菌、抢救物品及药物有效期和消毒隔离工作。10.协助医师治疗,按医嘱给患者进行处置。11.观察患者病情变化,若病情变化立即通知医师,配合就地抢救(遵医嘱),需继续抢救治疗的,护送到急诊科,并向急诊科护士交班(病情、采取措施及用药情况)。12.关爱患者,保持严谨的工作作风,贯彻保护性医疗制度及患者隐私。13.在医师指导下,授权负责处理门诊各专科的治疗护理工作,负责门诊患者的安全指导。14.检查备用药品,如有过期、沉淀、絮状物等问题,及时调整。15.以患者为中心的意识和窗口服务意识强,热情解答患者的问题。16.按患者所需服务,重视公共卫生。17.遵循PDCA管理、追踪问题管理、熟悉可靠性管理、持续护理质量改进。18.手术室注射室工作现场"7S管理":①整理、②整顿、③清扫、④清洁、⑤安全、⑥节约、⑦素养。19.按照规定处理医疗垃圾和废物。20.完成领导交代的临时性工作任务。 **制度执行。**1.执行各项规章制度和技术操作常规,按照流程操作。2.执行查对制度及相关管理规定。3.严格执行规定的消毒隔离、无菌技术操作流程,预防医院感染。 **执行职责。**1.执行国家相关法律法规,行业规章制度、标准、职责、操作规范与流程,严格执行"18项核心制度",执行医院和科室的各项管理制度。2.参加医院、行政、党支部举办的各项政治理论学习、业务与管理知识培训。3.服务病人满意度。 **职业道德。**1.遵纪守法。2.尊重患者权利,保守医疗秘密。3.廉洁行医,文明礼貌。

主要绩效考核要点	1.岗位职责、制度落实。2.医教研、门诊注射病人工作数量质量和绩效。护理质量管理。3.医德医风、社会责任、环境卫生。4.便民服务管理。5.消毒与隔离。6.门诊部秩序与环境管理、成本管理。7.医患纠纷处理、患者沟通。8.服务病人满意度。

岗位工作关系	院内联系部门	院内各个科室、行政职能部门、后勤部门相关领导和人员。
	院外联系部门	医院、科室或护理部授权范围内与外界有关部门人员沟通、联系。

工作权限	1.对本科护理工作计划、实施、检查的参与权。2.有向领导提出工作建议权,等等。

工作环境	1.在医院内工作,温度、湿度适宜。2.满足岗位与护理服务工作的相关环境条件。

在现在的岗位已工作时间	自　　年　　月　　日开始,　　共计:　　年

学历经验	1.大专及以上学历,5年以上工作经验。2.抢救病人经验。3.中级专业技术职称。

岗位工作技能要求	**基础技能:**1.熟悉护理学专业理论及临床护理技能。2.熟悉门诊部常见疾病的临床表现及相关护理措施。3.熟悉整体护理和护理程序理论,熟悉门诊部常见疾病的护理流程。 **专业技能:**1.熟悉常见疾病相关的基础护理学、解剖学、病理生理学以及临床药理学的相关知识。2.熟悉与护理学密切相关学科的理论。

岗位工作其他要求	性别要求		年龄要求		婚姻	婚否不限
	身体要求		政治要求	事业性、组织观念强	业务要求	掌握本专业
岗位分析时间				填写人		

10.门诊部采血室护士岗位说明书

岗位工作基本信息	岗位名称	采血室护士	所在部门	门诊部	岗位编号	
	从属部门	医务部、护理部	岗位定员		所辖人数	
	直接上级	护士长	直接下级	实习、进修护士		

岗位使命工作概述	在护士长领导和上级护师指导下按照自己的职责独立做好采血室工作、重视工作质量、提高病人满意度。按时间、按质量、按数量标准完成自己的本职岗位工作。

岗位工作主要职责与任务	**岗位职责。**1.提前10～15分钟,做好病人就诊前的各项准备工作。2.早班根据季节提前1～1.5小时上班。3.负责采集各种血液标本的准备工作。4.做好物品领取和保管工作。5.每日照射紫外线空气消毒1次,每次1小时,每周清洁紫外线灯管一次,并做好登记工作。6.遇有晕针,晕血时,应立即抢救,并通知急诊科医生。7.保持地面、台面清洁,做好清洁交班。8.交接注射室规定使用物品并签字,完成交接班中待执行事项。9.上岗时按要求着装,佩戴胸牌,操作前、后洗手,戴口罩、帽子。10.保持采血室清洁、安静。11.按医嘱执行各项治疗,严格执行"三查七对"制度。12.了解各个项目的熟练掌握专科操作技术。13.严格区分清洁区和非清洁区,用后物品按消毒技术规范处理,负责与供应室交换物品。14.做好物品领取和保管工作。15.执行各项规章制度和技术操作常规,按照流程操作。16.执行查对制度及相关管理规定。17.严格执行消毒隔离、无菌技术操作流程,预防医院感染。18.遵循PDCA管理、追踪问题管理、熟悉可靠性管理、持续护理质量改进。19.采血室工作现场"7S管理":①整理、②整顿、③清扫、④清洁、⑤安全、⑥节约、⑦素养。20.按照规定处理医疗垃圾废物。21.完成临时性工作任务。22.服务病人满意度。 **执行职责。**1.执行国家相关法律法规,行业规章制度、标准、职责、操作规范与流程,严格执行"18项核心制度",执行医院和科室的各项管理制度。2.参加医院、行政、党支部举办的各项政治理论学习、业务与管理知识培训。3.发现问题解决问题。 **教学科研职责。**1.根据教学、带教、业务培训、学术会议、科研课题与管理等工作的需要,参与并利用各种机会学习,如医学继续教育、病例讨论等。2.持续改进。 **职业道德。**1.遵纪守法。2.尊重患者权利,保守医疗秘密。3.廉洁行医,文明礼貌,卓越服务。4.发扬团队精神,和谐共事。5.工作积极性、主动性、创新性、责任心。 **持续学习。**1.持续学习与工作改进能力。2.掌握、了解国内外本科室专业发展动态。 **工作创新。**善于发现工作中的问题、缺陷,分析、解决问题能力持续提升。

岗位工作主要绩效考核要点	1.岗位职责、制度落实。2.医教研、门诊注射病人工作数量质量和绩效。护理质量管理。3.医德医风、社会责任、环境卫生。4.便民服务管理。5.消毒与隔离。6.门诊部秩序与环境管理、成本管理。7.医患纠纷处理、患者沟通。8.服务病人满意度。

岗位工作关系	院内联系部门	院内各个科室、行政职能部门、后勤部门相关领导和人员。
	院外联系部门	医院、科室或护理部授权范围内与外界有关部门人员沟通、联系。

工作权限	1.对本科护理工作计划、实施、检查的参与权。2.有向领导提出工作建议权,等等。

工作环境	1.在医院内工作,温度、湿度适宜。2.满足医疗与护理服务工作的相关环境条件。

在现在的岗位已工作时间	自　　年　　月　　日开始,　　共计:　　年

学历经验	1.大专及以上学历,2年以上工作经验。2.抢救病人经验。3.初级专业技术职称。

岗位工作技能要求	**基础技能:**1.熟悉护理学专业理论及临床护理技能。2.熟悉门诊常见疾病的临床表现及相关护理措施。3.熟悉整体护理和护理程序理论,熟悉门诊常见疾病的护理流程。4.工作中协调与沟通能力。 **专业技能:**熟悉常见疾病相关的基础护理学。

岗位工作其他要求	性别要求		年龄要求		婚姻	婚否不限
	身体要求		政治要求	事业性、组织观念强	业务要求	掌握本专业

岗位分析时间		填写人	

11.门诊部办公室护师岗位说明书

<table>
<tr><td rowspan="3">岗位工作
基本信息</td><td>岗位名称</td><td>办公室护师</td><td>所在部门</td><td>门诊部</td><td>岗位编号</td><td></td></tr>
<tr><td>从属部门</td><td>医务部、护理部</td><td>岗位定员</td><td></td><td>所辖人数</td><td></td></tr>
<tr><td>直接上级</td><td>护士长</td><td>直接下级</td><td colspan="3">实习、进修护士</td></tr>
<tr><td>岗位使命
工作概述</td><td colspan="6">在护士长领导和上级护师指导下按照自己的职责独立做好办公室工作、重视护理质量、提高顾客满意度。按时间、按质量、按数量标准完成自己的本职岗位工作。</td></tr>
<tr><td>岗位工作
主要职责
与任务</td><td colspan="6">**岗位职责**。1.提前10分钟上班,参加晨会,需要时查看夜间医嘱,阅读交班报告和了解医嘱执行情况。2.正确执行临时输液医嘱。3.以患者为中心的意识和窗口意识强,指导帮助患者就诊,热情解答患者的问题。4.按患者所需服务,重视公共卫生,重视门诊健康教育,重视病人就诊效果,为需要帮助的病人提供帮助。5.合理利用资源,做好仪器设备药品等物品的管理,减少消耗材料浪费,降低成本,提高绩效。
工作任务。1.掌握门诊部各种护理技术。2.负责使用中的病历管理、门诊病人病历的质量检查及整理工作,防止丢失。3.负责办公室的电脑、电话的管理。4.各种纸张、表格、电脑耗材清理并及时补充。5.保持办公室清洁、整齐。6.掌握抢救器械及药品的正确使用方法。7.协助护士长做好门诊日志及法定传染病报表工作,累计工作量并上报。8.遵循 PDCA 管理、追踪问题管理、熟悉可靠性管理、持续护理质量改进。9.办公室工作现场"7S 管理":①整理、②整顿、③清扫、④清洁、⑤安全、⑥节约、⑦素养。10.按照规定处理医疗垃圾和废物。11.不断改进、完善和优化门诊就诊流程。12.圆满完成领导交代的临时性工作任务。13.病人服务的满意度提高。
制度执行。1.执行各项规章制度和技术操作常规,按照流程操作。2.执行查对制度及相关管理规定。3.严格执行规定的消毒隔离、无菌技术操作流程,预防医院感染。
职业道德。1.遵纪守法。2.尊重患者权利,保守医疗秘密。3.廉洁工作,文明礼貌,卓越服务。4.团队精神,和谐共事。5.岗位工作积极性、主动性、创新性、责任心。
教学与科研。1.持续学习与创新能力。2.结合工作实际撰写论文。3.参加医学继续教育。4.参与门诊部分教学、承担科研课题相关工作。5.完成其他临时性工作。</td></tr>
<tr><td>岗位工作
主要绩效
考核要点</td><td colspan="6">1.岗位职责、制度落实。2.医教研、门诊、急诊、留观病人工作数量质量和绩效。护理质量管理。3.医德医风、社会责任、环境。4.纠纷处理与鉴定。5.学习与业务和技术创新。6.门诊部秩序与环境管理、成本管理。7.学术、论文、成果与专著。</td></tr>
<tr><td rowspan="2">岗位工
作关系</td><td>院内联系部门</td><td colspan="5">院内各个科室、行政职能部门、后勤部门相关领导和人员。</td></tr>
<tr><td>院外联系部门</td><td colspan="5">医院、科室或护理部授权范围内与外界有关部门人员沟通、联系。</td></tr>
<tr><td>岗位工
作权限</td><td colspan="6">1.日常护理工作计划、实施、检查参与权,护理人员奖励的建议权。2.监督实习护士工作权。3.向上级领导提出改进科室工作、薪酬分配建议权等。</td></tr>
<tr><td>工作环境</td><td colspan="6">1.在医院内工作,温度、湿度适宜。2.工作现场会接触到轻微粉尘及医疗中的刺激性气味,照明条件良好,一般无相关职业病发生。3.满足医疗工作的相关条件。</td></tr>
<tr><td>在现在的岗位已工作时间</td><td colspan="6">自　　年　　月　　日开始,　　共计:　　　年</td></tr>
<tr><td>学历培训
经历经验</td><td colspan="6">1.本科以上学历,有 5 年以上门诊工作经验。2.丰富的协调、沟通能力。3.有护理、抢救危重病人经历。4.年内有 1 篇论文发表。5."三基"考试合格。6.中级专业技术职称。</td></tr>
<tr><td>岗位工作
技能要求</td><td colspan="6">**基础技能**:1.熟悉护理学专业理论及临床护理技能。2.熟悉门诊部常见疾病的临床表现,主要护理诊断和相关护理措施。3.熟悉整体护理和护理程序理论,熟悉门诊部常见疾病的护理流程。
专业技能:1.熟悉常见疾病相关的基础护理学、解剖学、病理生理学以及临床药理学的相关知识。2.熟悉与护理学密切相关学科的理论。</td></tr>
<tr><td rowspan="2">岗位工作
其他要求</td><td>性别要求</td><td></td><td>年龄要求</td><td></td><td>婚姻</td><td>婚否不限</td></tr>
<tr><td>身体要求</td><td></td><td>政治要求</td><td>事业性、组织观念强</td><td>业务要求</td><td>精通本专业</td></tr>
<tr><td>岗位分析时间</td><td colspan="3"></td><td>填写人</td><td colspan="2"></td></tr>
</table>

12.门诊部总务护师岗位说明书

岗位工作 基本信息	岗位名称	总务护师	所在部门	门诊部	岗位编号	
	从属部门	医务部、护理部	岗位定员		所辖人数	
	直接上级	护士长	直接下级	实习、进修护士		

岗位使命 工作概述	在护士长领导和上级护师指导下按照自己职责独立做好总务护士工作,重视护理工作质量、物资管理质量,提高顾客满意度。按时、按质、按量完成自己本职工作。

岗位工作 主要职责 与任务	**岗位职责。**1.树立以病人为中心服务理念。2.负责抢救仪器、急救器材、药品管理,保证急救器材、药品完好率100%。保持门诊部内物品干净、整齐、卫生。3.负责门诊氧气、治疗物品、一次性物品清理、交换及补充,无过期物品。4.负责药品领取和保管,分类分柜储存口服药、静脉药、肌注药、外用药、剧毒药,标识清楚。5.定期清理药品批号,无过期药品。麻醉药上锁,每班交接并签字。6.负责与供应室、洗衣房交换物品,保证门诊与病人用品及时更换、请领。7.负责治疗、换药、处置及检查室管理、清洁、消毒工作。8.协助护士长做好门诊部管理工作。追踪管理,发现问题,及时处理。物资管理做到账物相符。9.各种纸张、表格、电脑耗材补充及时。10.注重成本控制与管理。11.科室物品无损坏、丢失,有保质期的用物,做到标示清楚。12.护士长授权下负责有关门诊诊疗、护理服务过程。13.指导下级护士的导医、挂号、分诊、接诊、诊疗、处置等服务工作,流程的规范及优化;负责医院门诊护理质量管理的运行状况的监测和定期汇报。14.负责持续改进门诊就医环境,负责门诊服务措施的制订、检查落实和持续改进。15.协助护士长做好门诊日志及法定传染病报表工作,累计工作量并上报。16.遵循PDCA管理、追踪问题管理、熟悉可靠性管理、持续护理质量改进。17.主管工作"7S管理":①整理、②整顿、③清扫、④清洁、⑤安全、⑥节约、⑦素养。18.按规定处理医疗垃圾和废物。 **制度执行。**1.执行各项规章制度和技术操作常规,按照流程操作。2.执行查对制度及相关管理规定。3.严格执行规定的消毒隔离、无菌技术操作流程,预防医院感染。 **职业道德。**1.遵纪守法。2.尊重患者权利,保守医疗秘密。3.廉洁工作,文明礼貌,卓越服务。4.团队精神,和谐共事。5.岗位工作积极性、主动性、创新性,责任心。 **教学与科研。**1.持续学习与创新能力。2.结合工作实际撰写论文。3.参加医学继续教育。4.参与门诊部分教学、承担科研课题相关工作。5.完成其他临时性工作。

岗位工作 主要绩效 考核要点	1.岗位职责、制度落实。2.门诊部医教研、门诊、急诊、就诊病人工作数量质量和绩效。护理质量管理。3.医德医风、社会责任、环境。4.物品与账目管理。5.消毒与隔离。6.门诊部秩序与环境、成本管理。7.论文、成果与专著。8.病人满意度。

岗位工 作关系	院内联系部门	院内各个科室、行政职能部门、后勤部门相关领导和人员。
	院外联系部门	医院、科室或护理部授权范围内与外界有关部门人员沟通、联系。

工作权限	1.对本科护理工作计划、实施、检查的参与权。2.有向领导提出工作建议权,等等。

工作环境	1.在医院内工作,温度、湿度适宜。2.满足与医疗护理服务岗位工作的相关条件。

在现在的岗位已工作时间	自　　年　　月　　日开始　　共计:　　年

学历经验	1.本科以上学历,5年以上门诊工作经验。2.抢救病人经验。3.中级专业技术职称。

岗位工作 技能要求	**基础技能:**1.熟悉护理学专业理论及临床护理技能。2.熟悉门诊部常见疾病的临床表现,主要护理诊断和相关护理措施。3.熟悉整体护理和护理程序理论,熟悉门诊部常见疾病的护理流程。 **专业技能:**1.熟悉常见疾病相关的基础护理学、解剖学、病理生理学以及临床药理学的相关知识。2.熟悉与护理学密切相关学科的理论。

岗位工作 其他要求	性别要求		年龄要求		婚姻	婚否不限
	身体要求		政治要求	事业性、组织观念强	业务要求	精通本专业

岗位分析时间		填写人	

13.门诊部辅助、帮班护士岗位说明书

岗位工作基本信息	岗位名称	辅助、帮班护士	所在部门	门诊部	岗位编号	
	从属部门	医务部、护理部	岗位定员		所辖人数	
	直接上级	护士长	直接下级		实习、进修护士	

岗位使命工作概述	在护士长领导和上级护师指导下依据主班护理工作做好自己的帮班辅助护理工作,重视护理质量、提高病人满意度。按时间、按质量、按数量标准完成自己本职工作。

| 岗位工作主要职责与任务 | **岗位职责。**1.取得护师执业资格。2.查点交接规定的物品并双方签字。3.查看夜班交班报告内容,明确输液室病人治疗、医嘱、护嘱、记录本内容完成情况和结果,完成交班期间待完成事项。4.一切以主班护士工作为中心。5.以患者为中心的意识和窗口意识强,指导帮助患者就诊,热情解答患者的问题。6.按患者所需服务,重视公共卫生,重视门诊健康教育,重视导医效果,为需要帮助的病人提供帮助。7.合理利用资源,做好仪器、设备、药品等物品的管理,减少消耗材料的浪费,降低成本,提高绩效。8.护士长授权下负责有关门诊诊疗、护理服务过程。9.指导实习护士的导医、挂号、分诊、接诊、诊疗、处置等服务工作,流程的规范及优化,做好医院门诊护理质量管理的运行状况的监测和定期汇报,做好持续改进门诊就医环境;落实门诊服务措施的制定、检查落实和持续改进。10.协助护士长做好门诊日志及法定传染病报表工作,累计工作量并上报。11.协助主班护士及时执行医嘱、护嘱,实施护理计划及评价护理效果。12.参加危重病人抢救工作。13.巡视输液室病人情况,掌握病人动态情况,测量病人生命体征,并正确完整记录。14.了解门诊部各项护理技术。15.维护设备提高设备的使用率。16.工作现场"7S管理":①整理、②整顿、③清扫、④清洁、⑤安全、⑥节约、⑦素养。17.按照规定处理医疗垃圾和废物。18.完成主任护士长交代的临时性工作任务。19.服务病人满意度。

制度执行。1.执行各项规章制度和技术操作常规,按照流程操作。2.执行查对制度及相关管理规定。3.严格执行规定的消毒隔离、无菌技术操作流程,预防医院感染。

职业道德。1.遵纪守法。2.尊重患者权利,保守医疗秘密。3.廉洁工作,文明礼貌,卓越服务。4.团队精神,和谐共事。5.岗位工作积极性、主动性、创新性、责任心。

教学与科研。1.持续学习与创新能力。2.结合工作实际撰写论文。3.参加医学继续教育。4.参与门诊部分教学、承担科研护理课题相关工作。5.完成其他临时性工作。 |
|---|---|

岗位工作主要绩效考核要点	1.岗位职责、制度落实。2.医教研、门诊、急诊、留观输液室病人工作数量质量和绩效。护理质量管理。3.医德医风、社会责任、环境卫生。4.便民服务管理。5.消毒与隔离。6.门诊部秩序与环境管理、成本管理。7.学术、论文、成果与专著。

岗位工作关系	院内联系部门	院内各个科室、行政职能部门、后勤部门相关领导和人员。
	院外联系部门	医院、科室或护理部授权范围内与外界有关部门人员沟通、联系。

工作权限	1.对本科护理工作计划、实施、检查的参与权。2.有向领导提出工作建议权,等等。

工作环境	1.在医院内工作,温度、湿度适宜。2.满足岗位医疗与护理工作的相关环境条件。

在现在的岗位已工作时间	自　　年　　月　　日开始,　　共计:　　年

学历经验	1.本科以上学历,2年以上门诊工作经验。2.抢救病人经验。3.初级专业技术职称。

| 岗位工作技能要求 | **基础技能:**1.熟悉护理学专业理论及临床护理技能。2.熟悉门诊部常见疾病的临床表现,主要护理诊断和相关护理措施。3.熟悉整体护理和护理程序理论,熟悉门诊部常见疾病的护理流程。

专业技能:1.熟悉常见疾病相关的基础护理学、解剖学、病理生理学以及临床药理学的相关知识。2.熟悉与护理学密切相关学科的理论。 |
|---|---|

岗位工作其他要求	性别要求		年龄要求		婚姻	婚否不限
	身体要求		政治要求	事业性、组织观念强	业务要求	熟悉本专业

岗位分析时间		填写人	

14.门诊部治疗室班护士岗位说明书

岗位工作 基本信息	岗位名称	治疗室班护士	所在部门	门诊部	岗位编号	
	从属部门	医务部、护理部	岗位定员		所辖人数	
	直接上级	护士长	直接下级	实习、进修护士		

岗位使命 工作概述	在护士长领导和上级护师指导下按照自己的职责独立做好治疗班工作、重视治疗班工作质量、提高病人满意度。按时间、按质量、按数量标准完成自己的本职工作。

岗位工作 主要职责 与任务	**岗位职责。**1.提前10分钟上班,阅读交班报告及危重患者处置记录单,明确夜班交班内容。2.交接治疗室规定使用物品并签字,完成交接班中待执行事项。3.上岗时按要求着装。挂牌上岗,操作前洗手、戴口罩、帽子。4.做好治疗前用物准备工作,负责治疗室清洁、安静。5.按医嘱执行各项治疗,严格执行"三查七对"制度。6.了解各项治疗目的熟练掌握专科操作技术。7.严格区分清洁区和非清洁区,用后物品按消毒技术规范处理,负责与供应室交换物品。8.治疗室每天紫外线消毒两次,每次一小时,定期监测紫外线强度,并有记录。9.定期检查无菌、抢救物品及药物有效期和消毒隔离工作。10.协助医师治疗,按医嘱给患者进行处理。11.观察患者病情变化,若病情变化通知医师,配合就地抢救(遵医嘱),需继续抢救治疗,护送到急诊科,并向急诊科护士交班(病情、采取措施及用药情况)。12.关爱患者,保持严谨的工作作风,贯彻保护性医疗制度及患者隐私。负责处理门诊专科门诊的各项治疗工作。13.在医师指导下,负责处理门诊各专科的治疗护理工作,负责门诊患者的安全指导。14.检查备用药品,如有过期、沉淀、絮状物等问题,及时调整。15.做好体温计及治疗室紫外线消毒,填写消毒记录。16.以患者为中心的意识和窗口意识强,热情解答患者的问题。17.按患者所需服务,重视公共卫生工作。18.工作现场"7S管理":①整理、②整顿、③清扫、④清洁、⑤安全、⑥节约、⑦素养。19.按照规定处理医疗与护理垃圾和废物。20.完成主任护士长交代的临时性工作任务。 **制度执行。**1.执行各项规章制度和技术操作常规,按照流程操作。2.执行查对制度及相关管理规定。3.严格执行规定的消毒隔离、无菌技术操作流程,预防医院感染。 **职业道德。**1.遵纪守法。2.尊重患者权利,保守医疗秘密。3.廉洁工作,文明礼貌,卓越服务。4.团队精神,和谐共事。5.岗位工作积极性、主动性、创新性、责任心。 **教学与科研。**1.持续学习与创新能力。2.结合工作实际撰写论文。3.解决问题能力。

岗位工作 主要绩效 考核要点	1.岗位职责、制度落实。2.医教研、门诊、急诊、留观输液室病人工作数量质量和绩效。护理质量管理。3.医德医风、社会责任、环境卫生。4.便民服务管理。5.消毒与隔离。6.门诊部秩序与环境管理、成本管理。7.护理学术、论文、成果与专著。

岗位工 作关系	院内联系部门	院内各个科室、行政职能部门、后勤部门相关领导和人员。
	院外联系部门	医院、科室或护理部授权范围内与外界有关部门人员沟通、联系。

工作权限	1.对本科护理工作计划、实施、检查的参与权。2.有向领导提出工作建议权,等等。

工作环境	1.在医院内工作,温度、湿度适宜。2.满足医疗与护理服务工作的相关环境条件。

在现在的岗位已工作时间	自　　年　　月　　日开始,　　共计:　　年

学历经验	1.本科以上学历,3年以上门诊工作经验。2.抢救病人经验。3.初级专业技术职称。

岗位工作 技能要求	**基础技能:**1.熟悉护理学专业理论及临床护理技能。2.熟悉门诊部常见疾病的临床表现,主要护理诊断和相关护理措施。3.熟悉整体护理和护理程序理论,熟悉门诊部常见疾病的护理流程。 **专业技能:**1.熟悉常见疾病相关的基础护理学、解剖学、病理生理学以及临床药理学的相关知识。2.熟悉与护理学密切相关学科的理论。

岗位工作 其他要求	性别要求		年龄要求		婚姻	婚否不限
	身体要求		政治要求	事业性、组织观念强	业务要求	掌握本专业

岗位分析时间		填写人	

15.门诊部夜班护士岗位说明书

岗位工作基本信息	岗位名称	夜班护士	所在部门	门诊部	岗位编号	
	从属部门	医务部、护理部	岗位定员		所辖人数	
	直接上级	护士长	直接下级	实习、进修护士		

岗位使命工作概述	在护士长领导和上级护师指导下按照自己的职责和任务独立做好后夜班护理工作,重视护理质量、提高病人满意度。按时间、按质量、按数量标准完成自己本职工作。

岗位工作主要职责与任务	**岗位职责。**1.上班提前10分钟到病房,阅读上一班交班报告及护理记录单,掌握上一班交班内容。2.以患者为中心的意识和窗口意识强,指导帮助患者就诊,热情解答患者的问题。3.按患者所需服务,重视公共卫生,重视门诊健康教育,重视导医效果,为需要帮助的病人提供服务。4.合理利用资源,做好仪器、设备、药品等物品的管理,减少消耗材料的浪费,降低成本,提高绩效。5.督促协助相关人员做好护理工作,保持门诊部安静。6.值班时在办公室、治疗室时应开门,以便了解情况。7.关注人员往来,关闭门窗,保证门诊部安全。8.护士长授权下负责有关门诊诊疗、病人抽血及管理工作。9.积极参加医院门诊部组织的所在社区、街道的公共卫生活动。10.负责有关门诊断室、治疗室、检查室的物品准备及管理。11.指导实习护士、导医、挂号、分诊、接诊、诊疗、处置等服务工作,流程的规范及优化;落实门诊服务措施和持续护理质量改进。12.指导实习护士、导医、挂号、分诊、接诊、诊疗、处置等服务工作,流程的规范及优化。13.准备好白天各个诊室、检查室、抽血室以及相关房间的物品。14.协助护士长做好门诊日志及法定传染病报表工作,累计工作量并上报。15.保持门诊部清洁、整齐和卫生。16.工作现场"7S管理":①整理、②整顿、③清扫、④清洁、⑤安全、⑥节约、⑦素养。17.按照规定处理医疗垃圾和废物。 **制度执行。**1.执行各项规章制度和技术操作常规,按照流程操作。2.执行查对制度及相关管理规定。3.严格执行规定的消毒隔离、无菌技术操作流程,预防医院感染。 **职业道德。**1.遵纪守法。2.尊重患者权利,保守医疗秘密。3.廉洁工作,文明礼貌,卓越服务。4.团队精神,和谐共事。5.岗位工作积极性、主动性、创新性,责任心。 **教学与科研。**1.持续学习与创新能力。2.结合工作实际撰写论文。3.参加医学继续教育。4.参与门诊部分教学、承担科研课题相关工作。5.完成其他临时性工作。

岗位工作主要绩效考核要点	1.岗位职责、制度落实。2.医教研、门诊、急诊、留观输液室病人工作数量质量和绩效。护理质量管理。3.医德医风、社会责任、环境卫生。4.便民服务管理。5.消毒与隔离。6.门诊部秩序与环境管理、成本管理。7.学术、论文、成果与专著。

岗位工作关系	院内联系部门	院内各个科室、行政职能部门、后勤部门相关领导和人员。
	院外联系部门	医院、科室或护理部授权范围内与外界有关部门人员沟通、联系。

工作权限	1.对护理工作计划、实施的参与权。2.向护士长、主任建议提出改进工作权。

工作环境	1.在医院内工作,温度、湿度适宜。2.满足岗位医疗与护理工作的相关环境条件。

在现在的岗位已工作时间	自　　年　　月　　日开始,　　共计:　　年

学历经验	1.本科以上学历,2年以上门诊工作经验。2.抢救病人经验。3.初级专业技术职称。

岗位工作技能要求	**基础技能:**1.熟悉护理学专业理论及临床护理技能。2.熟悉门诊部常见疾病的临床表现,主要护理诊断和相关护理措施。3.熟悉整体护理和护理程序理论,熟悉门诊部常见疾病的护理流程。 **专业技能:**1.熟悉常见疾病相关的基础护理学、解剖学、病理生理学以及临床药理学的相关知识。2.熟悉与护理学密切相关学科的理论。熟悉诊断学相关理论知识、常用诊疗技术原理及临床应用。3.持续学习业务能力强。

岗位工作其他要求	性别要求		年龄要求			婚姻	婚否不限
	身体要求		政治要求	事业性、组织观念强		业务要求	掌握本专业
岗位分析时间				填写人			

16.门诊部导医岗位说明书

岗位工作基本信息	岗位名称	导医	所在部门	门诊部	岗位编号	
	从属部门	医务部、护理部	岗位定员		所辖人数	
	直接上级	护士长	直接下级	实习导医		

岗位使命工作概述	在门诊部主任领导和护士长指导下按照自己的职责独立做好导医工作、重视导医工作质量、提高病人满意度。按时间、按质量、按数量标准完成自己的本职工作。

岗位工作主要职责与任务	**岗位职责。**1.在主任护士长领导下,负责门诊患者的导医工作,维持门诊大厅的各项秩序。2.仪表端庄,衣着整洁,佩戴"导医护士"字样肩带,注重文明礼貌,热情服务。坚守岗位,不擅自脱岗、串岗和闲谈。3.经常巡视大厅,引导患者挂号、候诊、检查,抽血,指导最佳就诊程序,合理安排检查项目,以缩短等候时间。4.解答患者提出的各种疑问,征询与收集患者对医院各项工作的意见和建议,并及时报告有关领导。5.主动介绍院容、院貌、医院和科室设备、技术水平等特色专科,以扩大医院声誉。6.积极向患者宣传卫生常识,负责门诊大厅的各项工作秩序,督促做好维护公共卫生和保持环境清洁。7.遇残疾人、高龄老人、久病体弱患者,应迎面接待,免费提供车床、轮椅服务。8.全程陪护代劳服务,在需要陪同患者检查时,对年老体弱、行动不便者,应主动搀扶,体现良好的医德风尚。9.凡遇危重的急诊患者,应立即到大门接诊,协助送至急诊科处理。10.为患者免费提供开水,供应一次性口杯,免费发放医疗信息、健康知识宣传册等,免费为患者提供轮椅服务。11.接受门诊部主任及护士长交办的其他工作。12.保持大厅秩序良好、卫生间清洁卫生。13.妥善安全摆放宣传展板、宣传单页纸张等物品。14.现场"7S管理":①整理、②整顿、③清扫、④清洁、⑤安全、⑥节约、⑦素养。15.按照规定处理医疗垃圾和废物。 **制度执行。**1.执行医院各项规章制度,按流程工作。2.执行病人就诊制度及相关管理规定。3.严格执行消毒隔离、无菌技术操作流程,预防医院感染。4.持续改进。 **职业道德。**1.遵纪守法。2.尊重患者权利,保守医疗秘密。3.廉洁工作,文明礼貌,卓越服务。4.团队精神,和谐共事。5.岗位工作积极性、主动性、创新性、责任心。 **社会责任。**1.树立一切为了病人服务理念。2.持续学习与工作创新能力。3.经常征求病人及陪人意见。4.参加医院相关会议。5.完成领导交办的其他临时性工作。

岗位工作主要绩效考核要点	1.岗位职责、制度落实。医院各项指令贯彻执行情况,各种规章制度执行、检查与落实情况。2.门诊大厅秩序维持的有效性,患者的满意度等。3.本岗位的工作效率,实际完成任务与门诊部工作目标完成情况。4.医德医风、社会责任、环境卫生。5.便民服务管理。6.门诊部环境、卫生管理。7.便民服务措施落实。8.病人满意度。

岗位工作关系	院内联系部门	院内各个科室、行政职能部门、后勤部门相关领导和人员。
	院外联系部门	医院、科室或护理部授权范围内与外界有关部门人员沟通、联系。

工作权限	1.对门诊护理工作计划、实施、检查的参与权。2.有向领导提出工作建议权,等等。

工作环境	1.在医院内工作,温度、湿度适宜。2.满足岗位医疗与护理工作的相关环境条件。

在现在的岗位已工作时间	自　　年　　月　　日开始,　　共计:　　年

学历培训经验	1.基本医疗护理知识的培训。2.相关法律法规知识培训。3.护理服务技能及沟通技能培训。4.心理学知识培训。5.心肺复苏技能。6.现代医院普通管理知识的培训。

岗位工作技能要求	**基础技能:**1.了解护理学相关专业理论。2.熟悉门诊部常见疾病的表现。3.熟悉门诊大概护理和护理流程。 **专业技能:**1.熟悉与护理学密切相关学科的人文理论。2.熟悉人际关系学相关理论知识,门诊部常用设备、仪器的简单功能、所在位置。

岗位工作其他要求	性别要求		年龄要求			婚姻	婚否不限
	身体要求		政治要求	事业性、组织观念强		业务要求	熟悉本专业

岗位分析时间		填写人	

17.门诊部候诊班护士岗位说明书

岗位工作基本信息	岗位名称	候诊班护士	所在部门	候诊	岗位编号	
	从属部门	医务部、护理部	岗位定员		所辖人数	
	直接上级	护士长	直接下级	实习、进修护士		

岗位使命工作概述	在护士长领导和上级护师指导下按照自己的职责独立做好候诊班工作、重视治疗班工作质量、提高病人满意度。按时间、按质量、按数量标准完成自己的本职工作。

岗位工作主要职责与任务	**岗位职责。**1.负责诊室的整洁、安静,维持就诊秩序,保持"一医一患",结合各科疾病的特点及不同季节常见病、多发病,做好健康教育工作。2.分诊、接待解答咨询问题,为患者指引路线介绍专家特色,指导患者就诊和检查,为病人提供开水等便民措施。3.协助医师检诊,按医嘱给病人进行处理,对政策范围内的病人酌情提前就诊。观察候诊病人的病情变化,若危重病人病情变化就地抢救,通知医师遵医嘱护送到急诊处理,并向急诊护士交班(病情、采取措施及用药情况)。4.熟练掌握抢救器械及药品的正确使用方法。负责维持门诊电子叫号系统病人就诊时的环境及秩序,保证患者就诊安全。5.负责处理门诊电子叫号系统病人的分诊、指引及健康教育,协助有困难的病人办理各种手续,协助行动不便者检查、交款,提供平车轮椅。6.合理利用资源,做好仪器、设备、药品等物品的管理,减少消耗材料的浪费,降低成本,提高绩效。7.护士长授权下负责有关门诊诊疗、病人抽血及管理。8.指导实习护士、导医、挂号、分诊、接诊、诊疗、处置等服务工作,流程的规范及优化,落实门诊服务措施和持续护理质量改进。9.协助护士长做好门诊日志及法定传染病报表工作,累计工作量并上报。10.保持候诊室、诊疗室、治疗室清洁、整齐。11.现场"7S管理":①整理、②整顿、③清扫、④清洁、⑤安全、⑥节约、⑦素养。 **制度执行。**1.执行各项规章制度和技术操作常规,按照流程操作。2.执行查对制度及相关管理规定。3.严格执行规定的消毒隔离、无菌技术操作流程,预防医院感染。 **职业道德。**1.遵纪守法。2.尊重患者权利,保守医疗秘密。3.廉洁工作,文明礼貌,卓越服务。4.团队精神,和谐共事。5.岗位工作积极性、主动性、创新性,责任心。 **教学与科研。**1.持续学习与创新能力。2.结合工作实际撰写论文。3.参加医学继续教育。4.参与门诊部分教学、承担科研课题相关工作。5.完成其他临时性工作。

岗位工作主要绩效考核要点	1.岗位职责、制度落实。2.医教研、门诊、急诊、留观输液室病人工作数量质量和绩效。护理质量管理。3.医德医风、社会责任、环境卫生。4.便民服务管理措施落实。5.消毒与隔离。6.门诊部秩序与环境管理、成本管理。7.就诊病人服务满意度。

岗位工作关系	院内联系部门	院内各个科室、行政职能部门、后勤部门相关领导和人员。
	院外联系部门	医院、科室或护理部授权范围内与外界有关部门人员沟通、联系。

工作权限	1.对门诊护理工作计划、实施、检查参与权。2.有向领导提出工作建议权,等等。

工作环境	1.在医院内工作,温度、湿度适宜。2.满足病人候诊工作的相关环境条件。

在现在的岗位已工作时间	自　　年　　月　　日开始,　　共计:　　年

学历经验	1.本科以上学历,1年以上门诊工作经验。2.抢救病人经验。3.初级专业技术职称。

岗位工作技能要求	**基础技能:**1.熟悉护理学专业理论及临床护理技能。2.熟悉门诊部常见疾病的临床表现,主要护理诊断和相关护理措施。3.熟悉整体护理和护理程序理论,熟悉门诊部常见疾病的护理流程。4.工作中协调与沟通能力。 **专业技能:**1.熟悉常见疾病相关的基础护理学、解剖学、病理生理学以及临床药理学的相关知识。2.熟悉与护理学密切相关学科的理论。熟悉诊断学相关理论知识、常用诊疗技术原理及临床应用。

岗位工作其他要求	性别要求		年龄要求		婚姻	婚否不限
	身体要求		政治要求	事业性、组织观念强	业务要求	熟悉本专业

岗位分析时间		填写人	

18.门诊部主备班护士岗位说明书

岗位工作基本信息	岗位名称	主备班护士	所在部门	主备班	岗位编号	
	从属部门	医务部、护理部	岗位定员		所辖人数	
	直接上级	护士长	直接下级		实习、进修护士	

岗位使命工作概述	在护士长领导和上级护师指导下按照自己的职责独立做好主班护士工作、重视治疗班工作质量、提高病人满意度。按时间、按质量、按数量标准完成自己的本职工作。

岗位工作主要职责与任务	**岗位职责。**1.负责开诊前的准备工作,每天下班前备齐诊室桌面上的各种检查单,摆放有序。2.每天根据门诊患者就诊人数,随时加班。负责诊室的整洁、安静,维持就诊秩序,保持"一医一患",结合各科疾病的特点及不同季节常见病、多发病,做好健康教育工作。3.分诊、接待解答咨询问题,为患者指引路线介绍专家特色,指导患者就诊和检查,为病人提供开水等便民措施,协助有困难的病人办理各种手续,协助行动不便者检查、交款,提供平车轮椅。4.协助医师检诊,按医嘱给病人进行处理,对政策范围内的病人酌情提前就诊。5.观察候诊病人的病情变化,若病情变化就地抢救,通知医师遵医嘱护送到急诊处理,并向急诊护士交班。6.每天负责检查抢救器械性能完好及药品的有效期,并熟练掌握。负责检查抢救药品及器械,保持性能完好及药品的有效期。7.巡视候诊病人,遇见病情变化就地抢救并护送病人至急诊科,根据门诊部每天就诊人数,按需要加班,保证病人就诊效果。8.合理利用资源,做好仪器、设备、药品等物品的管理,减少消耗材料的浪费,降低成本,提高绩效。9.协助护士长做好门诊日志及法定传染病报表工作,累计工作量并上报。10.保持候诊室、诊疗室、治疗室清洁、整齐。11.按照规定处理医疗与护理废物。 **制度执行。**1.执行各项规章制度和技术操作常规,按照流程操作。2.执行查对制度及相关管理规定。3.严格执行规定的消毒隔离、无菌技术操作流程,预防医院感染。 **职业道德。**1.遵纪守法。2.尊重患者权利,保守医疗秘密。3.廉洁工作,文明礼貌,卓越服务。4.团队精神,和谐共事。5.岗位工作积极性、主动性、创新性,责任心。 **教学与科研。**1.持续学习与创新能力。2.结合工作实际撰写论文。3.参加医学继续教育。4.参与门诊部分教学、承担科研课题相关工作。5.完成其他临时性工作。

岗位工作主要绩效考核要点	1.岗位职责、制度落实。2.医教研、门诊、急诊、留观输液室病人工作数量质量和绩效。护理质量管理。3.医德医风、社会责任、环境卫生。4.便民服务管理。5.消毒与隔离。6.门诊部秩序与环境管理、成本控制管理。7.就诊病人的服务满意度。

岗位工作关系	院内联系部门	院内各个科室、行政职能部门、后勤部门相关领导和人员。
	院外联系部门	医院、科室或护理部授权范围内与外界有关部门人员沟通、联系。

工作权限	1.对本科护理工作计划、实施、检查的参与权。2.有向领导提出工作建议权,等等。

工作环境	1.在医院内工作,温度、湿度适宜。2.满足病人候诊工作的相关环境条件。

在现在的岗位已工作时间	自　　年　　月　　日开始,　　共计:　　年

学历经验	1.本科以上学历,5年以上门诊工作经验。2.抢救病人经验。3.中级专业技术职称。

岗位工作技能要求	**基础技能:**1.熟悉护理学专业理论及临床护理技能。2.熟悉门诊部常见疾病的临床表现,主要护理诊断和相关护理措施。3.熟悉整体护理和护理程序理论,熟悉门诊部常见疾病的护理流程。 **专业技能:**1.熟悉常见疾病相关的基础护理学、解剖学、病理生理学以及临床药理学的相关知识。2.熟悉与护理学密切相关学科的理论。熟悉诊断学相关理论知识、常用诊疗技术原理及临床应用。3.持续提高专业技术。

岗位工作其他要求	性别要求		年龄要求		婚姻	婚否不限
	身体要求		政治要求	事业性、组织观念强	业务要求	熟悉本专业

岗位分析时间		填写人	
直接上级审核签字		审核时间	

19.门诊部早班护士岗位说明书

岗位工作 基本信息	岗位名称	早班护士	所在部门	门诊部	岗位编号	
	从属部门	医务部、护理部	岗位定员		所辖人数	
	直接上级	护士长	直接下级	实习、进修护士		

岗位使命 工作概述	在护士长领导和上级护师指导下按照自己的职责独立做好早班护士工作、重视治疗班工作质量、提高病人满意度。按时间、按质量、按数量标准完成自己的本职工作。

岗位工作 主要职责 与任务	**岗位职责。**1.每天提前30分钟到岗,分诊、接待解答咨询问题,为患者指引路线介绍专家特色,指导患者就诊和检查,为病人提供开水等便民措施,协助有困难的病人办理各种手续,协助行动不便者检查、交款,提供平车轮椅。2.负责诊室的整洁、安静,维持就诊秩序,保持"一医一患",结合各科疾病的特点及不同季节常见病、多发病,做好健康教育工作。3.协助医师检诊,按医嘱给病人进行处理,对政策范围内的病人酌情提前就诊。4.观察候诊病人的病情变化,若病情变化就地抢救,通知医师遵医嘱送到急诊处理,并向急诊护士交班(病情、采取措施及用药情况)。5.每天负责检查抢救器械性能完好及药品的有效期,并熟练掌握。负责做好开诊前的秩序维护工作,提供各项便民服务,消毒隔离。6.负责方便患者开各项检查化验单,做好消毒隔离工作。7.护士长授权下负责有关门诊诊疗、护理服务过程管理;负责医院门诊护理质量管理的运行状况的监测和定期汇报;负责持续改进门诊就医环境。8.指导实习护士、导医、挂号、分诊、接诊、诊疗、处置等服务工作。9.协助护士长做好门诊日志及法定传染病报表工作,累计工作量并上报。10.保持门诊部候诊室、诊疗室、治疗室清洁、整齐。11.按照规定处理医疗废物。12.病人满意度。 **制度执行。**1.执行各项规章制度和技术操作常规,按照流程操作。2.执行查对制度及相关管理规定。3.严格执行规定的消毒隔离、无菌技术操作流程,预防医院感染。 **职业道德。**1.遵纪守法。2.尊重患者权利,保守医疗秘密。3.廉洁工作,文明礼貌,卓越服务。4.团队精神,和谐共事。5.岗位工作积极性、主动性、创新性、责任心。 **教学与科研。**1.持续学习与创新能力。2.结合工作实际撰写论文。3.参加医学继续教育。4.参与门诊部分教学、承担科研课题相关工作。5.完成其他临时性工作。

岗位工作 主要绩效 考核要点	1.岗位职责、制度落实。2.医教研、门诊、急诊、留观输液室病人工作数量质量和绩效。护理质量管理。3.医德医风、社会责任、环境卫生。4.便民服务管理与措施落实。5.消毒与隔离。6.门诊部秩序与环境管理、成本管理。7.就诊病人满意度。

岗位工作关系	院内联系部门	院内各个科室、行政职能部门、后勤部门相关领导和人员。
	院外联系部门	医院、科室或护理部授权范围内与外界有关部门人员沟通、联系。

工作权限	1.对本科护理工作计划、实施、检查的参与权。2.有向领导提出工作建议权,等等。

工作环境	1.在医院内工作,温度、湿度适宜。2.满足病人候诊工作的相关环境条件。

在现在的岗位已工作时间	自　　年　　月　　日开始,　　共计:　　年

学历经验	1.本科生以上学历,2年以上门诊工作经验。2.抢救病人经验。3.初级专业技术职称。

岗位工作 技能要求	**基础技能:**1.熟悉护理学专业理论及临床护理技能。2.熟悉门诊部常见疾病的临床表现,主要护理诊断和相关护理措施。3.熟悉整体护理和护理程序理论,熟悉门诊部常见疾病的护理流程。 **专业技能:**1.熟悉常见疾病相关的基础护理学、解剖学、病理生理学以及临床药理学的相关知识。2.熟悉与护理学密切相关学科的理论。熟悉诊断学相关理论知识、常用诊疗技术原理及临床应用。3.持续学习业务能力强。

岗位工作 其他要求	性别要求		年龄要求			婚姻	婚否不限
	身体要求		政治要求	事业性、组织观念强		业务要求	熟悉本专业

岗位分析时间		填写人	
直接上级审核签字		审核时间	

20.门诊部秘书岗位说明书

<table>
<tr><td rowspan="3">岗位工作
基本信息</td><td>岗位名称</td><td>门诊部秘书</td><td>所在部门</td><td colspan="2">门诊部</td><td>岗位编号</td><td></td></tr>
<tr><td>从属部门</td><td>医务部</td><td>岗位定员</td><td colspan="2"></td><td>所辖人数</td><td></td></tr>
<tr><td>直接上级</td><td>科室主任</td><td>直接下级</td><td colspan="4">门诊部相关人员</td></tr>
<tr><td>岗位使命
工作概述</td><td colspan="7">在门诊部主任领导下按照自己的职责和任务独立做好岗位各项工作、重视工作质量、提高病人、门诊部人员满意度。按时间、按质量、按数量标准完成自己的本职工作。</td></tr>
<tr><td>岗位工作
主要职责
与任务</td><td colspan="7">岗位职责。1.上班提前10分钟到工作岗位。2 在门诊部主任的领导下,协助门诊部主任日常工作。3.贯彻落实门诊部秘书岗位责任制和工作标准,密切各部门相关的工作系统,加强秘书工作的协作与配合,建立起良好的工作网络。4.统计门诊部各项业务工作的质和量并按规定上报相关资料。5.整理门诊部主任所管病人的相关资料。6.跟随门诊部主任检查,接送主任所管病人做辅助检查。7.协助门诊部主任接待病人家属和病人单位负责人,在主任不在岗时单独接待好病人家属和病人单位负责人。8.负责相关病人的随访并记录相关内容。9.负责接听客户咨询电话,外部来访人员的接待工作。10.负责收集、整理主任的门、急诊收费单据和其他资料。11.负责收集、整理主任所管病人的其他相关资料。12.办理门诊部主任所管病人的结账手续,并送病人到门口。13.做好病人随访工作,不定期向主任提出工作中遇到的情况及重要事项。14.及时向主任汇报临床各个科室坐诊专家的工作情况。15.按规定及要求参加公司及医院组织的相关会议、活动,实施各类相涉于本科室工作的会议决议,承办医院各类会议授权或要求承办的事务。16.掌握门诊病人动态情况及健康教育。17.熟悉门诊部技术发展规划,掌握年度工作计划、门诊部主任工作习惯与流程。18.承担学科建设的相关工作。19.代表医院积极协调参与所在社区、街道公共卫生工作。20.能够独立参加危重病人的抢救工作,预防并发症的发生。21.熟悉并掌握主要科室各个专家坐诊的具体时间。22.遵循 PDCA 管理、追踪问题解决管理、持续质量改进、掌握可靠性管理方法。23.不断改进、完善和优化门诊病人就诊流程。

制度执行。1.执行各项规章制度和技术操作常规,按照流程操作。2.督促执行医院、科室相关管理规定。3.检查督促消毒隔离、无菌技术操作流程,预防医院感染。

职业道德。1.遵纪守法。2.尊重患者权利,保守病人秘密。3.廉洁工作,文明礼貌,卓越服务。4.团队精神,和谐共事。5.岗位工作的积极性、主动性、责任心与创新性。

教学与科研。1.持续学习与创新能力。2.结合工作实际撰写论文。3.参加医学继续教育。4.参与门诊部分教学、承担科研课题相关工作。5.完成其他临时性工作。</td></tr>
<tr><td>岗位工作
主要绩效
考核要点</td><td colspan="7">1.规章制度。2.岗位工作绩效。3.医德医风、社会责任。4.顾客沟通、纠纷处理。5.门诊部管理、健康宣教。6.秘书工作流程。7.主任交代的相关工作记录完整。8.敬业奉献,遵守纪律,任劳任怨。9.工作主动性、责任心。10.职业道德与素质。</td></tr>
<tr><td rowspan="2">岗位工
作关系</td><td>院内联系部门</td><td colspan="6">院内各个科室、行政职能部门、后勤部门相关领导和人员。</td></tr>
<tr><td>院外联系部门</td><td colspan="6">医院、科室或护理部授权范围内与外界有关部门人员沟通、联系。</td></tr>
<tr><td>工作权限</td><td colspan="7">1.科室管理参与权。2.监督考核相关人员工作权。3.向上级领导建议改进工作权。</td></tr>
<tr><td>工作环境</td><td colspan="7">1.在医院内工作,温度、湿度适宜。2.满足门诊部医疗工作的相关环境条件。</td></tr>
<tr><td>在现在的岗位已工作时间</td><td colspan="7">自 年 月 日开始, 共计: 年</td></tr>
<tr><td>学历经验</td><td colspan="7">1.研究生以上学历,5 年以上工作经验。2.四级计算机水平及秘书培训经历。</td></tr>
<tr><td>技能要求</td><td colspan="7">1.业务与技术能力。2.职业素质和团队精神。3.计算机操作能力。4.持续学习能力。</td></tr>
<tr><td rowspan="2">岗位工作
其他要求</td><td>性别要求</td><td></td><td>年龄要求</td><td colspan="2"></td><td>婚姻</td><td>婚否不限</td></tr>
<tr><td>身体要求</td><td></td><td>政治要求</td><td colspan="2">事业性、组织观念强</td><td>业务要求</td><td>掌握本专业</td></tr>
<tr><td colspan="2" align="center">岗位分析时间</td><td colspan="2"></td><td colspan="2" align="center">填写人</td><td colspan="2"></td></tr>
<tr><td colspan="2" align="center">直接上级审核签字</td><td colspan="2"></td><td colspan="2" align="center">审核时间</td><td colspan="2"></td></tr>
</table>

21.门诊部主任助理岗位说明书

岗位工作基本信息	岗位名称	主任助理	所在部门	门诊部	岗位编号	
	从属部门	医务部	岗位定员		所辖人数	
	直接上级	科室主任	直接下级	门诊部相关授权人员		

岗位使命工作概述	在门诊部主任领导下按照自己的职责和任务独立做好岗位各项工作、重视工作质量、提高病人、科室人员满意度。按时间、按质量、按数量标准完成自己的本职工作。

岗位工作主要职责与任务	**岗位职责。**1.上班提前10分钟到工作岗位。2.在门诊部主任的领导下,协助副主任日常工作。3.贯彻落实主任助理岗位责任制和工作标准,密切各部门相关的工作系统,加强助理工作的协作与配合,建立起良好的工作网络。4.整理主任所管病人的相关资料。5.跟随主任检查,当日整理粘贴所管病人的辅助检查单。6.负责办理主任所管病人的出院结账手续,并送病人出院到门口。7.负责接听客户咨询电话和投诉电话。8.协助主任接待病人家属和病人单位负责人。9.负责出院病人的随访并记录相关内容。10.每日上、下午查看坐诊专家看病情况。11.做好主任检查时的准备工作。12.负责收集、整理主任的门、急诊收费单据和病人的其他有关资料。13.做好病人随访工作,不定期向主任提出工作中遇到的情况及问题。14.统计门诊部业务工作的质和量,并及时汇报主任。15.完成主任指派的各项临时性工作任务。16.按规定及要求参加公司及医院组织的相关会议、活动,实施各类涉于本科室工作的会议决议,承办医院各类会议授权或要求承办的事务。17.掌握病人动态情况及健康教育。18.熟悉门诊部科技发展规划,掌握门诊部年度工作计划、门诊部主任工作习惯与流程。19.承担学科建设的相关工作。20.能独立参加危重病人的抢救工作。21.代表医院积极协调参与所在社区、街道公共卫生工作。22.能够独立参加危重病人的抢救工作,预防并发症的发生。23.熟悉并掌握主要科室各个专家坐诊的具体时间。24.遵循PDCA管理、追踪问题解决管理、持续质量改进、掌握可靠性管理方法。25.不断改进、完善和优化门诊病人就诊流程。26.完成领导交代的临时性工作任务。 **制度执行。**1.执行各项规章制度和技术操作常规,按照流程操作。2.督促执行医院、科室相关管理规定。3.检查督促消毒隔离、无菌技术操作流程,预防医院感染。 **职业道德。**1.遵纪守法。2.尊重患者权利,保守病人秘密。3.廉洁工作,文明礼貌,卓越服务。4.团队精神,和谐共事。5.工作积极性、主动性、责任心与创新性。 **学习与创新。**1.持续学习能力。2.结合工作实际撰写论文。3.参加医学继续教育。4.指导实习护士、进修人员、临床带教,完成教学计划,并进行绩效考核和评价。

岗位工作主要绩效考核要点	1.规章制度。2.岗位工作绩效。3.医德医风、社会责任。4.顾客沟通、纠纷处理。5.门诊部管理、健康宣教。6.助理工作流程。7.主任交代的相关工作记录完整。8.敬业奉献,遵守纪律,任劳任怨。9.工作积极主动性、责任心。10.职业道德素质。

岗位工作关系	院内联系部门	院内各个科室、行政职能部门、后勤部门相关领导和人员。
	院外联系部门	医院、科室或护理部授权范围内与外界有关部门人员沟通、联系。

工作权限	1.科室管理参与权。2.监督考核相关人员工作权。3.向上级领导建议改进工作权。

工作环境	1.在医院内工作,温度、湿度适宜。2.满足门诊部医疗与护理工作的相关环境条件。

在现在的岗位已工作时间	自　　年　　月　　日开始,　共计:　　年

学历经验	1.本科生以上学历,3年以上工作经验。2.四级计算机水平及医院管理培训经历。

技能要求	1.业务与技术能力。2.职业素质和团队精神。3.计算机操作能力。4.持续学习能力。

岗位工作其他要求	性别要求		年龄要求		婚姻	婚否不限
	身体要求		政治要求	事业性、组织观念强	业务要求	掌握本专业

岗位分析时间			填写人	
直接上级审核签字			审核时间	

22.门诊部挂号班长岗位说明书

<table>
<tr><td rowspan="3">岗位工作
基本信息</td><td>岗位名称</td><td>挂号班长</td><td>所在部门</td><td>门诊部</td><td>岗位编号</td><td></td></tr>
<tr><td>从属部门</td><td>医务部</td><td>岗位定员</td><td></td><td>所辖人数</td><td></td></tr>
<tr><td>直接上级</td><td>门诊部主任</td><td>直接下级</td><td colspan="3">授权相关人员</td></tr>
<tr><td>岗位使命
工作概述</td><td colspan="6">在门诊部主任领导下按照自己的职责和任务独立做好挂号等各项工作、重视工作质量、提高病人、科室人员满意度。按时间、按质量、按数量标准完成自己本职工作。</td></tr>
<tr><td>岗位工作
主要职责
与任务</td><td colspan="6">岗位职责。1.在门诊部主任、护士长的领导下,负责挂号室的全部管理工作,上班提前10分钟到工作岗位。2.贯彻落实门诊部挂号人员岗位责任制和工作标准,密切各部门相关的工作系统,加强挂号工作的协作与配合,建立起良好的工作环境网络。3.负责门诊挂号病案的管理,保持挂号病案存放整齐有序,并定期核对,及时纠正归档中差错,提高工作效率。4.负责门诊病案的保管和发放,并做好挂号现金和票据的兑换及保管工作。5.负责每日工作量的统计和上报。6.坚守工作岗位,保持工作室的整齐干净,热情为病人提供咨询服务。7.指导病员选择就诊科室,协助初诊病员填写门诊病案首页的项目,并主动介绍挂号和就诊的注意事项。8.负责收集、整理主任的门、急诊收费单据和病人的其他有关资料。9.做好病人随访工作,不定期向主任副主任、护士长提出工作中遇到的情况及问题。10.统计门诊部挂号业务工作的质和量,并及时汇报主任、副主任、护士长。11.按规定及要求参加医院组织的相关会议、活动,实施各类相涉于本科室工作的会议决议,承办领导交代的各类会议授权或要求承办的事务。12.掌握就诊挂号病人动态情况及健康教育。13.熟悉门诊部中长期发展规划,了解门诊部年度工作计划、门诊部主任工作习惯与流程。14.遵循PDCA管理、追踪问题解决管理、持续质量改进、掌握可靠性管理方法。15.不断改进、完善和优化门诊病人就诊流程。16.发现问题解决问题能力。

执行职责。1.执行国家相关法律法规,行业规章制度、标准、职责、操作规范与流程,严格执行18项核心制度,执行医院和科室的各项管理制度。2.参加医院、行政、党支部举办的各项政治理论学习、业务与管理知识培训。3.服务病人满意度。

职业道德。1.遵纪守法。2.尊重患者权利,保守医疗秘密。3.廉洁行医,文明礼貌,卓越服务。4.发扬团队精神,和谐共事。5.工作积极性、主动性、创新性、责任心。

持续学习。1.持续学习与工作改进能力。2.掌握、了解国内外本科室护理专业发展动态。3.积极参加医院举办的各种学术会议、研讨会议。4.岗位持续学习能力强。

工作创新。1.岗位工作与创新能力。2.岗位工作业务、技术、操作、流程、服务、管理创新。3.善于发现工作中的问题、缺陷,分析问题与解决问题能力持续提升。</td></tr>
<tr><td>岗位工作
主要绩效
考核要点</td><td colspan="6">1.规章制度。2.岗位工作绩效。3.医德医风、社会责任。4.顾客沟通、纠纷处理。5.门诊部管理、健康宣教。6.挂号工作流程。7.主任交代的相关工作记录完整。8.敬业奉献,遵守纪律,任劳任怨。9.工作积极主动性、责任心。10.职业道德素质。</td></tr>
<tr><td rowspan="2">岗位工
作关系</td><td>院内联系部门</td><td colspan="5">院内各个科室、行政职能部门、后勤部门相关领导和人员。</td></tr>
<tr><td>院外联系部门</td><td colspan="5">医院、科室或护理部授权范围内与外界有关部门人员沟通、联系。</td></tr>
<tr><td>工作权限</td><td colspan="6">1.科室管理参与权。2.监督考核相关人员工作权。3.向上级领导建议改进工作权。</td></tr>
<tr><td>工作环境</td><td colspan="6">1.在医院内工作,温度、湿度适宜。2.满足门诊部医疗与护理工作的相关环境条件。</td></tr>
<tr><td>在现在的岗位已工作时间</td><td colspan="6">自　　　年　　月　　日开始,　　共计:　　　年</td></tr>
<tr><td>学历经验</td><td colspan="6">1.本科生以上学历,3年以上工作经验。2.四级计算机水平及医院管理培训经历。</td></tr>
<tr><td>技能要求</td><td colspan="6">1.业务与技术能力。2.职业素质和团队精神。3.计算机操作能力。4.持续学习能力。</td></tr>
<tr><td rowspan="2">岗位工作
其他要求</td><td>性别要求</td><td></td><td>年龄要求</td><td></td><td>婚姻</td><td>婚否不限</td></tr>
<tr><td>身体要求</td><td></td><td>政治要求</td><td>事业性、组织观念强</td><td>业务要求</td><td>掌握本专业</td></tr>
<tr><td colspan="2">岗位分析时间</td><td></td><td colspan="2">填写人</td><td></td></tr>
<tr><td colspan="2">直接上级审核签字</td><td></td><td colspan="2">审核时间</td><td></td></tr>
</table>

23.门诊部挂号员岗位说明书

<table>
<tr><td rowspan="3">岗位工作
基本信息</td><td>岗位名称</td><td>挂号员</td><td>所在部门</td><td colspan="2">门诊部</td><td>岗位编号</td><td></td></tr>
<tr><td>从属部门</td><td>医务部</td><td>岗位定员</td><td colspan="2"></td><td>所辖人数</td><td></td></tr>
<tr><td>直接上级</td><td>门诊部主任</td><td>直接下级</td><td colspan="4">授权相关人员</td></tr>
<tr><td>岗位使命
工作概述</td><td colspan="7">在门诊部主任、护士长领导下按照自己的职责和任务独立做好各项工作、重视工作质量、提高病人、科室人员满意度。按时间、按质量、按数量标准完成本职工作。</td></tr>
<tr><td rowspan="1">岗位工作
主要职责
与任务</td><td colspan="7">岗位职责。1.在门诊部主任、护士长领导下，负责挂号室的管理工作，上班提前10分钟到工作岗位。2.贯彻落实岗位责任制和工作标准，密切各部门相关的工作系统，加强挂号工作的协作与配合，建立起良好的工作网络。3.负责门诊挂号病案的管理，保持挂号病案存放整齐有序，并定期核对，及时纠正归档中差错，提高工作效率。4.负责门诊挂号病案的保管和发放，并做好挂号现金和票据的兑换及保管工作。5.负责每日工作量的统计和上报。6.坚守工作岗位，保持工作室的整齐干净。热情为病人提供咨询服务。7.指导病人选择就诊科室，协助初诊病员填写门诊病案首页的项目，并主动介绍挂号和就诊的注意事项。8.负责收集、整理副主任的门、急诊收费单据和病人的其他有关资料。9.做好病人随访工作，不定期向主任、护士长、班长提出工作中遇到的情况及问题。10.统计门诊部挂号业务工作的质和量，并及时汇报班长。11.完成班长指派的各项临时性工作任务。12.按规定及要求参加医院组织的相关会议、活动，实施各类相涉于本科室工作的会议决议，承办班长交代的各类会议授权或要求承办的事务。13.掌握病人动态情况及健康教育。14.熟悉门诊部中长期工作发展规划，了解门诊部年度工作计划，了解门诊部主任、护士长、班长的工作习惯以便工作交流沟通。15.遵循PDCA管理、追踪问题解决管理、持续质量改进、掌握可靠性管理方法。16.不断优化门诊病人就诊流程。17.工作现场"7S管理"：①整理、②整顿、③清扫、④清洁、⑤安全、⑥节约、⑦素养。18.按照规定处理医疗垃圾和废物。19.完成领导交代的临时性工作任务。20.病人满意度。
执行职责。1.执行国家相关法律法规，行业规章制度、标准、职责、操作规范与流程，严格执行18项核心制度，执行医院和科室的各项管理制度。2.参加医院、行政、党支部举办的各项政治理论学习、业务与管理知识培训。3.解决问题缺陷的能力。
职业道德。1.遵纪守法。2.尊重患者权利，保守医疗秘密。3.廉洁行医，文明礼貌，卓越服务。4.发扬团队精神，和谐共事。5.岗位工作积极性、主动性、责任心。
持续学习。1.持续学习与工作改进能力。2.掌握、了解国内外本科室护理专业发展动态。3.积极参加医院举办的各种学术会议、研讨会议。4.岗位持续学习能力强。</td></tr>
<tr><td>岗位工作
主要绩效
考核要点</td><td colspan="7">1.规章制度执行。2.岗位工作绩效。3.医德医风、社会责任。4.顾客沟通、纠纷处理。5.门诊部管理、健康宣教。6.挂号工作流程。7.班长交代的相关工作记录完整。8.敬业奉献，遵守纪律，任劳任怨。9.工作主动性、责任心。10.职业道德素质。</td></tr>
<tr><td rowspan="2">岗位工
作关系</td><td>院内联系部门</td><td colspan="6">院内各个科室、行政职能部门、后勤部门相关领导和人员。</td></tr>
<tr><td>院外联系部门</td><td colspan="6">医院、科室或护理部授权范围内与外界有关部门人员沟通、联系。</td></tr>
<tr><td>工作权限</td><td colspan="7">1.科室管理参与权。2.监督考核相关人员工作权。3.向上级领导建议改进工作权。</td></tr>
<tr><td>工作环境</td><td colspan="7">1.在医院内工作，温度、湿度适宜。2.满足门诊部医疗工作的相关环境条件。</td></tr>
<tr><td>在现在的岗位已工作时间</td><td colspan="7">自　　年　　月　　日开始，　　共计：　　年</td></tr>
<tr><td>学历经验</td><td colspan="7">1.高中以上学历，1年以上工作经验。2.四级计算机水平及现代医院管理培训经历。</td></tr>
<tr><td>技能要求</td><td colspan="7">1.业务与技术能力。2.职业素质和团队精神。3.计算机操作能力。4.持续学习能力。</td></tr>
<tr><td rowspan="2">岗位工作
其他要求</td><td>性别要求</td><td></td><td>年龄要求</td><td colspan="2"></td><td>婚姻</td><td>婚否不限</td></tr>
<tr><td>身体要求</td><td></td><td>政治要求</td><td colspan="2">事业性、组织观念强</td><td>业务要求</td><td>掌握本专业</td></tr>
<tr><td colspan="3">岗位分析时间</td><td colspan="2">填写人</td><td colspan="3"></td></tr>
</table>

24.门诊部心理护师岗位说明书

<table>
<tr><td rowspan="3">岗位工作
基本信息</td><td>岗位名称</td><td>心理护师</td><td>所在部门</td><td>门诊部</td><td>岗位编号</td><td></td></tr>
<tr><td>从属部门</td><td>医务部、护理部</td><td>岗位定员</td><td></td><td>所辖人数</td><td></td></tr>
<tr><td>直接上级</td><td>主任、护士长</td><td>直接下级</td><td colspan="3">护士,实习、进修护士</td></tr>
<tr><td>岗位使命
工作概述</td><td colspan="6">在护士长领导和上级护师指导下按照自己的职责独立做好护理工作、重视护理质量、提高病人满意度。按时、按质、按量完成自己的本职工作。是科室护理骨干力量。</td></tr>
<tr><td rowspan="3">岗位工作
主要职责
与任务</td><td colspan="6">岗位职责。1.在门诊部主任、护士长领导下进行工作。2.取得护师执业资格。参加护士各种班次值班。独立完成岗位工作。3.具备整体护理知识,熟悉基础、专科、责任护理业务,对病人实施责任护理,制订和评估病人护理计划。协助医师的工作,按医嘱给病人进行各项治疗和处理。4.经常观察病员的病情变化,如发现异常及时通知医生。5.做好消毒隔离工作,防止交叉感染。6.做好交接班,严防差错事故的发生。7.负责诊疗室的整洁、安静,做好宣教工作。8.按期分工,负责领取,保管药品器械和其他物品。9.工作中、清点治疗用品和抢救药品基数,及时做好交接班记录。坚守岗位,不串岗脱岗,上班应穿工作服、戴工作帽,注意仪表整洁。10.热情接待病员,做到微笑服务,帮助病员解决各种困难。11.按规定准确及时做好各种护理记录,负责整理保管各种医疗记录报表。12.认真执行查对制度,按操作规程进行各种治疗工作,保证医疗安全。13.定时巡视病人,严密观察病情,及时向医生汇报病情变化。了解治疗效果及反应,认真做好基础护理、心理护理和生活护理。进行卫生科普宣教和健康指导。14.授权负责注射室、输液室、治疗室各种用品的保管、清洁、消毒工作,保证各种无菌用品的消毒灭菌工。15.门诊部岗位工作现场"7S管理":①整理、②整顿、③清扫、④清洁、⑤安全、⑥节约、⑦素养。16.按照规定处理医疗与护理垃圾废物。17.完成领导交代的临时性工作任务。</td></tr>
<tr><td colspan="6">制度执行。1.执行各项规章制度和技术操作常规,按照流程操作。2.执行查对制度及相关管理规定。3.严格执行规定的消毒隔离、无菌技术操作流程,预防医院感染。</td></tr>
<tr><td colspan="6">职业道德。1.遵纪守法。2.尊重患者权利,保守医疗秘密。3.廉洁工作,文明礼貌,卓越服务。4.团队精神,和谐共事。5.岗位工作积极性、主动性、创新性,责任心。</td></tr>
<tr><td>岗位工作
主要绩效
考核要点</td><td colspan="6">1.本人岗位职责、制度落实。2.医教研、门诊、急诊、留观病人工作数量质量和绩效。护理质量管理。3.医德医风、社会责任、环境。4.纠纷处理与鉴定。5.学习与业务和技术创新。6.门诊部秩序与环境管理、成本管理。7.学术论文、成果与专著。</td></tr>
<tr><td rowspan="2">岗位工
作关系</td><td>院内联系部门</td><td colspan="5">院内各个科室、行政职能部门、后勤部门相关领导和人员。</td></tr>
<tr><td>院外联系部门</td><td colspan="5">医院、科室或护理部授权范围内与外界有关部门人员沟通、联系。</td></tr>
<tr><td>工作权限</td><td colspan="6">1.科室护理业务、科研和管理指导权。2.日常工作计划、实施、检查的建议权。</td></tr>
<tr><td>工作环境</td><td colspan="6">1.在医院内工作,温度、湿度适宜。2.满足医疗与护理服务工作的相关条件。</td></tr>
<tr><td>在现在的岗位已工作时间</td><td colspan="6">自　　年　　月　　日开始, 　　共计:　　年</td></tr>
<tr><td>学历经验</td><td colspan="6">1.本科以上学历,5年以上门诊工作经验。2.抢救病人经验。3.中级专业技术职称。</td></tr>
<tr><td rowspan="2">岗位工作
技能要求</td><td colspan="6">基础技能:1.护理专业,形象气质佳,沟通能力。2.有护士资格执业证书。3.具有一年以上医院门诊护士工作经验。4.熟悉护理学专业理论及临床护理技能。5.熟悉门诊部常见疾病的临床表现,主要护理诊断和相关护理措施。6.熟悉整体护理和护理程序理论,熟悉门诊部常见疾病的护理流程。</td></tr>
<tr><td colspan="6">专业技能:1.熟悉常见疾病相关的基础护理学、解剖学、病理生理学以及临床药理学的相关知识。2.熟悉与护理学密切相关学科的理论。熟悉诊断学相关理论知识、常用诊疗技术原理及临床应用。</td></tr>
<tr><td rowspan="2">岗位工作
其他要求</td><td>性别要求</td><td></td><td>年龄要求</td><td></td><td>婚姻</td><td>婚否不限</td></tr>
<tr><td>身体要求</td><td></td><td>政治要求</td><td>事业性、组织观念强</td><td>业务要求</td><td>熟悉本专业</td></tr>
<tr><td colspan="3" align="center">岗位分析时间</td><td></td><td>填写人</td><td colspan="2"></td></tr>
</table>

25.门诊部干事岗位说明书

岗位工作 基本信息	岗位名称	门诊部干事	所在部门	门诊部	岗位编号	
	从属部门	医务部	岗位定员		所辖人数	
	直接上级	主任	直接下级	授权相关人员		

岗位使命 工作概述	在主任领导和上级职称人员指导下按自己职责独立做好相关工作、重视门诊质量、提高病人满意度。按时、按质、按量完成自己的本职工作。是科室管理的骨干力量。

岗位工作 主要职责 与任务	**岗位职责。**1.在门诊部主任领导下,负责门诊部人力资源规划与管理。2.门诊部日常工作管理。3.门诊部职工队伍建设。4.授权门诊部职工的调整、分配等相关工作。5.门诊部相关人员公开招聘。6.门诊部编外人员招聘。7.门诊部职工辞职、解聘、开除、终止合同。8.职工退休、退职、因病退休。9.新进人员入职手续办理。10.职工工作岗位调整。11.按照条件聘请专业技术职称人员。12.病人就诊秩序管理。13.人员晋升工资管理。14.门诊部卓越绩效考核奖金二次分配。15.技术人员岗位竞聘工作。16.具有专业技术职称编外人员工资确定审批。17.无专业技术职称编外人员工资确定审批。18.工资变动审批按照工作流程。19.门诊部人员请销假管理。20.门诊部职工工资与奖金管理。21.月绩效目标管理奖发放。22.职称评审推荐,职称量化聘任,职称聘任。23.医院核心制度执行与考核,清洁工管理。24.医务人员执业注册工作。25.职工年度考核,先进集体、先进个人评选。26.工人技术等级证书领发。27.职工在职学历教育管理工作,生育津贴发放协调。28.根据医院发展实际,做好干部选拔与优秀人才晋升选拔工作。29.掌握PDCA循环、追踪问题管理、风险预防管理、可靠性管理和持续改进方法。30.完成领导交代的临时性工作任务。 **制度执行。**1.执行各项规章制度和技术操作常规,按照流程操作。2.执行查对制度及相关管理规定。3.严格执行规定的消毒隔离、无菌技术操作流程,预防医院感染。 **职业道德。**1.遵纪守法。2.尊重患者权利,保守医疗秘密。3.廉洁工作,文明礼貌,卓越服务。4.团队精神,和谐共事。5.岗位工作积极性、主动性、创新性、责任心。 **教学与科研。**1.持续学习与创新能力。2.结合工作实际撰写论文。3.参加医学继续教育。4.参与门诊部部分教学工作、承担科研课题相关工作。5.解决问题、缺陷能力。

岗位工作 主要绩效 考核要点	1.岗位职责、制度落实。2.医教研、门诊、急诊、留观病人工作数量质量和绩效。护理质量管理。3.医德医风、社会责任、环境。4.纠纷处理与鉴定。5.学习与业务和技术创新。6.门诊部秩序与环境管理、成本管理。7.学术、论文、成果与专著。

岗位工 作关系	院内联系部门	院内各个科室、行政职能部门、后勤部门相关领导和人员。
	院外联系部门	医院、科室或护理部授权范围内与外界有关部门人员沟通、联系。

工作权限	1.科室护理业务、科研和管理指导权。2.日常工作计划、实施、检查的建议权。

工作环境	1.在医院内工作,温度、湿度适宜。2.满足医疗与护理服务工作的相关条件。

在现在的岗位已工作时间	自　　年　　月　　日开始,　共计:　　年

学历经验	1.本科以上学历,5年以上门诊工作经验。2.抢救病人经验。3.中级专业技术职称。

岗位工作 技能要求	**基础技能:**1.人力资源管理专业,沟通能力。2.有人力资源资格执业证书。3.具有一年以上医院门诊工作经验。4.熟悉相关专业理论及临床技能。5.熟悉门诊部常见疾病的临床表现,主要疾病诊断和相关管理措施。6.熟悉门诊部工作程序理论,熟悉门诊部常见疾病的工作流程。7.工作中沟通能力。 **专业技能:**1.熟悉常见疾病相关的基础学、解剖学、病理生理学以及临床药理学的相关知识。2.熟悉与门诊部密切相关学科的理论。熟悉诊断学相关理论知识、常用诊疗技术原理及门诊部应用。

岗位工作 其他要求	性别要求		年龄要求		婚姻	婚否不限
	身体要求		政治要求	事业性、组织观念强	业务要求	熟悉本专业

岗位分析时间		填写人	
直接上级审核签字		审核时间	

26.门诊部收费室主任岗位说明书

<table>
<tr><td rowspan="3">岗位工作
基本信息</td><td>岗位名称</td><td>收费室主任</td><td>所在部门</td><td colspan="2">收费处</td><td>岗位编号</td><td></td></tr>
<tr><td>从属部门</td><td>门诊部</td><td>岗位定员</td><td colspan="2"></td><td>所辖人数</td><td></td></tr>
<tr><td>直接上级</td><td>主任、护士长</td><td>直接下级</td><td colspan="4">收费员</td></tr>
<tr><td>岗位使命
工作概述</td><td colspan="7">1.在门诊部主任护士长领导下工作。2.负责所有的门诊患者的收费工作。3.保证医院收费工作的正常运行。4.服务热情,工作积极,工作主动,工作认真,病人满意。</td></tr>
<tr><td>岗位工作
主要职责
与任务</td><td colspan="7">岗位职责与管理。1.在门诊部主任领导、护士长协调下,负责医院窗口各类就诊患者的挂号、划价、收费、出入院结算、费用清单打印等工作。2.收费员在工作期间确保随时挂号、划价、收费等,并积极宣传就诊的注意事项及制度等。3.着装统一、规范,工作认真负责,语言文明,态度和蔼。熟练掌握收费程序和各项收费标准。4.根据就诊患者需求,为其填写门诊病历首页的姓名、性别、年龄、职业、籍贯、工作单位、住址等项目。5.收费员必须做好收费前的准备工作,如各科挂号券、手册、初诊门诊病历、适量零钞、收费收据等工作。6.收付现金要唱收唱付,当面点清,开收收据保留存根复核和备查。7.收费室要建立交接班制度。每日收入现金、支票要当日汇总,做到钱账相符,如有不符立即查找原因及时解决。钱账相符后,按时向财务科交纳结算,按照规定留存零钞。8.收费员在值班时不得私自将非本室人员留宿谈天等。9.收费员严格执行现金管理制度,不得挪用公款或将公款借给他人。10.保持收费室内外清洁卫生,做到室内、窗口无蛛网、积尘,保持电脑清洁,无污渍。定期开展大扫除活动。11.收取患者的预交金、药费、治疗费等项目费用,并办理各项目退费。12.为病人打印结算单、费用明细单等。13.收据领用要严格按照请领手续办理,个人领用收据后要妥善保管,不准丢失,不准借用或挪用他人收据,不准任意作废、涂改收据。14.严格执行物价收费标准,划价要做到准确无误。15.良好的服务态度,工作严谨,认真计算,礼貌友好,上班时间不干私活,不脱岗。16.服务病人的满意度。
持续学习。1.持续学习与工作改进能力。2.掌握、了解国内外本科室专业发展动态。</td></tr>
<tr><td>岗位工作
主要绩效
考核要点</td><td colspan="7">1.熟悉有关制度,违反现金管理制度和收费标准的次数。2.现金收支差错率。3.现金日记账登账及时率。4.现金盘点库存账款相符率;现金库存按时核实率。5.库存现金日报表上报及时率。6.票据保存完好率。7.服务满意度。8.做到姓名,项目,金额相符,防止张冠李戴,错账漏账。9.准确掌握有关收费标准,努力提高效率,缩短病人等待时间。10.上班时间衣帽整洁,不穿拖鞋,佩戴胸卡上岗。11.规章制度的执行力。</td></tr>
<tr><td rowspan="2">岗位工
作关系</td><td>院内联系部门</td><td colspan="6">院内各个科室、行政职能部门、后勤部门相关领导和人员。</td></tr>
<tr><td>院外联系部门</td><td colspan="6">医院、科室或护理部授权范围内与外界有关部门人员沟通、联系。</td></tr>
<tr><td>岗位工
作权限</td><td colspan="7">1.医院财务工作规划建议权。2.向主管院长报告工作权和对医院有关工作建议权。3.对下属人员的督查、考核和奖惩权。4.工作事务处置权。5.本部门管理工作建议权。</td></tr>
<tr><td>岗位工
作环境</td><td colspan="7">1.大部分时间在医院内工作,温度、湿度适宜。2.工作现场会接触到轻微粉尘及医疗中的刺激性气味,照明条件良好,一般无相关职业病发生。3.电话、计算机、传真机、打印机、文件柜等必须办公设备和工作信息软件系统。4.专业收费个工作环境。</td></tr>
<tr><td>在现在的岗位已工作时间</td><td colspan="7">自　　　年　　月　　　日开始,　　共计:　　　年</td></tr>
<tr><td>学历经验</td><td colspan="7">1.大专及以上学历。2.收费员上岗证。3.5年以上相关工作经验。4.医患沟通能力。</td></tr>
<tr><td>技能要求</td><td colspan="7">1.熟悉掌握电脑操作。2.良好的人际沟通协调能力,需要有较强的组织协调能力。3.对医生书写的处方、化验单、检查单等有较强的辨认能力。4.熟悉各种药品名称。5.应知法规:《医疗机构管理条例》《全国医院工作条例》《医疗机构评审办法》。</td></tr>
<tr><td rowspan="2">岗位工作
其他要求</td><td>性别要求</td><td colspan="2"></td><td>年龄要求</td><td></td><td>婚姻</td><td>婚否不限</td></tr>
<tr><td>身体要求</td><td colspan="2"></td><td>政治要求</td><td>组织观念强</td><td>业务要求</td><td>独立工作</td></tr>
<tr><td colspan="3">岗位分析时间</td><td colspan="3">填写人</td><td colspan="2"></td></tr>
</table>

27.门诊部收费室人员岗位说明书

<table>
<tr><td rowspan="3">岗位工作
基本信息</td><td>岗位名称</td><td>收费员</td><td>所在部门</td><td colspan="2">门诊部</td><td>岗位编号</td><td></td></tr>
<tr><td>从属部门</td><td>门诊部</td><td>岗位定员</td><td colspan="2"></td><td>所辖人数</td><td></td></tr>
<tr><td>直接上级</td><td>门诊部主任、护士长</td><td>直接下级</td><td colspan="2"></td><td></td><td></td></tr>
<tr><td>岗位使命
工作概述</td><td colspan="7">1.在收费室主任领导下工作。2.负责所有患者的收费工作。3.保证医院收费工作的正常运行。4.服务热情,工作积极,工作主动,工作认真,持续提高病人满意度。</td></tr>
<tr><td>岗位工作
主要职责
与任务</td><td colspan="7">岗位职责。1.在收费室主任护士长、收费班长的领导下,负责医院窗口各类就诊患者的挂号、划价、收费、出入院结算、费用清单打印等工作。2.收费员在工作期间确保随时挂号、划价、收费等,并积极宣传就诊的注意事项及制度等。3.着装统一、规范,工作认真负责,语言文明,态度和蔼。熟练掌握收费程序和各项收费标准。4.根据就诊患者需求,为其填写门诊病历首页的姓名、性别、年龄、职业、籍贯、工作单位、住址等项目。5.收费员必须做好收费前的准备工作,如各科挂号券、手册、初诊门诊病历、适量零钞、收费收据等工作。6.收付现金要唱收唱付,当面点清,开收收据保留存根复核和备查。7.收费室要建立交接班制度。每日收入现金、支票要当日汇总,做到钱账相符,如有不符立即查找原因及时解决。钱账相符后,按时向财务科交纳结算,按照规定留存零钞。8.收费员在值班时不得私自将非本室人员留宿谈天等。9.收费员严格执行现金管理制度,不得挪用公款或将公款借给他人。10.保持收费室内外清洁卫生,做到室内、窗口无蛛网、积尘,保持电脑清洁,无污渍。定期开展大扫除活动。11.收取患者的预交金、药费、治疗费等项目费用,并办理各项目退费。12.为病人打印结算单、费用明细单等。13.收据领用要严格按照请领手续办理,个人领用收据后要妥善保管,不准丢失,不准借用或挪用他人收据,不准任意作废、涂改收据。14.严格执行物价收费标准,划价要做到准确无误。15.良好的服务态度,工作严谨,认真计算,礼貌友好,上班时间不干私活,不脱岗。16.服务病人的满意度。</td></tr>
<tr><td>岗位工作
主要绩效
考核要点</td><td colspan="7">1.熟悉有关制度,违反现金管理制度和收费标准的次数。2.现金收支差错率。3.现金日记账登账及时率。4.现金盘点库存账款相符率;现金库存按时核实率。5.库存现金日报表上报及时率。6.票据保存完好率。7.服务满意度。8.做到姓名,项目,金额相符,防止张冠李戴,错账漏账。9.准确掌握有关收费标准,努力提高效率,缩短病人等待时间。10.上班时间衣帽整洁,不穿拖鞋,佩戴胸卡上岗。11.规章制度执行力。</td></tr>
<tr><td rowspan="2">岗位工
作关系</td><td>院内联系部门</td><td colspan="6">院内各个科室、行政职能部门、后勤部门相关领导和人员。</td></tr>
<tr><td>院外联系部门</td><td colspan="6">医院、科室或护理部授权范围内与外界有关部门人员沟通、联系。</td></tr>
<tr><td>岗位工
作权限</td><td colspan="7">1.医院财务工作规划建议权。2.向主管院长报告工作权和对医院有关工作建议权。3.对下属人员的督查、考核和奖惩权。4.工作事务处置权。5.本部门管理工作建议权。</td></tr>
<tr><td>岗位工
作环境</td><td colspan="7">1.大部分时间在医院内工作,温度、湿度适宜。2.工作现场会接触到轻微粉尘及医疗中的刺激性气味,照明条件良好,一般无相关职业病发生。3.电话、计算机、传真机、打印机、文件柜等必须办公设备和工作信息软件系统。4.专业收费的工作环境。</td></tr>
<tr><td>在现在的岗位已工作时间</td><td colspan="7">自　　　年　　　月　　　日开始,　　　共计:　　　年</td></tr>
<tr><td>学历经验</td><td colspan="7">1.学历高中以上。2.收费员上岗证。3.2年以上相关工作经验。4.医院管理培训。</td></tr>
<tr><td>岗位工作
技能要求</td><td colspan="7">1.熟悉掌握电脑操作。2.良好的人际沟通协调能力,需要有较强的组织协调能力。3.对医生书写的处方、化验单、检查单等有较强的辨认能力。4.应知晓《医疗机构管理条例》《全国医院工作条例》《医疗机构评审办法》。5.持续学习业务能力强。</td></tr>
<tr><td rowspan="2">岗位工作
其他要求</td><td>性别要求</td><td></td><td>年龄要求</td><td></td><td>婚姻</td><td colspan="2">已婚</td></tr>
<tr><td>身体要求</td><td></td><td>政治要求</td><td>组织观念强</td><td>业务要求</td><td colspan="2">独立工作</td></tr>
<tr><td colspan="2">岗位分析时间</td><td colspan="3"></td><td>填写人</td><td colspan="2"></td></tr>
<tr><td colspan="2">直接上级审核签字</td><td colspan="3"></td><td>审核时间</td><td colspan="2"></td></tr>
</table>

28.门诊部护理员岗位说明书

岗位工作基本信息	岗位名称	护理员	所在部门	门诊部	岗位编号	
	从属部门	护理部、科室	岗位定员		所辖人数	
	直接上级	护士长、相关人员	直接下级	授权相关人员		

岗位使命工作概述	在护士长领导和上级护师、护士的指导下按照自己的职责独立做好护理员工作、重视危重病人护理质量、提高病人满意度。按时、按质、按量完成自己的本职工作。

岗位工作主要职责与任务	**岗位职责。**1.在护士长领导和护士指导下工作。2.上班遵守劳动纪律,尽职尽责。3.执行护理员的工作制度与流程。4.按规定参加医院、科室相关会议。5.担任门诊病人简单护理工作,如帮助重病人、危重病人就诊、需要时临时帮助病人购买生活用品,并且随时清理病人生活废物,联系病人家庭人员,跟随护士查看并帮助就诊病人,了解危重人、特殊病人就诊情况。6.保持科室物品的清洁与卫生,仪器与设备卫生清洁工作。7.履行护理员岗位职责与任务,保持洗漱间卫生清洁无臭味。8.随时巡视病房,应接病人呼唤,保持病房楼梯卫生清洁无臭味。9.执行预防患者跌倒制度,防止病人就诊时滑倒。10.做好病人入院前的准备工作和就诊后相关物品整理和清洁工作,及时收集病人、并按照需要送出病人临时化验标本和其他外送病人物品工作。11.护理员独立工作能力,护理员独立解决主管范围内的卫生工作能力。12.处理护理病人的问题考虑全面遵循伦理原则。13.科室整体卫生与清洁,保持重病人就诊区域内的卫生与整洁,保持门诊部诊断室空床的卫生与整洁。14.处理患者和家属的相关问题,上班时手卫生符合要求,负责收回出院患者规定的门诊部用品。15.门诊患者就诊的满意度不断提升。16.需要饮食病人与开水落实到每位患者。17.工作现场"7S管理":①整理、②整顿、③清扫、④清洁、⑤安全、⑥节约、⑦素养。18.按照规定处理医疗与护理垃圾和废物。19.完成领导交代的临时性工作任务。 **执行职责。**1.执行国家相关法律法规,行业规章制度、标准、职责、操作规范与流程,严格执行医院和科室的各项管理制度。2.参加医院举办的护理相关工作会议。 **职业道德。**1.本职职业素质持续提升,热爱护理员。2.廉洁工作,文明礼貌,卓越服务。3.发扬团队精神,和谐共事。4.岗位工作积极性、主动性、创新性、责任心。 **持续学习。**1.持续学习与工作改进能力。2.掌握、了解院内外本专业发展动态。3.对工作中存在的问题与缺陷有持续改进计划并实施。4.为病人服务的满意度。

岗位工作主要绩效考核要点	1.规章制度落实。2.完成规定的护理工作、数量指标、质量指标、效率指标、服务指标。3.医德医风、社会责任。4.顾客沟通、医患护理生活问题处理。5.病区环境管理、健康宣教、培训帮带等。6.科室护理清洁工作流程规范。7.服务病人满意度。

岗位工作关系	院内联系部门	院内各个科室、行政职能部门、后勤部门相关领导和人员。
	院外联系部门	医院、科室或护理部授权范围内与外界有关部门人员沟通、联系。

岗位工作权限	1.对本科室日常护理病人生活工作计划、实施、检查的参与权,对本科室内护理人员考评的参与权。2.针对问题、缺陷有持续改进计划,规章制度改进建议权,等等。

岗位工作环境	1.在医院内工作,温度、湿度适宜。2.工作现场会接触到轻微粉尘及医疗中的刺激性气味,照明条件良好,一般无相关职业病发生。3.满足医疗工作的相关条件。

在现在的岗位已工作时间	自　　　年　　月　　　日开始,　　共计:　　　年

学历经验	1.小学以上学。2.有1年以上门诊部工作经验。

岗位工作技能要求	1.上班不接收快递包裹、不带熟人检查看病、不干私活不吃零食。2.护理病人关手机,上班不上网、不玩手机微信查资料打游戏。3.上班时不相互聊天、闲谈。

岗位工作其他要求	性别要求		年龄要求		婚姻	婚否不限
	身体要求		政治要求	事业性、组织观念强	业务要求	掌握本专业

岗位分析时间		填写人	

29.门诊部卫生员岗位说明书

<table>
<tr><td rowspan="3">岗位工作
基本信息</td><td>岗位名称</td><td>门诊部卫生员</td><td>所在部门</td><td>门诊部</td><td>岗位编号</td><td></td></tr>
<tr><td>从属部门</td><td>护理部</td><td>岗位定员</td><td></td><td>所辖人数</td><td></td></tr>
<tr><td>直接上级</td><td>护士长</td><td>直接下级</td><td colspan="3"></td></tr>
<tr><td>岗位使命
工作概述</td><td colspan="6">在护士长领导和护士人员指导下,负责岗位工作的服务、清洁、管理、工作数量、质量等工作,专门负责门诊部区域的清洁卫生,为顾客提供一个良好的就医环境。</td></tr>
<tr><td rowspan="1">岗位工作
主要职责
与任务</td><td colspan="6">岗位与业务职责。1.在护士以上人员指导下进行工作。2.遵守医院门诊部规章制度,按时完成任务。3.按规定时间进行门诊部公共场所清洁卫生工作。4.维护门诊部环境的清洁、识别养护及安全操作。5.负责门诊部各科室诊室的桌、椅和床的清洁消毒。做好电话、电脑及其他电器、仪器的表面清洁消毒工作。6.打扫门诊楼梯、走廊、扶手及门窗、墙面、地面的卫生。7.负责护士台的桌、椅和血压器等清洁卫生。协助护士更换床单位,一般一周一换,有脏污时及时更换。8.及时清洁门诊公共卫生间、洗手间,并严格消毒。及时消除病人的呕吐物、分泌物等。9.及时清理诊室的污物、垃圾。10.按照消毒隔离要求处理,在下班前将医疗垃圾和生活垃圾分类打包清理,负责污物车的清洗和保管。11.为医护人员衣物清点外送清点领用,被服清洗外送清点并归放整齐,建立被服和工作服登记本,每日清点。12.下雨天协助保安负责病人雨具保管,发放包袋,负责地面整洁干爽。13.门诊部各区域卫生定人负责,每天定时湿式打扫,及时清除污物。每周大清扫最少一次,室内无杂物,地面、水池清洁无垢,物品放置整齐有序。14.服从科室安排,及时完成所分配的各项工作。15.爱护科内各种物品,严禁违规使用和损坏物品。16.在清洁工作的同时,发现室内建筑、家具、设施有所损坏,影响使用或有碍观瞻,应及时报告有关人员。17.重点清洁卫生间、开水间卫生,保证卫生间地面无污染物、无苍蝇。18.消防器材由消防人员负责检查、清洁。19.熟悉医院各个科室位置、医技科室检查设备位置,以便指导病人就医。20.电话机表面的污渍每天清洁,需要部件拆洗工作由相关人员负责。21.岗位工作现场"7S管理":①整理、②整顿、③清扫、④清洁、⑤安全、⑥节约、⑦素养。22.按照规定处理医疗垃圾和废物。23.完成领导交代的临时性工作任务。
制度执行。1.执行医院门诊部各项规章制度和常规,按照流程操作。2.执行查对制度及相关管理规定。3.严格执行消毒隔离、无菌技术操作流程,预防医院感染。4.遵守上班劳动纪律,不迟到早退,上班不干私活。5.爱护公物。6.病人满意度。
职业道德。1.遵纪守法。2.尊重顾客,提高科室满意度。3.工作负责,文明礼貌,卓越服务。4.团队精神,和谐共事。5.岗位工作积极性、主动性、创新性,责任心。</td></tr>
<tr><td>主要绩效
考核要点</td><td colspan="6">1.制度落实,岗位职责。2.本岗位工作绩效。3.职业道德素质。4.医院规章制度。5.本人的服务技能与管理能力。6.岗位责任心,主动性和积极性。7.服务满意度。</td></tr>
<tr><td rowspan="2">岗位工
作关系</td><td>院内联系部门</td><td colspan="5">院内各个科室、行政职能部门、后勤部门相关领导和人员。</td></tr>
<tr><td>院外联系部门</td><td colspan="5">医院、科室或护理部授权范围内与外界有关部门人员沟通、联系。</td></tr>
<tr><td>工作权限</td><td colspan="6">1.岗位工作权。2.日常工作计划、实施的建议权。3.工作、制度的建议权。</td></tr>
<tr><td>工作环境</td><td colspan="6">1.在医院内工作,温度、湿度适宜。2.满足门诊部卫生员工作的相关环境条件。</td></tr>
<tr><td>在现在的岗位已工作时间</td><td colspan="6">自　　年　　月　　日开始,　共计:　　年</td></tr>
<tr><td>学历经验</td><td colspan="6">门诊部工作经验。高中学历,具备1年医院清洁工作经验,掌握门诊部工作流程。</td></tr>
<tr><td>技能要求</td><td colspan="6">具备门诊部清洁、消毒灭菌的相关知识,熟悉门诊部的基本工作流程与程序。</td></tr>
<tr><td rowspan="2">岗位工作
其他要求</td><td>性别要求</td><td></td><td>年龄要求</td><td></td><td>婚姻</td><td>婚否不限</td></tr>
<tr><td>身体要求</td><td></td><td>政治要求</td><td>事业性、组织观念强</td><td>业务要求</td><td>掌握本专业</td></tr>
<tr><td colspan="2">岗位分析时间</td><td colspan="2"></td><td>填写人</td><td></td></tr>
<tr><td colspan="2">直接上级审核签字</td><td colspan="2"></td><td>审核时间</td><td></td></tr>
</table>

二、理疗康复科护理人员岗位说明书

1.理疗康复科护士长岗位说明书

<table>
<tr><td rowspan="3">岗位工作
基本信息</td><td>岗位名称</td><td>护士长</td><td>所在部门</td><td>理疗康复科</td><td>岗位编号</td><td></td></tr>
<tr><td>从属部门</td><td>医务部、护理部</td><td>岗位定员</td><td></td><td>所辖人数</td><td></td></tr>
<tr><td>直接上级</td><td>科主任、护理部</td><td>直接下级</td><td colspan="3">护理人员,实习、进修护士</td></tr>
<tr><td>岗位使命
工作概述</td><td colspan="6">在科主任与护理部领导下,全面负责康复科护理工作、业务、技术、秩序管理、护士思想工作,物资管理等工作。是康复科护士思想、业务、行政管理的第一责任人。</td></tr>
<tr><td rowspan="5">岗位工作
主要职责
与任务</td><td colspan="6">**岗位管理职责。**1.根据医院及护理部的工作标准、计划,负责制订康复科具体工作计划,组织实施、检查与总结。2.检查指导理疗康复科各诊室做好诊前准备及卫生宣传工作。3.帮助护理人员提高管理与业务能力,充分调动其主观能动性,积极支持护士履行职责。4.负责理疗康复科护士的排班及工作分配,制订各班工作流程。5.掌握理疗康复科护理人员的思想动态和工作表现,关心护士的生活及学习情况,增强凝聚力,提高工作效率。6.以患者为健康中心的意识和服务意识强,指导帮助患者就诊,热情解答患者需求的问题。7.按患者所需合理安排人力,完善理疗康复科就诊环境,简化就诊手续,缩短候诊时间,为患者提供方便。8.合理利用资源,做好仪器、设备、药品等物品的管理,减少消耗材料的浪费,降低成本,提高绩效。</td></tr>
<tr><td colspan="6">**业务职责。**1.督促护理人员改善服务,对较重的病员应优先诊治或送急诊科处理。2.建立理疗康复科工作量统计制度。3.对发生的护理纠纷进行分析、鉴定,并提出防范措施。4.亲自执行或指导护士操作复杂的技术。5.加强医护沟通,充分了解医生对护理工作的要求。6.优化护理工作与服务流程。7.理疗康复科环境满意。</td></tr>
<tr><td colspan="6">**制度执行。**1.执行各项规章制度和技术操作常规,按照流程操作。2.执行查对制度及相关管理规定。3.严格执行消毒隔离、无菌技术操作流程,预防医院内部感染。</td></tr>
<tr><td colspan="6">**职业道德。**1.遵纪守法。2.尊重患者权利,保守医疗秘密。3.廉洁工作,文明礼貌,卓越服务。4.团队精神,和谐共事。5.岗位工作积极性、主动性、创新性、责任心。</td></tr>
<tr><td colspan="6">**教学与科研。**1.持续学习能力。2.结合工作实际撰写论文。3.参加医学继续教育。工作创新。善于发现工作中的问题、缺陷,分析、解决问题、缺陷的能力。</td></tr>
<tr><td>岗位工作
主要绩效
考核要点</td><td colspan="6">1.规章制度。2.岗位工作数质量和绩效指标。3.医德医风、社会责任。4.病人健康教育。5.学科建设。6.理疗康复总人次、团队精神。7.特殊病人诊疗人次。8.病房秩序与环境卫生。9.病人满意度、服务态度。10.服务及时性。11.病人爱心服务。</td></tr>
<tr><td rowspan="2">岗位工
作关系</td><td>院内联系部门</td><td colspan="5">院内各个科室、行政职能部门、后勤部门相关领导和人员。</td></tr>
<tr><td>院外联系部门</td><td colspan="5">医院、科室或护理部授权范围内与外界有关部门人员沟通、联系。</td></tr>
<tr><td>工作权限</td><td colspan="6">1.科室管理权。2.监督下级护士工作权。3.向上级领导建议改进工作权。</td></tr>
<tr><td>工作环境</td><td colspan="6">1.在医院内工作,温度、湿度适宜。2.满足门诊医疗、护理服务工作的相关条件。</td></tr>
<tr><td>在现在的岗位已工作时间</td><td colspan="6">自　　年　　月　　日开始,　　共计:　　年</td></tr>
<tr><td>学历经验</td><td colspan="6">1.本科生以上学历,5年以上门诊工作经验。2.抢救病人经验。3.中级及以上专业技术职称。</td></tr>
<tr><td rowspan="2">岗位工作
技能要求</td><td colspan="6">**基础技能:**1.掌握护理学专业理论及临床护理技能。2.掌握理疗康复科常见疾病的临床表现,主要护理诊断和相关护理措施。3.熟悉整体护理和护理程序理论,熟悉理疗康复科常见疾病的护理流程。</td></tr>
<tr><td colspan="6">**专业技能:**1.掌握常见疾病相关的基础护理学、解剖学、病理生理学以及临床药理学的相关知识。2.熟悉与护理学密切相关学科的理论。熟悉诊断学相关理论知识、常用诊疗技术原理及临床应用。</td></tr>
<tr><td rowspan="2">岗位工作
其他要求</td><td>性别要求</td><td></td><td>年龄要求</td><td></td><td>婚姻</td><td>婚否不限</td></tr>
<tr><td>身体要求</td><td></td><td>政治要求</td><td>事业性、组织观念强</td><td>业务要求</td><td>精通本专业</td></tr>
<tr><td colspan="2">岗位分析时间</td><td colspan="2"></td><td>填写人</td><td></td></tr>
<tr><td colspan="2">直接上级审核签字</td><td colspan="2"></td><td>审核时间</td><td></td></tr>
</table>

2.理疗康复科副护士长岗位说明书

岗位工作 基本信息	岗位名称	副护士长		所在部门	理疗康复科		岗位编号	
	从属部门	医务部、护理部		岗位定员			所辖人数	
	直接上级	科主任科护士长		直接下级	护理人员,实习、进修护士			

岗位使命 工作概述	在护士长的领导下,授权全面负责理疗康复科护理工作、业务、技术、秩序管理、护士思想工作,物资管理等工作。是理疗康复科分管工作业务行政管理的责任人。

岗位工作 主要职责 与任务	**领导职责**。1.在科主任和护士长领导下,负责理疗康复科的护理业务及行政管理工作,完成各项数量、质量与综合绩效指标。2.协助护士长制订理疗康复科的护理发展规划、护理学科建设、年度、月度、周工作计划并实施。3.按患者所需合理安排人力,改善理疗康复科检查、诊疗环境,简化就诊手续,缩短候诊时间,为患者提供方便。4.合理利用资源,做好仪器、设备、药品等物品的管理,减少消耗材料浪费,降低成本,提高效益。5.理疗康复科工作现场"7S管理":①整理、②整顿、③清扫、④清洁、⑤素养、⑥安全、⑦节约。6.按照规定处理医疗护理垃圾和废物。 **管理职责**。1.参加晨会。对复杂护理或新开展的护理业务要亲自参加并具体指导。2.确定护士轮转和临时调配。3.重视信息自动化建设。4.加强物资管理,账物相符。5.按要求做好指标统计工作。6.护理文书书写符合要求。7.以患者为中心的意识和窗口意识强,指导帮助患者就诊,热情解答患者的问题。8.按患者所需合理安排人力,重视公共卫生,重视健康宣教,重视导医效果,为需要帮助的病人提供帮助。9.对发生的护理差错、事故进行分析、鉴定并提出防范措施。10.加强医护沟通,充分了解医生对护理工作要求。11.根据情况不断优化护理服务流程。12.持续改进。 **制度执行**。1.执行各项规章制度和技术操作常规,按照流程操作。2.执行查对制度及相关管理规定。3.严格执行消毒隔离、无菌技术操作流程,预防医院内部感染。 **职业道德**。1.遵纪守法。2.尊重患者权利,保守医疗秘密。3.廉洁工作,文明礼貌,卓越服务。4.团队精神,和谐共事。5.岗位工作积极性、主动性、创新性,责任心。 **教学与科研**。1.持续学习与创新能力。2.结合工作实际撰写论文。3.参加医学继续教育。4.参与科室部分教学、承担护理科研课题相关工作。5.完成其他临时性工作。

岗位工作 主要绩效 考核要点	1.规章制度。2.岗位工作数质量和绩效指标。3.医德医风、社会责任。4.病人健康教育。5.学科建设。6.理疗康复总人次、团队精神。7.特殊病人诊疗人次。8.病房秩序与环境卫生。9.住院病人满意度、服务态度。10.服务及时性。11.爱心服务。

岗位工 作关系	院内联系部门	院内各个科室、行政职能部门、后勤部门相关领导和人员。
	院外联系部门	医院、科室或护理部授权范围内与外界有关部门人员沟通、联系。

工作权限	1.科室管理权。2.监督下级护士工作权。3.向上级领导建议改进工作权。

工作环境	1.在医院内工作,温度、湿度适宜。2.满足门诊医疗、护理服务工作的相关条件。

在现在的岗位已工作时间	自　　年　　月　　日开始,　共计:　　年

学历经验	1.本科以上学历,5年以上门诊工作经验。2.抢救病人经验。3.中级专业技术职称。

岗位工作 技能要求	**基础技能**:1.掌握护理学专业理论及临床护理技能。2.掌握理疗科康复科常见疾病的临床表现,主要护理诊断和相关护理措施。3.熟悉整体护理和护理程序理论,熟悉理疗科康复科常见护理流程。 **专业技能**:1.掌握常见疾病相关的基础护理学、解剖学、病理生理学以及临床药理学的相关知识。2.熟悉与护理学密切相关学科的理论。熟悉诊断学相关理论知识、常用诊疗技术原理及临床应用。 **其他技能**:1.具备较强的管理意识,被公认为有较高的管理能力。2.很强的判断能力和应急处理能力。

岗位工作 其他要求	性别要求		年龄要求		婚姻	婚否不限
	身体要求		政治要求	事业性、组织观念强	业务要求	掌握本专业

岗位分析时间		填写人	

3. 理疗康复科主任护师岗位说明书

岗位工作 基本信息	岗位名称	主任护师	所在部门	理疗康复科	岗位编号	
	从属部门	医务部、护理部	岗位定员		所辖人数	
	直接上级	护士长	直接下级	护理相关人员		

岗位使命 工作概述	在护理部和护士长领导下,分管科室护理业务、教学、培训、科研、服务,纠纷处理、护理质量管理等工作。本科室的护理业务、技术、科研、管理的行家里手。

岗位工作 主要职责 与任务	**岗位职责。**1.履行高级职称岗位职责。在护理部主任和护士长领导下,指导本科护理业务技术、服务、教学与科研工作。2.参加晨会床旁交接班,协助护士长制订年度、月度、周工作计划并付诸监督实施。3.以患者为中心的意识和服务意识强,指导帮助患者就诊、诊疗、护理,热情解答患者的问题。4.按患者所需合理安排人力,重视公共卫生,重视健康宣教,重视病人诊疗效果,为需要帮助的病人提供帮助。 **业务管理。**1.经常能够解决护理业务与技术疑难问题。2.定期检查急、危、重、疑难患者护理计划和会诊落实情况,对复杂技术或新开展护理业务,要亲自参加并具体指导。3.处理护理纠纷,对护理差错事故提出技术鉴定意见。4.协助护士长科室管理。5.在护士长授权下负责有关科室诊疗、护理服务过程。6.科室护理工作处置等服务流程的规范及优化;负责科室护理质量管理的运行状况的监测和定期汇报;负责持续改进理疗康复科诊疗护理工作环境;负责科室服务措施的制定、检查落实和持续改进;负责理疗康复科医患交流有关事宜的管理及接待处理患者投诉。7.遵循 PDCA 管理、追踪问题解决管理、持续改进、掌握可靠性管理方法。8.病人满意度。 **制度执行。**1.执行各项规章制度和技术操作常规,按照流程操作。2.执行查对制度及相关管理规定。3.严格执行消毒隔离、无菌技术操作流程,预防医院内部感染。 **职业道德。**1.遵纪守法。2.尊重患者权利,保守医疗秘密。3.廉洁工作,文明礼貌,卓越服务。4.团队精神,和谐共事。5.岗位工作积极性、主动性、创新性、责任心。 **教学科研。**1.协助护理部并承担对护理人员业务学习、培养及护士晋级的考核工作。2.拟订教学计划,编写教材并负责讲授。3.制订专科护理科研、技术革新计划并实施。4.参与审定、评价护理论文和科研、技术革新成果。5.负责组织本科护理学习讲座和护理病案讨论。6.对医院护理队伍建设,业务技术管理和组织管理提出意见,参与护理部组织的全院性工作检查。7.掌握国内外本科护理发展动态,努力引进先进技术,提高护理质量,发展护理科学。8.完成领导交代的其他临时性工作任务。

主要绩效 考核要点	1.规章制度。2.岗位工作数质量和绩效指标。3.医德医风、社会责任。4.病人健康教育。5.学科建设。6.理疗康复总人次、团队精神。7.业务技术、科研创新。8.病房秩序与环境卫生。9.病人满意度、服务态度。10.服务及时性。11.爱心服务病人。

岗位工 作关系	院内联系部门	院内各个科室、行政职能部门、后勤部门相关领导和人员。
	院外联系部门	医院、科室或护理部授权范围内与外界有关部门人员沟通、联系。

工作权限	1.科室管理权。2.监督下级护士工作权。3.向上级领导建议改进工作、制度权。

工作环境	1.在医院内工作,温度、湿度适宜。2.满足医疗与护理服务工作的相关条件。

在现在的岗位已工作时间	自　　年　　月　　日开始,　　共计:　　年

学历经验	1.本科以上学历,5年以上理疗康复科工作经验。2.抢救病人经验。3.高级专业技术职称。

岗位工作 技能要求	1.称职的护理学科技术带头人。2.过硬的业务、技术和协调能力。3.较好的口才和文字表达能力。4.良好的职业道德素质和团队合作精神。5.持续学习能力强。

岗位工作 其他要求	性别要求		年龄要求		婚姻	婚否不限
	身体要求		政治要求	事业性、组织观念强	业务要求	精通本专业

岗位分析时间		填写人	
直接上级审核签字		审核时间	

4.理疗康复科副主任护师岗位说明书

岗位工作基本信息	岗位名称	副主任护师	所在部门	理疗康复科	岗位编号	
	从属部门	医务部、护理部	岗位定员		所辖人数	
	直接上级	护士长	直接下级	护理相关人员		
岗位使命工作概述	在护士长领导和上级护师指导下,分管科室护理业务、技术、服务、教学、培训、科研、护理质量管理工作。是本科室护理业务、技术、科研、管理的行家里手。					
岗位工作主要职责与任务	**岗位职责。**1.履行高级职称岗位职责。在科护士长和上级护师指导下,指导理疗康复科护理业务技术、服务、教学与科研工作。2.参加晨会交接班,协助护士长制订年度、月度、周工作计划并付诸实施。3.协调相关部门科室业务关系。4协助护士长制订科室的基础、专科、责任护理计划并落实。5.以患者为中心的意识和服务意识强,指导帮助患者诊疗,热情解答患者的问题。6.按患者所需合理安排人力,重视公共卫生,重视健康宣教,重视导医效果,为需要的病人提供帮助。7.病人满意度。 **业务管理。**1.经常解决护理技术疑难问题。2.检查患者护理计划落实情况,对复杂技术或新开展的护理业务,要亲自参加并具体指导。3.在护士长授权下负责科室诊疗、护理服务过程。4.指导科室导医、挂号、分诊、接诊、诊疗、处置等服务流程的规范及优化;授权负责科室护理质量管理的运行状况的监测和定期汇报;负责持续改进门诊就医环境;负责科室服务措施的制定、检查落实和持续改进;负责理疗康复科医患交流有关事宜的管理及接待处理患者投诉。5.协助护士长做好理疗康复科日志及法定传染病报表工作,累计工作量并上报。6.按照规定处理医疗与护理废物。 **制度执行。**1.执行各项规章制度和技术操作常规,按照流程操作。2.执行查对制度及相关管理规定。3.严格执行消毒隔离、无菌技术操作流程,预防医院内部感染。 **职业道德。**1.遵纪守法。2.尊重患者权利,保守医疗秘密。3.廉洁工作,文明礼貌,卓越服务。4.团队精神,和谐共事。5.工作积极性、主动性、创新性,责任心。 **教学科研。**1.协助护理部并承担对护理人员业务学习、培养及护士晋级的考核工作。2.拟订科室教学计划,编写教材并负责讲授。3.制订专科护理科研、技术革新计划并实施。4.参与审定、评价护理论文和科研、技术革新成果。5.负责组织本科护理学习讲座和护理病案讨论。6.对医院护理队伍建设,业务技术管理和组织管理提出意见,参与护理部组织的全院性工作检查。7.掌握国内外本科护理发展动态,努力引进先进技术,提高护理质量,发展护理科学。8.完成其他临时性工作任务。					
岗位工作主要绩效考核要点	1.规章制度。2.岗位工作数质量和绩效指标。3.医德医风、社会责任。4.病人健康教育。5.学科建设。6.理疗康复总人次、团队精神。7.业务技术、科研创新。8.病房秩序与环境卫生。9.病人满意度、服务态度。10.服务及时性。11.爱心服务病人。					
岗位工作关系	院内联系部门	院内各个科室、行政职能部门、后勤部门相关领导和人员。				
	院外联系部门	医院、科室或护理部授权范围内与外界有关部门人员沟通、联系。				
工作权限	1.科室护理业务、科研和管理指导权。2.日常工作计划、实施、检查的建议权。					
工作环境	1.在医院内工作,温度、湿度适宜。2.满足医疗与护理服务工作的相关条件。					
在现在的岗位已工作时间	自　　年　　月　　日开始,　　共计:　　年					
学历经验	1.本科以上学历,5年以上理疗康复科工作经验。2.抢救病人经验。3.副高级专业技术职称。					
岗位工作技能要求	1.称职的护理业务技术带头人。2.公认的业务、技术工作能力。3.较好的口才和文字表达能力。4.良好的职业道德素质和团队合作精神。5.持续学习技能能力强。					
岗位工作其他要求	性别要求		年龄要求		婚姻	婚否不限
	身体要求		政治要求	事业性、组织观念强	业务要求	精通本专业
岗位分析时间			填写人			
直接上级审核签字			审核时间			

5.理疗康复科主管护师岗位说明书

岗位工作 基本信息	岗位名称	主管护师	所在部门	理疗康复科	岗位编号	
	从属部门	医务部、护理部	岗位定员		所辖人数	
	直接上级	护士长	直接下级	相关护理人员,实习、进修护士		

岗位使命 工作概述	在护士长领导和上级护师指导下,负责上班时病人的治疗、护理、服务工作,护患沟通、健康教育及相关工作。是本科室专科护理业务、技术、服务工作全能者。

岗位工作 主要职责 与任务	**岗位职责。**1.参加护士各种班次值班。按量按质按时完成自己岗位独立工作。2.协助护士长做好护理质量控制工作,把好护理质量关,不断提高护理质量。3.熟悉现代医院护理理念和管理工具。制订具有科室特色的护理计划,对患者进行针对性护理。4.掌握基础、专科与责任护理流程。协助护士长做好科室行政管理和护理队伍的建设工作。5.督促检查科室护理、治疗工作落实。6.解决科室护理业务上的疑难问题,指导危重、疑难病人护理计划的制订及实施。7.对发生的护理差错、事故进行分析、鉴定,并提出防范措施。8.以患者为中心的意识和服务意识强,指导帮助患者就诊,热情解答患者的问题。9.按患者所需服务,重视公共卫生,重视科室健康教育,重视病人诊疗效果,为需要帮助的病人提供帮助。10.合理利用资源,做好仪器、设备、药品等物品的管理,减少消耗材料的浪费,降低成本,提高绩效。 **工作任务。**1.担当危、急、重症病人抢救工作。2.在指导护师、护士、实习、进修护士工作。3.落实科室病人全程服务计划。4.解除病人疼痛,评价病人疼痛。5.在护士长授权下负责科室诊疗、护理服务过程工作。6.指导科室导医、挂号、分诊、接诊、诊疗、处置等服务流程的规范及优化;授权负责科室护理质量管理的运行状况的监测和定期汇报;负责持续改进科室就医环境;负责科室服务措施的制定、检查落实和持续改进;负责科室医患交流有关事宜的管理及接待处理患者投诉。7.协助护士长做好科室日志及法定传染病报表工作,累计工作量并上报。8.服务病人满意度。 **制度执行。**1.执行各项规章制度和技术操作常规,按照流程操作。2.执行查对制度及相关管理规定。3.严格执行消毒隔离、无菌技术操作流程,预防医院内部感染。 **职业道德。**1.遵纪守法。2.尊重患者权利,保守医疗秘密。3.廉洁工作,文明礼貌,卓越服务。4.团队精神,和谐共事。5.岗位工作积极性、主动性、创新性、责任心。 **教学与科研。**1.持续学习与创新能力。2.结合工作实际撰写论文。3.参加医学继续教育。4.参与科室部分教学、承担护理科研课题相关工作。5.完成其他临时性工作。

岗位工作 主要绩效 考核要点	1.规章制度。2.岗位工作数质量和绩效指标。3.医德医风、社会责任。4.病人健康教育。5.学科建设。6.理疗康复总人次、团队精神。7.特殊病人诊疗人次。8.病房秩序与环境卫生。9.病人满意度、服务态度。10.服务及时性。11.爱心服务病人。

岗位工 作关系	院内联系部门	院内各个科室、行政职能部门、后勤部门相关领导和人员。
	院外联系部门	医院、科室或护理部授权范围内与外界有关部门人员沟通、联系。

工作权限	1.科室护理业务、科研和管理指导权。2.日常工作计划、实施、检查的建议权。

工作环境	1.在医院内工作,温度、湿度适宜。2.满足医疗与护理服务工作的相关条件。

在现在的岗位已工作时间	自 年 月 日开始, 共计: 年

学历经验	1.本科以上学历,5年以上门诊工作经验。2.抢救病人经验。3.中级专业技术职称。

岗位工作 技能要求	1.称职的中级专业技术职称。2.业务、技术、管理和协调能力。3.较好的口才和文字表达能力。4.良好的职业道德素质和团队合作精神。5.持续学习知识与技能能力强。

岗位工作 其他要求	性别要求		年龄要求		婚姻	婚否不限
	身体要求		政治要求	事业性、组织观念强	业务要求	掌握专科护理

岗位分析时间		填写人	
直接上级审核签字		审核时间	

6.理疗康复科护师岗位说明书

<table>
<tr><td rowspan="3">岗位工作
基本信息</td><td>岗位名称</td><td>护师</td><td>所在部门</td><td>理疗康复科</td><td>岗位编号</td><td></td></tr>
<tr><td>从属部门</td><td>医务部、护理部</td><td>岗位定员</td><td></td><td>所辖人数</td><td></td></tr>
<tr><td>直接上级</td><td>护士长</td><td>直接下级</td><td colspan="3">护士,实习、进修护士</td></tr>
<tr><td>岗位使命
工作概述</td><td colspan="6">在护士长领导和上级护师指导下按照自己的职责独立做好护理工作、重视护理质量、提高病人满意度。按时、按质、按量完成自己的本职工作。是科室护理骨干力量。</td></tr>
<tr><td>岗位工作
主要职责
与任务</td><td colspan="6">**岗位职责。**1.取得护师执业资格。参加护士各种班次值班。独立完成岗位工作。2.具备整体护理知识,熟悉基础、专科、责任护理业务,对病人实施责任护理,制订和评估病人护理计划。3.交接科室规定物品并双方签字。4.参与科室危重、疑难病人的护理工作及难度较大的护理操作。5.以患者为中心的意识和服务意识强,帮助患者就诊,热情解答患者的问题。6.按患者所需服务,重视公共卫生,重视科室健康教育,重视导医效果,为需要帮助的病人提供帮助。7.合理利用资源,做好仪器、设备、药品等物品的管理,减少消耗材料的浪费,降低成本,提高卓越绩效水平。
工作任务。1.参加晨会。查看夜班交班报告内容,明确治疗、医嘱、护嘱、记录本内容与结果,完成交班期间待完成的治疗项目。2.在护士长授权下负责科室诊疗、护理服务过程工作。3.指导科室下级护士的导医、挂号、分诊、接诊、诊疗、处置等服务工作,流程的规范及优化;负责科室护理质量管理的运行状况的监测和定期汇报;负责持续改进科室就医环境;负责科室服务措施的制定、检查落实和持续改进。4.协助护士长做好科室日志及法定传染病报表工作,累计工作量并上报。5.遵循 PDCA 管理、追踪问题解决管理、持续质量改进、掌握可靠性管理方法。6.病人满意度。
制度执行。1.执行各项规章制度和技术操作常规,按照流程操作。2.执行查对制度及相关管理规定。3.严格执行消毒隔离、无菌技术操作流程,预防医院内感染。
职业道德。1.遵纪守法。2.尊重患者权利,保守医疗秘密。3.廉洁工作,文明礼貌,卓越服务。4.团队精神,和谐共事。5.岗位工作积极性、主动性、创新性;责任心。
教学与科研。1.持续学习与创新能力。2.结合工作实际撰写论文。3.参加医学继续教育。4.参与门诊部分教学、承担护理科研课题相关工作。5.完成其他临时性工作。</td></tr>
<tr><td>岗位工作
主要绩效
考核要点</td><td colspan="6">1.规章制度。2.岗位工作数质量和绩效指标。3.医德医风、社会责任。4.病人健康教育。5.学科建设。6.理疗康复总人次、团队精神。7.特殊病人诊疗人次。8.病房秩序与环境卫生。9.服务病人满意度、服务态度。10.服务及时性。11.爱心服务。</td></tr>
<tr><td rowspan="2">岗位工
作关系</td><td>院内联系部门</td><td colspan="5">院内各个科室、行政职能部门、后勤部门相关领导和人员。</td></tr>
<tr><td>院外联系部门</td><td colspan="5">医院、科室或护理部授权范围内与外界有关部门人员沟通、联系。</td></tr>
<tr><td>工作权限</td><td colspan="6">1.科室护理业务、科研和管理指导权。2.日常工作计划、实施、检查的建议权。</td></tr>
<tr><td>工作环境</td><td colspan="6">1.在医院内工作,温度、湿度适宜。2.满足医疗与护理服务工作的相关条件。</td></tr>
<tr><td>在现在的岗位已工作时间</td><td colspan="6">自　　年　　月　　日开始,　　共计:　　年</td></tr>
<tr><td>学历经验</td><td colspan="6">1.本科以上学历,3年以上门诊工作经验。2.抢救病人经验。3.初级专业职称。</td></tr>
<tr><td>岗位工作
技能要求</td><td colspan="6">**基础技能:**1.熟悉护理学专业理论及临床护理技能。2.熟悉科室常见疾病的临床表现,主要护理诊断和相关护理措施。3.熟悉整体护理和护理程序理论,熟悉门诊部科室常见疾病的护理流程。4.工作中沟通能力。
专业技能:1.熟悉常见疾病相关的基础护理学、解剖学、病理生理学以及临床药理学的相关知识。2.熟悉与护理学密切相关学科的理论。3.熟悉诊断学相关理论知识、常用诊疗技术原理及临床应用。</td></tr>
<tr><td rowspan="2">岗位工作
其他要求</td><td>性别要求</td><td></td><td>年龄要求</td><td></td><td>婚姻</td><td>婚否不限</td></tr>
<tr><td>身体要求</td><td></td><td>政治要求</td><td>事业性、组织观念强</td><td>业务要求</td><td>熟悉本专业</td></tr>
<tr><td colspan="2">岗位分析时间</td><td colspan="2"></td><td>填写人</td><td></td></tr>
<tr><td colspan="2">直接上级审核签字</td><td colspan="2"></td><td>审核时间</td><td></td></tr>
</table>

三、消毒供应室护理人员岗位说明书

1.消毒供应室护士长岗位说明书

岗位工作基本信息	岗位名称	护士长	所在部门	供应室	岗位编号	
	从属部门	护理部	岗位定员		所辖人数	
	直接上级	医务部	直接下级	供应室所属人员		
岗位使命工作概述	在护理部主任领导下工作,负责供应室的行政和业务管理,以保证临床、医技科室医疗、护理、教学和科研工作的顺利完成。是供应室全面工作的第一责任人。					
岗位工作主要职责与任务	**领导职责**。1.负责组织医疗器材、敷料的制备、消毒、保管、供应和行政管理工作,防止出现医院感染问题。2.根据工作质量标准、计划,负责制订本室具体工作计划,组织实施、检查与总结。3.负责本室人员的分工与排班。4.掌握所属人员的思想动态和工作表现,关心护士的生活及学习情况。5.负责一次性物品的订货、进货工作。6.每日登记、记账、结算等账务管理,核查有效证件。7.合理利用医疗资源,做好仪器、设备、物资等物品的管理,减少易耗材料浪费,降低成本,提高综合绩效。 **业务管理职责**。1.负责检查本室护理工作,定期检查高压灭菌器的效能和各种消毒液的浓度,经常鉴定器材和敷料的消毒效果,发现异常,立即上报检修。2.联系、协调、督导、操作环氧乙烷灭菌工作,积极采用新技术、新方法进行灭菌服务。3.对所属人员进行勤俭节约的教育,做好敷料回收和器材的修旧利废工作。4.组织所属人员深入临床科室,实行下送、下收,检查所供应器材、敷料的使用情况,征求意见,改进工作。5.负责医疗器材、敷料、物资请领、报销工作。6.病人满意度。 **制度执行**。1.执行各项规章制度和技术操作常规,按照流程操作。2.执行查对制度及相关管理规定。3.严格执行规定的消毒隔离、无菌技术操作流程,预防医院感染。 **职业道德**。1.遵纪守法。2.尊重顾客,提高科室满意度。3.廉洁工作,文明礼貌,卓越服务。4.团队精神,和谐共事。5.岗位工作积极性、主动性、创新性、责任心。 **教学与科研**。1.定期组织全科进行讨论、业务学习、继续教育、临床教学。2.组织协调本专业科研和新技术、新方法的开展与应用。3.护理教学、科研工作与结果。 **工作创新**。善于发现工作中的问题、缺陷,分析、解决问题、缺陷的能力。					
岗位工作主要绩效考核要点	1.制度落实,岗位职责。2.本室工作业务量、工作质量、成本控制以及科室内部管理情况。3.医德医风建设。4.医院规章制度。5.工作规划能力,工作综合协调能力,院领导及员工对本人管理能力的评价。6.本室工作检查评价情况。7.本人的业务技能、服务技能与管理能力。8.岗位责任心,主动和积极性。9.服务科室的满意度。					
岗位工作关系	院内联系部门	院内各个科室、行政职能部门、后勤部门相关领导和人员。				
	院外联系部门	医院、科室或护理部授权范围内与外界有关部门人员沟通、联系。				
工作权限	1.供应室管理权。2.日常工作的计划、实施、检查和指导权。3.工作、薪酬建议权。					
工作环境	1.在医院内工作,温度、湿度适宜。2.满足供应室人员工作的相关环境条件。					
在现在的岗位已工作时间	自 年 月 日开始, 共计: 年					
学历培训经历经验	1.本科以上学历,10年以上本供应室工作经验。2.专科业务进修经历、医院管理培训经历。3.每年发表1篇省级以上杂志论文。4.中级或者以上专业技术职称。					
岗位工作技能要求	**基础技能**:1.熟知供应室工作操作知识与规范。2.系统掌握供应室基本操作技能。 **专业技能**:掌握较系统的院内感染知识和一定的管理学、消毒灭菌学知识。 **其他技能**:1.维护执行医院决策,带领本室护理人员共同遵守。2.较强的管理意识。					
岗位工作其他要求	性别要求		年龄要求		婚姻	婚否不限
	身体要求		政治要求	事业性、组织观念强	业务要求	精通本专业
岗位分析时间			填写人			
直接上级审核签字			审核时间			

2.消毒供应室副护士长岗位说明书

<table>
<tr><td rowspan="3">岗位工作
基本信息</td><td>岗位名称</td><td>副护士长</td><td>所在部门</td><td>供应室</td><td>岗位编号</td><td></td></tr>
<tr><td>从属部门</td><td>护理部</td><td>岗位定员</td><td></td><td>所辖人数</td><td></td></tr>
<tr><td>直接上级</td><td>护士长</td><td>直接下级</td><td colspan="3">供应室相关成员</td></tr>
<tr><td>岗位使命
工作概述</td><td colspan="6">在护士长领导下,授权负责供应室的行政、业务、思想管理等工作,以保证医疗、护理、教学和科研工作的顺利完成。是供应室分管工作的责任人。提高科室满意度。</td></tr>
<tr><td rowspan="5">岗位工作
主要职责
与任务</td><td colspan="6">**领导与管理职责。**1.协助护士长组织供应室医疗器械和敷料的制备、消毒、保管、供应和本部门行政管理工作。2.组织并督促本室人员完成岗位职责范围内的各项工作目标、指标和任务。3.定期检查高压灭菌器的效能和各种消毒液的浓度,经常鉴定器材和敷料的消毒效果,发现异常,立即上报检修,确保消毒、灭菌物品合格率100%。4.负责做好清洗、打包、消毒、灭菌、储存、发送各过程的质量监控工作。5.负责指导、调配主班、器械班、洗班各项工作。6.负责组织各种物品的下送下收工作,组织回收污染物品的清点整理工作。</td></tr>
<tr><td colspan="6">7.协助护士长做好本室员工的面试工作,包括新员工的招聘和老员工的续聘。8.协助制订本室绩效奖金分配方案,核算奖金分配中的工作量指标,并上报。9.组织本室人员学习,并根据本室的具体情况提出新的战略或对策,及时总结经验。10.负责组织人员召开相关会议,讨论有关工作、程序、制度的更改,不断改进本室的工作效率和流程。11.协助处理发生的纠纷、投诉、差错等事件,并针对发生的问题进行深入分析,提出解决办法或改进建议。12.负责本室设备和物资预算,并做好本室各项资产和仪器设备的保管、维护、保养工作。13.负责指导下属制订阶段性工作计划,监督执行,对其日常工作给予指导。</td></tr>
<tr><td colspan="6">**制度执行。**1.执行各项规章制度和技术操作常规,按照流程操作。2.执行查对制度及相关管理规定。3.严格执行规定消毒隔离、无菌技术操作流程,预防医院感染。</td></tr>
<tr><td colspan="6">**职业道德。**1.遵纪守法。2.尊重顾客,提高科室满意度。3.廉洁工作,文明礼貌,卓越服务。4.团队精神,和谐共事。5.岗位工作积极性、主动性、创新性、责任心。</td></tr>
<tr><td colspan="6">**教学与科研。**1.授权定期组织相关人员进行讨论、业务学习、继续教育、临床教学。2.积极参加本专业科研和新技术、新方法的开展与应用。3.参与学术与科研结果。</td></tr>
<tr><td>岗位工作
主要绩效
考核要点</td><td colspan="6">1.制度执行落实。2.供应室工作数量、质量、综合绩效指标。3.医德医风、社会责任。4.顾客沟通,投诉处理。5.供应室管理、培训、帮带。6.创新能力。7.责任心,主动和积极性。8.供应室物资与成本管理。9.消毒灭菌。10.服务科室的满意度。</td></tr>
<tr><td rowspan="2">岗位工
作关系</td><td>院内联系部门</td><td colspan="5">院内各个科室、行政职能部门、后勤部门相关领导和人员。</td></tr>
<tr><td>院外联系部门</td><td colspan="5">医院、科室或护理部授权范围内与外界有关部门人员沟通、联系。</td></tr>
<tr><td>工作权限</td><td colspan="6">1.供应室授权管理权。2.日常工作的计划、实施、检查和指导权。3.改进工作建议权。</td></tr>
<tr><td>工作环境</td><td colspan="6">1.在医院内工作,温度、湿度适宜。2.满足供应室人员工作的护理相关环境条件。</td></tr>
<tr><td>在现在的岗位已工作时间</td><td colspan="6">自　　年　　月　　日开始,　共计:　　年</td></tr>
<tr><td>学历培训
经历经验</td><td colspan="6">1.本科以上学历,5年以上本专科工作经验。2.专科业务进修经历、现代医院管理学习培训经历。3.主管专业护师资格满5年。4.每年内最少撰写1篇护理习作论文。</td></tr>
<tr><td rowspan="2">岗位工作
技能要求</td><td colspan="6">**基础技能:**有良好的供应室的消毒灭菌专业知识,精通护理知识,掌握护理管理知识,了解医学药学的基本知识,熟悉计算机等办公设备的应用知识,熟悉相关专业的外语知识。</td></tr>
<tr><td colspan="6">**专业技能:**较强的业务能力,很强的计划制订和执行能力,良好的人际沟通和协调能力,熟练掌握各种护理操作技能,强烈的服务意识和责任感。</td></tr>
<tr><td rowspan="2">岗位工作
其他要求</td><td>性别要求</td><td></td><td>年龄要求</td><td></td><td>婚姻</td><td>婚否不限</td></tr>
<tr><td>身体要求</td><td></td><td>政治要求</td><td>事业性、组织观念强</td><td>业务要求</td><td>精通本专业</td></tr>
<tr><td colspan="2">岗位分析时间</td><td></td><td colspan="2">填写人</td><td></td></tr>
<tr><td colspan="2">直接上级审核签字</td><td></td><td colspan="2">审核时间</td><td></td></tr>
</table>

3.消毒供应室主任护师岗位说明书

<table>
<tr><td rowspan="3">岗位工作
基本信息</td><td>岗位名称</td><td>主任护师</td><td>所在部门</td><td colspan="2">供应室</td><td>岗位编号</td><td></td></tr>
<tr><td>从属部门</td><td>护理部</td><td>岗位定员</td><td colspan="2"></td><td>所辖人数</td><td></td></tr>
<tr><td>直接上级</td><td>护士长</td><td>直接下级</td><td colspan="4">供应室相关成员</td></tr>
<tr><td>岗位使命
工作概述</td><td colspan="7">在护士长领导与护理部指导下,授权负责供应室的行政、业务、科研、思想管理等工作,以保证医院各项工作顺利完成。是供应室分管工作责任人。提高科室满意度。</td></tr>
<tr><td rowspan="4">岗位工作
主要职责
与任务</td><td colspan="7">领导与管理职责。1.协助护士长组织供应室医疗器械和敷料的制备、消毒、保管、供应和本部门行政管理工作。2.组织并督促本室人员完成岗位职责范围内的各项工作目标、指标和任务。3.定期检查高压灭菌器的效能和各种消毒液的浓度,经常鉴定器材和敷料的消毒效果,发现异常,立即上报检修,确保消毒、灭菌物品合格率100％。4.授权负责做好清洗、打包、消毒、灭菌、储存、发送各过程的质量监控工作。5.负责指导、调配主班、器械班、洗班各项工作。6.负责组织各种物品的下送下收工作,组织回收污染物品的清点整理工作。7.协助护士长做好本科室新来员工的面试、招聘和老员工的续聘工作。8.协助制订本室绩效奖金分配方案,核算奖金分配中的工作量指标,并上报。9.负责组织人员召开会议,讨论有关工作、程序、制度的更改,不断改进本室的工作效率和流程。10.协助处理发生的纠纷、投诉、差错等事件,并针对发生的问题进行深入分析,提出解决办法或改进建议。11.负责本室设备和物资预算,并做好本室各项资产和仪器设备的保管、维护、保养工作。</td></tr>
<tr><td colspan="7">制度执行。1.执行各项规章制度和技术操作常规,按照流程操作。2.执行查对制度及相关管理规定。3.严格执行消毒隔离、无菌技术操作流程,预防医院交叉感染。</td></tr>
<tr><td colspan="7">职业道德。1.遵纪守法。2.尊重顾客,提高科室满意度。3.敬业奉献,文明礼貌,卓越服务。4.团队精神,和谐共事。5.工作积极性、主动性、创新性、责任心。</td></tr>
<tr><td colspan="7">教学与科研。1.承担对本室人员业务学习、培养及护士晋级的考核工作。2.拟订供应室教学计划,编写教材并负责讲授。3.制订供应室科研项目、技术革新计划并实施。4.参与护理部审定、评价护理论文和科研、技术革新成果。5.授权协助护理部组织全院护理学习讲座、检查和护理病案讨论。6.掌握国内外本护理专业发展动态。</td></tr>
<tr><td>岗位工作
主要绩效
考核要点</td><td colspan="7">1.制度落实。2.工作数量、质量、综合绩效指标。3.医德医风、社会责任。4.顾客沟通,投诉处理。5.供应室管理、培训、帮带。6.业务创新能力。7.责任心,主动和积极性。8.供应室物资与成本管理。9.规定的消毒灭菌。10.物品消毒标准与效果。</td></tr>
<tr><td rowspan="2">岗位工
作关系</td><td colspan="2">院内联系部门</td><td colspan="5">院内各个科室、行政职能部门、后勤部门相关领导和人员。</td></tr>
<tr><td colspan="2">院外联系部门</td><td colspan="5">医院、科室或护理部授权范围内与外界有关部门人员沟通、联系。</td></tr>
<tr><td>工作权限</td><td colspan="7">1.授权供应室管理权。2.日常工作计划、实施、检查的建议权。3.工作改进建议权。</td></tr>
<tr><td>工作环境</td><td colspan="7">1.在医院内工作,温度、湿度适宜。2.满足供应室人员工作的相关环境条件。</td></tr>
<tr><td>在现在的岗位已工作时间</td><td colspan="7">自　　　年　　月　　　日开始,　　共计:　　年</td></tr>
<tr><td>学历培训
经历经验</td><td colspan="7">1.本科以上学历,10年以上本专业工作经验。2.专业业务进修经历、医院管理培训经历。3.主任护师专业技术资格职称。4.每年内有1篇公开杂志论文发表。</td></tr>
<tr><td rowspan="2">岗位工作
技能要求</td><td colspan="7">基础技能:有良好的供应室的消毒灭菌专业知识,精通护理知识,掌握护理管理知识,掌握供应室消毒的基本知识。熟悉计算机等办公设备的应用知识,熟悉相关专业的知识。</td></tr>
<tr><td colspan="7">专业技能:较强的业务能力,很强的计划制订和执行能力,良好的人际沟通和协调能力,熟练掌握各种物品消毒方法,强烈的服务意识和责任感。</td></tr>
<tr><td rowspan="2">岗位工作
其他要求</td><td colspan="2">性别要求</td><td></td><td>年龄要求</td><td></td><td>婚姻</td><td>婚否不限</td></tr>
<tr><td colspan="2">身体要求</td><td></td><td>政治要求</td><td>事业性、组织观念强</td><td>业务要求</td><td>精通本专业</td></tr>
<tr><td colspan="3">岗位分析时间</td><td colspan="2"></td><td>填写人</td><td colspan="2"></td></tr>
<tr><td colspan="3">直接上级审核签字</td><td colspan="2"></td><td>审核时间</td><td colspan="2"></td></tr>
</table>

4.消毒供应室副主任护师岗位说明书

岗位工作基本信息	岗位名称	副主任护师	所在部门	供应室	岗位编号	
	从属部门	护理部	岗位定员		所辖人数	
	直接上级	护士长	直接下级	供应室相关成员		

岗位使命工作概述	在护士长领导与上级职称人员指导下,授权负责供应室的行政、业务、科研、思想管理等工作,以保证医院各项工作的顺利完成。是供应室分管工作的责任人。

岗位工作主要职责与任务	**领导与管理职责。** 1.协助护士长组织医疗器械和敷料的制备、消毒、保管、供应和本部门行政管理工作。2.组织并督促本室人员完成岗位职责范围内的各项工作目标、指标和任务。3.定期检查高压灭菌器的效能和各种消毒液的浓度,经常鉴定器材和敷料的消毒效果,发现异常,立即上报检修,确保消毒、灭菌物品合格率100％。4.负责做好清洗、打包、消毒、灭菌、储存、发送各过程的质量监控工作。5.负责指导、调配主班、器械班、洗班各项工作。6.负责组织各种物品的下送下收工作,组织回收污染物品的清点整理工作。7.协助护士长做好本科室新来员工的面试工作,包括新员工的招聘和老员工的续聘。8.协助制订本室绩效奖金分配方案,核算奖金分配中的工作量指标,并上报。9.负责组织人员召开会议,讨论有关工作、程序、制度的更改,不断改进本室的工作效率和流程。10.协助处理发生的纠纷、投诉、差错等事件,并针对发生的问题进行深入分析,提出解决办法或改进建议。11.负责本室设备和物资预算,并做好本室各项资产和仪器设备的保管、维护、保养工作。 **制度执行。** 1.执行各项规章制度和技术操作常规,按照流程操作。2.执行查对制度及相关管理规定。3.严格执行消毒隔离、无菌技术操作流程,预防医院交叉感染。 **职业道德。** 1.遵纪守法。2.尊重顾客,提高科室满意度。3.敬业奉献,文明礼貌,卓越服务。4.团队精神,和谐共事。5.岗位工作积极性、主动性、创新性,责任心。 **教学与科研。** 1.协助护士长并承担对本室人员业务学习、培养及护士晋级的考核工作。2.拟订教学计划,编写教材并负责讲授。3.制订供应室科研项目、技术革新计划并实施。4.参与护理部审定、评价护理论文和科研、技术革新成果。5.授权协助护理部组织全院护理学习讲座和护理病案讨论。6.掌握国内外本护理专业发展动态。

岗位工作主要绩效考核要点	1.制度落实。2.工作数量、质量、综合绩效指标。3.医德医风、社会责任。4.顾客沟通,投诉处理。5.供应室管理、培训、帮带。6.业务创新能力。7.岗位责任心,主动和积极性。8.供应室物资与成本管理。9.消毒灭菌。10.物品消毒标准与效果。

岗位工作关系	院内联系部门	院内各个科室、行政职能部门、后勤部门相关领导和人员。
	院外联系部门	医院、科室或护理部授权范围内与外界有关部门人员沟通、联系。

工作权限	1.授权供应室人员管理权。2.日常工作计划、实施、检查的建议权。3.改进工作建议权。

工作环境	1.在医院内工作,温度、湿度适宜。2.满足供应室人员工作的相关环境条件。

在现在的岗位已工作时间	自　　年　　月　　日开始,　　共计:　　年

学历培训经历经验	1.本科以上学历,10年以上本专业工作经验。2.专业业务进修经历、医院管理培训经历。3.副主任护师专业技术职称。4.每年内最少有1篇公开杂志论文发表。

岗位工作技能要求	**基础技能:** 有良好的供应室的消毒灭菌专业知识,精通护理知识,掌握护理管理知识,掌握供应室消毒的基本知识。熟悉计算机等办公设备的应用知识,熟悉相关专业的知识。 **专业技能:** 较强的业务能力,很强的计划制定和执行能力,良好的人际沟通和协调能力,熟练掌握各种物品消毒方法,强烈的服务意识和责任感。

岗位工作其他要求	性别要求		年龄要求		婚姻	婚否不限
	身体要求		政治要求	事业性、组织观念强	业务要求	精通本专业

岗位分析时间		填写人	
直接上级审核签字		审核时间	

5. 消毒供应室主管护师岗位说明书

岗位工作基本信息	岗位名称	主管护师	所在部门	供应室	岗位编号	
	从属部门	护理部	岗位定员		所辖人数	
	直接上级	护士长	直接下级	供应室相关人员		

岗位使命工作概述	在护士长领导与上级职称人员指导下,授权负责供应室分管的行政、业务、科研、思想管理等工作,以保证医院各项工作的顺利完成。是供应室分管工作的责任人。

岗位工作主要职责与任务	**管理与业务职责。**1.在护士长领导下,参与日常业务工作以及协助做好医疗器材、敷料的制备、消毒、保管、供应和行政管理工作。2.负责一次性物品证件管理,分工仓库卫生管理。3.随时检查督导授权相关班次的工作情况,每周带领质控小组检查工作质量,负责督导联系各项监测工作。4.统计各类业务数据上报信息科。5.定期检查高压灭菌器的效能和各种消毒液的浓度,经常鉴定器材和敷料的消毒效果,发现异常,立即上报检修。6.负责本室压力灭菌器、低温等离子灭菌器的生物监测工作。7.按规定消毒各个检查室的器械包裹、相关物品。8.协助处理发生的纠纷、投诉、差错等事件,并针对发生的问题进行深入分析,提出解决办法或改进建议。9.遵循 PDCA、追踪问题、熟悉可靠性管理、持续护理工作质量改进。10.完成岗位工作的情况下执行好临时性工作任务。11.按照规定经常下到服务科室征求工作意见。 **制度执行。**1.执行各项规章制度和技术操作常规,按照流程操作。2.执行查对制度及相关管理规定。3.严格执行消毒隔离、无菌技术操作流程,预防医院内部感染。 **职业道德。**1.遵纪守法。2.尊重顾客,提高科室满意度。3.廉洁工作,文明礼貌,卓越服务。4.团队精神,和谐共事。5.岗位工作积极性、主动性、创新性,责任心。 **教学与科研。**1.授权定期组织相关人员进行讨论、业务学习、继续教育、临床教学。2.积极参加本专业科研和新技术、新方法的开展与应用。3.参与学术活动的结果。

岗位工作主要绩效考核要点	1.制度落实,岗位职责。2.本岗位工作业务量、工作质量、成本控制以及岗位管理情况。3.职业道德素质。4.医院规章制度。5.工作计划能力,工作综合协调能力,相关领导及员工对本人管理能力的评价。6.本室工作检查评价情况。7.本人的业务技能、服务技能与管理能力。8.岗位责任心,主动性和积极性。9.服务科室满意度。

岗位工作关系	院内联系部门	院内各个科室、行政职能部门、后勤部门相关领导和人员。
	院外联系部门	医院、科室或护理部授权范围内与外界有关部门人员沟通、联系。

工作权限	1.岗位工作权。2.日常工作计划、实施、检查的建议权。3.改进工作、制度建议权。

工作环境	1.在医院内工作,温度、湿度适宜。2.满足供应室人员工作的相关环境条件。

在现在的岗位已工作时间	自　　年　　月　　日开始,　　共计:　　年

学历培训经历经验	1.本科以上学历,5年以上本专科工作经验。2.专科业务进修经历、医院管理培训经历。3.中级专业技术职称。4.每年内有1篇论文发表。5.岗位工作中医患关系协调沟通能力。

岗位工作技能要求	**基础技能:**1.熟知供应室操作知识与流程规范。2.掌握供应室基本操作技能。 **专业技能:**掌握较系统的院内感染知识和一定的管理学、药理学知识。 **其他技能:**1.了解相关医疗、医技科室的工作物资需求。2.了解本专业新技术、新方法。3.了解《中华人民共和国护士管理办法》《护士条例》《医院感染管理办法》《医疗废物管理办法》及有关的护理技术操作规程和本院的护理制度,以及有关工作制度等。4.了解掌握消毒隔离相关法规及管理规章制度等。5.较强的组织管理能力、决断能力,良好的沟通、协调能力和人际关系。

岗位工作其他要求	性别要求		年龄要求		婚姻	婚否不限
	身体要求		政治要求	事业性、组织观念强	业务要求	精通本专业

岗位分析时间		填写人	
直接上级审核签字		审核时间	

6.消毒供应室护师岗位说明书

岗位工作基本信息	岗位名称	护师	所在部门	供应室	岗位编号	
	从属部门	护理部	岗位定员		所辖人数	
	直接上级	护士长	直接下级	供应室相关护士		

岗位使命工作概述	在护士长领导与上级职称人员指导下,负责岗位工作的服务、业务、技术、管理、学习等工作,以保证服务科室的满意度。按时、按质、按量标准完成岗位工作。

岗位工作主要职责与任务	**业务与管理职责。**1.完成护士长交给的各项岗位工作任务。2.协助护士长做好各类物品的请领及保管工作。3.经常与临床科室联系沟通,改进下收下送工作。4.做好本岗的医疗器材、敷料的清洗、包装、消毒、保管、登记和分发、回收工作。5.经常检查医疗器材质量,如有破损或需增补,应及时修理或补充,做好登记,并向护士长报告。6.负责下送各科的消毒及一次性物品并负责回收后的核对、清点、浸泡工作。7.按照规定参与护理教学和科研,对护士进行技术考核。8.负责本室压力灭菌器、低温等离子灭菌器的生物监测工作。9.按规定消毒各个检查室的器械包裹、相关物品。10.协助处理发生的纠纷、投诉、差错等事件。11.遵循 PDCA、追踪问题、熟悉可靠性管理、持续护理工作质量改进。12.供应室工作现场"7S 管理":①整理、②整顿、③清扫、④清洁、⑤素养、⑥安全、⑦节约。13.按照规定处理医疗垃圾和废物。14.按照规定经常下服务科室征求意见。15.完成领导交代的临时性工作任务。 **制度执行。**1.执行各项规章制度和技术操作常规,按照流程操作。2.执行查对制度及相关管理规定。3.严格执行规定的消毒隔离、无菌技术操作流程,预防医院感染。 **职业道德。**1.遵纪守法。2.尊重顾客,提高科室满意度。3.廉洁工作,文明礼貌,卓越服务。4.团队精神,和谐共事。5.岗位工作积极性、主动性、创新性,责任心。 **教学与科研。**1.授权定期组织相关人员进行讨论、业务学习、继续教育、临床教学。2.积极参加本专业科研和新技术、新方法的开展与应用。3.参与学术与科研结果。

岗位工作主要绩效考核要点	1.制度落实,岗位职责。2.本岗工作业务量、工作质量、成本控制以及岗位管理情况。3.职业道德素质。4.医院规章制度。5.工作计划能力,工作综合协调能力,相关领导及员工对本人管理能力的评价。6.本室工作检查评价情况。7.本人的业务技能、服务技能与管理能力。8.责任心,主动和积极性。9.服务科室满意度。

岗位工作关系	院内联系部门	院内各个科室、行政职能部门、后勤部门相关领导和人员。
	院外联系部门	医院、科室或护理部授权范围内与外界有关部门人员沟通、联系。

工作权限	1.岗位工作权。2.日常工作计划、实施、检查的建议权。3.改进工作、制度建议权。

工作环境	1.在医院内工作,温度、湿度适宜。2.满足供应室工作的相关环境条件。

在现在的岗位已工作时间	自 年 月 日开始, 共计: 年

学历培训经历经验	1.执业护士,并获护师职称工作经验。2.本科学历,具备一年以上的实习临床经验,见习一年期满,并具备两年以上的临床护理工作经验。3.初级专业技术职称。

岗位工作技能要求	**基础技能:**1.熟知供应室操作知识与流程规范。2.掌握供应室基本操作技能。 **专业技能:**掌握较系统的院内感染知识和一定的管理学、药理学知识。 **其他技能:**1.了解各相关医疗、医技科室的工作物资需求。2.了解本专业新技术、新方法。3.了解《中华人民共和国护士管理办法》《护士条例》《医院感染管理办法》《医疗废物管理办法》及有关的护理技术操作规程和本院的护理制度,以及有关工作制度等。4.了解掌握消毒隔离相关法规及管理规章制度。5.较强的组织管理能力、决断能力,良好的沟通、协调能力和人际关系。

岗位工作其他要求	性别要求		年龄要求			婚姻	婚否不限
	身体要求		政治要求	事业性、组织观念强		业务要求	精通本专业

岗位分析时间			填写人	

7.消毒供应室主班护师岗位说明书

<table>
<tr><td rowspan="3">岗位工作
基本信息</td><td>岗位名称</td><td>主班护师</td><td>所在部门</td><td>供应室</td><td>岗位编号</td><td></td></tr>
<tr><td>从属部门</td><td>护理部</td><td>岗位定员</td><td></td><td>所辖人数</td><td></td></tr>
<tr><td>直接上级</td><td>护士长</td><td>直接下级</td><td colspan="3">实习、进修护士</td></tr>
<tr><td>岗位使命
工作概述</td><td colspan="6">在护士长领导与上级职称人员指导下,负责岗位工作的服务、业务、技术、管理、学习等工作,以保证服务科室的满意度。按时、按质、按量标准完成岗位工作。</td></tr>
<tr><td rowspan="1">岗位工作
主要职责
与任务</td><td colspan="6">**岗位与业务职责。** 1.在护士长的领导下,负责医疗器械和敷料的清洁、制备、消毒、保管、登记、分发和回收工作。2.负责无菌物品的借出及回收,及时做好无菌包、无菌器械的清点工作。3.负责询问无菌物品的使用情况,准备无菌物品并下送病区。4.协助做好清洗、打包、消毒、灭菌、储存、发送各过程的质量监控工作。5.经常检查医疗器材质量,如有损坏及时补修、登记,并向护士长报告。6.负责供应室的器械消毒、无菌物品的定期监测以及供应室用品的管理工作。7.负责使用后医疗器械进行初浸泡24小时,24小时后进行流动水洗刷、蒸馏水清洗、烘干、上油、分类,做好相应包装。8.负责组织医院各种物品的下送下收工作,每天上、下午各1次至各临床科室收集待消毒物品、运送已消毒、灭菌物品,并在收发前后检查仪器的功能完好情况,及时与科室仪器负责人及护士长取得联系。9.对供应室内的设施设备、办公用具、空气定时按操作规程进行消毒、灭菌,并做好记录;每月做空气、物体表面等培养2次。10.授权负责供应室备用外借仪器的管理,楼层收回的外借仪器的清洁保养、功能检查、数量统计并做好登记。11.熟练掌握并严格遵守各项仪器、设备的操作规程(清洗机、烘箱、管道烘干机、塑封机),做好大型仪器设备的使用登记。12.正确配置和装载器械包备足器械打包间所需物品,如缝针、缝线、纱布、棉球、穿刺针、包外卡等,并负责准备次日工作所需物品。13.负责消毒间、洗涮间、包装间、污染间、清洗间、办公室、更衣间、走廊、厕所等房间清扫、擦拭。14.积极参加业务学习和技术训练,不断提高护理工作。15.遵循PDCA、追踪问题、熟悉可靠性管理、持续护理工作质量改进。16.供应室工作现场"7S管理":①整理、②整顿、③清扫、④清洁、⑤素养、⑥安全、⑦节约。17.按照规定处理医疗垃圾和废物。18.按照规定经常下服务科室征求意见。19.工作中协调与沟通能力。20.病人满意度。
制度执行。 1.执行各项规章制度和技术操作常规,按照流程操作。2.执行查对制度及相关管理规定。3.严格执行规定消毒隔离、无菌技术操作流程,预防医院感染。
工作创新。 善于发现工作中的问题、缺陷,分析、解决问题、缺陷的能力。</td></tr>
<tr><td>主要绩效
考核要点</td><td colspan="6">1.岗位职责与任务。2.本岗位工作绩效。3.职业道德素质。4.医院规章制度。5.本人的业务、服务技能与管理能力。6.责任心、主动性和积极性。7.服务科室满意度。</td></tr>
<tr><td rowspan="2">岗位工
作关系</td><td>院内联系部门</td><td colspan="5">院内各个科室、行政职能部门、后勤部门相关领导和人员。</td></tr>
<tr><td>院外联系部门</td><td colspan="5">医院、科室或护理部授权范围内与外界有关部门人员沟通、联系。</td></tr>
<tr><td>工作权限</td><td colspan="6">1.岗位工作权。2.日常工作计划、实施、检查的建议权。3.改进工作、制度建议权。</td></tr>
<tr><td>工作环境</td><td colspan="6">1.在医院内工作,温度、湿度适宜。2.满足供应室人员工作的相关环境条件。</td></tr>
<tr><td>在现在的岗位已工作时间</td><td colspan="6">自　　年　　月　　日开始,　　共计:　　年</td></tr>
<tr><td>学历培训
经历经验</td><td colspan="6">本科学历。供应室相关新技术、新方法培训,护理知识培训经历,取得护师资格或护士资格满5年,具备1年以上的实习临床经验,具备2年以上的临床护理工作经验。</td></tr>
<tr><td>岗位工作
技能要求</td><td colspan="6">1.具备供应室消毒、灭菌知识,熟悉护理知识。2.掌握基本的管理知识。3.具备计算机使用知识较强的计划执行能力。4.良好的人际沟通和协调能力与服务意识。</td></tr>
<tr><td rowspan="2">岗位工作
其他要求</td><td>性别要求</td><td></td><td>年龄要求</td><td></td><td>婚姻</td><td>婚否不限</td></tr>
<tr><td>身体要求</td><td></td><td>政治要求</td><td>事业性、组织观念强</td><td>业务要求</td><td>掌握本专业</td></tr>
<tr><td colspan="3" align="center">岗位分析时间</td><td colspan="2" align="center">填写人</td><td colspan="2"></td></tr>
</table>

8.消毒供应室护士岗位说明书

岗位工作 基本信息	岗位名称	护士	所在部门	供应室	岗位编号	
	从属部门	护理部	岗位定员		所辖人数	
	直接上级	护士长	直接下级	实习、进修护士		

岗位使命 工作概述	在护士长领导与上级职称人员指导下,负责岗位工作的服务、业务、技术、管理、学习等工作,以保证服务科室的高满意度。按时、按质、按量标准完成岗位工作。

岗位工作 主要职责 与任务	**岗位与业务职责。**1.在上级护师的指导下进行工作,学习了解供应室各项制度,严格按护理标准工作,并按有关条文流程进行护理操作,做好供应室的消毒灭菌工作。2.掌握消毒液的正确配制、各种消毒液的有效浓度、浸泡时间及消毒液可供使用期限,每次使用前测试消毒液的有效浓度。3.按时完成医疗辅料的加工制作及缝补,并做好敷料的制备、消毒工作。4.认真核对清点从临床收回的物品并将其分类,污染的布类放入布筐内,相应器械与清洗间工作人员做好交接工作。5.与临床保持良好的联系,及时根据临床各科室的需求增减备用物品,将临床各科室的反馈意见随时向上级护师反映。6.完成医院各种物品的下送下收工作,每天上、下午各1次至各临床科室收集待消毒物品、运送已消毒、灭菌物品,并在收发前后检查仪器的功能完好情况。7.根据临床输入电脑的对一次性物品的需要量的打印单发送楼层领取的一次性物品。8.备足器械打包间所需物品,如缝针、缝线、纱布、棉球、穿刺针、包外卡等。9.积极参加护理人员的业务学习工作,熟练掌握并严格遵守各项仪器、设备的操作规程。10.做好供应室内的清洁卫生工作,每天湿式擦拭桌椅、地面等二次,每周彻底打扫1次。11.按规定参加医院组织的各类有关学习会议、活动,实施各类相涉于本部门工作的会议决议。12.完成院领导指派的各项临时性工作任务。13.定期到科室征求意见,持续提高为科室服务的满意度。14.遵循PDCA、追踪问题、熟悉可靠性管理、持续护理工作质量改进能力。15.供应室工作现场"7S管理":①整理、②整顿、③清扫、④清洁、⑤素养、⑥安全、⑦节约。16.按照规定处理医疗与护理垃圾和废物。17.按照规定经常下服务科室征求意见。18.工作中协调与沟通能力。 **制度执行。**1.执行各项规章制度和技术操作常规,按照流程操作。2.执行查对制度及相关管理规定。3.严格执行消毒隔离、无菌技术操作流程,预防医院感染。 **职业道德。**1.遵纪守法。2.尊重顾客,提高科室满意度。3.廉洁工作,文明礼貌,卓越服务。4.团队精神,和谐共事。5.岗位工作积极性、主动性、创新性、责任心。 **继续教育。**1.业务学习、继续教育。2.参加护理专业新技术、新方法开展与应用。

主要绩效 考核要点	1.岗位职责与任务。2.本岗位工作绩效。3.职业道德素质。4.医院规章制度。5.本人的业务、服务技能与管理能力。6.责任心,主动和积极性。7.服务科室满意度。

岗位工 作关系	院内联系部门	院内各个科室、行政职能部门、后勤部门相关领导和人员。
	院外联系部门	医院、科室或护理部授权范围内与外界有关部门人员沟通、联系。

工作权限	1.岗位工作权。2.日常工作计划、实施、检查的建议权。3.改进工作、制度建议权。

工作环境	1.在医院内工作,温度、湿度适宜。2.满足供应室人员工作的相关环境条件。

在现在的岗位已工作时间	自 年 月 日开始, 共计: 年

学历培训 经历经验	1.执业护士,并获护士职称工作经验。2.本科学历,具备1年以上的实习临床经验,见习1年期满,并具备2年以上的临床护理工作经验。3.初级专业技术职称。

岗位工作 技能要求	1.具备供应室消毒、灭菌知识,熟悉护理知识。2.掌握基本的管理知识。3.具备计算机使用知识较强的计划执行能力。4.良好的人际沟通和协调能力与服务意识。

岗位工作 其他要求	性别要求		年龄要求		婚姻	婚否不限
	身体要求		政治要求	事业性、组织观念强	业务要求	掌握本专业

岗位分析时间		填写人	

9.消毒供应室回收物品护士岗位说明书

岗位工作 基本信息	岗位名称	回收物品护士	所在部门	供应室	岗位编号	
	从属部门	护理部	岗位定员		所辖人数	
	直接上级	护士长	直接下级	实习、进修护士		

岗位使命 工作概述	在护士长领导与上级职称人员指导下,负责岗位工作的回收物品与管理、工作数量、质量等工作,以保证服务科室的高满意度。按时、按质、按量标准完成本职工作。

岗位工作 主要职责 与任务	**岗位与业务职责。** 1.负责全院医疗使用后的污染器械的回收,注意核对数量并登记。负责布类的浸泡消毒、清洗及晾晒。与清洗人员一起会对所回收的物品数量。2.负责全院各科消毒包的收取。负责每日去污区空气消毒一次并记录。保持工作台面的清洁、整齐。3.掌握消毒液的正确配制、各种消毒液的有效浓度、浸泡时间及消毒液可供使用期限,每次使用前测试消毒液的有效浓度。4.协助完成医疗辅料的加工制作及缝补,并做好敷料的制备、消毒工作。5.认真核对清点从临床收回的物品并将其分类,污染的布类放入布筐内,相应器械与清洗间工作人员做好交接工作。6.与临床保持良好的联系,及时根据临床各科室的需求增减备用物品,将临床各科室的反馈意见随时向上级护师反映。7.协助完成医院各种物品的下送下收工作,每天上、下午各1次至各临床科室收集待消毒物品、运送已消毒、灭菌物品,并在收发前后检查仪器的功能完好情况。8.协助相关人员临床输入电脑的信息对一次性物品的需要量的打印单发送楼层领取的一次性物品。9.协助备足器械打包间所需物品,如缝针、缝线、纱布、棉球、穿刺针、包外卡等。10.积极参加护理人员的业务学习工作,熟练掌握并严格遵守各项仪器、设备的操作规程。11.协助做好供应室内的清洁卫生工作,每天湿式擦拭桌椅、地面等2次,每周彻底打扫1次。12.按规定参加医院组织的各类有关学习会议、活动,执行各类相涉于本部门工作的会议决议。13.遵循PDCA管理、追踪问题解决、持续改进、掌握可靠性系统管理方法。14.供应室工作现场"7S管理":①整理、②整顿、③清扫、④清洁、⑤素养、⑥安全、⑦节约。15.按照规定处理医疗与护理垃圾和废物。16.按照规定经常下服务科室征求意见。 **制度执行。** 1.执行各项规章制度和技术操作常规,按照流程操作。2.执行查对制度及相关管理规定。3.严格执行规定消毒隔离、无菌技术操作流程,预防医院感染。 **职业道德。** 1.遵纪守法。2.尊重顾客,提高科室满意度。3.工作负责,文明礼貌,卓越服务。4.团队精神,和谐共事。5.岗位工作积极性、主动性、创新性、责任心。 **持续学习。** 1.护理业务学习、继续教育。2.参加专业新技术、新方法的开展与应用。

主要绩效 考核要点	1.岗位职责与任务。2.本岗位工作绩效。3.职业道德素质。4.医院规章制度。5.本人的业务、服务技能与管理能力。6.责任心,主动性、积极性。7.服务科室满意度。

岗位工 作关系	院内联系部门	院内各个科室、行政职能部门、后勤部门相关领导和人员。
	院外联系部门	医院、科室或护理部授权范围内与外界有关部门人员沟通、联系。

工作权限	1.岗位职责工作权。2.日常工作计划、实施、检查的建议权。3.改进工作、制度建议权。

工作环境	1.在医院内工作,温度、湿度适宜。2.满足供应室人员工作的相关环境条件。

在现在的岗位已工作时间	自　　年　　月　　日开始,　　共计:　　年

学历培训 经历经验	1.执业护士,并获护士职称工作经验。2.本科学历,具备1年以上的实习临床经验,见习1年期满,并具备2年以上的临床护理工作经验。3.初级专业技术职称。

岗位工作 技能要求	1.具备供应室消毒、灭菌知识,熟悉护理知识。2.掌握基本的管理知识。3.具备计算机使用知识较强的计划执行能力。4.良好的人际沟通和协调能力与服务意识。

岗位工作 其他要求	性别要求		年龄要求		婚姻	婚否不限
	身体要求		政治要求	事业性、组织观念强	业务要求	掌握本专业

岗位分析时间		填写人	

10.消毒供应室清洗物品护士岗位说明书

<table>
<tr><td rowspan="3">岗位工作
基本信息</td><td>岗位名称</td><td>清洗护士</td><td>所在部门</td><td>供应室</td><td>岗位编号</td><td></td></tr>
<tr><td>从属部门</td><td>护理部</td><td>岗位定员</td><td></td><td>所辖人数</td><td></td></tr>
<tr><td>直接上级</td><td>护士长</td><td>直接下级</td><td colspan="3">实习、进修护士</td></tr>
<tr><td>岗位使命
工作概述</td><td colspan="6">在护士长领导和上级职称人员指导下,负责岗位清洗物品、清洗物品管理、工作数量、质量等工作,以保证服务科室的高满意度。按时、按质、按量标准完成工作。</td></tr>
<tr><td>岗位工作
主要职责
与任务</td><td colspan="6">岗位与业务职责。1.负责清点并清洗所有回收的器械。每天更换消毒液,负责脏包布的清点。与包装人员一起查对各科消毒包数量并登记,注意标签不能脱落。保持去污区工作台面的清洁、整齐。2.负责回收发放箱的清洁消毒工作。3.掌握消毒液的正确配制、各种消毒液的有效浓度、浸泡时间及消毒液可供使用期限,每次使用前测试消毒液的有效浓度。4.完成医疗辅料的加工制作及缝补,并做好敷料的制备、消毒工作。5.认真核对清点从临床收回的物品并将其分类,污染的布类放入布筐内,相应器械与清洗间工作人员做好交接工作。6.协助相关人员及时根据临床各科室的需求增减备用物品,将临床各科室的反馈意见随时向上级护师反映。7.协助完成医院各种物品的下送下收工作,协助相关人员至各临床科室收集待消毒物品、运送已消毒、灭菌物品,并在收发前后检查仪器的功能完好情况。8.协助相关人员根据临床输入电脑的信息对一次性物品的需要量的打印单发送楼层领取的一次性物品。9.协助备足器械打包间所需物品,如缝针、缝线、纱布、棉球、穿刺针、包外卡等。10.积极参加护理人员的业务学习工作,熟练掌握并严格遵守各项仪器、设备的操作规程。11.做好供应室内的清洁卫生工作,每天湿式擦拭桌椅、地面等2次,每周彻底打扫1次。12.按规定参加医院组织的各类有关学习会议、活动,执行各类相涉于本部门工作的会议决议。13.定期到科室征求意见,持续提高为科室服务的满意度。14.遵循PDCA管理、追踪问题解决、持续改进、掌握可靠性系统管理方法。15.供应室工作现场"7S管理":①整理、②整顿、③清扫、④清洁、⑤素养、⑥安全、⑦节约。16.按照规定处理医疗垃圾和废物。17.完成院领导指派的各项临时性工作任务。
制度执行。1.执行各项规章制度和技术操作常规,按照流程操作。2.执行查对制度及相关管理规定。3.严格执行规定的消毒隔离、无菌技术操作流程,预防医院感染。
职业道德。1.遵纪守法。2.尊重顾客,提高科室满意度。3.工作负责,文明礼貌,卓越服务。4.团队精神,和谐共事。5.岗位工作积极性、主动性、创新性,责任心。
持续学习。1.业务学习、继续教育。2.参加护理专业新技术、新方法的开展与应用。</td></tr>
<tr><td>主要绩效
考核要点</td><td colspan="6">1.岗位职责与任务。2.本岗位工作绩效。3.职业道德素质。4.医院规章制度。5.本人的业务、服务技能与管理能力。6.责任心,主动性、积极性。7.服务科室满意度。</td></tr>
<tr><td rowspan="2">岗位工
作关系</td><td>院内联系部门</td><td colspan="5">院内各个科室、行政职能部门、后勤部门相关领导和人员。</td></tr>
<tr><td>院外联系部门</td><td colspan="5">医院、科室或护理部授权范围内与外界有关部门人员沟通、联系。</td></tr>
<tr><td>工作权限</td><td colspan="6">1.岗位工作权。2.日常工作计划、实施、检查的建议权。3.改进工作、制度建议权。</td></tr>
<tr><td>工作环境</td><td colspan="6">1.在医院内工作,温度、湿度适宜。2.满足供应室人员各项工作的相关环境条件。</td></tr>
<tr><td>在现在的岗位已工作时间</td><td colspan="6">自　　年　　月　　日开始,　　共计:　　年</td></tr>
<tr><td>学历培训
经历经验</td><td colspan="6">1.执业护士,并获护士职称工作经验。2.本科学历,具备1年以上的实习临床经验,见习1年期满,并具备2年以上的临床护理工作经验。3.初级专业技术职称。</td></tr>
<tr><td>岗位工作
技能要求</td><td colspan="6">1.具备供应室消毒、灭菌知识,熟悉护理知识。2.掌握基本的管理知识。3.具备计算机使用知识较强的计划执行能力。4.良好的人际沟通和协调能力与服务意识。</td></tr>
<tr><td rowspan="2">岗位工作
其他要求</td><td>性别要求</td><td></td><td>年龄要求</td><td></td><td>婚姻</td><td>婚否不限</td></tr>
<tr><td>身体要求</td><td></td><td>政治要求</td><td>事业性、组织观念强</td><td>业务要求</td><td>掌握本专业</td></tr>
<tr><td colspan="2" style="text-align:center">岗位分析时间</td><td colspan="2"></td><td>填写人</td><td></td></tr>
</table>

11. 消毒供应室包装材料护士岗位说明书

岗位工作基本信息	岗位名称	包装材料护士	所在部门	供应室	岗位编号	
	从属部门	护理部	岗位定员		所辖人数	
	直接上级	护士长	直接下级	实习、进修护士		

岗位使命工作概述	在护士长领导和上级职称人员指导下,负责岗位包装材料工作、材料管理、工作数量、质量等工作,以保证服务科室的高满意度。按时、按质、按量标准完成工作。

岗位工作主要职责与任务	**岗位与业务职责。**1.与发放物品相关人员核对发放物品数量,并做好登记。负责全院无菌物品、一次性物品的发放,注意核对灭菌有效期,保持送物箱的清洁。2.每天下午将各科灭菌后的无菌包发放到所属科室,发包前要检查灭菌包的质量和数量,特别注意包外标签不脱落,丢失包要负责查找。3.负责敷料、棉球的装罐,注意灭菌日期并打开透气孔。送物回科室后与发物班再次对发放的物品数量进行查对。4.负责清洁区紫外线空气消毒并做好登记。保持清洁区的清洁卫生、整齐、负责门及电源的关闭。整理各种包布备用,准备当天必需用物。5.负责各种穿刺包、器械包的包装,注意灭菌日期、失效日期的检查。6.掌握消毒液的正确配制、各种消毒液的有效浓度、浸泡时间及消毒液可供使用期限,每次使用前测试消毒液的有效浓度。7.协助完成医疗辅料的加工制作及缝补,并做好敷料的制备、消毒工作。8.协助相关人员认真核对清点从临床收回的物品并将其分类,污染的布类放入布筐内,相应器械与清洗间工作人员做好交接工作。9.根据临床各科室的需求增减备用物品,将临床各科室的反馈意见随时向上级护师反映。10.协助完成医院各种物品的下送下收工作,每天一次至各临床科室收集待消毒物品,运送已消毒、灭菌物品,并在收发前后检查仪器的功能完好情况。11.协助相关人员把输入电脑的信息对一次性物品的需要量的打印单发送楼层领取的一次性物品。12.协助备足器械打包间所需物品,如缝针、缝线、纱布、棉球、穿刺针、包外卡等。13.遵循PDCA管理、追踪问题解决、持续改进、掌握可靠性系统管理方法。14.供应室工作现场"7S管理":①整理、②整顿、③清扫、④清洁、⑤素养、⑥安全、⑦节约。15.按照规定处理医疗垃圾和废物。 **制度执行。**1.执行各项规章制度和技术操作常规,按照流程操作。2.执行查对制度及相关管理规定。3.严格执行规定的消毒隔离、无菌技术操作流程,预防医院感染。 **职业道德。**1.遵纪守法。2.尊重顾客,提高科室满意度。3.工作负责,文明礼貌,卓越服务。4.团队精神,和谐共事。5.岗位工作积极性、主动性、创新性,责任心。 **持续学习。**1.业务学习、继续教育。2.参加护理专业新技术、新方法的开展与应用。

主要绩效考核要点	1.岗位职责与任务。2.本岗位工作绩效。3.职业道德素质。4.医院规章制度。5.本人的业务、服务技能与管理能力。6.责任心,主动性、积极性。7.服务科室满意度。

岗位工作关系	院内联系部门	院内各个科室、行政职能部门、后勤部门相关领导和人员。
	院外联系部门	医院、科室或护理部授权范围内与外界有关部门人员沟通、联系。

工作权限	1.岗位工作权。2.日常工作计划、实施、检查的建议权。3.改进工作、制度建议权。

工作环境	1.在医院内工作,温度、湿度适宜。2.满足供应室人员各项工作的相关环境条件。

在现在的岗位已工作时间	自 年 月 日开始, 共计: 年

学历培训经历经验	1.执业护士,并获护士职称工作经验。2.本科学历,具备1年以上的实习临床经验,见习1年期满,并具备2年以上的临床护理工作经验。3.初级专业技术职称。

岗位工作技能要求	1.具备供应室消毒、灭菌知识,熟悉护理知识。2.掌握基本的管理知识。3.具备计算机使用知识较强的计划执行能力。4.良好的人际沟通和协调能力与服务意识。

岗位工作其他要求	性别要求		年龄要求		婚姻	婚否不限
	身体要求		政治要求	事业性、组织观念强	业务要求	掌握本专业

岗位分析时间		填写人	

12.消毒供应室灭菌护士岗位说明书

<table>
<tr><td rowspan="3">岗位工作
基本信息</td><td>岗位名称</td><td>灭菌护士</td><td>所在部门</td><td>供应室</td><td>岗位编号</td><td></td></tr>
<tr><td>从属部门</td><td>护理部</td><td>岗位定员</td><td></td><td>所辖人数</td><td></td></tr>
<tr><td>直接上级</td><td>护士长</td><td>直接下级</td><td colspan="3">实习、进修护士</td></tr>
<tr><td>岗位使命
工作概述</td><td colspan="6">在护士长领导和上级职称人员指导下,负责岗位物品灭菌、相关业务、技术、管理、工作数量、质量等工作,以保证服务科室的高满意度。是岗位职责工作的责任人。</td></tr>
<tr><td>岗位工作
主要职责
与任务</td><td colspan="6">岗位与业务职责。1.负责灭菌工作时的装、卸载及各种灭菌包的高压蒸气灭菌工作,负责高压蒸汽灭菌的维护保养,负责本室物质的保管,负责灭菌间的环境整理,负责灭菌的监测工作并做好记录在案。2.掌握消毒液的正确配制、各种消毒液的有效浓度、浸泡时间及消毒液可供使用期限,每次使用前测试消毒液的有效浓度。3.协助完成医疗辅料的加工制作及缝补,并做好敷料的制备、消毒工作。4.协助相关人员认真核对清点从临床收回的物品并将其分类,污染的布类放入布筐内,相应器械与清洗间工作人员做好交接工作。5.与临床保持良好的联系,及时根据临床各科的需求增减备用物品,将临床各科室的反馈意见随时向上级护师反映。6.协助完成医院各种物品的下送下收工作,每天至各临床科室收集待消毒物品、运送已消毒、灭菌物品,并在收发前后检查仪器的功能完好情况。7.根据临床输入电脑的信息对一次性物品的需要量的打印单发送楼层领取的一次性物品。8.协助修改人员备足器械打包间所需物品,如缝针、缝线、纱布、棉球、穿刺针、包外卡等。9.积极参加护理人员的业务学习工作,熟练掌握并严格遵守各项仪器、设备的操作规程。10.做好供应室内的清洁卫生工作,每天湿式擦拭桌椅、地面等2次,每周彻底打扫1次。11.按规定参加医院组织的各类有关学习会议、活动,执行各类相涉于本部门工作的会议决议。12.完成院领导指派的各项临时性工作任务。13.定期到科室征求意见,了解物品的灭菌效果。14.遵循PDCA管理、追踪问题解决、持续改进、掌握可靠性系统管理方法。15.供应室工作现场"7S管理":①整理、②整顿、③清扫、④清洁、⑤素养、⑥安全、⑦节约。16.按照规定处理医疗垃圾和废物。17.服务病人满意度。
制度执行。1.执行各项规章制度和技术操作常规,按照流程操作。2.执行查对制度及相关管理规定。3.严格执行规定的消毒隔离、无菌技术操作流程,预防医院感染。
职业道德。1.遵纪守法。2.尊重顾客,提高科室满意度。3.工作负责,文明礼貌,卓越服务。4.团队精神,和谐共事。5.岗位工作积极性、主动性、创新性,责任心。
持续学习。1.护理业务学习、继续教育。2.经常研究消毒灭菌的时间、方法与效果。</td></tr>
<tr><td>主要绩效
考核要点</td><td colspan="6">1.岗位职责与任务。2.本岗位工作绩效。3.职业道德素质。4.医院规章制度。5.本人的业务、服务技能与管理能力。6.责任心,主动、积极性。7.服务科室满意度。</td></tr>
<tr><td rowspan="2">岗位工
作关系</td><td>院内联系部门</td><td colspan="5">院内各个科室、行政职能部门、后勤部门相关领导和人员。</td></tr>
<tr><td>院外联系部门</td><td colspan="5">医院、科室或护理部授权范围内与外界有关部门人员沟通、联系。</td></tr>
<tr><td>工作权限</td><td colspan="6">1.岗位工作权。2.日常工作计划、实施、检查的建议权。3.改进工作、制度建议权。</td></tr>
<tr><td>工作环境</td><td colspan="6">1.在医院内工作,温度、湿度适宜。2.满足供应室人员各项工作的相关环境条件。</td></tr>
<tr><td>在现在的岗位已工作时间</td><td colspan="6">自　　年　　月　　日开始,　　共计:　　年</td></tr>
<tr><td>学历培训
经历经验</td><td colspan="6">1.执业护士,并获护士职称工作经验。2.本科学历,具备1年以上的实习临床经验,见习1年期满,并具备2年以上的临床护理工作经验。3.初级专业技术职称。</td></tr>
<tr><td>岗位工作
技能要求</td><td colspan="6">1.具备供应室消毒、灭菌知识,熟悉护理知识。2.掌握基本的管理知识。3.具备计算机使用知识较强的计划执行能力。4.良好的人际沟通和协调能力和服务意识。</td></tr>
<tr><td rowspan="2">岗位工作
其他要求</td><td>性别要求</td><td></td><td>年龄要求</td><td></td><td>婚姻</td><td>婚否不限</td></tr>
<tr><td>身体要求</td><td></td><td>政治要求</td><td>事业性、组织观念强</td><td>业务要求</td><td>掌握本专业</td></tr>
<tr><td colspan="2" style="text-align:center">岗位分析时间</td><td></td><td colspan="2">填写人</td><td></td></tr>
</table>

13.消毒供应室发放物品护士岗位说明书

岗位工作基本信息	岗位名称	发放物品护士	所在部门	供应室	岗位编号	
	从属部门	护理部	岗位定员		所辖人数	
	直接上级	护士长	直接下级	实习、进修护士		
岗位使命工作概述	在护士长领导和上级职称人员指导下,负责岗位发放物品、相关业务、技术、管理、工作数量、质量等工作,以保证服务科室的高满意度。是岗位职责工作的责任人。					
岗位工作主要职责与任务	**岗位与业务职责。**1.每日检查无菌物品的消毒有效期。储存与保管,无菌物品消毒出炉后,按灭菌日期的先后顺序摆放整齐(位置从左→右),取出物品时从左→右,从前→后的顺序取用。2.每日负责检查每个无菌包质量,检查合格后方可发放到使用科室或进入无菌间存放。3.负责发放无菌物品,认真执行查对制度(被发放物品单位、物品名称、数量、有效期、领取无菌物品人员),过期包和不严密的无菌包严禁发出。如有疑问查对清楚后再执行,防止发生差错。4.负责发放一次性物品,与护士长一起做好查对工作并登记。登记每天发出的无菌物品数量及各科领取的一次性物品数量。每天负责检查物品的洗涤、包装质量检查并登记。5.负责无菌区紫外线空气并登记签名。经常与各班人员联系,视具体情况,随时调整各类无菌物品的周转数。6.掌握消毒液的正确配制、各种消毒液的有效浓度、浸泡时间及消毒液可供使用期限,每次使用前测试消毒液的有效浓度。7.协助完成医疗辅料的加工制作及缝补,并做好敷料的制备、消毒工作。8.协助相关人员认真核对清点从临床收回的物品并将其分类,污染的布类放入布筐内,相应器械与清洗间工作人员做好交接工作。9.协助相关人员完成医院各种物品的下送下收工作,每天至各临床科室收集待消毒物品、运送已消毒、灭菌物品,并在收发前后检查仪器的功能完好情况。10.协助相关人员根据临床输入电脑的信息对一次性物品的需要量进行核对。11.遵循 PDCA 管理、追踪问题解决、持续改进、掌握可靠性系统管理方法。12.供应室工作现场"7S 管理":①整理、②整顿、③清扫、④清洁、⑤素养、⑥安全、⑦节约。13.按照规定处理医疗垃圾废物。14.完成领导交代的临时性工作任务。15.病人满意度。 **制度执行。**1.执行各项规章制度和技术操作常规,按照流程操作。2.执行查对制度及相关管理规定。3.严格执行消毒隔离、无菌护理技术操作流程,预防医院感染。 **职业道德。**1.遵纪守法。2.尊重顾客,提高科室满意度。3.工作负责,文明礼貌,卓越服务。4.团队精神,和谐共事。5.岗位工作积极性、主动性、创新性、责任心。 **持续学习。**1.业务学习、继续教育。2.经常研究科室物品发放与效果。3.持续改进。					
主要绩效考核要点	1.岗位职责与任务。2.本岗位工作绩效。3.职业道德素质。4.医院规章制度。5.本人的业务、服务技能与管理能力。6.责任心,主动、积极性。7.服务科室满意度。					
岗位工作关系	院内联系部门	院内各个科室、行政职能部门、后勤部门相关领导和人员。				
	院外联系部门	医院、科室或护理部授权范围内与外界有关部门人员沟通、联系。				
工作权限	1.岗位工作权。2.日常工作计划、实施、检查的建议权。3.改进工作、制度建议权。					
工作环境	1.在医院内工作,温度、湿度适宜。2.满足供应室人员各项工作的相关环境条件。					
在现在的岗位已工作时间	自　　年　　月　　日开始,　　共计:　　年					
学历培训经历经验	1.执业护士,并获护士职称工作经验。2.本科学历,具备 1 年以上的实习临床经验,见习 1 年期满,并具备 2 年以上的临床护理工作经验。3.初级专业技术职称。					
岗位工作技能要求	1.具备供应室消毒灭菌的相关知识,熟悉护理知识。2.掌握基本管理知识,具备计算机使用知识较强的计划执行能力。3.良好的人际沟通和协调能力和服务意识。					
岗位工作其他要求	性别要求		年龄要求		婚姻	婚否不限
	身体要求		政治要求	事业性、组织观念强	业务要求	掌握本专业
岗位分析时间			填写人			

14.消毒供应室质量检测护士岗位说明书

岗位工作基本信息	岗位名称	质量检测护士	所在部门	供应室	岗位编号	
	从属部门	护理部	岗位定员		所辖人数	
	直接上级	护士长	直接下级	实习、进修护士		

岗位使命工作概述	在护士长领导和上级职称人员指导下,负责岗位工作的服务、业务、技术、管理、数量、质量等工作,以保证服务科室的高满意度。按时、按质、按量标准完成工作。

岗位工作主要职责与任务	**岗位与业务职责。**1.加强自身业务素质的提高,全面熟练掌握各项工作检测标准及技术操作规程,质量检测人员要有高度责任心。2.具备质量管理的先进理念,掌握质量管理的先进工具,认真执行质量检测标准,实事求是 ,科学地对各岗、各班、各项工作质量进行定期检查,发现缺陷,查找原因及时纠正,发现疑问重新抽查,并将检查清单登记,上报护士长。3.在质量检查中对操作不合格者,给予批评指正,执行文明指导,协调同事及班与班之间业务关系.对各岗位操作规程执行情况,对各种检测中心操作方法的正确性进行监督指导。4.注意检查保养质检仪器、设备。5.每日检查无菌物品的消毒有效期,并进行详细登记。6.掌握相关工作流程,储存与保管,无菌物品消毒出炉后,按灭菌日期的先后顺序摆放整齐(位置从左→右),取出物品时从左→右,从前→后的顺序取用。7.每日负责检查每个无菌包质量,检查合格后方可发放到使用科室或进入无菌间存放。8.协助相关人员负责核对无菌物品,认真执行查对制度,过期包和不严密的无菌包严禁发出。如有疑问查对清楚后再执行,防止发生差错。9.协助相关人员负责发放一次性物品。登记每天发出的合格的无菌物品数量及各科领取的一次性物品数量。10.掌握消毒液的正确配制、各种消毒液的有效浓度、浸泡时间及消毒液可供使用期限。11.每月、每季、半年、年度有供应室消毒物品、无菌物品的质量管理分析报告,对存在问题有文字性的分析报告,有完整的持续改进计划。12.有质量管理应急预案。13.遵循 PDCA 管理、追踪问题解决、持续改进、掌握可靠性系统管理方法。14.供应室工作现场"7S 管理":①整理、②整顿、③清扫、④清洁、⑤素养、⑥安全、⑦节约。15.按照规定处理医疗垃圾和废物。 **制度执行。**1.执行各项规章制度和技术操作常规,按照流程操作。2.执行查对制度及相关管理规定。3.严格执行规定的消毒隔离、无菌技术操作流程,预防医院感染。 **职业道德。**1.遵纪守法。2.尊重顾客,提高科室满意度。3.廉洁工作,文明礼貌,卓越服务。4.团队精神,和谐共事。5.岗位工作积极性、主动性、创新性、责任心。 **持续学习。**1.业务学习、继续教育。2.经常研究质量管理的方法、工具与效果。

主要绩效考核要点	1.岗位职责与任务。2.本岗位工作绩效。3.职业道德素质。4.医院规章制度。5.本人的业务、服务技能与管理能力。6.责任心,主动、积极性。7.服务科室满意度。

岗位工作关系	院内联系部门	院内各个科室、行政职能部门、后勤部门相关领导和人员。
	院外联系部门	医院、科室或护理部授权范围内与外界有关部门人员沟通、联系。

工作权限	1.岗位工作权。2.日常工作计划、实施、检查的建议权。3.改进工作、制度建议权。

工作环境	1.在医院内工作,温度、湿度适宜。2.满足供应室人员各项工作的相关环境条件。

在现在的岗位已工作时间	自 年 月 日开始, 共计: 年

学历培训经历经验	1.执业护士,并获护士职称工作经验。2.本科学历,具备 1 年以上的实习临床经验,见习 1 年期满,并具备 2 年以上的临床护理工作经验。3.初级专业技术职称。

岗位工作技能要求	1.具备供应室消毒灭菌的相关知识,熟悉护理知识。2.掌握基本管理知识,具备计算机使用知识较强的计划执行能力。3.良好的人际沟通和协调能力和服务意识。

岗位工作其他要求	性别要求		年龄要求			婚姻	婚否不限
	身体要求		政治要求	事业性、组织观念强		业务要求	掌握本专业
岗位分析时间				填写人			

15.消毒供应室总务护师岗位说明书

岗位工作 基本信息	岗位名称	总务护师	所在部门	供应室	岗位编号	
	从属部门	护理部	岗位定员		所辖人数	
	直接上级	护士长	直接下级	供应室相关人员		
岗位使命 工作概述	在护士长领导和上级职称人员指导下,负责岗位工作的服务、业务、技术、管理、数量、质量等工作,以保证服务科室的高满意度。按时、按质、按量标准完成工作。					
岗位工作 主要职责 与任务	**岗位与业务职责。**1.主管供应室物品管理,应做到责任心强,工作规范条理,主动按计划供应。2.严格执行物品管理制度,建立器物领取报损制度,定期核对清查,做到账目相符。3.定期领取器械、物品、办公用品及各种表格,并做好保管、分发及回收处理。4.负责联系维修各种设备。负责各种报表的统计、汇总上报工作。监督物品器械使用者并注意节约,修旧利废,对破损物品经常检查及时更换。5.与器械科、总务科各组人员互通情况,做到供需平衡。及时反馈信息,严把质量关,对劣质物品退回有关科室并签字和登记完整。6.监督一次性物品质量,经质检合格后方可发出到科室。7.认真核对清点从临床收回的物品并将其分类,污染的布类放入布筐内,相应器械与清洗间工作人员做好交接工作。8.严格执行物品管理制度,建立器物领取报损制度,定期清查库存物品,账物相符,避免浪费。9.负责各种报表的统计、汇总上报工作,联系维修各种设备。10.掌握消毒液的正确配置、各种消毒液的有效浓度、浸泡时间及消毒液可供使用期限,每次使用前测试消毒液的有效浓度。11.协助完成医疗辅料的加工制作及缝补,并做好敷料的制备、消毒工作。12.协助相关人员负责核对无菌物品,认真执行查对制度,过期包和不严密的无菌包严禁发出。如有疑问查对清楚后再执行,防止发生差错。13.每月、每季、半年、年度有供应室物品管理的分析报告,对存在问题有文字性的分析报告,有完整的持续改进计划。14.有供应室物品使用、供应的应急预案。15.遵循 PDCA 管理、追踪问题解决、持续改进、掌握可靠性系统管理方法。16.供应室工作现场"7S 管理":①整理、②整顿、③清扫、④清洁、⑤素养、⑥安全、⑦节约。17.按照规定处理医疗垃圾和废物。 **制度执行。**1.执行各项规章制度和技术操作常规,按照流程操作。2.执行查对制度及相关管理规定。3.严格执行规定消毒隔离、无菌技术操作流程,预防医院感染。 **职业道德。**1.遵纪守法。2.尊重顾客,提高科室满意度。3.廉洁工作,文明礼貌,卓越服务。4.团队精神,和谐共事。5.岗位工作积极性、主动性、创新性、责任心。 **持续学习。**1.业务学习、继续教育。2.经常研究物品管理的方法、工具与效果。					
主要绩效 考核要点	1.岗位职责与任务。2.本岗位工作绩效。3.职业道德素质。4.医院规章制度。5.本人的业务、服务技能与管理能力。6.责任心,主动、积极性。7.服务科室满意度。					
岗位工 作关系	院内联系部门	院内各个科室、行政职能部门、后勤部门相关领导和人员。				
	院外联系部门	医院、科室或护理部授权范围内与外界有关部门人员沟通、联系。				
工作权限	1.岗位工作权。2.日常工作计划、实施、检查的建议权。3.改进工作、制度建议权。					
工作环境	1.在医院内工作,温度、湿度适宜。2.满足供应室人员各项工作的相关环境条件。					
在现在的岗位已工作时间	自 年 月 日开始, 共计: 年					
学历培训 经历经验	1.执业护士,并获护士职称工作经验。2.本科学历,具备 1 年以上的实习临床经验,见习 1 年期满,并具备 2 年以上的临床护理工作经验。3.中级专业技术职称。					
岗位工作 技能要求	1.具备供应室消毒灭菌的相关知识,熟悉护理知识。2.掌握基本管理知识,具备计算机使用知识较强的计划执行能力。3.良好的人际沟通和协调能力和服务意识。					
岗位工作 其他要求	性别要求		年龄要求		婚姻	婚否不限
	身体要求		政治要求	事业性、组织观念强	业务要求	掌握本专业
岗位分析时间				填写人		

16.消毒供应室卫生员岗位说明书

岗位工作 基本信息	岗位名称	卫生员	所在部门	供应室	岗位编号	
	从属部门	护理部	岗位定员		所辖人数	
	直接上级	护士长	直接下级			

岗位使命 工作概述	在护士长领导和护士人员指导下,负责岗位工作的清洁卫生服务、秩序管理、岗位工作数量、质量等工作,以保证服务科室的高满意度。是岗位职责工作的责任人。

岗位工作 主要职责 与任务	**岗位与业务职责。**1.在护士以上人员指导下进行工作。2.遵守医院规章制度,按时完成任务。3.按计划进行供应室公共场所清洁卫生工作。4.完成护士长临时分配的工作。维护环境的清洁、物品保管及安全操作。5.积极参与在职培训。6.保持整个供应室清洁、优美、舒适的工作环境,辅助控制病源传播速度工作,为临床提供消毒灭菌物品一流的产品。7.做好消毒供应中心(室)室内外清洁卫生,保持环境清洁整齐。8.执行消毒隔离制度,各区用物固定专用、分开放置,消毒措施有效,避免交叉感染。9.执行垃圾分类和废物管理制度,医疗废物应密闭保存和运输,有明显标识,做到日产日清。10.各区域卫生定人负责,每天定时湿式打扫,及时清除污物。每周大清扫最少1次,室内无杂物,地面、水池清洁无垢,物品放置整齐有序。11.服从科室安排,及时完成紧急需要的各项工作。12.爱护科内各种物品,严禁违规使用和损坏物品。13.清除肉眼可见的积灰、斑点、污垢、油渍、垃圾等,用消毒剂对部分所清洁的物品进行消毒。14.在清洁工作的同时,发现室内建筑、家具、设施有所损坏,影响使用或有碍观瞻,应及时报告有关人员。15.清洁员负责清洁工作以及医疗卫生用品及办公文件的整理,使用者应及时将医疗用品及办公文件,办公用品等叠放整齐。16.清洁员负责家具表面的清洁,抽屉及柜橱内由使用者自行清洁。17.医疗仪器由使用人员及临床工程部人员负责清洁保养。18.消防器材由消防人员负责检查、清洁。19.保证供应室厕所、洗漱间、污物间的清洗与消毒。20.电话机表面的污渍必须每天清洁,需要部件拆洗工作由相关人员负责。21.对供应室工作现场"7S管理":①整理、②整顿、③清扫、④清洁、⑤素养、⑥安全、⑦节约。22.按照规定处理医疗与护理垃圾和废物。23.完成领导和同事们交代的其他临时性工作任务。 **制度执行。**1.执行医院供应室各项规章制度和常规,按照流程操作。2.执行查对制度及相关管理规定。3.熟悉并严格执行消毒隔离、无菌技术操作流程,预防医院感染。4.遵守上班劳动纪律,不迟到早退,上班不干私活。5.爱护公物。6.持续改进。 **职业道德。**1.遵纪守法。2.尊重顾客,提高科室满意度。3.工作负责,文明礼貌,卓越服务。4.团队精神,和谐共事。5.岗位工作积极性、主动性、创新性、责任心。 **持续学习。**1.社会责任知识的学习,岗位职责与规章制度的学习。2.病人满意度。

主要绩效 考核要点	1.岗位职责与任务。2.本岗位工作绩效。3.职业道德素质。4.医院规章制度。5.本人的业务、服务技能与管理能力。6.责任心,主动、积极性。7.服务科室满意度。

岗位工 作关系	院内联系部门	院内各个科室、行政职能部门、后勤部门相关领导和人员。
	院外联系部门	医院、科室或护理部授权范围内与外界有关部门人员沟通、联系。

工作权限	1.岗位工作权。2.日常工作计划、实施、检查的建议权。3.改进工作、制度建议权。

工作环境	1.在医院内工作,温度、湿度适宜。2.满足供应室人员各项工作的相关环境条件。

在现在的岗位已工作时间	自 年 月 日开始, 共计: 年

学历经验	1.供应室工作经验。2.高中学历。3.具备1年医院清洁工作经验与经历。

技能要求	具备供应室清洁、消毒灭菌的相关知识,熟悉供应室的基本工作流程。

岗位工作 其他要求	性别要求		年龄要求		婚姻	婚否不限
	身体要求		政治要求	事业性、组织观念强	业务要求	掌握本专业

岗位分析时间		填写人	

四、健康体检中心护理人员岗位说明书

1.健康体检中心护士长岗位说明书

岗位工作 基本信息	岗位名称	护士长	所在部门	健康体检中心	岗位编号	
	从属部门	护理部	岗位定员		所辖人数	
	直接上级	中心主任	直接下级	科室护师及相关人员		

岗位使命 工作概述	在健康体检中心主任领导下,负责组织体检中心工作流程、体检中心工作秩序,受检者体检秩序。体检中心内外沟通与协调。是体检中心护理工作的第一责任人。

岗位工作 主要职责 与任务	**领导与管理职责**。1.在体检中心主任领导下工作。2.参与体检中心常规工作会议,讨论本科室计划及有效管理科室人力、物力和财力等方面的事项。3.承担具体的现场体检和外出体检联系、提高与协调工作。4.根据体检前期资料,通知相关科室做好体检准备工作,并对体检中发现的患者进行追踪随访和定期回访。5.负责护理人员的排班、值班、管理、培训、考核等工作。6.负责护士的具体工作岗位调整。7.负责体检现场的管理和医护工作的协调,及时、合理地调配人员,保证体检工作的正常运行。8.负责提前了解每日体检受检人数、人员组成和具体要求及准备工作的情况,发现问题及时向上级领导汇报请示。9.负责体检各环节及体检结果的存放、发放与管理工作。10.负责体检中心诊疗、体检用物的请领、保管和使用管理。11.负责一次性医疗用品的请领审批并监督其使用和管理。12.负责体检中心人员绩效考核与管理。13.遵循PDCA工作、追踪问题解决、熟悉可靠性管理方法和持续体检工作质量改进。14.完成上级交办的其他临时性任务。15.按照规定处理医疗废物。 **制度执行**。1.执行各项规章制度和技术操作常规,按照流程操作。2.严格执行医院、科室相关管理规定。3.严格执行查对制度,无菌技术操作流程,防止药品失效。 **职业道德**。1.遵纪守法。2.尊重患者权利,保守医疗秘密。3.廉洁奉公,文明礼貌,卓越服务。4.团队精神,和谐共事。5.岗位工作积极性、主动性、创新性,责任心。 **教学科研**。定期组织相关人员进行业务学习,与主任一道搞好科室的学术活动。 **工作创新**。1.善于发现工作中缺陷,分析问题与解决问题的能力。2.病人满意度。

主要绩效 考核要点	1.制度落实,岗位职责。2.医德医风建设。3.岗位综合绩效。4.工作协调能力,独立与协调能力。5.岗位工作效率。6.客户的满意度。7.岗位执行力。8.出勤情况。

岗位工 作关系	院内联系部门	院内各个科室、行政职能部门、后勤部门相关领导和人员。
	院外联系部门	医院、科室或护理部授权范围内与外界有关部门人员沟通、联系。

工作权限	1.体检中心管理工作权。2.日常工作计划、实施、检查的建议权。3.改进工作建议权。

工作环境	1.在医院内工作,温度、湿度适宜。2.满足体检人员工作的相关环境条件。

在现在的岗位已工作时间	自　　　年　　月　　日开始,　　共计:　　　年

学历培训 经历经验	1.本科以上学历,10年以上护理工作经验。2.专科业务学习、进修经历、医院管理培训经历。3.每年最少发表1篇杂志论文。4.最好能够具备临床护理工作经历。

岗位工作 技能要求	**基础技能**:1.熟悉护理学专业理论,了解整体护理和护理程序理论。2.熟悉健康教育和预防保健知识和常用体检操作技能。3.恪尽职守,具有良好的职业道德素质。4.良好的团队合作精神,工作细心、周到、耐心,较强的服务意识和奉献精神。5.一定的组织管理、决断能力,良好的沟通、协调能力。6.应知法规:《中华人民共和国护士管理办法》《护士条例》《护理文书书写规范与管勇定》《医院感染管理办法》《医疗卫生机构医疗废物管理办法》《医疗事故处理条例》。

岗位工作 其他要求	性别要求		年龄要求		婚姻	婚否不限
	身体要求		政治要求	事业性、组织观念强	业务要求	精通本专业

岗位分析时间		填写人	
直接上级审核签字		审核时间	

2.健康体检中心主管护师岗位说明书

<table>
<tr><td rowspan="3">岗位工作
基本信息</td><td>岗位名称</td><td>主管护师</td><td>所在部门</td><td>健康体检中心</td><td>岗位编号</td><td></td></tr>
<tr><td>从属部门</td><td>护理部</td><td>岗位定员</td><td></td><td>所辖人数</td><td></td></tr>
<tr><td>直接上级</td><td>护士长</td><td>直接下级</td><td colspan="3">授权相关成员</td></tr>
<tr><td>岗位使命
工作概述</td><td colspan="6">在中心主任、护士长领导及医师的指导下工作,负责健康体检中心一定范围内的护理、预防与管理等工作。保证体检中心工作的顺利完成。本职岗位工作的责任人。</td></tr>
<tr><td>岗位工作
主要职责
与任务</td><td colspan="6">业务与管理职责。1.在体检中心主任和护士长领导下工作。2.参与体检中心常规工作会议。3.参加部门体检工作,带头执行各项规章制度和技术操作常规,不断提高检诊质量。4.负责体检人员的手续办理、体检登记、划价等工作。5.负责安排合理的体检流程,保证体检中心就诊秩序。6.做好体检人员的导诊、咨询工作。7.负责体检报告的录入、保存和发放等工作。8.配合体检医师完成体检工作。9.做好消毒、隔离,防止交叉感染及医源性感染。10.定期对体检中心做空气细菌培养,确保体检中心的环境安全。11.负责体检物品的领取、保管工作,保证体检工作的顺利进行。12.负责体检人员的预约及查体医师的安排及协调工作。13.树立以服务对象为中心的服务宗旨,负责接待来访、检后咨询,检后复诊,处理群众来信及调解纠纷。14.遵循 PDCA 工作、追踪问题解决、熟悉可靠性管理方法和持续体检工作质量改进。15.注重与相关科室、部门沟通与协调。16.完成领导交代上级交办的其他临时性任务。
制度执行。1.执行各项规章制度和技术操作常规,按照流程操作。2.严格执行医院、科室相关管理规定。3.严格执行查对制度,无菌技术操作流程,防止药品失效。
职业道德。1.遵纪守法。2.尊重患者权利,保守医疗秘密。3.廉洁奉公,文明礼貌,卓越服务。4.团队精神,和谐共事。5.岗位工作积极性、主动性、创新性、责任心。
教学与科研。1.授权定期组织相关人员进行讨论、业务学习,搞好科室的学术活动。2.参加本专业学术会议和护理新方法的开展与应用。3.注重体检工作的过程与结果。</td></tr>
<tr><td>主要绩效
考核要点</td><td colspan="6">1.制度落实,岗位职责。2.医德医风建设。3.岗位综合绩效。4.工作协调能力,独立与协调能力。5.岗位工作效率。6.客户的满意度。7.岗位执行力。8.出勤情况。</td></tr>
<tr><td rowspan="2">岗位工
作关系</td><td>院内联系部门</td><td colspan="5">院内各个科室、行政职能部门、后勤部门相关领导和人员。</td></tr>
<tr><td>院外联系部门</td><td colspan="5">医院、科室或护理部授权范围内与外界有关部门人员沟通、联系。</td></tr>
<tr><td>工作权限</td><td colspan="6">1.体检中心岗位工作权。2.日常工作计划、实施、检查的建议权。3.改进工作建议权。</td></tr>
<tr><td>工作环境</td><td colspan="6">1.在医院内工作,温度、湿度适宜。2.满足体检人员工作的相关环境条件。</td></tr>
<tr><td>在现在的岗位已工作时间</td><td colspan="6">自　　年　　月　　日开始,　　共计:　　年</td></tr>
<tr><td>学历培训
经历经验</td><td colspan="6">1.本科以上学历,5 年以上护理工作经验。2.专科业务学习、进修经历、医院护理管理学习经历。3.每年最少发表 1 篇公开杂志论文。4.具备完整的临床护理经历。</td></tr>
<tr><td>岗位工作
技能要求</td><td colspan="6">基础技能:1.获护士职业资格。掌握医院护理工作制度、本岗位职责和有关工作制度内容等。2.熟悉护理学专业理论,了解整体护理和护理程序理论。3.熟悉健康教育和预防保健知识和常用体检操作技能。4.恪尽职守,具有良好的职业道德素质。5.良好的团队合作精神,工作细心、周到、耐心,较强的服务意识和奉献精神。6.一定的组织管理能力,良好的沟通、协调能力。7.应知法规:《中华人民共和国护士管理办法》《护士条例》《护理文书书写规范与管勇定》《医院感染管理办法》《医疗卫生机构医疗废物管理办法》《医疗事故处理条例》《医院消毒卫生标准》《医院消毒管理办法》《突发公共卫生事件应急条例》等。</td></tr>
<tr><td rowspan="2">岗位工作
其他要求</td><td>性别要求</td><td></td><td>年龄要求</td><td></td><td>婚姻</td><td>婚否不限</td></tr>
<tr><td>身体要求</td><td></td><td>政治要求</td><td>事业性、组织观念强</td><td>业务要求</td><td>精通本专业</td></tr>
<tr><td>岗位分析时间</td><td colspan="3"></td><td>填写人</td><td colspan="2"></td></tr>
<tr><td>直接上级审核签字</td><td colspan="3"></td><td>审核时间</td><td colspan="2"></td></tr>
</table>

3.健康体检中心护士岗位说明书

<table>
<tr><td rowspan="3">岗位工作
基本信息</td><td>岗位名称</td><td>护士</td><td>所在部门</td><td>健康体检中心</td><td>岗位编号</td><td></td></tr>
<tr><td>从属部门</td><td>护理部</td><td>岗位定员</td><td></td><td>所辖人数</td><td></td></tr>
<tr><td>直接上级</td><td>护士长</td><td>直接下级</td><td colspan="3">授权相关成员</td></tr>
<tr><td>岗位使命
工作概述</td><td colspan="6">在护士长领导及医师的指导下工作,负责健康体检中心一定范围内的护理、预防及管理等工作。以保证体检中心工作的顺利完成。本职岗位工作的当然责任人。</td></tr>
<tr><td>岗位工作
主要职责
与任务</td><td colspan="6">**业务与管理职责。**1.在体检中心主任和护士长领导下工作。2.参与体检中心常规工作会议。2.参加部门体检工作,带头执行各项规章制度和技术操作常规,不断提高护理工作质量。3.负责体检人员的手续办理、体检登记、划价等。4.负责安排合理的体检流程,保证体检中心就诊秩序。5.做好体检人员的导诊、咨询工作。6.负责体检报告的录入、保存和发放等工作。7.配合体检医师完成体检工作。8.做好消毒、隔离,防止交叉感染及医源性感染。9.定期对体检中心做空气细菌培养,确保体检中心的环境安全。10.负责体检物品的领取、保管工作,保证体检工作的顺利进行。11.负责体检人员的预约及查体医师的安排、协调工作。12.树立以服务对象为中心的服务宗旨,负责接待来访、检后咨询、检后复诊,群众来信及调解纠纷。13.遵循 PDCA 工作、追踪问题解决、熟悉可靠性管理方法、持续护理工作质量改进和重视护理风险管理。14.完成上级交办的其他临时性任务。15.按照规定处理医疗护理废物。
制度执行。1.执行各项规章制度和技术操作常规,按照流程操作。2.严格执行医院、科室相关管理规定。3.严格执行规定查对制度,无菌技术操作流程,防止药品失效。
职业道德。1.遵纪守法。2.尊重患者权利,保守医疗秘密。3.廉洁奉公,文明礼貌,卓越服务。4.团队精神,和谐共事。5.岗位工作积极性、主动性、创新性、责任心。
持续学习。1.授权定期组织相关人员进行讨论、业务学习,搞好科室的学术活动。2.参加本专业学术会议和护理新方法的开展与应用。3.注重体检工作的过程与结果。</td></tr>
<tr><td>主要绩效
考核要点</td><td colspan="6">1.制度落实,岗位职责。2.医德医风建设。3.岗位综合绩效。4.工作协调能力,独立与协调能力。5.岗位工作效率。6.客户的满意度。7.岗位执行力。8.出勤情况。</td></tr>
<tr><td rowspan="2">岗位工
作关系</td><td>院内联系部门</td><td colspan="5">院内各个科室、行政职能部门、后勤部门相关领导和人员。</td></tr>
<tr><td>院外联系部门</td><td colspan="5">医院、科室或护理部授权范围内与外界有关部门人员沟通、联系。</td></tr>
<tr><td>工作权限</td><td colspan="6">1.体检中心岗位工作权。2.日常工作计划、实施、检查的建议权。3.改进工作建议权。</td></tr>
<tr><td>工作环境</td><td colspan="6">1.在医院内工作,温度、湿度适宜。2.满足体检人员工作的相关环境条件。</td></tr>
<tr><td>在现在的岗位已工作时间</td><td colspan="6">自　　年　　月　　日开始,　共计:　　年</td></tr>
<tr><td>学历培训
经历经验</td><td colspan="6">1.大专以上学历,1 年以上护理工作经验。2.参加学术会议学习、临床护理实习经历、医院护理管理学习经历。3.每年最少 1 篇习作论文。4.具备完整的护理实习经历。</td></tr>
<tr><td>岗位工作
技能要求</td><td colspan="6">1.获护士职业资格。掌握医院、中心护理工作制度、本岗位职责和有关工作制度。2.熟悉护理学专业理论,了解整体护理和护理程序理论。3.熟悉健康教育和预防保健知识和常用体检操作技能。4.恪尽职守,具有良好的职业道德素质。5.良好的团队合作精神,工作细心、周到、耐心,较强的服务意识和奉献精神。6.一定的组织管理能力,良好的沟通、协调能力。7.应知法规:《中华人民共和国护士管理办法》《护士条例》《护理文书书写规范与管勇定》《医院感染管理办法》《医疗卫生机构医疗废物管理办法》《医疗事故处理条例》《医院消毒卫生标准》《医院消毒管理办法》《突发公共卫生事件应急条例》等。</td></tr>
<tr><td rowspan="2">岗位工作
其他要求</td><td>性别要求</td><td></td><td>年龄要求</td><td></td><td>婚姻</td><td>婚否不限</td></tr>
<tr><td>身体要求</td><td></td><td>政治要求</td><td>事业性、组织观念强</td><td>业务要求</td><td>精通本专业</td></tr>
<tr><td colspan="2">岗位分析时间</td><td colspan="2"></td><td>填写人</td><td></td></tr>
<tr><td colspan="2">直接上级审核签字</td><td colspan="2"></td><td>审核时间</td><td></td></tr>
</table>

4.健康体检中心清洁工岗位说明书

岗位工作 基本信息	岗位名称	清洁工	所在部门	健康体检中心	岗位编号	
	从属部门	护理部	岗位定员		所辖人数	
	直接上级	护士长	直接下级			

岗位使命 工作概述	在护士长与指定的领导及相关人员的指导下工作,负责健康体检中心分管范围内的清洁、秩序及管理等工作。以保证体检中心工作的顺利完成。岗位工作的责任人。

岗位工作 主要职责 与任务	**岗位职责。**1.在体检中心护士长或指定的领导的领导下工作。2.按照规定时间上下班。3.负责体检中心分管楼层的卫生保洁,各个诊疗房间卫生清洁。4.负责其他相关区域卫生保持清洁。5.保证各分管楼层开水的充足供应。6.保持墙面、台面、窗面清洁。7.各个诊疗间体检工具整洁卫生符合要求。8.公用区域卫生达到标准:a.洗手间镜面、洗手台、地面、便盆无污垢、无尿垢、无异物、无积水;b.玻璃镜片无污迹,无指印。9.各个诊疗间洗手池保持整洁,并备足手纸、洗手液、清洁剂。10.洗手间、洗漱间卫生的清洁,保持地面无水迹;卫生清理按程序进行,依次对台面、盆面、镜面、水龙头、纸巾盒、马桶、小便池、地面进行清理。11.保持体检中心环境通风,及时倾倒烟灰缸。12.受检人员需要早餐时餐前物品准备齐全。13.扶老携幼,及时帮助需要帮助的病人。14.对病人的呕吐污渍及时清理干净,并喷洒空气清新剂。15.女员工进男客厕前,应敲门三声,并询问:"清理卫生,有人吗?"然后再敲门三声等候3秒确定无人后方可推门进入工作,如遇有客人使用,应退出致歉。16.男员工进女客厕,要延长3倍的敲门和等候时间。17.协助护士长管理体检中心秩序。18.按照规定处理医疗与护理废物。19.完成领导交代的其他临时性任务。 **制度执行。**1.执行各项规章制度和卫生操作流程。2.严格执行医院、中心相关管理规定。3.严格执行相关物品查对制度,执行规定的消毒隔离制度,防止交叉感染。 **职业道德。**1.遵纪守法。2.尊重患者权利,保守医疗秘密。3.廉洁奉公,文明礼貌,卓越服务。4.团队精神,和谐共事。5.岗位工作积极性、主动性、创新性,责任心。 **敬业奉献。**1.敬业奉献,任劳任怨,不怕脏,不怕累。2.维护医院荣誉,以科室为家,以病人为中心思想明确。3.注重体检中心卫生工作的整体结果。4.持续改进。

主要绩效 考核要点	1.制度落实,岗位职责。2.职业道德。3.卫生洁净。4.工作协调能力,独立与沟通能力。5.岗位工作效率。6.客户的服务满意度。7.岗位工作执行力。8.出勤情况。

岗位工 作关系	院内联系部门	院内各个科室、行政职能部门、后勤部门相关领导和人员。
	院外联系部门	医院、科室或护理部授权范围内与外界有关部门人员沟通、联系。

工作权限	1.体检中心岗位工作权。2.岗位工作计划、实施、检查的建议权。3.改进工作建议权。

工作环境	1.在医院内工作,温度、湿度适宜。2.满足体检人员卫生环境工作的相关条件。

在现在的岗位已工作时间	自　　年　　月　　日开始,　　共计:　　年

学历培训 经历经验	1.初中以上学历,1年以上清洁工作经验。2.参加中心规定的有关会议及医院组织的相关会议学习。3.注重医院中心对客户的宣传。4.具备勤奋、踏实、肯干的精神。

岗位工作 技能要求	1.获清洁员工基本的面试和考试资格。掌握医院清洁工作制度、本岗位职责和有关工作制度内容等。2.熟悉医院、中心一般卫生学理论,了解体检中心客户的生活、卫生需求。3.尽可能熟悉健康教育和预防保健知识。4.恪尽职守,具有良好的职业道德素质。5.良好的团队合作精神,工作细心、周到、耐心,较强的服务意识和奉献精神。6.一定的独立岗位工作能力,良好的沟通、协调能力。

岗位工作 其他要求	性别要求		年龄要求			婚姻	婚否不限
	身体要求		政治要求	事业性、组织观念强		业务要求	精通本专业

岗位分析时间			填写人	
直接上级审核签字			审核时间	

五、胃镜室护理人员岗位说明书

1.胃镜室负责人岗位说明书

岗位工作 基本信息	岗位名称	胃镜室负责人	所在部门	胃镜室	岗位编号	
	从属部门	医务部消化内科	岗位定员		所辖人数	
	直接上级	科主任	直接下级		胃镜室人员	
岗位使命 工作概述	在科主任的领导下,负责内镜检查、治疗、科研、带教、新项目开展或推广工作。是分工胃镜室人员工作的思想、业务、技术、管理、医德医风、经济效益的责任人。					
岗位工作 主要职责 与任务	**管理职责。**1.按照科主任安排督促人员对病人胃镜检查、护理、药品、教学、科研、管理、经济管理、满意服务等工作。2.重视思想工作,经常对人员进行职业道德教育。3.做好胃镜室的纠纷处理工作。按照分工负责制订胃镜室发展规划,学科建设,年度、月度、周工作计划,并组织实施。4.根据工作需要,提出胃镜室器械的购置、维修与报废申请,督查仪器的保养与维护,最大限度地提高科室仪器的使用效率。 **业务职责。**1.把好病人内镜诊疗质量关、安全关、服务关,解决内镜诊疗、检查上的疑难问题,带领内镜室人员不断学习新技术,提高诊疗水平。2.督查内镜室人员认真执行各项诊疗规程。3.检查医生、护士、轮转医生、研究生、进修医生和实习医生的培养工作,并定期考核。4.定期组织胃镜室人员学习、应用国内外医学先进经验,开展新技术、新疗法。重视疑难疾病、内镜检查新技术研究。5.协调好病人胃镜检查后需要住院、治疗等相关工作。6.开展消化道大出血、胃内、肠内疾病内镜诊疗以及胃肠动力、消化道肿瘤等疾病诊疗检查研究工作。7.服务病人满意度。 **教学科研职责。**1.根据教学工作的需要,利用各种机会如病人胃镜检查时的现场视频、病检确诊、上课和各类技术操作对下级医师和进修、实习人员进行示范教学和培训。2.不断学习新知识、掌握新技术,把握国内外本护理专业的发展动态,切实可行地制订并组织实施日常工作及胃镜学科的发展计划。3.论文发表、科研成果。 **持续学习。**1.持续学习与工作改进和能力。2.掌握、了解国内外本专业发展动态。3.积极参加科室、医院的各种讨论、研讨学术会议。4.岗位工作持续改进的能力。					
岗位工作 主要绩效 考核要点	1.严格规章制度落实。2.完成分管的医、教、研、护理、工作数量指标、质量指标、效率指标、经济指标。3.综合卓越绩效管理指标。4.医德医风、社会责任。5.顾客沟通、医患纠纷处理。6.胃镜室内环境管理、健康宣教、培训帮带等。7.胃镜室工作流程。8.按时完成学科建设相关工作。9.胃镜室人员和谐、认真负责,团队精神。					
岗位工 作关系	院内联系部门	院内各个科室、行政职能部门、后勤部门相关领导和人员。				
	院外联系部门	医院、科室或护理部授权范围内与外界有关部门人员沟通、联系。				
岗位工 作权限	1.对胃镜室人员、业务的管理领导权。对胃镜室日常工作的计划、实施、检查和管理权,对导管室人员任免、晋升的建议权。2.监督分管人员的日常工作权。3.向主任或者上级领导提出改进胃镜室工作、绩效薪酬、奖金分配建议权等。					
岗位工 作环境	1.在医院内工作,温度、湿度适宜。2.工作现场会接触到轻微粉尘及医疗中的刺激性气味,照明条件良好,一般无相关职业病发生。3.满足医疗工作的相关条件。					
在现在的岗位已工作时间	自　　　年　　月　　　日开始,　　共计:　　　年					
学历培训 经历经验	1.本科及以上学历,中级及以上职称,有10年以上消化内科工作经验,2年胃镜室工作经验。2.专科业务进修最少1次、医院管理培训经历。3.工作中沟通能力。					
岗位工作 技能要求	1.称职的胃镜室负责人。2.业务与技术能力。3.口才和文字表达能力。4.良好的职业道德素质和团队合作精神。5.中级或以上专业技术职称。6.持续学习与创新能力。					
岗位工作 其他要求	性别要求		年龄要求		婚姻	婚否不限
	身体要求		政治要求	事业性、组织观念强	业务要求	精通本专业
岗位分析时间			填写人			
直接上级审核签字			审核时间			

2.胃镜室主管护师岗位说明书

<table>
<tr><td rowspan="3">岗位工作
基本信息</td><td>岗位名称</td><td>主管护师</td><td>所在部门</td><td>胃镜室</td><td>岗位编号</td><td></td></tr>
<tr><td>从属部门</td><td>护理部</td><td>岗位定员</td><td></td><td>所辖人数</td><td></td></tr>
<tr><td>直接上级</td><td>科室主任</td><td>直接下级</td><td colspan="3">胃镜室相关人员</td></tr>
<tr><td>岗位使命
工作概述</td><td colspan="6">1.在科室主任和护士长领导下工作。2.负责患者的相关检查、治疗工作。3.保证病人检查工作的正常运行。4.服务热情,工作积极,工作主动,工作认真,病人满意。</td></tr>
<tr><td rowspan="1">岗位工作
主要职责
与任务</td><td colspan="6">**岗位职责**。1.在科主任和护士长领导下工作,协助护士长做好内镜室管理,及时发现存在的问题提出解决办法,把好护理质量关。2.指导内镜室护士配合医生完成各种内镜检查和治疗工作,承担难度较大的护理技术操作、检查配合、抢救配合工作,掌握本专业基础护理、专科护理理论及技术操作,具有较系统的护理专业知识。3.了解国内外本专业护理技术发展动态,掌握本专业先进护理技术,并能应用于实际工作。4.协助护士长制定本专业新业务、新技术护理常规和操作规程。5.协助护士长组织内镜室护士的"三基"培训、考核工作。6.指导实习生、进修生的临床带教,完成教学计划,并进行考核和评价。7.负责各种设备检查、维修登记,每周抽查抢救药品、物品、设备,保证仪器、设备完好,处于备用状态。8.负责各种耗材及器械、药品、物品的请领、补充、保管、保养等工作,放置定点、定位、有序,出入账目清楚。9.指导、监督内镜清洗、消毒、储藏,按《内镜清洗、消毒技术规范》进行,防止交叉感染。10.负责医保病人费用的沟通、解释工作及胃镜室内外沟通联络工作。11.积极参加继续教育学习,不断更新专业知识和技能,不断总结经验,撰写论文。12.持续改进。

执行职责。1.严格执行技术操作常规及各项管理及医院制度。2.落实"三查七对",消毒隔离制度。3.落实各种学习、会议制度。4.按照规定处理医疗与护理垃圾与废物。

职业道德。1.遵纪守法。2.尊重患者权利,保守病人秘密。3.廉洁行医,文明礼貌,卓越服务。4.发扬团队精神,和谐共事。5.岗位工作积极性、主动性、责任心。

教学科研。1.精确掌握胃镜室护理工作。承担对护理人员业务学习、参加科室的绩效考核与管理工作。2.对科室学科队伍建设,业务技术管理和组织管理提出意见,按照规定参与护理部组织的全院性工作检查。3.掌握国内外本科护理发展动态,努力引进先进技术,提高护理质量,发展护理科学。4.完成领导交代其他临时性工作任务。</td></tr>
<tr><td>主要绩效
考核要点</td><td colspan="6">1.掌握并执行有关规章制度,岗位工作违反病人治疗的次数。2.岗位工作质量、数量完成情况。3.工作差错率。4.服务满意度。5.上班时间按照规定着装。6.满意度。</td></tr>
<tr><td rowspan="2">岗位工
作关系</td><td>院内联系部门</td><td colspan="5">院内各个科室、行政职能部门、后勤部门相关领导和人员。</td></tr>
<tr><td>院外联系部门</td><td colspan="5">医院、科室或护理部授权范围内与外界有关部门人员沟通、联系。</td></tr>
<tr><td>岗位工
作权限</td><td colspan="6">1.病人检查、治疗工作改进建议权。2.向主管领导报告工作权和对医院有关工作建议权。3.对胃镜室相关人员的督查、考核和奖惩建议权。4.日常工作事务处置权。</td></tr>
<tr><td>岗位工
作环境</td><td colspan="6">1.大部分时间在医院内工作,温度、湿度适宜。2.工作现场会接触到轻微粉尘及医疗中的刺激性气味,照明条件良好,一般无相关职业病发生。3.满足工作的相关条件。</td></tr>
<tr><td>在现在的岗位已工作时间</td><td colspan="6">自　　年　　月　　日开始,　共计:　　年</td></tr>
<tr><td>学历经验</td><td colspan="6">1.本科以上学历,中级专业技术职称。2.本科室护士资质上岗证,5年以上相关工作经验。</td></tr>
<tr><td>岗位工作
技能要求</td><td colspan="6">1.熟悉本专业业务,掌握内镜检查及治疗相关理论知识。2.熟悉消化内科疾病的临床表现、护理常规。3.熟悉相关人文学科知识及法律法规,了解内镜检查及治疗发展的动态。4.熟悉医院感染管理条例、要求。5.指导带教低层级护士的能力。</td></tr>
<tr><td rowspan="2">岗位工作
其他要求</td><td>性别要求</td><td></td><td>年龄要求</td><td></td><td>婚姻</td><td>婚否不限</td></tr>
<tr><td>身体要求</td><td></td><td>政治要求</td><td>组织观念强</td><td>业务要求</td><td>独立工作</td></tr>
<tr><td colspan="2">岗位分析时间</td><td colspan="2"></td><td>填写人</td><td></td></tr>
<tr><td colspan="2">直接上级审核签字</td><td colspan="2"></td><td>审核时间</td><td></td></tr>
</table>

3.胃镜室护士岗位说明书

岗位工作 基本信息	岗位名称	护士	所在部门	胃镜室	岗位编号	
	从属部门	消化内科	岗位定员		所辖人数	
	直接上级	护士长	直接下级	实习、进修护士		

岗位使命 工作概述	在胃镜室负责人和科室护士长领导下,按照自己的职责独立做好病人胃镜检查护理工作、重视护理质量、提高病人满意度。按时、按质、按量完成自己的本职工作。

岗位工作 主要职责 与任务	**岗位职责。**1.树立以病人为中心的服务理念,上班提前10分钟到胃镜室。2.与相关同事交接胃镜室常备医疗器械、管道、药品、输液器、血压计、听诊器、剪刀、急救药盘和保护带的使用情况及数量并签字。3.负责内镜室各种内镜病人检查、治疗的预约登记,安排病人受检次序和内镜报告的发放。4.负责各种技术资料、摄像资料的保管、整理,及时领取各种表格、办公用品及各种药品、物品及抢救物品。5.按月、季、年进行各种工作量、收入等项目的统计工作。6.协助医生做好病人胃镜检查诊断及特殊治疗工作,配合医生做好取活检组织标本及特殊治疗术中配合等工作。7.检查医疗器械使用情况,及时更换和消毒,并写明消毒日期和更换日期。8.严格收费标准,做好门诊、住院病人胃镜检查和治疗费用记账工作。9.负责内镜及附件的保养、清洗、消毒工作。10.应以高度工作责任感,认真对所有器材及时清洗、消毒,确保各种物品处于工作最佳状态。定期对内镜及附件进行细菌培养工作,确保内镜及附件符合消毒要求。11.每日须登记进入洗消室的器材和送出洗消室器材数目相一致。12.认真执行各项规章制度和技术操作常规,严格"三查七对"。13.严格执行消毒隔离、无菌技术操作,预防交叉感染。14.保持胃镜室清洁、物品整齐、使用物品标识明确。15.报废器材认真登记及时补充,以保证检查治疗工作的正常运转。16.善于与其他同事协作,一切为了病人检查、安全。17.维持病人检查秩序,帮助需要帮助的病人。18.重视胃镜检查资料积累,结合实际开展科研工作。19.下班前对各部位检查一遍,该上锁部位上锁,确保安全后方可离去。20.完成有关领导交代的其他临时性工作。21.按规定处理使用废物。22.岗位持续学习与工作创新能力。

岗位工作 主要绩效 考核要点	1.规章制度。2.完成规定的护理工作。3.医德医风、社会责任。4.顾客沟通、医患纠纷处理。5.胃镜室环境管理、健康宣教。6.工作流程。7.交接班及相关工作记录完整。8.服务态度。9.敬业奉献,遵守纪律,任劳任怨。10.工作主动性、责任心。

岗位工 作关系	院内联系部门	院内各个科室、行政职能部门、后勤部门相关领导和人员。
	院外联系部门	医院、科室或护理部授权范围内与外界有关部门人员沟通、联系。

岗位工 作权限	1.对胃镜室工作计划、实施、检查的参与权。2.有权监督实习护士的工作。3.有向护士长、主任提出改进科室工作、薪酬分配、制度改进建议权等。

岗位工 作环境	1.在医院内工作,温度、湿度适宜。2.工作现场会接触到轻微粉尘及医疗中的刺激性气味,照明条件良好,一般无相关职业病发生。3.满足医疗工作的相关条件。

在现在的岗位已工作时间	自　　年　　月　　日开始,　共计:　　年

学历培训 经历经验	1.大专以上学历,有3年以上本科室护理工作经验。2.有临床医患、医务人员之间沟通经历、院内医院管理培训经历。3.有护理、抢救危重病人经历。4.年内最少有1篇论文发表,每年积极参加继续医学教育。5."三基"考试符合要求。6.初级专业技术职称。

岗位工作 技能要求	1.称职的初级专业技术职称。2.科室护理骨干。3.较好的口才和文字表达能力。4.良好的职业道德素质和团队合作精神。5.工作协调、沟通能力。6.持续学习能力。

岗位工作 其他要求	性别要求		年龄要求		婚姻	婚否不限
	身体要求		政治要求	事业性、组织观念强	业务要求	掌握本专业

岗位分析时间		填写人	
直接上级审核签字		审核时间	

4.胃镜室配台护士岗位说明书

岗位工作基本信息	岗位名称	配台护士	所在部门	胃镜室	岗位编号	
	从属部门	护理部	岗位定员		所辖人数	
	直接上级	科室主任	直接下级	实习、进修护士		

岗位使命工作概述	1.在科室主任和护士长领导下工作。2.负责患者的相关检查、治疗工作。3.保证病人检查工作的正常运行。4.服务热情,工作积极,工作主动,工作认真,病人满意。

岗位工作主要职责与任务	**岗位职责。**1.遵循医院护理部和所在科室的护理哲理,树立以病人为中心的理念,尊重病人权利。2.每日检查抢救药品、物品、设备,保证完好、充分,处于备用状态。3.做好胃镜室室,检查、治疗中所需物品、耗材准备,内镜及附件使用前的检查、准备工作,保证病人内镜检查和治疗的顺利进行。4.做好患者检查准备工作,包括核对姓名、解释检查目的、检查用药,解除患者紧张情绪等。5.在医师指导下配合医师完成各种内镜的检查和治疗工作,术中协助插镜,检查治疗术中随时注意观察患者情况,及时发现异常情况并报告医师,协助医生处理病人。6.配合医师取活检和刷取细胞、息肉摘除等,收集病理检查标本,并及时做好交接、送检。7.检查或治疗完毕,向患者或家属嘱咐术后注意事项,整理床单位。8.保持检查室内整齐、清洁、有序,用后物品按《医疗废物管理条例》处理,每日工作结束后做好终末处理工作。9.积极参加继续教育学习,完成医院及科室的"三基"培训计划,并通过考核,符合要求。10.工作现场"7S管理":①整理、②整顿、③清扫、④清洁、⑤素养、⑥安全、⑦节约。 **执行职责。**1.严格执行技术操作常规及各项管理及医院制度。2.落实"三查七对",消毒隔离制度。3.落实各种学习、会议制度。4.按照规定处理医疗与护理垃圾与废物。 **职业道德。**1.遵纪守法。2.尊重患者权利,保守病人秘密。3.廉洁行医,文明礼貌,卓越服务。4.发扬团队精神,和谐共事。5.工作积极性、主动性、创新性,责任心。 **教学科研。**1.精确掌握胃镜室护理工作。参加科室的绩效考核与管理工作。2.对科室学科队伍建设、业务技术管理和组织管理提出意见,按照规定参与护理部组织的全院性护理业务考试、考核。3.掌握国内外本科护理发展动态,努力学习先进技术,提高护理质量,发展护理科学。4.完成领导交代的其他临时性工作任务。5.病人满意度。

主要绩效考核要点	1.掌握并执行有关规章制度,岗位工作违反病人检查、治疗的次数。2.工作质量、数量完成情况。3.岗位工作差错率。4.服务病人满意度。5.上班时间按照规定着装。

岗位工作关系	院内联系部门	院内各个科室、行政职能部门、后勤部门相关领导和人员。
	院外联系部门	医院、科室或护理部授权范围内与外界有关部门人员沟通、联系。

岗位工作权限	1.病人治疗工作改进建议权。2.向主管领导报告工作权和对医院有关工作建议权。3.对相关人员的督查、考核和奖惩建议权。4.日常工作事务处置权。5.制度改进权。

岗位工作环境	1.大部分时间在医院内工作,温度、湿度适宜。2.工作现场会接触到轻微粉尘及医疗中的刺激性气味,照明条件良好,一般无相关职业病发生。3.满足相关工作的条件。

在现在的岗位已工作时间	自　　年　　月　　日开始,　　共计:　　年

学历经验	1.本科以上学历,初级专业技术职称。2.胃镜室护士资质上岗证,3年以上相关工作经验。

岗位工作技能要求	1.熟悉本专业业务,掌握内镜检查及治疗相关理论知识。2.熟悉消化内科常见疾病的临床表现、护理常规。3.熟悉相关人文学科知识及法律法规,了解胃镜内镜检查及治疗发展的动态。4.熟悉医院感染管理条例、要求。5.指导带教低层级护士的能力。6.有病情观察、治疗处置的能力,能在胃镜室医师的指导下完成危重患者的检查和治疗的能力。7.良好的沟通协调能力。8.良好的语言、文字表达能力。

岗位工作其他要求	性别要求		年龄要求		婚姻	婚否不限
	身体要求		政治要求	组织观念强	业务要求	独立工作

岗位分析时间		填写人	

5.胃镜室预约台护士岗位说明书

岗位工作 基本信息	岗位名称	预约台护士	所在部门	胃镜室	岗位编号	
	从属部门	护理部	岗位定员		所辖人数	
	直接上级	科室主任	直接下级	实习、进修护士		

岗位使命 工作概述	1.在科室主任和护士长领导下工作。2.负责患者的预约检查、治疗工作。3.保证病人检查工作的正常运行。4.服务热情,工作积极,工作主动,工作认真,病人满意。

岗位工作 主要职责 与任务	**岗位职责。**1.遵循医院护理部和所在科室的护理哲理,树立以病人为中心的理念,尊重病人权利。2.提前到岗,做好准备工作,保持预约台整齐、清洁、有序。3.负责内镜室各种内镜检查治疗的预约登记,检查各种申请单、报告单填写是否正确,与业务科室及相关职能科室做好交接工作。4.接待受检患者,正确评估病人情况,编写检查号,安排病人有序排队、检查、治疗,维持等候区的秩序。5.告知患者检查前后的注意事项,解释普通胃肠镜或无痛胃肠镜检查的有关事项。6.发放病人的内镜报告单,告知患者或家属报告中医师的建议,解答患者的咨询。7.严格按收费标准收费,负责病人费用的清理、核查工作。8.负责各种办公用品、物品的领取、保管,技术资料、档案的整理保管工作。9.每日工作结束后做好环境清洁、消毒,完成各种登记本的登记工作。10.按月、季、年完成各种工作量、收入、支出等项目的统计工作。11.岗位工作现场"7S管理":①整理、②整顿、③清扫、④清洁、⑤素养、⑥安全、⑦节约。 **执行职责。**1.严格执行技术操作常规及各项管理及医院制度。2.落实"三查七对",消毒隔离制度。3.常见规定的各种学习、会议制度。4.按照规定处理医疗垃圾与废物。 **职业道德。**1.遵纪守法。2.尊重患者权利,保守病人秘密。3.廉洁行医,文明礼貌,卓越服务。4.发扬团队精神,和谐共事。5.工作积极性、主动性、创新性、责任心。 **教学科研。**1.精确掌握胃镜室病人预约工作。承担对护理人员业务学习、参加科室的绩效考核与管理工作。2.对科室学科建设,业务技术管理和组织管理提出意见,按照规定参与护理部组织的全院性护理业务考试、考核。3.掌握国内外本科护理发展动态,努力学习先进技术,提高护理质量,发展护理科学。4.完成其他临时性工作任务。

主要绩效 考核要点	1.服从工作安排,预约登记台清洁、整齐、有序。2.安排预约病人有序符合检查治疗要求,等候区病人秩序良好。3.认真执行查对制度,无差错事故。4.严格按照医保、物价部门收费标准收取费用,无违规收费现象。5.物资申领、保管有序,无积压、过期现象。6.各种数据统计正确、完整,及时上报,各种登记本记录规范,内容完整,技术资料、档案保管妥当无丢失。7.认真履行岗位职责,护理服务满足患者需要。

岗位工 作关系	院内联系部门	院内各个科室、行政职能部门、后勤部门相关领导和人员。
	院外联系部门	医院、科室或护理部授权范围内与外界有关部门人员沟通、联系。

岗位工 作权限	1.病人治疗工作改进建议权。2.向主管领导报告工作权和对医院有关工作建议权。3.对相关人员的督查、检查、绩效考核和奖惩建议权。4.授权日常工作事务处置权。

岗位工 作环境	1.大部分时间在医院内工作,温度、湿度适宜。2.工作现场会接触到轻微粉尘及医疗中的刺激性气味,照明条件良好,一般无相关职业病发生。3.满足相关工作的条件。

在现在的岗位已工作时间	自　　年　　月　　日开始,　共计:　　年

学历经验	1.本科以上学历,初级专业技术职称。2.本科室护士资质上岗证,1年以上相关工作经验。

岗位工作 技能要求	1.熟悉本专业业务,掌握内镜检查及治疗相关理论知识。2.熟悉消化内科常见疾病的临床表现、护理常规。3.熟悉相关人文学科知识及法规,了解胃镜室检查及治疗发展的动态。4.熟悉医院感染管理条例要求。5.有胃镜室病人检查时病人的病情观察、治疗处置的能力,能在胃镜室医师的指导下完成危重患者的检查和治疗的能力。

岗位工作 其他要求	性别要求		年龄要求		婚姻	婚否不限
	身体要求		政治要求	组织观念强	业务要求	独立工作

6.胃镜室清洗护士岗位说明书

岗位工作基本信息	岗位名称	清洗护士	所在部门	胃镜室	岗位编号	
	从属部门	护理部	岗位定员		所辖人数	
	直接上级	科室主任内镜室主任	直接下级	实习、进修护士		

岗位使命工作概述	1.在科室主任和护士长领导下工作。2.负责胃镜室设备、环境的清洗工作。3.保证病人检查的正常运行。4.服务热情,工作积极,工作主动,工作认真,服务病人满意。

岗位工作主要职责与任务	**岗位职责。**1.保持胃镜室内清洗消毒室、内镜室环境清洁、整齐,物品放置有序。2.配制消毒液,按《内镜清洗消毒技术规范》执行,并做好浓度的监测、记录。3.负责内镜和附件使用前的检查,准备工作,保证内镜检查和治疗的顺利进行。4.负责内镜和附件使用后的检查、清洗、消毒、灭菌及登记工作。5.做好个人防护,如佩戴护目镜、手套、口罩、帽子,穿防水服、防水鞋。6.配合医院感染管理科做好环境卫生学监测和内窥镜生物学监测、登记工作。7.建立仪器、设备、内窥镜登记卡,并负责其保管与维护,维修登记及报废。8.用后物品按《医疗废物管理条例》处理,每日工作结束后做好终末消毒处理,准备好次日物品、器械。9.积极参加继续教育学习,完成医院及科室的"三基"培训计划,并通过胃镜室绩效考核、符合规定要求。10.岗位工作现场"7S管理":①整理、②整顿、③清扫、④清洁、⑤素养、⑥安全、⑦节约。 **执行职责。**1.严格执行技术操作常规及各项管理及医院制度。2.落实"三查七对",消毒隔离制度。3.落实各种学习、会议制度。4.按照规定处理医疗与护理垃圾与废物。 **职业道德。**1.遵纪守法。2.尊重患者权利,保守病人秘密。3.廉洁行医,文明礼貌,卓越服务。4.发扬团队精神,和谐共事。5.工作积极性、主动性、创新性,责任心。 **教学科研。**1.精确掌握胃镜室护理清洗工作。承担对护理人员业务学习、参加科室的绩效考核与管理工作。2.对科室学科队伍建设,业务技术管理和组织管理提出意见,按照规定参加医院的各项科室、考核工作。3.掌握国内外本科护理发展动态,努力引进先进技术,提高护理质量,发展护理科学。4.完成领导交代的其他临时性工作任务。

主要绩效考核要点	1.执行落实《医院感染管理办法》和《内窥镜清洗消毒技术规范》,环境卫生学监测和消毒、灭菌后的内窥镜生物学监测符合要求,无交叉感染。2.贵重、精密仪器、设备无损坏、无丢失。3.护士有自我防护意识,个人防护用品穿戴符合要求。4.各种登记本记录规范,内容完整。5.医疗废物按《医疗废物管理条例》实施。6.满意度。

岗位工作关系	院内联系部门	院内各个科室、行政职能部门、后勤部门相关领导和人员。
	院外联系部门	医院、科室或护理部授权范围内与外界有关部门人员沟通、联系。

岗位工作权限	1.病人治疗工作改进建议权。2.向主管领导报告工作权和对医院有关工作建议权。3.对相关人员督查、考核和奖惩建议权。4.日常工作事务处置权。5.制度改进建议权。

岗位工作环境	1.大部分时间在医院内工作,温度、湿度适宜。2.工作现场会接触到轻微粉尘及医疗中的刺激性气味,照明条件良好,一般无相关职业病发生。3.满足相关工作的条件。

在现在的岗位已工作时间	自 年 月 日开始, 共计: 年

学历经验	1.本科以上学历,初级专业技术职称。2.本科室护士资质上岗证。3.年以上相关工作经验。

岗位工作技能要求	1.熟悉本专业业务,掌握内镜检查及治疗相关理论知识。2.熟悉消化内科、胃镜室常见疾病的临床表现、护理常规。3.熟悉相关人文学科知识及法律法规,了解内镜检查及治疗发展的动态。4.熟悉医院感染管理条例、要求。5.指导带教低层级护士的能力。6.有病情观察、治疗处置的能力;能在内镜室医师的指导下完成危重患者的检查和治疗的能力。7.良好的沟通协调能力。8.良好语言、文字表达能力。

岗位工作其他要求	性别要求		年龄要求		婚姻	婚否不限
	身体要求		政治要求	组织观念强	业务要求	独立工作

岗位分析时间		填写人	

六、卓越绩效考评办公室护理人员岗位说明书

卓越绩效考核人员护理人员岗位说明书

岗位工作 基本信息	岗位名称	绩效考核护师	所在部门	绩效办公室	岗位编号	
	从属部门	院部	岗位定员		所辖人数	
	直接上级	考核办主任	直接下级	办公室相关人员		
岗位使命 工作概述	在绩效考核办公室主任领导下,掌握科室、部门绩效考核标准和有关医疗护理及其他规章制度,根据医院绩效考核办安排,参与和本院的相关科室的绩效考评工作。					
岗位工作 主要职责 与任务	**岗位职责。**1.在绩效办主任领导下开展工作。被授权拟订相关科室、部门、员工绩效考核标准、考核时间安排、考核方法和考核流程和计划,经批准后实施。定期汇总各科室、部门绩效考核的结果,并撰写绩效考核分析报告。2.协助医院绩效考核系统建立。监督执行各科室、部门员工考核标准的落实。3.收集各科室、部门的绩效考核指标,制作各相关岗位绩效考核表格。4.协助绩效办主任制定各科室、部门绩效考核指标和体系,负责对医院各项规章制度的执行情况进行监督和考核。5.随时掌握各科室、部门、科室绩效考核动态,及时向主任汇报。6.根据工作的需要,分析、反馈绩效考核情况。有倾向性地检查、考核护理绩效工作。7.协助各科室、部门做好绩效考核执行工作。根据需要和考核结果,参考医院员工发展需求,提出员工晋升意见。8.对绩效考核结果的公正性和透明性负责。9.密切与各科室、各部门联系,协调和配合完成各项绩效考核检查工作。10.受理和处理员工绩效考核投诉,对不能给予解决的问题要及时报告给绩效考核办主任。11.保存和管理好绩效考核档案,并对绩效考核档案分类整理,协助绩效考核办主任完成各种绩效考核后的报告,文件草拟、印发等工作。12.调查员工职业发展需求,建立员工职业发展相关数据库,授权负责医院绩效考核及相关工作,按照工作程序和流程做好与医院其他科室职能部门的沟通和协调工作。 **工作创新。**善于发现工作中的问题、缺陷,分析、解决问题、缺陷的能力。					
岗位工作 主要绩效 考核要点	1.掌握医院年度工作计划,熟悉本部门年度、月度、周绩效工作计划。2.绩效考核工作计划完成率。3.协调全院人员绩效考核管理。4.定期对全院工作进行绩效考核。5.了解全院各科室、部门工作能力、管理能力、领导能力、科室绩效考核工作状况。					
岗位工 作关系	院内联系部门	院内各个科室、行政职能部门、后勤部门相关领导和人员。				
	院外联系部门	医院、科室或护理部授权范围内与外界有关部门人员沟通、联系。				
岗位工 作权限	1.全院绩效考核资料的收集和整理。2.向上级报告工作及建议权。3.对医院绩效管理工作出台的各种文件政策的解释权。4.协调沟通相关关系,临时性协调关系权。					
岗位工 作环境	1.大部分时间在医院内工作,温度、湿度适宜。2.工作现场会接触到轻微粉尘及医疗中的刺激性气味,照明条件良好,一般无相关职业病发生。3.电话、计算机、传真机、打印机、文件柜等必需办公设备和工作信息软件系统。4.有利于工作环境。					
在现在的岗位已工作时间	自　　年　　月　　日开始,　　共计:　　年					
学历培训 经历经验	1.本科以上学历,熟悉相关管理知识。2.医院管理专业培训。3.较丰富的相关管理及知识。4.掌握通知、简报、汇报文件、总结、医院文件、各类考核报表格式。					
岗位工作 技能要求	1.有扎实的医疗、护理、财务、人事等专业知识、技能及绩效管理理论、经验。2.熟悉医院管理理论、职能部门管理工作流程。3.较强组织协调及沟通能力。4.熟练应用计算机的能力。5.熟悉人力资源专业基础知识,熟悉现代办公软件操作,熟悉国家的人事政策,了解医院自身的人事沿革和惯例,了解医院各部门业务的基础知识。6.良好的人际沟通际协调能力,语言表达能力,综合统计分析能力,良好的组织能力。					
岗位工作 其他要求	性别要求		年龄要求		婚姻	婚否不限
	身体要求		政治要求	组织观念强	业务要求	岗位独立工作
岗位分析时间			填写人			

七、病案室护理人员岗位说明书

病案室护理人员岗位说明书

岗位工作 基本信息	岗位名称	病案室护士	所在部门	病案室	岗位编号	
	从属部门	院部	岗位定员		所辖人数	
	直接上级	医教科	直接下级	病案室信息管理员		
岗位使命 工作概述	1.在病案室主任领导下,负责全院病案的质量检查、收集、整理装订、编码、归档工作。2.完成医疗信息统计、分析报表、相关医疗终末质量检查工作。3.不断完善并建立健全病案科规章制度,管理病案系统工作流程信息化、操作方法,提出改进意见。					
岗位工作 主要职责 与任务	**岗位职责。**1.在科室主任领导下进行工作。2.负责全院出院病人病案的录入工作,保证病案首页录入项目的完整性,确保医疗统计数据的准确性。3.病案编码要准确无误,对疾病诊断编码、手术编码、M编码、E编码要依据国际疾病分类(ICD-9)进行编目。4.负责全院出院病案的回收、整理、归档、借阅、摘录及安全保管工作。5.出院病案要求3日内归档,对不能及时归档病案要督促并印发催还归档通知单。6.负责完成全院病案收集、编码、存储和归档的整理工作。7.负责完成病案信息分析统计及终末病案的质量检查相关工作。8.做好安全、防火防盗工作。评估病案科各项工作质量,规范优化病案业务流程。9.参与协助医院信息系统及电子病案系统的建设。结合各科病历书写情况,提出改进意见,提高病历书写质量。10.熟悉可靠性管理方法、持续病案工作质量改进。11.出院病案要求按时归档、对不能及时归档病案要催还归档。12.及时向各类人员提供教学、科研、临床经验的总结以及医院管理所需的病案。13.学习运用国内先进的并按资料管理方法和计算知识、努力开展新业务、新技术和科研工作。14.负责整理住院病例分析表、进行登记汇总、妥善管理。15.根据病案管理量化标准计算各科病种质控表得分、并整理登记、汇总保管。16.收集病案使用情况、编制病案室工作月报表。17.编制病历质量检查表、病历质量统计报表、每月月末报出。18.完成临时性工作任务、接待有关人员的资料检索和查询。19.授权负责科室行政管理与业务工作的绩效考核、检查、监督工作。20.护士按照医院病案管理规定工作。 **工作创新。**善于发现工作中的问题、缺陷,分析、解决问题、缺陷的能力。					
岗位工作 主要绩效 考核要点	1.按时完成病案计划工作,保证病案工作管理质量。2.病案管理安全,无丢失损坏病案现象。3.病案编码准确,查询无误。4.为医疗科研和管理提供真实有用数据。5.服务工作满意度。6.与相关科室、相关部门、相关人员沟通协调。7.病人满意度。					
岗位工 作关系	院内联系部门	院内各个科室、行政职能部门、后勤部门相关领导和人员。				
	院外联系部门	医院、科室或护理部授权范围内与外界有关部门人员沟通、联系。				
工作权限	1.健全病案科规章制度权。2.向主管副院长报告工作权和对医院有关工作建议。					
工作环境	1.电话、计算机、传真机、打印机、文件柜等。2.信息设备和工作信息软件系统					
在现在的岗位已工作时间	自 年 月 日开始, 共计: 年					
学历培训 经历经验	1.医学相关专科或卫生管理知识,高级技术职务任职资格。2.医疗、卫生专业,具有一定的管理经验,丰富的病案管理及医学知识。3.岗位工作中的协调与沟通能力。					
岗位工作 技能要求	1.掌握医学、管理学、档案管理知识及相关技能。2.身体健康,恪尽职守,具有良好的职业道德素质和团队合作精神。3.具有一定分析解决问题能力、口头书面表达能力。4.应知法规:《国家卫健委发布的18项核心制度》《医疗事故处理条例》《医疗机构病历管理规定》《病历书写技术规范》及凡属于国家有关卫生政策法规和卫生行政部门颁布的规章制度,以及医院制定的本岗位职责和有关工作制度等。					
岗位工作 其他要求	性别要求		年龄要求		婚姻	婚否不限
	身体要求		政治要求	组织观念强	业务要求	独立工作
岗位分析时间			填写人			

八、收费室护理人员岗位说明书

1.收费室主任/班长岗位说明书

<table>
<tr><td rowspan="3">岗位工作
基本信息</td><td>岗位名称</td><td>收费班长</td><td>所在部门</td><td>收费处</td><td>岗位编号</td><td></td></tr>
<tr><td>从属部门</td><td></td><td>岗位定员</td><td></td><td>所辖人数</td><td></td></tr>
<tr><td>直接上级</td><td>主任、护士长</td><td>直接下级</td><td colspan="3">收费员</td></tr>
<tr><td>岗位使命
工作概述</td><td colspan="6">1.在门诊部主任、护士长领导下工作。2.负责所有的门诊患者的收费工作。3.保证医院收费工作的正常运行。4.服务热情,工作积极、主动、负责,服务科室病人满意。</td></tr>
<tr><td>岗位工作
主要职责
与任务</td><td colspan="6">岗位职责与管理。1.在门诊部主任和护士长领导下,负责医院窗口各类就诊患者的挂号、划价、收费、出入院结算、费用清单打印等工作。2.收费员在工作期间确保随时挂号、划价、收费等,并积极宣传就诊的注意事项及制度等。3.着装统一、规范,工作认真负责,语言文明,态度和蔼。熟练掌握收费程序和各项收费标准。4.根据就诊患者需求,为其填写门诊病历首页的姓名、性别、年龄、职业、籍贯、工作单位、住址等项目。5.收费员必须做好收费前的准备工作,如各科挂号券、手册、初诊门诊病历、适量零钞、收费收据等工作。6.收付现金要唱收唱付,当面点清,开收收据保留存根复核和备查。7.收费室要建立交接班制度。每日收入现金、支票要当日汇总,做到钱、账相符,如有不符立即查找原因及时解决。钱、账相符后,按时向财务科交纳结算,按照规定留存零钞。8.收费员在值班时不得私自将非本室人员留宿谈天等。9.收费员严格执行现金管理制度,不得挪用公款或将公款借给他人。10.保持收费室内外清洁卫生,做到室内、窗口无蛛网、积尘,保持电脑清洁,无污渍。定期开展大扫除活动。11.收取患者的预交金、药费、治疗费等项目费用,并办理各项目退费工作。12.为病人打印结算单、费用明细单等。13.收据领用要严格按照请领手续办理,个人领用收据后要妥善保管,不准丢失,不准借用或挪用他人收据,不准任意作废、涂改收据。14.严格执行物价收费标准,划价要做到准确无误。15.良好的服务态度,工作严谨,认真计算,礼貌友好,上班时间不干私活,不脱岗,不聊天,不玩手机。16.满意度。
持续学习。1.持续学习与工作改进能力。2.掌握、了解本科室、本专业发展动态。</td></tr>
<tr><td>岗位工作
主要绩效
考核要点</td><td colspan="6">1.熟悉有关制度,违反现金管理制度和收费标准的次数。2.现金收支差错率。3.现金日记账登账及时率。4.现金盘点库存账款相符率,现金库存按时核实率。5.库存现金日报表上报及时率。6.票据保存完好率。7.服务满意度。8.做到姓名,项目,金额相符,防止张冠李戴,错账漏账。9.准确掌握有关收费标准,努力提高效率,缩短病人等待时间。10.上班时间衣帽整洁,不穿拖鞋,佩戴胸卡上岗。11.服务病人满意度。</td></tr>
<tr><td rowspan="2">岗位工
作关系</td><td>院内联系部门</td><td colspan="5">院内各个科室、行政职能部门、后勤部门相关领导和人员。</td></tr>
<tr><td>院外联系部门</td><td colspan="5">医院、科室或护理部授权范围内与外界有关部门人员沟通、联系。</td></tr>
<tr><td>岗位工
作权限</td><td colspan="6">1.医院财务工作规划建议权。2.向主管领导报告工作权和对医院有关工作建议权。3.对下属人员督查、考核和奖惩权。4.工作事务处置权。5.本部门管理工作建议权。</td></tr>
<tr><td>岗位工
作环境</td><td colspan="6">1.大部分时间在医院内工作,温度、湿度适宜。2.工作现场会接触到轻微粉尘及医疗中的刺激性气味,照明条件良好,一般无相关职业病发生。3.电话、计算机、传真机、打印机、文件柜等必需办公设备和工作信息软件系统。4.收费专业封闭的工作环境。</td></tr>
<tr><td>在现在的岗位已工作时间</td><td colspan="6">自　　　年　　月　　日开始,　　共计:　　　年</td></tr>
<tr><td>学历经验</td><td colspan="6">1.中专以上。2.收费员上岗证,1年以上相关工作经验。3.财务管理培训经历。</td></tr>
<tr><td>岗位工作
技能要求</td><td colspan="6">1.熟悉掌握电脑操作。2.良好的人际沟通协调能力,需要有较强的组织协调能力。3.对医生书写的处方、化验单、检查单等有较强的辨认能力。4.熟悉各种药品名称。5.应知法规:《医疗机构管理条例》《全国医院工作条例》《医疗机构评审办法》。</td></tr>
<tr><td rowspan="2">岗位工作
其他要求</td><td>性别要求</td><td></td><td>年龄要求</td><td></td><td>婚姻</td><td>婚否不限</td></tr>
<tr><td>身体要求</td><td></td><td>政治要求</td><td>组织观念强</td><td>业务要求</td><td>独立工作</td></tr>
<tr><td colspan="2" align="center">岗位分析时间</td><td colspan="2"></td><td colspan="2">填写人</td></tr>
</table>

2.收费室人员岗位说明书

岗位工作基本信息	岗位名称	收费员	所在部门	收费室	岗位编号	
	从属部门	门诊部	岗位定员		所辖人数	
	直接上级	门诊部主任护士长	直接下级	授权相关人员		

岗位使命工作概述	1.在收费室主任领导和班长指导下工作。2.负责所有患者的收费工作。3.保证医院收费工作的正常运行。4.服务热情,工作积极,工作主动,工作认真,病人满意。

岗位工作主要职责与任务	岗位职责。1.在收费室主任领导和班长指导下工作,负责医院窗口各类就诊患者的挂号、划价、收费、出入院结算、费用清单打印等工作。2.收费员在工作期间确保随时挂号、划价、收费等,并积极宣传就诊的注意事项及制度等。3.着装统一、规范,工作认真负责,语言文明,态度和蔼。熟练掌握收费程序和各项收费标准。4.根据就诊患者需求,为其填写门诊病历首页的姓名、性别、年龄、职业、籍贯、工作单位、住址等项目。5.收费员必须做好收费前的准备工作,如各科挂号券、手册、初诊门诊病历、适量零钞、收费收据等工作。6.收付现金要唱收唱付,当面点清,开收收据保留存根复核和备查。7.收费室要建立健全交接班制度。每日收入现金、支票要当日汇总,做到钱、账相符,如有不符立即查找原因及时解决。钱、账相符后,按时向财务科交纳结算,按照规定留存零钞。8.收费员在值班时不得私自将非本室人员留宿谈天等。9.收费员严格执行现金管理制度,不得挪用公款或将公款借给他人。10.保持收费室内外清洁卫生,做到室内、窗口无蛛网、积尘,保持电脑清洁,无污渍。定期开展大扫除活动。11.收取患者的预交金、药费、治疗费等项目费用,并办理各项目退费。12.为病人打印结算单、费用明细单等。13.收据领用要严格按照请领手续办理并签字,个人领用收据后要妥善保管,不准丢失,不准借用或挪用他人收据,不准任意作废、涂改收据。14.严格执行物价收费标准,划价要做到准确无误。15.良好的服务态度,工作严谨,认真计算,礼貌友好,上班时间不干私活、不脱岗、不聊天、不玩手机。

岗位工作主要绩效考核要点	1.熟悉有关制度,违反现金管理制度和收费标准的次数。2.现金收支差错率。3.现金日记账登账及时率。4.现金盘点库存账款相符率,现金库存按时核实率。5.库存现金日报表上报及时率。6.票据保存完好率。7.服务满意度。8.做到姓名,项目,金额相符,防止张冠李戴,错账漏账。9.准确掌握有关收费标准,努力提高效率,缩短病人等待时间。10.上班时间衣帽整洁,不穿拖鞋,佩戴胸卡上岗。11.服务病人满意度。

岗位工作关系	院内联系部门	院内各个科室、行政职能部门、后勤部门相关领导和人员。
	院外联系部门	医院、科室或护理部授权范围内与外界有关部门人员沟通、联系。

岗位工作权限	1.医院财务工作规划建议权。2.向主管领导报告工作权和对医院有关工作建议权。3.对下属人员的督查、考核和奖惩权。4.工作事务处置权。5.本部门管理工作建议权。

岗位工作环境	1.大部分时间在医院内工作,温度、湿度适宜。2.工作现场会接触到轻微粉尘及医疗中的刺激性气味,照明条件良好,一般无相关职业病发生。3.电话、计算机、传真机、打印机、文件柜等必需办公设备和工作信息软件系统。4.收费专业封闭的工作环境。

在现在的岗位已工作时间	自　　年　　月　　日开始,共计:　　年

学历经验	1.高中以上学历。2.收费员上岗证。3.4年以上相关工作经验。

岗位工作技能要求	1.熟悉掌握电脑操作。2.良好的人际沟通协调能力,需要有较强的组织协调能力。3.对医生书写的处方、化验单、检查单等有较强的辨认能力。4.应知法规:《医疗机构管理条例》《全国医院工作条例》《医疗机构评审办法》。5.病人满意度。

岗位工作其他要求	性别要求		年龄要求		婚姻	已婚
	身体要求		政治要求	组织观念强	业务要求	独立工作

岗位分析时间		填写人	
直接上级审核签字		审核时间	

3.收费处护士岗位说明书

岗位工作 基本信息	岗位名称	护士收费员	所在部门	收费处	岗位编号	
	从属部门	财务办公室	岗位定员		所辖人数	
	直接上级	财务科	直接下级	收费室相关人员		

岗位使命 工作概述	1.在收费室主任领导下工作。2.负责所有的门诊患者的收费工作。3.保证医院收费工作的正常运行。4.服务热情,工作积极,工作主动,工作认真,服务病人满意。

岗位工作 主要职责 与任务	**岗位职责**。1.在收费室主任领导下,负责医院窗口各类就诊患者的挂号、划价、收费、出入院结算、费用清单打印等工作。2.收费员在工作期间确保随时挂号、划价、收费等,并积极宣传就诊的注意事项及制度等。3.着装统一、规范,工作认真负责,语言文明,态度和蔼。熟练掌握收费程序和各项收费标准。4.根据就诊患者需求,为其填写门诊病历首页的姓名、性别、年龄、职业、籍贯、工作单位、住址等项目。5.收费员必须做好收费前的准备工作,如各科挂号券、手册、初诊门诊病历、适量零钞、收费收据等工作。6.收付现金要唱收唱付,当面点清,开收收据保留存根复核和备查。7.收费室要建立交接班制度。每日收入现金、支票要当日汇总,做到钱、账相符,如有不符立即查找原因及时解决。钱、账相符后,按时向财务科交纳结算,按照规定留存零钞。8.收费员在值班时不得私自将非本室人员留宿谈天等。9.严格执行现金管理制度,不得挪用公款或将公款借给他人。10.保持收费室内外清洁卫生,做到室内、窗口无蛛网、积尘,保持电脑清洁,无污渍。定期开展大扫除活动。11.收取患者的预交金、药费、治疗费等项目费用,办理个项目退费。12.为病人打印结算单、费用明细单等。13.收据领用要严格按照请领手续办理并签字,个人领用收据后要妥善保管,不丢失,不准借用或挪用他人收据,不准任意作废、涂改收据。14.严格执行物价收费标准,划价准确无误。15.良好服务态度,工作严谨,认真计算,礼貌友好。 **工作创新**。1.岗位工作与创新能力。2.岗位工作业务、技术、管理、流程、服务创新。3.善于发现工作中的问题、缺陷,分析问题与解决问题的能力。4.服务病人满意度。

岗位工作 主要绩效 考核要点	1.熟悉有关制度,违反现金管理制度和收费标准的次数。2.现金收支差错率。3.现金日记账登账及时率。4.现金盘点库存账款相符率,现金库存按时核实率。5.库存现金日报表上报及时率。6.票据保存完好率。7.服务满意度。8.做到姓名,项目,金额相符,防止张冠李戴,错账漏账。9.准确掌握有关收费标准,努力提高效率,缩短病人等待时间。10.上班时间衣帽整洁,不穿拖鞋,佩戴胸卡上岗。11.服务病人满意度。

岗位工 作关系	院内联系部门	院内各个科室、行政职能部门、后勤部门相关领导和人员。
	院外联系部门	医院、科室或护理部授权范围内与外界有关部门人员沟通、联系。

岗位工 作权限	1.医院收费工作规划建议权。2.向主管领导报告工作权和对医院有关工作建议权。3.对下属人员督查、考核和奖惩权。4.工作事务处置权。5.本部门管理工作建议权。

岗位工 作环境	1.大部分时间在医院内工作,温度、湿度适宜。2.工作现场会接触到轻微粉尘及医疗中的刺激性气味,照明条件良好,一般无相关职业病发生。3.电话、计算机、传真机、打印机、文件柜等必需办公设备和工作信息软件系统。4.收费专业封闭的工作环境。

在现在的岗位已工作时间	自 年 月 日开始, 共计: 年

学历经验	1.中专以上学历。2.收费员上岗证,1年以上收费等相关工作经验。

岗位工作 技能要求	1.熟悉掌握电脑操作。2.良好的人际沟通协调能力,需要有较强的组织协调能力。3.对医生书写的处方、化验单、检查单等有较强的辨认能力。4.熟悉各种药品名称。

岗位工作 其他要求	性别要求		年龄要求		婚姻	婚否不限
	身体要求		政治要求	组织观念强	业务要求	独立工作

岗位分析时间		填写人	
直接上级审核签字		审核时间	

九、营养科护理人员岗位说明书

1.营养科护士长岗位说明书

岗位工作 基本信息	岗位名称	护士长	所在部门	营养科	岗位编号	
	从属部门	医院、医务部	岗位定员		所辖人数	
	直接上级	营养师主任	直接下级		科室相关人员	

岗位使命 工作概述	在营养科主任的领导下,授权负责组织开展本科营养护理、政治、业务、行政业务及科室建设工作,是科室全面营养护理工作的第一责任人。按时按质按量完成本职工作。

岗位工作 主要职责 与任务	**岗位职责。**1.在营养科主任的领导下,全面负责组织开展本科政治、业务和行政管理工作。2.参加医院规定的相关会议,负责传达、贯彻会议精神,并督促落实。3.制订工作计划,定期总结汇报,与行政职能部门及临床科室保持经常联系。4.建立各种规章制度,包括营养各类人员职责、工作制度、质量检查及卫生安全等制度,督促检查其落实执行情况。5.掌握国内外学科动态,组织开展营养治疗和营养咨询工作。开设营养门诊、参与疑难病例的营养会诊,提出营养支持与治疗方案,并检查执行情况与效果,及时解决营养治疗中存在的问题,注意总结临床营养的经验。6.授权指导、检查营养医师和营养师的营养诊疗工作。监督肠内营养治疗的合理性,对不合理的肠内营养医嘱及时提出意见与建议。7.负责组织开展临床科学研究,带领全科学习和应用新知识、新技术,提高业务水平。8.组织本科工作人员的政治学习,职业道德、医德教育,结合政治思想与业务情况,对本科人员的聘任、考核、奖惩、升转、调离、退休等提出意见,报上级审批。9.对本科营养设备,提出购置与维修计划,使之符合安全、卫生与方便的要求。10.对于营养治疗使用的非药品类营养治疗产品有索证确认的责任。11.指导食品卫生安全管理工作,严防食物中毒和营养事故发生。12.按规定处理医疗废物和污物垃圾。13.遵循PDCA管理、追踪问题解决,掌握持续改进方法。 **持续学习。**1.持续学习与工作改进和能力。2.掌握、了解国内外本专业发展动态。

主要绩效 考核要点	1.制度落实,岗位职责。2.部门计划工作完成率。3.营养治疗及咨询宣教工作效果。4.医用营养品的引进、选择,临床效果。5.医德医风建设,患者、领导、和家属满意度。6.本专业的基本理论和专业知识的掌握程度,本专业国内外发展动态。7.责任心、主动性、创新性和积极性。8.参加临床营养教学与科研工作。9.服务病人满意度。

岗位工 作关系	院内联系部门	院内各个科室、行政职能部门、后勤部门相关领导和人员。
	院外联系部门	医院、科室或护理部授权范围内与外界有关部门人员沟通、联系。

岗位工 作权限	1.向科室主任报告工作权和对医院有关工作建议权。2.对本部门下属的工作指导、督查、考核和奖惩权。3.对本部门的组织、调度权和对员工岗位调配权、聘用的权力。4.有关营养疾病诊治权及授权处方权。5.专业授课权。6.医用营养品引进应用,观察权。

岗位工 作环境	1.在医院内工作,温度、湿度适宜。2.照明、环境条件良好,一般无相关职业病发生。3.电话、计算机、传真机、打印机、文件柜等必需办公设备和工作信息软件系统。

在现在的岗位已工作时间	自 年 月 日开始, 共计: 年

学历培训 经历经验	1.护士长为专职。2.护士长应具有临床医学或营养学相关专业本科以上学历和中级以上技术任职资格。3.连续从事临床营养诊疗工作5年以上相关经验。

岗位工作 技能要求	1.有扎实的医学、护理基础知识,临床医学学历、护理及营养专业知识。2.有专科业务进修经历、相关专业学习、培训经历。3.有医院管理培训经历。4.有良好的语言表达能力人际沟通协调能力。5.丰富行政管理经验及奉献精神。6.病人满意度好。

岗位工作 其他要求	性别要求		年龄要求		婚姻	婚否不限
	身体要求		政治要求	组织观念强	业务要求	独立工作

岗位分析时间		填写人	
直接上级审核签字		审核时间	

2.营养科高级职称营养护师岗位说明书

<table>
<tr><td rowspan="3">岗位工作
基本信息</td><td>岗位名称</td><td>高级职称营养护师</td><td>所在部门</td><td colspan="2">营养科</td><td>岗位编号</td><td></td></tr>
<tr><td>从属部门</td><td>医务部、护理部</td><td>岗位定员</td><td colspan="2"></td><td>所辖人数</td><td></td></tr>
<tr><td>直接上级</td><td>科主任</td><td>直接下级</td><td colspan="4">主管营养师、护师</td></tr>
<tr><td>岗位使命
工作概述</td><td colspan="7">1.在科主任领导下工作。2.负责所有患者的营养指导及宣教工作。3.保证病人营养工作的正常运行。4.服务热情,工作积极,工作主动,工作认真,服务病人的满意。</td></tr>
<tr><td rowspan="6">岗位工作
主要职责
与任务</td><td colspan="7">岗位职责。1.在科主任领导下,协助主任营养诊疗工作。2.按照病情及患者的营养状况,计划和拟订治疗膳食,每日深入病房,了解病人营养摄入情况,检查营养治疗的效果。协助营养治疗医嘱的有效执行。3.负责对患者进行营养风险筛查、治疗食谱制订、营养素摄入量的计算、个性化营养食谱设计、膳食指导建议和营养宣教工作。4.熟练操作常用的营养检测和营养状况评价的方法如人体物理测量、营养换算等。5.管理和维护科室各种仪器设备及营养治疗产品。6.建立使用、维修档案,定期进行营养工作质量控制。7.掌握食品安全及卫生相关制度。8.熟悉营养素种类、营养素食物来源及营养价值,能熟练的根据营养治疗医嘱,配制肠内营养制剂及编制治疗膳食食谱等,指导专业操作人员完成对营养治疗。9.负责对本科室内采购、领用营养治疗产品根据药品、食品管理规范进行管理和储存。10.定期参与科研工作。11.持续改进。</td></tr>
<tr><td colspan="7">执行职责。1.严格执行营养技术操作常规及各项管理及医院制度。2.按疾病诊断、临床医师医嘱制定治疗膳食原则。3.落实学习、会议制度。4.按照规定处理营养废物。</td></tr>
<tr><td colspan="7">职业道德。1.遵纪守法。2.尊重患者权利,保守病人秘密。3.廉洁行医,文明礼貌,卓越服务。4.发扬团队精神,和谐共事。5.岗位工作积极性、主动性、责任心。</td></tr>
<tr><td colspan="7">教学与科研。1.持续学习与创新能力。2.不断总结经验,结合实际工作撰写论文。3.参加并组织医学继续教育和教学,完成规定的学习计划。4.按时完成科研课题任务。</td></tr>
<tr><td colspan="7">持续学习。1.掌握、了解国内外本专业发展动态。2.持续学习与工作改进能力。3.积极参加医院的相关会议。4.对工作中存在的问题与缺陷有持续改进计划并组织实施。</td></tr>
<tr><td colspan="7"></td></tr>
<tr><td>岗位工作
主要绩效
考核要点</td><td colspan="7">1.规章制度,出勤纪律。2.相关记录准确率。3.营养科普制作及宣教。4.相关资料保存完好率。5.服务满意度。6.做到姓名,统计与实际营养人数相符,防止张冠李戴。7.准确掌握有关营养标准,努力提高工作的效率。8.营养工作论文、培训、科研。</td></tr>
<tr><td rowspan="2">岗位工
作关系</td><td>院内联系部门</td><td colspan="6">院内各个科室、行政职能部门、后勤部门相关领导和人员。</td></tr>
<tr><td>院外联系部门</td><td colspan="6">医院、科室或护理部授权范围内与外界有关部门人员沟通、联系。</td></tr>
<tr><td>岗位工
作权限</td><td colspan="7">1.病人营养工作规划建议权。2.向主管领导报告工作权和对医院有关工作建议权。3.对相关人员的督查、考核和奖惩权。4.工作事务处置权。5.本部门管理工作建议权。</td></tr>
<tr><td>岗位工
作环境</td><td colspan="7">1.大部分时间在医院内工作,温度、湿度适宜。2.工作现场会接触到轻微粉尘及医疗中的刺激性气味,照明条件良好,一般无相关职业病发生。3.办公设备信息软件系统。</td></tr>
<tr><td>在现在的岗位已工作时间</td><td colspan="7">自　　　年　　月　　日开始,　　共计:　　　年</td></tr>
<tr><td>学历经验</td><td colspan="7">1.本科以上学历。2.高级职称营养师资质上岗证,5年以上相关工作经验。</td></tr>
<tr><td>岗位工作
技能要求</td><td colspan="7">1.经过临床营养专业培训考核合格,可负责营养检测和评价、指导、完成营养治疗膳食和肠内营养制剂的制备等营养技术工作,授权开具营养治疗医嘱。2.良好的人际沟通、协调、组织能力。3.熟悉病人需要各种营养饮食的名称并能够熟练地向病人介绍,准确计算营养素摄入量。4.参加科室重要、特殊病人的病情讨论的能力。5.熟悉并掌握国家及当地食品卫生安全相关规定。6.岗位工作中协调与沟通技巧与能力。</td></tr>
<tr><td rowspan="2">岗位工作
其他要求</td><td>性别要求</td><td></td><td>年龄要求</td><td colspan="2"></td><td>婚姻</td><td>婚否不限</td></tr>
<tr><td>身体要求</td><td></td><td>政治要求</td><td colspan="2">组织观念强</td><td>业务要求</td><td>独立工作</td></tr>
<tr><td colspan="3">岗位分析时间</td><td colspan="2">填写人</td><td colspan="3"></td></tr>
<tr><td colspan="3">直接上级审核签字</td><td colspan="2">审核时间</td><td colspan="3"></td></tr>
</table>

3. 主管营养护师岗位说明书

<table>
<tr><td rowspan="3">岗位工作
基本信息</td><td>岗位名称</td><td>主管护师</td><td>所在部门</td><td colspan="2">营养科</td><td>岗位编号</td><td></td></tr>
<tr><td>从属部门</td><td>医务部、护理部</td><td>岗位定员</td><td colspan="2"></td><td>所辖人数</td><td></td></tr>
<tr><td>直接上级</td><td>科主任</td><td>直接下级</td><td colspan="4">营养师、护师</td></tr>
<tr><td>岗位使命
工作概述</td><td colspan="7">1.在科主任领导下工作。2.负责所有的患者的营养筛查、评估、指导及宣教工作。3.保证病人营养工作的正常运行。4.服务热情,工作积极、主动,工作认真,病人满意。</td></tr>
<tr><td rowspan="1">岗位工作
主要职责
与任务</td><td colspan="7">岗位职责。1.在科主任和营养医师的指导下,协助营养诊疗工作。2.以病人为中心、主动热情、耐心周到为病人服务。3.负责对患者进行营养风险筛查、评估,治疗食谱制订、营养素摄入量的计算、个性化营养食谱设计、膳食指导建议和营养宣教工作。4.负责对患者进行营养检测和评价的具体操作。5.负责对本科室内各种仪器设备进行日常维护保养和消毒,建立使用、维修档案,定期进行质量控制。6.掌握临床营养科内的医院感染预防与控制原则。参与科研工作,完成继续教育和专业培训要求。7.负责营养治疗制备部门的食品安全及卫生等相关制度的管理。8.营养护师应协助相关人员执行"三查七对"制度,根据营养治疗医嘱配制肠内营养制剂,仪器设备的使用应遵守有关规范。9.营养护师应根据相关管理规范进行营养治疗的管理和储存,执行空气、物品清洁、消毒规范,注意仪器设备的维护与保养。10.持续改进工作能力。
执行职责。1.执行国家相关法律法规,行业规章制度、标准、职责、操作规范与流程,严格执行"18项核心制度",执行医院和科室各项管理制度规定。2.服务病人满意度。
职业道德。1.遵纪守法。2.尊重患者权利,保守病人秘密。3.廉洁行医,文明礼貌,卓越的服务。4.发扬团队精神,和谐共事。5.岗位工作积极性、主动性、责任心。
教学与科研。1.持续学习与创新能力。2.不断总结经验,结合实际工作撰写论文。3.参加并组织医学继续教育,完成规定的学习计划。4.按时完成护理科研课题任务。
持续学习。1.持续学习与工作改进和能力。2.掌握、了解国内外本专业发展动态。3.积极参加科室、医院的各种讨论、研讨会议。4.工作、问题和缺陷持续改进能力。
工作创新。1.岗位工作与创新能力。2.岗位工作业务、技术、操作、流程、服务、管理创新。3.善于发现工作中的问题、缺陷,分析问题与解决问题缺陷能力持续提升。</td></tr>
<tr><td>岗位工作
主要绩效
考核要点</td><td colspan="7">1.规章制度落实。2.营养科室相关记录准确率。3.营养科普制作及宣教。4.相关资料保存完好率。5.服务顾客满意度。6.做到对姓名,统计与实际营养人数相符,防止张冠李戴。7.准确掌握有关营养标准,努力提高工作效率,缩短病人营养饮食等待时间。</td></tr>
<tr><td rowspan="2">岗位工
作关系</td><td>院内联系部门</td><td colspan="6">院内各个科室、行政职能部门、后勤部门相关领导和人员。</td></tr>
<tr><td>院外联系部门</td><td colspan="6">医院、科室或护理部授权范围内与外界有关部门人员沟通、联系。</td></tr>
<tr><td>岗位工
作权限</td><td colspan="7">1.病人营养工作规划建议权。2.向主管领导报告工作权和对医院有关工作建议权。3.对相关人员的督查、考核和奖惩权。4.工作事务处置权。本部门管理工作建议权。</td></tr>
<tr><td>岗位工
作环境</td><td colspan="7">1.大部分时间在医院内工作,温度、湿度适宜。2.工作现场会接触到轻微粉尘及医疗中的刺激性气味,照明条件良好,一般无相关职业病发生。3.办公设备信息软件系统。</td></tr>
<tr><td>在现在的岗位已工作时间</td><td colspan="7">自   年   月   日开始, 共计: 年</td></tr>
<tr><td>学历经验</td><td colspan="7">1.大专以上学历。2.主管护师资质上岗证,2年以上相关工作经验。</td></tr>
<tr><td>岗位工作
技能要求</td><td colspan="7">1.经过临床营养专业培训考核合格,可负责营养检测和评价、指导、宣教工作,不得开具营养治疗医嘱。2.良好的人际沟通、协调、组织能力。3.熟悉病人需要各种营养饮食的名称并能够熟练地向病人介绍。4.参加科室重要、特殊病人的病情讨论的能力。5.熟悉并掌握国家及当地食品卫生安全相关规定。6.仪器、设备的操作、维护与保养。</td></tr>
<tr><td rowspan="2">岗位工作
其他要求</td><td>性别要求</td><td></td><td>年龄要求</td><td colspan="2"></td><td>婚姻</td><td>婚否不限</td></tr>
<tr><td>身体要求</td><td></td><td>政治要求</td><td colspan="2">组织观念强</td><td>业务要求</td><td>独立工作</td></tr>
<tr><td colspan="2" align="center">岗位分析时间</td><td colspan="3"></td><td>填写人</td><td colspan="2"></td></tr>
</table>

十、高压氧科护理人员岗位说明书

1.高压氧科护士长岗位说明书

岗位工作 基本信息	岗位名称	护士长	所在部门	高压氧科	岗位编号	
	从属部门	医务部、护理部	岗位定员		所辖人数	
	直接上级	科主任、护理部	直接下级	护理人员,实习、进修护士		
岗位使命 工作概述	在科主任与护理部领导下,全面负责科室相关护理工作、操舱、病房管理、护士思想工作,物资管理等工作。是科室护士的思想、业务、技术、行政管理第一责任人。					
岗位工作 主要职责 与任务	**领导职责。**1.在科主任和护理部带领下,负责本科室相关护理、操舱和部分行政管理工作。2.重视思想政治工作,经常对护士进行职业道德教育。3.根据护理部的安排,结合本科具体情况制订本科护理工作计划和科研计划并落实。4.负责制订本科室的护理发展规划、年度、月度、周工作计划并组织实施。5.确定护士的值班操舱和临时调配。6.协调与其他科室关系,搞好科内、外沟通,以保证护理工作正常进行。 **管理职责。**1.早上上班与护士一起对昨天工作回顾检查,检查昨天重病人、特殊病人的检查情况,对复杂的护理技术或新开展的业务,要具体指导。2.负责护理人员分工排班,并督促检查完成情况。3.制订护理工作计划并组织实施,经常督促检查完成情况。总结经验,不断提高护理质量和技术水平。4.督促护理人员加强工作责任心,认真执行各项规章制度和操作规程,严防差错事故。5.做好卫生宣教和消毒隔离工作,防止舱内交叉感染。6.负责科室物品、药品和医疗设备管理工作。7.经常征求患者和家属的意见,定期召开座谈会,不断改善服务态度和护理质量。8.重视科室绩效考核工作及积极分配合理性和科学性。9.完成领导交代的临时性工作任务。 **教学与科研职责。**1.加强业务训练,并注意护士业务素质的培养。2.组织安排并检查实习护士、进修护士在本科各病室的临床教学和实习情况。3.服务病人满意度。 **工作创新。**善于发现工作中的问题、缺陷,分析解决问题、缺陷能力持续提升。					
岗位工作 主要绩效 考核要点	1.规章制度落实。2.护理、学术、科研等工作数量指标、质量指标、效率指标、经济指标。3.顾客沟通,处理病人投诉与纠纷。4.医德医风、社会责任。5.健康宣教、培训帮带等。6.护理工作流程规范。7.病房管理。8.本科室护理人员技术操作。9.检查治病病人成功率。10.高压氧舱专科护理合格率。11.护理文书。12.病人满意度。					
岗位工 作关系	院内联系部门	院内各个科室、行政职能部门、后勤部门相关领导和人员。				
	院外联系部门	医院、科室或护理部授权范围内与外界有关部门人员沟通、联系。				
岗位工 作权限	1.科室管理、协调权。对本科室日常工作的计划、实施、检查的指导权,对本科室内护理人员任免的建议权。2.监督护理人员的日常工作权。3.有向主任、护理部主任或者上级领导提出改进科室工作、薪酬分配、制度改进建议权等。					
岗位工 作环境	1.在医院内工作,温度、湿度适宜。2.工作现场会接触到轻微粉尘及医疗中的刺激性气味,照明条件良好,一般无相关职业病发生。3.满足医疗工作的相关条件。					
在现在的岗位已工作时间	自　　年　　月　　日开始,共计:　　年					
学历培训 经历经验	1.专科以上学历,有5年以上本科室护理工作经验。2.有专科业务进修最少1次经历、医院管理培训经历。3.学术、教学、科研经历。4.每5年内最少有1篇公开杂志论文发表。5.中级以上职称。6.较丰富的协调、沟通技巧与经验。7.病人满意度。					
岗位工作 技能要求	1.称职的学科带头人。2.下属公认的领导、决策、管理和协调能力。3.较好的口才和文字表达能力。4.良好的职业道德素质和团队合作精神。5.持续学习能力强。					
岗位工作 其他要求	性别要求		年龄要求		婚姻	婚否不限
	身体要求		政治要求	事业性、组织观念强	业务要求	精通本专业
岗位分析时间			填写人			
直接上级审核签字			审核时间			

2.高压氧科技师岗位说明书

<table>
<tr><td rowspan="3">岗位工作
基本信息</td><td>岗位名称</td><td>技师</td><td>所在部门</td><td>高压氧科</td><td>岗位编号</td><td></td></tr>
<tr><td>从属部门</td><td>医院、医务部</td><td>岗位定员</td><td></td><td>所辖人数</td><td></td></tr>
<tr><td>直接上级</td><td>科主任</td><td>直接下级</td><td colspan="3">相关人员,实习、进修人员</td></tr>
<tr><td>岗位使命
工作概述</td><td colspan="6">在科室主任领导和护士长指导下完成氧舱的安全操作、维修、保养、定期检查等工作。使氧舱能够安全运转,提高氧舱使用效率。服务热情周到,提供病人满意度。</td></tr>
<tr><td rowspan="7">岗位工作
主要职责
与任务</td><td colspan="6">**岗位职责。**1.在科主任的领导和护士长的指导下进行工作。2.根据本单位氧舱的结构和性能特点,制定安全操作、维修保养、定期检查和维修计划,保证设备安全运行。3.熟悉设备结构、性能和工作原理,负责设备的调试操作、维修和保养,定期校验工作,及时查找并消除隐患。4.负责空气压缩机操作,定时向储气罐加压充气,随时保证氧舱治疗供气。5.负责器材、物料、工具的准备、登记和保管。6.负责设备的使用登记,定期统计上报相关数据。7.建立和保管氧舱相关技术档案。8.按照规定参加医院、科室相关会议。9.按规定上下班、值班。10.为病人服务满意度。</td></tr>
<tr><td colspan="6">**执行职责。**1.执行国家相关法律法规,行业规章制度、标准、职责、操作规范与流程,严格执行"18项核心制度",执行医院和科室的各项管理制度。2.参加医院、行政、业务、党支部举办的各项政治理论学习、业务与管理知识培训。3.核心制度执行。</td></tr>
<tr><td colspan="6">**职业道德。**1.遵纪守法。2.尊重患者权利,保守患者秘密。3.病人优质服务。4.廉洁行医,文明礼貌,卓越工作。5.发扬团队精神。6.工作积极性、主动性、责任心。</td></tr>
<tr><td colspan="6">**教学科研职责。**1.根据科室安排和需要参加教学、带教、业务培训、学术会议、科研课题与管理等工作,利用各种机会如医学继续教育、病例讨论、上课、工作检查和各类技术操作对下级人员、进修、实习人员进行示范教学和培训。2.指导相关人员结合本专业开展科学研究工作。3.是本护理学科建设、科学研究的重要人员。</td></tr>
<tr><td colspan="6">**持续学习。**1.持续学习与工作改进能力。2.掌握、了解国内外本科室专业发展动态。3.积极参加科室、医院的各种讨论、研讨会议。4.发现问题缺陷解决问题能力。</td></tr>
<tr><td colspan="6">**工作创新。**1.岗位工作与创新能力。2.岗位工作业务、技术、操作、流程、服务、管理创新。3.善于发现工作中的问题、缺陷,分析问题与解决问题能力持续提升。</td></tr>
<tr><td></td></tr>
<tr><td>岗位工作
主要绩效
考核要点</td><td colspan="6">1.制度落实。2.岗位工作数量、工作质量、成本控制、病人安全以及科室内部管理。3.医德医风建设,患者满意度。4.专业理论与知识。5.本人的业务技术水平和服务能力。6.氧舱保养、维护。7.病人投诉、医疗纠纷差错事故处理。8.病人满意度。</td></tr>
<tr><td rowspan="2">岗位工
作关系</td><td>院内联系部门</td><td colspan="5">院内各个科室、行政职能部门、后勤部门相关领导和人员。</td></tr>
<tr><td>院外联系部门</td><td colspan="5">医院、科室或护理部授权范围内与外界有关部门人员沟通、联系。</td></tr>
<tr><td>工作权限</td><td colspan="6">1.检查病人权。2.日常工作计划、实施、检查的建议权。3.工作、薪酬建议权。</td></tr>
<tr><td>工作环境</td><td colspan="6">1.在医院内工作,温度、湿度适宜。2.满足医疗工作与病人检查的相关环境条件。</td></tr>
<tr><td>在现在的岗位已工作时间</td><td colspan="6">自　　年　　月　　日开始,　　共计:　　年</td></tr>
<tr><td>学历培训
经历经验</td><td colspan="6">1.中专以上学历。2.有参加专科技术培训经历。3.参加继续医学教育。4.初级以上专业技术职称。5.最少2年以上本科室工作经验。6.岗位工作中的协调与沟通能力。</td></tr>
<tr><td rowspan="3">岗位工作
技能要求</td><td colspan="6">**基本技能:**1.掌握高压氧舱相关专业知识。2.获得国家指定特种设备作业人员考试机构颁发的《特种设备作业人员证》。</td></tr>
<tr><td colspan="6">**专业技能:**1.掌握氧舱以及附属设施的结构。2.熟练掌握氧舱及附属设施的日常维修、保养。3.熟悉相近科室等相关知识。</td></tr>
<tr><td colspan="6">**其他技能:**1.具备较强的管理意识,有较强的管理能力。2.持续学习业务能力强。</td></tr>
<tr><td rowspan="2">岗位工作
其他要求</td><td>性别要求</td><td></td><td>年龄要求</td><td></td><td>婚姻</td><td>婚否不限</td></tr>
<tr><td>身体要求</td><td></td><td>政治要求</td><td>事业性、组织观念强</td><td>业务要求</td><td>掌握本专业</td></tr>
<tr><td colspan="2">岗位分析时间</td><td></td><td colspan="2">填写人</td><td></td><td></td></tr>
<tr><td colspan="2">直接上级审核签字</td><td></td><td colspan="2">审核时间</td><td></td><td></td></tr>
</table>

3.高压氧科陪舱人员岗位说明书

岗位工作基本信息	岗位名称	陪舱人员	所在部门	高压氧科	岗位编号	
	从属部门	医院、医务部	岗位定员		所辖人数	
	直接上级	护士长	直接下级	相关人员,实习、进修人员		

岗位使命工作概述	在科室主任领导和护士长指导下完成氧舱的安全操作、维修、保养、定期检查等工作。使氧舱能够安全运转,提高氧舱使用效率。服务热情周到,提供病人满意度。

岗位工作主要职责与任务	**岗位职责。**1.对危重、昏迷及行动不便的患者必须由相关科室派医护人员进舱陪护。2.加压前按照进舱须知要求做好宣传解释工作及烟鼓管调压动作等。3.备好必需药品、急救器材及仪器。4.治疗过程中叮嘱并协助患者正确使用氧气面罩,指导患者按自然呼吸运动吸氧,避免过度深呼吸,并经常检查面罩有无漏氧情况。5.采用密闭式输液,加减压时注意输液莫非滴管内液面升降情况,并调至适当水平,减压时需暂时关闭排气管。以保证瓶内外气压平衡,防止液体外溢和气栓发生。6.治疗过程中应严密观察病情,注意血压、脉搏、呼吸、意识状态等变化,按医疗操作常规完成预定护理、治疗计划。如有特殊情况应及时汇报,正确处理。7.加压前,应夹闭患者身上的各种引流管,减压时应将患者身上的各种引流管开放,以便引流顺畅。8.气管插管的气囊于加压后应注意调整松紧度,以防脱落,减压前应排气少许,以免减压时因气囊膨胀压迫气管造成黏膜损伤。气管切开或气管插管患者应予及时呼痰,保持呼吸畅通。9.减压时舱温下降,嘱患者穿好盖好衣被。以免着凉。10.做好护理、治疗记录。11.患者出舱后应询问有无不适,及早发现并及时处理意外情况。12.将所有陪护的患者送到病房,或通知主管医护人员接回。13.按规定上下班、值班。14.按规定处理医疗与护理废物。15.领导交代的临时性工作任务完成情况。 **制度执行。**1.执行各项规章制度和技术操作常规,按照流程操作。2.执行查对制度及相关管理规定。3.严格执行规定消毒隔离、无菌技术操作流程,预防医院感染。 **职业道德。**1.遵纪守法。2.尊重患者权利,保守医疗秘密。3.廉洁工作,文明礼貌。 **持续学习。**1.持续学习与工作改进能力。2.掌握、了解国内外本科室专业发展动态。3.积极参加科室、医院的各种讨论、研讨会议。4.发现问题解决问题缺陷的能力。 **工作创新。**善于发现工作中的问题、缺陷,分析问题与解决问题缺陷能力持续提升。

岗位工作主要绩效考核要点	1.制度落实。2.岗位工作数量、工作质量、成本控制、病人安全以及科室内部管理。3.医德医风建设,患者满意度。4.专业理论与知识。5.本人的业务技术水平和服务能力。6.病人投诉、医疗纠纷、差错事故处理。7.医疗"18项核心制度"执行力情况。

岗位工作关系	院内联系部门	院内各个科室、行政职能部门、后勤部门相关领导和人员。
	院外联系部门	医院、科室或护理部授权范围内与外界有关部门人员沟通、联系。

工作权限	1.检查病人权。2.日常工作计划、实施、检查的建议权。3.工作、薪酬建议权。

工作环境	1.在医院内工作,温度、湿度适宜。2.满足医疗工作与病人检查的相关环境条件。

在现在的岗位已工作时间	自 年 月 日开始, 共计: 年

学历培训经历经验	1.中专以上学历,完整的相关科实习经历。2.有参加专科技术培训经历。3.参加继续医学教育。4.每5年撰写1篇本专业国内外发展动态综述文章。5.初级专业技术职称。

岗位工作技能要求	**基本技能:**1.掌握医学高压氧专业基础知识与基本理论,包括高压氧病人的诊疗情况。2.熟悉病各系统诊断学或高压氧诊断学的基本理论知识及诊断技术。3.熟悉各种高压氧治疗方法的治疗原则、适应证和禁忌证。4.工作中协调与沟通能力强。

岗位工作其他要求	性别要求		年龄要求		婚姻	婚否不限
	身体要求		政治要求	事业性、组织观念强	业务要求	掌握本专业

岗位分析时间		填写人	
直接上级审核签字		审核时间	

4.高压氧科操舱人员岗位说明书

岗位工作基本信息	岗位名称	操舱人员	所在部门	高压氧科	岗位编号	
	从属部门	医院、医务部	岗位定员		所辖人数	
	直接上级	主任、护士长	直接下级	相关人员,实习、进修人员		

岗位使命工作概述	在科室主任领导和护士长指导下完成氧舱的安全操作、维修、保养、定期检查等工作。使氧舱能够安全运转,提高氧舱使用效率。服务热情周到,提供病人满意度。

岗位工作主要职责与任务	**岗位职责。**1.高压氧舱操作人员职责上由护士和技术人员担任,必须由国家卫健委指定的机构进行严格的专业培训学习,并经考试取得合格证书,树立安全意识和责任感,熟悉高压氧对人体各系统的生理作用方可上岗操作。2.熟练掌握高压氧舱系统各主要设备和装置的结构性能及使用操作方法 。3.树立安全意识和责任感,熟悉高压氧对人体各系统的生理影响以及可能发生的毒副作用及并发症。4.开舱前,认真检查各种设备、仪表、供氧系统,确保正常运行,做好进舱者的生理指标、辅助治疗的准备,并向患者和陪护人员进行入舱安全教育并严格执行各项要求,介绍供氧装置和通信设备的使用方法。5.严格遵守各项规章制度和操作规程。坚守岗位,严肃认真,一丝不苟。不准聊天、看书报、不准玩手机、听广播和看电视。严禁无关人员进入氧舱控制台和工作间。6.严格执行进舱须知各项要求。7.严格执行治疗方案,不得擅自改动。8.在开始加压前,应指导进舱人员做耳咽鼓管调压动作,防止各种气压伤,并认真观察和了解病情,如患者出现氧惊厥前驱症状应及时采取措施。9.遇到病情变化和机械故障时,应立即报告,并协助妥善处理,以确保患者安全。10.减压时嘱舱内人员注意保暖,并严禁屏气预防肺气压伤。11.正确填写操舱记录。12.治疗结束,进行舱内清扫工作,彻底通风、消毒,并保证设备仪器处于正常状态,以便随时使用。13.熟练掌握氧舱应急情况处理规则,并定期进行演练。14.如配置计算机控制系统,应按其有关规定执行,但以上各项职责仍应遵照执行。15.患者出舱后应询问有无不适,及早发现并及时处理意外情况。16.服务病人满意度。 **制度执行。**1.执行各项规章制度和技术操作常规,按照流程操作。2.执行查对制度及相关管理规定。3.严格执行规定消毒隔离、无菌技术操作流程,预防医院感染。 **职业道德。**1.遵纪守法。2.尊重患者权利,保守医疗秘密。3.廉洁工作,文明礼貌。 **持续学习。**1.持续学习与工作改进能力。2.掌握、了解国内外本科室专业发展动态。

岗位工作主要绩效考核要点	1.制度落实。2.岗位工作数量、工作质量、成本控制、病人安全以及科室内部管理。3.医德医风建设,患者满意度。4.高压氧舱相关专业理论与知识。5.本人的业务技术水平和服务能力。6.病人投诉、医疗纠纷、差错事故处理。7.核心制度执行力。

岗位工作关系	院内联系部门	院内各个科室、行政职能部门、后勤部门相关领导和人员。
	院外联系部门	医院、科室或护理部授权范围内与外界有关部门人员沟通、联系。

工作权限	1.检查病人权。2.日常工作计划、实施、检查的建议权。3.改进工作、薪酬建议权。

工作环境	1.在医院内工作,温度、湿度适宜。2.满足医疗工作与病人检查的相关环境条件。

在现在的岗位已工作时间	自　　年　　月　　日开始,　　共计:　　年

学历培训经历经验	1.中专以上学历,完整的相关科室实习经历。2.有参加专科技术培训经历。3.参加继续医学教育。4.每5年撰写1篇本专业国内杂志文章。5.初级专业技术职称。

岗位工作技能要求	基本技能:1.掌握医学高压氧专业基础知识与基本理论,包括高压氧病人的诊疗情况。2.熟练掌握氧舱系统主要设备和装置的结构性能及使用方法。

岗位工作其他要求	性别要求		年龄要求		婚姻	婚否不限
	身体要求		政治要求	事业性、组织观念强	业务要求	掌握本专业

岗位分析时间		填写人	
直接上级审核签字		审核时间	

5.高压氧科护师人员岗位说明书

岗位工作基本信息	岗位名称	护师	所在部门	高压氧科	岗位编号	
	从属部门	护理部	岗位定员		所辖人数	
	直接上级	护士长	直接下级	相关人员,实习、进修人员		

岗位使命工作概述	1.在高压氧舱科主任和护士长领导下工作。2.负责所有的患者的吸氧工作。3.保证病人治疗工作的正常运行。4.服务热情,工作积极,工作主动,工作认真,病人满意。

岗位工作主要职责与任务	**岗位职责**。1.在科主任 和护士长领导下进行工作,认真执行行业各项规章制度和技术操作规程,严格执行医嘱,按时完成治疗、护理工作。2.负责高压氧室区域管理、物品交接、保管、完善、清洁。3.负责落实高压氧治疗病人评估、观察、治疗、护理及健康教育工作,并按时完成各种记录。4.负责落实医院中高压氧舱科室的各种规章制度、操作规程,质量标准等。5.参加业务学习和技术训练。6.认真填写各项护理、治疗及操作记录。7.参加教学和科研工作,努力学习专业知识,不断提高护理技术水平。8.做好清洁卫生和消毒隔离工作。9.按照规定处理医疗与护理垃圾与废物。 **执行职责**。1.执行国家相关法律法规,行业规章制度、标准、职责、操作规范与流程,严格执行"18项核心制度",执行医院和科室的各项管理制度。2.参加医院举办的各项业务与知识培训,积极参加继续医学教育会议。3.岗位工作中协调与沟通能力。 **职业道德**。1.遵纪守法。2.尊重患者权利,保守病人秘密。3.廉洁行医,文明礼貌,卓越服务。4.发扬团队精神,和谐共事。5.工作积极性、主动性、创新性,责任心。 **教学科研职责**。1.根据教学、带教、业务培训、学术会议、科研课题与管理等工作的需要,利用各种机会如医学继续教育、病例讨论、上课、护理查房和各类技术操作对下级护士和进修、实习人员进行示范教学和培训。2.指导相关人员结合本专业开展科学研究工作。3.是高压氧舱科室护理学科建设的重要人员。4.病人服务满意度。 **持续学习**。1.持续学习与工作改进能力。2.掌握、了解国内外本科室专业发展动态。3.积极参加科室、医院的各种讨论、研讨会议。4.发现问题解决问题缺陷的能力。 **工作创新**。1.岗位工作与创新能力。2.岗位工作业务、技术、操作、流程、服务、管理创新。3.善于发现工作中的问题、缺陷,分析问题与解决问题能力持续提升。

主要绩效考核要点	1.熟悉有关规章制度。2.高压氧治疗差错率。3.相关记录准确率。4.病人统计与实际相符率。5.相关资料保存完好率。6.服务满意度。7.上班时间衣帽整洁。8.病人满意度。

岗位工作关系	院内联系部门	院内各个科室、行政职能部门、后勤部门相关领导和人员。
	院外联系部门	医院、科室或护理部授权范围内与外界有关部门人员沟通、联系。

岗位工作权限	1.病人高压氧治疗工作改进建议权。2.向主管领导报告工作权和对医院有关工作建议权。3.对相关人员的督查、考核和奖惩权。4.工作事务处置权,规章制度改进建议权。

岗位工作环境	1.大部分时间在医院内工作,温度、湿度适宜。2.工作现场会接触到轻微粉尘及医疗中的刺激性气味,照明条件良好,一般无相关职业病发生。3.电话、计算机、传真机、打印机、文件柜等必需办公设备和工作信息软件系统。4.本专业的专业工作环境。

在现在的岗位已工作时间	自　　年　　月　　日开始,　共计:　　　年

学历经验	1.中专以上学历。2.高压氧护士资质上岗证,3年以上相关工作经验。

岗位工作技能要求	1.熟悉掌握电脑操作。2.良好的人际沟通协调能力,需要有一定的组织协调能力。3.对医生书写的高压氧治疗资料等有较强的辨认能力。4.熟悉病人需要各种氧治疗的作用并能够熟练地向病人介绍。5.熟悉并掌握国家及当地高压氧治疗安全相关规定。

岗位工作其他要求	性别要求		年龄要求		婚姻	婚否不限
	身体要求		政治要求	组织观念强	业务要求	独立工作

岗位分析时间		填写人	
直接上级审核签字		审核时间	

十一、输血科护理人员岗位说明书

1.输血科护士长岗位说明书

<table>
<tr><td rowspan="3">岗位工作
基本信息</td><td>岗位名称</td><td>护士长</td><td>所在部门</td><td>输血科</td><td>岗位编号</td><td></td></tr>
<tr><td>从属部门</td><td>护理部</td><td>岗位定员</td><td></td><td>所辖人数</td><td></td></tr>
<tr><td>直接上级</td><td>输血科主任</td><td>直接下级</td><td colspan="3">输血科护士及相关人员</td></tr>
<tr><td>岗位使命
工作概述</td><td colspan="6">1.在输血科主任领导下工作。2.授权负责所有患者的输血科相关工作。3.保证病人输血工作的正常运行。4.服务热情,工作积极,工作主动,工作认真,服务病人满意。</td></tr>
<tr><td rowspan="1">岗位工作
主要职责
与任务</td><td colspan="6">**岗位职责。**1.在主任的领导下和医师的指导下进行工作。2.确定输血后,指导护士持输血申请单和贴好标签的采血管,当面核对患者姓名、性别、年龄、病案号、病室、床号、血型和诊断,同时采集血样。3.指导由护士及时将受血者血样与输血申请单送输血科,双方进行逐项核对、签字。4.在输血前由2名医护人员对输血申请单、交叉配血试验报告单和血袋标签上的内容仔细核对,并检查血袋有无破损、渗漏、血液外观有无异常。5.临输血前,指导护士应到病人床边核对受血者床号、住院号,呼唤病人姓名以确认受血者。6.核对及检查无误之后,遵照医嘱,严格无菌操作技术将血液或血液成分用标准输血器输给病人。7.输血时要遵循先慢后快的原则,输血开始前15分钟要慢(每分钟2~5毫升)并严密观察病情变化,若无不良反应,再根据需要调整速度。8.一旦出现异常情况应立即减慢输血速度,及时向经治医师报告。9.输血结束后,认真检查静脉穿刺部位有无血肿或渗血现象并作相应处理。10.若有输血不良反应,应记录反应情况,并将原袋余血妥善保管,直至查明原因,将不良反应回馈输血科和医务科。11.指导护士还应将输血有关检验单存入病历,尤其是交叉配血报告单及输血同意书应放病历中永久保存。12.输血后血袋及时送交输血科登记、保存。
执行职责。1.严格执行技术操作常规及各项管理及医院制度。2.落实"三查七对",消毒隔离制度。3.落实各种学习、会议制度。4.按照规定处理医疗与护理垃圾及废物。
职业道德。1.遵纪守法。2.尊重患者权利,保守病人秘密。3.廉洁行医,文明礼貌,卓越服务。4.发扬团队精神,和谐共事。5.工作积极性、主动性、创新性,责任心。
教学与科研。1.持续学习与创新能力。2.不断总结护理经验,结合实际工作撰写论文。3.参加并组织医学继续教育,完成规定的学习计划。4.按时完成护理科研课题任务。
工作创新。善于发现工作中的问题、缺陷,分析、解决问题、缺陷的工作能力。</td></tr>
<tr><td>主要绩效
考核要点</td><td colspan="6">1.执行规章制度,岗位工作违反病人输血治疗的次数。2.工作质量、数量完成情况。3.工作差错率。4.服务满意度。5.上班时间衣帽整洁。6.相关资料保存完好率。</td></tr>
<tr><td rowspan="2">岗位工
作关系</td><td colspan="2">院内联系部门</td><td colspan="4">院内各个科室、行政职能部门、后勤部门相关领导和人员。</td></tr>
<tr><td colspan="2">院外联系部门</td><td colspan="4">医院、科室或护理部授权范围内与外界有关部门人员沟通、联系。</td></tr>
<tr><td>岗位工
作权限</td><td colspan="6">1.病人输血治疗工作改进建议权。2.向主管领导报告工作权和对医院有关工作建议权。3.对相关人员的督查、绩效考核和奖惩建议权。4.日常工作事务处置管理权。</td></tr>
<tr><td>岗位工
作环境</td><td colspan="6">1.大部分时间在医院内工作,温度、湿度适宜。2.工作现场会接触到轻微粉尘及医疗中的刺激性气味,照明条件良好,一般无相关职业病发生。3.本专业工作环境。</td></tr>
<tr><td colspan="2">在现在的岗位已工作时间</td><td colspan="5">自　　年　　月　　日开始,　　共计:　　年</td></tr>
<tr><td>学历经验</td><td colspan="6">1.本科以上学历。2.输血科护师资质上岗证,5年以上相关工作经验。</td></tr>
<tr><td>岗位工作
技能要求</td><td colspan="6">1.熟悉掌握电脑操作。2.良好的人际沟通协调能力,需要有较强的组织协调能力。3.对医生书写的输血治疗资料等有较强的辨认能力。4.工作中协调与沟通能力强。</td></tr>
<tr><td rowspan="2">岗位工作
其他要求</td><td colspan="2">性别要求</td><td>年龄要求</td><td></td><td>婚姻</td><td>婚否不限</td></tr>
<tr><td colspan="2">身体要求</td><td>政治要求</td><td>组织观念强</td><td>业务要求</td><td>独立工作</td></tr>
<tr><td colspan="3">岗位分析时间</td><td colspan="2">填写人</td><td colspan="2"></td></tr>
<tr><td colspan="3">直接上级审核签字</td><td colspan="2">审核时间</td><td colspan="2"></td></tr>
</table>

2.输血科主管护师岗位说明书

<table>
<tr><td rowspan="3">岗位工作
基本信息</td><td>岗位名称</td><td>主管护师</td><td>所在部门</td><td>输血科</td><td>岗位编号</td><td></td></tr>
<tr><td>从属部门</td><td>护理部</td><td>岗位定员</td><td></td><td>所辖人数</td><td></td></tr>
<tr><td>直接上级</td><td>科室主任</td><td>直接下级</td><td colspan="3">授权的相关人员</td></tr>
<tr><td>岗位使命
工作概述</td><td colspan="6">在输血科主任的领导下,按照职责负责输血科分管工作的业务、技术、行政和思想管理工作,以保证输血科工作的顺利完成。是输血科岗位职责负责工作的责任人。</td></tr>
<tr><td>岗位工作
主要职责
与任务</td><td colspan="6">业务与管理职责。1.协助科主任和护士长加强对本科护士、进修、实习人员的培训和常规管理工作。2.参与本科室常规工作会议,讨论本科室计划及有效管理科室人力、物力和财力等方面的事项。3.当班人员负责联系临床所需的血液制品,经常检查血液质量,做好血液的储备工作。4.指导护士和参加血型鉴定、交叉配血试验和发血工作。5.负责试剂及器材的请领和管理,负责仪器设备的安装、检修及保养工作。6.主动深入临床科室,了解输血情况,密切配合临床需要,开展科学研究工作。7.检查或填写血库各项登记、统计等。8.参加科室值班。9.担任一定的科学研究和教学任务,做好进修、实习人员的培训。10.学习和运用国内外先进医学科学技术,开展新技术,积极开展科学研究,做好资料积累,及时总结经验。11.遵循 PDCA 工作、追踪问题解决、熟悉可靠性管理方法和持续输血科工作的质量改进。12.注重与相关科室、部门沟通与协调。13.完成上级交办的其他临时性任务。14.服务病人满意度。
制度执行。1.执行各项规章制度和技术操作常规,按照流程操作。2.执行查对制度及相关管理规定。3.严格执行规定的消毒隔离、无菌技术操作流程,预防医院感染。
职业道德。1.遵纪守法。2.尊重顾客,提高科室满意度。3.廉洁工作,文明礼貌,卓越服务。4.团队精神,和谐共事。5.岗位工作积极性、主动性、创新性,责任心。
教学与科研。1.授权定期组织相关人员进行讨论、业务学习,搞好科室的学术活动。2.参加本专业科研和输血新方法开展与应用。3.注重输血患者的结果。4.持续改进。</td></tr>
<tr><td>岗位工作
主要绩效
考核要点</td><td colspan="6">1.制度落实,岗位职责。2.本岗位工作业务量、工作质量、成本控制以及岗位管理情况。3.职业道德与素质。4.医院规章制度。5.工作计划能力,工作综合协调能力,相关领导及员工对本人管理能力的评价。6.本科室工作的满意度。7.本人的业务技能、服务技能与管理能力。8.岗位责任心,主动和积极性。9.应知法规和规章制度。</td></tr>
<tr><td rowspan="2">岗位工
作关系</td><td>院内联系部门</td><td colspan="5">院内各个科室、行政职能部门、后勤部门相关领导和人员。</td></tr>
<tr><td>院外联系部门</td><td colspan="5">医院、科室或护理部授权范围内与外界有关部门人员沟通、联系。</td></tr>
<tr><td>工作权限</td><td colspan="6">1.岗位工作审核权。2.日常工作计划、实施、检查的建议权。3.改进工作建议权。</td></tr>
<tr><td>工作环境</td><td colspan="6">1.在医院内工作,温度、湿度适宜。2.满足输血科工作护理的相关环境条件。</td></tr>
<tr><td>在现在的岗位已工作时间</td><td colspan="6">自　　　年　　月　　日开始,　共计:　　　年</td></tr>
<tr><td>学历培训
经历经验</td><td colspan="6">1.本科以上学历,5 年以上本科室工作经验。2.专科业务学习、进修经历。3.最好具备临床工作经历。4.“三基”考试符合要求。5.岗位工作中协调与沟通能力。</td></tr>
<tr><td>岗位工作
技能要求</td><td colspan="6">基础与业务技能:1.系统地掌握输血与血库工作的基础知识与技能,内容包括血液基本知识,抗原抗体与补体,血型系统与血型物质、遗传、血型鉴定与交叉配血试验、血液保存等。2.熟练掌握输血科常用仪器的操作技能与各项检测鉴定技能。
法规与知识要求:掌握与本专业的相关的法律与法规和医院各项规章制度。《义务献血法》《医疗机构临床用血管理办法(试行)》《血液制品管理条例》《采供血机构和血液管理办法》及“18 项核心制度”执行能力。</td></tr>
<tr><td rowspan="2">岗位工作
其他要求</td><td>性别要求</td><td></td><td>年龄要求</td><td></td><td>婚姻</td><td>婚否不限</td></tr>
<tr><td>身体要求</td><td></td><td>政治要求</td><td>事业性、组织观念强</td><td>业务要求</td><td>精通本专业</td></tr>
<tr><td colspan="2">岗位分析时间</td><td colspan="2"></td><td>填写人</td><td></td><td></td></tr>
<tr><td colspan="2">直接上级审核签字</td><td colspan="2"></td><td>审核时间</td><td></td><td></td></tr>
</table>

3.输血科护师岗位说明书

<table>
<tr><td rowspan="3">岗位工作
基本信息</td><td>岗位名称</td><td>护师</td><td>所在部门</td><td>输血科</td><td>岗位编号</td><td></td></tr>
<tr><td>从属部门</td><td>护理部</td><td>岗位定员</td><td></td><td>所辖人数</td><td></td></tr>
<tr><td>直接上级</td><td>科室主任</td><td>直接下级</td><td colspan="3">授权的相关人员</td></tr>
<tr><td>岗位使命
工作概述</td><td colspan="6">在输血科主任和护士长的领导下,按照职责负责输血科分管工作的业务、行政和思想管理工作,以保证输血科工作顺利完成。是输血科授权岗位职责工作的责任人。</td></tr>
<tr><td rowspan="1">岗位工作
主要职责
与任务</td><td colspan="6">**业务与管理职责。**1.协助科主任和护士长加强对本科护士、进修、实习人员的培训和常规管理工作。2.参与本科室常规工作会议,讨论本科室计划及有效管理科室人力、物力和财力等方面的事项。3.当班人员负责联系临床所需的血液制品,经常检查血液质量,做好血液的储备工作。4.指导和参加血型鉴定、交叉配血试验和发血工作。5.负责试剂及器材的请领和管理,负责仪器设备的安装、检修及保养工作。6.主动深入临床科室,了解输血情况,密切配合临床需要,开展科学研究工作。7.检查或填写血库各项登记、统计等。8.参加科室值班。9.担任一定的教学任务,做好进修、实习人员的培训。10.学习和运用国内外先进医学科学技术,开展新技术,积极开展科学研究,做好资料积累,及时总结经验。11.遵循PDCA工作、追踪问题解决、熟悉可靠性管理方法和持续输血科工作的质量改进。12.注重与相关科室、部门沟通与协调。13.完成领导、上级交办的其他临时性任务。14.服务病人满意度。
制度执行。1.执行各项规章制度和技术操作常规,按照流程操作。2.执行查对制度及相关管理规定。3.严格执行规定消毒隔离、无菌技术操作流程,预防医院感染。
职业道德。1.遵纪守法。2.尊重顾客,提高科室满意度。3.廉洁工作,文明礼貌,卓越服务。4.团队精神,和谐共事。5.岗位工作积极性、主动性、创新性,责任心。
教学与科研。1.授权定期组织相关人员进行讨论、业务学习,搞好科室的学术活动。2.参加本专业科研和输血新方法的开展与应用。3.注重输血患者的效果与结果。</td></tr>
<tr><td>岗位工作
主要绩效
考核要点</td><td colspan="6">1.制度落实,岗位职责。2.本岗位工作业务量、工作质量、成本控制以及岗位管理情况。3.职业道德与素质。4.医院规章制度。5.工作计划能力,工作综合协调能力,相关领导及员工对本人管理能力的评价。6.本科室工作的满意度。7.本人的业务技能、服务技能与管理能力。8.岗位责任心,主动和积极性。9.应知法规和规章制度。</td></tr>
<tr><td rowspan="2">岗位工
作关系</td><td>院内联系部门</td><td colspan="5">院内各个科室、行政职能部门、后勤部门相关领导和人员。</td></tr>
<tr><td>院外联系部门</td><td colspan="5">医院、科室或护理部授权范围内与外界有关部门人员沟通、联系。</td></tr>
<tr><td>工作权限</td><td colspan="6">1.岗位工作审核权。2.日常工作计划、实施、检查的建议权。3.改进工作建议权。</td></tr>
<tr><td>工作环境</td><td colspan="6">1.在医院内工作,温度、湿度适宜。2.满足输血科人员工作的相关环境条件。</td></tr>
<tr><td>在现在的岗位已工作时间</td><td colspan="6">自　　年　　月　　日开始,　　共计:　　年</td></tr>
<tr><td>学历培训
经历经验</td><td colspan="6">1.专科以上学历,3年以上本科室工作经验。2.专业资格证书,专科业务学习、进修经历。3.最好具备临床工作经历。4."三基"考试符合要求。5.持续学习业务能力强。</td></tr>
<tr><td>岗位工作
技能要求</td><td colspan="6">**基础与业务技能:**1.系统地掌握输血与血库工作的基础知识与技能,内容包括血液基本知识,抗原抗体与补体,血型系统与血型物质、遗传、血型鉴定与交叉配血试验、血液保存等。2.熟练掌握输血科常用仪器的操作技能与各项检测鉴定技能。
法规与知识要求:1.掌握与本专业的相关的法律与法规和医院各项规章制度。2.《义务献血法》《医疗机构临床用血管理办法(试行)》《血液制品管理条例》《采供血机构和血液管理办法》及"18项核心制度"。3.工作中协调与沟通能力强。</td></tr>
<tr><td rowspan="2">岗位工作
其他要求</td><td>性别要求</td><td></td><td>年龄要求</td><td></td><td>婚姻</td><td>婚否不限</td></tr>
<tr><td>身体要求</td><td></td><td>政治要求</td><td>事业性、组织观念强</td><td>业务要求</td><td>精通本专业</td></tr>
<tr><td colspan="2">岗位分析时间</td><td colspan="2"></td><td>填写人</td><td></td><td></td></tr>
<tr><td colspan="2">直接上级审核签字</td><td colspan="2"></td><td>审核时间</td><td></td><td></td></tr>
</table>

十二、核医学科护理人员岗位说明书

核医学科护师/护士岗位说明书

岗位工作 基本信息	岗位名称	核医学科护师	所在部门	核医学科	岗位编号	
	从属部门	护理部	岗位定员		所辖人数	
	直接上级	核医学科主任	直接下级	核医学科相关人员		

岗位使命 工作概述	1.在核医学科主任和护士长领导下工作。2.负责患者的相关治疗工作。3.保证病人治疗工作的正常运行。4.服务热情,工作积极,工作主动,工作认真,服务病人满意。

岗位工作 主要职责 与任务	**岗位职责。**1.在护士长领导下和医师的指导下工作。2.病人如需接受放射性核素检查、治疗,必须由临床医师先填写申请单,详细介绍病情,并经核素科同意后办理预约手续。3.护士必须经过专门培训,考核合格后方可上岗。4.进入放射性核素操作室时,应穿工作服、戴手套、口罩、帽子,加穿铅围裙,加戴铅眼镜。5.放射性核素原液的吸取量,必须在原液使用登记本上记录。6.稀释的放射性药物,必须贴上标签,注明名称、强度、时间、用量。核素仪器的使用、药品的分装、投药,均应严格执行操作规程,防止污染和差错事故。7.病人使用核素前,应核对病人姓名、药物品种、剂量、用法,了解检查目的并交代注意事项。8.对应用不同核素的病人应分室治疗。工作结束后,对放射源空瓶、空针及其他用具进行清理,放于专业衰变罐内,并保持工作台面整齐、清洁、无污染,检查报告要随检随抱。9.做好登记、建卡工作,统一保管资料,定期追踪观察。10.每日对机器运行情况进行登记,每月进行一次检修,保持清洁。11.建立并执行来药登记、核实制度,存放于专用储藏室内。12.遇到病人特殊情况,应立刻报告科主任和院领导进行查清。13.核素科应备有急救药品、设备,掌握相应急救技能。14.按照规定处理医疗与护理废物和垃圾。 **执行职责。**1.严格执行技术操作常规及各项管理及医院制度。2.落实"三查七对",消毒隔离制度。3.落实各种学习、会议制度。4.按照规定处理医疗与护理垃圾与废物。 **职业道德。**1.遵纪守法。2.尊重患者权利,保守病人秘密。3.廉洁行医,文明礼貌,卓越服务。4.发扬团队精神,和谐共事。5.工作积极性、主动性、创新性,责任心。 **教学与科研。**1.持续学习与创新能力。2.不断总结经验,结合实际工作撰写论文。3.参加并组织医学继续教育,完成规定的学习计划。4.按时完成护理科研课题任务。 **工作创新。**善于发现工作中的问题、缺陷,分析问题缺陷与解决问题与缺陷的能力。

主要绩效 考核要点	1.执行规章制度,岗位工作违反病人治疗的次数。2.工作质量、数量完成情况。3.工作差错率。4.服务满意度。5.上班时间按照规定着装。6.相关资料保存完好率。

岗位工 作关系	院内联系部门	院内各个科室、行政职能部门、后勤部门相关领导和人员。
	院外联系部门	医院、科室或护理部授权范围内与外界有关部门人员沟通、联系。

岗位工 作权限	1.病人治疗工作改进建议权。2.向主管领导报告工作权和对医院有关工作建议权。3.对相关人员的督查、考核和奖惩建议权。4.授权日常工作事务处置、薪酬建议权。

岗位工 作环境	1.大部分时间在医院内工作,温度、湿度适宜。2.工作现场会接触到轻微粉尘及医疗中的刺激性气味,照明条件良好,一般无相关职业病发生。3.专科业务工作环境。

在现在的岗位已工作时间	自　　年　　月　　日开始,　　共计:　　年

学历经验	1.本科以上学历。2.核医学科护士资质上岗证,3年以上相关工作经验。

岗位工作 技能要求	1.熟悉掌握电脑操作。2.良好的人际沟通协调能力,需要有较强的组织协调能力。3.按《放射保护规定》做好防护和保健工作。4.严格执行核素安全工作制度。

岗位工作 其他要求	性别要求		年龄要求		婚姻	婚否不限
	身体要求		政治要求	组织观念强	业务要求	独立工作

岗位分析时间		填写人	
直接上级审核签字		审核时间	

十三、放射科护理人员岗位说明书

1.放射科室护士长岗位说明书

岗位工作 基本信息	岗位名称	放射科室护士长	所在部门	放射科	岗位编号	
	从属部门	护理部	岗位定员		所辖人数	
	直接上级	护理部,科主任	直接下级	放射科相关人员		
岗位使命 工作概述	1.在科主任和护理部领导下工作。2.全面负责科室的护理工作、业务、学科建设发展规划。护士的思想、业务管理。3.科室的 HSE、物资管理。4.负责科室感控工作。					
岗位工作 主要职责 与任务	**岗位职责**。1.在护理部和科主任领导下工作。2.负责护理人员的业务学习及培训,制订并督促执行科室的护理发展规划,新技术的开展,指导护理人员及实习护士的业务、技术。3.负责安排科室护士的日常工作。4.严格要求护理人员的无菌操作规程,负责科室的质量控制工作和科室的感染控制管理工作。5.负责并指导护士做好造影剂及危重患者的应急抢救、急救物品及药品的完好工作。6.协助院安全科负责科室的环境,卫生,辐射安全防护管理工作。7.负责科室的物资请领,库房管理,耗材使用及监督工作。8.协助科主任做好科室的日常管理工作。9.负责放射线科的工作量及经济收入的统计上报工作。10.在科主任指导下负责科室人员的奖金、抢救费的上报发放工作。11.定期与其他临床及后勤科室沟通,做好协同合作。12.定期与患者沟通,发现患者需求,提升科室服务质量。13.负责科室医患纠纷及投诉与处理,并做好相关工作。 **执行职责**。1.严格执行护理技术操常规及各项管理和医院制度。2.落实护理查对制度,无菌操作消毒隔离操作规程。3.落实各种学习.会议制度。4.严格执行并监督辐射防护制度。5.按照规定处理医疗护理垃圾及废物。6.岗位工作中协调与沟通能力。 **职业道德**。1.遵纪守法。2.尊重患者权利,保守病人秘密。3.廉洁行医,文明礼貌,卓越服务。4.发扬团队精神,和谐共事。工作积极主动,敢于创新,有责任心、同情心。 **教学与科研**。1.持续学习与创新能力。2.不断总结经验,结合临床实际撰写论文。3.参加并组织医学继续教育,完成规定的教学计划。4.按时完成护理科研课题任务。 **持续学习**。1.持续学习与工作改进能力。2.掌握、了解国内外本科室专业发展动态。3.积极参加科室、医院的各种讨论、研讨会议。4.发现问题解决问题缺陷的能力。 **工作创新**。善于发现工作中的问题、缺陷,分析问题与解决问题能力持续提升能力。					
主要绩效 考核要点	1.规章制度。2.护理、学术、论文、科研。3.与患者沟通能力,处理病人投诉与纠纷。4.医德医风、社会责任。5.健康教育,培训帮带。6.护理工作流程。7.护理技术操作。8.基础护理与专科护理合格率。9.护士"三基"考核合格率。10.严格执行辐射防护制度。					
岗位工 作关系	院内联系部门	院内各个科室、行政职能部门、后勤部门相关领导和人员。				
	院外联系部门	医院、科室或护理部授权范围内与外界有关部门人员沟通、联系。				
岗位工 作权限	1.病人治疗工作改进建议权。2.向主管领导报告工作权和对医院有关工作建议权。3.对下级人员的督查、考核和奖惩建议权。4.日常工作事务处置权、制度改进建议权。					
岗位工 作环境	1.大部分时间在医院内工作,温度、湿度适宜。2.工作现场会接触到轻微粉尘及医疗中的刺激性气味,照明条件良好,一般无相关职业病发生。3.专科业务工作环境。					
在现在的岗位已工作时间	自　　年　　月　　日开始,　　共计:　　年					
学历经验	1.大专以上学历,中高级专业技术职称。2.放射科护士资质上岗证,5 年以上相关工作经验。					
岗位工作 技能要求	1.较强的工作和执行能力,良好沟通和协调能力。2.熟悉和掌握放射线科造影剂使用流程技术及注意事项,熟悉造影剂过敏及危重患者的抢救,强烈的服务意识和责任感。					
岗位工作 其他要求	性别要求		年龄要求		婚姻	婚否不限
	身体要求		政治要求	组织观念强	业务要求	独立工作
岗位分析时间			填写人			
直接上级审核签字			审核时间			

2.放射科护师岗位说明书

<table>
<tr><td rowspan="3">岗位工作
基本信息</td><td>岗位名称</td><td>护师</td><td>所在部门</td><td>放射科</td><td>岗位编号</td><td></td></tr>
<tr><td>从属部门</td><td>护理部</td><td>岗位定员</td><td></td><td>所辖人数</td><td></td></tr>
<tr><td>直接上级</td><td>放射科主任</td><td>直接下级</td><td colspan="3">放射科相关人员</td></tr>
<tr><td>岗位使命
工作概述</td><td colspan="6">1.在放射科主任和护士长领导下工作。2.负责患者的相关治疗工作。3.保证病人治疗工作的正常运行。
4.服务热情,工作积极,工作主动,工作认真,服务病人满意。</td></tr>
<tr><td rowspan="1">岗位工作
主要职责
与任务</td><td colspan="6">**岗位职责**。1.在护理部主任、放射科护士长和科主任领导下工作。2.诊疗病人按照流程操作。3.做好CT检查病人的基本护理和精神护理工作。4.热情接待病人,做好CT检查前后的介绍。5.做好碘过敏试验及观察反应情况。6.准备好各项急救用品,在抢救过程中协助医生工作。7.熟练掌握CT检查前、检查中、检查后的注意事项。8.护送病员进机房,并掌握扫描技术。9.做好登记和建卡工作,统一保管资料,定期追踪观察。10.每日对机器运行情况进行登记,每月进行一次检修,保持清洁。11.建立并执行查对制度,检查资料存放于专用储藏室内。12.遇有病人特殊情况,及时处理。13.科室应备有急救药品、设备,掌握相应急救技能。14.要注意防护并关门,保证安全。15.填写各种护理和处置后事项的记录单。16.遵循PDCA、追踪问题管理、了解可靠性管理、持续质量改进方法,不断提高护理技术水平。17.服务病人的满意度。
执行职责。1.严格执行技术操作常规及各项管理及医院制度。2.落实"三查七对",消毒隔离制度。3.落实各种学习、会议制度。4.按照规定处理医疗与护理垃圾与废物。
职业道德。1.遵纪守法。2.尊重患者权利,保守病人秘密。3.廉洁行医,文明礼貌,卓越服务。4.发扬团队精神,和谐共事。5.岗位工作积极性、主动性、责任心。
教学科研。1.精确掌握科室护理工作。根据需要承担对护理人员业务学习、培养及护士晋级的考核工作。2.拟定教学计划,编写教材并负责讲授。3.制订专科护理科研、技术革新计划并实施。4.参与审定、评价护理论文和科研、技术革新成果。5.负责组织本科护理学习讲座和护理病案讨论。6.对医院护理队伍建设、业务技术管理和组织管理提出意见。7.掌握国内外本科专业护理发展动态,努力引进先进技术,提高护理质量,发展护理科学。8.完成领导交代的其他临时性工作任务。9.持续改进能力。
工作创新。1.岗位工作与创新能力。2.岗位工作业务、技术、管理、流程、服务创新。3.善于发现工作中的问题、缺陷,发现问题、分析问题与解决问题的能力。</td></tr>
<tr><td>主要绩效
考核要点</td><td colspan="6">1.规章制度。2.护理、学术、论文、科研。3.与患者沟通能力,处理病人投诉与纠纷。4.医德医风、社会责任。5.健康教育,培训帮带。6.护理工作流程。7.护理技术操作。8.基础护理与专科护理合格率。9.护士"三基"考核合格率。10.严格执行辐射防护制度。</td></tr>
<tr><td rowspan="2">岗位工
作关系</td><td>院内联系部门</td><td colspan="5">院内各个科室、行政职能部门、后勤部门相关领导和人员。</td></tr>
<tr><td>院外联系部门</td><td colspan="5">医院、科室或护理部授权范围内与外界有关部门人员沟通、联系。</td></tr>
<tr><td>岗位工
作权限</td><td colspan="6">1.病人治疗工作改进建议权。2.向主管领导报告工作权和对医院有关工作建议权。3.对相关人员的督查、考核和奖惩建议权。4.日常工作事务处置权、制度改进建议权。</td></tr>
<tr><td>岗位工
作环境</td><td colspan="6">1.大部分时间在医院内工作,温度、湿度适宜。2.工作现场会接触到轻微粉尘及医疗中的刺激性气味,照明条件良好,一般无相关职业病发生。3.专科业务工作环境。</td></tr>
<tr><td>在现在的岗位已工作时间</td><td colspan="6">自　　年　　月　　日开始,　　共计:　　年</td></tr>
<tr><td>学历经验</td><td colspan="6">1.本科以上学历,高级专业技术职称。2.放射科护士资质上岗证,3年以上相关工作经验。</td></tr>
<tr><td>岗位工作
技能要求</td><td colspan="6">1.熟悉掌握电脑操作。2.良好的人际沟通协调能力,需要有较强的组织协调能力。3.按《放射保护规定》做好防护和保健工作。4.严格执行放射科安全工作制度。</td></tr>
<tr><td rowspan="2">岗位工作
其他要求</td><td>性别要求</td><td></td><td>年龄要求</td><td></td><td>婚姻</td><td>婚否不限</td></tr>
<tr><td>身体要求</td><td></td><td>政治要求</td><td>组织观念强</td><td>业务要求</td><td>独立工作</td></tr>
<tr><td colspan="2" align="center">岗位分析时间</td><td colspan="2"></td><td colspan="1" align="center">填写人</td><td></td></tr>
</table>

3.放射科导医岗位说明书

<table>
<tr><td rowspan="3">岗位工作
基本信息</td><td>岗位名称</td><td>导医</td><td>所在部门</td><td colspan="2">放射科</td><td>岗位编号</td><td></td></tr>
<tr><td>从属部门</td><td>放射线科</td><td>岗位定员</td><td colspan="2"></td><td>所辖人数</td><td></td></tr>
<tr><td>直接上级</td><td>护士长、护师</td><td>直接下级</td><td colspan="4">实习导医</td></tr>
<tr><td>岗位使命
工作概述</td><td colspan="7">在放射科主任领导和护士长、护师的指导下按照自己的职责独立做好导医工作、重视导医工作质量、提高病人满意度。按时、按质、按量完成自己的本班岗位工作。</td></tr>
<tr><td rowspan="1">岗位工作
主要职责
与任务</td><td colspan="7">岗位职责。1.在护士长的领导下,负责放射科患者的导医工作,维持放射科候诊区的各项秩序。2.仪表端庄、衣着整洁,注重文明礼貌,热情服务。坚守岗位,不擅自脱岗、串岗和闲谈,工作时不看手机、微信等与工作无关事项。3.经常巡视候诊区,引导患者登记、候诊、检查,指导患者最佳就诊程序,合理安排检查项目,以缩短等候时间。4.解答患者提出的疑问,征询与收集患者对医院各项工作的意见和建议,并及时报告有关领导。5.主动介绍院容、院貌、医院和科室设备、技术水平等特色专科,以扩大医院声誉。6.积极向患者宣传卫生常识,负责放射科候诊区的各项工作秩序,督促做好维护公共卫生和保持环境清洁。7.遇残疾人、高龄老人、久病体弱患者应迎面接待,及时与扫描人员沟通,畅通绿色通道。8.对年老体弱、行动不便者,应主动搀扶,体现良好的医德风尚。9.凡遇危重患者晕倒,应立即拨打急诊科电话并协助送至急诊科处理。10.为患者免费提供开水,免费发放医疗信息、健康知识宣传册等。11.完成放射科主任及护士长交办的其他工作。12.保持候诊区秩序良好,及时准确地归档患者的胶片与报告。13.按照规定处理医疗护理废物和垃圾。
制度执行。1.执行医院各项规章制度,按照规定的流程工作。2.执行病人就诊制度。
职业道德。1.遵纪守法。2.尊重患者权利,保守医疗秘密。3.廉洁工作,文明礼貌,卓越服务。4.团队精神,和谐共事。5.岗位工作积极性、主动性、创新性,责任心。
社会责任。1.树立一切都为了病人服务理念。2.持续学习与工作创新能力。3.经常征求病人及陪同人意见。4.参加医院相关会议。5.完成领导交办的其他临时性工作。
工作创新。1.岗位工作创新能力。2.岗位工作业务、技术、操作、流程、服务创新。3.善于发现工作中的问题、缺陷,分析问题与解决问题与缺陷能力持续提升能力。</td></tr>
<tr><td>岗位工作
主要绩效
考核要点</td><td colspan="7">1.岗位职责、制度落实。医院制度的贯彻执行情况,各种科室规章制度执行、检查与落实情况。2.候诊大厅秩序维持的有效性,患者的满意度等。3.本岗位的工作效率,实际完成任务与放射科工作目标完成情况。4.医德医风、社会责任、环境卫生。5.便民服务管理。6.放射科环境、卫生管理。7.便民服务措施落实情况。8.满意度。</td></tr>
<tr><td rowspan="2">岗位工
作关系</td><td colspan="2">院内联系部门</td><td colspan="5">院内各个科室、行政职能部门、后勤部门相关领导和人员。</td></tr>
<tr><td colspan="2">院外联系部门</td><td colspan="5">医院、科室或护理部授权范围内与外界有关部门人员沟通、联系。</td></tr>
<tr><td>工作权限</td><td colspan="7">1.对本岗位工作计划、实施、检查的参与权。2.有向领导提出改进工作建议权等。</td></tr>
<tr><td>工作环境</td><td colspan="7">1.在医院内工作,温度、湿度适宜。2.满足专业岗位工作的相关环境条件。</td></tr>
<tr><td>在现在的岗位已工作时间</td><td colspan="7">自　　　年　　月　　　日开始,　　共计:　　　年</td></tr>
<tr><td>学历培训
经历经验</td><td colspan="7">1.基本服务礼仪知识的培训。2.相关法律法规知识培训。3.窗口服务技能及沟通技能培训。4.心理学知识培训。5.心肺复苏技能。6.现代医院普通管理的知识。</td></tr>
<tr><td>岗位工作
技能要求</td><td colspan="7">基础技能:1.了解简单解剖学知识。2.熟悉各部位扫描图像。3.熟悉放射线科各室工作流程。4.工作中协调与沟通能力。
专业技能:1.熟悉心理学知识。2.熟悉人际关系学相关理论知识,了解放射科常用设备、仪器的简单功能、所在位置。</td></tr>
<tr><td rowspan="2">岗位工作
其他要求</td><td colspan="2">性别要求</td><td></td><td>年龄要求</td><td></td><td>婚姻</td><td>婚否不限</td></tr>
<tr><td colspan="2">身体要求</td><td></td><td>政治要求</td><td>事业性、组织观念强</td><td>业务要求</td><td>熟悉本专业</td></tr>
<tr><td colspan="3">岗位分析时间</td><td colspan="2"></td><td>填写人</td><td colspan="2"></td></tr>
<tr><td colspan="3">直接上级审核签字</td><td colspan="2"></td><td>审核时间</td><td colspan="2"></td></tr>
</table>

十四、病理科护理人员岗位说明书

病理科护师岗位说明书

<table>
<tr><td rowspan="3">岗位工作
基本信息</td><td>岗位名称</td><td>护师</td><td>所在部门</td><td>病理科</td><td>岗位编号</td><td></td></tr>
<tr><td>从属部门</td><td>护理部</td><td>岗位定员</td><td></td><td>所辖人数</td><td></td></tr>
<tr><td>直接上级</td><td>病理科主任</td><td>直接下级</td><td colspan="3">病理科相关人员</td></tr>
<tr><td>岗位使命
工作概述</td><td colspan="6">1.在病理科主任和护士长领导下工作。2.负责患者的相关治疗工作。3.保证病人治疗工作的正常运行。4.服务热情,工作积极,工作主动,工作认真,服务病人满意。</td></tr>
<tr><td>岗位工作
主要职责
与任务</td><td colspan="6">岗位职责。1.在科主任领导和上级医师、病理诊断医师的指导下进行工作,负责护理工作。2.负责病理科护理方面的全部工作,具体担任常规制片、活检、细胞学与尸检等相应的技术常规工作,保证工作质量,做好相应检查记录。3.负责制定各项病理护理的操作常规并熟练掌握,解决复杂技术问题。4.协助科主任做好科室主要仪器、设备的购置论证、验收、安装、调试及建档等工作,并制定病理科各种仪器设备的使用、维修保养操作常规和质量控制措施。5.熟悉各种仪器的原理、性能和使用,负责仪器、设备的使用和维修保养,并做好记录。6.负责仪器及其零配件、器材、化学试剂、药品和耗材的请领、保管、建账以及登记和统计工作。7.负责做好病理档案资料的归档和保管工作。8.病理科档案管理员由科主任委派病理科护士兼任,在科主任和高年资病理医师指导下进行档案管理工作。9.负责病理科蜡块、切片、文字资料的分类收集、整理和归档。文字资料的装订。10.负责科内文字资料、病理切片借阅和管理。11.负责病理科各种仪器设备档案的整理和保管工作,负责病理科各类申请单、检查单的请领工作。12.负责病理科各种消耗器材的请领工作。13.遵循 PDCA、持续质量改进方法,不断提高护理技术水平。14.按规定处理医疗废物和废弃标本。15.持续改进。
执行职责。1.严格执行技术操作常规及各项管理及医院制度。2.落实"三查七对",消毒隔离制度。3.落实各种学习、会议制度。4.按照规定处理医疗与护理垃圾与废物。
职业道德。1.遵纪守法。2.尊重患者权利,保守病人秘密。3.廉洁行医,文明礼貌,卓越服务。4.发扬团队精神,和谐共事。5.工作积极性、主动性、创新性、责任心。
学习与创新。1.持续学习能力。2.结合临床实际撰写论文。3.参加医学继续教育。4.指导实习、进修护士临床带教,根据需要完成教学计划,并进行绩效考核和评价。
持续学习。1.持续学习与工作改进能力。2.掌握、了解国内外本护理专业发展动态。</td></tr>
<tr><td>主要绩效
考核要点</td><td colspan="6">1.掌握并执行有关规章制度,岗位工作违反病人结果发出时间的次数。2.工作质量、数量完成情况。3.工作差错率。4.服务满意度。5.上班时按照规定着装。6.满意度。</td></tr>
<tr><td rowspan="2">岗位工
作关系</td><td>院内联系部门</td><td colspan="5">院内各个科室、行政职能部门、后勤部门相关领导和人员。</td></tr>
<tr><td>院外联系部门</td><td colspan="5">医院、科室或护理部授权范围内与外界有关部门人员沟通、联系。</td></tr>
<tr><td>岗位工
作权限</td><td colspan="6">1.为病人服务工作改进建议权。2.向主管领导报告工作权和对医院有关工作建议权。3.对科室相关人员的督查、绩效考核和奖惩建议权。4.日常工作事务处置、管理权。</td></tr>
<tr><td>岗位工
作环境</td><td colspan="6">1.大部分时间在医院内工作,温度、湿度适宜。2.工作现场会接触到轻微粉尘及医疗中的刺激性气味,照明条件良好,一般无相关职业病发生。3.专科业务工作环境。</td></tr>
<tr><td>在现在的岗位已工作时间</td><td colspan="6">自　　年　　月　　日开始,　共计:　　年</td></tr>
<tr><td>学历经验</td><td colspan="6">1.本科以上学历,中级专业技术职称。2.病理科护士资质上岗证,3 年以上相关工作经验。</td></tr>
<tr><td>岗位工作
技能要求</td><td colspan="6">1.熟悉掌握电脑操作。2.良好的人际沟通协调能力,需要有较强的组织协调能力。3.做好防护和保健工作。4.严格执行病理科安全工作制度。5.工作中协调与沟通能力。</td></tr>
<tr><td rowspan="2">岗位工作
其他要求</td><td>性别要求</td><td></td><td>年龄要求</td><td></td><td>婚姻</td><td>婚否不限</td></tr>
<tr><td>身体要求</td><td></td><td>政治要求</td><td>组织观念强</td><td>业务要求</td><td>独立工作</td></tr>
<tr><td colspan="2">岗位分析时间</td><td colspan="2"></td><td>填写人</td><td></td></tr>
<tr><td colspan="2">直接上级审核签字</td><td colspan="2"></td><td>审核时间</td><td></td></tr>
</table>

十五、检验科护理人员岗位说明书

检验科护师岗位说明书

<table>
<tr><td rowspan="3">岗位工作
基本信息</td><td>岗位名称</td><td>护师</td><td>所在部门</td><td>检验科</td><td>岗位编号</td><td></td></tr>
<tr><td>从属部门</td><td>护理部</td><td>岗位定员</td><td></td><td>所辖人数</td><td></td></tr>
<tr><td>直接上级</td><td>检验科主任</td><td>直接下级</td><td colspan="3">检验科相关人员</td></tr>
<tr><td>岗位使命
工作概述</td><td colspan="6">1.在检验科主任和检验师指导下工作。2.负责患者的相关治疗工作。3.保证病人治疗工作的正常运行。4.服务热情,工作积极,工作主动,工作认真,服务病人满意度。</td></tr>
<tr><td>岗位工作
主要职责
与任务</td><td colspan="6">**岗位职责**。1.采血的护理人员必须按院感及护理部要求穿戴整齐、使用合格的一次性检验用品、用后进行无害化处理。2.静脉采血必须"一人一针一管一巾一带一弃",无菌物品如棉签、棉球、纱布等其容器、应在有效期内使用、开启后使用时间不超过24小时,使用后的废弃物品及锐利物等应按要求及时进行无害化处理,不得随意丢弃。3.下午行政班负责检查采血车上物资准备。4.做好工作前准备和下班前的工作环境整理。5.早晨7时负责开门并按规定时间将采血的标本送到检验科生化室、免疫室、血液室,并同时将门诊报告带到抽血间及时发放。6.负责门诊病人化验单的核对发放和住院病人化验单的核对分发工作,负责落实联系病员提出的各种问题。7.核对检验单与病人是否相符。8.按照流程工作,缩短病人等候时间。9.收集和采集检验标本,做好检前的准备工作,解答病人关于标本采集领取报告的询问。10.做好工作前准备和下班前的工作环境整理。标本有疑问或差错时负责与临床科室联系、做好标本接收拒收等有关登记工作。11.负责采血室及其房间的卫生采血管的签收、盘存、清点由排班人员负责,病房领取采血管谁接待谁签收。12.工作现场"7S管理":①整理、②整顿、③清扫、④清洁、⑤素养、⑥安全、⑦节约。13.遵循PDCA、追踪问题管理、了解可靠性管理、持续质量改进方法,不断提高护理技术水平。14.按照规定处理医疗废物与垃圾。
执行职责。1.严格执行技术操作常规及各项管理及医院制度。2.落实"三查七对",消毒隔离制度。3.落实各种学习、会议制度。4.按照规定处理医疗与护理垃圾与废物。
职业道德。1.遵纪守法。2.尊重患者权利,保守病人秘密。3.廉洁行医,文明礼貌,卓越服务。4.发扬团队精神,和谐共事。5.工作积极性、主动性、创新性,责任心。
持续学习。1.持续学习与工作改进能力。2.掌握、了解国内外本专业发展动态。3.积极参加医院的相关会议。4.对工作中存在的问题与缺陷有持续改进计划并实施。
工作创新。善于发现岗位工作中的问题、缺陷,分析问题与解决问题缺陷的能力。</td></tr>
<tr><td>主要绩效
考核要点</td><td colspan="6">1.掌握并执行有关规章制度,岗位工作违反病人正确检验的次数。2.工作质量、数量完成情况。3.工作差错率。4.服务满意度。5.上班时间按照规定着装。6.满意度。</td></tr>
<tr><td rowspan="2">岗位工
作关系</td><td>院内联系部门</td><td colspan="5">院内各个科室、行政职能部门、后勤部门相关领导和人员。</td></tr>
<tr><td>院外联系部门</td><td colspan="5">医院、科室或护理部授权范围内与外界有关部门人员沟通、联系。</td></tr>
<tr><td>岗位工
作权限</td><td colspan="6">1.病人等候时间工作改进建议权。2.向主管领导报告工作权和对医院有关工作建议权。3.对相关人员的督查、考核和奖惩建议权。4.日常工作事务处置、薪酬建议权。</td></tr>
<tr><td>岗位工
作环境</td><td colspan="6">1.大部分时间在医院内工作,温度、湿度适宜。2.工作现场会接触到轻微粉尘及医疗中的刺激性气味,照明条件良好,一般无相关职业病发生。3.专科业务工作环境。</td></tr>
<tr><td>在现在的岗位已工作时间</td><td colspan="6">自　　年　　月　　日开始,　　共计:　　年</td></tr>
<tr><td>学历经验</td><td colspan="6">1.本科以上学历,中级专业技术职称。2.检验科护士资质上岗证。3.3年以上相关工作经验。</td></tr>
<tr><td>岗位工作
技能要求</td><td colspan="6">1.熟悉掌握电脑操作。2.良好的人际沟通协调能力,需要有较强的组织协调能力。3.做好防护和保健工作。4.严格执行检验科安全工作制度。5.工作中协调与沟通能力强。</td></tr>
<tr><td rowspan="2">岗位工作
其他要求</td><td>性别要求</td><td></td><td>年龄要求</td><td></td><td>婚姻</td><td>婚否不限</td></tr>
<tr><td>身体要求</td><td></td><td>政治要求</td><td>组织观念强</td><td>业务要求</td><td>独立工作</td></tr>
<tr><td colspan="3" style="text-align:center">岗位分析时间</td><td></td><td>填写人</td><td></td><td></td></tr>
</table>

十六、功能科(B超、心电图室)护理人员岗位说明书

1.功能科中级职称护师岗位说明书

<table>
<tr><td rowspan="3">岗位工作
基本信息</td><td>岗位名称</td><td>护师</td><td>所在部门</td><td>功能科</td><td>岗位编号</td><td></td></tr>
<tr><td>从属部门</td><td>护理部</td><td>岗位定员</td><td></td><td>所辖人数</td><td></td></tr>
<tr><td>直接上级</td><td>B超室主任</td><td>直接下级</td><td colspan="3">B超室相关人员</td></tr>
<tr><td>岗位使命
工作概述</td><td colspan="6">1.在B超室主任和护士长领导下工作。2.负责患者的相关治疗工作。3.保证病人治疗工作的正常运行。4.服务热情,工作积极,工作主动,工作认真,服务病人满意。</td></tr>
<tr><td>岗位工作
主要职责
与任务</td><td colspan="6">岗位职责。1.在护理部主任、B超室护士长和科主任领导下工作。2.诊疗病人按照流程操作。3.做好B超室检查病人的基本护理和精神护理工作。4.热情接待病人,做好检查前后的介绍接待病人热情,做好病人心理护理,向病人介绍、宣传有关检查知识,解除思想顾虑,使病人愉快地接受检查。5.做好检查前的一切准备工作,检查各种消毒器械、敷料等用物是否备齐,诊疗完毕分别清理,消毒备用。6.对病重者给予提前就诊,对年老体弱和远道来的病人给予关照,对传染病患者根据条件,及时隔离消毒处理。7.按规定管理好本科的药品、器械、被服、家具等物品。8.严格执行查对制度,严防差错事故,掌握好急救用品的作用、剂量,掌握本科室各项检查的操作规程,必要时协助医师做好各项工作,并做好贵重仪器保养工作。9.遇有病人特殊情况,及时处理。10.科室应备有急救药品、设备并处于应用状态。11.要注意防护并关门,保证安全。12.填写各种检查、护理和处置后事项的记录单。13.遵循PDCA、追踪问题管理、了解可靠性管理、持续质量改进方法,不断提高护理技术水平。14.持续改进。
执行职责。1.严格执行技术操作常规及各项管理及医院制度。2.落实"三查七对",消毒隔离制度。3.落实各种学习、会议制度。4.按照规定处理医疗与护理垃圾与废物。
职业道德。1.遵纪守法。2.尊重患者权利,保守病人秘密。3.廉洁行医,文明礼貌,卓越服务。4.发扬团队精神,和谐共事。5.工作积极性、主动性、创新性,责任心。
教学科研。1.精确掌握科室护理工作。根据需要承担对护理人员业务学习、参加科室的绩效考核与管理工作。2.对科室学科队伍建设,业务技术管理和组织管理提出意见,按照规定参与护理部组织的全院性工作检查。3.掌握国内外本科护理发展动态,努力引进先进技术,提高护理质量,发展护理科学。4.完成领导交代的临时性工作任务。
工作创新。善于发现岗位工作中的问题、缺陷,分析问题与解决问题缺陷的能力。</td></tr>
<tr><td>主要绩效
考核要点</td><td colspan="6">1.掌握并执行有关规章制度,岗位工作违反病人检查、治疗的次数。2.工作质量、数量完成情况。3.岗位工作差错率。4.服务病人满意度。5.上班时间按照规定着装。</td></tr>
<tr><td rowspan="2">岗位工
作关系</td><td>院内联系部门</td><td colspan="5">院内各个科室、行政职能部门、后勤部门相关领导和人员。</td></tr>
<tr><td>院外联系部门</td><td colspan="5">医院、科室或护理部授权范围内与外界有关部门人员沟通、联系。</td></tr>
<tr><td>岗位工
作权限</td><td colspan="6">1.病人治疗工作改进建议权。2.向主管领导报告工作权和对医院有关工作建议权。3.对相关人员的督查、考核和奖惩建议权。4.日常工作事务处置权,制度改进建议权。</td></tr>
<tr><td>岗位工
作环境</td><td colspan="6">1.大部分时间在医院内工作,温度、湿度适宜。2.工作现场会接触到轻微粉尘及医疗中的刺激性气味,照明条件良好,一般无相关职业病发生。3.专科业务工作环境。</td></tr>
<tr><td>在现在的岗位已工作时间</td><td colspan="6">自 年 月 日开始, 共计: 年</td></tr>
<tr><td>学历经验</td><td colspan="6">1.本科以上学历,中级专业技术职称。2.B超室护士资质上岗证,3年以上相关工作经验。</td></tr>
<tr><td>岗位工作
技能要求</td><td colspan="6">1.熟悉掌握电脑操作。2.良好的人际沟通协调能力,需要有较强的组织协调能力。3.按《放射保护规定》做好防护和保健工作。4.严格执行B超室安全工作制度。</td></tr>
<tr><td rowspan="2">岗位工作
其他要求</td><td>性别要求</td><td></td><td>年龄要求</td><td></td><td>婚姻</td><td>婚否不限</td></tr>
<tr><td>身体要求</td><td></td><td>政治要求</td><td>组织观念强</td><td>业务要求</td><td>独立工作</td></tr>
<tr><td colspan="2">岗位分析时间</td><td colspan="2"></td><td>填写人</td><td></td></tr>
<tr><td colspan="2">直接上级审核签字</td><td colspan="2"></td><td>审核时间</td><td></td></tr>
</table>

2.功能科护士岗位说明书

<table>
<tr><td rowspan="3">岗位工作
基本信息</td><td>岗位名称</td><td>护士</td><td>所在部门</td><td colspan="2">B超室</td><td>岗位编号</td><td></td></tr>
<tr><td>从属部门</td><td>护理部</td><td>岗位定员</td><td colspan="2"></td><td>所辖人数</td><td></td></tr>
<tr><td>直接上级</td><td>B超室主任</td><td>直接下级</td><td colspan="4">B超室相关人员</td></tr>
<tr><td>岗位使命
工作概述</td><td colspan="7">1.在B超室主任和护士长领导下工作。2.负责患者的相关治疗工作。3.保证病人治疗工作的正常运行。4.服务热情,工作积极,工作主动,工作认真,服务病人满意度。</td></tr>
<tr><td rowspan="5">岗位工作
主要职责
与任务</td><td colspan="7">岗位职责。1.在护理部主任、B超室护士长和科主任领导下工作。2.诊疗病人按照流程操作。3.做好B超室检查病人的基本护理和精神护理工作。4.热情接待病人,做好超声检查前后的介绍接待病人热情,做好病人心理护理,向病人介绍、宣传有关检查知识,解除思想顾虑,使病人愉快地接受检查。5.做好检查前的一切准备工作,检查各种消毒器械、敷料等用物是否备齐,诊疗完毕分别清理,消毒备用。6.对病重者给予提前就诊,对年老体弱和远道来的病人给予关照,对传染病患者根据条件,及时隔离消毒处理。7.按规定管理好本科的药品、器械、被服、家具等物品。8.严格执行查对制度,严防差错事故,掌握好急救用品的作用、剂量,掌握本科各项检查的操作规程,必要时协助医师做好各项,并做好贵重仪器保养工作。9.遇有病人特殊情况,及时处理。10.科室应备有急救药品、设备并处于应用状态。11.要注意防护并关门,保证安全。12.填写各种护理和处置后事项的记录单。13.遵循PDCA、追踪问题管理、了解可靠性管理、持续质量改进方法,不断提高护理技术水平。14.B超室应急预案的制度、规范、流程、执行与效果。15.完成其他临时性工作任务。16.病人满意度。</td></tr>
<tr><td colspan="7">执行职责。1.严格执行技术操作常规及各项管理及医院制度。2.落实"三查七对",消毒隔离制度。3.落实各种学习、会议制度。4.按照规定处理医疗与护理垃圾与废物。</td></tr>
<tr><td colspan="7">职业道德。1.遵纪守法。2.尊重患者权利,保守病人秘密。3.廉洁行医,文明礼貌,卓越服务。4.发扬团队精神,和谐共事。5.工作积极性、主动性、创新性,责任心。</td></tr>
<tr><td colspan="7">教学科研。1.精确掌握科室护理工作。根据需要承担对护理人员业务学习、参加科室的绩效考核与管理工作。2.对科室学科队伍建设,业务技术管理和组织管理提出意见,按照规定参与护理部组织的全院性工作检查。3.掌握国内外本科护理发展动态,努力引进先进技术,提高护理质量,发展护理科学。4.完成领导交代的临时性工作任务。</td></tr>
<tr><td colspan="7">工作创新。善于发现岗位工作中的问题、缺陷,分析问题与解决问题缺陷的能力。</td></tr>
<tr><td>主要绩效
考核要点</td><td colspan="7">1.掌握并执行有关规章制度,岗位工作违反病人检查、治疗的次数。2.工作质量、数量完成情况。3.岗位工作差错率。4.服务病人满意度。5.上班时间按照规定着装。</td></tr>
<tr><td rowspan="2">岗位工
作关系</td><td colspan="2">院内联系部门</td><td colspan="5">院内各个科室、行政职能部门、后勤部门相关领导和人员。</td></tr>
<tr><td colspan="2">院外联系部门</td><td colspan="5">医院、科室或护理部授权范围内与外界有关部门人员沟通、联系。</td></tr>
<tr><td>岗位工
作权限</td><td colspan="7">1.病人治疗工作改进建议权。2.向主管领导报告工作权和对医院有关工作建议权。3.对相关人员的督查、考核和奖惩建议权。4.日常工作事务处置权、制度改进建议权。</td></tr>
<tr><td>岗位工
作环境</td><td colspan="7">1.大部分时间在医院内工作,温度、湿度适宜。2.工作现场会接触到轻微粉尘及医疗中的刺激性气味,照明条件良好,一般无相关职业病发生。3.专科业务工作环境。</td></tr>
<tr><td>在现在的岗位已工作时间</td><td colspan="7">自　　年　　月　　日开始,　　共计:　　年</td></tr>
<tr><td>学历经验</td><td colspan="7">1.本科以上学历,初级专业技术职称。2.B超室护士资质上岗证,3年以上相关工作经验。</td></tr>
<tr><td>岗位工作
技能要求</td><td colspan="7">1.熟悉掌握电脑操作。2.良好的人际沟通协调能力,需要有较强的组织协调能力。3.严格执行B超室安全工作制度。4."18项核心制度"执行力。5.工作中协调沟通能力。</td></tr>
<tr><td rowspan="2">岗位工作
其他要求</td><td colspan="2">性别要求</td><td colspan="2">年龄要求</td><td></td><td>婚姻</td><td>婚否不限</td></tr>
<tr><td colspan="2">身体要求</td><td colspan="2">政治要求</td><td>组织观念强</td><td>业务要求</td><td>独立工作</td></tr>
<tr><td colspan="3">岗位分析时间</td><td colspan="2"></td><td>填写人</td><td colspan="2"></td></tr>
<tr><td colspan="3">直接上级审核签字</td><td colspan="2"></td><td>审核时间</td><td colspan="2"></td></tr>
</table>

3.功能科导诊人员岗位说明书

岗位工作 基本信息	岗位名称	导诊员	所在部门		功能科	岗位编号	
	从属部门		岗位定员			所辖人数	
	直接上级	功能科主任	直接下级		B超室相关人员		
岗位使命 工作概述	1.在B超室主任和护士长领导下工作。2.负责患者的就诊、导诊相关治疗工作。3.保证病人治疗工作的正常运行。4.服务热情,工作积极,主动,工作认真,病人满意。							
岗位工作 主要职责 与任务	岗位职责。1.在B超室护士长和上级医师、护师职称人员领导和指导下工作。2.诊疗按照B超流程操作服务病人。3.做好B超室检查病人的导诊、就诊工作。4.热情接待病人,做好超声检查的简单宣教,接待病人热情,做好病人心理护理,解除思想顾虑,使病人愉快地接受检查。5.做好检查前的一切准备工作。6.对病重者给予提前就诊,对年老体弱和远道来的病人给予关照,对传染病患者根据条件,及时隔离消毒处理。7.按规定管理好本科的药品、器械、被服、家具等物品。8.掌握本科室相关检查的操作规程,必要时协助护师做好相关工作,并做好贵重仪器保养工作。9.遇有病人特殊情况,及时协调处理。10.协助相关人员管理好科室应备有急救药品、设备。11.要注意防护并关门,保证安全。12.遵循PDCA、追踪问题管理、了解可靠性管理、持续质量改进方法,不断提高服务水平。13.B超室应急预案制度、规范、流程与效果。 执行职责。1.执行国家相关法律法规,行业规章制度、标准、职责、操作规范与流程,严格执行"18项核心制度",执行医院和科室的各项管理制度。2.参加医院、行政、业务、党支部举办的各项政治理论学习、业务与管理知识培训。3.岗位持续改进能力。 职业道德。1.遵纪守法。2.尊重患者权利,保守患者秘密。3.病人优质服务。4.廉洁工作,文明礼貌,卓越服务。5.发扬团队精神。6.工作积极性、主动性、责任心。 持续学习。1.持续学习与工作改进能力。2.掌握、了解国内外本科室专业发展动态。3.根据需要积极参加科室、医院的各种讨论、研讨会议。4.发现问题解决问题能力。 工作创新。善于发现工作中的问题、缺陷,分析问题与解决问题能力持续提升能力。							
主要绩效 考核要点	1.掌握并执行有关规章制度。2.工作质量、数量完成情况。3.工作差错率。4.服务满意度。5.上班时间按照规定着装。6.病人投诉医疗纠纷、差错事故处理前的疏导工作。							
岗位工作关系	院内联系部门	院内各个科室、行政职能部门、后勤部门相关领导和人员。						
	院外联系部门	医院、科室或护理部授权范围内与外界有关部门人员沟通、联系。						
岗位工作权限	1.病人就诊工作改进建议权。2.向主管领导报告工作权和对医院有关工作建议权。3.对相关人员的督查、考核和奖惩建议权。4.日常工作事务处置权,绩效薪酬建议权。							
岗位工作环境	1.大部分时间在医院内工作,温度、湿度适宜。2.工作现场会接触到轻微粉尘及医疗中的刺激性气味,照明条件良好,一般无相关职业病发生。3.满足专业工作环境。							
在现在的岗位已工作时间	自　　年　　月　　日开始,　共计:　　年							
学历经验	1.大专以上学历。2.工作中协调与沟通能力。3.门诊病人导诊的经历经验。							
岗位工作 技能要求	基本技能。1.良好的沟通能力。2.很强的执行能力。3.较高文字录入能力。4.尽可能熟练使用相关办公软件及办公设备。5.具有良好的职业道德素质和团队合作精神。6.掌握岗位工作的基础理论与相应工作技能。7.掌握岗位工作的原理等基本理论知识。 专业技能:1.掌握本岗位专业知识与技能。2.掌握本岗位专业工作的信息知识。 其他技能:1.有较高的管理与工作能力。2.熟悉本专业及相关业务在国内外和本地区的发展现状及发展趋势,具有一定的医疗市场洞察力和开发能力。							
岗位工作 其他要求	性别要求		年龄要求			婚姻	婚否不限	
	身体要求		政治要求	组织观念强		业务要求	独立工作	
岗位分析时间				填写人				
直接上级审核签字				审核时间				

4.功能科打字人员岗位说明书

岗位工作 基本信息	岗位名称	打字员	所在部门	功能科	岗位编号	
	从属部门		岗位定员		所辖人数	
	直接上级	功能科主任	直接下级			

岗位使命 工作概述	1.在B超室主任和护士长领导下工作。2.负责患者的票据打印、就诊、导诊相关检查工作。3.保证病人检查工作的正常运行。4.认真完成报告书写和核对。5.认真填写设备运行记录。6.及时填写危急值登记。7.维护设备及环境清洁。8.服务热情,工作积极,工作主动,工作认真,病人满意。9.针对工作问题与缺陷持续改进的能力。

岗位工作 主要职责 与任务	**岗位职责**。1.在科主任和班组长领导下工作。2.检查病人按照流程操作。3.做好B超室检查病人的导诊、就诊工作。4.热情接待病人,做好超声检查前后的患者安置,做好病人心理。5.做好开诊前的一切准备工作。6.认真完成报告书写和核对。7.认真填写设备运行记录。8.及时正确填写危急值登记。9.维护设备及环境清洁。10.按规定管理好本科的药品、器械、被服、家具等物品。11.掌握本科室相关检查的操作规程,必要时协助医师做好相关工作,并做好贵重仪器保养工作。12.遇有病人特殊情况,及时协调处理。13.要注意隐私防护及时并、关门,保证安全。14.遵循PDCA、追踪问题管理、了解可靠性管理,持续质量改进方法,不断提高服务水平。15.B超室应急预案的制度、规范、流程与效果。16.完成领导交代的其他临时性工作任务。 **执行职责**。1.执行国家相关法律法规,行业规章制度、标准、职责、操作规范与流程,严格执行18项核心制度,执行医院和科室的各项管理制度。2.参加医院、行政、业务、党支部举办的各项政治理论学习、业务与管理知识培训。3.服务病人满意度。 **职业道德**。1.遵纪守法。2.尊重患者权利,保守患者秘密。3.病人优质服务。4.廉洁工作,文明礼貌,卓越服务。5.发扬团队精神。6.工作积极性、主动性、责任心。 **持续学习**。1.持续学习与工作改进能力。2.掌握、了解国内外本科室、本专业发展动态。3.积极参加科室、医院的各种讨论、研讨会议。4.发现问题解决问题的能力。 **工作创新**。1.岗位工作创新能力。2.岗位工作业务、技术、操作、流程、服务、管理创新。3.善于发现工作中的问题、缺陷,分析问题与解决问题能力持续提升能力。

主要绩效 考核要点	1.掌握并执行有关规章制度。2.工作质量、数量完成情况。3.工作差错率。4.服务满意度。5.上班时间按照规定着装。6.病人投诉医疗纠纷、差错事故处理前的疏导工作。

岗位工 作关系	院内联系部门	院内各个科室、行政职能部门、后勤部门相关领导和人员。
	院外联系部门	医院、科室或护理部授权范围内与外界有关部门人员沟通、联系。

岗位工 作权限	1.病人就诊工作改进建议权。2.向主管领导报告工作权和对医院有关工作建议权。3.对相关人员的督查、考核和奖惩建议权。4.日常工作事务处置权,制度改进建议权。

岗位工 作环境	1.大部分时间在医院内工作,温度、湿度适宜。2.工作现场会接触到轻微粉尘及医疗中的刺激性气味,照明条件良好,一般无相关职业病发生。3.满足专业工作环境。

在现在的岗位已工作时间	自　　年　　月　　日开始,　　共计:　　年

学历经验	1.大专以上学历。2.1年及以上工作经验。3.有一定的基础性文字功夫。

岗位工作 技能要求	**基本技能**:1.熟悉掌握电脑操作。2.良好的人际沟通协调能力,需要有较强的组织协调能力。3.严格执行B超室安全工作制度。4.工作中协调与沟通能力。 **其他技能**:1.有较高的管理与协调沟通工作能力。2.熟悉本专业及相关部门在国内外和本地区的发展现状及发展趋势,具有一定的医疗市场洞察力和开发能力。

岗位工作 其他要求	性别要求		年龄要求		婚姻	婚否不限
	身体要求		政治要求	组织观念强	业务要求	独立工作

岗位分析时间		填写人	
直接上级审核签字		审核时间	

十七、静脉输液配送中心护理人员岗位说明书

1.静脉输液配送中心护士长岗位说明书

岗位工作基本信息	岗位名称	护士长	所在部门	静配中心	岗位编号	
	从属部门	护理部	岗位定员		所辖人数	
	直接上级	科主任	直接下级	护理人员,实习、进修护士		

岗位使命工作概述	在药剂科主任领导下负责静配中心安全调配的质量检查保证用药安全工作,并保证各项工作流程按规范操作。负责与各临床科室的沟通协调保障工作顺畅。科室满意。

岗位工作主要职责与任务	**岗位领导职责。**1.在护理部和科主任领导下,负责对静脉药调配中心护理人员的管理,确保及时完成输液的调配任务,从而保证临床用药及时合理的使用。2.协助制定操作规程无菌操作要求的规章制度,并检查执行情况。3.指导相关人员输液调配后的质量检查,保证用药安全,严禁调配差错的发生。4.制订一次性注射器、消毒用品、包装容器与消耗品的领用计划,保证器材辅料等品种规格、数量和效期符合质量规定满足调配需要。5.负责静脉用药调配中心护理人员工作场所卫生管理,检查调配中心操作环境所用器具的清洁、消毒情况。6.协助做好空气质量的检查工作。7.协助做好排药、药品核对、药品调配、药品包装和成品输液检查工作。8.协助做好静脉用药调配中心与临床科室工作的协调,发现问题及时解决或汇报静脉用药调配中心负责人解决或与临床沟通解决。9.协助好护理人员与药学人员的工作关系。10.做好实习生和进修生的带教工作。11.定时参加继续教育学习及护理业务学习。 **岗位管理职责。**1.执行各项规章制度和技术操作常规。2.严格执行医院、科室相关管理规定。3.严格无菌技术操作流程。4.必须高度重视静配中心的质量管理,静配中心洁净区域的人员管理,洁净区域的环境管理、设备、仪器的保养和维护工作。 **职业道德。**1.遵纪守法。2.尊重患者权利,保守医疗秘密。3.廉洁奉公,文明礼貌,卓越服务。4.团队精神,和谐共事。5.岗位工作积极性、主动性、创新性、责任心。 **教学与科研。**定期组织相关人员进行业务学习,与主任一道搞好科室的学术活动

主要绩效考核要点	1.制度落实,岗位职责。2.医德医风建设。3.岗位综合绩效。4.工作协调能力,独立与协调能力。5.岗位工作效率。6.临床科室满意度。7.岗位执行力。8.出勤情况。

岗位工作关系	院内联系部门	院内各个科室、行政职能部门、后勤部门相关领导和人员。
	院外联系部门	医院、科室或护理部授权范围内与外界有关部门人员沟通、联系。

工作权限	1.静配中心岗位工作权。2.日常工作的计划、实施、检查和指导权。3.工作建议权。

工作环境	1.在医院内工作,温度、湿度适宜。2.满足静配中心工作的相关环境条件。

在现在的岗位已工作时间	自　　年　　月　　日开始,　　共计:　　年

学历培训经历经验	1.本科以上学历,10年以上护理工作经验。2.专科业务学习、进修经历、医院管理培训经历。3.每年最少发表1篇省级以上杂志论文。4.具备临床护理工作经历。

岗位工作技能要求	1.熟悉护理学专业理论,了解整体护理和护理程序理论。2.熟悉健康教育和预防保健知识和常用静配中心操作技能。3.恪尽职守,具有良好的职业道德素质。4.良好的团队合作精神,工作细心、周到、耐心,较强的服务意识和奉献精神。5.一定的组织管理、决断能力,良好的沟通、协调能力。6.工作中协调沟通能力。7.应知法规:《中华人民共和国护士管理办法》《护士条例》《护理文书书写规范与管理规定》《医院感染管理办法》《医疗卫生机构医疗废物管理办法》《医疗事故处理条例》《静脉用药调配中心教程》及"18项核心制度"。

岗位工作其他要求	性别要求		年龄要求		婚姻	婚否不限
	身体要求		政治要求	事业性、组织观念强	业务要求	精通本专业

岗位分析时间		填写人	
直接上级审核签字		审核时间	

2.静脉输液配送中心副护士长岗位说明书

岗位工作 基本信息	岗位名称	副护士长	所在部门	静配中心	岗位编号	
	从属部门	医务部、护理部	岗位定员		所辖人数	
	直接上级	科主任、护士长	直接下级	护理人员,实习、进修护士		

岗位使命 工作概述	在护士长的领导下,授权负责静配中心业务、静脉中心管理、药品配伍技术、护理学术、教学、学科建设、设备维护等工作。是静配中心分管工作的第一责任人。

岗位工作 主要职责 与任务	**岗位管理职责:** 1.在护士长领导下,授权负责对静脉药调配中心护理人员的管理,确保及时完成输液的调配任务,从而保证临床用药及时合理的使用。2.协助制定操作规程无菌操作要求的规章制度,并检查执行情况。3.协助输液调配后的质量检查,保证用药安全,严禁调配差错的发生。4.授权制订一次性注射器、消毒用品、包装容器与消耗品的领用计划,保证器材辅料等品种规格、数量和效期符合质量规定满足调配需要。5.负责静脉用药调配中心护理人员工作场所卫生管理,检查调配中心操作环境所用器具的清洁、消毒情况。6.协助做好空气质量的检查工作。7.协助做好排药、药品核对、药品调配、药品包装和成品输液检查工作。8.严格执行医院、科室相关管理规定,严格无菌技术操作流程。9.必须高度重视静配中心的质量管理,静配中心洁净区域的人员管理,洁净区域的环境管理,设备、仪器的保养和维护。 **严格遵守静脉配送中心操作流程。** 1.操作人员应身体健康,对有疾病或割伤尤其是患有消化系统或呼吸系统疾病时应立即通知主管部门主管进行人员调整。2.操作前必须开启紫外线灯和净化设施并消毒30分钟后再行操作。3.如实记录紫外线灯消毒时间登记表。4.对排好的药品先仔细核对无误后方可加药,一旦发现错误应及时与摆药药师联系、更改后再加药。5.遵守各项操作规程流程,进入配置间必须清洗双手、穿戴无菌隔离衣、帽、口罩等,严格按照无菌操作技术加药不得违背。6.操作完毕必须立即对工作环境、所用容器及用具等进行清洗消毒。7.按清场要求进行清场,不得遗留药物、药液、空瓶及安瓿等。8.如实填写各项记录并签字。保持室内清洁、整齐、干燥,定期进行空气培养做菌落计数,对净化设备定期检查净化级别,必要时更新。9.下班前关闭水、电、门窗并检查无误方可离开,防止事故、保证安全。每天要进行洁净室内温湿度登记。10.每天下班前应填写好当天的各项设备,包括生物安全柜、洁净层流台、紫外灯、三氧消毒机等的使用登记本。11.工作现场"7S管理":①整理、②整顿、③清扫、④清洁、⑤素养、⑥安全、⑦节约。12.科室服务满意度。

主要绩效 考核要点	1.各项规章制度落实。2.完成静脉中心工作量、学术、科研等工作数量指标、质量指标、效率指标。3.处理科室投诉。4.医德医风、社会责任。5.核心制度执行力。

岗位工 作关系	院内联系部门	院内各个科室、行政职能部门、后勤部门相关领导和人员。
	院外联系部门	医院、科室或护理部授权范围内与外界有关部门人员沟通、联系。

工作权限	1.科室管理、协调权。2.本科室日常工作的计划、实施、检查和指导权。

岗位工 作环境	1.在医院内工作,温度、湿度适宜。2.工作现场会接触到轻微粉尘及医疗中的刺激性气味,照明条件良好,一般无相关职业病发生。3.满足医疗工作的相关条件。

在现在的岗位已工作时间	自　　年　　月　　日开始,　　共计:　　年

学历经验	1.本科以上学历,有10年以上本科室工作经验。2.现代医院管理培训的经历。

岗位工作 技能要求	1.称职的分管工作的学科带头人。2.下属公认的领导、决策、管理和协调能力。3.注重药师素质的提高。4.注重规范化操作的提高。5.加强药护关系的协调工作。6.具有良好的职业道德素质和团队合作精神。7.持续学习本职业务知识能力强。

岗位工作 其他要求	性别要求		年龄要求		婚姻	婚否不限
	身体要求		政治要求	事业性、组织观念强	业务要求	精通本专业
岗位分析时间				填写人		

3.静脉输液配送中心主任护师岗位说明书

岗位工作 基本信息	岗位名称	主任护师	所在部门	静配中心	岗位编号	
	从属部门	医务部、护理部	岗位定员		所辖人数	
	直接上级	护士长	直接下级	护理人员,实习、进修护士		

岗位使命 工作概述	在护士长和护理部的领导下,授权分管科室护理业务、技术、教学、培训、科研、服务,纠纷处理、护理质量管理等工作。护理业务、技术、科研、管理的行家里手。

岗位工作 主要职责 与任务	**严格遵守并管理静脉配送中心操作流程。**1.操作人员应身体健康,对有疾病或割伤尤其是患有消化系统或呼吸系统疾病时应立即通知主管部门主管进行人员调整。2.操作前必须开启紫外线灯和净化设施并消毒30分钟后再行操作。3.如实记录紫外线灯消毒时间登记表。4.对排好的药品先仔细核对无误后方可加药,一旦发现错误应及时与摆药药师联系、更改后再加药。5.遵守各项操作规程流程,进入配置间必须清洗双手、穿戴无菌隔离衣、帽、口罩等,严格按照无菌操作技术加药不得违背。6.操作完毕必须立即对工作环境、所用容器及用具等进行清洗消毒。7.按清场要求进行清场,不得遗留药物、药液、空瓶及安瓿等。8.如实填写各项记录并签字。保持室内清洁、整齐、干燥,定期进行空气培养做菌落计数,对净化设备定期检查净化级别,必要时更新。9.下班前关闭水、电、门窗并检查无误方可离开,防止事故、保证安全。每天要进行洁净室内温湿度登记。10.每天下班前应填写好当天的各项设备,包括生物安全柜、洁净层流台、紫外灯、三氧消毒机等的使用登记本。11.必须高度重视静配中心的质量管理,静配中心洁净区域的人员管理,洁净区域的环境管理,设备、仪器的保养和维护。12.工作现场"7S管理":①整理、②整顿、③清扫、④清洁、⑤素养、⑥安全、⑦节约。13.工作中协调与沟通能力。14.医疗核心制度执行力。 **教学科研。**1.协助护理部并承担对护理人员业务学习、培养及护士晋级的考核工作。2.拟订教学计划,编写教材并负责讲授。3.制订专科护理科研、技术革新计划并实施。4.参与审定、评价护理论文和科研、技术革新成果。5.负责组织本科护理学习讲座和护理病案讨论。6.对医院护理队伍建设,业务技术管理和组织管理提出意见,参与护理部组织全院性工作检查。7.掌握国内外本科护理发展动态。8.科室满意度。 **持续学习。**1.授权定期组织相关人员进行业务学习,搞好科室学术活动。2.参加本专业学术会议和护理新方法的开展与应用。3.注重静配中心药品调配的安全和质量。

主要绩效 考核要点	1.各项规章制度落实。2.完成静脉中心工作量、学术、科研等工作数量指标、质量指标、效率指标。3.处理科室投诉。4.医德医风、社会责任。5.科室服务满意度。

岗位工 作关系	院内联系部门	院内各个科室、行政职能部门、后勤部门相关领导和人员。
	院外联系部门	医院、科室或护理部授权范围内与外界有关部门人员沟通、联系。

岗位工 作权限	1.科室护理业务、科研和管理指导权。2.日常工作计划、实施、检查的建议权。3.本科护理人员任免建议权。4.分管人员的工作监督权。5.提出改进护理工作建议权。

岗位工 作环境	1.在医院内工作,温度、湿度适宜。2.工作现场会接触到轻微粉尘及医疗中的刺激性气味,照明条件良好,一般无相关职业病发生。3.满足医疗护理工作的相关条件。

在现在的岗位已工作时间	自　　年　　月　　日开始,　　共计:　　年

学历培训 经历经验	1.本科以上学历,10年以上护理工作经验。2.有基础、专科、责任护理、管理培训经历。3.有高层次护理科研成果。4.年内最少有1篇全国级杂志论文发表。

岗位工作 技能要求	1.称职的护理学科技术带头人。2.注重药师素质的提高。3.注重规范化操作的提高。4.加强药护关系的协调工作。5.具有良好的职业道德素质和团队合作精神。

岗位工作 其他要求	性别要求		年龄要求		婚姻	婚否不限
	身体要求		政治要求	事业性、组织观念强	业务要求	精通本专业

岗位分析时间		填写人	

4. 静脉输液配送中心副主任护师岗位说明书

<table>
<tr><td rowspan="3">岗位工作
基本信息</td><td>岗位名称</td><td>副主任护师</td><td>所在部门</td><td colspan="2">静配中心</td><td>岗位编号</td><td></td></tr>
<tr><td>从属部门</td><td>医务部、护理部</td><td>岗位定员</td><td colspan="2"></td><td>所辖人数</td><td></td></tr>
<tr><td>直接上级</td><td>护士长</td><td>直接下级</td><td colspan="4">科室护理相关人员</td></tr>
<tr><td>岗位使命
工作概述</td><td colspan="7">在护士长领导和上级护师指导下,授权分管科室护理业务、技术、服务、教学、培训、科研、护理质量管理等工作。是中心护理业务、技术、科研、管理的行家里手。</td></tr>
<tr><td rowspan="3">岗位工作
主要职责
与任务</td><td colspan="7">严格遵守并管理静脉配送中心操作流程。1.操作人员应身体健康,对有疾病或割伤尤其是患有消化系统或呼吸系统疾病时应立即通知主管部门主管进行人员调整。2.操作前必须开启紫外线灯和净化设施并消毒30分钟后再行操作。3.如实记录紫外线灯消毒时间登记表。4.对排好的药品先仔细核对无误后方可加药,一旦发现错误应及时与摆药药师联系、更改后再加药。5.遵守各项操作规程流程,进入配置间必须清洗双手、穿戴无菌隔离衣、帽、口罩等,严格按照无菌操作技术加药不得违背。6.操作完毕必须立即对工作环境、所用容器及用具等进行清洗消毒。7.按清场要求进行清场,不得遗留药物、药液、空瓶及安瓿等。8.如实填写各项记录并签字。保持室内清洁、整齐、干燥,定期进行空气培养做菌落计数,对净化设备定期检查净化级别,必要时更新。9.下班前关闭水、电、门窗并检查无误方可离开。10.重视静配中心质量管理,静配中心洁净区域人员管理,洁净区域环境管理,设备、仪器的保养和维护。11.工作现场"7S管理":①整理、②整顿、③清扫、④清洁、⑤素养、⑥安全、⑦节约。</td></tr>
<tr><td colspan="7">教学科研。1.协助护理部并承担对护理人员业务学习、培养及护士晋级的考核工作。2.拟订教学计划,编写教材并负责讲授。3.制订专科护理科研、技术革新计划并实施。4.参与审定、评价护理论文和科研、技术革新成果。5.负责组织本科护理学习讲座和护理病案讨论。6.对医院护理队伍建设、业务技术管理和组织管理提出意见,参与护理部组织的全院性工作检查。7.掌握国内外本科护理发展动态,努力引进先进技术,提高护理质量,发展护理科学。8.完成领导交代的其他临时性工作任务。</td></tr>
<tr><td colspan="7">持续学习。1.授权定期组织相关人员进行业务学习,搞好科室学术活动。2.参加本专业学术会议和护理新方法的开展与应用。3.注重静配中心药品调配的安全和质量。</td></tr>
<tr><td>主要绩效
考核要点</td><td colspan="7">1.各项规章制度落实。2.完成静脉中心工作量、学术、科研等工作数量指标、质量指标、效率指标。3.处理科室投诉。4.医德医风、社会责任。5.与护士长配合、医护人员沟通、协调。6.基础、专科护理,责任制护理。7.学习创新能力。8.满意度。</td></tr>
<tr><td rowspan="2">岗位工
作关系</td><td>院内联系部门</td><td colspan="6">院内各个科室、行政职能部门、后勤部门相关领导和人员。</td></tr>
<tr><td>院外联系部门</td><td colspan="6">医院、科室或护理部授权范围内与外界有关部门人员沟通、联系。</td></tr>
<tr><td>岗位工
作权限</td><td colspan="7">1.科室护理业务、科研和管理指导权。2.日常工作计划、实施、检查的建议权。3.本科护理人员任免建议权。4.分管人员的工作监督权。5.提出改进护理工作建议权。</td></tr>
<tr><td>岗位工
作环境</td><td colspan="7">1.在医院内工作,温度、湿度适宜。2.工作现场会接触到轻微粉尘及医疗中的刺激性气味,照明条件良好,一般无相关职业病发生。3.满足医疗工作的相关条件。</td></tr>
<tr><td>在现在的岗位已工作时间</td><td colspan="7">自　　年　　月　　日开始,　　共计:　　年</td></tr>
<tr><td>学历培训
经历经验</td><td colspan="7">1.本科以上学历,10年以上护理工作经验。2.有基础、专科、责任护理、管理培训经历。3.有高层次护理科研成果。4.年内最少有1篇全国级杂志论文发表。</td></tr>
<tr><td>岗位工作
技能要求</td><td colspan="7">1.注重药师素质的提高。2.注重规范化操作的提高。3.加强药护关系的协调工作。4.具有良好的职业道德素质和团队合作精神。5.持续学习本职业务知识能力强。</td></tr>
<tr><td rowspan="2">岗位工作
其他要求</td><td>性别要求</td><td></td><td>年龄要求</td><td colspan="2"></td><td>婚姻</td><td>婚否不限</td></tr>
<tr><td>身体要求</td><td></td><td>政治要求</td><td colspan="2">事业性、组织观念强</td><td>业务要求</td><td>精通本专业</td></tr>
<tr><td colspan="3">岗位分析时间</td><td colspan="2">填写人</td><td colspan="3"></td></tr>
<tr><td colspan="3">直接上级审核签字</td><td colspan="2">审核时间</td><td colspan="3"></td></tr>
</table>

5.静脉输液配送中心主管护师岗位说明书

岗位工作基本信息	岗位名称	护师	所在部门	静配中心	岗位编号	
	从属部门	护理部	岗位定员		所辖人数	
	直接上级	护士长	直接下级	相关护理人员,实习、进修护士		

岗位使命工作概述	在药剂科主任和护士长领导下工作,负责临床科室住院患者的长期医嘱,静脉用药调配工作,保证临床住院患者常规用药的及时滴注。按时、按质、按数量完成工作。

岗位工作主要职责与任务	**严格遵守并管理静脉配送中心操作流程。**1.在静脉药物配置中心护士长和上级职称人员的领导下和药师指导下工作。操作人员应身体健康,对有疾病或割伤尤其是患有消化系统或呼吸系统疾病时应立即通知主管部门主管进行人员调整。2.操作前必须开启紫外线灯和净化设施并消毒30分钟后再行操作。3.如实记录紫外线灯消毒时间登记表。4.对排好的药品先仔细核对无误后方可加药,一旦发现错误应及时与摆药药师联系、更改后再加药。5.遵守各项操作规程流程,进入配置间必须清洗双手、穿戴无菌隔离衣、帽、口罩等,严格按照无菌操作技术加药不得违背。6.操作完毕必须立即对工作环境、所用容器及用具等进行清洗消毒。7.按清场要求进行清场,不得遗留药物、药液、空瓶及安瓿等。8.如实填写各项记录并签字。保持室内清洁、整齐、干燥、定期进行空气培养做菌落计数,对净化设备定期检查净化级别,必要时更新。9.下班前关闭水、电、门窗并检查无误方可离开,防止事故、保证安全。每天要进行洁净室内温湿度登记。10.必须高度重视静配中心的质量管理,静配中心洁净区域的人员管理,洁净区域的环境管理,设备、仪器保养和维护。11.工作现场"7S管理":①整理、②整顿、③清扫、④清洁、⑤素养、⑥安全、⑦节约。12.持续改进。 **持续学习。**1.授权定期组织相关人员进行业务学习,搞好科室学术活动。2.参加本专业学术会议和护理新方法的开展与应用。3.注重静配中心药品调配的安全和质量。工作创新。善于发现岗位工作中的问题、缺陷,分析问题与解决问题缺陷的能力。

主要绩效考核要点	1.制度落实,岗位职责。2.医德医风建设。3.岗位综合绩效。4.工作协调能力,独立与协调能力。5.岗位工作效率。6.被服务科室的满意度。7.岗位核心制度执行力。

岗位工作关系	院内联系部门	院内各个科室、行政职能部门、后勤部门相关领导和人员。
	院外联系部门	医院、科室或护理部授权范围内与外界有关部门人员沟通、联系。

工作权限	1.静配中心岗位工作权。2.日常工作计划、实施、检查和建议权。3.工作建议权。

工作环境	1.在医院内工作,温度、湿度适宜。2.满足静配中心工作的相关环境条件。

在现在的岗位已工作时间	自 年 月 日开始, 共计: 年

学历培训经历经验	1.大专以上学历,2年以上护理工作经验。2.参加学术会议学习、临床护理实习经历、医院护理管理学习经历。3.每年最少一篇习作论文。4.具备完整的护理实习经历。

岗位工作技能要求	1.获护士职业资格。掌握医院护理工作制度、本岗位职责和有关工作制度内容等。2.熟悉护理学专业理论,了解整体护理和护理程序理论。3.掌握静配中心工作整体流程。4.恪尽职守,具有良好的职业道德素质。5.良好的团队合作精神,工作细心、周到、耐心,较强的服务意识和安全意识。6.一定的组织管理能力,良好的沟通、协调能力。7.应知法规:《中华人民共和国护士管理办法》《护士条例》《护理文书书写规范与管理规定》《医院感染管理办法》《医疗卫生机构医疗废物管理办法》《医疗事故处理条例》《医院消毒卫生标准》《医院消毒管理办法》《突发公共卫生事件应急条例》《静脉用药调配中心教程》等。

岗位工作其他要求	性别要求		年龄要求		婚姻	婚否不限
	身体要求		政治要求	事业性、组织观念强	业务要求	精通本专业

岗位分析时间		填写人	
直接上级审核签字		审核时间	

6.静脉输液配送中心护士岗位说明书

<table>
<tr><td rowspan="3">岗位工作
基本信息</td><td>岗位名称</td><td>护士</td><td>所在部门</td><td>静配中心</td><td>岗位编号</td><td></td></tr>
<tr><td>从属部门</td><td>护理部</td><td>岗位定员</td><td></td><td>所辖人数</td><td></td></tr>
<tr><td>直接上级</td><td>护士长</td><td>直接下级</td><td colspan="3">实习、进修护士</td></tr>
<tr><td>岗位使命
工作概述</td><td colspan="6">在药剂科主任和护士长领导下工作,负责临床科室住院患者的长期医嘱,静脉用药调配工作,保证临床住院患者常规用药的及时滴注。按时、按质、按数量完成工作。</td></tr>
<tr><td>岗位工作
主要职责
与任务</td><td colspan="6">业务与管理职责。1.在静脉药物配制中心护士长的领导下和药师指导下工作。2.熟悉药物配伍禁忌,操作规程、规章制度、个人卫生与健康要求等基本知识与技能,并严格执行。3.认真核对药物,所有的药物现配现输原则,如有疑问及时与药师或病区联系,避免发生差错。4.配制药物时严格按照操作规程进行操作。5.负责操作台的消毒、清洁,保持洁净室内整洁,每日用含氯消毒剂清洁地面、擦拭墙面、门窗,用酒精擦拭操作台、传递窗。6.做好一次性医疗用品的管理和使用。7.积极配合院感科,定时对配制室内空气、物品表面及工作人员的手进行细菌监测,发现问题及时整改。8.做好配制室内院感科有关资料的记录,做到有章可循、有据可查。9.进入配制间按规定洗手,戴好口罩和帽子,穿隔离衣。10.严格按照配制操作程序和要求进行配制,严格执行"三查十对"。11.在操作过程中严禁随意离开,确保配制质量。12.配制完毕的药液及时与核对人员核对。13.处置车一次性物品的准备补充。14.工作现场"7S管理":①整理、②整顿、③清扫、④清洁、⑤素养、⑥安全、⑦节约。15.科室满意度。
制度执行。1.执行各项规章制度和技术操作常规,按照流程操作。2.严格执行医院、科室相关管理规定。3.严格执行查对制度,无菌技术操作流程。4.核心制度执行。
职业道德。1.遵纪守法。2.尊重患者权利,保守医疗秘密。3.廉洁奉公,文明礼貌,卓越服务。4.团队精神,和谐共事。5.工作积极性、主动性、创新性、责任心。
持续学习。授权定期组织相关人员进行业务学习,积极参加医院、科室学术活动。</td></tr>
<tr><td>主要绩效
考核要点</td><td colspan="6">1.制度落实,岗位职责。2.医德医风建设。3.岗位综合绩效。4.工作协调能力,独立与协调能力。5.岗位工作效率。6.被服务科室的满意度。7.岗位核心制度执行力。</td></tr>
<tr><td rowspan="2">岗位工
作关系</td><td>院内联系部门</td><td colspan="5">院内各个科室、行政职能部门、后勤部门相关领导和人员。</td></tr>
<tr><td>院外联系部门</td><td colspan="5">医院、科室或护理部授权范围内与外界有关部门人员沟通、联系。</td></tr>
<tr><td>工作权限</td><td colspan="6">1.静配中心岗位工作权。2.日常工作计划、实施、检查的建议权。3.工作建议权。</td></tr>
<tr><td>工作环境</td><td colspan="6">1.在医院内工作,温度、湿度适宜。2.满足静配中心工作的相关环境条件。</td></tr>
<tr><td>在现在的岗位已工作时间</td><td colspan="6">自　　年　　月　　日开始,　　共计:　　年</td></tr>
<tr><td>学历培训
经历经验</td><td colspan="6">1.大专以上学历,2年以上护理工作经验。2.参加学术会议学习、临床护理实习经历、医院护理管理学习经历。3.每年最少一篇习作论文。4.具备完整的护理实习经历。</td></tr>
<tr><td>岗位工作
技能要求</td><td colspan="6">1.获护士职业资格。掌握医院护理工作制度、本岗位职责和有关工作制度内容等。2.熟悉护理学专业理论,了解整体护理和护理程序理论。3.掌握静配中心工作整体流程。4.恪尽职守,具有良好的职业道德素质。5.良好的团队合作精神,工作细心、周到、耐心,较强的服务意识和安全意识。6.一定的组织管理能力,良好的沟通、协调能力。7.应知法规:《中华人民共和国护士管理办法》《护士条例》《护理文书书写规范与管理规定》《医院感染管理办法》《医疗卫生机构医疗废物管理办法》《医疗事故处理条例》《医院消毒卫生标准》《医院消毒管理办法》《突发公共卫生事件应急条例》《静脉用药调配中心教程》等。</td></tr>
<tr><td rowspan="2">岗位工作
其他要求</td><td>性别要求</td><td></td><td>年龄要求</td><td></td><td>婚姻</td><td>婚否不限</td></tr>
<tr><td>身体要求</td><td></td><td>政治要求</td><td>事业性、组织观念强</td><td>业务要求</td><td>精通本专业</td></tr>
<tr><td colspan="3">岗位分析时间</td><td></td><td>填写人</td><td colspan="2"></td></tr>
<tr><td colspan="3">直接上级审核签字</td><td></td><td>审核时间</td><td colspan="2"></td></tr>
</table>

第六章 行政职能部门护理人员岗位说明书

1.主管护理工作的副院长岗位说明书

<table>
<tr><td rowspan="3">岗位工作
基本信息</td><td>岗位名称</td><td>护理副院长</td><td>所在部门</td><td colspan="2">院部</td><td>岗位编号</td><td></td></tr>
<tr><td>从属部门</td><td>院部</td><td>岗位定员</td><td colspan="2"></td><td>所辖人数</td><td></td></tr>
<tr><td>直接上级</td><td>院长、书记</td><td>直接下级</td><td colspan="4">主管的部门人员</td></tr>
<tr><td>岗位使命
工作概述</td><td colspan="7">在院长、书记的领导下,负责全院分管护理工作的业务管理、综合协调、监督考核等工作,充分发挥分管组织管理与沟通的枢纽作用。是分管工作的第一责任人。</td></tr>
<tr><td rowspan="2">岗位工作
主要职责
与任务</td><td colspan="7">**领导与岗位职责。**1.在院长领导下,负责全院的护理工作。制订护理工作发展规划、年度工作计划、周工作安排并组织实施。定期参加全院护理活动,及时解决护理工作中存在的问题。2.严格遵守卫生部颁布的《中华人民共和国护士管理办法》中对护士的任职资格,确保护理队伍的整体素质。3.负责指导并审定护理部工作计划,工作总结,不断完善规章制度、工作职责。定期检查危重护理、专科护理、基础护理、分级护理、技术操作等工作的实施,发现情况,采取有效对策。4.定期参加护理查房,定期听取护理部工作汇报,了解护理管理指挥系统的组织管理效应。重视护理部正副主任的在职培训和全院护士的培训,不断提高护理管理水平。支持护理部对全院护理工作行使领导、管理职权,确保护理部管理目标的实现和各项任务的完成。5.负责指导护理部开展护理继续教育工作及职业道德教育。不断引进有关的新理论、新技术,有计划地培养护理骨干人才,造就一支素质优良的护理队伍。6.主持指挥全院性的护理会诊、大型抢救、学术交流、新技术项目开展推广等医疗护理技术活动,并作出科学决策。7.授权审查全院性护理设备、器械、耗材申报计划和使用,组织检查本院担负的临时性医疗护理工作。8.授权掌握院内护理人员的调配,并向院长提出护理人员升、调、奖、惩的意见。9.医院护理安全与应急预案与处理工作。10.掌握PDCA循环、追踪问题管理、可靠性管理理念和持续改进方法。</td></tr>
<tr><td colspan="7">**工作创新。**善于发现岗位工作中的问题、缺陷,分析问题与解决问题缺陷的能力。</td></tr>
<tr><td>岗位工作
主要绩效
考核要点</td><td colspan="7">1.负责制订护理中长期规划,制订护理部年度、月度、周工作计划。2.护理工作计划完成率。3.协调全院护理人员,保证科室有效配置护理人员,重视护理人员人力资源管理。4.落实各项规章制度,无护理人员重违规现象,避免差错事故的发生。5.定期对全院护理工作进行绩效考核。6.了解全院护士长工作、管理、领导能力。</td></tr>
<tr><td rowspan="2">岗位工
作关系</td><td>院内联系部门</td><td colspan="6">院内各个科室、行政职能部门、后勤部门相关领导和人员。</td></tr>
<tr><td>院外联系部门</td><td colspan="6">医院、科室或护理部授权范围内与外界有关部门人员沟通、联系。</td></tr>
<tr><td>岗位工
作权限</td><td colspan="7">1.对护理业务系统员工的管理权。2.对护理部、科室护士长任用的提名权和建议权。3.对所属下级监督、检查与考核权。4.对所属下级工作争议的调解与裁决权。</td></tr>
<tr><td>工作环境</td><td colspan="7">1.大部分时间在医院内工作,温度、湿度适宜。2.符合要求专科工作环境。</td></tr>
<tr><td>在现在的岗位已工作时间</td><td colspan="7">自　　年　　月　　日开始,共计:　　年</td></tr>
<tr><td>学历培训
经历经验</td><td colspan="7">1.医学正规院校毕业及管理专业经历。2.本科及以上学历,具有10年以上临床护理工作、5年以上护理管理经验。3.高级专业技术职称,具有中层领导干部领导经历。</td></tr>
<tr><td>岗位工作
技能要求</td><td colspan="7">熟知《医疗机构管理条例》《全国医院工作条例》《中华人民共和国执业护士法》《医疗机构评审办法》《医疗事故处理条例》《医疗广告管理办法》等。</td></tr>
<tr><td rowspan="2">岗位工作
其他要求</td><td>性别要求</td><td></td><td>年龄要求</td><td></td><td></td><td>婚姻</td><td>婚否不限</td></tr>
<tr><td>身体要求</td><td></td><td>政治要求</td><td colspan="2">组织观念强</td><td>业务要求</td><td>岗位独立工作</td></tr>
<tr><td colspan="3" align="center">岗位分析时间</td><td colspan="2"></td><td align="center">填写人</td><td colspan="2"></td></tr>
</table>

2.护理部主任岗位说明书

<table>
<tr><td rowspan="3">岗位工作
基本信息</td><td>岗位名称</td><td>护理主任</td><td>所在部门</td><td colspan="2">护理部</td><td>岗位编号</td><td></td></tr>
<tr><td>从属部门</td><td>院部</td><td>岗位定员</td><td colspan="2"></td><td>所辖人数</td><td></td></tr>
<tr><td>直接上级</td><td>分管院长</td><td>直接下级</td><td colspan="4">护理部副主任、科护士长、护理部相关成员</td></tr>
<tr><td>岗位使命
工作概述</td><td colspan="7">在院长和分管院长的领导下,负责全院护理管理工作,为医疗服务工作提供强有力的支持与保障,确保护理工作正常。提高科室领导满意度。是护理部工作第一责任人。</td></tr>
<tr><td>岗位工作
主要职责
与任务</td><td colspan="7">**领导与管理职责。**1.在院长和分管副院长领导下,全面负责医院护理行政与护理业务管理工作。2.负责拟订医院护理发展规划、年度护理工作计划并组织实施,定期组织护理质量考评,并及时组织研究讨论,制定改进措施。3.建立和健全医院护理管理组织构架,组织修订各级护理人员的岗位职责、管理制度、技术操作规程、护理质量标准,并组织实施,督促检查及考评。4.制订并完善护理常规、护理技术操作规范、护理方案等,并定期进行评价与优化。5.负责护理人力资源的管理,合理配备人员,与人事部门合作做好护理人员的调动、任免、晋升、奖惩工作。6.负责拟订全院各级护理人员的护理教育工作计划并组织实施,定期进行考核,提高护理人员的整体素质。7.关心护理人员思想工作,生活、协助解决实际问题。8.定期组织护理查房,了解护理工作中存在的问题,提出改进的办法,深入科室对突发事件、危重病人的护理、抢救工作进行指导与协调。9.根据工作的需要召开护理部例会、科护士长及病区护士长会议,分析、反馈护理工作情况布置及商讨工作方案。10.组织开展护理科研和技术革新,应用和推广护理业务、技术,开展学术交流。11.负责护理临床教学的管理,组织落实护理实习生实习计划和临床护理进修任务的落实。12.科室服务满意度。
制度执行。1.执行国家省市院的各项规章制度与管理规定。2.执行"18项核心制度"。
职业道德。1.廉洁工作。2.团队精神,和谐共事。3.工作积极性、主动性、责任心。
教学科研。1.持续学习与创新能力。2.不断总结护理经验。3.撰写本护理专业论文。
工作创新。善于发现岗位工作中的问题、缺陷,分析问题缺陷与解决问题缺陷能力。</td></tr>
<tr><td>岗位工作
主要绩效
考核要点</td><td colspan="7">1.根据医院年度工作计划,制订护理部年度、月度、周工作计划。2.护理工作计划完成率。3.协调全院护理人员,保证科室有效配置护理人员,重视护理人员人力资源管理。4.落实各项规章制度,无护理人员重违规现象,避免差错事故的发生。5.定期对全院护理工作进行绩效考核。6.了解全院护士长工作能力、管理能力、领导能力。</td></tr>
<tr><td rowspan="2">岗位工
作关系</td><td>院内联系部门</td><td colspan="6">院内各个科室、行政职能部门、后勤部门相关领导和人员。</td></tr>
<tr><td>院外联系部门</td><td colspan="6">医院、科室或护理部授权范围内与外界有关部门人员沟通、联系。</td></tr>
<tr><td>岗位工
作权限</td><td colspan="7">1.全院护理人员管理、调配权,护士长人选推荐权。2.全院护理质量检查权、考评权、管理权。3.本部门各项工作管理权,对本部门人员的监督、检查考核、薪酬建议权。</td></tr>
<tr><td>工作环境</td><td colspan="7">大部分时间在医院内工作,温度、湿度适宜。满足医疗护理工作的环境条件。</td></tr>
<tr><td>在现在的岗位已工作时间</td><td colspan="7">自　　年　　月　　日开始,　　共计:　　年</td></tr>
<tr><td>学历培训
经历经验</td><td colspan="7">1.具有护士执业资格。2.本科及以上学历。3.副主任护师及以上职称,具有10年以上临床护理及相关经验,3年以上护士长管理经验。4.具有较强的沟通和协调能力。</td></tr>
<tr><td>岗位工作
技能要求</td><td colspan="7">1.有扎实的护理专业知识、技能及护理管理理论、经验。2.熟悉医院管理理论、职能部门管理工作流程。3.较强组织协调及沟通能力。4.熟悉《医疗机构管理条例》《医疗事故处理条例》《突发公共卫生应急条例》《医院感染管理办法》《医疗废物管理办法》《医院消毒管理办法》《医疗器械监督管理条例》《护士条例》《护士执业注册管理办法》《医疗机构病历管理规定(2013年)》。</td></tr>
<tr><td rowspan="2">岗位工作
其他要求</td><td>性别要求</td><td></td><td>年龄要求</td><td colspan="2"></td><td>婚姻</td><td>婚否不限</td></tr>
<tr><td>身体要求</td><td></td><td>政治要求</td><td colspan="2">组织观念强</td><td>业务要求</td><td></td></tr>
<tr><td colspan="2">岗位分析时间</td><td colspan="3"></td><td>填写人</td><td colspan="2"></td></tr>
</table>

3.护理部副主任岗位说明书

岗位工作基本信息	岗位名称	护理部副主任	所在部门	护理部	岗位编号	
	从属部门	院部	岗位定员		所辖人数	
	直接上级	护理部主任	直接下级	科室护士长与相关岗位护士		

岗位使命工作概述	在护理部主任的领导下,负责护理部分管的工作,为医疗服务工作提供强有力的支持与保障,确保护理工作正常开展。努力提高科室服务满意度。分管工作第一责任人。

岗位工作主要职责与任务	**岗位职责。**1.在护理部主任领导下,按照分工要求负责全院护理质量与护理业务管理工作,根据护理部制定的人力资源管理相关规定,授权负责全院护理人力资源调配。2.拟订医院护理业务与护理质控管理计划,并组织实施。3.建立全院护理三级护理质量管理体系,制定护理质量评价标准,并根据国家相关专业指南进行优化和修订。4.全面开展优质护理服务,落实责任制、专科护理、整体护理。5.主持科室护理大查房,解决护理业务与技术疑难问题。6.督促并检查各科室急、危、重、疑难患者护理计划和会诊落实情况,对复杂技术或新开展护理业务,要亲自参加并具体指导。7.协助护理部主任处理护理纠纷,对护理差错事故提出技术鉴定意见。8.制订"5.12"护理节活动方案及组织相关护理活动的实施。9.指导科护士长开展护理质量管理及护理业务管理。10.协助护理部主任并承担对护理人员业务学习、培养及护士晋级的考核工作。11.负责组织全院护理查房、护理会诊及护理病历讨论。12.对医院护理队伍建设、业务技术管理和组织管理提出意见,参与医院及护理部组织的各项工作检查。13.掌握国内外护理发展动态,努力引进先进技术,提高护理质量水平,发展护理科学。 **制度执行。**1.执行国家省市院的各项规章制度与管理规定。2.执行"18项核心制度"。 **职业道德。**1.廉洁工作。2.团队精神,和谐共事。3.工作积极性、主动性、责任心。 **教学与科研。**1.持续学习与创新能力。2.不断总结经验,结合临床实际撰写论文。3.参加并组织医学继续教育,完成规定的教学计划项目。4.按时完成科研课题任务。 **持续学习。**1.持续学习与工作改进能力。2.掌握、了解国内外本管理专业发展动态。

岗位工作主要绩效考核要点	1.根据医院年度工作计划,协助护理部主任共同制订年度、月度、周护理工作计划。2.护理工作计划完成率。3.协调全院护理人员,保证科室有效配置护理人员,重视护理人员人力资源管理。4.按计划对全院护理工作进行绩效考核。5.了解科护士长、病区护士长工作能力、管理能力、领导能力、科室护理工作状况。6.服务工作满意度。

岗位工作关系	院内联系部门	院内各个科室、行政职能部门、后勤部门相关领导和人员。
	院外联系部门	医院、科室或护理部授权范围内与外界有关部门人员沟通、联系。

岗位工作权限	1.授权护理人员的管理、调配权,科护士长、病区护士长人选的推荐权。2.全院护理质量检查权、考评权、管理权。3.向护理部主任报告工作及建议权。4.副高级专业技术职称。

工作环境	1.大部分时间在医院内工作,温度、湿度适宜。2.满足医疗护理工作的环境条件。

在现在的岗位已工作时间	自 年 月 日开始, 共计: 年

学历经验	1.护士资格证。2.本科以上学历。3.高级护师职称,10年临床护理及相关经验

岗位工作技能要求	1.称职的护理学科带头人。2.公认的领导、决策、管理和协调能力。3.较好的口才和文字表达能力。4.持续学习能力。5.熟悉《医疗机构管理条例》《医疗事故处理条例》《突发公共卫生应急条例》《医院感染管理办法》《医疗废物管理办法》《医院消毒管理办法》《医疗器械监督管理条例》《护士条例》《护士执业注册管理办法》《医疗机构病历管理规定(2013年)》等国家卫生政策法规和卫生行政部门颁布的规章及医院制定的本岗位职责和有关工作制度。

岗位工作其他要求	性别要求		年龄要求		婚姻	婚否不限
	身体要求		政治要求	组织观念强	业务要求	
岗位分析时间				填写人		

4. 护理部外科系统科室总护士长岗位说明书

岗位工作 基本信息	岗位名称	外科系统科室总护士长	所在部门	护理部	岗位编号	
	从属部门	护理部	岗位定员		所辖人数	
	直接上级	科主任、护理部	直接下级	科室护士长及相关人员		

岗位使命 工作概述	在护理部领导下,全面负责外科系统科室护理工作、业务、技术、病房管理、护士思想工作,物资管理等工作。是科室护士思想、业务、技术、行政管理的第一责任人。

岗位工作 主要职责 与任务	**岗位职责。**1.在护理部主任的领导和科主任的业务指导下,负责本科护理的行政、业务技术管理工作。2.重视思想政治工作,经常对护士进行职业道德教育工作。3.协调相关科室及有关部门工作关系。4.负责制订本科室的护理发展规划,年度、月度、周工作计划并组织实施。5.制度落实,严格执行各项规章制度和操作规程。6.确定护士的轮转和临时调配。7.设计与落实基础护理、专科护理、特殊护理与责任护理工作。8.护理人员文明行医,优质服务,树立良好的医德医风。9.遵循 PDCA 管理、追踪问题管理、持续质量改进、熟悉可靠性管理方法。10.加强病房管理,投诉处理及时。 **业务职责。**1.早上班带领护士对急、危重症、新入院患者床旁交班,检查危重抢救病人情况,对复杂外科护理技术或新开展的业务,要亲自参加并具体指导。2.参加主任或主治医师查房,指导危重患者护理,解决本科护理工作中的疑难问题。3.定期对本科的护理质量进行检查并提出改进措施。4.掌握本科室全部护理技能,按照护理流程工作。5.落实"三查七对"制度并记录完善。6.维护科室仪器设备,提高设备使用效率。7.加强陪护管理。8.加强物资管理,账、物相符。9.落实患者治疗饮食。10.护理文书书写符合要求。11.组织实施护理常规、技术操作规程。12.护士"三基"考试、技术操作符合规定要求。13.掌控急救室危重病人情况。14.重视科室绩效考核与管理工作。 **制度执行。**1.执行国家省市院的各项规章制度与管理规定。2.执行 18 项核心制度。 **职业道德。**1.廉洁工作。2.团队精神,和谐共事。3.工作积极性、主动性、责任心。 **教学科研。**1.持续学习与创新能力。2.不断总结护理经验。3.撰写本护理专业论文。

岗位工作 主要绩效 考核要点	1.规章制度。2.护理、学术、科研等工作及完成数量、质量、效率、绩效指标。3.顾客沟通,处理病人投诉与纠纷。4.医德医风、社会责任。5.健康宣教、培训帮带等。6.护理工作流程规范。7.病房管理。8.本科室护理人员技术操作。9.静脉穿刺成功率。10.基础护理和专科护理合格率。11.危重病人、特一级病人护理数。12.科室满意度。

岗位工 作关系	院内联系部门	院内各个科室、行政职能部门、后勤部门相关领导和人员。
	院外联系部门	医院、科室或护理部授权范围内与外界有关部门人员沟通、联系。

工作权限	1.科室管理、协调权。2.对本科室日常工作的计划、实施、检查和指导权,薪酬建议权。

工作环境	1.在医院内工作,温度、湿度适宜。2.满足医疗与护理工作的相关环境条件。

在现在的岗位已工作时间	自　　年　　月　　日开始,　　共计:　　年

学历培训 经历经验	1.本科以上学历,10 年以上临床护理工作经验。2.有专科护理及医院管理培训经历。3.学术、教学、科研经历。4.具有较强的沟通和协调能力。5.副高级以上职称。

岗位工作 技能要求	1.称职的护理学科带头人。2.公认的领导、决策、管理和协调能力。3.较好的口才和文字表达能力。4.持续学习能力。5.熟悉《医疗机构管理条例》《医疗事故处理条例》《突发公共卫生应急条例》《医院感染管理办法》《医疗废物管理办法》《医院消毒管理办法》《医疗器械监督管理条例》《护士条例》《护士执业注册管理办法》《医疗机构病历管理规定(2013 年)》等国家卫生政策法规和卫生行政部门颁布的规章及医院制定的本岗位职责和有关工作制度。

岗位工作 其他要求	性别要求		年龄要求			婚姻	婚否不限
	身体要求		政治要求	组织观念强		业务要求	

岗位分析时间		填写人	

5.护理部内科系统科室总护士长岗位说明书

岗位工作基本信息	岗位名称	内科系统科室总护士长	所在部门	护理部	岗位编号	
	从属部门	护理部	岗位定员		所辖人数	
	直接上级	科主任、护理部	直接下级	科室护士长及相关人员		

岗位使命工作概述	在科主任与护理部领导下,全面负责内科科室护理工作、业务、技术、病房管理、护士思想工作,物资管理等工作。是科室护士的思想、业务、行政管理的第一责任人。

岗位工作主要职责与任务	**岗位职责。**1.在护理部主任的领导和科主任的业务指导下,负责本科护理的行政、业务管理。2.重视思想政治工作,经常对护士进行职业道德教育工作。3.协调相关科室及有关部门工作关系。4.负责制订本科室的护理发展规划,年度、月度、周工作计划并组织实施。5.制度落实,严格执行各项规章制度和操作规程。6.确定护士的轮转和临时调配。7.设计与落实基础护理、专科护理、特殊护理与责任护理工作。8.护理人员文明行医,优质服务,树立良好的医德医风。9.遵循PDCA管理、追踪问题管理、持续质量改进、熟悉可靠性管理方法。10.加强病区与病房管理,投诉处理及时。 **业务职责。**1.早上班带领护士对急、危重症、新入院患者床旁交班,检查危重抢救病人情况,对复杂护理技术或新开展的业务,要具体指导。2.参加主任或主治医师查房,指导危重患者护理,解决本科护理工作中的疑难问题。3.定期对本科的护理质量进行检查并提出改进措施。4.掌握内科系统科室全部护理技能,按照护理流程工作。5.落实"三查七对"制度并记录完善。6.维护科室仪器设备,提高设备使用效率。7.加强陪护管理。8.加强物资管理,账物相符。9.落实患者治疗饮食。10.护理文书书写符合要求。11.组织实施护理常规、技术操作规程。护士"三基"考试、技术操作符合要求。12.掌控急救室危重病人情况。13.重视科室绩效考核与管理工作。14.科室服务满意度。 **制度执行。**1.执行国家省市院的各项规章制度与管理规定。2.执行"18项核心制度"。 **职业道德。**1.廉洁工作。2.团队精神,和谐共事。3.工作积极性、主动性、责任心。 **教学科研。**1.岗位持续学习与创新能力。2.不断总结经验。3.撰写本护理专业论文。

岗位工作主要绩效考核要点	1.规章制度。2.护理、学术、科研等工作及完成数量、质量、效率、绩效指标。3.顾客沟通,处理病人投诉与纠纷。4.医德医风、社会责任。5.健康宣教、培训帮带等。6.护理工作流程规范。7.病房管理。8.本科室护理人员技术操作。9.科室静脉穿刺成功率。10.基础护理和专科护理合格率。11.危重病人特一级病人护理数。12.满意度。

岗位工作关系	院内联系部门	院内各个科室、行政职能部门、后勤部门相关领导和人员。
	院外联系部门	医院、科室或护理部授权范围内与外界有关部门人员沟通、联系。

工作权限	科室管理、协调权。对本科室日常工作计划、实施、检查和指导权,薪酬建议权。

工作环境	1.在医院内工作,温度、湿度适宜。2.满足医疗与护理工作的相关环境条件。

在现在的岗位已工作时间	自 年 月 日开始, 共计: 年

学历培训经历经验	1.本科以上学历,10年以上临床护理工作经验。2.有专科护理、医院管理培训经历。3.学术、教学、科研经历。4.具有较强的沟通和协调能力。5.副高级以上职称。

岗位工作技能要求	1.称职的护理学科带头人。2.公认的领导、决策、管理和协调能力。3.较好的口才和文字表达能力。4.持续学习能力。5.熟悉《医疗机构管理条例》《医疗事故处理条例》《突发公共卫生应急条例》《医院感染管理办法》《医疗废物管理办法》《医院消毒管理办法》《医疗器械监督管理条例》《护士条例》《护士执业注册管理办法》《医疗机构病历管理规定(2013年)》等国家卫生政策法规和卫生行政部门颁布的规章及医院制定的本岗位职责和有关工作制度。

岗位工作其他要求	性别要求		年龄要求		婚姻	婚否不限
	身体要求		政治要求	组织观念强	业务要求	

岗位分析时间		填写人	

6.护理部主任护师岗位说明书

<table>
<tr><td rowspan="3">岗位工作
基本信息</td><td>岗位名称</td><td>主任护师</td><td>所在部门</td><td colspan="2">护理部</td><td>岗位编号</td><td></td></tr>
<tr><td>从属部门</td><td>院部</td><td>岗位定员</td><td colspan="2"></td><td>所辖人数</td><td></td></tr>
<tr><td>直接上级</td><td>护士长</td><td>直接下级</td><td colspan="4">护理部相关人员</td></tr>
<tr><td>岗位使命
工作概述</td><td colspan="7">在护理部主任的领导下,负责护理部分管工作,为医疗服务工作提供强有力的支持与保障,确保护理工作正常开展。努力提高科室服务满意度。分管工作第一责任人。</td></tr>
<tr><td rowspan="7">岗位工作
主要职责
与任务</td><td colspan="7">**岗位职责**。1.履行高级职称岗位职责。在护理部主任领导下,按照分工要求指导全院科室护理业务、技术、服务、教学与科研工作。2.按照规定参加科室晨会床旁交接班,协助护士长制订年度、季度、月度、周工作计划并付诸实施。3.科室服务满意度。</td></tr>
<tr><td colspan="7">**业务管理**。1.主持科室护理大查房,解决护理业务与技术疑难问题。2.定期检查急、危、重、疑难患者护理计划和会诊落实情况,对复杂技术或新开展护理业务,要亲自参加并具体指导。3.处理护理纠纷,对护理差错事故提出技术鉴定意见。4.指导护士长病房管理。5.督促、检查全院护理人员落实病人基础、专科与责任制护理。6.指导护士长加强科室设备管理,维护设备正常运行,提高设备使用率。7.实施护理查房、督导和随同相关领导查房。8.设计、组织好每年的"5.12"护理节及相关护理活动。</td></tr>
<tr><td colspan="7">**制度执行**。1.执行各项规章制度和技术操作常规,按照流程操作。2.执行查对制度及相关管理规定。3.严格执行规定的消毒隔离、无菌技术操作流程,预防医院感染。</td></tr>
<tr><td colspan="7">**职业道德**。1.遵守劳动纪律。2.尊重患者权利,保守医疗秘密。3.勤奋工作,文明礼貌,卓越服务。4.团队精神,和谐共事。5.工作积极性、主动性、创新性、责任心。</td></tr>
<tr><td colspan="7">**教学与科研**。1.协助护理部主任并承担对护理人员业务学习、培养及护士晋级的考核工作。2.拟订教学计划,编写教材并负责讲授。3.制订专科护理科研、技术革新计划并实施。4.参与审定、评价护理论文和科研、技术革新成果。5.负责组织全院护理学习讲座和护理病案讨论。6.对医院护理队伍建设、业务技术管理和组织管理提出意见,参与护理部组织的全院性工作检查。7.掌握国内外本科护理发展动态,努力引进先进技术,提高护理质量水平,发展护理科学。8.完成领导交代的其他临时性工作任务。</td></tr>
<tr><td colspan="7">**工作创新**。1.岗位工作与创新能力。2.岗位工作业务、技术、管理、流程、服务创新。3.善于发现工作中的问题、缺陷,分析问题与解决问题的能力。4.为病人服务创新。</td></tr>
<tr><td>岗位工作
主要绩效
考核要点</td><td colspan="7">1.根据医院年度工作计划,制订护理部年度月度周工作计划。2.护理工作计划完成率。3.协调全院护理人员保证有效配置,重视护理人员人力资源管理。4.落实各项规章制度,无护理人员重违规现象,避免差错事故发生。5.对全院护理工作进行绩效考核。</td></tr>
<tr><td rowspan="2">岗位工
作关系</td><td>院内联系部门</td><td colspan="6">院内各个科室、行政职能部门、后勤部门相关领导和人员。</td></tr>
<tr><td>院外联系部门</td><td colspan="6">医院、科室或护理部授权范围内与外界有关部门人员沟通、联系。</td></tr>
<tr><td>岗位工
作权限</td><td colspan="7">1.协助主任全院护理人员的管理、调配权,护士长人选的推荐权。2.全院护理质量检查权、考评权、管理权。3.授权相关工作管理权,对本部门人员的监督、检查考核权。</td></tr>
<tr><td>工作环境</td><td colspan="7">1.大部分时间在医院内工作,温度、湿度适宜。2.满足医疗工作的相关环境条件。</td></tr>
<tr><td>在现在的岗位已工作时间</td><td colspan="7">自　　年　　月　　日开始,　共计:　　年</td></tr>
<tr><td>学历培训
经历经验</td><td colspan="7">1.执业护士资格证。2.本科以上学历。3.主任护师职称,具有10年临床以上护理及相关经验,10年以上护士长管理经验。4.具有较强的沟通和协调能力。</td></tr>
<tr><td>岗位工作
技能要求</td><td colspan="7">1.有扎实的护理专业知识、技能及护理管理理论、经验。2.熟悉医院管理理论、职能部门管理工作流程。3.较强组织协调及沟通能力。4.熟练应用计算机办公软件。</td></tr>
<tr><td rowspan="2">岗位工作
其他要求</td><td>性别要求</td><td></td><td>年龄要求</td><td colspan="2"></td><td>婚姻</td><td>婚否不限</td></tr>
<tr><td>身体要求</td><td></td><td>政治要求</td><td colspan="2">组织观念强</td><td>业务要求</td><td></td></tr>
<tr><td colspan="2" align="center">岗位分析时间</td><td colspan="2"></td><td align="center">填写人</td><td colspan="3"></td></tr>
<tr><td colspan="2" align="center">直接上级审核签字</td><td colspan="2"></td><td align="center">审核时间</td><td colspan="3"></td></tr>
</table>

7. 护理部副主任护师岗位说明书

岗位工作基本信息	岗位名称	副主任护师	所在部门	护理部	岗位编号	
	从属部门	院部	岗位定员		所辖人数	
	直接上级	护士长	直接下级	护理部相关人员		

岗位使命工作概述	在护理部主任的领导下,负责护理部分管的工作,为医疗服务工作提供强有力的支持与保障,确保护理工作正常开展。努力提高科室服务满意度。分管工作第一责任人。

岗位工作主要职责与任务	**岗位职责。**1.履行护师高级职称岗位职责。2.在护理部主任领导下,按照分工指导科室护理业务技术、服务、教学与科研工作。3.协助科室护士长制订年度、季度、月度、周工作计划并付诸实施。4.授权协调科室护理人员及与相关部门科室的业务关系。 **制度执行。**1.指导科室执行各项规章制度和技术操作常规,按照流程操作。2.执行查对制度及相关规定。3.严格执行消毒隔离、无菌技术操作流程,预防医院感染。4.重视护理质量,按照PDCA工作,对护理问题能够追踪,有护理持续改进计划并落实。 **业务管理。**1.经常帮助科室解决护理工作疑难问题。2.检查科室患者护理计划落实情况,对复杂技术或新开展的护理业务,要亲自参加并具体指导。3.承担处理护理纠纷,对护理差错、事故提出技术鉴定意见。4.指导护士长病房管理。5.持续改进能力。 **职业道德。**1.遵纪守法。2.尊重患者权利,保守医疗秘密。3.勤奋工作,文明礼貌,卓越服务。4.团队精神,和谐共事。5.岗位工作积极性、主动性、创新性、责任心。 **教学与科研。**1.协助护理部主任并承担对护理人员业务学习、培养及护士晋级的考核工作。2.拟订教学计划,编写教材并负责讲授。3.制定专科护理科研、技术革新计划并实施。4.参与审定、评价护理论文和科研、技术革新成果。5.负责组织全院护理学习讲座和护理病案讨论。6.对医院护理队伍建设,业务技术管理和组织管理提出意见,参与护理部组织的全院性工作检查。7.掌握国内外本科护理发展动态,努力引进先进技术,提高护理质量水平,发展护理科学。8.完成领导交代的其他临时性工作任务。 **持续学习。**1.持续学习与工作改进工作能力。2.积极参加科室、医院的各种会议。 **工作创新。**善于发现岗位工作中的问题、缺陷,分析问题与解决问题缺陷的能力。

岗位工作主要绩效考核要点	1.根据医院年度工作计划,制订本部年度、月度、周工作计划。2.护理工作计划完成率。3.协调全院护理人员保证有效配置,重视护理人员人力资源管理。4.落实各项规章制度,无护理人员重违规现象,避免差错事故发生。5.定期对全院护理工作进行绩效考核。6.了解全院护士长工作能力、管理能力、领导能力、科室护理工作状况。

岗位工作关系	院内联系部门	院内各个科室、行政职能部门、后勤部门相关领导和人员。
	院外联系部门	医院、科室或护理部授权范围内与外界有关部门人员沟通、联系。

岗位工作权限	1.全院护理人员的管理、调配权,护士长人选的推荐权。2.全院护理质量检查权、考评权、管理权。3.本部门各项工作管理权,对本部门人员的监督、检查考核权。4.向上级报告工作及绩效薪酬建议权。5.对医院护理工作出台的各种文件政策的解释权。

工作环境	1.大部分时间在医院内工作,温度、湿度适宜。2.满足医疗工作的相关环境条件。

在现在的岗位已工作时间	自 年 月 日开始, 共计: 年

学历培训经历经验	1.护士资格证。2.本科学历。3.副主任护师职称,具有10年临床以上护理及相关经验,5年以上护士长管理经验。4.岗位工作具有较强的沟通和协调能力。

岗位工作技能要求	1.有扎实的护理专业知识、技能及护理管理理论、经验。2.熟悉医院管理理论、职能部门管理工作流程。3.较强组织协调及沟通能力。4.熟练应用计算机办公软件。

岗位工作其他要求	性别要求		年龄要求		婚姻	婚否不限
	身体要求		政治要求	组织观念强	业务要求	

岗位分析时间		填写人	
直接上级审核签字		审核时间	

8. 护理部主管护师岗位说明书

岗位工作 基本信息	岗位名称	主管护师	所在部门	护理部	岗位编号	
	从属部门	院部	岗位定员		所辖人数	
	直接上级	护理部主任	直接下级	护理部相关人员		

岗位使命 工作概述	在护理部主任领导下和上级职称护师人员指导下,负责护理部的分管工作,确保全院护理工作正常开展。努力提高科室病人满意度。是分管护理工作的第一责任人。

岗位工作 主要职责 与任务	**岗位职责。**1.按照规定参加护士各种班次检查。重点掌握与科室护士长沟通技巧。2.协助护士长做好护理质量控制工作,把好护理质量关,不断提高护理质量。3.掌握现代医院护理理念和管理工具。协助科室制订具有专科特色的护理计划,对患者实施整体护理。4.掌握基础、专科、责任、整体护理流程。协助护士长做好行政管理和护理队伍的建设工作。5.督促检查相关科室病房护理、治疗工作落实。6.协助护士长解决科室护理业务上的疑难问题,参加危重、疑难病人护理计划的制订及实施。7.受主任委托参加护理查房。对发生的护理差错、事故进行分析、鉴定,并提出防范措施。 **执行职责。**1.执行国家相关法律法规,行业规章制度、标准、职责、操作规范与流程,严格执行"18项核心制度",执行医院和科室的各项管理制度。2.参加医院、行政、党支部举办的各项政治理论学习、业务与管理知识培训,医学继续教育。3.加强与各职能部门、科室、后勤科室的交流沟通,共同完成好各项工作任务。4.科室满意度。 **职业道德。**1.以病人为中心,尊重患者权利,保守医疗秘密。2.遵纪守法,勤奋工作,文明礼貌,卓越服务。3.团队精神,注重沟通,和谐共事。4.工作积极、主动、责任与创新性。5.奉献精神,任劳任怨。6.对患者健康教育。7.发现问题解决问题能力。 **持续学习。**1.持续学习与工作改进能力。2.掌握、了解国内外本管理专业发展动态。3.积极参加科室、医院的相关会议。4.对前阶段工作中存在问题缺陷有持续改进计划。 **学习与创新。**1.持续学习与创新能力。2.不断总结经验,结合临床实际撰写论文。3.积极参加医学继续教育。4.完成有关领导安排的其他临时性工作任务。5.服务创新。

岗位工作 主要绩效 考核要点	1.根据医院年度工作计划,协助主任制订护理部年度、月度、周工作计划。2.护理工作计划完成率。3.协调主任配置全院护理人员,重视护理人员人力资源管理。4.落实各项规章制度,无护理人员重违规现象,避免差错事故的发生。5.定期对全院护理工作进行绩效考核。6.学习相关护士长工作能力、管理能力、领导能力、典型护理工作事例,及时总结护理工作经验。7.服务病人工作满意度。8.与相关部门、科室沟通。

岗位工 作关系	院内联系部门	院内各个科室、行政职能部门、后勤部门相关领导和人员。
	院外联系部门	医院、科室或护理部授权范围内与外界有关部门人员沟通、联系。

岗位工 作权限	1.授权全院护理人员的管理、调配权,护士长人选的推荐权。2.授权全院护理质量检查权、考评权、管理权。3.分管工作管理权。4.分管工作总结、报告工作及建议权。5.对医院护理工作出台的各种文件政策解释权。6.护理会议活动组织权,薪酬建议权。

工作环境	1.大部分时间在医院内工作,温度、湿度适宜。2.满足医疗工作的相关环境条件。

在现在的岗位已工作时间	自 年 月 日开始, 共计: 年

学历培训 经历经验	1.护士资格证。2.本科学历。3.主管护师职称,具有5年临床以上护理及相关经验和护士长管理工作经验。4.具有较强的沟通和协调能力。5.工作中协调与沟通能力。

岗位工作 技能要求	1.有扎实的护理专业知识、技能及护理管理理论、经验。2.熟悉医院管理理论、职能部门管理工作流程。3.较强组织协调及沟通能力。4.熟练应用计算机的能力。

岗位工作 其他要求	性别要求		年龄要求		婚姻	婚否不限
	身体要求		政治要求	组织观念强	业务要求	

岗位分析时间		填写人	
直接上级审核签字		审核时间	

9.护理部护士岗位说明书

<table>
<tr><td rowspan="3">岗位工作
基本信息</td><td>岗位名称</td><td>护士</td><td>所在部门</td><td>护理部</td><td>岗位编号</td><td></td></tr>
<tr><td>从属部门</td><td>院部</td><td>岗位定员</td><td></td><td>所辖人数</td><td></td></tr>
<tr><td>直接上级</td><td>主管副院长</td><td>直接下级</td><td colspan="3">授权相关人员</td></tr>
<tr><td>岗位使命
工作概述</td><td colspan="6">在护理部主任领导和上级职称护师人员指导下,负责护理部的分管工作,确保全院护理工作正常开展。努力提高科室病人满意度。是分管护理相关工作的第一责任人。</td></tr>
<tr><td rowspan="6">岗位工作
主要职责
与任务</td><td colspan="6">岗位职责:1.在护理部主任领导和上级职称护师人员指导下,具体落实护理部各项规章制度、计划、方案及相关规定的执行。2.协助护士长做好护理质量控制工作,把好护理质量关,不断提高护理质量。3.掌握现代医院护理理念和管理工具。协助科室制订具有专科特色的护理计划,对患者实施整体护理。4.掌握基础、专科与责任护理流程。协助护士长做好行政管理和护理队伍的建设工作。5.落实检查相关科室病房护理。</td></tr>
<tr><td colspan="6">执行职责:1.执行国家医院相关法律法规,行业规章制度、标准、职责、操作规范与流程,严格执行"18项核心制度",执行医院和科室的各项管理制度。2.参加医院、行政、党支部举办的各项政治理论学习、业务与管理知识培训,医学继续教育。3.加强与各职能部门、科室、后勤科室的交流沟通,共同完成好各项工作任务。4.授权是护理部相关工作的参与者、组织者、工作协调沟通者、执行者、卓越绩效考核者。</td></tr>
<tr><td colspan="6">教学科研职责:根据教学、带教、业务、管理培训、学术会议、科研课题与管理等工作的需要,利用各种机会如相关会议对进修护士、实习人员进行示范教学和培训。</td></tr>
<tr><td colspan="6">职业道德:1.遵纪守法。2.以病人为中心,尊重患者权利,保守医疗秘密。3.努力工作,文明礼貌,服务态度好,卓越服务。4.团队精神,注重沟通,和谐共事。5.工作积极、主动、责任与创新性。6.奉献精神,和谐共事,任劳任怨。7.健康宣教落实。</td></tr>
<tr><td colspan="6">学习与创新:1.朝气蓬勃,精神面貌好,持续学习与创新能力。2.结合临床实际不断总结经验,撰写论文。3.积极参加医学继续教育。落实实习、进修生临床带教工作,并进行考核和评价。4.完成有关领导安排的其他临时性工作任务。5.科室满意度。</td></tr>
<tr><td>岗位工作
主要绩效
考核要点</td><td colspan="6">1.根据医院年度工作计划,落实本部门年度、月度、周工作计划。2.护理工作计划完成率。3.落实全院护理人员配置情况,重视护理人员人力资源管理。4.落实各项规章制度,无护理人员重违规现象,避免差错事故发生。5.落实全院护理工作进行绩效考核。6.学习相关科室护士长工作能力、管理能力、领导能力、典型护理工作事例。</td></tr>
<tr><td rowspan="2">岗位工
作关系</td><td>院内联系部门</td><td colspan="5">院内各个科室、行政职能部门、后勤部门相关领导和人员。</td></tr>
<tr><td>院外联系部门</td><td colspan="5">医院、科室或护理部授权范围内与外界有关部门人员沟通、联系。</td></tr>
<tr><td>岗位工
作权限</td><td colspan="6">1.落实全院护理人员的管理、调配,护士长人选的推荐权。2.授权全院护理质量检查权、考评权、管理权。3.本部门工作人员沟通权。4.向上级报告工作及建议权。5.授权对医院护理部出台的各种文件、规定、政策的解释权。6.规章制度宣传改进建议权。</td></tr>
<tr><td>工作环境</td><td colspan="6">1.大部分时间在医院内工作,温度、湿度适宜。2.满足医疗工作的相关环境条件。</td></tr>
<tr><td>在现在的岗位已工作时间</td><td colspan="6">自　　年　　月　　日开始,　共计:　　年</td></tr>
<tr><td>学历培训
经历经验</td><td colspan="6">1.护士资格证。2.本科学历。3.护士以上职称,具有5年临床以上护理及相关经验。4.具有较强的沟通和协调能力。5.岗位工作中的医患、同事之间协调与沟通能力。</td></tr>
<tr><td>岗位工作
技能要求</td><td colspan="6">1.有扎实的护理专业知识、技能及护理管理理论、经验。2.熟悉医院管理理论、职能部门管理工作流程。3.较强组织协调及沟通能力。4.熟练应用计算机的能力。5.知晓《医院感染管理办法》《医疗废物管理办法》《医院消毒管理办法》,以及《中华人民共和国护士管理办法》《护士条例》《护理文书书写规范与管理规定》。</td></tr>
<tr><td rowspan="2">岗位工作
其他要求</td><td>性别要求</td><td></td><td>年龄要求</td><td></td><td>婚姻</td><td>婚否不限</td></tr>
<tr><td>身体要求</td><td></td><td>政治要求</td><td>组织观念强</td><td>业务要求</td><td></td></tr>
<tr><td colspan="2">岗位分析时间</td><td colspan="2"></td><td>填写人</td><td></td></tr>
</table>

10.护理部医疗质量控制员岗位说明书

岗位工作 基本信息	岗位名称	质控员	所在部门	护理部	岗位编号	
	从属部门	护理部	岗位定员		所辖人数	
	直接上级	护理部主任	直接下级	授权相关人员		

岗位使命 工作概述	在护理部主任领导下,授权负责全院护士和护理质控的具体工作,负责全院护理质量管理的文字工作,为护理工作提供强有力的支持与保障,确保护理工作正常开展。

岗位工作 主要职责 与任务	**岗位职责。** 1.负责对护士长的工作质量进行考评及每月对各科护士抽查考核。2.负责对急救物品,药品应急、完好率进行考评。3.负责对病区护理质量进行考评及对病室工作进行检查。4.协助感染管理部对消毒隔离工作进行考评。5.对各科的护理工作质量进行反馈。6.负责处理突发的护理质量问题。7.协助主任进行护理质量问题分析,处理护理差错事故。8.协助主任修订护理质控标准和改进护理工作环节。9.协助开展护理人员服务意识和专业技术培训。10.制定、修改护理质量管理文件。11.配合医院完成各种突发事件的处理工作。12.遵循 PDCA 管理、追踪问题解决、熟悉可靠性管理方法、持续质量改进和护理部工作风险管理。13.按规定进行绩效考核评价工作。 **制度执行。** 1.严格执行各项规章制度与护理技术操作常规。2.执行年度、月度和周护理工作计划,细化自己的本职工作并记录完整。3.有月度、年度护理持续改进计划。 **职业道德。** 1.遵纪守法。2.以顾客为中心,尊重患者权利,保守医疗秘密。3.努力工作,文明礼貌,服务态度好,卓越服务。4.团队精神,注重沟通,和谐共事。5.工作积极、主动与创新性。6.奉献精神,任劳任怨。7.护理质量宣教落实。8.持续改进。 **岗位创新。** 1.岗位工作创新能力。2.结合实际工作不断总结经验,撰写论文。3.积极参加医学继续教育。4.完成有关领导安排的其他临时性工作任务。5.科室满意度。 **持续学习。** 1.掌握、了解国内外本护理专业发展动态。2.持续学习与工作改进能力。

岗位工作 主要绩效 考核要点	1.根据医院年度工作计划,授权协助主任制订护理部年度、月度、周质量工作计划。2.护理质量工作计划完成率。3.协助相关人员保证有效配置护理人员。4.监督落实各项规章制度执行,避免差错事故发生。5.对全院护理质量工作进行绩效考核与管理。

岗位工 作关系	院内联系部门	院内各个科室、行政职能部门、后勤部门相关领导和人员。
	院外联系部门	医院、科室或护理部授权范围内与外界有关部门人员沟通、联系。

岗位工 作权限	1.全院护理质量的检查、监督、考核权。2.全院护理质量会议设计、管理权。3.护理质量标准的修改、完善权。4.护理纠纷的处理权。5.护理教学考核、薪酬参与权。

工作环境	1.工作温度、湿度适宜。2.满足医疗与护理服务工作的相关环境条件。

在现在的岗位已工作时间	自 年 月 日开始, 共计: 年

学历培训 经历经验	1.护士资格证。2.本科学历。3.主管护师及以上职称,具有 10 年临床以上护理及相关经验。4.具有较强的沟通和协调能力。5.岗位工作中的协调与沟通能力。

岗位工作 技能要求 以及相关 要求	1.有扎实的护理专业知识、技能及护理管理理论、经验。2.熟悉医院护理管理理论、职能部门工作与管理工作流程。3.较强组织协调及沟通能力。4.熟练应用计算机的能力。5.知晓《医疗机构管理条例》《全国医院工作条例》《医疗事故处理条例》《突发公共卫生事件应急条例》《医院感染管理办法》《医疗废物管理办法》《医院消毒管理办法》等凡属于国家有关卫生政策法规和卫生行政部门颁布的规章,以及医院制定的本岗位职责和有关工作制度等,以及《中华人民共和国护士管理办法》《护士条例》《护理文书书写规范与管理规定》。6.具有核心制度执行力。

岗位工作 其他要求	性别要求		年龄要求			婚姻	婚否不限
	身体要求		政治要求	组织观念强		业务要求	

岗位分析时间		填写人	
直接上级审核签字		审核时间	

11.护理部干事岗位说明书

岗位工作基本信息	岗位名称	干事	所在部门	护理部	岗位编号	
	从属部门	院部	岗位定员		所辖人数	
	直接上级	护理部主任	直接下级	授权护理部相关人员		

岗位使命工作概述	在护理部主任领导下,负责护理部日常管理及文字工作。授权负责全院护理管理的工作,为护理工作提供强有力保障,确保护理工作正常开展。按时按质按数量完成工作。

岗位工作主要职责与任务	**岗位职责。** 1.发挥护理部主任助手和参谋作用,做好上通下达和协调管理工作,负责制订工作计划和总结,承办日常事务。2.深入科室督促检查各项护理工作的落实,参与护理查房工作,发现问题及时向护理部主任汇报,提出改进意见。3.及时了解护理学科发展动态,向主任提供信息资料和护理学科建设与管理建议。4.参与组织对护理部所属人员的学习培训和考核。5.负责护理部有关会议、事宜的通知和各种会议记录、整理、归档工作。6.负责护理部有关文件的撰写、打印、复印、分发等工作,协助主任完成一些文字书写工作。7.对各病房、科室上交的护理统计数字如护士长月报表、全院护士注册及护士继续教育学分等进行统计、汇总、录入、存档。8.负责护理人员技术档案资料的收集、整理和各种登记、统计工作。9.负责接待参观、来访及来电、来信的处理工作。10.负责护理部日常用品的请领、保管和管理工作。11.遵循 PDCA 管理,熟悉可靠性管理方法、持续工作改进和护理部工作的风险管理。12.科室满意度。 **制度执行。** 1.严格执行各项规章制度与护理技术操作常规。2.执行年度、月度和周护理工作计划,细化自己的本职工作并记录完整。3.有月度、年度护理持续改进计划。 **职业道德。** 1.遵纪守法。2.以顾客为中心,尊重患者权利,保守医疗秘密。3.努力工作,文明礼貌,服务态度好,卓越服务。4.岗位团队精神,注重沟通,和谐共事。 **工作创新。** 1.岗位工作与创新能力。2.岗位工作业务、技术、管理、流程、服务创新。3.善于发现工作中的问题、缺陷,分析问题与解决问题的能力。4.优质服务创新。

岗位工作主要绩效考核要点	1.根据医院年度工作计划,制订护理部年度、月度、周工作计划并实施。2.护理工作计划阶段性完成率。3.协调全院护理人员,保证有效配置,重视护理人员人力资源管理。4.了解全院护士长工作能力、管理能力、领导能力、科室护理工作状况等。

岗位工作关系	院内联系部门	院内各个科室、行政职能部门、后勤部门相关领导和人员。
	院外联系部门	医院、科室或护理部授权范围内与外界有关部门人员沟通、联系。

岗位工作权限	1.授权全院护理人员的管理、调配权,护士长人选的建议权。2.全院护理质量检查权、考评权、管理权。3.本部门各项工作参与权,对相关科室的监督、卓越绩效考核权。

工作环境	1.大部分时间在医院内工作,温度、湿度适宜。2.满足医疗工作的相关环境条件。

在现在的岗位已工作时间	自　　年　　月　　日开始,　　共计:　　年

学历培训经历经验	1.护士资格证。2.本科学历。3.护师以上职称,具有 5 年临床以上护理及相关经验。4.具有较强的沟通和协调能力。5.岗位工作中的同事们、医患的协调与沟通能力。

岗位工作技能要求以及相关要求	1.有扎实的护理专业知识、技能及护理管理理论、经验。2.熟悉医院护理管理理论、职能部门工作与管理工作流程。3.较强组织协调及沟通能力。4.熟练应用计算机的能力。5.知晓《医疗事故处理条例》《突发公共卫生事件应急条例》《医院感染管理办法》《医疗废物管理办法》《医院消毒管理办法》等凡属于国家有关卫生政策法规和卫生行政部门颁布的规章,医院制定的本岗位职责和有关工作制度等,以及《中华人民共和国护士管理办法》《护士条例》《护理文书书写规范与管理规定》。

岗位工作其他要求	性别要求		年龄要求		婚姻	婚否不限
	身体要求		政治要求	组织观念强	业务要求	岗位独立工作

岗位分析时间		填写人	
直接上级审核签字		审核时间	

12.护理部科研干事岗位说明书

<table>
<tr><td rowspan="2">岗位工作
基本信息</td><td>岗位名称</td><td>科研干事</td><td>所在部门</td><td colspan="2">护理部</td><td>岗位编号</td><td></td></tr>
<tr><td>从属部门</td><td>院部</td><td>岗位定员</td><td colspan="2"></td><td>所辖人数</td><td></td></tr>
<tr><td></td><td>直接上级</td><td>护理部主任</td><td>直接下级</td><td colspan="4">授权护理部相关人员</td></tr>
<tr><td>岗位使命
工作概述</td><td colspan="7">在护理部主任领导下,负责护理部科研管理工作。授权负责全院各个科室的护理科研与管理工作,为护理工作提供强有力的支持与保障,确保护理部护理工作正常开展。</td></tr>
<tr><td rowspan="4">岗位工作
主要职责
与任务</td><td colspan="7">岗位职责。1.在主任领导下,负责全院护理人员的科研工作。2.授权制订全院护理科研管理标准和护理科研工作发展规划、护士培训计划,包括护理科研工作计划、科研质量标准、科研工作制度和科研检查考评标准等。3.制定科研护理相关技术操作规程和护理文书书写标准。4.加强对护士长的协调,提高其业务水平和管理能力。对立项的危重、疑难病人的护理科研,进行指导。5.为了科研,协调和处理与科主任、医技、后勤等部门的关系,合理调配护理人员。6.组织领导护理教学、科研开题、论证等工作,建立护理科研档案。组织全院护理科研业务活动安排并积极开展学术交流活动。7.负责拟订在职护士培训计划,组织全院护理人员的业务技术训练。8.负责全院护理人员继续教育工作,并督促、检查各科继续教育活动落实情况。9.负责护理科研人员的医疗安全管理和思想教育。10.负责贯彻护理专业的教学及临床实习计划。负责进修护士的管理工作。11.遵循 PDCA 管理、追踪问题解决、熟悉可靠性管理方法、持续工作质量改进和护理部工作风险管理。12.负责与外界的科研部门联系等工作。</td></tr>
<tr><td colspan="7">制度执行。1.执行各项规章制度与护理技术操作常规。2.执行年度、月度和周护理工作计划,细化本职工作并记录完整。3.有月度、年度护理科研持续改进计划。</td></tr>
<tr><td colspan="7">职业道德。1.遵纪守法。2.以顾客为中心,尊重科研人员权利,保守科研秘密。3.努力工作,文明礼貌,服务态度好,卓越服务。4.团队精神,注重沟通,和谐共事。</td></tr>
<tr><td colspan="7">持续学习。1.掌握、了解国内外本专业发展动态。2.持续学习与工作改进能力。3.积极参加医院的相关会议。4.对工作中存在的问题与缺陷有持续改进计划并组织实施。</td></tr>
<tr><td>岗位工作
主要绩效
考核要点</td><td colspan="7">1.根据医院年度科研工作计划,制订医院年度、月度、周科研工作计划。2.护理科研工作计划完成率。3.协调全院护理科研人员,保证有效配置科研人员,重视护理人员人力资源管理。4.定期对全院护理科研工作进行绩效考核。5.为科室服务的满意度。</td></tr>
<tr><td rowspan="2">岗位工
作关系</td><td colspan="2">院内联系部门</td><td colspan="5">院内各个科室、行政职能部门、后勤部门相关领导和人员。</td></tr>
<tr><td colspan="2">院外联系部门</td><td colspan="5">医院、科室或护理部授权范围内与外界有关部门人员沟通、联系。</td></tr>
<tr><td>岗位工
作权限</td><td colspan="7">1.全院护理科研人员的管理协调权。2.全院护理科研质量检查权、考评权、管理权。3.护理部科研工作管理权,对科研人员的、检查与绩效考核权。4.制度改进建议权。</td></tr>
<tr><td>工作环境</td><td colspan="7">1.大部分时间在医院内工作,温度、湿度适宜。2.满足医疗工作的相关环境条件。</td></tr>
<tr><td colspan="2">在现在的岗位已工作时间</td><td colspan="6">自　　年　　月　　日开始,　　共计:　　年</td></tr>
<tr><td>学历培训
经历经验</td><td colspan="7">1.护士资格证。2.本科学历。3.护师以上职称,具有 5 年临床以上护理及相关经验。4.具有较强的沟通和协调能力。5.同事与护患关系协调与沟通能力。</td></tr>
<tr><td>岗位工作
技能要求
以及相关
要求</td><td colspan="7">1.有扎实的护理专业知识、技能及护理管理理论、经验。2.熟悉医院管理理论、职能部门管理工作流程。3.较强组织协调及沟通能力。4.熟练应用计算机的能力。5.知晓《医疗机构管理条例》《全国医院工作条例》《医疗事故处理条例》《突发公共卫生事件应急条例》《医院感染管理办法》《医院消毒管理办法》,以及《中华人民共和国护士管理办法》《护士条例》《护理文书书写规范与管理规定》。</td></tr>
<tr><td rowspan="2">岗位工作
其他要求</td><td colspan="2">性别要求</td><td colspan="2">年龄要求</td><td></td><td>婚姻</td><td>婚否不限</td></tr>
<tr><td colspan="2">身体要求</td><td colspan="2">政治要求</td><td>组织观念强</td><td>业务要求</td><td></td></tr>
<tr><td colspan="3">岗位分析时间</td><td colspan="3"></td><td>填写人</td><td></td></tr>
<tr><td colspan="3">直接上级审核签字</td><td colspan="3"></td><td>审核时间</td><td></td></tr>
</table>

第七章 血站护理人员岗位说明书

1.血站护士长岗位说明书

<table>
<tr><td rowspan="3">岗位工作
基本信息</td><td>岗位名称</td><td>护士长</td><td>所在部门</td><td>血站</td><td>岗位编号</td><td></td></tr>
<tr><td>从属部门</td><td>血站</td><td>岗位定员</td><td></td><td>所辖人数</td><td></td></tr>
<tr><td>直接上级</td><td>血站护士长</td><td>直接下级</td><td colspan="3">护理人员,实习、进修护士</td></tr>
<tr><td>岗位使命
工作概述</td><td colspan="6">在血站站长领导下工作,全面负责血站护理工作、血站管理、业务、技术、护士思想、学科建设,物资管理等工作。是血站护士思想、业务、行政管理第一责任人。</td></tr>
<tr><td>岗位工作
主要职责
与任务</td><td colspan="6">领导职责。1.在血站站长领导下工作,具有血站护士执业资格,经过血液安全、急救等培训。负责血站的护理业务及行政管理工作,完成各项数量、质量与绩效指标。重视思想政治工作,经常对护士进行职业道德教育。2.协调相关部门与科室工作的关系。3.负责制订血站的护理发展规划、护理学科建设、年度、月度、周工作计划并组织实施。4.负责血站护理质量监督与检查,及时发现问题,确保护理质量不断提高。5.遵循PDCA管理、追踪问题管理、持续质量改进,熟悉可靠性管理方法,不断提高领导水平。6.负责血站护理人员职业生涯设计并协助其落实。7.科室满意度。
管理与业务职责。1.组织临床科室血液预约及用血计划的编制工作。2.试剂、物料的验收、入库、保管及冰箱温度记录工作。3.做好仪器、设备、衡器的使用、维护、保养、校验和检定工作。4.负责血样的采集、送检、血型鉴定、交叉配血、不规则抗体筛查、血液入库、核对、储存、发放、运输、质量检查、标本及血袋保留、冰箱温度记录、冰箱消毒记录等工作。5.深入了解病人输血情况,开展输血新技术、新方法的推广工作。6.负责输血不良反应调查、处理和上报工作。7.负责每月用血情况统计上报工作。8.负责各项登记、统计及资料收集、整理、保存、移交工作。9.做好实验室空气、物表、地表消毒灭菌,医疗废物消毒、毁形、处理和记录工作。
执行职责。1.遵守国家法律法规,具有良好的社会公德和职业道德。2.认真贯彻执行《质量手册》、程序文件、制度、岗位职责和标准操作规程,严防差错事故发生。
职业道德。1.遵纪守法。2.尊重患者权利,保守病人秘密。3.廉洁行医,文明礼貌。</td></tr>
<tr><td>主要绩效
考核要点</td><td colspan="6">1.根据血站工作规划,制订血站年度、月度、周工作计划。2.护理工作计划完成率。3.协调血站护理人员,保证科室有效配置护理人员,重视护理人员人力资源管理。4.落实各项规章制度,无护理人员重违规现象,避免差错事故的发生。5.定期对血站护理工作进行绩效考核。6.了解血站护士长工作能力、管理能力、领导能力、科室护理工作状况。7.服务病人、顾客工作满意度。8.与相关部门、科室协调与沟通。</td></tr>
<tr><td rowspan="2">岗位工
作关系</td><td>院内联系部门</td><td colspan="5">院内各个科室、行政职能部门、后勤部门相关领导和人员。</td></tr>
<tr><td>院外联系部门</td><td colspan="5">医院、科室或护理部授权范围内与外界有关部门人员沟通、联系。</td></tr>
<tr><td>工作权限</td><td colspan="6">1.血站护理工作管理权。2.监督下级人员工作权。3.向上级领导建议工作改进权。</td></tr>
<tr><td>工作环境</td><td colspan="6">1.在医院内工作,温度、湿度适宜。2.满足医疗、护理、血站工作的相关环境条件。</td></tr>
<tr><td>在现在的岗位已工作时间</td><td colspan="6">自   年   月   日开始,   共计: 年</td></tr>
<tr><td>学历经验</td><td colspan="6">1.本科以上学历,5年以上本科工作经验。2.抢救病人经验。3.中级及以上专业技术职称。</td></tr>
<tr><td>技能要求</td><td colspan="6">基本技能:熟悉血站专业相关的系统理论知识。
专业技能:掌握血站的常规护理技能。
其他技能:1.具有良好的职业发展规划。2.工作中协调与沟通技巧与能力。</td></tr>
<tr><td rowspan="2">岗位工作
其他要求</td><td>性别要求</td><td></td><td>年龄要求</td><td></td><td>婚姻</td><td>婚否不限</td></tr>
<tr><td>身体要求</td><td></td><td>政治要求</td><td>事业性、组织观念强</td><td>业务要求</td><td>精通本专业</td></tr>
<tr><td colspan="2">岗位分析时间</td><td colspan="2"></td><td>填写人</td><td></td></tr>
</table>

2.血站主任护师岗位说明书

<table>
<tr><td rowspan="3">岗位工作
基本信息</td><td>岗位名称</td><td>主任护师</td><td>所在部门</td><td colspan="2">血站</td><td>岗位编号</td><td></td></tr>
<tr><td>从属部门</td><td></td><td>岗位定员</td><td colspan="2"></td><td>所辖人数</td><td></td></tr>
<tr><td>直接上级</td><td>护士长</td><td>直接下级</td><td colspan="4">血站护理相关人员</td></tr>
<tr><td>岗位使命
工作概述</td><td colspan="7">在护士长和站长领导下工作,授权负责护理业务、教学、培训、科研、服务,纠纷处理、护理质量管理等工作。血站护理业务、技术、科研、管理的行家里手。</td></tr>
<tr><td rowspan="1">岗位工作
主要职责
与任务</td><td colspan="7">岗位职责。1.在护士长领导下工作,具有血站护士执业资格,经血液安全、急救培训。授权负责血站的护理业务及行政管理工作,完成各项数量、质量与绩效指标。2.血站护理质量的监督与检查,及时发现问题,确保护理质量不断提高。3.掌握 PDCA 管理、追踪问题管理、持续质量改进、熟悉可靠性管理方法,不断提高护理工作领导水平。4.物料的验收、入库、保管及冰箱温度记录工作。5.负责血样的采集、送检、血型鉴定、交叉配血、不规则抗体筛查、血液入库、核对、储存、发放、运输、质量检查、标本及血袋保留、冰箱温度记录、冰箱消毒记录等工作。6.按规定征求了解病人输血情况,开展输血新技术、新方法的推广工作。7.负责输血不良反应调查、处理和上报工作。8.负责每月用血情况统计上报工作。9.负责各项登记、统计及资料收集、整理、保存、移交工作。10.做好实验室空气、物表、地表消毒灭菌,医疗废物消毒、毁形、处理和记录工作。11.按照规定处理医疗护理废物和垃圾。
制度执行。1.严格执行各项规章制度与护理技术操作常规。2.落实"三查七对"制度并完善护理业务与管理制度。3.根据年度、月度和周护理工作计划安排,检查护理工作的细节落实情况并记录完整。4.重视护理质量,有护理持续改进计划并落实。
职业道德。1.处处、事事起模范带头作用,经常对护士进行职业道德教育。加强工作责任、主动和创造性。2.改善服务态度,提高服务水平,为病人提供卓越服务。
教学与科研。1.协助护士长组织护理人员业务学习、培训。2.授权制订专科护理科研、技术革新计划并实施。3.授权负责组织本科护理学习讲座和护理纠纷讨论。4.对血站护理队伍建设,业务技术管理和组织管理提出改进意见,参与血站组织的全面性工作检查。5.掌握国内外血站护理发展动态,努力学习并引进先进护理技术,提高血站护理质量,发展血站护理科学。6.完成领导交代的其他临时性工作任务。</td></tr>
<tr><td>主要绩效
考核要点</td><td colspan="7">1.规章制度落实。2.护理教学、科研,护理工作数量、质量、效率及综合绩效管理指标。3.医德医风、职业素质、社会责任。4.顾客沟通、医患纠纷处理。5.满意度。</td></tr>
<tr><td rowspan="2">岗位工
作关系</td><td>院内联系部门</td><td colspan="6">血站内内各个科室、行政职能部门、后勤部门相关领导和人员。</td></tr>
<tr><td>院外联系部门</td><td colspan="6">血站、科室或护理部授权范围内与外界有关部门人员沟通、联系。</td></tr>
<tr><td>岗位工
作权限</td><td colspan="7">1.授权血站护理管理、指导护师工作权。对血站日常护理工作计划、实施、检查的建议权,对血站内护理人员任免的建议权。2.监督分管相关人员的日常工作。</td></tr>
<tr><td>岗位工
作环境</td><td colspan="7">1.在医院内工作,温度、湿度适宜。2.工作现场会接触到轻微粉尘及医疗中的刺激性气味,照明条件良好,一般无相关职业病发生。3.满足医疗工作的相关条件。</td></tr>
<tr><td>在现在的岗位已工作时间</td><td colspan="7">自　　年　　月　　日开始,　　共计:　　年</td></tr>
<tr><td>学历培训
经历经验</td><td colspan="7">1.本科以上学历,有 15 年以上血站护理工作经验。2.有基础、专科护理经历,医院管理培训经历。3.有抢救危重病人、指导下级护理人员经历。4.工作中沟通能力。</td></tr>
<tr><td>岗位工作
技能要求</td><td colspan="7">1.称职的护理业务学科带头人。2.公认的业务、技术、协调和管理能力。3.较好的口才和文字表达能力。4.良好的职业道德和团队合作精神。5.持续学习能力强。</td></tr>
<tr><td rowspan="2">岗位工作
其他要求</td><td>性别要求</td><td></td><td>年龄要求</td><td colspan="2"></td><td>婚姻</td><td>婚否不限</td></tr>
<tr><td>身体要求</td><td></td><td>政治要求</td><td colspan="2">事业性、组织观念强</td><td>业务要求</td><td>精通本专业</td></tr>
<tr><td colspan="3">岗位分析时间</td><td></td><td colspan="2">填写人</td><td colspan="2"></td></tr>
<tr><td colspan="3">直接上级审核签字</td><td></td><td colspan="2">审核时间</td><td colspan="2"></td></tr>
</table>

3.血站副主任护师岗位说明书

岗位工作 基本信息	岗位名称	副主任护师	所在部门	血站	岗位编号	
	从属部门		岗位定员		所辖人数	
	直接上级	护士长	直接下级		血站护理相关人员	

岗位使命 工作概述	在护士长和站长领导及上级护理职称下工作,授权负责护理业务、教学、培训、科研、服务,纠纷处理、质量管理等工作。护理业务、技术、科研、管理的行家里手。

岗位工作 主要职责 与任务	**岗位职责。**1.在护士长领导下工作,具有血站护士执业资格,经血液安全、急救培训。授权负责血站的护理业务及行政管理工作,完成各项数量、质量与绩效指标。2.血站护理质量的监督与检查,及时发现问题,确保护理质量不断提高。3.掌握 PDCA 管理、追踪问题管理、持续质量改进,熟悉可靠性管理方法,不断提高护理工作领导水平。4.物料的验收、入库、保管及冰箱温度记录工作。5.负责血样的采集、送检、血型鉴定、交叉配血、不规则抗体筛查、血液入库、核对、储存、发放、运输、质量检查、标本及血袋保留、冰箱温度记录、冰箱消毒记录等工作。6.按规定征求了解病人输血情况,开展输血新技术、新方法的推广工作。7.负责输血不良反应调查、处理和上报工作。8.负责每月用血情况统计上报工作。9.负责各项登记、统计及资料收集、整理、保存、移交工作。10.做好实验室空气、物表、地表消毒灭菌,医疗废物消毒、毁形、处理和记录工作。11.按照规定处理医疗护理废物和垃圾。 **制度执行。**1.严格执行各项规章制度与护理技术操作常规。2.落实"三查七对"制度并完善护理业务与管理制度。3.根据年度、月度和周护理工作计划安排,检查护理工作的细节落实情况并记录完整。4.重视护理质量,有护理持续改进计划并落实。 **职业道德。**1.处处事事起模范带头作用,经常对护士进行职业道德教育。加强工作责任、主动和创造性。2.改善服务态度,提高服务水平,为病人提供卓越服务。 **教学与科研。**1.协助护士长组织护理人员业务学习、培训等工作。2.授权制订专科护理科研、技术革新计划并实施。3.授权负责组织本科护理学习讲座和护理纠纷讨论。4.对血站护理队伍建设,业务技术管理和组织管理提出改进意见,参与血站组织的全面性工作检查。5.掌握国内外血站护理发展动态,努力引进先进技术,提高护理质量,发展护理科学。6.完成领导交代的其他临时性工作任务。7.科室满意度。

主要绩效 考核要点	1.规章制度落实。2.护理教学、科研,护理工作数量、质量、效率及综合绩效管理指标。3.医德医风、职业素质、社会责任。4.顾客沟通、医患纠纷处理。5.满意度。

岗位工 作关系	院内联系部门	血站内内各个科室、行政职能部门、后勤部门相关领导和人员。
	院外联系部门	血站、科室或护理部授权范围内与外界有关部门人员沟通、联系。

岗位工 作权限	1.授权血站护理管理、指导护师工作权。对血站日常护理工作计划、实施、检查的建议权,对血站内护理人员任免的建议权。2.监督分管相关人员的日常护理工作。

岗位工 作环境	1.在医院内工作,温度、湿度适宜。2.工作现场会接触到轻微粉尘及医疗中的刺激性气味,照明条件良好,一般无相关职业病发生。3.满足医疗护理工作的相关条件。

在现在的岗位已工作时间	自　　　年　　月　　日开始,共计:　　　年

学历培训 经历经验	1.本科以上学历,有 10 年以上血站护理工作经验。2.有基础、专科护理经历,医院管理培训经历。3.有抢救危重病人、指导下级护理人员经历。4.工作中沟通能力。

岗位工作 技能要求	1.称职的血站业务学科带头人。2.公认的业务、技术、协调和管理能力。3.较好的口才和文字表达能力。4.良好的职业道德和团队合作精神。5.持续学习能力强。

岗位工作 其他要求	性别要求		年龄要求		婚姻	婚否不限
	身体要求		政治要求	事业性、组织观念强	业务要求	精通本专业

岗位分析时间		填写人	
直接上级审核签字		审核时间	

4.血站主管护师岗位说明书

<table>
<tr><td rowspan="3">岗位工作
基本信息</td><td>岗位名称</td><td>主管护师</td><td>所在部门</td><td colspan="2">血站</td><td>岗位编号</td><td></td></tr>
<tr><td>从属部门</td><td></td><td>岗位定员</td><td colspan="2"></td><td>所辖人数</td><td></td></tr>
<tr><td>直接上级</td><td>护士长</td><td>直接下级</td><td colspan="4">相关护理人员,实习、进修护士</td></tr>
<tr><td>岗位使命
工作概述</td><td colspan="7">在护士长领导和上级职称护师指导下工作,授权负责上班时血站护理质量、服务工作,顾客沟通、健康教育及职责工作。按时、按质、按量完成自己的本职工作。</td></tr>
<tr><td>岗位工作
主要职责
与任务</td><td colspan="7">**岗位职责**。1.在护士长领导和上级护师指导下工作。2.配血前工作,供血者为 Rh 阴性者应进一步作 D^U 鉴定,如鉴定结果为 D^U,该血只能作为 Rh 阳性血输给患者。3.如果受血者为 Rh 阴性可不作 D^U 鉴定,因为受血者无论 Rh 阴性或 D^U 都输 Rh 阴性血液。配血时,认真观察结果、先肉眼观察后,再用显微镜观察,主侧和次侧应无凝集或无溶血。4.如果受血者同时输多个血,必须将每个献血者之间血液作交叉配血试验,发现不相合时,该血液不得输入受血者体内,查找原因后,做进一步处理。5.配血时应有一人专门负责监督和复核受血者和供血者血标本是否准确。6.交叉配血过程必须做 3 次核对,即配血前、配血中、配血后核对。7.严格血样保留制度,标本及配血管保存至少 7 天,特殊病例分离血球、血清冰箱保存。从血站领取血液时,派经过培训的专业技术人员持取血证领取。8.从输血科(血库)领取血液,由经过培训的医护人员持取血单领取。9.输血科有专人负责发血或谁配血谁发血,禁止非专业人员发血。10.取血与发血的双方必须共同查对受血者姓名、性别、年龄、住院号、病区、床号、血型,献血者条形码号、血型、血量、品种、配血结果、有效期、失效期及血液的外观质量等,准确无误后,双方签字发血。11.配血结果未出来前或配血结果有疑问时严禁发血。12.血液发出后,受血者和供血者血样于 2～6℃冰箱保存至少 7 天。13.血液发出后不得退回输血科,医护人员取血时,一次只能领取一位受血者的血液,决不允许一人同时领取几位受血者的血液。14.按照规定处理医疗垃圾。
制度执行。1.执行各项规章制度和技术操作常规,按照血站流程操作。2.执行查对制度及相关管理规定。3.严格执行消毒隔离、无菌技术操作流程,预防医院感染。
职业道德。1.遵纪守法。2.尊重患者权利,保守医疗秘密。3.勤奋敬业,文明礼貌,卓越服务。4.团队精神,和谐共事。5.岗位工作积极性、主动性、创新性、责任心。
教学与科研。1.持续学习与创新能力。2.结合工作实际撰写论文。3.参加医学继续教育。4.参与临床部分教学、承担科研课题相关工作。5.完成其他临时性工作任务。</td></tr>
<tr><td>主要绩效
考核要点</td><td colspan="7">1.规章制度落实。2.完成规定的护理、教学、科研及血站护理工作数量、质量、效率、效益和绩效指标。3.医德医风、社会责任。4.顾客沟通、医患纠纷处理。</td></tr>
<tr><td rowspan="2">岗位工
作关系</td><td>院内联系部门</td><td colspan="6">血站内内各个科室、行政职能部门、后勤部门相关领导和人员。</td></tr>
<tr><td>院外联系部门</td><td colspan="6">血站、科室或护理部授权范围内与外界有关部门人员沟通、联系。</td></tr>
<tr><td>工作权限</td><td colspan="7">对本科室日常工作计划、实施、检查的参与权,对本科室内护理人员奖励的建议权。</td></tr>
<tr><td>工作环境</td><td colspan="7">1.在医院内工作,温度、湿度适宜。2.满足医疗工作的相关条件。</td></tr>
<tr><td>在现在的岗位已工作时间</td><td colspan="7">自　　　年　　月　　　日开始,　　共计:　　　年</td></tr>
<tr><td>学历培训
经历经验</td><td colspan="7">1.本科以上学历,有 5 年以上血站护理工作经验。2.有专科护理经历、医院管理培训经历。3.有抢救危重病人经历。4.年内最少有 1 篇习作论文或者 1 篇综述文章。</td></tr>
<tr><td>岗位工作
技能要求</td><td colspan="7">1.称职的中级专业技术职称。2.公认的血站护理骨干。3.较好的口才和文字表达能力。4.良好的职业道德素质和团队合作精神。5.持续学习本职业务知识技能能力强。</td></tr>
<tr><td rowspan="2">岗位工作
其他要求</td><td>性别要求</td><td></td><td>年龄要求</td><td></td><td colspan="2">婚姻</td><td>婚否不限</td></tr>
<tr><td>身体要求</td><td></td><td>政治要求</td><td>事业性、组织观念强</td><td colspan="2">业务要求</td><td>掌握本专业</td></tr>
<tr><td colspan="2">岗位分析时间</td><td colspan="3"></td><td colspan="2">填写人</td><td></td></tr>
<tr><td colspan="2">直接上级审核签字</td><td colspan="3"></td><td colspan="2">审核时间</td><td></td></tr>
</table>

5.血站护士岗位说明书

<table>
<tr><td rowspan="3">岗位工作
基本信息</td><td>岗位名称</td><td>护士</td><td>所在部门</td><td colspan="2">血站</td><td>岗位编号</td><td></td></tr>
<tr><td>从属部门</td><td></td><td>岗位定员</td><td colspan="2"></td><td>所辖人数</td><td></td></tr>
<tr><td>直接上级</td><td>护士长</td><td>直接下级</td><td colspan="4">实习、进修护士</td></tr>
<tr><td>岗位使命
工作概述</td><td colspan="7">在护士长领导和上级职称护师指导下工作,授权负责上班时血站护理质量、服务工作,顾客沟通、健康教育及职责工作。按时、按质、按量完成自己的本职工作。</td></tr>
<tr><td rowspan="5">岗位工作
主要职责
与任务</td><td colspan="7">岗位职责。1.在护士长领导和上级护师指导下工作。2.配血前工作,供血者为 Rh 阴性者应进一步作 D^U 鉴定,如鉴定结果为 D^U,该血只能作为 Rh 阳性血输给患者。3.如果受血者为 Rh 阴性可不作 D^U 鉴定,因为受血者无论 Rh 阴性或 D^U 都输 Rh 阴性血液。配血时,认真观察结果,先肉眼观察后,再用显微镜观察,主侧和次侧应无凝集或无溶血。4.如果受血者同时输多个血,必须将每个献血者之间血液作交叉配血试验,发现不相符时,该血液不得输入受血者体内,查找原因后,做进一步处理。5.配血时应有一人专门负责监督和复核受血者和供血者血标本是否准确。6.交叉配血过程必须做 3 次核对,即配血前、配血中、配血后核对。7.严格血样保留制度,标本及配血管保存至少 7 天,特殊病例分离血球、血清冰箱保存。从血站领取血液时,派经过培训的专业技术人员持取血证领取。8.从输血科(血库)领取血液,由经过培训的医护人员持取血单领取。9.输血科有专人负责发血或谁配血谁发血,禁止非专业人员发血。10.取血与发血的双方必须共同查对受血者姓名、性别、年龄、住院号、病区、床号、血型、献血者条形码号、血型、血量、品种、配血结果、有效期、失效期及血液的外观质量等,准确无误后,双方签字发血。11.配血结果未出来前或配血结果有疑问时严禁发血。12.血液发出后,受血者和供血者血样于 2~6℃ 冰箱保存至少 7 天。13.血液发出后不得退回输血科,医护人员取血时,一次只能领取一位受血者的血液,决不允许一人同时领取几位受血者的血液。14.按照规定处理医疗垃圾。</td></tr>
<tr><td colspan="7">制度执行。1.执行各项规章制度和技术操作常规,按照流程操作。2.执行查对制度及相关管理规定。3.严格执行规定消毒隔离、无菌技术操作流程,预防医院感染。</td></tr>
<tr><td colspan="7">职业道德。1.遵纪守法。2.尊重患者权利,保守医疗秘密。3.勤奋敬业,文明礼貌,卓越服务。4.团队精神,和谐共事。5.岗位工作积极性、主动性、创新性、责任心。</td></tr>
<tr><td colspan="7">教学与科研。1.持续学习与创新能力。2.结合工作实际撰写论文。3.参加医学继续教育。4.参与临床部分教学、承担科研课题相关工作。5.完成其他临时性工作任务。</td></tr>
<tr><td colspan="7"></td></tr>
<tr><td>主要绩效
考核要点</td><td colspan="7">1.规章制度落实。2.完成规定的护理、教学、科研,以及血站护理工作数量、质量、效率、效益和绩效指标。3.医德医风,社会责任。4.顾客沟通、医患纠纷处理能力。</td></tr>
<tr><td rowspan="2">岗位工
作关系</td><td colspan="2">院内联系部门</td><td colspan="5">血站内内各个科室、行政职能部门、后勤部门相关领导和人员。</td></tr>
<tr><td colspan="2">院外联系部门</td><td colspan="5">血站、科室或护理部授权范围内与外界有关部门人员沟通、联系。</td></tr>
<tr><td>工作权限</td><td colspan="7">1.血站护理工作权。2.和谐沟通工作权。3.向上级领导建议改进工作、薪酬建议权。</td></tr>
<tr><td>工作环境</td><td colspan="7">1.在血站内工作,温度、湿度适宜。2.满足岗位、血站工作的相关环境条件。</td></tr>
<tr><td>在现在的岗位已工作时间</td><td colspan="7">自　　　年　　月　　　日开始,　共计:　　　年</td></tr>
<tr><td>学历培训
经历经验</td><td colspan="7">1.本科以上学历,有 2 年以上血站护理工作经验。2.有专科护理经历、医院管理培训经历。3.有抢救危重病人经历。4.年内最少有 1 篇习作论文。5.工作中沟通能力。</td></tr>
<tr><td>岗位工作
技能要求</td><td colspan="7">1.称职的初级专业技术职称。2.公认的血站护理骨干培养对象。3.较好的口才和文字表达能力。4.良好的职业道德素质和团队合作精神。5.持续学习本职业务知识能力强。</td></tr>
<tr><td rowspan="2">岗位工作
其他要求</td><td colspan="2">性别要求</td><td></td><td>年龄要求</td><td></td><td>婚姻</td><td>婚否不限</td></tr>
<tr><td colspan="2">身体要求</td><td></td><td>政治要求</td><td>事业性、组织观念强</td><td>业务要求</td><td>掌握本专业</td></tr>
<tr><td colspan="3">岗位分析时间</td><td colspan="2"></td><td>填写人</td><td colspan="2"></td></tr>
<tr><td colspan="3">直接上级审核签字</td><td colspan="2"></td><td>审核时间</td><td colspan="2"></td></tr>
</table>

6.血站总务护士岗位说明书

<table>
<tr><td rowspan="3">岗位工作
基本信息</td><td>岗位名称</td><td>总务护士</td><td>所在部门</td><td>血站</td><td>岗位编号</td><td></td></tr>
<tr><td>从属部门</td><td></td><td>岗位定员</td><td></td><td>所辖人数</td><td></td></tr>
<tr><td>直接上级</td><td>护士长</td><td>直接下级</td><td colspan="3">血站实习、进修护士</td></tr>
<tr><td>岗位使命
工作概述</td><td colspan="6">在护士长领导和上级职称护师指导下工作,负责上班时血站护理质量、服务工作、顾客沟通、健康教育及职责工作。按时、按质、按量完成自己的本职岗位的工作。</td></tr>
<tr><td rowspan="1">岗位工作
主要职责
与任务</td><td colspan="6">**岗位职责。**1.树立以病人为中心服务理念。2.负责血站抢救仪器、急救器材、药品管理,保证急救器材、药品完好率100％。3.保持血站内物品干净、整齐、卫生。4.负责药品领取和保管,分类分柜储存口服药、静脉药、肌注药、外用药、剧毒药,标识清楚。5.负责与相关部门交换物品,保证血站与病人用品及时更换、请领。6.协助相关人员确定受血者同时输多个血,必须将每个献血者之间血液作交叉配血试验,发现不相合时,该血液不得输入受血者体内,查找原因后,做进一步处理。7.明确配血时应有一人专门负责监督和复核受血者和供血者血标本是否准确。8.协助取血与发血的双方必须共同查对受血者姓名、性别、年龄、住院号、病区、床号、血型、献血者条形码号、血型、血量、品种、配血结果、有效期、失效期及血液的外观质量等,准确无误后,双方签字发血。9.配血结果未出来前或配血结果有疑问时严禁发血。10.血液发出后,受血者和供血者血样于2~6℃冰箱保存至少7天。11.血液发出后不得退回输血科,医护人员取血时,一次只能领取一位受血者的血液,决不允许一人同时领取几位,受血者的血液。12.协助护士长做好血站行政管理工作。负责血站物资的请领、保管和报损。13.各种纸张、表格、电脑耗材清理、补充及时,注重成本管理。14.血站物品无损坏、丢失,有保质期的用物,做到标示清楚。15.协助护士长加强血站管理,投诉问题处理及时。16.爱护公物,大公无私,严格物资的出入登记与管理。17.遵循 PDCA 管理、追踪问题管理、了解可靠性管理、持续质量改进方法,不断提高护理技术和管理水平。18.按照规定处理医疗与护理废物。
制度执行。1.执行各项规章制度和技术操作常规,按照血站流程操作。2.执行查对制度及相关管理规定。3.严格执行消毒隔离、无菌技术操作流程,预防医院感染。
职业道德。1.遵纪守法。2.尊重患者权利,保守医疗秘密。3.勤奋敬业,文明礼貌,卓越服务。4.团队精神,和谐共事。5.工作积极性、主动性、创新性,责任心。
教学与科研。1.持续学习与创新能力。2.结合工作实际撰写论文。3.参加医学继续教育。4.参与临床部分教学、承担护理科研课题相关工作。5.完成其他临时性工作。</td></tr>
<tr><td>主要绩效
考核要点</td><td colspan="6">1.规章制度落实。2.完成规定的护理、教学、科研,以及血站护理工作数量、质量、效率、效益和绩效指标。3.医德医风、账、物相符。4.顾客沟通、医患纠纷处理。</td></tr>
<tr><td rowspan="2">岗位工
作关系</td><td>院内联系部门</td><td colspan="5">血站内内各个科室、行政职能部门、后勤部门相关领导和人员。</td></tr>
<tr><td>院外联系部门</td><td colspan="5">血站、科室或护理部授权范围内与外界有关部门人员沟通、联系。</td></tr>
<tr><td>工作权限</td><td colspan="6">1.血站物资管理权。2.指导下级护士工作权。3.向上级领导建议改进工作权。</td></tr>
<tr><td>工作环境</td><td colspan="6">1.在血站内工作,温度、湿度适宜。2.满足血站岗位工作的相关环境条件。</td></tr>
<tr><td>在现在的岗位已工作时间</td><td colspan="6">自　　年　　月　　日开始,　　共计:　　年</td></tr>
<tr><td>学历经验</td><td colspan="6">1.本科以上学历,5年以上护理工作经验。2.有基础专科责任护理、业务培训经历。</td></tr>
<tr><td>技能要求</td><td colspan="6">1.称职的中级专业技术职称。2.公认的血站护理骨干。3.较好的口才和文字表达能力。4.良好的职业道德素质和团队合作精神。5.持续学习能力强。6.有经济管理意识。</td></tr>
<tr><td rowspan="2">岗位工作
其他要求</td><td>性别要求</td><td></td><td>年龄要求</td><td></td><td>婚姻</td><td>婚否不限</td></tr>
<tr><td>身体要求</td><td></td><td>政治要求</td><td>事业性、组织观念强</td><td>业务要求</td><td>精通本专业</td></tr>
<tr><td colspan="3">岗位分析时间</td><td colspan="2">填写人</td><td colspan="2"></td></tr>
<tr><td colspan="3">直接上级审核签字</td><td colspan="2">审核时间</td><td colspan="2"></td></tr>
</table>

第八章　疾病控制中心护理人员岗位说明书

1.疾病控制中心护士长岗位说明书

<table>
<tr><td rowspan="3">岗位工作
基本信息</td><td>岗位名称</td><td>护士长</td><td>所在部门</td><td colspan="2">疾病控制中心</td><td>岗位编号</td><td></td></tr>
<tr><td>从属部门</td><td></td><td>岗位定员</td><td colspan="2"></td><td>所辖人数</td><td></td></tr>
<tr><td>直接上级</td><td>中心护士长</td><td>直接下级</td><td colspan="4">疾病控制中心护士</td></tr>
<tr><td>岗位使命
工作概述</td><td colspan="7">在疾病控制中心主任领导下,全面负责中心护理工作、管理、业务、技术、护士思想、学科建设,物资管理等工作。是中心护士思想、业务、行政管理第一责任人。</td></tr>
<tr><td>岗位工作
主要职责
与任务</td><td colspan="7">领导与管理职责。1.疾病预防与控制。开展疾病监测,提供制订预防控制策略与措施的技术保障,组织实施疾病预防控制工作规划、计划和方案,预防控制相关疾病的发生与流行。2.突发公共卫生事件应急处置。开展突发公共卫生事件处置和救灾防病的应急准备,对突发公共卫生事件、灾后疫病进行监测报告,提供预测预警信息,开展现场调查处置和效果评估。3.疫情及健康相关因素信息管理。管理疾病预防控制信息系统,收集、报告、分析和评价疾病与健康危害因素等公共卫生信息,为疾病预防控制决策提供依据,为社会和公众提供信息服务。4.健康危害因素监测与干预。开展食源性、职业性、辐射性、环境性疾病监测、调查处置和公众营养监测与评价,对生产、生活、工作、学习环境中影响人群健康的危害因素进行监测与评价,提出干预策略与措施,预防控制相关因素对人体健康的危害。5.健康教育与健康促进。开展健康教育、健康促进,普及卫生防病知识,对公众进行健康指导,协同有关部门和组织,对公众不良健康行为进行干预,促进公众掌握自我保健与防护技能。6.技术管理与应用研究指导。开展疾病预防控制工作业务与技术培训,提供技术指导、技术支持和技术服务。7.开展应用性研究,开发引进和推广应用新技术、新方法,指导和开展疾病预防控制工作绩效考核与评估。8.服务对象满意度。
执行职责。1.遵守国家法律法规,具有良好的社会公德和职业道德。2.认真贯彻执行疾病控制的程序文件、制度、岗位职责和标准操作规程,严防差错事故发生。
职业道德。1.遵纪守法。2.尊重患者权利,保守顾客秘密。3.廉洁行医,文明礼貌。</td></tr>
<tr><td>主要绩效
考核要点</td><td colspan="7">1.根据上级年度工作计划,制订本中心年度、月度、周工作计划。2.护理工作计划完成率。3.协调护理人员,保证科室、部门有效配置护理人员,重视护理人员人力资源管理。4.落实各项规章制度,无护理人员重大违规现象,避免差错事故的发生。5.定期对护理工作进行绩效考核。6.了解护士长工作能力、管理能力、领导能力、科室护理工作状况。7.服务病人顾客工作满意度。8.与相关部门、科室协调与沟通。</td></tr>
<tr><td rowspan="2">岗位工
作关系</td><td>院内联系部门</td><td colspan="6">中心各个科室、行政职能部门、后勤部门相关领导和人员。</td></tr>
<tr><td>院外联系部门</td><td colspan="6">中心、科室或护理部授权范围内与外界有关部门人员沟通、联系。</td></tr>
<tr><td>工作权限</td><td colspan="7">1.中心护理工作管理权。2.指导下级人员工作权。3.向上级领导建议工作改进权。</td></tr>
<tr><td>工作环境</td><td colspan="7">1.在中心内工作,温度、湿度适宜。2.满足岗位工作的相关环境条件。</td></tr>
<tr><td>在现在的岗位已工作时间</td><td colspan="7">自　　年　　月　　日开始,　　共计:　　年</td></tr>
<tr><td>学历经验</td><td colspan="7">1.本科以上学历,5年以上工作经验。2.应急处理能力。3.中级专业技术职称。</td></tr>
<tr><td>技能要求</td><td colspan="7">基本技能:熟悉疾病控制中心专业相关的系统理论知识。
专业技能:掌握中心的常规护理技能。
其他技能:1.具有良好的职业发展规划。2.工作中协调与沟通能力。</td></tr>
<tr><td rowspan="2">岗位工作
其他要求</td><td>性别要求</td><td></td><td>年龄要求</td><td></td><td></td><td>婚姻</td><td>婚否不限</td></tr>
<tr><td>身体要求</td><td></td><td>政治要求</td><td colspan="2">事业性、组织观念强</td><td>业务要求</td><td>精通本专业</td></tr>
<tr><td colspan="2" style="text-align:center">岗位分析时间</td><td></td><td colspan="3">填写人</td><td colspan="2"></td></tr>
</table>

2.疾病控制中心主任护师岗位说明书

岗位工作 基本信息	岗位名称	主任护师	所在部门	疾病控制中心	岗位编号	
	从属部门		岗位定员		所辖人数	
	直接上级	护士长	直接下级	疾病控制中心护理相关人员		

岗位使命 工作概述	在中心护士长领导下工作,授权负责中心的护理业务、教学、培训、科研、服务,纠纷处理、护理质量管理等工作。护理业务、技术、科研、管理的行家里手。

岗位工作 主要职责 与任务	**岗位职责。**1.在护士长领导下工作。授权开展疾病监测,提供制订预防控制策略与措施的技术保障,组织实施疾病预防控制护理工作规划、计划和方案,预防控制相关疾病的发生与流行。2.突发公共卫生事件应急处置。开展突发公共卫生事件处置和救灾防病的应急准备,对突发公共卫生事件、灾后疫病进行监测报告,提供预测预警信息,开展现场调查处置和效果评估。3.疫情及健康相关因素信息管理。为疾病预防控制决策提供依据,为社会和公众提供信息服务。4.健康危害因素监测与干预。开展食源性、职业性、辐射性、环境性疾病监测、调查处置和公众营养监测与评价,对生产、生活、工作、学习环境中影响人群健康的危害因素进行监测与评价,提出干预策略与措施,预防控制相关因素对人体健康的危害。5.健康教育与健康促进。6.开展健康教育、健康促进,普及卫生防病知识。7.技术管理与应用研究指导。开展疾病预防控制工作业务与技术培训,提供技术指导、技术支持和技术服务。8.开展护理工作应用性研究,开发引进和推广护理应用新技术、新方法,指导和开展疾病预防控制工作绩效考核与评估。9.按规定处理医疗废物和垃圾。10.持续改进。 **制度执行。**1.严格执行各项规章制度与护理技术操作常规。2.落实"三查七对"制度并完善中心护理业务与管理制度。3.根据年度、解读、月度和周护理工作计划安排。 **职业道德。**1.处处事事起模范带头作用,经常对护士进行职业道德教育。加强工作责任、主动和创造性。2.改善服务态度,提高服务水平,为顾客提供卓越服务。 **教学与科研。**1.协助护士长组织相关人员业务学习、培训。2.授权制订专科护理科研、技术革新计划并实施。3.授权组织中心护理学习讲座和护理纠纷讨论。4.对中心护理队伍建设,业务技术管理和组织管理提出改进意见,参与中心护理组织的全面性工作检查。5.掌握国内外疾病控制中心护理发展动态,努力引进先进护理技术。

主要绩效 考核要点	1.规章制度落实与效果。2.护理工作创新,工作数量、质量、效率及综合绩效管理指标。3.医德医风、社会责任。4.顾客沟通、医患纠纷处理。5.岗位工作责任心。

岗位工 作关系	院内联系部门	中心内各个科室、行政职能部门、后勤部门相关领导和人员。
	院外联系部门	中心、科室或护理部授权范围内与外界有关部门人员沟通、联系。

岗位工 作权限	1.授权疾病控制中心护理管理、指导权。对中心日常护理工作计划、实施、检查的建议权,对中心内护理人员任免的建议权。2.监督分管相关人员的日常工作。

岗位工 作环境	1.在中心内工作,温度、湿度适宜。2.工作现场会接触到轻微粉尘及医疗中的刺激性气味,照明条件良好,一般无相关职业病发生。3.满足医疗工作的相关条件。

在现在的岗位已工作时间	自　　年　　月　　日开始,　　共计:　　年

学历培训 经历经验	1.本科以上学历,有10年以上中心护理工作经验。2.有基础、专科护理经历,疾病控制中心管理培训经历。3.有控制疾病中心的工作经验、指导下级护理人员经历。

岗位工作 技能要求	1.称职的业务技术科研学科带头人。2.公认的业务技术、协调和管理能力。3.较好的口才和文字表达能力。4.良好的职业道德和团队合作精神。5.持续学习能力强。

岗位工作 其他要求	性别要求		年龄要求		婚姻	婚否不限
	身体要求		政治要求	事业性、组织观念强	业务要求	精通本专业

岗位分析时间		填写人	
直接上级审核签字		审核时间	

3.疾病控制中心副主任护师岗位说明书

岗位工作 基本信息	岗位名称	副主任护师	所在部门	疾病控制中心	岗位编号	
	从属部门		岗位定员		所辖人数	
	直接上级	护士长	直接下级	疾病控制中心护理相关人员		

岗位使命 工作概述	在中心护士长领导和上级职称人员指导下工作,负责中心的护理业务、培训、科研、服务,纠纷处理、护理质量管理等工作。护理业务、技术、科研、管理的行家里手。

岗位工作 主要职责 与任务	**岗位职责。**1.在中心护士长领导和上级职称护师人员指导下工作。协助相关人员开展疾病监测,组织实施疾病预防控制护理工作规划、计划和方案,预防控制相关疾病的发生与流行。2.突发公共卫生事件应急处置。开展突发公共卫生事件处置和救灾防病的应急准备,对突发公共卫生事件、灾后疫病进行监测报告,提供预测预警信息,开展现场调查处置和效果评估。3.负责中心需要输液的病人,门诊以及相关的诊疗、护理工作,疫情及健康相关因素信息管理。4.健康危害因素监测与干预。开展食源性、职业性、辐射性、环境性疾病监测、调查处置和公众营养监测与评价,对生产、生活、工作、学习环境中影响人群健康的危害因素进行监测与评价,提出干预策略与措施,预防控制相关因素对人体健康的危害。5.健康教育与健康促进。6.开展健康教育、健康促进,普及卫生防病知识。7.技术管理与应用研究指导。开展疾病预防控制工作业务与技术培训,提供技术指导、技术支持和技术服务。8.开展护理工作应用性研究,开发引进和推广护理应用新技术、新方法,指导和开展疾病预防控制工作绩效考核与评估。9.按照规定处理医疗废物和垃圾。10.服务满意度。 **制度执行。**1.严格执行各项规章制度与护理技术操作常规。2.落实"三查七对"制度并完善中心护理业务与管理制度。3.根据年度、解读、月度和周护理工作计划安排。 **职业道德。**1.处处、事事起模范带头作用,经常对护士进行职业道德教育。加强工作责任、主动和创造性。2.改善服务态度,提高服务水平,为顾客提供卓越服务。 **教学与科研。**1.协助护士长组织相关人员业务学习、培训。2.授权制订专科护理科研、技术革新计划并实施。3.授权组织中心护理学习讲座和护理纠纷讨论。4.对中心护理队伍建设,业务技术管理和组织管理提出改进意见,参与中心护理组织的全面性工作检查。5.掌握国内外保健科赵主席护理发展动态,努力引进先进护理技术。

主要绩效 考核要点	1.规章制度落实与效果。2.护理工作创新,工作数量、质量、效率及综合绩效管理指标。3.医德医风、社会责任。4.顾客沟通、医患纠纷处理。5.岗位工作责任心。

岗位工 作关系	院内联系部门	中心内各个科室、行政职能部门、后勤部门相关领导和人员。
	院外联系部门	中心、科室或护理部授权范围内与外界有关部门人员沟通、联系。

工作权限	1.授权疾病控制中心护理管理、指导权。2.疾病控制中心规章制度改进建议权。

岗位工 作环境	1.在中心内工作,温度、湿度适宜。2.工作现场会接触到轻微粉尘及医疗中的刺激性气味,照明条件良好,一般无相关职业病发生。3.满足医疗工作的相关条件。

在现在的岗位已工作时间	自　　年　　月　　日开始,　共计:　　年

学历培训 经历经验	1.本科以上学历,有5年以上中心护理工作经验。2.有基础、专科护理经历,疾病控制中心管理培训经历。3.有控制疾病中心的工作经验、指导下级护理人员经历。

岗位工作 技能要求	符合《事业单位岗位设置管理实施方案》规定的任职条件,具有副主任护师职务任职资格,任职期间无重大差错和责任事故,任职期间年度考核合格,熟悉本学科基础理论知识,坚实掌握本专业理论,了解本专业国内、信息及先进护理技术。

岗位工作 其他要求	性别要求		年龄要求		婚姻	婚否不限
	身体要求		政治要求	事业性、组织观念强	业务要求	精通本专业

岗位分析时间		填写人	
直接上级审核签字		审核时间	

4.疾病控制中心主管护师岗位说明书

<table>
<tr><td rowspan="3">岗位工作
基本信息</td><td>岗位名称</td><td>主管护师</td><td>所在部门</td><td>疾病控制中心</td><td>岗位编号</td><td></td></tr>
<tr><td>从属部门</td><td></td><td>岗位定员</td><td></td><td>所辖人数</td><td></td></tr>
<tr><td>直接上级</td><td>护士长</td><td>直接下级</td><td colspan="3">疾病控制中心护理相关人员</td></tr>
<tr><td>岗位使命
工作概述</td><td colspan="6">在中心护士长领导和上级职称人员指导下工作,负责中心的护理业务、培训、科研、服务,纠纷处理、护理质量管理等工作。护理业务、技术、科研、管理的行家里手。</td></tr>
<tr><td rowspan="4">岗位工作
主要职责
与任务</td><td colspan="6">岗位职责。1.在中心护士长领导和上级护师职称人员指导下工作。协助相关人员开展疾病监测,组织实施疾病预防控制护理工作规划、计划和方案,预防控制相关疾病的发生与流行。2.突发公共卫生事件应急处置。开展突发公共卫生事件处置和救灾防病的应急准备,对突发公共卫生事件、灾后疫病进行监测报告,提供预测预警信息,开展现场调查处置和效果评估。3.负责中心需要输液的病人,门诊以及相关的诊疗、护理工作,疫情及健康相关因素信息管理。4.健康危害因素监测与干预。开展食源性、职业性、辐射性、环境性疾病监测、调查处置和公众营养监测与评价,对生产、生活、工作、学习环境中影响人群健康的危害因素进行监测与评价,提出干预策略与措施,预防控制相关因素对人体健康的危害。5.健康教育与健康促进。6.开展健康教育、健康促进,普及卫生防病知识。7.技术管理与应用研究指导。开展疾病预防控制工作业务与技术培训,提供技术指导、技术支持和技术服务。8.现场"7S管理":①整理、②整顿、③清扫、④清洁、⑤素养、⑥安全、⑦节约。9.参加疾病预防控制工作绩效考核与评估工作。10.按照规定处理医疗与护理废物和垃圾。</td></tr>
<tr><td colspan="6">制度执行。1.执行各项规章制度和技术操作常规,按照流程操作。2.执行查对制度及相关管理规定。3.严格执行规定消毒隔离、无菌技术操作流程,预防医院感染。</td></tr>
<tr><td colspan="6">职业道德。1.遵纪守法。2.尊重患者权利,保守职业规定秘密。3.勤奋敬业,文明礼貌,卓越服务。4.团队精神,和谐共事。5.工作积极、主动、创新性,责任心。</td></tr>
<tr><td colspan="6">教学与科研。1.持续学习与创新能力。2.结合工作实际撰写论文。3.参加医学继续教育。4.承担中心相应科研课题相关工作。5.完成其他临时性工作。6.服务满意度。</td></tr>
<tr><td>主要绩效
考核要点</td><td colspan="6">1.规章制度落实与效果。2.护理工作创新,工作数量、质量、效率及综合绩效管理指标。3.医德医风、社会责任。4.顾客沟通、医患纠纷处理。5.岗位工作责任心。</td></tr>
<tr><td rowspan="2">岗位工
作关系</td><td>院内联系部门</td><td colspan="5">中心内各个科室、行政职能部门、后勤部门相关领导和人员。</td></tr>
<tr><td>院外联系部门</td><td colspan="5">中心、科室或护理部授权范围内与外界有关部门人员沟通、联系。</td></tr>
<tr><td>工作权限</td><td colspan="6">1.授权疾病控制中心护理管理、指导权。2.疾病控制中心规章制度改进建议权。</td></tr>
<tr><td>岗位工
作环境</td><td colspan="6">1.在中心内工作,温度、湿度适宜。2.工作现场会接触到轻微粉尘及医疗中的刺激性气味,照明条件良好,一般无相关职业病发生。3.满足医疗工作的相关条件。</td></tr>
<tr><td colspan="2">在现在的岗位已工作时间</td><td colspan="5">自　　年　　月　　日开始,　共计:　　年</td></tr>
<tr><td>学历培训
经历经验</td><td colspan="6">1.本科以上学历,有5年以上中心护理工作经验。2.有基础、专科护理经历,疾病控制中心管理培训经历。3.有控制疾病中心的工作经验、指导下级护理人员经历。</td></tr>
<tr><td>岗位工作
技能要求</td><td colspan="6">1.符合规定的任职条件。2.具有中级护士职务任职资格,任职期间无重大差错和责任事故,任职期间年度考核合格。3.熟悉本学科基础理论知识,坚实掌握本专业理论,了解本专业国内、信息及先进护理技术。4.任职期间年度考核合格,医德医风考评合格以上。5.能胜任本岗位工作,能独立处理本专业常见病或常用专业技术问题。6.熟悉并掌握"18项核心制度"。7.必要的管理学知识。8.工作中沟通能力。</td></tr>
<tr><td rowspan="2">岗位工作
其他要求</td><td>性别要求</td><td></td><td>年龄要求</td><td></td><td>婚姻</td><td>婚否不限</td></tr>
<tr><td>身体要求</td><td></td><td>政治要求</td><td>事业性、组织观念强</td><td>业务要求</td><td>精通本专业</td></tr>
<tr><td colspan="2">岗位分析时间</td><td colspan="2"></td><td>填写人</td><td></td></tr>
<tr><td colspan="2">直接上级审核签字</td><td colspan="2"></td><td>审核时间</td><td></td></tr>
</table>

5.疾病控制中心护士岗位说明书

岗位工作 基本信息	岗位名称	护士	所在部门	疾病控制中心	岗位编号	
	从属部门		岗位定员		所辖人数	
	直接上级	护士长	直接下级	疾病控制中心护理相关人员		

岗位使命 工作概述	在中心护士长领导和上级职称人员指导下工作,负责中心的护理业务、培训、科研、服务,纠纷处理、护理质量管理等工作。护理业务、技术、科研、管理的行家里手。

岗位工作 主要职责 与任务	**岗位职责。**1.在中心护士长领导和上级职称人员指导下工作。协助相关人员开展疾病监测,组织实施疾病预防控制护理工作规划、计划和方案,预防控制相关疾病的发生与流行。2.掌握突发公共卫生事件应急处置。协助护士长开展突发公共卫生事件处置和救灾防病的应急准备,对突发公共卫生事件、灾后疫病进行监测报告,开展现场调查处置和效果评估。3.负责中心需要输液的具体病人、门诊以及相关的诊疗、护理工作,疫情及健康相关因素信息管理。4.健康危害因素监测与干预。开展食源性、职业性、辐射性、环境性疾病监测、调查处置和公众营养监测与评价,对生产、生活、工作、学习环境中影响人群健康的危害因素进行监测与评价,提出干预策略与措施,预防控制相关因素对人体健康的危害。5.健康教育与健康促进。6.开展健康教育、健康促进,普及卫生防病知识。7.技术管理与应用研究指导。开展疾病预防控制工作业务与技术培训,提供技术指导、技术支持和技术服务。8.现场"7S管理":①整理、②整顿、③清扫、④清洁、⑤素养、⑥安全、⑦节约。9.参加疾病预防控制工作绩效考核与评估工作。10.按照规定处理医疗与护理废物和垃圾。 **制度执行。**1.执行各项规章制度和技术操作常规,按照流程操作。2.执行查对制度及相关管理规定。3.严格执行规定消毒隔离、无菌技术操作流程,预防医院感染。 **职业道德。**1.遵纪守法。2.尊重患者权利,保守职业规定秘密。3.勤奋敬业,文明礼貌,卓越服务。4.团队精神,和谐共事。5.岗位工作积极性、主动性、责任心。 **教学与科研。**1.持续学习与创新能力。2.结合工作实际撰写论文。3.参加医学继续教育。4.授权参加中心相应的科研课题相关工作。5.完成领导交代的临时性工作。

主要绩效 考核要点	1.规章制度落实与效果。2.护理工作创新,工作数量、质量、效率及综合绩效管理指标。3.医德医风、社会责任。4.顾客沟通、医患纠纷处理。5.岗位工作责任心。

岗位工 作关系	院内联系部门	中心内各个科室、行政职能部门、后勤部门相关领导和人员。
	院外联系部门	中心、科室或护理部授权范围内与外界有关部门人员沟通、联系。

工作权限	1.授权疾病控制中心护理管理、指导权。2.疾病控制中心规章制度改进建议权。

岗位工 作环境	1.在中心内工作,温度、湿度适宜。2.工作现场会接触到轻微粉尘及医疗中的刺激性气味,照明条件良好,一般无相关职业病发生。3.满足医疗护理工作的相关条件。

在现在的岗位已工作时间	自　　年　　月　　日开始,　　共计:　　年

学历培训 经历经验	1.本科以上学历,有2年以上中心护理工作经验。2.有基础、专科护理经历,疾病控制中心管理培训经历。3.有控制疾病中心的工作经验、指导下级护理人员经历。

岗位工作 技能要求	1.符合规定的任职条件。2.具有中级护士职务任职资格,任职期间无重大差错和责任事故,任职期间年度考核合格。3.熟悉本学科基础理论知识,坚实掌握本专业理论,了解本专业国内、信息及先进护理技术。4.任职期间年度考核合格,医德医风考评合格以上。5.能胜任本岗位工作,能独立处理本专业常见病或常用专业技术问题。6.熟悉并掌握"18项核心制度"。7.必要的管理学知识。8.工作中协调沟通能力。

岗位工作 其他要求	性别要求		年龄要求		婚姻	婚否不限
	身体要求		政治要求	事业性、组织观念强	业务要求	熟悉本专业

岗位分析时间		填写人	
直接上级审核签字		审核时间	

6.疾病控制中心总务护士岗位说明书

岗位工作 基本信息	岗位名称	总务护士	所在部门	疾病控制中心	岗位编号	
	从属部门		岗位定员		所辖人数	
	直接上级	护士长	直接下级	疾病控制中心实习护士、进修护士		

岗位使命 工作概述	在护士长领导和上级职称护师指导下工作,负责上班时疾病控制中心护理质量、服务工作,顾客沟通、健康教育及职责工作。按时、按质、按量完成自己的本职工作。

岗位工作 主要职责 与任务	**岗位职责**。1.树立以病人为中心服务理念,应用 PDCA 管理。2.具备疾病控制中心专科整体护理知识,熟悉基础、专科、责任护理业务。3.负责抢救仪器、急救器材、药品管理,保证急救器材、药品完好率100%。4.保持疾病控制中心物品干净、整齐、卫生。5.负责中心氧气、治疗物品、一次性物品清理、交换及补充,无过期物品。6.负责中心需要输液的具体病人、门诊以及相关的诊疗、护理工作,疫情及健康相关因素信息管理。7.健康危害因素监测与干预。开展食源性、职业性、辐射性、环境性疾病监测、调查处置和公众营养监测与评价,对生产、生活、工作、学习环境中影响人群健康的危害因素进行监测与评价,提出干预策略与措施,预防控制相关因素对人体健康的危害。8.中心用后的物品按规定处理。9.协助护士长做好中心管理工作。追踪管理,发现问题,及时处理。物资管理做到账物相符。10.各种纸张、表格、电脑耗材补充及时。11.注重疾病控制中心成本控制与管理。12.中心物品无损坏、丢失,有保质期的用物,做到标示清楚。13.按照《医疗废物管理条例》做好医疗废物管理工作。14.保持被服库房和相关房间清洁、整齐。15.现场"7S 管理":①整理、②整顿、③清扫、④清洁、⑤素养、⑥安全、⑦节约。16.服务满意度。 **制度执行**。1.执行各项规章制度和技术操作常规。2.执行消毒隔离、医院感染管理和无菌技术规程,预防医院感染。3.执行查对制度,负责科室所有物品管理,无丢失、无损坏。4.及时更换病人床单位被服用品。5.执行规定的物资丢失赔偿制度。 **职业道德**。1.遵纪守法。2.尊重患者权利,保守医疗秘密。3.廉洁工作,文明礼貌,卓越服务。4.团队精神,和谐共事。5.岗位工作积极、主动性,责任心与创新性。 **学习与创新**。1.持续学习、具备 PDCA、持续改进、沟通技巧、追踪问题理念。2.不断总结经验,结合临床实际撰写论文。3.积极参加医学护理继续教育。指导实习、进修护士临床带教,参与临床教学项目。4.完成有关领导安排的其他临时性任务。

主要绩效 考核要点	1.规章制度落实与效果。2.护理工作创新,工作数量、质量、效率及综合绩效管理指标。3.医德医风、社会责任。4.顾客沟通、医患纠纷处理。5.岗位工作责任心。

岗位工 作关系	院内联系部门	中心内各个科室、行政职能部门、后勤部门相关领导和人员。
	院外联系部门	中心、科室或护理部授权范围内与外界有关部门人员沟通、联系。

工作权限	1.中心物资管理权。2.监督下级护士工作权。3.向上级领导建议改进工作权。

工作环境	1.在血站内工作,温度、湿度适宜。2.满足岗位岗位工作的相关环境条件。

在现在的岗位已工作时间	自　　年　　月　　日开始,　　共计:　　年

学历经验	1.本科以上学历,5 年以上护理工作经验。2.有疾病控制中心工作、业务培训经历。

技能要求	1.符合规定的任职条件。2.具有中级护士职务任职资格,任职期间无重大差错和责任事故,任职期间年度考核合格。3.熟悉本学科基础理论知识,坚实掌握本专业理论,了解本专业国内、信息及先进护理技术。4.任职期间年度考核合格,医德医风考评合格以上。5.能胜任本岗位工作,能独立处理本专业常见病或常用专业技术问题。6.熟悉并掌握"18 项核心制度"。7.必要的管理学知识。8.工作中沟通能力。

岗位工作 其他要求	性别要求		年龄要求		婚姻	婚否不限
	身体要求		政治要求	事业性、组织观念强	业务要求	精通本专业

岗位分析时间		填写人	
直接上级审核签字		审核时间	

第九章 社区卫生服务中心（站）护理人员岗位说明书

1.社区卫生服务中心（站）护士长岗位说明书

岗位工作 基本信息	岗位名称	护士长	所在部门	卫生服务中心	岗位编号	
	从属部门	卫生服务中心	岗位定员		所辖人数	
	直接上级	中心主任	直接下级	中心护士,实习进修护士		
岗位使命 工作概述	在中心主任领导下,授权全面负责中心护理工作的业务、技术、病人管理、护士思想工作,物资管理等工作。是中心护理业务、技术、思想、行政管理的第一责任人。					
岗位工作 主要职责 与任务	**领导职责。**1.在中心主任和健康管理部主任领导下,负责中心的护理、业务及行政管理工作,完成各项护理工作的数量、质量与绩效指标。2.经常对护士进行职业道德教育工作。3.根据工作安排,结合中心具体情况制定护理工作计划并落实。4.负责制订中心的护理发展规划,年度、月度、周工作计划并组织实施。5.需要时随同科主任查房,了解工作中存在问题,加强医、护联系与医患沟通。6.服务满意度。 **管理职责。**1.授权组织和管理社区卫生服务中心、站的护理工作。2.制订社区护理工作计划,并组织落实。3.制定社区护理工作制度,按照护理常规、技术操作规程及质量标准等定期检查和指导工作,对存在的问题给予指导和协调,不断提高护理质量。4.建立和健全护理组织管理系统,合理配备人员,与人事部门合作,对护理人员进行调度、晋升、绩效考核等,组织实施护理人员继续医学教育和业务技术训练,提高护士素质。5.教育社区护士热爱护理专业,关心他们的思想、工作和生活,调动其工作积极性。6.组织领导护理教学工作,督促教学计划的实施。7.组织开展护理科研和技术革新,积极开展学术交流。8.按照规定处理医疗与护理垃圾和废物。 **制度执行。**1.执行各项规章制度和技术操作常规,按照流程操作。2.严格执行中心的相关管理规定。3.严格执行规定的消毒隔离、无菌技术操作流程,预防医院感染。 **职业道德。**1.遵纪守法。2.尊重患者权利,保守病人秘密。3.廉洁工作,文明礼貌。					
主要绩效 考核要点	1.根据上级年度工作计划,制订本社区卫生服务中心年度、月度、周工作计划。2.护理工作计划完成率。3.协调护理人员,保证科室有效配置护理人员,重视护理人员人力资源管理。4.落实各项规章制度,无护理人员重违规现象,避免差错事故的发生。5.定期对护理工作进行绩效考核。6.了解护士长工作、管理、领导能力。					
岗位工 作关系	院内联系部门	本中心内各个科室、行政职能部门、后勤部门相关领导和人员。				
	院外联系部门	中心、科室或护理部授权范围内与外界有关部门人员沟通、联系。				
工作权限	1.对本中心护理日常工作计划、实施、检查的指导权。2.监督护理人员工作权。					
工作环境	1.在中心内工作,温度、湿度适宜。2.满足岗位护理工作的相关条件。					
在现在的岗位已工作时间	自 年 月 日开始, 共计: 年					
岗位工作 任职资格	1.掌握社区卫生服务相关政策。2.中级或以上职称,医学或相关专业人员。3.学历:大专及以上。4.熟练掌握本专业知识和相关技术。5.掌握工作必需的计算机应用技术。6.有沟通、协调、组织能力。7.参加权威认可的社区培训;获得相关部门颁发的"社区卫生服务岗位资格证书(社区护士)"。					
岗位工作 技能要求	1.称职的护理学科带头人。2.下属公认的领导、管理和协调能力。3.较好的口才和文字表达能力。4.具有良好的职业道德素质和团队合作精神。5.持续学习能力强。					
岗位工作 其他要求	性别要求		年龄要求		婚姻	婚否不限
	身体要求		政治要求	事业性、组织观念强	业务要求	精通本专业
岗位分析时间			填写人			

2.社区卫生服务中心(站)副护士长岗位说明书

岗位工作基本信息	岗位名称	副护士长	所在部门	卫生服务中心	岗位编号	
	从属部门	卫生服务中心	岗位定员		所辖人数	
	直接上级	中心主任科护士长	直接下级	中心护士,实习进修护士		

岗位使命工作概述	在中心主任和护士长领导下,授权全面负责中心分管护理工作的业务、技术、病人管理、护士思想工作,物资管理等工作。是中心护理分管工作人员的第一责任人。

岗位工作主要职责与任务	**领导职责。**1.在护士长领导和上级护师指导下,负责所管中心的护理业务及行政管理工作,完成护理各项数量、质量与绩效指标。2.重视思想政治工作,经常对护士进行职业道德教育工作。3.根据护士长的安排,结合本中心具体情况制订中心的护理工作和科研计划。4.组织护理查房和随同科主任查房,了解护理工作中存在的问题,并加强医、护联系与医患沟通。5.确定中心护士的轮转和临时调配。6.负责中心护理质量的监督,对照标准,组织定期检查,及时发现问题,确保护理质量。 **管理职责。**1.授权组织和管理社区卫生服务中心、站的相关护理工作。2.制订社区护理工作计划,并组织落实。3.制定社区护理工作制度,按照护理常规、技术操作规程及质量标准等定期检查和指导工作,对存在的问题给予指导和协调,不断提高护理质量。4.建立和健全护理组织系统,合理配备人员,与人事部门合作,对护理人员进行调度、参加绩效考核等工作,组织实施护理人员继续医学教育和业务技术训练,提高护士素质。5.教育社区护士热爱护理专业,关心他们的思想、工作和生活,调动工作积极性。6.组织领导护理教学工作,督促教学计划的实施。7.组织开展护理科研和技术革新,积极开展学术交流。8.按照规定处理医疗护理垃圾和废物。 **制度执行。**1.执行各项规章制度和技术操作常规,按照流程操作。2.严格执行中心的相关管理规定。3.严格执行规定消毒隔离、无菌技术操作流程,预防医院感染。 **职业道德。**1.遵纪守法。2.尊重患者权利,保守病人秘密。3.廉洁工作,文明礼貌,卓越服务。4.团队精神,和谐共事。5.岗位工作积极性、主动性、责任心与创新性。 **学习与创新。**1.持续学习能力。2.参加医学继续教育。3.指导实习、进修护士工作。

岗位工作主要绩效考核要点	1.规章制度落实。2.中心护理、学术、科研等工作数量指标、质量指标、效率指标。3.顾客沟通,处理病人投诉与纠纷。4.医德医风、社会责任。5.健康宣教、培训带帮等。6.护理工作流程规范。7.本中心护理人员技术操作。8.健康与保健和预防。

岗位工作关系	院内联系部门	中心内各个科室、行政职能部门、后勤部门相关领导和人员。
	院外联系部门	中心、科室或护理部授权范围内与外界有关部门人员沟通、联系。

工作权限	1.对本中心护理日常工作计划、实施、检查的指导权。2.监督护理人员工作权。

岗位工作环境	1.在中心内工作,温度、湿度适宜。2.工作现场会接触到轻微粉尘及医疗中的刺激性气味,照明条件良好,一般无相关职业病发生。3.满足护理工作的相关条件。

在现在的岗位已工作时间	自　　年　　月　　日开始,　　共计:　　年

岗位工作任职资格	1.掌握社区卫生服务相关政策。2.中级或以上职称,医学或相关专业人员。3.学历:本科及以上学历。4.熟练掌握本专业知识和相关技术。5.掌握工作必需的计算机办公应用技术软件。6.有沟通、协调、组织能力。7.参加社区组织的培训,获得相关部门颁发的"社区卫生服务岗位资格证书(社区护士)"。

岗位工作技能要求	1.称职的护理学科带头人。2.下属公认的领导、管理和协调能力。3.较好的口才和文字表达能力。4.具有良好的职业道德素质和团队合作精神。5.持续学习能力强。

岗位工作其他要求	性别要求		年龄要求		婚姻	婚否不限
	身体要求		政治要求	事业性、组织观念强	业务要求	熟悉本专业

岗位分析时间		填写人	
直接上级审核签字		审核时间	

3.社区卫生服务中心(站)主任护师岗位说明书

岗位工作基本信息	岗位名称	主任护师	所在部门	卫生服务中心	岗位编号	
	从属部门	卫生服务中心	岗位定员		所辖人数	
	直接上级	护士长	直接下级	中心护士,实习进修护士		

岗位使命工作概述	在中心主任和护士长领导、上级医师指导下分管科室护理业务、教学、培训、科研、服务、纠纷处理、质量管理等工作。护理业务、技术、科研、管理的行家里手。

岗位工作主要职责与任务	**岗位职责。**1.在中心主任和科护士长领导下,指导本科护理业务技术、科研和教学工作。2.参加晨交班,协助护士长制定年度计划,并付诸实施。3.制定社区护理工作制度,按照护理常规、技术操作规程及质量标准等定期检查和指导工作,对存在的问题给予指导和协调,不断提高护理质量。4.建立和健全护理组织系统,合理配备人员,与人事部门合作,对护理人员进行调度、任免、晋升、绩效考核等提出合理化建议。组织实施护理人员继续医学教育和业务技术训练,提高护士素质。5.教育社区护士热爱护理专业,关心他们的思想、工作和生活,调动工作积极性。6.组织领导护理教学工作,督促教学计划的实施。7.组织开展护理科研和技术革新,积极开展学术交流。8.按照规定处理医疗垃圾和废物。9.遵循 PDCA 管理、追踪问题解决、持续质量改进、熟悉可靠性管理方法,不断提高管理水平。10.服务满意度。 **制度执行。**1.严格执行各项规章制度与护理技术操作常规。2.落实"三查七对"制度并完善护理业务与管理制度。3.根据年度、月度和周护理工作计划安排,检查护理工作的细节落实情况并记录完整。4.重视护理质量,有护理持续改进计划并落实。 **职业道德。**1.处处、事事起模范带头作用,经常对护士进行职业道德教育。加强工作责任、主动和创造性。2.改善服务态度,提高服务水平,为病人提供卓越服务。 **教学与科研。**1.协助护士长组织护理人员业务学习、培训、护士晋级的考核工作。2.需要时拟订教学计划,编写教材并负责讲授。3.制订专科护理科研、技术革新计划并实施。4.参与评价护理论文和科研、技术革新成果。5.负责组织中心护理学习讲座和护理病案讨论。6.对中心护理队伍建设,业务技术管理和组织管理提出改进意见,参与中心组织的工作检查。7.掌握国内外中心护理发展动态,撰写综述文章。

岗位工作主要绩效考核要点	1.规章制度落实。2.中心护理、学术、科研等工作数量指标、质量指标、效率指标。3.顾客沟通,处理病人投诉与纠纷。4.医德医风、社会责任心。5.健康宣教、培训帮带等。6.护理工作流程规范。7.本中心护理人员技术操作。8.健康与保健和预防。

岗位工作关系	院内联系部门	中心内各个科室、行政职能部门、后勤部门相关领导和人员。
	院外联系部门	中心、科室或护理部授权范围内与外界有关部门人员沟通、联系。

工作权限	1.对本中心护理日常工作计划、实施、检查的指导权。2.监督护理人员工作权。

岗位工作环境	1.在医院内工作,温度、湿度适宜。2.工作现场会接触到轻微粉尘及医疗中的刺激性气味,照明条件良好,一般无相关职业病发生。3.满足医疗工作的相关条件。

在现在的岗位已工作时间	自　　　年　　月　　日开始,　　共计:　　　年

岗位工作任职资格	1.掌握社区卫生服务相关政策。2.高级职称,医学或相关专业人员。3.本科学历。4.精确掌握本专业知识和相关技术。5.掌握工作必需的计算机应用技术。6.参加权威认可的社区培训,获得相关部门颁发的"社区卫生服务岗位资格证书(社区护士)"。

岗位工作技能要求	1.称职的中心业务学科带头人。2.公认的业务、技术、协调和管理能力。3.较好的口才和文字表达能力。4.良好的职业道德和团队合作精神。5.持续学习能力强。

岗位工作其他要求	性别要求		年龄要求		婚姻	婚否不限
	身体要求		政治要求	事业性、组织观念强	业务要求	精通本专业

岗位分析时间		填写人	
直接上级审核签字		审核时间	

4.社区卫生服务中心(站)副主任护师岗位说明书

岗位工作基本信息	岗位名称	副主任护师	所在部门	卫生服务中心	岗位编号	
	从属部门	卫生服务中心	岗位定员		所辖人数	
	直接上级	护士长	直接下级	护理相关人员		

岗位使命工作概述	在中心主任和护士长领导、上级护师指导下分管科室护理业务、教学、培训、科研、服务,纠纷处理、质量管理等工作。护理业务、技术、科研、管理的行家里手。

岗位工作主要职责与任务	**岗位职责。** 1.在中心主任和科护士长领导下,指导本科护理业务技术、科研和教学工作。2.参加晨交班,协助护士长制订年度计划,并付诸实施。3.制定社区护理工作制度,按照护理常规、技术操作规程及质量标准等定期检查和指导工作,对存在的问题给予指导和协调,不断提高护理质量。4.建立和健全护理组织系统,合理配备人员,与人事部门合作,对护理人员进行调度、任免、晋升、绩效考核等提出合理化建议。组织实施护理人员继续医学教育和业务技术训练,提高护士素质。5.教育社区护士热爱护理专业,关心他们的思想、工作和生活,调动工作积极性。6.组织领导护理教学工作,督促教学计划的实施。7.按照规定处理医疗垃圾和废物。8.遵循 PDCA 管理、持续质量改进、熟悉可靠性管理方法,不断提高护理管理水平。 **制度执行。** 1.严格执行各项规章制度与护理技术操作常规。2.落实"三查七对"制度并完善护理业务与管理制度。3.根据年度、季度、月度和周护理工作计划安排,检查护理工作细节落实情况并记录完整。4.重视护理质量,有护理持续改进计划并落实。 **职业道德。** 1.处处事事起模范带头作用,经常对护士进行职业道德教育。加强工作责任心、主动性和创造性。2.改善服务态度,提高服务水平,为病人提供卓越服务。 **教学与科研。** 1.协助护士长组织护理人员业务学习、培训、护士晋级的考核工作。2.需要时拟订教学计划,编写教材并负责讲授。3.制订专科护理科研、技术革新计划并实施。4.参与评价护理论文和科研、技术革新成果。5.负责组织中心护理学习讲座和护理病案讨论。6.对中心护理队伍建设,业务技术管理和组织管理提出改进意见,参与中心组织的工作检查。7.掌握国内外中心护理发展动态。8.服务满意度。

岗位工作主要绩效考核要点	1.规章制度落实。2.中心护理工作数量、质量、效率及综合绩效管理指标。3.医德医风、社会责任心。4.顾客沟通、医患纠纷处理。5.病区环境管理、健康宣教、培训帮带等。6.岗位工作流程规范。7.危重病人全程护理落实。8.岗位学习与创新能力。

岗位工作关系	院内联系部门	中心内各个科室、行政职能部门、后勤部门相关领导和人员。
	院外联系部门	中心、科室或护理部授权范围内与外界有关部门人员沟通、联系。

岗位工作权限	1.中心护理管理、下级指导权。对中心日常护理工作计划、实施、检查的建议权,对中心内护理人员任免的建议权。2.监督分管人员的日常工作。3.薪酬分配建议权。

岗位工作环境	1.在中心内工作,温度、湿度适宜。2.工作现场会接触到轻微粉尘及医疗中的刺激性气味,照明条件良好,一般无相关职业病发生。3.满足医疗护理工作的相关条件。

在现在的岗位已工作时间	自 年 月 日开始, 共计: 年

学历培训经历经验	1.本科以上学历,有 10 年以上中心护理工作经验。2.有基础、专科护理经历,中心管理培训经历。3.有抢救危重病人、指导下级护理人员经历。4.年内最少有 1 篇杂志论文发表,每年有 1 篇本专业发展动态综述文章。5.高级专业技术职称。

岗位工作技能要求	1.称职的学科带头人。2.下属公认的业务、技术、管理和协调能力。3.较好的口才和文字表达能力。4.良好的职业道德素质和团队合作精神。5.持续学习能力强。

岗位工作其他要求	性别要求		年龄要求		婚姻	婚否不限
	身体要求		政治要求	事业性、组织观念强	业务要求	精通本专业

岗位分析时间		填写人	
直接上级审核签字		审核时间	

5.社区卫生服务中心(站)主管护师岗位说明书

<table>
<tr><td rowspan="3">岗位工作
基本信息</td><td>岗位名称</td><td>主管护师</td><td>所在部门</td><td>卫生服务中心</td><td>岗位编号</td><td></td></tr>
<tr><td>从属部门</td><td>卫生服务中心</td><td>岗位定员</td><td></td><td>所辖人数</td><td></td></tr>
<tr><td>直接上级</td><td>护士长</td><td>直接下级</td><td colspan="3">中心相关人员</td></tr>
<tr><td>岗位使命
工作概述</td><td colspan="6">在中心主任和护士长领导、上级护师指导下分管中心护理业务、教学、培训、科研、服务、纠纷处理、质量管理等工作。护理业务、技术、科研、管理的行家里手。</td></tr>
<tr><td rowspan="4">岗位工作
主要职责
与任务</td><td colspan="6">岗位职责。1.按照护士长安排负责中心护理质量检查与技术指导。协助护士长做好护理质量控制工作,把好护理质量关。不断提高护理质量,努力完成岗位职责工作任务。完成本班绩效指标。2.掌握护理理论基础,参与和指导护士运用护理程序。制订具有护理特色的护理计划,对患者实施整体护理。3.解决中心护理业务上的疑难问题。指导并参与制订重危、疑难患者的护理计划并组织实施。4.带头落实中心基础护理、专科护理、责任制护理计划。5.总结病人疼痛诊疗、护理经验,最大限度地解除病人疼痛。6.协助护士长拟定中心业务培训计划。学习、应用国内外护理先进经验,开展新技术、新方法及科研工作,及时总结经验,不断提高科室的护理技术水平。7.执行各项规章制度和技术操作常规,按照规范的流程工作。8.参与组织护理查房、护理会诊等业务活动。经常分析、整理对中心发生的护理差错、事故进行总结,并提出防范措施。9.做好进修师的临床带教组织工作,并负责讲课和评定成绩。10.协助护士长制订中心护理科研、新业务、新技术的开展计划,并组织实施。11.协助护士长做好行政管理和护理队伍的建设工作。12.完成本职岗位工作,按照时间给患者发药、肌肉注射、静脉输液和护理服务。13.现场"7S管理":①整理、②整顿、③清扫、④清洁、⑤素养、⑥安全、⑦节约。14.服务住院病人满意度。</td></tr>
<tr><td colspan="6">制度执行。1.执行各项规章制度和技术操作常规,按照流程操作。2.严格执行中心的相关管理规定。3.严格执行规定的消毒隔离、无菌技术操作流程,预防医院感染。</td></tr>
<tr><td colspan="6">职业道德。1.遵纪守法。2.尊重患者权利,保守病人秘密。3.廉洁工作,文明礼貌,卓越服务。4.团队精神,和谐共事。5.岗位工作积极性、主动性、责任心与创新性。</td></tr>
<tr><td colspan="6">学习与创新。1.持续学习能力。2.参加医学继续教育。3.指导实习、进修护士工作。</td></tr>
<tr><td>岗位工作
主要绩效
考核要点</td><td colspan="6">1.规章制度落实。2.完成规定的护理工作数量、质量、效率、效益和绩效管理指标。3.医德医风、社会责任。4.中心环境管理、健康宣教、培训帮带等。5.护理工作流程规范。6.工作主动性、积极性和责任心。7.服务病人态度。8.岗位学习与创新能力。</td></tr>
<tr><td rowspan="2">岗位工
作关系</td><td>院内联系部门</td><td colspan="5">中心内各个科室、行政职能部门、后勤部门相关领导和人员。</td></tr>
<tr><td>院外联系部门</td><td colspan="5">中心、科室或护理部授权范围内与外界有关部门人员沟通、联系。</td></tr>
<tr><td>工作权限</td><td colspan="6">1.对本中心护理日常工作计划、实施、检查的指导权。2.监督护理人员工作权。</td></tr>
<tr><td>岗位工
作环境</td><td colspan="6">1.在中心内工作,温度、湿度适宜。2.工作现场会接触到轻微粉尘及医疗中的刺激性气味,照明条件良好,一般无相关职业病发生。3.满足医疗护理工作的相关条件。</td></tr>
<tr><td>在现在的岗位已工作时间</td><td colspan="6">自　　　年　　月　　日开始,　　共计:　　　年</td></tr>
<tr><td>岗位工作
任职资格</td><td colspan="6">1.掌握社区卫生服务相关政策。2.中级专业技术职称,医学或相关专业人员。3.学历:本科及以上。4.熟练掌握本专业知识和相关技术。5.掌握工作必需的计算机应用技术。6.有沟通、协调、组织能力。7.参加权威认可的社区培训;获得相关部门颁发的"社区卫生服务岗位资格证书(社区护士)"。8.工作中协调与沟通能力强。</td></tr>
<tr><td>岗位工作
技能要求</td><td colspan="6">1.称职的中级专业技术职称。2.公认的科室护理骨干。3.较好的口才和文字表达能力。4.良好的职业道德素质和团队合作精神。5.持续学习能力强。</td></tr>
<tr><td rowspan="2">岗位工作
其他要求</td><td>性别要求</td><td></td><td>年龄要求</td><td></td><td>婚姻</td><td>婚否不限</td></tr>
<tr><td>身体要求</td><td></td><td>政治要求</td><td>事业性、组织观念强</td><td>业务要求</td><td>掌握本专业</td></tr>
<tr><td colspan="2">岗位分析时间</td><td colspan="2"></td><td>填写人</td><td></td></tr>
</table>

6.社区卫生服务中心(站)护师岗位说明书

<table>
<tr><td rowspan="3">岗位工作基本信息</td><td>岗位名称</td><td>护师</td><td>所在部门</td><td colspan="2">卫生服务中心</td><td>岗位编号</td><td></td></tr>
<tr><td>从属部门</td><td>卫生服务中心</td><td>岗位定员</td><td colspan="2"></td><td>所辖人数</td><td></td></tr>
<tr><td>直接上级</td><td>护士长</td><td>直接下级</td><td colspan="4">护士、实习、进修护士</td></tr>
<tr><td>岗位使命
工作概述</td><td colspan="7">在中心主任和护士长领导、上级职称护师指导下分管中心护理业务、教学、培训、科研、服务、纠纷处理、质量管理等工作。护理业务、技术、科研、管理的骨干。</td></tr>
<tr><td>岗位工作
主要职责
与任务</td><td colspan="7">**岗位职责**。1.取得护师执业资格并经过注册。具备整体护理知识,熟悉基础护理、专科护理业务,运用护理程序对病人实施责任护理,熟练并评估病人,制订护理计划,完成健康教育、心理护理,书写护理记录。2.查、点交接中心规定的物品,并双方签字。3.查看夜班交班报告内容,明确治疗本、医嘱本、护嘱本、记录本等内容完成情况、结果,完成交班期间待完成的治疗项目。特别要清楚危重病人抢救情况,疼痛病人止痛后的效果。4.参加晨会。在护士长带领下参加病人床旁交接班,重点是危重、抢救、特殊检查、新入院病人,询问相关情况。5.交接班重点是病人静脉输液管、胃管、肠管、造瘘管、吸引管、导尿管等管道是否畅通。6.静脉输液管内加药成分、滴速、数量,吸引管引出的液体颜色、性质、数量,各类管道消毒更换日期、标示等。7.指导护士执行医嘱、护嘱,实施护理措施及评价护理效果。8.能独立参加危重病人的抢救工作,按危重病人护理常规进行护理,预防并发症的发生。9.注重维护设备,提高设备使用效率。10.按规定着装,文明服务,优质服务,工作主动、积极、责任心强。11.维持中心病人就诊秩序,督促卫生人员搞好中心卫生,保护好便民服务措施。12.完成本职岗位工作,按照时间给患者发药、肌肉注射、静脉输液和护理服务。13.现场"7S管理":①整理、②整顿、③清扫、④清洁、⑤素养、⑥安全、⑦节约。14.按照规定处理医疗垃圾和废物。15.病人服务满意度。
制度执行。1.执行各项规章制度和技术操作常规,按照流程操作。2.严格执行中心的相关管理规定。3.严格执行规定的消毒隔离、无菌技术操作流程,预防医院感染。
职业道德。1.遵纪守法。2.尊重患者权利,保守病人秘密。3.廉洁工作,文明礼貌,卓越服务。4.团队精神,和谐共事。5.岗位工作积极性、主动性、责任心与创新性。</td></tr>
<tr><td>岗位工作
主要绩效
考核要点</td><td colspan="7">1.规章制度落实。2.完成规定的责任护理以及工作数量、质量、效率和综合绩效指标。3.医德医风、社会责任。4.顾客沟通。5.病区管理、健康宣教。6.护理工作流程。7.危重病人护理与救治。8.工作主动性、积极性和责任心。9.服务病人态度。</td></tr>
<tr><td rowspan="2">岗位工作关系</td><td>院内联系部门</td><td colspan="6">中心内各个科室、行政职能部门、后勤部门相关领导和人员。</td></tr>
<tr><td>院外联系部门</td><td colspan="6">中心、科室或护理部授权范围内与外界有关部门人员沟通、联系。</td></tr>
<tr><td>工作权限</td><td colspan="7">1.对本中心护理日常工作计划、实施、检查的实施权。2.病人就诊护理服务权。</td></tr>
<tr><td>工作环境</td><td colspan="7">1.在中心内工作,温度、湿度适宜。2.满足医疗与护理工作的相关条件。</td></tr>
<tr><td>在现在的岗位已工作时间</td><td colspan="7">自   年   月   日开始,   共计: 年</td></tr>
<tr><td>岗位工作
任职资格</td><td colspan="7">1.掌握社区卫生服务相关政策。2.初级或以上专业技术职称,医学或相关专业人员。3.学历:本科及以上。4.熟练掌握本专业知识和相关技术。5.掌握工作必需的计算机应用技术。6.有沟通、协调、组织能力。7.参加权威认可的社区培训,获得相关部门颁发的"社区卫生服务岗位资格证书(社区护士)"。8.工作中协调与沟通能力。</td></tr>
<tr><td>岗位工作
技能要求</td><td colspan="7">1.公认的卫生服务中心护理人员骨干。2.协调能力。3.较好的口才和文字表达能力。4.良好的职业道德素质和团队合作精神。5.持续学习本职业务知识能力强。</td></tr>
<tr><td rowspan="2">岗位工作
其他要求</td><td>性别要求</td><td></td><td>年龄要求</td><td colspan="2"></td><td>婚姻</td><td>婚否不限</td></tr>
<tr><td>身体要求</td><td></td><td>政治要求</td><td colspan="2">事业性、组织观念强</td><td>业务要求</td><td>熟悉本专业</td></tr>
<tr><td colspan="3" align="center">岗位分析时间</td><td colspan="2"></td><td>填写人</td><td colspan="2"></td></tr>
<tr><td colspan="3" align="center">直接上级审核签字</td><td colspan="2"></td><td>审核时间</td><td colspan="2"></td></tr>
</table>

7.社区卫生服务中心(站)护士岗位说明书

<table>
<tr><td rowspan="3">岗位工作
基本信息</td><td>岗位名称</td><td>护士</td><td>所在部门</td><td>卫生服务中心</td><td>岗位编号</td><td></td></tr>
<tr><td>从属部门</td><td>卫生服务中心</td><td>岗位定员</td><td></td><td>所辖人数</td><td></td></tr>
<tr><td>直接上级</td><td>护士长</td><td>直接下级</td><td colspan="3">实习、进修护士</td></tr>
<tr><td>岗位使命
工作概述</td><td colspan="6">在护士长领导和上级职称护师指导下按照自己的职责独立做好护理工作、重视护理质量、提高病人满意度。按时间、按质量、按数量完成自己的本职岗位的工作。</td></tr>
<tr><td rowspan="1">岗位工作
主要职责
与任务</td><td colspan="6">岗位职责。1.取得护士执业资格并经过注册。具备整体护理知识,熟悉基础护理、专科护理业务,运用护理程序对病人实施责任护理,熟练并评估病人,制订护理计划,完成健康教育、心理护理,书写护理记录。2.查点交接中心规定的物品,并双方签字。3.查看夜班交班报告内容,明确治疗本、医嘱本、护嘱本、记录本等内容完成情况、结果,完成交班期间待完成的治疗项目。特别要清楚危重病人抢救情况,疼痛病人止痛后的效果。4.参加晨会。在护士长带领下参加病人床旁交接班,重点是危重、抢救、特殊检查、新入院病人,询问相关情况。5.交接班重点是病人静脉输液管、胃管、肠管、造瘘管、吸引管、导尿管等管道是否畅通。6.静脉输液管内加药成分、滴速、数量,吸引管引出的液体颜色、性质、数量,各类管道消毒更换日期、标示等。7.指导护士执行医嘱、护嘱,实施护理措施及评价护理效果。8.能独立参加危重病人的抢救工作,按危重病人护理常规进行护理,预防并发症的发生。9.注重维护设备,提高设备使用效率。10.按规定着装,文明服务,优质服务,工作主动、积极、责任心强。11.维持中心病人就诊秩序,督促卫生人员搞好中心卫生,保护好便民服务措施。12.完成本职岗位工作,按照时间给患者发药、肌内注射、静脉输液和护理服务。13.现场"7S管理":①整理、②整顿、③清扫、④清洁、⑤素养、⑥安全、⑦节约。14.按照规定处理医疗与护理垃圾和废物。15.服务对象满意度。
制度执行。1.执行各项规章制度和技术操作常规,按照流程操作。2.严格执行中心的相关管理规定。3.严格执行规定的消毒隔离、无菌技术操作流程,预防医院感染。
职业道德。1.遵纪守法。2.尊重患者权利,保守病人秘密。3.廉洁工作,文明礼貌,卓越服务。4.团队精神,和谐共事。5.岗位工作积极、主动性,责任心与创新性。</td></tr>
<tr><td>岗位工作
主要绩效
考核要点</td><td colspan="6">1.规章制度落实。2.完成规定的责任护理以及工作数量、质量、效率和综合绩效指标。3.医德医风、社会责任。4.顾客沟通。5.病区管理、健康宣教。6.护理工作流程。7.危重病人护理与救治。8.工作主动性、积极性和责任心。9.服务病人态度。</td></tr>
<tr><td rowspan="2">岗位工
作关系</td><td>院内联系部门</td><td colspan="5">中心内各个科室、行政职能部门、后勤部门相关领导和人员。</td></tr>
<tr><td>院外联系部门</td><td colspan="5">中心、科室或护理部授权范围内与外界有关部门人员沟通、联系。</td></tr>
<tr><td>工作权限</td><td colspan="6">1.对本中心护理日常工作计划、实施、检查的实施权。2.病人就诊管理权。</td></tr>
<tr><td>工作环境</td><td colspan="6">1.在中心内工作,温度、湿度适宜。2.满足医疗与护理工作的相关条件。</td></tr>
<tr><td>在现在的岗位已工作时间</td><td colspan="6">自　　年　　月　　日开始,　共计:　　年</td></tr>
<tr><td>岗位工作
任职资格</td><td colspan="6">1.掌握社区卫生服务相关政策。2.初级专业技术职称,医学或相关专业人员。3.学历:本科及以上。4.熟练掌握本专业知识和相关技术。5.掌握工作必需的计算机应用技术。6.有沟通、协调、组织能力。7.参加权威认可的社区培训;获得相关部门颁发的"社区卫生服务岗位资格证书(社区护士)"。8.工作中协调与沟通能力。</td></tr>
<tr><td>岗位工作
技能要求</td><td colspan="6">1.公认的卫生服务中心护理人员骨干。2.协调能力。3.较好的口才和文字表达能力。4.良好的职业道德素质和团队合作精神。5.持续学习本职业务知识能力强。</td></tr>
<tr><td rowspan="2">岗位工作
其他要求</td><td>性别要求</td><td></td><td>年龄要求</td><td></td><td>婚姻</td><td>婚否不限</td></tr>
<tr><td>身体要求</td><td></td><td>政治要求</td><td>事业性、组织观念强</td><td>业务要求</td><td>熟悉本专业</td></tr>
<tr><td colspan="2">岗位分析时间</td><td></td><td colspan="2">填写人</td><td></td></tr>
<tr><td colspan="2">直接上级审核签字</td><td></td><td colspan="2">审核时间</td><td></td></tr>
</table>

8.社区卫生服务中心(站)计划生育管理护士岗位说明书

岗位工作 基本信息	岗位名称	计划生育管理护士	所在部门	卫生服务中心	岗位编号	
	从属部门	卫生服务中心	岗位定员		所辖人数	
	直接上级	护士长	直接下级	实习、进修护士		

岗位使命 工作概述	在护士长领导和上级职称护师指导下按照自己的职责独立做好办公室工作、重视护理质量、提高顾客满意度。按时间、按质量、按数量完成自己的本职岗位的工作。

岗位工作 主要职责 与任务	**岗位职责**。1.在护士长领导下工作。对所管的本中心职工,按指标完成计划生育率100%,晚育率100%,独生子女领证率100%,重点人群计划生育责任书签订率100%,计划生育技术服务满意率95%以上,计划生育手术并发症发生率<4/万。2.本中心所管人员,不得发生未婚生育和超计划生育现象。3.督促有关科室加强计划生育技术服务的质控管理,规范计划生育服务常规,提高生殖保健技术服务的水平。4.认真做好辖区内围产保健工作,辖区内孕产妇围产保健,系统管理率95%以上。认真执行户籍人口凭生育规划证明办理围产保健手册规定,积极推行社区围产保健三联单,及时上报卫生局妇幼科并有记载,力争杜绝漏报、漏管。5.积极开展计划生育咨询服务,发放避孕药具,积极配合妇产科、保健科大力开展围产保健知识、避孕知识、优生优育知识宣教和健康教育,不断提高辖区内居民的自我保健意识。6.健全档案资料,做到底数清,情况明,资料齐全。推行规范化管理。7.认真做好计划生育的宣传报道工作。8.维持中心病人就诊秩序,督促卫生人员搞好中心卫生,保护好便民服务措施。9.遵循PDCA管理、追踪问题解决、持续质量改进、熟悉可靠性管理方法,不断提高管理水平。10.按照规定处理医疗垃圾与废物。11.持续改进。 **制度执行**。1.执行各项规章制度和技术操作常规,按照流程操作。2.严格执行中心的相关管理规定。3.严格执行规定的消毒隔离、无菌技术操作流程,预防医院感染。 **职业道德**。1.遵纪守法。2.尊重患者权利,保护服务者的秘密。3.廉洁工作,文明礼貌,卓越服务。4.团队精神,和谐共事。5.岗位工作积极、主动,责任心与创新性。 **学习与创新**。1.持续学习能力。2.参加医学继续教育。3.指导实习、进修护士工作。

岗位工作 主要绩效 考核要点	1.规章制度落实。2.完成规定的岗位工作、数量、质量、效标、服务和综合绩效指标。3.医德医风、社会责任。4.顾客沟通。5.办公室环境管理、人员秩序等。6.办公室工作流程规范。7.交接班及相关工作记录完整。8.服务态度。9.敬业奉献,遵守纪律,任劳任怨。10.工作主动性、责任心。11.必要人文知识和电脑操作能力。

岗位工 作关系	院内联系部门	中心内各个科室、行政职能部门、后勤部门相关领导和人员。
	院外联系部门	中心、科室或护理部授权范围内与外界有关部门人员沟通、联系。

工作权限	1.对本中心护理日常工作计划、实施、检查的实施权。2.病人就诊管理权。

工作环境	1.在中心内工作,温度、湿度适宜。2.满足岗位护理工作的相关条件。

在现在的岗位已工作时间	自 年 月 日开始, 共计: 年

岗位工作 任职资格	1.掌握社区卫生计划生育服务相关政策。2.初级专业技术职称,医学、护理或相关专业人员。3.学历:本科及以上学历。4.熟练掌握本专业知识和相关技术。5.掌握工作必需的计算机应用技术。6.有沟通、协调、组织能力。7.参加权威认可的社区培训;获得相关部门颁发的"社区卫生服务岗位资格证书(社区护士)"。

岗位工作 技能要求	1.公认的卫生服务中心护理人员骨干。2.协调能力。3.较好的口才和文字表达能力。4.良好的职业道德素质和团队合作精神。5.持续学习本职业务知识能力强。

岗位工作 其他要求	性别要求		年龄要求		婚姻	婚否不限
	身体要求		政治要求	事业性、组织观念强	业务要求	掌握本专业

岗位分析时间		填写人	
直接上级审核签字		审核时间	

9.社区卫生服务中心(站)总务护士岗位说明书

岗位工作 基本信息	岗位名称	总务护士	所在部门	卫生服务中心	岗位编号	
	从属部门	卫生服务中心	岗位定员		所辖人数	
	直接上级	护士长	直接下级	实习、进修护士		

岗位使命 工作概述	在护士长领导和上级护师指导下按照自己的职责独立做好总务护士工作,重视护理工作质量、管理质量,提高顾客满意度。按时、按质、按量完成自己的本职工作。

岗位工作 主要职责 与任务	**岗位职责。**1.树立以病人为中心服务理念,保持良好护患关系。2.具备中心整体护理知识,熟悉基础、专科、责任护理业务。3.负责抢救仪器、急救器材、药品的管理,保证急救器材、药品完好率100%。4.严格交接班,并有记录。5.保持病房内物品干净、整齐、卫生。6.负责中心氧气、治疗物品、一次性物品的清理、交换及补充,无过期物品。7.负责各类药品的领取和保管,分类分柜储存口服药、静脉药、肌注药、外用药、剧毒药,标识清楚。定期清理药品批号,无过期药品。麻醉药上锁,每班交接并签字。8.定期做环境卫生学监测和消毒溶液浓度的测定及更换。9.负责与供应室、洗浆房交换物品,保证供应室医疗用品及时更换、请领。10.负责治疗室、换药室、处置室及检查室管理、清洁、消毒工作。11.中心用后的物品按《医疗废物管理条例》处理。12.协助护士长做好中心管理工作。物资管理做到账物相符,接收物资管理的监督。13.各种纸张、表格、电脑耗材清理、补充及时。14.必要的人文知识,沟通能力强,管理能力较强。15.科室物品无损坏、丢失,有保质期用物,做到标示清楚。16.工作主动性、积极性,责任心强。17.现场必须"7S管理":①整理、②整顿、③清扫、④清洁、⑤素养、⑥安全、⑦节约。 **制度执行。**1.执行各项规章制度和技术操作常规,按照流程操作。2.严格执行中心的相关管理规定。3.严格执行规定消毒隔离、无菌技术操作流程,预防医院感染。 **职业道德。**1.遵纪守法。2.尊重患者权利,保护服务者的秘密。3.廉洁工作,文明礼貌,卓越服务。4.团队精神,和谐共事。5.岗位工作积极性、主动性与创新性。 **学习与创新。**1.持续学习能力。2.参加医学继续教育。3.指导实习、进修护士工作。

岗位工作 主要绩效 考核要点	1.规章制度落实。2.完成规定的岗位工作、数量、质量、效标、服务和综合绩效指标。3.医德医风、社会责任。4.顾客沟通。5.中心环境管理、人员秩序等。6.岗位工作流程规范。7.物品交接班及相关工作记录完整,物品无丢失、无无故损坏。8.服务态度。9.敬业奉献,遵守纪律,任劳任怨。10.工作主动性、积极性和责任心。

岗位工 作关系	院内联系部门	中心内各个科室、行政职能部门、后勤部门相关领导和人员。
	院外联系部门	中心、科室或护理部授权范围内与外界有关部门人员沟通、联系。

工作权限	1.对本中心护理日常工作计划、实施、检查的实施权。2.中心物资设备管理权。

工作环境	1.在中心内工作,温度、湿度适宜。2.满足医疗与护理工作的相关条件。

在现在的岗位已工作时间	自 年 月 日开始, 共计: 年

岗位工作 任职资格	1.掌握社区卫生服务相关政策。2.初级专业技术职称,医学、护理或相关专业人员。3.学历:本科及以上学历。4.熟练掌握本专业知识和相关技术。5.掌握工作必需的计算机应用技术。6.有沟通、协调、组织能力。7.参加权威认可的社区培训;获得相关部门颁发的"社区卫生服务岗位资格证书(社区护士)"。8.工作中协调沟通能力强。

岗位工作 技能要求	1.公认的卫生服务中心护理人员骨干。2.协调能力。3.较好的口才和文字表达能力。4.良好的职业道德素质和团队合作精神。5.持续学习本职业务知识能力强。

岗位工作 其他要求	性别要求		年龄要求		婚姻	婚否不限
	身体要求		政治要求	事业性、组织观念强	业务要求	掌握本专业

岗位分析时间		填写人	
直接上级审核签字		审核时间	

10.社区卫生服务中心(站)感染管理护士岗位说明书

<table>
<tr><td rowspan="3">岗位工作
基本信息</td><td>岗位名称</td><td>感染管理护士</td><td>所在部门</td><td>卫生服务中心</td><td>岗位编号</td><td></td></tr>
<tr><td>从属部门</td><td>卫生服务中心</td><td>岗位定员</td><td></td><td>所辖人数</td><td></td></tr>
<tr><td>直接上级</td><td>护士长</td><td>直接下级</td><td colspan="3">中心护士,实习进修护士</td></tr>
<tr><td>岗位使命
工作概述</td><td colspan="6">在护士长领导和上级职称护师指导下依据感染管理工作做好自己的岗位工作、重视护理质量、提高病人满意度。按时间、按质量、按数量完成自己的本职岗位的工作。</td></tr>
<tr><td rowspan="1">岗位工作
主要职责
与任务</td><td colspan="6">岗位职责。1.负责中心各级各类人员预防、控制医院感染知识与技能的培训。2.负责中心感染的监测,及时发现问题并采取相应措施,防止本区域、医院感染的暴发流行。3.已被确定中心发生医院感染流行、暴发时,应于24小时内报告市医院感染管理质量控制和改进中心并及时进行调查分析,针对感染源、感染途径和感染人群采取控制措施并监督措施的实施。4.监督检查中心消毒、灭菌效果并进行环境卫生学监测,定期分析监测结果。5.协助医院感染管理委员会拟定合理应用抗感染药物的规章制度并检查,督促相关科室认真落实。掌握中心耐药菌的动态,发现特殊感染菌株及时向市医院感染管理质量控制和改进中心及市卫生局医政处报告。6.对购入的消毒药械、一次性使用医疗、卫生用品的资质进行审核,对其储存、使用和用后处理进行监督。7.结合工作实际,开展医院感染监控专题研究。8.及时向主管领导和医院感染管理委员会报告医院感染的动态,定期向中心通报。9.每年1月底前将上年度本中心医院感染管理工作总结报市医院感染管理质量控制和改进中心。10.现场"7S管理":①整理、②整顿、③清扫、④清洁、⑤素养、⑥安全、⑦节约。
制度执行。1.执行各项规章制度和技术操作常规,按照流程操作。2.严格执行中心的相关管理规定。3.严格执行规定消毒隔离、无菌技术操作流程,预防医院感染。
职业道德。1.遵纪守法。2.尊重患者权利,保护服务者的秘密。3.廉洁工作,文明礼貌,卓越服务。4.团队精神,和谐共事。5.工作积极、主动与创新性和责任心。
学习与创新。1.持续学习能力。2.参加医学继续教育。3.指导实习、进修护士工作。</td></tr>
<tr><td>岗位工作
主要绩效
考核要点</td><td colspan="6">1.规章制度落实。2.完成规定的岗位工作、数量、质量、效标、服务和综合绩效指标。3.医德医风、社会责任。4.顾客沟通。5.中心环境管理、人员秩序等。6.岗位工作流程规范。7.物品交接班及相关工作记录完整,物品无丢失、无无故损坏。8.服务态度。9.敬业奉献,遵守纪律,任劳任怨。10.工作主动性、积极性、责任心。</td></tr>
<tr><td rowspan="2">岗位工
作关系</td><td colspan="2">院内联系部门</td><td colspan="4">中心内各个科室、行政职能部门、后勤部门相关领导和人员。</td></tr>
<tr><td colspan="2">院外联系部门</td><td colspan="4">中心、科室或护理部授权范围内与外界有关部门人员沟通、联系。</td></tr>
<tr><td>岗位工作
权限</td><td colspan="6">1.对本中心日常护理工作计划、实施、检查参与权,对本中心内患者的优质服务的建议权。2.向护士长、主任或者上级领导建议提出改进中心工作的权力等。</td></tr>
<tr><td>岗位工
作环境</td><td colspan="6">1.在中心内工作,温度、湿度适宜。2.工作现场会接触到轻微粉尘及医疗中的刺激性气味,照明条件良好,一般无相关职业病发生。3.满足护理工作的相关条件。</td></tr>
<tr><td>在现在的岗位已工作时间</td><td colspan="6">自　　年　　月　　日开始,　　共计:　　年</td></tr>
<tr><td>岗位工作
任职资格</td><td colspan="6">1.掌握社区卫生医院感染管理服务的相关政策。2.初级专业技术职称,医学、护理或相关专业人员。3.学历:本科及以上学历。4.熟练掌握本专业知识和相关技术。5.掌握工作必需的计算机应用技术。6.有沟通、协调、组织能力。7.参加权威部门认可的社区培训;获得相关部门颁发的"社区卫生服务岗位资格证书(社区护士)"。</td></tr>
<tr><td>岗位工作
技能要求</td><td colspan="6">1.公认的卫生服务中心护理人员骨干。2.协调能力。3.较好的口才和文字表达能力。4.良好的职业道德素质和团队合作精神。5.持续学习本职业务知识能力强。</td></tr>
<tr><td rowspan="2">岗位工作
其他要求</td><td colspan="2">性别要求</td><td>年龄要求</td><td></td><td>婚姻</td><td>婚否不限</td></tr>
<tr><td colspan="2">身体要求</td><td>政治要求</td><td>事业性、组织观念强</td><td>业务要求</td><td>熟悉本专业</td></tr>
<tr><td colspan="3">岗位分析时间</td><td colspan="4">填写人</td></tr>
</table>

11.社区卫生服务中心(站)预防保健护士岗位说明书

岗位工作 基本信息	岗位名称	预防保健护士	所在部门	卫生服务中心	岗位编号	
	从属部门	卫生服务中心	岗位定员		所辖人数	
	直接上级	护士长	直接下级	中心护士,实习进修护士		

岗位使命 工作概述	在护士长领导和上级护师指导下依据预防保健管理工作做好自己的岗位工作、重视护理质量、提高病人满意度。按时、按质、按量完成自己岗位的本职工作。

岗位工作 主要职责 与任务	**岗位职责。**1.在中心主任和护士长领导下,负责中心和本社区的预防保健工作及中心的相关行政管理工作。2.负责中心人员贯彻执行有关预防保健的各项法律法规及条例。坚决完成上级业务部门布置的各项任务。3.授权负责制订预防保健科的工作计划,经主管主任批准后组织实施,并经常督促检查,按时总结汇报。4.负责中心人员完成各项预防保健工作,督促相关人员做好资料积累与登记、统计工作。5.贯彻执行《传染病防治法》,搞好传染病管理,加强疫情报告制度,杜绝疫情漏报,了解疫情动态。做好各项卫生防疫工作。6.督促中心人员认真执行各项规章制度和操作常规,严防差错事故的发生。7.组织中心人员的业务学习和技术考核,并对中心保健人员的晋升、奖惩提出具体意见。8.确定本科人员轮换、值班和休假。9.应遵照医院规章制度,及时解决科内发生的各种问题,必要时应上报中心领导。10.维持中心病人就诊秩序,督促卫生人员搞好中心卫生,保护好便民服务措施。11.遵循 PDCA 管理、追踪问题解决、持续质量改进、熟悉可靠性管理方法,不断提高管理水平。12.现场"7S 管理":①整理、②整顿、③清扫、④清洁、⑤素养、⑥安全、⑦节约。13.按照规定处理医疗与护理垃圾与废物。14.完成领导交代的其他临时性工作。 **制度执行。**1.执行各项规章制度和技术操作常规,按照流程操作。2.严格执行中心的相关管理规定。3.严格执行规定消毒隔离、无菌技术操作流程,预防医院感染。 **职业道德。**1.遵纪守法。2.尊重患者权利,保护服务者的秘密。3.廉洁工作,文明礼貌,卓越服务。4.团队精神,和谐共事。5.工作积极、主动与创新性和责任心。 **学习与创新。**1.持续学习能力。2.参加医学继续教育。3.指导实习、进修护士工作。

岗位工作 主要绩效 考核要点	1.规章制度。2.完成规岗位护理工作。3.医德医风、社会责任。4.顾客沟通。5.病区环境管理、健康宣教。6.护理工作流程。7.交接班及相关工作记录完整。8.服务态度,按规定着装。9.敬业奉献,遵守纪律,任劳任怨。10.工作主动性、责任心。

岗位工 作关系	院内联系部门	中心内各个科室、行政职能部门、后勤部门相关领导和人员。
	院外联系部门	中心、科室或护理部授权范围内与外界有关部门人员沟通、联系。

岗位工 作权限	1.对护理工作计划、实施、检查的参与权。2.监督实习护士的工作权。3.有向护士长、主任提出改进科室工作、薪酬分配、制度改进建议权等。

岗位工 作环境	1.在医院内工作,温度、湿度适宜。2.工作现场会接触到轻微粉尘及医疗中的刺激性气味,照明条件良好,一般无相关职业病发生。3.满足医疗工作的相关条件。

在现在的岗位已工作时间	自　　年　　月　　日开始,　　共计:　　年

岗位工作 任职资格	1.掌握社区卫生保健管理服务的相关政策。2.初级专业技术职称,医学、护理或相关专业人员。3.本科及以上学历。4.熟练掌握本专业知识和相关技术。5.掌握工作必需的计算机应用技术。6.有沟通、协调、组织能力。7.参加权威认可的社区培训;获得相关部门颁发的"社区卫生服务岗位资格证书(社区护士)"。

岗位工作 技能要求	1.公认的卫生服务中心护理人员骨干。2.协调能力。3.较好的口才和文字表达能力。4.良好的职业道德素质和团队合作精神。5.持续学习本职业务知识能力强。

岗位工作 其他要求	性别要求		年龄要求		婚姻	婚否不限
	身体要求		政治要求	事业性、组织观念强	业务要求	掌握本专业
岗位分析时间				填写人		

12.社区卫生服务中心(站)传染病管理护士岗位说明书

岗位工作 基本信息	岗位名称	传染病管理护士	所在部门	卫生服务中心	岗位编号	
	从属部门	卫生服务中心	岗位定员		所辖人数	
	直接上级	护士长	直接下级	中心护士,实习进修护士		

岗位使命 工作概述	在护士长领导和上级护师指导下依据传染病管理工作做好自己的岗位工作、重视护理质量、提高病人满意度。按时间、按质量、按数量完成自己的本职岗位的工作。

岗位工作 主要职责 与任务	**岗位职责。**1.承担社区居民和集体单位、流动人口的传染病预防、控制和传染病人的管理。2.执行法定报告传染病登记与报告制度。3.开展社区内巡视和疫情监测,发现突发传染病疫情和原因不明性疾病暴发及时报告科主任及区疾病预防控制中心,并协助流行病学调查和处理工作。4.负责突发疫情疫源地管理,按照《卫生防疫技术手册》访视常规,对传染病家进行访视、结案。5.指导恢复期传染病人定期复查、日常消毒并随访。6.严格按照免疫程序、规范要求接种第一类、第二类疫苗。7.针对危害社区人群健康的危险因素,提高人群的自我保健能力和整体健康水平。8.认真开展本地段重点人群防病工作,积极配合区疾病预防控制中心进行各种疾病监测。9.负责指导本地段集体单位防病工作,定期巡视。10.收集、整理、分析各类防病资料,保存完整,做到时上册、系统化、规范化、科学化、档案化管理。11.按照区CDC要求,及时上报各种报表。12.督促、落实中心传染病疫情报告工作。13.承担辖区内传染病家消毒指导及相关病媒生物控制工作,建立本地区社区管理基本情况档案,建立疫源地消毒工作程序,做好消毒指导记录,并及时向区疾控中心上报当月工作报表。14.承担辖区内感染重点行业传染病控制与预防性消毒工作,建立托幼机关基本档案,及时向区疾控中心上报工作情。15.建立辖区内个体医和医务室基本情况档案,定期对上述医疗机构进行消毒隔离工作检查与指导,做好医疗废弃物集中回收的管理工作,并及时向区疾控中心上报工作。16.现场"7S管理":①整理、②整顿、③清扫、④清洁、⑤素养、⑥安全、⑦节约。17.工作中协调与沟通能力。 **制度执行。**1.执行各项规章制度和技术操作常规,按照流程操作。2.严格执行中心的相关管理规定。3.严格执行规定的消毒隔离、无菌技术操作流程,预防医院感染。 **职业道德。**1.遵纪守法。2.尊重患者权利,保护服务者的秘密。3.廉洁工作,文明礼貌,卓越服务。4.团队精神,和谐共事。5.工作积极性、主动性与创新性和责任心。 **学习与创新。**1.持续学习能力。2.参加医学继续教育。3.指导实习、进修护士工作。

主要绩效 考核要点	1.规章制度。2.完成岗位工作。3.医德医风、社会责任。4.顾客沟通。5.中心环境管理、健康宣教。6.敬业奉献,遵守纪律,任劳任怨。7.岗位工作主动性、责任心。

岗位工 作关系	院内联系部门	中心内各个科室、行政职能部门、后勤部门相关领导和人员。
	院外联系部门	中心、科室或护理部授权范围内与外界有关部门人员沟通、联系。

工作权限	1.对本中心护理日常工作计划、实施、检查的实施权。2.病人就诊管理权。

工作环境	1.在中心内工作,温度、湿度适宜。2.满足岗位护理工作的相关条件。

在现在的岗位已工作时间	自　　年　　月　　日开始,　　共计:　　年

岗位工作 任职资格	1.掌握社区卫生传染病管理服务的相关政策。2.初级专业技术职称,医学、护理或相关专业人员。3.本科及以上学历。4.掌握工作必需的计算机应用技术。5.医院管理培训经历。

岗位工作 技能要求	1.公认的卫生服务中心护理人员骨干。2.协调能力强。3.较好的口才和文字表达能力。4.良好的职业道德素质和团队合作精神。5.持续学习本职业务知识能力强。

岗位工作 其他要求	性别要求		年龄要求		婚姻	婚否不限
	身体要求		政治要求	事业性、组织观念强	业务要求	掌握本专业

岗位分析时间		填写人	
直接上级审核签字		审核时间	

13.社区卫生服务中心(站)计划免疫管理护士岗位说明书

岗位工作基本信息	岗位名称	计划免疫管理护士	所在部门	卫生服务中心	岗位编号	
	从属部门	卫生服务中心	岗位定员		所辖人数	
	直接上级	护士长	直接下级	实习、进修护士		

岗位使命工作概述	在护士长领导和上级护师指导下依据计划免疫管理工作做好自己的岗位工作、重视护理质量、提高病人满意度。按时间、按质量、按数量完成自己的本职岗位的工作。

岗位工作主要职责与任务	**岗位职责。**1.计划免疫人员必须掌握业务,具有高度的责任心,认真完成市区疾控中心布置的任务。2.凡属计免相应传染病(疑似)均应报告。并应进行个案调查和随访。3.做好本社区内儿童的建卡、建证及登记工作。常住户口儿童卡、证本符合率、正确率、完整率为100%。4.为保证接种的覆盖率和及时率,须及时准确掌握本社区常住、暂住和流动人口中的接种对象的变动情况。5.正确掌握接种禁忌证,严格按无菌操作常规进行接种,保证计划免疫工作质量,预防医源性感染。6.认真做好各种疫苗和生物制品的预算,按计划领发各种疫苗,做到账物相符。7.为保证疫苗的质量,按不同菌苗的冷链要求,科学管理各种疫苗,确保疫苗的效价。8.预防接种各项记录,必须填写完整,不得缺项,不得任意涂改。9.正确使用、保养冷链设备和接种器材。10.配合市区疾控中心做好疫苗效果的监测工作。11.在规定的时间完成各类报表,报表数据要正确,并做好宣教工作,配合入托入学做好转卡工作。12.及时解决科内发生的各种问题,必要时应上报中心领导。13.维持中心病人就诊秩序,保护好便民服务措施。14.遵循 PDCA 管理、追踪问题解决、持续质量改进、熟悉可靠性管理方法,不断提高管理水平。15.协助护士长做好中心的护理工作以及绩效考核与管理工作。16.按照规定处理医疗垃圾与废物。17.现场"7S 管理":①整理、②整顿、③清扫、④清洁、⑤素养、⑥安全、⑦节约。18.岗位工作中协调与沟通能力。 **制度执行。**1.执行各项规章制度和技术操作常规,按照流程操作。2.严格执行中心的相关管理规定。3.严格执行规定消毒隔离、无菌技术操作流程,预防医院感染。 **职业道德。**1.遵纪守法。2.尊重患者权利,保护服务者的秘密。3.廉洁工作,文明礼貌,卓越服务。4.团队精神,和谐共事。5.工作积极、主动与创新性和责任心。 **学习与创新。**1.持续学习能力。2.参加医学继续教育。3.指导实习、进修护士工作。

岗位工作主要绩效考核要点	1.规章制度。2.护理工作绩效。3.医德医风、社会责任。4.顾客沟通、纠纷处理。5.病区管理、健康宣教。6.护理工作流程。7.交接班及相关工作记录。8.服务态度。9.敬业奉献,遵守纪律,任劳任怨。10.工作主动、创新性、责任心。11.职业素质。

岗位工作关系	院内联系部门	中心内各个科室、行政职能部门、后勤部门相关领导和人员。
	院外联系部门	中心、科室或护理部授权范围内与外界有关部门人员沟通、联系。

岗位工作权限	1.对科室护理工作计划、实施、检查的参与权。2.监督实习护士、护理员的工作。3.有向护士长、主任提出改进科室工作、薪酬分配、制度改进建议权等。

工作环境	1.在中心内工作,温度、湿度适宜。2.满足护理工作的相关条件。

在现在的岗位已工作时间	自 年 月 日开始, 共计: 年

岗位工作任职资格	1.掌握社区卫生计划免疫管理服务的相关政策。2.本科及以上学历。3.熟练掌握本专业知识和相关技术。4.掌握工作必需的计算机应用技术。5.医院管理培训经历。

岗位工作技能要求	1.公认的卫生服务中心护理人员骨干。2.协调能力。3.较好的口才和文字表达能力。4.良好的职业道德素质和团队合作精神。5.持续学习本职业务知识能力强。

岗位工作其他要求	性别要求		年龄要求		婚姻	婚否不限
	身体要求		政治要求	事业性、组织观念强	业务要求	掌握本专业

岗位分析时间		填写人	
直接上级审核签字		审核时间	

14. 社区卫生服务中心(站)预防接种护士岗位说明书

岗位工作基本信息	岗位名称	预防接种护士	所在部门	卫生服务中心	岗位编号	
	从属部门	卫生服务中心	岗位定员		所辖人数	
	直接上级	护士长	直接下级	实习、进修护士		

岗位使命工作概述	在护士长领导和上级护师指导下依据预防接种管理工作做好自己的岗位工作、重视护理质量、提高病人满意度。按时间、按质量、按数量完成自己的本职岗位的工作。

岗位工作主要职责与任务	**岗位职责。**1.在中心主任和护士长领导下工作。2.参与中心常规工作会议。3.参加中心健康宣传工作,带头执行各项规章制度和技术操作常规,不断提高医疗质量。4.负责中心预防接种人员的手续办理、体检登记等工作。5.参加预防接种的工作人员要有高度责任心,严格的科学态度、发现异常反应须及时处理,记录并上报区疾控中心。6.接种时要做好查对工作(查生物制品、查姓名、查应接种什么疫苗)。7.活疫苗安瓿打开后半小时用完,灭活疫苗1小时用完。8.严格掌握免疫程序,四苗的覆盖率和单项疫苗合格率均达100%。9.注射后在接种证和卡片上记录好,证和卡的项目填写要完整。10.配合市区疾控中心做好预防接种效果的监测工作。11.在规定的时间完成各类报表,报表数据要正确,并做好宣教工作,配合社区完成卫生服务相关工作。12.及时解决科内发生的各种问题,必要时应上报中心领导。13.维持中心病人就诊秩序,保护好便民服务措施。14.遵循PDCA管理、追踪问题解决、持续质量改进、熟悉可靠性管理方法,不断提高管理水平。15.协助护士长做好中心的护理工作以及绩效考核与管理工作。16.现场"7S管理":①整理、②整顿、③清扫、④清洁、⑤素养、⑥安全、⑦节约。17.按规定处理医疗垃圾与废物。18.服务满意度。 **制度执行。**1.执行各项规章制度和技术操作常规,按照流程操作。2.严格执行中心的相关管理规定。3.严格执行规定消毒隔离、无菌技术操作流程,预防医院感染。 **职业道德。**1.遵纪守法。2.尊重患者权利,保护服务者的秘密。3.廉洁工作,文明礼貌,卓越服务。4.团队精神,和谐共事。5.工作积极、主动与创新性和责任心。 **学习与创新。**1.持续学习能力。2.参加医学继续教育。3.指导实习、进修护士工作。

岗位工作主要绩效考核要点	1.规章制度落实。2.完成规定的岗位工作、数量、质量、效标、服务和综合绩效指标。3.医德医风、社会责任。4.顾客沟通。5.中心环境管理、人员秩序等。6.岗位工作流程规范。7.物品交接班及相关工作记录完整,物品无丢失、无无故损坏。8.服务态度。9.敬业奉献,遵守纪律,任劳任怨。10.工作主动性、创新性、责任心。

岗位工作关系	院内联系部门	中心内各个科室、行政职能部门、后勤部门相关领导和人员。
	院外联系部门	中心、科室或护理部授权范围内与外界有关部门人员沟通、联系。

岗位工作权限	1.对中心护理工作计划、实施、检查的参与权。2.监督实习护士、护理员的工作。3.有向护士长、主任提出改进科室工作、绩效薪酬分配建议权等。

岗位工作环境	1.在中心内工作,温度、湿度适宜。2.工作现场会接触到轻微粉尘及医疗中的刺激性气味,照明条件良好,一般无相关职业病发生。3.满足护理工作的相关条件。

在现在的岗位已工作时间	自　　年　　月　　日开始,　　共计:　　年

岗位工作任职资格	1.掌握社区卫生预防接种管理服务的相关政策。2.本科及以上学历。3.熟练掌握本专业知识和相关技术。4.掌握工作必需的计算机应用技术。5.医院管理培训经历。

岗位工作技能要求	1.公认的卫生服务中心护理人员骨干。2.协调能力强。3.较好的口才和文字表达能力。4.良好的职业道德素质和团队合作精神。5.持续学习本职业务知识能力强。

岗位工作其他要求	性别要求		年龄要求		婚姻	婚否不限
	身体要求		政治要求	事业性、组织观念强	业务要求	掌握本专业

岗位分析时间		填写人	
直接上级审核签字		审核时间	

15.社区卫生服务中心(站)健康教育护士岗位说明书

岗位工作基本信息	岗位名称	健康教育护士	所在部门	卫生服务中心	岗位编号	
	从属部门	卫生服务中心	岗位定员		所辖人数	
	直接上级	护士长	直接下级	实习、进修护士		

岗位使命工作概述	在中心主任和护士长领导以及上级护师指导下做好自己的岗位职责工作、重视护理质量、提高病人满意度。按时间、按质量、按数量完成自己的本职岗位的工作。

岗位工作主要职责与任务	**岗位职责**。1.负责中心健康教育病员的一切治疗、护理工作。2.完成交接班中待执行事项。3.在中心主管主任领导下,负责实施上级及中心的健康教育工作任务。安排各科室(站)人员落实健康教育工作定期进行指导、检查、监督。4.负责健康教育工作计划,工作总结的制定落实和汇报。5.负责组织中心职工及社区群众的健康教育培训工作,并有培训记录。6.督促中心(站)健康教育宣传栏的定期更换。7.负责中心对外健康教育宣传、咨询活动的组织,注意积累保存资料。8.完成健康教育工作报表。9.年底对健康教育文字及照片、声像材料进行统一归档。10.配合市区相关部门做好健康教育效果的监测工作。11.在规定的时间完成各类报表,报表数据要正确,并做好宣教工作,配合社区完成卫生服务相关工作。12.及时解决中心内发生的各种问题,必要时应上报中心领导。13.维持中心病人就诊秩序,督促卫生人员搞好中心卫生工作,保护好便民服务措施。14.遵循PDCA管理、追踪问题解决、持续质量改进、熟悉可靠性管理方法,不断提高管理水平。15.协助护士长做好中心的护理工作以及绩效考核与护理管理工作。16.按照规定处理医疗与护理垃圾与废物。 **制度执行。**1.执行各项规章制度和技术操作常规,按照流程操作。2.严格执行中心的相关管理规定。3.严格执行规定消毒隔离、无菌技术操作流程,预防医院感染。 **职业道德。**1.遵纪守法。2.尊重患者权利,保护服务者的秘密。3.廉洁工作,文明礼貌,卓越服务。4.团队精神,和谐共事。5.工作积极、主动与创新性和责任心。 **学习与创新。**1.持续学习能力。2.参加医学继续教育。3.指导实习、进修护士工作。

岗位工作主要绩效考核要点	1.规章制度落实。2.完成规定的岗位工作、数量、质量、效标、服务和综合绩效指标。3.医德医风、社会责任。4.顾客沟通。5.中心环境管理、人员秩序等。6.岗位工作流程规范。7.物品交接班及相关工作记录完整,物品无丢失、无无故损坏。8.服务态度。9.敬业奉献,遵守纪律,任劳任怨。10.工作主动性、创新性、责任心。

岗位工作关系	院内联系部门	中心内各个科室、行政职能部门、后勤部门相关领导和人员。
	院外联系部门	中心、科室或护理部授权范围内与外界有关部门人员沟通、联系。

岗位工作权限	1.对中心护理工作计划、实施、检查的参与权。2.监督实习护士、护理员的工作。3.有向护士长、主任提出改进科室工作、绩效薪酬分配建议权等。

岗位工作环境	1.在中心内工作,温度、湿度适宜。2.工作现场会接触到轻微粉尘及医疗中的刺激性气味,照明条件良好,一般无相关职业病发生。3.满足护理工作的相关条件。

在现在的岗位已工作时间	自　　年　　月　　日开始,　共计:　　年

岗位工作任职资格	1.掌握社区卫生预防接种管理服务的相关政策。2.本科及以上学历。3.熟练掌握本专业知识和相关技术。4.掌握工作必需的计算机应用技术。5.参加权威部门认可的社区培训;获得相关部门颁发的"社区卫生服务岗位资格证书(社区护士)"。

岗位工作技能要求	1.公认的卫生服务中心护理人员骨干。2.协调能力强。3.较好的口才和文字表达能力。4.良好的职业道德素质和团队合作精神。5.持续学习本职业务知识能力强。

岗位工作其他要求	性别要求		年龄要求		婚姻	婚否不限
	身体要求		政治要求	事业性、组织观念强	业务要求	掌握本专业

岗位分析时间		填写人	
直接上级审核签字		审核时间	

16.社区卫生服务中心(站)基本医疗保险护士岗位说明书

岗位工作基本信息	岗位名称	基本医疗保险护士	所在部门	卫生服务中心	岗位编号	
	从属部门	卫生服务中心	岗位定员		所辖人数	
	直接上级	护士长	直接下级	实习、进修护士		
岗位使命工作概述	在中心主任和护士长领导以及上级护师指导下做好自己的岗位职责工作、重视护理质量、提高病人满意度。按时间、按质量、按数量完成自己的本职岗位的工作。					
岗位工作主要职责与任务	**岗位职责。**1.在主管主任和护士长的领导下负责医疗保险管理工作,熟知基本医疗保险的政策法规。2.负责组织有关人员进行基本医疗保险有关政策规定的学习培训,认真做好基本医疗保险人员的医疗服务。3.对医生提出的问题进行耐心解答,并进行业务指导,使之符合医保政策。对不执行医保规定的造成呆账的科室(站)或个人有权向主管领导报告,并进行相应处理。4.负责医保人员的出院明细单按照规定及项目进行单极板输入、分割,正确核算出个人负担的费用。5.负责医保人员住院结算工作中的咨询,协助住院处对单极板结算费用的审批,发现问题及时解决,保证医保费用的正确结算。6.每月结算后及时与各区县医保中心进行账物结算,发现问题主动与各区县医保办取得联系,保证顺利解决费用问题。7.检查、督促住院处对住院超过三个月的病人,进行及时结账。8.及时反馈各种信息,总结工作中的经验教训,当好领导的参谋助手。9.年底对健康教育文字及照片、声像材料进行统一归档。10.在规定的时间完成各类报表,报表数据要正确,并做好宣教工作,配合社区完成卫生服务相关工作。11.维持中心病人就诊秩序,督促卫生人员搞好中心卫生工作,保护好便民服务措施。12.遵循PDCA管理、追踪问题解决、持续质量改进、熟悉可靠性管理方法,不断提高管理水平。13.协助护士长做好中心的护理工作以及绩效考核与管理工作。14.按照规定处理医疗垃圾与废物。15.服务对象满意度。 **制度执行。**1.执行各项规章制度和技术操作常规,按照流程操作。2.严格执行中心的相关管理规定。3.严格执行规定的消毒隔离、无菌技术操作流程,预防医院感染。 **职业道德。**1.遵纪守法。2.尊重患者权利,保护服务者的秘密。3.廉洁工作,文明礼貌,卓越服务。4.团队精神,和谐共事。5.工作积极、主动与创新性和责任心。 **学习与创新。**1.持续学习能力。2.参加医学继续教育。3.指导实习、进修护士工作。					
岗位工作主要绩效考核要点	1.规章制度。2.岗位工作绩效。3.医德医风、社会责任。4.顾客沟通、纠纷处理。5.病区管理、健康宣教。6.护理工作流程。7.交接班及相关工作记录完整。8.服务态度。9.敬业奉献,遵守纪律,任劳任怨。10.工作主动、责任性。11.职业素质。					
岗位工作关系	院内联系部门	中心内各个科室、行政职能部门、后勤部门相关领导和人员。				
	院外联系部门	中心、科室或护理部授权范围内与外界有关部门人员沟通、联系。				
工作权限	1.对本中心护理日常工作计划、实施、检查的实施权。2.病人就诊管理权。					
工作环境	1.在中心内工作,温度、湿度适宜。2.满足岗位护理工作的相关条件。					
在现在的岗位已工作时间	自　　年　　月　　日开始,　　共计:　　年					
岗位工作任职资格	1.掌握社区卫生基本医疗保险管理服务的相关政策。2.本科及以上学历。3.熟练掌握本专业知识和相关技术。4.掌握工作必需的计算机应用技术。5.参加权威部门认可的社区培训;获得相关部门颁发的"社区卫生服务岗位资格证书(社区护士)"。					
岗位工作技能要求	1.公认的卫生服务中心护理人员骨干。2.协调能力强。3.较好的口才和文字表达能力。4.良好的职业道德素质和团队合作精神。5.持续学习本职业务知识能力强。					
岗位工作其他要求	性别要求		年龄要求		婚姻	婚否不限
	身体要求		政治要求	事业性、组织观念强	业务要求	掌握本专业
岗位分析时间			填写人			
直接上级审核签字			审核时间			

17.社区卫生服务中心(站)儿童保健管理护士岗位说明书

岗位工作基本信息	岗位名称	儿童保健管理护士	所在部门	卫生服务中心	岗位编号	
	从属部门	卫生服务中心	岗位定员		所辖人数	
	直接上级	护士长	直接下级	实习、进修护士		

岗位使命工作概述	在中心主任和护士长领导以及上级护师指导下做好自己的岗位职责工作、重视护理质量、提高病人满意度。按时间、按质量、按数量完成自己的本职岗位的工作。

岗位工作主要职责与任务	**岗位职责。**1.新生儿保健管理:掌握新生儿基本情况;承担新生儿访视工作;对访视中发现的高危新生儿进行管理;对家长进行新生儿护理指导、母乳喂养知识宣传与母乳喂养技巧指导。2.儿童系统管理:掌握辖区内 0～6 岁儿童基本情况;开设儿童保健门诊,为辖区内 0～6 岁儿童提供定期体检服务和生长发育、营养咨询服务;掌握辖区内 0～6 岁儿童体格发育状况及佝偻病、贫血、营养不良、肥胖患病情况;对家长进行母乳喂养、婴幼儿辅食添加指导。3.体弱儿管理:对定期体检中发现的体弱儿按要求进行登记或专案管理,并进行干预治疗。4.儿童智力发育监测:对家长进行儿童智力发育指导;对辖区内婴儿进行智能筛查;对辖区内有智力高危因素的新生儿进行连续的高危儿智力监测;对智力筛查可疑、异常儿童做好转诊工作。5.儿童五官保健:对辖区内 3～6 岁儿童进行口腔检查,掌握管辖儿童的龋齿患病情况和变化趋势;对辖区内 0～6 岁儿童进行听力筛查,及时发现听力可疑的儿童,督促可疑儿童转、确诊,指导听力异常儿童到相应部门进行康复;对辖区内 4～6 岁儿童进行视力检查,及时发现视力低常的儿童,督促视力低常儿童转、确诊。6.儿童生命监测管理:及时发现辖区内 5 岁以下儿童死亡,填写儿童死亡报告卡;按要求上报儿童生命监测相关数据;对儿童死亡卡进行核实;定期与相关部门核对儿童死亡信息,防止漏报。7.托幼机构卫生保健管理:掌握托幼机构基本情况;协助区妇幼保健院完成托幼机构信息收集工作;协助区妇幼保健院对托幼机构开展卫生保健工作。8.儿童保健信息管理:完成各项报表数据的收集、整理、分析、上报工作。 **制度执行。**1.执行各项规章制度和技术操作常规,按照流程操作。2.严格执行中心的相关管理规定。3.严格执行规定消毒隔离、无菌技术操作流程,预防医院感染。 **职业道德。**1.遵纪守法。2.尊重患者权利,保护服务者的秘密。3.廉洁工作,文明礼貌,卓越服务。4.团队精神,和谐共事。5.工作积极、主动与创新性和责任心。 **学习与创新。**1.持续学习能力。2.参加医学继续教育。3.指导实习、进修护士工作。

主要绩效考核要点	1.规章制度。2.岗位工作绩效。3.医德医风、社会责任。4.顾客沟通、纠纷处理。5.中心管理、健康宣教。6.工作流程。7.交接班及相关工作记录完整。8.满意度。

岗位工作关系	院内联系部门	中心内各个科室、行政职能部门、后勤部门相关领导和人员。
	院外联系部门	中心、科室或护理部授权范围内与外界有关部门人员沟通、联系。

工作权限	1.对本中心护理日常工作计划、实施、检查的实施权。2.病人就诊住院管理权。

工作环境	1.在中心内工作,温度、湿度适宜。2.满足岗位护理工作的相关条件。

在现在的岗位已工作时间	自　　年　　月　　日开始,　　共计:　　年

任职资格	1.初级或以上职称。2.参加市或区级认可的社区培训。3.获得卫生行政部门颁发的"市社区卫生服务岗位资格证书(预防保健、全科医师、社区护士)"。

岗位工作技能要求	1.相当于中级专业技术职称。2.科室护理骨干。3.较好的口才和文字表达能力。4.良好的职业道德素质和团队合作精神。5.持续学习业务知识能力强。6.良好的职业操守。

岗位工作其他要求	性别要求		年龄要求		婚姻	婚否不限
	身体要求		政治要求	事业性、组织观念强	业务要求	掌握本专业

岗位分析时间		填写人	
直接上级审核签字		审核时间	

18.社区卫生服务中心(站)医疗废弃物管理护士岗位说明书

<table>
<tr><td rowspan="3">岗位工作
基本信息</td><td>岗位名称</td><td>医疗废弃物管理护士</td><td>所在部门</td><td>卫生服务中心</td><td>岗位编号</td><td></td></tr>
<tr><td>从属部门</td><td>卫生服务中心</td><td>岗位定员</td><td></td><td>所辖人数</td><td></td></tr>
<tr><td>直接上级</td><td>护士长</td><td>直接下级</td><td colspan="3">实习、进修护士</td></tr>
<tr><td>岗位使命
工作概述</td><td colspan="6">在中心主任和护士长领导以及上级护师指导下做好自己的岗位职责工作、重视护理质量、提高病人满意度。按时间、按质量、按数量完成自己的本职岗位的工作。</td></tr>
<tr><td rowspan="5">岗位工作
主要职责
与任务</td><td colspan="6">**岗位职责。**1.在中心主任和护士长的领导下,负责医疗废弃物管理工作。2.参加相关的培训,认真学习并严格遵守《医疗废物管理条例》《医疗卫生机构医疗废物管理办法》等法律法规。熟悉本中心、站制定的医疗废弃物管理的规章制度、工作流程和各项工作要求。3.负责中心及社区站的所有医疗废弃物丢弃、存放和回收管理。4.严格按照《医用废弃物处理规定》回收清理医疗废弃物,并严格分类,装袋储存。5.对垃圾存放处分区标识、医用垃圾警示标识,每日检查,如有破损应报告行政后勤部,及时更换。6.严格按照规定处理,将医疗废弃物交指定的回收公司回收,并认真登记,保留回收单据,以备检查、验收。7.做好医疗废弃物清运的个人防护工作,严防医院感染。8.负责医疗废弃物清运后清运车、储存区、储存箱的清洗、消毒。9.在规定的时间完成各类报表,报表数据要正确,配合社区完成卫生服务相关工作。10.及时解决中心内发生的相关问题,必要时应上报中心领导。11.维持中心病人就诊秩序,督促卫生人员搞好中心卫生工作,保护好便民服务措施。12.遵循PDCA管理、追踪问题解决、持续质量改进、熟悉可靠性管理方法,不断提高管理水平。13.协助护士长做好中心的护理工作以及绩效考核考评与管理工作。14.岗位现场"7S管理":①整理、②整顿、③清扫、④清洁、⑤素养、⑥安全、⑦节约。</td></tr>
<tr><td colspan="6">**制度执行。**1.执行各项规章制度和技术操作常规,按照流程操作。2.严格执行中心的相关管理规定。3.严格执行规定的消毒隔离、无菌技术操作流程,预防医院感染。</td></tr>
<tr><td colspan="6">**职业道德。**1.遵纪守法。2.尊重患者权利,保护服务者的秘密。3.廉洁工作,文明礼貌,卓越服务。4.团队精神,和谐共事。5.工作积极、主动与创新性和责任心。</td></tr>
<tr><td colspan="6">**学习与创新。**1.持续学习能力。2.参加医学继续教育。3.指导实习、进修护士工作。</td></tr>
<tr><td colspan="6"></td></tr>
<tr><td>岗位工作
主要绩效
考核要点</td><td colspan="6">1.规章制度。2.岗位工作绩效。3.医德医风、社会责任。4.顾客沟通、纠纷处理。5.病区管理、健康宣教。6.护理工作流程。7.交接班及相关工作记录完整。8.服务态度。9.敬业奉献,遵守纪律,任劳任怨。10.工作主动性、责任心。11.职业素质。</td></tr>
<tr><td rowspan="2">岗位工
作关系</td><td>院内联系部门</td><td colspan="5">中心内各个科室、行政职能部门、后勤部门相关领导和人员。</td></tr>
<tr><td>院外联系部门</td><td colspan="5">中心、科室或护理部授权范围内与外界有关部门人员沟通、联系。</td></tr>
<tr><td>岗位工
作权限</td><td colspan="6">1.对中心废弃物工作计划、实施、检查的参与权。2.监督实习护士、护理员的工作。3.有向护士长、主任提出改进科室工作、绩效薪酬分配建议权等。</td></tr>
<tr><td>岗位工
作环境</td><td colspan="6">1.在中心内工作,温度、湿度适宜。2.工作现场会接触到轻微粉尘及医疗中的刺激性气味,照明条件良好,一般无相关职业病发生。3.满足医疗护理工作的相关条件。</td></tr>
<tr><td>在现在的岗位已工作时间</td><td colspan="6">自　　年　　月　　日开始,　共计:　　年</td></tr>
<tr><td>任职资格</td><td colspan="6">1.掌握社区卫生医疗废弃物管理服务的相关政策。2.本科及以上学历。3.熟练掌握本专业知识和相关技术。4.掌握工作必需的计算机应用技术。5.工作中沟通能力。</td></tr>
<tr><td>岗位工作
技能要求</td><td colspan="6">1.相当于中级专业技术职称。2.科室护理骨干。3.较好的口才和文字表达能力。4.良好的职业道德素质和团队合作精神。5.持续学习业务知识能力强。6.良好的职业操守。</td></tr>
<tr><td rowspan="2">岗位工作
其他要求</td><td>性别要求</td><td></td><td>年龄要求</td><td></td><td>婚姻</td><td>婚否不限</td></tr>
<tr><td>身体要求</td><td></td><td>政治要求</td><td>事业性、组织观念强</td><td>业务要求</td><td>掌握本专业</td></tr>
<tr><td colspan="2">岗位分析时间</td><td colspan="2"></td><td>填写人</td><td></td></tr>
<tr><td colspan="2">直接上级审核签字</td><td colspan="2"></td><td>审核时间</td><td></td></tr>
</table>

第十章 乡镇卫生院护理人员岗位说明书

1.乡镇卫生院护理部主任岗位说明书

<table>
<tr><td rowspan="3">岗位工作
基本信息</td><td>岗位名称</td><td>护理部主任</td><td>所在部门</td><td colspan="2">乡镇卫生院</td><td>岗位编号</td><td></td></tr>
<tr><td>从属部门</td><td>乡镇卫生院</td><td>岗位定员</td><td colspan="2"></td><td>所辖人数</td><td></td></tr>
<tr><td>直接上级</td><td>院长、业务院长</td><td>直接下级</td><td colspan="4">科室护士长、护理人员</td></tr>
<tr><td>岗位使命
工作概述</td><td colspan="7">在院长、业务副院长领导下,全面负责医院护理工作的业务、技术、病人管理、护士思想工作,物资管理等工作,是医院护理人员、思想、业务行政管理第一责任人。</td></tr>
<tr><td rowspan="3">岗位工作
主要职责
与任务</td><td colspan="7">领导与管理职责。1.在院长领导下负责全院护理业务与管理工作。2.拟订护理工作长远规划和年度工作计划,经领导审批后组织实施。按护士长手册逐项进行登记。3.主持检查与评价全院护理质量,定期汇报、总结,提出改进意见,定期主持护理差错事故分析与鉴定会,提出处理意见和防范措施,不断提高护理质量。落实医院感染情况的监测,定期对医院环境卫生、消毒、灭菌效果进行监督、监测,及时汇总、分析监测结果,发现问题,制定控制措施,并督导实施。4.及时传达和布置各项护理工作,参加住院部交接班晨会,随同住院部主任查房,及时解决护理工作存在的问题。5.对购入消毒物品、药械、一次性卫生用品进行审核,对其储存、使用及用后处理进行监督。6.参加抢救危重患者和对疑难患者的护理进行技术指导。7.负责拟订护理人员的在职教育目标与计划,并组织落实。组织全院护理人员的业务技术训练,定期进行业务技术考核。8.负责全院各级各类人员预防、控制医院感染知识与技能的培训、考核工作。9.负责全院护理人员的排班、值班工作。10.领导和组织护理人员开展护理新业务、新技术,不断提高学术水平和服务质量。11.督促和指导门诊、急诊、病室、手术室、供应室、产房、换药室等工作,使之逐步制度化、常规化、规范化。12.定期分析护理工作,并组织相互检查、学习和交流经验。</td></tr>
<tr><td colspan="7">制度执行。1.执行各项规章制度和技术操作常规,按照流程操作。2.严格执行医院的相关管理规定。3.严格执行规定消毒隔离、无菌技术操作流程,预防医院感染。</td></tr>
<tr><td colspan="7">职业道德。1.遵纪守法。2.尊重患者权利,保守病人秘密。3.廉洁工作,文明礼貌。</td></tr>
<tr><td>主要绩效
考核要点</td><td colspan="7">1.根据上级年度工作计划,制订医院护理年度、月度、周工作计划。2.护理工作计划完成率。3.协调护理人员,保证科室有效配置护理人员,重视护理人员人力资源管理。4.落实各项规章制度,无护理人员重违规现象,避免差错事故的发生。5.定期对护理工作进行绩效考核。6.了解掌握护士长工作能力、管理能力、领导能力。</td></tr>
<tr><td rowspan="2">岗位工
作关系</td><td>院内联系部门</td><td colspan="6">院内各个科室、行政职能部门、后勤部门相关领导和人员。</td></tr>
<tr><td>院外联系部门</td><td colspan="6">医院、科室或护理部授权范围内与外界有关部门人员沟通、联系。</td></tr>
<tr><td>工作权限</td><td colspan="7">1.科室护理管理、协调权。2.按照PDCA工作,对本科室内护理人员任免的建议权。</td></tr>
<tr><td>工作环境</td><td colspan="7">1.在医院内工作,温度、湿度适宜。2.满足医疗与护理服务工作的相关环境条件。</td></tr>
<tr><td>在现在的岗位已工作时间</td><td colspan="7">自　　年　　月　　日开始,　　共计:　　年</td></tr>
<tr><td>学历培训
经历经验</td><td colspan="7">1.本科以上学历,10年以上护理工作经验。2.专科护理业务进修最少1次及医院管理培训经历。3.学术教学科研经历。4.年内最少1篇杂志论文发表。5.副高级专业技术职称。</td></tr>
<tr><td>岗位工作
技能要求</td><td colspan="7">1.称职的医院护理学科带头人。2.领导、决策、管理和协调能力。3.较好的口才和文字表达能力。4.良好的职业道德素质和团队合作精神。5.持续学习能力强。</td></tr>
<tr><td rowspan="2">岗位工作
其他要求</td><td>性别要求</td><td colspan="2"></td><td>年龄要求</td><td></td><td>婚姻</td><td>婚否不限</td></tr>
<tr><td>身体要求</td><td colspan="2"></td><td>政治要求</td><td>事业性、组织观念强</td><td>业务要求</td><td>精通本专业</td></tr>
<tr><td colspan="3">岗位分析时间</td><td colspan="3"></td><td>填写人</td><td></td></tr>
</table>

2. 乡镇卫生院护士长岗位说明书

<table>
<tr><td rowspan="3">岗位工作
基本信息</td><td>岗位名称</td><td>护士长</td><td>所在部门</td><td>乡镇卫生院</td><td>岗位编号</td><td></td></tr>
<tr><td>从属部门</td><td>乡镇卫生院</td><td>岗位定员</td><td></td><td>所辖人数</td><td></td></tr>
<tr><td>直接上级</td><td>科主任科护士长</td><td>直接下级</td><td colspan="3">护理人员,实习、进修护士</td></tr>
<tr><td>岗位使命
工作概述</td><td colspan="6">在护理部主任领导下,全面负责科室护理工作的业务、技术、病人管理、护士思想工作,物资管理等工作。是科室护理工作的第一责任人。服务对象满意度。</td></tr>
<tr><td>岗位工作
主要职责
与任务</td><td colspan="6">领导与管理职责。1.在护理部主任领导下负责科室护理管理工作。2.收集和整理各种护理工作信息,按护士长手册逐项进行登记,及时作出信息反馈。3.授权主持检查与评价全院护理质量,定期汇报、总结,提出改进意见,定期主持护理差错事故分析与鉴定会,提出处理意见和防范措施,不断提高护理质量;落实医院感染情况的监测,定期对医院环境卫生、消毒、灭菌效果进行监督、监测,及时汇总、分析监测结果,发现问题,制定控制措施,并督导实施。4.及时传达和布置各项护理工作,参加住院部交接班晨会,随同住院部主任查房,及时解决护理工作存在的问题。5.授权负责拟订和组织修改医院护理规章制度和护理常规,并严格督促执行。对购入消毒药械、一次性使用医疗、卫生用品进行审核,对其储存、使用及用后处理进行监督。6.亲自参加抢救危重患者和对疑难患者的护理进行技术指导。7.授权负责拟订护理人员的在职教育目标与计划,并组织落实。授权组织全院护理人员的业务技术训练,定期进行业务技术考核,负责科室护理人员的医德医风和素质教育。8.授权负责全院各级各类人员预防、控制医院感染知识与技能的培训、考核。9.负责科室护理人员的排、值班。10.领导和组织护理人员开展护理新业务、新技术,不断提高学术水平和服务质量。11.督促护士完成本职岗位工作,按照时间给患者发药、肌肉注射、静脉输液和护理服务。12.督促检查护士现场"7S管理":①整理、②整顿、③清扫、④清洁、⑤素养、⑥安全、⑦节约。13.组织相互检查、学习和交流经验。
制度执行。1.执行各项规章制度和技术操作常规,按照流程操作。2.严格执行医院的相关管理规定。3.严格执行规定消毒隔离、无菌技术操作流程,预防医院感染。
职业道德。1.遵纪守法。2.尊重患者权利,保守病人秘密。3.廉洁工作,文明礼貌,卓越服务。4.团队精神,和谐共事。5.工作积极性、主动性、责任心与创新性。
学习与创新。1.持续学习能力。2.参加医学继续教育。3.指导实习、进修护士工作。</td></tr>
<tr><td>岗位工作
主要绩效
考核要点</td><td colspan="6">1.规章制度落实。2.护理、学术、科研等工作数量指标、质量指标、效率指标。3.顾客沟通,处理病人投诉与纠纷。4.医德医风、社会责任。5.健康宣教、培训帮带等。6.护理工作流程规范。7.医院护理人员技术操作流程。8.健康与保健和预防。</td></tr>
<tr><td rowspan="2">岗位工
作关系</td><td>院内联系部门</td><td colspan="5">院内各个科室、行政职能部门、后勤部门相关领导和人员。</td></tr>
<tr><td>院外联系部门</td><td colspan="5">医院、科室或护理部授权范围内与外界有关部门人员沟通、联系。</td></tr>
<tr><td>工作权限</td><td colspan="6">1.科室管理、协调权。2.按照PDCA工作,对本科室内护理人员任免的建议权。</td></tr>
<tr><td>工作环境</td><td colspan="6">1.在医院内工作,温度、湿度适宜。2.满足医疗与护理服务工作的相关环境条件。</td></tr>
<tr><td>在现在的岗位已工作时间</td><td colspan="6">自　　年　　月　　日开始,　共计:　　年</td></tr>
<tr><td>学历培训
经历经验</td><td colspan="6">1.大专以上学历,5年以上护理工作经验。2.专科护理业务进修最少1次及医院管理培训经历。3.学术教学科研经历。4.年内最少撰写1篇习作文章。5.中级专业技术职称。</td></tr>
<tr><td>岗位工作
技能要求</td><td colspan="6">1.称职的医院护理带头人。2.领导、决策、管理和协调能力。3.较好的口才和文字表达能力。4.良好的职业道德素质和团队合作精神。5.持续学习能力强。</td></tr>
<tr><td rowspan="2">岗位工作
其他要求</td><td>性别要求</td><td></td><td>年龄要求</td><td></td><td>婚姻</td><td>婚否不限</td></tr>
<tr><td>身体要求</td><td></td><td>政治要求</td><td>事业性、组织观念强</td><td>业务要求</td><td>熟悉本专业</td></tr>
<tr><td colspan="2">岗位分析时间</td><td colspan="2"></td><td>填写人</td><td></td></tr>
<tr><td colspan="2">直接上级审核签字</td><td colspan="2"></td><td>审核时间</td><td></td></tr>
</table>

3. 乡镇卫生院主任护师岗位说明书

<table>
<tr><td rowspan="3">岗位工作
基本信息</td><td>岗位名称</td><td>主任护师</td><td>所在部门</td><td colspan="2">乡镇卫生院</td><td>岗位编号</td><td></td></tr>
<tr><td>从属部门</td><td>卫生院</td><td>岗位定员</td><td colspan="2"></td><td>所辖人数</td><td></td></tr>
<tr><td>直接上级</td><td>护士长</td><td>直接下级</td><td colspan="4">护理相关人员</td></tr>
<tr><td>岗位使命
工作概述</td><td colspan="7">在护士长领导下,授权分管乡镇卫生院护理业务、学术、培训、科研、服务,纠纷处理、护理质量管理等工作。是护理业务、技术、科研、服务、管理的行家里手。</td></tr>
<tr><td rowspan="4">岗位工作
主要职责
与任务</td><td colspan="7">岗位职责。1. 在院长、科室主任和护士长的领导下,指导本科护理业务、技术、服务、科研和教学工作。2. 参加晨会床旁交接班,协助护士长制订年度、月度、周工作计划并付诸监督实施。3. 检查指导本科急、重、疑难病人的计划护理、护理会诊及抢救危重病人的护理。4. 了解国内外本科护理发展动态,并根据本院具体条件努力引进先进技术,提高护理质量,发展护理学科。5. 主持本科的护理大查房,指导主管护师的查房,不断提高护理业务水平。6. 参加对本科护理差错、事故的讨论,并提出技术鉴定意见。7. 组织在职主管护师、护师及进修护师的业务学习,带教下级医院、村卫生室护士的培养和指导工作。8. 带教村医、村医务人员、相关医学院护理系和护理专修科学生的临床学习,担任临床课程的讲授工作。9. 指导主管护师完成此项工作。10. 协助护理部做好主管护师、护师晋级的业务考核工作,承担对高级护理人员的培养。11. 研究病人从门诊、急诊、住院中的情况等护理特点与规律。12. 负责组织本院、本科护理学术讲座和护理病案讨论。13. 对全院的护理队伍建设、业务技术管理和组织管理提出意见,协助护理部加强对全院护理工作的领导。14. 督促检查各班护士完成本职岗位工作,按照时间给患者发药、肌内注射、静脉输液和护理服务。15. 工作现场"7S管理":①整理、②整顿、③清扫、④清洁、⑤素养、⑥安全、⑦节约。16. 遵循PDCA管理、追踪问题解决、持续质量改进,熟悉可靠性管理方法,不断提高管理水平。17. 按规定处理医疗垃圾和废物。18. 服务对象满意度。</td></tr>
<tr><td colspan="7">制度执行。1. 执行各项规章制度和技术操作常规,按照流程操作。2. 执行查对制度及相关管理规定。3. 严格执行规定的消毒隔离、无菌技术操作流程,预防医院感染。</td></tr>
<tr><td colspan="7">职业道德。1. 遵守劳动纪律。2. 尊重患者权利,保守医疗秘密。3. 勤奋工作,文明礼貌,卓越服务。4. 团队精神,和谐共事。5. 岗位工作积极性、主动性、责任心。</td></tr>
<tr><td colspan="7">教学科研。1. 协助护理部并承担对护理人员业务学习、培养及护士晋级的考核工作。2. 拟订带教下级护士计划,编写带教教材。3. 制订专科护理科研、技术革新计划并实施。4. 参与审定、评价护理论文和科研、技术革新成果,解决问题缺陷的能力。</td></tr>
<tr><td>主要绩效
考核要点</td><td colspan="7">1. 规章制度。2. 岗位工作绩效。3. 医德医风、社会责任。4. 顾客沟通、纠纷处理。5. 病区管理、健康宣教。6. 护理工作流程。7. 主管工作记录完整。8. 服务态度。9. 敬业奉献,遵守纪律,任劳任怨。10. 工作主动性、创新性、责任心。11. 职业素质。</td></tr>
<tr><td rowspan="2">岗位工
作关系</td><td>院内联系部门</td><td colspan="6">院内各个科室、行政职能部门、后勤部门相关领导和人员。</td></tr>
<tr><td>院外联系部门</td><td colspan="6">医院、科室或护理部授权范围内与外界有关部门人员沟通、联系。</td></tr>
<tr><td>工作权限</td><td colspan="7">1. 对本科护理工作计划、实施、检查的参与权。2. 有向护士长提出改进工作权。</td></tr>
<tr><td>工作环境</td><td colspan="7">1. 在医院内工作,温度、湿度适宜。2. 工作现场会接触到轻微粉尘及医疗中的刺激性气味,照明条件良好,一般无相关职业病发生。3. 满足护理工作的相关条件。</td></tr>
<tr><td>在现在的岗位已工作时间</td><td colspan="7">自　　　年　　月　　　日开始,　共计:　　　年</td></tr>
<tr><td>学历经历</td><td colspan="7">1. 大专以上学历,10年以上本科室护理工作经验。2. 服务态度热情、工作细致。</td></tr>
<tr><td>技能要求</td><td colspan="7">1. 高级专业技术职称。2. 良好的职业道德素质和团队合作精神。3. 持续学习能力强。</td></tr>
<tr><td rowspan="2">岗位工作
其他要求</td><td>性别要求</td><td></td><td>年龄要求</td><td colspan="2"></td><td>婚姻</td><td>婚否不限</td></tr>
<tr><td>身体要求</td><td></td><td>政治要求</td><td colspan="2">事业性、组织观念强</td><td>业务要求</td><td>精通本专业</td></tr>
<tr><td colspan="3" align="center">岗位分析时间</td><td colspan="2"></td><td align="center">填写人</td><td></td></tr>
</table>

4.乡镇卫生院副主任护师岗位说明书

岗位工作基本信息	岗位名称	副主任护师	所在部门	乡镇卫生院	岗位编号	
	从属部门	卫生院	岗位定员		所辖人数	
	直接上级	护士长	直接下级	护理相关人员		

岗位使命工作概述	在护士长领导下,授权分管乡镇卫生院护理业务、学术、培训、科研、服务,纠纷处理、护理质量管理等工作。是护理业务、技术、科研、服务、管理的行家里手。

岗位工作主要职责与任务	**岗位职责。** 1.履行高级职称岗位职责。在护士长和上级护师指导下,指导本科护理业务技术、服务、学术与科研工作。2.参加晨会交接班,协助护士长制订年度、月度、周工作计划并付诸实施。3.协调科室护理人员、监护室及相关部门科室业务关系。4.协助护士长制订本科的基础、专科责任护理计划并落实。5.服务对象满意度。 **业务与技术管理。** 1.重视解决护理技术疑难问题。2.检查患者护理计划落实情况,对复杂技术或新开展的护理业务,要亲自参加并具体指导。3.处理护理纠纷,对护理差错、事故提出技术鉴定意见。4.协助护士长病房管理。5.精确掌握以下疾病护理技能:常见病、多发病病人护理技能,各种疑难病和危重病人救治与护理技能。6.授权组织在职主管护师、护师及进修护师的业务学习,指导主管护师完成相关工作,协助护理部做好主管护师、护师晋级的业务考核工作,承担对高级护理人员的培养。7.随时了解病员思想、生活情况,征求病员对科室工作意见,做好病员的思想工作。8.经常对重点病人谈心,注重病人健康宣教。9.关心科室护理技术,经常提出合理化建议,提高护理质量。10.督促检查各班护士完成本职岗位工作,按照时间给患者发药、肌内注射、静脉输液和护理服务。11.工作现场"7S管理":①整理、②整顿、③清扫、④清洁、⑤素养、⑥安全、⑦节约。12.遵循PDCA管理、追踪问题解决、持续质量改进、熟悉可靠性管理方法,不断提高管理水平。13.服务满意度。 **制度执行。** 1.执行规章制度和技术操作常规,按照流程操作。2.执行查对制度及相关管理规定。3.严格执行消毒隔离、无菌技术操作流程,预防医院感染。4.重视护理质量,按照PDCA工作,对护理问题能够追踪,有护理持续改进计划并落实。 **职业道德。** 1.遵纪守法。2.尊重患者权利,保守医疗秘密。3.敬业奉献,文明礼貌,卓越服务。4.团队精神,和谐共事。5.岗位工作积极性、主动性、创新性,责任心。 **教学科研。** 1.协助护理部并承担对护理人员业务学习、培养及护士晋级的考核工作。2.拟订带教计划,编写带教资料。3.制订专科护理科研、技术革新计划并实施。4.参与审定、评价护理论文和科研、技术革新成果。5.负责组织本科护理学习讲座和护理病案讨论。6.对医院护理队伍人才建设,业务技术管理和组织管理提出意见。

岗位工作主要绩效考核要点	1.规章制度。2.岗位工作绩效。3.医德医风、社会责任。4.顾客沟通、纠纷处理。5.病区管理、健康宣教。6.护理工作流程。7.主管工作记录完整。8.服务态度。9.敬业奉献,遵守纪律,任劳任怨。10.岗位工作主动性、责任心。11.职业素质。

岗位工作关系	院内联系部门	院内各个科室、行政职能部门、后勤部门相关领导和人员。
	院外联系部门	医院、科室或护理部授权范围内与外界有关部门人员沟通、联系。

工作权限	1.对本科护理工作计划、实施、检查的参与权。2.有向护士长提出改进工作权。

工作环境	1.在医院内工作,温度、湿度适宜。2.满足医疗与护理服务工作的相关条件。

在现在的岗位已工作时间	自 年 月 日开始, 共计: 年

学历经历	1.大专以上学历,10年以上本科室护理工作经验。2.服务态度热情、工作细致。

技能要求	1.高级专业技术职称。2.良好的职业道德素质和团队合作精神。3.持续学习业务知识能力强。

岗位工作其他要求	性别要求		年龄要求		婚姻	婚否不限
	身体要求		政治要求	事业性、组织观念强	业务要求	精通本专业
岗位分析时间				填写人		

5. 乡镇卫生院主管护师岗位说明书

<table>
<tr><td rowspan="3">岗位工作
基本信息</td><td>岗位名称</td><td>主管护师</td><td>所在部门</td><td colspan="2">乡镇卫生院</td><td>岗位编号</td><td></td></tr>
<tr><td>从属部门</td><td>卫生院</td><td>岗位定员</td><td colspan="2"></td><td>所辖人数</td><td></td></tr>
<tr><td>直接上级</td><td>护士长</td><td>直接下级</td><td colspan="4">相关护理人员,实习、进修护士</td></tr>
<tr><td>岗位使命
工作概述</td><td colspan="7">在护士长领导和上级护师指导下,负责上班时病人的治疗、护理、服务工作,护患沟通、健康教育相关工作。是专科护理人员思想、业务、技术、服务工作主要骨干。</td></tr>
<tr><td rowspan="3">岗位工作
主要职责
与任务</td><td colspan="7">岗位职责。1.参加护士各种班次值班。按量、按质、按时完成自己岗位独立工作。2.协助护士长做好护理质量控制工作,把好护理质量关,不断提高护理质量。3.熟悉现代医院护理理念和管理工具。制定具有专科特色的护理计划,对患者实施整体护理。4.掌握基础、专科与责任护理流程。协助护士长做好行政管理和护理队伍的建设工作。5.授权督促检查本科各病房护理、治疗工作落实。6.尽可能解决本科护理业务上的疑难问题,指导危重、疑难病人护理计划的制订及实施。7.承担危、急、重症病人抢救工作。8.落实病人饮食和治疗饮食。9.解除病人疼痛,评价病人疼痛。10.在科护士长领导下和本科主任护师指导下进行科研工作。11.负责督促检查本科各病房护理工作质量,发现问题,及时解决,把好护理质量关。12.以病人为中心,护理业务上起到带头作用,能够独立处理本科室的护理难题。13.组织本科护师、护士进行业务培训。14.组织护理系、护理专修科学生和护校学生的临床实习,负责讲课和评定成绩。15.授权制订本科护理科研和技术革新计划,并组织实施。指导全科护师、护士开展科研工作。16.协助本科护士长做好行政管理和队伍建设工作。17.随时了解病员思想、生活情况,征求病员对科室工作意见,做好病员的思想工作。18.经常对重点病人谈心,注重病人健康宣教。19.解决参加本科护理科研工作,是护理科研的骨干力量。20.遵循PDCA管理、追踪问题解决、持续质量改进、熟悉可靠性管理方法,不断提高管理水平。21.按照规定处理医疗护理垃圾和废物。22.完成本职岗位工作,按照时间给患者发药、肌内注射、静脉输液和护理服务。23.岗位工作现场"7S管理":①整理、②整顿、③清扫、④清洁、⑤素养、⑥安全、⑦节约。</td></tr>
<tr><td colspan="7">制度执行。1.严格执行各项规章制度与护理技术操作常规。2.落实"三查七对"及相关医疗、护理业务与管理制度。3.执行年度、月度和周护理工作计划,细化自己的本职工作并记录完整。4.各项护理文书书写达到要求,有护理工作持续改进计划。</td></tr>
<tr><td colspan="7">职业道德。1.以病人为中心,尊重患者权利,保守医疗秘密。2.遵纪守法,勤奋工作,文明礼貌,卓越服务。3.团队精神,注重沟通,和谐共事。4.工作积极、主动、责任与创新性。5.奉献精神,和谐共事,任劳任怨,卓越服务。6.对患者健康教育。</td></tr>
<tr><td>主要绩效
考核要点</td><td colspan="7">1.规章制度,出勤纪律。2.岗位职责,岗位工作数量、质量与绩效。3.医德医风、社会责任。4.顾客沟通、敬业奉献。5.岗位服务病人满意度。6.交接班落实与和谐。</td></tr>
<tr><td rowspan="2">岗位工
作关系</td><td>院内联系部门</td><td colspan="6">院内各个科室、行政职能部门、后勤部门相关领导和人员。</td></tr>
<tr><td>院外联系部门</td><td colspan="6">医院、科室或护理部授权范围内与外界有关部门人员沟通、联系。</td></tr>
<tr><td>工作权限</td><td colspan="7">1.对本科护理工作计划、实施、检查的参与权。2.有向护士长提出改进工作权。</td></tr>
<tr><td>工作环境</td><td colspan="7">1.在医院内工作,温度、湿度适宜。2.满足医疗、护理服务工作的相关条件。</td></tr>
<tr><td>在现在的岗位已工作时间</td><td colspan="7">自　　年　　月　　日开始,　共计:　　年</td></tr>
<tr><td>学历经历</td><td colspan="7">1.大专以上学历,5以上本科室护理工作经验。2.服务态度热情、工作细致。</td></tr>
<tr><td>技能要求</td><td colspan="7">1.中级专业技术职称。2.良好的职业道德素质和团队合作精神。3.持续学习能力强。</td></tr>
<tr><td rowspan="2">岗位工作
其他要求</td><td>性别要求</td><td colspan="2"></td><td>年龄要求</td><td colspan="2">婚姻</td><td>婚否不限</td></tr>
<tr><td>身体要求</td><td colspan="2"></td><td>政治要求</td><td>事业性、组织观念强</td><td>业务要求</td><td>掌握专科护理</td></tr>
<tr><td colspan="3">岗位分析时间</td><td colspan="2">填写人</td><td colspan="3"></td></tr>
<tr><td colspan="3">直接上级审核签字</td><td colspan="2">审核时间</td><td colspan="3"></td></tr>
</table>

6.乡镇卫生院护师岗位说明书

岗位工作基本信息	岗位名称	护师	所在部门	乡镇卫生院	岗位编号	
	从属部门	卫生院	岗位定员		所辖人数	
	直接上级	护士长	直接下级	护士、实习、进修护士		

岗位使命工作概述	在护士长领导和上级护师指导下按照自己的职责独立做好护理工作、重视护理质量、提高病人满意度。按时、按质、按量完成自己的本职工作。是科室护理骨干力量。

岗位工作主要职责与任务	**岗位职责。**1.取得护师执业资格。参加护士各种班次值班。独立完成岗位工作。2.具备整体护理知识,熟悉基础、专科、责任护理业务,对病人实施整体护理,制订和评估病人护理计划。3.交接科室规定物品并双方签字。4.参加晨会。查看夜班交班报告内容,明确治疗、医嘱、护嘱、记录本内容与结果,完成交班期间待完成的治疗项目。5.在护士长带领下参加病人床旁交接班,明确危重、抢救、特殊检查、新入院病人情况。6.交接班重点明白病人静脉输液管等各种管道是否畅通。静脉输液管内加药成分、滴速、数量。吸引管引出的液体颜色、性质、数量,各类管道消毒更换日期等。7.协助护士长拟订病房护理工作计划,参与病房管理工作。参加本科主任护师、主管护师组织的护理查房、会诊和病例讨论。8.授权主持本病房的护理查房。9.协助护士长负责本病房护士和进修护士的业务培训,制订学习计划。10.参加进修护士和实习护生带教工作。11.落实病人饮食和治疗饮食,解除病人疼痛,评价病人疼痛。12.协助护士长制订本病房的科研、技术革新计划,落实科研课题,并组织实施。13.对病房出现的护理差错、事故进行分析,提出防范措施。14.随时了解病员思想、生活情况,征求病员对科室工作意见,做好病员的思想工作。15.关心爱护病人,经常对重点病人谈心,注重病人健康宣教。16.遵循 PDCA 管理、追踪问题解决、持续质量改进、熟悉可靠性管理方法,了解风险与危机管理方法,不断提高管理水平。17.按照规定处理医疗垃圾和废物。18.完成本职岗位工作,按照时间给患者发药、肌内注射、静脉输液和护理服务。19.工作现场"7S 管理":①整理、②整顿、③清扫、④清洁、⑤素养、⑥安全、⑦节约。20.工作中协调与沟通能力。 **制度执行。**1.严格执行各项规章制度和技术操作常规,按照规范流程操作。2.执行消毒隔离、无菌技术操作流程,预防医院感染。3.执行医院各项管理规定制度。 **职业道德。**1.遵纪守法。2.以病人为中心,尊重患者权利,保守医疗秘密。3.努力工作,文明礼貌,服务态度好,卓越服务。4.团队精神,注重沟通,和谐共事。5.工作积极、主动与创新性。6.奉献精神,和谐共事,任劳任怨。7.健康宣教落实。 **学习与创新。**1.朝气蓬勃,精神面貌好,持续学习创新能力。2.服务对象满意度。

主要绩效考核要点	1.规章制度,出勤纪律。2.岗位职责,岗位工作数量、质量与绩效。3.医德医风、社会责任。4.顾客沟通、敬业奉献。5.岗位服务病人满意度。6.交接班落实与和谐。

岗位工作关系	院内联系部门	院内各个科室、行政职能部门、后勤部门相关领导和人员。
	院外联系部门	医院、科室或护理部授权范围内与外界有关部门人员沟通、联系。

工作权限	1.对本科护理工作计划、实施、检查的参与权。2.有向护士长提出改进工作权。

工作环境	1.在医院内工作,温度、湿度适宜。2.满足医疗与护理服务工作的相关条件。

在现在的岗位已工作时间	自　　年　　月　　日开始,　　共计:　　年

学历经历	1.大专以上学历,3 以上本科室护理工作经验。2.服务态度热情、工作细致。

技能要求	1.初级专业技术职称。2.良好的职业道德素质和团队合作精神。3.持续学习能力强。

岗位工作其他要求	性别要求		年龄要求		婚姻	婚否不限
	身体要求		政治要求	事业性、组织观念强	业务要求	熟悉本专业

岗位分析时间		填写人	
直接上级审核签字		审核时间	

7．乡镇卫生院护士岗位说明书

岗位工作基本信息	岗位名称	护士	所在部门	乡镇卫生院	岗位编号	
	从属部门	卫生院	岗位定员		所辖人数	
	直接上级	护士长	直接下级	实习、进修护士		

岗位使命工作概述	在护士长领导和上级护师指导下按照自己的职责独立做好临床科室护理工作、重视护理质量、提高病人满意度。按照时间、按照质量、按照数量标准完成本职工作。

岗位工作主要职责与任务	**岗位职责。**1.取得护士执业资格。参加护士各种班次值班。能够独立完成岗位工作。2.具备整体护理知识，熟悉基础、专科、责任护理业务，对病人实施整体护理，制订和评估病人护理计划。3.交接科室规定物品并双方签字。4.参加晨会，查看夜班交班报告内容，明确治疗、医嘱、护嘱、记录本内容与结果，完成交接班期间待完成的治疗项目。5.在护士长带领下参加病人床旁交接班，明确危重、抢救、特殊检查、新入院病人情况。6.交接班重点明白病人静脉输液管等各种管道是否畅通。静脉输液管内加药成分、滴速、数量。吸引管引出的液体颜色、性质、数量，各类管道消毒更换日期等。7.参与病房危重、疑难病人的护理工作及抢救工作。8.参与病房管理工作。9.参加本科上级护师组织的护理查房、会诊和病例讨论。10.参与带教护士临床实习工作。11.清楚疼痛病人止痛后的效果。经常巡视病房，密切观察病情变化，发现异常及时报告。12.负责采集各种检验标本。经常征求病人意见，改进护理工作。13.在出院前做好卫生保健宣传工作。办理入、出院、转科、转院手续及有关登记工作。14.随时了解病员思想、生活情况，征求病员对科室工作意见，做好病员的思想工作。落实病人治疗饮食。15.关心爱护病人，经常对重点病人谈心，注重病人健康宣教。16.积极参加本科护理学术活动和科研工作，是护理科研的培养骨干力量。17.遵循 PDCA 管理、追踪问题解决、持续质量改进、熟悉可靠性管理方法，了解风险与危机管理方法，不断提高管理水平。18.按照规定处理医疗与护理垃圾和废物。19.完成本职岗位工作，按照时间给患者发药、肌内注射、静脉输液和护理服务。20.岗位工作现场"7S 管理"：①整理、②整顿、③清扫、④清洁、⑤素养、⑥安全、⑦节约。 **制度执行。**1.严格执行各项规章制度和技术操作常规，按照规范流程操作。2.执行消毒隔离、无菌技术操作流程，预防医院感染。3.执行医院各项业务与管理规定。 **职业道德。**1.遵纪守法。2.以病人为中心，尊重患者权利，保守医疗秘密。3.努力工作，文明礼貌，服务态度好，卓越服务。4.团队精神，注重沟通，和谐共事。5.工作积极性、主动性、责任心与创新性。6.奉献精神，任劳任怨。7.健康宣教落实。 **学习与创新。**持续学习、具备 PDCA、持续改进、沟通技巧、追踪问题与缺陷管理。

主要绩效考核要点	1.规章制度，出勤纪律。2.岗位职责，岗位工作数量、质量与绩效。3.医德医风、社会责任。4.顾客沟通、敬业奉献。5.病人服务满意度。6.交接班责任与和谐。

岗位工作关系	院内联系部门	院内各个科室、行政职能部门、后勤部门相关领导和人员。
	院外联系部门	医院、科室或护理部授权范围内与外界有关部门人员沟通、联系。

工作权限	1.对本科护理工作计划、实施、检查的参与权。2.有向护士长提出工作改进权。

工作环境	1.在医院内工作，温度、湿度适宜。2.满足医疗与护理服务工作的相关条件。

在现在的岗位已工作时间	自　　年　　月　　日开始，　　共计：　　年

学历经历	1.大专以上学历，1 年以上本科室护理工作经验。2.服务态度热情、工作细致。

技能要求	1.初级专业技术职称。2.良好的职业道德素质和团队合作精神。3.持续学习能力强。

岗位工作其他要求	性别要求		年龄要求		婚姻	婚否不限
	身体要求		政治要求	事业性、组织观念强	业务要求	熟悉本专业

岗位分析时间		填写人	
直接上级审核签字		审核时间	

8. 乡镇卫生院临床科室办公室护士岗位说明书

<table>
<tr><td rowspan="3">岗位工作
基本信息</td><td>岗位名称</td><td>科室办公室护士</td><td>所在部门</td><td>乡镇卫生院</td><td>岗位编号</td><td></td></tr>
<tr><td>从属部门</td><td>卫生院</td><td>岗位定员</td><td></td><td>所辖人数</td><td></td></tr>
<tr><td>直接上级</td><td>护士长</td><td>直接下级</td><td colspan="3">实习、进修护士</td></tr>
<tr><td>岗位使命
工作概述</td><td colspan="6">在护士长领导和上级职称护师指导下按照自己的职责独立做好科室护理办公工作、重视护理文书质量、提高顾客满意度。按时、按质、按量完成自己的岗位工作。</td></tr>
<tr><td rowspan="1">岗位工作
主要职责
与任务</td><td colspan="6">

岗位职责。1. 提前 10 分钟上班,参加晨会,查看夜间医嘱,阅读交班报告和了解医嘱执行情况。2. 热情接待病人,文明用语。合理安排床位,填写诊断卡和床尾卡及时通知主管医师和主管护士。3. 填写空床报告,在病室一览表上填写病人总数、新入、危重、转科、出院、特殊治疗事项及当日值班医师和护士姓名。4. 办理出入院、转科、转院、饮食、死亡通知等手续。5. 正确绘制体温单,转抄长期医嘱执行单(输液、注射、口服等)和记账。6. 每日查对医嘱,每周大查对医嘱一次,有记录。根据护理级别、药物阳性标识及时在诊断卡和床头卡上注明。7. 按医嘱饮食种类和病人需要,与营养科联系安排病人的饮食,治疗饮食的落实。安排工人推送病人检查及相关后勤工作。8. 负责使用中的病历管理、出院病人病历的质量检查及整理工作,防止丢失。9. 负责办公室的电脑、电话的管理。10. 各种纸张、表格、电脑耗材清理并及时补充。11. 随时了解病员思想、生活情况,征求病员对科室工作意见,做好病员的思想工作。12. 关心爱护病人,经常对重点病人谈心,注重病人健康宣教。13. 保持办公室物品有序、清洁卫生。14. 遵循 PDCA 管理、追踪问题解决、持续质量改进、熟悉可靠性管理方法,了解风险与危机管理方法,不断提高管理水平。15. 维持病房秩序,保证病人安全。16. 工作现场"7S 管理":①整理、②整顿、③清扫、④清洁、⑤素养、⑥安全、⑦节约。17. 按规定处理医疗垃圾废物。18. 服务对象满意度。

制度执行。1. 认真执行各项规章制度和技术操作常规。2. 严格执行"三查七对"查对制度,正确执行医嘱,临时医嘱及时通知病人责任护士。随时检查医嘱执行情况。3. 严格执行消毒隔离、无菌技术操作流程,预防医院感染。4. 严格执行收费标准并记账,负责掌握病人费用的动态情况并与相关人员一起催交费用。5. 服务对象满意度。

职业道德。1. 遵纪守法。2. 尊重患者权利,保守医疗秘密。3. 勤奋工作,文明礼貌,卓越服务。4. 团队精神,和谐共事。5. 岗位工作积极性、主动性、责任心与创新性。

学习与创新。1. 持续学习、具备 PDCA、持续改进、沟通技巧、追踪问题管理。2. 不断总结经验,结合临床实际撰写论文。3. 积极参加医学继续教育。指导实习、进修护士临床带教。4. 完成有关领导安排的其他临时性工作任务。5. 解决问题缺陷能力。

</td></tr>
<tr><td>主要绩效
考核要点</td><td colspan="6">1. 规章制度。2. 岗位工作绩效。3. 医德医风、社会责任。4. 顾客沟通、纠纷处理。5. 病区管理、健康宣教。6. 护理工作流程。7. 主管工作记录完整。8. 服务态度。9. 敬业奉献,遵守纪律,任劳任怨。10. 岗位工作主动性、责任心。11. 职业素质。</td></tr>
<tr><td rowspan="2">岗位工
作关系</td><td>院内联系部门</td><td colspan="5">院内各个科室、行政职能部门、后勤部门相关领导和人员。</td></tr>
<tr><td>院外联系部门</td><td colspan="5">医院、科室或护理部授权范围内与外界有关部门人员沟通、联系。</td></tr>
<tr><td>工作权限</td><td colspan="6">1. 对本科护理工作计划、实施、检查的参与权。2. 有向护士长提出改进工作权。</td></tr>
<tr><td>工作环境</td><td colspan="6">1. 在医院内工作,温度、湿度适宜。2. 满足医疗与护理服务工作的相关条件。</td></tr>
<tr><td>在现在的岗位已工作时间</td><td colspan="6">自　　年　　月　　日开始,　　共计:　　年</td></tr>
<tr><td>学历经历</td><td colspan="6">1. 本科及以上学历,5 年以上本科室护理工作经验。2. 服务态度热情、工作细致。</td></tr>
<tr><td>技能要求</td><td colspan="6">1. 中级专业技术职称。2. 良好的职业道德素质和团队合作精神。3. 持续学习能力强。</td></tr>
<tr><td rowspan="2">岗位工作
其他要求</td><td>性别要求</td><td></td><td>年龄要求</td><td></td><td>婚姻</td><td>婚否不限</td></tr>
<tr><td>身体要求</td><td></td><td>政治要求</td><td>事业性、组织观念强</td><td>业务要求</td><td>掌握本专业</td></tr>
<tr><td colspan="3" align="center">岗位分析时间</td><td colspan="3" align="center">填写人</td></tr>
</table>

9.乡镇卫生院临床科室治疗班护士岗位说明书

岗位工作 基本信息	岗位名称	治疗班护士	所在部门	乡镇卫生院	岗位编号	
	从属部门	卫生院	岗位定员		所辖人数	
	直接上级	护士长	直接下级	实习、进修护士		

岗位使命 工作概述	在护士长领导和上级护师指导下按照自己的职责独立做好治疗班工作、重视治疗班工作质量、提高病人满意度。按照时间、按照质量、按照数量标准完成本职工作。

岗位工作 主要职责 与任务	**岗位职责。**1.提前10分钟上班,阅读交班报告及危重患者处置记录单,明确夜班交班内容。2.交接治疗室规定使用的物品并签字,完成交接班中待执行事项。3.晨会后随护士长床头交接班。明确病人静脉输液管等各种管道是否畅通。静脉输液瓶内加药成分、滴速、数量。吸引管引出的液体颜色、性质、数量。各类管道消毒更换日期、标示等。4.负责科室的各种物品和治疗室物品的请领、核对、保管,保证临床治疗需要。5.配制病人治疗用的各种注射药,并做到"三查七对一注意"(三查:各种治疗前一中一后各查对一次;七对:床号、姓名、药名、剂量、浓度、时间、用法;注意用药后反应),保证护理安全。6.负责抢救药品医疗仪器的保养,抢救药品的管理及各种无菌药品的对换消毒。为夜班准备常备药品和临时用药。请领科室一次性物品并负责保管。核对检查、治疗室药品、无菌物品的有效期。7.发放中午口服药品,三查对,做到送药入手,倒温水,看药入口。8.及时巡视病房,如有异常报告医生后妥善处理。适时对病人开展健康宣教。9.按时测量病人生命体征,如有异常遵医嘱及时处置。做好体温计消毒及治疗室紫外线消毒,填写消毒记录。10.掌握病人动态情况。填写各种治疗和处置事项后记录,写交班报告。11.送、取药盘,查对药品,准备下一班次人员的治疗药品,做好交班准备。12.保持治疗室清洁、整齐。13.遵循PDCA管理、追踪问题管理、持续质量改进、了解可靠性管理方法。14.熟悉科室各个护理班次工作内容。15.按规定处理医疗垃圾和废物。16.持续改进。 **制度执行。**1.执行各项规章制度和技术操作常规,按照流程操作。2.严格执行医院、科室相关管理规定。3.严格执行消毒隔离、无菌技术操作流程,预防医院感染。 **职业道德。**1.遵纪守法,遵守劳动纪律,按规定着装。2.尊重患者权利,保守医疗秘密。3.廉洁工作,文明礼貌,卓越服务。4.团队精神,和谐共事。5.工作积极性、主动性、责任心与创新性。6.热爱专业,任劳任怨,忠于职守。7.服务对象满意度。 **学习与创新。**1.持续学习与工作改进和创新能力。2.不断总结经验,结合临床实际撰写论文。3.积极参加医学继续教育。指导实习、进修护士临床带教,完成规定的教学计划,并进行绩效考核和评价。4.完成有关领导安排的其他临时性工作任务。

主要绩效 考核要点	1.规章制度,出勤纪律。2.岗位职责,岗位工作数量、质量与绩效。3.医德医风、社会责任。4.顾客沟通、敬业奉献。5.服务病人的满意度。6.交接班落实与和谐。

岗位工 作关系	院内联系部门	院内各个科室、行政职能部门、后勤部门相关领导和人员。
	院外联系部门	医院、科室或护理部授权范围内与外界有关部门人员沟通、联系。

工作权限	1.病人护理与管理权。2.监督下级护士工作权。3.向上级领导建议改进工作权。

工作环境	1.在医院内工作,温度、湿度适宜。2.满足医疗与护理服务工作的相关环境条件。

在现在的岗位已工作时间	自 年 月 日开始, 共计: 年

学历经历	1.本科及以上学历,2年以上护理工作经验。2.基础专科责任护理,业务培训经历。

技能要求	1.称职的初级专业技术职称。2.公认的业务、技术、管理和协调能力。3.持续学习能力强。

岗位工作 其他要求	性别要求		年龄要求			婚姻	婚否不限
	身体要求		政治要求	事业性、组织观念强	业务要求	掌握本专业

岗位分析时间		填写人	
直接上级审核签字		审核时间	

10．乡镇卫生院临床科室晚班(小夜班)护士岗位说明书

岗位工作基本信息	岗位名称	晚班护士	所在部门	乡镇卫生院	岗位编号	
	从属部门	卫生院	岗位定员		所辖人数	
	直接上级	护士长	直接下级	实习、进修护士		

岗位使命工作概述	在护士长领导和上级护师指导下按照自己的职责和任务独立做好晚班护理工作,重视护理质量、提高病人满意度。按照时间、按照质量、按照数量标准完成本职工作。

岗位工作主要职责与任务	**岗位职责。**1.上班提前10分钟到病房,阅读白班交班报告及危重患者护理记录单,掌握上一班交班内容。2.明确住院病人总数与相关信息及病室管理中应注意的问题。负责晚间病区病员的一切治疗、护理工作。完成交接班中待执行事项。3.检查备用、急救、贵重、毒麻、限剧药品情况。4.新入院、急诊、抢救、危重,特殊诊疗、输血及情绪异常的病人必须床旁交接。5.病人有无压疮,静脉输液管等各种管道是否畅通。静脉输液瓶内加药成分、滴速、数量。吸引管引出的液体颜色、性质、数量,各类管道消毒更换日期、标示清楚。6.病人有无伤口出血渗血情况。按时测量病人生命体征。7.发放病人口服药品,核对姓名,做到送药入手,倒温水,看药入口。8.督促协助护理员进行晚间护理,照顾病人就寝,保持病室安静。9.掌握病区病人动态情况及健康宣教。10.在办公室、治疗室、病房时应开门,以便了解情况。11.关注人员往来,关闭门窗,保证安全。12.熟悉老年病人、儿童病人、危重病人的疾病特点、治疗特点、用药特点、检查特点、沟通特点、护理特点、生活特点、习俗特点和康复特点。13.随时了解病人的思想、生活情况,征求病员对医疗护理工作意见。14.熟悉科室各个护理班次的工作内容。下班时保持治疗室清洁、整齐。15.遵循PDCA管理、追踪问题管理、持续质量改进、了解可靠性管理方法。16.积极参加本院举办的护理学术活动和科研工作,是护理科研的培养骨干力量。17.服务对象满意度。 **制度执行。**1.执行各项规章制度和技术操作常规,按照流程操作。2.执行"三查七对"及相关管理规定。3.严格执行规定消毒隔离、无菌技术操作流程,预防医院感染。 **职业道德。**1.遵守劳动纪律,按规定着装。2.尊重患者权利,保守医疗秘密。3.廉洁工作,文明礼貌,卓越服务。4.团队精神,和谐共事。5.工作积极性、主动性、责任心与创新性。6.热爱专业,任劳任怨,忠于职守。7.发现问题解决问题能力。 **学习与创新。**1.熟悉持续学习、具备PDCA、持续改进、沟通技巧、追踪问题理念。2.结合临床实际撰写论文习作。3.积极参加医学继续教育。指导实习、进修护士临床带教,参与临床护理教学。4.完成有关领导安排的其他临时性任务。5.持续改进。

主要绩效考核要点	1.规章制度。2.岗位工作绩效。3.医德医风、社会责任。4.顾客沟通、纠纷处理。5.病区管理、健康宣教。6.护理工作流程。7.主管工作记录完整。8.服务态度。9.敬业奉献,遵守纪律,任劳任怨。10.岗位工作积极主动性、责任心。11.职业素质。

岗位工作关系	院内联系部门	院内各个科室、行政职能部门、后勤部门相关领导和人员。
	院外联系部门	医院、科室或护理部授权范围内与外界有关部门人员沟通、联系。

工作权限	1.对科室病人的护理工作计划、实施、检查的参与权。2.有向领导提出工作改进权。

工作环境	1.在医院内工作,温度、湿度适宜。2.满足医疗与护理服务工作的相关条件。

在现在的岗位已工作时间	自　　　年　　月　　　日开始,　　共计:　　　年

学历经历	1.本科及以上学历,2年以上本科室护理工作经验。2.服务态度热情、工作细致。

技能要求	1.中级专业技术职称。2.良好的职业道德素质和团队合作精神。3.持续学习业务知识能力强。

岗位工作其他要求	性别要求		年龄要求		婚姻	婚否不限
	身体要求		政治要求	事业性、组织观念强	业务要求	掌握本专业

岗位分析时间		填写人	
直接上级审核签字		审核时间	

11.乡镇卫生院临床科室夜班(大夜班)护士岗位说明书

岗位工作 基本信息	岗位名称	夜班护士	所在部门	乡镇卫生院	岗位编号	
	从属部门	卫生院	岗位定员		所辖人数	
	直接上级	护士长	直接下级	实习、进修护士		

岗位使命 工作概述	在护士长领导和上级护师指导下按照自己的职责和任务独立做好后夜班护理工作,重视护理质量、提高病人满意度。按照时间、按照质量、按照数量标准完成工作。

岗位工作 主要职责 与任务	**岗位职责。**1.上班提前10分钟到病房,阅读交班报告和危重患者护理记录单,明确前夜交班内容。2.明确病人总数与相关信息及病室管理中应注意的问题。负责夜间病区病员的一切治疗、护理工作。完成交接班班中待执行事项。3.检查备用急救、贵重、毒麻、限剧药品情况。4.新入院、急诊、抢救、危重,特殊诊疗、输血及情绪异常的病人必须床旁交接。5.病人有无压疮,静脉输液管等各种管道是否畅通。静脉输液瓶内加药成分、滴速、数量。吸引管引出的液体颜色、性质、数量,各类管道消毒更换日期、标示清楚。6.病人有无伤口出血与渗血情况。按时测量病人生命体征。7.按时发放病人口服药品,核对姓名,做到送药入手,倒温水,看药入口。8.保持病室夜间安静,巡视病房,掌握病人动态情况。9.对昏迷、躁动、老年、小儿、特殊检查后的病人注意安全防护,防止坠床。10.负责病区安全,关注人员往来。根据气候变化关闭门窗、电源开关。11.熟悉老年病人、儿童病人、危重病人的疾病特点、治疗特点、用药特点、检查特点、沟通特点、护理特点、生活特点、习俗特点和康复特点。12.随时了解病人的思想、生活情况,征求病员对医疗护理工作意见。13.按照规定准备下一班工作内容。下班时保持治疗室清洁、整齐。14.遵循PDCA管理、追踪问题管理、持续质量改进、了解可靠性管理方法。15.积极参加本院举办的护理学术活动和科研工作,是护理科研的培养骨干力量。16.工作中协调沟通能力。 **制度执行。**1.执行各项规章制度和技术操作常规,按照流程操作。2.执行"三查七对"及相关管理规定。3.严格执行规定消毒隔离、无菌技术操作流程,预防医院感染。 **职业道德。**1.遵守劳动纪律,按规定着装。2.尊重患者权利,保守医疗秘密。3.勤奋工作,文明礼貌,卓越服务。4.团队精神,和谐共事。5.岗位工作积极性、主动性、责任心与创新性。6.热爱专业,任劳任怨,忠于职守。7.服务对象的满意度。 **学习与创新。**1.熟悉持续学习、具备PDCA、持续改进、沟通技巧、追踪问题理念。2.结合临床实际撰写论文习作。3.积极参加医学继续教育。指导实习、进修护士临床带教,参与临床护理教学。4.完成有关领导安排的其他临时性任务。5.服务创新。

主要绩效 考核要点	1.规章制度。2.岗位工作绩效。3.医德医风、社会责任。4.顾客沟通、纠纷处理。5.病区管理、健康宣教。6.护理工作流程。7.主管工作记录完整。8.服务态度。9.敬业奉献,遵守纪律,任劳任怨。10.岗位工作主动性、责任心。11.职业素质。

岗位工 作关系	院内联系部门	院内各个科室、行政职能部门、后勤部门相关领导和人员。
	院外联系部门	医院、科室或护理部授权范围内与外界有关部门人员沟通、联系。

工作权限	1.对科室病人的护理工作计划、实施、检查的参与权。2.有向领导提出改进工作权。

工作环境	1.在医院内工作,温度、湿度适宜。2.满足医疗与护理服务工作的相关条件。

在现在的岗位已工作时间	自　　年　　月　　日开始,　　共计:　　年

学历经历	1.本科及以上学历,2年以上本科室护理工作经验。2.服务态度热情、工作细致。

技能要求	1.中级专业技术职称。2.良好的职业道德素质和团队合作精神。3.持续学习业务知识能力强。

岗位工作 其他要求	性别要求		年龄要求		婚姻	婚否不限
	身体要求		政治要求	事业性、组织观念强	业务要求	掌握本专业

岗位分析时间		填写人	
直接上级审核签字		审核时间	

12.乡镇卫生院疾病预防控制护士管理岗位说明书

<table>
<tr><td rowspan="3">岗位工作
基本信息</td><td>岗位名称</td><td>疾病预防控制护士</td><td>所在部门</td><td colspan="2">乡镇卫生院</td><td>岗位编号</td><td></td></tr>
<tr><td>从属部门</td><td>乡镇卫生院</td><td>岗位定员</td><td colspan="2"></td><td>所辖人数</td><td></td></tr>
<tr><td>直接上级</td><td>护士长</td><td>直接下级</td><td colspan="4">实习、进修护士</td></tr>
<tr><td>岗位使命
工作概述</td><td colspan="7">在上级相关领导、护士长和上级护师指导下按照自己的职责独立做好疾病预防控制工作、重视护理质量、提高顾客满意度。按时、按质、按量完成自己的本职工作。</td></tr>
<tr><td>岗位工作
主要职责
与任务</td><td colspan="7">**岗位职责**。1.在相关领导与护士长领导下工作。2.认真做好辖区内的疾病预防控制工作。3.及时上报传染病疫情及公共卫生服务相关信息。4.指导有关单位和群众开展消毒、杀虫、灭鼠和环境卫生工作。5.开展健康教育和咨询服务,普及卫生防病知识。6.承担服务范围内疾病预防控制的具体工作。7.定期召开村级人员例会,培训乡村医生,提高服务质量。安排部署工作,督促检查疾病预防控制工作任务的落实情况,及时研究解决存在的主要困难和问题。8.承担县级卫生行政部门委托的公共卫生监管职能。9.接受上级业务技术指导和交办的其他工作,及时上传下达工作进展情况。10.健全档案资料,做到底数清,情况明,资料齐全。推行规范化管理。11.认真做好疾病预防控制的宣传报道工作。12.维持医院病人就诊秩序,督促卫生人员搞好医院卫生,保护好便民服务措施。13.遵循 PDCA 管理、追踪问题解决、持续质量改进、熟悉可靠性管理方法,不断提高管理水平。14.按规定处理医疗与护理垃圾。
制度执行。1.执行各项规章制度和技术操作常规,按照流程操作。2.严格执行医院的相关管理规定。3.严格执行规定的消毒隔离、无菌技术操作流程,预防医院感染。
职业道德。1.遵守劳动纪律,按规定着装。2.尊重患者权利,保守医疗秘密。3.勤奋工作,文明礼貌,卓越服务。4.团队精神,和谐共事。5.岗位工作积极性、主动性、责任心与创新性。6.热爱专业,任劳任怨,忠于职守。7.服务对象的满意度。
学习与创新。1.持续学习能力。2.参加医学继续教育。3.指导实习进修护士工作。</td></tr>
<tr><td>岗位工作
主要绩效
考核要点</td><td colspan="7">1.规章制度落实。2.完成规定的岗位工作、数量、质量、效标、服务和综合绩效指标。3.医德医风、社会责任。4.顾客沟通。5.办公室环境管理、人员秩序等。6.办公室工作流程规范。7.交接班及相关工作记录完整。8.服务态度。9.敬业奉献,遵守纪律,任劳任怨。10.工作主动性、责任心。11.必要的人文知识和电脑操作能力。</td></tr>
<tr><td rowspan="2">岗位工
作关系</td><td>院内联系部门</td><td colspan="6">院内各个科室、行政职能部门、后勤部门相关领导和人员。</td></tr>
<tr><td>院外联系部门</td><td colspan="6">医院、科室或护理部授权范围内与外界有关部门人员沟通、联系。</td></tr>
<tr><td>岗位工
作权限</td><td colspan="7">1.对主管工作计划、实施、检查的参与权。2.监督实习护士、护理员的工作。3.有向护士长、主任提出改进科室工作、绩效薪酬分配、制度改进建议权。</td></tr>
<tr><td>岗位工
作环境</td><td colspan="7">1.在医院内工作,温度、湿度适宜。2.工作现场会接触到轻微粉尘及医疗中的刺激性气味,照明条件良好,一般无相关职业病发生。3.满足负责工作的相关条件。</td></tr>
<tr><td>在现在的岗位已工作时间</td><td colspan="7">自　　年　　月　　日开始,　共计:　　年</td></tr>
<tr><td>岗位工作
任职资格</td><td colspan="7">1.掌握上级与医院主管工作的相关政策。2.初级专业技术职称,乡镇卫生院 3 年以上工作经验。3.本科及以上学历。4.熟练掌握本专业知识和相关技术。5.掌握工作必需的计算机应用技术。6.有沟通、协调、组织能力。7.参加权威部门认可的医院管理工作培训。8.获得相关部门颁发的"乡镇卫生院护理工作岗位资格证书"。</td></tr>
<tr><td>岗位工作
技能要求</td><td colspan="7">1.公认的乡镇卫生院该岗位工作的任职资格。2.工作协调能力。3.较好的口才和文字表达能力。4.良好的职业道德素质和团队合作精神。5.持续学习业务能力强。</td></tr>
<tr><td rowspan="2">岗位工作
其他要求</td><td>性别要求</td><td colspan="2"></td><td>年龄要求</td><td></td><td>婚姻</td><td>婚否不限</td></tr>
<tr><td>身体要求</td><td colspan="2"></td><td>政治要求</td><td>事业性、组织观念强</td><td>业务要求</td><td>掌握本专业</td></tr>
<tr><td colspan="3">岗位分析时间</td><td colspan="2">填写人</td><td colspan="3"></td></tr>
<tr><td colspan="3">直接上级审核签字</td><td colspan="2">审核时间</td><td colspan="3"></td></tr>
</table>

13.乡镇卫生院计划生育护士管理岗位说明书

岗位工作基本信息	岗位名称	计划生育管理护士	所在部门	乡镇卫生院	岗位编号	
	从属部门	乡镇卫生院	岗位定员		所辖人数	
	直接上级	护士长	直接下级	实习、进修护士		
岗位使命工作概述	在上级相关领导、护士长和上级护师指导下按照自己的职责独立做好计划生育工作、重视护理质量、提高顾客满意度。按照时间、按照质量、按照数量标准完成工作。					
岗位工作主要职责与任务	**岗位职责。**1.在相关领导和护士长领导下工作。对所管的医院职工,按指标完成计划生育率100％,晚育率100％,独生子女领证率100％,重点人群计划生育责任书签订率100％,计划生育技术服务满意率95％以上,计划生育手术并发症发生率＜4/万。2.本医院所管人员,不得发生未婚生育和超计划生育现象。3.督促有关科室加强计划生育技术服务的质控管理,规范计划生育服务常规,提高生殖保健技术服务的水平。4.认真做好辖区内围产保健工作,辖区内孕产妇围产保健,系统管理率95％以上。认真执行户籍人口凭生育规划证明办理围产保健手册规定,积极推行医院围产保健三联单,及时上报卫生局妇幼科并有记载,力争杜绝漏报、漏管。5.积极开展计划生育咨询服务,发放避孕药具,积极配合妇产科、保健科大力开展围产保健知识、避孕知识、优生优育知识宣教和健康教育,不断提高辖区内居民的自我保健意识。6.按照规定,定期召开村级人员例会,培训乡村医生,提高服务质量。安排部署工作,督促检查计划生育工作落实情况,及时研究解决存在的主要困难和问题。7.搞好医院卫生,保护好便民服务措施。8.遵循PDCA管理、追踪问题解决、持续质量改进、熟悉可靠性管理方法,不断提高管理水平。9.按规定处理医疗与护理垃圾。 **制度执行。**1.执行各项规章制度和技术操作常规,按照流程操作。2.严格执行医院的相关管理规定。3.严格执行规定的消毒隔离、无菌技术操作流程,预防医院感染。 **职业道德。**1.遵纪守法。2.尊重患者权利,保护服务者秘密。3.廉洁工作,文明礼貌,卓越服务。4.团队精神,和谐共事。5.工作积极性、主动性、责任心与创新性。 **学习与创新。**1.持续学习能力。2.参加医学继续教育。3.指导实习、进修护士工作。					
岗位工作主要绩效考核要点	1.规章制度落实。2.完成规定的岗位工作、数量、质量、效标、服务和综合绩效指标。3.医德医风、社会责任。4.顾客沟通。5.办公室环境管理、人员秩序等。6.办公室工作流程规范。7.交接班及相关工作记录完整。8.服务态度。9.敬业奉献,遵守纪律,任劳任怨。10.工作主动性、责任心。11.必要的人文知识和电脑操作能力。					
岗位工作关系	院内联系部门	本医院院内各个科室、行政职能部门、后勤部门相关领导和人员。				
	院外联系部门	医院、科室或护理部授权范围内与外界有关部门人员沟通、联系。				
工作权限	1.对主管的工作计划、实施、检查的实施权。2.病人就诊管理权。3.制度改进权。					
工作环境	1.在医院内工作,温度、湿度适宜。2.满足主管护理服务工作的相关条件。					
在现在的岗位已工作时间	自　　年　　月　　日开始,　　共计:　　年					
岗位工作任职资格	1.掌握上级与医院主管工作的相关政策。2.初级专业技术职称,乡镇卫生院3年以上工作经验。3.本科及以上学历。4.熟练掌握本专业知识和相关技术。5.掌握工作必需的计算机应用技术。6.有沟通、协调、组织能力。7.参加权威部门认可的医院管理工作培训。8.获得相关部门颁发的"乡镇卫生院护理工作岗位资格证书"。					
岗位工作技能要求	1.公认的乡镇卫生院该岗位工作的任职资格。2.工作协调能力。3.较好的口才和文字表达能力。4.良好的职业道德素质和团队合作精神。5.持续学习能力强。					
岗位工作其他要求	性别要求		年龄要求		婚姻	婚否不限
	身体要求		政治要求	事业性、组织观念强	业务要求	掌握本专业
岗位分析时间			填写人			
直接上级审核签字			审核时间			

14.乡镇卫生院总务护士岗位说明书

岗位工作 基本信息	岗位名称	总务护士	所在部门	乡镇卫生院	岗位编号	
	从属部门	乡镇卫生院	岗位定员		所辖人数	
	直接上级	护士长	直接下级	实习、进修护士		

岗位使命 工作概述	在上级相关领导、护士长和上级护师指导下按照自己的职责独立做好总务护士工作、重视护理质量、提高顾客满意度。按照时间、按照质量、按照数量标准完成工作。

岗位工作 主要职责 与任务	**岗位职责**。1.树立以病人为中心服务理念,保证物资的供应。2.具备医院整体护理知识,熟悉基础、专科、责任护理业务。3.负责抢救仪器、急救器材、药品的管理,保证急救器材、药品完好率100%。4.严格交接班,并有记录。5.保持病房内物品干净、整齐、卫生。6.负责医院氧气、治疗物品、一次性物品的清理、交换及补充,无过期物品。7.负责各类药品的领取和保管,分类分柜储存口服药、静脉药、肌注药、外用药、剧毒药,标识清楚。定期清理药品批号,无过期药品。麻醉药上锁,每班交接并签字。8.定期做环境卫生学监测和消毒溶液浓度的测定及更换。9.负责与供应室、洗浆房交换物品,保证供应室医疗用品及时更换、请领。10.负责治疗室、换药室、处置室及检查室管理、清洁、消毒工作。11.医院用后的物品按《医疗废物管理条例》处理。12.协助护士长做好医院、科室管理工作。物资管理做到账物相符,接收物资管理的监督。13.各种纸张、表格、电脑耗材清理、补充及时。14.必要的人文知识,沟通能力强,管理能力较强。15.科室物品无损坏、丢失,有保质期用物,做到标示清楚。16.工作主动性、积极性,责任心强。17.完成护理本职工作同时,完成医院和有关领导安排的其他临时性工作任务。 **制度执行**。1.执行各项规章制度和技术操作常规,按照流程操作。2.严格执行医院的相关管理规定。3.严格执行规定消毒隔离、无菌技术操作流程,预防医院感染。 **职业道德**。1.遵纪守法。2.尊重患者权利,保护服务者的秘密。3.廉洁工作,文明礼貌,卓越服务。4.团队精神,和谐共事。5.岗位工作积极性、主动性与创新性。 **学习与创新**。1.持续学习能力。2.参加医学继续教育。3.指导实习、进修护士工作。

岗位工作 主要绩效 考核要点	1.规章制度落实。2.完成规定的岗位工作、数量、质量、效标、服务和综合绩效指标。3.医德医风、社会责任。4.顾客沟通。5.医院环境管理、人员秩序等。6.岗位工作流程规范。7.物品交接班及相关工作记录完整,物品无丢失、无无故损坏。8.服务态度。9.敬业奉献,遵守纪律,任劳任怨。10.工作主动性、积极性、责任心。

岗位工 作关系	院内联系部门	院内各个科室、行政职能部门、后勤部门相关领导和人员。
	院外联系部门	医院、科室或护理部授权范围内与外界有关部门人员沟通、联系。

工作权限	1.对主管的工作计划、实施、检查的实施权。2.医院物资监督与管理权。

工作环境	1.在医院内工作,温度、湿度适宜。2.满足负责总务工作的相关条件。

在现在的岗位已工作时间	自　　年　　月　　日开始,　　共计:　　年

岗位工作 任职资格	1.掌握上级与医院主管工作的相关政策。2.初级专业技术职称,乡镇卫生院3年以上工作经验。3.本科及以上学历。4.熟练掌握本专业知识和相关技术。5.掌握工作必需的计算机应用技术。6.有沟通、协调、组织能力。7.参加权威部门认可的医院管理工作培训。8.获得相关部门颁发的"乡镇卫生院护理工作岗位资格证书"。

岗位工作 技能要求	1.公认的乡镇卫生院该岗位工作的任职资格。2.工作协调能力。3.较好的口才和文字表达能力。4.良好的职业道德素质和团队合作精神。5.持续学习能力强。

岗位工作 其他要求	性别要求		年龄要求		婚姻	婚否不限
	身体要求		政治要求	事业性、组织观念强	业务要求	掌握本专业

岗位分析时间		填写人	
直接上级审核签字		审核时间	

15.乡镇卫生院医院感染管理护士岗位说明书

岗位工作 基本信息	岗位名称	感染管理护士	所在部门	乡镇卫生院	岗位编号	
	从属部门	乡镇卫生院	岗位定员		所辖人数	
	直接上级	护士长	直接下级	实习、进修护士		

岗位使命 工作概述	在上级相关领导、护士长和上级护师指导下按照自己的职责独立做好感染管理工作、重视护理质量、提高顾客满意度。按照时间、按照质量、按照数量标准完成工作。

岗位工作 主要职责 与任务	**岗位职责。**1.负责医院各级各类人员预防、控制医院感染知识与技能的培训。2.负责医院感染的监测,及时发现问题并采取相应措施,防止医院感染的暴发流行。3.已被确定医院发生医院感染流行、暴发时,应于24小时内报告县、市医院感染管理质量控制和改进中心并及时进行调查分析,针对感染源、感染途径和感染人群采取控制措施并监督措施的实施。4.监督检查医院消毒、灭菌效果并进行环境卫生学监测,定期分析监测结果。5.协助医院感染管理委员会拟定合理应用抗感染药物的规章制度并组织检查,督促相关科室认真落实。掌握医院耐药菌的动态,发现特殊感染菌株及时向县、市医院感染管理质量控制及市卫生局医政处报告。6.对购入的消毒药械、一次性使用医疗、卫生用品的资质进行审核,对其储存、使用和用后处理进行监督。7.结合工作的实际,开展医院感染监控的专题研究。8.及时向主管领导和医院感染管理委员会报告医院感染的动态,定期向医院人员通报。9.按照规定,定期召开村级卫生室人员例会,培训乡村医生,提高服务质量。督促检查感染管理工作任务的落实,及时研究解决存在的主要困难和问题。10.每年1月底前将上年度本医院感染管理工作总结报相关部门和医院感染管理质量控制和改进中心。 **制度执行。**1.执行各项规章制度和技术操作常规,按照流程操作。2.严格执行医院的相关管理规定。3.严格执行规定的消毒隔离、无菌技术操作流程,预防医院感染。 **职业道德。**1.遵纪守法。2.尊重患者权利,保护服务者的秘密。3.廉洁工作,文明礼貌,卓越服务。4.团队精神,和谐共事。5.工作积极、主动与创新性和责任心。 **学习与创新。**1.持续学习能力。2.参加医学继续教育。3.指导实习、进修护士工作。

岗位工作 主要绩效 考核要点	1.规章制度。2.岗位工作绩效。3.医德医风、社会责任。4.顾客沟通、纠纷处理。5.病区管理、健康宣教。6.护理工作流程。7.主管工作记录完整。8.服务态度。9.敬业奉献,遵守纪律,任劳任怨。10.岗位工作主动性、责任心。11.职业素质。

岗位工 作关系	院内联系部门	院内各个科室、行政职能部门、后勤部门相关领导和人员。
	院外联系部门	医院、科室或护理部授权范围内与外界有关部门人员沟通、联系。

岗位工 作权限	1.对本医院主管工作计划、实施、检查的参与权,对本医院内患者的优质服务的建议权。2.向护士长、主任或者上级领导提出改进中心工作、薪酬建议权等。

岗位工 作环境	1.在医院内工作,温度、湿度适宜。2.工作现场会接触到轻微粉尘及医疗中的刺激性气味,照明条件良好,一般无相关职业病发生。3.满足负责医疗工作的相关条件。

在现在的岗位已工作时间	自　　　年　　　月　　　日开始,　　共计:　　　年

岗位工作 任职资格	1.掌握上级与医院主管工作的相关政策。2.初级专业技术职称,乡镇卫生院3年以上工作经验。3.本科及以上学历。4.熟练掌握本专业知识和相关技术。5.掌握工作必需的计算机应用技术。6.有沟通、协调、组织能力。7.参加权威部门认可的医院管理工作培训。

岗位工作 技能要求	1.公认的乡镇卫生院该岗位工作的任职资格。2.工作协调能力。3.较好的口才和文字表达能力。4.良好的职业道德素质和团队合作精神。5.持续学习能力强。

岗位工作 其他要求	性别要求		年龄要求		婚姻	婚否不限
	身体要求		政治要求	事业性、组织观念强	业务要求	熟悉本专业

岗位分析时间		填写人	
直接上级审核签字		审核时间	

16.乡镇卫生院预防保健护士岗位说明书

<table>
<tr><td rowspan="3">岗位工作
基本信息</td><td>岗位名称</td><td>预防保健护士</td><td>所在部门</td><td>乡镇卫生院</td><td>岗位编号</td><td></td></tr>
<tr><td>从属部门</td><td>乡镇卫生院</td><td>岗位定员</td><td></td><td>所辖人数</td><td></td></tr>
<tr><td>直接上级</td><td>护士长</td><td>直接下级</td><td colspan="3">实习、进修护士</td></tr>
<tr><td>岗位使命
工作概述</td><td colspan="6">在上级相关领导、护士长和上级护师指导下按照自己的职责独立做好预防保健工作、重视护理质量、提高顾客满意度。按照时间、按照质量、按照数量标准完成工作。</td></tr>
<tr><td rowspan="3">岗位工作
主要职责
与任务</td><td colspan="6">岗位职责。1.在医院负责预防保健工作及医院的相关行政管理工作。2.负责医院人员贯彻执行有关预防保健的各项法律法规及条例。坚决完成上级业务部门布置的各项任务。3.授权负责制定预防保健科的工作计划,经主管主任批准后组织实施,并经常督促检查,按时总结汇报。4.负责医院人员完成各项预防保健工作,督促相关人员做好资料积累与登记、统计工作。5.贯彻执行《传染病防治法》,搞好传染病管理,加强疫情报告制度,杜绝疫情漏报,了解疫情动态。做好各项卫生防疫工作。6.督促医院人员认真执行各项规章制度和操作常规,严防差错事故的发生。7.组织医院人员的预防保健知识的学习和技术考核,并对医院保健人员的晋升、奖惩提出具体意见。8.确定本科人员轮换、值班和休假。9.按照规定和需要,定期召开村级卫生室人员例会,培训乡村医生,提高服务质量。安排部署工作,督促检查预防保健管理工作任务的落实,及时研究解决预防保健工作中存在的主要困难和问题。10.遵循 PDCA 管理、追踪问题解决、持续质量改进、熟悉可靠性管理方法,不断提高管理水平。11.按照规定处理医疗垃圾与废物。12.完成领导交代的其他临时性工作。</td></tr>
<tr><td colspan="6">制度执行。1.执行各项规章制度和技术操作常规,按照流程操作。2.严格执行医院的相关管理规定。3.严格执行规定消毒隔离、无菌技术操作流程,预防医院感染。</td></tr>
<tr><td colspan="6">职业道德。1.遵纪守法。2.尊重患者权利,保护服务者的秘密。3.廉洁工作,文明礼貌,卓越服务。4.团队精神,和谐共事。5.工作积极、主动与创新性,责任心。
学习与创新。1.持续学习能力。2.参加医学继续教育。3.指导实习、进修护士工作。</td></tr>
<tr><td>岗位工作
主要绩效
考核要点</td><td colspan="6">1.规章制度。2.岗位工作绩效。3.医德医风、社会责任。4.顾客沟通、纠纷处理。5.病区管理、健康宣教。6.护理工作流程程序。7.主管工作记录完整。8.服务态度。9.敬业奉献,遵守纪律,任劳任怨。10.岗位工作主动性、责任心。11.职业素质。</td></tr>
<tr><td rowspan="2">岗位工
作关系</td><td>院内联系部门</td><td colspan="5">院内各个科室、行政职能部门、后勤部门相关领导和人员。</td></tr>
<tr><td>院外联系部门</td><td colspan="5">医院、科室或护理部授权范围内与外界有关部门人员沟通、联系。</td></tr>
<tr><td>岗位工
作权限</td><td colspan="6">1.对本医院主管工作计划、实施、检查的参与权,对本医院内患者的优质服务的建议权。2.向护士长、主任或者上级领导提出改进中心工作、薪酬建议权等。</td></tr>
<tr><td>岗位工
作环境</td><td colspan="6">1.在医院内工作,温度、湿度适宜。2.工作现场会接触到轻微粉尘及医疗中的刺激性气味,照明条件良好,一般无相关职业病发生。3.满足负责工作的相关条件。</td></tr>
<tr><td>在现在的岗位已工作时间</td><td colspan="6">自　　年　　月　　日开始,　　共计:　　年</td></tr>
<tr><td>岗位工作
任职资格</td><td colspan="6">1.掌握上级与医院主管工作的相关政策。2.初级专业技术职称,乡镇卫生院 3 年以上工作经验。3.本科及以上学历。4.熟练掌握本专业知识和相关技术。5.掌握工作必需的计算机应用技术。6.有沟通、协调、组织能力。7.参加权威部门认可的医院管理工作培训。8.获得相关部门颁发的"乡镇卫生院护理工作岗位资格证书"。9.专业工作经历。</td></tr>
<tr><td>岗位工作
技能要求</td><td colspan="6">1.公认的乡镇卫生院该岗位工作的任职资格。2.工作协调能力。3.较好的口才和文字表达能力。4.良好的职业道德素质和团队合作精神。5.持续学习能力强。</td></tr>
<tr><td rowspan="2">岗位工作
其他要求</td><td>性别要求</td><td></td><td>年龄要求</td><td></td><td>婚姻</td><td>婚否不限</td></tr>
<tr><td>身体要求</td><td></td><td>政治要求</td><td>事业性、组织观念强</td><td>业务要求</td><td>掌握本专业</td></tr>
<tr><td colspan="2">岗位分析时间</td><td colspan="3"></td><td>填写人</td><td></td></tr>
<tr><td colspan="2">直接上级审核签字</td><td colspan="3"></td><td>审核时间</td><td></td></tr>
</table>

17. 乡镇卫生院传染病管理护士岗位说明书

岗位工作基本信息	岗位名称	传染病管理护士	所在部门	乡镇卫生院	岗位编号	
	从属部门	乡镇卫生院	岗位定员		所辖人数	
	直接上级	护士长	直接下级	实习、进修护士		

岗位使命工作概述	在上级相关领导、护士长和上级护师指导下按照自己的职责独立做好传染病管理工作、重视护理质量、提高顾客满意度。按时、按质、按量标准完成工作。

岗位工作主要职责与任务	**岗位职责。**1.树立以病人为中心的服务理念,上班提前10分钟到岗位。2.认真落实《中华人民共和国传染病防治法》及其实施办法和《市疫情报告管理办法》的相应条款。3.传染病监督员要做到每天按时检查门诊日志,做好登记。4.按传染病报告时限要求及时报告传染病卡。5.及时处理疫情,并做好传染病访视工作,传染病访视在接卡后24小时内完成,并填写好访视单,必要时做好疫源地处理。6.健全传染病资料登记,传染病报告卡收发登记及自查记录,上级检查记录存档备查。7.负责定期对医院医务人员进行传染病知识的培训与考核。8.确定本科人员轮换、值班和休假。9.按照规定和需要,定期召开村级卫生室人员例会,培训乡村医生,提高服务质量。安排部署工作,督促检查传染病管理工作任务的落实,及时研究解决传染病管理工作中存在的主要困难和问题。10.遵循PDCA管理、追踪问题解决、持续质量改进、熟悉可靠性管理方法,不断提高管理水平。11.协助相关领导做好医院的相关工作以及绩效考核与管理工作。12.按照规定处理医疗与护理垃圾与废物。 **制度执行。**1.执行各项规章制度和技术操作常规,按照流程操作。2.严格执行医院的相关管理规定。3.严格执行规定的消毒隔离、无菌技术操作流程,预防医院感染。 **职业道德。**1.遵纪守法。2.尊重患者权利,保护服务者的秘密。3.廉洁工作,文明礼貌,卓越服务。4.团队精神,和谐共事。5.岗位工作积极主动与创新性,责任心。 **学习与创新。**1.持续学习能力。2.参加医学继续教育。3.指导实习、进修护士工作。

岗位工作主要绩效考核要点	1.规章制度落实。2.完成规定的岗位工作、数量、质量、效标、服务和综合绩效指标。3.医德医风、社会责任。4.顾客沟通。5.办公室环境管理、人员秩序等。6.传染病工作流程规范。7.交接班及相关工作记录完整。8.服务态度。9.敬业奉献,遵守纪律,任劳任怨。10.工作主动性、责任心。11.必要的人文知识和电脑操作能力。

岗位工作关系	院内联系部门	院内各个科室、行政职能部门、后勤部门相关领导和人员。
	院外联系部门	医院、科室或护理部授权范围内与外界有关部门人员沟通、联系。

岗位工作权限	1.对本医院主管工作的计划、实施、检查的参与权,对本医院内患者的优质服务的建议权。2.向护士长、主任或者上级领导提出改进中心工作、绩效薪酬建议权。

岗位工作环境	1.在医院内工作,温度、湿度适宜。2.工作现场会接触到轻微粉尘及医疗中的刺激性气味,照明条件良好,一般无相关职业病发生。3.满足负责工作的相关条件。

在现在的岗位已工作时间	自 年 月 日开始, 共计: 年

岗位工作任职资格	1.掌握上级与医院主管工作的相关政策。2.初级专业技术职称,乡镇卫生院3年以上工作经验。3.本科及以上学历。4.熟练掌握本专业知识和相关技术。5.掌握工作必需的计算机应用技术。6.有沟通、协调、组织能力。7.参加权威部门认可的医院管理工作培训。8.获得相关部门颁发的"乡镇卫生院负责工作岗位资格证书"。

岗位工作技能要求	1.公认的乡镇卫生院该岗位工作的任职资格。2.工作协调能力。3.较好的口才和文字表达能力。4.良好的职业道德素质和团队合作精神。5.持续学习能力强。

岗位工作其他要求	性别要求		年龄要求		婚姻	婚否不限
	身体要求		政治要求	事业性、组织观念强	业务要求	掌握本专业

岗位分析时间		填写人	
直接上级审核签字		审核时间	

18.乡镇卫生院计划免疫管理护士岗位说明书

<table>
<tr><td rowspan="3">岗位工作基本信息</td><td>岗位名称</td><td>计划免疫管理护士</td><td>所在部门</td><td colspan="2">乡镇卫生院</td><td>岗位编号</td><td></td></tr>
<tr><td>从属部门</td><td>乡镇卫生院</td><td>岗位定员</td><td colspan="2"></td><td>所辖人数</td><td></td></tr>
<tr><td>直接上级</td><td>护士长</td><td>直接下级</td><td colspan="4">实习、进修护士</td></tr>
<tr><td>岗位使命工作概述</td><td colspan="7">在上级相关领导、护士长和上级护师指导下按照自己的职责独立做好计划免疫管理工作、重视护理质量、提高顾客满意度。按时、按质、按量完成自己的本职工作。</td></tr>
<tr><td>岗位工作主要职责与任务</td><td colspan="7">**岗位职责**。1.医院计划免疫人员必须掌握业务,具有高度的责任心,认真完成市区、县疾控中心布置的任务。2.凡属计免相应传染病(疑似)均应报告。并应进行个案调查和随访。3.做好本医院内儿童的建卡、建证及登记工作。常住户口儿童卡、证本符合率、正确率、完整率为100%。4.为保证接种的覆盖率和及时率,须及时准确掌握本医院常住、暂住和流动人口中的接种对象的变动情况。5.正确掌握接种禁忌证,严格按无菌操作常规进行接种,保证计划免疫工作质量,预防医源性感染。6.认真做好各种疫苗和生物制品的预算,按计划领发各种疫苗,做到账物相符。7.为保证疫苗的质量,按不同菌苗的冷链要求,科学管理各种疫苗,确保疫苗的效价。8.预防接种各项记录,必须填写完整,不得缺项,不得任意涂改。9.正确使用、保养冷链设备和接种器材。10.按照规定和需要,定期召开村级卫生室人员例会,培训乡村医生,提高服务质量。安排部署工作,督促检查计划免疫管理工作任务的落实,及时研究解决计划免疫管理工作中存在的困难和问题。11.及时解决科内发生的各种问题,必要时应上报医院领导。12.维持医院病人服务秩序,保护好便民服务措施。13.遵循PDCA管理、追踪问题解决、持续质量改进、熟悉可靠性管理方法,不断提高管理水平。14.协助相关人员做好医院的绩效考核与管理工作。15.服务对象满意度。
制度执行。1.执行各项规章制度和技术操作常规,按照流程操作。2.严格执行医院的相关管理规定。3.严格执行规定消毒隔离、无菌技术操作流程,预防医院感染。
职业道德。1.遵纪守法。2.尊重患者权利,保护服务者的秘密。3.廉洁工作,文明礼貌,卓越服务。4.团队精神,和谐共事。5.工作积极、主动与创新性和责任心。
学习与创新。1.持续学习能力。2.参加医学继续教育。3.指导实习、进修护士工作。</td></tr>
<tr><td>岗位工作主要绩效考核要点</td><td colspan="7">1.规章制度。2.岗位工作绩效。3.医德医风、社会责任。4.顾客沟通、纠纷处理。5.病区管理、健康宣教。6.护理工作流程。7.主管工作记录完整。8.服务态度。9.敬业奉献,遵守纪律,任劳任怨。10.岗位工作主动性、责任心。11.职业素质。</td></tr>
<tr><td rowspan="2">岗位工作关系</td><td>院内联系部门</td><td colspan="6">院内各个科室、行政职能部门、后勤部门相关领导和人员。</td></tr>
<tr><td>院外联系部门</td><td colspan="6">在医院、科室或护理部授权范围内与外界有关部门人员沟通、联系。</td></tr>
<tr><td>岗位工作权限</td><td colspan="7">1.对本医院主管工作的计划、实施、检查的参与权,对本医院内患者的优质服务的建议权。2.向护士长、主任或者上级领导建议提出改进医院工作、薪酬建议权等。</td></tr>
<tr><td>工作环境</td><td colspan="7">1.在医院内工作,温度、湿度适宜。2.满足主管护理服务工作的相关条件。</td></tr>
<tr><td>在现在的岗位已工作时间</td><td colspan="7">自　　年　　月　　日开始,　　共计:　　年</td></tr>
<tr><td>岗位工作任职资格</td><td colspan="7">1.掌握上级与医院主管工作的相关政策。2.初级专业技术职称,乡镇卫生院3年以上工作经验。3.本科及以上学历。4.熟练掌握本专业知识和相关技术。5.掌握工作必需的计算机应用技术。6.有沟通、协调、组织能力。7.参加权威部门认可的医院管理工作培训。</td></tr>
<tr><td>岗位工作技能要求</td><td colspan="7">1.公认的乡镇卫生院该岗位工作的任职资格。2.工作协调能力。3.较好的口才和文字表达能力。4.良好的职业道德素质和团队合作精神。5.持续学习能力强。</td></tr>
<tr><td rowspan="2">岗位工作其他要求</td><td>性别要求</td><td></td><td>年龄要求</td><td></td><td>婚姻</td><td colspan="2">婚否不限</td></tr>
<tr><td>身体要求</td><td></td><td>政治要求</td><td>事业性、组织观念强</td><td>业务要求</td><td colspan="2">掌握本专业</td></tr>
<tr><td colspan="2">岗位分析时间</td><td colspan="3"></td><td>填写人</td><td colspan="2"></td></tr>
<tr><td colspan="2">直接上级审核签字</td><td colspan="3"></td><td>审核时间</td><td colspan="2"></td></tr>
</table>

19. 乡镇卫生院预防接种护士岗位说明书

岗位工作基本信息	岗位名称	预防接种护士	所在部门	乡镇卫生院	岗位编号	
	从属部门	乡镇卫生院	岗位定员		所辖人数	
	直接上级	护士长	直接下级	实习、进修护士		

岗位使命工作概述	在上级相关领导、护士长和上级护师指导下按照自己的职责独立做好预防接种工作、重视护理质量、提高顾客满意度。按时、按质、按量标准完成工作。

岗位工作主要职责与任务	**岗位职责。**1.在上级和护士长领导下工作。2.参与医院常规管理工作会议。3.参加医院健康宣传工作,带头执行各项规章制度和技术操作常规,不断提高医疗质量。4.负责医院预防接种人员的手续办理、体检登记等工作。5.参加预防接种的工作人员要有高度责任心,严格的科学态度,发现异常反应须及时处理,记录并上报区、县疾控中心。6.接种时要做好查对工作(查生物制品、查姓名、查应接种什么疫苗)。7.活疫苗安瓿打开后半小时用完,灭活疫苗1小时用完。8.严格掌握免疫程序,四苗的覆盖率和单项疫苗合格率均达100%。9.注射后在接种证和卡片上记录好,证和卡的项目填写要完整。10.配合市区、县疾控中心做好预防接种效果的监测工作。11.按照规定和需要,定期召开村级卫生室人员例会,培训乡村医生,提高服务质量。安排部署工作,督促检查预防接种管理工作任务的落实,及时研究解决预防接种管理工作中存在的困难和问题。12.维持医院病人服务秩序,保护好便民服务措施。13.遵循PDCA管理、追踪问题解决、持续质量改进,熟悉可靠性管理方法,不断提高管理水平。14.协助相关人员做好医院的绩效考核与管理工作。15.服务对象满意度。 **制度执行。**1.执行各项规章制度和技术操作常规,按照流程操作。2.严格执行医院的相关管理规定。3.严格执行规定的消毒隔离、无菌技术操作流程,预防医院感染。 **职业道德。**1.遵纪守法。2.尊重患者权利,保护服务者的秘密。3.廉洁工作,文明礼貌,卓越服务。4.团队精神,和谐共事。5.工作积极、主动与创新性和责任心。 **学习与创新。**1.持续学习能力。2.参加医学继续教育。3.指导实习、进修护士工作。

岗位工作主要绩效考核要点	1.规章制度落实。2.完成规定的岗位工作、数量、质量、效标、服务和综合绩效指标。3.医德医风、社会责任。4.顾客沟通。5.医院环境管理、人员秩序等。6.岗位工作流程规范。7.物品交接班及相关工作记录完整,物品无丢失、无无故损坏。8.服务态度。9.敬业奉献,遵守纪律,任劳任怨。10.工作主动性、创新性、责任心。

岗位工作关系	院内联系部门	院内各个科室、行政职能部门、后勤部门相关领导和人员。
	院外联系部门	医院、科室或护理部授权范围内与外界有关部门人员沟通、联系。

岗位工作权限	1.对本医院主管工作的计划、实施、检查的参与权,对本医院内患者的优质服务的建议权。2.向护士长、主任或上级领导提出改进医院工作、薪酬建议权等。

岗位工作环境	1.在医院内工作,温度、湿度适宜。2.工作现场会接触到轻微粉尘及医疗中的刺激性气味,照明条件良好,一般无相关职业病发生。3.满足负责护理工作的相关条件。

在现在的岗位已工作时间	自 年 月 日开始, 共计: 年

岗位工作任职资格	1.掌握上级与医院主管工作的相关政策。2.初级专业技术职称,乡镇卫生院3年以上工作经验。3.本科及以上学历。4.熟练掌握本专业知识和相关技术。5.掌握工作必需的计算机应用技术。6.有沟通、协调、组织能力。7.参加权威部门认可的医院管理工作培训。

岗位工作技能要求	1.公认的乡镇卫生院该岗位工作的任职资格。2.工作协调能力。3.较好的口才和文字表达能力。4.良好的职业道德素质和团队合作精神。5.持续学习能力强。

岗位工作其他要求	性别要求		年龄要求		婚姻	婚否不限
	身体要求		政治要求	事业性、组织观念强	业务要求	掌握本专业

岗位分析时间		填写人	
直接上级审核签字		审核时间	

20.乡镇卫生院健康教育护士岗位说明书

岗位工作基本信息	岗位名称	健康教育护士	所在部门	乡镇卫生院	岗位编号	
	从属部门	乡镇卫生院	岗位定员		所辖人数	
	直接上级	护士长	直接下级	实习、进修护士		

岗位使命工作概述	在上级领导、护士长和上级护师指导下按照自己的职责独立做好健康教育工作、重视护理质量、提高顾客满意度。按时、按质、按量标准完成工作。

岗位工作主要职责与任务	**岗位职责。**1.负责医院健康教育病员的一切治疗、护理工作。2.完成交接班中待执行事项。3.在医院的主管领导下,负责实施上级及医院的健康教育工作任务。安排各科室(站)人员落实健康教育工作定期进行指导、检查、监督。4.负责健康教育工作计划,工作总结的制定落实和汇报。5.负责组织医院职工及社区群众的健康教育培训工作,并有培训记录。6.督促医院(站)健康教育宣传栏的定期更换。7.负责医院对外健康教育宣传、咨询活动的组织,注意积累保存资料。8.完成健康教育工作报表。9.年底对健康教育文字及照片、声像材料进行统一归档。10.配合市、县、区相关部门做好健康教育效果的监测工作。11.在规定的时间完成各类报表,报表数据要正确,并做好宣教工作,配合医院完成卫生服务相关工作。12.按照规定和需要,定期召开村级卫生室人员例会,培训乡村医生,提高服务质量。安排部署工作,督促检查健康教育管理工作任务的落实,及时研究解决健康教育管理工作中存在的困难和问题。13.遵循 PDCA 管理、追踪问题解决、持续质量改进,熟悉可靠性管理方法,不断提高管理水平。14.协助相关人员做好医院的绩效考核与管理工作。15.按照规定处理医疗垃圾与废物。16.完成领导交代的临时性工作任务。17.服务满意度。 **制度执行。**1.执行各项规章制度和技术操作常规,按照流程操作。2.严格执行医院的相关管理规定。3.严格执行规定消毒隔离、无菌技术操作流程,预防医院感染。 **职业道德。**1.遵纪守法。2.尊重患者权利,保护服务者的秘密。3.廉洁工作,文明礼貌,卓越服务。4.团队精神,和谐共事。5.工作积极、主动与创新性和责任心。 **学习与创新。**1.持续学习能力。2.参加医学继续教育。3.指导实习、进修护士工作。

岗位工作主要绩效考核要点	1.规章制度。2.岗位工作绩效。3.医德医风、社会责任。4.顾客沟通、纠纷处理。5.病区管理、健康宣教。6.护理工作流程。7.主管工作记录完整。8.服务态度。9.敬业奉献,遵守纪律,任劳任怨。10.岗位工作主动性、责任心。11.职业素质。

岗位工作关系	院内联系部门	院内各个科室、行政职能部门、后勤部门相关领导和人员。
	院外联系部门	医院、科室或护理部授权范围内与外界有关部门人员沟通、联系。

岗位工作权限	1.对本医院主管的工作计划、实施、检查的参与权,对本医院内患者的优质服务的建议权。2.向护士长、主任或者上级领导提出改进医院工作、薪酬建议权等。

岗位工作环境	1.在医院内工作,温度、湿度适宜。2.工作现场会接触到轻微粉尘及医疗中的刺激性气味,照明条件良好,一般无相关职业病发生。3.满足负责工作的相关条件。

在现在的岗位已工作时间	自　　年　　月　　日开始,　　共计:　　年

岗位工作任职资格	1.掌握上级与医院主管工作的相关政策。2.初级专业技术职称,乡镇卫生院 3 年以上工作经验。3.本科及以上学历。4.熟练掌握本专业知识和相关技术。5.掌握工作必需的计算机应用技术。6.有沟通、协调、组织能力。7.参加权威部门认可的医院管理工作培训。

岗位工作技能要求	1.公认的乡镇卫生院该岗位工作的任职资格。2.工作协调能力。3.较好的口才和文字表达能力。4.良好的职业道德素质和团队合作精神。5.持续学习能力强。

岗位工作其他要求	性别要求		年龄要求		婚姻	婚否不限
	身体要求		政治要求	事业性、组织观念强	业务要求	掌握本专业

岗位分析时间		填写人	
直接上级审核签字		审核时间	

21.乡镇卫生院基本医疗保险护士岗位说明书

<table>
<tr><td rowspan="3">岗位工作
基本信息</td><td>岗位名称</td><td>医疗保险护士</td><td>所在部门</td><td>乡镇卫生院</td><td>岗位编号</td><td></td></tr>
<tr><td>从属部门</td><td>乡镇卫生院</td><td>岗位定员</td><td></td><td>所辖人数</td><td></td></tr>
<tr><td>直接上级</td><td>护士长</td><td>直接下级</td><td colspan="3">实习、进修护士</td></tr>
<tr><td>岗位使命
工作概述</td><td colspan="6">在上级相关领导、护士长和上级护师指导下按照自己的职责独立做好基本医疗保险工作、重视护理质量、提高顾客满意度。按时、按质、按量完成自己的本职工作。</td></tr>
<tr><td rowspan="1">岗位工作
主要职责
与任务</td><td colspan="6">**岗位职责。**1.在主管领导和护士长的领导下负责基本医疗保险管理工作,熟知基本医疗保险的政策法规。2.负责组织有关人员进行基本医疗保险有关政策规定的学习培训,认真做好基本医疗保险人员的医疗服务。3.对医生提出的问题进行耐心解答,并进行业务指导,使之符合医保政策。对不执行医保规定的造成呆账的科室(站)或个人有权向主管领导报告,并进行相应处理。4.负责医保人员的出院明细单按照规定及项目进行单极板输入、分割,正确核算出个人负担的费用。5.负责医保人员住院结算工作中的咨询,协助住院处对单极板结算费用的审批,发现问题及时解决,保证医保费用的正确结算。6.每月结算后及时与各村卫生室的负责医保人员进行账物结算,发现问题主动与村卫生室的负责医保人员取得联系,保证顺利解决费用问题。7.检查、督促住院处对住院超过 3 个月的病人,进行及时结账。8.总结工作中的经验教训,当好领导的参谋助手。9.按照规定和需要,定期召开村级卫生室人员例会,培训乡村医生,提高服务质量。安排部署工作,督促检查基本医疗保险工作任务的落实,及时研究解决基本医疗保险工作中存在的困难和问题。10.维持医院病人就诊秩序,督促卫生人员搞好医院卫生工作,保护好便民服务措施。11.遵循 PDCA 管理、追踪问题解决、持续质量改进、熟悉可靠性管理方法,不断提高管理水平。12.协助相关人员做好医院的绩效考核与管理工作。13.工作中协调与沟通能力。
制度执行。1.执行各项规章制度和技术操作常规,按照流程操作。2.严格执行医院的相关管理规定。3.严格执行规定消毒隔离、无菌技术操作流程,预防医院感染。
职业道德。1.遵纪守法。2.尊重患者权利,保护服务者的秘密。3.廉洁工作,文明礼貌,卓越服务。4.团队精神,和谐共事。5.工作积极、主动与创新性,责任心。
学习与创新。1.持续学习能力。2.参加医学继续教育。3.指导实习、进修护士工作。</td></tr>
<tr><td>岗位工作
主要绩效
考核要点</td><td colspan="6">1.规章制度。2.岗位工作绩效。3.医德医风、社会责任。4.顾客沟通、纠纷处理。5.病区管理、健康宣教。6.护理工作流程。7.主管工作记录完整。8.服务态度。9.敬业奉献,遵守纪律,任劳任怨。10.岗位工作主动性、责任心。11.职业道德素质。</td></tr>
<tr><td rowspan="2">岗位工
作关系</td><td>院内联系部门</td><td colspan="5">院内各个科室、行政职能部门、后勤部门相关领导和人员。</td></tr>
<tr><td>院外联系部门</td><td colspan="5">医院、科室或护理部授权范围内与外界有关部门人员沟通、联系。</td></tr>
<tr><td>工作权限</td><td colspan="6">1.对本医院护理日常工作计划、实施、检查的实施权。2.病人就诊管理与服务权。</td></tr>
<tr><td>工作环境</td><td colspan="6">1.在医院内工作,温度、湿度适宜。2.满足负责本职工作的相关条件。</td></tr>
<tr><td>在现在的岗位已工作时间</td><td colspan="6">自　　年　　月　　日开始,　共计:　　年</td></tr>
<tr><td>岗位工作
任职资格</td><td colspan="6">1.掌握上级与医院主管工作的相关政策。2.初级专业技术职称,乡镇卫生院 3 年以上工作经验。3.本科及以上学历。4.熟练掌握本专业知识和相关技术。5.掌握工作必需的计算机应用技术。6.有沟通、协调、组织能力。7.参加权威部门认可的医院管理工作培训。</td></tr>
<tr><td>岗位工作
技能要求</td><td colspan="6">1.公认的乡镇卫生院该岗工作的任职资格。2.工作协调能力。3.较好的口才和文字表达能力。4.良好的职业道德素质和团队合作精神。5.持续学习能力强。</td></tr>
<tr><td rowspan="2">岗位工作
其他要求</td><td>性别要求</td><td></td><td>年龄要求</td><td></td><td>婚姻</td><td>婚否不限</td></tr>
<tr><td>身体要求</td><td></td><td>政治要求</td><td>事业性、组织观念强</td><td>业务要求</td><td>掌握本专业</td></tr>
<tr><td colspan="2">岗位分析时间</td><td colspan="2"></td><td>填写人</td><td></td></tr>
<tr><td colspan="2">直接上级审核签字</td><td colspan="2"></td><td>审核时间</td><td></td></tr>
</table>

22. 乡镇卫生院儿童保健管理护士岗位说明书

岗位工作基本信息	岗位名称	儿童保健管理护士	所在部门	乡镇卫生院	岗位编号	
	从属部门	乡镇卫生院	岗位定员		所辖人数	
	直接上级	护士长	直接下级	实习、进修护士		

岗位使命工作概述	在上级相关领导、护士长和上级护师指导下按照自己的职责独立做好儿童保健工作、重视护理质量、提高顾客满意度。按时、按质、按量标准完成工作。

岗位工作主要职责与任务	**岗位职责。** 1.新生儿保健管理:掌握新生儿基本情况;承担新生儿访视工作;对访视中发现的高危新生儿进行管理;对家长进行新生儿护理指导、母乳喂养知识宣传与母乳喂养技巧指导。2.儿童系统管理:掌握辖区内0～6岁儿童基本情况;开设儿童保健门诊,为辖区内0～6岁儿童提供定期体检服务和生长发育、营养咨询服务;掌握辖区内0～6岁儿童体格发育状况及佝偻病、贫血、营养不良、肥胖患病情况;对家长进行母乳喂养、婴幼儿辅食添加指导。3.体弱儿管理:对定期体检中发现的体弱儿按要求进行登记或专案管理,并进行干预治疗。4.儿童智力发育监测:对家长进行儿童智力发育指导;对辖区内婴儿进行智能筛查;对辖区内有智力高危因素的新生儿进行连续的高危儿智力监测;对智力筛查可疑、异常儿做好转诊工作。5.儿童五官保健:对辖区内3～6岁儿童进行口腔检查,掌握管辖儿童的龋齿患病情况和变化趋势;对辖区内0～6岁儿童进行听力筛查,及时发现听力可疑的儿童,督促可疑儿童转、确诊,指导听力异常儿童到相应部门进行康复;对辖区内4～6岁儿童进行视力检查,及时发现视力低常的儿童,督促视力低常儿童转、确诊。6.儿童生命监测管理:及时发现辖区内5岁以下儿童死亡,填写儿童死亡报告卡;按要求上报儿童生命监测相关数据;对儿童死亡卡进行核实;定期与相关部门核对儿童死亡信息,防止漏报。7.儿童保健信息管理:完成各项报表数据的收集、整理、分析、上报工作。8.按照规定和需要,定期召开村级卫生室人员例会,督促检查儿童保健工作任务的落实,及时研究解决儿童保健工作中存在的困难和问题。9.服务满意度。 **制度执行。** 1.执行各项规章制度和技术操作常规,按照流程操作。2.严格执行医院的相关管理规定。3.严格执行规定消毒隔离、无菌技术操作流程,预防医院感染。 **职业道德。** 1.遵纪守法。2.尊重患者权利,保护服务者的秘密。3.廉洁工作,文明礼貌,卓越服务。4.团队精神,和谐共事。5.工作积极、主动与创新性、责任心。 **学习与创新。** 1.持续学习能力。2.参加医学继续教育。3.指导实习、进修护士工作。

主要绩效考核要点	1.规章制度。2.岗位工作绩效。3.医德医风、社会责任。4.顾客沟通、纠纷处理。5.中心管理、健康宣教。6.护理工作流程。7.主管的工作记录完整。8.服务满意度。

岗位工作关系	院内联系部门	院内各个科室、行政职能部门、后勤部门相关领导和人员。
	院外联系部门	医院、科室或护理部授权范围内与外界有关部门人员沟通、联系。

工作权限	1.对本医院主管工作的计划、实施、检查的实施权。2.儿童保健监督与管理权。

工作环境	1.在医院内工作,温度、湿度适宜。2.满足负责本职工作的相关护理工作条件。

在现在的岗位已工作时间	自　　年　　月　　日开始,　　共计:　　年

岗位工作任职资格	1.掌握上级与医院主管工作的相关政策。2.初级专业技术职称,乡镇卫生院3年以上工作经验。3.本科及以上学历。4.熟练掌握本专业知识和相关技术。5.掌握计算机应用技术。

岗位工作技能要求	1.公认的乡镇卫生院该岗位工作的任职资格。2.工作协调能力。3.较好的口才和文字表达能力。4.良好的职业道德素质和团队合作精神。5.持续学习能力强。

岗位工作其他要求	性别要求		年龄要求			婚姻	婚否不限
	身体要求		政治要求	事业性、组织观念强		业务要求	掌握本专业

岗位分析时间		填写人	
直接上级审核签字		审核时间	

23.乡镇卫生院医疗废弃物管理护士岗位说明书

岗位工作 基本信息	岗位名称	医疗废弃物管理护士	所在部门	乡镇卫生院	岗位编号	
	从属部门	乡镇卫生院	岗位定员		所辖人数	
	直接上级	护士长	直接下级	实习、进修护士		

岗位使命 工作概述	在上级相关领导、护士长领导下按照自己的职责独立做好医疗废弃物管理工作、重视护理质量、提高顾客满意度。按照时间、按照质量、按照数量标准完成工作。

岗位工作 主要职责 与任务	**岗位职责。**1.在上级和护士长的领导下,负责医疗废弃物管理工作。2.参加相关的培训,认真学习并严格遵守《医疗废物管理条例》《医疗卫生机构医疗废物管理办法》等法律法规。熟悉本医院、站制定的医疗废弃物管理的规章制度、工作流程和各项工作要求。3.负责医院及社区、站、村的所有医疗废弃物丢弃、存放和回收管理。4.严格按照《医用废弃物处理规定》回收清理医疗废弃物,并严格分类,装袋储存。5.对垃圾存放处分区标志、医用垃圾警示标志,每日检查,如有破损应报告行政后勤部,及时更换。6.严格按照规定处理,将医疗废弃物交指定的回收公司回收,并认真登记,保留回收单据,以备检查、验收。7.做好医疗废弃物清运的个人防护工作,严防医院感染。8.负责医疗废弃物清运后清运车、储存区、储存箱的清洗、消毒。9.在规定的时间完成各类报表,报表数据要正确,配合医院完成卫生服务相关工作。10.按照规定和需要,定期召开村级卫生室人员例会,督促医疗废弃物管理工作任务的落实,及时研究解决医疗废弃物管理工作中存在的困难和问题。11.遵循 PDCA 管理、追踪问题解决、持续质量改进、熟悉可靠性管理方法,不断提高管理水平。12.协助相关人员做好医院的绩效考核与管理工作。13.服务满意度。 **制度执行。**1.执行各项规章制度和技术操作常规,按照流程操作。2.严格执行医院的相关管理规定。3.严格执行规定消毒隔离、无菌技术操作流程,预防医院感染。 **职业道德。**1.遵纪守法。2.尊重患者权利,保护服务者的秘密。3.廉洁工作,文明礼貌,卓越服务。4.团队精神,和谐共事。5.工作积极、主动与创新性,责任心。 **学习与创新。**1.持续学习能力。2.参加医学继续教育。3.指导实习、进修护士工作。

岗位工作 主要绩效 考核要点	1.规章制度。2.岗位工作绩效。3.医德医风、社会责任。4.顾客沟通、纠纷处理。5.病区管理、健康宣教。6.护理工作流程。7.主管工作记录完整。8.服务态度。9.敬业奉献,遵守纪律,任劳任怨。10.岗位工作主动性、责任心。11.职业道德素质。

岗位工 作关系	院内联系部门	院内各个科室、行政职能部门、后勤部门相关领导和人员。
	院外联系部门	医院、科室或护理部授权范围内与外界有关部门人员沟通、联系。

岗位工 作权限	1.对医院废弃物工作计划、实施、检查的参与权。2.监督实习护士、护理员的工作。3.有向护士长、主任提出改进科室工作、绩效薪酬分配建议权等。

岗位工 作环境	1.在医院内工作,温度、湿度适宜。2.工作现场会接触到轻微粉尘及医疗中的刺激性气味,照明条件良好,一般无相关职业病发生。3.满足负责护理工作的相关条件。

在现在的岗位已工作时间	自　　年　　月　　日开始,　　共计:　　年

岗位工作 任职资格	1.掌握上级与医院主管工作的相关政策。2.初级专业技术职称,乡镇卫生院 3 年以上工作经验。3.本科及以上学历。4.熟练掌握本专业知识和相关技术。5.掌握工作必需的计算机应用技术。6.有沟通、协调、组织能力。7.参加权威部门认可的医院管理工作培训。

岗位工作 技能要求	1.公认的乡镇卫生院该岗位工作的任职资格。2.工作协调能力。3.较好的口才和文字表达能力。4.良好的职业道德素质和团队合作精神。5.持续学习能力强。

岗位工作 其他要求	性别要求		年龄要求		婚姻	婚否不限
	身体要求		政治要求	事业性、组织观念强	业务要求	掌握本专业

岗位分析时间		填写人	
直接上级审核签字		审核时间	

24.乡镇卫生院门诊部护士长岗位说明书

岗位工作基本信息	岗位名称	门诊部护士长	所在部门	乡镇卫生院	岗位编号	
	从属部门	乡镇卫生院护理部	岗位定员		所辖人数	
	直接上级	护理部主任	直接下级	护士,实习、进修护士		

岗位使命工作概述	在科主任与护理部领导下,全面负责门诊护理工作、业务、技术、秩序管理、护士思想工作,物资管理等工作。是门诊护士思想、业务、行政管理的第一责任人。

岗位工作主要职责与任务	**岗位管理职责。**1.在护理部主任、医务科或门诊部领导下,负责门诊护理行政管理,督促检查护理人员和卫生员完成所分工的任务。2.制订工作计划,负责护理人员分工排班,经常深入各科门诊检查护理质量,复杂的技术应亲自执行或指导护士操作。3.搞好传、帮、带,不断提高技术水平。4.检查指导各诊室做好开诊前准备及卫生宣传工作。5.督促教育护理人员改善服务态度,经常巡视候诊病员的病情变化,对较重的病员应提前诊治或送急诊室处理。督促卫生员保持门诊的整洁,做好消毒隔离工作,并组织及时供应开水和饮具。6.以患者为中心的意识和窗口意识强,指导帮助患者就诊,热情解答患者问题。7.按患者所需合理安排人力,完善门诊就诊环境,简化就诊手续,缩短候诊时间,为患者提供方便。8.合理利用医院科室资源,做好仪器设备药品等物品管理,减少消耗材料的浪费,降低成本,提高绩效水平。 **业务职责。**1.建立门诊坐诊专家上、下班登记、工作量统计制度。2.对发生的护理纠纷进行分析、鉴定,并提出防范措施。3.亲自执行或指导护士操作复杂的技术。4.加强医护沟通,充分了解医生对护理工作的要求。5.优化护理服务程序与流程。 **制度执行。**1.执行各项规章制度和技术操作常规,按照流程操作。2.执行查对制度及相关管理规定。3.严格执行规定消毒隔离、无菌技术操作流程,预防医院感染。 **职业道德。**1.遵纪守法。2.尊重患者权利,保守医疗秘密。3.廉洁工作,文明礼貌,卓越服务。4.团队精神,和谐共事。5.岗位工作积极性、主动性、创新性、责任心。 **教学与科研。**1.持续学习能力。2.结合工作实际撰写论文。3.参加医学继续教育。

岗位工作主要绩效考核要点	1.规章制度。2.医教研工作数质量和绩效指标。3.医德医风、社会责任。4.病人健康教育、培训帮带。5.学科建设。6.门诊病人总人次、人员和谐、团队精神。7.门诊抽血人次。8.门诊秩序与环境卫生。9.范围病人满意度、服务态度。10.公共卫生。

岗位工作关系	院内联系部门	院内各个科室、行政职能部门、后勤部门相关领导和人员。
	院外联系部门	医院、科室或护理部授权范围内与外界有关部门人员沟通、联系。

工作权限	1.门诊管理权。2.监督下级护士工作权。3.向上级领导建议工作改进权。4.健康宣传权,门诊秩序管理权。5.工作中协调与沟通权限。6.规章制度、薪酬改进建议权。

工作环境	1.在医院内工作,温度、湿度适宜。2.满足门诊医疗、护理工作的相关条件。

在现在的岗位已工作时间	自　　年　　月　　日开始,共计:　　年

学历经验	1.本科以上学历,5年以上门诊工作经验。2.抢救病人经验。3.中级专业技术职称。

岗位工作技能要求	**基础技能:**1.掌握护理学专业理论及临床护理技能。2.掌握门诊部常见疾病的临床表现,主要护理诊断和相关护理措施。3.熟悉整体护理和护理程序理论,熟悉门诊部常见疾病的护理流程。 **专业技能:**1.掌握常见疾病相关的基础护理学、解剖学、病理生理学以及临床药理学的相关知识。2.熟悉与护理学密切相关学科的理论。熟悉诊断学相关理论知识、常用诊疗技术原理及临床应用。 **其他技能:**1.具备较强的管理意识,被公认为有较高的管理能力。2.很强的判断能力和应急处理能力。

岗位工作其他要求	性别要求		年龄要求		婚姻	婚否不限
	身体要求		政治要求	事业性、组织观念强	业务要求	精通本专业

岗位分析时间		填写人	
直接上级审核签字		审核时间	

25.乡镇卫生院门诊部护士岗位说明书

岗位工作 基本信息	岗位名称	门诊部护士	所在部门	乡镇卫生院	岗位编号	
	从属部门	乡镇卫生院护理部	岗位定员		所辖人数	
	直接上级	护士长	直接下级	实习、进修护士		

岗位使命 工作概述	在护士长领导和上级护师指导下按照自己的职责独立做好护理工作、重视护理质量、提高病人满意度。按照时间、按照质量、按照数量标准完成自己的岗位的工作。

岗位工作 主要职责 与任务	**岗位职责。**1.在门诊部护士长领导下进行工作。负责器械的消毒和开诊前的准备工作。2.协助医师进行检诊,按医嘱给病员进行处置。3.经常观察候诊病员的病情变化,对较重的病员应提前诊治或送急诊室处理。4.责诊室的整洁、安静,维持就诊秩序,保持"一医一患",结合各科疾病的特点及不同季节常见病、多发病,做好健康教育工作。5.以患者为中心的意识和窗口意识强,指导帮助患者就诊。6.按患者所需服务,重视公共卫生,重视门诊老弱病残者就医,重视导医效果,为需要帮助的病人提供帮助。7.分诊、接待解答咨询问题,为患者指引路线介绍专家特色,指导患者就诊和检查,为病人提供开水等便民措施,协助有困难的病人办理各种手续,协助行动不便者检查、交款,提供平车轮椅。8.协助医师检诊,按医嘱给病人进行处理,对政策范围内的病人酌情提前就诊。9.观察候诊病人的病情变化,若病情危机就地抢救,通知医师遵医嘱护送到急诊处理,并向急诊护士交班(病情、采取措施及用药情况)。10.熟练掌握抢救器械及药品的正确使用方法。11.协助护士长做好门诊日志及法定传染病报表工作,累计工作量并上报。12.负责维持门诊电子叫号系统病人就诊时的环境及秩序,保证患者就诊安全。13.遵循 PDCA 管理、追踪问题解决管理、持续质量改进、掌握可靠性管理方法。14.不断改进、完善和优化门诊就诊流程。15.按规定处理医疗废物。16.工作中协调与沟通能力。17.服务满意度。 **制度执行。**1.执行各项规章制度和技术操作常规,按照流程操作。2.执行查对制度及相关管理规定。3.严格执行规定消毒隔离、无菌技术操作流程,预防医院感染。 **职业道德。**1.遵纪守法。2.尊重患者权利,保守医疗秘密。3.廉洁工作,文明礼貌,卓越服务。4.团队精神,和谐共事。5.岗位工作积极性、主动性、创新性、责任心。 **教学与科研。**1.持续学习与创新能力。2.结合工作实际撰写论文。3.解决问题能力。

主要绩效 考核要点	1.岗位职责、制度落实。2.医教研、门诊、急诊、留观病人工作数量质量和绩效。护理质量管理。3.医德医风、社会责任、环境。4.纠纷处理与鉴定。5.病人满意度。

岗位工 作关系	院内联系部门	院内各个科室、行政职能部门、后勤部门相关领导和人员。
	院外联系部门	医院、科室或护理部授权范围内与外界有关部门人员沟通、联系。

工作权限	1.对本科护理工作计划、实施、检查参与权。2.有向领导提出工作建议权等。

工作环境	1.在医院内工作,温度、湿度适宜。2.满足医疗与护理服务工作的相关条件。

在现在的岗位已工作时间	自 年 月 日开始, 共计: 年

学历培训 经历经验	1.本科以上学历,有 3 年以上门诊护理工作经验。2.有基础、专科、责任护理经历及医院继续教育培训经历。3.有抢救危重病人经历。4.初级专业技术职称。5.病人服务态度好。

岗位工作 技能要求	**基础技能:**1.熟悉护理学专业理论及临床护理技能。2.熟悉门诊部常见疾病的临床表现,主要护理诊断和相关护理措施。3.熟悉整体护理和护理程序理论,熟悉门诊部常见疾病的护理流程。 **专业技能:**1.熟悉常见疾病相关的基础护理学、解剖学、病理生理学以及临床药理学的相关知识。2.熟悉与护理学密切相关学科的理论。

岗位工作 其他要求	性别要求		年龄要求		婚姻	婚否不限
	身体要求		政治要求	事业性、组织观念强	业务要求	掌握本专业

岗位分析时间		填写人	
直接上级审核签字		审核时间	

26. 乡镇卫生院急诊科护士长岗位说明书

岗位工作基本信息	岗位名称	急诊科护士长		所在部门	乡镇卫生院		岗位编号	
	从属部门	乡镇卫生院护理部		岗位定员			所辖人数	
	直接上级	护理部主任		直接下级		护士、实习、进修护士		

岗位使命工作概述	在科主任与护理部领导下,全面负责科室护理工作、业务、技术、病房管理、护士思想工作,物资管理等工作。是科室护士的思想、业务、行政管理的第一责任人。

岗位工作主要职责与任务	**领导职责**。1.在科室主任、护理部主任(总士长)、医务科领导下,进行工作。2.组织安排、督促检查护理人员配合医师做好急诊抢救工作,经常巡视观察室病员,按医嘱进行治疗护理,做好各种记录和交接班。3.督促护理人员认真执行各项规章制度和技术操作规程,复杂的技术要亲自执行或指导护士操作,严防差错事故。4.加强对护理人员的业务训练,提高急诊抢救业务的基本知识和技术水平。5.组织护士准备各种急救药品、器材,定量定点定位放置,并经常检查补充、消毒、更换。负责护理人员排班,制订工作计划,检查护理质量,总结经验。6.负责抢救器材和被服、用品的计划请领和报销工作。7.督促护士掌握心肺复苏技术。8.督促护士、卫生员保持室内外清洁、整齐、安静,做好隔离消毒。9.配合医院完成各种突发事件的处理工作。10.遵循 PDCA 管理、追踪问题缺陷解决、熟悉可靠性管理方法、持续质量改进和护理部工作风险管理。11.按规定处理医疗与护理废物和污物垃圾。 **管理与业务职责**。1.掌握急诊护士的工作情况,参加留观病区危重、抢救、特殊检查及重点病人的护理。2.对本急诊复杂的技术或新开展的护理业务应亲自指导并参加实践。3.充分了解医生对护理工作的要求。4.做好患者、陪人及探视人员的管理,保持病区、治疗室、办公室的整洁、舒适、安静。5.护理文书书写符合规定的要求。 **执行职责**。1.严格执行医疗护理技术操作常规及各项管理及医院制度。2.落实"三查七对",严格执行消毒隔离制度。3.落实各种学习、会议制度。4.服务对象满意度。 **职业道德**。1.遵纪守法。2.尊重患者权利,保守病人秘密。3.廉洁行医,文明礼貌,卓越服务。4.发扬团队精神,和谐共事。5.岗位工作积极、主动、创新性、责任心。 **教学与科研**。1.持续学习与创新能力。2.不断总结经验,结合临床实际撰写论文。

岗位工作主要绩效考核要点	1.规章制度。2.护理、预防、学术、科研,工作数量、质量、效率、绩效指标。3.顾客沟通,病人投诉与纠纷。4.医德医风。5.健康教育、培训帮带。6.护理工作流程。7.急诊科病房管理。8.护理技术操作。9.基础护理和专科护理合格率。10.危重病人、特一级病人护理数。11.护士"三基"考核。12.护理文书书写。13.服务满意度。

岗位工作关系	院内联系部门	院内各个科室、行政职能部门、后勤部门相关领导和人员。
	院外联系部门	医院、科室或护理部授权范围内与外界有关部门人员沟通、联系。

工作权限	1.病人诊疗护理管理权。2.监督下级人员工作权。3.向上级领导建议工作改进权。4.病房管理权,工作秩序维护权。5.工作中协调与沟通权限。6.制度改进建议权。

工作环境	1.在医院内工作,温度、湿度适宜。2.满足医疗、护理服务工作的相关环境条件。

在现在的岗位已工作时间	自　　年　　月　　日开始,　　共计:　　年

学历经验	1.本科以上学历,5 年以上急诊科工作经验。2.抢救病人经验。3.中级专业技术职称。

技能要求	**基本技能**:1.掌握急诊科护理学专业理论。2.掌握急诊科常见疾病的临床表现,主要护理诊断和相关护理措施。3.掌握整体护理和护理程序理论,熟悉急诊科常见疾病的护理程序。 **专业技能**:掌握急诊科一切护理技术。掌握本专业疾病相关的知识。

岗位工作其他要求	性别要求		年龄要求			婚姻	婚否不限
	身体要求		政治要求	事业性、组织观念强	业务要求	精通本专业	

岗位分析时间		填写人	
直接上级审核签字		审核时间	

27.乡镇卫生院急诊科护士岗位说明书

岗位工作基本信息	岗位名称	急诊科护士	所在部门	乡镇卫生院		岗位编号	
	从属部门	乡镇卫生院护理部	岗位定员			所辖人数	
	直接上级	护士长	直接下级	实习、进修护士			
岗位使命工作概述	在护士长领导和上级护师指导下按照自己的职责独立做好护理工作、重视护理质量、提高病人满意度。按照时间、按照质量、按照数量标准完成自己的岗位工作。						
岗位工作主要职责与任务	**岗位职责。**1.在急诊室护士长领导下进行工作。2.做好急诊病员的检诊工作,第一时间按病情决定优先就诊。3.取得护师执业资格。独立完成岗位工作。急症病员来诊,应立即通知值班医师,在医师未到以前,遇特殊危急重症病员,可行必要的急救处置,随即向医师报告。4.准备各项急救所需用品、器材、敷料,在急救过程中,应迅速而准确地协助医师进行抢救工作。5.经常巡视观察室病员,了解病员病情、思想和饮食情况,及时完成治疗及护理工作,严密观察与记录留观病员的情况变化,发现异常及时报告。6.护送危重病员及手术病员到病房或手术室。7.熟练各种抢救技术和常见急性病抢救流程。8.做好急诊手术病人术前准备并通知手术室,负责采集病人各种检验标本。9.办理入、出院、转科、转院病人手续及有关登记工作。 **工作任务。**1.参加晨会。查看夜班交班报告内容,明确治疗本、医嘱本、护嘱本、记录本等内容与结果,完成交班期间待完成的治疗项目。2.在护士长带领下参加病人床旁交班,明确危重、抢救、特殊检查、新入院病人情况。3.交接班重点明白病人静脉输液管等各种管道是否畅通。静脉输液管内加药成分、滴速、数量。引流管引出的液体颜色、性质、数量,各类管道消毒更换日期等。4.清楚疼痛病人止痛后的效果。5.能够独立参加危重病人的抢救工作。6.参加护理查房、护理病例讨论。7.熟悉并掌握急诊科各个护理班次的工作内容。8.按照规定处理医疗与护理废物。 **制度执行。**1.认真执行各项规章制度和技术操作常规,按照规范的流程操作。2.严格执行消毒隔离、无菌技术操作流程,预防医院感染。3.落实住院病人的治疗饮食。 **职业道德。**1.遵纪守法。2.尊重患者权利,保守病人秘密。3.卓越服务。4.团队精神,注重沟通。5.岗位工作积极、主动、创新性,责任心。6.奉献精神,任劳任怨。 **学习与创新。**1.持续学习能力。2.结合临床实际撰写论文。3.参加医学继续教育。4.指导实习、进修护士临床带教,完成带教计划,并进行考核和评价。5.服务创新。						
岗位工作主要绩效考核要点	1.规章制度。2.护理业务、学术、服务等工作数量、质量、绩效指标。3.顾客沟通、护患纠纷处理。4.医德医风、社会责任。5.服务态度。6.健康教育、帮带实习生。7.“三基”考试。8.责任护理。9.护理技术操作。10.静脉穿刺成功率。11.病人满意度。						
岗位工作关系	院内联系部门	院内各个科室、行政职能部门、后勤部门相关领导和人员。					
	院外联系部门	医院、科室或护理部授权范围内与外界有关部门人员沟通、联系。					
工作权限	1.病人护理服务、沟通、管理权。2.持续学习。3.向上级领导建议改进工作权。						
工作环境	1.在医院内工作,温度、湿度适宜。2.满足单位医疗与护理工作的相关环境条件。						
在现在的岗位已工作时间	自 年 月 日开始, 共计: 年						
学历经验	1.大专以上学历,2年以上护理工作经验。2.有基础专科责任护理及业务培训经历。						
技能要求	**基本技能:**1.掌握急诊科护理学专业理论。2.掌握急诊科常见疾病的临床表现,主要护理诊断和相关护理措施。3.掌握整体护理和护理程序理论,熟悉急诊科常见疾病的护理程序。 **专业技能:**熟悉急诊科一切护理技术。熟悉本专业疾病相关的知识。						
岗位工作其他要求	性别要求		年龄要求		婚姻	婚否不限	
	身体要求		政治要求	事业性、组织观念强	业务要求	熟悉本专业	
岗位分析时间			填写人				
直接上级审核签字			审核时间				

28.乡镇卫生院手术室护士长岗位说明书

岗位工作基本信息	岗位名称	手术室护士长	所在部门	乡镇卫生院	岗位编号	
	从属部门	乡镇卫生院护理部	岗位定员		所辖人数	
	直接上级	护理部主任	直接下级	手术室护士、护理员、保洁员		

岗位使命工作概述	在科主任与护理部领导下,全面负责手术室护理工作、业务、技术、管理,护士思想工作,物资管理等工作。是手术室护士的思想、业务、行政管理第一责任人。

岗位工作主要职责与任务	**领导岗位职责。**1.在护理部主任和科室主任领导下,负责本室的行政管理、护理工作和手术安排工作。2.根据手术室任务和护理人员的情况,进行科学分工,密切配合医生完成手术,必要时亲自参加。3.负责手术室的药品、器材、敷料、卫生设备等物的请领、报销等工作,并随时检查急诊手术用品的准备情况,检查毒、麻限剧药及贵重器械的管理情况。4.督促手术病人标本的保留和及时送检。负责接待参观事宜。5.负责组织护理人员的业务学习"三基""三严"的培训,指导手术室护理人员及实习护士的业务技术。6.配合手术科室开展科研手术、疑难手术。根据手术室工作任务安排日常手术室护士的具体工作。7.安排日常手术的配合工作,手术护士的巡回、洗手护士的工作。8.负责本科室的护理质量控制工作和院感管理工作。9.检查核对各交接班程序,严防差错事故的发生。10.定期进行室内空气及工作人员的细菌培养,以鉴定消毒与灭菌效果。11.定期征求手术科室对手术室工作的意见和建议,总结和改进工作。12.负责指导和检查手术器械的清洁、消毒及保养等工作。13.负责检查护理人员日常工作的各项任务完成情况。14.配合医院完成与本科室相关的突发事件的处理工作。15.遵循 PDCA 管理、追踪问题解决、熟悉可靠性管理方法、持续质量改进和护理部工作风险管理。16.按规定处理医疗废物和污物垃圾。17.服务满意度。 **执行职责。**1.严格执行医院技术操作常规与各项管理及医院制度。2.落实"三查七对",消毒隔离制度。3.落实各种学习、会议制度。4.按照规定处理医疗、护理废物。 **职业道德。**1.遵纪守法。2.尊重患者权利,保守病人秘密。3.廉洁行医,文明礼貌,卓越服务。4.发扬团队精神,和谐共事。5.岗位工作积极性、主动性、责任心。 **教学与科研。**1.持续学习与创新能力。2.不断总结经验,结合实际工作撰写论文。3.参加并组织医学继续教育,完成规定的护理学习计划。4.按时完成本职工作任务。

岗位工作主要绩效考核要点	1.规章制度。2.护理、学术、科研,工作数量、质量、效率、绩效指标。3.顾客沟通,处理病人投诉与纠纷。4.医德医风、社会责任。5.健康教育、培训帮带。6.护理工作流程。7.手术室的管理。8.护理技术操作。9.基础护理和专科护理合格率。10.危重病人、手术病人数、消毒与隔离。11.护士"三基"考核。12.护理文书书写。

岗位工作关系	院内联系部门	院内各个科室、行政职能部门、后勤部门相关领导和人员。
	院外联系部门	医院、科室或护理部授权范围内与外界有关部门人员沟通、联系。

工作权限	1.病人护理管理权。2.监督下级人员工作权。3.向上级领导建议改进工作权。4.手术室物资管理权,工作秩序管理权。5.工作中协调与沟通权限。6.制度改进建议权。

工作环境	1.在医院内工作,温度、湿度适宜。2.满足医疗、护理工作的相关环境条件。

在现在的岗位已工作时间	自 年 月 日开始, 共计: 年

学历经验	1.本科以上学历,5 年以上本科工作经验。2.抢救病人经验。3.中级专业技术职称。

技能要求	1.较强的工作和执行能力,良好的人际沟通和协调能力。2.熟悉各种手术病人的护理操作技能,熟悉各种手术病人的抢救,强烈的服务意识和责任感。

岗位工作其他要求	性别要求		年龄要求		婚姻	婚否不限
	身体要求		政治要求	事业性、组织观念强	业务要求	精通本专业

岗位分析时间		填写人	
直接上级审核签字		审核时间	

29. 乡镇卫生院手术室护士岗位说明书

岗位工作基本信息	岗位名称	手术室护士	所在部门	乡镇卫生院	岗位编号	
	从属部门	乡镇卫生院护理部	岗位定员		所辖人数	
	直接上级	护士长	直接下级	实习、进修护士		

岗位使命工作概述	在护士长领导和上级护师指导下按照自己的职责独立做好护理工作、重视护理质量、提高病人满意度。按时、按量、按量标准完成自己的岗位工作。

岗位工作主要职责与任务	**岗位管理与业务职责。**1.在护士长领导下担任器械或巡回护士等工作,并负责手术前的准备和手术后的整理工作。2.注意病人安全,严防差错事故。3.参加卫生清扫,保持手术室整洁、肃静,调节空气和保持室内适宜的温度。4.负责手术后病员的包扎、保暖、护送和手术标本的保管和送检。5.按分工做好器械、敷料的打包消毒和药品的保管,做好登记统计工作。6.掌握常用手术缝线、引流物等的种类和用途,掌握无菌操作原则及技能。7.做好"三查七对一注意",严格执行查对及交接班制度,防止差错、事故的发生。8.了解病人宣教的知识,运用不同的宣教方法进行个性化的术前宣教。9.做好手术前一切准备,注意室内温度调节后病员保暖,密切配合医师完成手术任务。手术毕及时清理手术间。10.协助修改人员准备好手术所需的用物、设备、器械,检查其功能状态,熟练掌握其性能、用途及正确的操作方法。11.积极参加本科护理人员的业务学习工作。12.协助护师定时巡视手术间,密切观察病情变化,认真做好危重病人的抢救工作,发现异常及时报告。13.对护理柜药品要定期查对、填补,保证临床使用;毒麻药、贵重药品每班清点及交接。14.遵守仪器的操作规程,如有损坏或故障及时按科室有关制度解除故障或报相关部门维修。维护医疗设备,提高仪器使用效率。15.按规定参加医院组织的有关会议、活动,实施各类相涉于本科室工作的会议决议。16.遵循PDCA管理、追踪问题解决、熟悉可靠性管理方法、持续质量改进和护理部工作风险管理。17.按照规定处理医疗废物。 **制度执行。**1.认真执行各项规章制度和技术操作常规,按照规范的流程操作。2.严格执行规定的消毒隔离、无菌技术操作流程,预防医院感染。3.落实病人安全措施。 **职业道德。**1.遵纪守法。2.尊重患者权利,保守病人秘密。3.卓越服务。4.团队精神,注重沟通。5.工作积极、主动性、责任心。6.奉献精神,和谐共事,任劳任怨。 **学习与创新。**1.持续学习能力。2.结合工作实际撰写论文。3.参加医学继续教育。4.指导实习、进修护士临床带教,参与教学计划实施,按规定进行考核和评价。

岗位工作主要绩效考核要点	1.规章制度。2.护理业务、学术、服务等工作数量、质量、绩效指标。3.顾客沟通、护患纠纷处理。4.医德医风、社会责任。5.服务态度。6.健康教育、帮带实习生。7."三基"考试。8.岗位职责。9.护理技术操作。10.静脉穿刺成功率。11.病人满意度。

岗位工作关系	院内联系部门	院内各个科室、行政职能部门、后勤部门相关领导和人员。
	院外联系部门	医院、科室或护理部授权范围内与外界有关部门人员沟通、联系。

工作权限	1.病人护理服务、沟通、管理权。2.持续学习。3.向上级领导建议改进工作权。

工作环境	1.在医院内工作,温度、湿度适宜。2.满足医疗与护理工作的相关环境条件。

在现在的岗位已工作时间	自 年 月 日开始, 共计: 年

学历经验	1.本科以上学历,2年以上护理工作经验。2.基础专科责任护理、业务培训经历。

技能要求	1.较强的工作和执行能力,良好的人际沟通和协调能力。2.熟悉各种手术病人的护理操作技能,熟悉各种手术病人的抢救,强烈的服务意识和责任感。

岗位工作其他要求	性别要求		年龄要求		婚姻	婚否不限
	身体要求		政治要求	事业性、组织观念强	业务要求	熟悉本专业

岗位分析时间		填写人	
直接上级审核签字		审核时间	

30.乡镇卫生院消毒供应室护士长岗位说明书

岗位工作 基本信息	岗位名称	消毒供应室护士长	所在部门	乡镇卫生院	岗位编号	
	从属部门	乡镇卫生院护理部	岗位定员	1	所辖人数	
	直接上级	护理部主任	直接下级	供应室所属人员		

岗位使命 工作概述	在护理部主任业务指导和直接上级领导下,负责供应室的行政和业务管理,以保证医疗、护理、医技科室和科研工作的顺利完成。是供应室全面工作的第一责任人。

岗位工作 主要职责 与任务	**领导职责。**1.在护理部主任(总护士长)领导下,负责组织医疗器材、敷料的制备、消毒、保管、供应和行政管理工作。2.定期检查高压灭菌器的效能和各种消毒液的浓度,经常鉴定器材和敷料的消毒效果,发现异常,立即上报检修。3.对所属人员进行勤俭节约的教育,做好敷料回收和器材的修旧利废工作。4.负责医疗器材、敷料、药品物资的请领、报销工作。5.组织所属人员深入临床科室,实行下送下收。6.检查所供应器材、敷料的使用情况,征求意见,改进工作。组织开展技术革新,不断提高工作效率。7.负责组织医疗器材、敷料的制备、消毒、保管、供应和行政管理工作,防止出现医院感染问题。8.负责本室人员的分工与排班。9.掌握所属人员的思想动态和工作表现,关心护士的生活及学习情况。10.每日登记、记账、结算等账务管理,核查有效证件。11.合理利用医疗资源,做好仪器、设备、药品等物品的管理,减少易耗材料浪费,降低成本,提高综合绩效。维护医疗设备,提高仪器使用效率。12.按规定参加医院组织的有关会议、活动,实施各类相涉于本科室工作的会议决议。13.遵循PDCA管理、追踪问题解决、熟悉可靠性管理方法、持续质量改进和护理部工作风险管理。14.按照规定处理医疗废物。15.服务对象满意度。 **制度执行。**1.执行各项规章制度和技术操作常规,按照流程操作。2.执行查对制度及相关管理规定。3.严格执行规定消毒隔离、无菌技术操作流程,预防医院感染。 **职业道德。**1.遵纪守法。2.尊重顾客,提高科室满意度。3.廉洁工作,文明礼貌,卓越服务。4.团队精神,和谐共事。5.岗位工作积极性、主动性、创新性、责任心。 **教学与科研。**1.定期组织全科进行讨论、业务学习、继续教育、临床教学。2.组织协调本专业科研和新技术、新方法的开展与应用。3.科研工作与结果。4.服务创新。

主要绩效 考核要点	1.制度落实,岗位职责。2.本室工作业务量、工作质量、成本控制以及科室内部管理情况。3.医德医风建设。4.医院规章制度。5.工作规划能力,工作综合协调能力,院领导及员工对本人管理能力的评价。6.本室工作检查评价情况。7.范围病人满意度。

岗位工 作关系	院内联系部门	院内各个科室、行政职能部门、后勤部门相关领导和人员。
	院外联系部门	医院、科室或护理部授权范围内与外界有关部门人员沟通、联系。

工作权限	1.供应室管理权。2.日常工作的计划、实施、检查和指导权。3.规章制度工作建议权。

工作环境	1.在医院内工作,温度、湿度适宜。2.满足供应室人员工作的相关环境条件。

在现在的岗位已工作时间	自 年 月 日开始, 共计: 年

学历培训 经历经验	1.大专及以上学历,10年以上本供应室工作经验。2.专科业务进修经历、医院管理培训经历。3.每年发表1篇论文。4.具备临床护理工作经历。5.供应室多岗位经历。

岗位工作 技能要求	**基础技能:**1.熟知供应室操作知识与规范。2.系统掌握供应室基本操作技能。 **专业技能:**掌握院内感染知识和管理学、消毒、灭菌知识。 **其他技能:**1.维护与执行医院决策,与供应室护理人员共同遵守。2.较强的管理意识,被公认为有较高的岗位独立管理能力。3.沟通能力,判断和应急处理能力强。4.应知基本与专业法规。

岗位工作 其他要求	性别要求		年龄要求		婚姻	婚否不限
	身体要求		政治要求	事业性、组织观念强	业务要求	精通本专业

岗位分析时间		填写人	
直接上级审核签字		审核时间	

31. 乡镇卫生院消毒供应室护士岗位说明书

岗位工作基本信息	岗位名称	供应室护士	所在部门	乡镇卫生院	岗位编号	
	从属部门	乡镇卫生院护理部	岗位定员		所辖人数	
	直接上级	护士长	直接下级	实习、进修护士		

岗位使命工作概述	在护士长领导与上级职称人员指导下,负责岗位工作的服务、业务、技术、管理、学习等工作。按时、按量、按量标准完成自己的岗位工作。

岗位工作主要职责与任务	**岗位与业务职责。**1. 在护士长的领导下进行工作。负责医疗器材、敷料的清洗、包装、消毒、保管、登记和分发、回收工作,实行下收下送。2. 经常检查医疗器材质量,如有损坏及时修补、登记,并向护士长报告。3. 协助护士长请领各种医疗器材、敷料和药品,经常与临床科室联系,改进工作。4. 指导护理员(消毒员)、卫生员进行医疗器材、敷料的制备、清洗、消毒工作。5. 掌握消毒液的正确配置、各种消毒液的有效浓度、浸泡时间及消毒液可供使用期限,每次使用前测试消毒液的有效浓度。6. 协助完成医疗辅料的加工制作及缝补,并做好敷料的制备、消毒工作。7. 认真核对清点从临床收回的物品并将其分类,污染的布类放入布筐内,相应器械与清洗间工作人员做好交接工作。8. 每天上、下午各1次至各临床科室收集待消毒物品、运送已消毒、灭菌物品,并在收发前后检查仪器的功能完好情况。9. 根据临床输入电脑的对一次性物品的需要量的打印单发送楼层领取的一次性物品。10. 协助备足器械打包间所需物品,如缝针、缝线、纱布、棉球、穿刺针、包外卡等。11. 积极参加护理人员的业务学习工作,熟练掌握并严格遵守各项仪器、设备的操作规程。12. 做好供应室内的清洁卫生工作,每天湿式擦拭桌椅、地面等2次,每周彻底打扫1次。13. 按规定参加医院组织的各类有关学习会议、活动,实施各类相涉于本部门工作的会议决议。14. 定期到科室征求意见,持续提高为科室服务的满意度。15. 遵循PDCA管理、追踪问题解决、持续改进、掌握可靠性系统管理方法。16. 工作现场"7S管理":①整理、②整顿、③清扫、④清洁、⑤素养、⑥安全、⑦节约。17. 按照规定处理医疗垃圾和废物。18. 完成领导交代的临时性任务。19. 服务对象满意度。 **制度执行。**1. 执行各项规章制度和技术操作常规,按照流程操作。2. 执行查对制度及相关管理规定。3. 严格执行规定消毒隔离、无菌技术操作流程,预防医院感染。 **职业道德。**1. 遵纪守法。2. 尊重顾客,提高科室满意度。3. 廉洁工作,文明礼貌,卓越服务。4. 团队精神,和谐共事。5. 岗位工作积极性、主动性、创新性,责任心。

主要绩效考核要点	1. 制度落实,岗位职责。2. 本岗位工作绩效。3. 职业道德素质。4. 医院纪律制度。5. 本人的业务、服务技能与管理能力。6. 责任心,主动和积极性。7. 服务满意度。

岗位工作关系	院内联系部门	院内各个科室、行政职能部门、后勤部门相关领导和人员。
	院外联系部门	医院、科室或护理部授权范围内与外界有关部门人员沟通、联系。

工作权限	1. 岗位工作权。2. 日常工作计划、实施、检查的建议权。3. 规章制度建议改进权。

工作环境	1. 在医院内工作,温度、湿度适宜。2. 满足供应室人员护理工作的相关环境条件。

在现在的岗位已工作时间	自　　年　　月　　日开始,　　共计:　　年

学历经验	1. 执业护士,并获供应室护士职称工作资格。2. 大专及以上学历,具备1年以上的实习临床经验,见习1年期满,并具备2年以上的临床护理工作经验。

技能要求	1. 具备供应室工作的相关知识,熟悉护理知识,了解消毒、灭菌的基本知识。2. 具备计算机使用知识较强的计划执行能力。3. 良好的人际沟通和协调能力和服务意识。

岗位工作其他要求	性别要求		年龄要求		婚姻	婚否不限
	身体要求		政治要求	事业性、组织观念强	业务要求	掌握本专业

岗位分析时间		填写人	
直接上级审核签字		审核时间	

第十一章　诊所护理人员岗位说明书

1.诊所护士长岗位说明书

岗位工作基本信息	岗位名称	护士长	所在部门	诊所	岗位编号	
	从属部门	诊所	岗位定员		所辖人数	
	直接上级	所长	直接下级	诊所护理人员		
岗位使命工作概述	在诊所所长的领导下,全面负责诊所护理工作的业务、技术、病人管理、护士思想工作,物资管理等工作。是诊所护理人员思想、专业、技术行政管理的第一责任人。					
岗位工作主要职责与任务	**领导与管理职责。**1.在诊所所长和相关人员的领导下,负责门诊部护理行政管理,督促检查护理人员和保洁人员完成所分担的任务。2.制订工作计划,经常深入各科门诊检查护理质量,复杂的技术应亲自执行或指导护士操作,积极做好传、帮、带工作,不断提高技术水平。3.督促护理人员认真执行各项规则制度和技术操作规程,严防差错事故。并检查指导各诊室做好开诊前的准备及卫生宣教工作。4.督促教育护理人员改善服务态度,经常巡视候诊病人病情变化,对较重的病人应提前诊治或送急诊室处理。5.督促保洁员保持门诊的整洁,做好消毒隔离工作,并组织及时供应开水和饮具。6.组织护士、保洁员的业务学习,指导实习护士的工作。7.负责拟订护理人员的在职教育目标与计划,并组织落实。组织诊所护理人员的业务技术训练,定期进行业务技术考核。8.负责诊所预防、控制诊所感染知识与技能的培训、考核工作。9.在诊所所长和相关人员的领导下,负责诊所护理行政管理,督促检查护理人员和保洁人员完成所分担的任务。10.制定工作计划,经常深入诊所、门诊检查护理质量,复杂的技术应亲自执行或指导护士操作,积极做好传、帮、带工作,不断提高技术水平。11.督促护理人员认真执行各项规则制度和技术操作规程,严防差错事故。并检查指导各诊室做好开诊前的准备及卫生宣教工作。12.督促教育护理人员改善服务态度,对较重的病人应提前诊治或送急诊室处理。13.服务对象满意度。 **制度执行。**1.执行各项规章制度和技术操作常规,按照流程操作。2.严格执行医院的相关管理规定。3.严格执行规定消毒隔离、无菌技术操作流程,预防医院感染。 **职业道德。**1.遵纪守法。2.尊重患者权利,保守病人秘密。3.廉洁工作,文明礼貌。					
主要绩效考核要点	1.根据上级年度工作计划,制订诊所年度、月度、周工作计划。2.护理工作计划完成率。3.协调护理人员,保证诊所有效配置护理人员,重视护理人员人力资源管理。4.落实各项规章制度,无护理人员违规现象,避免差错事故的发生。5.服务满意度。					
岗位工作关系	诊所内联系部门	诊所内各个科室、行政职能部门、后勤部门相关领导和人员。				
	诊所外联系部门	诊所、科室或护理部授权范围内与外界有关部门人员沟通、联系。				
工作权限	1.诊所护理管理、协调权。2.按照 PDCA 工作,对诊所内护理人员任免的建议权。					
工作环境	1.在诊所内工作,温度、湿度适宜。2.满足医疗与护理服务工作的相关环境条件。					
在现在的岗位已工作时间	自　　年　　月　　日开始,　　共计:　　年					
学历培训经历经验	1.大专以上学历,3 年以上护理工作经验。2.专科护理业务进修最少 1 次、医院管理培训经历。3.学术科研经历。4.年内最少 1 篇论文发表或心得体会。5.中级专业技术职称。					
岗位工作技能要求	1.称职的诊所护理带头人。2.领导、决策、管理和协调能力。3.较好的口才和文字表达能力。4.良好的职业道德素质和团队合作精神。5.持续学习业务能力强。					
岗位工作其他要求	性别要求		年龄要求		婚姻	婚否不限
	身体要求		政治要求	事业性、组织观念强	业务要求	精通本专业
岗位分析时间			填写人			

2.诊所主任护师岗位说明书

<table>
<tr><td rowspan="3">岗位工作
基本信息</td><td>岗位名称</td><td>主任护师</td><td>所在部门</td><td colspan="2">诊所</td><td>岗位编号</td><td></td></tr>
<tr><td>从属部门</td><td>诊所</td><td>岗位定员</td><td colspan="2"></td><td>所辖人数</td><td></td></tr>
<tr><td>直接上级</td><td>护士长</td><td>直接下级</td><td colspan="4">诊所护理相关人员</td></tr>
<tr><td>岗位使命
工作概述</td><td colspan="7">在护士长领导下,被授权分管诊所护理业务、学术、培训、科研、服务、纠纷处理、护理质量管理等工作。本诊所的护理人员的业务、技术、科研、管理的行家里手。</td></tr>
<tr><td rowspan="5">岗位工作
主要职责
与任务</td><td colspan="7">**岗位职责。**1.在诊所护士长的领导下,指导诊所护理业务技术、科研和教学工作。2.参加晨会床旁交接班,协助护士长制订年度、月度、周工作计划并付诸监督实施。3.检查指导诊所急、重、疑难病人的计划护理、护理会诊及抢救危重病人的护理。4.了解国内外本科护理发展动态,并根据诊所具体条件努力引进先进技术,提高护理质量,发展护理学科。5.落实诊所感染情况的监测,定期对诊所环境卫生、消毒、灭菌效果进行监督、监测,及时汇总、分析监测结果,发现问题,制定控制措施,并督导实施。6.对购入消毒物品、药械、一次性卫生用品进行审核,对其储存、使用及用后处理进行监督。7.带教年轻护士和护理专修科学生的临床学习,担任诊所护理课程的讲授工作。8.指导主管护师完成此项工作。9.协助护士长做好主管护师、护师晋级的业务考核工作,承担对护理人员的培养。10.研究病人从门诊、急诊、住院中的情况等护理特点与规律。11.负责组织诊所护理学术讲座和护理病案讨论。12.对全院的护理队伍建设,业务技术管理和组织管理提出意见,协助护士长加强对诊所护理工作的领导。13.遵循PDCA管理、追踪问题解决、持续质量改进、熟悉可靠性管理方法,提高管理水平。14.按规定处理医疗垃圾废物。15.服务对象满意度。</td></tr>
<tr><td colspan="7">**制度执行。**1.执行各项规章制度和技术操作常规,按照流程操作。2.执行查对制度及相关管理规定。3.严格执行规定消毒隔离、无菌技术操作流程,预防医院感染。</td></tr>
<tr><td colspan="7">**职业道德。**1.遵守劳动纪律。2.尊重患者权利,保守医疗秘密。3.勤奋工作,文明礼貌,卓越服务。4.团队精神,和谐共事。5.岗位工作积极性、主动性、责任心。</td></tr>
<tr><td colspan="7">**教学科研。**1.协助护士长并承担对护理人员业务学习、培养及护士晋级的考核工作。2.拟订带教下级护士计划,编写带教教材。3.制订专科护理科研、技术革新计划并实施。4.参与审定、评价护理论文和科研、技术革新成果。5.负责组织诊所护理学习讲座和护理病案讨论。6.对诊所护理人才队伍建设,业务技术操作与管理和组织管理提出意见,参与诊所组织的护理工作检查。7.掌握国内外本诊所护理发展动态。</td></tr>
<tr><td colspan="7"></td></tr>
<tr><td>主要绩效
考核要点</td><td colspan="7">1.规章制度。2.岗位工作绩效。3.医德医风、社会责任。4.顾客沟通、纠纷处理。5.病区管理、健康宣教。6.护理工作流程。7.主管工作记录完整。8.服务态度。9.敬业奉献,遵守纪律,任劳任怨。10.岗位工作主动性、责任心。11.职业道德素质。</td></tr>
<tr><td rowspan="2">岗位工
作关系</td><td>诊所内联系部门</td><td colspan="6">诊所内各个科室、行政职能部门、后勤部门相关领导和人员。</td></tr>
<tr><td>诊所外联系部门</td><td colspan="6">诊所、科室或护理部授权范围内与外界有关部门人员沟通、联系。</td></tr>
<tr><td>工作权限</td><td colspan="7">1.对本诊所护理工作计划、实施、检查的参与权。2.有向护士长提出改进工作建议权。</td></tr>
<tr><td>工作环境</td><td colspan="7">1.在诊所内工作,温度、湿度适宜。2.工作现场会接触到轻微粉尘及医疗中的刺激性气味,照明条件良好,一般无相关职业病发生。3.满足护理工作的相关条件。</td></tr>
<tr><td>在现在的岗位已工作时间</td><td colspan="7">自 年 月 日开始, 共计: 年</td></tr>
<tr><td>学历经历</td><td colspan="7">1.大专及以上学历,1年以上本诊所护理工作经验。2.服务态度热情、工作细致。</td></tr>
<tr><td>技能要求</td><td colspan="7">1.高级专业技术职称。2.良好的职业道德素质和团队合作精神。3.持续学习技能能力强。</td></tr>
<tr><td rowspan="2">岗位工作
其他要求</td><td>性别要求</td><td colspan="2"></td><td>年龄要求</td><td colspan="2"></td><td>婚姻</td><td>婚否不限</td></tr>
<tr><td>身体要求</td><td colspan="2"></td><td>政治要求</td><td>事业性、组织观念强</td><td>业务要求</td><td>精通本专业</td></tr>
<tr><td colspan="3">岗位分析时间</td><td colspan="2"></td><td>填写人</td><td colspan="2"></td></tr>
<tr><td colspan="3">直接上级审核签字</td><td colspan="2"></td><td>审核时间</td><td colspan="2"></td></tr>
</table>

3.诊所副主任护师岗位说明书

岗位工作 基本信息	岗位名称	副主任护师	所在部门	诊所	岗位编号	
	从属部门	诊所	岗位定员		所辖人数	
	直接上级	护士长	直接下级	诊所护理相关人员		

岗位使命 工作概述	在护士长领导下,分管诊所护理业务、学术、培训、科研、服务,纠纷处理、护理质量管理等工作。按照时间、按照质量、按照数量标准完成自己的岗位工作。

岗位工作 主要职责 与任务	**岗位职责。**1.履行高级职称岗位职责。在护士长和上级护师指导下,指导诊所护理业务技术、服务、学术与科研工作。2.参加晨会交接班,协助护士长制订年度、月度、周工作计划并付诸实施。3.协调科室护理人员、监护室及相关部门业务关系。4.协助护士长制定诊所的基础、专科、责任护理计划并落实。5.服务对象满意度。 **业务与技术管理。**1.重视解决护理技术疑难问题。2.检查患者护理计划落实情况,对复杂技术或新开展的护理业务,要亲自参加并具体指导。3.处理护理纠纷,对护理差错、事故提出技术鉴定意见。4.协助护士长病房管理。5.精确掌握以下疾病护理技能:常见病、多发病病人护理技能,各种疑难病和危重病人救治与护理技能。6.授权组织在职主管护师、护师及进修护师的业务学习,指导主管护师完成相关工作,协助护理部做好主管护师、护师晋级的业务考核工作,承担对高级护理人员的培养。7.随时了解病员思想、生活情况,征求病员对科室工作意见,做好病员的思想工作。8.经常对重点病人谈心,注重病人健康宣教。9.关心诊所护理技术,经常提出合理化建议,提高护理质量。10.按照规定处理医疗废物。11.解决问题能力。 **制度执行。**1.执行规章制度和技术操作常规,按照流程操作。2.执行查对制度及相关管理规定。3.严格执行消毒隔离、无菌技术操作流程,预防医院感染。4.重视护理质量,按照 PDCA 工作,对护理问题能够追踪,有护理持续改进计划并落实。 **职业道德。**1.遵纪守法。2.尊重患者权利,保守医疗秘密。3.敬业奉献,文明礼貌,卓越服务。4.团队精神,和谐共事。5.工作积极性、主动性、创新性,责任心。 **教学科研。**1.协助护理部并承担对护理人员业务学习、培养及护士晋级的考核工作。2.拟定带教计划,编写带教资料。3.制定专科护理科研、技术革新计划并实施。4.参与审定、评价护理论文和科研、技术革新成果。5.负责组织本诊所护理学习讲座和护理病案讨论。6.对诊所护理队伍建设、业务技术管理和组织管理提出意见,参与诊所组织的全诊所工作检查。7.掌握国内外本科护理发展动态,努力引进先进技术,提高护理质量水平,发展护理科学。8.完成领导交代的其他临时性工作任务。

岗位工作 主要绩效 考核要点	1.规章制度。2.岗位工作绩效。3.医德医风、社会责任。4.顾客沟通、纠纷处理。5.病区管理、健康宣教。6.护理工作流程。7.主管工作记录完整。8.服务态度。9.敬业奉献,遵守纪律,任劳任怨。10.岗位工作主动性、责任心。11.职业素质。

岗位工 作关系	诊所内联系部门	诊所内各个科室、行政职能部门、后勤部门相关领导和人员。
	诊所外联系部门	诊所、科室或护理部授权范围内与外界有关部门人员沟通、联系。

工作权限	1.对本诊所护理工作计划、实施、检查的参与权。2.有向护士长提出改进工作建议权。

工作环境	1.在诊所内工作,温度、湿度适宜。2.满足医疗与护理服务工作的相关条件。

在现在的岗位已工作时间	自　　年　　月　　日开始,　　共计:　　年

学历经历	1.大专及以上学历,1 年以上本诊所护理工作经验。2.服务态度热情、工作细致。

技能要求	1.高级专业技术职称。2.良好的职业道德素质和团队合作精神。3.持续学习技能能力强。

岗位工作 其他要求	性别要求		年龄要求			婚姻	婚否不限
	身体要求		政治要求	事业性、组织观念强	业务要求		精通本专业

岗位分析时间		填写人	
直接上级审核签字		审核时间	

4.诊所主管护师岗位说明书

岗位工作 基本信息	岗位名称	主管护师	所在部门	诊所	岗位编号	
	从属部门	诊所	岗位定员		所辖人数	
	直接上级	护士长	直接下级	诊所护理相关成员		

岗位使命 工作概述	在护士长领导和上级护师指导下,负责上班时病人的治疗、护理、服务工作,护患沟通、健康教育及相关工作。是诊所专科护理业务、技术、服务工作全能者。

岗位工作 主要职责 与任务	**岗位职责。**1.参加护士各种班次值班。按量、按质、按时完成自己岗位独立工作。2.协助护士长做好护理质量控制工作,把好护理质量关,不断提高护理质量。3.熟悉现代医院护理理念和管理工具。制定具有专科特色的护理计划,对患者实施整体护理。4.掌握基础、专科与责任护理流程。协助护士长做好行政管理和护理队伍的建设工作。5.授权督促检查本诊所护理、治疗工作落实。6.尽可能解决本诊所护理业务上的疑难问题,指导危重、疑难病人护理计划的制订及实施。7.承担危、急、重症病人抢救工作。8.落实病人饮食和治疗饮食。9.解除病人疼痛,评价病人疼痛。10.在科护士长领导下和本诊所所长、主任护师指导下进行科研工作。11.负责督促检查本诊所护理工作质量,发现问题,及时解决,把好护理质量关。12.以病人为中心,护理业务上起到带头作用,能够独立处理本诊所的护理难题。13.组织本诊所护师、护士进行业务培训。14.组织诊所护校学生的诊所实习工作,负责讲课和评定成绩。15.授权制订本诊所护理科研和技术革新计划,并组织实施。指导全诊所护师、护士开展科研工作。16.协助本诊所护士长做好行政管理和队伍建设工作。17.随时了解病员思想、生活情况,征求病员对诊所工作意见,做好病员的思想工作。18.经常对重点病人谈心,注重病人健康宣教。19.解决参加本诊所护理科研工作,是诊所护理科研的骨干力量。20.遵循 PDCA 管理、追踪问题解决、持续质量改进、熟悉可靠性管理方法,不断提高管理水平。按照规定处理医疗垃圾和废物。21.服务满意度。 **制度执行。**1.严格执行各项规章制度与护理技术操作常规。2.落实"三查七对"及相关医疗、护理业务与管理制度。3.执行年度、月度和周护理工作计划,细化自己的本职工作并记录完整。4.各项护理文书书写达到规定的要求,有护理持续改进计划。 **职业道德。**1.以病人为中心,尊重患者权利,保守医疗秘密。2.遵纪守法,勤奋工作,文明礼貌,卓越服务。3.团队精神,注重沟通,和谐共事。4.工作积极、主动、责任与创新性。5.奉献精神,任劳任怨。6.对患者的健康教育。7.工作持续改进。 **学习与创新。**1.持续学习与创新能力。2.不断总结经验,结合临床实际撰写护理论文。3.积极参加医学继续教育项目。4.完成有关领导安排的其他临时性工作任务。

主要绩效 考核要点	1.规章制度,出勤纪律。2.岗位职责,岗位工作数量、质量与绩效。3.医德医风、社会责任。4.顾客沟通、敬业奉献。5.服务病人的满意度。6.交接班落实与和谐。

岗位工 作关系	诊所内联系部门	诊所内各个科室、行政职能部门、后勤部门相关领导和人员。
	诊所外联系部门	诊所、科室或护理部授权范围内与外界有关部门人员沟通、联系。

工作权限	1.对本诊所护理工作计划、实施、检查的参与权。2.有向护士长提出改进工作建议权。

工作环境	1.在诊所内工作,温度、湿度适宜。2.满足医疗与护理服务工作的相关条件。

在现在的岗位已工作时间	自　　年　　月　　日开始,　　共计:　　年

学历经历	1.大专及以上学历,1年以上本诊所护理工作经验。2.服务态度热情、工作细致。

技能要求	1.中级专业技术职称。2.良好的职业道德素质和团队合作精神。3.持续学习技能能力强。

岗位工作 其他要求	性别要求		年龄要求		婚姻	婚否不限
	身体要求		政治要求	事业性、组织观念强	业务要求	掌握专科护理

岗位分析时间		填写人	
直接上级审核签字		审核时间	

5.诊所护师岗位说明书

<table>
<tr><td rowspan="3">岗位工作
基本信息</td><td>岗位名称</td><td>护师</td><td>所在部门</td><td>诊所</td><td>岗位编号</td><td></td></tr>
<tr><td>从属部门</td><td>诊所</td><td>岗位定员</td><td></td><td>所辖人数</td><td></td></tr>
<tr><td>直接上级</td><td>护士长</td><td>直接下级</td><td colspan="3">诊所的护士,实习、进修护士</td></tr>
<tr><td>岗位使命
工作概述</td><td colspan="6">在护士长领导和上级护师指导下按照自己的职责独立做好护理工作、重视护理质量、提高病人满意度。按时、按质、按量完成自己的本职工作。是诊所护理骨干力量。</td></tr>
<tr><td rowspan="1">岗位工作
主要职责
与任务</td><td colspan="6">岗位职责。1.取得护师执业资格。参加护士各种班次值班。独立完成岗位工作。2.具备整体护理知识,熟悉基础、专科、责任护理业务,对病人实施整体护理,制订和评估病人护理计划。3.交接诊所规定物品并双方签字。4.参加晨会。查看夜班交接报告内容,明确治疗、医嘱、护嘱、记录本内容与结果,完成交班期间待完成的治疗项目。5.在护士长带领下参加病人床旁交接班,明确危重、抢救、特殊检查、新入院病人情况。6.交接班重点明白病人静脉输液管等各种管道是否畅通。静脉输液管内加药成分、滴速、数量。吸引管引出的液体颜色、性质、数量,各类管道消毒更换日期等。7.协助护士长拟订诊所护理工作计划,参与诊所护理管理工作。参加本诊所主任护师、主管护师组织的护理查房、会诊和病例讨论。8.授权主持本诊所的护理查房。9.协助护士长负责本诊所护士和进修护士的业务培训,制订学习计划。10.参加进修护士和实习护生带教工作。11.落实病人饮食和治疗饮食,解除病人疼痛,评价病人疼痛。12.协助护士长制订本病房的科研、技术革新计划,落实科研课题,并组织实施。13.对诊所出现的护理差错、事故进行分析,提出防范措施。14.随时了解病员思想、生活情况,征求病员对诊所护理工作意见,做好病员的思想工作。15.关心爱护病人,经常对重点病人谈心,注重病人健康宣教。16.遵循 PDCA 管理、追踪问题解决、持续质量改进、熟悉可靠性管理方法,了解风险与危机管理方法,不断提高管理水平。17.按照规定处理医疗垃圾和废物。18.服务对象满意度。
制度执行。1.严格执行各项规章制度和技术操作常规,按照规范流程操作。2.执行消毒隔离、无菌技术操作流程,预防医院感染。3.执行医院各项管理规定制度。
职业道德。1.遵纪守法。2.以病人为中心,尊重患者权利,保守医疗秘密。3.努力工作,文明礼貌,服务态度好,卓越服务。4.团队精神,注重沟通,和谐共事。5.岗位工作积极性、主动性与创新性。6.奉献精神,任劳任怨。7.病人健康宣教落实。
学习与创新。1.朝气蓬勃,精神面貌好,持续学习与创新能力。2.结合临床实际不断总结经验,撰写论文。3.积极参加医学继续教育。指导护士、实习、进修生临床带教工作,并进行绩效考核和评价。4.完成有关领导安排的其他临时性工作任务。</td></tr>
<tr><td>主要绩效
考核要点</td><td colspan="6">1.规章制度,出勤纪律。2.岗位职责,岗位工作数量、质量与绩效。3.医德医风、社会责任。4.顾客沟通、敬业奉献。5.服务病人的满意度。6.交接班落实与和谐。</td></tr>
<tr><td rowspan="2">岗位工
作关系</td><td>诊所内联系部门</td><td colspan="5">诊所内各个科室、行政职能部门、后勤部门相关领导和人员。</td></tr>
<tr><td>诊所外联系部门</td><td colspan="5">诊所、科室或护理部授权范围内与外界有关部门人员沟通、联系。</td></tr>
<tr><td>工作权限</td><td colspan="6">1.对本诊所护理工作计划、实施、检查的参与权。2.有向护士长提出改进工作建议权。</td></tr>
<tr><td>工作环境</td><td colspan="6">1.在诊所内工作,温度、湿度适宜。2.满足医疗与护理服务工作的相关条件。</td></tr>
<tr><td>在现在的岗位已工作时间</td><td colspan="6">自　　年　　月　　日开始,　　共计:　　年</td></tr>
<tr><td>学历经历</td><td colspan="6">1.大专及以上学历,1年以上本诊所护理工作经验。2.服务态度热情、工作细致。</td></tr>
<tr><td>技能要求</td><td colspan="6">1.初级专业技术职称。2.良好的职业道德素质和团队合作精神。3.持续学习技能能力强。</td></tr>
<tr><td rowspan="2">岗位工作
其他要求</td><td>性别要求</td><td></td><td>年龄要求</td><td></td><td>婚姻</td><td>婚否不限</td></tr>
<tr><td>身体要求</td><td></td><td>政治要求</td><td>事业性、组织观念强</td><td>业务要求</td><td>熟悉本专业</td></tr>
<tr><td colspan="2">岗位分析时间</td><td colspan="2"></td><td>填写人</td><td></td></tr>
<tr><td colspan="2">直接上级审核签字</td><td colspan="2"></td><td>审核时间</td><td></td></tr>
</table>

6.诊所护士岗位说明书

岗位工作基本信息	岗位名称	护士		所在部门	诊所		岗位编号	
	从属部门	诊所		岗位定员			所辖人数	
	直接上级	护士长		直接下级	诊所的实习、进修护士			

岗位使命工作概述	在护士长领导和上级护师指导下按照自己的职责独立做好临床科室护理工作、重视护理质量、提高病人满意度。按照时间、按照质量、按照数量标准完成岗位工作。

岗位工作主要职责与任务	**岗位职责。**1.取得护士执业资格。参加护士各种班次值班。能够独立完成岗位工作。在病房护士长领导下及主管护师、医师业务指导下进行工作。2.对自己所分管的病人,进行系统的全面的评估,制定护理计划,负责实施与评估。3.按病人急危轻重程度、病人的护理级别及时巡视病房,了解病人病情、饮食、卫生及心理状态。4.做好基础护理,坚持晨、晚间护理及出院护理。严密观察与记录危重病人的病情变化,发现异常及时报告,积极配合抢救治疗工作。5.认真执行规章制度和技术操作规程,正确地执行医嘱,按时完成治疗、护理工作,做好查对和交接班工作,不断提高护理质量,严防差错事故。6.随医生查房,了解病人的心理、精神、社会、文化状态并进行护理,做好病人的健康教育、咨询、病人术前、术后教育、功能锻炼、饮食管理及出院指导等。7.维持病房环境清洁、整齐,安静、工作秩序良好。做好陪人管理、宣传卫生和防病知识,鼓励病人增强对治疗的信心,及时向病人及家属介绍住院须知。8.参加晨交班,听取夜班报告,危重病人床头交接班。9.参加指定的护理教学及科研工作,指导下一级护士、实习护士和健康助理员工作,与配膳员及时沟通,做好饮食管理。10.交接班重点明白病人静脉输液管等各种管道是否畅通。静脉输液管内加药成分、滴速、数量。吸引管引出的液体颜色、性质、数量,各类管道消毒更换日期等。11.负责采集各种检验标本。经常征求病人意见,改进护理工作。12.关心爱护病人,经常对重点病人谈心,注重病人健康宣教。13.遵循PDCA管理、持续质量改进,熟悉可靠性管理方法。14.按照规定处理医疗与护理垃圾和废物。 **制度执行。**1.严格执行各项规章制度和技术操作常规,按照规范流程操作。2.执行消毒隔离、无菌技术操作流程,预防医院感染。3.执行医院各项管理规定制度。 **职业道德。**1.遵纪守法。2.以病人为中心,尊重患者权利,保守医疗秘密。3.努力工作,文明礼貌,服务态度好,卓越服务。4.团队精神,注重沟通,和谐共事。5.岗位工作积极主动性、责任与创新性。6.奉献精神,任劳任怨。7.健康宣教落实。 **学习与创新。**1.持续学习、具备PDCA、持续改进、沟通技巧、追踪问题理念。2.结合临床实际学习写作论文。3.积极参加医学继续教育。4.发现问题解决问题能力。

主要绩效考核要点	1.规章制度,出勤纪律。2.岗位职责,岗位工作数量、质量与绩效。3.医德医风、社会责任。4.顾客沟通、敬业奉献。5.服务病人的满意度。6.交接班责任与和谐。

岗位工作关系	诊所内联系部门	诊所内各个科室、行政职能部门、后勤部门相关领导和人员。
	诊所外联系部门	诊所、科室或护理部授权范围内与外界有关人员沟通、联系。

工作权限	1.对本诊所护理工作计划、实施、检查的参与权。2.有向护士长提出改进工作建议权。

工作环境	1.在诊所内工作,温度、湿度适宜。2.满足医疗与护理服务工作的相关条件。

在现在的岗位已工作时间	自　　　年　　月　　日开始,　　共计:　　年

学历经历	1.大专及以上学历,1年以上本诊所护理工作经验。2.服务态度热情、工作细致。

技能要求	1.初级专业技术职称。2.良好的职业道德素质和团队合作精神。3.持续学习技能能力强。

岗位工作其他要求	性别要求		年龄要求			婚姻	婚否不限
	身体要求		政治要求	事业性、组织观念强	业务要求	熟悉本专业	

岗位分析时间		填写人	
直接上级审核签字		审核时间	

7.诊所输液室护士组长岗位说明书

岗位工作 基本信息	岗位名称	护士组长	所在部门	输液室	岗位编号	
	从属部门	诊所	岗位定员		所辖人数	
	直接上级	护士长	直接下级	诊所的实习、进修护士		

岗位使命 工作概述	在护士长领导和上级护师指导下按照自己的职责独立做好临床科室护理工作、重视护理质量、提高病人满意度。按照时间、按照质量、按照数量标准完成岗位工作。

岗位工作 主要职责 与任务	**岗位职责。**1.取得护士执业资格。2.在诊所护士长领导下,负责诊所输液厅的行政管理,组织安排护理人员按医嘱完成门诊病员的各种治疗任。3.督促本室人员认真执行各项规章制度和技术操作规程,坚持"三查七对"制度,严防差错事故的发生。4.负责医疗器械、药品的请领、报销和保。5.严格执行无菌操作规程,定期检查无菌用物和消毒液的有效浓度。6.做好急救药品和物品的准备、定点放置,专人管理,及时补充及更。7.组织本室人员的政治和业务学习,加强医德教育,不断提高服务质量和业务技术水平。8.正确地执行医嘱,按时完成治疗、护理工作,做好查对和交接班工作。9.随医生查房巡视输液病人,了解病人的心理、精神、社会、文化状态并进行护理,做好病人的健康教育、咨询、病人健康教育、功能锻炼、饮食管理及出院指导等。10.维持诊所输液室环境清洁、整齐,安静、工作秩序良好。做好陪人管理、宣传卫生和防病知识,鼓励病人增强对治疗的信心,及时向病人及家属介绍诊所输液须知。11.参加晨交班,听取夜班报告,危重病人床头交接班。12.参加指定的护理教学及科研工作,指导下一级护士、实习护士和健康助理员工作,与配膳员及时沟通,做好饮食管理。13.交接班重点明白病人静脉输液管等各种管道是否畅通。静脉输液管内加药成分、滴速、数量。吸引管引出的液体颜色、性质、数量,各类管道消毒更换日期等。14.负责采集各种检验标本。经常征求病人意见,改进护理工作。15.关心爱护病人,经常对重点病人谈心,注重病人健康宣教。16.遵循 PDCA 管理、持续质量改进、熟悉可靠性管理方法。17.按照规定处理医疗垃圾和废物。 **制度执行。**1.严格执行各项规章制度和技术操作常规,按照规范流程操作。2.执行消毒隔离、无菌技术操作流程,预防医院感染。3.执行医院各项管理规定制度。 **职业道德。**1.遵纪守法。2.以病人为中心,尊重患者权利,保守医疗秘密。3.努力工作,文明礼貌,服务态度好,卓越服务。4.团队精神,注重沟通,和谐共事。5.岗位工作积极、主动性、责任与创新性。6.奉献精神,任劳任怨。7.健康宣教落实。 **学习与创新。**1.持续学习、具备 PDCA、持续改进、沟通技巧、追踪问题理念。2.结合临床实际学习写作论文。3.积极参加医学继续教育。4.发现问题解决问题能力。

主要绩效 考核要点	1.规章制度,出勤纪律。2.岗位职责,岗位工作数量、质量与绩效。3.医德医风、社会责任。4.顾客沟通、敬业奉献。5.服务病人满意度。6.交接班责任与和谐。

岗位工 作关系	诊所内联系部门	诊所内各个科室、行政职能部门、后勤部门相关领导和人员。
	诊所外联系部门	诊所、科室或护理部授权范围内与外界有关人员沟通、联系。

工作权限	1.对本诊所护理工作计划、实施、检查的参与权。2.有向护士长提出改进工作建议权。

工作环境	1.在诊所内工作,温度、湿度适宜。2.满足医疗与护理服务工作的相关条件。

在现在的岗位已工作时间	自　　年　　月　　日开始,　共计:　　年

学历经历	1.大专及以上学历,1年以上本诊所护理工作经验。2.服务态度热情、工作细致。

技能要求	1.初级专业技术职称。2.良好的职业道德素质和团队合作精神。3.持续学习技能能力强。

岗位工作 其他要求	性别要求		年龄要求			婚姻	婚否不限
	身体要求		政治要求	事业性、组织观念强		业务要求	熟悉本专业

岗位分析时间		填写人	
直接上级审核签字		审核时间	

8.诊所输液室护士岗位说明书

岗位工作 基本信息	岗位名称	输液室护士	所在部门	输液室	岗位编号	
	从属部门	诊所	岗位定员		所辖人数	
	直接上级	护士长	直接下级	诊所的实习、进修护士		

岗位使命 工作概述	在护士长领导和上级护师指导下按照自己的职责独立做好临床科室护理工作、重视护理质量、提高病人满意度。按照时间、按照质量、按照数量标准完成岗位工作。

岗位工作 主要职责 与任务	**岗位职责**。1.取得护士执业资格。2.在诊所护士长领导下工作。3.积极配合护士长工作,服从安排。4.正确执行医嘱,负责诊所患者输液、皮试液配制工作,严格执行无菌操作及"三查八对"制度。5.核对输液卡、瓶签药物一致后方可配药。6.急救危重病人优先配药,抗生素现配现用,时间性用药的按时准确。7.配药注射器"一人一针一管一用一弃",避免重复使用。8.注意配伍禁忌、避光要求。9.配药要注明时间、签名。10.上班前把配液室内所需物品准备齐全,擦拭台面,铺无菌治疗盘,保持室内环境整洁,及时清理冰箱及治疗用品。11.负责每日与供应室交换灭菌、消毒物品,负责更换镊子筒、敷料杯,每周二、五更换碘酒、酒精瓶,并做好记录。12.护士长不在时负责领取科室医疗用品与其他用品,并做好记录。13.无辅助班时负责药品接收核对,转抄输液瓶贴,负责雾化、肌注、吸氧治疗及出诊工作。14.协助输液巡视,密切观察患者病情变化,及时更换液体、及时拔针。15.协助医生做好急诊病人的抢救工作,做好与值班人员的交接班工作。16.做好科室仪器设备的维护保养。17.做好陪人管理、宣传卫生和防病知识,鼓励病人增强对治疗的信心,及时向病人及家属介绍诊所输液须知。18.参加晨交班,听取夜班报告,危重病人床头交接班。19.交接班重点明白病人静脉输液管等各种管道是否畅通。静脉输液管内加药成分、滴速、数量。吸引管引出的液体颜色、性质、数量,各类管道消毒更换日期等。20.经常征求病人意见,关心爱护病人,经常对重点病人谈心,注重病人健康宣教。21.遵循 PDCA 管理、持续质量改进、熟悉可靠性管理方法。22.工作中协调与沟通能力。 **制度执行**。1.严格执行各项规章制度和技术操作常规,按照规范流程操作。2.执行消毒隔离、无菌技术操作流程,预防医院感染。3.执行医院各项管理规定制度。 **职业道德**。1.遵纪守法。2.以病人为中心,尊重患者权利,保守医疗秘密。3.努力工作,文明礼貌,服务态度好,卓越服务。4.团队精神,注重沟通,和谐共事。5.岗位工作积极性、主动性、责任心与创新性。6.奉献精神,任劳任怨。7.健康宣教落实。 **学习与创新**。1.持续学习、具备 PDCA、持续改进、沟通技巧、追踪问题理念。2.结合临床实际学习写作论文。3.积极参加医学继续教育。4.发现问题解决问题能力。

主要绩效 考核要点	1.规章制度,出勤纪律。2.岗位职责,岗位工作数量、质量与绩效。3.医德医风、社会责任。4.顾客沟通、敬业奉献。5.服务病人满意度。6.交接班责任与和谐。

岗位工 作关系	诊所内联系部门	诊所内各个科室、行政职能部门、后勤部门相关领导和人员。
	诊所外联系部门	诊所、科室或护理部授权范围内与外界有关人员沟通、联系。

工作权限	1.对本诊所护理工作计划、实施、检查的参与权。2.有向护士长提出改进工作建议权。

工作环境	1.在诊所内工作,温度、湿度适宜。2.满足医疗与护理服务工作的相关条件。

在现在的岗位已工作时间	自　　年　　月　　日开始,　　共计:　　年

学历经历	1.大专及以上学历,1年以上本诊所护理工作经验。2.服务态度热情、工作细致。

技能要求	1.初级专业技术职称。2.良好的职业道德素质和团队合作精神。3.持续学习技能能力强。

岗位工作 其他要求	性别要求		年龄要求		婚姻	婚否不限
	身体要求		政治要求	事业性、组织观念强	业务要求	熟悉本专业

岗位分析时间		填写人	
直接上级审核签字		审核时间	

9.诊所采血室护士岗位说明书

岗位工作基本信息	岗位名称	采血室护士	所在部门	采血室	岗位编号	
	从属部门	诊所	岗位定员		所辖人数	
	直接上级	护士长	直接下级	诊所的实习、进修护士		

岗位使命工作概述	在护士长领导和上级护师指导下按照自己的职责独立做好临床科室护理工作、重视护理质量、提高病人满意度。按照时间、按照质量、按照数量标准完成岗位工作。

岗位工作主要职责与任务	**岗位职责。**1.取得护士执业资格。2.在诊所护士长领导下工作。3.积极配合护士长工作,服从安排。4.着装整齐,挂牌上岗,坚守岗位,规范服务。5.晨7:40准时开诊,做好开诊宣教,热情接待患者。6.正确执行医嘱,负责诊所患者采血等相关工作,严格执行无菌操作及"三查八对"制度。7.仔细查看化验单,准确分类标记试管。8.遇到化验单不清楚或有疑问及特殊检查应及时与医生、化验室联系,做好协调解释工作。9.严格遵守消毒隔离制度,认真配制消毒液,做到"一人一带""一人一巾""一人一洗手",防止交叉感染。10.必要时请相关人员认真核对化验单,有错误或疑问及时与医生、化验室联系,确保标本准确无错。11.取血后主动耐心向病人做解释工作,重视取血后的注意事项及取化验结果的时间、地点。12.主动提醒病人注意自己物品的保管。13.每日更换一次消毒液,清洗止血带,补齐各种取血物品、治疗巾、止血带、棉签等物品,做好工作量统计。14.协助医生做好急诊病人的抢救工作,做好与值班人员的交接班工作。15.做好科室仪器设备的维护保养。16.做好陪人管理、宣传卫生和防病知识,鼓励病人增强对治疗的信心,及时向病人及家属介绍诊所输液须知。17.交接班重点明白病人静脉输液管等各种管道是否畅通。静脉输液管内加药成分、滴速、数量。18.吸引管引出的液体颜色、性质、数量,各类管道消毒更换日期等。19.经常征求病人意见,关心爱护病人,经常对重点病人谈心,注重病人健康宣教。20.遵循 PDCA 管理、持续质量改进、熟悉可靠性管理方法。21.按照规定处理医疗垃圾和废物。22.完成领导交代的临时性工作。23.工作中协调与沟通能力。 **制度执行。**1.严格执行各项规章制度和技术操作常规,按照规范流程操作。2.执行消毒隔离、无菌技术操作流程,预防医院感染。3.执行医院各项管理规定制度。 **职业道德。**1.遵纪守法。2.以病人为中心,尊重患者权利,保守医疗秘密。3.努力工作,文明礼貌,服务态度好,卓越服务。4.团队精神,注重沟通,和谐共事。5.岗位工作积极、主动、责任与创新性。6.奉献精神,任劳任怨。7.健康宣教落实。 **学习与创新。**1.持续学习、具备 PDCA、持续改进、沟通技巧、追踪问题理念。2.结合临床实际学习写作论文。3.积极参加医学继续教育。4.发现问题解决问题能力。

主要绩效考核要点	1.规章制度,出勤纪律。2.岗位职责,岗位工作数量、质量与绩效。3.医德医风、社会责任。4.顾客沟通、敬业奉献。5.服务病人的满意度。6.交接班责任与和谐。

岗位工作关系	诊所内联系部门	诊所内各个科室、行政职能部门、后勤部门相关领导和人员。
	诊所外联系部门	诊所、科室或护理部授权范围内与外界有关人员沟通、联系。

工作权限	1.对本诊所护理工作计划、实施、检查的参与权。2.有向护士长提出改进工作建议权。

工作环境	1.在诊所内工作,温度、湿度适宜。2.满足医疗与护理服务工作的相关条件。

在现在的岗位已工作时间	自 年 月 日开始, 共计: 年

学历经历	1.大专及以上学历,1年以上本诊所护理工作经验。2.服务态度热情、工作细致。

技能要求	1.初级专业技术职称。2.良好的职业道德素质和团队合作精神。3.持续学习技能能力强。

岗位工作其他要求	性别要求		年龄要求		婚姻	婚否不限
	身体要求		政治要求	事业性、组织观念强	业务要求	熟悉本专业

岗位分析时间		填写人	
直接上级审核签字		审核时间	